编

2018
中国肿瘤登记年报

主　编　赫　捷

副主编　魏文强　张思维　郑荣寿

人民卫生出版社

图书在版编目（CIP）数据

2018中国肿瘤登记年报/国家癌症中心编. —北京：
人民卫生出版社,2019

ISBN 978-7-117-28585-8

Ⅰ.①2… Ⅱ.①国… Ⅲ.①肿瘤-卫生统计-中国-
2018-年报 Ⅳ.①R73-54

中国版本图书馆 CIP 数据核字（2019）第 104073 号

人卫智网	www.ipmph.com	医学教育、学术、考试、健康，
		购书智慧智能综合服务平台
人卫官网	www.pmph.com	人卫官方资讯发布平台

2018 中国肿瘤登记年报

编　　写：国家癌症中心
出版发行：人民卫生出版社（中继线 010-59780011）
地　　址：北京市朝阳区潘家园南里 19 号
邮　　编：100021
E－mail：pmph @ pmph.com
购书热线：010-59787592　010-59787584　010-65264830
印　　刷：北京画中画印刷有限公司
经　　销：新华书店
开　　本：889×1194　1/16　印张：42
字　　数：1214 千字
版　　次：2019 年 6 月第 1 版　2019 年 6 月第 1 版第 1 次印刷
标准书号：ISBN 978-7-117-28585-8
定　　价：260.00 元

打击盗版举报电话：010-59787491　E-mail：WQ @ pmph.com
（凡属印装质量问题请与本社市场营销中心联系退换）

编　委　会

Editorial Board

Zhōu Jiànxiāng, Zhōu Sùxiá, Xiǎn Guójiā, Zhèng Xiǎopíng, Zhèng Yúnqióng, Zhèng Dōngbǎi, Zhèng Yǒuyuán, Zhèng Róngshòu, Zhèng Yùmíng, Shàn Bǎoēn, Guān Lìfēng, Zhào Huá, Zhào Yùnliáng, Zhào Zhōnggāng, Zhào Jiànhuá, Zhào Xiàliáng, Zhào Hǎizhōu, Zhào Yǎfāng, Zhào Délì, Hǎo Shìqīng, Hú Biāo, Hú Yànhóng, Hú Jìngtíng, Hú Yànlín, Rú Xiàlì, Kē Huá, Zhā Zhènqiú, Chāo Lìnà, Zhōng Jiéyíng, Duàn Dié, Duàn Fènglíng, Duàn Jìjùn, Hóu Yè, Yú Jùnyà, Jiāng Yà, Jiāng Xīn, Jiāng Chūnxiǎo, Hóng Guāngliè, Gōng Shūpíng, Láng Hóngxiá, Yáo Xìngjuān, Yáo Mǐnfāng, Hè Yǔtóng, Qín Míngfāng, Yuán Shuài, Yuán Yīng, Yuán Jìng, Yuán Yánnán, Yuán Shǒuguó, Mò Zhàobō, Jiǎ Yànfāng, Jiǎ Yùyuàn, Xià Liàng, Xià Qìngmín, Gù Xiùyīng, Gù Xiǎopíng, Qián Yún, Qián Yǒnggāng, Ní Fāng, Xú Hóng, Xú Fēnglán, Xú Zhìróng, Xú Xiánxióng, Xú Shàohé, Xú Hǎixiá, Yīn Jiànxiāng, Gāo Fēng, Gāo Qiūshēng, Gāo Chòngyáng, Guō Dí, Guō Tiānhuá, Guō Qiǎohóng, Guō Qǐmín, Guō Qǐgāo, Guō Xiǎoléi, Xí Yúnfēng, Táng Lùjūn, Tú Línlì, Huáng Wěi, Huáng Yīfēng, Huáng Fēipíng, Huáng Zhìchéng, Huáng Lìbó, Huáng Zéhuá, Huáng Yànfāng, Huáng Sùqín, Méi Dān, Cáo Qìngfàn, Cáo Hèméi, Cáo Qúnliáng, Gōng Jiànhuá, Shèng Chūnníng, Shèng Yǔméng, Shèng Zhènhǎi, Shèng Gēnyīng, Cháng Guìqiū, Cuī Xiǎopíng, Cuī Xuělián, Fú Wéijù, Fú Fāngmǐn, Fú Měiyàn, Zhāng Jiàn, Liáng Dí, Liáng Zhìlóng, Liáng Shùjūn, Péng Jì, Péng Jǐn, Dǒng Huá, Dǒng Líng, Dǒng Zhìpéng, Dǒng Jiànméi, Hán Rénqiáng, Tán Míngjiāng, Chéng Lìpíng, Chéng Zhìfāng, Shū Xiǎoyù, Zēng Hóngméi, Yóu Níngjìng, Xiè Píng, Xiè Xīnlì, Chǔ Yùméi, Lài Yǒnggàn, Yú Jíyín, Bào Píngpíng, Hè Jié, Hè Yǒngxīn, Cài Wěi, Cài Péng, Cài Hóngwěi, Guǎn Lìjuān, Liào Tāo, Liào Xiānzhēn, Liào Línglíng, Sàiyīn Bìlìgé, Tán Xuéjūn, Jì Lìmǐn, Zhái Yùtíng, Zhái Yànán, Xióng Wěi, Xióng Bīn, Miù Cǎiyún, Fán Xuéqióng, Fán Cǎixiá, Lí Cáigāng, Lí Zhéchéng, Téng Yǒngyǒng, Pān Dìngquán, Pān Guìqiū, Pān Shènglín, Xuē Wéijūn, Huò Jūnróng, Mù Xiǎohóng, Mù Huìjuān, Dài Zhāowén, Dài Xīnpíng, Dài Shǔguāng, Wèi Wénqiáng, Wèi Kuàngróng, Qú Yáolái

鸣　谢

Acknowledgement

《中国肿瘤登记年报》编委会对各肿瘤登记处的相关工作人员在本年报出版过程中给予的大力协助,尤其在整理、补充、审核登记资料,以及建档、建库等方面所作出的贡献表示感谢。衷心感谢编写组成员在年报撰写工作中付出的辛苦努力。

The editorial committee of "Chinese Cancer Registry Annual Report" would like to express their gratitude to all staff of cancer registries who have made a great contribution for the report, especially on data reduction, supplements, auditing and cancer registration database management. Sincere thanks go to all members of the contributors for their great efforts.

肿瘤登记处名单 List of Cancer Registries and Registrars

省（自治区、直辖市） Province (autonomous region, municipality)	肿瘤登记处 Cancer Registry	登记处所在单位 Affiliation	主要工作人员 Staff				
北京	北京市	北京大学肿瘤医院暨北京市肿瘤防治研究所	季加孚 李慧超	王　宁 田　敬	杨　雷	袁延楠	刘　硕
天津	天津市	天津市疾病预防控制中心	江国虹 徐忠良	王德征 张　颖	沈成凤 宋桂德	张　爽 庞　硕	张　辉
河北	河北省	河北医科大学第四医院	单保恩 靳　晶	贺宇彤 师　金	梁　迪 瞿　峰	李道娟	温登瑰
	石家庄市区	石家庄市疾病预防控制中心	张红英 陈志超	马新颜 王静礼	董会敏 千　惠	高　从	朱素秋
	石家庄市郊区	石家庄市疾病预防控制中心	张红英 任军辉	董会敏 贾书龙	马新颜 张玉峰	高　从 张玉伟	王军勇
	赞皇县	赞皇县疾病预防控制中心	马学志	王树革	李　丽	郝月红	赵　娟
	辛集市	辛集市疾病预防控制中心	郝士卿	田秋菊	杨若楠	耿　冰	
	迁西县	迁西县疾病预防控制中心	盛振海	赵金鸽	陈晓东	王伟光	赵　珊
	迁安市	迁安市疾病预防控制中心	刘　芳	王翠玲	邵舰伟		
	秦皇岛市	秦皇岛市第四医院	张　松	熊润红	窦雅琳	杨　晋	
	大名县	大名县疾病预防控制中心	任永彪	孙建冰	杨永华	李欣欣	张雪纯
	涉县	涉县肿瘤防治研究所	李永伟 张书宾	张爱兵	温登瑰	张新旺	张晓萍
	磁县	磁县肿瘤防治研究所	宋国慧 龚妍玮	李东方 张　金	孟凡书 路晓雪	陈　超	冀鸿新
	武安市	武安市疾病预防控制中心	杨　慧	李　璐	韩建朝	郭秀杰	
	邢台县	邢台县疾病预防控制中心	董　玲	王德旗	赵书云		
	临城县	临城县人民医院	刘登湘	王军辉	贾　丹	和丽娜	王　童
	内丘县	内丘县疾病预防控制中心	龙　云	智　玉			
	任县	任县医院	赵雅芳	吉国强	孟　飞		
	保定市	保定市疾病预防控制中心	侯　烨 曹　帅	马继飞 孙　明	焦克冉 张　利	和丽娜	张卫君

省(自治区、直辖市) Province (autonomous region, municipality)	肿瘤登记处 Cancer Registry	登记处所在单位 Affiliation	主要工作人员 Staff
河北	望都县	望都县疾病预防控制中心	王宏伟　葛淑环　田红梅
	安国市	安国市疾病预防控制中心	刘树生　李　辉　魏泽永　李倩倩
	宣化县	宣化县疾病预防控制中心	左存锐　李少英　支　雯
	张北县	张北县疾病预防控制中心	刘　会　刘东雍
	承德市双桥区	承德市双桥区疾病预防控制中心	管丽娟　李广鲲　王明慧　平　萍　彭媛媛
	丰宁满族自治县	丰宁满族自治县医院	梁树军　颜学文　任秀英　付杨健娇
	沧州市	沧州市疾病预防控制中心	杨希晨　鲁文慧　安连芹　高哲敏　李文娟 仝建玲　付素红　杨秀敏
	海兴县	海兴县疾病预防控制中心	王华丽　武华倩　张　策
	盐山县	盐山县疾病预防控制中心	张俊芹　庞凌云　李　杰
	冀州市	冀州市疾病预防控制中心	刘中林　陈红暖　崔建新　王永丽
山西	山西省	山西省肿瘤医院	张桓虎　张永贞　曹　凌　马朝辉　郭雪蓉 王昕琛
	太原市杏花岭区	太原市杏花岭区疾病预防控制中心	倪　芳　张　英　薛秀丽　赵　虹　李芝玲
	阳泉市	阳泉市肿瘤防治研究所	高秋生　吕利成　张宏伟　冯俊青
	平定县	平定县疾病预防控制中心	贾源瑶　武金平　赵拉存　李春霞
	盂县	盂县疾病预防控制中心	荣玉海　刘智慧　韩瑞贞
	平顺县	平顺县疾病预防控制中心	贾艳芳
	沁源县	沁源县疾病预防控制中心	关鹏飞
	阳城县	阳城县肿瘤医院/肿瘤研究所	王新正　元芳梅　李　阳　王　芳　马爱萍 王栗峰
	晋中市榆次区	晋中市榆次区疾病预防控制中心	郑永萍　郭秀峰　董小平　智　伟　李巧凤 闫梦娇　郭　磊
	昔阳县	昔阳县疾病预防控制中心	王晓霞
	寿阳县	寿阳县疾病预防控制中心	张慧玲　郝佐文　霍志强　杨晓静　王俊红 胡旭强
	稷山县	稷山县疾病预防控制中心	赵夏娟　谭万霞
	垣曲县	垣曲县疾病预防控制中心	张红霞　武茹燕
	芮城县	芮城县疾病预防控制中心	范夏莉　王康宁
	洪洞县	洪洞县疾病预防控制中心	侯晓艳　郑清萍
	临县	临县疾病预防控制中心	刘秀娥
内蒙古	内蒙古自治区	内蒙古综合疾病预防控制中心	钱永刚　席云峰　陈文婕

省（自治区、直辖市）Province (autonomous region, municipality)	肿瘤登记处 Cancer Registry	登记处所在单位 Affiliation	主要工作人员 Staff
内蒙古	武川县	武川县疾病预防控制中心	郭建平　韩　敏　赵晓钢　郭俊伟
	土默特右旗	土默特右旗疾病预防控制中心	贾卫军　王　峰　田晓丽
	赤峰市	赤峰市疾病预防控制中心	张竞丹　何　丽　王梦元　韩晓玉　迟艳玲　丛　严
	敖汉旗	敖汉旗疾病预防控制中心	
	开鲁县	开鲁县疾病预防控制中心	张成立　石新元　张富超　丁秀鸿　曹　亮
	奈曼旗	奈曼旗疾病预防控制中心	李丽媛　倪志华
	呼伦贝尔市海拉尔区	呼伦贝尔市海拉尔区疾病预防控制中心	周　彤　刘宝霞
	阿荣旗	阿荣旗疾病预防控制中心	郭天骅　柳聪慧
	鄂温克族自治旗	鄂温克族自治旗疾病预防控制中心	张艺杰
	满洲里市	满洲里市疾病预防控制中心	
	牙克石市	牙克石市疾病预防控制中心	苏　燕　林　辉　李文辉　李覆男　翟　华
	根河市	根河市疾病预防控制中心	谷寒峰　钟彦丰
	巴彦淖尔市临河区	巴彦淖尔市临河区疾病预防控制中心	安　静　马　萍　刘美丽　丁建平　袁月新　张旭峰
	锡林浩特市	锡林浩特市疾病预防控制中心	赛音毕力格　李智鹏　王艳萍　樊翠玲　王可心　徐　鹤
辽宁	辽宁省	辽宁省疾病预防控制中心	穆慧娟　礼彦侠
	沈阳市	沈阳市疾病预防控制中心	李　恂　吕　艺
	康平县	康平县疾病预防控制中心	牛翔天　张振春　彭红伟　李兆为
	法库县	法库县疾病预防控制中心	马云丽　裴永武　孔　林　张宝桐
	大连市	大连市疾病预防控制中心	梅　丹　王晓锋　林　红　张新慧　姜　杰
	庄河市	庄河市疾病预防控制中心	王丽娜　刘绘圆　郝金宽　张永梅
	鞍山市	鞍山市疾病预防控制中心	徐绍和　王丽娟　邹青春　王肖琳　张微微　张思齐　林立强　李绯璇　关　翀　于　进　陈康境　张　颖　洪圣茹
	本溪市	本溪市疾病预防控制中心	安晓霞　李海娜　孟芳芳
	丹东市	丹东市疾病预防控制中心	盛禹萌　秦　玲
	东港市	东港市疾病预防控制中心	张武武　程笛珈
	营口市	营口市疾病预防控制中心	李　颖
	阜新市	阜新市疾病预防控制中心	刘　辉　代晓泽　赵丽军　齐笑晴
	彰武县	彰武县疾病预防控制中心	刘晓冰　王　楠

省(自治区、直辖市) Province (autonomous region, municipality)	肿瘤登记处 Cancer Registry	登记处所在单位 Affiliation	主要工作人员 Staff
辽宁	辽阳县	辽阳县疾病预防控制中心	何秀玲 李迎秋 徐荣亮
	大洼县	大洼县疾病预防控制中心	吕建峰 刘丽丽 杨 欢 岳 玲
	建平县	建平县疾病预防控制中心	许慧敏 杨晓光 吕广艳 熊丽杰
吉林	吉林省	吉林省疾病预防控制中心	贾滑媛 侯筑林
	德惠市	德惠市疾病预防控制中心	程志芳 凌命新 邢 健 李伟桃
	吉林市	吉林市疾病预防控制中心	张 迪 孙殿伟 王 刚 刘 晔 李艳红 鲍庆玲
	桦甸市	桦甸市疾病预防控制中心	禚瑞杰 李金禄 于彩霞
	通化市	通化市疾病预防控制中心	何 柳 郭慧敏 魏 霞
	通化县	通化县疾病预防控制中心	崔艳玲 钱文伟 梁 维 刘诗淇
	梅河口市	梅河口市疾病预防控制中心	王 彬 刘光明 杜跃军 张静文
	大安市	大安市疾病预防控制中心	李晓秋 王 威
	延吉市	延吉市疾病预防控制中心	金钟久 金哲男 方学哲 刘海婷
黑龙江	黑龙江省	黑龙江省肿瘤防治办公室	宋冰冰 孙惠昕 张茂祥
	哈尔滨市道里区	哈尔滨市道里区疾病预防控制中心	李祚成 于延玲 康 娟 杨媛媛 张希羽
	哈尔滨市南岗区	哈尔滨市南岗区疾病预防控制中心	杨丽秋 何 慧 于 波 王威娜 单晓丽 栾 青 李玲玲
	哈尔滨市香坊区	哈尔滨市香坊区疾病预防控制中心	李欲哲 高艳丽 马可欣
	尚志市	尚志市疾病预防控制中心	姜 欣
	五常市	五常市疾病预防控制中心	周 锐 田伟成
	同江市	同江市疾病预防控制中心	王显峰 齐明军 于 洋 段翔棋
	勃利县	勃利县疾病预防控制中心	张长山 王雨微
	牡丹江市	牡丹江市疾病预防控制中心	黄丽勃 李治国 邱 红 王路思 常 蓉 孙 晶 姚 琳
	海林市	海林市疾病预防控制中心	余 斌 张金荣 牛春英
上海	上海市	上海市疾病预防控制中心	付 晨 施 燕 鲍萍萍 吴春晓 张敏璐 王春芳 顾 凯 向咏梅 彭 鹏 龚杨明 施 亮
江苏	江苏省	江苏省疾病预防控制中心	韩仁强 周金意 缪伟刚 罗鹏飞 俞 浩 武 鸣
	无锡市	无锡市疾病预防控制中心	钱 云 杨志杰 董昀球 郭亮亮 陈 海 周恩宇 徐红艳 茹 炯 杜 明 刘增超
	江阴市	江阴市疾病预防控制中心	章 剑 朱爱萍 李 莹 刘 娟 王敏洁 汤海波 张燕茹

省(自治区、直辖市) Province (autonomous region , municipality)	肿瘤登记处 Cancer Registry	登记处所在单位 Affiliation	主要工作人员 Staff				
江苏	徐州市	徐州市疾病预防控制中心	常桂秋 乔 程	娄培安 李 婷	张 盼 董宗美	陈培培	张 宁
	常州市	常州市疾病预防控制中心	姚杏娟	崔艳丽	郑蜀贞	宗 菁	施鸿飞
	溧阳市	溧阳市疾病预防控制中心	刘建平	彭柳明	狄 静	曹 磊	
	常州市金坛区	常州市金坛区疾病预防控制中心	周 鑫	何 怡			
	苏州市	苏州市疾病预防控制中心	陆 艳 王从菊	王临池 张 莹	黄春妍 顾建芬	华钰洁 张荣艳	陈 丽 周靓玥
	常熟市	常熟市疾病预防控制中心	陈冰霞	盛红艳	薛雨星		
	张家港市	张家港市疾病预防控制中心	姚敏芳 王夏冬	李 凯 王洵之	邱 晶 朱晓玮	秦敏晔	赵丽霞
	昆山市	昆山市疾病预防控制中心	张 婷 周 杰	秦 威 邱和泉	金亦徐	胡文斌	全 岚
	太仓市	太仓市疾病预防控制中心	张建安	高玲琳	颜小銮		
	南通市	南通市疾病预防控制中心	徐 红 张红兵	王 秦	刘海峰	潘少聪	赵 培
	海安市	海安市疾病预防控制中心	王小健	童海燕	孙 静		
	如东县	如东县疾病预防控制中心	纪桂勤	夏建华	张爱红	孙艳丽	周晓云
	启东市	启东市人民医院	朱 健	陈永胜	张永辉	丁璐璐	陈建国
	如皋市	如皋市疾病预防控制中心	吕家爱	王书兰	黄晓波	吴 坚	吴 琼
	海门市	海门市疾病预防控制中心	杨艳蕾	唐锦高	倪倬健	邱 敏	施 华
	连云港市	连云港市疾病预防控制中心	董建梅 李振涛 吴郑立	张春道 仲凤霞	李伟伟 李炎炎	马昭君 吴安博	秦绪成 付艳云
	连云港市赣榆区	连云港市赣榆区疾病预防控制中心	张晓峰	金 凤	顾绍生		
	东海县	东海县疾病预防控制中心	马 进 陈 晓	周 忠	张振宇	吴同浩	郑培兰
	灌云县	灌云县疾病预防控制中心	朱凤东	马士化	严春华	沈艳青	
	灌南县	灌南县疾病预防控制中心	张源生	王海涛	王 昕		
	淮安市淮安区	淮安市淮安区疾病预防控制中心	缪彩云 顾仲翔	宋 光 苏 明	开海涛	王 凯	颜庆洋
	淮安市淮阴区	淮安市淮阴区疾病预防控制中心	袁 瑛	李成菊	唐 勇	刘 丹	滕笑雨
	淮安市清江浦区	淮安市清江浦区疾病预防控制中心	于 浩	李彬彬	於丽丽		
	涟水县	涟水县疾病预防控制中心	孙维新	叶建玲	浦继尹		

省（自治区、直辖市）Province（autonomous region，municipality）	肿瘤登记处 Cancer Registry	登记处所在单位 Affiliation	主要工作人员 Staff				
江苏	淮安市洪泽区	淮安市洪泽区疾病预防控制中心	王 芳	李 栋	陈思红	张举巧	袁翠莲
	盱眙县	盱眙县疾病预防控制中心	袁守国	许 松	李鑫林	汪茂艳	
	金湖县	金湖县疾病预防控制中心	周 娟	何士林			
	盐城市亭湖区	盐城市亭湖区疾病预防控制中心	严莉丽	开志琴	夏 波		
	盐城市盐都区	盐城市盐都区疾病预防控制中心	岳燕萍	蔡 娟	王建康	何 飞	
	响水县	响水县疾病预防控制中心	王桂花	刘宇春	朱成刚		
	滨海县	滨海县疾病预防控制中心	蔡 伟	徐 胜	赵 鹏	曹正兵	
	阜宁县	阜宁县疾病预防控制中心	王建明	梁从凯	支 杰		
	射阳县	射阳县疾病预防控制中心	戴曙光	岳荣荣	尹延龙	陈星宇	赵春燕
	建湖县	建湖县疾病预防控制中心	王 剑	肖 丽	刘凤珍	蔡 奎	孔文娟
	东台市	东台市疾病预防控制中心	赵建华	史春兰			
	盐城市大丰区	盐城市大丰区疾病预防控制中心	顾晓平	盛 凤	王银存	智恒奎	
	宝应县	宝应县疾病预防控制中心	梁永春	朱立文	王元霞	商桂娟	潘艳玉
	丹阳市	丹阳市疾病预防控制中心	应洪琰	陈丽黎	周 超	胡佳慧	
	扬中市	扬中市肿瘤防治研究所	华召来 冯 祥	周 琴	施爱武	朱阳春	冷荣柏
	泰兴市	泰兴市疾病预防控制中心	黄素勤	徐 兴	封军莉	丁华萍	刘静琦
浙江	浙江省	浙江省癌症中心	杜灵彬 朱 陈	俞 敏 王悠清	李辉章	龚巍巍	陈瑶瑶
	杭州市	杭州市疾病预防控制中心	任艳军	刘庆敏	张 艳	刘 冰	
	宁波市鄞州区	宁波市鄞州区疾病预防控制中心	陈永维	林鸿波	沈 鹏	陈 奇	赵 磊
	慈溪市	慈溪市疾病预防控制中心	吴逸平 黄振宇	罗央努 黄 文	罗 丹 王利君	马 旭 胡 吉	刘 琼 马微丰
	温州市鹿城区	温州市鹿城区疾病预防控制中心	朱海深 徐晓旭	谢海斌 陈淑珍	陈 茜	陈 捷	张沛绮
	嘉兴市	嘉兴市疾病预防控制中心	李雪琴 洪 霞	陈中文 金 鋆	顾伟玲 朱红良	马 骏 王林红	陈文燕
	嘉善县	嘉善县肿瘤防治所	李其龙 沈飞琼	姚开颜	杨金华	吕洁萍	张小红
	海宁市	海宁市中医院	姜春晓	祝丽娟	杨 靖	封 琳	张志浩
	长兴县	长兴县疾病预防控制中心	许 辉 张 琼	秦家胜 顾建萍	陈 蓉 叶 萍	濮培龙 蒋亚娟	徐文竹

省（自治区、直辖市）Province（autonomous region, municipality）	肿瘤登记处 Cancer Registry	登记处所在单位 Affiliation	主要工作人员 Staff				
浙江	绍兴市上虞区	绍兴市上虞区疾病预防控制中心	张鑫培 韩建锋	章 军 龚月江	杜海波 阮建江	丁萍飞 陈建忠	赵之青
	永康市	永康市疾病预防控制中心	应新显 周美儿	胡云卿 朱洪挺	吴忠顶 胡春生	胡 浩 徐玲巧	黄金莲 陈 璐
	开化县	开化县疾病预防控制中心	郑小萍 应武群	卢 美 齐金良	汪德兵 叶 青	项彩英 王贵平	吴芝兰 余 虹
	岱山县	岱山县疾病预防控制中心	虞吉寅 王坤炎	张彤杰 王志平	李琼燕 王建军	何存弘 徐 妮	赵剑刚 俞秀华
	仙居县	仙居县疾病预防控制中心	蔡红卫 王宇多	应江伟 郑 红	吴武军 王敏华	周立新 陈海仙	王丽君 王丹枫
	龙泉市	龙泉市疾病预防控制中心	陈焕松 叶水菊	梅盛华 魏 珍	万春松 谢泽久	刘卫红 张美锦	潘伟文 吴国庆
安徽	安徽省	安徽省疾病预防控制中心	刘志荣	陈叶纪	查震球	戴 丹	
	合肥市	合肥市疾病预防控制中心	张小鹏 唐 伦 卢 林	丁晓芹 张迎迎 张鹏川	张俊青 田 源	孙 锋 宫小刚	李晓铷 胡玉莹
	长丰县	长丰县疾病预防控制中心	吴海燕	孙多壮	郑 军	陈 春	
	肥东县	肥东县疾病预防控制中心	陈海涛	谈其干	张全寿	任 波	
	肥西县	肥西县疾病预防控制中心	吴卫华	魏九丹	汪金华		
	庐江县	庐江县疾病预防控制中心	洪光烈	李佳佳			
	巢湖市	巢湖市疾病预防控制中心	王义江	刘 涛			
	芜湖市	芜湖市疾病预防控制中心	朱君君 丁卫群	鲍慧芬 王秀丽	崔晓娟 吴瑞萍	盛 娟 冯花平	王力炜 陈 云
	蚌埠市	蚌埠市疾病预防控制中心	卜庭栋 苏一兰	陈 军 陈 艳	吴子虎 尚晓静	周国华	白 雪
	五河县	五河县疾病预防控制中心	王 军 姜玉洁	王玉栋	夏立环	郭茂蕴	纪 琼
	淮南市大通区	淮南市大通区卫生防疫和食品药品安全服务中心	陈邦齐	张 娇			
	淮南市田家庵区	淮南市田家庵区疾病预防控制中心	崔 越				
	淮南市田谢家集区	淮南市田谢家集区疾病预防控制中心	吕 娟				
	淮南市八公山区	淮南市八公山区疾病预防控制中心	吴 婷				
	淮南市潘集区	淮南市潘集区卫生防疫和食品药品安全服务中心	张 帆				
	凤台县	凤台县疾病预防控制中心	陈志强				

省(自治区、直辖市) Province (autonomous region, municipality)	肿瘤登记处 Cancer Registry	登记处所在单位 Affiliation	主要工作人员 Staff				
安徽	淮南市毛集区	淮南市毛集区疾病预防控制中心	孙红霞				
	马鞍山市	马鞍山市疾病预防控制中心	叶敏仕	王 春	秦其荣	蔡华英	
	铜陵市	铜陵市疾病预防控制中心	胡婧婷	吴 刚	刘红艳		
	铜陵市义安区	铜陵市义安区疾病预防控制中心	邢朝胜	张 标			
	安庆市宜秀区	安庆市宜秀区疾病预防控制中心	胡丁丁				
	定远县	定远县疾病预防控制中心	范明勇	朱 敏	王孝旭	王 斌	曹娇娇
	天长市	天长市疾病预防控制中心	胡 彪	叶 盛	曹 水	任桂云	
	阜阳市颍州区	阜阳市颍州区疾病预防控制中心	曾 玲	周建华	崔忠民	郭 青	赵喃喃
	阜阳市颍东区	阜阳市颍东区疾病预防控制中心	马朝阳	郭海昊	亓先昀	刘 侠	司 伟
	太和县	太和县疾病预防控制中心	张西才	张怡楠	谭霈源		
	阜南县	阜南县疾病预防控制中心	田 侠	付 萍	张家棒		
	颍上县	颍上县疾病预防控制中心					
	宿州市埇桥区	宿州市埇桥区疾病预防控制中心	刘中华	刘 森	张 鹏	张圆圆	黄 磊
	灵璧县	灵璧县疾病预防控制中心	郭启高	陶海棠	赵 辉	汤雅丽	
	寿县	寿县疾病预防控制中心	杨茂敏 唐晶晶	蔡传毓 周 颖	徐海军 王正友	黄 奎 周玉雪	霍圣菊 陶俊婷
	霍邱县	霍邱县疾病预防控制中心	吴礼娟	尤元梅	李 西		
	金寨县	金寨县疾病预防控制中心	袁 伟	俞 亮	张礼兵		
	蒙城县	蒙城县疾病预防控制中心	丁 浩	李银梅	刘 翔	刘珊珊	张爱东
	东至县	东至县疾病预防保健控制中心	江春娥	景燕萍			
	泾县	泾县疾病预防控制中心	余永明 司芸芸	伍沪文 王 芳	刘安阜	胡舒婷	沈 斌
	宁国市	宁国市疾病预防控制中心	胡倩华	付 超			
福建	福建省	福建省肿瘤医院	周 衍	马晶昱	江惠娟		
	福清市	福清市疾病预防控制中心	何道逢	黄巧凤	钟女娟		
	福州市长乐区	长乐区肿瘤防治研究所	陈建顺	陈礼慈	陈 英	陈心聪	陈聪明
	厦门市	厦门市疾病预防控制中心	伍啸青 连真忠 张凡旋	林艺兰 张琼花	许连升 陈 沁	陈月珍 谢丽珊	陈丽燕 张卓平

省(自治区、直辖市) Province (autonomous region, municipality)	肿瘤登记处 Cancer Registry	登记处所在单位 Affiliation	主要工作人员 Staff				
福建	厦门市同安区	厦门市同安区疾病预防控制中心	陈上清	陈仁忠	陈珊瑚		
	莆田市涵江区	莆田市涵江区疾病预防控制中心	林玉成	林秋红			
	永安市	永安市疾病预防控制中心	范 光	李杭生	李丽丽		
	惠安县	惠安县疾病预防控制中心	陈培阳	张冬雪			
	长泰县	长泰县疾病预防控制中心	郑冬柏	张碧花			
	建瓯市	建瓯市疾病预防控制中心	裴振义	熊 健	官文婷		
	龙岩市新罗区	龙岩市新罗区疾病预防控制中心	廖凌玲				
	龙岩市永定区	龙岩市永定区疾病预防控制中心	吴红平	卢华兴			
江西	江西省	江西省疾病预防控制中心	刘 杰 赵 军	朱丽萍	颜 玮	徐 艳	陈轶英
	南昌市湾里区	南昌市湾里区疾病预防控制中心	刘 婷	袁 梅			
	南昌市新建区	南昌市新建区疾病预防控制中心	熊 炜	周孔香	陶永军		
	九江市浔阳区	九江市浔阳区疾病预防控制中心	黎哲程	朱丽霞	郑 坤	田绍进	邓如蕙
	武宁县	武宁县疾病预防控制中心	潘盛林	段红政	张赣湘	邹德政	王 森
	赣州市章贡区	赣州市章贡区疾病预防控制中心	林唯奇	苏德云	张 华	徐 凯	
	赣州市赣县区	赣州市赣县区疾病预防控制中心	罗鸿华 陈 华	刘金祥 黄文姬	陈昊星 刘名煌	吴光辉	刘慧琴
	大余县	大余县疾病预防控制中心	黄飞平	李志琴			
	上犹县	上犹县疾病预防控制中心	田玉平				
	崇义县	崇义县疾病预防控制中心	肖耳目	卢致强			
	龙南县	龙南县疾病预防控制中心	赖永赣	彭旻微			
	峡江县	峡江县疾病预防控制中心	陈志虹	肖 斌	张桂珍		
	安福县	安福县疾病预防控制中心	刘金刚				
	万载县	万载县疾病预防控制中心	郭巧红	卢 萍	李 斌		
	上高县	上高县疾病预防控制中心	叶江西	陶武明	赵卫东	刘梓英	游 浩
	靖安县	靖安县疾病预防控制中心	舒小裕	刘志英			
	乐安县	乐安县疾病预防控制中心	戴招文				
	宜黄县	宜黄县疾病预防控制中心	吴旭明	朱海龙	廖庆远	李振华	谢小英

省（自治区、直辖市） Province （autonomous region, municipality）	肿瘤登记处 Cancer Registry	登记处所在单位 Affiliation	主要工作人员 Staff
江西	东乡县	东乡县疾病预防控制中心	邓　康　陈文杰　郑夏婷
	上饶市信州区	上饶市疾病预防控制中心	孔德义　李　星　严宇涵　邵云兰
	上饶市广丰区	上饶市广丰区疾病预防控制中心	官利丰　尤超英
	铅山县	铅山县疾病预防控制中心	暨丽敏　李振雄　黄永进　吴永丽
	横峰县	横峰县疾病预防控制中心	程立平　涂永海　李文秦　毛术霞　王万华
	余干县	余干县疾病预防控制中心	段　叠　徐建强　汤彩兰　付美玲　张　辉
	鄱阳县	鄱阳县疾病预防控制中心	汪正华　汪饶明　钱　敏　杜玉珍　赵　娟
	万年县	万年县疾病预防控制中心	盛根英　王址炎
	婺源县	婺源县疾病预防控制中心	戴新平　程丽红　郎君怡
山东	山东省	山东省疾病预防控制中心	郭晓雷　付振涛
	济南市	济南市疾病预防控制中心	宫舒萍　张　军　韩　京　王　洋　姜　超 王玉恒　李瑛鑫　张晓丽　丁春明
	章丘市	章丘市疾病预防控制中心	刘庆皆　柴本正　夏海燕
	青岛市	青岛市疾病预防控制中心	宁　锋　王　康　李　婷　侯　伟
	青岛市黄岛区	青岛市黄岛区疾病预防控制中心	陈向华　王　梅
	淄博市临淄区	淄博市临淄区疾病预防控制中心	高　峰　卢　斌　韦　洁　马海玲
	沂源县	沂源县疾病预防控制中心	李东芝　林风金　崔宝强
	滕州市	滕州市疾病预防控制中心	于雪静　李玉春　徐玉銮
	广饶县	广饶县疾病预防控制中心	徐海霞　刘　芳
	烟台市	烟台市疾病预防控制中心	张红杰　于绍轶　刘海韵　曲淑娜　徐　颖 王倩倩　王筠慧　卢　茜　李兴龙　孙溪盛 王文杰
	招远市	招远市疾病预防控制中心	翟玉庭　宁巍巍　李桂刚　李　玮　刘国江 李美欣　张晓光
	临朐县	临朐县胃癌防治所	刘卫东　郭　超　付海花　张兰福　孙树海
	高密市	高密市疾病预防控制中心	黄一峰　冷冠群　谢　珍　马瑞花　宋　娟 赵　玉
	汶上县	汶上县疾病预防控制中心	张　丹　张　燕
	梁山县	梁山县疾病预防控制中心	张建鲁　谢书丹
	曲阜市	曲阜市疾病预防控制中心	孔　超　侯爱平　颜　俊　孔　晖
	邹城市	邹城市疾病预防控制中心	李　臻　张廷番　杨建宁　刘亚琪　李　娜 王代宝　李贤国　路庆秀　骆秀美　刘雪娇 王　薇　黄　豪　陈洋洋

省(自治区、直辖市) Province (autonomous region, municipality)	肿瘤登记处 Cancer Registry	登记处所在单位 Affiliation	主要工作人员 Staff				
山东	宁阳县	宁阳县疾病预防控制中心	刘婷婷	马学成	董芙蓉		
	肥城市	肥城市人民医院	赵德利 郑春娟	李琰琰 武明新	尹晓燕 张文婷	姜　敏 陈　箭	张婷婷 纪云龙
	乳山市	乳山市疾病预防控制中心	曹庆范	邹跃威	李立科	张玉佳	李小菲
	日照市东港区	日照市东港区疾病预防控制中心	贺玉芬	韩志军			
	莱芜市莱城区	莱芜市莱城区疾病预防控制中心	丁丽平	尚明香	吕明星	燕凤宇	
	沂南县	沂南县疾病预防控制中心	华国梁	王家倩	田灏彤		
	沂水县	沂水县疾病预防控制中心	刘持菊	王维霞	杨登强	张江宝	
	莒南县	莒南县疾病预防控制中心	杨庆国	文章军	邓　花		
	德州市德城区	德州市德城区疾病预防控制中心	杨树乾	安德峰	刘爱华		
	高唐县	高唐县疾病预防控制中心	谢新莉	华　丽	杨建新		
	滨州市滨城区	滨州市滨城区疾病预防控制中心	范美霞	赵经纬	付立平		
	菏泽市牡丹区	菏泽市牡丹区疾病预防控制中心	秦　舒	国　锦	仇翠梅	孙　鹏	
	单县	单县疾病预防控制中心	赵海洲	邵光勇	李　锦	赵　娥	
	巨野县	巨野县疾病预防控制中心	肖艳玲	伍恩标	冯冬民	汪晓丽	
河南	河南省	河南省肿瘤防治研究办公室	刘曙正 郭兰伟	孙喜斌 曹小琴	全培良	陈　琼	张韶凯
	郑州市	郑州市疾病预防控制中心	刘建勋 任欣欣	李建彬 杨金秀	武恩平 苌道亮	郭向娇 段华筝	王艳红
	巩义市	巩义市疾病预防控制中心	郝功轩	刘雅利	蒋蔚琳	王燕青	张文君
	开封市祥符区	开封市祥符区疾病预防控制中心	马　师	李慎榜	田艳玲	朱芳敏	王晓倩
	洛阳市	洛阳市疾病预防控制中心	闫云燕 温　丹	李爱红 陈亚楠	常　颖 齐虹飞	程先景 陈　均	杨　浩 邢建乐
	孟津县	孟津县疾病预防控制中心	许瑞瑞	张琰琰			
	新安县	新安县疾病预防控制中心	翟亚楠				
	栾川县	栾川县疾病预防控制中心	刘爱坡	黄建生	田　森		
	嵩县	嵩县疾病预防控制中心	乔　幸	石梦瑶	安转霞		
	汝阳县	汝阳县疾病预防控制中心	李白鸟	郭晓娅			
	宜阳县	宜阳县疾病预防控制中心	楚玉梅	陈　培			
	洛宁县	洛宁县疾病预防控制中心	马小超	刘龙安			

省(自治区、直辖市) Province (autonomous region,municipality)	肿瘤登记处 Cancer Registry	登记处所在单位 Affiliation	主要工作人员 Staff				
河南	伊川县	伊川县疾病预防控制中心	王蜓蜓	董 芳			
	偃师市	偃师市疾病预防控制中心	段凤玲	秦艳锦	周艳艳		
	平顶山市	平顶山市疾病预防控制中心	李智伟 李新鹏	马西平 仲晓伟	崔喜民 温红旭	吕锐利	宋 波
	鲁山县	鲁山县疾病预防控制中心	郭启民	王一博	田大广	郭松昇	
	安阳市	安阳市肿瘤医院	王建坡 郭尚青	王 强 张晓星	任晓光	付 维	闫焕勤
	林州市	林州市肿瘤医院	付方现 刘 畅	刘志才 程兰萍	李变云 王 丽	于晓东	侯 凯
	鹤壁市	鹤壁市人民医院	钞利娜 董雪萍	王冰冰	刘丽芹	胡凤琴	裴树英
	辉县市	辉县市疾病预防控制中心	孙花荣	何天有	赵小聪	李 颖	
	濮阳市华龙区	濮阳市华龙区疾病预防控制中心	王培贤	王新杰	毛利娟		
	濮阳县	濮阳县疾病预防控制中心	穆晓红	李红梅	吕素芬		
	禹州市	禹州市卫生防疫站	杨安锋	赵江珍	杨宗慧	李晓蕊	
	漯河市源汇区	漯河市源汇区疾病预防控制中心	张 祥 王春玲	李凯歌 刘一培	牛艳丽	叶 静	李 彤
	漯河市郾城区	漯河市郾城区疾病预防控制中心	曹贺梅 何怡聪	孙路森	庞 静	宋哲奥	常帅奇
	漯河市召陵区	漯河市召陵区疾病预防控制中心	任东洋	陶 哲	樊永力	李紫琳	
	三门峡市	三门峡市疾病预防控制中心	刘存棣 李粉妮	薛桂生 刘润娣	吴彦领 罗丹	陈 震	郭振平
	南阳市卧龙区	南阳市卧龙区疾病预防控制中心	刘 凯	周 静	张 爽		
	方城县	方城县疾病预防控制中心	马璟颖	马建民	李 谱	田向阳	倪林静
	内乡县	内乡县疾病预防控制中心	李亚波	金 花	代 阳		
	睢县	睢县疾病预防控制中心	袁 帅	刘 艳			
	虞城县	虞城县疾病预防控制中心	张亚威 江 培	冯金洪	毕 松	马 宁	刘 威
	信阳市浉河区	信阳市浉河区疾病预防控制中心	兰宏旺	孙琛琛	张晶晶	马 静	
	罗山县	罗山县疾病预防控制中心	朱义功	岳梅军	江 坤	曹世明	
	固始县	固始县疾病预防控制中心	李程鹏	张 柯	沈 玉		
	沈丘县	沈丘县疾病预防控制中心	马卫峰 王爱丽	胡晓兰 李娜娜	刘军政 韩妍妍	赵 灿	陈晓倩

省（自治区、直辖市） Province （autonomous region，municipality）	肿瘤登记处 Cancer Registry	登记处所在单位 Affiliation	主要工作人员 Staff
河南	郸城县	郸城县疾病预防控制中心	张吉志　谢守彬　郭德银　张　建　陈　静 顾雅靖　赵　辉
	西平县	西平县疾病预防控制中心	邵天堂　赵春玲　王中梅　毛小辉　吴　冰
	济源市	济源市疾病预防控制中心	黄艳芳　郑莹茹
湖北	湖北省	湖北省肿瘤医院	张　敏　魏少忠　李广灿　张　敏　庹吉好
	武汉市	武汉市疾病预防控制中心	杨念念　龚　洁　严亚琼　代　娟　赵原原
	大冶市	大冶市疾病预防控制中心	黄泽华
	十堰市郧阳区	十堰市郧阳区疾病预防控制中心	柯　华　柯昌显　郭　萍
	宜昌市	宜昌市疾病预防控制中心	张　培　胡　池　杨佳娟　朱　婕　吴　婵
	五峰土家族自治县	五峰土家族自治县疾病预防控制中心	熊　斌　邹晓丹　王仁兴
	宜城市	宜城市疾病预防控制中心	王吉国　杨　波　朱　波　胡院芳　何玉巧
	京山县	京山县疾病预防控制中心	李　宏　夏春来　陈　娇
	钟祥市	钟祥市疾病预防控制中心	霍军荣　赵　丽
	云梦县	云梦县疾病预防控制中心	周　浩　李纯波　潘雨晴
	公安县	公安县疾病预防控制中心	薛维军　洪　杰　申立琼　肖　瑶　龚　春 胡长贵
	洪湖市	洪湖市疾病预防控制中心	廖　涛　代　宇　徐海涛　刘红丽
	麻城市	麻城市疾病预防控制中心	王金荣　徐胜平　项维红　库守能　柳以泽 丁　成
	嘉鱼县	嘉鱼县疾病预防控制中心	刘晓玲　刘　庆
	通城县	通城县疾病预防控制中心	杨　劲　刘加军
	恩施市	恩施市疾病预防控制中心	胡燕琳　邓孝军　廖荣芳
	天门市	天门市疾病预防控制中心	何明辉　罗　芬　刘文军
湖南	湖南省	湖南省肿瘤防治研究办公室	刘湘国　王　静　梁剑平　廖先珍　许可葵 朱松林　邹艳花　石朝晖　肖海帆　颜仕鹏
	长沙市芙蓉区	长沙市芙蓉区疾病预防控制中心	张运秋　胡辉伍　杨　丽　颜伊莎
	长沙市天心区	长沙市天心区疾病预防控制中心	付志勇　李　琼　兰泽龙　申太华　吴　丹
	长沙市岳麓区	长沙市岳麓区疾病预防控制中心	胡艳红　苏威武　陈继怀　刘招美　宋香玲 段绍林　李娟玲
	长沙市开福区	长沙市开福区疾病预防控制中心	曹群良　林　玲　任　敏　陈腊梅　邓志萍 卢　懿　蔡佳仁　刘　阳
	长沙市雨花区	长沙市雨花区疾病预防控制中心	周建湘　何　韬　胡　蓉　黄　芬　杨晶晶 段利霞

省（自治区、直辖市） Province (autonomous region, municipality)	肿瘤登记处 Cancer Registry	登记处所在单位 Affiliation	主要工作人员 Staff				
湖南	长沙市望城区	长沙市望城区疾病预防控制中心	赵运良 邹思伟	赵劲良 侯 佳	熊 浩 王 献	张 伟	曾 理
	株洲市芦淞区	株洲市芦淞区疾病预防控制中心	何 礼	唐 晶	卞晓嘉	刘慧颖	彭叶玲
	株洲市石峰区	株洲市石峰区疾病预防控制中心	黄志成 刘 宏	袁 湘 朱雅兰	黄 平	尹毅华	张红雷
	湘潭市雨湖区	湘潭市雨湖区疾病预防控制中心	邓莉芳	袁芳华	唐炎夏	马超颖	
	衡东县	衡东县疾病预防控制中心	赵夏梁	单健生	刘早红	肖静娴	丁 莉
	邵东县	邵东县疾病预防控制中心	尹超平 谢 玉	邹中华	田 丽	陈文伟	徐梓成
	新宁县	新宁县疾病预防控制中心	田祖建	周前富	李荣春	刘倩文	
	岳阳市岳阳楼区	岳阳市岳阳楼区疾病预防控制中心	殷建湘 李 盛	陈艳芳 宋 婷	黄 平	鲁小霞	罗江洪
	常德市武陵区	常德市武陵区疾病预防控制中心	涂林立 朱晓辉	张志刚 周宏惠	唐志敏	刘思思	彭学文
	慈利县	慈利县疾病预防控制中心	朱从喜 刘 波	杜文高	庹先锋	陈华云	吴 双
	益阳市资阳区	益阳市资阳区疾病预防控制中心	龚建华 张丽倩	崔光辉 范朝彪	王迪军	陈 晶	王玲玲
	临武县	临武县疾病预防控制中心	周贤文	李国斌	文宏保	刘 冰	曹玲芳
	资兴市	资兴市疾病预防控制中心	徐贤雄	宁兴平	李雄豹	黎利文	宋玉娟
	道县	道县疾病预防控制中心	肖拥军 胡雨华	胡建湘 刘海萍	郑 平 蒋忠葵	何英俊 肖思恩	吴 玲 何林秀
	新田县	新田县疾病预防控制中心	欧阳乐	谢众麟	黄 锋	刘君红	
	麻阳苗族自治县	麻阳苗族自治县疾病预防控制中心	陈 琳	赵 辉	陈启佳	滕 瑶	
	洪江市	洪江市疾病预防控制中心	向湘林	易思连	蒋柠镘	向丽琼	林嘉兴
	涟源市	涟源市疾病预防控制中心	文申根 周 丹	李秀兰 肖艳慎	周红大 彭红南	龙爱梅 李 清	张小勇
广东	广东省	广东省疾病预防控制中心	夏 亮	许燕君	许晓君	林立丰	
	广州市	广州市疾病预防控制中心	李 科	林国桢	刘华章	许 欢	王穗湘
	翁源县	翁源县疾病预防控制中心	李育清	梁寿华			
	南雄市	南雄市疾病预防控制中心	邬香华	张艳艳			
	深圳市	深圳市慢性病防治中心	彭 绩	雷 林	刘维耿		
	珠海市	珠海市慢性病防治中心	滕勇勇	谢水仙	郭红革	赵金利	

省（自治区、直辖市） Province （autonomous region, municipality）	肿瘤登记处 Cancer Registry	登记处所在单位 Affiliation	主要工作人员 Staff
广东	佛山市南海区	佛山市南海区疾病预防控制中心	陈振明　陈志桓　谢冬怡
	佛山市顺德区	佛山市顺德区慢性病防治中心	杨俊杰
	江门市	江门市疾病预防控制中心	莫兆波　于雪芳
	徐闻县	徐闻县疾病预防控制中心	杨　导　魏珠棉
	肇庆市端州区	肇庆市疾病预防控制中心	冼国佳　方艺娟　梁大艳　陆素颖
	四会市	四会市惠民平价医院（四会市肿瘤研究所）	卢玉强　梁国栋　凌　伟　姚继洲　黄肖玲 李晓翌
	梅州市梅县区	梅州市梅县区疾病预防控制中心	李加宁　杨　慧
	阳山县	阳山县疾病预防控制中心	黄永杰　梁时力
	东莞市	东莞市疾病预防控制中心	钟洁莹　姚旭芳　钟逸菲　黄雅卿
	中山市	中山市人民医院（中山市肿瘤研究所）	魏矿荣　梁智恒　李柱明
	揭西县	揭西县疾病预防控制中心	李亮民　刘结霜
	罗定市	罗定市疾病预防控制中心	张巧珍　梁惠玲
广西	广西壮族自治区	广西医科大学附属肿瘤医院	余家华　葛莲英　曹　骥　李秋林　容敏华
	南宁市江南区	南宁市江南区疾病预防控制中心	苏文斌　覃　恒　戴　姮
	南宁市西乡塘区	南宁市西乡塘区疾病预防控制中心	苏升灿　唐盛志　何雨澄
	南宁市良庆区	南宁市良庆区疾病预防控制中心	李晶晶
	隆安县	隆安县疾病预防控制中心	陈珍莲　黄建云　方孔雄
	宾阳县	宾阳县疾病预防控制中心	甘晓琴　曾永松　韦柳青　李秀霞　陈伟强 韦爱莲　龚冰冰　张　华
	柳州市	柳州市疾病预防控制中心	崔雪莲　王　萍　蓝　剑　蒋琦莲　陈宁钰 刘　芸　孟繁文　覃宇禄　余冬远　罗　洁 欧　蕾　朱庭萍
	桂林市	桂林市疾病预防控制中心	潘定权　张振开　阳　冬　李春红　马金海 黄　灵　刘　昊　蒋兴兴　石　瑀　范隆军 唐一玉
	梧州市	梧州市红十字会医院	郑裕明　汤伟文　苏韶华　谢红英
	苍梧县	苍梧县疾病预防控制中心	潘桂秋　杨敏生　苏石汉　李北金
	岑溪市	岑溪市疾病预防控制中心	梁凤保　贤文明　严汉平　李彩燕　李　玲 杨明芳　陈业勇

省(自治区、直辖市) Province (autonomous region, municipality)	肿瘤登记处 Cancer Registry	登记处所在单位 Affiliation	主要工作人员 Staff				
广西	北海市	北海市疾病预防控制中心	谢 平	梁耀洁			
	合浦县	合浦县疾病预防控制中心	苏福康 易丽德	曹 松 谢贤缤	张 强 石艳梅	陈振芳	秦晓丽
	贵港市港北区	贵港市港北区疾病预防控制中心	韦坚峥				
	博白县	博白县疾病预防控制中心	李金璐	陈锦秀			
	北流市	北流市疾病预防控制中心	陈金武	梁盛凤	黎 丹	邓 毅	黄宗炎
	田阳县	田阳县疾病预防控制中心	黄志刚	黄丽萍	李洁玲		
	凌云县	凌云县疾病预防控制中心	覃凌峰	刘一萱			
	罗城仫佬族自治县	罗城仫佬族自治县疾病预防控制中心	韦政兴 韦 愿	梁玉春	卢永钧	谭玉树	罗黎霞
	合山市	合山市疾病预防控制中心	兰君珠 覃贵丽	罗尔承 李 想	杨仕芝 姚春新	罗秋霞 吴里玲	卢珍玉 兰海姣
	扶绥县	扶绥县人民医院	李海华	韦忠亮	李云西	黄志斌	
海南	海南省	海南省肿瘤医院	董 华	华 婧	刘希文	梁振暖	
	三亚市	三亚市疾病预防控制中心	陈莲芬	朱明胜	黄炯媚	周淑娟	
	五指山市	五指山市疾病预防控制中心	符美艳				
	琼海市	琼海市疾病预防控制中心	符芳敏	颜李丽	王春雨		
	定安县	定安县疾病预防控制中心	黎才刚 孙乐文 吴孔运 王发诚	陈新强 吴青虹 程作汇 韦 杰	郭芳华 蔡泽裕 程小燕 王日柳	黄龙奇 王裕业 曾传烈 苏广华	陈良望 蔡於伟 毛维富 王耀琼
	昌江黎族自治县	昌江黎族自治县疾病预防控制中心	符为巨 罗碧云	梁彩凌	林喜雪	王灵珍	杨文秀
	陵水黎族自治县	陵水黎族自治县疾病预防控制中心	许声文	夏冬儿			
重庆	重庆市	重庆市疾病预防控制中心	丁贤彬	吕晓燕			
	重庆市万州区	重庆市万州区疾病预防控制中心	彭 瑾	吴 波	屈秋琼		
	重庆市渝中区	重庆市渝中区疾病预防控制中心	周 琦	凌瑜双			
	重庆市沙坪坝区	重庆市沙坪坝区疾病预防控制中心	李廷荣	蒙 怡			
	重庆市九龙坡区	重庆市九龙坡区疾病预防控制中心	谭学筹	肖 伦	陶 然	汤 成	
	重庆市江津区	重庆市江津区疾病预防控制中心	陈 睿	赵祖敏			

省（自治区、直辖市） Province （autonomous region，municipality）	肿瘤登记处 Cancer Registry	登记处所在单位 Affiliation	主要工作人员 Staff
重庆	丰都县	丰都县疾病预防控制中心	崔小平　刘　琳
四川	四川省	四川省疾病预防控制中心	吴先萍　邓　颖　李　博　季　奎　胥馨尹 成姝雯　董　婷　曾　晶　张　新　乔　良 刘潇霞
	成都市青羊区	成都市青羊区疾病预防控制中心	蔡　鹏　韩天旭　刘　嘉　黄世蓉
	成都市龙泉驿区	成都市龙泉驿区疾病预防控制中心	郭　迪　江　涛　师　杨　阮红海　张群英
	彭州市	彭州市疾病预防控制中心	罗国金　李建国　陈小芳　王　宏　蒋　微 王　建　孙　强　刘佳秋　李　娜　黄　妍
	自贡市自流井区	自贡市自流井区疾病预防控制中心	李　刚　高志赟
	攀枝花仁和区	攀枝花仁和区疾病预防控制中心	赫永新　李　平　周玉萍　孙美太　姜梦玲
	泸县	泸县疾病预防控制中心	余　军　熊　君　汪正刚　陈平平
	广汉市	广汉市疾病预防控制中心	王　玲　龙小刚　刘丹丹　林　怡
	三台县	三台县疾病预防控制中心	周　欢
	盐亭县	盐亭县肿瘤防治研究所（肿瘤医院）	李　军　杨天宇　黄　政
	剑阁县	剑阁县疾病预防控制中心	吴　婷　赵志刚　孙仕丽　田锦林　程　江 杨国卫　刘波泉　李强生　伏大敏　杨　帆 杨建生　罗　顺　王泽凤　唐江山　江　海 刘开海　李林元　左剑雄
	遂宁市船山区	遂宁市船山区疾病预防控制中心	陈建华
	资中县	资中县疾病预防控制中心	李　静　孙于茹
	乐山市市中区	乐山市市中区疾病预防控制中心	张　翼　钟　钰　赵彬茜　岑晓榆
	南充市高坪区	高坪区人民医院	岳小林　廖　波　邢　丽
	阆中市	阆中市疾病预防控制中心	游宁静　许　华　刘　刚
	仁寿县	仁寿县疾病预防控制中心	瞿遥来　范　雪
	宜宾县	宜宾县疾病预防控制中心	胡友平　张晓洁　贾　琼　高丽梅　周　刘 谢佳珉
	长宁县	长宁县疾病预防控制中心	杨　蔺　王　宇
	广安市广安区	广安市广安区疾病预防控制中心	杜承彬　李荣川　李国辉
	宣汉县	宣汉县疾病预防控制中心	张冬梅

省（自治区、直辖市）Province（autonomous region，municipality）	肿瘤登记处 Cancer Registry	登记处所在单位 Affiliation	主要工作人员 Staff
四川	大竹县	大竹县疾病预防控制中心	申化坤　王大千　叶明兰　赵红艳　李海波
	雅安市雨城区	雅安市雨城区疾病预防控制中心	朱春明　刘　杰
	雅安市名山区	雅安市名山区疾病预防控制中心	王修华　胡启源
	荥经县	荥经县疾病预防控制中心	杨德举　李展翅　李明远
	汉源县	汉源县疾病预防控制中心	杜　涓　王　新　辜　豪
	石棉县	石棉县疾病预防控制中心	李桂芬
	天全县	天全县疾病预防控制中心	郑云琼　高鸿敏
	芦山县	芦山县疾病预防控制中心	李唐芳
	宝兴县	宝兴县疾病预防控制中心	姜　亚　徐新红
	乐至县	乐至县疾病预防控制中心	吴志敏　李　光　雷方君　胡理忠　沈　莎
贵州	贵州省	贵州省疾病预防控制中心	刘　涛　李　凌　周　婕
	开阳县	开阳县疾病预防控制中心	颜克梅　唐禄军
	六盘水市六枝特区	六盘水市六枝特区疾病预防控制中心	肖玉珍　邓　军
	遵义市汇川区	遵义市汇川区疾病预防控制中心	冉隆梅
	安顺市西秀区	安顺市西秀区疾病预防控制中心	庞　芬　杨文超
	镇宁布依族苗族自治县	镇宁布依族苗族自治县疾病预防控制中心	陈庭玉　杨　琳
	铜仁市碧江区	铜仁市碧江区疾病预防控制中心	万兆明　杨江艳　杨可珍
	册亨县	册亨县疾病预防控制中心	覃明江
	雷山县	雷山县疾病预防控制中心	杨　平　杨　军
	福泉市	福泉市疾病预防控制中心	谌世晖　杨策钦
云南	云南省	云南省疾病预防控制中心	秦明芳　文洪梅　高　娇
	昆明市盘龙区	昆明市盘龙区疾病预防控制中心	何丽明　王睿翊　马琳玲　何开浚
	昆明市官渡区	昆明市官渡区疾病预防控制中心	徐志荣　王　丽　曹妍宇　张树兰　张云先　孟　雨　段培华　张慧萍　王晓珺
	昆明市西山区	昆明市西山区疾病预防控制中心	俞俊亚　张艺嘉　李子美　周欣瑕
	曲靖市麒麟区	曲靖市麒麟区疾病预防控制中心	汤占林　雷芸华　关秋艳

省（自治区、直辖市）Province（autonomous region，municipality）	肿瘤登记处 Cancer Registry	登记处所在单位 Affiliation	主要工作人员 Staff
云南	玉溪市红塔区	玉溪市红塔区疾病预防控制中心	李　昆　温帼敏　杜春华　张　莉　林　蕾　陶　然
	澄江县	澄江县疾病预防控制中心	董志鹏　周红云　侯　瑞
	易门县	易门县疾病预防控制中心	樊学琼　许　葵　周永斌　吕　宏　阮　伟
	保山市隆阳区	保山市隆阳区疾病预防控制中心	杨建华　杨善华　李国辉　董全玉　杨璐竹　杨保国
	腾冲市	腾冲市疾病预防控制中心	刘晓丽　李亚丹　杨艳芳　刘素娟　段莹莹　封占益
	水富县	水富县疾病预防控制中心	朱晓蕾　李　杨
	个旧市	个旧市肿瘤防治工作领导小组办公室	王建宁　潘龙海　胡志伟　高美蓉
	屏边苗族自治县	屏边苗族自治县疾病预防控制中心	冯　伟　赵蕾蕾　郭沸利
	兰坪白族普米族自治县	兰坪白族普米族自治县疾病预防控制中心	和绍梅
西藏	西藏自治区	西藏自治区疾控中心	扎西宗吉　于　跃
	拉萨市	拉萨市疾病预防控制中心	袁　静
	江孜县	江孜县疾病预防控制中心	拉巴顿珠　玉　珍
	林芝市巴宜区	林芝市巴宜区疾病预防控制中心	谢小飞
陕西	陕西省	陕西省疾控中心	刘　峰　邱　琳　王艳平
	西安市碑林区	西安市碑林区疾病预防控制中心	范　颖　周　鼎　李福强
	西安市莲湖区	西安市莲湖区疾病预防控制中心	张建成　王　宁
	西安市未央区	西安市未央区疾病预防控制中心	张晓霞　李　倩　郑　洁
	西安市雁塔区	西安市雁塔区疾病预防控制中心	高重阳　李　凡　郭　兴　金　瑶
	户县	户县疾病预防控制中心	于超娟　李宝微
	西安市高陵区	西安市高陵区疾病预防控制中心	黄　伟　翟　璠
	铜川市王益区	铜川市王益区疾病预防控制中心	赵旭东
	凤翔县	凤翔县疾病预防控制中心	刘　向　周晓梅
	岐山县	岐山县疾病预防控制中心	亢连科　上官小博　邓玉洁　白小光　张格平　袁小红

省(自治区、直辖市) Province (autonomous region, municipality)	肿瘤登记处 Cancer Registry	登记处所在单位 Affiliation	主要工作人员 Staff				
陕西	眉县	眉县疾病预防控制中心	王 宏	杨彩玲	杜水泉	兰志超	朱文丽
	陇县	陇县疾病预防控制中心	闫建军	刘锁儒	郭小兰	何玉娟	
	千阳县	千阳县疾病预防控制中心	茹夏丽	张 红	刘 英		
	麟游县	麟游县疾病预防控制中心	党治平	杨丽娟			
	太白县	太白县疾病预防控制中心	净 昭				
	泾阳县	泾阳县疾病预防控制中心	杨宏勋	闫阿妮			
	潼关县	潼关县疾病预防控制中心	马敬阳	同焕芳	张 琪	李慧珍	齐小军
	合阳县	合阳县疾病预防控制中心	梁忠义				
	延安市宝塔区	延安市宝塔区疾病预防控制中心	王菊香				
	黄陵县	黄陵县疾病预防控制中心	雷云云 马桂萍	刘逸宁	李 艳	白雯婷	张 金
	城固县	城固县疾病预防控制中心	王 馨	杨俊明			
	安康市汉滨区	安康市汉滨区疾病预防控制中心	单林涛	刘卫军	王大锋	柯 娴	
	宁陕县	宁陕县疾病预防控制中心	代 鹏	易秉涛			
	紫阳县	紫阳县疾病预防控制中心	陈 涛	李明刚			
	旬阳县	旬阳县疾病预防控制中心	刘小玲	屈孝娥			
	商洛市商州区	商洛市商州区疾病预防控制中心	王天军	张 琪			
	洛南县	洛南县疾病预防控制中心	孙文锋	梁红霞	卢云玲		
	镇安县	镇安县疾病预防控制中心	王 雯	艾万琴	刘家政	马 铭	
甘肃	甘肃省	甘肃省肿瘤医院	刘玉琴	丁高恒			
	兰州市城关区	兰州市城关区疾病预防控制中心	杨 菁				
	兰州市西固区	兰州市西固区疾病预防控制中心	徐 梅				
	兰州市安宁区	兰州市安宁区疾病预防控制中心	何秀芬	苏 霞			
	兰州市红古区	兰州市红古区疾病预防控制中心	段迎明				
	靖远县	靖远县疾病预防控制中心	李连升	孟作胜	师学琼		
	景泰县	景泰县疾病预防控制中心	梁志龙	周福新	王生芸	卢有娟	
	天水市麦积区	天水市麦积区疾病预防控制中心	张 辉	何 军	雷雨晴		
	武威市凉州区	甘肃省武威肿瘤医院	徐凤兰	刘小琴			

省(自治区、 直辖市) Province (autonomous region, municipality)	肿瘤登记处 Cancer Registry	登记处所在单位 Affiliation	主要工作人员 Staff
甘肃	张掖市甘州区	张掖市甘州区疾病预防控制中心	张森乔　王泽平　张克博
	静宁县	静宁县疾病预防控制中心	杨　娟　闫润芳　李雪梅
	敦煌市	敦煌市疾病预防控制中心	淳志明　殷海燕
	庆城县	庆城县疾病预防控制中心	李海峰　李崇高　魏文成　杨雪玲　李文静 杨翠霞　呼延庙　李华艳　曹婷婷　郑　娜 付　婷
	临洮县	临洮县疾病预防控制中心	胡东伟　龚成继　师寒菊　牛　卓　孙金花
	临潭县	临潭县疾病预防控制中心	常胜杰　姚文林　祁少华　李海梅
青海	青海省	青海省疾病预防控制中心	周素霞　郭淑玲
	西宁市	西宁市疾病预防控制中心	汤海霞　王彩玲　年晓亮　马　萍 张丁鑫乐
	大通回族土族自治县	大通回族土族自治县疾病预防控制中心	李　勇　刁存寿　马玉英
	湟中县	湟中县疾病预防控制中心	尤宜刚　汪有库
	民和回族土族自治县	民和回族土族自治县疾病预防控制中心	王海林　马小川
	海东市乐都区	海东市乐都区疾病预防控制中心	赵　华　谢淑雯　赵洪霞
	互助土族自治县	互助土族自治县疾病预防控制中心	郑有元　王小庆
	循化撒拉族自治县	循化撒拉族自治县疾病预防控制中心	马承才　周　宁
	海南藏族自治州	海南藏族自治州疾病预防控制中心	李　荣　拉毛才让　齐迎兰　贺永庆 藤文泽　石君红　杨秀措
宁夏	宁夏回族自治区	宁夏疾病预防控制中心	张银娥　马　芳　魏　嵘　田　园　靳雅男 谢　帆
	银川市	银川市疾病预防控制中心	张嫣平　于明哲
	银川市兴庆区	兴庆区疾病预防控制中心	王洪丽　侯静娅
	银川市西夏区	西夏区疾病预防控制中心	薛晓红　张　婷
	银川市金凤区	金凤区疾病预防控制中心	孙　萍　王海霞　郭银霞　张嘉慧
	贺兰县	贺兰县疾病预防控制中心	盛春宁　陈海荣　姜旭红　陈　娥　董　威
	石嘴山市大武口区	石嘴山市大武口区疾病预防控制中心	张平稳　马　洁
	石嘴山市惠农区	石嘴山市惠农区疾病预防控制中心	郎红霞　冯　羽
	平罗县	平罗县疾病预防控制中心	刘凤香　马玉秀

省(自治区、直辖市) Province (autonomous region, municipality)	肿瘤登记处 Cancer Registry	登记处所在单位 Affiliation	主要工作人员 Staff
宁夏	青铜峡市	青铜峡市疾病预防控制中心	赵忠刚　马　楠
	固原市	固原市疾病预防控制中心	南　艳　余晓霞　邱凤霞
	中卫市	中卫市疾病预防控制中心	樊彩霞　王久玲
	中宁县	中宁县疾病预防控制中心	张向国　王　静
新疆	新疆维吾尔自治区	新疆维吾尔自治区疾病预防控制中心	张　荣　甫尔哈提·吾守尔　刘来新
	乌鲁木齐市	乌鲁木齐市疾病预防控制中心	芮宝玲　孙高峰　万　里
	乌鲁木齐市天山区	乌鲁木齐市天山区疾病预防控制中心	宋丽华　郭颖贞
	乌鲁木齐市米东区	乌鲁木齐市米东区疾病预防控制中心	聂发桂　赵生明
	克拉玛依市	克拉玛依市疾病预防控制中心	陈志萍
	克拉玛依市独山子区	独山子区疾病预防控制中心	马　贞
	克拉玛依市克拉玛依区	克拉玛依区疾病预防控制中心	阿迪拉·阿不都热依木
	克拉玛依市白碱滩区	白碱滩区疾病预防控制中心	玛尔哈巴·阿不都克依木
	克拉玛依市乌尔禾区	乌尔禾区疾病预防控制中心	付雅婷
	库尔勒市	库尔勒市疾病预防控制中心	阿力亚·艾合麦提　木克热木·于努斯
	和田市	和田市疾病预防控制中心	张　平
	和田县	和田县疾病预防控制中心	古丽洁米娜·阿卜杜喀迪尔
	新源县	新源县疾病预防控制中心	田鹏昊　康　春　贾书瑞　杨贺霞　刘书起 夏迪牙　张春英　胡安别克　孙贤芝
新疆生产建设兵团	新疆生产建设兵团	兵团疾病预防控制中心	李凡卡　申嘉丛
	第二师	第二师疾病预防控制中心	周喜元　丁宏达　文　静　韩　党
	第七师	第七师疾病预防控制中心	杨海东　周　倩　龚　耀　刘长龙
	第八师	石河子大学	李　锋　李述刚　刘春霞　闫贻忠　庞丽娟 王　蓉　刘成刚　陈　瑜

前　言

　　肿瘤登记是对癌症流行情况、趋势变化和影响因素进行长期、连续、动态的系统性监测，是制定癌症预防控制策略、开展综合防控研究、评价防控效果的重要基础性工作。这项工作的标志性成果之一就是每年以年报的形式及时发布全国肿瘤登记监测数据。《中国肿瘤登记年报》已成为我国癌症预防与控制不可或缺的宝贵资料，在不同历史时期均发挥了极其重要的作用。癌症等慢性病防控工作已经写入 2019 年《政府工作报告》，国民健康已经上升为国家战略。随着"健康中国 2030"的不断推进，癌症负担等基础数据的重要性必将日益凸显。

　　《2018 中国肿瘤登记年报》是自 2008 年《中国肿瘤登记年报》首次出版以来的第 12 卷。本年报汇总了 2015 年我国肿瘤登记地区癌症监测数据。2018 年，国家癌症中心收到来自中国大陆 31 个省（自治区、直辖市）及新疆生产建设兵团（未包括香港、澳门特别行政区和台湾省）501 个肿瘤登记处上报的 2015 年肿瘤登记数据。通过对数据审核和质量控制，有 388 个肿瘤登记处数据入选本年报，涵盖 142 个城市地区和 246 个农村地区。此次年报基本保持历次年报的基本思路，对 22 种癌症及所有癌症合计的发病和死亡数据进行了详细分析，并分地区、年龄别和性别比较了癌症分布差异。

　　《2018 中国肿瘤登记年报》的顺利出版，得到了国家卫生健康委员会疾病预防控制局、宣传司的具体指导和大力支持，凝结着全国各肿瘤登记处千余工作人员的辛苦付出和 50 多位编写、审校人员的辛勤劳动。年报在如此短时间内出版发行得益于大家的支持和付出，在此表示最衷心的感谢！

国家癌症中心

2019 年 4 月

Foreword

Population-based cancer registries systematically monitor the frequency of new cancer cases each year in well-defined populations and over time. Cancer registration has a pivotal role in cancer control, which provides basic data for cancer policy making and evaluation. One prominent achievement of cancer registration in China is to publish *China Cancer Registry Annual Report*, which has been a great value for cancer prevention and control in different periods of the country. Prevention and control on cancer and other chronic diseases has been one of the major tasks in the 2019 *Report on the Work of the Government in China*, and people's health has been a national strategy. In achieving the goal of "Healthy China of 2030", basic data on cancer burden of the country has become more and more important.

Since the first volume of *China Cancer Registry Annual Report* published in 2008, this book is the 12th volume of the Annual Report. In this volume, we reported the cancer incidence and mortality data in Chinese cancer registration areas of 2015. A total of 501 cancer registries submitted data to National Cancer Center (NCC) China by 30th June, 2018. After data quality control, a total of 388 cancer registries (142 urban registries and 246 rural registries) were included in the present *China Cancer Registration Annual Report*. In this volume, we summarized data of the incidence and mortality for all cancers combined and 22 cancer sites in 2015, overall, by age, sex and area.

Bureau of Disease Prevention and Control, Department of Publicity in National Health Commission of the People's Republic of China have provided sustainable support in the fast publication of the *China Cancer Registry Annual Report 2018*. We acknowledge all staff working for the cancer registries and the editorial board who contributed to this publication.

National Cancer Center

April, 2019

目　　录

Contents

第一章 概 述

1 中国人群肿瘤登记系统简介

人群肿瘤登记是制定癌症防控政策、评价癌症防控效果及开展相关研究的基础性工作。2008年,卫生部设立"肿瘤登记随访项目"并纳入"国家重大公共卫生专项中央财政转移支付项目",在中国大陆31个省(自治区、直辖市)及新疆生产建设兵团(未包括香港、澳门特别行政区和台湾省)建立了覆盖全国的人群肿瘤登记和监测随访网络,逐步开展人群为基础的癌症发病、死亡和生存的信息收集工作。2015年,国家卫生和计划生育委员会、国家中医药管理局联合下发《肿瘤登记管理办法》,从制度上保证了全国肿瘤登记工作的顺利开展。多年来,在上级主管部门的领导和大力支持下,全国肿瘤登记处数量和质量逐年提升。截至2018年底,开展人群肿瘤登记工作的登记处为574个,覆盖4.38亿人口,较为全面地掌握了我国癌症发病、死亡、生存状况及发展趋势。

近几十年我国人群肿瘤登记工作进展迅速,但现有肿瘤登记工作仍存在登记监测点不平衡、数据利用不充分、登记处数据质量有待进一步提高等问题。下一步我们将进一步健全肿瘤登记报告制度,依托互联网和人工智能技术,实现肿瘤登记监测数据的自动抓取,降低人力成本,提高登记数据的质量和可信度。依托信息化技术,提高数据连续性、时效性,规范开展信息共享建设,实现肿瘤登记工作在全国所有区县全覆盖,更好发挥登记数据价值,为循证决策支持提供及时服务。

Chapter 1 Introduction

1 Population-based cancer registration system in China

Population-based cancer registration provides basic data on policy making and evaluation of cancer prevention and control strategies. Since 2008, the former Ministry of Health set up "National Cancer Registration and Follow-up Program" to support the cancer registration in China with sustainable funding. All 31 provinces, autonomous regions, municipalities and Xinjiang Production and Construction Corps in mainland China have established cancer registration framework. Population-based cancer incidence, mortality and survival information are collected through the cancer registration system. In 2015, the former National Health and Family Planning Commission and the State Administration of Traditional Medicine of China co-published "Chinese Cancer Registration Management Regulation", which provides a legal protection on cancer registration in China. Under the leadership of the Chinese government, there has been a steady increase in the numbers and quality of population-based cancer registries in China. Until the end of 2018, there are a total of 574 population-based cancer registries, with 438 million population coverage. Trends and updated statistics of cancer incidence, mortality and survival are comprehensively reported.

Though there has been fast development on the Chinese population-based cancer registration, we still need to improve the representativeness, quality and availability of the cancer registration data. For the next step, we will further strengthen the cancer registration system by using artificial intelligence and up-to-date internet techniques to enable the automatic data capture, and finally improve the quality and validity of cancer registration data. With the rapid development of the bioinformatics, we will accelerate the construction of data sharing system and improve the timeliness and continuity of cancer registration data through a nationwide coverage in each county of China, to help provide scientific evidence for future policy marking.

2 本年报数据

2.1 数据上报地区及范围

本年报数据收集截止时间为 2018 年 6 月 30 日,数据上报数据范围为 2015 年 1 月 1 日至 2015 年 12 月 31 日全年新发癌症发病和死亡个案数据 (ICD-10 编码范围:C00-97,D32-33,D42-43,D45-47),及各肿瘤登记处 2015 年年中人口数据。上报 2015 年肿瘤登记数据的登记处分布在 31 个省 (自治区、直辖市)及新疆生产建设兵团(未包括香港、澳门特别行政区和台湾省),合计登记处 501 个,覆盖人口 387 872 825 人,其中城市登记处 174 个,农村登记处 327 个。

2.2 数据质量控制及最终纳入数据

国家癌症中心根据《中国肿瘤登记工作指导手册 2016》,参照国际癌症研究机构(IARC)/国际癌症登记协会(IACR)、《五大洲癌症发病率第 11 卷》对肿瘤登记质量的有关要求,从数据可比性、有效性和完整性等方面制定《中国肿瘤登记年报》数据纳入排除标准。依据标准对 2015 年肿瘤登记数据进行质量控制,同时充分考虑区域覆盖面,本年报最终纳入 388 个登记处合格数据作为本年报数据。

全国 388 个肿瘤登记处 2015 年覆盖人口 320 915 849 人(男性 162 763 047 人,女性 158 152 802 人),占全国 2015 年年末人口数的 23.35%。其中城市地区肿瘤登记处 142 个,覆盖人口 154 124 856 人,占中国肿瘤登记地区人口数的 48.03%;农村地区肿瘤登记处 246 个,覆盖人口 166 790 993 人,占 51.97%。

2 Data specification in this annual report

2.1 Data collection scope

NCC China required all population-based cancer registries to submit new diagnoses and deaths from cancer in 2015 (ICD-10: C00-C97, D32-33, D42-43, D45, D47), as well as the corresponding population data before 30th, June, 2018. A total of 501 cancer registries submitted data to NCC China, covering a total of 387 872 825 population. Among the 501 cancer registries, 174 were urban cancer registries and 327 were rural cancer registries.

2.2 Data quality control and qualified data

According to the *Chinese cancer registration guidelines 2016* and the standards of International Agency for Research on Cancer/International Association of Cancer Registries (IARC/IACR) on *Cancer Incidence in Five Continents*, *Vol. XI*, we have published a national criterion on data quality for Chinese cancer registration data from aspects of comparability, completeness and validity. We applied strict quality control on data and also consider the wide coverage of different geographic areas in China. A total of 388 cancer registries were included in the present *China Cancer Registration Annual Report*.

The 388 cancer registries covered a total of 320 915 849 population (162 763 047 males, 158 152 802 females), accounting for 23.35% of the national population in 2015. Especially, there were 142 urban cancer registries covering 154 124 856 population (48.03%) and 246 rural cancer registries with population coverage of 166 790 993 (51.97%).

2.3 年报内容简介

本年报汇总了 2015 年 388 个肿瘤登记处 2015 年癌症的发病、死亡及人口数据。详细描述了合计 388 个肿瘤登记处和各肿瘤登记处数据的质量控制指标,如死亡发病比例、病理诊断比例、仅有医学死亡证明书比例等。详细报道了癌症合计和 22 种癌症发病死亡数据指标包括:发病率、死亡率、中国人口标化率(2000 年中国人口构成)、世界人口标化率(Segi's 世界人口构成),累积率,分年龄组、分性别发病率/死亡率等。部分癌症按亚部位和组织学分型进行了细化描述。分城市农村、东中西地区和七大区比较了各地区癌症发病死亡差异。

2.3 Content of this annual report

The present annual report summarized data of the cancer incidence, mortality and demography through 388 cancer registration sites in 2015. We reported the quality control indicators including mortality incidence rate ratio (M/I), percentage of morphological verification (MV%), percentage of death certificate only (DCO%), et al, overall and by registration site. We reported data of new cases and deaths of all cancers and by site, including crude incidence, mortality, age-standardized rate (ASR) of China population, ASR of Segi's world population, cumulative rates, and age and sex-specific rates. Moreover, we presented detailed distribution of subsite and morphology for some cancers. We compared cancer incidence and mortality rates by urban and rural areas, three geographic areas (eastern areas, central areas, and western areas), and by the seven administrative districts (North China, Northeast China, East China, Central China, South China, Southwest China, and Northwest China).

第二章　方法和指标

肿瘤登记是系统性、经常性收集有关肿瘤及肿瘤病人信息的统计制度。目的是为了解城乡居民癌症发病、死亡情况和生存状态，掌握癌症的疾病负担与变化趋势，以及在不同地区和人群中的分布特征，为国家和卫生行政部门制定癌症防治策略、规划与计划，为癌症基础研究及临床研究提供基本信息，为监测和评价癌症控制措施的效果提供基本依据。

1　建立肿瘤登记处

根据《肿瘤登记管理办法》要求：各级卫生计生行政部门、中医药管理部门应当加强肿瘤登记工作的组织和监督管理；各级各类医疗卫生机构要认真组织落实，做好肿瘤登记工作。2019 年 2 月，国家卫生健康委员会要求，推进实现肿瘤登记工作在全国所有县区全覆盖，建成覆盖全国的癌症病例登记系统。

肿瘤登记处是连续性搜集、贮存、整理、统计分析、评价、阐述及报告肿瘤发病、死亡和生存信息资料的部门。肿瘤登记处所在区县，应建立完善的死因监测系统，同时能够获取准确的人口学资料。肿瘤登记处应覆盖全部市区或全县户籍人口。当地政府或卫生行政部门应制定和颁布实行肿瘤登记报告制度的法律法规或规范性文件，并配备相应的工作人员、经费及设备，同时制订肿瘤登记报告实施细则。

Chapter 2　Method and index

Cancer registration is a systematic and regular statistical system designed for collecting information on cancer patients. Cancer registration aims at understanding cancer incidence, mortality and survival in urban and rural areas, which helps to understand the current status and trends of cancer burden in different regions and populations. Cancer registration may provide accurate, up-to-date population-based cancer data which are vital for decision making on cancer prevention and control. The data may also provide basic information for cancer research and cancer surveillance.

1　Establishing a cancer registry

According to the *Chinese Cancer Registration Management Regulation* published by the former National Health and Family Planning Commission and the State Administration of Traditional Medicine of China, all medical institutions in different levels of China should conduct cancer registration. In February, 2019, National Health Commission of China requires cancer registration to be fully covered in all counties of China, and China will build a nation-wide cancer registration reporting system.

A cancer registry is the bureau to collect, store, manage, and analyze cancer data. A cancer registry should be established based on the death surveillance system and accurate population statistics. The local governments or health bureaus should make regulations on cancer registration. They should also provide trained personnel, funding, equipment and cancer report regulations to support the establishment of cancer registries.

2 登记资料收集方法

肿瘤登记资料的收集分为被动收集和主动收集两种方法。被动是由各医疗机构定期报送肿瘤登记卡片到肿瘤登记处，或从死因监测部门获取肿瘤患者死亡信息。主动是登记员到各医疗单位、医疗保险机构查阅肿瘤新病例的诊疗病史，摘录肿瘤病历信息，或主动随访获取患者的生存信息。

2.1 建立信息收集渠道

肿瘤登记地区从相关部门收集辖区内肿瘤新发病例、死亡病例、生存信息和相关人口资料。病例资料的收集渠道包括登记地区各级医疗机构、医疗保险数据库、死因监测数据库、新型农村合作医疗数据库等。人口资料的来源包括人口普查资料和公安、统计部门有关资料等。

2.2 开展病例核实工作

肿瘤登记地区负责肿瘤病例的建卡和分类编码，并以身份证号作为标识。通过核对死因监测数据库，对遗漏病例进行补充建卡，对重复病例进行剔除。

2.3 开展随访工作

随访工作的开展采用被动随访和主动随访相结合的方式进行。肿瘤登记处首先将肿瘤发病库与全死因登记库进行被动匹配。未匹配上者通过定期访视、电话、书信、电子邮件等方式，并通过社区居委会、基层医疗卫生机构开展主动随访，获取病例的生存情况（图2-1）。

2 Methods of data collection

Case reporting methods are classified as active or passive. Cancer registries may passively receive the cancer registration cards from health-related institutions or vital statistics bureaus. Meanwhile, Cancer registry personnel may actively retrieve the cancer data from health-related institutions, insurance bureaus and public security bureaus. Cancer registrars may actively follow up the cancer patients for their vital status.

2.1 Data collecting channels

Cancer registries should collect cancer statistics including cancer incidence, cancer death, cancer survival and population data from all kinds of channels. The cancer registries may collect cancer statistics from clinics, hospitals, health insurance databases, death surveillance database, and cooperative health insurance database in rural areas.

2.2 Cancer case certification

The cancer registries are responsible for making cancer case report forms, using identification card number as personal identification code. The cancer death records should also be matched with incidence database. The missing incidence cases should be supplemented, and the duplicated cases should be deleted.

2.3 Follow-up practice

Both passive follow-up and active follow-up are used to collect the survival information of cancer cases. Staff of local registries linked the cancer records and death records based on identifiable information. Patients who were not linked to the death surveillance system are then further followed up through direct contact with them or their family members through home visit, telephone, mails and emails (Figure 2-1).

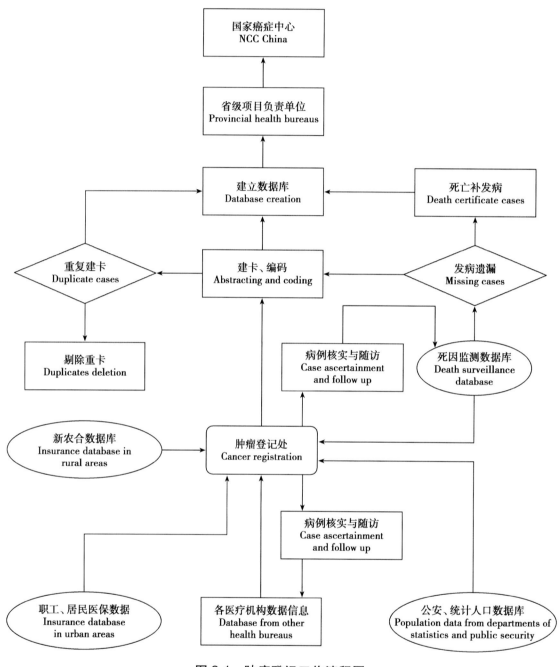

图 2-1　肿瘤登记工作流程图

Figure 2-1　Flow diagram of the cancer registration system

3 登记资料收集内容

肿瘤登记主要收集登记覆盖范围内全部癌症和中枢神经系统良性肿瘤及动态未定或未知肿瘤病例的发病、死亡和生存状态,以及登记覆盖人群的相关人口资料。

3.1 新发病例资料

个人信息包括姓名、性别、出生日期、年龄、身份证号码、住址、出生地、民族、婚姻状况、职业等;肿瘤信息包括发病日期、解剖学部位(亚部位)、组织学类型、诊断依据、临床分期等;报告单位信息包括报告日期、诊断单位、报告单位、报告医生等。

3.2 死亡资料

肿瘤死亡资料来源于全人口死因登记报告,包括根本死因为非肿瘤原因的肿瘤病例的死亡资料。除发病信息外,还应包括死亡日期、实足年龄、死亡原因主要诊断、诊断级别和依据、死亡地点等。

3.3 随访资料

肿瘤病例随访资料包括最后接触时间、生存状态、是否失访、失访原因等。

3.4 人口资料

人口资料来源于我国人口普查资料和公安、统计部门逐年提供的人口资料。人口资料包括居民人口总数及其性别、年龄别人口数或构成。年龄组按0～、1～4、5～9、10～14、… 75～79、80～84、85+分组。为计算肿瘤相对生存率,需提供相应年份的寿命表。

3 Data collection

Cancer registries are required to collect data on all cancers' incidence, mortality and survival, including tumors of central nerve systems with benign or uncertain behaviors. The data of population coverage should also be collected.

3.1 Incidence

We collect personal information of incident cases including age, sex, date of birth, age of diagnosis, identification number, address, place of birth, race, marital status and career. The detailed information on cancer including date of diagnosis, anatomical site and sub-site, pathological, histological as well as cytological results, diagnosis basis and stage are also reported. The reporting date, clinics of diagnosis, reporting bureau, and reporting doctors should be collected.

3.2 Mortality

The cancer mortality data are from population-based all causes of death surveillance database. Besides personal information of cancer incidence, the mortality data should contain date of death, age of death, cause of death, place of death, and diagnostic basis for death cause.

3.3 Survival

The cancer survival statistics are from the follow-up data of the cancer patients. The detailed cancer survival information includes last time of contact, vital status, causes of lost-to-follow up.

3.4 Population data

The population data originate from census data, departments of statistics or public security. The detailed population data should cover the overall population with age-specific data by 5-year age groups and sex-specific data. For relative survival calculation, the cancer registries should also provide life tables.

4 质量控制

质量控制贯穿肿瘤登记工作的全过程。肿瘤登记地区应在各个环节制定工作规范和质量控制程序,并严格执行。质量控制主要包括四个方面:可比性、有效性、完整性和时效性。

4.1 可比性

数据结果真实可比的基本先决条件是采用通用的标准或定义。通常而言,可比性是指发病率间的不同不是因各登记地区之间的数据质量和标准不同而产生。可比性涉及以下几个指标:对"发病"的定义、对原发、复发和转移的诊断标准、分类与编码、死亡证明等。

4.2 完整性

完整性是指在登记地区资料库的目标人群中发现所有发病病例的程度。常用的评价指标有死亡/发病比(M/I)、只有死亡证明比例(DCO%)、病理诊断比例(MV%)、病例的来源数与报告单数、不同时间发病率的稳定性、不同人群发病率的比较、年龄别发病率曲线、儿童癌症评价等。俘获/再俘获方法也用来评价登记报告资料的完整性。

4.3 有效性

有效性是指登记病例中具有给定特征(例如肿瘤部位、年龄)真正属性的病例所占的比例。再摘录与再编码方法是评价有效性的最客观方法,一般由另一个观察者完成对登记地区记录与相关病例文件间仔细比较。常用的评价指标有病理诊断比例(MV%)、只有死亡证明比例(DCO%)、部位不明百分比,年龄不明百分比等。癌症登记地区至少进行诸如年龄/出生日期、性别/部位、部位/组织学以及部位/组织学/年龄、基本变量无遗漏信息的基本核对。

4 Quality control

The value of cancer registration relies on the data quality. This procedure aims at providing qualified cancer registration data with comparability, completeness, validity, and timeliness.

4.1 Comparability

Comparability is the extent to which coding and classification at a registry, together with the definitions of recording and reporting specific data items, adhere to standardized international guidelines. In the evaluation of the comparability of registration data, the following standards should be identical: the identification for tumor classification and coding, the definition of incidence, the identification of primary cancer and cancer recurrence or metastasis of an existing one, and the criteria of death certification.

4.2 Completeness

The completeness of cancer registry data refers to the extent of all the incident cancers occurring in the population included in the cancer registration database. It is an extremely important attribute of cancer registration data. The methods which provide indication of the completeness include the following: M/I ratio, DCO%, MV%, reporting avenues, stability of incidence rates over time, comparison of incidence rates in different populations, shape of age-specific curves and incidence rates of childhood cancers. The capture-recapture methods are also used to evaluate the completeness of registration data.

4.3 Validity

Validity is defined as the proportion of cases in a dataset with a given characteristic which truly have the attribute. Re-abstracting and re-coding are the principle methods which permit comparisons with respect to specified subsets of cases. Using diagnostic criteria (MV% and DCO%), missing information analysis and internal consistency methods, the validity of the cancer registration information can be verified.

4.4 时效性

时效性一般指发病日期(诊断日期)到数据被利用时(年报、研究报告、论文)的间隔。登记地区应及时报告和获取癌症信息。目前对时效性无统一的国际标准。为平衡与完整性和准确性的关系,国家癌症中心要求各登记地区于诊断年份后的30个月内提交数据。

4.4 Timeliness

Timeliness relates to the rapidity at which a registry can collect, process and report reliable and complete cancer data. It indicates the time to availability as the interval between date of diagnosis and the date the case was available in the registry for further use. The cancer registries should timely collect and report cancer statistics. NCC China requires the cancer registries should report cancer statistics in 30 months.

5 登记资料审核流程

国家癌症中心收到各肿瘤登记处上报资料后,首先检查资料的完整性。在确认资料完整后,使用 IARC/IACR 工具软件中的 Check 程序逐一检查所有记录的变量是否完整和有效,同时对不同变量之间是否合乎逻辑的一致性进行检查。然后使用数据分析软件及数据库软件生成统一表格,对登记数据的完整性和可靠性做出评估。各登记地区根据评估结果,对登记资料进行核实、补充与修改,将修改后的资料再次上报国家癌症中心,国家癌症中心将全国各登记地区数据进行汇总分析,并撰写年度报告(图 2-2)。

5 Flow diagram of data quality

After receiving the cancer registration data, NCC will first check the completeness of the cancer data. After that, IARC/IACR-check software would be used to check whether all the variables are complete and valid. The internal consistency of the dataset would also be checked. NCC would further publish specific data evaluation report to each registry. The local registries would follow the evaluation report to check and revise the cancer datasets once again. Qualified cancer dataset will be pooled and analyzed for annual national cancer report (Figure 2-2).

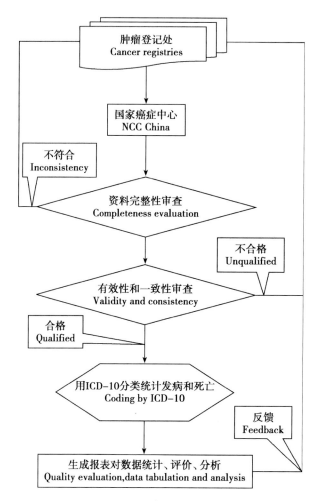

图 2-2　登记资料审核流程图
Figure 2-2　Flow diagram of data quality

6 统计分类

6.1 癌症分类

参照国际上常用的癌症 ICD-10 分类统计表，根据 ICD-10 前三位"C"类编码，将癌症细分类为 59 部位、25 个大类，其中脑和神经系统包括良性及良恶性未定肿瘤（D32-33，D42-43）。真性红细胞增多症（D45）、骨髓增生异常综合征（D46）、淋巴造血和有关组织动态未定肿瘤（D47）归入髓样白血病（C92）。详见表 2-1、表 2-2。

6 Classification and coding

6.1 Cancer classification

Taken from the World Health Organization（WHO）cancer classification publications of ICD-10 version, cancers were classified into 59 types and 25 categories with different anatomic sites. The neoplasms of cerebral and central nervous system（D32-33，D42-43，D45-47）are included in the ICD-10 cancer dictionary. For polycythaemia vera（D45），myelodysplastic syndromes（D46）and other neoplasms of uncertain or unknown behaviar of lymphoid haematopoietic and related tissue（D47），are coded as C92（Table 2-1, 2-2）.

表 2-1　常用癌症分类统计表（细分类）
Table 2-1　Cancer classification of ICD-10

部位 Site	ICD-10
唇 Lip	C00
舌 Tongue	C01-02
口 Mouth	C03-06
唾液腺 Salivary glands	C07-08
扁桃腺 Tonsil	C09
其他口咽 Other oropharynx	C10
鼻咽 Nasopharynx	C11
下咽 Hypopharynx	C12-13
咽,部位不明 Pharynx unspecified	C14
食管 Esophagus	C15
胃 Stomach	C16
小肠 Small intestine	C17
结肠 Colon	C18
直肠 Rectum	C19-20
肛门 Anus	C21
肝脏 Liver	C22
胆囊及其他 Gallbladder etc.	C23-24
胰腺 Pancreas	C25
鼻、鼻窦及其他 Nose, sinuses etc.	C30-31
喉 Larynx	C32
气管、支气管、肺 Trachea, bronchus & lung	C33-34
其他胸腔器官 Other thoracic organs	C37-38
骨 Bone	C40-41
皮肤黑色素瘤 Melanoma of skin	C43

部位 Site	ICD-10
皮肤其他 Other skin	C44
间皮瘤 Mesothelioma	C45
卡波氏肉瘤 Kaposi sarcoma	C46
周围神经、其他结缔组织、软组织 Connective & soft tissue	C47, C49
乳腺 Breast	C50
外阴 Vulva	C51
阴道 Vagina	C52
子宫颈 Cervix uteri	C53
子宫体 Corpus uteri	C54
子宫,部位不明 Uterus unspecified	C55
卵巢 Ovary	C56
其他女性生殖器 Other female genital organs	C57
胎盘 Placenta	C58
阴茎 Penis	C60
前列腺 Prostate	C61
睾丸 Testis	C62
其他男性生殖器 Other male genital organs	C63
肾 Kidney	C64
肾盂 Renal pelvis	C65
输尿管 Ureter	C66
膀胱 Bladder	C67
其他泌尿器官 Other urinary organs	C68
眼 Eye	C69
脑、神经系统 Brain, nervous system	C70-72, D32-33, D42-43
甲状腺 Thyroid	C73
肾上腺 Adrenal gland	C74
其他内分泌腺 Other endocrine	C75
霍奇金淋巴瘤 Hodgkin lymphoma	C81
非霍奇金淋巴瘤 Non-Hodgkin lymphoma	C82-85, C96
免疫增生性疾病 Immunoproliferative diseases	C88
多发性骨髓瘤 Multiple myeloma	C90
淋巴样白血病 Lymphoid leukemia	C91
髓样白血病 Myeloid leukemia	C92-94, D45-47
白血病,未特指 Leukemia unspecified	C95
其他或未指明部位 Other and unspecified	O&U
所有部位合计 All sites	C00-96
所有部位除外 C44 All sites except C44	C00-96exc. C44

部位 Full title of site	部位缩写 Short title of site	ICD-10
口腔和咽喉(除外鼻咽) Oral cavity & pharynx exc. nasopharynx	口腔 Oral cavity & pharynx	C00-10, C12-14
鼻咽 Nasopharynx	鼻咽 Nasopharynx	C11
食管 Esophagus	食管 Esophagus	C15
胃 Stomach	胃 Stomach	C16
结直肠肛门 Colon, rectum & anus	结直肠 Colon-rectum	C18-21
肝脏 Liver	肝 Liver	C22
胆囊及其他 Gallbladder etc.	胆囊 Gallbladder	C23-24
胰腺 Pancreas	胰腺 Pancreas	C25
喉 Larynx	喉 Larynx	C32
气管、支气管、肺 Trachea, bronchus & lung	肺 Lung	C33-34
其他胸腔器官 Other thoracic organs	其他胸腔器官 Other thoracic organs	C37-38
骨 Bone	骨 Bone	C40-41
皮肤黑色素瘤 Melanoma of skin	皮肤黑色素瘤 Melanoma of skin	C43
乳房 Breast	乳房 Breast	C50
子宫颈 Cervix uteri	子宫颈 Cervix	C53
子宫体及子宫部位不明 Uterus & unspecified	子宫体 Uterus	C54-55
卵巢 Ovary	卵巢 Ovary	C56
前列腺 Prostate	前列腺 Prostate	C61
睾丸 Testis	睾丸 Testis	C62
肾及泌尿系统不明 Kidney & unspecified urinary organs	肾 Kidney	C64-66, 68
膀胱 Bladder	膀胱 Bladder	C67
脑、神经系统 Brain, nervous system	脑 Brain	C70-72, D32-33, D42-43
甲状腺 Thyroid	甲状腺 Thyroid	C73
淋巴瘤 Lymphoma	淋巴瘤 Lymphoma	C81-85, 88, 90, 96
白血病 Leukemia	白血病 Leukemia	C91-95, D45-47
其他 Other and unspecified	其他 Other	Other
所有部位合计 All sites	合计 All sites	C00-96, D32-33, D42-43, D45-47

6.2 自然地区分类

城、乡分类根据国家标准 GB2260-2015，将地级以上城市归于城市地区，县及县级市归于农村地区，同时综合考虑地区经济及生活方式等因素。

东、中、西部地区的划分采用国家统计局标准。

东部地区包括:北京、天津、河北、辽宁、上海、江苏、浙江、福建、山东、广东、海南 11 个省(市);中部地区包括:山西、吉林、黑龙江、安徽、江西、河南、湖北、湖南 8 个省;西部地区包括:内蒙古、广西、重庆、四川、贵州、云南、西藏、陕西、甘肃、青海、宁夏、新疆 12 个省(市、自治区)。

七大区划分根据民政部区划分类。

华北地区:北京、天津、河北、山西、内蒙古;

东北地区:辽宁、吉林、黑龙江;

华东地区:上海、江苏、浙江、安徽、福建、江西、山东;

华中地区:河南、湖北、湖南;

华南地区:广东、广西壮族、海南;

西南地区:重庆、四川、贵州、云南、西藏;

西北地区:陕西、甘肃、青海、宁夏、新疆。

6.2 Area classification

According to GB2260-2015 national standard, prefecture-level cities are classified into urban areas, whereas counties and county-level cities are classified into rural areas. The classification of the urban areas and rural areas in this book takes into account of the GB2260-2015 national standard, and the socio-economic status of the areas.

The classification of eastern areas, central areas and western areas is based on the standard of National Statistics Bureau.

The eastern areas consist of provinces of Beijing, Tianjin, Hebei, Liaoning, Shanghai, Jiangsu, Zhejiang, Fujian, Shandong, Guangdong, Hainan. The central areas consist of provinces of Shanxi, Jilin, Heilongjiang, Anhui, Jiangxi, Henan, Hubei and Hunan. The western areas consist of provinces of Inner Mongolia, Guangxi, Chongqing, Sichuan, Guizhou, Yunnan, Xizang, Shaanxi, Gansu, Qinghai, Ningxia and Xinjiang.

According to the standard from Ministry of Civil Affairs, the seven areas' classification is shown as following:

North China: Beijing, Tianjin, Hebei, Shanxi, Inner Mongolia

Northeast: Liaoning, Jilin, Heilongjiang

East China: Shanghai, Jiangsu, Zhejiang, Anhui, Fujian, Jiangxi, Shandong

Central China: Henan, Hubei, Hunan

South China: Guangdong, Guangxi, Hainan

Southwest: Chongqing, Sichuan, Guizhou, Yunnan, Xizang

Northwest: Shaanxi, Gansu, Qinghai, Ningxia, Xinjiang

7 常用统计指标

7.1 年平均人口数

年平均人口数是计算发病(死亡)率指标的分母,精确算法是一年内每一天暴露于发病(死亡)危险的生存人数之和除以年内天数,但实际上很难掌握每一天的生存人数,因而常用年初和年末人口数的算术平均数作为年平均人口数的近似值。

$$年均人口数(人)=\frac{年初(上年末)人口数+年末人口数}{2}$$

年中人口数指 7 月 1 日零时人口数,如果人口数变化均匀,年中人口数等于年平均人口数,可以用年中人口数代替年平均人口数。

7.2 性别、年龄别人口数

性别年龄别人口数是指按男、女性别和不同年龄分组的人口数,建议用"内插法"推算。年龄的分组,规定以 5 岁年龄别:0~、1~4、5~9、10~14…75~79、80~84、85+。

7.3 发病(死亡)率

发病(死亡)率又称为粗发病(死亡)率,是反映人口发病(死亡)情况最基本的指标,是指某年该地登记的每 10 万人口癌症新病例(死亡)数,反映人口发病(死亡)水平。

$$发病(死亡)率(1/10万)=\frac{某年某地癌症新病例(死亡)数}{某年某地年平均人口数}×100\ 000$$

7.4 性别、年龄别发病(死亡)率

性别和年龄结构是影响癌症发病(死亡)水平的重要因素,性别、年龄别发病(死亡)率是统计研究的重要指标。

$$某性别(年龄别)发病(死亡)率(1/10万)=\frac{某年龄组发病(死亡)人数}{同年龄组人口数}×100\ 000$$

7 Statistical indicators

7.1 Average annual population

Average annual population is the denominator of the incidence (mortality) rates. The exact method to calculate is the average of persons at risk of incidence (death) each day in a specific year. Considering the complexity of the calculation, we often use the estimated calculation to quantify the population effectively. The formula is:

$$\text{Average annual population}=\frac{\begin{array}{c}\text{population at the end of the year+population}\\\text{in the begining of the year}\end{array}}{2}$$

The mid-year population is the number of populations on 1st July at 12AM. If the population is relatively stable, the mid-year population can be used to represent average annual population.

7.2 Sex-and age-specific population

Sex-specific population is the population by sex. Age-specific population is the population by different age groups and it is can be calculated by interpolation. The ages may be grouped into classes of up to five years, for example, 0, 1-4, 5-9, 10-14…80-84, 85+.

7.3 Incidence (mortality) rates

The incidence (mortality) rate is a measure of the frequency with which an event, such as a new case of cancer (cancer death) occurs in a population over a period of time.

$$\text{Incidence (mortality) rate per 100 000}=\frac{\begin{array}{c}\text{new cases (new cancer death)}\\\text{occurring during a given period}\end{array}}{\begin{array}{c}\text{population at risk at}\\\text{the same period}\end{array}}×100\ 000$$

7.4 Sex and Age-specific incidence (mortality) rates

Sex and age are important factors influencing the cancer incidence and mortality. Sex-specific and age-specific rates are important statistical indicators.

$$\text{Age-specific incidence (mortality) rate per 100 000}=\frac{\text{cases in a specific age group}}{\text{population in the age group}}×100\ 000$$

7.5 年龄调整率(标准化率)

由于粗发病(死亡)率受人口年龄构成的影响较大,因此在对比分析不同地区的发病(死亡)率或同一地区人群不同时期的发病(死亡)水平时,为消除人口年龄结构对发病(死亡)水平的影响,需要计算按年龄标准化发病(死亡)率,即指按照某一标准人口的年龄结构所计算的发病(死亡)率。本年报使用中国标准人口是 2000 年全国第五次人口普查的人口构成(简称:中标率),世界标准人口采用 Segi's 标准人口构成(简称:世标率)。表 2-3 为中国人口和世界人口年龄构成,可供计算年龄标化率时选用(表 2-3)。

年龄标化发病(死亡)率的计算(直接法):

(1)计算年龄组发病(死亡)率。

(2)以各年龄组发病(死亡)率乘相应的标准人口年龄构成百分比,得到相应的理论发病(死亡)率。

(3)将各年龄组的理论发病(死亡)率相加之和,即为年龄标化发病(死亡)率。

$$\text{标准化发病(死亡)率}(1/10\ \text{万}) = \frac{\sum \text{标准人口年龄构成} \times \text{年龄别发病(死亡)率}}{\sum \text{标准人口年龄构成}}$$

7.5 ASR

Standardization is necessary when comparing populations with different age structures because age has such a powerful influence on cancer incidence and mortality. ASR is a summary measure of a rate that a population would have if it had a standard age structure.

In this annual cancer report, the population standards we used are theSegi's population and the fifth Chinese national census of 2000. Table 2-3 are the details of the population standards (Table 2-3).

Direct method calculating incidence (mortality) rate:

(1) calculating the rates for subjects in a specific age category in a study population.

(2) calculating the weighted age-specific rates. The weights applied represent the relative age distribution of the standard population.

(3) adding up each weighted age-specific rate. The summary rates reflect the adjusted rates.

$$\text{ASR per 100 000} = \frac{\sum \text{standard population in corresponding age group} \times \text{age-specific rate}}{\sum \text{standard population}}$$

表 2-3 标准人口
Table 2-3 Standard population

年龄组/岁 Age group/ years	中国 2000 年普查人口 China Standard population (2000)	世界标准人口 Segi's population	年龄组/岁 Age group/ years	中国 2000 年普查人口 China Standard population (2000)	世界标准人口 Segi's population
0~	13 793 799	2400	45~49	85 521 045	6000
1~4	55 184 575	9600	50~54	63 304 200	5000
5~9	90 152 587	10 000	55~59	46 370 375	4000
10~14	125 396 633	9000	60~64	41 703 848	4000
15~19	103 031 165	9000	65~69	34 780 460	3000
20~24	94 573 174	8000	70~74	25 574 149	2000
25~29	117 602 265	8000	75~79	15 928 330	1000
30~34	127 314 298	6000	80~84	7 989 158	500
35~39	109 147 295	6000	85+	4 001 925	500
40~44	81 242 945	6000	合计	1 242 612 226	100 000

7.6 分类构成比

各类癌症发病(死亡)构成比可以反映各类癌症对居民健康危害的情况。癌症发病(死亡)分类构成比的计算公式如下:

$$某癌症构成比(\%)=\frac{某癌症发病(死亡)人数}{总癌症发病(死亡)人数}\times100$$

7.7 累积发病(死亡)率

累积发病(死亡)率是指某病在某一年龄阶段内的按年龄(岁)的发病(死亡)率进行累积的总指标。累积发病(死亡)率消除了年龄构成不同的影响,故不需要标准化便可以于不同地区直接进行比较。癌症一般是计算 0~74 岁的累积发病(死亡)率。

$$累积发病(死亡)率(\%)=$$

$$\left(\sum(年龄组发病(死亡)率\times年龄组距)\right)\times100$$

7.8 截缩发病(死亡)率

通常对癌症是截取 35~64 岁这一易发年龄段计算,其标准人口构成是世界人口。

$$截缩发病(死亡)率(1/10万)=$$

$$\frac{\sum截缩段各年龄组发病(死亡)率\times各段标准年龄构成}{\sum各段标准年龄构成}$$

因为癌症在 35 岁以前少发,而在 65 岁以后其他疾病较多,干扰较大,所以采用 35~64 岁这一阶段截缩发病(死亡)率便于比较。

7.6 Relative frequency

The relative frequency indicates how much the number of site-specific new cancer cases accounts for the numbers of all cancers combined. The formula is:

Relative frequency of a certain type of cancer (%)=

$$\frac{No.\ of\ cases\ of\ a\ particular\ cancer}{No.\ of\ cases\ of\ all\ cancers}\times100$$

7.7 Cumulative rate

A cumulative rate expresses the probability of the onset of cancer between birth and a specific age. The rate can be compared without age standardization as it is not affected by age structures. This is often expressed for population between 0 and 74 years.

Cumulative rate (%)=

$$\left(\sum(age\text{-}specific\ rate\times width\ of\ the\ agegroup)\right)\times100$$

7.8 Truncated incidence (mortality) rate

Truncated rate is the calculation of rates over the truncated age-range 35-64, using WHO world standard population. The data are presented as truncated rates mainly because the accuracy of age-specific rates in the elderly may be much less certain and the rates in the young age groups may be rare.

Truncated incidence (mortality) rate per 100 000=

$$\frac{\sum trancated\ rate\ in\ a\ specific\ age\ group\times standard\ proportion\ of\ the\ age\ group}{\sum standard\ population}$$

8 生存率

生存率是评价癌症治疗是否有效的关键指标。以人群为基础的肿瘤登记数据收集患者的生存时间资料,其可反映全人群的肿瘤生存状况。某时刻生存率,是指某一批随访对象中,生存期大于等于该时间的研究对象的比例,如五年生存率等。常用的生存率指标有观察生存率、净生存率和相对生存率。生存率实质是累积生存概率。

8.1 观察生存率

观察生存率分析中,以患者死亡为观察终点,包括死于肿瘤和其他原因。肿瘤登记资料常用寿命表法估计观察生存率。寿命表法应用定群寿命表的基本原理计算生存率,并可利用截尾数据的不完全信息。

8.2 调整生存率/净生存率

观察生存率反映的是肿瘤患者的整体死亡状况。在很多情况下,人们关注于肿瘤患者死于肿瘤的信息。此时,常常需要计算调整生存率/净生存率。净生存率的关键是必须依赖完整、准确的死因信息。在比较不同年龄、性别、社会经济学状况下癌症患者的生存率时,使用净生存率显得尤为重要,因为肿瘤外其他死因会影响癌症患者的生存状况。

净生存率可通过计算疾病特异性生存率(disease-specific survival)获得,即以患者死于该肿瘤为观察终点。若肿瘤患者死于肿瘤之外的其他原因,将与存活状态同等处理。

8 Survival

Survival is an overall index for measuring the effectiveness of cancer care. Population-based cancer registries collect information on all cancer cases in defined areas. The survival rates calculated from such data will therefore represent the average prognosis in the population. Survival can be expressed in terms of the percentage of those cases alive at the starting date who were still alive after a specified interval (ie. 5 years). The measures for survival calculation include observed survival rate, net survival and relative survival, which are the cumulative probability of survival from diagnosis to the end of each time interval.

8.1 Observed survival

The observed or crude survival is simply the estimated probability of survival at the end of the specified period of time. It takes no account of the cause of death. Actuarial or life-table method provides a means for using all the follow-up information to calculate survival, which is often applied in population-based cancer survival analysis.

8.2 Adjusted survival/net survival

The observed survival can be interpreted as the probability of survival from cancer and all other causes of deaths combined. While this is a true reflection of total mortality in the patient group, the main interest is usually in describing mortality attributable to cancer. The concept of net (or adjusted) survival is the survival probability in the hypothesis that the patients only die from their cancer. It is a crucial measure for survival comparisons among patients with different age, sex and socio-economic status.

Net survival can be achieved through calculating cancer-specific survival, which relies on reliable individual cause of death. If the cancer patients die from causes other than cancer, it will be treated as alive.

8.3 相对生存率

当缺乏完整、准确的全死因信息时,净生存率指标往往较难通过疾病特异性生存率获取。此时,净生存率可以通过相对生存率来估计。相对生存率即为特定人群的观察生存率与该人群的期望生存率比值。根据全死因寿命表的死亡概率,可以求得一般人群的期望生存概率。

$$相对生存率 = \frac{观察生存率}{期望生存率}$$

如前所述,肿瘤登记资料中观察生存率常采用寿命表法。而期望生存率的计算常常分区间估计。估计方法有 Ederer Ⅰ、Ederer Ⅱ、Hakulinen 方法等。

8.3 Relative survival

Where death certificate is not publicly available, or certification of the cause of death is not sufficiently reliable, net survival is hardly achieved through cancer-specific survival, which needs the exact cause of death for cancer patients. Relative survival does not require information on the cause of death in the cancer patients. Relative survival rates are usually expressed as a ratio of the crude survival in the group of cancer patients and the corresponding expected survival in the general population. Expected survival in the general population can be achieved through life tables. Observed survival can be achieved by life-table methods, while expected survival can be estimated with methods of Ederer Ⅰ, Ederer Ⅱ and Hakulinen.

$$Relative\ survival\ ratio = \frac{observed\ survival}{expected\ survival}$$

第三章 数据质量评价

Chapter 3 Evaluation of data quality

1 数据来源

2018 年国家癌症中心收到全国 501 个肿瘤登记处提交的 2015 年肿瘤登记资料,其中 308 个登记处为国家肿瘤随访登记项目点,33 个为淮河流域癌症早诊早治项目点,160 个为省级或其他项目点。登记地区分布在中国大陆 31 个省(自治区、直辖市)及新疆生产建设兵团(未包括香港、澳门特别行政区和台湾省),其中地级以上城市 174 个,县和县级市 327 个。江苏省上报资料登记地区数量最多为 42 个,其次为河南省 38 个、安徽省 36 个、山东省和四川省各 30 个。北京、天津和广州分别提交了市区和郊县数据,为区分城乡按 2 个登记处计(表 3-1)。

1 Data sources

A total of 501 cancer registries submitted cancer registration data of 2015 to NCC China. Among them, 308 cancer registries were funded by National Cancer Registration Follow-up Program and 33 registries were funded by the Huai River Cancer Screening Program. Another 160 registries were funded by provinces or other programs. A total of 31 provinces, autonomous regions, municipalities and Xinjiang production and construction corps were covered by these registries, with a total of 174 prefecture-level cities and 327 counties (county-level cities). Jiangsu province submitted data from most cancer registries (42), followed by Henan (38), Anhui (36) Shandong (30) and Sichuan (30). Beijing, Tianjin and Guangzhou provided data by urban and rural area. They were classified as urban and rural areas separately (Table 3-1).

表 3-1 2015 年全国提交肿瘤登记资料地区

Table 3-1 The cancer registries which submitted cancer statistics of 2015

省(自治区、直辖市) Province (autonomous region, municipality)	登记处数 No. of cancer registries	登记处名单 List of cancer registries
北京 Beijing	2	北京市 Beijing Shi、北京市郊区 Rural areas of Beijing Shi
天津 Tianjin	2	天津市 Tianjin Shi、天津市郊区 Rural areas of Tianjin Shi
河北 Hebei	26	石家庄市 Shijiazhuang Shi、石家庄市郊区 Rural areas of Shijiazhuang Shi、赞皇县 Zanhuang Xian、辛集市 Xinji Shi、迁西县 Qianxi Xian、迁安市 Qian'an Shi、秦皇岛市 Qinhuangdao Shi、大名县 Daming Xian、涉县 She Xian、磁县 Ci Xian、武安市 Wu'an Shi、邢台县 Xingtai Xian、临城县 Lincheng Xian、内丘县 Neiqiu Xian、任县 Ren Xian、保定市 Baoding Shi、望都县 Wangdu Xian、安国市 Anguo Shi、宣化县 Xuanhua Xian、张北县 Zhangbei Xian、承德市双桥区 Shuangqiao Qu, Chengde Shi、丰宁满族自治县 Fengning Manzu Zizhixian、沧州市 Cangzhou Shi、海兴县 Haixing Xian、盐山县 Yanshan Xian、冀州市 Jizhou Shi
山西 Shanxi	15	太原市杏花岭区 Xinghualing Qu, Taiyuan Shi、阳泉市 Yangquan Shi、平定县 Pingding Xian、盂县 Yu Xian、平顺县 Pingshun Xian、沁源县 Qinyuan Xian、阳城县 Yangcheng Xian、晋中市榆次区 Yuci Qu, Jinzhong Shi、昔阳县 Xiyang Xian、寿阳县 Shouyang Xian、稷山县 Jishan Xian、垣曲县 Yuanqu Xian、芮城县 Ruicheng Xian、洪洞县 Hongtong Xian、临县 Lin Xian

省（自治区、直辖市） Province（autonomous region，municipality）	登记处数 No. of cancer registries	登记处名单 List of cancer registries
内蒙古 Inner Mongolia	14	武川县 Wuchuan Xian、土默特右旗 Tumd Youqi、赤峰市 Chifeng（Ulanhad）Shi、赤峰市敖汉旗 Aohan Qi，Chifeng Shi、开鲁县 Kailu Xian、奈曼旗 Naiman Qi、呼伦贝尔市海拉尔区 Hailar Qu，Hulun Buir Shi、阿荣旗 Arun Qi、鄂温克族自治旗 Ewenkizu Zizhiqi、满洲里市 Manzhouli Shi、牙克石市 Yakeshi Shi、根河市 Genhe Shi、巴彦淖尔市临河区 Linhe Qu，Bayannur Shi、锡林浩特市 Xilin Hot Shi
辽宁 Liaoning	15	沈阳市 Shenyang Shi、康平县 Kangping Xian、法库县 Faku Xian、大连市 Dalian Shi、庄河市 Zhuanghe Shi、鞍山市 Anshan Shi、本溪市 Benxi Shi、丹东市 Dandong Shi、东港市 Donggang Shi、营口市 Yingkou Shi、阜新市 Fuxin Shi、彰武县 Zhangwu Xian、辽阳县 Liaoyang Xian、大洼县 Dawa Xian、建平县 Jianping Xian
吉林 Jilin	8	德惠市 Dehui Shi、吉林市 Jilin Shi、桦甸市 Huadian Shi、通化市 Tonghua Shi、通化县 Tonghua Xian、梅河口市 Meihekou Shi、大安市 Da'an Shi、延吉市 Yanji Shi
黑龙江 Heilongjiang	9	哈尔滨市道里区 Daoli Qu，Harbin Shi、哈尔滨市南岗区 Nangang Qu，Harbin Shi、哈尔滨市香坊区 Xiangfang Qu，Harbin Shi、尚志市 Shangzhi Shi、五常市 Wuchang Shi、同江市 Tongjiang Shi、勃利县 Boli Xian、牡丹江市 Mudanjiang Shi、海林市 Hailin Shi
上海 Shanghai	1	上海市 Shanghai Shi
江苏 Jiangsu	42	无锡市 Wuxi Shi、江阴市 Jiangyin Shi、徐州市 Xuzhou Shi、常州市 Changzhou Shi、溧阳市 Liyang Shi、常州市金坛区 Jintan Qu，Changzhou Shi、苏州市 Suzhou Shi、常熟市 Changshu Shi、张家港市 Zhangjiagang Shi、昆山市 Kunshan Shi、太仓市 Taicang Shi、南通市 Nantong Shi、海安市 Hai'an Shi、如东县 Rudong Xian、启东市 Qidong Shi、如皋市 Rugao Shi、海门市 Haimen Shi、连云港市 Lianyungang Shi、连云港市赣榆区 Ganyu Qu，Lianyungang Shi、东海县 Donghai Xian、灌云县 Guanyun Xian、灌南县 Guannan Xian、淮安市淮安区 Huai'an Qu，Huai'an Shi、淮安市淮阴区 Huaiyin Qu，Huai'an Shi、淮安市清江浦区 Qingjiangpu Qu，Huai'an Shi、涟水县 Lianshui Xian、淮安市洪泽区 Hongze Qu，Huai'an Shi、盱眙县 Xuyi Xian、金湖县 Jinhu Xian、盐城市亭湖区 Tinghu Qu，Yancheng Shi、盐城市盐都区 Yandu Qu，Yancheng Shi、响水县 Xiangshui Xian、滨海县 Binhai Xian、阜宁县 Funing Xian、射阳县 Sheyang Xian、建湖县 Jianhu Xian、东台市 Dongtai Shi、盐城市大丰区 Dafeng Qu，Yancheng Shi、宝应县 Baoying Xian、丹阳市 Danyang Shi、扬中市 Yangzhong Shi、泰兴市 Taixing Shi
浙江 Zhejiang	14	杭州市 Hangzhou Shi、宁波市鄞州区 Yinzhou Qu，Ningbo Shi、慈溪市 Cixi Shi、温州市鹿城区 Lucheng Qu，Wenzhou Shi、嘉兴市 Jiaxing Shi、嘉善县 Jiashan Xian、海宁市 Haining Shi、长兴县 Changxing Xian、绍兴市上虞区 Shangyu Qu，Shaoxing Shi、永康市 Yongkang Shi、开化县 Kaihua Xian、岱山县 Daishan Xian、仙居县 Xianju Xian、龙泉市 Longquan Shi
安徽 Anhui	36	合肥市 Hefei Shi、长丰县 Changfeng Xian、肥东县 Feidong Xian、肥西县 Feixi Xian、庐江县 Lujiang Xian、巢湖市 Chaohu Shi、芜湖市 Wuhu Shi、蚌埠市 Bengbu Shi、五河县 Wuhe Xian、淮南市大通区 Datong Qu，Huainan Shi、淮南市田家庵区 Tianjia'an Qu，Huainan Shi、淮南市田谢家集区 Xiejiaji Qu，Huainan Shi、淮南市八公山区 Bagongshan Qu，Huainan Shi、淮南市潘集区 Panji Qu，Huainan Shi、凤台县 Fengtai Xian、淮南市毛集区 Maoji Qu，Huainan Shi、马鞍山市 Ma'anshan Shi、铜陵市 Tongling Shi、铜陵市义安区 Yi'an Qu，Tongling Shi、安庆市宜秀区 Yixiu Qu，Anqing Shi、定远县 Dingyuan Xian、天长市 Tianchang Shi、阜阳市颍州区 Yingzhou Qu，Fuyang Shi、阜阳市颍东区 Yingdong Qu，Fuyang Shi、太和县 Taihe Xian、阜南县 Funan Xian、颍上县 Yingshang Xian、宿州市埇桥区 Yongqiao Qu，Suzhou Shi、灵璧县 Lingbi Xian、寿县 Shou Xian、霍邱县 Huoqiu Xian、金寨县 Jinzhai Xian、蒙城县 Mengcheng Xian、东至县 Dongzhi Xian、泾县 Jing Xian、宁国市 Ningguo Shi

省（自治区、直辖市） Province（autonomous region，municipality）	登记处数 No. of cancer registries	登记处名单 List of cancer registries
福建 Fujian	11	福清市 Fuqing Shi、福州市长乐区 Changle Qu, Fuzhou Shi、厦门市 Xiamen Shi、厦门市同安区 Tong'an Qu, Xiamen Shi、莆田市涵江区 Hanjiang Qu, Putian Shi、永安市 Yong'an Shi、惠安县 Hui'an Xian、长泰县 Changtai Xian、建瓯市 Jian'ou Shi、龙岩市新罗区 Xinluo Qu, Longyan Shi、龙岩市永定区 Yongding Qu, Longyan Shi
江西 Jiangxi	26	南昌市湾里区 Wanli Qu, Nanchang Shi、南昌市新建区 Xinjian Qu, Nanchang Shi、九江市浔阳区 Xunyang Qu, Jiujiang Shi、武宁县 Wuning Xian、赣州市章贡区 Zhanggong Qu, Ganzhou Shi、赣州市赣县区 Ganxian Qu, Ganzhou Shi、大余县 Dayu Xian、上犹县 Shangyou Xian、崇义县 Chongyi Xian、龙南县 Longnan Xian、峡江县 Xiajiang Xian、安福县 Anfu Xian、万载县 Wanzai Xian、上高县 Shanggao Xian、靖安县 Jing'an Xian、乐安县 Le'an Xian、宜黄县 Yihuang Xian、东乡县 Dongxiang Xian、上饶市信州区 Xinzhou Qu, Shangrao Shi、上饶市广丰区 Guangfeng Qu, Shangrao Shi、铅山县 Yanshan Xian、横峰县 Hengfeng Xian、余干县 Yugan Xian、鄱阳县 Poyang Xian、万年县 Wannian Xian、婺源县 Wuyuan Xian
山东 Shandong	30	济南市 Jinan Shi、章丘市 Zhangqiu Shi、青岛市 Qingdao Shi、青岛市黄岛区 Huangdao Qu, Qingdao Shi、淄博市临淄区 Linzi Qu, Zibo Shi、沂源县 Yiyuan Xian、滕州市 Tengzhou Shi、广饶县 Guangrao Xian、烟台市 Yantai Shi、招远市 Zhaoyuan Shi、临朐县 Linqu Xian、高密市 Gaomi Shi、汶上县 Wenshang Xian、梁山县 Liangshan Xian、曲阜市 Qufu Shi、邹城市 Zoucheng Shi、宁阳县 Ningyang Xian、肥城市 Feicheng Shi、乳山市 Rushan Shi、日照市东港区 Donggang Qu, Rizhao Shi、莱芜市莱城区 Laicheng Qu, Laiwu Shi、沂南县 Yinan Xian、沂水县 Yishui Xian、莒南县 Junan Xian、德州市德城区 Decheng Qu, Dezhou Shi、高唐县 Gaotang Xian、滨州市滨城区 Bincheng Qu, Binzhou Shi、菏泽市牡丹区 Mudan Qu, Heze Shi、单县 Shan Xian、巨野县 Juye Xian
河南 Henan	38	郑州市 Zhengzhou Shi、巩义市 Gongyi Shi、开封市祥符区 Xiangfu Qu, Kaifeng Shi、洛阳市 Luoyang Shi、孟津县 Mengjin Xian、新安县 Xin'an Xian、栾川县 Luanchuan Xian、嵩县 Song Xian、汝阳县 Ruyang Xian、宜阳县 Yiyang Xian、洛宁县 Luoning Xian、伊川县 Yichuan Xian、偃师市 Yanshi Shi、平顶山市 Pingdingshan Shi、鲁山县 Lushan Xian、安阳市 Anyang Shi、林州市 Linzhou Shi、鹤壁市 Hebi Shi、辉县市 Huixian Shi、濮阳市华龙区 Hualong Qu, Puyang Shi、濮阳县 Puyang Xian、禹州市 Yuzhou Shi、漯河市源汇区 Yuanhui Qu, Luohe Shi、漯河市郾城区 Yancheng Qu, Luohe Shi、漯河市召陵区 Shaoling Qu, Luohe Shi、三门峡市 Sanmenxia Shi、南阳市卧龙区 Wolong Qu, Nanyang Shi、方城县 Fangcheng Xian、内乡县 Neixiang Xian、睢县 Sui Xian、虞城县 Yucheng Xian、信阳市浉河区 Shihe Qu, Xinyang Shi、罗山县 Luoshan Xian、固始县 Gushi Xian、沈丘县 Shenqiu Xian、郸城县 Dancheng Xian、西平县 Xiping Xian、济源市 Jiyuan Shi
湖北 Hubei	16	武汉市 Wuhan Shi、大冶市 Daye Shi、十堰市郧阳区 Yunyang Qu, Shiyan Shi、宜昌市 Yichang Shi、五峰土家族自治县 Wufeng Tujiazu Zizhixian、宜城市 Yicheng Shi、京山县 Jingshan Xian、钟祥市 Zhongxiang Shi、云梦县 Yunmeng Xian、公安县 Gong'an Xian、洪湖市 Honghu Shi、麻城市 Macheng Shi、嘉鱼县 Jiayu Xian、通城县 Tongcheng Xian、恩施市 Enshi Shi、天门市 Tianmen Shi

省（自治区、直辖市） Province（autonomous region，municipality）	登记处数 No. of cancer registries	登记处名单 List of cancer registries
湖南 Hunan	23	长沙市芙蓉区 Furong Qu，Changsha Shi、长沙市天心区 Tianxin Qu，Changsha Shi、长沙市岳麓区 Yuelu Qu，Changsha Shi、长沙市开福区 Kaifu Qu，Changsha Shi、长沙市雨花区 Yuhua Qu，Changsha Shi、长沙市望城区 Wangcheng Qu，Changsha Shi、株洲市芦淞区 Lusong Qu，Zhuzhou Shi、株洲市石峰区 Shifeng Qu，Zhuzhou Shi、湘潭市雨湖区 Yuhu Qu，Xiangtan Shi、衡东县 Hengdong Xian、邵东县 Shaodong Xian、新宁县 Xinning Xian、岳阳市岳阳楼区 Yueyanglou Qu，Yueyang Shi、常德市武陵区 Wuling Qu，Changde Shi、慈利县 Cili Xian、益阳市资阳区 Ziyang Qu，Yiyang Shi、临武县 Linwu Xian、资兴市 Zixing Shi、道县 Dao Xian、新田县 Xintian Xian、麻阳苗族自治县 Mayang Miaozu Zizhixian、洪江市 Hongjiang Shi、涟源市 Lianyuan Shi
广东 Guangdong	18	广州市 Guangzhou Shi、广州市郊区 Rural areas of Guangzhou Shi、翁源县 Wengyuan Xian、南雄市 Nanxiong Shi、深圳市 Shenzhen Shi、珠海市 Zhuhai Shi、佛山市南海区 Nanhai Qu，Foshan Shi、佛山市顺德区 Shunde Qu，Foshan Shi、江门市 Jiangmen Shi、徐闻县 Xuwen Xian、肇庆市端州区 Duanzhou Qu，Zhaoqing Shi、四会市 Sihui Shi、梅州市梅县区 Meixian Qu，Meizhou Shi、阳山县 Yangshan Xian、东莞市 Dongguan Shi、中山市 Zhongshan Shi、揭西县 Jiexi Xian、罗定市 Luoding Shi
广西 Guangxi	20	南宁市江南区 Jiangnan Qu，Nanning Shi、南宁市西乡塘区 Xixiangtang Qu，Nanning Shi、南宁市良庆区 Liangqing Qu，Nanning Shi、隆安县 Long'an Xian、宾阳县 Binyang Xian、柳州市 Liuzhou Shi、桂林市 Guilin Shi、梧州市 Wuzhou Shi、苍梧县 Cangwu Xian、岑溪市 Cenxi Shi、北海市 Beihai Shi、合浦县 Hepu Xian、贵港市港北区 Gangbei Qu，Guigang Shi、博白县 Bobai Xian、北流市 Beiliu Shi、田阳县 Tianyang Xian、凌云县 Lingyun Xian、罗城仫佬族自治县 Luocheng Mulaozu Zizhixian、合山市 Heshan Shi、扶绥县 Fusui Xian
海南 Hainan	6	三亚市 Sanya Shi、五指山市 Wuzhishan Shi、琼海市 Qionghai Shi、定安县 Ding'an Xian、昌江黎族自治县 Changjiang Lizu Zizhixian、陵水黎族自治县 Lingshui Lizu Zizhixian
重庆 Chongqing	6	重庆市万州区 Wanzhou Qu，Chongqing Shi、重庆市渝中区 Yuzhong Qu，Chongqing Shi、重庆市沙坪坝区 Shapingba Qu，Chongqing Shi、重庆市九龙坡区 Jiulongpo Qu，Chongqing Shi、重庆市江津区 Jiangjin Qu，Chongqing Shi、丰都县 Fengdu Xian
四川 Sichuan	30	成都市青羊区 Qingyang Qu，Chengdu Shi、成都市龙泉驿区 Longquanyi Qu，Chengdu Shi、彭州市 Pengzhou Shi、自贡市自流井区 Ziliujing Qu，Zigong Shi、攀枝花市仁和区 Renhe Qu，Panzhihua Shi、泸县 Lu Xian、广汉市 Guanghan Shi、三台县 Santai Xian、盐亭县 Yanting Xian、剑阁县 Jiange Xian、遂宁市船山区 Chuanshan Qu，Suining Shi、资中县 Zizhong Xian、乐山市市中区 Shizhong Qu，Leshan Shi、南充市高坪区 Gaoping Qu，Nanchong Shi、阆中市 Langzhong Shi、仁寿县 Renshou Xian、宜宾县 Yibin Xian、长宁县 Changning Xian、广安市广安区 Guang'an Qu，Guang'an Shi、宣汉县 Xuanhan Xian、大竹县 Dazhu Xian、雅安市雨城区 Yucheng Qu，Ya'an Shi、雅安市名山区 Mingshan Qu，Ya'an Shi、荥经县 Yingjing Xian、汉源县 Hanyuan Xian、石棉县 Shimian Xian、天全县 Tianquan Xian、芦山县 Lushan Xian、宝兴县 Baoxing Xian、乐至县 Lezhi Xian

省（自治区、直辖市） Province（autonomous region, municipality）	登记处数 No. of cancer registries	登记处名单 List of cancer registries
贵州 Guizhou	9	开阳县 Kaiyang Xian、六盘水市六枝特区 Liuzhi Tequ, Liupanshui Shi、遵义市汇川区 Huichuan Qu, Zunyi Shi、安顺市西秀区 Xixiu Qu, Anshun Shi、镇宁布依族苗族自治县 Zhenning Buyeizu Miaozu Zizhixian、铜仁市碧江区 Bijiang Qu, Tongren Shi、册亨县 Ceheng Xian、雷山县 Leishan Xian、福泉市 Fuquan Shi
云南 Yunnan	13	昆明市盘龙区 Panlong Qu, Kunming Shi、昆明市官渡区 Guandu Qu, Kunming Shi、昆明市西山区 Xishan Qu, Kunming Shi、曲靖市麒麟区 Qilin Qu, Qujing Shi、玉溪市红塔区 Hongta Qu, Yuxi Shi、澄江县 Chengjiang Xian、易门县 Yimen Xian、保山市隆阳区 Longyang Qu, Baoshan Shi、腾冲市 Tengchong Shi、水富县 Shuifu Xian、个旧市 Gejiu Shi、屏边苗族自治县 Pingbian Miaozu Zizhixian、兰坪白族普米族自治县 Lanping Baizu Pumizu Zizhixian
西藏 Xizang	3	拉萨市 Lhasa Shi、江孜县 Gyangze Xian、林芝市巴宜区 Bayi Qu, Nyingchi Shi
陕西 Shaanxi	27	西安市碑林区 Beilin Qu, Xi'an Shi、西安市莲湖区 Lianhu Qu, Xi'an Shi、西安市未央区 Weiyang Qu, Xi'an Shi、西安市雁塔区 Yanta Qu, Xi'an Shi、户县 Hu Xian、西安市高陵区 Gaoling Qu, Xi'an Shi、铜川市王益区 Wangyi Qu, Tongchuan Shi、凤翔县 Fengxiang Xian、岐山县 Qishan Xian、眉县 Mei Xian、陇县 Long Xian、千阳县 Qianyang Xian、麟游县 Linyou Xian、太白县 Taibai Xian、泾阳县 Jingyang Xian、潼关县 Tongguan Xian、合阳县 Heyang Xian、延安市宝塔区 Baota Qu, Yan'an Shi、黄陵县 Huangling Xian、城固县 Chenggu Xian、安康市汉滨区 Hanbin Qu, Ankang Shi、宁陕县 Ningshan Xian、紫阳县 Ziyang Xian、旬阳县 Xunyang Xian、商洛市商州区 Shangzhou Qu, Shangluo Shi、洛南县 Luonan Xian、镇安县 Zhen'an Xian
甘肃 Gansu	14	兰州市城关区 Chengguan Qu, Lanzhou Shi、兰州市西固区 Xigu Qu, Lanzhou Shi、兰州市安宁区 Anning Qu, Lanzhou Shi、兰州市红古区 Honggu Qu, Lanzhou Shi、靖远县 Jingyuan Xian、景泰县 Jingtai Xian、天水市麦积区 Maiji Qu, Tianshui Shi、武威市凉州区 Liangzhou Qu, Wuwei Shi、张掖市甘州区 Ganzhou Qu, Zhangye Shi、静宁县 Jingning Xian、敦煌市 Dunhuang Shi、庆城县 Qingcheng Xian、临洮县 Lintao Xian、临潭县 Lintan Xian
青海 Qinghai	8	西宁市 Xining Shi、大通回族土族自治县 Datong Huizu Tuzu Zizhixian、湟中县 Huangzhong Xian、民和回族土族自治县 Minhe Huizu Tuzu Zizhixian、海东市乐都区 Ledu Qu, Haidong Shi、互助土族自治县 Huzhu Tuzu Zizhixian、循化撒拉族自治县 Xunhua Salarzu Zizhixian、海南藏族自治州 Hainan Zangzu Zizhizhou
宁夏 Ningxia	9	银川市 Yinchuan Shi、贺兰县 Helan Xian、石嘴山市大武口区 Dawukou Qu, Shizuishan Shi、石嘴山市惠农区 Huinong Qu, Shizuishan Shi、平罗县 Pingluo Xian、青铜峡市 Qingtongxia Shi、固原市 Guyuan Shi、中卫市 Zhongwei Shi、中宁县 Zhongning Xian
新疆 Xinjiang	7	乌鲁木齐市天山区 Tianshan Qu, Urumqi Shi、乌鲁木齐市米东区 Midong Qu, Urumqi Shi、克拉玛依市 Karamay Shi、库尔勒市 Korla Shi、和田市 Hotan Shi、和田县 Hotan Xian、新源县 Xinyuan（Künes）Xian
兵团 Corps	3	第二师 Diershi、第七师 Diqishi、第八师 Dibashi

2 数据纳入排除标准

国家癌症中心成立肿瘤登记专家委员会和《中国肿瘤登记年报》编委会。在《2017 中国肿瘤登记年报》数据入选原则基础上，根据《卫生部肿瘤随访登记技术方案》（卫生部疾病预防控制局2009）、《中国肿瘤登记工作指导手册 2016》中的数据质量要求，参照国际癌症研究中心（IARC）/国际癌症登记协会（IACR）对肿瘤登记数据的质量控制规则，制定了《2018 中国肿瘤登记年报》纳入排除标准。

本年报入选标准，注重肿瘤登记数据的真实性、稳定性和均衡性，根据登记地区的特点，综合评估该肿瘤登记处数据质量。重点考核指标包括：MV%、DCO%、M/I、发病率水平、死亡率水平，并综合考虑肿瘤登记处各个指标在本地区的合理范围。如合计癌症 M/I 值低于 0.5，需核对单个癌症的 M/I 指标，M/I 值标化之后接近正常 0.62 的可纳入；县级 MV% 接近 50%，若符合当地正常水平也可接受，新建立登记处的 MV% 标准适当放宽。对第一年上报数据的登记处，重点关注粗率等指标是否异常。对数据稳定性差，发病与死亡变化递增特别明显（超过 10%）的登记处，查看连续 3 年数据变化情况，数据稳定性差者不被接受。另外，考虑到地区覆盖的完整性、代表性和均衡性，对特殊地区和部分西部省份的肿瘤登记处适当放宽收录标准，评价指标同时考虑地区间差异，如社会经济发展水平、工作基础、少数民族地区等方面，择优录用数据较完整的肿瘤登记处。同时要求国家级肿瘤登记处必须上报数据并入选《年报》。新建登记处以鼓励为主，上一年度已经纳入《年报》的，出现数据质量问题，多重审核，争取纳入。

2 Data inclusion criteria

NCC has established a panel of cancer registry experts and the editorial committee of "Chinese Cancer Registry Annual Report". Based on "Technical Protocols of Cancer Registration and Follow up" by Ministry of Health 2009, "Guideline of Chinese Cancer Registration" and the quality control rules of cancer registration by IARC/IACR, the editorial committee has established a comprehensive standard and criteria of data inclusion of "Chinese Cancer Registry Annual Report". The data inclusion criteria were focused on the authenticity, stability and comparability of data quality. The quality of data was evaluated based on the characteristics of the corresponding regions. Aside from several important indexes such as MV%, DCO%, M/I, incidence and mortality, the proper range of each index in each registry was taken into consideration. For example, when evaluating new registries, accepting on range of MV% may be wider. Conditions such as poor data stability, change of incidence and mortality being more than 10%, were defined as low quality and those data may not be accepted. Given the completeness of regional coverage of the country, the standard of inclusion was not so strict to registries in western provinces, low socioeconomic areas and the minority nationality regions.

3 肿瘤登记资料评价

3.1 覆盖人口、发病数和死亡数

提交数据的501个肿瘤登记地区2015年登记覆盖人口387 872 825人,其中城市地区为174 630 096人,占全部覆盖人口的45.02%,农村地区为213 242 729人,占54.98%。全国登记地区覆盖人口占2015年全国年末人口数的28.22%(表3-2)。

2015年报告癌症新发病例数合计1 052 362例,其中城市地区占50.20%,农村地区占49.80%。共计报告癌症死亡病例男女合计625 672例,城市地区占47.52%,农村地区占52.48%(表3-2)。

3.2 各登记地区数据质量评价

在提交2015年资料的501个登记处中,病理诊断比例(MV%)在55%~95%的登记处有417个(83.23%)。只有死亡医学证明书比例(DCO%)在大于0且小于5%的登记处有337个(67.26%),DCO%为0的登记处有112个(22.36%),大于5%的登记处有52个(32.74%)。死亡/发病比(M/I)在0.55~0.85的登记处有359个(71.65%),M/I小于0.55和大于0.85的登记处分别为127个和15个,占28.35%。2015年合计癌症标化发病率与2014年相比变化幅度在10%以内的登记处有360个,占登记处总数的71.86%。第一次提交数据的登记处有69个,占12.57%。

3 Evaluation of cancer registration data

3.1 Population coverage, new cancer cases and cancer deaths

Among 501 cancer registries which submitted cancer statistics, the population coverage was 387 872 825, with 174 630 096 in urban areas (45.02%) and 213 242 729 in rural areas (54.98%). The covering population accounted for 28.22% of the overall national population of 2015.

A total of 1 052 362 new cancer cases were reported in 2015. Among them, 50.20% were from urban areas and 49.80% were from rural areas. There were 625 672 new cancer deaths in 2015. The urban cancer deaths accounted for 47.52% of overall cancer deaths and rural cancer deaths accounted for 52.48%. (Table 3-2).

3.2 Evaluation of data quality

Among the 501 registries which submitted the data of 2015, 417 registries (83.23%) had MV% between 55% and 95%. There are 337 registries having DCO% between 0% and 5%, accounting for 67.26% of all registries. Among all registries, there were 359 registries (71.65%) having M/I between 0.55 and 0.85. 127 having M/I less than 0.55, 15 having M/I more than 0.85. Compared with all cancer incidence rate in 2014, 360 registries reported a change of rate in 2015 less than 10%, accounting for 71.86% of all registries. There were 69 registries (12.57%) which submitted data to NCC for the first time.

表 3-2　2015 年中国肿瘤登记地区覆盖人口、发病数、死亡数及主要质控指标

Table 3-2　The population coverage，new cancer cases，cancer deaths and major indicators for data quality of 2015 in cancer registration areas

序号 No.	肿瘤登记处 Cancer registries	人口数 Population	发病数 New Cases	死亡数 New Deaths	MV%	DCO%	M/I	发病率变化 Change for ASR%	接受 Accepted
1	北京市 Beijing Shi	8 378 655	31 239	16 306	77.72	0.18	0.52	-0.22	Y
2	北京市郊区 Rural areas of Beijing Shi	5 014 295	15 528	8700	71.66	0.25	0.56	-1.07	Y
3	天津市 Tianjin Shi	5 235 270	20 398	12 020	62.71	0.43	0.59	1.54	Y
4	天津市郊区 Rural areas of Tianjin Shi	5 033 695	12 961	7112	63.27	0.15	0.55	7.84	Y
5	石家庄市 Shijiazhuang Shi	2 221 865	6273	3543	81.14	0.46	0.56	31.25	Y
6	石家庄市郊区 Rural areas of Shijiazhuang Shi	2 342 952	5639	3510	71.59	5.75	0.62	-0.66	Y
7	赞皇县 Zanhuang Xian	268 518	618	402	68.12	0.16	0.65	1.65	Y
8	辛集市 Xinji Shi	637 249	1342	794	80.40	0.52	0.59	-2.10	Y
9	迁西县 Qianxi Xian	401 268	888	579	81.31	1.01	0.65	4.39	Y
10	迁安市 Qian'an Shi	761 933	1582	776	72.06	0.76	0.49	2.96	Y
11	秦皇岛市 Qinhuangdao Shi	722 767	1905	1408	72.76	0.05	0.74	-0.52	Y
12	大名县 Daming Xian	786 278	1575	895	64.89	1.71	0.57		Y
13	涉县 She Xian	418 828	1261	919	86.76	0.95	0.73	5.06	Y
14	磁县 Ci Xian	639 041	1834	1254	88.11	0.11	0.68	-0.48	Y
15	武安市 Wu'an Shi	837 045	1762	951	58.40	1.31	0.54	-1.24	Y
16	邢台县 Xingtai Xian	355 100	785	633	72.36	0.64	0.81	0.93	Y
17	临城县 Lincheng Xian	209 169	422	281	80.09	0.00	0.67		Y
18	内丘县 Neiqiu Xian	292 353	635	446	60.47	0.00	0.70	-5.55	Y
19	任县 Ren Xian	336 196	698	526	85.82	0.14	0.75	-4.65	Y
20	保定市 Baoding Shi	1 168 115	2779	1844	75.13	8.24	0.66	-7.16	Y
21	望都县 Wangdu Xian	256 411	528	306	73.86	3.41	0.58	-6.68	Y
22	安国市 Anguo Shi	379 976	1043	549	72.87	8.53	0.53	1.92	Y
23	宣化县 Xuanhua Xian	261 243	552	440	85.33	0.00	0.80	-7.28	Y
24	张北县 Zhangbei Xian	364 883	1039	661	79.02	0.10	0.64	1.95	Y
25	承德市双桥区 Shuangqiao Qu, Chengde Shi	310 451	779	437	65.60	0.00	0.56	3.71	Y
26	丰宁满族自治县 Fengning Manzu Zizhixian	408 578	819	484	86.81	0.12	0.59	-17.48	Y
27	沧州市 Cangzhou Shi	510 833	1145	744	81.83	2.62	0.65	-1.52	Y
28	海兴县 Haixing Xian	214 961	494	287	81.58	0.40	0.58	7.78	Y

序号 No.	肿瘤登记处 Cancer registries	人口数 Population	发病数 New Cases	死亡数 New Deaths	MV%	DCO%	M/I	发病率变化 Change for ASR%	接受 Accepted
29	盐山县 Yanshan Xian	435 837	862	600	85. 27	2. 32	0. 70	−3. 52	Y
30	冀州市 Jizhou Shi	367 862	884	502	64. 71	0. 00	0. 57		Y
31	太原市杏花岭区 Xinghualing Qu, Taiyuan Shi	652 229	1234	1076	60. 78	0. 00	0. 87	−17. 85	Y
32	阳泉市 Yangquan Shi	683 232	1511	1130	88. 22	7. 15	0. 75	−4. 77	Y
33	平定县 Pingding Xian	316 043	711	506	29. 25	13. 50	0. 71	−7. 78	
34	盂县 Yu Xian	306 077	503	395	0. 00	0. 00	0. 79	−7. 37	
35	平顺县 Pingshun Xian	153 663	352	221	72. 16	0. 00	0. 63	15. 63	Y
36	沁源县 Qinyuan Xian	160 914	269	103	42. 75	0. 00	0. 38	16. 87	
37	阳城县 Yangcheng Xian	383 211	1282	789	79. 88	4. 91	0. 62	8. 95	Y
38	晋中市榆次区 Yuci Qu, Jinzhong Shi	611 747	1721	733	15. 51	0. 29	0. 43	−0. 29	
39	昔阳县 Xiyang Xian	236 437	147	161	93. 20	0. 00	1. 10	−37. 60	
40	寿阳县 Shouyang Xian	213 594	639	412	65. 41	4. 69	0. 64	6. 54	Y
41	稷山县 Jishan Xian	357 283	830	316	21. 57	0. 00	0. 38	42. 66	
42	垣曲县 Yuanqu Xian	229 851	361	317	100. 00	0. 00	0. 88	−23. 75	
43	芮城县 Ruicheng Xian	401 407	378	166	95. 50	0. 00	0. 44	0. 56	
44	洪洞县 Hongtong Xian	707 119	987	778	40. 63	0. 81	0. 79	−14. 43	
45	临县 Lin Xian	650 684	517	375	95. 55	0. 00	0. 73	−58. 07	
46	武川县 Wuchuan Xian	110 123	102	16	95. 10	0. 00	0. 16	851. 14	
47	土默特右旗 Tumd Youqi	280 025	510	367	96. 47	3. 53	0. 72	31. 47	
48	赤峰市 Chifeng (Ulanhad) Shi	1 319 413	3203	1620	62. 72	0. 87	0. 51	−4. 95	Y
49	赤峰市敖汉旗 Aohan Qi, Chifeng Shi	546 857	1213	777	65. 05	0. 00	0. 64	0. 38	Y
50	开鲁县 Kailu Xian	394 219	908	544	59. 03	0. 00	0. 60	3. 02	Y
51	奈曼旗 Naiman Qi	401 207	725	417	56. 00	0. 00	0. 58		Y
52	呼伦贝尔市海拉尔区 Hailar Qu, Hulun Buir Shi	348 931	923	681	67. 06	0. 54	0. 74	0. 11	Y
53	阿荣旗 Arun Qi	281 965	793	477	88. 15	2. 14	0. 60	3. 48	Y
54	鄂温克族自治旗 Ewenkizu Zizhiqi	136 557	399	241	71. 68	1. 75	0. 60	42. 05	Y
55	满洲里市 Manzhouli Shi	82 386	280	103	53. 57	0. 00	0. 37		
56	牙克石市 Yakeshi Shi	356 226	1216	827	72. 53	5. 26	0. 68	−12. 63	Y
57	根河市 Genhe Shi	111 707	384	305	51. 56	12. 76	0. 79	25. 06	Y

序号 No.	肿瘤登记处 Cancer registries	人口数 Population	发病数 New Cases	死亡数 New Deaths	MV%	DCO%	M/I	发病率变化 Change for ASR%	接受 Accepted
58	巴彦淖尔市临河区 Linhe Qu，Bayannur Shi	441 469	986	618	83.16	3.25	0.63	−2.50	Y
59	锡林浩特市 Xilin Hot Shi	248 881	623	330	84.91	0.00	0.53	−6.46	Y
60	沈阳市 Shenyang Shi	3 745 019	15 143	9207	69.62	14.11	0.61	8.14	Y
61	康平县 Kangping Xian	350 785	682	502	66.86	8.94	0.74	−32.36	
62	法库县 Faku Xian	447 922	1356	1072	34.00	1.92	0.79	0.10	Y
63	大连市 Dalian Shi	2 365 729	11 511	6094	75.56	9.23	0.53	−1.53	Y
64	庄河市 Zhuanghe Shi	902 422	3440	2035	65.26	4.80	0.59	10.83	Y
65	鞍山市 Anshan Shi	1 505 284	5778	4023	67.00	8.72	0.70	2.33	Y
66	本溪市 Benxi Shi	928 598	2916	2039	54.70	6.04	0.70	6.70	Y
67	丹东市 Dandong Shi	765 071	2807	1743	77.77	9.30	0.62	2.08	Y
68	东港市 Donggang Shi	606 943	1985	1316	54.96	4.53	0.66	7.48	Y
69	营口市 Yingkou Shi	445 928	1683	960	74.03	8.79	0.57	−18.69	Y
70	阜新市 Fuxin Shi	636 023	2343	1517	56.34	3.33	0.65	8.22	Y
71	彰武县 Zhangwu Xian	410 116	1262	696	17.12	8.80	0.55	23.02	Y
72	辽阳县 Liaoyang Xian	479 076	1161	888	56.42	6.20	0.76	6.51	Y
73	大洼县 Dawa Xian	316 493	1020	547	57.65	1.08	0.54	2.10	Y
74	建平县 Jianping Xian	585 002	1591	1120	40.16	9.55	0.70	3.70	Y
75	德惠市 Dehui Shi	937 326	2052	1332	68.03	3.95	0.65	3.36	Y
76	吉林市 Jilin Shi	1 969 346	6551	3285	52.31	6.96	0.50	−6.35	Y
77	桦甸市 Huadian Shi	443 478	1021	374	57.69	0.98	0.37	−6.02	
78	通化市 Tonghua Shi	443 352	1650	1626	69.82	0.79	0.99	0.12	
79	通化县 Tonghua Xian	243 131	444	118	66.44	4.05	0.27	−2.43	
80	梅河口市 Meihekou Shi	620 572	1327	939	84.70	0.23	0.71	0.19	Y
81	大安市 Da'an Shi	384 300	967	410	69.08	0.00	0.42	7.77	
82	延吉市 Yanji Shi	536 287	1197	892	53.13	0.00	0.75	0.90	Y
83	哈尔滨市道里区 Daoli Qu，Harbin Shi	732 411	2205	1473	70.20	0.68	0.67	9.81	Y
84	哈尔滨市南岗区 Nangang Qu，Harbin Shi	1 010 556	3187	1955	70.98	2.95	0.61	2.59	Y
85	哈尔滨市香坊区 Xiangfang Qu，Harbin Shi	759 048	1849	1121	85.07	2.49	0.61	−2.90	Y
86	尚志市 Shangzhi Shi	592 301	1064	846	88.53	1.79	0.80	−6.35	Y
87	五常市 Wuchang Shi	1 057 546	1375	977	84.87	2.33	0.71	52.74	
88	同江市 Tongjiang Shi	545 000	75	270	0.00	0.00	3.60	−89.93	

序号 No.	肿瘤登记处 Cancer registries	人口数 Population	发病数 New Cases	死亡数 New Deaths	MV%	DCO%	M/I	发病率变化 Change for ASR%	接受 Accepted
89	勃利县 Boli Xian	292 939	770	499	88.57	4.29	0.65	-4.47	Y
90	牡丹江市 Mudanjiang Shi	1 204 501	2898	1734	85.71	1.55	0.60	-14.35	Y
91	海林市 Hailin Shi	393 331	983	582	75.48	0.81	0.59	16.29	Y
92	上海市 Shanghai Shi	6 159 032	31 059	17 103	78.10	0.28	0.55	1.93	Y
93	无锡市 Wuxi Shi	2 468 429	8842	5815	68.21	0.41	0.66	9.48	Y
94	江阴市 Jiangyin Shi	1 235 425	4229	2903	71.32	0.19	0.69		Y
95	徐州市 Xuzhou Shi	2 048 689	3531	2503	62.50	3.68	0.71	-15.38	Y
96	常州市 Changzhou Shi	2 363 931	9042	5250	75.46	0.38	0.58	1.95	Y
97	溧阳市 Liyang Shi	795 979	2266	1449	73.65	0.04	0.64	-0.27	Y
98	常州市金坛区 Jintan Qu， Changzhou Shi	549 294	2111	1405	70.20	1.28	0.67	-2.05	Y
99	苏州市 Suzhou Shi	3 393 761	11 539	7201	69.59	0.67	0.62	-1.78	Y
100	常熟市 Changshu Shi	1 068 527	3661	2411	76.86	0.36	0.66		Y
101	张家港市 Zhangjiagang Shi	921 304	3826	2068	66.91	0.03	0.54		Y
102	昆山市 Kunshan Shi	778 388	3321	1594	66.61	0.96	0.48		Y
103	太仓市 Taicang Shi	478 481	2136	1122	70.79	0.89	0.53		Y
104	南通市 Nantong Shi	1 825 196	6785	4741	64.70	0.69	0.70	1.19	Y
105	海安市 Hai'an Shi	940 104	3806	2411	60.46	0.05	0.63	3.23	Y
106	如东县 Rudong Xian	1 039 603	4008	2775	67.66	0.35	0.69	-0.43	Y
107	启东市 Qidong Shi	1 121 887	5038	3400	60.06	0.02	0.67	8.37	Y
108	如皋市 Rugao Shi	1 435 694	5617	4034	69.52	0.27	0.72	1.76	Y
109	海门市 Haimen Shi	999 837	4061	2773	61.24	0.15	0.68	-0.87	Y
110	连云港市 Lianyungang Shi	1 010 941	2326	1508	71.97	3.91	0.65	-0.51	Y
111	连云港市赣榆区 Ganyu Qu，Lianyungang Shi	1 201 991	2447	1825	53.66	0.20	0.75	1.81	Y
112	东海县 Donghai Xian	1 228 431	2437	1820	63.03	3.65	0.75	7.90	Y
113	灌云县 Guanyun Xian	1 048 241	2094	1448	63.42	0.76	0.69	-0.01	Y
114	灌南县 Guannan Xian	821 709	1682	1016	62.37	0.24	0.60	13.56	Y
115	淮安市淮安区 Huai'an Qu，Huai'an Shi	1 190 835	3569	2401	67.27	0.25	0.67	8.50	Y
116	淮安市淮阴区 Huaiyin Qu， Huai'an Shi	933 158	2385	1674	65.95	1.97	0.70	-9.99	Y
117	淮安市清江浦区 Qingjiangpu Qu，Huai'an Shi	552 230	1259	813	74.98	0.00	0.65		Y
118	涟水县 Lianshui Xian	1 149 810	3010	1847	68.64	0.23	0.61	5.54	Y

序号 No.	肿瘤登记处 Cancer registries	人口数 Population	发病数 New Cases	死亡数 New Deaths	MV%	DCO%	M/I	发病率变化 Change for ASR%	接受 Accepted
119	淮安市洪泽区 Hongze Qu, Huai'an Shi	396 502	1156	793	67.91	0.09	0.69	0.49	Y
120	盱眙县 Xuyi Xian	802 231	1954	1327	72.36	0.15	0.68	−3.42	Y
121	金湖县 Jinhu Xian	359 453	1257	774	71.36	0.72	0.62	−0.81	Y
122	盐城市亭湖区 Tinghu Qu, Yancheng Shi	715 956	2103	1403	68.62	0.48	0.67	−4.21	Y
123	盐城市盐都区 Yandu Qu, Yancheng Shi	714 157	2721	1910	70.05	0.00	0.70	0.14	Y
124	响水县 Xiangshui Xian	590 585	1148	701	84.06	0.00	0.61		
125	滨海县 Binhai Xian	1 223 476	3193	2080	67.21	0.34	0.65	5.67	Y
126	阜宁县 Funing Xian	1 086 479	2864	2019	68.68	0.21	0.70	9.60	Y
127	射阳县 Sheyang Xian	963 208	3242	2361	62.55	0.12	0.73	−3.85	Y
128	建湖县 Jianhu Xian	800 063	2531	1927	77.83	0.00	0.76	0.51	Y
129	东台市 Dongtai Shi	1 125 128	3944	2944	74.57	2.43	0.75	9.02	Y
130	盐城市大丰区 Dafeng Qu, Yancheng Shi	717 202	2616	1863	76.57	2.41	0.71	−4.30	Y
131	宝应县 Baoying Xian	911 640	1992	1972	66.52	2.01	0.99	−11.58	
132	丹阳市 Danyang Shi	859 314	3653	2437	71.01	0.60	0.67	25.79	Y
133	扬中市 Yangzhong Shi	281 606	1093	881	71.09	0.46	0.81	3.54	Y
134	泰兴市 Taixing Shi	1 200 670	3538	2427	74.39	0.00	0.69	8.96	Y
135	杭州市 Hangzhou Shi	7 170 120	26 725	12 656	83.36	1.17	0.47	4.15	Y
136	宁波市鄞州区 Qinzhou Qu, Ningbo Shi	264 868	1089	540	81.82	0.18	0.50	−4.46	Y
137	慈溪市 Cixi Shi	1 046 500	3706	2270	68.67	1.32	0.61	−1.47	Y
138	温州市鹿城区 Lucheng Qu, Wenzhou Shi	744 932	2186	1306	77.45	2.01	0.60	5.40	Y
139	嘉兴市 Jiaxing Shi	533 250	2292	1172	73.34	0.04	0.51	−1.44	Y
140	嘉善县 Jiashan Xian	387 549	1935	1023	71.42	0.21	0.53	5.07	Y
141	海宁市 Haining Shi	676 478	2212	1265	70.66	0.72	0.57	−1.78	Y
142	长兴县 Changxing Xian	630 536	2030	1171	71.08	1.08	0.58	2.14	Y
143	绍兴市上虞区 Shangyu Qu, Shaoxing Shi	720 699	3144	1728	69.47	1.27	0.55	4.59	Y
144	永康市 Yongkang Shi	597 003	1871	1192	73.28	3.53	0.64	5.19	Y
145	开化县 Kaihua Xian	359 052	1021	637	70.52	0.00	0.62	7.74	Y
146	岱山县 Daishan Xian	187 184	1047	608	69.63	0.19	0.58	12.52	Y

序号 No.	肿瘤登记处 Cancer registries	人口数 Population	发病数 New Cases	死亡数 New Deaths	MV%	DCO%	M/I	发病率变化 Change for ASR%	接受 Accepted
147	仙居县 Xianju Xian	506 048	1742	964	68.48	0.11	0.55	8.92	Y
148	龙泉市 Longquan Shi	290 185	994	501	72.54	0.00	0.50	29.43	Y
149	合肥市 Hefei Shi	2 482 052	6945	4142	61.76	2.99	0.60	5.29	Y
150	长丰县 Changfeng Xian	758 584	1864	1250	60.52	0.16	0.67	−16.09	Y
151	肥东县 Feidong Xian	1 052 583	3432	2185	65.09	0.61	0.64	8.21	Y
152	肥西县 Feixi Xian	802 498	3704	1920	60.26	4.75	0.52	18.52	Y
153	庐江县 Lujiang Xian	1 197 943	4593	2967	54.63	0.17	0.65	0.96	Y
154	巢湖市 Chaohu Shi	855 472	2355	1590	44.54	0.04	0.68	−1.82	Y
155	芜湖市 Wuhu Shi	1 478 663	4400	2628	63.39	3.91	0.60	2.59	Y
156	蚌埠市 Bengbu Shi	979 534	2326	1219	58.99	0.09	0.52	−1.96	Y
157	五河县 Wuhe Xian	677 110	1627	714	12.11	0.00	0.44	29.35	
158	淮南市大通区 Datong Qu, Huainan Shi	181 096	385	153	100.00	0.00	0.40		
159	淮南市田家庵区 Tianjia' an Qu, Huainan Shi	521 544	1103	224	68.45	0.00	0.20		
160	淮南市田谢家集区 Xiejiaji Qu, Huainan Shi	395 179	1021	238	88.74	0.49	0.23		
161	淮南市八公山区 Bagongs- han Qu,Huainan Shi	178 591	262	15	55.73	0.00	0.06		
162	淮南市潘集区 Panji Qu, Huainan Shi	398 739	982	546	8.25	0.31	0.56		
163	凤台县 Fengtai Xian	537 611	922	329	67.68	0.00	0.36		
164	淮南市毛集区 Maoji Qu, Huainan Shi	93 761	279	102	94.98	3.23	0.37		
165	马鞍山市 Ma'anshan Shi	637 596	2023	1237	77.26	0.40	0.61	−4.19	Y
166	铜陵市 Tongling Shi	448 414	1373	962	66.50	4.15	0.70	1.40	Y
167	铜陵市义安区 Yi'an Qu, Tongling Shi	289 492	810	630	69.88	3.58	0.78	−2.37	Y
168	安庆市宜秀区 Yixiu Qu, Anqing Shi	170 469	93	74	70.97	0.00	0.80		
169	定远县 Dingyuan Xian	963 002	2393	1176	29.63	3.18	0.49	19.47	
170	天长市 Tianchang Shi	604 840	1482	1120	74.09	8.37	0.76	4.54	Y
171	阜阳市颍州区 Yingzhou Qu, Fuyang Shi	754 616	1583	904	28.17	1.52	0.57	2.40	
172	阜阳市颍东区 Yingdong Qu, Fuyang Shi	645 448	1451	1007	46.11	0.41	0.69	−2.16	Y

序号 No.	肿瘤登记处 Cancer registries	人口数 Population	发病数 New Cases	死亡数 New Deaths	MV%	DCO%	M/I	发病率变化 Change for ASR%	接受 Accepted
173	太和县 Taihe Xian	1 730 135	3812	2065	27.44	0.00	0.54	16.04	
174	阜南县 Funan Xian	1 246 767	1205	638	30.62	2.16	0.53		
175	颍上县 Yingshang Xian	1 308 753	2508	1447	99.16	0.04	0.58		
176	宿州市埇桥区 Yongqiao Qu, Suzhou Shi	1 674 765	3780	2971	61.85	2.41	0.79	2.93	Y
177	灵璧县 Lingbi Xian	997 725	2646	1652	63.04	0.38	0.62	5.73	Y
178	寿县 Shou Xian	1 206 788	3190	1976	81.32	3.13	0.62	1.65	Y
179	霍邱县 Huoqiu Xian	1 702 188	99	22	66.67	0.00	0.22		
180	金寨县 Jinzhai Xian	682 185	1468	509	89.37	0.00	0.35	3.43	
181	蒙城县 Mengcheng Xian	1 066 996	2215	1732	46.59	0.05	0.78	-5.92	Y
182	东至县 Dongzhi Xian	468 280	1058	498	53.31	0.00	0.47		
183	泾县 Jing Xian	303 809	795	483	91.82	0.38	0.61	3.03	Y
184	宁国市 Ningguo Shi	385 908	280	174	70.71	0.00	0.62		
185	福清市 Fuqing Shi	1 339 155	3811	2281	77.12	8.82	0.60	77.62	Y
186	福州市长乐区 Changle Qu, Fuzhou Shi	711 090	1566	993	71.14	0.13	0.63	8.41	Y
187	厦门市 Xiamen Shi	1 459 970	4467	2735	74.48	0.69	0.61	1.73	Y
188	厦门市同安区 Tong'an Qu, Xiamen Shi	348 058	945	665	69.63	0.21	0.70	31.29	Y
189	莆田市涵江区 Hanjiang Qu, Putian Shi	443 377	1445	890	67.82	0.00	0.62	-5.77	Y
190	永安市 Yong'an Shi	331 440	688	531	66.28	3.92	0.77	5.27	Y
191	惠安县 Hui'an Xian	783 735	1798	1491	68.13	0.00	0.83	11.79	Y
192	长泰县 Changtai Xian	205 032	428	346	86.68	2.10	0.81	-1.24	Y
193	建瓯市 Jian'ou Shi	553 623	1089	508	39.85	0.09	0.47	6.37	Y
194	龙岩市新罗区 Xinluo Qu, Longyan Shi	509 075	1092	818	69.41	0.00	0.75	4.65	Y
195	龙岩市永定区 Yongding Qu, Longyan Shi	503 183	1227	878	68.22	0.08	0.72	0.08	Y
196	南昌市湾里区 Wanli Qu, Nanchang Shi	64 612	133	86	65.41	1.50	0.65		Y
197	南昌市新建区 Xinjian Qu, Nanchang Shi	667 041	1325	921	65.13	0.75	0.70	2.35	Y
198	九江市浔阳区 Xunyang Qu, Jiujiang Shi	289 443	579	363	65.28	1.21	0.63	7.56	Y
199	武宁县 Wuning Xian	385 555	761	519	61.76	1.05	0.68	-2.44	Y

序号 No.	肿瘤登记处 Cancer registries	人口数 Population	发病数 New Cases	死亡数 New Deaths	MV%	DCO%	M/I	发病率变化 Change for ASR%	接受 Accepted
200	赣州市章贡区 Zhanggong Qu, Ganzhou Shi	484 054	1092	744	69.96	2.29	0.68	0.28	Y
201	赣州市赣县区 Ganxian Qu, Ganzhou Shi	559 266	947	587	74.13	1.69	0.62	4.89	Y
202	大余县 Dayu Xian	294 257	514	326	68.68	1.56	0.63		Y
203	上犹县 Shangyou Xian	263 341	445	267	61.57	3.15	0.60		Y
204	崇义县 Chongyi Xian	191 929	320	194	70.63	2.50	0.61		Y
205	龙南县 Longnan Xian	331 783	611	367	66.12	2.13	0.60	0.95	Y
206	峡江县 Xiajiang Xian	187 558	338	202	74.56	0.59	0.60		Y
207	安福县 Anfu Xian	393 437	736	488	67.12	0.14	0.66	6.35	Y
208	万载县 Wanzai Xian	486 613	967	602	62.56	2.07	0.62	2.25	Y
209	上高县 Shanggao Xian	333 963	620	386	62.26	2.10	0.62	−1.39	Y
210	靖安县 Jing'an Xian	151 500	273	210	61.17	1.10	0.77	1.41	Y
211	乐安县 Le'an Xian	351 378	608	354	63.49	1.64	0.58		Y
212	宜黄县 Yihuang Xian	227 065	384	237	65.10	1.30	0.62	0.90	Accepted
213	东乡县 Dongxiang Xian	444 514	730	447	80.14	1.78	0.61		Y
214	上饶市信州区 Xinzhou Qu, Shangrao Shi	418 495	983	650	71.72	2.44	0.66	4.67	Y
215	上饶市广丰区 Guangfeng Qu, Shangrao Shi	765 883	1251	781	66.59	2.64	0.62		Y
216	铅山县 Yanshan Xian	431 815	839	570	68.89	2.26	0.68		Y
217	横峰县 Hengfeng Xian	187 814	403	246	68.73	2.23	0.61	4.50	Y
218	余干县 Yugan Xian	910 078	1718	1125	64.67	1.34	0.65	−2.84	Y
219	鄱阳县 Poyang Xian	1 298 969	2216	1632	66.56	2.98	0.74		Y
220	万年县 Wannian Xian	363 177	731	440	65.94	3.01	0.60		Y
221	婺源县 Wuyuan Xian	339 055	590	377	67.63	3.05	0.64		Y
222	济南市 Jinan Shi	3 614 722	10 873	5719	74.05	4.15	0.53	7.73	Y
223	章丘市 Zhangqiu Shi	1 025 677	3090	2255	66.93	1.59	0.73	−4.56	Y
224	青岛市 Qingdao Shi	1 766 458	4729	3626	66.08	15.56	0.77	−25.10	Y
225	青岛市黄岛区 Huangdao Qu, Qingdao Shi	1 185 933	4249	2682	55.28	8.99	0.63	−5.32	Y
226	淄博市临淄区 Linzi Qu, Zibo Shi	613 997	2684	1349	59.20	12.59	0.50	54.85	Y
227	沂源县 Yiyuan Xian	567 642	1787	1077	69.61	0.11	0.60	−7.86	Y
228	滕州市 Tengzhou Shi	1 693 074	4584	3216	64.46	5.89	0.70	4.22	Y
229	广饶县 Guangrao Xian	517 093	1539	944	82.00	1.36	0.61	7.76	Y

序号 No.	肿瘤登记处 Cancer registries	人口数 Population	发病数 New Cases	死亡数 New Deaths	MV%	DCO%	M/I	发病率变化 Change for ASR%	接受 Accepted
230	烟台市 Yantai Shi	1 811 237	6090	3120	64.12	1.28	0.51	-0.42	Y
231	招远市 Zhaoyuan Shi	566 525	2287	1593	56.62	1.01	0.70	-2.99	Y
232	临朐县 Linqu Xian	895 237	2733	1829	71.79	2.71	0.67	-4.49	Y
233	高密市 Gaomi Shi	889 984	2655	1986	74.35	0.08	0.75	-1.20	Y
234	汶上县 Wenshang Xian	797 945	2079	1505	79.22	2.21	0.72	-9.45	Y
235	梁山县 Liangshan Xian	806 808	2264	1301	83.79	0.57	0.57	1.98	Y
236	曲阜市 Qufu Shi	637 855	1531	636	80.40	0.00	0.42	-17.06	
237	邹城市 Zoucheng Shi	1 198 965	3105	1498	57.10	0.42	0.48	0.20	
238	宁阳县 Ningyang Xian	831 316	2688	1915	86.12	0.30	0.71	-7.76	Y
239	肥城市 Feicheng Shi	989 967	3539	2442	70.13	0.20	0.69	-4.08	Y
240	乳山市 Rushan Shi	560 019	2265	1257	55.19	6.75	0.55	-4.45	Y
241	日照市东港区 Donggang Qu, Rizhao Shi	911 920	2877	811	81.79	0.10	0.28	86.24	
242	莱芜市莱城区 Laicheng Qu, Laiwu Shi	976 188	3452	1993	47.13	23.00	0.58	22.75	Y
243	沂南县 Yinan Xian	938 158	2516	1392	60.85	0.79	0.55	8.33	Y
244	沂水县 Yishui Xian	1 151 310	2797	1719	47.80	2.90	0.61	-4.17	Y
245	莒南县 Junan Xian	840 077	1915	1353	63.60	0.16	0.71	-6.37	Y
246	德州市德城区 Decheng Qu, Dezhou Shi	385 246	1049	572	68.16	0.19	0.55	-12.17	Y
247	高唐县 Gaotang Xian	493 741	1678	815	75.15	5.30	0.49	13.59	Y
248	滨州市滨城区 Bincheng Qu, Binzhou Shi	675 272	1878	1126	61.24	0.75	0.60	-1.04	Y
249	菏泽市牡丹区 Mudan Qu, Heze Shi	1 355 515	4160	1856	36.61	0.24	0.45	15.84	
250	单县 Shan Xian	1 254 980	3375	1694	52.00	0.62	0.50	-0.19	Y
251	巨野县 Juye Xian	1 075 063	2384	1695	45.51	3.02	0.71	-9.09	Y
252	郑州市 Zhengzhou Shi	2 779 862	6994	1907	76.91	0.90	0.27	-2.67	
253	巩义市 Gongyi Shi	829 353	1759	818	50.37	5.46	0.47		
254	开封市祥符区 Xiangfu Qu, Kaifeng Shi	718 218	1806	1008	70.60	0.22	0.56	7.08	Y
255	洛阳市 Luoyang Shi	1 125 386	3177	2087	72.40	2.23	0.66	9.36	Y
256	孟津县 Mengjin Xian	460 761	1353	731	59.57	6.06	0.54	19.96	Y
257	新安县 Xin'an Xian	535 527	1152	849	42.36	0.87	0.74	-4.38	Y
258	栾川县 Luanchuan Xian	351 206	950	522	65.37	3.26	0.55	14.05	Y
259	嵩县 Song Xian	601 377	1371	1011	63.89	4.60	0.74	2.67	Y

序号 No.	肿瘤登记处 Cancer registries	人口数 Population	发病数 New Cases	死亡数 New Deaths	MV%	DCO%	M/I	发病率变化 Change for ASR%	接受 Accepted
260	汝阳县 Ruyang Xian	516 219	1107	743	76. 87	0. 72	0. 67	−14. 70	Y
261	宜阳县 Yiyang Xian	706 198	1543	1196	68. 37	0. 13	0. 78	−24. 58	Y
262	洛宁县 Luoning Xian	458 058	1051	686	75. 74	0. 00	0. 65	147. 23	Y
263	伊川县 Yichuan Xian	778 616	1866	1029	25. 83	1. 23	0. 55		
264	偃师市 Yanshi Shi	623 470	1507	918	63. 11	7. 10	0. 61	5. 76	Y
265	平顶山市 Pingdingshan Shi	937 403	2486	1066	62. 35	0. 08	0. 43		
266	鲁山县 Lushan Xian	925 792	2376	1204	67. 00	1. 09	0. 51	2. 17	Y
267	安阳市 Anyang Shi	1 156 604	2756	38	70. 21	0. 00	0. 01	12. 18	
268	林州市 Linzhou Shi	1 105 823	3176	2117	75. 13	1. 83	0. 67	−2. 66	Y
269	鹤壁市 Hebi Shi	641 163	1787	1130	63. 85	1. 85	0. 63	7. 43	Y
270	辉县市 Huixian Shi	859 048	2451	1472	66. 79	0. 29	0. 60	7. 31	Y
271	濮阳市华龙区 Hualong Qu，Puyang Shi	465 302	1289	662	57. 64	2. 02	0. 51	2. 79	Y
272	濮阳县 Puyang Xian	1 100 800	3200	1805	55. 50	0. 22	0. 56		Y
273	禹州市 Yuzhou Shi	1 269 842	3014	1947	71. 73	3. 05	0. 65	−5. 20	Y
274	漯河市源汇区 Yuanhui Qu，Luohe Shi	327 220	791	650	63. 59	4. 80	0. 82	41. 10	Y
275	漯河市郾城区 Yancheng Qu，Luohe Shi	494 291	1208	804	66. 97	2. 40	0. 67	−4. 27	Y
276	漯河市召陵区 Shaoling Qu，Luohe Shi	477 120	1205	775	58. 26	0. 17	0. 64	4. 21	Y
277	三门峡市 Sanmenxia Shi	293 079	857	441	80. 98	0. 23	0. 51	4. 24	Y
278	南阳市卧龙区 Wolong Qu，Nanyang Shi	914 271	2677	1034	65. 18	8. 37	0. 39	7. 81	
279	方城县 Fangcheng Xian	1 142 254	3003	1747	56. 04	2. 33	0. 58	0. 72	Y
280	内乡县 Neixiang Xian	720 692	2008	1253	75. 05	1. 00	0. 62	4. 43	Y
281	睢县 Sui Xian	846 362	2374	1303	78. 10	0. 00	0. 55	9. 52	Y
282	虞城县 Yucheng Xian	1 113 080	2864	1751	65. 92	0. 35	0. 61	9. 25	Y
283	信阳市浉河区 Shihe Qu，Xinyang Shi	644 016	1442	786	71. 91	0. 49	0. 55		Y
284	罗山县 Luoshan Xian	750 029	1953	1445	65. 80	1. 38	0. 74	9. 25	Y
285	固始县 Gushi Xian	1 829 751	5448	1420	68. 74	0. 00	0. 26	59. 67	
286	沈丘县 Shenqiu Xian	1 184 653	3261	2515	66. 02	2. 24	0. 77	0. 99	Y
287	郸城县 Dancheng Xian	1 378 146	3487	2506	67. 45	0. 49	0. 72	1. 64	Y
288	西平县 Xiping Xian	879 723	2118	1402	67. 33	2. 69	0. 66	3. 75	Y
289	济源市 Jiyuan Shi	706 754	1801	1259	70. 29	2. 44	0. 70	10. 08	Y

序号 No.	肿瘤登记处 Cancer registries	人口数 Population	发病数 New Cases	死亡数 New Deaths	MV%	DCO%	M/I	发病率变化 Change for ASR%	接受 Accepted
290	武汉市 Wuhan Shi	4 597 916	17 428	9467	86.77	0.02	0.54	3.20	Y
291	大冶市 Daye Shi	877 761	2454	1498	80.32	0.08	0.61		Y
292	十堰市郧阳区 Yunyang Qu, Shiyan Shi	563 334	1389	802	60.12	2.74	0.58	−3.42	Y
293	宜昌市 Yichang Shi	1 322 220	2737	2003	72.12	0.22	0.73	−10.83	Y
294	五峰土家族自治县 Wufeng Tujiazu Zizhixian	202 092	434	364	65.67	0.23	0.84	−3.43	Y
295	宜城市 Yicheng Shi	523 922	1011	789	66.37	0.10	0.78	−21.36	Y
296	京山县 Jingshan Xian	637 719	1452	847	76.58	0.00	0.58	6.68	Y
297	钟祥市 Zhongxiang Shi	1 015 500	2203	1450	74.76	0.27	0.66	2.95	Y
298	云梦县 Yunmeng Xian	533 284	1549	858	64.43	0.13	0.55	4.93	Y
299	公安县 Gong'an Xian	884 205	2800	1752	75.29	0.43	0.63	7.50	Y
300	洪湖市 Honghu Shi	825 656	1944	1281	75.05	0.05	0.66	6.61	Y
301	麻城市 Macheng Shi	1 155 000	2939	2047	75.47	0.27	0.70	0.13	Y
302	嘉鱼县 Jiayu Xian	370 737	798	504	64.66	7.64	0.63	2.44	Y
303	通城县 Tongcheng Xian	388 349	982	480	87.68	4.58	0.49		Y
304	恩施市 Enshi Shi	820 925	1659	918	75.59	0.06	0.55	3.88	Y
305	天门市 Tianmen Shi	1 292 000	2992	1958	59.36	0.00	0.65		Y
306	长沙市芙蓉区 Furong Qu, Changsha Shi	403 461	1211	908	71.51	2.31	0.75	−5.88	Y
307	长沙市天心区 Tianxin Qu, Changsha Shi	446 198	1283	970	74.05	3.27	0.76	−9.33	Y
308	长沙市岳麓区 Yuelu Qu, Changsha Shi	650 829	1531	1003	74.85	3.72	0.66	−3.26	Y
309	长沙市开福区 Kaifu Qu, Changsha Shi	457 035	1366	826	74.08	0.51	0.60	14.63	Y
310	长沙市雨花区 Yuhua Qu, Changsha Shi	648 801	1443	1149	65.70	2.08	0.80	−18.31	Y
311	长沙市望城区 Wangcheng Qu, Changsha Shi	529 647	956	655	76.99	0.31	0.69	2.20	Y
312	株洲市芦淞区 Lusong Qu, Zhuzhou Shi	243 819	630	389	67.30	8.89	0.62	40.48	Y
313	株洲市石峰区 Shifeng Qu, Zhuzhou Shi	250 332	568	395	66.55	4.58	0.70	1.69	Y
314	湘潭市雨湖区 Yuhu Qu, Xiangtan Shi	523 642	1207	736	75.06	0.17	0.61	−15.39	Y
315	衡东县 Hengdong Xian	750 603	1496	1123	70.79	1.67	0.75	2.69	Y
316	邵东县 Shaodong Xian	1 335 700	2604	1631	68.43	0.73	0.63	−0.78	Y

序号 No.	肿瘤登记处 Cancer registries	人口数 Population	发病数 New Cases	死亡数 New Deaths	MV%	DCO%	M/I	发病率变化 Change for ASR%	接受 Accepted
317	新宁县 Xinning Xian	640 699	1002	761	66.17	0.60	0.76		Y
318	岳阳市岳阳楼区 Yueyang-glou Qu，Yueyang Shi	518 422	1501	902	72.82	1.20	0.60	37.22	Y
319	常德市武陵区 Wuling Qu，Changde Shi	425 009	913	547	75.58	3.61	0.60	5.74	Y
320	慈利县 Cili Xian	706 662	1448	1011	72.86	1.10	0.70	−8.05	Y
321	益阳市资阳区 Ziyang Qu，Yiyang Shi	426 753	898	587	70.27	4.01	0.65	3.63	Y
322	临武县 Linwu Xian	394 548	702	476	79.91	1.14	0.68	6.51	Y
323	资兴市 Zixing Shi	377 849	669	520	72.35	2.84	0.78	3.89	Y
324	道县 Dao Xian	800 800	1569	952	66.35	0.32	0.61	29.67	Y
325	新田县 Xintian Xian	431 100	715	548	67.13	8.81	0.77	−7.71	Y
326	麻阳苗族自治县 Mayang Miaozu Zizhixian	403 221	735	489	67.35	1.90	0.67	2.47	Y
327	洪江市 Hongjiang Shi	431 088	778	463	73.39	0.26	0.60	13.33	Y
328	涟源市 Lianyuan Shi	1 170 422	2678	1652	71.32	5.12	0.62	31.79	Y
329	广州市 Guangzhou Shi	4 266 545	15 233	8161	76.43	0.72	0.54	1.75	Y
330	广州市郊区 Rural areas of Guangzhou Shi	4 278 432	11 231	6240	73.96	0.53	0.56	1.89	Y
331	翁源县 Wengyuan Xian	428 428	801	608	66.92	0.00	0.76	94.39	
332	南雄市 Nanxiong Shi	481 248	1175	713	59.15	2.98	0.61	1.49	Y
333	深圳市 Shenzhen Shi	3 549 883	6947	1337	76.00	2.17	0.19	5.18	Y
334	珠海市 Zhuhai Shi	1 115 020	3036	1316	69.60	0.99	0.43	3.00	Y
335	佛山市南海区 Nanhai Qu，Foshan Shi	1 280 028	3853	2049	57.83	7.06	0.53	35.63	Y
336	佛山市顺德区 Shunde Qu，Foshan Shi	1 284 878	4041	2440	61.72	0.02	0.60	12.37	Y
337	江门市 Jiangmen Shi	648 925	2109	1244	73.73	0.33	0.59	4.14	Y
338	徐闻县 Xuwen Xian	755 253	2073	539	73.85	0.00	0.26	52.13	
339	肇庆市端州区 Duanzhou Qu，Zhaoqing Shi	376 113	1265	659	63.40	0.95	0.52	−1.06	Y
340	四会市 Sihui Shi	425 017	1103	774	55.12	0.73	0.70	2.55	Y
341	梅州市梅县区 Meixian Qu，Meizhou Shi	608 643	1904	639	93.01	0.00	0.34	182.19	
342	阳山县 Yangshan Xian	540 737	1106	312	57.96	0.09	0.28	54.04	
343	东莞市 Dongguan Shi	1 950 089	5396	2800	72.37	0.59	0.52	9.94	Y

序号 No.	肿瘤登记处 Cancer registries	人口数 Population	发病数 New Cases	死亡数 New Deaths	MV%	DCO%	M/I	发病率变化 Change for ASR%	接受 Accepted
344	中山市 Zhongshan Shi	1 574 308	4648	2723	76. 76	0. 00	0. 59	−0. 08	Y
345	揭西县 Jiexi Xian	835 426	341	227	32. 55	0. 00	0. 67	−70. 00	
346	罗定市 Luoding Shi	1 280 744	2319	1420	62. 48	7. 68	0. 61		Y
347	南宁市江南区 Jiangnan Qu, Nanning Shi	497 376	1072	617	42. 44	1. 49	0. 58		Y
348	南宁市西乡塘区 Xixiang-tang Qu, Nanning Shi	777 400	2242	1166	69. 36	2. 27	0. 52	140. 01	Y
349	南宁市良庆区 Liangqing Qu, Nanning Shi	263 546	644	370	59. 94	0. 47	0. 57		Y
350	隆安县 Long'an Xian	413 406	767	434	36. 11	3. 00	0. 57	−17. 35	Y
351	宾阳县 Binyang Xian	1 043 418	1803	1191	56. 18	0. 00	0. 66	−3. 39	Y
352	柳州市 Liuzhou Shi	1 194 999	3112	1927	68. 70	0. 06	0. 62	−0. 08	Y
353	桂林市 Guilin Shi	776 380	1994	1186	67. 35	1. 10	0. 59	−10. 23	Y
354	梧州市 Wuzhou Shi	795 557	1909	1209	59. 93	3. 98	0. 63	5. 18	Y
355	苍梧县 Cangwu Xian	402 115	958	585	54. 59	1. 88	0. 61	−6. 97	Y
356	岑溪市 Cenxi Shi	667 478	2227	1407	21. 78	4. 04	0. 63		
357	北海市 Beihai Shi	687 820	2114	1049	62. 91	0. 80	0. 50		Y
358	合浦县 Hepu Xian	916 800	2418	1735	45. 82	3. 52	0. 72	−3. 55	Y
359	贵港市港北区 Gangbei Qu, Guigang Shi	686 700	1349	795	64. 86	1. 04	0. 59		Y
360	博白县 Bobai Xian	1 390 279	2148	1452	24. 49	0. 00	0. 68		
361	北流市 Beiliu Shi	1 477 877	2556	1785	38. 07	0. 00	0. 70	−10. 31	
362	田阳县 Tianyang Xian	351 146	656	442	24. 09	19. 82	0. 67		
363	凌云县 Lingyun Xian	190 101	440	153	66. 36	0. 00	0. 35		
364	罗城仫佬族自治县 Lu-ocheng Mulaozu Zizhixian	383 205	662	368	47. 28	0. 00	0. 56		Y
365	合山市 Heshan Shi	117 349	464	259	73. 92	0. 43	0. 56	153. 00	Y
366	扶绥县 Fusui Xian	458 234	1136	846	28. 17	0. 79	0. 74	−0. 33	Y
367	三亚市 Sanya Shi	572 460	679	226	61. 27	7. 07	0. 33	−37. 20	
368	五指山市 Wuzhishan Shi	105 000	184	84	83. 70	0. 00	0. 46	18. 82	Y
369	琼海市 Qionghai Shi	501 068	1073	735	57. 50	1. 68	0. 68	6. 47	Y
370	定安县 Ding'an Xian	293 388	492	353	65. 65	0. 00	0. 72	47. 26	Y
371	昌江黎族自治县 Changjiang Lizu Zizhixian	228 459	613	336	76. 35	0. 00	0. 55	13. 14	Y
372	陵水黎族自治县 Lingshui Lizu Zizhixian	363 027	755	412	74. 04	0. 00	0. 55	15. 52	Y

序号 No.	肿瘤登记处 Cancer registries	人口数 Population	发病数 New Cases	死亡数 New Deaths	MV%	DCO%	M/I	发病率变化 Change for ASR%	接受 Accepted
373	重庆市万州区 Wanzhou Qu, Chongqing Shi	1 609 107	4976	3327	67.54	0.44	0.67	54.65	Y
374	重庆市渝中区 Yuzhong Qu, Chongqing Shi	650 065	2031	1287	67.95	1.28	0.63	−0.01	Y
375	重庆市沙坪坝区 Shapingba Qu, Chongqing Shi	1 013 238	2814	1932	66.24	0.71	0.69	6.58	Y
376	重庆市九龙坡区 Jiulongpo Qu, Chongqing Shi	899 964	2628	1696	63.81	0.72	0.65	−4.16	Y
377	重庆市江津区 Jiangjin Qu, Chongqing Shi	1 288 960	3292	2075	54.34	3.61	0.63	22.64	Y
378	丰都县 Fengdu Xian	684 652	2325	1286	59.14	1.94	0.55	27.54	Y
379	成都市青羊区 Qingyang Qu, Chengdu Shi	648 273	2156	1450	66.33	4.96	0.67	2.70	Y
380	成都市龙泉驿区 Longquanyi Qu, Chengdu Shi	637 451	1791	1278	67.50	5.47	0.71	5.01	Y
381	彭州市 Pengzhou Shi	808 326	2630	1990	70.30	1.63	0.76	−10.71	Y
382	自贡市自流井区 Ziliujing Qu, Zigong Shi	385 083	1080	666	50.37	0.00	0.62	−12.15	Y
383	攀枝花市仁和区 Renhe Qu, Panzhihua Shi	231 445	520	292	60.77	0.00	0.56	10.62	Y
384	泸县 Lu Xian	1 000 480	2583	1880	40.81	0.12	0.73	−24.74	
385	广汉市 Guanghan Shi	606 971	1611	850	63.00	0.06	0.53		Y
386	三台县 Santai Xian	1 466 796	2523	1116	22.16	0.00	0.44		
387	盐亭县 Yanting Xian	605 576	2385	1809	75.18	0.75	0.76	2.07	Y
388	剑阁县 Jiange Xian	670 419	1519	1124	42.53	0.79	0.74	10.24	Y
389	遂宁市船山区 Chuanshan Qu, Suining Shi	717 861	1793	895	67.26	0.00	0.50		Y
390	资中县 Zizhong Xian	1 290 817	1792	1609	8.20	2.96	0.90		
391	乐山市市中区 Shizhong Qu, Leshan Shi	613 316	1699	1026	63.51	0.77	0.60	17.24	Y
392	南充市高坪区 Gaoping Qu, Nanchong Shi	600 642	764	389	63.48	0.00	0.51		
393	阆中市 Langzhong Shi	868 567	2431	1777	63.14	0.04	0.73		Y
394	仁寿县 Renshou Xian	1 587 690	2463	1582	73.24	0.00	0.64	−0.88	Y
395	宜宾县 Yibin Xian	1 078 653	1082	1179	43.62	3.42	1.09		
396	长宁县 Changning Xian	464 357	941	606	75.56	0.11	0.64	22.06	Y

序号 No.	肿瘤登记处 Cancer registries	人口数 Population	发病数 New Cases	死亡数 New Deaths	MV%	DCO%	M/I	发病率变化 Change for ASR%	接受 Accepted
397	广安市广安区 Guang'an Qu, Guang'an Shi	894 793	1908	1715	56.76	11.01	0.90		Y
398	宣汉县 Xuanhan Xian	1 320 797	2555	1155	71.31	1.57	0.45		
399	大竹县 Dazhu Xian	1 117 365	2670	1695	66.89	0.52	0.63	14.86	Y
400	雅安市雨城区 Yucheng Qu, Ya'an Shi	345 106	869	540	69.04	6.33	0.62	−0.04	Y
401	雅安市名山区 Mingshan Qu, Ya'an Shi	279 757	592	338	67.57	0.84	0.57	2.60	Y
402	荥经县 Yingjing Xian	151 497	362	251	79.56	0.00	0.69	11.99	Y
403	汉源县 Hanyuan Xian	325 490	743	466	66.76	0.27	0.63	2.96	Y
404	石棉县 Shimian Xian	123 257	308	188	66.88	0.97	0.61	9.30	Y
405	天全县 Tianquan Xian	154 956	335	210	68.06	0.30	0.63	4.26	Y
406	芦山县 Lushan Xian	121 622	293	186	70.65	6.83	0.63	10.76	Y
407	宝兴县 Baoxing Xian	58 779	113	78	66.37	5.31	0.69	5.06	Y
408	乐至县 Lezhi Xian	845 870	2486	2091	51.49	0.00	0.84		Y
409	开阳县 Kaiyang Xian	364 200	870	501	75.06	0.11	0.58	18.17	Y
410	六盘水市六枝特区 Liuzhi Tequ, Liupanshui Shi	496 600	690	541	58.12	0.00	0.78	−5.22	
411	遵义市汇川区 Huichuan Qu, Zunyi Shi	375 418	698	508	74.21	0.00	0.73	−2.58	Y
412	安顺市西秀区 Xixiu Qu, Anshun Shi	627 517	1097	556	72.84	1.00	0.51	15.61	Y
413	镇宁布依族苗族自治县 Zhenning Buyeizu Miaozu Zizhixian	268 379	378	347	50.00	0.00	0.92	−28.89	
414	铜仁市碧江区 Bijiang Qu, Tongren Shi	305 448	578	478	72.15	0.52	0.83	−12.70	Y
415	册亨县 Ceheng Xian	177 904	338	202	72.19	0.00	0.60	−3.52	Y
416	雷山县 Leishan Xian	154 528	183	214	94.54	0.00	1.17	30.34	
417	福泉市 Fuquan Shi	292 000	563	339	85.44	0.00	0.60	16.86	Y
418	昆明市盘龙区 Panlong Qu, Kunming Shi	540 711	1461	1044	54.14	11.16	0.71	32.15	Y
419	昆明市官渡区 Guandu Qu, Kunming Shi	525 229	1299	750	69.59	0.08	0.58	3.45	Y
420	昆明市西山区 Xishan Qu, Kunming Shi	531 447	1435	862	75.61	0.70	0.60	−4.44	Y
421	曲靖市麒麟区 Qilin Qu, Qujing Shi	718 432	1730	794	30.92	10.92	0.46	−2.03	

序号 No.	肿瘤登记处 Cancer registries	人口数 Population	发病数 New Cases	死亡数 New Deaths	MV%	DCO%	M/I	发病率变化 Change for ASR%	接受 Accepted
422	玉溪市红塔区 Hongta Qu, Yuxi Shi	438 151	981	592	65.75	0.41	0.60	-0.40	Y
423	澄江县 Chengjiang Xian	142 999	279	157	79.57	0.00	0.56		Y
424	易门县 Yimen Xian	165 469	315	220	65.40	0.32	0.70	-13.63	Y
425	保山市隆阳区 Longyang Qu, Baoshan Shi	924 038	1488	975	81.18	0.00	0.66	-4.09	Y
426	腾冲市 Tengchong Shi	657 408	1099	683	69.70	0.00	0.62	-3.48	Y
427	水富县 Shuifu Xian	103 486	170	97	68.24	6.47	0.57	-1.72	
428	个旧市 Gejiu Shi	387 839	888	594	69.82	4.17	0.67	1.62	Y
429	屏边苗族自治县 Pingbian Miaozu Zizhixian	157 715	253	198	86.96	0.00	0.78	0.36	Y
430	兰坪白族普米族自治县 Lanping Baizu Pumizu Zizhixian	214 206	298	196	8.05	0.00	0.66	12.83	
431	拉萨市 Lhasa Shi	311 987	178	8	34.27	9.55	0.04	188.73	Y
432	江孜县 Gyangze Xian	66 767	5	0	20.00	60.00	0.00	-50.00	
433	林芝市巴宜区 Bayi Qu, Nyingchi Shi	54 702	6	0	66.67	0.00	0.00	-77.98	
434	西安市碑林区 Beilin Qu, Xi'an Shi	698 590	1609	1007	75.64	2.86	0.63	2.30	Y
435	西安市莲湖区 Lianhu Qu, Xi'an Shi	698 513	1915	976	84.80	0.42	0.51	2.77	Y
436	西安市未央区 Weiyang Qu, Xi'an Shi	452 463	972	621	84.88	0.00	0.64	9.45	Y
437	西安市雁塔区 Yanta Qu, Xi'an Shi	818 042	1822	1056	71.35	5.38	0.58	-5.20	Y
438	户县 Hu Xian	568 697	1113	742	70.35	9.07	0.67		Y
439	西安市高陵区 Gaoling Qu, Xi'an Shi	329 608	777	444	55.86	4.50	0.57	24.12	Y
440	铜川市王益区 Wangyi Qu, Tongchuan Shi	203 940	203	129	80.79	0.49	0.64	-59.90	
441	凤翔县 Fengxiang Xian	501 772	827	396	74.73	3.99	0.48	139.71	
442	岐山县 Qishan Xian	476 907	448	339	99.11	0.00	0.76	-42.68	
443	眉县 Mei Xian	304 485	506	396	49.41	1.19	0.78	10.39	Y
444	陇县 Long Xian	272 494	456	325	93.64	2.85	0.71	-9.34	Y
445	千阳县 Qianyang Xian	128 334	289	142	78.55	0.35	0.49	4.33	Y
446	麟游县 Linyou Xian	91 621	121	31	94.21	0.00	0.26	-14.81	

序号 No.	肿瘤登记处 Cancer registries	人口数 Population	发病数 New Cases	死亡数 New Deaths	MV%	DCO%	M/I	发病率变化 Change for ASR%	接受 Accepted
447	太白县 Taibai Xian	51 664	69	51	1.45	1.45	0.74		
448	泾阳县 Jingyang Xian	529 357	958	633	63.05	0.00	0.66	9.06	Y
449	潼关县 Tongguan Xian	160 047	268	213	56.34	21.64	0.79	5.05	Y
450	合阳县 Heyang Xian	438 284	651	320	65.90	0.77	0.49	167.14	
451	延安市宝塔区 Baota Qu, Yan'an Shi	521 200	403	286	92.80	0.00	0.71	−20.25	
452	黄陵县 Huangling Xian	125 741	149	129	74.50	0.00	0.87	−34.22	
453	城固县 Chenggu Xian	539 761	944	649	74.36	0.11	0.69	11.09	Y
454	安康市汉滨区 Hanbin Qu, Ankang Shi	980 374	1814	955	5.35	0.00	0.53	22.86	
455	宁陕县 Ningshan Xian	70 750	213	95	91.55	0.94	0.45	103.90	
456	紫阳县 Ziyang Xian	286 025	538	326	76.77	1.49	0.61	64.34	Y
457	旬阳县 Xunyang Xian	460 119	377	293	20.95	0.00	0.78	43.89	
458	商洛市商州区 Shangzhou Qu, Shangluo Shi	559 541	1438	1109	70.03	0.00	0.77	−20.85	Y
459	洛南县 Luonan Xian	460 659	670	399	66.12	0.00	0.60	75.92	
460	镇安县 Zhen'an Xian	286 529	284	30	96.13	0.00	0.11	−9.06	
461	兰州市城关区 Chengguan Qu, Lanzhou Shi	1 314 447	3367	805	72.20	3.74	0.24	7.96	
462	兰州市西固区 Xigu Qu, Lanzhou Shi	316 528	1027	167	66.41	3.31	0.16	2.21	
463	兰州市安宁区 Anning Qu, Lanzhou Shi	190 305	499	133	74.35	0.40	0.27	18.53	
464	兰州市红古区 Honggu Qu, Lanzhou Shi	144 591	310	18	73.55	0.97	0.06	−16.44	
465	靖远县 Jingyuan Xian	498 339	583	211	67.07	2.06	0.36	−4.02	
466	景泰县 Jingtai Xian	239 054	619	295	64.30	2.75	0.48	8.90	Y
467	天水市麦积区 Maiji Qu, Tianshui Shi	640 615	718	229	73.26	0.00	0.32	−14.75	
468	武威市凉州区 Liangzhou Qu, Wuwei Shi	1 059 118	3642	2283	66.69	0.99	0.63	12.04	Y
469	张掖市甘州区 Ganzhou Qu, Zhangye Shi	520 323	1760	768	72.84	0.00	0.44	20.47	
470	静宁县 Jingning Xian	491 284	729	122	63.10	0.00	0.17	11.64	
471	敦煌市 Dunhuang Shi	144 498	814	110	77.03	0.00	0.14	103.86	
472	庆城县 Qingcheng Xian	262 422	372	188	55.38	4.30	0.51	14.67	
473	临洮县 Lintao Xian	546 140	920	289	0.98	0.00	0.31	−5.34	

序号 No.	肿瘤登记处 Cancer registries	人口数 Population	发病数 New Cases	死亡数 New Deaths	MV%	DCO%	M/I	发病率变化 Change for ASR%	接受 Accepted
474	临潭县 Lintan Xian	136 065	365	143	55.89	0.00	0.39	-2.41	
475	西宁市 Xining Shi	942 446	2574	1279	78.36	0.93	0.50	2.63	Y
476	大通回族土族自治县 Datong Huizu Tuzu Zizhixian	462 614	499	333	68.94	0.40	0.67	-8.21	
477	湟中县 Huangzhong Xian	477 154	679	601	62.89	0.44	0.89	-14.62	
478	民和回族土族自治县 Minhe Huizu Tuzu Zizhixian	431 725	514	509	40.47	0.00	0.99	-6.97	
479	海东市乐都区 Ledu Qu, Haidong Shi	287 216	576	399	42.71	0.00	0.69	6.60	Y
480	互助土族自治县 Huzhu Tuzu Zizhixian	398 473	641	554	30.58	0.00	0.86	2.96	Y
481	循化撒拉族自治县 Xunhua Salarzu Zizhixian	156 178	223	118	50.22	0.00	0.53	14.73	Y
482	海南藏族自治州 Hainan Zangzu Zizhizhou	466 921	743	536	47.51	0.54	0.72	0.96	Y
483	银川市 Yinchuan Shi	1 089 106	3373	929	67.60	0.74	0.28	-5.71	
484	贺兰县 Helan Xian	236 112	497	301	52.11	1.41	0.61	-13.67	Y
485	石嘴山市大武口区 Dawukou Qu, Shizuishan Shi	266 053	606	382	72.11	1.82	0.63	3.26	Y
486	石嘴山市惠农区 Huinong Qu, Shizuishan Shi	179 153	471	288	70.70	0.64	0.61	8.56	Y
487	平罗县 Pingluo Xian	310 161	520	323	67.50	0.77	0.62	-10.89	Y
488	青铜峡市 Qingtongxia Shi	269 380	615	298	61.63	0.65	0.48	10.00	Y
489	固原市 Guyuan Shi	418 684	416	282	57.69	0.00	0.68	22.61	
490	中卫市 Zhongwei Shi	397 566	972	584	45.06	0.31	0.60	1.68	Y
491	中宁县 Zhongning Xian	318 404	510	226	65.10	1.18	0.44	-22.98	
492	乌鲁木齐市天山区 Tianshan Qu, Urtimqi Shi	490 685	1545	678	68.09	1.04	0.44	10.58	Y
493	乌鲁木齐市米东区 Midong Qu, Urtimqi Shi	245 703	544	131	72.24	1.10	0.24	13.60	
494	克拉玛依市 Karamay Shi	300 074	700	243	77.14	0.57	0.35	26.95	Y
495	第二师 Diershi	194 641	144	88	10.42	0.00	0.61		
496	库尔勒市 Korla Shi	433 025	296	0	84.12	0.00	0.00		
497	和田市 Hotan Shi	330 065	253	34	82.61	0.00	0.13		
498	和田县 Hotan Xian	328 040	162	117	89.51	0.00	0.72	1.97	
499	第七师 Diqishi	134 884	348	223	79.31	0.00	0.64	29.98	Y
500	新源县 Xinyuan(Künes)Xian	297 237	589	315	79.80	3.23	0.53	41.80	Y
501	第八师 Dibashi	570 973	1719	1291	58.87	1.34	0.75	5.59	Y

4 《年报》收录登记地区的选取与数据质量评价

4.1 《年报》收录登记地区的选取

国家癌症中心审核了 501 个登记地区提交的 2015 年登记资料,经质量控制,388 个肿瘤登记地区的数据被收录 2015 年中国肿瘤年报,覆盖了中国大陆 31 个省(自治区、直辖市)及新疆生产建设兵团(未包括香港、澳门特别行政区和台湾省)。388 个肿瘤登记地区数据作为中国肿瘤登记地区样本数据,分析中国癌症的发病与死亡情况。

4.2 全国登记地区数据质量评价指标

388 个肿瘤登记地区合计 MV% 为 69.31%,DCO% 为 2.08%,M/I 为 0.61;全国城市登记地区合计 MV% 为 71.29%,DCO% 为 2.58%,M/I 为 0.58;全国农村登记地区合计 MV% 为 67.18%,DCO% 为 1.54%,M/I 为 0.64(表 3-3)。

4. Coverage and data quality of cancer registries in this annual report

4.1 Coverage of cancer registries in this annual report

Among 501 cancer registries which provided cancer data to NCC, 388 cancer registries' data were included in this annual report, covering all 31provinces, autonomous regions, municipalities and Xinjiang Production and Construction Corps in mainland China. The qualified data were included in the final database for further analysis.

4.2 Evaluation of data quality

Among the 388 cancer registries, the MV%, DCO%, M/I was 69.31%, 2.08% and 0.61 respectively. In urban cancer registries, the MV%, DCO% and M/I were 71.29%, 2.58% and 0.58, respectively. In rural cancer registries, the MV%, DCO% and M/I were 67.18%, 1.54% and 0.64, respectively (Table 3-3).

部位	全国合计 All			城市 Urban			农村 Rural		
	MV%	DCO%	M/I	MV%	DCO%	M/I	MV%	DCO%	M/I
口腔 Oral cavity & pharynx	79.09	1.45	0.47	81.90	1.74	0.46	75.27	1.07	0.48
鼻咽 Nasopharynx	76.98	1.21	0.54	75.98	1.52	0.55	78.09	0.88	0.53
食管 Esophagus	76.39	1.61	0.77	73.48	2.57	0.80	77.81	1.15	0.75
胃 Stomach	76.17	2.17	0.73	75.91	2.78	0.71	76.37	1.70	0.75
结直肠 Colon-rectum	81.41	1.48	0.49	81.79	1.86	0.49	80.84	0.92	0.49
肝 Liver	36.85	3.53	0.88	36.77	4.71	0.90	36.92	2.58	0.87
胆囊 Gallbladder	47.99	2.54	0.75	49.15	3.51	0.77	46.58	1.36	0.73
胰腺 Pancreas	41.58	3.31	0.89	42.38	4.38	0.93	40.57	1.95	0.84
喉 Larynx	74.42	2.08	0.56	77.47	2.71	0.53	70.61	1.30	0.58
肺 Lung	57.12	3.13	0.81	59.46	4.18	0.81	54.68	2.05	0.81
其他胸腔器官 Other thoracic organs	59.60	2.53	0.53	62.84	3.34	0.56	54.94	1.35	0.50
骨 Bone	42.61	3.62	0.75	45.98	4.69	0.75	39.99	2.80	0.75
皮肤黑色素瘤 Melanoma of skin	97.00	0.47	0.51	95.96	0.81	0.60	98.08	0.12	0.41
乳房 Breast	88.29	0.61	0.24	89.13	0.70	0.24	87.08	0.48	0.25
子宫颈 Cervix	86.81	0.85	0.31	87.82	1.17	0.31	85.92	0.57	0.31
子宫体 Uterus	85.86	0.76	0.25	88.56	0.81	0.22	82.77	0.70	0.27
卵巢 Ovary	77.82	1.18	0.47	79.06	1.62	0.50	76.21	0.61	0.44
前列腺 Prostate	71.60	1.20	0.44	74.35	1.34	0.42	65.79	0.90	0.48
睾丸 Testis	81.10	0.65	0.24	83.02	0.93	0.22	78.64	0.30	0.26
肾 Kidney	73.24	1.55	0.38	75.75	2.05	0.38	68.61	0.64	0.37
膀胱 Bladder	77.55	1.29	0.42	79.07	1.52	0.42	75.40	0.96	0.43
脑 Brain	50.67	2.84	0.54	56.33	3.29	0.51	45.03	2.40	0.57
甲状腺 Thyroid	93.14	0.11	0.04	94.65	0.08	0.04	89.96	0.15	0.06
淋巴瘤 Lymphoma	96.09	0.68	0.57	95.96	0.68	0.56	96.27	0.67	0.58
白血病 Leukemia	96.48	1.04	0.64	96.10	1.01	0.64	96.87	1.07	0.64
其他 Other	63.55	3.11	0.57	64.45	3.25	0.53	62.32	2.92	0.63
合计 All sites	69.31	2.08	0.61	71.29	2.58	0.58	67.18	1.54	0.64

第四章 2015 年中国肿瘤登记地区癌症发病与死亡

2015 年年报中收录的登记处覆盖人口 320 915 849 肿瘤登记处覆盖人群占 2015 年中国总人口(1 374 620 000)的 23.35%。2015 年全国肿瘤登记数据反映了目前我国癌症的发病和死亡情况,为我国的癌症防治与研究提供了基础数据。

1 中国肿瘤登记地区覆盖人口

纳入年报分析的全国肿瘤登记地区覆盖人口 320 915 849 人(男性 162 763 047 人,女性 158 152 802 人),占全国 2015 年末人口数的 23.35%。其中城市人口 154 124 856 人(男性 77 439 796 人,女性 77 685 660 人),占全国登记地区人口的 48.03%;农村人口 166 790 993 人(男性 85 323 251,女性 81 467 742 人),占全国登记地区人口的 51.97%。东部登记地区覆盖人口 175 391 965 人(男性 88 360 776 人,女性 87 031 189 人),占全国登记地区人口的 54.65%;中部登记地区覆盖人口 91 839 213 人(男性 47 027 833 人,女性 44 811 380 人),占全国登记地区人口的 28.62%;西部登记地区覆盖人口 53 684 671 人(男性 27 374 438 人,女性 26 310 233 人),占全国登记地区人口的 16.73%(表 4-1a,表 4-1b,图 4-1)。

Chapter 4 Incidence and mortality for cancers in registration areas of China, 2015

In this annual report, a total 320 915 849 people was covered in the registration system in China, accounting for 23.35% of the total population (1 374 620 000) in China in 2015. The national cancer registration data in 2015 represented the current status of cancer incidence and mortality rates in China and provided the basic data for cancer prevention and control.

1 Population coverage in registration areas of China

The population covered by selected cancer registration areas in 2015 was 320 915 849 (162 763 047 males and 158 152 802 females), which accounted for 23.35% of all national population in 2015, including 154 124 856 in urban areas (48.03%) and 166 790 993 (51.97%) in rural areas.

In 2015, the population covered by the cancer registration in eastern areas was 175 391 965 (88 360 776 males and 87 031 189 females), which accounted for 54.65% of the covered population in all cancer registration areas. The population covered by the registration in central areas and western areas in 2015 were 91 839 213 (47 027 833 males and 44 811 380 females) and 53 684 671 (27 374 438 males and 26 310 233 females), which accounted for 28.62% and 16.73% of the population in all cancer registration areas respectively (Table 4-1a, Table 4-1b, Figure 4-1).

表 4-1a 2015 年中国肿瘤登记地区覆盖人口
Table4-1a Population in all registration areas of China in 2015

年龄组	全国 All areas			城市 Urban areas			农村 Rural areas		
	合计 All	男性 Male	女性 Female	合计 All	男性 Male	女性 Female	合计 All	男性 Male	女性 Female
Total	320 915 849	162 763 047	158 152 802	154 124 856	77 439 796	76 685 060	166 790 993	85 323 251	81 467 742
0~	3 019 983	1 603 833	1 416 150	1 352 817	712 306	640 511	1 667 166	891 527	775 639
1~	13 723 612	7 337 612	6 386 000	6 032 410	3 181 631	2 850 779	7 691 202	4 155 981	3 535 221
5~	16 269 160	8 628 305	7 640 855	6 753 253	3 556 508	3 196 745	9 515 907	5 071 797	4 444 110
10~	14 899 753	7 984 556	6 915 197	6 174 671	3 263 835	2 910 836	8 725 082	4 720 721	4 004 361
15~	17 255 204	9 049 253	8 205 951	7 672 481	3 978 389	3 694 092	9 582 723	5 070 864	4 511 859
20~	23 172 769	11 875 899	11 296 870	10 931 136	5 585 095	5 346 041	12 241 633	6 290 804	5 950 829
25~	26 646 434	13 463 823	13 182 611	12 843 924	6 423 991	6 419 933	13 802 510	7 039 832	6 762 678
30~	24 318 007	12 246 457	12 071 550	12 617 080	6 281 179	6 335 901	11 700 927	5 965 278	5 735 649
35~	23 980 557	12 103 610	11 876 947	11 997 918	5 981 771	6 016 147	11 982 639	6 121 839	5 860 800
40~	27 069 161	13 662 267	13 406 894	12 952 773	6 464 093	6 488 680	14 116 388	7 198 174	6 918 214
45~	28 165 992	14 203 282	13 962 710	13 175 990	6 617 385	6 558 605	14 990 002	7 585 897	7 404 105
50~	24 368 121	12 370 248	11 997 873	12 160 461	6 174 373	5 986 088	12 207 660	6 195 875	6 011 785
55~	21 118 676	10 663 349	10 455 327	10 880 355	5 464 074	5 416 281	10 238 321	5 199 275	5 039 046
60~	18 741 286	9 374 709	9 366 577	9 368 698	4 648 336	4 720 362	9 372 588	4 726 373	4 646 215
65~	13 102 481	6 514 220	6 588 261	6 405 047	3 158 724	3 246 323	6 697 434	3 355 496	3 341 938
70~	9 531 954	4 665 784	4 866 170	4 638 105	2 237 238	2 400 867	4 893 849	2 428 546	2 465 303
75~	7 359 252	3 483 593	3 875 659	3 782 920	1 768 947	2 013 973	3 576 332	1 714 646	1 861 686
80~	4 867 545	2 197 248	2 670 297	2 606 840	1 190 438	1 416 402	2 260 705	1 006 810	1 253 895
85+	3 305 902	1 334 999	1 970 903	1 777 977	751 483	1 026 494	1 527 925	583 516	944 409

表 4-1b 2015 年中国肿瘤登记地区东、中、西部地区覆盖人口
Table4-1b Population in eastern，central and western areas in registration areas of China in 2015

年龄组	东部地区 Eastern areas			中部地区 Central areas			西部地区 Western areas		
	合计 All	男性 Male	女性 Female	合计 All	男性 Male	女性 Female	合计 All	男性 Male	女性 Female
Total	175 391 965	88 360 776	87 031 189	91 839 213	47 027 833	44 811 380	53 684 671	27 374 438	26 310 233
0~	1 538 208	813 625	724 583	976 601	523 200	453 401	505 174	267 008	238 166
1~	7 234 659	3 844 977	3 389 682	4 345 591	2 360 324	1 985 267	2 143 362	1 132 311	1 011 051
5~	8 086 322	4 287 706	3 798 616	5 427 623	2 893 325	2 534 298	2 755 215	1 447 274	1 307 941
10~	7 205 226	3 834 737	3 370 489	4 875 393	2 658 310	2 217 083	2 819 134	1 491 509	1 327 625
15~	8 357 477	4 374 968	3 982 509	5 504 327	2 909 143	2 595 184	3 393 400	1 765 142	1 628 258
20~	11 660 216	5 992 594	5 667 622	7 302 711	3 725 670	3 577 041	4 209 842	2 157 635	2 052 207
25~	14 933 592	7 549 163	7 384 429	7 535 797	3 811 066	3 724 731	4 177 045	2 103 594	2 073 451
30~	13 640 080	6 821 456	6 818 624	6 922 440	3 516 020	3 406 420	3 755 487	1 908 981	1 846 506
35~	12 597 755	6 298 554	6 299 201	7 245 752	3 697 608	3 548 144	4 137 050	2 107 448	2 029 602
40~	14 086 590	7 032 603	7 053 987	8 029 063	4 094 050	3 935 013	4 953 508	2 535 614	2 417 894
45~	14 942 684	7 482 948	7 459 736	8 042 764	4 073 245	3 969 519	5 180 544	2 647 089	2 533 455
50~	14 253 815	7 196 723	7 057 092	6 143 830	3 130 565	3 013 265	3 970 476	2 042 960	1 927 516
55~	12 577 377	6 329 693	6 247 684	5 538 575	2 805 850	2 732 725	3 002 724	1 527 806	1 474 918
60~	11 431 326	5 688 934	5 742 392	4 669 559	2 361 075	2 308 484	2 640 401	1 324 700	1 315 701
65~	7 827 641	3 877 293	3 950 348	3 255 014	1 639 817	1 615 197	2 019 826	997 110	1 022 716
70~	5 381 814	2 621 961	2 759 853	2 408 320	1 190 389	1 217 931	1 741 820	853 434	888 386
75~	4 371 436	2 056 695	2 314 741	1 846 263	875 139	971 124	1 141 553	551 759	589 794
80~	3 082 391	1 380 064	1 702 327	1 096 292	497 072	599 220	688 862	320 112	368 750
85+	2 183 356	876 082	1 307 274	673 298	265 965	407 333	449 248	192 952	256 296

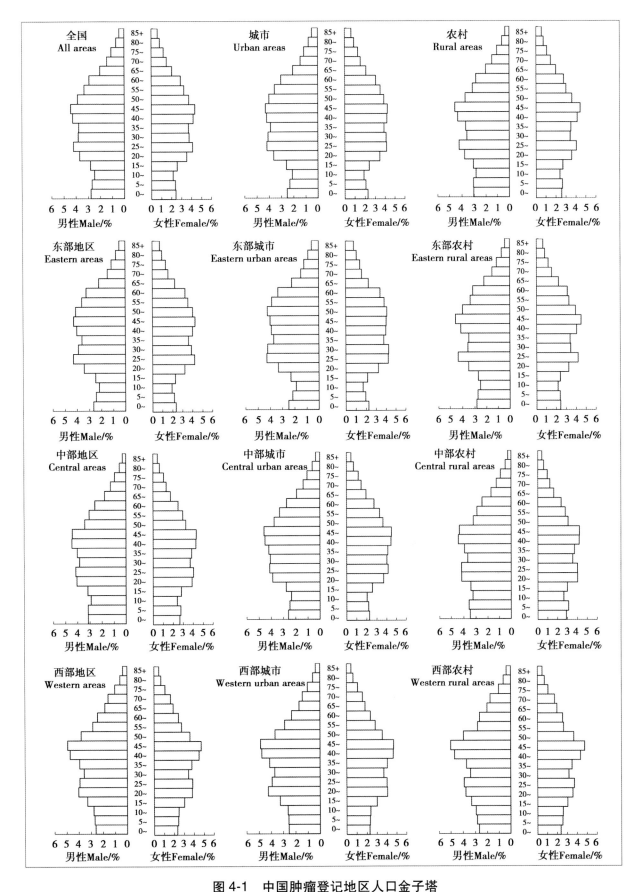

图 4-1　中国肿瘤登记地区人口金子塔

Figure 4-1　Population pyramid of in registration areas of China

2 中国肿瘤登记地区全部癌症发病和死亡

2.1 中国肿瘤登记地区全部癌症发病情况

2015 年全国新发病例数 923 091 例（男性 510 201 例，女性 412 890 例），其中城市地区的新发病例数 478 594 例，占 51.85%，农村地区 444 497 例，占 48.15%。东部地区 560 330 例，占新发病例数的 60.70%，中部地区 231 955 例，占新发病例数的 25.13%，西部地区 130 806 例，占新发病例数的 14.18%。

全国发病率为 287.64/10 万（男性 313.46/10 万，女性 261.07/10 万），中标率 186.95/10 万，世标率 182.90/10 万，累积率（0~74 岁）为 21.06%。

城市地区发病率为 310.52/10 万（男性 332.57/10 万，女性 288.26/10 万），中标率 193.93/10 万，世标率 189.27/10 万，累积率（0~74 岁）为 21.57%。

农村地区发病率为 266.50/10 万（男性 296.12/10 万，女性 235.47/10 万），中标率 179.87/10 万，世标率 176.44/10 万，累积率（0~74 岁）为 20.54%。

城市与农村相比，城市男女的粗发病率、中标率、世标率均高于农村地区男女相应的指标，城市男性的累积率低于农村，城市女性的累积率高于农村。

东部地区发病率为 319.47/10 万（男性 344.53/10 万，女性 294.03/10 万），中标率 194.36/10 万，世标率 189.35/10 万，累积率（0~74 岁）为 21.72%。

2 Incidence and mortality for all cancer sites in registration areas of China

2.1 Incidence of all cancer sites in registration areas of China

In 2015, there were 923 091 new cases (510 201 males and 412 890 females) in China. Among all the new cases, 478 594 (51.85%) came from urban areas and 444 497 (48.15%) were from rural areas. There were 560 330 (60.70%) cases in eastern areas, 231 955 (25.13%) cases in central areas and 130 806 (14.18%) cases from western areas.

The incidence rate of all cancer sites was 287.64 per 100 000 in 2015 (313.46 per 100 000 for males and 261.070 per 100 000 for females). The ASR China was 186.95 per 100 000 and the ASR World was 182.90 per 100 000. The cumulative rate (0-74 years old) was 21.06%.

The incidence rate in urban areas was 310.52 per 100 000 in 2015 (332.57 per 100 000 for males and 288.26 per 100 000 for females). The ASR China was 193.93 per 100 000 and the ASR world was 189.27 per 100 000. The cumulative rate (0-74 years old) was 21.57%.

The incidence rate in rural areas was 266.50 per 100 000 in 2015 (296.12 per 100 000 for males and 235.47 per 100 000 for females). The ASR China was 179.87 per 100 000 and the ASR world was 176.44 per 100 000. The cumulative rate (0-74 years old) was 20.54%.

The crude incidence rates, ASR China and ASR World of all cancer sites were higher in urban areas than those in rural for both sexes. The cumulative rate was higher in rural areas than that in urban areas for males, but the opposite to females.

The incidence rate in eastern areas was 319.47 per 100 000 in 2015 (344.53 per 100 000 for males and 294.03 per 100 000 for females). The ASR China was 194.36 per 100 000 and the ASR world was 189.35 per 100 000. The cumulative rate (0-74 years old) was 21.72%.

中部地区发病率为 252.57/10 万(男性 277.34/10 万,女性 226.57 万),中标率 183.36/10 万,世标率 180.40/10 万,累积率(0~74 岁)为 21.01%。

西部地区发病率为 243.66/10 万(男性 275.23/10 万,女性 210.80/10 万),中标率 168.34/10 万,世标率 165.61/10 万,累积率(0~74 岁)为 19.02%。

东中西部地区相比,东部地区的男性和女性发病率、中标率和世标率均高于中西部地区,西部地区最低。男性累积率在中部最高,西部地区最低;东部地区女性累积率最高,中部次之,西部地区最低(表 4-2)。

The incidence rate in central areas was 252.57 per 100 000 in 2015 (277.34 per 100 000 for males and 226.57 per 100 000 for females). The ASR China was 183.36 per 100 000 and the ASR World was 180.84 per 100 000. The cumulative rate (0-74 years old) was 21.01%.

The incidence rate in western areas was 243.66 per 100 000 in 2015 (275.23 per 100 000 for males and 210.80 per 100 000 for females). The ASR China was 168.34 per 100 000 and the ASR World was 165.61 per 100 000. The cumulative rate (0-74 years old) was 19.02%.

The incidence rate, ASR China and ASR World of both males and females in eastern areas were higher than that in middle and western areas, and the cumulative rate for males was highest in central areas and lowest in western areas. The cumulative rate for females was highest in eastern areas, and followed by central and western areas (Table 4-2).

表 4-2　2015 年中国肿瘤登记地区全部癌症发病主要指标

Table 4-2　Incidence of all cancer sites in registration areas of China, 2015

地区 Area	性别 Sex	病例 发病数 No. cases	发病率 Incidence rate/ 100 000^{-1}	中标率 ASR China/ 100 000^{-1}	世标率 ASR World/ 100 000^{-1}	累积率 Cum. rate 0~74/%
全国 All	合计 Both	923 091	287.64	186.95	182.90	21.06
	男性 Male	510 201	313.46	204.84	203.39	24.03
	女性 Female	412 890	261.07	171.00	164.31	18.16
城市地区 Urban areas	合计 Both	478 594	310.52	193.93	189.27	21.57
	男性 Male	257 540	332.57	206.88	205.19	24.01
	女性 Female	221 054	288.26	183.03	175.39	19.27
农村地区 Rural areas	合计 Both	444 497	266.50	179.87	176.44	20.54
	男性 Male	252 661	296.12	202.54	201.32	24.04
	女性 Female	191 836	235.47	158.84	153.15	17.06
东部地区 Eastern areas	合计 Both	560 330	319.47	194.36	189.35	21.72
	男性 Male	304 433	344.53	208.51	206.53	24.39
	女性 Female	255 897	294.03	182.25	174.20	19.15
中部地区 Central areas	合计 Both	231 955	252.57	183.36	180.40	21.01
	男性 Male	130 425	277.34	205.39	204.74	24.42
	女性 Female	101 530	226.57	163.09	157.79	17.61
西部地区 Western areas	合计 Both	130 806	243.66	168.34	165.61	19.02
	男性 Male	75 343	275.23	192.27	191.46	22.37
	女性 Female	55 463	210.80	145.66	141.01	15.73

2.2 中国肿瘤登记地区全部癌症年龄别发病率

2015 年中国全部癌症的年龄别发病率在 0~24 岁时处于较低水平,25~29 岁年龄组时快速上升,在 80~84 岁年龄组发病率处于最高水平,85 岁及以上年龄组的发病率有所下降,城市和农村地区的癌症年龄别发病率变化模式基本相同。城市男性癌症发病率在 45~74 岁的各年龄组的发病率低于农村,在其他年龄组高于农村;城市女性各年龄组癌症发病率均高于农村。

东部、中部和西部地区的年龄别发病率均在 80~84 岁年龄组达到最高,85 岁及以上年龄组时有所下降。除少数几个年龄组外,东部地区男女性年龄组发病率均高于中部和西部地区。三个区域的城市癌症发病率均高于农村,分城乡、分性别的年龄别发病率曲线基本类似(见表 4-3a,表 4-3b,图 4-2)。

2.2 Age-specific incidence rate for all cancer sites in registration areas of China

Incidence was relatively low at the age group of 0-24 years, and dramatically increased from age group 25-29 years old, and reached peak at the age of 80 years old and then decreased slightly after 85 years old. The overall trends of the age-specific incidence in urban areas was similar as that in rural areas. Incidence rates were higher in urban areas than that in rural for males across different age groups with the exception of age group 45-74 years, which was lower in urban areas. For females, the incidence rates were higher in urban areas than those in rural areas across all age groups.

The age-specific incidence rate in eastern, central and western areas reached peak at the age group of 80-84 years old. Overall, the incidence rates in eastern areas were higher than those in central and western areas for both sexes. The age and sex specific incidence rates were similar in urban and rural areas of different geographic areas (Table 4-3a, Table 4-3b, Figure 4-2).

表 4-3a 2015 年中国肿瘤登记地区癌症年龄别发病率/100 000^{-1}
Table 4-3a Age-specific incidence rate in the registration areas of China, 2015/100 000^{-1}

年龄组	全国 All areas			城市地区 Urban areas			农村地区 Rural areas		
	合计 All	男性 Male	女性 Female	合计 All	男性 Male	女性 Female	合计 All	男性 Male	女性 Female
Total	287.64	313.46	261.07	310.52	332.57	288.26	266.50	296.12	235.47
0~	14.27	14.47	14.05	17.00	16.29	17.80	12.06	13.01	10.96
1~	12.27	13.61	10.73	13.25	15.34	10.91	11.51	12.30	10.58
5~	8.03	9.16	6.77	7.80	8.46	7.07	8.20	9.64	6.55
10~	9.04	9.34	8.69	9.26	9.80	8.66	8.88	9.02	8.72
15~	10.86	11.07	10.63	10.96	11.08	10.83	10.78	11.06	10.46
20~	16.58	13.89	19.41	17.74	13.93	21.72	15.55	13.86	17.34
25~	35.15	26.31	44.19	40.58	29.11	52.06	30.10	23.75	36.72
30~	57.83	41.45	74.44	66.63	46.47	86.62	48.33	36.16	60.99
35~	88.70	63.56	114.31	97.68	67.00	128.17	79.71	60.19	100.09
40~	153.43	115.73	191.85	163.42	118.24	208.42	144.26	113.47	176.30
45~	233.83	192.78	275.58	238.94	188.84	289.50	229.33	196.22	263.26
50~	360.39	341.25	380.12	381.85	351.57	413.09	339.01	330.98	347.28
55~	496.30	551.93	439.57	521.24	563.19	478.93	469.80	540.09	397.28
60~	712.73	851.12	574.22	722.41	845.36	601.33	703.06	856.79	546.68
65~	922.07	1161.54	685.29	914.40	1133.81	700.92	929.40	1187.63	670.12
70~	1093.43	1403.32	796.29	1106.72	1399.99	833.45	1080.83	1406.40	760.11
75~	1321.13	1703.10	977.80	1352.50	1727.58	1023.05	1287.94	1677.84	928.84
80~	1459.75	1895.05	1101.56	1522.99	1949.70	1164.36	1386.82	1830.43	1030.63
85+	1239.84	1671.31	947.59	1355.75	1793.79	1035.08	1104.96	1513.58	852.49

表 4-3b 2015 年中国不同肿瘤登记地区癌症年龄别发病率/100 000^{-1}
Table 4-3b Age-specific incidence rate of all cancer sites in different registration areas of China, 2015/100 000^{-1}

年龄组	东部地区 Eastern areas			中部地区 Central areas			西部地区 Western areas		
	合计 All	男性 Male	女性 Female	合计 All	男性 Male	女性 Female	合计 All	男性 Male	女性 Female
Total	319.47	344.53	294.03	252.57	277.34	226.57	243.66	275.23	210.80
0~	16.97	17.21	16.70	10.85	12.23	9.26	12.67	10.49	15.12
1~	12.87	14.38	11.15	11.09	12.37	9.57	12.64	13.60	11.57
5~	7.95	8.82	6.98	8.55	9.88	7.02	7.26	8.71	5.66
10~	8.62	8.87	8.34	9.66	10.34	8.84	9.05	8.78	9.34
15~	11.70	11.61	11.80	9.72	9.97	9.44	10.64	11.56	9.64
20~	18.39	14.80	22.18	14.95	13.23	16.75	14.42	12.51	16.42
25~	38.49	27.98	49.24	31.93	24.56	39.47	29.04	23.48	34.68
30~	66.06	45.44	86.67	47.18	35.12	59.62	47.56	38.82	56.59
35~	101.15	67.36	134.94	74.47	56.41	93.29	75.68	64.72	87.06
40~	163.60	116.84	210.22	140.56	106.52	175.98	145.35	127.50	164.07
45~	245.50	195.79	295.37	231.71	190.71	273.79	203.43	187.45	220.13
50~	369.08	341.85	396.85	366.79	348.24	386.06	319.28	328.45	309.57
55~	525.48	574.18	476.14	448.15	504.77	390.01	462.91	546.34	376.50
60~	708.68	835.89	582.65	724.74	873.88	572.19	709.06	875.97	541.00
65~	924.94	1154.93	699.20	966.82	1230.81	698.80	838.83	1073.30	610.24
70~	1140.01	1459.67	836.31	1115.96	1457.93	781.74	918.35	1154.04	691.93
75~	1371.91	1758.11	1028.75	1276.96	1686.36	908.02	1198.10	1524.58	892.68
80~	1506.17	1943.32	1151.78	1462.84	1928.49	1076.57	1247.13	1635.05	910.37
85+	1266.72	1686.49	985.41	1285.91	1789.33	957.20	1040.18	1439.74	739.38

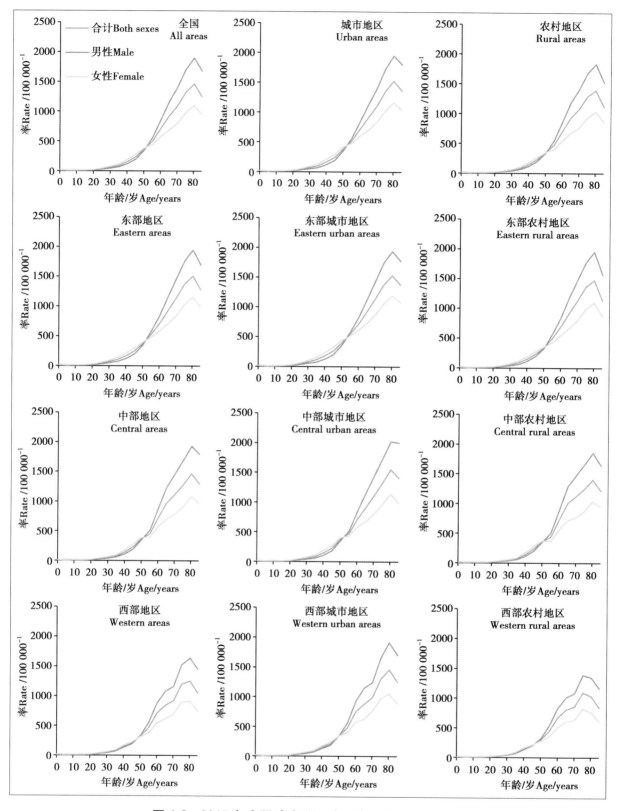

图4-2　2015年中国肿瘤登记地区癌症年龄别发病率

Figure 4-2　Age-specific incidence rate of all cancers in
registration areas of China，2015

2.3 中国肿瘤登记地区全部癌症死亡情况

2015 年全国癌症死亡报告 564 744 例（男性 358 072 例，女性 206 672 例），其中城市地区 279 702 例，占全国癌症死亡的 49.53%，农村地区 285 042 例，占全国癌症死亡的 50.47%。东部地区 334 254 例，占全国癌症死亡的 59.19%；中部地区 147 514 例，占全国癌症死亡的 26.12%；西部地区 82 976 例，占全国癌症死亡的 14.69%。

全国 2015 年癌症死亡率为 175.98/10 万（男性 220.00/10 万，女性 130.68/10 万），中标率 106.03/10 万，世标率 105.14/10 万，累积率（0～74 岁）为 11.89%。

城市地区死亡率为 181.84/10 万（男性 226.06/10 万，女性 136.45/10 万），中标率 102.72/10 万，世标率 102.06/10 万，累积率（0～74 岁）为 11.31%。

农村地区死亡率为 170.90/10 万（男性 214.49/10 万，女性 125.24/10 万），中标率 109.09/10 万，世标率 107.96/10 万，累积率（0～74 岁）为 12.46%。

城市与农村相比，城市地区男性和女性死亡率均高于农村，而城市男性和女性的中标率、世标率和累积率均低于农村。

东部、中部和西部地区死亡率分别为 190.58/10 万（男性 237.12/10 万，女性 143.12/10 万）、160.62/10 万（男性 200.69/10 万，女性 118.57/10 万）和 154.56/10 万（男性 197.89/10 万，女性 109.49/10 万）。东部地区的中标率为 104.49/10 万、中部地区 111.83/10 万、西部地区 102.09/10 万。东部地区的世标率为 103.57/10 万、中部地区 111.13/10 万、西部地区 101.15/10 万。东部、中部和西部地区累积率（0～74 岁）分别为 11.65%、12.83% 和 11.40%。

东部地区男女性的死亡率均高于中部和西部，中部地区男性和女性中标率、世标率和累积率均高于东部和西部地区。

2.3 Mortality for all cancer sites in registration areas of China

In 2015, there were 564 744 cancer deaths (358 072 males and 206 672 females) in China. Among those, 279 702 (49.53%) came from urban areas, and 285 042 (50.47%) came from rural areas. There were 334 254 (59.19%) death cases in eastern areas, 147 514 (26.12%) in central areas and 829 76 (14.69%) in western areas.

The mortality rate of all cancer sites was 175.98 per 100 000 in 2015 (220.00 per 100 000 in males and 130.68 per 100 000 in females). The ASR China was 106.03 per 100 000 and the ASR World was 105.14 per 100 000. The cumulative rate of age group of 0-74 years old was 11.89%.

The mortality of all cancer sites in urban areas was 181.48 per 100 000 in 2015 (226.06 per 100 000 in males and 135.45 per 100 000 in females). The ASR China was 102.72 per 100 000 and the ASR World was 102.06 per 100 000. The cumulative rate of age group of 0-74 years old was 11.31%.

The mortality of all cancer sites in rural areas was 170.90 per 100 000 in 2015 (214.49 per 100 000 in males and 125.24 per 100 000 in females). The ASR China was 109.09 per 100 000 and the ASR World was 107.96 per 100 000. The cumulative rate of age group of 0-74 years old was 12.46%.

The mortality of all cancer sites in the urban was higher than that in the rural area for both sexes. The ASR China, ASR World and cumulative rate of all cancer sites were lower in urban areas than those in rural areas for both sexes.

The mortality of all cancer sites in eastern, central and western areas were 190.58 per 100 000 (237.12 per 100 000 in males and 143.12 per 100 000 in females), 160.62 per 100 000 (200.69 per 100 000 in males and 118.57 per 100 000 in females) and 154.56 per 100 000 (197.89 per 100 000 in males and 109.49 per 100 000 in females). The ASR China was 104.49 per 100 000 in eastern areas, 111.83 per 100 000 in central areas and 102.09 per 100 000 in western areas respectively. The ASR World was 103.57 per 100 000 in the eastern, 111.13 per 100 000 in the central and 101.15 per 100 000 in the western areas. The cumulative rate of age group of 0-74 years old in the eastern, middle and western areas was 11.65%, 12.83% and 11.40%, respectively.

The mortality of all cancer sites in eastern areas was higher than that in central and western areas for both sexes. The ASR China, ASR World and cumulative rate were the highest in the central areas for both sexes.

总体而言,七大区发病率与死亡率相差不大。华南地区男性发病率和死亡率均最高,华北地区男性发病率和死亡率最低;华南地区女性发病率最高,西南地区女性发病率最低;东北地区女性死亡率最高,华南地区女性死亡率最低。城市地区男女合计的发病率与死亡率相差不大。华南城市地区男性癌症发病率最高,华北城市地区男性发病率最低;华南城市地区女性发病率最高,西南城市地区女性发病率最低。华中城市地区男性死亡率最高,华北城市地区男性死亡率最低;东北城市地区女性死亡率最高,西南城市地区女性死亡率最低。华南农村地区男性发病率和死亡率最高,西北农村地区男性发病率最低,华北农村地区男性死亡率最低;华南地区农村女性发病率最高,西北地区农村女性发病率最低;东北地区农村女性死亡率最高,华南地区农村女性死亡率最低(表4-4,图4-3)。

In general, there was little difference among the seven administrative districts for the incidence and mortality rates. The incidence and mortality rates were highest in Southwest and lowest in North China for males. For females, the incidence rate was highest in South China and lowest in Southwest China, and the mortality was highest in Northeast China and lowest in South China. There was little difference of the incidence and mortality rates in urban areas for both sexes. The incidence rate in urban areas was highest in South China and lowest in North China for males, and highest in South China and lowest in Southwest for females. The mortality rate in urban areas was highest in Central China and lowest in North China for males, and highest in Northwest and lowest in Southwest China for females. In rural areas, the incidence rate of males was highest in South China and lowest in Northwest China, and the mortality rate of males was highest in South China and lowest in North China. For females, the incidence rate was highest in South China and lowest in Northwest China, and the mortality rate was highest in Northeast China and lowest in South China (Table 4-4, Figure 4-3).

表4-4 2015年中国肿瘤登记地区全部癌症死亡主要指标
Table 4-4 Mortality of all cancer sites in registration areas of China, 2015

地区 Area	性别 Sex	病例 No. cases	死亡率 Mortality rate/ 100 000^{-1}	中标率 ASR China/ 100 000^{-1}	世标率 ASR World/ 100 000^{-1}	累积率 Cum. rate/% 0~74
全国 All	合计 Both	564 744	175.98	106.03	105.14	11.89
	男性 Male	358 072	220.00	138.38	137.77	15.74
	女性 Female	206 672	130.68	75.25	74.15	8.09
城市地区 Urban areas	合计 Both	279 702	181.48	102.72	102.06	11.31
	男性 Male	175 064	226.06	133.15	132.89	14.94
	女性 Female	104 638	136.45	74.15	73.10	7.78
农村地区 Rural areas	合计 Both	285 042	170.90	109.09	107.96	12.46
	男性 Male	183 008	214.49	143.16	142.14	16.50
	女性 Female	102 034	125.24	76.26	75.11	8.39
东部地区 Eastern areas	合计 Both	334 254	190.58	104.49	103.57	11.65
	男性 Male	209 520	237.12	135.93	135.35	15.40
	女性 Female	124 734	143.32	74.92	73.71	7.98
中部地区 Central areas	合计 Both	147 514	160.62	111.83	111.13	12.83
	男性 Male	94 382	200.69	146.00	145.59	16.94
	女性 Female	53 132	118.57	79.00	78.09	8.71
西部地区 Western areas	合计 Both	82 976	154.56	102.09	101.15	11.40
	男性 Male	54 170	197.89	134.98	134.19	15.23
	女性 Female	28 806	109.49	70.03	69.01	7.60

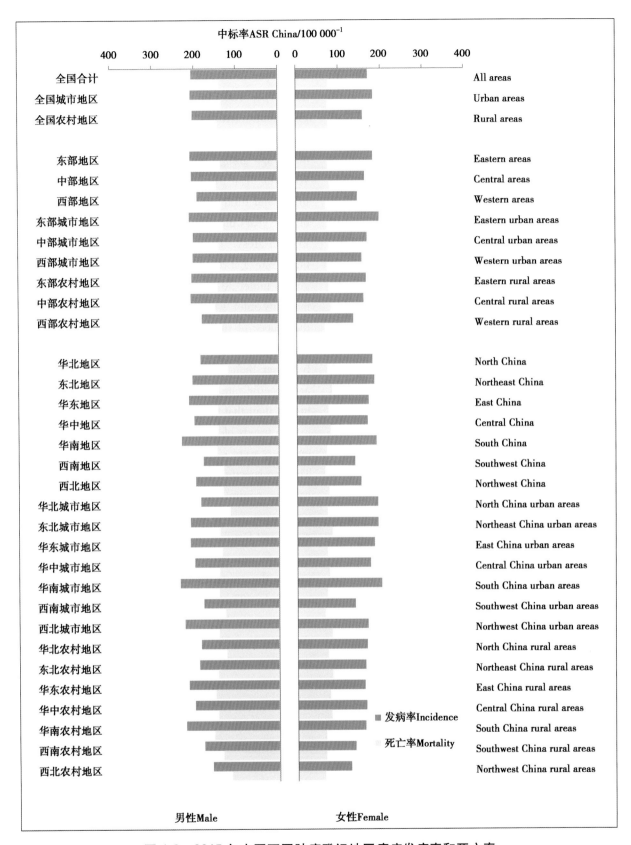

图 4-3　2015 年中国不同肿瘤登记地区癌症发病率和死亡率

Figure 4-3　Cancer incidence and mortality in different registration areas of China，2015

2.4 中国肿瘤登记地区全部癌症年龄别死亡率

全国癌症年龄别死亡率在 35～39 岁组为 24.93/10 万（男性 27.39/10 万，女性 22.43/10 万），在 40～44 岁年龄组以后死亡率随年龄增长而明显升高，80～84 岁年龄组达最高，死亡率为 1389.86/10 万。城乡年龄别死亡率的变化模式基本相似，城市地区在 85 岁及以上年龄组达到最高，农村地区在 80～84 岁年龄组达到高峰。30 岁以下各年龄组死亡率在城乡差别不大，城市多数年龄组的死亡率高于农村。农村 30 岁以上各年龄组的死亡率均大于城市，80 岁以上高年龄组城市地区的死亡率则又高于农村地区。

东部、中部和西部地区的年龄别癌症死亡率曲线与全国的基本一致。东部、中部和西部地区男女合计年龄别死亡率均在 80 岁以后达到高峰，男性在 85 岁及以上年龄组达高峰，女性在 80～84 岁时死亡率最高。0～55 岁年龄组死亡率西部最高，55～75 岁年龄组均以中部最高，而 75 岁以上的年龄组以东部地区最高。三个区域的城市癌症死亡率均高于农村，城市与农村的年龄别死亡率曲线基本相似（表 4-5a，表 4-5b，图 4-4）。

2.4 Age-specific mortality for all cancer sites in registration areas of China

The age-specific mortality rate for all cancer sites was 24.93 per 100 000 (27.39 per 100 000 in males and 22.43 per 100 000 in females) in the 35-39 age group, the mortality rate increased significantly after age group of 40-44 years old and reached peak in the 80-84 age group, with a mortality rate of 1389.86/100 000. The trends of age-specific mortality in the urban and rural areas were similar, with a peak age of 85+ years old in urban areas and 80-84 years old in rural areas. There was little difference of the mortality rate between urban and rural areas for age groups under 30 years old, although the age-specific mortality rates were generally higher in urban areas than those of rural areas. The age-specific mortality rates of 30+ years old in the rural areas were generally higher than those of the urban areas, though the age-specific rate of 80+ years old in urban areas was higher than that in rural areas.

The trends of age-specific mortality rates in different areas were similar as that of the overall country. The age-specific mortality rate for both sexes in the eastern, central, and western areas reached peak after 80 years old. The peak age was 85+ and 80-84 for males and females, respectively. The highest mortality rate for age groups of 0-55, 55-75, and 75+ years was in the western, central and eastern areas, respectively. The trends of the age-specific mortality rates were similar in urban and rural areas, although the rates in urban areas were generally higher than those in rural areas (Table4-5a, Table 4-5b, Figure 4-4).

表 4-5a　2015 年中国肿瘤登记地区癌症年龄别死亡率/100 000⁻¹

Table 4-5a　Age-specific mortality of all cancer sites in registration areas of China, 2015/100 000⁻¹

年龄组	全国 All			城市地区 Urban areas			农村地区 Rural areas		
	合计 All	男性 Male	女性 Female	合计 All	男性 Male	女性 Female	合计 All	男性 Male	女性 Female
Total	175.98	220.00	130.68	181.48	226.06	136.45	170.90	214.49	125.24
0~	5.93	5.74	6.14	7.02	6.04	8.12	5.04	5.50	4.51
1~	4.58	4.82	4.29	4.91	5.28	4.49	4.32	4.48	4.13
5~	3.76	4.37	3.06	3.91	4.33	3.44	3.65	4.40	2.79
10~	3.69	3.74	3.63	3.84	3.74	3.95	3.59	3.75	3.40
15~	4.44	5.17	3.63	4.34	4.85	3.79	4.52	5.42	3.50
20~	4.76	5.40	4.08	4.09	4.64	3.52	5.35	6.07	4.59
25~	8.25	8.87	7.61	7.34	7.61	7.07	9.09	10.01	8.12
30~	14.07	15.13	12.99	12.76	13.48	12.04	15.48	16.86	14.04
35~	24.93	27.39	22.43	22.61	23.82	21.41	27.26	30.87	23.48
40~	51.11	58.94	43.13	48.32	54.75	41.92	53.66	62.70	44.26
45~	89.45	106.64	71.96	83.05	95.79	70.20	95.08	116.11	73.53
50~	155.12	194.08	114.95	151.52	190.63	111.17	158.71	197.52	118.72
55~	247.73	329.35	164.48	241.18	321.23	160.42	254.69	337.89	168.84
60~	397.05	536.74	257.24	374.68	509.13	242.29	419.41	563.90	272.44
65~	582.59	790.81	376.72	544.93	740.33	354.80	618.61	838.33	398.00
70~	786.50	1056.99	527.15	753.30	1009.10	514.94	817.97	1101.11	539.04
75~	1100.93	1462.60	775.84	1094.08	1429.04	799.86	1108.17	1497.22	749.86
80~	1389.86	1825.51	1031.38	1437.30	1860.16	1081.90	1335.16	1784.55	974.32
85+	1384.71	1868.17	1057.23	1523.92	2011.22	1167.18	1222.70	1683.93	937.73

表 4-5b　2015 年中国不同肿瘤登记地区癌症年龄别死亡率/100 000⁻¹

Table 4-5b　Age-specific mortality of all cancer sites in different registration areas of China, 2015/100 000⁻¹

年龄组	东部地区 Eastern areas			中部地区 Central areas			西部地区 Western areas		
	合计 All	男性 Male	女性 Female	合计 All	男性 Male	女性 Female	合计 All	男性 Male	女性 Female
Total	190.58	237.12	143.32	160.62	200.69	118.57	154.56	197.89	109.49
0~	6.89	6.88	6.90	4.81	5.16	4.41	5.15	3.37	7.14
1~	4.66	4.92	4.37	4.14	4.41	3.83	5.18	5.39	4.95
5~	3.66	4.20	3.05	3.70	4.42	2.88	4.14	4.77	3.44
10~	3.66	3.70	3.62	3.24	3.57	2.84	4.54	4.16	4.97
15~	4.61	5.30	3.84	3.72	4.37	3.01	5.19	6.18	4.11
20~	4.27	4.79	3.72	5.08	5.80	4.33	5.53	6.40	4.63
25~	7.10	7.30	6.91	9.77	10.73	8.78	9.58	11.12	8.01
30~	12.68	12.96	12.39	15.12	16.58	13.62	17.17	20.22	14.03
35~	22.99	23.78	22.19	25.85	28.61	22.97	29.25	36.02	22.22
40~	47.01	53.29	40.74	51.75	58.21	45.03	61.71	75.76	46.98
45~	85.45	102.14	68.72	94.83	110.43	78.83	92.64	113.56	70.77
50~	146.88	186.86	106.11	173.67	208.21	137.79	156.00	197.85	111.65
55~	247.33	329.49	164.09	241.80	317.52	164.05	260.33	350.50	166.92
60~	376.45	510.61	243.54	434.75	576.39	289.89	419.60	578.32	259.79
65~	562.46	761.87	366.73	656.31	888.45	420.63	541.83	742.75	345.94
70~	799.67	1068.02	544.74	842.75	1149.46	542.97	668.04	894.15	450.82
75~	1130.86	1487.82	813.70	1085.49	1470.51	738.53	1011.25	1356.03	688.72
80~	1438.49	1870.86	1087.98	1407.11	1892.28	1004.64	1144.79	1526.34	813.56
85+	1437.01	1917.17	1115.22	1399.83	1951.76	1039.44	1107.85	1530.43	789.71

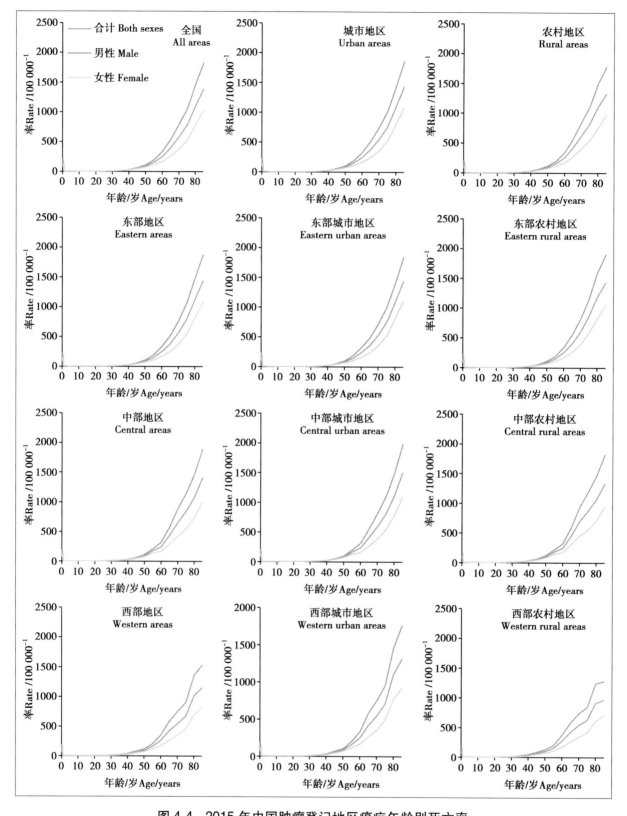

图 4-4　2015 年中国肿瘤登记地区癌症年龄别死亡率

Figure 4-4　Age-specific mortality of all cancer sites in registration areas of China，2015

3 中国肿瘤登记地区前 10 位癌症发病与死亡

3.1 中国肿瘤登记地区前 10 位癌症发病情况

全国癌症发病第 1 位的是肺癌，其次为女性乳腺癌、胃癌、结直肠癌和肝癌。男性发病第 1 位癌症为肺癌，其次为胃癌、肝癌、结直肠癌和食管癌；女性发病第 1 位癌症为乳腺癌，其次为肺癌、结直肠癌、甲状腺癌和胃癌（表 4-6，图 4-5a，图 4-5b）。

3 The top 10 leading causes of cancer cases and deaths in registration areas of China

3.1 Incidence of the top 10 cancer sites in registration areas of China

Lung cancer was the most common cancer, followed by female breast cancer, stomach cancer, colorectal cancer and liver cancer. The most common cancer in males was lung cancer, followed by stomach cancer, liver cancer, colorectal cancer and esophageal cancer. While the most common cancer in females was breast cancer, followed by lung cancer, colorectal cancer, thyroid cancer and stomach cancer (Table 4-6, Figure 4-5a, Figure 4-5b).

表 4-6 2015 年中国肿瘤登记地区前 10 位癌症发病

Table 4-6 Incidence of the top 10 cancer sites in registration areas of China, 2015

顺位 Rank	合计 All				男性 Male				女性 Female			
	部位 Sites	粗率 Crude rate/ 100 000⁻¹	世标率 ASR World / 100 000⁻¹	中标率 ASR China / 100 000⁻¹	部位 Sites	粗率 Crude rate/ 100 000⁻¹	世标率 ASR World / 100 000⁻¹	中标率 ASR China / 100 000⁻¹	部位 Sites	粗率 Crude rate/ 100 000⁻¹	世标率 ASR World / 100 000⁻¹	中标率 ASR China / 100 000⁻¹
1	肺 Lung	58.91	35.54	35.57	肺 Lung	77.09	48.49	48.32	乳腺 Breast	42.57	28.28	30.21
2	乳腺 Breast	42.57	28.28	30.21	胃 Stomach	41.96	26.61	26.59	肺 Lung	40.20	23.13	23.36
3	胃 Stomach	30.52	18.62	18.73	肝 Liver	40.29	26.44	26.96	结直肠 Colon-rectum	23.97	14.02	14.26
4	结直肠 Colon-rectum	28.04	17.12	17.32	结直肠 Colon-rectum	32.00	20.34	20.51	甲状腺 Thyroid	20.28	14.68	16.79
5	肝 Liver	27.80	17.56	17.88	食管 Esophagus	27.07	17.19	16.94	胃 Stomach	18.75	10.90	11.16
6	食管 Esophagus	19.24	11.64	11.50	前列腺 Prostate	10.39	6.05	6.15	子宫颈 Cervix	16.25	10.88	11.80
7	子宫颈 Cervix	16.25	10.88	11.80	膀胱 Bladder	8.96	5.52	5.55	肝 Liver	14.95	8.74	8.84
8	甲状腺 Thyroid	13.17	9.61	11.05	胰腺 Pancreas	7.80	4.90	4.90	食管 Esophagus	11.17	6.24	6.21
9	前列腺 Prostate	10.39	6.05	6.15	淋巴瘤 Lymphoma	7.40	5.11	5.18	子宫体 Uterus	9.96	6.52	6.73
10	子宫体 Uterus	9.96	6.52	6.73	脑 Brain	7.12	5.30	5.38	脑 Brain	8.32	5.67	5.77

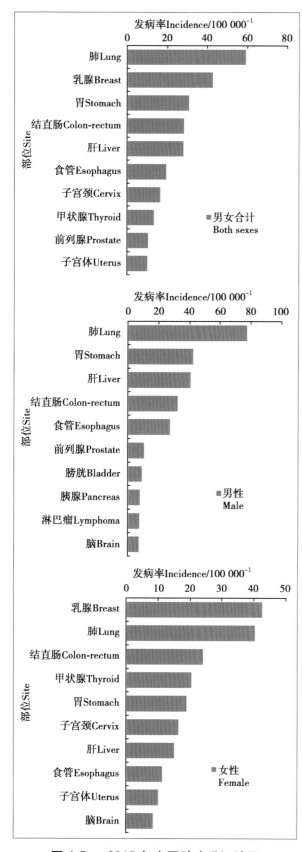

图 4-5a　2015 年中国肿瘤登记地区
前 10 位癌症发病率

Figure 4-5a　Incidence rates of the top 10 cancer
sites in registration areas of China, 2015

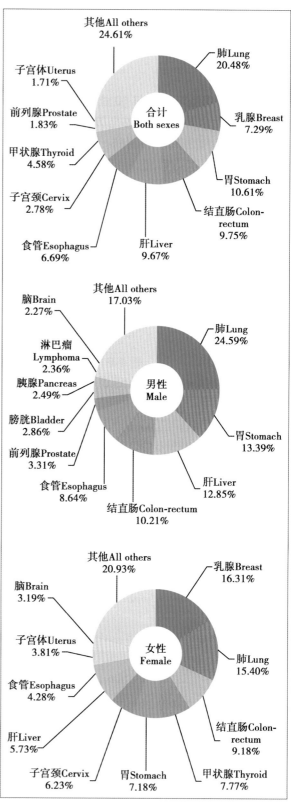

图 4-5b　2015 年中国肿瘤登记地区前
10 位癌症发病构成（%）

Figure 4-5b　Distribution of the top 10 cancer
sites in registration areas of China, 2015（%）

3.2 中国肿瘤登记地区前10位癌症死亡情况

全国男女合计和男性癌症死亡第1位的均为肺癌,其次为肝癌、胃癌、食管癌和结直肠癌;女性死亡第1位癌症为肺癌,其次为胃癌、肝癌、结直肠癌和乳腺癌(表4-7,图4-6a,图4-6b)。

3.2 The top 10 leading causes of cancer deaths in registration areas of China

For both sexes combined and males, lung cancer was the leading cause of cancer deaths, followed by cancers of liver, stomach, esophagus and colorectum. For females, the top five leading causes of cancer death were lung cancer, stomach cancer, liver cancer, colorectal cancer and breast cancer (Table 4-7, Figure 4-6a, Figure 4-6b).

表 4-7　2015 年中国肿瘤登记地区前 10 位癌症死亡

Table 4-7　The top 10 leading causes of cancer deaths in registration areas of China, 2015

顺位 Rank	合计 All				男性 Male				女性 Female			
	部位 Sites	死亡率 Crude rate/ 100 000^{-1}	世标率 ASR World / 100 000^{-1}	中标率 ASR China / 100 000^{-1}	部位 Sites	死亡率 Crude rate/ 100 000^{-1}	世标率 ASR World / 100 000^{-1}	中标率 ASR China / 100 000^{-1}	部位 Sites	死亡率 Crude rate/ 100 000^{-1}	世标率 ASR World / 100 000^{-1}	中标率 ASR China / 100 000^{-1}
1	肺 Lung	47.79	27.85	27.99	肺 Lung	64.80	39.87	39.92	肺 Lung	30.28	16.43	16.64
2	肝 Liver	24.58	15.26	15.51	肝 Liver	35.65	23.14	23.55	胃 Stomach	13.96	7.58	7.76
3	胃 Stomach	22.39	13.03	13.19	胃 Stomach	30.59	18.77	18.91	肝 Liver	13.18	7.46	7.54
4	食管 Esophagus	14.76	8.57	8.54	食管 Esophagus	21.05	13.00	12.92	结直肠 Colon-rectum	11.65	6.18	6.28
5	结直肠 Colon-rectum	13.82	7.85	7.95	结直肠 Colon-rectum	15.93	9.64	9.72	乳腺 Breast	10.23	6.29	6.49
6	乳腺 Breast	10.23	6.29	6.49	胰腺 Pancreas	6.99	4.33	4.33	食管 Esophagus	8.29	4.31	4.34
7	胰腺 Pancreas	6.22	3.62	3.63	白血病 Leukemia	4.60	3.50	3.48	胰腺 Pancreas	5.42	2.92	2.95
8	子宫颈 Cervix	5.08	3.17	3.31	前列腺 Prostate	4.58	2.52	2.48	子宫颈 Cervix	5.08	3.17	3.31
9	前列腺 Prostate	4.58	2.52	2.48	脑 Brain	4.53	3.22	3.23	脑 Brain	3.83	2.57	2.56
10	脑 Brain	4.18	2.89	2.89	淋巴瘤 Lymphoma	4.45	2.92	2.94	卵巢 Ovary	3.61	2.25	2.28

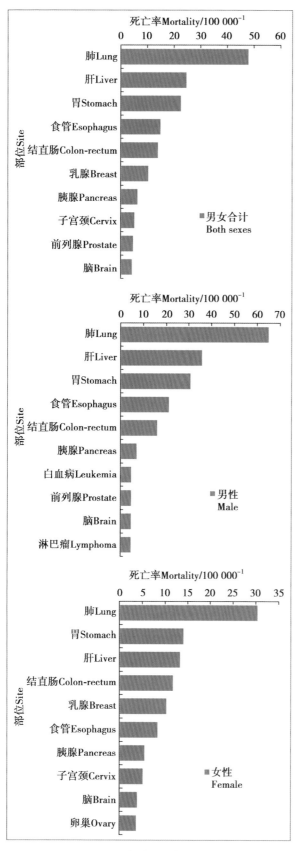

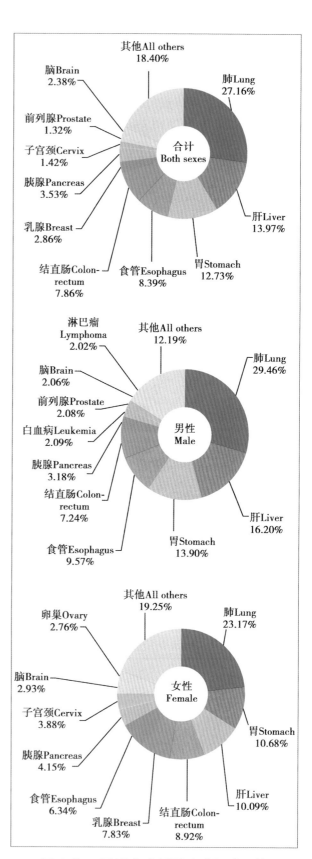

图 4-6a　2015 年中国肿瘤登记地区前
10 位癌症死亡率
Figure 4-6a　Mortality of the top 10 cancer
sites in registration areas of China，2015

图 4-6b　2015 年中国肿瘤登记地区前
10 位癌症死亡构成（%）
Figure 4-6b　Distribution of the top 10 leading
causes of cancer deaths in registration
areas of China，2015（%）

3.3 中国城市肿瘤登记地区前 10 位癌症发病情况

城市地区癌症发病第 1 位的是肺癌,其次为女性乳腺癌、结直肠癌、胃癌和肝癌。男性癌症发病第 1 位的是肺癌,其次为结直肠癌、肝癌、胃癌和食管癌;女性癌症发病第 1 位的是乳腺癌,其次为肺癌、结直肠癌、甲状腺癌和胃癌(表 4-8,图 4-7a,图 4-7b)。

3.3 Incidence of the top 10 cancer sites in urban registration areas of China

Lung cancer was the most common cancer in urban areas, followed by female breast cancer, colorectal cancer, stomach cancer and liver cancer. In males, lung cancer was the most common cancer, followed by colorectal cancer, liver cancer, stomach cancer and esophageal cancer. In females, breast cancer was the most common cancer, followed by cancers of lung, colorectum, thyroid and stomach (Table 4-8, Figure 4-7a, Figure 4-7b).

表 4-8 2015 年中国城市肿瘤登记地区前 10 位癌症发病

Table 4-8 Incidence of the top 10 cancer sites in urban registration areas of China, 2015

顺位 Rank	合计 All				男性 Male				女性 Female			
	部位 Sites	发病率 Crude rate/ 100 000^{-1}	世标率 ASR World / 100 000^{-1}	中标率 ASR China / 100 000^{-1}	部位 Sites	发病率 Crude rate/ 100 000^{-1}	世标率 ASR World / 100 000^{-1}	中标率 ASR China / 100 000^{-1}	部位 Sites	发病率 Crude rate/ 100 000^{-1}	世标率 ASR World / 100 000^{-1}	中标率 ASR China / 100 000^{-1}
1	肺 Lung	62.48	35.76	35.76	肺 Lung	81.12	48.27	48.01	乳腺 Breast	51.79	33.20	35.17
2	乳腺 Breast	51.79	33.20	35.17	结直肠 Colon-rectum	39.93	24.04	24.13	肺 Lung	43.65	23.92	24.19
3	结直肠 Colon-rectum	34.62	20.05	20.21	肝 Liver	38.09	23.85	24.23	结直肠 Colon-rectum	29.25	16.25	16.48
4	胃 Stomach	27.50	15.97	16.10	胃 Stomach	38.01	22.85	22.85	甲状腺 Thyroid	28.00	19.84	22.80
5	肝 Liver	25.75	15.52	15.75	食管 Esophagus	19.97	12.06	11.87	胃 Stomach	16.88	9.42	9.69
6	甲状腺 Thyroid	18.59	13.25	15.33	前列腺 Prostate	14.80	8.10	8.24	子宫颈 Cervix	15.75	10.33	11.24
7	子宫颈 Cervix	15.75	10.33	11.24	膀胱 Bladder	10.98	6.36	6.39	肝 Liver	13.28	7.34	7.42
8	前列腺 Prostate	14.80	8.10	8.24	甲状腺 Thyroid	9.27	6.69	7.89	子宫体 Uterus	10.97	6.97	7.15
9	食管 Esophagus	13.12	7.56	7.46	胰腺 Pancreas	9.02	5.36	5.35	卵巢 Ovary	8.85	5.78	6.07
10	子宫体 Uterus	10.97	6.97	7.15	淋巴瘤 Lymphoma	8.76	5.73	5.83	脑 Brain	8.84	5.81	5.89

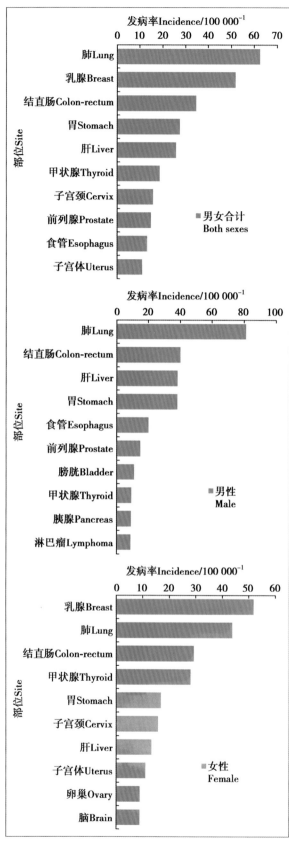

图 4-7a 2015 年中国城市肿瘤登记地区前
10 位癌症发病率
Figure 4-7a Incidence rates of the top 10 cancer
sites in urban registration areas of China, 2015

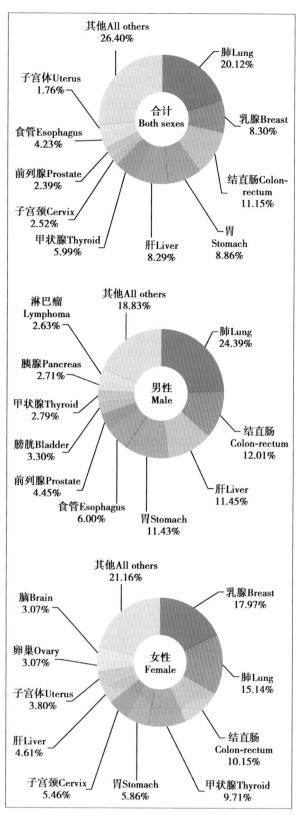

图 4-7b 2015 年中国城市肿瘤登记地区前
10 位癌症发病构成（%）
Figure 4-7b Distribution of the top 10 cancer
sites in urban registration areas
of China, 2015（%）

3.4 中国城市肿瘤登记地区前 10 位癌症死亡情况

全国城市地区合计癌症死亡第 1 位的为肺癌,其次为肝癌、胃癌、结直肠癌和乳腺癌。男性癌症死亡第 1 位的为肺癌,其次为肝癌、胃癌、结直肠癌和食管癌;女性癌症死亡率第 1 位的为肺癌,其次为结直肠癌、胃癌、肝癌和乳腺癌(表 4-9,图 4-8a,图 4-8b)。

3.4 The top 10 leading causes of cancer death in urban registration areas of China

Lung cancer was the leading causes of cancer deaths in urban areas, followed by cancer of liver, stomach, colorectum and breast. In males, lung cancer was the leading causes of cancer death, followed by liver cancer, stomach cancer, colorectal cancer and esophageal cancer. In female, lung cancer ranked as the top one leading cancer deaths, followed by colorectal cancer, stomach cancer, liver cancer and breast cancer (Table 4-9, Figure 4-8a, Figure 4-8b).

表 4-9 2015 年中国城市肿瘤登记地区前 10 位癌症死亡

Table 4-9 Mortality of the top 10 cancer sites in urban registration areas of China, 2015

顺位 Rank	合计 All				男性 Male				女性 Female			
	部位 Sites	死亡率 Crude rate/ 100 000⁻¹	世标率 ASR World / 100 000⁻¹	中标率 ASR China / 100 000⁻¹	部位 Sites	死亡率 Crude rate/ 100 000⁻¹	世标率 ASR World / 100 000⁻¹	中标率 ASR China / 100 000⁻¹	部位 Sites	死亡率 Crude rate/ 100 000⁻¹	世标率 ASR World / 100 000⁻¹	中标率 ASR China / 100 000⁻¹
1	肺 Lung	50.64	27.70	27.81	肺 Lung	68.86	39.80	39.76	肺 Lung	32.25	16.31	16.57
2	肝 Liver	23.27	13.69	13.88	肝 Liver	34.11	20.99	21.29	结直肠 Colon-rectum	14.26	7.07	7.15
3	胃 Stomach	19.65	10.74	10.88	胃 Stomach	26.84	15.42	15.50	胃 Stomach	12.38	6.38	6.57
4	结直肠 Colon-rectum	17.10	9.06	9.13	结直肠 Colon-rectum	19.91	11.21	11.26	肝 Liver	12.32	6.56	6.63
5	乳腺 Breast	12.14	7.04	7.23	食管 Esophagus	16.08	9.41	9.33	乳腺 Breast	12.14	7.04	7.23
6	食管 Esophagus	10.54	5.81	5.78	胰腺 Pancreas	8.42	4.92	4.92	胰腺 Pancreas	6.62	3.35	3.38
7	胰腺 Pancreas	7.53	4.13	4.14	前列腺 Prostate	6.25	3.12	3.07	食管 Esophagus	4.95	2.37	2.39
8	前列腺 Prostate	6.25	3.12	3.07	淋巴瘤 Lymphoma	5.16	3.16	3.19	子宫颈 Cervix	4.94	2.98	3.12
9	子宫颈 Cervix	4.94	2.98	3.12	白血病 Leukemia	4.89	3.53	3.50	卵巢 Ovary	4.45	2.65	2.69
10	卵巢 Ovary	4.45	2.65	2.69	膀胱 Bladder	4.50	2.33	2.29	脑 Brain	3.80	2.46	2.45

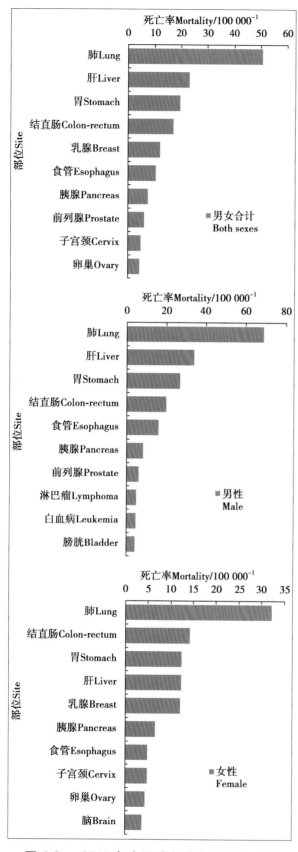

图 4-8a 2015 年中国城市肿瘤登记地区前
10 位癌症死亡率
Figure 4-8a Mortality of the top 10 cancer sites in
urban registration areas of China, 2015

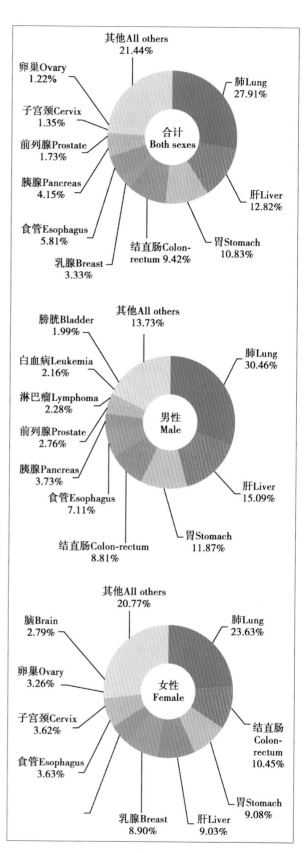

图 4-8b 2015 年中国城市肿瘤登记地区前
10 位癌症死亡构成（%）
Figure 4-8b Distribution of the top 10 leading
causes of cancer death in urban registration
areas of China, 2015（%）

68

3.5 中国农村肿瘤登记地区前 10 位癌症发病情况

全国农村地区合计发病第 1 位癌症为肺癌，其次为女性乳腺癌、胃癌、肝癌和食管癌。男性发病第 1 位癌症为肺癌，其次为胃癌、肝癌、食管癌和结直肠癌；女性发病第 1 位癌症为肺癌，其次为乳腺癌、胃癌、结直肠癌和子宫颈癌（表 4-10，图 4-9a，图 4-9b）。

3.5 Incidence of the top 10 cancer sites in rural registration areas of China

The lung cancer was the most common cancer in rural areas, followed by cancer of breast, stomach, liver and esophagus. In males, lung cancer was the most common cancer, followed by stomach cancer, liver cancer, esophageal cancer and colorectal cancer. In females, lung cancer was the most common cancer, followed by breast cancer, stomach cancer, colorectal cancer and cervical cancer (Table 4-10, Figure 4-9a, Figure 4-9b).

表 4-10　2015 年中国农村肿瘤登记地区前 10 位癌症发病

Table 4-10　Incidence of the top 10 cancer sites in rural registration areas of China, 2015

顺位 Rank	合计 All				男性 Male				女性 Female			
	部位 Sites	发病率 Crude rate/ 100 000⁻¹	世标率 ASR World / 100 000⁻¹	中标率 ASR China / 100 000⁻¹	部位 Sites	发病率 Crude rate/ 100 000⁻¹	世标率 ASR World / 100 000⁻¹	中标率 ASR China / 100 000⁻¹	部位 Sites	发病率 Crude rate/ 100 000⁻¹	世标率 ASR World / 100 000⁻¹	中标率 ASR China / 100 000⁻¹
1	肺 Lung	55.61	35.26	35.33	肺 Lung	73.44	48.62	48.55	肺 Lung	36.95	22.31	22.50
2	乳腺 Breast	33.90	23.35	25.24	胃 Stomach	45.54	30.29	30.26	乳腺 Breast	33.90	23.35	25.24
3	胃 Stomach	33.31	21.25	21.35	肝 Liver	42.28	28.95	29.60	胃 Stomach	20.51	12.40	12.65
4	肝 Liver	29.70	19.56	19.97	食管 Esophagus	33.52	22.28	21.96	结直肠 Colon-rectum	18.99	11.74	11.99
5	食管 Esophagus	24.89	15.73	15.55	结直肠 Colon-rectum	24.80	16.62	16.86	子宫颈 Cervix	16.73	11.42	12.35
6	结直肠 Colon-rectum	21.96	14.14	14.39	膀胱 Bladder	7.13	4.67	4.69	肝 Liver	16.53	10.13	10.26
7	子宫颈 Cervix	16.73	11.42	12.35	脑 Brain	7.04	5.42	5.52	食管 Esophagus	15.84	9.28	9.26
8	子宫体 Uterus	9.01	6.07	6.31	胰腺 Pancreas	6.69	4.43	4.44	甲状腺 Thyroid	13.01	9.58	10.82
9	甲状腺 Thyroid	8.15	6.06	6.86	白血病 Leukemia	6.56	5.68	5.48	子宫体 Uterus	9.01	6.07	6.31
10	脑 Brain	7.43	5.48	5.58	前列腺 Prostate	6.38	3.97	4.04	脑 Brain	7.84	5.52	5.64

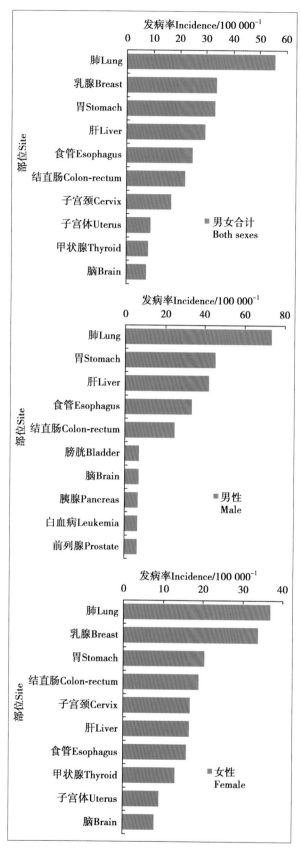

图 4-9a　2015 年中国农村肿瘤登记地区前
10 位癌症发病率
Figure 4-9a　Incidence of the top 10 cancer
sites in rural registration areas of China，2015

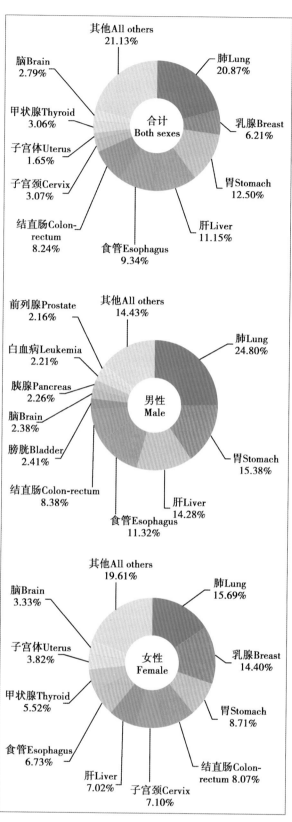

图 4-9b　2015 年中国农村肿瘤登记地区前
10 位癌症发病构成
Figure 4-9b　Distribution of the top 10 cancer
sites in rural registration areas of China，2015（%）

3.6 中国农村肿瘤登记地区前 10 位癌症死亡情况

全国农村地区合计癌症死亡第 1 位的是肺癌,其次为肝癌、胃癌、食管癌和结直肠癌。男性癌症死亡第 1 位的是肺癌,其次为肝癌、胃癌、食管癌和结直肠癌;女性癌症死亡第 1 位的是肺癌,其次为胃癌、肝癌、食管癌和结直肠癌(表 4-11,图 4-10a,图 4-10b)。

3.6 The top 10 leading causes of cancer death in rural registration areas of China

Lung cancer was the leading cause of cancer death in rural areas, followed by cancer of liver, stomach, esophagus and colorectum. In males, lung cancer was the leading cause of cancer death, followed by liver cancer, stomach cancer, esophageal cancer and colorectal cancer. In females, lung cancer ranked as the top one leading cause of cancer deaths, followed by stomach cancer, liver cancer, esophageal cancer and colorectal cancer (Table 4-11, Figure 4-10a, Figure 4-10b).

表 4-11 2015 年中国农村肿瘤登记地区前 10 位癌症死亡

Table 4-11 Mortality of the top 10 cancer sites in rural registration areas of China, 2015

顺位 Rank	合计 All				男性 Male				女性 Female			
	部位 Sites	死亡率 Crude rate/ 100 000[-1]	世标率 ASR World / 100 000[-1]	中标率 ASR China / 100 000[-1]	部位 Sites	死亡率 Crude rate/ 100 000[-1]	世标率 ASR World / 100 000[-1]	中标率 ASR China / 100 000[-1]	部位 Sites	死亡率 Crude rate/ 100 000[-1]	世标率 ASR World / 100 000[-1]	中标率 ASR China / 100 000[-1]
1	肺 Lung	45.15	27.93	28.09	肺 Lung	61.12	39.84	39.98	肺 Lung	28.43	16.50	16.67
2	肝 Liver	25.78	16.79	17.09	肝 Liver	37.05	25.21	25.71	胃 Stomach	15.44	8.80	8.97
3	胃 Stomach	24.93	15.31	15.50	胃 Stomach	34.00	22.07	22.28	肝 Liver	13.99	8.35	8.45
4	食管 Esophagus	18.66	11.35	11.35	食管 Esophagus	25.56	16.60	16.52	食管 Esophagus	11.43	6.28	6.34
5	结直肠 Colon-rectum	10.79	6.58	6.71	结直肠 Colon-rectum	12.32	8.00	8.12	结直肠 Colon-rectum	9.19	5.24	5.37
6	乳腺 Breast	8.43	5.52	5.72	胰腺 Pancreas	5.69	3.73	3.74	乳腺 Breast	8.43	5.52	5.72
7	子宫颈 Cervix	5.21	3.35	3.50	脑 Brain	4.62	3.42	3.45	子宫颈 Cervix	5.21	3.35	3.50
8	胰腺 Pancreas	5.01	3.09	3.12	白血病 Leukemia	4.33	3.46	3.44	胰腺 Pancreas	4.29	2.47	2.51
9	脑 Brain	4.25	3.05	3.06	淋巴瘤 Lymphoma	3.81	2.66	2.68	脑 Brain	3.85	2.68	2.68
10	白血病 Leukemia	3.80	2.98	2.96	膀胱 Bladder	3.12	1.93	1.94	白血病 Leukemia	3.25	2.50	2.48

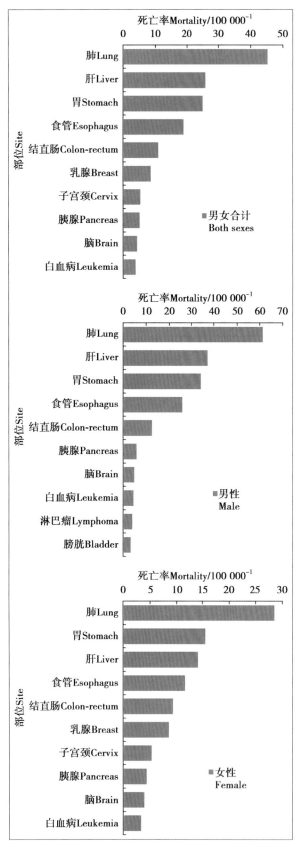

图 4-10a　2015 年中国农村肿瘤登记
地区前 10 位癌症死亡率
Figure 4-10a　Mortality of the top 10 cancer
sites in rural registration areas of China, 2015

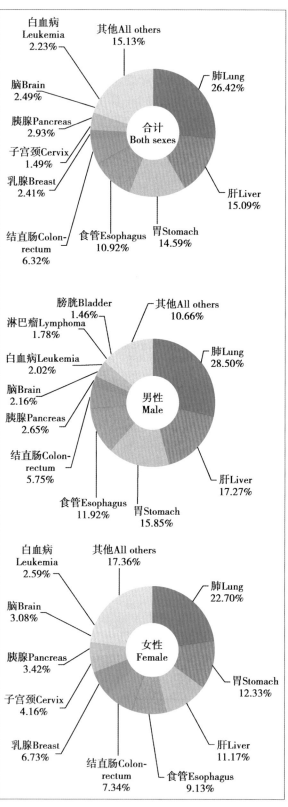

图 4-10b　2015 年中国农村肿瘤登记地区前
10 位癌症死亡构成(%)
Figure 4-10b　Distribution of the top 10 leading
causes of cancer death in rural registration
areas of China, 2015 (%)

3.7 中国东部肿瘤登记地区前10位癌症发病情况

全国东部地区合计发病第1位癌症为肺癌,其次为女性乳腺癌、结直肠癌、胃癌和肝癌。男性发病第1位癌症为肺癌,其次为胃癌、肝癌、结直肠癌和食管癌;女性发病第1位癌症为乳腺癌,其次为肺癌、结直肠癌、甲状腺癌和胃癌(表4-12,图4-11a,图4-11b)。

3.7 Incidence of the top 10 cancer sites in eastern registration areas of China

Lung cancer was the most common cancer in eastern areas, followed by cancer of breast, colorectum, stomach and liver. In males, lung cancer was the most common cancer, followed by stomach cancer, liver cancer, colorectal cancer and esophageal cancer. In females, breast cancer was the most common cancer, followed by lung cancer, colorectal cancer, thyroid cancer and stomach cancer (Table 4-12, Figure 4-11a, Figure 4-11b).

表4-12 2015年中国东部肿瘤登记地区前10位癌症发病

Table 4-12 Incidence of the top 10 cancer sites in eastern registration areas of China, 2015

顺位 Rank	合计 All				男性 Male				女性 Female			
	部位 Sites	发病率 Crude rate/ 100 000⁻¹	世标率 ASR World / 100 000⁻¹	中标率 ASR China / 100 000⁻¹	部位 Sites	发病率 Crude rate/ 100 000⁻¹	世标率 ASR World / 100 000⁻¹	中标率 ASR China / 100 000⁻¹	部位 Sites	发病率 Crude rate/ 100 000⁻¹	世标率 ASR World / 100 000⁻¹	中标率 ASR China / 100 000⁻¹
1	肺 Lung	65.07	35.98	36.07	肺 Lung	83.25	47.91	47.81	乳腺 Breast	50.41	32.07	34.29
2	乳腺 Breast	50.41	32.07	34.29	胃 Stomach	45.01	26.17	26.20	肺 Lung	46.61	24.69	24.96
3	结直肠 Colon-rectum	32.69	18.34	18.59	肝 Liver	39.98	24.47	24.87	结直肠 Colon-rectum	27.90	14.96	15.27
4	胃 Stomach	32.34	18.11	18.27	结直肠 Colon-rectum	37.41	21.88	22.06	甲状腺 Thyroid	27.04	19.25	22.19
5	肝 Liver	27.23	15.97	16.21	食管 Esophagus	28.13	16.31	16.11	胃 Stomach	19.48	10.41	10.71
6	食管 Esophagus	19.77	10.89	10.78	前列腺 Prostate	13.26	7.03	7.17	子宫颈 Cervix	14.99	9.73	10.63
7	甲状腺 Thyroid	17.66	12.68	14.71	膀胱 Bladder	10.84	6.14	6.19	肝 Liver	14.28	7.62	7.70
8	子宫颈 Cervix	14.99	9.73	10.63	胰腺 Pancreas	9.30	5.34	5.35	子宫体 Uterus	11.38	7.07	7.28
9	前列腺 Prostate	13.26	7.03	7.17	淋巴瘤 Lymphoma	8.71	5.56	5.67	食管 Esophagus	11.28	5.64	5.64
10	子宫体 Uterus	11.38	7.07	7.28	甲状腺 Thyroid	8.43	6.15	7.28	脑 Brain	9.37	6.05	6.16

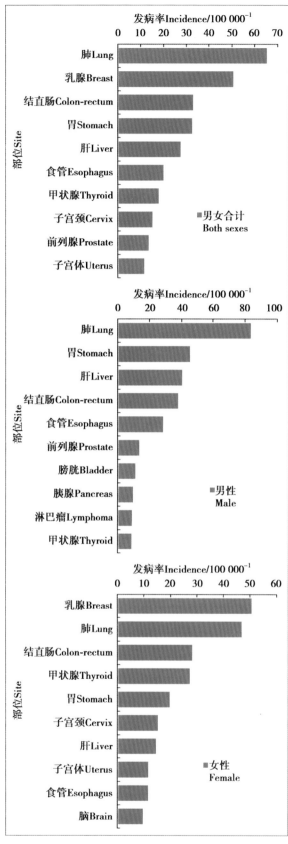

图 4-11a 2015 年中国东部肿瘤登记地区前
10 位癌症发病率
Figure 4-11a Incidence of the top 10 cancer sites
in eastern registration areas of China, 2015

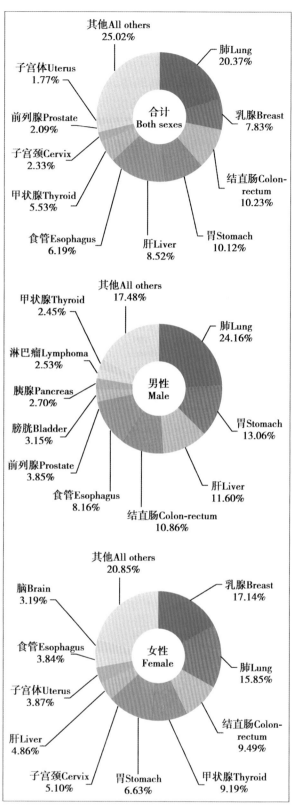

图 4-11b 2015 年中国东部肿瘤登记地区前
10 位癌症发病构成（%）
Figure 4-11b Distribution of the top 10
cancer sites in eastern registration
areas of China, 2015（%）

3.8 中国东部肿瘤登记地区前10位癌症死亡情况

东部地区男女合计癌症死亡第1位的为肺癌,其次为肝癌、胃癌、结直肠癌和食管癌;男性癌症死亡第1位的是肺癌,其次是肝癌、胃癌、食管癌和结直肠癌;女性癌症死亡第1位的是肺癌,其次为胃癌、结直肠癌、肝癌和乳腺癌(表4-13,图4-12a,图4-12b)。

3.8 The top 10 leading causes of cancer death in eastern registration areas of China

Lung cancer was the leading cause of cancer death in eastern areas, followed by liver cancer, stomach cancer, colorectal cancer and esophageal cancer for both sexes. In males, lung cancer was the top one leading cause of cancer death, followed by liver cancer, stomach cancer, esophageal cancer and colorectal cancer. In females, lung cancer was still the leading cause of cancer death, followed by stomach cancer, colorectal cancer, liver cancer and breast cancer (Table 4-13, Figure 4-12a, Figure 4-12b).

表4-13 2015年中国东部肿瘤登记地区前10位癌症死亡

Table 4-13 Mortality of the top 10 cancer sites in eastern registration areas of China, 2015

顺位 Rank	合计 All				男性 Male				女性 Female			
	部位 Sites	死亡率 Crude rate/ 100 000^{-1}	世标率 ASR World / 100 000^{-1}	中标率 ASR China / 100 000^{-1}	部位 Sites	死亡率 Crude rate/ 100 000^{-1}	世标率 ASR World / 100 000^{-1}	中标率 ASR China / 100 000^{-1}	部位 Sites	死亡率 Crude rate/ 100 000^{-1}	世标率 ASR World / 100 000^{-1}	中标率 ASR China / 100 000^{-1}
1	肺 Lung	52.12	27.54	27.73	肺 Lung	69.62	38.92	39.03	肺 Lung	34.36	16.85	17.11
2	肝 Liver	24.39	13.98	14.18	肝 Liver	35.70	21.50	21.81	胃 Stomach	14.77	7.27	7.49
3	胃 Stomach	23.57	12.43	12.61	胃 Stomach	32.24	17.94	18.10	结直肠 Colon-rectum	13.38	6.33	6.45
4	结直肠 Colon-rectum	15.72	8.01	8.11	食管 Esophagus	22.04	12.41	12.34	肝 Liver	12.91	6.62	6.70
5	食管 Esophagus	15.42	8.11	8.10	结直肠 Colon-rectum	18.01	9.83	9.90	乳腺 Breast	11.40	6.45	6.63
6	乳腺 Breast	11.40	6.45	6.63	胰腺 Pancreas	8.66	4.89	4.90	食管 Esophagus	8.70	4.00	4.06
7	胰腺 Pancreas	7.74	4.09	4.11	前列腺 Prostate	5.53	2.68	2.64	胰腺 Pancreas	6.81	3.32	3.35
8	前列腺 Prostate	5.53	2.68	2.64	淋巴瘤 Lymphoma	5.33	3.20	3.23	子宫颈 Cervix	4.45	2.59	2.72
9	白血病 Leukemia	4.47	3.10	3.07	白血病 Leukemia	5.13	3.58	3.57	脑 Brain	4.12	2.59	2.58
10	子宫颈 Cervix	4.45	2.59	2.72	脑 Brain	4.74	3.20	3.17	卵巢 Ovary	4.11	2.38	2.41

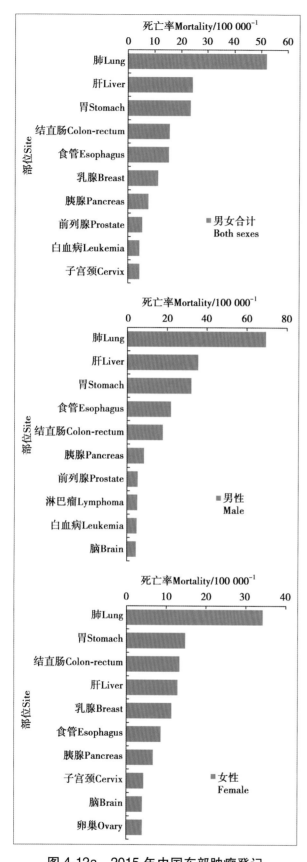

图 4-12a　2015 年中国东部肿瘤登记
地区前 10 位癌症死亡率
Figure 4-12a　Mortality of the top 10 cancer sites
in eastern registration areas of China, 2015

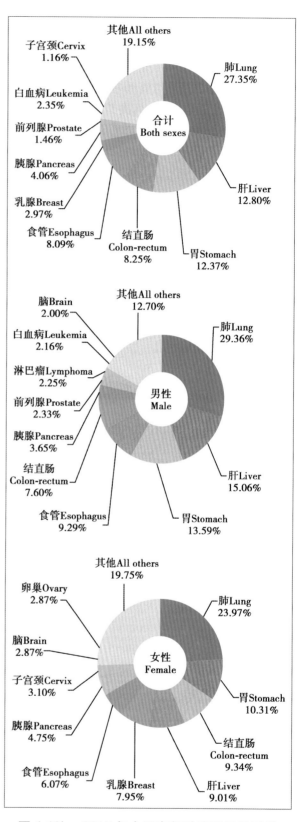

图 4-12b　2015 年中国东部肿瘤登记地区前
10 位癌症死亡构成(%)
Figure 4-12b　Distribution of the top 10 leading
causes of cancer death in eastern registration
areas of China, 2015（%）

3.9 中国中部肿瘤登记地区前10位癌症发病情况

全国中部地区男女合计发病第1位癌症为肺癌,其次为女性乳腺癌、胃癌、肝癌和结直肠癌,男性发病第1位癌症为肺癌,其次为胃癌、肝癌、食管癌和结直肠癌;女性发病第1位癌症为乳腺癌,其次为肺癌、胃癌、子宫颈癌和结直肠癌(表4-14,图4-13a,图4-13b)。

3.9 Incidence of the top 10 cancer sites in central registration areas of China

Lung cancer was the most common cancer in central areas, followed by cancer of breast, stomach, liver and colorectum for both sexes. In males, lung cancer was the most common cancer, followed by stomach cancer, liver cancer, esophageal cancer and colorectal cancer. In females, breast cancer was the most common cancer, followed by lung cancer, stomach cancer, cervical cancer and colorectal cancer (Table 4-14, Figure 4-13a, Figure 4-13b).

表4-14 2015年中国中部肿瘤登记地区前10位癌症发病

Table 4-14 Incidence of the top 10 cancer sites in central registration areas of China, 2015

顺位 Rank	合计 All				男性 Male				女性 Female			
	部位 Sites	发病率 Crude rate/ 100 000^{-1}	世标率 ASR World / 100 000^{-1}	中标率 ASR China / 100 000^{-1}	部位 Sites	发病率 Crude rate/ 100 000^{-1}	世标率 ASR World / 100 000^{-1}	中标率 ASR China / 100 000^{-1}	部位 Sites	发病率 Crude rate/ 100 000^{-1}	世标率 ASR World / 100 000^{-1}	中标率 ASR China / 100 000^{-1}
1	肺 Lung	52.70	36.58	36.53	肺 Lung	71.89	52.19	51.91	乳腺 Breast	34.77	24.79	26.49
2	乳腺 Breast	34.77	24.79	26.49	胃 Stomach	41.40	30.19	30.04	肺 Lung	32.56	21.42	21.61
3	胃 Stomach	30.57	21.36	21.38	肝 Liver	37.88	27.80	28.32	胃 Stomach	19.21	12.72	12.92
4	肝 Liver	26.78	18.94	19.25	食管 Esophagus	26.21	19.21	18.90	子宫颈 Cervix	18.90	13.47	14.41
5	结直肠 Colon-rectum	21.62	15.17	15.33	结直肠 Colon-rectum	24.54	17.89	18.04	结直肠 Colon-rectum	18.57	12.52	12.70
6	食管 Esophagus	19.43	13.58	13.40	脑 Brain	6.75	5.48	5.56	肝 Liver	15.13	10.06	10.13
7	子宫颈 Cervix	18.90	13.47	14.41	前列腺 Prostate	6.59	4.57	4.61	甲状腺 Thyroid	13.74	10.25	11.55
8	甲状腺 Thyroid	8.78	6.62	7.48	膀胱 Bladder	6.51	4.65	4.66	食管 Esophagus	12.32	8.05	8.01
9	子宫体 Uterus	8.32	5.93	6.17	淋巴瘤 Lymphoma	6.05	4.71	4.74	子宫体 Uterus	8.32	5.93	6.17
10	脑 Brain	6.88	5.36	5.43	白血病 Leukemia	5.96	5.42	5.19	脑 Brain	7.02	5.22	5.29

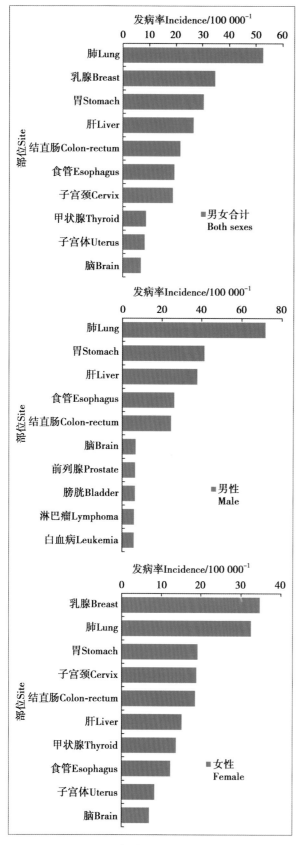

图 4-13a 2015 年中国中部肿瘤登记地区前 10 位癌症发病率

Figure 4-13a Incidence of the top 10 cancer sites in central registration areas of China, 2015

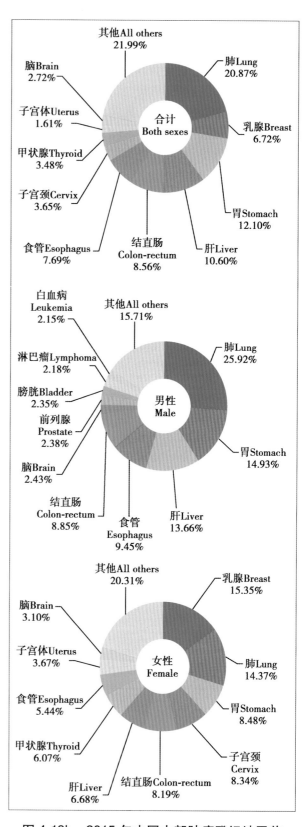

图 4-13b 2015 年中国中部肿瘤登记地区前 10 位癌症发病构成（%）

Figure 4-13b Distribution of the top 10 cancer sites in central registration areas of China, 2015（%）

3.10 中国中部肿瘤登记地区前 10 位癌症死亡情况

全国中部地区癌症死亡第 1 位的是肺癌,其次为肝癌、胃癌、食管癌和结直肠癌。男性癌症死亡第 1 位的是肺癌,其次是肝癌、胃癌、食管癌和结直肠癌;女性癌症死亡第 1 位的是肺癌,其次为胃癌、肝癌、结直肠癌和乳腺癌(表 4-15,图 4-14a,图 4-14b)。

3.10 The top 10 leading causes of cancer death in central registration areas of China

Lung cancer was the leading cause of cancer death in central areas, followed by liver cancer, stomach cancer, esophageal cancer and colorectal cancer. In males, lung cancer was the top one leading cause of cancer death, followed by liver cancer, stomach cancer, esophageal cancer and colorectal cancer. In females, lung cancer was still the leading cause of cancer death, followed by stomach cancer, liver cancer, colorectal cancer and breast cancer (Table 4-15, Figure 4-14a, Figure 4-14b).

表 4-15 2015 年中国中部肿瘤登记地区前 10 位癌症死亡

Table 4-15 Mortality of the top 10 cancer sites in central registration areas of China, 2015

顺位 Rank	合计 All				男性 Male				女性 Female			
	部位 Sites	死亡率 Crude rate/ 100 000^{-1}	世标率 ASR World / 100 000^{-1}	中标率 ASR China / 100 000^{-1}	部位 Sites	死亡率 Crude rate/ 100 000^{-1}	世标率 ASR World / 100 000^{-1}	中标率 ASR China / 100 000^{-1}	部位 Sites	死亡率 Crude rate/ 100 000^{-1}	世标率 ASR World / 100 000^{-1}	中标率 ASR China / 100 000^{-1}
1	肺 Lung	43.93	29.93	29.96	肺 Lung	61.24	44.00	43.90	肺 Lung	25.77	16.41	16.55
2	肝 Liver	23.74	16.66	16.87	肝 Liver	33.47	24.49	24.86	胃 Stomach	13.91	8.83	8.96
3	胃 Stomach	22.59	15.37	15.50	胃 Stomach	30.87	22.16	22.28	肝 Liver	13.52	8.85	8.88
4	食管 Esophagus	14.52	9.84	9.79	食管 Esophagus	20.00	14.39	14.27	结直肠 Colon-rectum	9.46	6.03	6.13
5	结直肠 Colon-rectum	11.18	7.55	7.65	结直肠 Colon-rectum	12.83	9.16	9.25	乳腺 Breast	9.31	6.46	6.68
6	乳腺 Breast	9.31	6.46	6.68	胰腺 Pancreas	4.95	3.57	3.57	食管 Esophagus	8.76	5.47	5.46
7	子宫颈 Cervix	6.04	4.17	4.30	脑 Brain	4.45	3.46	3.49	子宫颈 Cervix	6.04	4.17	4.30
8	胰腺 Pancreas	4.39	2.99	3.02	白血病 Leukemia	4.03	3.43	3.37	胰腺 Pancreas	3.81	2.44	2.47
9	脑 Brain	3.99	3.02	3.03	淋巴瘤 Lymphoma	3.62	2.74	2.74	脑 Brain	3.51	2.57	2.57
10	白血病 Leukemia	3.48	2.90	2.85	前列腺 Prostate	3.22	2.20	2.18	卵巢 Ovary	2.99	2.10	2.12

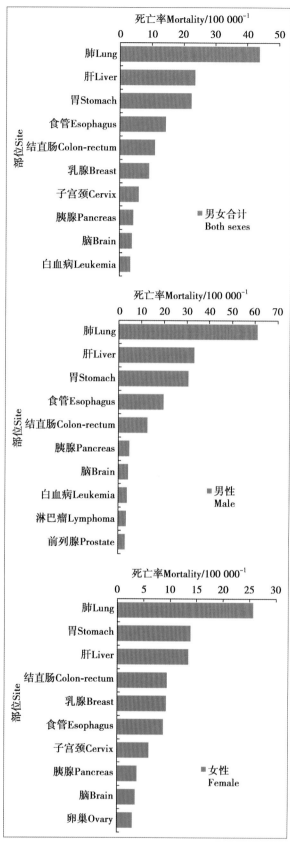

图 4-14a　2015 年中国中部肿瘤登记地区前
10 位癌症死亡率
Figure 4-14a　Mortality of the top 10 cancer
sites in central registration areas of China, 2015

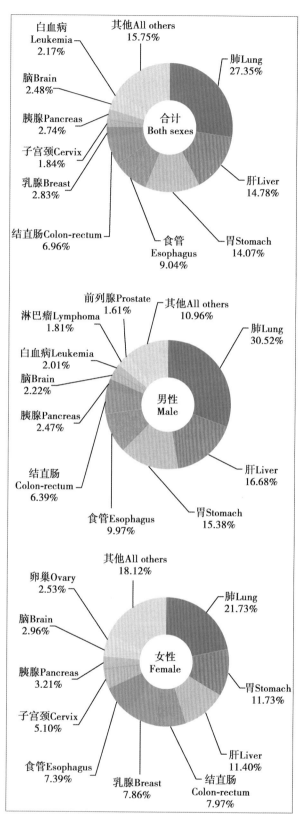

图 4-14b　2015 年中国中部肿瘤登记地区前
10 位癌症死亡构成 (%)
Figure 4-14b　Distribution of the top 10
leading causes of cancer death in central
registration areas of China, 2015 (%)

3.11 中国西部肿瘤登记地区前 10 位癌症发病情况

全国西部地区合计发病第 1 位癌症为肺癌,其次为肝癌、女性乳腺癌、胃癌和结直肠癌。男性发病第 1 位癌症为肺癌,其次为肝癌、胃癌、结直肠癌和食管癌;女性发病第 1 位癌症为肺癌,其次为乳腺癌、结直肠癌、肝癌和子宫颈癌(表 4-16,图 4-15a,图 4-15b)。

3.11 Incidence of the top 10 cancer sites in western registration areas of China

Lung cancer was the most common cancer in western areas, followed by cancer of liver, breast, stomach and colorectum. In males, lung cancer was the most common cancer, followed by liver cancer, stomach cancer, colorectal cancer and esophageal cancer. In females, lung cancer was the most common cancer, followed by breast cancer, colorectal cancer, liver cancer and cervical cancer (Table 4-16, Figure 4-15a, Figure 4-15b).

表 4-16　2015 年中国西部肿瘤登记地区前 10 位癌症发病

Table 4-16　Incidence of the top 10 cancer sites in western registration areas of China, 2015

顺位 Rank	合计 All				男性 Male				女性 Female			
	部位 Sites	发病率 Crude rate/ 100 000⁻¹	世标率 ASR World / 100 000⁻¹	中标率 ASR China / 100 000⁻¹	部位 Sites	发病率 Crude rate/ 100 000⁻¹	世标率 ASR World / 100 000⁻¹	中标率 ASR China / 100 000⁻¹	部位 Sites	发病率 Crude rate/ 100 000⁻¹	世标率 ASR World / 100 000⁻¹	中标率 ASR China / 100 000⁻¹
1	肺 Lung	49.42	32.44	32.38	肺 Lung	66.16	45.08	44.77	肺 Lung	32.00	20.05	20.25
2	肝 Liver	31.43	21.28	21.78	肝 Liver	45.41	31.63	32.40	乳腺 Breast	29.94	20.64	22.10
3	乳腺 Breast	29.94	20.64	22.10	胃 Stomach	33.09	22.67	22.66	结直肠 Colon-rectum	20.15	12.86	12.99
4	胃 Stomach	24.49	16.23	16.32	结直肠 Colon-rectum	27.37	18.58	18.72	肝 Liver	16.88	10.83	11.02
5	结直肠 Colon-rectum	23.83	15.66	15.81	食管 Esophagus	25.16	17.49	17.07	子宫颈 Cervix	15.94	10.97	11.87
6	食管 Esophagus	17.16	11.50	11.25	前列腺 Prostate	7.63	4.68	4.80	胃 Stomach	15.55	9.89	10.07
7	子宫颈 Cervix	15.94	10.97	11.87	膀胱 Bladder	7.12	4.69	4.70	甲状腺 Thyroid	9.06	6.65	7.50
8	子宫体 Uterus	8.05	5.51	5.70	脑 Brain	6.34	4.89	4.92	食管 Esophagus	8.84	5.59	5.51
9	前列腺 Prostate	7.63	4.68	4.80	胰腺 Pancreas	6.21	4.21	4.21	子宫体 Uterus	8.05	5.51	5.70
10	卵巢 Ovary	7.08	5.01	5.25	鼻咽 Nasopharynx	6.06	4.35	4.57	脑 Brain	7.08	5.10	5.21

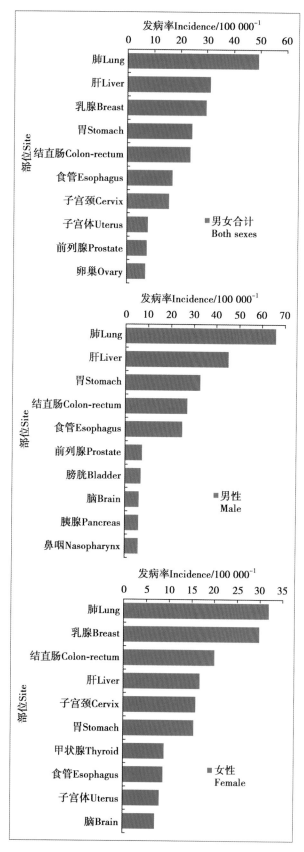

图 4-15a　2015 年中国西部肿瘤登记地区前
10 位癌症发病率

Figure 4-15a　Incidence of the top 10 cancer sites
in western registration areas of China, 2015

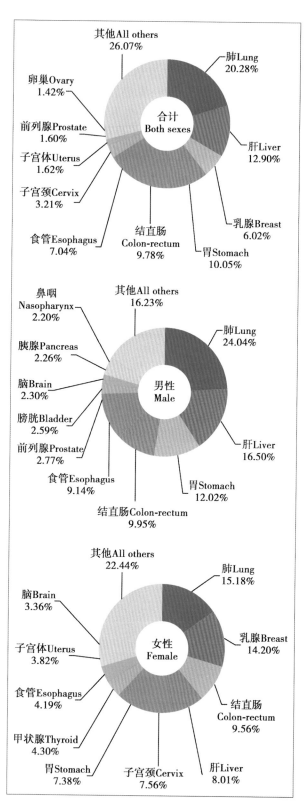

图 4-15b　2015 年中国西部肿瘤登记地区前
10 位癌症发病构成(%)

Figure 4-15b　Distribution of the top 10 cancer
sites in western registration areas of
China, 2015 (%)

3.12 中国西部肿瘤登记地区前10位癌症死亡情况

全国西部地区癌症死亡第1位的均为肺癌，其次为肝癌、胃癌、食管癌和结直肠癌。男性癌症死亡第1位的是肺癌，其次是肝癌、胃癌、食管癌和结直肠癌；女性癌症死亡第1位的是肺癌，其次为肝癌、胃癌、结直肠癌和乳腺癌（表4-17，图4-16a，图4-16b）。

3.12 The top 10 leading causes of cancer death in western registration areas of China

Lung cancer was the leading cause of cancer death in western areas, followed by liver cancer, stomach cancer, esophageal cancer and colorectal cancer for both sexes. In males, lung cancer ranked as top oneleading cause of cancer death, followed by liver cancer, stomach cancer, esophageal cancer and colorectal cancer. In females, lung cancer was the leading cause of cancer death, followed by liver cancer, stomach cancer, colorectal cancer and breast cancer (Table 4-17, Figure 4-16a, Figure 4-16b).

表4-17 2015年中国西部肿瘤登记地区前10位癌症死亡

Table 4-17 Mortality of the top 10 cancer sites in western registration areas of China, 2015

顺位 Rank	合计 All				男性 Male				女性 Female			
	部位 Sites	死亡率 Crude rate/ 100 000^{-1}	世标率 ASR World/ 100 000^{-1}	中标率 ASR China/ 100 000^{-1}	部位 Sites	死亡率 Crude rate/ 100 000^{-1}	世标率 ASR World/ 100 000^{-1}	中标率 ASR China/ 100 000^{-1}	部位 Sites	死亡率 Crude rate/ 100 000^{-1}	世标率 ASR World/ 100 000^{-1}	中标率 ASR China/ 100 000^{-1}
1	肺 Lung	40.22	25.76	25.81	肺 Lung	55.36	36.99	36.96	肺 Lung	24.47	14.84	14.97
2	肝 Liver	26.61	17.79	18.20	肝 Liver	39.22	27.13	27.77	肝 Liver	13.49	8.39	8.54
3	胃 Stomach	18.20	11.58	11.68	胃 Stomach	24.79	16.46	16.56	胃 Stomach	11.34	6.84	6.94
4	食管 Esophagus	13.03	8.36	8.32	食管 Esophagus	19.67	13.22	13.11	结直肠 Colon-rectum	9.66	5.71	5.80
5	结直肠 Colon-rectum	12.15	7.60	7.69	结直肠 Colon-rectum	14.55	9.56	9.65	乳腺 Breast	7.93	5.29	5.48
6	乳腺 Breast	7.93	5.29	5.48	胰腺 Pancreas	5.12	3.42	3.42	食管 Esophagus	6.12	3.63	3.65
7	子宫颈 Cervix	5.50	3.66	3.86	脑 Brain	4.00	2.99	3.03	子宫颈 Cervix	5.50	3.66	3.86
8	胰腺 Pancreas	4.35	2.76	2.78	白血病 Leukemia	3.84	3.27	3.22	胰腺 Pancreas	3.54	2.12	2.15
9	前列腺 Prostate	3.82	2.31	2.29	前列腺 Prostate	3.82	2.31	2.29	脑 Brain	3.41	2.53	2.52
10	脑 Brain	3.71	2.75	2.77	鼻咽 Nasopharynx	3.32	2.32	2.37	卵巢 Ovary	2.97	2.00	2.05

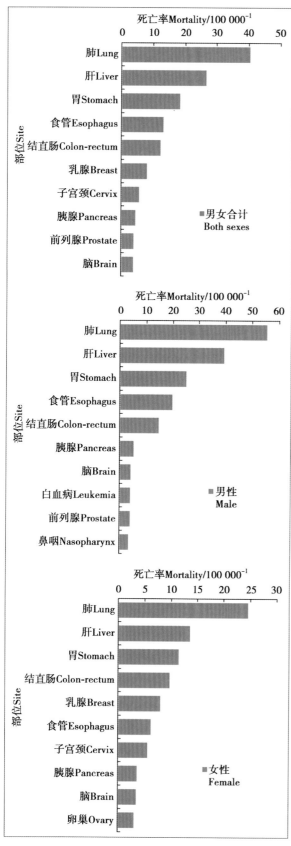

图 4-16a　2015 年中国西部肿瘤登记地区前
10 位癌症死亡率
Figure 4-16a　Mortality of the top 10 cancer sites
in western registration areas of China, 2015

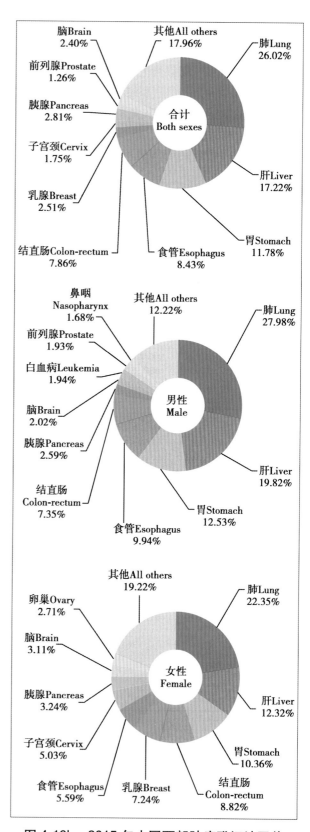

图 4-16b　2015 年中国西部肿瘤登记地区前
10 位癌症死亡构成（%）
Figure 4-16b　Distribution of the top 10 leading
causes of cancer death in western registration
areas of China, 2015（%）

第五章 各部位癌症的发病与死亡

1 口腔

中国肿瘤登记地区口腔癌新发病例数为 11 897 例,占同期全部癌症发病数的 1.29%;其中男性 7959 例,女性 3938 例,城市地区 6850 例,农村地区 5047 例。口腔癌发病率为 3.71/10 万,中标发病率为 2.46/10 万,世标发病率为 2.40/10 万;男性中标发病率为女性的 1.95 倍,城市地区中标发病率为农村地区的 1.38 倍。0~74 岁累积发病率为 0.28%(表 5-1a)。

中国肿瘤登记地区因口腔癌死亡 5582 例,占同期全部癌症死亡数的 0.99%;其中男性 4004 例,女性 1578 例,城市地区 3168 例,农村地区 2414 例。口腔癌死亡率为 1.74/10 万,中标死亡率为 1.05/10 万,世标死亡率为 1.04/10 万;男性中标死亡率为女性的 2.84 倍,城市地区中标死亡率为农村地区的 1.28 倍。0~74 岁累积死亡率为 0.12%(表 5-1b)。

口腔癌年龄别发病率和死亡率在 40 岁以前均较低,40 岁之后开始快速上升,男性上升速度高于女性,男性发病率和死亡率以及女性发病率均在 80~84 岁组达高峰,女性死亡率在 85+岁组达到高峰(图 5-1a)。

城市地区口腔癌发病和死亡率均略高于农村。东中西部地区间差异不大,东部地区中标发病和死亡率最高,西部地区最低。在七大行政区中,不论男性还是女性,华南地区口腔癌的中标发病和死亡率均最高,西北地区男性中标发病和死亡率以及女性中标死亡率最低,东北地区女性中标发病率最低(表 5-1a,表 5-1b,图 5-1b)。

全部口腔癌新发病例中,有明确亚部位病例数占 94.32%,其中口是最常见的发病部位,占 29.92%;其次是舌、唾液腺和下咽,分别占全部口腔癌的 20.48%、16.07% 和 13.05%(图 5-1c)。

Chapter 5 Cancer incidences and mortalities by site

1 Oral cavity & pharynx

There were 11 897 newly diagnosed cases of oral cavity and pharyngeal cancer (7959 males and 3938 females, 6850 in urban areas and 5047 in rural areas) in registration areas of China, accounting for 1.29% of new cases of all cancers. The crude incidence rate was 3.71 per 100 000, with ASR China 2.46 per 100 000 and ASR World 2.40 per 100 000, respectively. The incidence of ASR China was 1.95 times in males as that in females, and was 1.38 times in urban areas as that in rural areas. The cumulative incidence rate for subjects aged 0 to 74 years was 0.28% (Table 5-1a).

A total of 5582 cases died of oral cavity and pharyngeal cancer (4004 males and 1578 females, 3168 in urban areas and 2414 in rural areas) in registration areas of China, accounting for 0.99% of all cancer deaths. The crude mortality rate was 1.74 per 100 000, with ASR China 1.05 per 100 000 and ASR World 1.04 per 100 000, respectively. The mortality of ASR China was 2.84 times in males as that in females, and was 1.28 times in urban areas as that in rural areas. The cumulative mortality rate for subjects aged 0 to 74 years was 0.12% (Table 5-1b).

The age-specific incidence and mortality rates for oral cavity and pharyngeal cancer were relatively low before 40 years old, but increased sharply since then. The increasing speed of age-specific rates was faster in males than females. The age-specific incidence and mortality rates in males and age-specific incidence rates in females peaked at the age group of 80-84 years, while the age-specific mortality rates in females peaked at the age group of 85+ years (Figure 5-1a).

The incidence and mortality rates of oral cavity and pharyngeal cancer were slightly higher in urban areas than in rural areas. Eastern areas had the highest ASR for incidence and mortality, followed by central and western areas, but the differences were small. Among the seven administrative districts, South China had the highest ASR for incidence and mortality in males and females. Northwest China had the lowest ASR for incidence and mortality in males and the lowest ASR for mortality in females. Northeast China had the lowest ASR for incidence in females (Table 5-1a, Table 5-1b, Figure 5-1b).

About 94.32% of oral cavity and pharyngeal cancer cases had specified subsites. The proportions for cancers of mouth, tongue, salivary glands, and hypopharynx were 29.92%, 20.48%, 16.07%, and 13.05%, respectively (Figure 5-1c).

表 5-1a 2015 年中国肿瘤登记地区口腔癌发病情况
Table 5-1a Incidence of oral cavity and pharyngeal cancer in the registration areas of China, 2015

地区 Area	性别 Sex	病例数 No. cases	粗率 Crude rate/ 100 000⁻¹	构成比 Freq. /%	中标率 ASR China/ 100 000⁻¹	世标率 ASR World/ 100 000⁻¹	累积率 Cum. rate/% 0~74	顺位 Rank
合计 All	合计 Both	11 897	3.71	1.29	2.46	2.40	0.28	19
	男性 Male	7959	4.89	1.56	3.26	3.24	0.38	15
	女性 Female	3938	2.49	0.95	1.67	1.58	0.17	18
城市地区 Urban areas	合计 Both	6850	4.44	1.43	2.85	2.77	0.31	19
	男性 Male	4528	5.85	1.76	3.72	3.70	0.44	14
	女性 Female	2322	3.03	1.05	1.99	1.85	0.20	18
农村地区 Rural areas	合计 Both	5047	3.03	1.14	2.07	2.04	0.24	20
	男性 Male	3431	4.02	1.36	2.79	2.79	0.33	14
	女性 Female	1616	1.98	0.84	1.35	1.30	0.15	19
东部地区 Eastern areas	合计 Both	7336	4.18	1.31	2.62	2.54	0.29	19
	男性 Male	4836	5.47	1.59	3.40	3.38	0.40	14
	女性 Female	2500	2.87	0.98	1.86	1.72	0.18	18
中部地区 Central areas	合计 Both	2932	3.19	1.26	2.35	2.31	0.27	19
	男性 Male	1998	4.25	1.53	3.19	3.15	0.37	14
	女性 Female	934	2.08	0.92	1.50	1.46	0.16	17
西部地区 Western areas	合计 Both	1629	3.03	1.25	2.10	2.08	0.25	20
	男性 Male	1125	4.11	1.49	2.88	2.88	0.35	13
	女性 Female	504	1.92	0.91	1.33	1.29	0.15	19

表 5-1b 2015 年中国肿瘤登记地区口腔癌死亡情况
Table 5-1b Mortality of oral cavity and pharyngeal cancer in the registration areas of China, 2015

地区 Area	性别 Sex	病例数 No. deaths	粗率 Crude rate/ 100 000⁻¹	构成比 Freq. /%	中标率 ASR China/ 100 000⁻¹	世标率 ASR World/ 100 000⁻¹	累积率 Cum. rate/% 0~74	顺位 Rank
合计 All	合计 Both	5582	1.74	0.99	1.05	1.04	0.12	19
	男性 Male	4004	2.46	1.12	1.56	1.56	0.18	14
	女性 Female	1578	1.00	0.76	0.55	0.54	0.06	19
城市地区 Urban areas	合计 Both	3168	2.06	1.13	1.18	1.17	0.13	19
	男性 Male	2272	2.93	1.30	1.76	1.76	0.21	15
	女性 Female	896	1.17	0.86	0.61	0.60	0.06	17
农村地区 Rural areas	合计 Both	2414	1.45	0.85	0.92	0.91	0.11	19
	男性 Male	1732	2.03	0.95	1.36	1.35	0.16	14
	女性 Female	682	0.84	0.67	0.50	0.49	0.05	19
东部地区 Eastern areas	合计 Both	3366	1.92	1.01	1.06	1.05	0.12	19
	男性 Male	2389	2.70	1.14	1.57	1.57	0.18	15
	女性 Female	977	1.12	0.78	0.56	0.56	0.06	18
中部地区 Central areas	合计 Both	1380	1.50	0.94	1.05	1.04	0.12	19
	男性 Male	984	2.09	1.04	1.53	1.53	0.18	13
	女性 Female	396	0.88	0.75	0.57	0.55	0.06	18
西部地区 Western areas	合计 Both	836	1.56	1.01	1.02	1.00	0.11	18
	男性 Male	631	2.31	1.16	1.56	1.54	0.18	13
	女性 Female	205	0.78	0.71	0.48	0.48	0.05	19

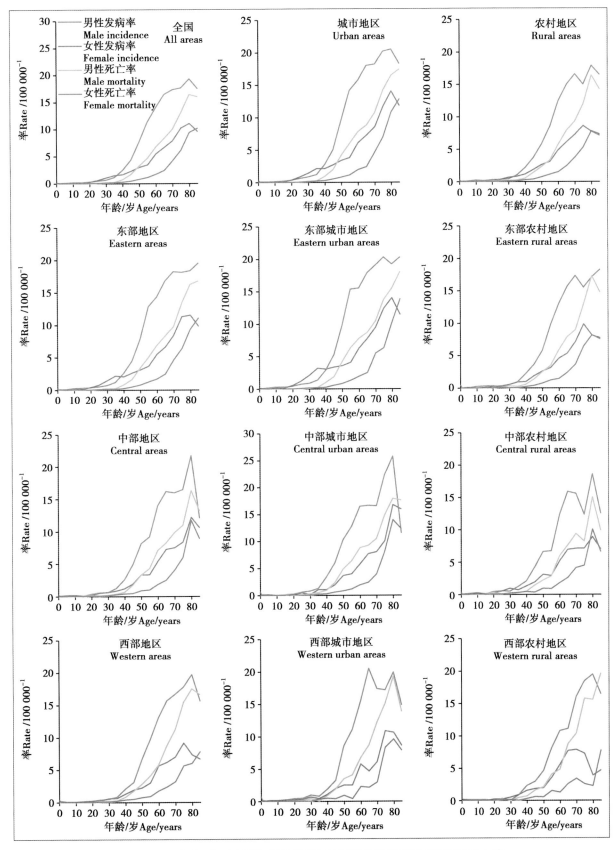

图 5-1a　2015 年中国肿瘤登记地区口腔癌年龄别发病率和死亡率

Figure 5-1a　Age-specific incidence and mortality rates of oral cavity and pharyngeal cancer in registration areas of China，2015

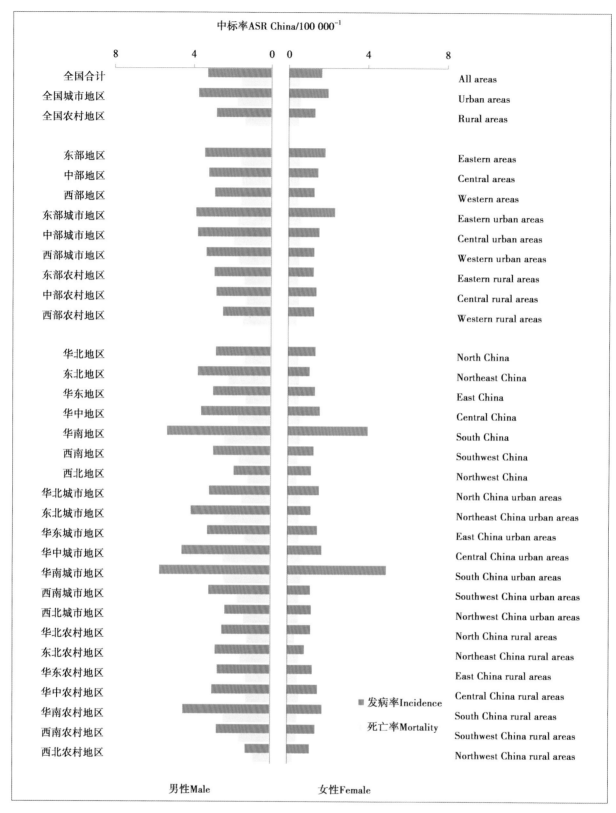

图 5-1b 2015 年中国肿瘤登记不同地区口腔癌发病和死亡率

Figure 5-1b Incidence and mortality rates of oral cavity and pharyngeal cancer in different registration areas of China，2015

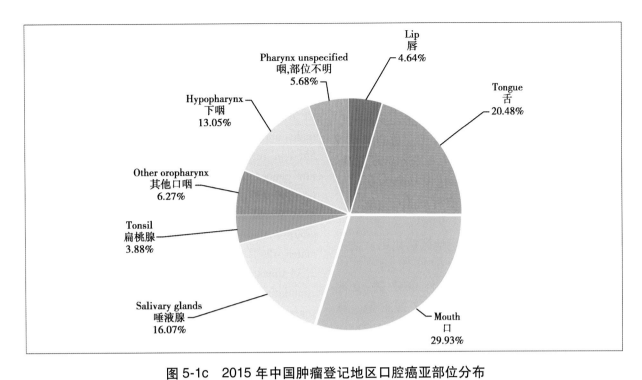

图 5-1c　2015 年中国肿瘤登记地区口腔癌亚部位分布

Figure 5-1c　Subsite distribution of oral cavity and pharyngeal cancer in registration areas of China，2015

2 鼻咽

鼻咽癌位居中国肿瘤登记地区癌症发病谱第20位,新发病例数为11 701例,占全部癌症新发病例的1.27%。其中男性8232例,女性3469例;城市地区6137例,农村地区5564例。鼻咽癌发病率为3.65/10万,中标发病率为2.67/10万,世标发病率为2.50/10万;男性中标发病率为女性的2.34倍,城市中标发病率为农村的1.13倍。0~74岁累积发病率为0.27%(表5-2a)。

鼻咽癌位居中国肿瘤登记地区癌症死亡谱第17位,因鼻咽癌死亡病例数为6298例,占全部癌症死亡例数的1.12%。其中男性4657例,女性1641例;城市地区3370例,农村地区2928例。鼻咽癌死亡率为1.96/10万,中标死亡率1.31/10万,世标死亡率1.27/10万;男性中标死亡率为女性的2.93倍,城市中标死亡率为农村的1.18倍。0~74岁累积死亡率为0.15%(表5-2b)。

鼻咽癌年龄别发病曲线呈现明显的性别差异,男性鼻咽癌发病率自20~24岁年龄组开始急剧上升,60~69岁年龄组出现发病高峰;女性发病率自20岁起缓慢上升,60~79岁年龄组发病率趋于平稳。30岁以后鼻咽癌死亡率均随年龄增长快速上升,75~79岁年龄组出现死亡高峰(图5-2a)。

鼻咽癌发病率和死亡率呈显著区域差异,华南地区发病率和死亡率均最高,华北地区发病率和死亡率均最低,华南地区鼻咽癌发病率是华北地区的16倍(表5-2a、表5-2b、图5-2b)。

2 Nasopharynx

Nasopharyngeal cancer was the 20th most common cancer in registration areas of China. There were 11 701 new cases of nasopharyngeal cancer (8232 in males and 3469 in females, 6137 in urban areas and 5564 in rural areas), accounting for 1.27% of all new cancer cases. The crude incidence rate was 3.65 per 100 000, with ASR China 2.67 per 100 000 and ASR World 2.50 per 100 000, respectively. Subgroup analyses showed the incidence of ASR China in males was 2.34 times as that in females, and was 2.34 times in urban areas as that in rural areas. The cumulative incidence rate over the period of 0-74 years was 0.27% (Table 5-2a).

Nasopharyngeal cancer was the 17th most common cause of cancer deaths. A total of 6298 people died from nasopharyngeal cancer (4657 in males and 1641 in females, 3370 in urban areas and 2928 in rural areas), accounting for 1.12% of all cancer deaths. The crude mortality rate was 1.96 per 100 000, with ASR China 1.31 per 100 000 and ASR World 1.27 per 100 000, respectively. The ASR China in males was 2.93 times as that in females and ASR China in urban areas 1.18 times as that in rural areas. The cumulative mortality rate over the period of 0-74 years was 0.15% (Table 5-2b).

Gender differences were shown in the age-specific incidence patterns for nasopharyngeal cancer. For males, the incidence rate increased quickly from age group of 20-24 years, peaking at the age group of 60-69 years. For females, the incidence rate rose slowly from the age group of 20-24 years and remained stable in the age group 60-79 years. The age-specific mortality rates increased rapidly from the age group of 30-34 years, peaking at the age group 75-79 years (Figure 5-2a).

Geographical differences were shown for nasopharyngeal cancer incidence and mortality. South China had highest incidence and mortality rate in the country, while North China had lowest incidence and mortality rate. Especially, the incidence rate in South China was 16 times as that in North China. (Table 5-2a, Table 5-2b, Figure 5-2b).

表 5-2a　2015 年中国肿瘤登记地区鼻咽癌发病情况

Table 5-2a　Incidence of nasopharyngeal cancer in cancer registration areas of China，2015

地区 Area	性别 Sex	病例数 No. cases	粗率 Crude rate/ 100 000⁻¹	构成比 Freq./%	中标率 ASR China/ 100 000⁻¹	世标率 ASR World/ 100 000⁻¹	累积率 Cum. rate/% 0~74	顺位 Rank
合计 All	合计 Both	11 701	3.65	1.27	2.67	2.50	0.27	20
	男性 Male	8232	5.06	1.61	3.74	3.51	0.39	14
	女性 Female	3469	2.19	0.84	1.60	1.48	0.16	19
城市地区 Urban areas	合计 Both	6137	3.98	1.28	2.84	2.65	0.29	20
	男性 Male	4369	5.64	1.70	4.05	3.79	0.42	15
	女性 Female	1768	2.31	0.80	1.65	1.52	0.16	19
农村地区 Rural areas	合计 Both	5564	3.34	1.25	2.51	2.35	0.25	19
	男性 Male	3863	4.53	1.53	3.44	3.24	0.35	12
	女性 Female	1701	2.09	0.89	1.56	1.44	0.15	18
东部地区 Eastern areas	合计 Both	6363	3.63	1.14	2.59	2.40	0.26	20
	男性 Male	4552	5.15	1.50	3.69	3.44	0.37	15
	女性 Female	1811	2.08	0.71	1.49	1.36	0.14	19
中部地区 Central areas	合计 Both	2911	3.17	1.25	2.45	2.32	0.25	20
	男性 Male	2020	4.30	1.55	3.38	3.20	0.35	12
	女性 Female	891	1.99	0.88	1.51	1.42	0.15	18
西部地区 Western areas	合计 Both	2427	4.52	1.86	3.39	3.21	0.36	17
	男性 Male	1660	6.06	2.20	4.57	4.35	0.49	10
	女性 Female	767	2.92	1.38	2.19	2.04	0.22	16

表 5-2b　2015 年中国肿瘤登记地区鼻咽癌死亡情况

Table 5-2b　Mortality of nasopharyngeal cancer in cancer registration areas of China，2015

地区 Area	性别 Sex	病例数 No. deaths	粗率 Crude rate/ 100 000⁻¹	构成比 Freq./%	中标率 ASR China/ 100 000⁻¹	世标率 ASR World/ 100 000⁻¹	累积率 Cum. rate/% 0~74	顺位 Rank
合计 All	合计 Both	6298	1.96	1.12	1.31	1.27	0.15	17
	男性 Male	4657	2.86	1.30	1.96	1.91	0.23	12
	女性 Female	1641	1.04	0.79	0.67	0.64	0.07	18
城市地区 Urban areas	合计 Both	3370	2.19	1.20	1.41	1.37	0.16	18
	男性 Male	2518	3.25	1.44	2.15	2.09	0.25	14
	女性 Female	852	1.11	0.81	0.69	0.66	0.08	18
农村地区 Rural areas	合计 Both	2928	1.76	1.03	1.20	1.18	0.14	17
	男性 Male	2139	2.51	1.17	1.77	1.73	0.21	12
	女性 Female	789	0.97	0.77	0.64	0.62	0.07	16
东部地区 Eastern areas	合计 Both	3543	2.02	1.06	1.26	1.23	0.14	18
	男性 Male	2637	2.98	1.26	1.92	1.87	0.22	13
	女性 Female	906	1.04	0.73	0.63	0.60	0.07	19
中部地区 Central areas	合计 Both	1547	1.68	1.05	1.24	1.20	0.14	17
	男性 Male	1112	2.36	1.18	1.79	1.75	0.21	12
	女性 Female	435	0.97	0.82	0.68	0.65	0.07	17
西部地区 Western areas	合计 Both	1208	2.25	1.46	1.59	1.55	0.18	16
	男性 Male	908	3.32	1.68	2.37	2.32	0.27	10
	女性 Female	300	1.14	1.04	0.80	0.76	0.09	15

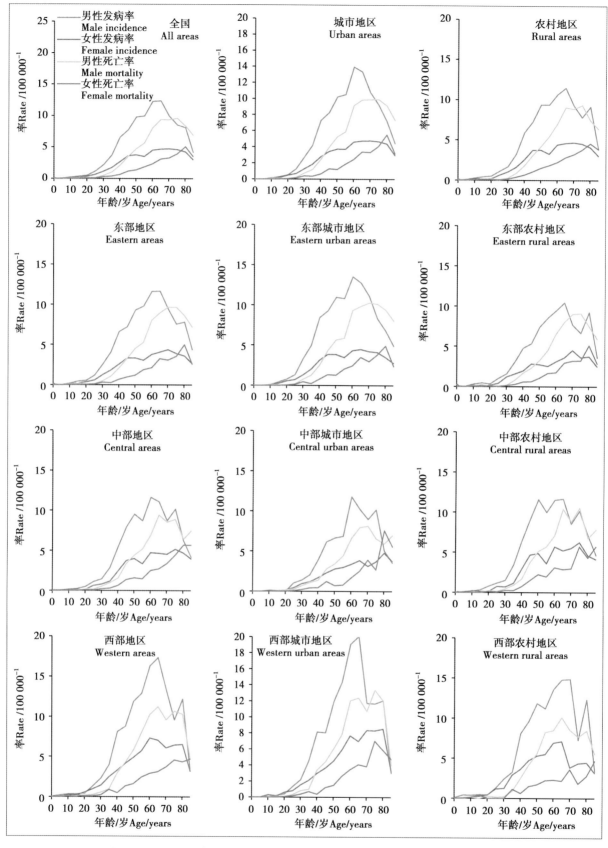

图 5-2a　2015 年中国肿瘤登记地区鼻咽癌年龄别发病率和死亡率

Figure 5-2a　Age-specific incidence and mortality rates of nasopharyngeal cancer in cancer registration areas of China，2015

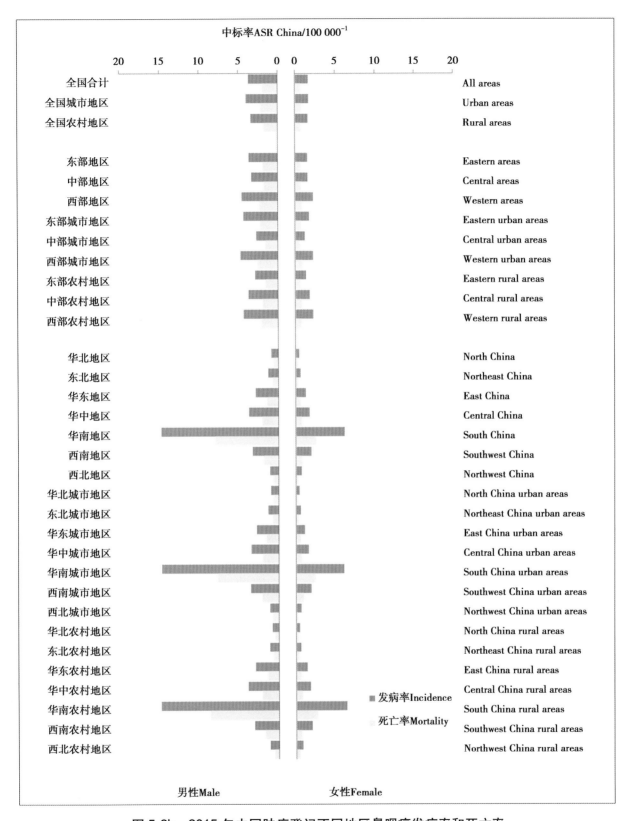

中标率ASR China/100 000^{-1}

	男性Male	女性Female	
全国合计			All areas
全国城市地区			Urban areas
全国农村地区			Rural areas
东部地区			Eastern areas
中部地区			Central areas
西部地区			Western areas
东部城市地区			Eastern urban areas
中部城市地区			Central urban areas
西部城市地区			Western urban areas
东部农村地区			Eastern rural areas
中部农村地区			Central rural areas
西部农村地区			Western rural areas
华北地区			North China
东北地区			Northeast China
华东地区			East China
华中地区			Central China
华南地区			South China
西南地区			Southwest China
西北地区			Northwest China
华北城市地区			North China urban areas
东北城市地区			Northeast China urban areas
华东城市地区			East China urban areas
华中城市地区			Central China urban areas
华南城市地区			South China urban areas
西南城市地区			Southwest China urban areas
西北城市地区			Northwest China urban areas
华北农村地区			North China rural areas
东北农村地区			Northeast China rural areas
华东农村地区			East China rural areas
华中农村地区			Central China rural areas
华南农村地区			South China rural areas
西南农村地区			Southwest China rural areas
西北农村地区			Northwest China rural areas

发病率Incidence
死亡率Mortality

图 5-2b 2015 年中国肿瘤登记不同地区鼻咽癌发病率和死亡率
Figure 5-2b Incidence and mortality rates of nasopharyngeal cancer in different cancer registration areas of China，2015

3 食管

中国肿瘤登记地区食管癌位居癌症发病谱第6位。新发病例数为 61 734 例，占全部癌症发病的 6.69%；其中男性 44 067 例，女性 17 667 例，城市地区 20 224 例，农村地区 41 510 例。食管癌发病率为 19.24/10 万，中标发病率为 11.50/10 万，世标发病率为 11.64/10 万；男性中标发病率为女性的 2.73 倍，农村中标发病率为城市的 2.08 倍。0~74 岁累积发病率为 1.49%（表 5-3a）。

中国肿瘤登记地区食管癌位居癌症死亡谱第4位。因食管癌死亡病例 47 373 例，占全部癌症死亡的 8.39%；其中男性 34 262 例，女性 13 111 例，城市地区 16 247 例，农村地区 31 126 例。食管癌死亡率为 14.76/10 万，中标死亡率 8.54/10 万，世标死亡率 8.57/10 万；男性中标死亡率为女性的 2.98 倍，农村中标死亡率为城市的 1.96 倍。0~74 岁累积死亡率为 1.03%（表 5-3b）。

食管癌年龄别发病率和死亡率在 40 岁之前处于较低水平，自 40 岁之后快速上升。男女发病率均于 80~84 岁达到高峰，男性死亡率在 80~84 岁组达到高峰，女性死亡率在 85 岁之后达到高峰。男性各年龄别发病率和死亡率均明显高于女性（图 5-3a）。

农村食管癌的发病率和死亡率均高于城市。中标发病率和死亡率均以中部地区最高，其次是西部地区，东部地区最低。七大行政区中，男性食管癌中标发病率华东地区最高，华南地区最低；女性在华中地区最高，东北地区最低（表 5-3a，表 5-3b，图 5-3b）。

食管癌病例中有明确亚部位信息的占 31.99%，其中 46.40% 的病例发生在食管中段，其次是食管上段占 23.70%，食管癌下段占 22.36%，交搭跨越占 7.54%（图 5-3c）。

全部食管癌病例中有明确组织学类型的病例占 69.50%，其中鳞状细胞癌是最主要的病理类型，占 86.30%；其次是腺癌，占 11.07%；腺鳞癌占 1.08%（图 5-3d）。

3 Esophagus

Esophageal cancer was the sixth most common cancer in registration areas of China. There were 61 734 new cases of esophageal cancer (44 067 males and 17 667 females, 20 224 in urban areas and 41 510 in rural areas), accounting for 6.69% of new cases of all cancers. The crude incidence rate was 19.24 per 100 000, with ASR China 11.50 per 100 000 and ASR World 11.64 per 100 000 respectively. Subgroup analyses showed that the incidence of ASR China was 2.73 times in males as that in females, and was 2.08 times in rural areas as that in urban areas. The cumulative incidence rate for subjects aged 0 to 74 years was 1.49% (Table 5-3a).

Esophageal cancer was the fourth most common cause of cancer deaths in registration areas of China. A total of 47 373 cases died of esophageal cancer in 2015 (34 262 males and 13 111 females, 16 247 in urban areas and 31 126 in rural areas), accounting for 8.39% of all cancer deaths. The crude mortality rate was 14.76 per 100 000, with ASR China 8.54 per 100 000 and ASR World 8.57 per 100 000, respectively. Subgroup analyses showed that the mortality of ASR China was 2.98 times in males as that in females, and was 1.96 times in rural areas as that in urban areas. The cumulative mortality rate for subjects aged 0 to 74 years was 1.03% (Table 5-3b).

The age-specific incidence and mortality rates of esophageal cancer were relatively low before 40 years old and increased dramatically since then. The age-specific incidence rates were the highest in the age group of 80-84 years for both sexes. The mortality rates peaked in age group of 80-84 years in males and 85+ years in females, respectively. The age-specific incidence and mortality rates were generally higher in males than those in females (Figure 5-3a).

The incidence and mortality rates of esophageal cancer were higher in rural areas than in urban areas. The central areas had the highest incidence and mortality rates (ASR China), followed by western and eastern areas. Among the seven administrative districts, the highest esophageal cancer incidence rates (ASR China) of male were shown in East China, and the lowest in South China; the highest incidence rates (ASR China) in female were shown in Central China, and the lowest in Northeast China (Table 5-3a, Table 5-3b, Figure 5-3b).

There were 31.99% of esophageal cancer cases having specific subsite information. Esophageal cancer occurred most frequently in the middle third of the esophagus (46.40%), followed by upper third (23.7%), lower third (22.36%) and overlapping esophagus (7.54%) (Figure 5-3c).

About 69.50% cases of esophageal cancer had morphological verification. Among those, esophageal squamous cell carcinoma was the most common type, accounting for 86.30% of all cases, followed by adenocarcinoma (11.07%) and adenosquamous carcinoma (1.08%) (Figure 5-3d).

表 5-3a　2015 年中国肿瘤登记地区食管癌发病情况

Table 5-3a　Incidence of esophageal cancer in the registration areas of China，2015

地区 Area	性别 Sex	病例数 No. cases	粗率 Crude rate/ 100 000⁻¹	构成比 Freq./%	中标率 ASR China/ 100 000⁻¹	世标率 ASR World/ 100 000⁻¹	累积率 Cum. rate/% 0~74	顺位 Rank
合计 All	合计 Both	61 734	19. 24	6. 69	11. 50	11. 64	1. 49	6
	男性 Male	44 067	27. 07	8. 64	16. 94	17. 19	2. 21	5
	女性 Female	17 667	11. 17	4. 28	6. 21	6. 24	0. 77	8
城市地区 Urban areas	合计 Both	20 224	13. 12	4. 23	7. 46	7. 56	0. 95	9
	男性 Male	15 465	19. 97	6. 00	11. 87	12. 06	1. 53	5
	女性 Female	4759	6. 21	2. 15	3. 22	3. 23	0. 38	13
农村地区 Rural areas	合计 Both	41 510	24. 89	9. 34	15. 55	15. 73	2. 01	5
	男性 Male	28 602	33. 52	11. 32	21. 96	22. 28	2. 86	4
	女性 Female	12 908	15. 84	6. 73	9. 26	9. 28	1. 16	7
东部地区 Eastern areas	合计 Both	34 674	19. 77	6. 19	10. 78	10. 89	1. 38	6
	男性 Male	24 854	28. 13	8. 16	16. 11	16. 31	2. 09	5
	女性 Female	9820	11. 28	3. 84	5. 64	5. 64	0. 70	9
中部地区 Central areas	合计 Both	17 846	19. 43	7. 69	13. 40	13. 58	1. 73	6
	男性 Male	12 325	26. 21	9. 45	18. 90	19. 21	2. 47	4
	女性 Female	5521	12. 32	5. 44	8. 01	8. 05	0. 99	8
西部地区 Western areas	合计 Both	9214	17. 16	7. 04	11. 25	11. 50	1. 49	6
	男性 Male	6888	25. 16	9. 14	17. 07	17. 49	2. 27	5
	女性 Female	2326	8. 84	4. 19	5. 51	5. 59	0. 72	8

表 5-3b　2015 年中国肿瘤登记地区食管癌死亡情况

Table 5-3b　Mortality of esophageal cancer in the registration areas of China，2015

地区 Area	性别 Sex	病例数 No. deaths	粗率 Crude rate/ 100 000⁻¹	构成比 Freq./%	中标率 ASR China/ 100 000⁻¹	世标率 ASR World/ 100 000⁻¹	累积率 Cum. rate/% 0~74	顺位 Rank
合计 All	合计 Both	47 373	14. 76	8. 39	8. 54	8. 57	1. 03	4
	男性 Male	34 262	21. 05	9. 57	12. 92	13. 00	1. 59	4
	女性 Female	13 111	8. 29	6. 34	4. 34	4. 31	0. 49	6
城市地区 Urban areas	合计 Both	16 247	10. 54	5. 81	5. 78	5. 81	0. 69	6
	男性 Male	12 450	16. 08	7. 11	9. 33	9. 41	1. 14	5
	女性 Female	3797	4. 95	3. 63	2. 39	2. 37	0. 25	7
农村地区 Rural areas	合计 Both	31 126	18. 66	10. 92	11. 35	11. 35	1. 37	4
	男性 Male	21 812	25. 56	11. 92	16. 52	16. 60	2. 01	4
	女性 Female	9314	11. 43	9. 13	6. 34	6. 28	0. 71	4
东部地区 Eastern areas	合计 Both	27 046	15. 42	8. 09	8. 10	8. 11	0. 98	5
	男性 Male	19 471	22. 04	9. 29	12. 34	12. 41	1. 52	4
	女性 Female	7575	8. 70	6. 07	4. 06	4. 00	0. 44	6
中部地区 Central areas	合计 Both	13 332	14. 52	9. 04	9. 79	9. 84	1. 18	4
	男性 Male	9406	20. 00	9. 97	14. 27	14. 39	1. 74	4
	女性 Female	3926	8. 76	7. 39	5. 46	5. 47	0. 62	6
西部地区 Western areas	合计 Both	6995	13. 03	8. 43	8. 32	8. 36	1. 02	4
	男性 Male	5385	19. 67	9. 94	13. 11	13. 22	1. 62	4
	女性 Female	1610	6. 12	5. 59	3. 65	3. 63	0. 43	6

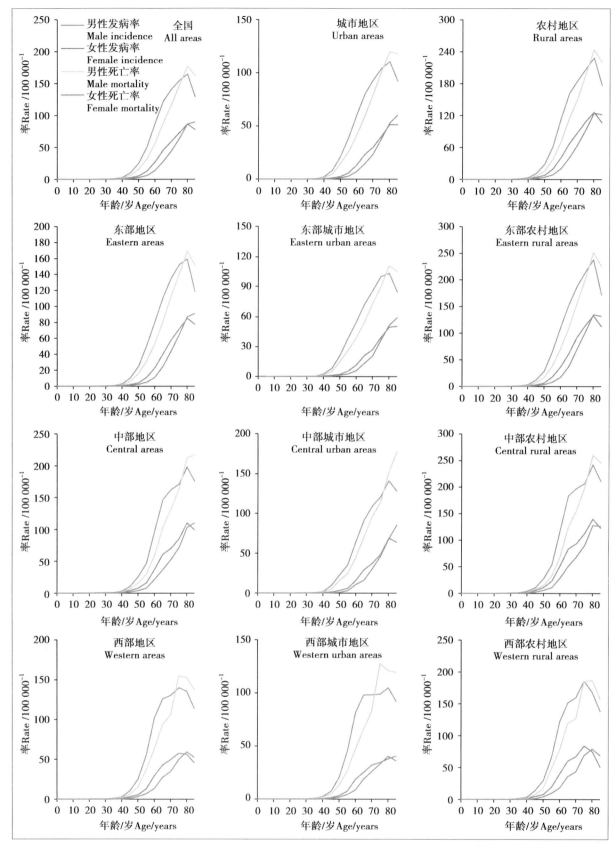

图 5-3a 2015 年中国肿瘤登记地区食管癌年龄别发病率和死亡率
Figure 5-3a Age-specific incidence and mortality rates of esophageal cancer in registration areas of China, 2015

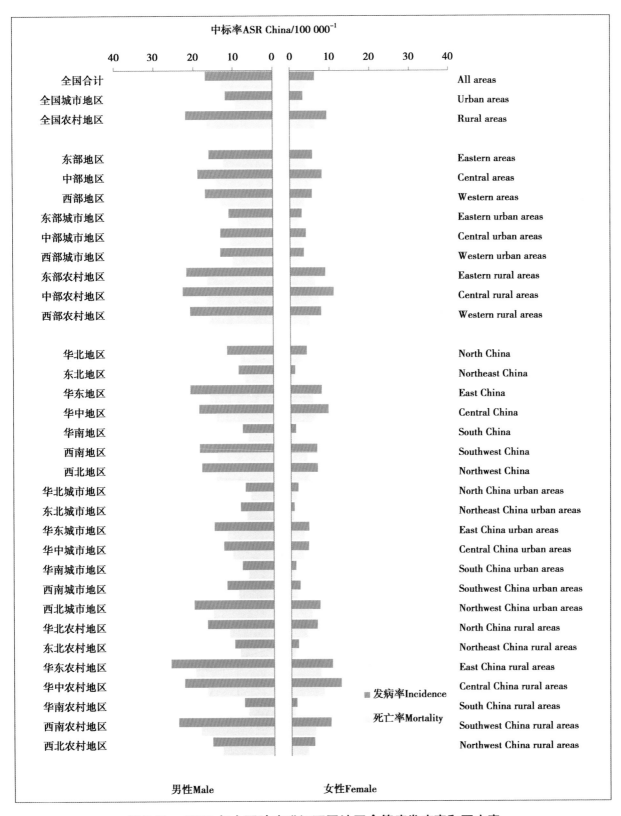

中标率ASR China/100 000⁻¹

全国合计	All areas
全国城市地区	Urban areas
全国农村地区	Rural areas
东部地区	Eastern areas
中部地区	Central areas
西部地区	Western areas
东部城市地区	Eastern urban areas
中部城市地区	Central urban areas
西部城市地区	Western urban areas
东部农村地区	Eastern rural areas
中部农村地区	Central rural areas
西部农村地区	Western rural areas
华北地区	North China
东北地区	Northeast China
华东地区	East China
华中地区	Central China
华南地区	South China
西南地区	Southwest China
西北地区	Northwest China
华北城市地区	North China urban areas
东北城市地区	Northeast China urban areas
华东城市地区	East China urban areas
华中城市地区	Central China urban areas
华南城市地区	South China urban areas
西南城市地区	Southwest China urban areas
西北城市地区	Northwest China urban areas
华北农村地区	North China rural areas
东北农村地区	Northeast China rural areas
华东农村地区	East China rural areas
华中农村地区	Central China rural areas
华南农村地区	South China rural areas
西南农村地区	Southwest China rural areas
西北农村地区	Northwest China rural areas

■ 发病率Incidence
死亡率Mortality

男性Male　　女性Female

图 5-3b　2015 年中国肿瘤登记不同地区食管癌发病率和死亡率
Figure 5-3b　Incidence and mortality rates of esophageal cancer in different
registration areas of China，2015

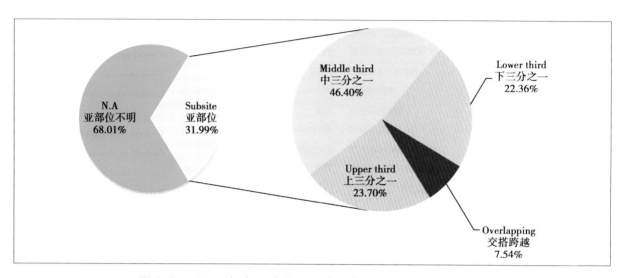

图 5-3c　2015 年中国肿瘤登记地区食管癌亚部位分布情况

Figure 5-3c　Subsite distribution of esophageal cancer in registration areas of China，2015

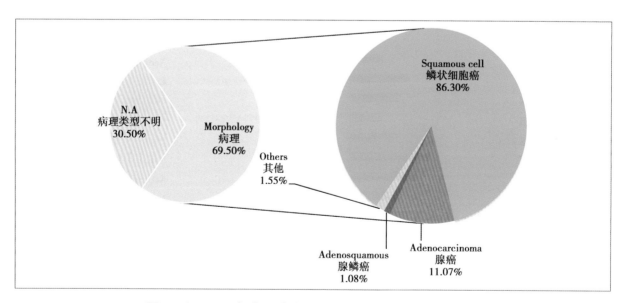

图 5-3d　2015 年中国肿瘤登记地区食管癌病理分型情况

Figure 5-3d　Morphological distribution of esophageal cancer in registration
areas of China，2015

4 胃

2015 年中国肿瘤登记地区胃癌位居癌症发病谱第 3 位。新发病例数为 97 948 例，占全部癌症发病的 10.61%；其中男性 68 296 例，女性 29 652 例，城市地区 42 382 例，农村地区 55 566 例。胃癌发病率为 30.52/10 万，中标发病率为 18.73/10 万，世标发病率为 18.62/10 万；男性中标发病率为女性的 2.38 倍，农村地区中标发病率为城市的 1.33 倍。0~74 岁累积发病率为 2.30%（表 5-4a）。

2015 年中国肿瘤登记地区胃癌位居癌症死亡谱第 3 位。因胃癌死亡病例 71 864 例，占全部癌症死亡的 12.73%；其中男性 49 789 例，女性 22 075 例，城市地区 30 280 例，农村地区 41 584 例。胃癌死亡率为 22.39/10 万，中标死亡率 13.19/10 万，世标死亡率 13.03/10 万；男性中标死亡率为女性的 2.44 倍，农村地区中标死亡率为城市的 1.42 倍。0~74 岁累积死亡率为 1.52%（表 5-4b）。

胃癌年龄别发病率和死亡率在 40 岁之前处于较低水平，40 岁后快速上升，男女发病率均于 80~84 岁达到高峰，男性死亡率在 80~84 岁组达到高峰，女性死亡率在 85 岁之后达到高峰。男性各年龄别发病率和死亡率均高于女性（图 5-4a）。

农村胃癌的发病率和死亡率均高于城市。中标发病率和死亡率均以中部地区最高，其次是东部地区，西部地区最低。七大行政区中，西北地区男性和女性发病率和死亡率最高，华南地区最低（表 5-4a，表 5-4b，图 5-4b）。

全部胃癌病例中有明确的亚部位信息的病例占 39.84%。其中贲门病例最多，占 42.16%，其次是幽门窦（19.46%）、胃体（15.83%）、胃底（8.67%）、胃小弯（6.33%）、交搭跨越（4.68%）、幽门（1.49%）和胃大弯（1.38%）（图 5-4c）。

全部胃癌病例中有明确组织学类型的病例占 66.93%，其中腺癌是最主要的病理类型，占 91.73%；其次是鳞状细胞癌（4.49%），其他类型（3.19%），类癌（0.46%）和腺鳞癌（0.13%）（图 5-4d）。

4　Stomach

Stomach cancer was the third most common cancer in registration areas of China in 2015. There were 97 948 new cases of stomach cancer (68 296 males and 29 652 females, 42 382 in urban areas and 55 566 in rural areas), accounting for 10.61% of new cases of all cancers. The crude incidence rate was 30.52 per 100 000, with ASR China 18.73 per 100 000 and ASR World 18.62 per 100 000, respectively. Subgroup analyses showed that the incidence of ASR China was 2.38 times in male as that in female, and was 1.33 times in rural areas as that in urban areas. The cumulative incidence rate for subjects aged 0 to 74 years was 2.30% (Table 5-4a).

Stomach cancer was the thirdmost common cause of cancer deaths in 2015. A total of 71 864 cases died of stomach cancer in 2015 (49 789 males and 22 075 females, 30 280 in urban areas and 41 584 in rural areas), accounting for 12.73% of all cancer deaths. The crude mortality rate was 22.39 per 100 000, with ASR China 13.19 per 100 000 and ASR World 13.03 per 100 000, respectively. Subgroup analyses showed that the mortality of ASR China was 2.44 times in male as that in female, and was 1.42 times in rural areas as that in urban areas. The cumulative mortality rate for subjects aged 0 to 74 years was 1.52% (Table 5-4b).

The age-specific incidence and mortality rates of stomach cancer were relatively low before 40 years old and increased rapidly since then. The incidence rates in age group of 80-84 years were the highest in both sexes. The mortality rates peaked in age group of 80-84 years in males and 85+ years in females. Age-specific incidence and mortality rates in male were generally higher than those in female across all age groups (Figure 5-4a).

The incidence and mortality rates of stomach cancer were higher in rural areas than those in urban areas. The incidence and mortality rates (ASR China) were the highest in central areas, followed by eastern areas and western areas. Among the seven administrative districts, the incidence and mortality rates (ASR China) were the highest in Northwest China and the lowest in South China for both sexes (Table 5-4a, Table 5-4b, Figure 5-4b).

About 39.84% of the stomach cancer cases had complete information on subsite. Among those, cardia was the most common subsite and accounted for 42.16% of the total cases, followed by pyloric antrum (19.46%), body (15.83%), fundus (8.67%), lesser curvature (6.33%), overlapping (4.68%), pylorus (1.49%), and greater curvature (1.38%) (Figure 5-4c).

About 66.93% of the stomach cancer cases had morphological verification. Among those, adenocarcinoma was the most common histological type, accounting for 91.73% of all cases, followed by squamous cell carcinoma (4.49%), other type (3.19%), carcinoid (0.46%), and adenosquamous carcinoma (0.13%) (Figure 5-4d).

表 5-4a　2015 年中国肿瘤登记地区胃癌发病情况

Table 5-4a　Incidence of stomach cancer in the registration areas of China, 2015

地区 Area	性别 Sex	病例数 No. cases	粗率 Crude rate/ 100 000⁻¹	构成比 Freq./%	中标率 ASR China/ 100 000⁻¹	世标率 ASR World/ 100 000⁻¹	累积率 Cum. rate/% 0~74	顺位 Rank
合计 All	合计 Both	97 948	30.52	10.61	18.73	18.62	2.30	3
	男性 Male	68 296	41.96	13.39	26.59	26.61	3.33	2
	女性 Female	29 652	18.75	7.18	11.16	10.90	1.28	5
城市地区 Urban areas	合计 Both	42 382	27.50	8.86	16.10	15.97	1.96	4
	男性 Male	29 438	38.01	11.43	22.85	22.85	2.84	4
	女性 Female	12 944	16.88	5.86	9.69	9.42	1.10	5
农村地区 Rural areas	合计 Both	55 566	33.31	12.50	21.35	21.25	2.63	3
	男性 Male	38 858	45.54	15.38	30.26	30.29	3.80	2
	女性 Female	16 708	20.51	8.71	12.65	12.40	1.46	3
东部地区 Eastern areas	合计 Both	56 721	32.34	10.12	18.27	18.11	2.24	4
	男性 Male	39 767	45.01	13.06	26.20	26.17	3.29	2
	女性 Female	16 954	19.48	6.63	10.71	10.41	1.21	5
中部地区 Central areas	合计 Both	28 078	30.57	12.10	21.38	21.36	2.65	3
	男性 Male	19 471	41.40	14.93	30.04	30.19	3.80	2
	女性 Female	8607	19.21	8.48	12.92	12.72	1.50	3
西部地区 Western areas	合计 Both	13 149	24.49	10.05	16.32	16.23	1.99	4
	男性 Male	9058	33.09	12.02	22.66	22.67	2.79	3
	女性 Female	4091	15.55	7.38	10.07	9.89	1.19	6

表 5-4b　2015 年中国肿瘤登记地区胃癌死亡情况

Table 5-4b　Mortality of stomach cancer in the registration areas of China, 2015

地区 Area	性别 Sex	病例数 No. deaths	粗率 Crude rate/ 100 000⁻¹	构成比 Freq./%	中标率 ASR China/ 100 000⁻¹	世标率 ASR World/ 100 000⁻¹	累积率 Cum. rate/% 0~74	顺位 Rank
合计 All	合计 Both	71 864	22.39	12.73	13.19	13.03	1.52	3
	男性 Male	49 789	30.59	13.90	18.91	18.77	2.22	3
	女性 Female	22 075	13.96	10.68	7.76	7.58	0.82	2
城市地区 Urban areas	合计 Both	30 280	19.65	10.83	10.88	10.74	1.22	3
	男性 Male	20 783	26.84	11.87	15.50	15.42	1.79	3
	女性 Female	9497	12.38	9.08	6.57	6.38	0.68	3
农村地区 Rural areas	合计 Both	41 584	24.93	14.59	15.50	15.31	1.80	3
	男性 Male	29 006	34.00	15.85	22.28	22.07	2.63	3
	女性 Female	12 578	15.44	12.33	8.97	8.80	0.97	2
东部地区 Eastern areas	合计 Both	41 342	23.57	12.37	12.61	12.43	1.43	3
	男性 Male	28 484	32.24	13.59	18.10	17.94	2.10	3
	女性 Female	12 858	14.77	10.31	7.49	7.27	0.78	2
中部地区 Central areas	合计 Both	20 751	22.59	14.07	15.50	15.37	1.83	3
	男性 Male	14 518	30.87	15.38	22.28	22.16	2.68	3
	女性 Female	6233	13.91	11.73	8.96	8.83	0.97	2
西部地区 Western areas	合计 Both	9771	18.20	11.78	11.68	11.58	1.35	3
	男性 Male	6787	24.79	12.53	16.56	16.46	1.93	3
	女性 Female	2984	11.34	10.36	6.94	6.84	0.76	3

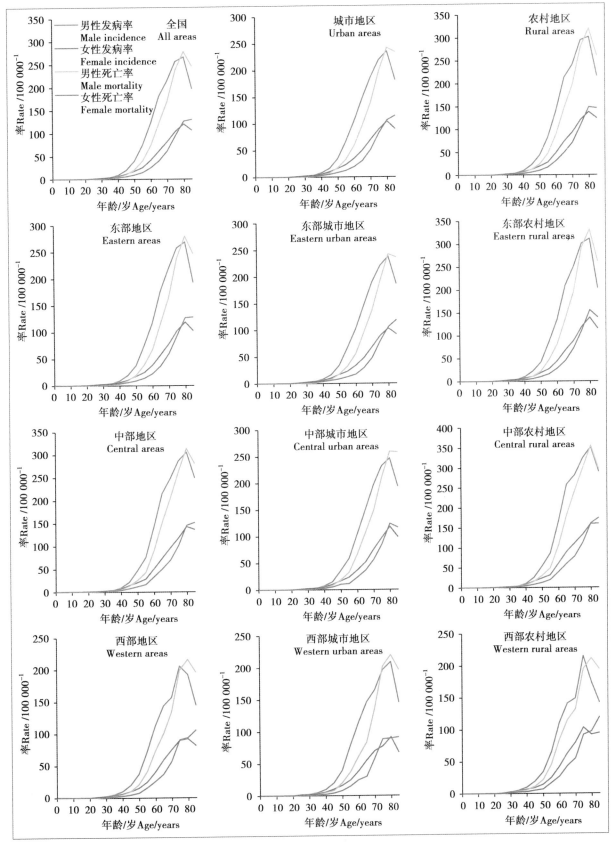

图 5-4a 2015 年中国肿瘤登记地区胃癌年龄别发病率和死亡率

Figure 5-4a Age-specific incidence and mortality rates of stomach cancer in registration areas of China, 2015

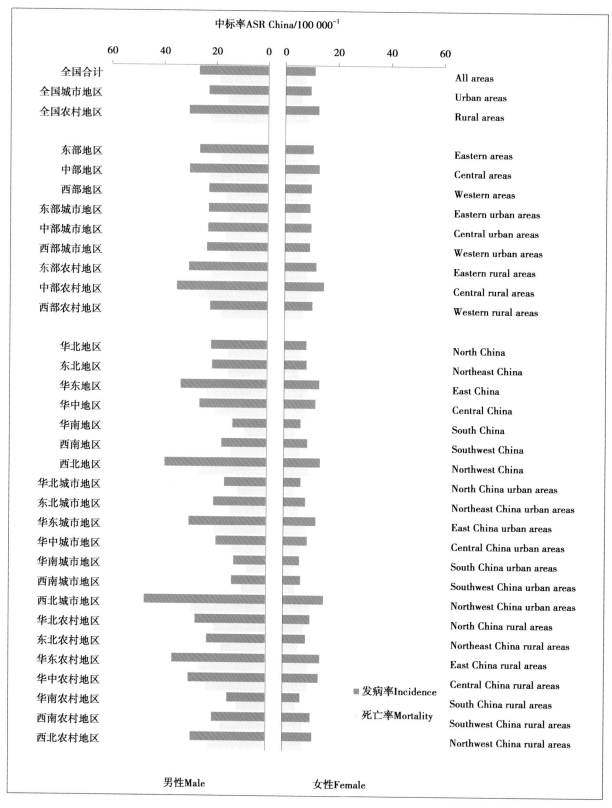

图 5-4b　2015 年中国肿瘤登记不同地区胃癌发病率和死亡率

Figure 5-4b　Incidence and mortality rates of stomach cancer in different registration areas of China, 2015

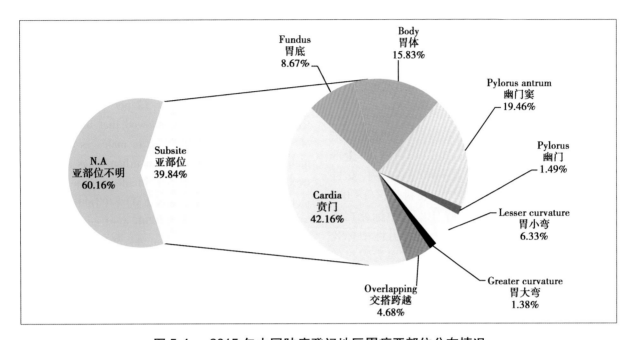

图 5-4c　2015 年中国肿瘤登记地区胃癌亚部位分布情况

Figure 5-4c　Subsite distribution of stomach cancer in registration areas of China，2015

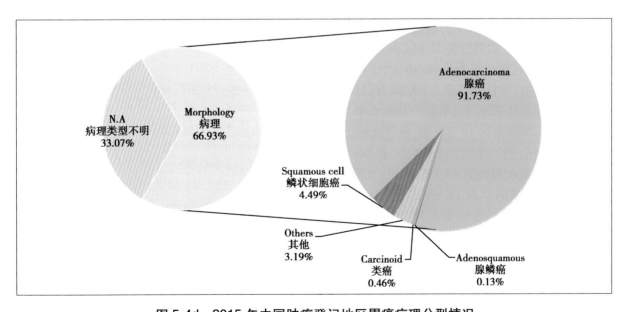

图 5-4d　2015 年中国肿瘤登记地区胃癌病理分型情况

Figure 5-4d　Morphological distribution of stomach cancer in registration
areas of China，2015

5 结直肠

　　2015 年中国肿瘤登记地区结直肠癌位居癌症发病谱第 4 位。新发病例数为 89 993 例，占全部癌症发病的 9.75%；其中男性 52 086 例，女性 37 907，城市地区 53 359 例，农村地区 36 634 例。发病率为 28.04/10 万，中标发病率为 17.32/10 万，世标发病率 17.12/10 万；男性中标发病率为女性的 1.44 倍，城市中标发病率为农村的 1.40 倍。0~74 岁累积发病率为 2.03%（表 5-5a）。

　　中国肿瘤登记地区结直肠癌位居癌症死亡谱第 5 位。因结直肠癌死亡病例 44 361 例，占全部癌症死亡的 7.86%；其中男性 25 934 例，女性 18 427 例，城市地区 26 357 例，农村地区 18 004 例。结直肠癌死亡率为 13.82/10 万，中标死亡率 7.95/10 万，世标死亡率 7.85/10 万；男性中标死亡率为女性的 1.55 倍，城市中标死亡率为农村的 1.36 倍。0~74 岁累积死亡率为 0.83%（表 5-5b）。

　　结肠癌新发病例数为 44 618 例，占全部癌症发病的 4.83%，发病率为 13.90/10 万，中标发病率为 8.55/10 万，世标发病率 8.41/10 万；其中男性 24 904 例，女性 19 714 例，男性中标发病率为女性的 1.33 倍；城市地区 28 777 例，农村地区 15 841 例，城市中标发病率为农村的 1.73 倍（表 5-5c）。结肠癌死亡病例数为 21 014 例，占全部癌症死亡的 3.73%，死亡率为 6.56/10 万，中标死亡率为 3.73/10 万，世标死亡率 3.69/10 万；其中男性 11 761 例，女性 9280 例，男性中标死亡率为女性的 1.40 倍；城市地区 13 726 例，农村地区 7315 例，城市中标死亡率为农村的 1.72 倍（表 5-5d）。

　　直肠癌新发病例数为 44 288 例，占全部癌症发病的 4.80%，发病率为 13.80/10 万，中标发病率为 8.56/10 万，世标发病率 8.50/10 万；其中男性 26 563 例，女性 17 725 例，男性中标发病率为女性的 1.56 倍；城市地区 24 113 例，农村地区 20 175 例，城市中标发病率为农村的 1.17 倍（表 5-5e）。直肠癌死亡病例数为 22 506 例，占全部癌症死亡的 3.99%，死亡率为 7.01/10 万，中标死亡率为 4.06/10 万，世标死亡率 4.01/10 万；其中男性 13 681 例，女性 8825 例，男性中标死亡率为女性的 1.69 倍；城市地区 12 303 例，农村地区 10 203 例，城市中标死亡率为农村的 1.13 倍（表

5 Colon-rectum

Colorectal cancer was the 4th most common cancer in registration areas of China in 2015. There were 89 993 new cases of colorectal cancer（52 086 males and 37 907 females，53 359 in urban areas and 36 634 rural areas），accounting for 9.75% of new cases of all cancers. The crude incidence rate was 28.04 per 100 000，with ASR China 17.32 per 100 000 and ASR World 17.12 per 100 000 respectively. Subgroup analyses showed that the incidence of ASR China was 1.44 times in males as that in females，and was 1.40 times in urban areas as that in rural areas. The cumulative incidence rate for subjects aged 0 to 74 years was 2.03%（Table 5-5a）.

Colorectal cancer was the 5th most common cause of cancer deaths. A total of 44 361 cases died of colorectal cancer in 2015（25 934 males and 18 427 females，26 357 in urban areas and 18 004 in rural areas），accounting for 7.86% of all cancer deaths. The crude mortality rate was 13.82 per 100 000，with ASR China 7.95 per 100 000 and ASR World 7.85 per 100 000，respectively. Subgroup analyses showed that the mortality of ASR China was 1.55 times in males as that in females，and was 1.36 times in urban areas as that in rural areas. The cumulative mortality rate for subjects aged 0 to 74 years was 0.83%（Table 5-5b）.

There were 44 618 new cases of colon cancer（24 904 males and 19 714 females，28 777 in urban areas and 15 841 rural areas），accounting for 4.83% of new cases of all cancers. The crude incidence rate was 13.90 per 100 000，with ASR China 8.55 per 100 000 and ASR World 8.41 per 100 000 respectively. Subgroup analyses showed that the incidence of ASR China was 1.33 times in males as that in females，and was 1.73 times in urban areas as that in rural areas（Table 5-5c）. A total of 21 041 cases died of colon cancer in 2015（11 761 males and 9280 females，13 726 in urban areas and 7315 in rural areas），accounting for 3.73% of all cancer deaths. The crude mortality rate was 6.56 per 100 000，with ASR China 3.73 per 100 000 and ASR World 3.69 per 100 000，respectively. Subgroup analyses showed that the mortality of ASR Chi-

5-5f）。

结直肠癌年龄别发病率在男性和女性中均随年龄呈上升趋势，40～44岁组之后上升明显，至75～79岁组达高峰；男性各年龄别发病率均明显高于女性。结直肠癌年龄别死亡率从40～44岁组开始持续上升（图5-5a）。

城市结直肠癌的发病率和死亡率均高于农村；东部地区的发病率和死亡率均高于中部地区和西部地区，中西部地区相近（表5-5a，表5-5b）。全国七大地区中华南地区的发病率和死亡率（中标率）最高，往后依次是东北、华东、华北、西南、华中、西北（图5-5b）。

在全部结肠癌病例中，有明确亚部位的病例占55.80%，其中乙状结肠发生癌症的比例最高，占42.14%，其次是升结肠和横结肠，分别占23.55%和9.00%（图5-5c）。

na was 1.40 times in males as that in females, and was 1.72 times in urban areas as that in rural areas (Table 5-5d).

There were 44 288 new cases ofrectal cancer (26 563 males and 17 725 females, 24 113 in urban areas and 20 175 rural areas), accounting for 4.80% of new cases of all cancers. The crude incidence rate was 13.80 per 100 000, with ASR China 8.56 per 100 000 and ASR World 8.50 per 100 000 respectively. Subgroup analyses showed that the incidence of ASR China was 1.56 times in males as that in females, and was 1.17 times in urban areas as that in rural areas (Table 5-5e). A total of 22 506 cases died of colon cancer in 2015 (13 681 males and 8825 females, 12 303 in urban areas and 10 203 in rural areas), accounting for 3.99% of all cancer deaths. The crude mortality rate was 7.01 per 100 000, with ASR China 4.06 per 100 000 and ASR World 4.01 per 100 000, respectively. Subgroup analyses showed that the mortality of ASR China was 1.69 times in males as that in females, and was 1.13 times in urban areas as that in rural areas (Table 5-5f).

Trends of age-specific incidence rates showed similar trend for males and females. The incidence rate in both males and females increased rapidly from the age group of 40-44 years and peaked at the age group of 75-79 years. Age-specific incidence rates in males were generally higher than those in females. The age-specific mortality rates increased from the age group of 40-44 years (Figure 5-5a).

The incidence and mortality rates of colorectal cancer were higher in urban areas than in rural areas. Eastern areas had the highest incidence rate and mortality rate, while those of central and western areas are similar (Table 5-5a, Table 5-5b). Among the seven areas of China, the incidence and mortality rates (ASR China) in South China is the highest, followed by Northeast China, East China, North China, Southwest China, Central China and Northwest China (Figure 5-5b).

Approximately 55.80% of the colon cancer cases reported the subsite information. Among those, sigmoid colon was the most common subsite (42.14%), followed by ascending colon (23.55%) and transverse colon (9.00%) (Figure 5-5c).

表 5-5a 2015 年中国肿瘤登记地区结直肠癌发病情况

Table 5-5a Incidence of colorectal cancer in registration areas of China，2015

地区 Area	性别 Sex	病例数 No. cases	粗率 Crude rate/ 100 000^{-1}	构成比 Freq. /%	中标率 ASR China/ 100 000^{-1}	世标率 ASR World/ 100 000^{-1}	累积率 Cum. rate/% 0~74	顺位 Rank
合计 All	合计 Both	89 993	28.04	9.75	17.32	17.12	2.03	4
	男性 Male	52 086	32.00	10.21	20.51	20.34	2.43	4
	女性 Female	37 907	23.97	9.18	14.26	14.02	1.64	3
城市地区 Urban areas	合计 Both	53 359	34.62	11.15	20.21	20.05	2.39	3
	男性 Male	30 925	39.93	12.01	24.13	24.04	2.88	2
	女性 Female	22 434	29.25	10.15	16.48	16.25	1.91	3
农村地区 Rural areas	合计 Both	36 634	21.96	8.24	14.39	14.14	1.69	6
	男性 Male	21 161	24.80	8.38	16.86	16.62	2.00	5
	女性 Female	15 473	18.99	8.07	11.99	11.74	1.38	4
东部地区 Eastern areas	合计 Both	57 339	32.69	10.23	18.59	18.34	2.18	3
	男性 Male	33 053	37.41	10.86	22.06	21.88	2.62	4
	女性 Female	24 286	27.90	9.49	15.27	14.96	1.75	3
中部地区 Central areas	合计 Both	19 860	21.62	8.56	15.33	15.17	1.82	5
	男性 Male	11 540	24.54	8.85	18.04	17.89	2.16	5
	女性 Female	8320	18.57	8.19	12.70	12.52	1.49	5
西部地区 Western areas	合计 Both	12 794	23.83	9.78	15.81	15.66	1.86	5
	男性 Male	7493	27.37	9.95	18.72	18.58	2.20	4
	女性 Female	5301	20.15	9.56	12.99	12.86	1.52	3

表 5-5b 2015 年中国肿瘤登记地区结直肠癌死亡情况

Table 5-5b Mortality of colorectal cancer in registration areas of China，2015

地区 Area	性别 Sex	病例数 No. deaths	粗率 Crude rate/ 100 000^{-1}	构成比 Freq. /%	中标率 ASR China/ 100 000^{-1}	世标率 ASR World/ 100 000^{-1}	累积率 Cum. rate/% 0~74	顺位 Rank
合计 All	合计 Both	44 361	13.82	7.86	7.95	7.85	0.83	5
	男性 Male	25 934	15.93	7.24	9.72	9.64	1.02	5
	女性 Female	18 427	11.65	8.92	6.28	6.18	0.64	4
城市地区 Urban areas	合计 Both	26 357	17.10	9.42	9.13	9.06	0.94	4
	男性 Male	15 420	19.91	8.81	11.26	11.21	1.18	4
	女性 Female	10 937	14.26	10.45	7.15	7.07	0.71	2
农村地区 Rural areas	合计 Both	18 004	10.79	6.32	6.71	6.58	0.72	5
	男性 Male	10 514	12.32	5.75	8.12	8.00	0.87	5
	女性 Female	7490	9.19	7.34	5.37	5.24	0.56	5
东部地区 Eastern areas	合计 Both	27 565	15.72	8.25	8.11	8.01	0.83	4
	男性 Male	15 917	18.01	7.60	9.90	9.83	1.02	5
	女性 Female	11 648	13.38	9.34	6.45	6.33	0.64	3
中部地区 Central areas	合计 Both	10 271	11.18	6.96	7.65	7.55	0.84	5
	男性 Male	6034	12.83	6.39	9.25	9.16	1.01	5
	女性 Female	4237	9.46	7.97	6.13	6.03	0.66	4
西部地区 Western areas	合计 Both	6525	12.15	7.86	7.69	7.60	0.82	5
	男性 Male	3983	14.55	7.35	9.65	9.56	1.04	5
	女性 Female	2542	9.66	8.82	5.80	5.71	0.60	4

表 5-5c 2015 年中国肿瘤登记地区结肠癌发病情况
Table 5-5c Incidence of colon cancer in registration areas of China, 2015

地区 Area	性别 Sex	病例数 No. cases	粗率 Crude rate/ 100 000^{-1}	构成比 Freq./%	中标率 ASR China/ 100 000^{-1}	世标率 ASR World/ 100 000^{-1}	累积率 Cum. rate/% 0~74
合计 All	合计 Both	44 618	13.90	4.83	8.55	8.41	0.99
	男性 Male	24 904	15.30	4.88	9.80	9.68	1.14
	女性 Female	19 714	12.47	4.77	7.35	7.21	0.83
城市地区 Urban areas	合计 Both	28 777	18.67	6.01	10.82	10.69	1.26
	男性 Male	15 979	20.63	6.20	12.42	12.32	1.45
	女性 Female	12 798	16.69	5.79	9.30	9.15	1.07
农村地区 Rural areas	合计 Both	15 841	9.50	3.56	6.25	6.11	0.72
	男性 Male	8925	10.46	3.53	7.16	7.02	0.84
	女性 Female	6916	8.49	3.61	5.36	5.22	0.60
东部地区 Eastern areas	合计 Both	29 931	17.07	5.34	9.65	9.48	1.11
	男性 Male	16 603	18.79	5.45	11.07	10.92	1.28
	女性 Female	13 328	15.31	5.21	8.30	8.11	0.94
中部地区 Central areas	合计 Both	9212	10.03	3.97	7.11	7.00	0.83
	男性 Male	5180	11.01	3.97	8.12	8.02	0.96
	女性 Female	4032	9.00	3.97	6.14	6.02	0.70
西部地区 Western areas	合计 Both	5475	10.20	4.19	6.75	6.67	0.78
	男性 Male	3121	11.40	4.14	7.80	7.73	0.90
	女性 Female	2354	8.95	4.24	5.74	5.66	0.67

表 5-5d 2015 年中国肿瘤登记地区结肠癌死亡情况
Table 5-5d Mortality of colon cancer in registration areas of China, 2015

地区 Area	性别 Sex	病例数 No. deaths	粗率 Crude rate/ 100 000^{-1}	构成比 Freq./%	中标率 ASR China/ 100 000^{-1}	世标率 ASR World/ 100 000^{-1}	累积率 Cum. rate/% 0~74
合计 All	合计 Both	21 041	6.56	3.73	3.73	3.69	0.38
	男性 Male	11 761	7.23	3.28	4.39	4.35	0.45
	女性 Female	9280	5.87	4.49	3.13	3.08	0.31
城市地区 Urban areas	合计 Both	13 726	8.91	4.91	4.70	4.67	0.48
	男性 Male	7626	9.85	4.36	5.51	5.50	0.57
	女性 Female	6100	7.95	5.83	3.95	3.90	0.39
农村地区 Rural areas	合计 Both	7315	4.39	2.57	2.73	2.67	0.29
	男性 Male	4135	4.85	2.26	3.21	3.15	0.34
	女性 Female	3180	3.90	3.12	2.27	2.22	0.24
东部地区 Eastern areas	合计 Both	14 030	8.00	4.20	4.10	4.05	0.41
	男性 Male	7712	8.73	3.68	4.78	4.75	0.49
	女性 Female	6318	7.26	5.07	3.48	3.41	0.34
中部地区 Central areas	合计 Both	4533	4.94	3.07	3.36	3.31	0.36
	男性 Male	2585	5.50	2.74	3.96	3.91	0.42
	女性 Female	1948	4.35	3.67	2.80	2.76	0.30
西部地区 Western areas	合计 Both	2478	4.62	2.99	2.90	2.87	0.30
	男性 Male	1464	5.35	2.70	3.53	3.50	0.37
	女性 Female	1014	3.85	3.52	2.30	2.26	0.23

表 5-5e　2015 年中国肿瘤登记地区直肠癌发病情况

地区 Area	性别 Sex	病例数 No. cases	粗率 Crude rate/ 100 000^{-1}	构成比 Freq./%	中标率 ASR China/ 100 000^{-1}	世标率 ASR World/ 100 000^{-1}	累积率 Cum. rate/% 0~74
合计 All	合计 Both	44 288	13.80	4.80	8.56	8.50	1.03
	男性 Male	26 563	16.32	5.21	10.47	10.42	1.27
	女性 Female	17 725	11.21	4.29	6.73	6.64	0.79
城市地区 Urban areas	合计 Both	24 113	15.65	5.04	9.22	9.19	1.11
	男性 Male	14 673	18.95	5.70	11.50	11.52	1.40
	女性 Female	9440	12.31	4.27	7.04	6.96	0.82
农村地区 Rural areas	合计 Both	20 175	12.10	4.54	7.90	7.79	0.94
	男性 Male	11 890	13.94	4.71	9.43	9.32	1.13
	女性 Female	8285	10.17	4.32	6.41	6.31	0.75
东部地区 Eastern areas	合计 Both	26 873	15.32	4.80	8.77	8.69	1.05
	男性 Male	16 136	18.26	5.30	10.79	10.75	1.31
	女性 Female	10 737	12.34	4.20	6.83	6.72	0.79
中部地区 Central areas	合计 Both	10 367	11.29	4.47	8.00	7.95	0.97
	男性 Male	6196	13.18	4.75	9.66	9.61	1.17
	女性 Female	4171	9.31	4.11	6.38	6.32	0.76
西部地区 Western areas	合计 Both	7048	13.13	5.39	8.72	8.66	1.04
	男性 Male	4231	15.46	5.62	10.58	10.50	1.26
	女性 Female	2817	10.71	5.08	6.93	6.88	0.82

表 5-5f　2015 年中国肿瘤登记地区直肠癌死亡情况

地区 Area	性别 Sex	病例数 No. deaths	粗率 Crude rate/ 100 000^{-1}	构成比 Freq./%	中标率 ASR China/ 100 000^{-1}	世标率 ASR World/ 100 000^{-1}	累积率 Cum. rate/% 0~74
合计 All	合计 Both	22 506	7.01	3.99	4.06	4.01	0.43
	男性 Male	13 681	8.41	3.82	5.15	5.11	0.55
	女性 Female	8825	5.58	4.27	3.04	2.99	0.31
城市地区 Urban areas	合计 Both	12 303	7.98	4.40	4.31	4.28	0.45
	男性 Male	7594	9.81	4.34	5.60	5.57	0.60
	女性 Female	4709	6.14	4.50	3.11	3.08	0.31
农村地区 Rural areas	合计 Both	10 203	6.12	3.58	3.80	3.73	0.41
	男性 Male	6087	7.13	3.33	4.69	4.63	0.51
	女性 Female	4116	5.05	4.03	2.96	2.89	0.31
东部地区 Eastern areas	合计 Both	13 158	7.50	3.94	3.90	3.85	0.40
	男性 Male	7988	9.04	3.81	4.99	4.95	0.52
	女性 Female	5170	5.94	4.14	2.88	2.83	0.29
中部地区 Central areas	合计 Both	5499	5.99	3.73	4.11	4.06	0.45
	男性 Male	3303	7.02	3.50	5.08	5.03	0.57
	女性 Female	2196	4.90	4.13	3.19	3.13	0.34
西部地区 Western areas	合计 Both	3849	7.17	4.64	4.55	4.50	0.50
	男性 Male	2390	8.73	4.41	5.81	5.74	0.64
	女性 Female	1459	5.55	5.06	3.34	3.30	0.36

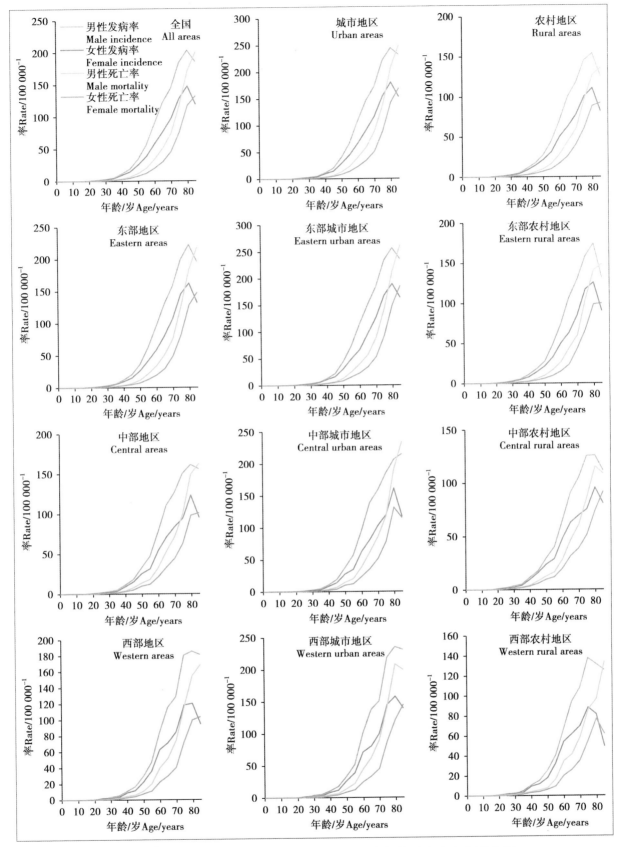

图 5-5a 2015 年中国肿瘤登记地区结直肠癌年龄别发病率和死亡率

Figure 5-5a Age-specific incidence and mortality rates of colorectal cancer in registration areas of China, 2015

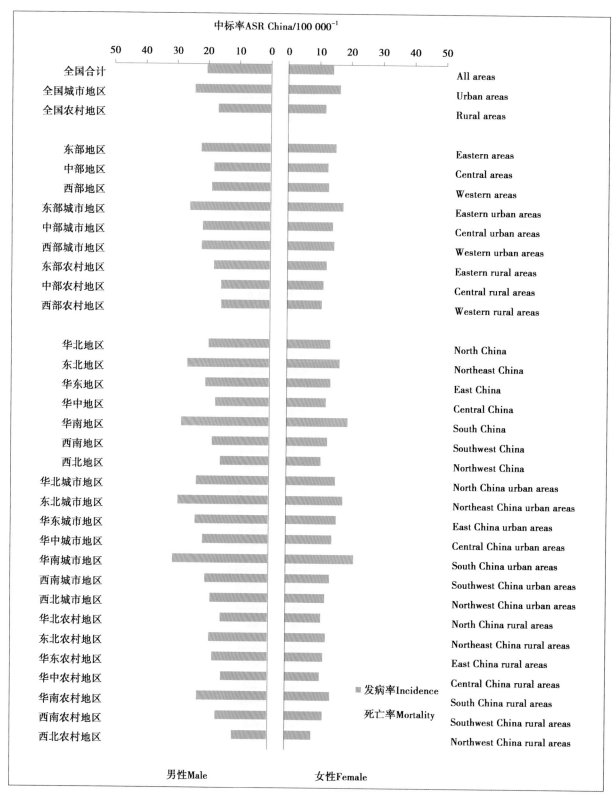

图 5-5b　2015 年中国肿瘤登记不同地区结直肠癌发病率和死亡率

Figure 5-5b　Incidence and mortality rates of colorectal cancer in different registration areas of China，2015

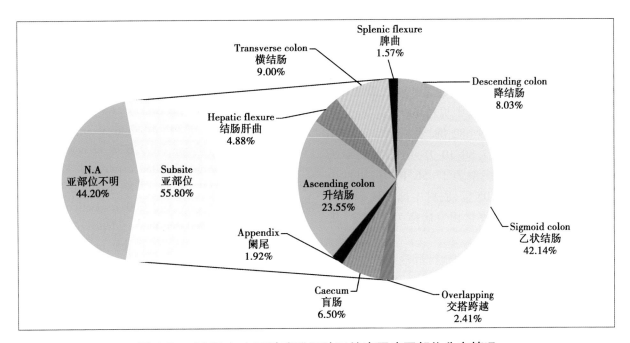

图 5-5c   2015 年中国肿瘤登记地区结直肠癌亚部位分布情况

Figure 5-5c   Subsite distribution of colorectal cancer in registration areas of China, 2015

6 肝

2015 年, 中国肿瘤登记地区肝癌发病位居癌症发病谱第 5 位。新发病例数为 89 222 例, 占全部癌症发病的 9.67%; 其中男性 65 571 例, 女性 23 651 例, 城市地区 39 682 例, 农村地区 49 540 例。肝癌发病率为 27.80/10 万, 中标发病率为 17.88/10 万, 世标发病率为 17.56/10 万; 男性中标发病率为女性的 3.05 倍, 农村中标发病率为城市的 1.27 倍。0~74 岁累积发病率为 2.04% (表 5-6a)。

2015 年, 中国肿瘤登记地区肝癌死亡位居癌症死亡谱第 2 位。因肝癌死亡病例 78 867 例, 占全部癌症死亡的 13.97%; 其中男性 58 024 例, 女性 20 843 例, 城市地区 35 864 例, 农村地区 43 003 例。肝癌死亡率为 24.58/10 万, 中标死亡率 15.51/10 万, 世标死亡率 15.26/10 万; 男性中标死亡率为女性的 3.12 倍, 农村中标死亡率为城市的 1.23 倍。0~74 岁累积死亡率为 1.76% (表 5-6b)。

中国肿瘤登记地区肝癌年龄别发病率与死亡率呈现明显性别差异, 男性各年龄别发病率与死亡率均高于女性。无论男女, 肝癌年龄别发病率和死亡率在 30 岁前处于较低水平, 30 岁之后开始升高, 至 75~79 岁组达高峰 (图 5-6a)。

农村地区肝癌发病率和死亡率均高于城市地区。中标发病率和中标死亡率均以西部地区最高, 中部地区次之, 东部地区最低。七大行政区中, 华南地区肝癌中标发病率和中标死亡率最高, 华北地区肝癌中标发病率和中标死亡率最低 (表 5-6a, 表 5-6b, 图 5-6a, 图 5-6b)。

6 Liver

In 2015, liver cancer was the fifth most common cancer in registration areas of China. There were 89 222 new cases of liver cancer (65 571 males and 23 651 females, 39 682 in urban areas and 49 540 in rural areas), accounting for 9.67% of new cases of all cancers. The crude incidence rate was 27.80 per 100 000, with ASR China 17.88 per 100 000 and ASR World 17.56 per 100 000 respectively. Subgroup analyses showed that the incidence of ASR China was 3.05 times in males as that in females, and was 1.27 times in rural areas as that in urban areas. The cumulative incidence rate among persons aged 0-74 years was 2.04% (Table 5-6a).

Liver cancer was the secondmost common cause of cancer deaths in registration areas of China in 2015. A total of 78 867 cases died of liver cancer in 2015 (58 024 males and 20 843 females, 35 864 in urban areas and 43 003 in rural areas), accounting for 13.97% of all cancer deaths. The crude mortality rate was 24.58 per 100 000, with ASR China 15.51 per 100 000 and ASR World 15.26 per 100 000, respectively. Subgroup analyses showed that the mortality of ASR China was 3.12 times in males as that in females, and was 1.23 times in rural areas as that in urban areas. The cumulative mortality rate among persons aged 0-74 years was 1.76% (Table 5-6b).

Trends of age-specific incidence and mortality rates showed differences between males and females in registration areas of China in 2015. Age-specific incidence and mortality rates of liver cancer were consistently higher in males than in females. The age-specific incidence rates and mortality rates for both sexes were relatively low before 30 years old and increased since then, peaking at the age group of 75-79 years (Figure 5-6a).

The incidence and mortality rates of liver cancer were higher in rural areas than in urban areas. Western areas had the highest incidence and mortality rates (ASR China), followed by central and eastern areas. Among the seven administrative districts, the highest liver cancer incidence and mortality rates (ASR China) were shown in South China, and the lowest in North China (Table 5-6a, Table 5-6b, Figure 5-6a, Figure 5-6b).

表 5-6a 2015 年中国肿瘤登记地区肝癌发病情况

Table 5-6a Incidence of liver cancer in registration areas of China, 2015

地区 Area	性别 Sex	病例数 No. cases	粗率 Crude rate/ 100 000⁻¹	构成比 Freq./%	中标率 ASR China/ 100 000⁻¹	世标率 ASR World/ 100 000⁻¹	累积率 Cum. rate/% 0~74	顺位 Rank
合计 All	合计 Both	89 222	27.80	9.67	17.88	17.56	2.04	5
	男性 Male	65 571	40.29	12.85	26.96	26.44	3.07	3
	女性 Female	23 651	14.95	5.73	8.84	8.74	1.01	7
城市地区 Urban areas	合计 Both	39 682	25.75	8.29	15.75	15.52	1.79	5
	男性 Male	29 497	38.09	11.45	24.23	23.85	2.75	3
	女性 Female	10 185	13.28	4.61	7.42	7.34	0.84	7
农村地区 Rural areas	合计 Both	49 540	29.70	11.15	19.97	19.56	2.28	4
	男性 Male	36 074	42.28	14.28	29.60	28.95	3.37	3
	女性 Female	13 466	16.53	7.02	10.26	10.13	1.18	6
东部地区 Eastern areas	合计 Both	47 755	27.23	8.52	16.21	15.97	1.86	5
	男性 Male	35 327	39.98	11.60	24.87	24.47	2.85	3
	女性 Female	12 428	14.28	4.86	7.70	7.62	0.88	7
中部地区 Central areas	合计 Both	24 593	26.78	10.60	19.25	18.94	2.21	4
	男性 Male	17 812	37.88	13.66	28.32	27.80	3.24	3
	女性 Female	6781	15.13	6.68	10.13	10.06	1.16	6
西部地区 Western areas	合计 Both	16 874	31.43	12.90	21.78	21.28	2.45	2
	男性 Male	12 432	45.41	16.50	32.40	31.63	3.62	2
	女性 Female	4442	16.88	8.01	11.02	10.83	1.26	4

表 5-6b 2015 年中国肿瘤登记地区肝癌死亡情况

Table 5-6b Mortality of liver cancer in registration areas of China, 2015

地区 Area	性别 Sex	病例数 No. deaths	粗率 Crude rate/ 100 000⁻¹	构成比 Freq./%	中标率 ASR China/ 100 000⁻¹	世标率 ASR World/ 100 000⁻¹	累积率 Cum. rate/% 0~74	顺位 Rank
合计 All	合计 Both	78 867	24.58	13.97	15.51	15.26	1.76	2
	男性 Male	58 024	35.65	16.20	23.55	23.14	2.68	2
	女性 Female	20 843	13.18	10.09	7.54	7.46	0.85	3
城市地区 Urban areas	合计 Both	35 864	23.27	12.82	13.88	13.69	1.57	2
	男性 Male	26 415	34.11	15.09	21.29	20.99	2.41	2
	女性 Female	9449	12.32	9.03	6.63	6.56	0.74	4
农村地区 Rural areas	合计 Both	43 003	25.78	15.09	17.09	16.79	1.95	2
	男性 Male	31 609	37.05	17.27	25.71	25.21	2.94	2
	女性 Female	11 394	13.99	11.17	8.45	8.35	0.96	3
东部地区 Eastern areas	合计 Both	42 782	24.39	12.80	14.18	13.98	1.62	2
	男性 Male	31 546	35.70	15.06	21.81	21.50	2.50	2
	女性 Female	11 236	12.91	9.01	6.70	6.62	0.75	4
中部地区 Central areas	合计 Both	21 799	23.74	14.78	16.87	16.66	1.94	2
	男性 Male	15 742	33.47	16.68	24.86	24.49	2.86	2
	女性 Female	6057	13.52	11.40	8.88	8.85	1.02	3
西部地区 Western areas	合计 Both	14 286	26.61	17.22	18.20	17.79	2.02	2
	男性 Male	10 736	39.22	19.82	27.77	27.13	3.08	2
	女性 Female	3550	13.49	12.32	8.54	8.39	0.94	2

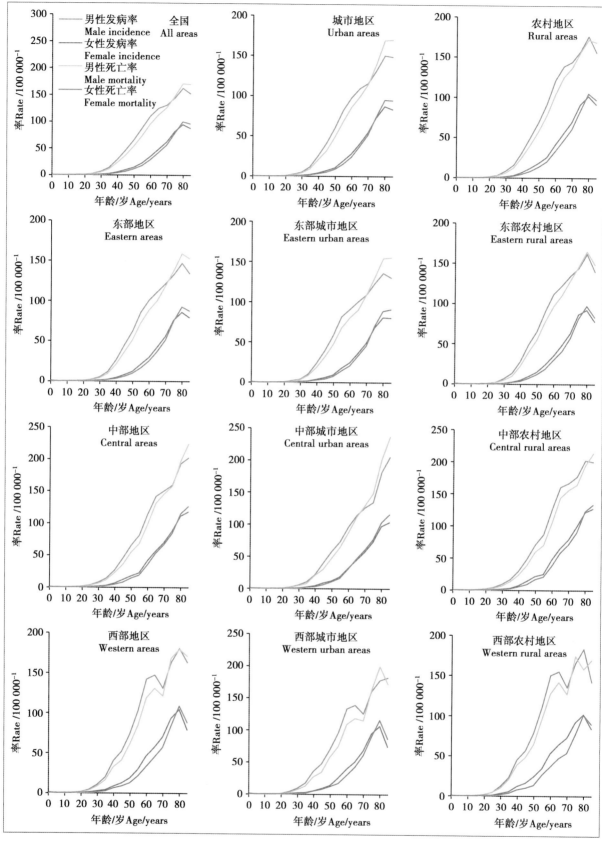

图 5-6a　2015 年中国肿瘤登记地区肝癌年龄别发病率和死亡率

Figure 5-6a　Age-specific incidence and mortality rates of liver cancer in registration areas of China，2015

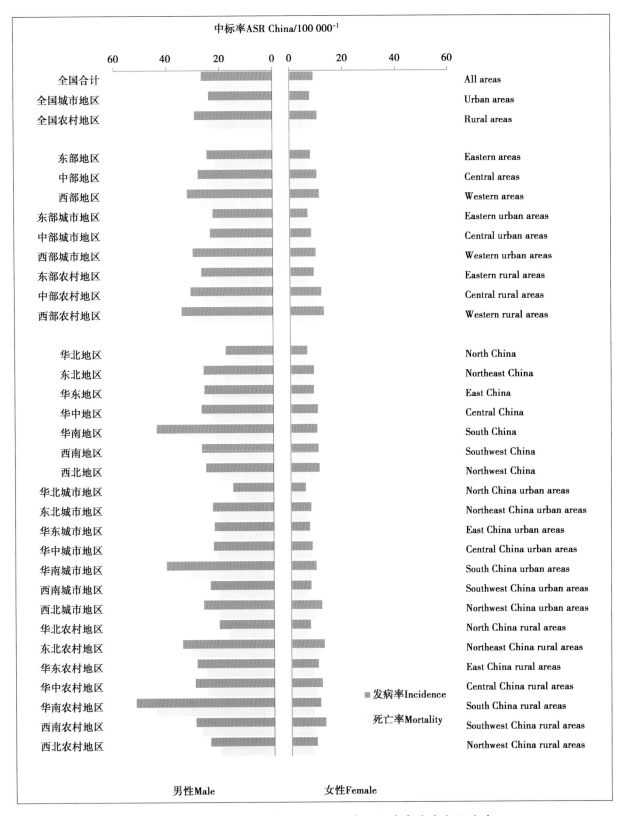

中标率ASR China/100 000⁻¹

男性Male	女性Female	

图 5-6b　2015 年中国肿瘤登记不同地区肝癌发病率和死亡率
Figure 5-6b Incidence and mortality rates of liver cancer in different
registration areas of China，2015

7 胆囊

2015 年,中国肿瘤登记地区胆囊癌新发病例 12 910 例,占全部癌症发病的 1.40%;其中男性 6180 例,女性 6730 例,城市地区 7096 例,农村地区 5814 例。发病率为 4.02/10 万,中标发病率为 2.35/10 万,世标发病率为 2.35/10 万。中标发病率男性与女性基本相同,城市为农村的 1.17 倍。0~74 岁累积发病率为 0.27%(表 5-7a)。

2015 年,中国肿瘤登记地区胆囊癌死亡病例为 9674 例,占全部癌症死亡的 1.71%;其中男性 4567 例,女性 5107 例,城市地区 5439 例,农村地区 4235 例。胆囊癌死亡率为 3.01/10 万,中标死亡率为 1.71/10 万,世标死亡率为 1.70/10 万;女性中标死亡率为男性的 1.02 倍,城市地区中标死亡率为农村地区的 1.21 倍,0~74 岁累积死亡率为 0.19%(表 5-7b)。

中国肿瘤登记地区胆囊癌年龄别发病率和死亡率在 40 岁之前处于较低水平,40~岁年龄组以上呈显著上升趋势,至 80~岁或 85+岁年龄组达到高峰。男性与女性之间发病(死亡)率差异不明显。城市地区各年龄组发病(死亡)率均高于农村地区,西部农村地区的发病率死亡率年龄别曲线波动较大(图 5-7a)。

城市地区胆囊癌发病率和死亡率高于农村地区,东部地区发病率和死亡率高于中部和西部地区。在七大行政区中,西北与华北地区的发病率和死亡率较高,而西南和华南地区较低。胆囊癌发病率(死亡率)最高地区为西北城市地区,华南和西南农村地区较低(表 5-7a,表 5-7b,图 5-7b)。

7 Gallbladder

In 2015, there were 12 910 new cases of gallbladder cancer in registration areas of China (6180 males and 6730 females, 7096 in urban areas and 5814 in rural areas), accounting for 1.40% of new cases of all cancer. The crude incidence rate was 4.02 per 100 000, with ASR China 2.35 per 100 000 and ASR World 2.35 per 100 000. Subgroup analyses showed that the incidence of ASR China in males was nearly the same as that in females, and the rate in urban areas was 1.17 times as that in rural areas. The cumulative incidence rate for subjects aged 0 to 74 years was 0.27%(Table5-7a).

There were 9674 cases died of gallbladder cancer in 2015(4567 males and 5107 females, 5439 in urban areas and 4235 in rural areas), accounting for 1.71% of all cancer deaths. The crude mortality rate was 3.01 per 100 000, with ASR China 1.71 per 100 000 and ASR World 1.70 per 100 000, respectively. Subgroup analyses showed that the mortality of ASR China was 1.02 times in females as that in males, and was 1.21 times in urban areas as that in rural areas. The cumulative mortality rate for subjects aged 0 to 74 years was 0.19% (Table 5-7b).

The age-specific incidence and mortality rates were relatively low before 40 years old, and increased dramatically since then, peaking at the age group of 80-84 or 85+ years. There were no obvious differences between males and females. The age-specific incidence and mortality rates in urban areas were higher than those in rural areas, but great fluctuations were seen for the rates in western rural areas (Figure 5-7a).

The incidence and mortality rates of gallbladder cancer were higher in urban areas than those in rural areas. Eastern areas had the highest rates, followed by central areas, then western areas. Among the seven administrative areas, the incidence and mortality were relatively high in the Northwest and the North China, and were relatively low in the Southwest and the South China. The highest incidence and mortality rates were seen in urban areas of Northwest China, and the rates were relatively low in rural areas of South and Southwest China (Table 5-7a, Table 5-7b, Figure 5-7b).

地区 Area	性别 Sex	病例数 No. cases	粗率 Crude rate/ 100 000⁻¹	构成比 Freq./%	中标率 ASR China/ 100 000⁻¹	世标率 ASR World/ 100 000⁻¹	累积率 Cum. rate/% 0~74	顺位 Rank
合计 All	合计 Both	12 910	4.02	1.40	2.35	2.35	0.27	18
	男性 Male	6180	3.80	1.21	2.34	2.35	0.27	16
	女性 Female	6730	4.26	1.63	2.36	2.35	0.27	15
城市地区 Urban areas	合计 Both	7096	4.60	1.48	2.53	2.53	0.29	18
	男性 Male	3384	4.37	1.31	2.53	2.54	0.29	16
	女性 Female	3712	4.84	1.68	2.53	2.53	0.29	16
农村地区 Rural areas	合计 Both	5814	3.49	1.31	2.17	2.15	0.25	18
	男性 Male	2796	3.28	1.11	2.15	2.15	0.25	16
	女性 Female	3018	3.70	1.57	2.18	2.16	0.25	15
东部地区 Eastern areas	合计 Both	8142	4.64	1.45	2.46	2.46	0.28	18
	男性 Male	4039	4.57	1.33	2.57	2.58	0.30	16
	女性 Female	4103	4.71	1.60	2.35	2.34	0.26	16
中部地区 Central areas	合计 Both	2983	3.25	1.29	2.21	2.20	0.26	18
	男性 Male	1333	2.83	1.02	2.03	2.03	0.24	17
	女性 Female	1650	3.68	1.63	2.39	2.38	0.28	15
西部地区 Western areas	合计 Both	1785	3.32	1.36	2.15	2.13	0.25	18
	男性 Male	808	2.95	1.07	1.98	1.96	0.22	16
	女性 Female	977	3.71	1.76	2.31	2.30	0.27	15

表 5-7b　2015 年中国肿瘤登记地区胆囊癌死亡情况
Table 5-7b　Mortality of gallbladder cancer in registration areas of China, 2015

地区 Area	性别 Sex	病例数 No. deaths	粗率 Crude rate/ 100 000⁻¹	构成比 Freq./%	中标率 ASR China/ 100 000⁻¹	世标率 ASR World/ 100 000⁻¹	累积率 Cum. rate/% 0~74	顺位 Rank
合计 All	合计 Both	9674	3.01	1.71	1.71	1.70	0.19	14
	男性 Male	4567	2.81	1.28	1.69	1.69	0.19	13
	女性 Female	5107	3.23	2.47	1.72	1.71	0.19	12
城市地区 Urban areas	合计 Both	5439	3.53	1.94	1.87	1.86	0.20	14
	男性 Male	2555	3.30	1.46	1.85	1.86	0.20	12
	女性 Female	2884	3.76	2.76	1.88	1.87	0.20	11
农村地区 Rural areas	合计 Both	4235	2.54	1.49	1.54	1.53	0.17	14
	男性 Male	2012	2.36	1.10	1.52	1.52	0.17	13
	女性 Female	2223	2.73	2.18	1.56	1.54	0.17	12
东部地区 Eastern areas	合计 Both	6238	3.56	1.87	1.81	1.80	0.19	14
	男性 Male	3021	3.42	1.44	1.87	1.87	0.21	12
	女性 Female	3217	3.70	2.58	1.76	1.74	0.18	12
中部地区 Central areas	合计 Both	2193	2.39	1.49	1.60	1.59	0.18	14
	男性 Male	972	2.07	1.03	1.47	1.46	0.16	14
	女性 Female	1221	2.72	2.30	1.73	1.73	0.20	12
西部地区 Western areas	合计 Both	1243	2.32	1.50	1.46	1.45	0.16	15
	男性 Male	574	2.10	1.06	1.37	1.37	0.15	14
	女性 Female	669	2.54	2.32	1.55	1.52	0.18	12

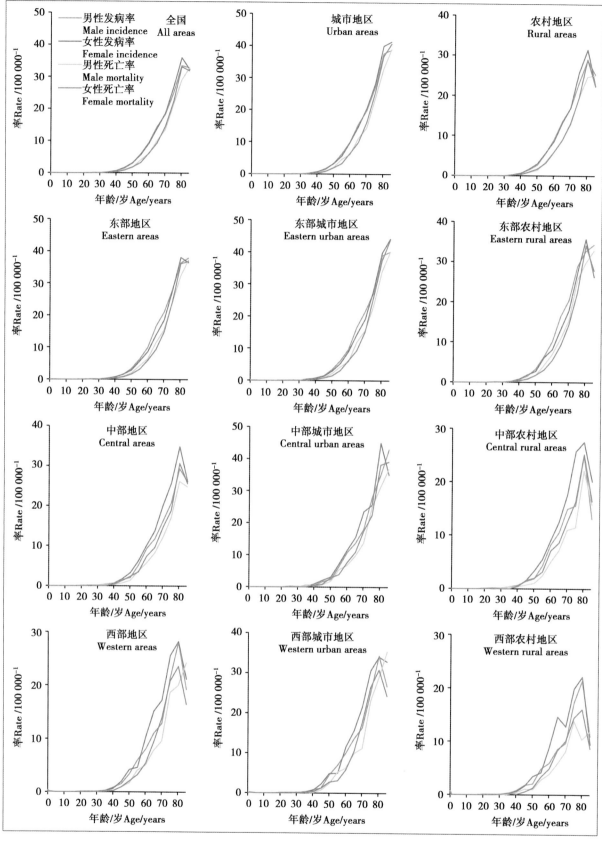

图 5-7a　2015 年中国肿瘤登记地区胆囊癌年龄别发病率和死亡率

Figure 5-7a Age-specific incidence and mortality rates of gallbladder cancer in registration areas of China，2015

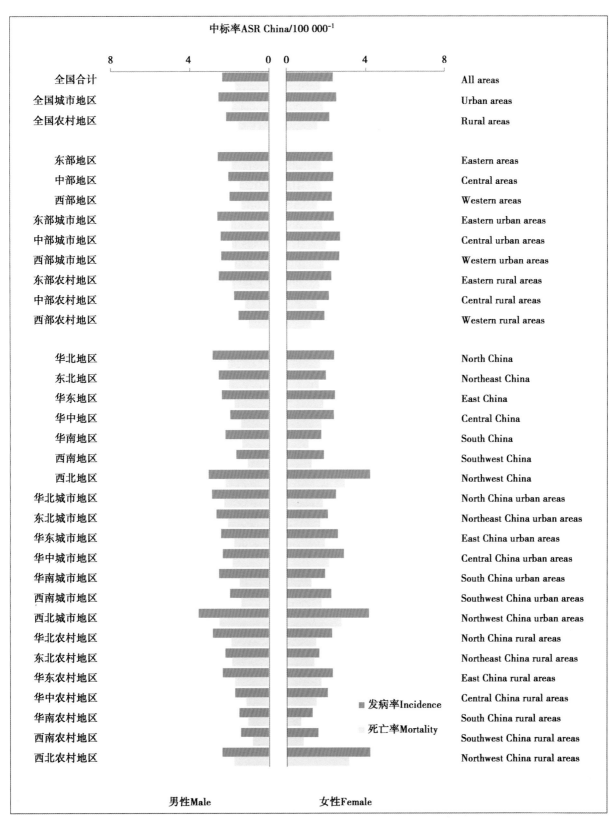

图 5-7b　2015 年中国肿瘤登记不同地区胆囊癌发病率和死亡率
Figure 5-7b Incidence and mortality rates of gallbladder cancer in different
registration areas of China, 2015

8 胰腺

2015 年，中国肿瘤登记地区胰腺癌位居癌症发病谱第 13 位。新发病例数为 22 434 例，占全部癌症发病的 2.43%；其中男性 12 693 例，女性 9741 例，城市地区 12 523 例，农村地区 9911 例。发病率为 6.99/10 万，中标发病率为 4.17/10 万，世标发病率为 4.15/10 万；男女性别比（中标发病率）为 1.42，城市中标发病率为农村的 1.22 倍。0~74 岁累积发病率为 0.49%（表 5-8a）。

2015 年，中国肿瘤登记地区胰腺癌位居癌症死亡谱第 7 位。因胰腺癌死亡病例 19 947 例，占全部癌症死亡的 3.53%；其中男性 11 379 例，女性 8568 例，城市地区 11 598 例，农村地区 8349 例。胰腺癌死亡率为 6.22/10 万，中标死亡率 3.63/10 万，世标死亡率 3.62/10 万；男女性别比（中标死亡率）为 1.47，城市中标死亡率为农村的 1.33 倍。0~74 岁累积死亡率为 0.42%（表 5-8b）。

胰腺癌年龄别发病率和死亡率在 44 岁之前均处于较低水平，自 45~49 岁快速上升，约 80~84 岁年龄组达到顶峰，男性高于女性（图 5-8a）。

城市胰腺癌的发病率和死亡率均高于农村。中标发病率和死亡率以东部地区最高，其次是中部地区，西部地区最低（表 5-8a，表 5-8b，图 5-8b）。

全部胰腺癌病例中有明确组织学类型的病例占 29.68%，其中胰头癌是最主要的病理类型，占 58.13%；其次是内分泌胰腺癌，占 19.15%；胰体癌占 9.18%；胰尾癌占 7.91%（图 5-8c）。

8 Pancreas

Pancreatic cancer was the 13th most common cancer in registration areas of China in 2015. There were 22 434 new cases of pancreatic cancer (12 693 males and 9741 females, 12 523 in urban areas and 9911 in rural areas), accounting for 2.43% of new cases of all cancers. The crude incidence rate was 6.99 per 100 000, with ASR China 4.17 per 100 000 and ASR World 4.15 per 100 000 respectively. Subgroup analyses showed that the incidence of ASR China was 1.42 times in males as that in females, and was 1.22 times in urban areas as that in rural areas. The cumulative incidence rate for subjects aged 0 to 74 years was 0.49% (Table 5-8a).

Pancreatic cancer was the 7th most common cause of cancer deaths. A total of 19 947 cases died of pancreatic cancer in 2015 (11 379 males and 8568 females, 11 598 in urban areas and 8349 in rural areas), accounting for 3.53% of all cancer deaths. The crude mortality rate was 6.22 per 100 000, with ASR China 3.63 per 100 000 and ASR World 3.62 per 100 000, respectively. Subgroup analyses showed that the mortality of ASR China was 1.47 times in males as that in females, and was 1.33 times in urban areas as that in rural areas. The cumulative mortality rate for subjects aged 0 to 74 years was 0.42% (Table 5-8b).

The age-specific incidence and mortality rates were relatively lower before 44 years old and increased rapidly from the age group of 45-49 years and peaked near the age group of 80-84 years. The incidence and mortality rates in males were generally higher than those of females (Figure 5-8a).

The incidence and mortality rates of pancreatic cancer were higher in urban areas than in rural areas. Eastern areas had the highest incidence and mortality rates (ASR China), followed by middle and western areas (Table 5-8a, Table 5-8b, Figure 5-8b).

About 29.68% cases of pancreatic cancer had morphological verification. Among those, head pancreatic cancer was the most common histological type, accounting for 58.13% of all cases, followed by endocrine (19.15%), body (9.18%) and tail (7.91%) (Figure 5-8c).

表 5-8a 2015 年中国肿瘤登记地区胰腺癌发病情况

Table 5-8a Incidence of pancreatic cancer in the registration areas of China, 2015

地区 Area	性别 Sex	病例数 No. cases	粗率 Crude rate/ 100 000^{-1}	构成比 Freq./%	中标率 ASR China/ 100 000^{-1}	世标率 ASR World/ 100 000^{-1}	累积率 Cum. rate/% 0~74	顺位 Rank
合计 All	合计 Both	22 434	6.99	2.43	4.17	4.15	0.49	13
	男性 Male	12 693	7.80	2.49	4.90	4.90	0.59	8
	女性 Female	9741	6.16	2.36	3.46	3.43	0.40	12
城市地区 Urban areas	合计 Both	12 523	8.13	2.62	4.58	4.56	0.54	12
	男性 Male	6983	9.02	2.71	5.35	5.36	0.64	9
	女性 Female	5540	7.22	2.51	3.82	3.79	0.44	11
农村地区 Rural areas	合计 Both	9911	5.94	2.23	3.76	3.73	0.45	14
	男性 Male	5710	6.69	2.26	4.44	4.43	0.54	8
	女性 Female	4201	5.16	2.19	3.09	3.06	0.36	13
东部地区 Eastern areas	合计 Both	14 735	8.40	2.63	4.57	4.55	0.54	12
	男性 Male	8217	9.30	2.70	5.35	5.34	0.64	8
	女性 Female	6518	7.49	2.55	3.81	3.78	0.44	12
中部地区 Central areas	合计 Both	4776	5.20	2.06	3.61	3.59	0.43	15
	男性 Male	2777	5.91	2.13	4.28	4.27	0.51	11
	女性 Female	1999	4.46	1.97	2.95	2.93	0.36	13
西部地区 Western areas	合计 Both	2923	5.44	2.23	3.56	3.53	0.42	13
	男性 Male	1699	6.21	2.26	4.21	4.21	0.51	9
	女性 Female	1224	4.65	2.21	2.92	2.86	0.34	13

表 5-8b 2015 年中国肿瘤登记地区胰腺癌死亡情况

Table 5-8b Mortality of pancreatic cancer in the registration areas of China, 2015

地区 Area	性别 Sex	病例数 No. deaths	粗率 Crude rate/ 100 000^{-1}	构成比 Freq./%	中标率 ASR China/ 100 000^{-1}	世标率 ASR World/ 100 000^{-1}	累积率 Cum. rate/% 0~74	顺位 Rank
合计 All	合计 Both	19 947	6.22	3.53	3.63	3.62	0.42	7
	男性 Male	11 379	6.99	3.18	4.33	4.33	0.51	6
	女性 Female	8568	5.42	4.15	2.95	2.92	0.33	7
城市地区 Urban areas	合计 Both	11 598	7.53	4.15	4.14	4.13	0.48	7
	男性 Male	6522	8.42	3.73	4.92	4.92	0.58	6
	女性 Female	5076	6.62	4.85	3.38	3.35	0.37	6
农村地区 Rural areas	合计 Both	8349	5.01	2.93	3.12	3.09	0.37	8
	男性 Male	4857	5.69	2.65	3.74	3.73	0.44	6
	女性 Female	3492	4.29	3.42	2.51	2.47	0.29	8
东部地区 Eastern areas	合计 Both	13 578	7.74	4.06	4.11	4.09	0.48	7
	男性 Male	7649	8.66	3.65	4.90	4.89	0.58	6
	女性 Female	5929	6.81	4.75	3.35	3.32	0.37	7
中部地区 Central areas	合计 Both	4036	4.39	2.74	3.02	2.99	0.35	8
	男性 Male	2329	4.95	2.47	3.57	3.57	0.43	6
	女性 Female	1707	3.81	3.21	2.47	2.44	0.28	8
西部地区 Western areas	合计 Both	2333	4.35	2.81	2.78	2.76	0.33	8
	男性 Male	1401	5.12	2.59	3.42	3.42	0.40	6
	女性 Female	932	3.54	3.24	2.15	2.12	0.25	8

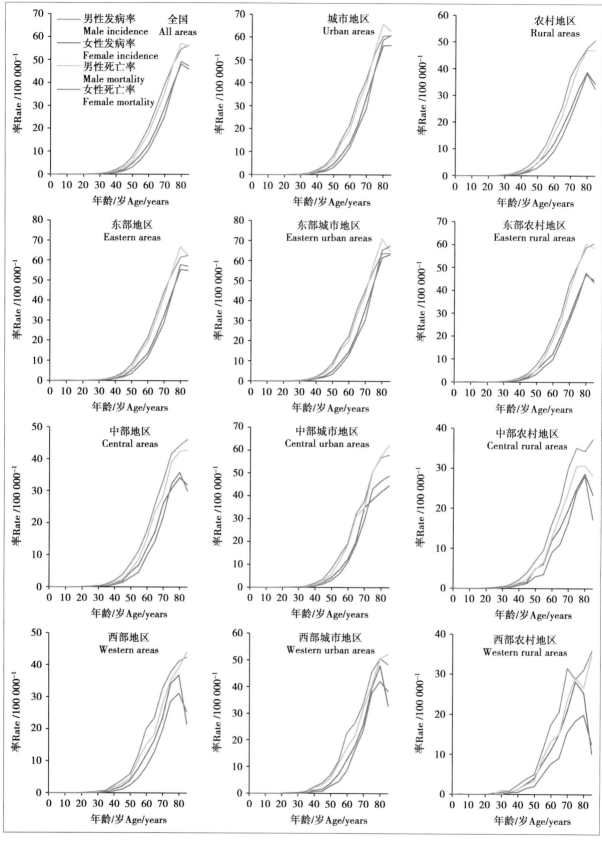

图 5-8a　2015 年中国肿瘤登记地区胰腺癌年龄别发病率和死亡率

Figure 5-8a Age-specific incidence and mortality rates of pancreatic cancer
in registration areas of China，2015

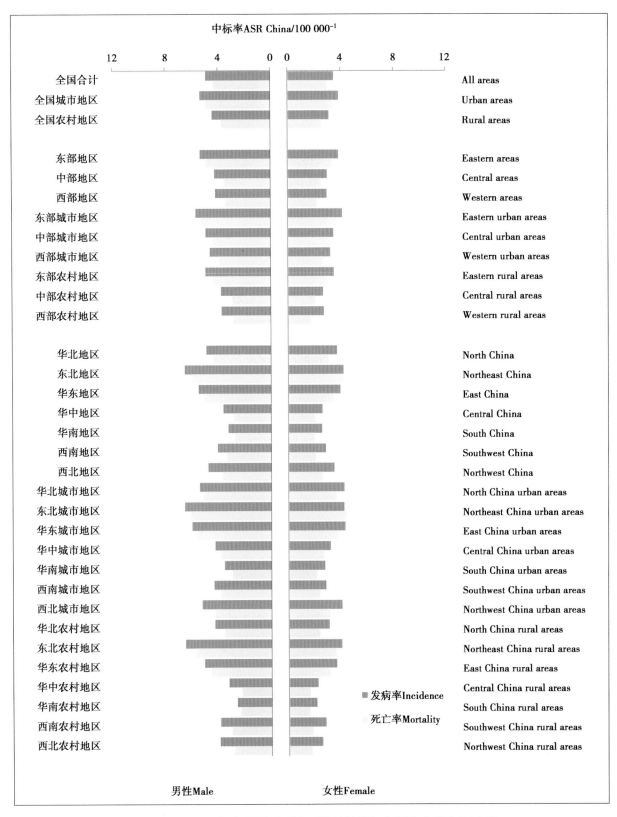

中标率ASR China/100 000⁻¹

12	8	4	0	0	4	8	12		

全国合计 — All areas
全国城市地区 — Urban areas
全国农村地区 — Rural areas

东部地区 — Eastern areas
中部地区 — Central areas
西部地区 — Western areas
东部城市地区 — Eastern urban areas
中部城市地区 — Central urban areas
西部城市地区 — Western urban areas
东部农村地区 — Eastern rural areas
中部农村地区 — Central rural areas
西部农村地区 — Western rural areas

华北地区 — North China
东北地区 — Northeast China
华东地区 — East China
华中地区 — Central China
华南地区 — South China
西南地区 — Southwest China
西北地区 — Northwest China
华北城市地区 — North China urban areas
东北城市地区 — Northeast China urban areas
华东城市地区 — East China urban areas
华中城市地区 — Central China urban areas
华南城市地区 — South China urban areas
西南城市地区 — Southwest China urban areas
西北城市地区 — Northwest China urban areas
华北农村地区 — North China rural areas
东北农村地区 — Northeast China rural areas
华东农村地区 — East China rural areas
华中农村地区 — Central China rural areas
华南农村地区 — South China rural areas
西南农村地区 — Southwest China rural areas
西北农村地区 — Northwest China rural areas

发病率Incidence
死亡率Mortality

男性Male　　女性Female

图 5-8b　2015 年中国肿瘤登记不同地区胰腺癌发病率和死亡率
Figure 5-8b Incidence and mortality rates of pancreatic cancer in different registration areas of China，2015

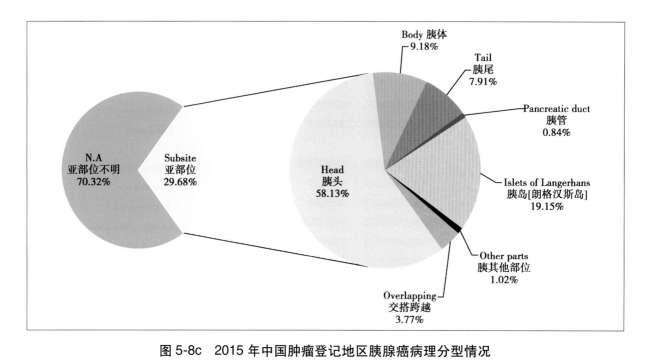

图 5-8c　2015 年中国肿瘤登记地区胰腺癌病理分型情况

Figure 5-8c Morphological distribution of pancreatic cancer in registration areas of China，2015

9 喉

2015 年,中国肿瘤登记地区喉癌位居癌症发病谱第 21 位。新发病例数为 5903 例,占全部癌症发病的 0.64%;其中男性 5225 例,女性 678 例,城市地区 3280 例,农村地区 2623 例。喉癌发病率为 1.84/10 万,中标发病率为 1.14/10 万,世标发病率为 1.15/10 万;男性中标发病率为女性的 8.16 倍,城市中标发病率为农村的 1.25 倍。喉癌 0~74 岁累积发病率为 0.15%(表 5-9a)。

同期,中国肿瘤登记地区喉癌位居癌症死亡谱第 21 位。因喉癌死亡病例为 3283 例,占全部癌症死亡的 0.58%;其中男性 2855 例,女性 428 例,城市地区 1752 例,农村地区 1531 例。喉癌死亡率为 1.02/10 万,中标死亡率 0.60/10 万,世标死亡率 0.60/10 万;男性中标死亡率为女性的 7.71 倍,城市中标死亡率为农村的 1.09 倍。0~74 岁累积死亡率为 0.07%(表 5-9b)。

喉癌年龄别发病率、年龄别死亡率呈现性别差异。年龄别发病率在 0~34 岁处于较低水平,35~39 岁组后显著上升,在 75~79 岁组或 80~84 岁组达到高峰,男性高于女性。男性喉癌年龄别死亡率在 0~39 岁处于较低水平,40~44 岁组后上升,在 80~84 岁组达到高峰。女性在 0~49 岁处于较低水平,50~ 岁组后上升,在 85+岁组达到高峰;农村地区女性在 75~79 岁组达到高峰(图 5-9a)。

城市喉癌的发病率和死亡率高于农村,女性喉癌死亡率农村地区略高于城市地区。中标发病率以中部地区最高,其次是东部地区,西部地区最低;中标死亡率以中部地区最高,其次是西部地区,东部地区最低。七大行政区中,男性喉癌的发病率和死亡率中,华南地区最高,西北地区最低;女性发病率中,华南地区最高,西北地区最低;女性死亡率中,东北地区最高,西北地区最低(表 5-9a,表 5-9b,图 5-9b)。

9 Larynx

In 2015, laryngeal cancer was the 21st common cancer in cancer registration areas of China. There were 5903 new laryngeal cancer cases (5225 males and 678 females, 3280 in urban areas and 2623 in rural areas), accounting for 0.64% of all new diagnosed cases. The crude incidence rate, ASR China and ASR World of laryngeal cancer were 1.84 per 100 000, 1.14 per 100 000 and 1.15 per 100 000, respectively. The ASR China in males and in urban areas were 8.16 and 1.25 times as those in females and in rural areas. The cumulative incidence rate from age 0 to 74 years was 0.15% (Table 5-9a).

Laryngeal cancer was the 21st leading causes of cancer death in all kinds of cancer. A total of 3283 cases died of laryngeal cancer in 2015 (2855 males and 428 females, 1752 in urban areas and 1531 in rural areas), accounting for 0.58% of all cancer deaths. The crude mortality rate, ASR China and ASR World of laryngeal cancer were 1.02 per 100 000, 0.60 per 100 000 and 0.60 per 100 000, respectively. The ASR China in males and in urban areas were 7.71 and 1.09 times as those in females and in rural areas. The cumulative mortality rate from age 0 to 74 years was 0.07% (Table 5-9b).

The age-specific incidence and mortality rates showed differences between males and females. The age-specific incidence rates were relatively low in 0-34 years old and increased sharply after that. It peaked at the age group of 75-79 or 80-84 years. For most age groups, age-specific incidence rates in males were higher than those in females. In males, the mortality rates were relatively low in 0-39 years old. The mortality rate increased at age group of 40-44 years and reached peak at the age group of 80-84 years. In females, the mortality rates were relatively low in 0-49 years old and increased since then, peaking at the age group of 85+ years. In rural areas for females, it reached peak at the age group of 75-79 years (Figure 5-9a).

The incidence and mortality rate of laryngeal cancer in urban areas were higher than those in rural areas, while female mortality rate in rural areas was slightly higher than that in urban areas. Central areas had the highest incidence rate (ASR China), followed by eastern areas and western areas. Central areas had the highest mortality rate (ASR China), followed by western and eastern areas. Among the seven administrative districts, the highest incidence and mortality rates in males were showed in South China. The lowest rates were in Northwest China. For female incidence rate, South China was the highest and Northwest China was the lowest. Northeast China had the highest female mortality rate and Northwest China had the lowest rate (Table 5-9a, Table 5-9b, Figure 5-9b).

表 5-9a　2015 年中国肿瘤登记地区喉癌发病情况

Table 5-9a　Incidence of laryngeal cancer in registration areas of China，2015

地区 Area	性别 Sex	病例数 No. cases	粗率 Crude rate/ 100 000⁻¹	构成比 Freq./%	中标率 ASR China/ 100 000⁻¹	世标率 ASR World/ 100 000⁻¹	累积率 Cum. rate/% 0~74	顺位 Rank
合计	合计 Both	5903	1.84	0.64	1.14	1.15	0.15	21
All	男性 Male	5225	3.21	1.02	2.04	2.07	0.26	17
	女性 Female	678	0.43	0.16	0.25	0.25	0.03	23
城市地区	合计 Both	3280	2.13	0.69	1.26	1.27	0.16	21
Urban areas	男性 Male	2931	3.78	1.14	2.29	2.33	0.30	17
	女性 Female	349	0.46	0.16	0.26	0.25	0.03	23
农村地区	合计 Both	2623	1.57	0.59	1.01	1.03	0.13	22
Rural areas	男性 Male	2294	2.69	0.91	1.79	1.81	0.23	17
	女性 Female	329	0.40	0.17	0.25	0.25	0.03	23
东部地区	合计 Both	3463	1.97	0.62	1.13	1.14	0.15	21
Eastern areas	男性 Male	3103	3.51	1.02	2.06	2.09	0.27	17
	女性 Female	360	0.41	0.14	0.23	0.22	0.03	23
中部地区	合计 Both	1610	1.75	0.69	1.22	1.24	0.16	22
Central areas	男性 Male	1374	2.92	1.05	2.11	2.15	0.28	16
	女性 Female	236	0.53	0.23	0.35	0.34	0.04	22
西部地区	合计 Both	830	1.55	0.63	1.03	1.04	0.13	22
Western areas	男性 Male	748	2.73	0.99	1.87	1.90	0.23	17
	女性 Female	82	0.31	0.15	0.20	0.19	0.02	23

表 5-9b　2015 年中国肿瘤登记地区喉癌死亡情况

Table 5-9b Mortality of laryngeal cancer in registration areas of China，2015

地区 Area	性别 Sex	病例数 No. deaths	粗率 Crude rate/ 100 000⁻¹	构成比 Freq./%	中标率 ASR China/ 100 000⁻¹	世标率 ASR World/ 100 000⁻¹	累积率 Cum. rate/% 0~74	顺位 Rank
合计	合计 Both	3283	1.02	0.58	0.60	0.60	0.07	21
All	男性 Male	2855	1.75	0.80	1.08	1.09	0.13	16
	女性 Female	428	0.27	0.21	0.14	0.14	0.01	22
城市地区	合计 Both	1752	1.14	0.63	0.63	0.63	0.07	21
Urban areas	男性 Male	1551	2.00	0.89	1.16	1.16	0.13	16
	女性 Female	201	0.26	0.19	0.13	0.12	0.01	23
农村地区	合计 Both	1531	0.92	0.54	0.58	0.57	0.07	21
Rural areas	男性 Male	1304	1.53	0.71	1.00	1.00	0.12	17
	女性 Female	227	0.28	0.22	0.16	0.16	0.02	21
东部地区	合计 Both	1759	1.00	0.53	0.54	0.53	0.06	21
Eastern areas	男性 Male	1541	1.74	0.74	0.98	0.98	0.11	16
	女性 Female	218	0.25	0.17	0.12	0.11	0.01	23
中部地区	合计 Both	1012	1.10	0.69	0.76	0.76	0.09	21
Central areas	男性 Male	858	1.82	0.91	1.31	1.32	0.16	16
	女性 Female	154	0.34	0.29	0.22	0.21	0.02	21
西部地区	合计 Both	512	0.95	0.62	0.61	0.61	0.07	21
Western areas	男性 Male	456	1.67	0.84	1.11	1.10	0.12	16
	女性 Female	56	0.21	0.19	0.13	0.13	0.01	22

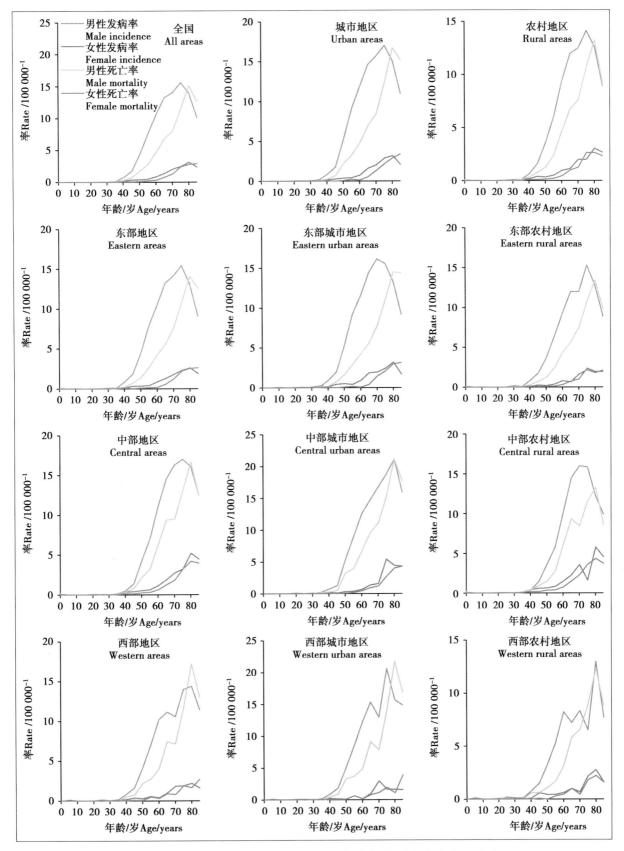

图 5-9a 2015 年中国肿瘤登记地区喉癌年龄别发病率和死亡率

Figure 5-9a Age-specific incidence and mortality rates of laryngeal cancer in registration areas of China，2015

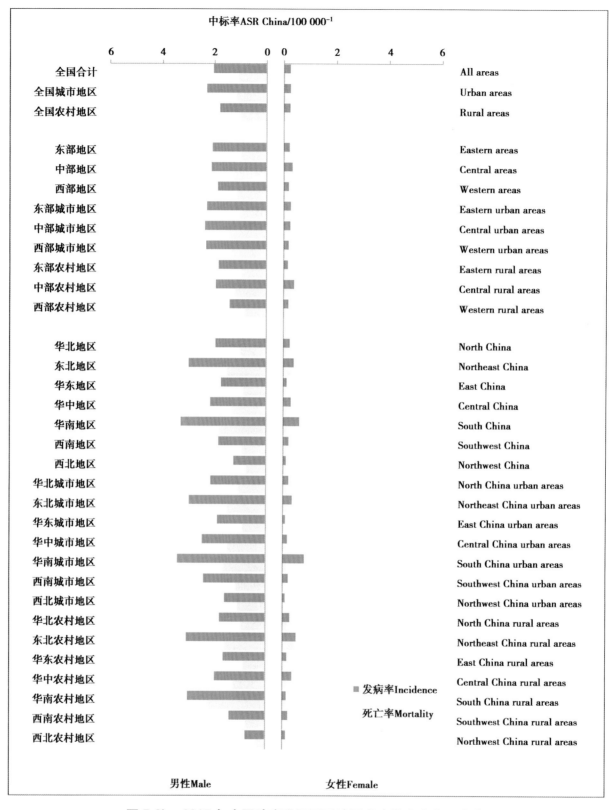

中标率 ASR China/100 000⁻¹

全国合计		All areas
全国城市地区		Urban areas
全国农村地区		Rural areas
东部地区		Eastern areas
中部地区		Central areas
西部地区		Western areas
东部城市地区		Eastern urban areas
中部城市地区		Central urban areas
西部城市地区		Western urban areas
东部农村地区		Eastern rural areas
中部农村地区		Central rural areas
西部农村地区		Western rural areas
华北地区		North China
东北地区		Northeast China
华东地区		East China
华中地区		Central China
华南地区		South China
西南地区		Southwest China
西北地区		Northwest China
华北城市地区		North China urban areas
东北城市地区		Northeast China urban areas
华东城市地区		East China urban areas
华中城市地区		Central China urban areas
华南城市地区		South China urban areas
西南城市地区		Southwest China urban areas
西北城市地区		Northwest China urban areas
华北农村地区		North China rural areas
东北农村地区		Northeast China rural areas
华东农村地区		East China rural areas
华中农村地区		Central China rural areas
华南农村地区		South China rural areas
西南农村地区		Southwest China rural areas
西北农村地区		Northwest China rural areas

■ 发病率 Incidence
死亡率 Mortality

男性 Male　　　　女性 Female

图 5-9b　2015 年中国肿瘤登记不同地区喉癌发病率和死亡率
Figure 5-9b Incidence and mortality rates of laryngeal cancer in different
registration areas of China，2015

10 肺

2015 年中国肿瘤登记地区肺癌位居癌症发病谱第 1 位。新发病例 189 052 例，占全部癌症发病的 20.48%；其中男性 125 475 例，女性 63 577 例，城市地区 96 292 例，农村地区 92 760 例。发病率为 58.91/10 万，中标发病率为 35.57/10 万，世标发病率为 35.54/10 万；男性中标率为女性的 2.07 倍，城市中标发病率与农村接近。0～74 岁累积发病率为 4.34%（表 5-10a）。

2015 年中国肿瘤登记地区肺癌位居癌症死亡谱第 1 位。因肺癌死亡病例 153 363 例，占全部癌症死亡的 27.16%；其中男性 105 476 例，女性 47 887 例，城市地区 78 056 例，农村地区 75 307 例。肺癌死亡率为 47.79/10 万，中标死亡率为 27.99/10 万，世标死亡率为 27.85/10 万；男性中标死亡率为女性的 2.40 倍，城市中标死亡率与农村接近。0～74 岁累积死亡率为 3.27%（表 5-10b）。

肺癌年龄别发病率和死亡率在 40 岁之前均处于较低水平，自 40～44 岁组开始快速上升，在 80～84 岁组达到高峰，男性上升速度快于女性。40～44 岁组后，男性各年龄别发病率和死亡率均明显高于女性（图 5-10a）。

城市肺癌的发病率和死亡率与农村接近。东部地区中标发病率和中部地区接近，高于西部地区；中标死亡率以中部地区最高，其次是东部地区，西部地区最低。在七大行政区中，发病率和死亡率均是东北地区最高，西北地区最低（表 5-10a，表 5-10b，图 5-10b）。

全部肺癌病例中有明确亚部位的病例占 25.89%，其中主要在肺上叶，占 48.01%，其次是下叶（30.74%）和中叶（11.90%），主支气管仅占 6.17%（图 5-10c）。

全部肺癌病例中有明确组织学类型的病例占 49.28%，其中腺癌是主要的病例类型，占 53.40%，其次是鳞状细胞癌（30.24%）和小细胞癌（11.72%）（图 5-10d）。

10　Lung

In 2015, lung cancer was the first leading cancer in registration areas of China. There were 189 052 new cases diagnosed as lung cancer (125 475 males and 63 577 females, 96 292 in urban areas and 92 760 in rural areas), accounting for 20.48% of new cases of all cancers. The crude incidence rate was 58.91 per 100 000, with the ASR China 35.57 per 100 000 and the ASR World 35.54 per 100 000 respectively. Subgroup analyses showed that the incidence of ASR China was 2.07 times in males as that in females, while in urban areas it was close to that in rural areas. The cumulative incidence rate from age 0 to 74 years was 4.34% (Table 5-10a).

Lung cancer was the first leading cause of cancer deaths in 2015. A total of 153 363 cases died of lung cancer (105 476 males and 47 887 females, 78 056 in urban areas and 75 307 in rural areas), accounting for 27.16% of all cancer deaths. The crude mortality rate was 47.79 per 100 000, with the ASR China 27.99 per 100 000 and the ASR World 27.85 per 100 000 respectively. The mortality of ASR China was 2.40 times in males as that in females, and the rate in urban areas was close to that in rural areas. The cumulative mortality rate from age 0 to 74 years was 3.27% (Table 5-10b).

The age-specific incidence and mortality rates of lung cancer were relatively lower before 40 years old and increased dramatically since then, peaked at age group of 80-84 years. Rates in males rose faster than those in females. Age-specific incidence and mortality rates in males were generally higher than those in females from the age group of 40-44 years (Figure 5-10a).

The incidence and mortality rates of lung cancer in urban areas were close to those in rural areas. The incidence rate incentral areas was close to eastern areas and higher than western areas. Central areas had the highest mortality rate, followed by eastern areas and western areas. Among the seven administrative districts, the incidence and mortality rates of lung cancer were highest in Northeast China and lowest in Northwest China (Table 5-10a, Table 5-10b, Figure 5-10b).

About 25.89% cases of lung cancer had specific subsite. Among those, lung cancer occurred more frequently in upper lobe (48.01%), then in lower lobe (30.74%), middle lobe (11.90%) and main bronchus (6.17%) (Figure 5-10c).

About 49.28% cases of lung cancer had morphological verification. Among those, adenocarcinoma was the most common histological type, accounting for 53.40% of all cases, followed by squamous cell carcinoma (30.24%) and small cell carcinoma (11.72%) (Figure 5-10d).

地区 Area	性别 Sex	病例数 No. cases	粗率 Crude rate/ 100 000^{-1}	构成比 Freq./%	中标率 ASR China/ 100 000^{-1}	世标率 ASR World/ 100 000^{-1}	累积率 Cum. rate/% 0~74	顺位 Rank
合计	合计 Both	189 052	58. 91	20. 48	35. 57	35. 54	4. 34	1
All	男性 Male	125 475	77. 09	24. 59	48. 32	48. 49	5. 99	1
	女性 Female	63 577	40. 20	15. 40	23. 36	23. 13	2. 71	2
城市地区	合计 Both	96 292	62. 48	20. 12	35. 76	35. 76	4. 34	1
Urban areas	男性 Male	62 816	81. 12	24. 39	48. 01	48. 27	5. 94	1
	女性 Female	33 476	43. 65	15. 14	24. 19	23. 92	2. 79	2
农村地区	合计 Both	92 760	55. 61	20. 87	35. 33	35. 26	4. 34	1
Rural areas	男性 Male	62 659	73. 44	24. 80	48. 55	48. 62	6. 03	1
	女性 Female	30 101	36. 95	15. 69	22. 50	22. 31	2. 64	1
东部地区	合计 Both	114 123	65. 07	20. 37	36. 07	35. 98	4. 40	1
Eastern areas	男性 Male	73 556	83. 25	24. 16	47. 81	47. 91	5. 94	1
	女性 Female	40 567	46. 61	15. 85	24. 96	24. 69	2. 91	2
中部地区	合计 Both	48 399	52. 70	20. 87	36. 53	36. 58	4. 50	1
Central areas	男性 Male	33 808	71. 89	25. 92	51. 91	52. 19	6. 47	1
	女性 Female	14 591	32. 56	14. 37	21. 61	21. 42	2. 51	2
西部地区	合计 Both	26 530	49. 42	20. 28	32. 38	32. 44	3. 90	1
Western areas	男性 Male	18 111	66. 16	24. 04	44. 77	45. 08	5. 47	1
	女性 Female	8419	32. 00	15. 18	20. 25	20. 05	2. 34	1

地区 Area	性别 Sex	病例数 No. deaths	粗率 Crude rate/ 100 000^{-1}	构成比 Freq./%	中标率 ASR China/ 100 000^{-1}	世标率 ASR World/ 100 000^{-1}	累积率 Cum. rate/% 0~74	顺位 Rank
合计	合计 Both	153 363	47. 79	27. 16	27. 99	27. 85	3. 27	1
All	男性 Male	105 476	64. 80	29. 46	39. 92	39. 87	4. 73	1
	女性 Female	47 887	30. 28	23. 17	16. 64	16. 43	1. 83	1
城市地区	合计 Both	78 056	50. 64	27. 91	27. 81	27. 70	3. 19	1
Urban areas	男性 Male	53 327	68. 86	30. 46	39. 76	39. 80	4. 69	1
	女性 Female	24 729	32. 25	23. 63	16. 57	16. 31	1. 75	1
农村地区	合计 Both	75 307	45. 15	26. 42	28. 09	27. 93	3. 34	1
Rural areas	男性 Male	52 149	61. 12	28. 50	39. 98	39. 84	4. 77	1
	女性 Female	23 158	28. 43	22. 70	16. 67	16. 50	1. 90	1
东部地区	合计 Both	91 421	52. 12	27. 35	27. 73	27. 54	3. 23	1
Eastern areas	男性 Male	61 520	69. 62	29. 36	39. 03	38. 92	4. 63	1
	女性 Female	29 901	34. 36	23. 97	17. 11	16. 85	1. 87	1
中部地区	合计 Both	40 348	43. 93	27. 35	29. 96	29. 93	3. 56	1
Central areas	男性 Male	28 801	61. 24	30. 52	43. 90	44. 00	5. 27	1
	女性 Female	11 547	25. 77	21. 73	16. 55	16. 41	1. 84	1
西部地区	合计 Both	21 594	40. 22	26. 02	25. 81	25. 76	2. 98	1
Western areas	男性 Male	15 155	55. 36	27. 98	36. 96	36. 99	4. 32	1
	女性 Female	6439	24. 47	22. 35	14. 97	14. 84	1. 65	1

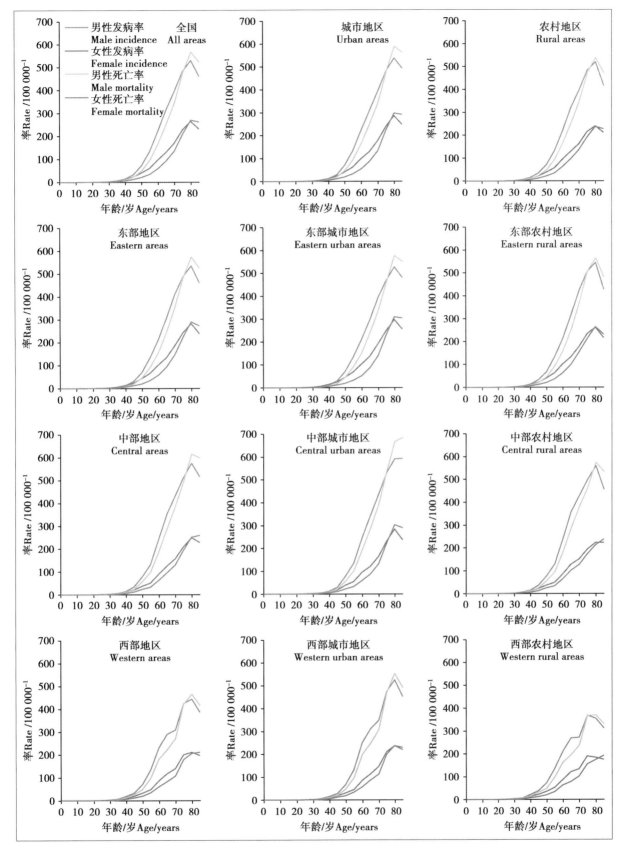

图 5-10a 　2015 年中国肿瘤登记地区肺癌年龄别发病率和死亡率

Figure 5-10a 　Age-specific incidence and mortality rates of lung cancer in registration areas of China，2015

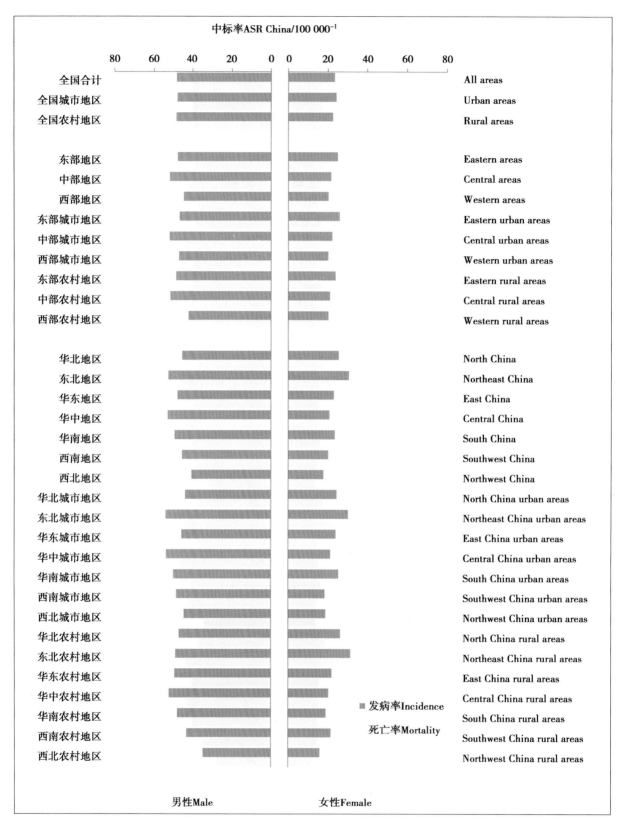

图 5-10b　2015 年中国肿瘤登记不同地区肺癌发病率和死亡率

Figure 5-10b　Incidence and mortality rates of lung cancer in different registration areas of China，2015

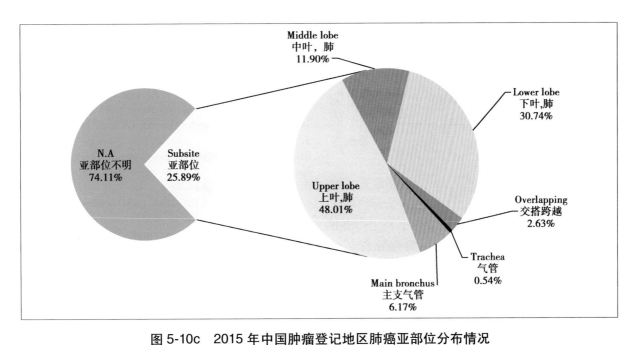

图 5-10c　2015 年中国肿瘤登记地区肺癌亚部位分布情况

Figure 5-10c　Distribution of subsite of lung cancer in registration areas of China，2015

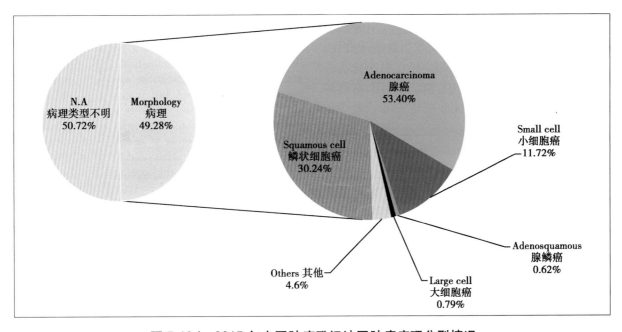

图 5-10d　2015 年中国肿瘤登记地区肺癌病理分型情况

Figure 5-10d　Morphological distribution of lung cancer in registration areas of China，2015

11 骨

中国肿瘤登记地区骨癌发病位居癌症发病谱第 22 位。新发病例数为 5851 例,占全部癌症发病的 0.63%;其中男性 3373 例,女性 2478 例,城市地区 2560 例,农村地区 3291 例。发病率为 1.82/10万,中标发病率为 1.35/10 万,世标发病率为1.32/10 万;男性中标发病率为女性的 1.38 倍,农村中标发病率为城市的 1.25 倍。0~74 岁累积发病率为 0.14%(表 5-11a)。

中国肿瘤登记地区骨癌死亡位居癌症死亡谱第 20 位。因骨癌死亡病例 4391 例,占全部癌症死亡的 0.78%;其中男性 2603 例,女性 1788 例,城市地区 1930 例,农村地区 2461 例。骨癌死亡率为1.37/10 万,中标死亡率 0.91/10 万,世标死亡率0.89/10 万;男性中标死亡率为女性的 1.49 倍,农村中标死亡率为城市的 1.29 倍。0~74 岁累积死亡率为 0.10%(表 5-11b)。

骨癌年龄别发病率和死亡率均呈现"双峰"特征,10~19 岁组出现一个小高峰,在 44 岁之前处于较低水平,45 岁之后开始迅速上升,不同地区在75~79 岁或 80~84 岁年龄组达到高峰,70 岁之后波动较大,整个年龄周期总体呈现男性高于女性。城乡和不同地区年龄别发病率、死亡率变化有一定差别,但总体趋势相同;中、西部农村的发病率与死亡率波动明显(图 5-11a)。

农村地区骨癌发病率和死亡率均高于城市。中标发病率和死亡率均以西部地区最高,其次是中部地区,东部地区最低。在七大行政区中,西北地区发病率最高,华东最低;东北地区死亡率最高,华南最低(图 5-11b)。

分亚部位比较,37.91% 的骨癌发生在四肢的骨和关节软骨,62.09% 发生在其他和未特指部位的骨和关节软骨(图 5-11c)。

11 Bone

Bone cancer was the 22nd leading cancer incidence in registration areas of China. There were 5851 new cases of bone cancer (3373 males and 2478 females, 2560 in urban areas and 3291 in rural areas), accounting for 0.63% of new cases of all cancers. The crude incidence rate was 1.82 per 100 000, and the ASR China and ASR World were 1.35 and 1.32 per 100 000, respectively. The ASR China in males was 1.38 times as that in females, and it was 1.25 times in rural areas as that in urban areas. The cumulative incidence rate for subjects aged 0 to 74 years was 0.14% (Table 5-11a).

Bone cancer was the 20th most common cause of cancer deaths. A total of 4391 cases died of bone cancer in 2015 (2603 males and 1788 females, 1930 in urban areas and 2461 in rural areas), accounting for 0.78% of all cancer deaths. The crude mortality rate was 1.37 per 100 000, and the ASR China and ASR World were 0.91 and 0.89 per 100 000, respectively. The ASR China in males was 1.49 times as that in females, and it was 1.29 times in rural areas as that in urban areas. The cumulative mortality rate for subjects aged 0 to 74 years was 0.10% (Table 5-11b).

Both age-specific incidence and mortality rates of bone cancer showed a double-peak phenomenon. The first peak age appeared at the age of 10-19 years old, after that the rate remained low before 45 years old. But the rate increased dramatically since then, and reached the second peak at the age of 75-79 or 80-84 years old, and showed big fluctuant after 70 years old. The incidence and mortality rates in males were higher than those in females across all age groups. There were some differences in age-specific incidence and mortality between urban and rural areas or among different regions, but the overall trends were the same. The incidence and mortality fluctuated obviously in the central and western rural areas (Figure 5-11a).

The incidence and mortality rates of bone cancer in rural areas were higher than in urban areas. The western areas had the highest incidence rate and mortality rate standardized to Chinese population (ASR China), followed by central and eastern areas. Among the seven administrative districts, the Northwest China had the highest and the East China had the lowest incidence rate (ASR China); while the Northeast China had the highest and the South China had the lowest mortality rate (ASR China) (Figure 5-11b).

For subsites, about 37.91% of bone cancer occurred in bone and articular cartilage of limbs; whereas 62.09% bone cancer developed in other and unspecified sites (Figure 5-11c).

表 5-11a 2015 年中国肿瘤登记地区骨癌发病情况
Table 5-11a Incidence of bone cancer in registration areas of China，2015

地区 Area	性别 Sex	病例数 No. cases	粗率 Crude rate/ 100 000^{-1}	构成比 Freq./%	中标率 ASR China/ 100 000^{-1}	世标率 ASR World/ 100 000^{-1}	累积率 Cum. rate/% 0~74	顺位 Rank
合计	合计 Both	5851	1.82	0.63	1.35	1.32	0.14	22
All	男性 Male	3373	2.07	0.66	1.57	1.53	0.16	18
	女性 Female	2478	1.57	0.60	1.14	1.11	0.11	20
城市地区	合计 Both	2560	1.66	0.53	1.20	1.17	0.12	22
Urban areas	男性 Male	1490	1.92	0.58	1.42	1.38	0.14	18
	女性 Female	1070	1.40	0.48	0.99	0.96	0.10	20
农村地区	合计 Both	3291	1.97	0.74	1.50	1.47	0.15	21
Rural areas	男性 Male	1883	2.21	0.75	1.71	1.68	0.18	18
	女性 Female	1408	1.73	0.73	1.29	1.25	0.13	20
东部地区	合计 Both	2956	1.69	0.53	1.18	1.15	0.12	22
Eastern areas	男性 Male	1673	1.89	0.55	1.35	1.31	0.14	18
	女性 Female	1283	1.47	0.50	1.03	0.99	0.10	20
中部地区	合计 Both	1786	1.94	0.77	1.56	1.54	0.16	21
Central areas	男性 Male	1029	2.19	0.79	1.81	1.78	0.19	18
	女性 Female	757	1.69	0.75	1.32	1.31	0.14	20
西部地区	合计 Both	1109	2.07	0.85	1.60	1.56	0.16	21
Western areas	男性 Male	671	2.45	0.89	1.92	1.88	0.19	18
	女性 Female	438	1.66	0.79	1.27	1.23	0.12	20

表 5-11b 2015 年中国肿瘤登记地区骨癌死亡情况
Table 5-11b Mortality of bone cancer in registration areas of China，2015

地区 Area	性别 Sex	病例数 No. deaths	粗率 Crude rate/ 100 000^{-1}	构成比 Freq./%	中标率 ASR China/ 100 000^{-1}	世标率 ASR World/ 100 000^{-1}	累积率 Cum. rate/% 0~74	顺位 Rank
合计	合计 Both	4391	1.37	0.78	0.91	0.89	0.10	20
All	男性 Male	2603	1.60	0.73	1.09	1.08	0.12	17
	女性 Female	1788	1.13	0.87	0.73	0.72	0.08	16
城市地区	合计 Both	1930	1.25	0.69	0.79	0.78	0.08	20
Urban areas	男性 Male	1140	1.47	0.65	0.96	0.94	0.10	17
	女性 Female	790	1.03	0.75	0.63	0.62	0.07	19
农村地区	合计 Both	2461	1.48	0.86	1.02	1.00	0.11	18
Rural areas	男性 Male	1463	1.71	0.80	1.22	1.21	0.14	15
	女性 Female	998	1.23	0.98	0.83	0.81	0.09	15
东部地区	合计 Both	2447	1.40	0.73	0.87	0.85	0.09	20
Eastern areas	男性 Male	1414	1.60	0.67	1.02	1.01	0.11	17
	女性 Female	1033	1.19	0.83	0.72	0.69	0.07	17
中部地区	合计 Both	1163	1.27	0.79	0.94	0.93	0.11	20
Central areas	男性 Male	702	1.49	0.74	1.14	1.12	0.13	17
	女性 Female	461	1.03	0.87	0.75	0.74	0.08	16
西部地区	合计 Both	781	1.45	0.94	1.03	1.02	0.11	19
Western areas	男性 Male	487	1.78	0.90	1.29	1.28	0.14	15
	女性 Female	294	1.12	1.02	0.77	0.76	0.08	16

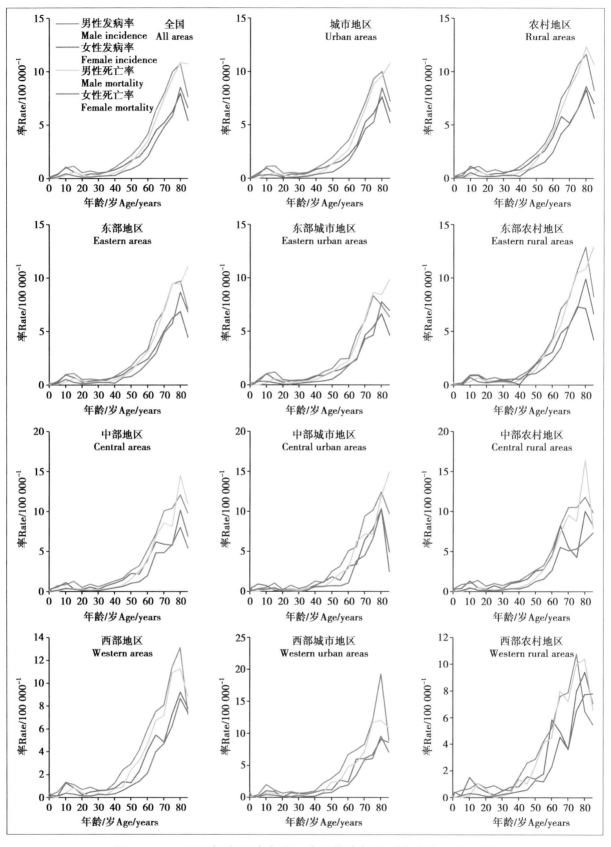

图 5-11a　2015 年中国肿瘤登记地区骨癌年龄别发病率和死亡率

Figure 5-11a　Age-specific incidence and mortality rates of bone cancer in registration areas of China，2015

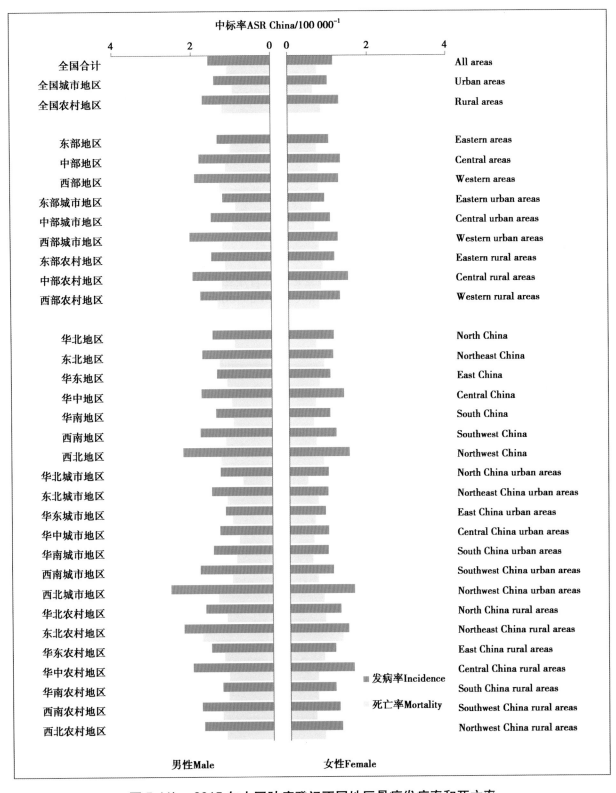

图 5-11b 2015 年中国肿瘤登记不同地区骨癌发病率和死亡率

Figure 5-11b Incidence and mortality rates of bone cancer in different registration areas of China, 2015

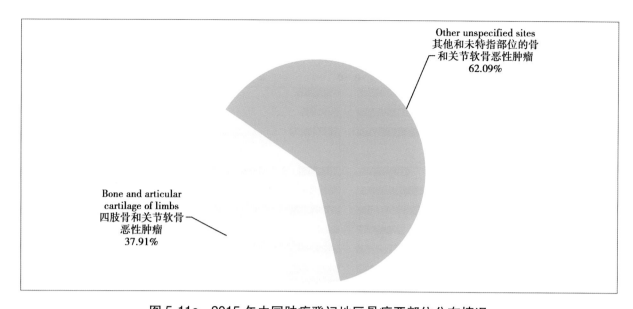

图 5-11c　2015 年中国肿瘤登记地区骨癌亚部位分布情况

Figure 5-11c　Distribution of subsites of bone cancer in registration areas of China, 2015

12 女性乳腺

　　中国肿瘤登记地区女性乳腺癌位居女性癌症发病谱第 1 位。新发病例数为 67 328 例，占全部女性癌症发病的 16.31%；城市地区 39 713 例，农村地区 27 615 例。发病率为 42.57/10 万，中标发病率为 30.21/10 万，世标发病率为 28.28/10 万；城市中标发病率为农村的 1.39 倍。0~74 岁累积发病率为 3.05%（表 5-12a）。

　　中国肿瘤登记地区女性乳腺癌位居癌症死亡谱第 5 位。女性乳腺癌死亡 16 178 例，占全部女性癌症死亡的 7.83%；城市地区 9310 例，农村地区 6868 例。女性乳腺癌死亡率为 10.23/10 万，中标死亡率 6.49/10 万，世标死亡率 6.29/10 万；城市中标死亡率为农村的 1.26 倍。0~74 岁累积死亡率为 0.69%（表 5-12b）。

　　女性乳腺癌年龄别发病率呈明显的地区差异。发病率均自 20~25 岁组开始快速上升，城市地区至 60~64 岁组达到高峰，而农村地区至 50~54 岁组开始达到高峰，随后急剧下降。城市地区各年龄别发病率均明显高于农村地区；女性乳腺癌年龄别死亡率从 30~34 岁组开始缓慢上升（图 5-12a）。

　　城市女性乳腺癌的发病率和死亡率均高于农村。中标发病率以东部地区最高，其次是中部地区，西部地区最低，七大行政区中，发病率高于全国平均水平的依次是东北地区、华南地区和华北地区；中标死亡率以中部地区最高，其次是东部地区，西部地区最低（表 5-12a，表 5-12b，图 5-12b）。

　　全部女性乳腺癌病例中，25.96% 的病例报告了明确的亚部位，其中上外象限是最主要的亚部位，占 41.88%；其次是上内象限，占 19.09%；交搭跨越，占 10.50%；下外象限，占 8.64%；下内象限，占 7.91%；中央部，占 6.64%；乳头和乳晕，占 4.73%；腋尾部，占 0.62%（图 5-12c）。

　　全部女性乳腺癌病例中有明确组织学类型的病例占 79.27%，其中导管癌是最主要的病理类型，占 78.67%；其次是小叶性癌，占 4.99%；佩吉特病，占 1.45%；髓样癌，占 0.33%（图 5-12d）。

12 Female breast

Female breast cancer was the most common cancer among females in registration areas of China. There were 67 328 new cases of female breast cancer (39 713 in urban areas and 27 615 in rural areas), accounting for 16.31% of new cases of all cancers among females. The crude incidence rate was 42.57 per 100 000, with ASR China 30.21 per 100 000 and ASR World 28.28 per 100 000 respectively. Subgroup analyses showed that the incidence of ASR China was 1.39 times in urban areas as that in rural areas. The cumulative incidence rate for subjects aged 0 to 74 years was 3.05% (Table 5-12a).

Female breast cancer was the 5th most common cause of cancer deaths among females. A total of 16 178 women died of breast cancer in 2015 (9310 in urban areas and 6868 in rural areas), accounting for 7.83% of all cancer deaths among females. The crude mortality rate was 10.23 per 100 000, with ASR China 6.49 per 100 000 and ASR World 6.29 per 100 000, respectively. Subgroup analyses showed that the mortality of ASR China was 1.26 times in urban areas as that in rural areas. The cumulative mortality rate for subjects aged 0 to 74 years was 0.69% (Table 5-12b).

Trends of age-specific incidence rates showed differences betweenurban areas and rural areas. The incidence rate increased dramatically from the age group of 20-25 years. The rate peaked at the age group of 60-64 years in urban areas and 50-54 years in rural areas, then decreased rapidly. Age-specific incidence rates in urban areas were generally higher than those in rural areas. The age-specific mortality rates increased slowly from the age group of 30-34 years (Figure 5-12a).

The incidence and mortality rates of female breast cancer were higher in urban areas than in rural areas. Eastern areas had the highest incidence rate (ASR China), followed by central and western areas. Among the seven administrative districts, there were three districts whose incidence rates were higher than the national average. They were Northeast China, South China and North China. Central areas had the highest mortality rate (ASR China), followed by eastern and western areas. (Table 5-12a, Table 5-12b, Figure 5-12b).

There were 25.96% female breast cancer cases with detailed subsites information. Among them, 41.88% occurred in upper outer, then upper inner (19.09%), overlapping (10.50%), lower outer (8.64%), lower inner (7.91%), central portion (6.64%), nipple and areola (4.73%), and axillary tail (0.62%) (Figure 5-12c).

About 79.27% cases of female breast cancer had morphological verification. Among those, ductal cancer was the most common histological type, accounting for 78.67% of all cases, followed by lobular (4.99%), Paget's disease (1.45%), and medullary carcinoma (0.33%) (Figure 5-12d).

表 5-12a　2015 年中国肿瘤登记地区女性乳腺癌发病情况

Table 5-12a　Incidence of female breast cancer in registration areas of China, 2015

地区 Area	病例数 No. cases	粗率 Crude rate/ 100 000^{-1}	构成比 Freq./%	中标率 ASR China/ 100 000^{-1}	世标率 ASR World/ 100 000^{-1}	累积率 Cum. rate/% 0~74	顺位 Rank
合计 All	67 328	42.57	16.31	30.21	28.28	3.05	1
城市地区 Urban areas	39 713	51.79	17.97	35.17	33.20	3.65	1
农村地区 Rural areas	27 615	33.90	14.40	25.24	23.35	2.46	2
东部地区 Eastern areas	43 869	50.41	17.14	34.29	32.07	3.47	1
中部地区 Central areas	15 581	34.77	15.35	26.49	24.79	2.65	1
西部地区 Western areas	7878	29.94	14.20	22.10	20.64	2.20	2

表 5-12b　2015 年中国肿瘤登记地区女性乳腺癌死亡情况

Table 5-12b　Mortality of female breast cancer in registration areas of China, 2015

地区 Area	病例数 No. deaths	粗率 Crude rate/ 100 000^{-1}	构成比 Freq./%	中标率 ASR China/ 100 000^{-1}	世标率 ASR World/ 100 000^{-1}	累积率 Cum. rate/% 0~74	顺位 Rank
合计 All	16 178	10.23	7.83	6.49	6.29	0.69	5
城市地区 Urban areas	9310	12.14	8.90	7.23	7.04	0.76	5
农村地区 Rural areas	6868	8.43	6.73	5.72	5.52	0.61	6
东部地区 Eastern areas	9918	11.40	7.95	6.63	6.45	0.70	5
中部地区 Central areas	4174	9.31	7.86	6.68	6.46	0.72	5
西部地区 Western areas	2086	7.93	7.24	5.48	5.29	0.58	5

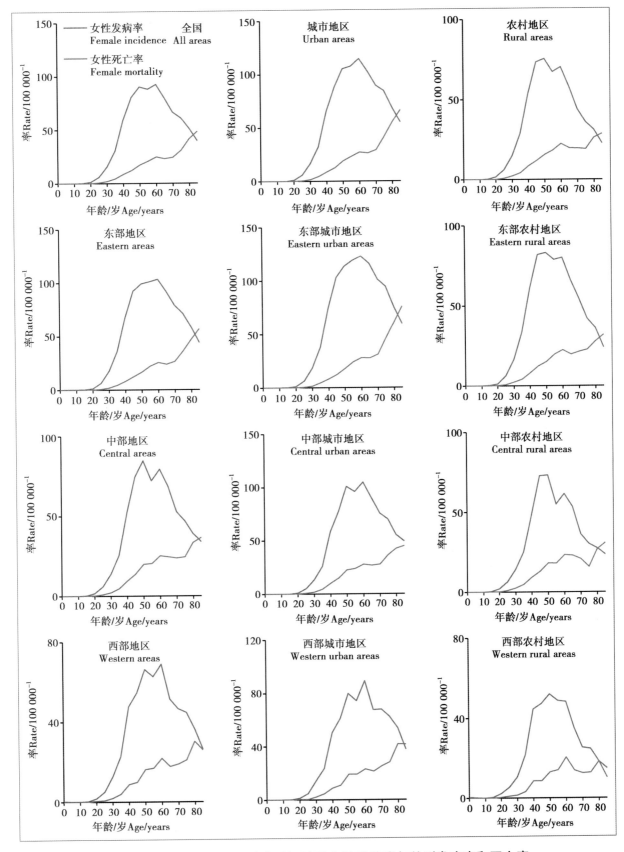

图 5-12a　2015 年中国肿瘤登记地区女性乳腺癌年龄别发病率和死亡率

Figure 5-12a　Age-specific incidence and mortality rates of female breast cancer in registration areas of China，2015

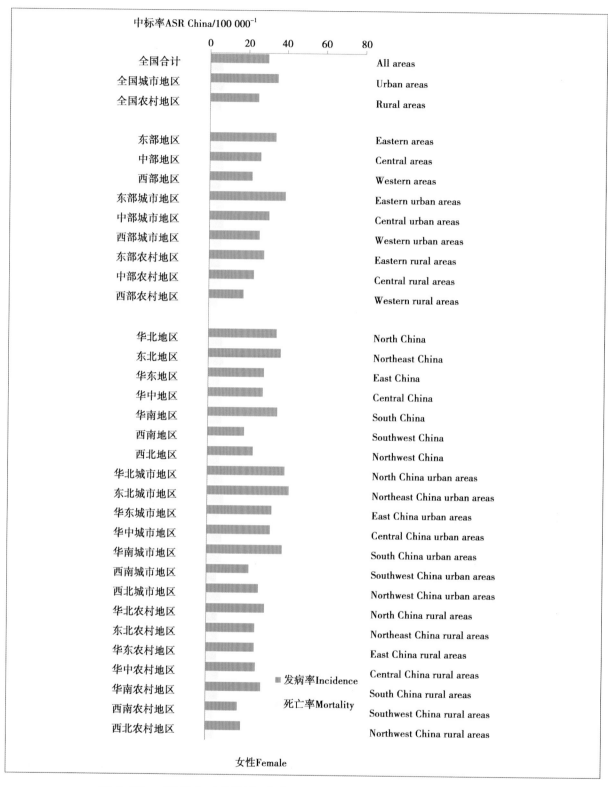

图 5-12b　2015 年中国不同肿瘤登记地区女性乳腺癌发病率和死亡率

Figure 5-12b　Incidence and mortality rates of female breast cancer in different registration areas of China，2015

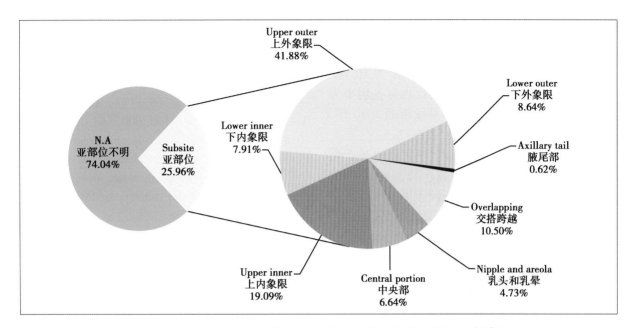

图 5-12c　2015 年中国肿瘤登记地区女性乳腺癌亚部位分布情况

Figure 5-12c　Subsite Distribution of female breast cancer in registration areas of China，2015

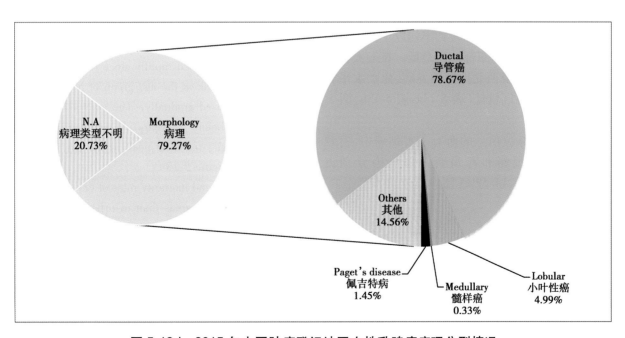

图 5-12d　2015 年中国肿瘤登记地区女性乳腺癌病理分型情况

Figure 5-12d　Morphological distribution of female breast cancer in registration areas of China，2015

13 子宫颈

2015年,中国肿瘤登记地区子宫颈癌位居女性癌症发病谱第六位。新发病例数为25 707例,占女性全部癌症发病的6.23%;其中城市地区12 080例,农村地区13 627例。发病率为16.25/10万,中标发病率为11.80/10万,世标发病率为10.88/10万;农村中标发病率是城市的1.10倍。0~74岁累积发病率为1.15%(表5-13a)。

2015年,中国肿瘤登记地区子宫颈癌死亡病例8027例,占女性全部癌症死亡的3.88%,位居女性癌症死亡谱第8位;其中城市地区3785例,农村地区4242例。子宫颈癌死亡率为5.08/10万,中标死亡率3.31/10万,世标死亡率3.17/10万;农村中标死亡率为城市的1.12倍。0~74岁累积死亡率为0.35%(表5-13b)。

子宫颈癌年龄别发病率在20岁之前处于较低水平,自20岁以后快速上升,至50~54岁年龄组达高峰,之后逐渐下降。年龄别死亡率在25岁之前处于较低水平,25岁以后随年龄的增加逐渐升高,在80~84岁组达到高峰(图5-13a)。

农村地区子宫颈癌的发病率和死亡率均高于城市。中标发病率及中标死亡率均以中部地区最高,其次是西部地区,东部地区最低。在七大行政区中,华中、西南及西北地区的发病、死亡水平较高,华北、华东地区较低(表5-13a,表5-13b,图5-13b)。

在具有亚部位信息的所有子宫颈癌中,宫颈内膜癌、外宫颈癌和宫颈交界部位癌分别占53.04%、32.37%、14.59%(图5-13c)。

13　Cervix

In 2015, cervical cancer was the sixth most common female cancer in registration areas of China. There were 25 707 new cases of cervical cancer (12 080 in urban areas and 13 627 in rural areas), accounting for 6.23% of new cases of all female cancers. The crude incidence rate was 16.25 per 100 000, with ASR China 11.80 per 100 000 and ASR World 10.88 per 100 000 respectively. Subgroup analyses showed that the incidence of ASR China was 1.10 times in rural areas as that in urban areas. The cumulative incidence rate for subjects aged 0 to 74 years was 1.15% (Table 5-13a).

A total of 8027 cases died of cervical cancer in 2015 (3785 in urban areas and 4242 in rural areas), accounting for 3.88% of all female cancer deaths. Cervical cancer was the eighth common causes of cancer death in women. The crude mortality rate was 5.08 per 100 000, with ASR China 3.31 per 100 000 and ASR World 3.17 per 100 000, respectively. Subgroup analyses showed that the mortality of ASR China was 1.12 times in rural areas as that in urban areas. The cumulative mortality rate for subjects aged 0 to 74 years was 0.35% (Table 5-13b).

The age-specific incidence rate was low before 20 years old and increased rapidly since then. The incidence reached peak at the age group of 50-54 years, and then decreased gradually. The age-specific mortality was low before 25 years old and gradually increased with age, reaching peak at the age group of 80-84 years (Figure 5-13a).

The incidence and mortality rates of cervical cancer were higher in rural areas than in urban areas. Central areas had the highest rates (ASR China), followed by western and eastern areas. Among the seven administrative districts, the incidence and mortality rates of cervical cancer were higher in Central China, Southwest China and Northwest China areas, and lower in North China and East China (Table 5-13a, Table 5-13b, Figure 5-13b).

The frequencies for available subcategories of cervical cancer were 53.04%, 32.37% and 14.59% for endocervix, exocervix and overlapping parts, respectively (Figure 5-13c).

表 5-13a 2015 年中国肿瘤登记地区子宫颈癌发病情况

Table 5-13a Incidence of cervical cancer in registration areas of China, 2015

地区 Area	病例数 No. cases	粗率 Crude rate/ 100 000^{-1}	构成比 Freq./%	中标率 ASR China/ 100 000^{-1}	世标率 ASR World/ 100 000^{-1}	累积率 Cum. rate/% 0~74	顺位 Rank
合计 All	25 707	16.25	6.23	11.80	10.88	1.15	6
城市地区 Urban areas	12 080	15.75	5.46	11.24	10.33	1.09	6
农村地区 Rural areas	13 627	16.73	7.10	12.35	11.42	1.21	5
东部地区 Eastern areas	13 042	14.99	5.10	10.63	9.73	1.02	6
中部地区 Central areas	8471	18.90	8.34	14.41	13.47	1.45	4
西部地区 Western areas	4194	15.94	7.56	11.87	10.97	1.17	5

表 5-13b 2015 年中国肿瘤登记地区子宫颈癌死亡情况

Table 5-13b Mortality of cervical cancer in registration areas of China, 2015

地区 Area	病例数 No. deaths	粗率 Crude rate/ 100 000^{-1}	构成比 Freq./%	中标率 ASR China/ 100 000^{-1}	世标率 ASR World/ 100 000^{-1}	累积率 Cum. rate/% 0~74	顺位 Rank
合计 All	8027	5.08	3.88	3.31	3.17	0.35	8
城市地区 Urban areas	3785	4.94	3.62	3.12	2.98	0.32	8
农村地区 Rural areas	4242	5.21	4.16	3.50	3.35	0.38	7
东部地区 Eastern areas	3871	4.45	3.10	2.72	2.59	0.28	8
中部地区 Central areas	2708	6.04	5.10	4.30	4.17	0.47	7
西部地区 Western areas	1448	5.50	5.03	3.86	3.66	0.41	7

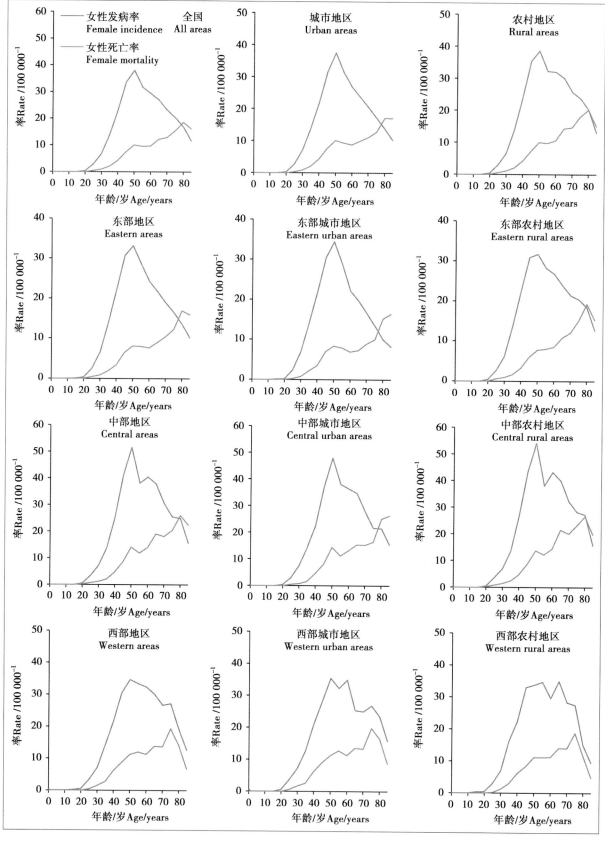

图 5-13a　2015 年中国肿瘤登记地区子宫颈癌年龄别发病率和死亡率

Figure 5-13a　Age-specific incidence and mortality rates of cervical cancer
in registration areas of China，2015

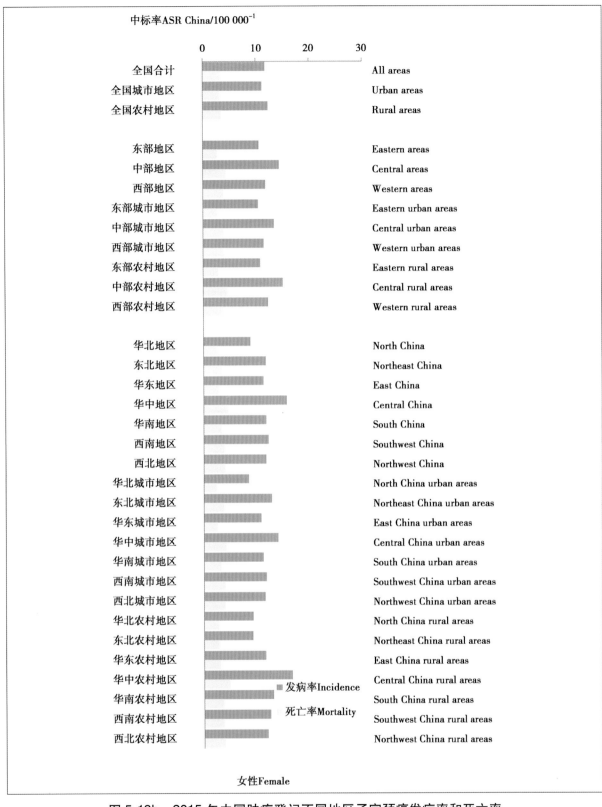

中标率ASR China/100 000^{-1}

图 5-13b　2015 年中国肿瘤登记不同地区子宫颈癌发病率和死亡率
Figure 5-13b　Incidence and mortality rates of cervical cancer in different
registration areas of China，2015

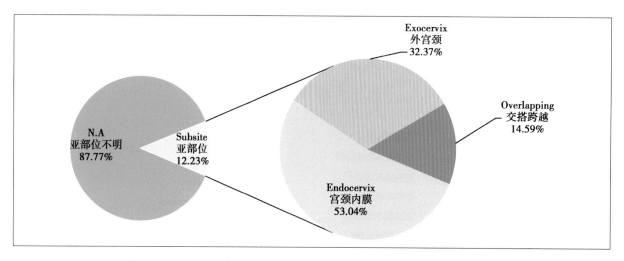

图 5-13c　2015 年中国肿瘤登记地区子宫颈癌亚部位分布情况

Figure 5-13c　Subsite distribution of cervical cancer in registration areas of China，2015

14 子宫体

中国肿瘤登记地区子宫体癌位居女性癌症发病谱第9位。2015年新发病例数为15 746例,占女性全部癌症发病的3.81%;其中城市地区8409例,农村地区7337例。子宫体癌发病率为9.96/10万,中标发病率为6.73/10万,世标发病率为6.52/10万;城市中标发病率为农村的1.13倍。0~74岁累积发病率为0.73%(表5-14a)。

中国肿瘤登记地区子宫体癌位居女性癌症死亡谱第14位。2015年子宫体癌死亡病例数为3868例,占女性全部癌症死亡的1.87%;其中城市地区1872例,农村地区1996例。子宫体癌死亡率为2.45/10万,中标死亡率1.50/10万,世标死亡率1.49/10万;农村中标死亡率为城市的1.12倍。0~74岁累积死亡率为0.17%(表5-14b)。

子宫体癌年龄别发病率在25岁前处于较低水平,25岁以后快速上升,至50~54岁组达高峰,之后逐渐下降。年龄别死亡率40岁前处于较低水平,40岁以后迅速上升 直至80~84岁组(图5-14a)。

城市子宫体癌中标发病率高于农村,而中标死亡率低于农村。中标发病率以东部地区最高,其次是中部地区,西部地区最低;中标死亡率以中部地区最高,其次是西部地区,东部地区最低。在七大行政区划中,华南、华北和华中地区子宫体癌发病较高,西南地区最低(表5-14a,表5-14b,图5-14b)。

14 Uterus

Uterus cancer was the 9th most common female cancer in registration areas of China. There were 15 746 new cases of uterus cancer (8409 in urban areas and 7337 in rural areas) in 2015, accounting for 3.81% of all female cancer cases. The crude incidence rate was 9.96 per 100 000, with ASR China being 6.73 per 100 000 and ASR World 6.52 being per 100 000, respectively. Furthermore, the incidence of ASR China was 1.13 times as high in urban areas as in rural areas. The cumulative incidence rate for persons aged 0-74 years was 0.73% (Table 5-14a).

Uterus cancer was the 14th most common cause of female cancer deaths. A total of 3868 cases died of uterus cancer in 2015 (1872 in urban areas and 1996 in rural areas), accounting for 1.87% of all female cancer deaths. The crude mortality rate was 2.45 per 100 000, with ASR China being1.50 per 100 000 and ASR World being 1.49 per 100 000, respectively. Moreover, the mortality of ASR China was 1.12 times as high in rural areas as in urban areas. The cumulative mortality rate for persons aged 0-74 years was 0.17% (Table 5-14b).

The age-specific incidence rates were at low levels before age 25, thereafter went up rapidly and reached peak at age group 50-54, but started to go down gradually from age 55 onwards. The age-specific mortality rates were at low levels before age 40, then gradually went up there after until age group 80-84 (Figure 5-14a).

The incidence rate of uterus cancer was higher in urban areas than that in rural, but the mortality rate was just the opposite. Eastern areas had the highest incidence rate, followed by Middle and Western areas. Central areas had the highest mortality rate, followed by Western and Eastern areas. Among the seven administrative districts, the incidence rate of uterus cancer was relatively higher in South China, North China and Central China, but the lowest in Southwest China (Table 5-14a, Table 5-14b, Figure 5-14b).

表 5-14a 2015 年中国肿瘤登记地区子宫体癌发病情况

Table 5-14a Incidence of uterus cancer in registration areas of China, 2015

地区 Area	病例数 No. cases	粗率 Crude rate/ 100 000^{-1}	构成比 Freq./%	中标率 ASR China/ 100 000^{-1}	世标率 ASR World/ 100 000^{-1}	累积率 Cum. rate/% 0~74	顺位 Rank
合计 All	15 746	9.96	3.81	6.73	6.52	0.73	9
城市地区 Urban areas	8409	10.97	3.80	7.15	6.97	0.79	8
农村地区 Rural areas	7337	9.01	3.82	6.31	6.07	0.67	9
东部地区 Eastern areas	9900	11.38	3.87	7.28	7.07	0.80	8
中部地区 Central areas	3729	8.32	3.67	6.17	5.93	0.67	9
西部地区 Western areas	2117	8.05	3.82	5.70	5.51	0.62	9

表 5-14b 2015 年中国肿瘤登记地区子宫体癌死亡情况

Table 5-14b Mortality of uterus cancer in registration areas of China, 2015

地区 Area	病例数 No. deaths	粗率 Crude rate/ 100 000^{-1}	构成比 Freq./%	中标率 ASR China/ 100 000^{-1}	世标率 ASR World/ 100 000^{-1}	累积率 Cum. rate/% 0~74	顺位 Rank
合计 All	3868	2.45	1.87	1.50	1.49	0.17	14
城市地区 Urban areas	1872	2.44	1.79	1.42	1.41	0.17	14
农村地区 Rural areas	1996	2.45	1.96	1.59	1.56	0.18	13
东部地区 Eastern areas	2182	2.51	1.75	1.41	1.39	0.16	14
中部地区 Central areas	1057	2.36	1.99	1.65	1.63	0.20	13
西部地区 Western areas	629	2.39	2.18	1.59	1.58	0.19	13

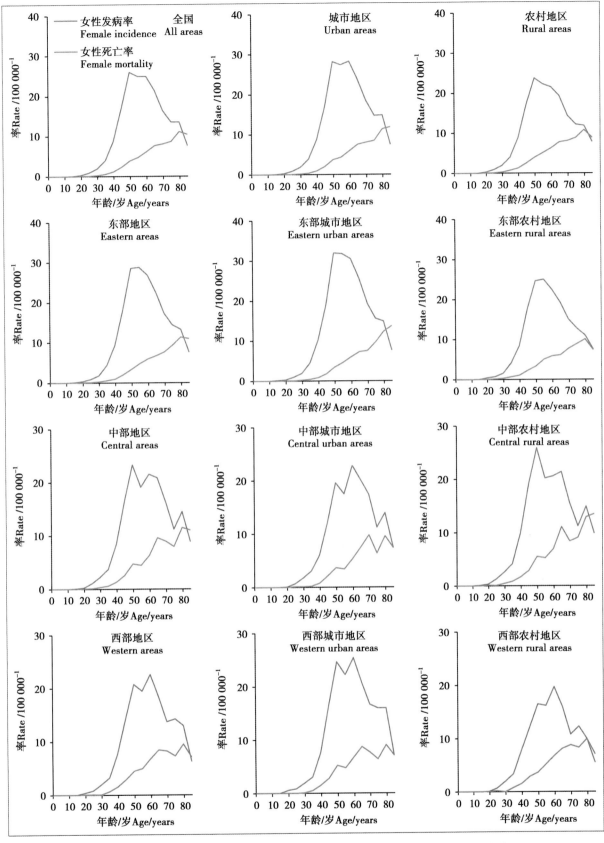

图 5-14a 2015 年中国肿瘤登记地区子宫体癌年龄别发病率和死亡率

Figure 5-14a Age-specific incidence and mortality rates of uterus cancer in registration areas of China，2015

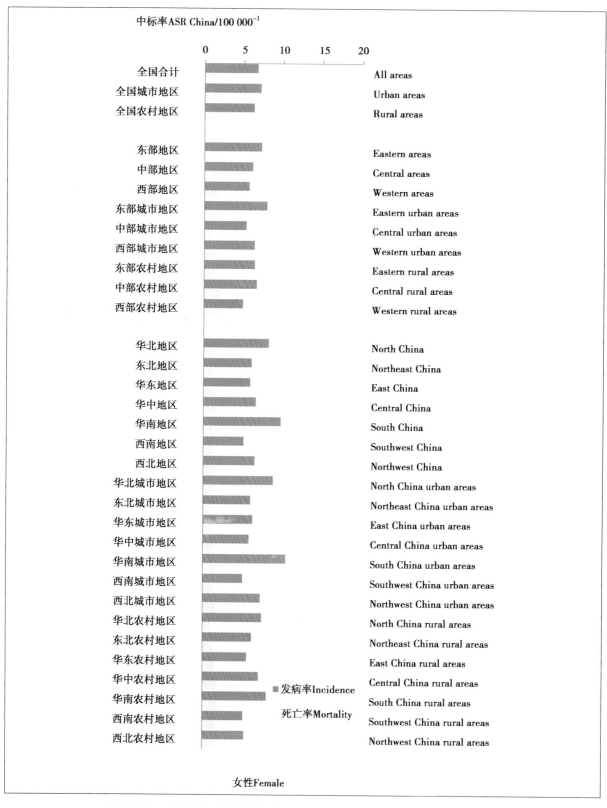

中标率ASR China/100 000⁻¹

全国合计	All areas
全国城市地区	Urban areas
全国农村地区	Rural areas
东部地区	Eastern areas
中部地区	Central areas
西部地区	Western areas
东部城市地区	Eastern urban areas
中部城市地区	Central urban areas
西部城市地区	Western urban areas
东部农村地区	Eastern rural areas
中部农村地区	Central rural areas
西部农村地区	Western rural areas
华北地区	North China
东北地区	Northeast China
华东地区	East China
华中地区	Central China
华南地区	South China
西南地区	Southwest China
西北地区	Northwest China
华北城市地区	North China urban areas
东北城市地区	Northeast China urban areas
华东城市地区	East China urban areas
华中城市地区	Central China urban areas
华南城市地区	South China urban areas
西南城市地区	Southwest China urban areas
西北城市地区	Northwest China urban areas
华北农村地区	North China rural areas
东北农村地区	Northeast China rural areas
华东农村地区	East China rural areas
华中农村地区	Central China rural areas
华南农村地区	South China rural areas
西南农村地区	Southwest China rural areas
西北农村地区	Northwest China rural areas

■发病率Incidence
死亡率Mortality

女性Female

图 5-14b　2015 年中国肿瘤登记不同地区子宫体癌发病率和死亡率
Figure 5-14b　Incidence and mortality rates of uterus cancer in different
registration areas of China，2015

15 卵巢

2015 年,中国肿瘤登记地区卵巢癌位居女性癌症发病谱第 11 位。新发病例数为 12 020 例,占女性癌症发病的 2.91%;其中城市地区 6790 例,农村地区 5230 例。发病率为 7.60/10 万,中标发病率为 5.38/10 万,世标发病率为 5.13/10 万;城市中标发病率为农村的 1.29 倍。0~74 岁累积发病率为 0.56%(表 5-15a)。

中国肿瘤登记地区卵巢癌位居女性癌症死亡谱第 10 位。死亡病例数为 5705 例,占女性癌症死亡的 2.76%;其中城市地区 3409 例,农村地区 2296 例。死亡率为 3.61/10 万,中标死亡率为 2.28/10 万,世标死亡率为 2.25/10 万;城市中标死亡率为农村的 1.45 倍。0~74 岁累积死亡率为 0.27%(表 5-15b)。

卵巢癌年龄别发病率自 35~39 岁组开始快速上升,至 60~64 岁组达高峰。卵巢癌年龄别死亡率从 35~39 岁组开始逐渐上升,至 75~79 岁组达高峰(图 5-15a)。

城市卵巢癌的发病率和死亡率均高于农村。中标发病率以东部地区最高,其次是西部地区,中部地区最低;中标死亡率以东部地区最高,其次是中部地区,西部地区最低(表 5-15a,表 5-15b,图 5-15b)。

在七大行政区中,中标发病率以东北地区最高,其次是华北地区和华南地区,华东地区最低;中标死亡率以东北地区最高,其次是华北地区和西北地区,西南地区最低(图 5-15b)。

15 Ovary

Ovarian cancer ranked the 11th most common female cancer in registration areas of China in 2015. There were 12 020 new cases of ovarian cancer(6790 in urban areas and 5230 in rural areas), accounting for 2.91% of new female cases of all cancers. The crude incidence rate was 7.60 per 100 000, with ASR China 5.38 per 100 000 and ASR World 5.13 per 100 000 respectively. Subgroup analyses showed that the incidence of ASR China was 1.29 times in urban areas as that in rural areas. The cumulative incidence rate for subjects aged 0 to 74 years was 0.56% (Table 5-15a).

Ovarian cancer was the 10th most common female causes of cancer deaths. A total of 5705 cases died of ovary cancer in 2015(3409 in urban areas and 2296 in rural areas), accounting for 2.76% of all female cancer deaths. The crude mortality rate was 3.61 per 100 000, with ASR China 2.28 per 100 000 and ASR World 2.25 per 100 000, respectively. Subgroup analyses showed that the mortality of ASR China was 1.45 times in urban areas as that in rural areas. The cumulative mortality rate for subjects aged 0 to 74 years was 0.27% (Table 5-15b).

Trends of age-specific incidence rates showed that the incidence rate increased rapidly from the age group of 35-39 years and peaked at the age group of 60-64 years. The age-specific mortality rates increased from the age group of 35-39 years and peaked at the age group of 75-79 years (Figure5-15a).

The incidence and mortality rates of ovarian cancer were higher in urban areas than in rural areas. Eastern areas had the highest incidence rate (ASR China), followed by western and Central areas. Eastern areas had the highest mortality rate (ASR China), followed by middle and western areas (Table 5-15a, Table 5-15b, Figure5-15b).

Among the seven administrative districts, northeast areas had the highest incidence rate (ASR China), followed by north areas and south areas, while the east areas had the lowest incidence rate. Northeast areas had the highest mortality rate, followed by north areas and northwest areas, southwest areas had the lowest mortality rate (Figure5-15b).

表 5-15a 2015 年中国肿瘤登记地区卵巢癌发病情况

Table 5-15a Incidence of ovarian cancer in registration areas of China, 2015

地区 Area	病例数 No. cases	粗率 Crude rate/ 100 000^{-1}	构成比 Freq./%	中标率 ASR China/ 100 000^{-1}	世标率 ASR World/ 100 000^{-1}	累积率 Cum. rate/% 0~74	顺位 Rank
合计 All	12 020	7.60	2.91	5.38	5.13	0.56	11
城市地区 Urban areas	6790	8.85	3.07	6.07	5.78	0.63	9
农村地区 Rural areas	5230	6.42	2.73	4.69	4.49	0.49	11
东部地区 Eastern areas	7157	8.22	2.80	5.54	5.27	0.58	11
中部地区 Central areas	3001	6.70	2.96	5.12	4.92	0.54	11
西部地区 Western areas	1862	7.08	3.36	5.25	5.01	0.54	11

表 5-15b 2015 年中国肿瘤登记地区卵巢癌死亡情况

Table 5-15b Mortality of ovarian cancer in registration areas of China, 2015

地区 Area	病例数 No. cases	粗率 Crude rate/ 100 000^{-1}	构成比 Freq./%	中标率 ASR China/ 100 000^{-1}	世标率 ASR World/ 100 000^{-1}	累积率 Cum. rate/% 0~74	顺位 Rank
合计 All	5705	3.61	2.76	2.28	2.25	0.27	10
城市 Urban	3409	4.45	3.26	2.69	2.65	0.31	9
农村 Rural	2296	2.82	2.25	1.86	1.84	0.22	11
东部地区 Eastern areas	3581	4.11	2.87	2.41	2.38	0.28	10
中部地区 Central areas	1342	2.99	2.53	2.12	2.10	0.25	10
西部地区 Western areas	782	2.97	2.71	2.05	2.00	0.23	10

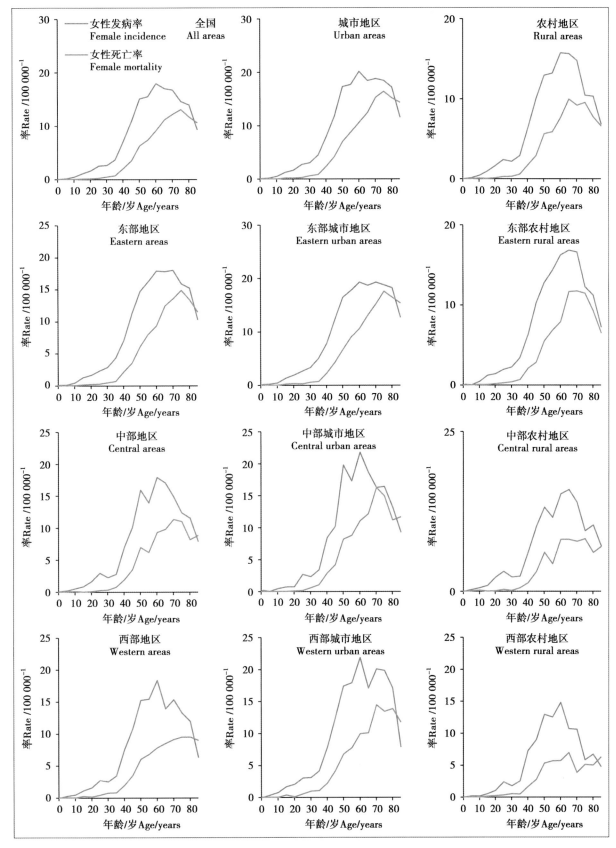

图 5-15a　2015 年中国肿瘤登记地区卵巢癌年龄别发病率和死亡率

Figure 5-15a　Age-specific incidence and mortality rates of ovarian cancer in registration areas of China，2015

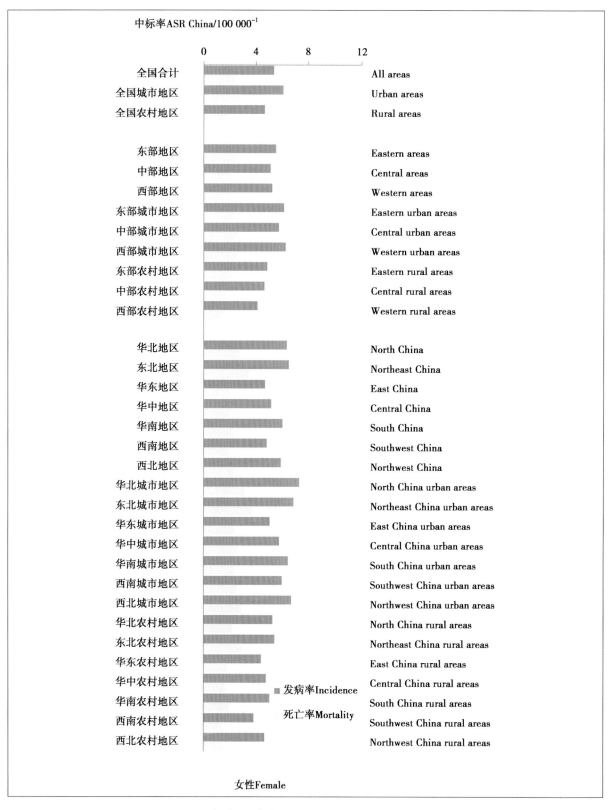

中标率ASR China/100 000⁻¹

0	4	8	12	

全国合计　All areas
全国城市地区　Urban areas
全国农村地区　Rural areas

东部地区　Eastern areas
中部地区　Central areas
西部地区　Western areas
东部城市地区　Eastern urban areas
中部城市地区　Central urban areas
西部城市地区　Western urban areas
东部农村地区　Eastern rural areas
中部农村地区　Central rural areas
西部农村地区　Western rural areas

华北地区　North China
东北地区　Northeast China
华东地区　East China
华中地区　Central China
华南地区　South China
西南地区　Southwest China
西北地区　Northwest China
华北城市地区　North China urban areas
东北城市地区　Northeast China urban areas
华东城市地区　East China urban areas
华中城市地区　Central China urban areas
华南城市地区　South China urban areas
西南城市地区　Southwest China urban areas
西北城市地区　Northwest China urban areas
华北农村地区　North China rural areas
东北农村地区　Northeast China rural areas
华东农村地区　East China rural areas
华中农村地区　Central China rural areas
华南农村地区　South China rural areas
西南农村地区　Southwest China rural areas
西北农村地区　Northwest China rural areas

■ 发病率Incidence
死亡率Mortality

女性Female

图 5-15b　2015 年中国肿瘤登记不同地区卵巢癌发病率和死亡率
Figure 5-15b　Incidence and mortality rates of ovarian cancer in different
registration areas of China，2015

16 前列腺

中国肿瘤登记地区前列腺癌位居男性癌症发病谱第6位。新发病例数为16 906例，占男性全部癌症发病的3.31%；其中城市地区11 460例，农村地区5446例。发病率为10.39/10万，中标发病率为6.15/10万，世标发病率为6.05/10万；城市中标发病率为农村的2.04倍。0~74岁累积发病率为0.66%（表5-16a）。

中国肿瘤登记地区前列腺癌位居男性癌症死亡谱第8位。因前列腺癌死亡病例7447例，占男性全部癌症死亡的2.08%；其中城市地区4839例，农村地区2608例。前列腺癌死亡率为4.58/10万，中标死亡率2.48/10万，世标死亡率2.52/10万；城市中标死亡率为农村的1.66倍。0~74岁累积死亡率为0.18%（表5-16b）。

不同地区前列腺癌年龄别发病率和死亡率在55岁之前处于较低水平，55岁开始呈上升趋势，60岁以后快速上升。城市和农村地区发病率在80~84岁组达到高峰，而死亡率高峰年龄均在85+岁组（图5-16a）。

东部城市地区前列腺癌发病率远远高于中、西部的城市和农村地区。东部农村地区的死亡率高于中部和西部农村地区。在七大行政区中，华南地区前列腺癌发病率较高，尤其是华南城市地区。死亡率同样是华南地区高于其他地区；在七大行政区中，不论城市还是农村地区，华南地区发病率和死亡率均高于其他地区（表5-16a，表5-16b，图5-16b）。

16 Prostate

Prostate cancer was the sixth most common male cancer in registration areas of China. There were 16 906 new cases of prostate cancer (11 460 in urban areas and 5446 in rural areas), accounting for 3.31% of new cases of all male cancers. The crude incidence rate was 10.39 per 100 000, with ASR China 6.15 per 100 000 and ASR World 6.05 per 100 000 respectively. Subgroup analyses showed that the incidence of ASR China was 2.04 times in urban areas as that in rural areas. The cumulative incidence rate for subjects aged 0 to 74 years was 0.66% (Table 5-16a).

Prostate cancer was the eighth most common cause of male cancer deaths. A total of 7447 cases died of prostate cancer in 2015 (4839 in urban areas and 2608 in rural areas), accounting for 2.08% of all male cancer deaths. The crude mortality rate was 4.58 per 100 000, with ASR China 2.48 per 100 000 and ASR World 2.52 per 100 000, respectively. Subgroup analyses showed that the mortality of ASR China was 1.66 times in urban areas as that in rural areas. The cumulative mortality rate for subjects aged 0 to 74 years was 0.18% (Table 5-16b).

The age-specific incidence and mortality rates were low before 55 years old and increased constantly since then. The age-specific incidence and mortality rates dramatically increased over 60 years old. The incidence and mortality rate reached peak at the age group of 80-84 years and 85+ years respectively in both urban areas and rural areas (Figure 5-16a).

The incidence rate of prostate cancer in urban residents of eastern areas were significantly higher than those in central and western areas. The mortality rates of prostate cancer in rural residents of eastern areas were higher than those in rural residents of central and western areas. Among the seven administrative districts, the incidence and mortality rates were highest in South China, both in urban and rural areas (Table 5-16a, Table 5-16b, Figure 5-16b).

表 5-16a　2015 年中国肿瘤登记地区前列腺癌发病情况

Table 5-16a　Incidence of prostate cancer in registration areas of China,2015

地区 Area	病例数 No. cases	粗率 Crude rate/ 100 000^{-1}	构成比 Freq./%	中标率 ASR China/ 100 000^{-1}	世标率 ASR World/ 100 000^{-1}	累积率 Cum. rate/% 0~74	顺位 Rank
合计 All	16 906	10. 39	3. 31	6. 15	6. 05	0. 66	6
城市地区 Urban areas	11 460	14. 80	4. 45	8. 24	8. 10	0. 91	6
农村地区 Rural areas	5446	6. 38	2. 16	4. 04	3. 97	0. 43	10
东部地区 Eastern areas	11 719	13. 26	3. 85	7. 17	7. 03	0. 80	6
中部地区 Central areas	3099	6. 59	2. 38	4. 61	4. 57	0. 48	7
西部地区 Western areas	2088	7. 63	2. 77	4. 80	4. 68	0. 46	6

表 5-16b　2015 年中国肿瘤登记地区前列腺癌死亡情况

Table 5-16b　Mortality of prostate cancer in registration areas of China,2015

地区 Area	病例数 No. deaths	粗率 Crude rate/ 100 000^{-1}	构成比 Freq./%	中标率 ASR China/ 100 000^{-1}	世标率 ASR World/ 100 000^{-1}	累积率 Cum. rate/% 0~74	顺位 Rank
合计 All	7447	4. 58	2. 08	2. 48	2. 52	0. 18	8
城市地区 Urban areas	4839	6. 25	2. 76	3. 07	3. 12	0. 22	7
农村地区 Rural areas	2608	3. 06	1. 43	1. 85	1. 85	0. 14	11
东部地区 Eastern areas	4885	5. 53	2. 33	2. 64	2. 68	0. 19	7
中部地区 Central areas	1516	3. 22	1. 61	2. 18	2. 20	0. 17	10
西部地区 Western areas	1046	3. 82	1. 93	2. 29	2. 31	0. 17	9

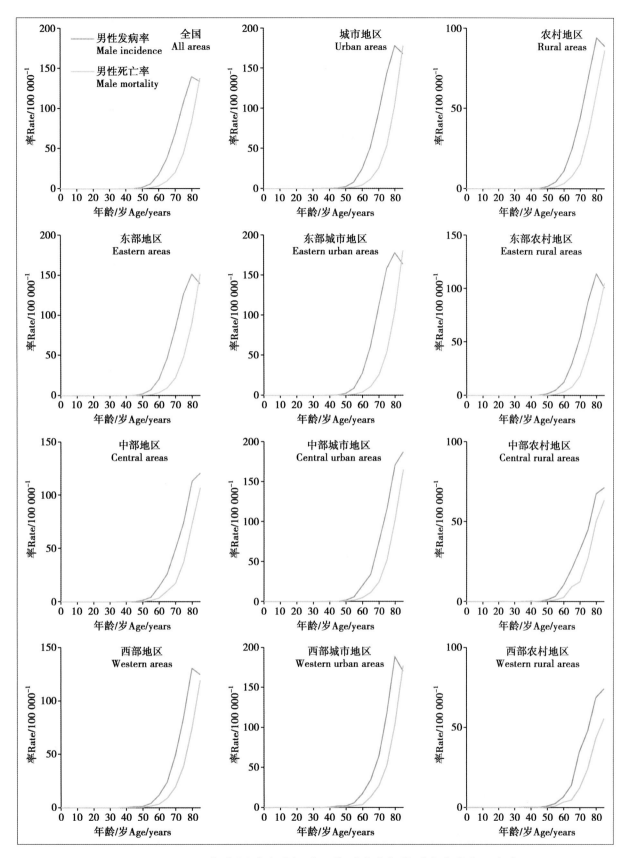

图 5-16a　2015 年中国肿瘤登记地区前列腺癌年龄别发病率和死亡率
Figure 5-16a Age-specific incidence and mortality rates of prostate cancer
in registration areas of China，2015

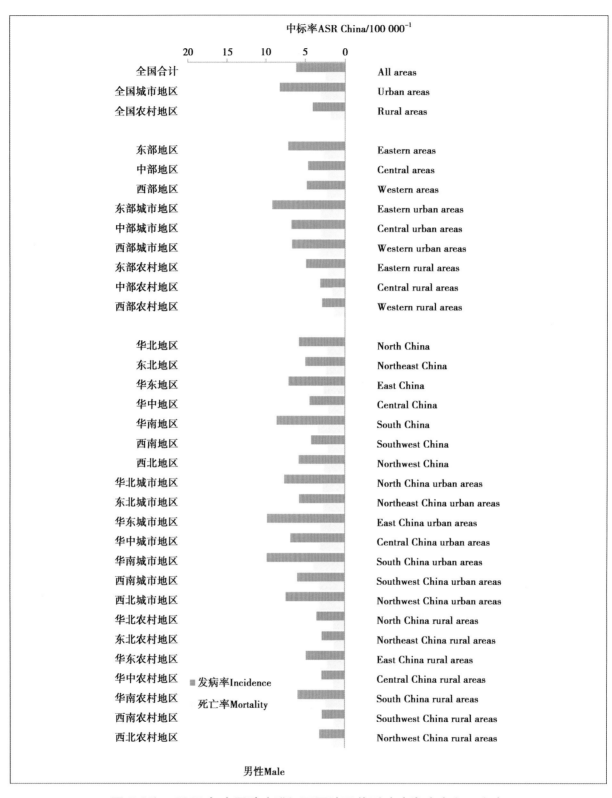

中标率 ASR China/100 000^{-1}

全国合计	All areas
全国城市地区	Urban areas
全国农村地区	Rural areas
东部地区	Eastern areas
中部地区	Central areas
西部地区	Western areas
东部城市地区	Eastern urban areas
中部城市地区	Central urban areas
西部城市地区	Western urban areas
东部农村地区	Eastern rural areas
中部农村地区	Central rural areas
西部农村地区	Western rural areas
华北地区	North China
东北地区	Northeast China
华东地区	East China
华中地区	Central China
华南地区	South China
西南地区	Southwest China
西北地区	Northwest China
华北城市地区	North China urban areas
东北城市地区	Northeast China urban areas
华东城市地区	East China urban areas
华中城市地区	Central China urban areas
华南城市地区	South China urban areas
西南城市地区	Southwest China urban areas
西北城市地区	Northwest China urban areas
华北农村地区	North China rural areas
东北农村地区	Northeast China rural areas
华东农村地区	East China rural areas
华中农村地区	Central China rural areas
华南农村地区	South China rural areas
西南农村地区	Southwest China rural areas
西北农村地区	Northwest China rural areas

■发病率 Incidence
死亡率 Mortality

男性 Male

图 5-16b   2015 年中国肿瘤登记不同地区前列腺癌发病率和死亡率
Figure 5-16b Incidence and mortality rates of prostate cancer in different registration areas of China，2015

17 肾及泌尿系统不明

2015 年,中国肿瘤登记地区肾及泌尿系统不明癌位居癌症发病谱第 17 位。新发病例数为 16 538 例,占全部癌症发病的 1.79%;其中男性 10 351 例,女性 6187 例,城市地区 10 717 例,农村地区 5821 例。发病率为 5.15/10 万,中标发病率为 3.33/10 万,世标发病率 3.32/10 万;男性中标发病率为女性的 1.73 倍,城市中标发病率为农村的 1.79 倍;0~74 岁累积发病率为 0.38%(表 5-17a)。

2015 年,中国肿瘤登记地区肾及泌尿系统不明癌位居癌症死亡谱第 18 位,死亡病例为 6257 例,占全部癌症死亡的 1.11%;其中男性 3906 例,女性 2351 例,城市地区 4122 例,农村地区 2135 例。死亡率为 1.95/10 万,中标死亡率 1.14/10 万,世标死亡率 1.15/10 万;男性中标死亡率为女性的 1.80 倍,城市中标死亡率为农村的 1.77 倍。0~74 岁累积死亡率为 0.12%(表 5-17b)。

按部位划分,肾癌发病率为 4.02/10 万,中标发病率为 2.66/10 万;肾癌死亡率为 1.45/10 万,中标死亡率为 0.86/10 万。肾盂癌的发病率为 0.48/10 万,中标发病率为 0.29/10 万;肾盂癌死亡率为 0.21/10 万,中标死亡率为 0.12/10 万。输尿管癌的发病率为 0.54/10 万,中标发病率为 0.32/10 万;输尿管癌死亡率为 0.24/10 万,中标死亡率为 0.13/10 万(表 5-17c~表 5-17h)。

肾及泌尿系统不明癌年龄别发病率在 20 岁组之前均处于较低水平,自 20~24 岁组开始快速上升,至 75~79 岁组达高峰,80 岁组以后降低;年龄别死亡率从 35~39 岁组开始迅速上升;男性各年龄别发病率和死亡率均明显高于女性(图 5-17a)。

城市肾及泌尿系统不明癌的发病率和死亡率均高于农村。中标发病率和中标死亡率均以东部地区最高,其次是中部地区,西部地区最低。在七大行政区中,华北地区发病率最高,东北地区死亡率最高,西南地区发病率和死亡率最低(表 5-17a,表 5-17b,图 5-17b)。

肾(除外肾盂)是肾及泌尿系统不明癌发生的最主要的亚部位,占全部病例的 78.09%,其次为输尿管,占 10.53%;肾盂占 9.34%;其他泌尿器官占 2.04%(图 5-17c)。

全部肾及泌尿系统不明癌病例中有明确组织学类型的病例占 63.98%,其中透明细胞腺癌是最主要的病理类型,占 74.95%;其次是嫌色细胞癌,占 3.21%,乳头状腺癌占 2.75%,集合管癌占 0.56%,其他类型癌占 18.54%(图 5-17d)。

17 Kidney & unspecified urinary organs

Cancer of the kidney & unspecified urinary organs ranked seventeenth among cancer of all sites in registration areas of China in 2015. There were 16 538 new cancer cases (10 351 males and 6187 females, 10 717 in urban areas and 5821 in rural areas), accounting for 1.79% of new cases of all cancers. The crude incidence rate was 5.15 per 100 000, with ASR China 3.33 per 100 000 and ASR World 3.32 per 100 000 respectively. Subgroup analyses showed that the incidence of ASR China was 1.73 times in males as that in females, and it was 1.79 times in urban areas as that in rural areas. The cumulative incidence rate for subjects aged 0 to 74 years was 0.38% (Table 5-17a).

Cancer of the kidney & unspecified urinary organs was the eighteenth most common cause of cancer deaths in registration areas of China. A total of 6257 cases died of cancer of kidney and unspecified urinary organs in 2015 (3906 males and 2351 females, 4122 in urban areas and 2135 in rural areas), accounting for 1.11% of all cancer deaths. The crude mortality rate was 1.95 per 100 000, with ASR China 1.14 per 100 000 and ASR World 1.15 per 100 000, respectively. Subgroup analyses showed that the mortality of ASR China was 1.80 times in males as that in females, and it was 1.77 times in urban areas as that in rural areas. The cumulative mortality rate for subjects aged 0 to 74 years was 0.12% (Table 5-17b).

By subsite, the renal cancer incidence was 4.02 per 100 000 with ASR China 2.66 per 100 00; and the mortality was 1.45 per 100 000, with ASR China 0.86 per 100 000. The cancer incidence of renal pelvis was 0.48 per 100 000, with ASR China 0.29 per 100 000; and the mortality was 0.21 per 100 000, with ASR China 0.12 per 100 000. The ureter cancer incidence was 0.54 per 100 000, with ASR China 0.32 per 100 000; and the mortality was 0.24 per 100 000, with ASR China 0.13 per 100 000 (Table 5-17c-Table 5-17h).

The age-specific incidence of cancer of kidney and unspecified urinary organs increased rapidly from the age group of 20-24 years and peaked at the age group of 75-79 years, and then it decreased at the age group of 80 years. Age-specific mortality rates increased rapidly from the age group of 35-39 years. Age-specific incidence and mortality rates in males were generally higher than those in females (Figure 5-17a).

The incidence and mortality rates of cancer in kidney & unspecified urinary organs were higher in urban areas than in rural areas. Eastern areas had the highest incidence and mortality rates (ASR China), followed by central areas and western areas. Among the seven administrative districts, north China had the highest incidence (ASR China) and northeast China had the highest mortality (ASR China), southwest China had the lowest incidence and mortality (Table 5-17a, Table 5-17b, Figure 5-17b).

Kidney was the most common subsite of cancer in kidney & unspecified urinary organs, accounting for 78.09% of total cases, followed by ureter (10.53%), renal pelvis (9.34%), and other urinary organs (2.04%) (Figure 5-17c).

About 63.98% cases of cancer in kidney and unspecified urinary organs had morphological verification. Among those, clear cell adenocarcinoma was the most common histological type, accounting for 74.95% of all cases, followed by chromophobe (3.21%), papillary adenocarcinoma (2.75%), collecting duct (0.56%), and others (18.54%) (Figure 5-17d).

表 5-17a　2015 年中国肿瘤登记地区肾及泌尿系统不明癌发病情况

Table 5-17a　Incidence of cancer of kidney & unspecified urinary organs in registration areas of China，2015

地区 Area	性别 Sex	病例数 No. cases	粗率 Crude rate/ 100 000⁻¹	构成比 Freq. /%	中标率 ASR China/ 100 000⁻¹	世标率 ASR World/ 100 000⁻¹	累积率 Cum. rate/% 0~74	顺位 Rank
合计	合计 Both	16 538	5. 15	1. 79	3. 33	3. 32	0. 38	17
All	男性 Male	10 351	6. 36	2. 03	4. 23	4. 22	0. 49	12
	女性 Female	6187	3. 91	1. 50	2. 44	2. 43	0. 28	16
城市地区	合计 Both	10 717	6. 95	2. 24	4. 27	4. 25	0. 49	16
Urban areas	男性 Male	6725	8. 68	2. 61	5. 50	5. 49	0. 64	11
	女性 Female	3992	5. 21	1. 81	3. 06	3. 04	0. 35	15
农村地区	合计 Both	5821	3. 49	1. 31	2. 39	2. 39	0. 28	17
Rural areas	男性 Male	3626	4. 25	1. 44	2. 98	2. 97	0. 35	13
	女性 Female	2195	2. 69	1. 14	1. 81	1. 81	0. 20	16
东部地区	合计 Both	11 505	6. 56	2. 05	3. 97	3. 95	0. 45	17
Eastern areas	男性 Male	7263	8. 22	2. 39	5. 12	5. 08	0. 59	11
	女性 Female	4242	4. 87	1. 66	2. 86	2. 83	0. 32	15
中部地区	合计 Both	3249	3. 54	1. 40	2. 59	2. 59	0. 31	17
Central areas	男性 Male	2017	4. 29	1. 55	3. 23	3. 24	0. 38	13
	女性 Female	1232	2. 75	1. 21	1. 94	1. 94	0. 23	16
西部地区	合计 Both	1784	3. 32	1. 36	2. 25	2. 26	0. 26	19
Western areas	男性 Male	1071	3. 91	1. 42	2. 72	2. 73	0. 32	14
	女性 Female	713	2. 71	1. 29	1. 77	1. 79	0. 20	17

表 5-17b　2015 年中国肿瘤登记地区肾及泌尿系统不明癌死亡情况

Table 5-17b　Mortality of cancer of kidney & unspecified urinary organs in registration areas of China，2015

地区 Area	性别 Sex	病例数 No. deaths	粗率 Crude rate/ 100 000⁻¹	构成比 Freq. /%	中标率 ASR China/ 100 000⁻¹	世标率 ASR World/ 100 000⁻¹	累积率 Cum. rate/% 0~74	顺位 Rank
合计	合计 Both	6257	1. 95	1. 11	1. 14	1. 15	0. 12	18
All	男性 Male	3906	2. 40	1. 09	1. 48	1. 50	0. 16	15
	女性 Female	2351	1. 49	1. 14	0. 82	0. 82	0. 08	15
城市地区	合计 Both	4122	2. 67	1. 47	1. 45	1. 46	0. 15	16
Urban areas	男性 Male	2526	3. 26	1. 44	1. 86	1. 88	0. 20	13
	女性 Female	1596	2. 08	1. 53	1. 07	1. 06	0. 11	15
农村地区	合计 Both	2135	1. 28	0. 75	0. 82	0. 83	0. 09	20
Rural areas	男性 Male	1380	1. 62	0. 75	1. 09	1. 09	0. 13	16
	女性 Female	755	0. 93	0. 74	0. 56	0. 57	0. 06	17
东部地区	合计 Both	4168	2. 38	1. 25	1. 26	1. 27	0. 13	17
Eastern areas	男性 Male	2586	2. 93	1. 23	1. 64	1. 65	0. 18	14
	女性 Female	1582	1. 82	1. 27	0. 91	0. 91	0. 09	15
中部地区	合计 Both	1384	1. 51	0. 94	1. 04	1. 05	0. 12	18
Central areas	男性 Male	873	1. 86	0. 92	1. 35	1. 36	0. 15	15
	女性 Female	511	1. 14	0. 96	0. 74	0. 74	0. 08	15
西部地区	合计 Both	705	1. 31	0. 85	0. 85	0. 85	0. 09	20
Western areas	男性 Male	447	1. 63	0. 83	1. 09	1. 09	0. 12	17
	女性 Female	258	0. 98	0. 90	0. 61	0. 61	0. 06	17

表 5-17c　2015 年中国肿瘤登记地区肾癌发病情况

Table 5-17c　Incidence of kidney cancer in registration areas of China, 2015

地区 Area	性别 Sex	病例数 No. cases	粗率 Crude rate/ 100 000^{-1}	构成比 Freq./%	中标率 ASR China/ 100 000^{-1}	世标率 ASR World/ 100 000^{-1}	累积率 Cum. rate/% 0~74
合计 All	合计 Both	12 914	4.02	1.40	2.66	2.66	0.30
	男性 Male	8302	5.10	1.63	3.45	3.43	0.40
	女性 Female	4612	2.92	1.12	1.88	1.89	0.21
城市地区 Urban areas	合计 Both	8349	5.42	1.74	3.42	3.40	0.39
	男性 Male	5437	7.02	2.11	4.54	4.51	0.52
	女性 Female	2912	3.80	1.32	2.32	2.32	0.26
农村地区 Rural areas	合计 Both	4565	2.74	1.03	1.91	1.91	0.22
	男性 Male	2865	3.36	1.13	2.38	2.38	0.28
	女性 Female	1700	2.09	0.89	1.43	1.44	0.16
东部地区 Eastern areas	合计 Both	8962	5.11	1.60	3.19	3.17	0.36
	男性 Male	5815	6.58	1.91	4.19	4.15	0.48
	女性 Female	3147	3.62	1.23	2.22	2.21	0.25
中部地区 Central areas	合计 Both	2530	2.75	1.09	2.03	2.04	0.24
	男性 Male	1609	3.42	1.23	2.59	2.59	0.31
	女性 Female	921	2.06	0.91	1.47	1.49	0.17
西部地区 Western areas	合计 Both	1422	2.65	1.09	1.82	1.84	0.21
	男性 Male	878	3.21	1.17	2.26	2.26	0.27
	女性 Female	544	2.07	0.98	1.39	1.41	0.15

表 5-17d　2015 年中国肿瘤登记地区肾癌死亡情况

Table 5-17d　Mortality of kidney cancer in registration areas of China, 2015

地区 Area	性别 Sex	病例数 No. deaths	粗率 Crude rate/ 100 000^{-1}	构成比 Freq./%	中标率 ASR China/ 100 000^{-1}	世标率 ASR World/ 100 000^{-1}	累积率 Cum. rate/% 0~74
合计 All	合计 Both	4643	1.45	0.82	0.86	0.87	0.09
	男性 Male	2978	1.83	0.83	1.14	1.15	0.13
	女性 Female	1665	1.05	0.81	0.60	0.60	0.06
城市地区 Urban areas	合计 Both	3021	1.96	1.08	1.09	1.10	0.12
	男性 Male	1924	2.48	1.10	1.45	1.45	0.15
	女性 Female	1097	1.43	1.05	0.76	0.76	0.08
农村地区 Rural areas	合计 Both	1622	0.97	0.57	0.63	0.64	0.07
	男性 Male	1054	1.24	0.58	0.83	0.84	0.10
	女性 Female	568	0.70	0.56	0.43	0.44	0.05
东部地区 Eastern areas	合计 Both	3040	1.73	0.91	0.95	0.95	0.10
	男性 Male	1938	2.19	0.92	1.25	1.26	0.14
	女性 Female	1102	1.27	0.88	0.66	0.66	0.07
中部地区 Central areas	合计 Both	1039	1.13	0.70	0.79	0.80	0.09
	男性 Male	675	1.44	0.72	1.04	1.06	0.12
	女性 Female	364	0.81	0.69	0.54	0.54	0.06
西部地区 Western areas	合计 Both	564	1.05	0.68	0.68	0.69	0.08
	男性 Male	365	1.33	0.67	0.90	0.89	0.10
	女性 Female	199	0.76	0.69	0.48	0.49	0.05

表 5-17e　2015 年中国肿瘤登记地区肾盂癌发病情况

Table 5-17e　Incidence of cancer of renal pelvis in registration areas of China，2015

地区 Area	性别 Sex	病例数 No. cases	粗率 Crude rate/ 100 000^{-1}	构成比 Freq./%	中标率 ASR China/ 100 000^{-1}	世标率 ASR World/ 100 000^{-1}	累积率 Cum. rate/% 0~74
合计 All	合计 Both	1545	0.48	0.17	0.29	0.29	0.03
	男性 Male	878	0.54	0.17	0.34	0.34	0.04
	女性 Female	667	0.42	0.16	0.24	0.23	0.03
城市地区 Urban areas	合计 Both	999	0.65	0.21	0.36	0.36	0.04
	男性 Male	543	0.70	0.21	0.42	0.42	0.05
	女性 Female	456	0.59	0.21	0.31	0.30	0.04
农村地区 Rural areas	合计 Both	546	0.33	0.12	0.21	0.21	0.03
	男性 Male	335	0.39	0.13	0.26	0.26	0.03
	女性 Female	211	0.26	0.11	0.16	0.15	0.02
东部地区 Eastern areas	合计 Both	1069	0.61	0.19	0.33	0.33	0.04
	男性 Male	616	0.70	0.20	0.40	0.40	0.05
	女性 Female	453	0.52	0.18	0.26	0.26	0.03
中部地区 Central areas	合计 Both	318	0.35	0.14	0.24	0.24	0.03
	男性 Male	182	0.39	0.14	0.29	0.28	0.03
	女性 Female	136	0.30	0.13	0.20	0.20	0.02
西部地区 Western areas	合计 Both	158	0.29	0.12	0.19	0.19	0.02
	男性 Male	80	0.29	0.11	0.20	0.20	0.03
	女性 Female	78	0.30	0.14	0.18	0.17	0.02

表 5-17f　2015 年中国肿瘤登记地区肾盂癌死亡情况

Table 5-17f　Mortality of cancer of renal pelvis in registration areas of China，2015

地区 Area	性别 Sex	病例数 No. deaths	粗率 Crude rate/ 100 000^{-1}	构成比 Freq./%	中标率 ASR China/ 100 000^{-1}	世标率 ASR World/ 100 000^{-1}	累积率 Cum. rate/% 0~74
合计 All	合计 Both	683	0.21	0.12	0.12	0.12	0.01
	男性 Male	421	0.26	0.12	0.16	0.16	0.02
	女性 Female	262	0.17	0.13	0.09	0.08	0.01
城市地区 Urban areas	合计 Both	443	0.29	0.16	0.15	0.15	0.01
	男性 Male	258	0.33	0.15	0.18	0.18	0.02
	女性 Female	185	0.24	0.18	0.12	0.11	0.01
农村地区 Rural areas	合计 Both	240	0.14	0.08	0.09	0.09	0.01
	男性 Male	163	0.19	0.09	0.13	0.13	0.01
	女性 Female	77	0.09	0.08	0.05	0.05	0.01
东部地区 Eastern areas	合计 Both	453	0.26	0.14	0.13	0.13	0.01
	男性 Male	284	0.32	0.14	0.17	0.17	0.02
	女性 Female	169	0.19	0.14	0.09	0.08	0.01
中部地区 Central areas	合计 Both	161	0.18	0.11	0.12	0.12	0.01
	男性 Male	97	0.21	0.10	0.15	0.15	0.02
	女性 Female	64	0.14	0.12	0.09	0.08	0.01
西部地区 Western areas	合计 Both	69	0.13	0.08	0.08	0.08	0.01
	男性 Male	40	0.15	0.07	0.10	0.10	0.01
	女性 Female	29	0.11	0.10	0.06	0.06	0.01

表 5-17g 2015 年中国肿瘤登记地区输尿管癌发病情况
Table 5-17g Incidence of ureter cancer in registration areas of China, 2015

地区 Area	性别 Sex	病例数 No. cases	粗率 Crude rate/ 100 000⁻¹	构成比 Freq./%	中标率 ASR China/ 100 000⁻¹	世标率 ASR World/ 100 000⁻¹	累积率 Cum. rate/% 0~74
合计 All	合计 Both	1742	0.54	0.19	0.32	0.32	0.04
	男性 Male	968	0.59	0.19	0.37	0.37	0.04
	女性 Female	774	0.49	0.19	0.27	0.27	0.03
城市地区 Urban areas	合计 Both	1177	0.76	0.25	0.42	0.42	0.05
	男性 Male	634	0.82	0.25	0.47	0.48	0.06
	女性 Female	543	0.71	0.25	0.37	0.36	0.04
农村地区 Rural areas	合计 Both	565	0.34	0.13	0.22	0.21	0.03
	男性 Male	334	0.39	0.13	0.26	0.26	0.03
	女性 Female	231	0.28	0.12	0.17	0.17	0.02
东部地区 Eastern areas	合计 Both	1270	0.72	0.23	0.39	0.39	0.05
	男性 Male	707	0.80	0.23	0.45	0.45	0.05
	女性 Female	563	0.65	0.22	0.33	0.32	0.04
中部地区 Central areas	合计 Both	305	0.33	0.13	0.24	0.24	0.03
	男性 Male	173	0.37	0.13	0.27	0.28	0.04
	女性 Female	132	0.29	0.13	0.20	0.19	0.03
西部地区 Western areas	合计 Both	167	0.31	0.13	0.19	0.19	0.02
	男性 Male	88	0.32	0.12	0.21	0.20	0.02
	女性 Female	79	0.30	0.14	0.18	0.18	0.02

表 5-17h 2015 年中国肿瘤登记地区输尿管癌死亡情况
Table 5-17h Mortality of ureter cancer in registration areas of China, 2015

地区 Area	性别 Sex	病例数 No. deaths	粗率 Crude rate/ 100 000⁻¹	构成比 Freq./%	中标率 ASR China/ 100 000⁻¹	世标率 ASR World/ 100 000⁻¹	累积率 Cum. rate/% 0~74
合计 All	合计 Both	768	0.24	0.14	0.13	0.13	0.01
	男性 Male	405	0.25	0.11	0.15	0.15	0.01
	女性 Female	363	0.23	0.18	0.12	0.12	0.01
城市地区 Urban areas	合计 Both	555	0.36	0.20	0.18	0.18	0.02
	男性 Male	283	0.37	0.16	0.19	0.20	0.02
	女性 Female	272	0.35	0.26	0.17	0.17	0.02
农村地区 Rural areas	合计 Both	213	0.13	0.07	0.08	0.08	0.01
	男性 Male	122	0.14	0.07	0.09	0.09	0.01
	女性 Female	91	0.11	0.09	0.06	0.06	0.01
东部地区 Eastern areas	合计 Both	566	0.32	0.17	0.16	0.16	0.02
	男性 Male	296	0.33	0.14	0.18	0.18	0.02
	女性 Female	270	0.31	0.22	0.15	0.14	0.01
中部地区 Central areas	合计 Both	146	0.16	0.10	0.10	0.10	0.01
	男性 Male	77	0.16	0.08	0.11	0.12	0.01
	女性 Female	69	0.15	0.13	0.10	0.09	0.01
西部地区 Western areas	合计 Both	56	0.10	0.07	0.07	0.06	0.01
	男性 Male	32	0.12	0.06	0.08	0.08	0.01
	女性 Female	24	0.09	0.08	0.05	0.05	0.00

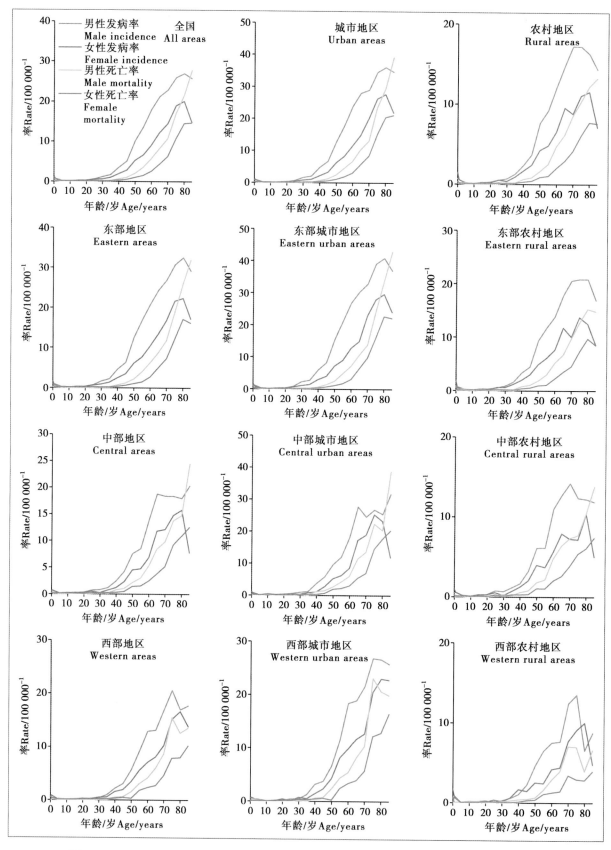

图 5-17a　2015 年中国肿瘤登记地区肾及泌尿系统不明癌年龄别发病率和死亡率

Figure 5-17a　Age-specific incidence and mortality rates of cancer of kidney & unspecified urinary organs in registration areas of China，2015

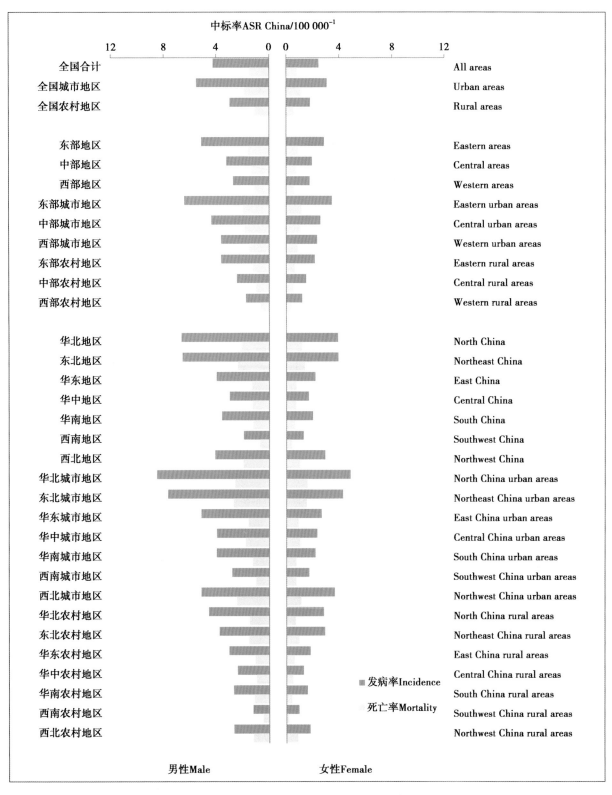

图 5-17b　2015 年中国肿瘤登记不同地区肾及泌尿系统不明癌发病率和死亡率

Figure 5-17b　Incidence and mortality rates of cancer of kidney & unspecified urinary organs in different registration areas of China，2015

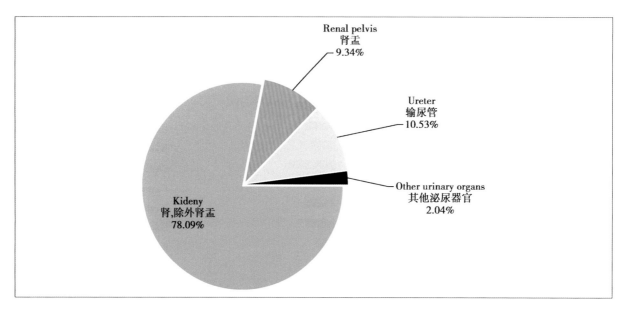

图 5-17c　2015 年中国肿瘤登记地区肾及泌尿系统不明癌亚部位分布情况
Figure 5-17c　Subsite distribution of kidney & unspecified urinary organs in registration areas of China，2015

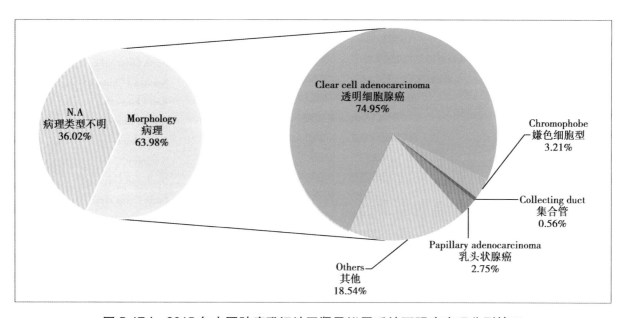

图 5-17d　2015 年中国肿瘤登记地区肾及泌尿系统不明癌病理分型情况
Figure 5-17d　Morphological distribution of cancer of kidney & unspecified urinary organs in registration areas of China，2015

18 膀胱

2015 年中国肿瘤登记地区膀胱癌位居癌症发病谱第 16 位。新发病例数为 18 722 例,占全部癌症发病的 2.03%;其中男性 14 586 例,女性 4136 例,城市地区 10 936 例,农村地区 7786 例。发病率为 5.83/10 万,中标发病率为 3.45/10 万,世标发病率为 3.42/10 万;男性中标发病率为女性的 3.78 倍,城市中标发病率为农村的 1.35 倍。0~74 岁累积发病率为 0.39%(表 5-18a)。

2015 年中国肿瘤登记地区膀胱癌位居癌症死亡谱第 15 位。因膀胱癌死亡病例 7926 例,占全部癌症死亡的 1.40%;其中男性 6148 例,女性 1778 例,城市地区 4567 例,农村地区 3359 例。膀胱癌死亡率为 2.47/10 万,中标死亡率 1.28/10 万,世标死亡率 1.28/10 万;男性中标死亡率为女性的 4.00 倍,城市中标死亡率为农村的 1.22 倍。0~74 岁累积死亡率为 0.11%(表 5-18b)。

膀胱癌的年龄别发病率和死亡率呈明显的性别差异。男性发病率自 45~49 岁组开始快速上升,至 85 岁及以上年龄组达到高峰(88.76/10 万)。女性发病率自 50~54 岁组缓慢上升,至 80~84 岁达到高峰(22.06/10 万)。男性年龄别峰值发病率是女性的 4.02 倍;男性膀胱死亡率自 60~64 岁组开始快速上升,至 85 岁及以上年龄组达到高峰(91.01/10 万)。女性死亡率自 70~74 岁组缓慢上升,至 85 岁及以上年龄组达到高峰(22.43/10 万)。男性年龄别峰值死亡率是女性的 4.06 倍(图 5-18a)。

膀胱癌的发病率和死亡率呈现地域差异。东部地区的发病率和死亡率高于中部和西部地区,中部和西部地区发病率和死亡率水平接近。七大行政区中,发病率和死亡率均以东北地区最高,其次为华北地区,西南地区发病率最低,华南地区死亡率最低(表 5-18a,表 5-18b,图 5-18b)。

约 15.40% 的膀胱癌新发病例具有明确的亚部位信息,其中膀胱侧壁占 33.58%,膀胱三角区占 17.97%,膀胱后壁占 11.97%,输尿管口占 6.59%,膀胱前壁占 6.38%,膀胱颈占 5.58%,脐尿管占 1.87%(图 5-18c)。

全部膀胱癌病例中有明确组织学类型的病例占 67.01%,其中移行细胞癌是最主要的病理类型,占 78.90%;其后依次为鳞状细胞,占 7.27%,腺癌占 6.87%(图 5-18d)。

18 Bladder

Bladder cancer was the 16th most common cancer in registration areas of China in 2015. There were 18 722 new cases of bladder cancer (14 586 males and 4136 females, 10 936 in urban areas and 7786 in rural areas), accounting for 2.03% of all new cancer cases. The crude incidence rate was 5.83 per 100 000, with ASR China 3.45 per 100 000 and ASR World 3.42 per 100 000 respectively. Subgroup analyses showed that the incidence of ASR China was 3.78 times in males as that in females, and it was 1.35 times in urban areas as that in rural areas. The cumulative incidence rate for subjects aged from 0 to 74 years was 0.39% (Table 5-18a).

Bladder cancer was the 15th most common cause of cancer deaths in 2015. A total of 7926 cases died of bladder cancer (6148 males and 1778 females, 4567 in urban areas and 3359 in rural areas), accounting for 1.40% of all cancer deaths. The crude mortality rate was 2.47 per 100 000, with ASR China 1.28 per 100 000 and ASR World 1.28 per 100 000, respectively. Subgroup analyses showed that the mortality of ASR China was 4.00 times in males as that in females, and it was 1.22 times in urban areas as that in rural areas. The cumulative mortality rate for subjects aged from 0 to 74 years was 0.11% (Table 5-18b).

Trends of age-specific incidenceand mortality rates showed differences between males and females. The incidence rate in males increased rapidly from the age group of 45-49 years and peaked at the age group of over 85 years. The incidence rate in females increased slowly from the age group of 50-54 years and peaked at the age group of 80-84 years. The peak incidence rate in males was 4.02 times as that in females. The mortality rate in males and females increased rapidly from the age group of 60-69 years and 70-74 years respectively, peaking at the age group of over 85 years coincidentally. The peak mortality rate in males was 4.06 times as that in females. (Figure 5-18a).

The incidence and mortality rates of bladder cancer varied geographically. Eastern areas had the highest incidence and mortality rates (ASR China) than central areas and western areas, which were similar. Among seven administrative districts, northeast China had the highest incidence and mortality rates (ASR China), followed by north China. Southwest China had the lowest incidence rate and south China had lowest mortality rate (Table 5-18a, Table 5-18b, Figure 5-18b).

About 15.40% of bladder cancer cases were reported with specific subcategorical information. Among them, 33.58% of cases occurred in lateral wall of bladder, followed by trigone, posterior wall, ureteric orifice, anterior wall, bladder neck and urachus with the proportions of 17.97%, 11.97%, 6.59%, 6.38%, 5.58% and 1.87%, respectively (Figure 5-18c).

About 67.01% of bladder cancer cases could be morphologically classified. Transitional cell carcinoma was the most common histological type, accounting for 78.90% of all cases, followed by squamous cell carcinoma (7.27%) and adenocarcinoma (6.87%) (Figure 5-18d).

表 5-18a 2015 年中国肿瘤登记地区膀胱癌发病情况

Table 5-18a Incidence of bladder cancer in the registration areas of China，2015

地区 Area	性别 Sex	病例数 No. cases	粗率 Crude rate/ 100 000^{-1}	构成比 Freq. /%	中标率 ASR China/ 100 000^{-1}	世标率 ASR World/ 100 000^{-1}	累积率 Cum. rate/% 0~74	顺位 Rank
合计 All	合计 Both	18 722	5. 83	2. 03	3. 45	3. 42	0. 39	16
	男性 Male	14 586	8. 96	2. 86	5. 55	5. 52	0. 63	7
	女性 Female	4136	2. 62	1. 00	1. 47	1. 45	0. 16	17
城市地区 Urban areas	合计 Both	10 936	7. 10	2. 29	3. 96	3. 93	0. 45	15
	男性 Male	8502	10. 98	3. 30	6. 39	6. 36	0. 73	7
	女性 Female	2434	3. 17	1. 10	1. 68	1. 66	0. 18	17
农村地区 Rural areas	合计 Both	7786	4. 67	1. 75	2. 93	2. 90	0. 34	16
	男性 Male	6084	7. 13	2. 41	4. 69	4. 67	0. 53	6
	女性 Female	1702	2. 09	0. 89	1. 26	1. 24	0. 14	17
东部地区 Eastern areas	合计 Both	12 237	6. 98	2. 18	3. 81	3. 76	0. 44	16
	男性 Male	9575	10. 84	3. 15	6. 19	6. 14	0. 71	7
	女性 Female	2662	3. 06	1. 04	1. 57	1. 54	0. 17	17
中部地区 Central areas	合计 Both	3937	4. 29	1. 70	2. 93	2. 91	0. 34	16
	男性 Male	3063	6. 51	2. 35	4. 66	4. 65	0. 53	8
	女性 Female	874	1. 95	0. 86	1. 29	1. 27	0. 15	19
西部地区 Western areas	合计 Both	2548	4. 75	1. 95	3. 02	3. 01	0. 33	15
	男性 Male	1948	7. 12	2. 59	4. 70	4. 69	0. 51	7
	女性 Female	600	2. 28	1. 08	1. 41	1. 40	0. 15	18

表 5-18b 2015 年中国肿瘤登记地区膀胱癌死亡情况

Table 5-18b Mortality of bladder cancer in the registration areas of China，2015

地区 Area	性别 Sex	病例数 No. deaths	粗率 Crude rate/ 100 000^{-1}	构成比 Freq. /%	中标率 ASR China/ 100 000^{-1}	世标率 ASR World/ 100 000^{-1}	累积率 Cum. rate/% 0~74	顺位 Rank
合计 All	合计 Both	7926	2. 47	1. 40	1. 28	1. 28	0. 11	15
	男性 Male	6148	3. 78	1. 72	2. 12	2. 14	0. 18	11
	女性 Female	1778	1. 12	0. 86	0. 53	0. 53	0. 04	17
城市地区 Urban areas	合计 Both	4567	2. 96	1. 63	1. 40	1. 42	0. 12	15
	男性 Male	3482	4. 50	1. 99	2. 29	2. 33	0. 19	10
	女性 Female	1085	1. 41	1. 04	0. 62	0. 63	0. 05	16
农村地区 Rural areas	合计 Both	3359	2. 01	1. 18	1. 15	1. 13	0. 10	16
	男性 Male	2666	3. 12	1. 46	1. 94	1. 93	0. 17	10
	女性 Female	693	0. 85	0. 68	0. 44	0. 44	0. 04	18
东部地区 Eastern areas	合计 Both	5149	2. 94	1. 54	1. 33	1. 34	0. 11	15
	男性 Male	3956	4. 48	1. 89	2. 21	2. 24	0. 18	11
	女性 Female	1193	1. 37	0. 96	0. 56	0. 57	0. 04	16
中部地区 Central areas	合计 Both	1680	1. 83	1. 14	1. 18	1. 16	0. 11	16
	男性 Male	1310	2. 79	1. 39	1. 93	1. 91	0. 18	11
	女性 Female	370	0. 83	0. 70	0. 50	0. 49	0. 05	19
西部地区 Western areas	合计 Both	1097	2. 04	1. 32	1. 22	1. 21	0. 11	17
	男性 Male	882	3. 22	1. 63	2. 03	2. 03	0. 18	11
	女性 Female	215	0. 82	0. 75	0. 46	0. 45	0. 04	18

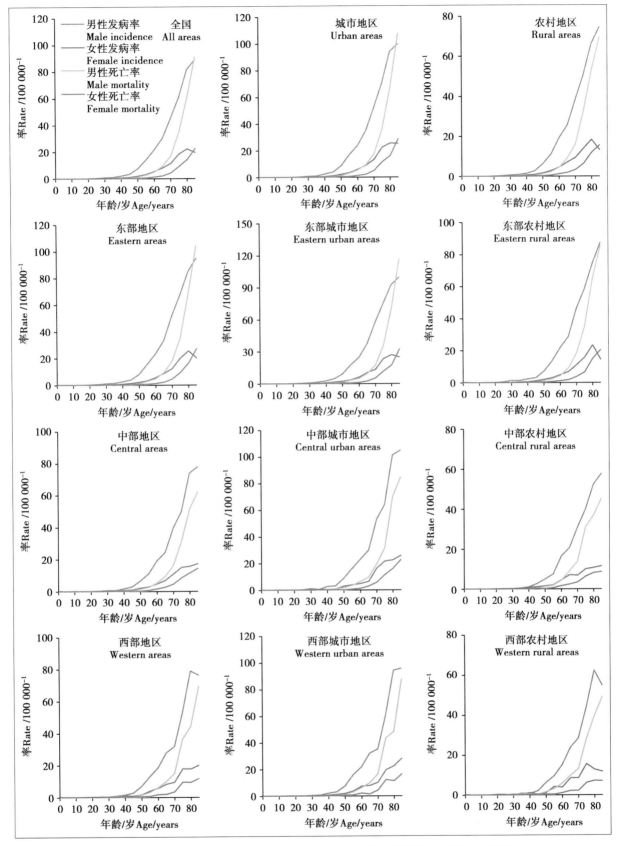

图 5-18a　2015 年中国肿瘤登记地区膀胱癌年龄别发病率和死亡率
Figure 5-18a　Age-specific incidence and mortality rates of bladder cancer in registration areas of China, 2015

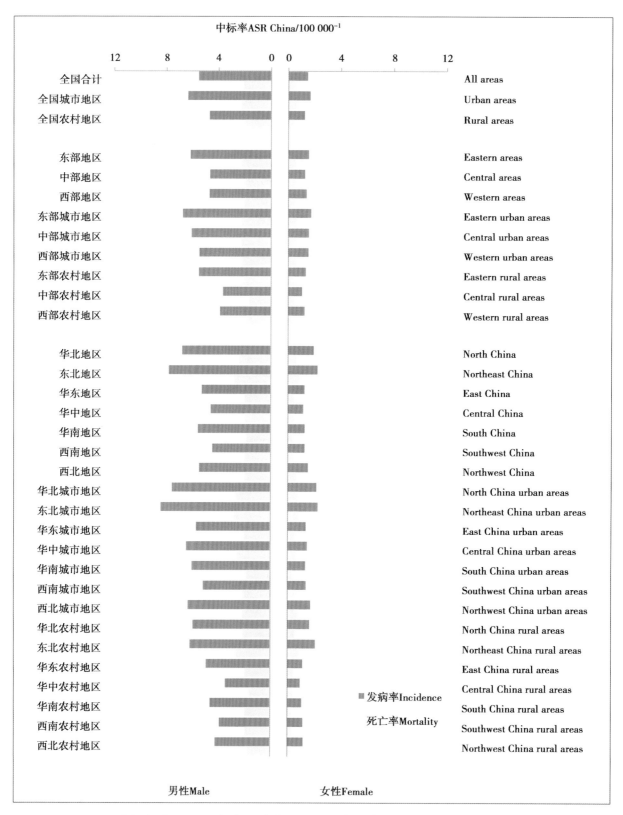

中标率ASR China/100 000⁻¹

	全国合计	All areas
	全国城市地区	Urban areas
	全国农村地区	Rural areas
	东部地区	Eastern areas
	中部地区	Central areas
	西部地区	Western areas
	东部城市地区	Eastern urban areas
	中部城市地区	Central urban areas
	西部城市地区	Western urban areas
	东部农村地区	Eastern rural areas
	中部农村地区	Central rural areas
	西部农村地区	Western rural areas
	华北地区	North China
	东北地区	Northeast China
	华东地区	East China
	华中地区	Central China
	华南地区	South China
	西南地区	Southwest China
	西北地区	Northwest China
	华北城市地区	North China urban areas
	东北城市地区	Northeast China urban areas
	华东城市地区	East China urban areas
	华中城市地区	Central China urban areas
	华南城市地区	South China urban areas
	西南城市地区	Southwest China urban areas
	西北城市地区	Northwest China urban areas
	华北农村地区	North China rural areas
	东北农村地区	Northeast China rural areas
	华东农村地区	East China rural areas
	华中农村地区	Central China rural areas
	华南农村地区	South China rural areas
	西南农村地区	Southwest China rural areas
	西北农村地区	Northwest China rural areas

发病率Incidence
死亡率Mortality

男性Male　　　　　女性Female

图 5-18b　2015 年中国肿瘤登记不同地区膀胱癌发病率和死亡率
Figure 5-18b　Incidence and mortality rates of bladder cancer in different
registration areas of China，2015

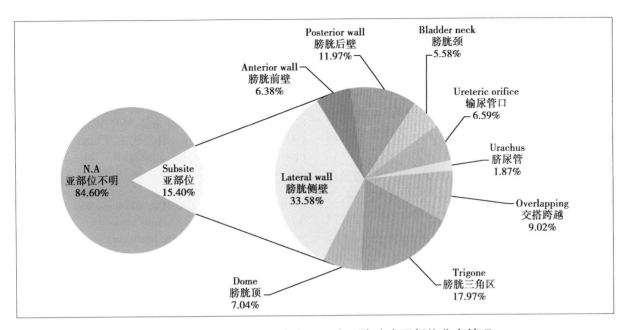

图 5-18c　2015 年中国肿瘤登记地区膀胱癌亚部位分布情况

Figure 5-18c　Subsite distribution of bladder cancer in registration areas of China，2015

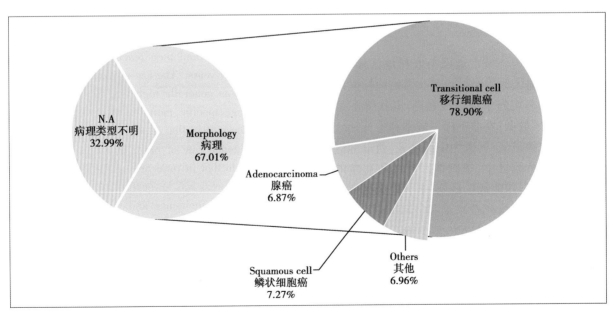

图 5-18d　2015 年中国肿瘤登记地区膀胱癌病理分型情况

Figure 5-18d　Morphological distribution of bladder cancer in registration areas of China，2015

19 脑

2015 年中国肿瘤登记地区脑瘤发病位居癌症发病谱的第 11 位。新发病例数为 24 746 例,占全部癌症发病的 2.68%;其中男性 11 583 例,女性 13 163 例,城市地区 12 358 例,农村地区 12 388 例。脑瘤发病率为 7.71/10 万,中标发病率为 5.58/10 万,世标发病率为 5.49/10 万;女性中标发病率为男性的 1.07 倍。0~74 岁累积发病率为 0.57%(表 5-19a)。

2015 年中国肿瘤登记地区脑瘤死亡位居癌症死亡谱的第 10 位。因脑瘤死亡病例 13 429 例,占全部癌症死亡的 2.38%;其中男性 7372 例,女性 6057 例,城市地区 6344 例,农村地区 7085 例。脑瘤死亡率为 4.18/10 万,中标死亡率 2.89/10 万,世标死亡率 2.89/10 万;男性中标死亡率为女性的 1.26 倍。0~74 岁累积死亡率为 0.30%(表 5-19b)。

脑瘤年龄别发病率和死亡率分别在 30 岁和 40 岁前处于较低水平,之后均随年龄增长快速升高,均在 75~79 岁组达高峰。总体上女性脑瘤年龄别发病率高于男性,男性各年龄别死亡率高于女性(图 5-19a)。

脑瘤的发病率城市地区与农村地区接近,而死亡率城市地区低于农村地区。男性中标发病率和中标死亡率均为中部地区最高,其次为东部地区,西部地区最低;女性中标发病率和中标死亡率均以东部地区最高,其次为中部地区,西部地区最低。在七大行政区中,华南地区男性和女性的中标发病率最高,西南地区最低;东北地区男性和西北地区女性的中标死亡率最高,华南地区男性和女性的中标死亡率均最低(表 5-19a,表 5-19b,图 5-19b)。

19 Brain

Brain tumor, for abbreviation was the 11th most common cancer in registration areas of China in 2015. There were 24 746 new diagnosed cases of brain tumor (11 583 males and 13 163 females, 12 358 in urban areas and 12 388 in rural areas), accounting for 2.68% of all cancer cases. The crude incidence rate of brain tumor was 7.71 per 100 000, with ASR China 5.58 per 100 000 and ASR World 5.49 per 100 000, respectively. The ASR China was 1.07 times in females as that in males. The cumulative rate of incidence from ages 0 to 74 was 0.57% (Table 5-19a).

Brain tumor was the 10th most common cause of cancer deaths in registration areas of China. The number of deaths due to brain tumor was 13 429 (7372 males and 6057 females, 6344 in urban areas and 7085 in rural areas), accounting for 2.38% of all cancer deaths. The crude mortality rate of brain tumor was 4.18 per 100 000, with ASR China 2.89 per 100 000 and ASR World 2.89 per 100 000, respectively. The ASR China was 1.26 times in males as that in females. The cumulative mortality rate from ages 0 to 74 was 0.30% (Table 5-19b).

The age-specific incidence and mortality rates of brain tumor were relatively lower before 30 years old and 40 years old, respectively, but dramatically increased after that and then reached peak at the age group of 75-79 years. The age-specific incidence rate in females was generally higher than that in males, while the age-specific mortality rate in females was relatively lower than that in males (Figure 5-19a).

The incidence rate of brain tumor in urban areas was similar to that in rural areas, while the mortality rate in urban areas was lower than that in rural areas. Both the highest incidence and mortality rate (ASR China) in males were shown in central areas, followed by eastern and western areas. As for females, both the highest incidence and mortality rate (ASR China) were found in eastern areas, followed by central and western areas. Among the seven administrative districts, the highest incidence rates (ASR China) were shown in south China and the lowest in southwest China for both sexes. The highest mortality rates (ASR China) for males and females were found in northeast China and in northwest China respectively, while south China had the lowest mortality rates (ASR China) for both sex (Table 5-19a, Table 5-19b, Figure 5-19b).

表 5-19a　2015 年中国肿瘤登记地区脑瘤发病情况
Table 5-19a Incidence of brain tumor in the registration areas of China, 2015

地区 Area	性别 Sex	病例数 No. cases	粗率 Crude rate/ 100 000^{-1}	构成比 Freq./%	中标率 ASR China/ 100 000^{-1}	世标率 ASR World/ 100 000^{-1}	累积率 Cum. rate/% 0~74	顺位 Rank
合计 All	合计 Both	24 746	7.71	2.68	5.58	5.49	0.57	11
	男性 Male	11 583	7.12	2.27	5.38	5.30	0.54	10
	女性 Female	13 163	8.32	3.19	5.77	5.67	0.60	10
城市地区 Urban areas	合计 Both	12 358	8.02	2.58	5.56	5.49	0.57	13
	男性 Male	5578	7.20	2.17	5.22	5.16	0.53	13
	女性 Female	6780	8.84	3.07	5.89	5.81	0.62	10
农村地区 Rural areas	合计 Both	12 388	7.43	2.79	5.58	5.48	0.57	10
	男性 Male	6005	7.04	2.38	5.52	5.42	0.55	7
	女性 Female	6383	7.84	3.33	5.64	5.52	0.59	10
东部地区 Eastern areas	合计 Both	14 826	8.45	2.65	5.80	5.70	0.59	11
	男性 Male	6674	7.55	2.19	5.44	5.34	0.54	13
	女性 Female	8152	9.37	3.19	6.16	6.05	0.65	10
中部地区 central areas	合计 Both	6320	6.88	2.72	5.43	5.36	0.56	10
	男性 Male	3173	6.75	2.43	5.56	5.48	0.56	6
	女性 Female	3147	7.02	3.10	5.29	5.22	0.56	10
西部地区 Western areas	合计 Both	3600	6.71	2.75	5.07	5.00	0.52	11
	男性 Male	1736	6.34	2.30	4.92	4.89	0.50	8
	女性 Female	1864	7.08	3.36	5.21	5.10	0.53	10

表 5-19b　2015 年中国肿瘤登记地区脑瘤死亡情况
Table 5-19b Mortality of brain tumor in the registration areas of China, 2015

地区 Area	性别 Sex	病例数 No. deaths	粗率 Crude rate/ 100 000^{-1}	构成比 Freq./%	中标率 ASR China/ 100 000^{-1}	世标率 ASR World/ 100 000^{-1}	累积率 Cum. rate/% 0~74	顺位 Rank
合计 All	合计 Both	13 429	4.18	2.38	2.89	2.89	0.30	10
	男性 Male	7372	4.53	2.06	3.23	3.22	0.33	9
	女性 Female	6057	3.83	2.93	2.56	2.57	0.26	9
城市地区 Urban areas	合计 Both	6344	4.12	2.27	2.71	2.73	0.28	13
	男性 Male	3427	4.43	1.96	2.98	3.01	0.31	11
	女性 Female	2917	3.80	2.79	2.45	2.46	0.24	10
农村地区 Rural areas	合计 Both	7085	4.25	2.49	3.06	3.05	0.32	9
	男性 Male	3945	4.62	2.16	3.45	3.42	0.36	7
	女性 Female	3140	3.85	3.08	2.68	2.68	0.28	9
东部地区 Eastern areas	合计 Both	7771	4.43	2.32	2.87	2.89	0.30	11
	男性 Male	4185	4.74	2.00	3.17	3.20	0.33	10
	女性 Female	3586	4.12	2.87	2.58	2.59	0.26	9
中部地区 central areas	合计 Both	3665	3.99	2.48	3.03	3.02	0.32	9
	男性 Male	2091	4.45	2.22	3.49	3.46	0.36	7
	女性 Female	1574	3.51	2.96	2.57	2.57	0.27	9
西部地区 Western areas	合计 Both	1993	3.71	2.40	2.77	2.75	0.29	10
	男性 Male	1096	4.00	2.02	3.03	2.99	0.32	7
	女性 Female	897	3.41	3.11	2.52	2.53	0.26	9

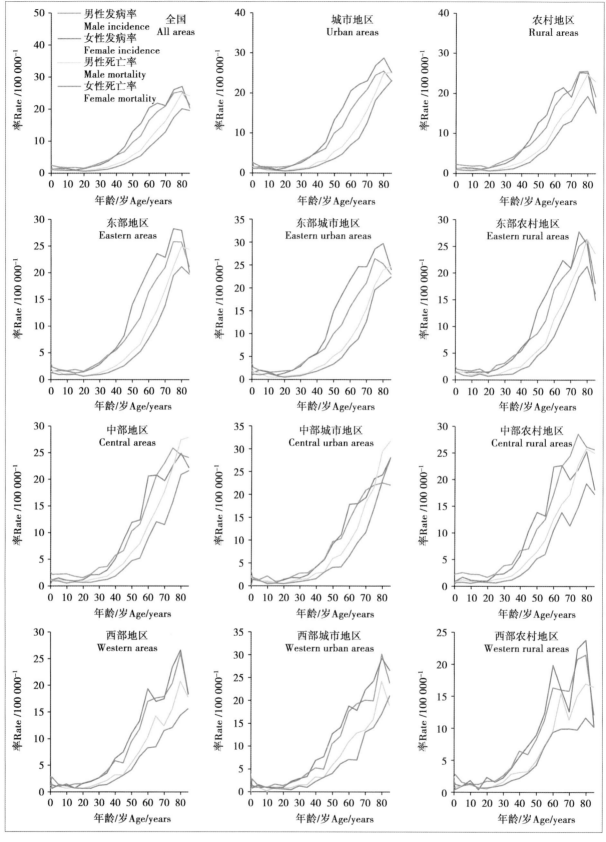

图 5-19a　2015 年中国肿瘤登记地区脑瘤年龄别发病率和死亡率

Figure 5-19a　Age-specific incidence and mortality rates of brain tumor
in registration areas of China，2015

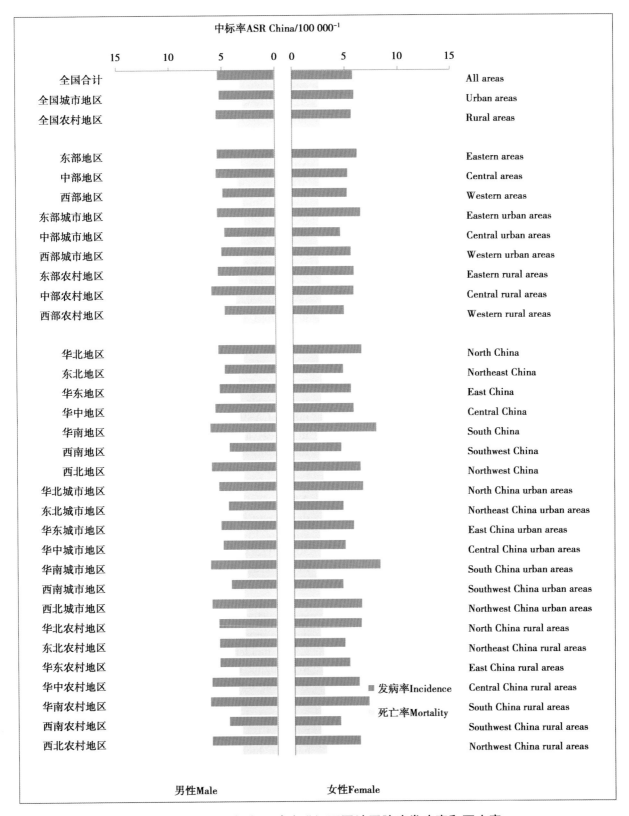

中标率ASR China/100 000⁻¹

全国合计	All areas
全国城市地区	Urban areas
全国农村地区	Rural areas
东部地区	Eastern areas
中部地区	Central areas
西部地区	Western areas
东部城市地区	Eastern urban areas
中部城市地区	Central urban areas
西部城市地区	Western urban areas
东部农村地区	Eastern rural areas
中部农村地区	Central rural areas
西部农村地区	Western rural areas
华北地区	North China
东北地区	Northeast China
华东地区	East China
华中地区	Central China
华南地区	South China
西南地区	Southwest China
西北地区	Northwest China
华北城市地区	North China urban areas
东北城市地区	Northeast China urban areas
华东城市地区	East China urban areas
华中城市地区	Central China urban areas
华南城市地区	South China urban areas
西南城市地区	Southwest China urban areas
西北城市地区	Northwest China urban areas
华北农村地区	North China rural areas
东北农村地区	Northeast China rural areas
华东农村地区	East China rural areas
华中农村地区	Central China rural areas
华南农村地区	South China rural areas
西南农村地区	Southwest China rural areas
西北农村地区	Northwest China rural areas

发病率Incidence
死亡率Mortality

男性Male   女性Female

图 5-19b 2015 年中国肿瘤登记不同地区脑瘤发病率和死亡率
Figure 5-19b Incidence and mortality rates of brain tumor in different registration areas of China，2015

20 甲状腺

2015 年中国肿瘤登记地区甲状腺癌发病位居癌症发病谱第 8 位。新发病例数为 42 249 例，占全部癌症发病的 4.58%；其中男性 10 178 例，女性 32 071 例，城市地区 28 656 例，农村地区 13 593 例。发病率为 13.17/10 万，中标发病率为 11.05/10 万，世标发病率为 9.61/10 万；女性中标发病率为男性的 3.10 倍，城市中标发病率为农村的 2.23 倍。0~74 岁累积发病率为 0.92%（表 5-20a）。

2015 年中国肿瘤登记地区甲状腺癌死亡位居癌症死亡谱第 22 位。因甲状腺癌死亡病例 1865 例，占全部癌症死亡的 0.33%；其中男性 712 例，女性 1153 例，城市地区 1019 例，农村地区 846 例。甲状腺癌死亡率为 0.58/10 万，中标死亡率为 0.36/10 万，世标死亡率为 0.35/10 万；女性中标死亡率为男性的 1.61 倍，城市中标死亡率为农村的 1.18 倍。0~74 岁累积死亡率为 0.04%（表 5-20b）。

甲状腺癌年龄别发病率呈明显的性别差异。女性自 15~19 岁组开始快速上升，至 50~54 岁组达高峰；而男性从 15~19 岁组开始呈缓慢上升趋势。女性各年龄别发病率均明显高于男性；甲状腺癌年龄别死亡率从 30~34 岁组开始缓慢上升（图 5-20a）。

城市甲状腺癌的发病率和死亡率均高于农村。中标发病率以东部地区最高，其次是中部地区，西部地区最低；中标死亡率以中部地区最高，西部地区和东部地区一致。七大区中，中标发病率以华北地区最高，其次是东北地区，华东地区，华南地区，华中地区，西北地区，西南地区最低（表 5-20a，表 5-20b，图 5-20b）。

全部甲状腺癌病例中有明确组织学类型的病例占 84.25%，其中乳头状癌是最主要的病理类型，占 92.38%；其次是滤泡性腺癌，占 1.37%；髓样癌占 0.30%（图 5-20c）。

20 Thyroid

Thyroid cancer was the eighth most common cancer in registration areas of China in 2015. There were 42 249 new cases of thyroid cancer (10 178 males and 32 071 females, 28 656 in urban areas and 13 593 in rural areas), accounting for 4.58% of new cases of all cancers. The crude incidence rate was 13.17 per 100 000, with ASR China 11.05 per 100 000 and ASR World 9.61 per 100 000 respectively. Subgroup analyses showed that the incidence of ASR China was 3.10 times in females as that in males, and was 2.23 times in urban areas as that in rural areas. The cumulative incidence rate for subjects aged 0 to 74 years was 0.92% (Table 5-20a).

Thyroid cancer was the 22nd most common cause of cancer deaths in 2015. A total of 1865 cases died of thyroid cancer (712 males and 1153 females, 1019 in urban areas and 846 in rural areas), accounting for 0.33% of all cancer deaths. The crude mortality rate was 0.58 per 100 000, with ASR China 0.36 per 100 000 and ASR World 0.35 per 100 000, respectively. Subgroup analyses showed that the mortality of ASR China was 1.61 times in females as that in males, and was 1.18 times in urban areas as that in rural areas. The cumulative mortality rate for subjects aged 0 to 74 years was 0.04% (Table 5-20b).

Trends of age-specific incidence rates showed differences between males and females. The incidence rate in females increased rapidly from the age group of 15-19 years and peaked at the age group of 50-54 years. The incidence rate in males increased from the age group of 15-19 years at a much slower speed than that of females. Age-specific incidence rates in females were generally higher than those in males. The age-specific mortality rates increased from the age group of 30-34 years (Figure 5-20a).

The incidence and mortality rates of thyroid cancer were higher in urban areas than in rural areas. Eastern areas had the highest incidence rate (ASR China), followed by central and western areas. Central areas had the highest mortality rate (ASR China), followed by eastern and western areas. North China had the highest incidence rate (ASR China), followed by northeast China, east China, south China, central China, northwest China and southwest China (Table 5-20a, Table 5-20b, Figure 5-20b).

About 84.25% cases of thyroid cancer had morphological verification. Among those, papillary thyroid cancer was the most common histological type, accounting for 92.38% of all cases, followed by adenoma (1.37%) and medullary (0.30%) (Figure 5-20c).

表 5-20a　2015 年中国肿瘤登记地区甲状腺癌发病情况

Table 5-20a　Incidence of thyroid cancer in the registration areas of China, 2015

地区 Area	性别 Sex	病例数 No. cases	粗率 Crude rate/ 100 000⁻¹	构成比 Freq./%	中标率 ASR China/ 100 000⁻¹	世标率 ASR World/ 100 000⁻¹	累积率 Cum. rate/% 0~74	顺位 Rank
合计 All	合计 Both	42 249	13.17	4.58	11.05	9.61	0.92	8
	男性 Male	10 178	6.25	1.99	5.42	4.63	0.44	13
	女性 Female	32 071	20.28	7.77	16.79	14.68	1.41	4
城市地区 Urban areas	合计 Both	28 656	18.59	5.99	15.33	13.25	1.26	6
	男性 Male	7181	9.27	2.79	7.89	6.69	0.63	8
	女性 Female	21 475	28.00	9.71	22.80	19.84	1.90	4
农村地区 Rural areas	合计 Both	13 593	8.15	3.06	6.86	6.06	0.59	9
	男性 Male	2997	3.51	1.19	3.02	2.65	0.26	15
	女性 Female	10 596	13.01	5.52	10.82	9.58	0.93	8
东部地区 Eastern areas	合计 Both	30 978	17.66	5.53	14.71	12.68	1.20	7
	男性 Male	7449	8.43	2.45	7.28	6.15	0.58	10
	女性 Female	23 529	27.04	9.19	22.19	19.25	1.83	4
中部地区 Central areas	合计 Both	8066	8.78	3.48	7.48	6.62	0.64	8
	男性 Male	1908	4.06	1.46	3.54	3.10	0.30	15
	女性 Female	6158	13.74	6.07	11.55	10.25	0.99	7
西部地区 Western areas	合计 Both	3205	5.97	2.45	4.98	4.40	0.43	12
	男性 Male	821	3.00	1.09	2.55	2.23	0.22	15
	女性 Female	2384	9.06	4.30	7.50	6.65	0.64	7

表 5-20b　2015 年中国肿瘤登记地区甲状腺癌死亡情况

Table 5-20b　Mortality of thyroid cancer in the registration areas of China, 2015

地区 Area	性别 Sex	病例数 No. deaths	粗率 Crude rate/ 100 000⁻¹	构成比 Freq./%	中标率 ASR China/ 100 000⁻¹	世标率 ASR World/ 100 000⁻¹	累积率 Cum. rate/% 0~74	顺位 Rank
合计 All	合计 Both	1865	0.58	0.33	0.36	0.35	0.04	22
	男性 Male	712	0.44	0.20	0.28	0.27	0.03	19
	女性 Female	1153	0.73	0.56	0.45	0.43	0.05	20
城市地区 Urban areas	合计 Both	1019	0.66	0.36	0.39	0.38	0.04	22
	男性 Male	385	0.50	0.22	0.30	0.30	0.03	19
	女性 Female	634	0.83	0.61	0.48	0.46	0.05	20
农村地区 Rural areas	合计 Both	846	0.51	0.30	0.33	0.32	0.04	22
	男性 Male	327	0.38	0.18	0.26	0.25	0.03	19
	女性 Female	519	0.64	0.51	0.41	0.40	0.04	20
东部地区 Eastern areas	合计 Both	1041	0.59	0.31	0.33	0.32	0.04	22
	男性 Male	410	0.46	0.20	0.27	0.27	0.03	19
	女性 Female	631	0.73	0.51	0.39	0.38	0.04	20
中部地区 Central areas	合计 Both	561	0.61	0.38	0.44	0.42	0.05	22
	男性 Male	201	0.43	0.21	0.31	0.31	0.03	19
	女性 Female	360	0.80	0.68	0.58	0.54	0.06	20
西部地区 Western areas	合计 Both	263	0.49	0.32	0.33	0.32	0.04	22
	男性 Male	101	0.37	0.19	0.25	0.25	0.03	19
	女性 Female	162	0.62	0.56	0.41	0.40	0.04	20

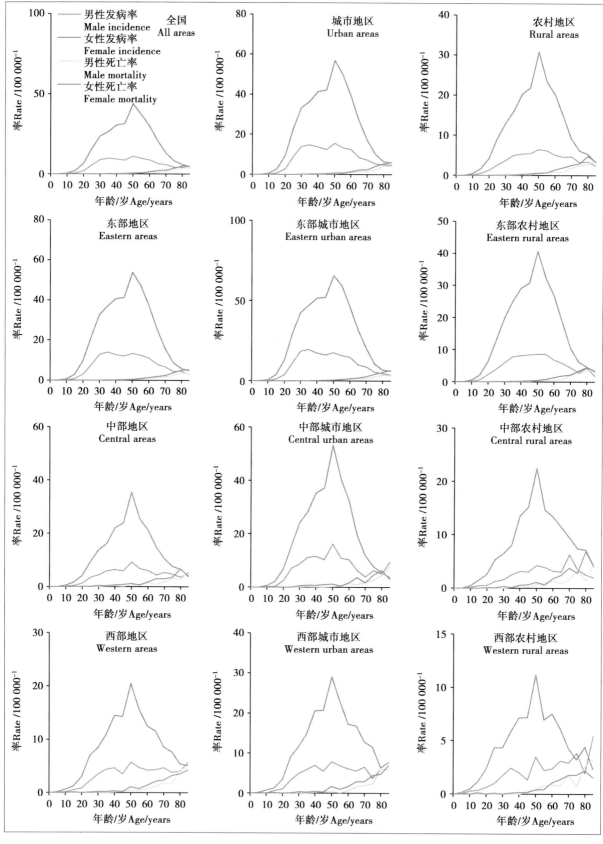

图 5-20a 2015 年中国肿瘤登记地区甲状腺癌年龄别发病率和死亡率

Figure 5-20a Age-specific incidence and mortality rates of thyroid cancer in registration areas of China，2015

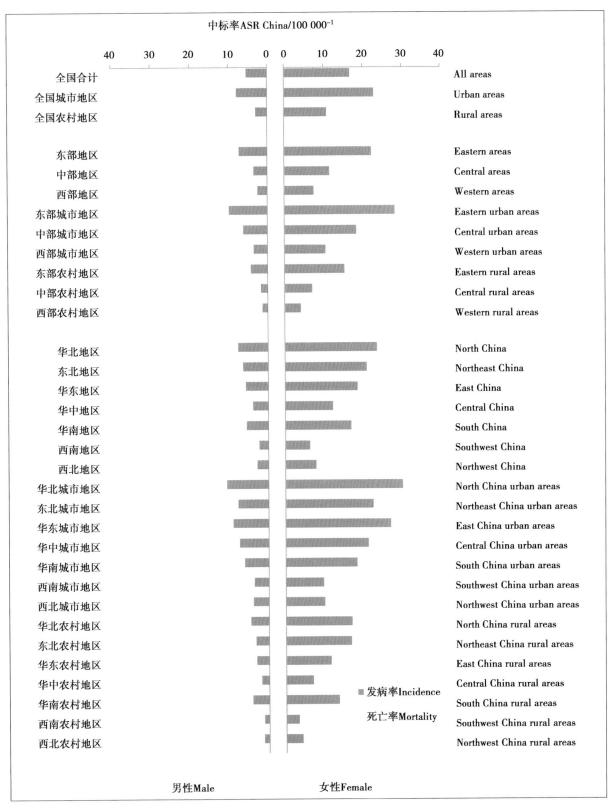

中标率 ASR China/100 000⁻¹

			全国合计	All areas
全国城市地区				Urban areas
全国农村地区				Rural areas

东部地区	Eastern areas
中部地区	Central areas
西部地区	Western areas
东部城市地区	Eastern urban areas
中部城市地区	Central urban areas
西部城市地区	Western urban areas
东部农村地区	Eastern rural areas
中部农村地区	Central rural areas
西部农村地区	Western rural areas

华北地区	North China
东北地区	Northeast China
华东地区	East China
华中地区	Central China
华南地区	South China
西南地区	Southwest China
西北地区	Northwest China
华北城市地区	North China urban areas
东北城市地区	Northeast China urban areas
华东城市地区	East China urban areas
华中城市地区	Central China urban areas
华南城市地区	South China urban areas
西南城市地区	Southwest China urban areas
西北城市地区	Northwest China urban areas
华北农村地区	North China rural areas
东北农村地区	Northeast China rural areas
华东农村地区	East China rural areas
华中农村地区	Central China rural areas
华南农村地区	South China rural areas
西南农村地区	Southwest China rural areas
西北农村地区	Northwest China rural areas

■ 发病率 Incidence
死亡率 Mortality

男性 Male　　　　女性 Female

图 5-20b　2015 年中国肿瘤登记不同地区甲状腺癌发病率和死亡率
Figure 5-20b　Incidence and mortality rates of thyroid cancer in different
registration areas of China，2015

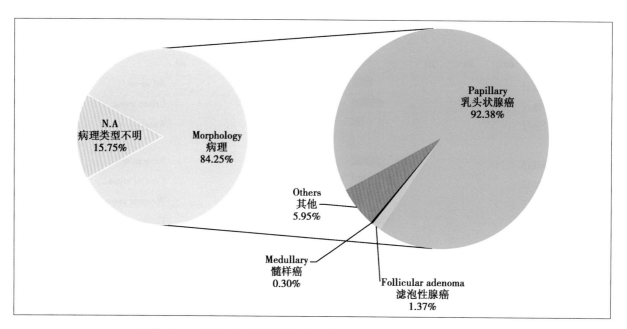

图 5-20c　2015 年中国肿瘤登记地区甲状腺癌病理分型情况

Figure 5-20c　Morphological distribution of thyroid cancer in registration areas of China，2015

21 淋巴瘤

2015 年,中国肿瘤登记地区淋巴瘤位居癌症发病谱第 14 位。新发病例数为 20 655 例,占全部癌症发病的 2.24%;其中男性 12 042 例,女性 8613 例;城市地区 11 719 例,农村地区 8936 例。发病率为 6.44/10 万,中标发病率为 4.41/10 万,世标发病率为 4.33/10 万;男性中标发病率是女性的 1.42 倍,城市中标发病率是农村的 1.30 倍。0~74 岁累积发病率为 0.49%(表 5-21a)。

2015 年,中国肿瘤登记地区淋巴瘤位居癌症死亡谱第 12 位。因淋巴瘤死亡病例 11 721 例,占全部癌症死亡的 2.08%;其中男性 7247 例,女性 4474 例,城市地区 6538 例,农村地区 5183 例。淋巴瘤死亡率为 3.65/10 万,中标死亡率 2.33/10 万,世标死亡率 2.29/10 万;男性中标死亡率为女性的 1.69 倍,城市中标死亡率为农村的 1.20 倍。0~74 岁累积死亡率为 0.26%(表 5-21b)。

淋巴瘤年龄别发病率,男性各年龄组均高于女性。男性在 35~39 岁组上升迅速,女性则在 40~44 岁组快速上升,男性、女性发病率均在 75~79 岁组达到高峰。淋巴瘤年龄别死亡率从 40~44 岁组开始缓慢上升(图 5-21a)。

城市淋巴瘤的发病率和死亡率均高于农村。中标发病率和死亡率均为东部地区最高,其次是中部地区,西部地区最低(表 5-21a,表 5-21b,图 5-21b)。

全部淋巴瘤病例中有明确组织学类型的占 98.19%,其中非霍奇金淋巴瘤的其他和非特指类型是最主要的病理类型,占 45.79%;其次是多发性骨髓瘤和恶性浆细胞性肿瘤,占 22.32%;弥漫性非霍奇金淋巴瘤占 16.54%;霍奇金淋巴瘤占 5.40%(图 5-21c)。

21　Lymphoma

In 2015, lymphoma ranked 14th in the cancer spectrum in the registration areas of China. There were 20 655 new cases diagnosed (12 042 males and 8613 females, 11 719 in urban areas and 8936 in rural areas), accounting for 2.24% of all new cancer cases. The crude incidence rate was 6.44 per 100 000, with ASR China 4.41 per 100 000 and ASR World 4.33 per 100 000. The incidence rate of the ASR China in male was 1.42 times as high as that in female, and the rate in the urban areas was 1.30 times as high as that rural areas. The cumulative incidence rate from age 0 to 74 were 0.49%. (Table 5-21a).

In China, lymphoma ranked 12th in the cancer death spectrum in the registration areas of China. A total of 11 721 cases died of lymphoma in 2015 (7247 males and 4474 females, 6538 in urban areas and 5183 in rural areas), accounting for 2.08% of all cancer deaths. The crude mortality rate was 3.65 per 100 000, with ASR China 2.33 per 100 000 and ASR World 2.29 per 100 000, respectively. The mortality rate of the ASR China in male was 1.69 times as high as that in female, and the rate in the urban areas was 1.20 times as high as that rural areas. The cumulative mortality rate of 0-74 years was 0.26%. (Table 5-21b).

The age-specific incidence of lymphoma was higher in males than in females. The incidence rate in males increased rapidly from the age group of 35-39 years and that in females increased rapidly from the age group of 40-44 years, and all peaked at the age group of 75-79 years. The age-specific mortality rates slowly increased from the age group of 40-44 years (Figure 5-21a).

The incidence and mortality rates of lymphoma were higher in urban areas than in rural areas. Eastern areas had the highest incidence rate and mortality rate (ASR China), followed by middle and western areas (Table 5-21a, Table 5-21b, Figure 5-21b).

Among all lymphoma cases, 98.19% had morphological verification, among them, other and unspecified types of non-Hodgkin's was the most common histological type, accounting for 45.79% of all cases followed by multiple myeloma & malignant plasma cell neoplasms (22.32%) and diffuse non-Hodgkin's (16.54%) and Hodgkin's (5.40%) (Figure 5-21c).

表 5-21a　2015 年中国肿瘤登记地区淋巴瘤发病情况

Table 5-21a　Incidence of lymphoma in the registration areas of China，2015

地区 Area	性别 Sex	病例数 No. cases	粗率 Crude rate/ 100 000^{-1}	构成比 Freq. /%	中标率 ASR China/ 100 000^{-1}	世标率 ASR World/ 100 000^{-1}	累积率 Cum. rate/% 0~74	顺位 Rank
合计	合计 Both	20 655	6. 44	2. 24	4. 41	4. 33	0. 49	14
All	男性 Male	12 042	7. 40	2. 36	5. 18	5. 11	0. 57	9
	女性 Female	8613	5. 45	2. 09	3. 66	3. 57	0. 41	14
城市地区	合计 Both	11 719	7. 60	2. 45	4. 98	4. 86	0. 55	14
Urban areas	男性 Male	6784	8. 76	2. 63	5. 83	5. 73	0. 64	10
	女性 Female	4935	6. 44	2. 23	4. 16	4. 03	0. 46	12
农村地区	合计 Both	8936	5. 36	2. 01	3. 84	3. 79	0. 43	15
Rural areas	男性 Male	5258	6. 16	2. 08	4. 54	4. 49	0. 51	11
	女性 Female	3678	4. 51	1. 92	3. 15	3. 10	0. 36	14
东部地区	合计 Both	13 309	7. 59	2. 38	4. 85	4. 74	0. 54	14
Eastern areas	男性 Male	7696	8. 71	2. 53	5. 67	5. 56	0. 63	9
	女性 Female	5613	6. 45	2. 19	4. 07	3. 95	0. 45	13
中部地区	合计 Both	4828	5. 26	2. 08	4. 02	3. 97	0. 45	14
Central areas	男性 Male	2844	6. 05	2. 18	4. 74	4. 71	0. 53	9
	女性 Female	1984	4. 43	1. 95	3. 33	3. 24	0. 37	14
西部地区	合计 Both	2518	4. 69	1. 92	3. 45	3. 40	0. 38	16
Western areas	男性 Male	1502	5. 49	1. 99	4. 15	4. 07	0. 45	12
	女性 Female	1016	3. 86	1. 83	2. 74	2. 71	0. 31	14

表 5-21b　2015 年中国肿瘤登记地区淋巴瘤死亡情况

Table 5-21b　Mortality of lymphoma in the registration areas of China，2015

地区 Area	性别 Sex	病例数 No. deaths	粗率 Crude rate/ 100 000^{-1}	构成比 Freq. /%	中标率 ASR China/ 100 000^{-1}	世标率 ASR World/ 100 000^{-1}	累积率 Cum. rate/% 0~74	顺位 Rank
合计	合计 Both	11 721	3. 65	2. 08	2. 33	2. 29	0. 26	12
All	男性 Male	7247	4. 45	2. 02	2. 94	2. 92	0. 33	10
	女性 Female	4474	2. 83	2. 16	1. 74	1. 70	0. 19	13
城市地区	合计 Both	6538	4. 24	2. 34	2. 54	2. 49	0. 28	11
Urban areas	男性 Male	3995	5. 16	2. 28	3. 19	3. 16	0. 35	8
	女性 Female	2543	3. 32	2. 43	1. 92	1. 86	0. 20	13
农村地区	合计 Both	5183	3. 11	1. 82	2. 11	2. 09	0. 24	11
Rural areas	男性 Male	3252	3. 81	1. 78	2. 68	2. 66	0. 31	9
	女性 Female	1931	2. 37	1. 89	1. 55	1. 53	0. 18	14
东部地区	合计 Both	7611	4. 34	2. 28	2. 54	2. 49	0. 28	12
Eastern areas	男性 Male	4712	5. 33	2. 25	3. 23	3. 20	0. 36	8
	女性 Female	2899	3. 33	2. 32	1. 87	1. 81	0. 20	13
中部地区	合计 Both	2758	3. 00	1. 87	2. 20	2. 18	0. 25	12
Central areas	男性 Male	1704	3. 62	1. 81	2. 74	2. 74	0. 31	9
	女性 Female	1054	2. 35	1. 98	1. 67	1. 65	0. 19	14
西部地区	合计 Both	1352	2. 52	1. 63	1. 77	1. 74	0. 19	13
Western areas	男性 Male	831	3. 04	1. 53	2. 20	2. 15	0. 24	12
	女性 Female	521	1. 98	1. 81	1. 35	1. 34	0. 15	14

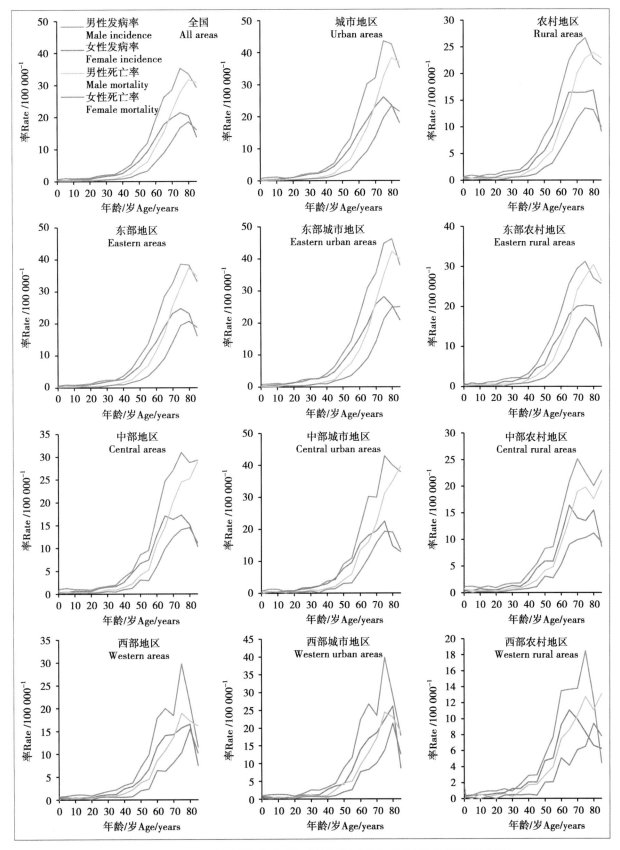

图 5-21a　2015 年中国肿瘤登记地区淋巴瘤年龄别发病率和死亡率

Figure 5-21a　Age-specific incidence and mortality rates of lymphoma in the registration areas of China, 2015

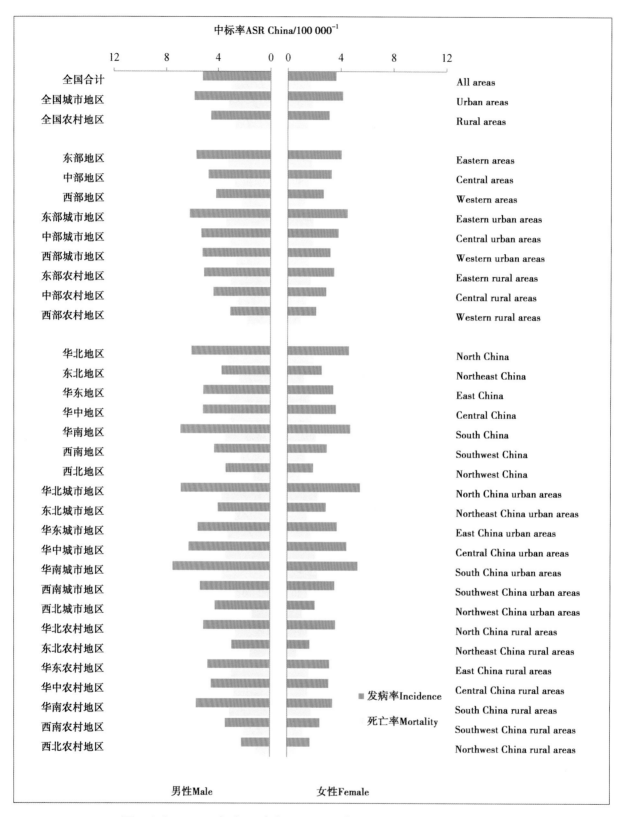

图 5-21b 2015 年中国肿瘤登记不同地区淋巴瘤发病率和死亡率

Figure 5-21b Incidence and mortality rates of lymphoma in different registration areas of China，2015

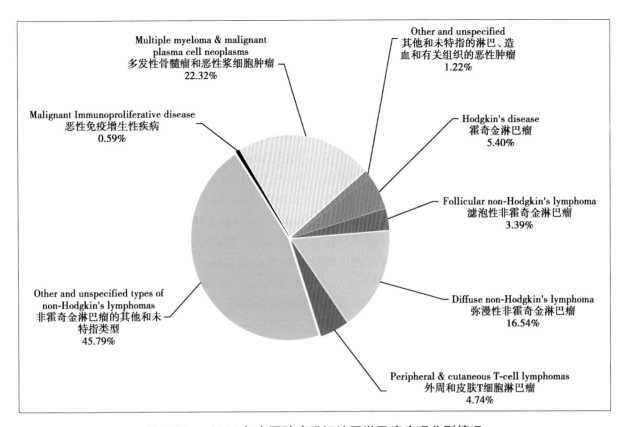

图 5-21c　2015 年中国肿瘤登记地区淋巴瘤病理分型情况

Figure 5-21c　Morphological distribution of lymphoma in the registration
areas of China，2015

22 白血病

2015 年,中国肿瘤登记地区白血病发病位居癌症发病谱第 15 位。新发病例数为 20 090 例,占全部癌症发病的 2.18%。发病率为 6.26/10 万,中标发病率为 5.00/10 万,世标发病率为 5.20/10 万,男性中标率为女性的 1.29 倍,城市地区中标率为农村地区的 1.03 倍。0~74 岁累积率为0.47%(表 5-22a)。

2015 年,中国肿瘤登记地区白血病死亡位居癌症死亡谱第 11 位。因白血病死亡病例为 12 850 例,占全部癌症死亡的 2.28%。白血病死亡率为4.00/10 万,中标率为 2.97/10 万,世标率为 3.01/10 万,男性中标率为女性的 1.40 倍。0~74 岁累积死亡率为 0.29%(表 5-22b)。

全国白血病年龄别发病率和死亡率在 0~4 岁年龄组较高,在 5 岁以后趋于平缓,40 岁以后开始快速上升,在 75~79 岁或 80~84 岁年龄组达到高峰(图 5-22a)。

城市地区白血病发病率和死亡率均高于农村地区。中标发病率以东部地区最高。七大行政区中,华南地区中标发病率最高,华北地区中标死亡率最高(表 5-22a,表 5-22b,图 5-22b)。

全部白血病新发病例中,淋巴样白血病(ICD-10:C91)占 22.30%、髓样白血病(C92)占33.38%、单核细胞白血病(C93)占 3.72%、特指细胞类型其他白血病(C94)占 1.96%、未特指细胞类型白血病(C95)占 38.64%(图 5-22c)。

2015 年,中国肿瘤登记地区淋巴样白血病新发病例为 4004 例,发病率为 1.25/10 万(中标率为 1.11/10 万,世标率为 1.28/10 万),占全部癌症发病的 0.43%。淋巴样白血病死亡病例数为2747 例,死亡率为 0.86/10 万(中标率为 0.69/10 万,世标率为 0.71/10 万)(表 5-22c,表 5-22d)。

2015 年,中国肿瘤登记地区髓样白血病新发病例为 9149 例,发病率为 2.85/10 万(中标率为2.14/10 万,世标率为 2.08/10 万),占全部癌症发病的 0.99%。淋巴样白血病死亡病例数为 4693例,死亡率为 1.46/10 万(中标率为 1.02/10 万,世标率为 1.01/10 万)(表 5-22e,表 5-22f)。

22 Leukemia

Leukemia was the 15th most common cancer in registration areas of China. There were 20 090 new cases of leukemia, accounting for 2.18% of all cancer cases. The crude incidence rate was 6.26 per 100 000 in 2015, with ASR China 5.00 per 100 000 and ASR World 5.20 per 100 000, respectively. The incidence of ASR China was 1.29 times in males as that in females, and was 1.03 times in urban areas as that in rural areas. The cumulative incidence rate for subjects aged 0 to 74 years was 0.47% (Table 5-22a).

Leukemia was the 11th most common cause of cancer deaths in 2015. A total of 12 850 cases died of leukemia. The crude mortality rate was 4.00 per 100 000, with ASR China 2.97 per 100 000 and ASR World 3.01 per 100 000. The mortality of ASR China was 1.40 times in males as that in females. And the mortality of ASR China in urban areas was similar to that in rural areas. The cumulative rate of mortality for subjects aged 0 to 74 was 0.29% (Table 5-22b).

The age-specific incidence and mortality rates were relatively high at the age group of 0-4 years, and were relatively stable for subject at 5-39 years. The age-specific incidence and mortality rates dramatically increased at the age group of 40-44 years, reaching peak in the age group of 75-79 or 80-84 years (Figure 5-22a).

The leukemia incidence and mortality rates were higher in urban than in rural areas. Eastern area had highest incidence rates (ASR China), followed by central areas and western areas. Among the seven administrative districts, southern China had the highest incidence rates (ASR China) (Table 5-22a, Table 5-22b, Figure 5-22b).

Among all leukemia cases, the proportion of lymphoid leukemia (ICD-10: C91), myeloid leukemia (C92), monocytic leukemia (C93), other leukemia of specified cell type (C94), and leukemia of unspecified cell type (C95) were 22.30%, 33.38%, 3.72%, 1.96% and 38.64%, respectively (Figure 5-22c).

There were 4004 new cases diagnosed as lymphoid

leukemia in registration areas in China in 2015. The crude incidence rate was 1. 25 per 100 000, with ASR China 1. 11 per 100 000 and ASR World 1. 28 per 100 000, respectively. The crude mortality rate of lymphoid leukemia was 0. 86 per 100 000, with ASR China 0. 69 per 100 000 and ASR World 0. 71 per 100 000, respectively. The incidence and mortality of ASR were higher in urban area than those in rural area. The eastern areas had highest incidence and mortality rates (ASR China), followed by the central and the western areas(Table 5-22c, Table 5-22d).

There were 9149 new cases diagnosed as myeloid leukemia in registration areas in China in 2015. The crude incidence rate was 2. 85 per 100 000, with ASR China 2. 14 per 100 000 and ASR World 2. 08 per 100 000, respectively. The crude mortality rate of myeloid leukemia was 1. 46 per 100 000, with ASR China 1. 02 per 100 000 and ASR World 1. 01 per 100 000, respectively. The incidence and mortality of ASR were higher in urban area than those in rural area. The eastern areas had highest incidence and mortality rates (ASR China) among three areas(Table 5-22e, Table 5-22f).

表 5-22a 2015 年中国白血病发病情况
Table 5-22a Incidence rate of leukemia in China, 2015

地区 Area	性别 Sex	病例数 No. cases	粗率 Crude rate/ 100 000⁻¹	构成比 Freq./%	中标率 ASR China/ 100 000⁻¹	世标率 ASR World/ 100 000⁻¹	累积率 Cum. rate/% 0~74	顺位 Rank
合计	合计 Both	20 090	6.26	2.18	5.00	5.20	0.47	15
All	男性 Male	11 393	7.00	2.23	5.64	5.87	0.53	11
	女性 Female	8697	5.50	2.11	4.36	4.52	0.41	13
城市地区	合计 Both	10 155	6.59	2.12	5.06	5.29	0.48	17
Urban areas	男性 Male	5799	7.49	2.25	5.79	6.06	0.55	12
	女性 Female	4356	5.68	1.97	4.35	4.54	0.41	14
农村地区	合计 Both	9935	5.96	2.24	4.93	5.10	0.46	13
Rural areas	男性 Male	5594	6.56	2.21	5.48	5.68	0.52	9
	女性 Female	4341	5.33	2.26	4.37	4.51	0.41	12
东部地区	合计 Both	12 270	7.00	2.19	5.30	5.49	0.50	15
Eastern area	男性 Male	7000	7.92	2.30	6.05	6.28	0.57	12
	女性 Female	5270	6.06	2.06	4.55	4.71	0.43	14
中部地区	合计 Both	4965	5.41	2.14	4.67	4.87	0.44	13
Central area	男性 Male	2803	5.96	2.15	5.19	5.42	0.49	10
	女性 Female	2162	4.82	2.13	4.15	4.32	0.39	12
西部地区	合计 Both	2855	5.32	2.18	4.47	4.68	0.42	14
Western area	男性 Male	1590	5.81	2.11	4.93	5.18	0.46	11
	女性 Female	1265	4.81	2.28	4.00	4.16	0.38	12

表 5-22b 2015 年中国白血病死亡情况
Table 5-22b Mortality rate of leukemia in China, 2015

地区 Area	性别 Sex	病例数 No. deaths	粗率 Crude rate/ 100 000⁻¹	构成比 Freq./%	中标率 ASR China/ 100 000⁻¹	世标率 ASR World/ 100 000⁻¹	累积率 Cum. rate/% 0~74	顺位 Rank
合计	合计 Both	12 850	4.00	2.28	2.97	3.01	0.29	11
All	男性 Male	7485	4.60	2.09	3.48	3.50	0.34	7
	女性 Female	5365	3.39	2.60	2.48	2.54	0.24	11
城市地区	合计 Both	6507	4.22	2.33	2.99	3.04	0.29	12
Urban areas	男性 Male	3788	4.89	2.16	3.50	3.53	0.34	9
	女性 Female	2719	3.55	2.60	2.50	2.58	0.24	12
农村地区	合计 Both	6343	3.80	2.23	2.96	2.98	0.29	10
Rural areas	男性 Male	3697	4.33	2.02	3.44	3.46	0.33	8
	女性 Female	2646	3.25	2.59	2.48	2.50	0.24	10
东部地区	合计 Both	7839	4.47	2.35	3.07	3.10	0.30	9
Eastern area	男性 Male	4536	5.13	2.16	3.57	3.58	0.35	9
	女性 Female	3303	3.80	2.65	2.59	2.65	0.25	11
中部地区	合计 Both	3200	3.48	2.17	2.85	2.90	0.28	10
Central area	男性 Male	1897	4.03	2.01	3.37	3.43	0.33	8
	女性 Female	1303	2.91	2.45	2.33	2.36	0.23	11
西部地区	合计 Both	1811	3.37	2.18	2.78	2.83	0.26	11
Western area	男性 Male	1052	3.84	1.94	3.22	3.27	0.30	8
	女性 Female	759	2.88	2.63	2.33	2.39	0.23	11

表 5-22c 2015 年中国淋巴样白血病发病情况
Table 5-22c Incidence rate of lymphoid leukemia in China, 2015

地区 Area	性别 Sex	病例数 No. cases	粗率 Crude rate/ 100 000^{-1}	构成比 Freq. /%	中标率 ASR China/ 100 000^{-1}	世标率 ASR World/ 100 000^{-1}	累积率 Cum. rate/% 0~74
合计	合计 Both	4004	1.25	0.43	1.11	1.28	0.10
All	男性 Male	2305	1.42	0.45	1.25	1.45	0.11
	女性 Female	1699	1.07	0.41	0.96	1.11	0.08
城市地区	合计 Both	2088	1.35	0.44	1.23	1.46	0.11
Urban areas	男性 Male	1245	1.61	0.48	1.45	1.71	0.13
	女性 Female	843	1.10	0.38	1.01	1.21	0.09
农村地区	合计 Both	1916	1.15	0.43	1.01	1.14	0.09
Rural areas	男性 Male	1060	1.24	0.42	1.09	1.25	0.10
	女性 Female	856	1.05	0.45	0.92	1.03	0.08
东部地区	合计 Both	2503	1.43	0.45	1.27	1.51	0.11
Eastern area	男性 Male	1438	1.63	0.47	1.44	1.71	0.13
	女性 Female	1065	1.22	0.42	1.10	1.30	0.10
中部地区	合计 Both	948	1.03	0.41	0.93	1.03	0.09
Central area	男性 Male	533	1.13	0.41	1.03	1.13	0.10
	女性 Female	415	0.93	0.41	0.84	0.93	0.08
西部地区	合计 Both	553	1.03	0.42	0.92	1.06	0.08
Western area	男性 Male	334	1.22	0.44	1.09	1.27	0.10
	女性 Female	219	0.83	0.39	0.75	0.84	0.06

表 5-22d 2015 年中国淋巴样白血病死亡情况
Table 5-22d Mortality rate of lymphoid leukemia in China, 2015

地区 Area	性别 Sex	病例数 No. deaths	粗率 Crude rate/ 100 000^{-1}	构成比 Freq. /%	中标率 ASR China/ 100 000^{-1}	世标率 ASR World/ 100 000^{-1}	累积率 Cum. rate/% 0~74
合计	合计 Both	2747	0.86	0.49	0.69	0.71	0.06
All	男性 Male	1597	0.98	0.45	0.81	0.83	0.07
	女性 Female	1150	0.73	0.56	0.57	0.59	0.05
城市地区	合计 Both	1418	0.92	0.51	0.73	0.75	0.07
Urban areas	男性 Male	842	1.09	0.48	0.87	0.89	0.08
	女性 Female	576	0.75	0.55	0.59	0.62	0.05
农村地区	合计 Both	1329	0.80	0.47	0.66	0.67	0.06
Rural areas	男性 Male	755	0.88	0.41	0.76	0.77	0.07
	女性 Female	574	0.70	0.56	0.56	0.57	0.05
东部地区	合计 Both	1668	0.95	0.50	0.74	0.76	0.07
Eastern area	男性 Male	942	1.07	0.45	0.84	0.85	0.07
	女性 Female	726	0.83	0.58	0.64	0.67	0.06
中部地区	合计 Both	680	0.74	0.46	0.64	0.65	0.06
Central area	男性 Male	408	0.87	0.43	0.77	0.80	0.07
	女性 Female	272	0.61	0.51	0.49	0.50	0.05
西部地区	合计 Both	399	0.74	0.48	0.63	0.66	0.06
Western area	男性 Male	247	0.90	0.46	0.77	0.81	0.07
	女性 Female	152	0.58	0.53	0.50	0.51	0.04

表 5-22e 2015 年中国髓样白血病发病情况

Table 5-22e Incidence rate of myeloid leukemia in China，2015

地区 Area	性别 Sex	病例数 No. cases	粗率 Crude rate/ $100\ 000^{-1}$	构成比 Freq./%	中标率 ASR China/ $100\ 000^{-1}$	世标率 ASR World/ $100\ 000^{-1}$	累积率 Cum. rate/% 0~74
合计	合计 Both	9149	2.85	0.99	2.14	2.08	0.21
All	男性 Male	5141	3.16	1.01	2.41	2.34	0.24
	女性 Female	4008	2.53	0.97	1.89	1.83	0.19
城市地区	合计 Both	5341	3.47	1.12	2.48	2.42	0.25
Urban areas	男性 Male	3018	3.90	1.17	2.81	2.75	0.28
	女性 Female	2323	3.03	1.05	2.16	2.09	0.22
农村地区	合计 Both	3808	2.28	0.86	1.82	1.75	0.18
Rural areas	男性 Male	2123	2.49	0.84	2.02	1.94	0.19
	女性 Female	1685	2.07	0.88	1.62	1.57	0.16
东部地区	合计 Both	6477	3.69	1.16	2.63	2.54	0.26
Eastern area	男性 Male	3657	4.14	1.20	3.00	2.90	0.29
	女性 Female	2820	3.24	1.10	2.28	2.19	0.22
中部地区	合计 Both	1588	1.73	0.68	1.44	1.41	0.14
Central area	男性 Male	895	1.90	0.69	1.59	1.56	0.15
	女性 Female	693	1.55	0.68	1.30	1.27	0.12
西部地区	合计 Both	1084	2.02	0.83	1.59	1.56	0.16
Western area	男性 Male	589	2.15	0.78	1.72	1.69	0.17
	女性 Female	495	1.88	0.89	1.46	1.43	0.15

表 5-22f 2015 年中国髓样白血病死亡情况

Table 5-22f Mortality rate of myeloid leukemia in China，2015

地区 Area	性别 Sex	病例数 No. deaths	粗率 Crude rate/ $100\ 000^{-1}$	构成比 Freq./%	中标率 ASR China/ $100\ 000^{-1}$	世标率 ASR World/ $100\ 000^{-1}$	累积率 Cum. rate/% 0~74
合计	合计 Both	4693	1.46	0.83	1.02	1.01	0.10
All	男性 Male	2766	1.70	0.77	1.20	1.18	0.12
	女性 Female	1927	1.22	0.93	0.84	0.84	0.09
城市地区	合计 Both	2772	1.80	0.99	1.18	1.18	0.12
Urban areas	男性 Male	1641	2.12	0.94	1.41	1.38	0.14
	女性 Female	1131	1.47	1.08	0.98	0.99	0.10
农村地区	合计 Both	1921	1.15	0.67	0.85	0.84	0.09
Rural areas	男性 Male	1125	1.32	0.61	1.00	0.98	0.10
	女性 Female	796	0.98	0.78	0.71	0.71	0.07
东部地区	合计 Both	3213	1.83	0.96	1.17	1.15	0.12
Eastern area	男性 Male	1880	2.13	0.90	1.37	1.34	0.14
	女性 Female	1333	1.53	1.07	0.98	0.98	0.10
中部地区	合计 Both	905	0.99	0.61	0.78	0.78	0.08
Central area	男性 Male	546	1.16	0.58	0.93	0.93	0.10
	女性 Female	359	0.80	0.68	0.62	0.63	0.06
西部地区	合计 Both	575	1.07	0.69	0.84	0.83	0.08
Western area	男性 Male	340	1.24	0.63	1.01	0.99	0.10
	女性 Female	235	0.89	0.82	0.68	0.67	0.07

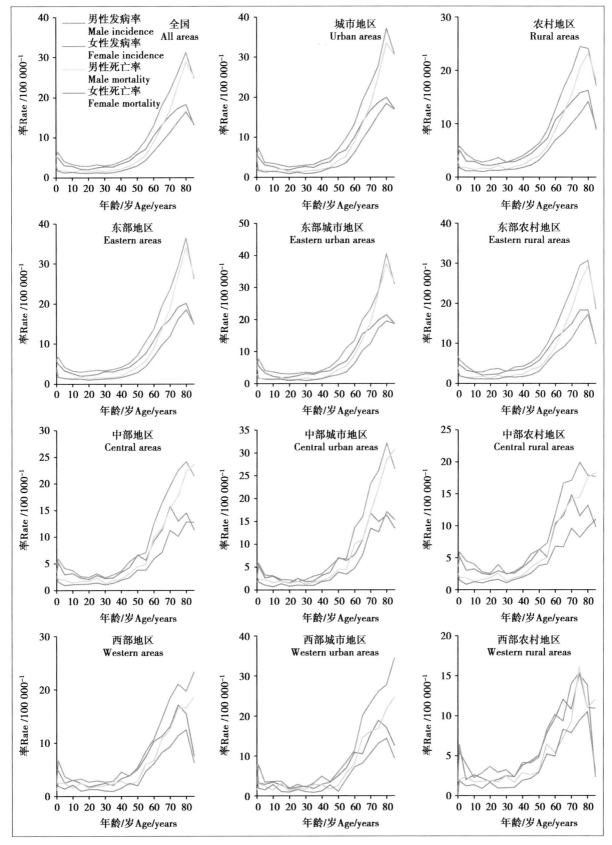

图5-22a　2015年中国肿瘤登记地区白血病年龄别发病率和死亡率

Figure 5-22a　Age-specific incidence and mortality rates of leukemia in registration areas of China, 2015

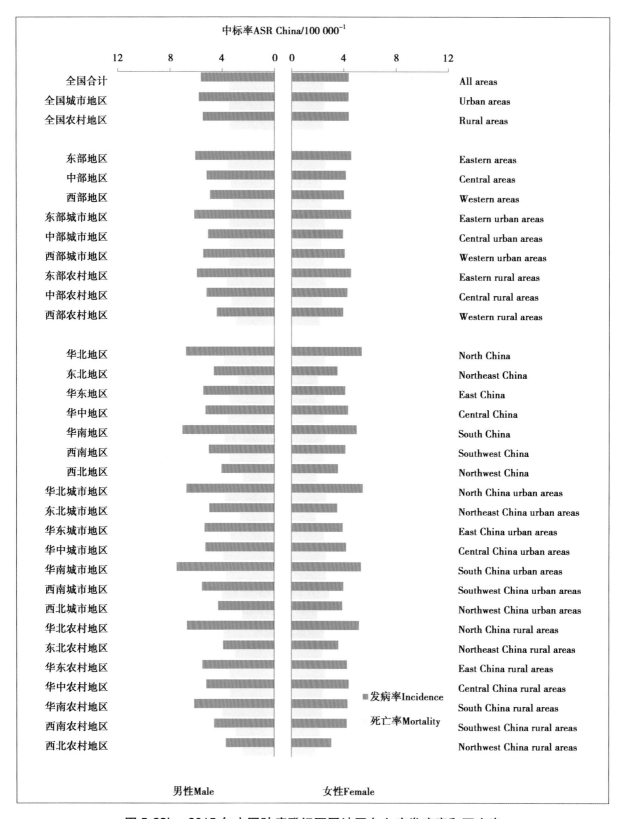

图 5-22b　2015 年中国肿瘤登记不同地区白血病发病率和死亡率

Figure 5-22b　Incidence and mortality rates of leukemia in different registration areas of China，2015

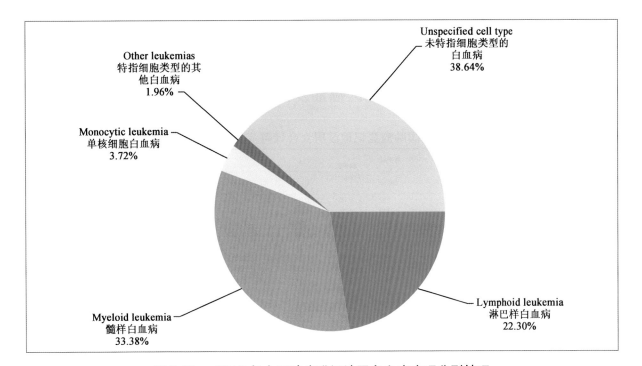

图 5-22c　2015 年中国肿瘤登记地区白血病病理分型情况

Figure 5-22c　Morphological distribution of leukemia in registration areas of China，2015

附录

附录 1　2015 年全国肿瘤登记地区癌症发病和死亡结果

附表 1-1　2015 年全国肿瘤登记地区男女合计癌症发病主要指标/100 000^{-1}

	部位 Sites	病例数 No. cases	构成比 Freq. /%	年龄组								
				0~	1~4	5~9	10~14	15~19	20~24	25~29	30~34	35~39
唇	Lip	552	0.06	0.10	0.01	0.02	0.00	0.01	0.00	0.02	0.03	0.04
舌	Tongue	2437	0.26	0.00	0.02	0.00	0.01	0.01	0.06	0.10	0.17	0.20
口	Mouth	3560	0.39	0.00	0.03	0.03	0.05	0.01	0.11	0.17	0.37	0.52
唾液腺	Salivary glands	1912	0.21	0.00	0.01	0.04	0.09	0.11	0.11	0.21	0.25	0.37
扁桃腺	Tonsil	462	0.05	0.00	0.00	0.00	0.01	0.01	0.01	0.02	0.01	0.02
其他口咽	Other oropharynx	746	0.08	0.03	0.00	0.01	0.00	0.00	0.01	0.02	0.03	0.06
鼻咽	Nasopharynx	11 701	1.27	0.03	0.02	0.04	0.19	0.27	0.42	0.93	1.69	2.73
下咽	Hypopharynx	1552	0.17	0.00	0.00	0.00	0.00	0.00	0.01	0.01	0.00	0.05
咽，部位不明	Pharynx unspecified	676	0.07	0.03	0.00	0.01	0.01	0.00	0.01	0.02	0.00	0.04
食管	Esophagus	61 734	6.69	0.03	0.01	0.01	0.01	0.02	0.05	0.12	0.24	0.62
胃	Stomach	97 948	10.61	0.07	0.02	0.05	0.03	0.17	0.43	1.28	2.27	3.89
小肠	Small intestine	3884	0.42	0.00	0.00	0.00	0.01	0.01	0.04	0.12	0.20	0.33
结肠	Colon	44 618	4.83	0.00	0.00	0.02	0.04	0.14	0.33	0.96	1.62	2.56
直肠	Rectum	44 288	4.80	0.07	0.00	0.00	0.00	0.03	0.24	0.72	1.33	2.24
肛门	Anus	1087	0.12	0.00	0.01	0.00	0.00	0.00	0.02	0.00	0.04	0.07
肝脏	Liver	89 222	9.67	1.13	0.36	0.12	0.13	0.32	0.63	1.64	3.92	8.16
胆囊及其他	Gallbladder etc.	12 910	1.40	0.03	0.01	0.00	0.00	0.00	0.04	0.09	0.10	0.31
胰腺	Pancreas	22 434	2.43	0.00	0.00	0.02	0.03	0.02	0.05	0.16	0.35	0.68
鼻、鼻窦及其他	Nose, sinuses etc.	1362	0.15	0.00	0.00	0.02	0.05	0.05	0.07	0.10	0.11	0.22
喉	Larynx	5903	0.64	0.03	0.01	0.01	0.01	0.00	0.02	0.03	0.05	0.12
气管、支气管、肺	Trachea, bronchus & lung	189 052	20.48	0.07	0.04	0.06	0.04	0.21	0.57	1.25	2.46	5.95
其他胸腔器官	Other thoracic organs	2891	0.31	0.26	0.12	0.07	0.08	0.18	0.19	0.25	0.28	0.28
骨	Bone	5851	0.63	0.13	0.18	0.41	1.04	0.90	0.41	0.58	0.48	0.62
皮肤黑色素瘤	Melanoma of skin	1701	0.18	0.03	0.05	0.06	0.04	0.06	0.02	0.09	0.14	0.23
皮肤其他	Other skin	7800	0.84	0.03	0.07	0.05	0.11	0.18	0.15	0.32	0.39	0.60
间皮瘤	Mesothelioma	516	0.06	0.00	0.00	0.00	0.00	0.01	0.00	0.02	0.02	0.03
卡波氏肉瘤	Kaposi sarcoma	79	0.01	0.00	0.01	0.01	0.00	0.01	0.00	0.01	0.01	0.00
结缔组织、软组织	Connective & soft tissue	2889	0.31	0.46	0.39	0.17	0.22	0.30	0.23	0.35	0.40	0.45
乳腺	Breast	67 328	7.38	0.00	0.05	0.03	0.03	0.24	1.43	5.95	15.70	30.40
外阴	Vulva	694	0.08	0.00	0.00	0.00	0.00	0.01	0.03	0.05	0.14	0.09
阴道	Vagina	364	0.04	0.00	0.00	0.00	0.00	0.00	0.01	0.01	0.04	0.07
子宫颈	Cervix uteri	25 707	2.78	0.07	0.00	0.00	0.00	0.06	0.41	2.88	6.84	13.91
子宫体	Corpus uteri	13 155	1.43	0.00	0.02	0.00	0.00	0.05	0.27	0.69	1.54	3.28
子宫，部位不明	Uterus unspecified	2591	0.28	0.07	0.00	0.00	0.00	0.02	0.07	0.24	0.41	0.69
卵巢	Ovary	12 020	1.30	0.00	0.06	0.13	0.45	1.07	1.61	2.52	2.61	3.67
其他女性生殖器	Other female genital organs	807	0.09	0.00	0.00	0.00	0.03	0.01	0.06	0.10	0.10	0.19
胎盘	Placenta	123	0.01	0.00	0.00	0.00	0.00	0.06	0.15	0.21	0.17	0.13
阴茎	Penis	1128	0.12	0.00	0.00	0.00	0.00	0.00	0.03	0.01	0.06	0.13
前列腺	Prostate	16 906	1.83	0.00	0.00	0.01	0.01	0.01	0.03	0.07	0.04	0.08
睾丸	Testis	767	0.08	0.75	0.25	0.03	0.04	0.22	0.41	0.65	0.76	0.62
其他男性生殖器	Other male genital organs	289	0.03	0.00	0.03	0.02	0.01	0.01	0.02	0.02	0.02	0.05
肾	Kidney	12 914	1.40	1.09	0.60	0.12	0.07	0.13	0.19	0.44	0.82	1.21
肾盂	Renal pelvis	1545	0.17	0.00	0.01	0.00	0.00	0.00	0.01	0.03	0.02	0.05
输尿管	Ureter	1742	0.19	0.00	0.00	0.00	0.00	0.00	0.00	0.01	0.01	0.01
膀胱	Bladder	18 722	2.03	0.00	0.07	0.01	0.03	0.03	0.11	0.24	0.46	0.65
其他泌尿器官	Other urinary organs	337	0.04	0.00	0.00	0.00	0.01	0.01	0.00	0.02	0.01	0.00
眼	Eye	459	0.05	0.86	0.54	0.04	0.01	0.01	0.02	0.01	0.03	0.04
脑、神经系统	Brain, nervous system	24 746	2.68	2.28	1.84	1.68	1.54	1.38	1.41	2.09	2.85	3.94
甲状腺	Thyroid	42 249	4.58	0.00	0.01	0.04	0.34	1.39	4.34	10.75	16.31	18.08
肾上腺	Adrenal gland	761	0.08	0.53	0.22	0.06	0.01	0.02	0.02	0.04	0.07	0.09
其他内分泌腺	Other endocrine	1124	0.12	0.00	0.02	0.03	0.11	0.10	0.10	0.16	0.23	0.28
霍奇金淋巴瘤	Hodgkin lymphoma	1115	0.12	0.03	0.04	0.08	0.15	0.19	0.24	0.34	0.35	0.14
非霍奇金淋巴瘤	Non-Hodgkin lymphoma	14 808	1.60	0.36	0.49	0.60	0.60	0.65	0.64	1.13	1.42	1.78
免疫增生性疾病	Immunoproliferative diseases	121	0.01	0.00	0.02	0.00	0.01	0.01	0.00	0.00	0.00	0.00
多发性骨髓瘤	Multiple myeloma	4611	0.50	0.07	0.09	0.06	0.04	0.01	0.06	0.06	0.12	0.16
淋巴样白血病	Lymphoid leukemia	4004	0.43	1.29	3.14	1.67	1.12	0.75	0.55	0.55	0.48	0.42
髓样白血病	Myeloid leukemia	9149	0.99	1.13	0.68	0.58	0.79	0.84	0.98	1.25	1.46	1.57
白血病，未特指	Leukemia unspecified	6937	0.75	2.55	2.00	1.34	1.21	0.99	0.95	1.07	0.91	0.99
其他或未指明部位	Other and unspecified	15 328	1.66	1.06	0.92	0.41	0.54	0.45	0.50	0.68	1.14	1.37
所有部位合计	All sites	923 091	100.00	14.27	12.27	8.03	9.04	10.86	16.58	35.15	57.83	88.70
所有部位除外 C44	All sites except C44	915 291	99.16	14.24	12.21	7.98	8.93	10.68	16.44	34.83	57.43	88.10

Appendix

Appendix 1　Cancer incidence and mortality in registration areas of China,2015

Appendix Table 1-1　Cancer incidence in registration areas of China,both sexes in 2015/100 000^{-1}

Age group										粗率 Crude rate/ 100 000^{-1}	中标率 ASR China/ 100 000^{-1}	世标率 ASR world/ 100 000^{-1}	累积率 Cum. Rate/%		ICD10
40~44	45~49	50~54	55~59	60~64	65~69	70~74	75~79	80~84	85+				0~64	0~74	
0.06	0.08	0.16	0.23	0.42	0.57	0.78	0.88	1.09	1.36	0.17	0.11	0.11	0.01	0.01	C00
0.45	0.81	1.26	1.56	2.19	2.21	2.23	2.74	2.84	1.72	0.76	0.50	0.49	0.03	0.06	C01-02
0.63	0.83	1.37	1.98	2.82	3.33	4.08	4.50	5.16	5.05	1.11	0.74	0.71	0.04	0.08	C03-06
0.53	0.65	0.85	1.10	1.19	1.65	1.66	1.82	1.75	1.75	0.60	0.43	0.41	0.03	0.04	C07-08
0.08	0.22	0.25	0.29	0.49	0.39	0.36	0.34	0.45	0.36	0.14	0.10	0.09	0.01	0.01	C09
0.07	0.17	0.39	0.50	0.69	0.81	1.06	0.67	0.88	0.64	0.23	0.15	0.15	0.01	0.02	C10
4.63	5.68	6.82	6.76	8.40	8.50	7.29	6.47	5.98	3.42	3.65	2.67	2.50	0.19	0.27	C11
0.18	0.38	0.80	1.47	1.41	1.81	1.57	1.71	1.29	0.88	0.48	0.30	0.31	0.02	0.04	C12-13
0.06	0.15	0.30	0.34	0.56	0.76	0.78	1.06	1.34	0.97	0.21	0.13	0.13	0.01	0.02	C14
2.05	6.55	15.26	31.55	57.69	83.79	99.44	111.98	121.89	98.34	19.24	11.50	11.64	0.57	1.49	C15
7.76	15.55	28.88	50.17	81.76	120.92	146.77	176.09	185.64	142.44	30.52	18.73	18.62	0.96	2.30	C16
0.53	0.86	1.40	2.20	3.20	4.10	4.89	6.02	5.98	5.63	1.21	0.77	0.75	0.04	0.09	C17
4.89	7.70	13.83	22.47	34.01	48.39	60.11	80.47	93.76	81.85	13.90	8.55	8.41	0.44	0.99	C18
5.20	8.64	15.50	24.10	38.71	49.86	58.44	72.44	76.57	61.86	13.80	8.56	8.50	0.48	1.03	C19-20
0.18	0.25	0.39	0.47	0.78	1.11	1.46	1.73	2.32	2.06	0.34	0.21	0.21	0.01	0.02	C21
17.10	27.90	39.78	54.78	72.03	85.79	95.26	111.21	124.60	112.89	27.80	17.88	17.56	1.14	2.04	C22
0.74	1.65	3.16	5.86	9.39	14.31	18.58	26.16	34.95	32.52	4.02	2.35	2.35	0.11	0.27	C23-24
1.71	3.12	6.21	10.96	16.58	24.75	34.15	43.44	51.13	50.21	6.99	4.17	4.15	0.20	0.49	C25
0.26	0.47	0.57	0.66	1.13	1.10	1.41	1.56	1.71	1.51	0.42	0.29	0.28	0.02	0.03	C30-31
0.47	1.02	2.41	4.06	5.73	7.27	7.89	8.67	7.99	5.44	1.84	1.14	1.15	0.07	0.15	C32
13.41	27.45	56.13	96.98	159.89	222.37	280.98	348.69	384.96	323.66	58.91	35.57	35.54	1.82	4.34	C33-34
0.52	0.79	1.46	1.57	2.27	2.45	2.74	3.14	3.72	2.96	0.90	0.62	0.61	0.04	0.07	C37-38
0.94	1.40	1.94	2.56	3.60	5.47	6.59	8.04	9.20	6.29	1.82	1.35	1.32	0.08	0.14	C40-41
0.26	0.36	0.62	0.81	1.24	1.69	1.95	2.61	2.77	2.63	0.53	0.35	0.34	0.02	0.04	C43
0.93	1.31	1.93	3.08	4.64	6.76	9.86	14.27	19.70	28.13	2.43	1.48	1.46	0.07	0.15	C44
0.07	0.09	0.20	0.35	0.47	0.54	0.62	0.71	0.80	0.57	0.16	0.10	0.10	0.01	0.01	C45
0.02	0.01	0.03	0.03	0.06	0.10	0.07	0.11	0.08	0.06	0.02	0.02	0.02	0.00	0.00	C46
0.66	0.83	1.28	1.60	1.75	2.18	2.38	2.49	3.57	2.90	0.90	0.67	0.67	0.04	0.07	C47;C49
59.47	80.25	90.12	87.97	92.44	79.90	66.42	61.05	51.08	39.42	42.57	30.21	28.28	2.32	3.05	C50
0.29	0.29	0.55	0.74	0.88	1.23	1.66	2.09	2.73	1.73	0.44	0.27	0.26	0.02	0.03	C51
0.13	0.28	0.40	0.51	0.44	0.74	0.95	0.80	0.67	0.36	0.23	0.15	0.14	0.01	0.02	C52
23.00	33.64	38.05	31.74	29.40	26.99	23.24	20.41	16.93	11.52	16.25	11.80	10.88	0.90	1.15	C53
7.06	14.16	22.54	21.86	21.49	17.83	12.78	10.35	8.95	4.57	8.32	5.62	5.47	0.46	0.62	C54
1.73	2.89	3.41	3.09	3.45	3.62	3.62	3.23	4.57	3.10	1.64	1.11	1.06	0.08	0.12	C55
7.10	10.84	15.07	15.48	17.93	16.98	16.71	14.58	13.93	9.23	7.60	5.38	5.13	0.39	0.56	C56
0.36	0.68	0.95	0.93	1.41	1.46	1.48	1.24	1.09	0.96	0.51	0.34	0.33	0.02	0.04	C57
0.08	0.09	0.05	0.01	0.04	0.02	0.00	0.03	0.00	0.00	0.08	0.08	0.07	0.01	0.01	C58
0.34	0.57	0.82	1.37	1.74	2.43	3.06	3.19	4.41	4.12	0.69	0.45	0.44	0.03	0.05	C60
0.24	0.54	1.83	6.04	17.69	37.72	68.61	106.87	139.86	133.71	10.39	6.15	6.05	0.13	0.66	C61
0.57	0.60	0.53	0.38	0.48	0.40	0.43	0.72	0.37	0.37	0.47	0.44	0.40	0.03	0.03	C62
0.10	0.04	0.08	0.28	0.53	0.80	0.90	0.95	1.23	0.60	0.18	0.12	0.12	0.01	0.01	C63
2.44	3.52	6.77	8.50	10.75	12.59	12.67	14.12	14.30	11.77	4.02	2.66	2.66	0.18	0.30	C64
0.09	0.21	0.48	0.73	1.17	1.54	2.45	3.10	3.80	2.87	0.48	0.29	0.29	0.01	0.03	C65
0.11	0.15	0.30	0.73	1.34	2.14	2.92	4.29	4.27	3.09	0.54	0.32	0.32	0.01	0.04	C66
1.34	2.16	4.72	8.61	13.37	18.98	27.81	38.28	48.79	47.40	5.83	3.45	3.42	0.16	0.39	C67
0.03	0.04	0.13	0.10	0.18	0.34	0.45	0.71	0.74	1.36	0.11	0.06	0.06	0.00	0.01	C68
0.06	0.10	0.14	0.16	0.30	0.36	0.28	0.57	0.55	0.45	0.14	0.11	0.15	0.01	0.01	C69
5.61	7.37	11.25	13.52	18.39	20.48	20.99	25.52	26.34	20.60	7.71	5.58	5.49	0.36	0.57	C70-72,D32-33,D42-43
19.83	20.02	27.21	23.38	19.34	13.68	9.62	6.44	5.22	4.36	13.17	11.05	9.61	0.81	0.92	C73
0.15	0.22	0.30	0.33	0.52	0.63	0.83	0.82	1.03	1.00	0.24	0.17	0.18	0.01	0.02	C74
0.35	0.37	0.56	0.68	0.73	0.72	0.70	0.83	0.60	0.64	0.35	0.27	0.25	0.02	0.03	C75
0.22	0.33	0.52	0.41	0.57	0.95	0.77	1.07	1.13	0.73	0.35	0.29	0.29	0.02	0.03	C81
2.46	3.73	5.83	7.55	11.45	14.88	16.40	19.57	18.22	14.85	4.61	3.19	3.12	0.19	0.35	C82-85, C96
0.01	0.00	0.02	0.09	0.10	0.19	0.19	0.26	0.08	0.12	0.04	0.02	0.03	0.00	0.00	C88
0.38	0.74	1.56	2.64	4.32	5.92	6.72	7.11	6.96	4.30	1.44	0.90	0.91	0.05	0.11	C90
0.55	0.73	1.00	1.37	1.92	2.69	3.12	3.98	3.80	3.09	1.25	1.11	1.28	0.07	0.21	C91
1.94	2.31	3.31	4.17	5.85	7.66	8.72	9.44	12.00	8.20	2.85	2.14	2.08	0.10	0.21	C92-94,D45-47
1.30	1.54	1.98	2.66	3.90	5.15	6.61	7.69	8.30	6.53	2.16	1.75	1.83	0.10	0.16	C95
2.20	3.27	4.97	7.31	10.84	14.12	17.60	23.44	29.81	31.31	4.78	3.12	3.11	0.17	0.33	O&U
153.43	233.83	360.39	496.30	712.73	922.07	1093.43	1321.13	1459.75	1239.84	287.64	186.95	182.90	10.98	21.06	C00-96
152.50	232.52	358.46	493.22	708.09	915.31	1083.57	1306.86	1440.05	1211.71	285.21	185.47	181.44	10.91	20.90	C00-96 exc. C44

部位	Sites	病例数 No. cases	构成比 Freq. /%	年龄组								
				0~	1~4	5~9	10~14	15~19	20~24	25~29	30~34	35~39
唇	Lip	314	0.06	0.06	0.01	0.01	0.00	0.01	0.01	0.01	0.02	0.03
舌	Tongue	1514	0.30	0.00	0.03	0.00	0.01	0.01	0.08	0.10	0.20	0.30
口	Mouth	2119	0.42	0.00	0.04	0.05	0.06	0.02	0.07	0.07	0.16	0.23
唾液腺	Salivary glands	1097	0.22	0.00	0.00	0.03	0.11	0.14	0.12	0.21	0.21	0.32
扁桃腺	Tonsil	342	0.07	0.00	0.00	0.00	0.01	0.01	0.01	0.02	0.02	0.02
其他口咽	Other oropharynx	608	0.12	0.06	0.00	0.01	0.00	0.00	0.03	0.02	0.03	0.07
鼻咽	Nasopharynx	8232	1.61	0.00	0.01	0.07	0.21	0.38	0.52	1.20	2.21	3.71
下咽	Hypopharynx	1437	0.28	0.00	0.00	0.00	0.00	0.00	0.01	0.01	0.01	0.10
咽, 部位不明	Pharynx unspecified	528	0.10	0.06	0.00	0.00	0.00	0.00	0.03	0.03	0.00	0.04
食管	Esophagus	44 067	8.64	0.00	0.01	0.00	0.01	0.02	0.06	0.16	0.29	0.83
胃	Stomach	68 296	13.39	0.12	0.03	0.06	0.04	0.19	0.46	1.14	1.87	3.78
小肠	Small intestine	2195	0.43	0.00	0.00	0.00	0.00	0.00	0.03	0.15	0.22	0.35
结肠	Colon	24 904	4.88	0.00	0.00	0.01	0.04	0.13	0.29	0.98	1.85	2.80
直肠	Rectum	26 563	5.21	0.06	0.00	0.00	0.00	0.06	0.27	0.73	1.49	2.45
肛门	Anus	619	0.12	0.00	0.01	0.00	0.00	0.00	0.02	0.00	0.01	0.08
肝脏	Liver	65 571	12.85	1.12	0.35	0.16	0.13	0.43	0.83	2.59	6.39	13.60
胆囊及其他	Gallbladder etc.	6180	1.21	0.06	0.01	0.00	0.00	0.00	0.04	0.09	0.12	0.31
胰腺	Pancreas	12 693	2.49	0.00	0.00	0.01	0.01	0.03	0.06	0.16	0.33	0.86
鼻、鼻窦及其他	Nose, sinuses etc.	848	0.17	0.00	0.00	0.02	0.05	0.06	0.08	0.11	0.13	0.23
喉	Larynx	5225	1.02	0.06	0.00	0.02	0.03	0.00	0.03	0.05	0.06	0.13
气管、支气管、肺	Trachea, bronchus & lung	125 475	24.59	0.06	0.01	0.06	0.05	0.23	0.67	1.22	2.56	6.18
其他胸腔器官	Other thoracic organs	1766	0.35	0.31	0.12	0.08	0.10	0.25	0.26	0.35	0.33	0.31
骨	Bone	3373	0.66	0.12	0.20	0.44	1.01	1.15	0.55	0.71	0.54	0.62
皮肤黑色素瘤	Melanoma of skin	879	0.17	0.06	0.04	0.05	0.06	0.07	0.03	0.07	0.11	0.18
皮肤其他	Other skin	3999	0.78	0.06	0.10	0.07	0.08	0.20	0.13	0.28	0.39	0.62
间皮瘤	Mesothelioma	285	0.06	0.00	0.00	0.00	0.00	0.01	0.01	0.01	0.02	0.04
卡波氏肉瘤	Kaposi sarcoma	57	0.01	0.00	0.00	0.01	0.00	0.01	0.01	0.01	0.02	0.00
结缔组织、软组织	Connective & soft tissue	1554	0.30	0.25	0.40	0.19	0.19	0.27	0.21	0.29	0.46	0.42
乳腺	Breast	773	0.15	0.00	0.00	0.00	0.01	0.00	0.02	0.06	0.11	0.23
外阴	Vulva	–	–	–	–	–	–	–	–	–	–	–
阴道	Vagina	–	–	–	–	–	–	–	–	–	–	–
子宫颈	Cervix uteri	–	–	–	–	–	–	–	–	–	–	–
子宫体	Corpus uteri	–	–	–	–	–	–	–	–	–	–	–
子宫, 部位不明	Uterus unspecified	–	–	–	–	–	–	–	–	–	–	–
卵巢	Ovary	–	–	–	–	–	–	–	–	–	–	–
其他女性生殖器	Other female genital organs	–	–	–	–	–	–	–	–	–	–	–
胎盘	Placenta	–	–	–	–	–	–	–	–	–	–	–
阴茎	Penis	1128	0.22	0.00	0.00	0.00	0.00	0.00	0.03	0.01	0.06	0.13
前列腺	Prostate	16 906	3.31	0.00	0.00	0.01	0.01	0.01	0.03	0.07	0.04	0.08
睾丸	Testis	767	0.15	0.75	0.25	0.03	0.04	0.22	0.41	0.65	0.76	0.62
其他男性生殖器	Other male genital organs	289	0.06	0.00	0.03	0.02	0.01	0.01	0.02	0.02	0.02	0.05
肾	Kidney	8302	1.63	0.94	0.60	0.16	0.10	0.10	0.19	0.48	1.09	1.51
肾盂	Renal pelvis	878	0.17	0.00	0.01	0.00	0.00	0.00	0.01	0.04	0.02	0.07
输尿管	Ureter	968	0.19	0.00	0.00	0.00	0.00	0.00	0.01	0.01	0.02	0.02
膀胱	Bladder	14 586	2.86	0.00	0.05	0.00	0.03	0.02	0.13	0.36	0.76	0.98
其他泌尿器官	Other urinary organs	203	0.04	0.00	0.00	0.00	0.00	0.01	0.01	0.01	0.01	0.00
眼	Eye	231	0.05	0.56	0.53	0.02	0.01	0.00	0.02	0.01	0.03	0.03
脑、神经系统	Brain, nervous system	11 583	2.27	2.62	2.29	1.85	1.69	1.72	1.48	2.19	3.11	4.11
甲状腺	Thyroid	10 178	1.99	0.00	0.00	0.02	0.15	0.66	2.10	5.72	9.04	9.91
肾上腺	Adrenal gland	420	0.08	0.62	0.26	0.04	0.01	0.03	0.02	0.04	0.04	0.11
其他内分泌腺	Other endocrine	583	0.11	0.00	0.03	0.05	0.16	0.12	0.08	0.15	0.24	0.26
霍奇金淋巴瘤	Hodgkin lymphoma	666	0.13	0.00	0.05	0.10	0.21	0.21	0.24	0.41	0.38	0.14
非霍奇金淋巴瘤	Non-Hodgkin lymphoma	8594	1.68	0.37	0.63	0.85	0.69	0.78	0.74	1.26	1.55	1.88
免疫增生性疾病	Immunoproliferative diseases	82	0.02	0.00	0.00	0.00	0.00	0.01	0.00	0.00	0.00	0.01
多发性骨髓瘤	Multiple myeloma	2700	0.53	0.12	0.12	0.07	0.04	0.01	0.09	0.07	0.15	0.18
淋巴样白血病	Lymphoid leukemia	2305	0.45	1.43	3.60	1.76	1.24	0.83	0.69	0.64	0.43	0.50
髓样白血病	Myeloid leukemia	5141	1.01	1.12	0.70	0.82	0.79	0.94	1.06	1.44	1.49	1.70
白血病, 未特指	Leukemia unspecified	3947	0.77	2.49	2.18	1.52	1.33	1.16	1.15	1.20	1.02	1.07
其他或未指明部位	Other and unspecified	8231	1.61	0.94	0.90	0.43	0.61	0.53	0.46	0.67	1.01	1.31
所有部位合计	All sites	510 201	100.00	14.47	13.61	9.16	9.34	11.07	13.89	26.31	41.45	63.56
所有部位除外 C44	All sites except C44	506 202	99.22	14.40	13.52	9.09	9.27	10.87	13.77	26.03	41.06	62.94

Age group										粗率 Crude rate/ 100 000^{-1}	中标率 ASR China/ 100 000^{-1}	世标率 ASR world/ 100 000^{-1}	累积率 Cum. Rate/%		ICD10
40~44	45~49	50~54	55~59	60~64	65~69	70~74	75~79	80~84	85+				0~64	0~74	
0.09	0.09	0.20	0.32	0.58	0.63	0.92	0.86	1.14	1.72	0.19	0.12	0.13	0.01	0.01	C00
0.63	1.13	1.71	2.12	2.77	2.64	2.57	2.81	3.32	1.65	0.93	0.63	0.62	0.05	0.07	C01-02
0.57	0.90	1.81	2.83	3.87	4.42	5.27	5.31	6.37	6.44	1.30	0.85	0.85	0.05	0.10	C03-06
0.59	0.63	0.94	1.43	1.34	2.15	2.14	2.38	2.09	2.47	0.67	0.49	0.47	0.03	0.05	C07-08
0.11	0.32	0.40	0.44	0.79	0.61	0.56	0.40	0.64	0.52	0.21	0.14	0.14	0.01	0.02	C09
0.10	0.29	0.67	0.90	1.11	1.38	1.69	1.09	1.18	1.27	0.37	0.25	0.25	0.02	0.03	C10
6.57	7.74	9.81	9.97	12.30	12.39	9.99	8.55	8.10	4.12	5.06	3.74	3.51	0.27	0.39	C11
0.31	0.70	1.50	2.79	2.62	3.42	2.98	3.27	2.23	1.95	0.88	0.57	0.58	0.04	0.07	C12-13
0.07	0.25	0.50	0.58	0.97	1.18	1.20	1.49	2.32	1.42	0.32	0.21	0.21	0.01	0.02	C14
3.08	10.36	25.04	50.17	88.03	122.36	141.31	155.10	164.71	128.84	27.07	16.94	17.19	0.89	2.21	C15
8.90	19.71	39.36	74.33	121.83	180.70	214.37	255.97	265.47	196.11	41.96	26.59	26.61	1.36	3.33	C16
0.54	0.87	1.59	2.74	3.74	4.74	5.70	7.49	6.83	5.84	1.35	0.88	0.87	0.05	0.10	C17
5.31	8.73	15.53	25.46	39.62	57.78	68.99	90.28	106.91	102.10	15.30	9.80	9.68	0.50	1.14	C18
5.77	9.67	18.00	29.70	48.37	63.42	73.21	91.37	93.48	80.30	16.32	10.47	10.42	0.58	1.27	C19-20
0.18	0.27	0.44	0.61	0.97	1.21	1.76	2.10	2.73	2.92	0.38	0.24	0.24	0.01	0.03	C21
28.38	45.67	64.37	86.68	109.55	124.13	130.20	143.96	161.79	151.16	40.29	26.96	26.44	1.80	3.07	C22
0.76	1.56	3.10	6.00	9.53	14.58	18.39	25.23	33.63	32.88	3.80	2.34	2.35	0.11	0.27	C23-24
2.10	4.03	7.57	13.49	20.20	29.50	39.33	48.00	54.75	56.48	7.80	4.90	4.90	0.24	0.59	C25
0.34	0.63	0.74	0.75	1.45	1.46	1.89	2.24	1.77	1.87	0.52	0.37	0.35	0.02	0.04	C30-31
0.75	1.68	4.40	7.58	10.60	13.23	14.02	15.59	13.93	10.04	3.21	2.04	2.07	0.13	0.26	C32
14.50	32.18	71.40	133.22	222.50	315.83	396.46	483.06	530.12	459.93	77.09	48.32	48.49	2.42	5.99	C33-34
0.60	0.95	1.56	1.93	2.81	2.99	3.22	4.45	4.41	4.12	1.09	0.77	0.76	0.05	0.08	C37-38
1.05	1.60	2.17	3.03	4.16	6.45	7.99	9.99	10.74	7.64	2.07	1.57	1.53	0.09	0.16	C40-41
0.27	0.42	0.65	0.90	1.24	1.80	1.89	3.01	3.37	2.92	0.54	0.37	0.36	0.02	0.04	C43
1.05	1.37	2.04	3.35	4.96	7.71	11.14	15.50	19.71	28.31	2.46	1.58	1.56	0.07	0.17	C44
0.07	0.07	0.24	0.35	0.52	0.51	0.73	1.03	1.09	0.75	0.18	0.11	0.11	0.01	0.01	C45
0.04	0.02	0.06	0.04	0.09	0.09	0.11	0.20	0.18	0.15	0.04	0.02	0.02	0.00	0.00	C46
0.67	0.78	1.37	1.71	1.79	2.81	2.83	2.99	4.69	3.90	0.95	0.71	0.70	0.04	0.07	C47;C49
0.36	0.50	0.83	0.87	1.37	1.43	1.39	1.46	1.91	1.87	0.47	0.32	0.31	0.02	0.04	C50
–	–	–	–	–	–	–	–	–	–	–	–	–	–	–	C51
–	–	–	–	–	–	–	–	–	–	–	–	–	–	–	C52
–	–	–	–	–	–	–	–	–	–	–	–	–	–	–	C53
–	–	–	–	–	–	–	–	–	–	–	–	–	–	–	C54
–	–	–	–	–	–	–	–	–	–	–	–	–	–	–	C55
–	–	–	–	–	–	–	–	–	–	–	–	–	–	–	C56
–	–	–	–	–	–	–	–	–	–	–	–	–	–	–	C57
–	–	–	–	–	–	–	–	–	–	–	–	–	–	–	C58
0.34	0.57	0.82	1.37	1.74	2.43	3.06	3.19	4.41	4.12	0.69	0.45	0.44	0.03	0.05	C60
0.24	0.54	1.83	6.04	17.69	37.72	68.61	106.87	139.86	133.71	10.39	6.15	6.05	0.13	0.66	C61
0.57	0.60	0.53	0.38	0.48	0.40	0.43	0.72	0.68	0.37	0.47	0.44	0.40	0.03	0.03	C62
0.10	0.04	0.08	0.28	0.53	0.80	0.90	0.95	1.23	0.60	0.18	0.12	0.12	0.01	0.01	C63
3.14	4.56	8.91	11.42	14.29	16.43	16.80	17.74	17.52	16.03	5.10	3.45	3.43	0.23	0.40	C64
0.12	0.27	0.65	1.01	1.69	1.75	2.55	2.87	3.73	3.15	0.54	0.34	0.34	0.02	0.04	C65
0.14	0.17	0.38	0.98	1.65	2.58	2.87	4.48	4.41	4.19	0.59	0.37	0.37	0.02	0.04	C66
2.00	3.27	7.43	13.98	21.48	30.04	45.07	60.54	81.28	88.76	8.96	5.55	5.52	0.25	0.63	C67
0.04	0.02	0.15	0.09	0.25	0.38	0.58	0.83	1.23	2.25	0.12	0.08	0.08	0.00	0.01	C68
0.07	0.12	0.16	0.16	0.34	0.38	0.36	0.46	0.36	0.52	0.14	0.11	0.14	0.01	0.01	C69
5.55	6.60	9.55	11.57	16.33	19.11	20.90	24.92	25.49	21.20	7.12	5.38	5.30	0.34	0.54	C70-72,D32-33,D42-43
9.36	8.77	11.07	9.89	8.83	6.55	5.96	4.36	4.28	3.82	6.25	5.42	4.63	0.38	0.44	C73
0.15	0.17	0.30	0.37	0.62	0.72	1.01	1.18	1.37	0.97	0.24	0.18	0.20	0.01	0.02	C74
0.29	0.35	0.53	0.68	0.87	0.80	0.84	0.98	0.59	0.90	0.36	0.28	0.27	0.02	0.03	C75
0.31	0.38	0.40	0.53	0.71	1.12	0.92	1.35	1.27	0.75	0.41	0.35	0.32	0.02	0.03	C81
2.80	4.15	6.86	8.46	13.47	17.61	19.50	24.17	22.71	21.12	5.28	3.73	3.67	0.22	0.41	C82-85, C96
0.01	0.01	0.02	0.11	0.15	0.29	0.19	0.46	0.09	0.22	0.05	0.03	0.03	0.00	0.00	C88
0.43	0.70	1.76	2.89	5.01	7.17	7.91	9.27	9.51	7.12	1.66	1.07	1.08	0.06	0.13	C90
0.60	0.82	0.97	1.60	2.09	3.33	3.69	5.02	4.78	1.19	1.42	1.25	1.45	0.08	0.11	C91
2.12	2.50	3.66	4.68	6.30	8.60	10.29	11.91	16.11	11.09	3.16	2.41	2.34	0.14	0.24	C92-94,D45-47
1.38	1.68	2.07	3.02	4.54	6.00	7.59	9.24	10.33	9.51	2.42	1.98	2.07	0.12	0.18	C95
2.24	3.37	5.15	8.11	12.34	15.77	20.45	26.38	34.18	37.00	5.06	3.40	3.40	0.19	0.37	O&U
115.73	192.78	341.25	551.93	851.12	1161.54	1403.32	1703.10	1895.05	1671.31	313.46	204.84	203.39	11.21	24.03	C00-96
114.67	191.41	339.22	548.58	846.16	1153.83	1392.18	1687.60	1875.35	1643.00	311.01	203.25	201.83	11.13	23.86	C00-96 exc. C44

部位	Sites	病例数 No. cases	构成比 Freq. /%	年龄组								
				0~	1~4	5~9	10~14	15~19	20~24	25~29	30~34	35~39
唇	Lip	238	0.06	0.14	0.02	0.03	0.00	0.01	0.00	0.02	0.03	0.05
舌	Tongue	923	0.22	0.00	0.02	0.00	0.00	0.01	0.04	0.11	0.14	0.11
口	Mouth	1441	0.35	0.00	0.02	0.01	0.03	0.00	0.15	0.27	0.58	0.82
唾液腺	Salivary glands	815	0.20	0.00	0.03	0.04	0.06	0.07	0.11	0.21	0.28	0.41
扁桃腺	Tonsil	120	0.03	0.00	0.00	0.00	0.01	0.01	0.01	0.01	0.01	0.03
其他口咽	Other oropharynx	138	0.03	0.00	0.00	0.00	0.00	0.00	0.00	0.01	0.03	0.04
鼻咽	Nasopharynx	3469	0.84	0.07	0.03	0.00	0.16	0.16	0.32	0.65	1.15	1.73
下咽	Hypopharynx	115	0.03	0.00	0.00	0.00	0.00	0.00	0.01	0.00	0.00	0.01
咽，部位不明	Pharynx unspecified	148	0.04	0.00	0.00	0.01	0.01	0.00	0.00	0.01	0.00	0.03
食管	Esophagus	17 667	4.28	0.07	0.00	0.01	0.01	0.01	0.04	0.09	0.19	0.40
胃	Stomach	29 652	7.18	0.00	0.02	0.04	0.03	0.16	0.39	1.43	2.68	3.99
小肠	Small intestine	1689	0.41	0.00	0.00	0.00	0.01	0.01	0.04	0.10	0.17	0.31
结肠	Colon	19 714	4.77	0.00	0.00	0.03	0.04	0.15	0.36	0.94	1.38	2.32
直肠	Rectum	17 725	4.29	0.07	0.00	0.00	0.00	0.01	0.21	0.72	1.17	2.01
肛门	Anus	468	0.11	0.00	0.00	0.00	0.00	0.00	0.02	0.01	0.07	0.05
肝脏	Liver	23 651	5.73	1.13	0.38	0.08	0.14	0.19	0.42	0.67	1.42	2.62
胆囊及其他	Gallbladder etc.	6730	1.63	0.00	0.00	0.00	0.00	0.00	0.04	0.08	0.07	0.31
胰腺	Pancreas	9741	2.36	0.00	0.00	0.04	0.04	0.01	0.04	0.16	0.36	0.49
鼻、鼻窦及其他	Nose, sinuses etc.	514	0.12	0.00	0.00	0.03	0.06	0.05	0.06	0.09	0.09	0.20
喉	Larynx	678	0.16	0.00	0.00	0.03	0.00	0.00	0.01	0.02	0.03	0.10
气管，支气管，肺	Trachea, bronchus & lung	63 577	15.40	0.07	0.08	0.05	0.03	0.19	0.45	1.29	2.36	5.71
其他胸腔器官	Other thoracic organs	1125	0.27	0.21	0.11	0.07	0.06	0.10	0.11	0.15	0.23	0.24
骨	Bone	2478	0.60	0.14	0.16	0.38	1.07	0.62	0.27	0.45	0.42	0.62
皮肤黑色素瘤	Melanoma of skin	822	0.20	0.00	0.06	0.07	0.01	0.06	0.02	0.11	0.17	0.27
皮肤其他	Other skin	3801	0.92	0.00	0.03	0.03	0.14	0.16	0.17	0.36	0.40	0.57
间皮瘤	Mesothelioma	231	0.06	0.00	0.00	0.00	0.00	0.01	0.00	0.02	0.02	0.02
卡波氏肉瘤	Kaposi sarcoma	22	0.01	0.00	0.02	0.00	0.00	0.00	0.00	0.02	0.00	0.00
结缔组织、软组织	Connective & soft tissue	1335	0.32	0.71	0.39	0.14	0.26	0.34	0.26	0.42	0.35	0.49
乳腺	Breast	67 328	16.31	0.00	0.05	0.03	0.03	0.24	1.43	5.95	15.70	30.40
外阴	Vulva	694	0.17	0.00	0.00	0.00	0.00	0.01	0.03	0.05	0.14	0.09
阴道	Vagina	364	0.09	0.00	0.00	0.00	0.00	0.00	0.01	0.01	0.04	0.07
子宫颈	Cervix uteri	25 707	6.23	0.07	0.00	0.00	0.00	0.06	0.41	2.88	6.84	13.91
子宫体	Corpus uteri	13 155	3.19	0.00	0.02	0.00	0.00	0.05	0.27	0.69	1.54	3.28
子宫，部位不明	Uterus unspecified	2591	0.63	0.07	0.00	0.00	0.00	0.02	0.07	0.24	0.41	0.69
卵巢	Ovary	12 020	2.91	0.00	0.06	0.13	0.45	1.07	1.61	2.52	2.61	3.67
其他女性生殖器	Other female genital organs	807	0.20	0.00	0.00	0.00	0.03	0.01	0.06	0.10	0.10	0.19
胎盘	Placenta	123	0.03	0.00	0.00	0.00	0.00	0.06	0.15	0.21	0.17	0.13
阴茎	Penis	–	–	–	–	–	–	–	–	–	–	–
前列腺	Prostate	–	–	–	–	–	–	–	–	–	–	–
睾丸	Testis	–	–	–	–	–	–	–	–	–	–	–
其他男性生殖器	Other male genital organs	–	–	–	–	–	–	–	–	–	–	–
肾	Kidney	4612	1.12	1.27	0.61	0.08	0.03	0.17	0.19	0.39	0.55	0.91
肾盂	Renal pelvis	667	0.16	0.00	0.00	0.00	0.00	0.00	0.01	0.02	0.02	0.03
输尿管	Ureter	774	0.19	0.00	0.00	0.00	0.00	0.00	0.00	0.00	0.00	0.01
膀胱	Bladder	4136	1.00	0.00	0.09	0.01	0.03	0.04	0.08	0.12	0.16	0.32
其他泌尿器官	Other urinary organs	134	0.03	0.00	0.00	0.00	0.01	0.00	0.00	0.02	0.01	0.01
眼	Eye	228	0.06	1.20	0.55	0.05	0.01	0.02	0.02	0.00	0.03	0.05
脑、神经系统	Brain, nervous system	13 163	3.19	1.91	1.32	1.48	1.36	1.00	1.34	2.00	2.58	3.77
甲状腺	Thyroid	32 071	7.77	0.00	0.02	0.07	0.55	2.19	6.69	15.89	23.68	26.40
肾上腺	Adrenal gland	341	0.08	0.42	0.17	0.04	0.01	0.00	0.03	0.04	0.09	0.08
其他内分泌腺	Other endocrine	541	0.13	0.00	0.02	0.01	0.04	0.09	0.12	0.17	0.22	0.30
霍奇金淋巴瘤	Hodgkin lymphoma	449	0.11	0.07	0.02	0.05	0.09	0.17	0.23	0.27	0.31	0.13
非霍奇金淋巴瘤	Non-Hodgkin lymphoma	6214	1.51	0.35	0.33	0.33	0.49	0.50	0.53	0.99	1.29	1.67
免疫增生性疾病	Immunoproliferative diseases	39	0.01	0.00	0.05	0.00	0.01	0.00	0.00	0.05	0.01	0.00
多发性骨髓瘤	Multiple myeloma	1911	0.46	0.00	0.06	0.04	0.04	0.00	0.04	0.05	0.08	0.14
淋巴样白血病	Lymphoid leukemia	1699	0.41	1.13	2.62	1.57	0.98	0.66	0.40	0.46	0.53	0.33
髓样白血病	Myeloid leukemia	4008	0.97	1.13	0.66	0.31	0.80	0.73	0.89	1.06	1.43	1.43
白血病，未特指	Leukemia unspecified	2990	0.72	2.61	1.79	1.14	1.07	0.79	0.74	0.95	0.80	0.91
其他或未指明部位	Other and unspecified	7097	1.72	1.20	0.94	0.38	0.45	0.37	0.53	0.68	1.28	1.43
所有部位合计	All sites	412 890	100.00	14.05	10.73	6.77	8.69	10.63	19.41	44.19	74.44	114.31
所有部位除外 C44	All sites except C44	409 089	99.08	14.05	10.70	6.74	8.55	10.47	19.24	43.82	74.04	113.74

Age group										粗率 Crude rate/ 100 000^{-1}	中标率 ASR China/ 100 000^{-1}	世标率 ASR world/ 100 000^{-1}	累积率 Cum. Rate/%		ICD10
40~44	45~49	50~54	55~59	60~64	65~69	70~74	75~79	80~84	85+				0~64	0~74	
0.04	0.07	0.13	0.14	0.27	0.52	0.64	0.90	1.05	1.12	0.15	0.09	0.09	0.00	0.01	C00
0.27	0.49	0.81	0.99	1.61	1.79	1.91	2.68	2.43	1.78	0.58	0.37	0.36	0.02	0.04	C01-02
0.69	0.75	0.93	1.11	1.76	2.25	2.94	3.77	4.16	4.11	0.91	0.63	0.58	0.04	0.06	C03-06
0.48	0.68	0.76	0.77	1.04	1.15	1.19	1.32	1.46	1.27	0.52	0.38	0.35	0.02	0.04	C07-08
0.05	0.11	0.11	0.14	0.19	0.17	0.16	0.28	0.30	0.25	0.08	0.05	0.05	0.00	0.01	C09
0.04	0.05	0.10	0.09	0.27	0.24	0.45	0.28	0.64	0.20	0.09	0.06	0.05	0.00	0.01	C10
2.66	3.59	3.73	3.49	4.49	4.66	4.71	4.59	4.23	2.94	2.19	1.60	1.48	0.11	0.16	C11
0.05	0.06	0.09	0.12	0.20	0.21	0.23	0.31	0.52	0.15	0.07	0.04	0.04	0.00	0.00	C12-13
0.04	0.04	0.09	0.10	0.15	0.35	0.37	0.67	0.52	0.66	0.09	0.06	0.06	0.00	0.01	C14
1.00	2.66	5.18	12.56	27.31	45.66	59.31	73.23	86.66	77.68	11.17	6.21	6.24	0.25	0.77	C15
6.60	11.33	18.07	25.53	41.66	61.82	81.95	104.29	119.95	106.09	18.75	11.16	10.90	0.56	1.28	C16
0.51	0.85	1.19	1.65	2.65	3.46	4.11	4.70	5.28	5.48	1.07	0.66	0.64	0.04	0.08	C17
4.48	6.65	12.09	19.43	28.40	39.10	51.60	71.65	82.95	68.14	12.47	7.35	7.21	0.38	0.83	C18
4.62	7.59	12.93	18.39	29.04	36.46	44.26	55.42	62.65	49.37	11.21	6.73	6.64	0.38	0.79	C19-20
0.19	0.24	0.35	0.33	0.60	1.00	1.17	1.39	1.98	1.47	0.30	0.18	0.17	0.01	0.02	C21
5.61	9.83	14.42	22.24	34.47	47.89	61.75	81.77	94.00	86.97	14.95	8.84	8.74	0.46	1.01	C22
0.71	1.74	3.21	5.71	9.26	14.04	18.76	26.99	36.03	32.27	4.26	2.36	2.35	0.11	0.27	C23-24
1.31	2.18	4.82	8.38	12.95	20.05	29.18	39.35	48.16	45.97	6.16	3.46	3.43	0.15	0.40	C25
0.19	0.29	0.41	0.56	0.80	0.74	0.95	0.95	1.65	1.65	0.33	0.22	0.21	0.01	0.02	C30-31
0.18	0.34	0.37	0.47	0.85	1.37	2.01	2.45	3.11	2.33	0.43	0.25	0.25	0.01	0.03	C32
12.29	22.64	40.38	60.02	97.22	129.96	170.26	227.91	265.51	231.37	40.20	23.36	23.13	1.21	2.71	C33-34
0.44	0.62	1.35	1.21	1.74	1.91	1.71	1.96	3.15	2.18	0.71	0.48	0.47	0.03	0.05	C37-38
0.83	1.19	1.69	2.09	3.04	4.51	5.24	6.30	7.94	5.38	1.57	1.14	1.11	0.06	0.11	C40-41
0.25	0.31	0.59	0.73	1.24	1.58	2.01	2.24	2.28	2.44	0.52	0.34	0.33	0.02	0.04	C43
0.80	1.25	1.82	2.81	4.32	5.83	8.63	13.16	19.70	28.01	2.40	1.38	1.35	0.06	0.14	C44
0.06	0.11	0.16	0.34	0.43	0.58	0.51	0.41	0.56	0.46	0.15	0.09	0.09	0.01	0.01	C45
0.01	0.01	0.01	0.03	0.03	0.11	0.04	0.03	0.00	0.00	0.01	0.01	0.01	0.00	0.00	C46
0.66	0.88	1.18	1.48	1.71	1.55	1.95	2.04	2.66	2.23	0.84	0.64	0.64	0.04	0.06	C47;C49
59.47	80.25	90.12	87.97	92.44	79.90	66.42	61.05	51.08	39.42	42.57	30.21	28.28	2.32	3.05	C50
0.29	0.29	0.55	0.74	0.88	1.23	1.66	2.09	2.73	1.73	0.44	0.27	0.26	0.02	0.03	C51
0.13	0.28	0.40	0.51	0.44	0.74	0.95	0.80	0.67	0.36	0.23	0.15	0.14	0.01	0.02	C52
23.00	33.64	38.05	31.74	29.40	26.99	23.24	20.41	16.93	11.52	16.25	11.80	10.88	0.90	1.15	C53
7.06	14.16	22.54	21.86	21.49	17.83	12.78	10.35	8.95	4.57	8.32	5.62	5.47	0.46	0.62	C54
1.73	2.89	3.41	3.09	3.45	3.66	3.62	3.23	4.57	3.10	1.64	1.11	1.06	0.08	0.12	C55
7.10	10.84	15.07	15.48	17.93	16.98	16.71	14.58	13.93	9.23	7.60	5.38	5.13	0.39	0.56	C56
0.36	0.68	0.95	0.93	1.41	1.46	1.48	1.24	1.09	0.96	0.51	0.34	0.33	0.02	0.04	C57
0.08	0.09	0.05	0.01	0.04	0.02	0.00	0.03	0.00	0.00	0.08	0.08	0.07	0.01	0.01	C58
-	-	-	-	-	-	-	-	-	-	-	-	-	-	-	C60
-	-	-	-	-	-	-	-	-	-	-	-	-	-	-	C61
-	-	-	-	-	-	-	-	-	-	-	-	-	-	-	C62
-	-	-	-	-	-	-	-	-	-	-	-	-	-	-	C63
1.72	2.46	4.57	5.53	7.20	8.79	8.71	10.86	11.65	8.88	2.92	1.88	1.89	0.12	0.21	C64
0.05	0.14	0.30	0.44	0.66	1.34	2.36	3.30	3.86	2.69	0.42	0.24	0.23	0.01	0.03	C65
0.07	0.13	0.23	0.47	1.02	1.70	2.96	4.13	4.16	2.33	0.49	0.27	0.27	0.01	0.03	C66
0.68	1.04	1.93	3.13	5.24	8.04	11.26	18.27	22.06	19.38	2.62	1.47	1.45	0.06	0.16	C67
0.01	0.06	0.12	0.11	0.11	0.29	0.33	0.59	0.34	0.76	0.08	0.05	0.05	0.00	0.01	C68
0.04	0.08	0.12	0.15	0.27	0.33	0.21	0.67	0.71	0.41	0.14	0.11	0.15	0.01	0.01	C69
5.68	8.15	13.00	15.50	20.45	21.84	21.08	26.06	27.04	20.19	8.32	5.77	5.67	0.39	0.60	C70-72,D32-33,D42-43
30.51	31.46	43.85	37.13	29.85	20.72	13.13	8.31	5.99	4.72	20.28	16.79	14.68	1.24	1.41	C73
0.16	0.26	0.31	0.30	0.43	0.53	0.66	0.49	0.75	1.01	0.22	0.15	0.16	0.01	0.02	C74
0.42	0.39	0.59	0.68	0.59	0.64	0.58	0.70	0.60	0.46	0.34	0.26	0.24	0.02	0.02	C75
0.13	0.27	0.23	0.29	0.43	0.77	0.62	0.83	1.01	0.71	0.28	0.23	0.22	0.01	0.02	C81
2.12	3.30	4.77	6.62	9.43	12.19	13.42	15.43	14.53	10.60	3.93	2.66	2.58	0.16	0.29	C82-85, C96
0.01	0.04	0.02	0.06	0.04	0.09	0.18	0.10	0.07	0.00	0.02	0.02	0.02	0.00	0.00	C88
0.34	0.77	1.35	2.38	3.63	4.69	5.59	5.16	4.87	2.38	1.21	0.75	0.75	0.04	0.10	C90
0.49	0.64	1.03	1.13	1.74	2.05	2.57	3.04	3.00	2.33	1.07	0.96	1.11	0.06	0.08	C91
1.77	2.11	2.95	3.64	5.39	6.72	7.21	7.97	8.61	6.24	2.53	1.89	1.83	0.12	0.19	C92-94,D45-47
1.23	1.40	1.88	2.29	3.25	4.31	5.67	6.30	6.63	4.52	1.89	1.51	1.59	0.09	0.14	C95
2.16	3.18	4.79	6.48	9.34	12.49	14.88	20.80	26.21	27.45	4.49	2.86	2.83	0.16	0.30	O&U
191.85	275.58	380.12	439.57	574.22	685.29	796.29	977.80	1101.56	947.59	261.07	171.00	164.31	10.76	18.16	C00-96
191.05	274.33	378.30	436.76	569.90	679.47	787.66	964.64	1081.86	919.58	258.67	169.62	162.96	10.69	18.03	C00-96 exc. C44

部位	Sites	病例数 No. cases	构成比 Freq. /%	0~	1~4	5~9	10~14	15~19	20~24	25~29	30~34	35~39
唇	Lip	237	0.05	0.15	0.00	0.00	0.00	0.01	0.00	0.02	0.02	0.03
舌	Tongue	1469	0.31	0.00	0.03	0.00	0.00	0.01	0.06	0.15	0.21	0.18
口	Mouth	2134	0.45	0.00	0.03	0.03	0.03	0.01	0.16	0.30	0.59	0.85
唾液腺	Salivary glands	1060	0.22	0.00	0.02	0.03	0.11	0.14	0.12	0.26	0.28	0.47
扁桃腺	Tonsil	274	0.06	0.00	0.00	0.00	0.00	0.00	0.00	0.01	0.00	0.03
其他口咽	Other oropharynx	394	0.08	0.00	0.00	0.01	0.00	0.00	0.02	0.00	0.02	0.04
鼻咽	Nasopharynx	6137	1.28	0.00	0.00	0.00	0.13	0.25	0.49	0.97	1.98	3.00
下咽	Hypopharynx	941	0.20	0.00	0.00	0.00	0.00	0.00	0.00	0.01	0.01	0.06
咽,部位不明	Pharynx unspecified	341	0.07	0.00	0.00	0.01	0.00	0.00	0.02	0.02	0.00	0.03
食管	Esophagus	20 224	4.23	0.07	0.02	0.00	0.00	0.03	0.04	0.05	0.14	0.37
胃	Stomach	42 382	8.86	0.00	0.02	0.01	0.03	0.13	0.31	1.35	2.12	3.71
小肠	Small intestine	2255	0.47	0.00	0.00	0.00	0.00	0.02	0.06	0.14	0.19	0.37
结肠	Colon	28 777	6.01	0.00	0.00	0.03	0.06	0.17	0.28	1.14	1.66	2.85
直肠	Rectum	24 113	5.04	0.15	0.00	0.00	0.00	0.03	0.17	0.66	1.37	2.06
肛门	Anus	469	0.10	0.00	0.00	0.00	0.00	0.00	0.01	0.01	0.03	0.05
肝脏	Liver	39 682	8.29	1.55	0.41	0.06	0.10	0.22	0.47	1.45	3.00	6.73
胆囊及其他	Gallbladder etc.	7096	1.48	0.00	0.02	0.00	0.00	0.00	0.04	0.09	0.13	0.33
胰腺	Pancreas	12 523	2.62	0.00	0.00	0.03	0.00	0.03	0.05	0.19	0.31	0.63
鼻、鼻窦及其他	Nose, sinuses etc.	713	0.15	0.00	0.00	0.00	0.02	0.08	0.05	0.10	0.14	0.25
喉	Larynx	3280	0.69	0.00	0.00	0.01	0.02	0.00	0.03	0.04	0.04	0.15
气管、支气管、肺	Trachea, bronchus & lung	96 292	20.12	0.00	0.08	0.00	0.08	0.14	0.47	1.26	2.46	5.99
其他胸腔器官	Other thoracic organs	1706	0.36	0.44	0.18	0.06	0.08	0.22	0.21	0.26	0.30	0.34
骨	Bone	2560	0.53	0.15	0.13	0.43	1.05	0.85	0.34	0.50	0.43	0.53
皮肤黑色素瘤	Melanoma of skin	866	0.18	0.00	0.03	0.01	0.02	0.05	0.02	0.11	0.13	0.17
皮肤其他	Other skin	4428	0.93	0.00	0.05	0.06	0.15	0.22	0.14	0.37	0.46	0.72
间皮瘤	Mesothelioma	324	0.07	0.00	0.00	0.00	0.00	0.01	0.01	0.02	0.03	0.05
卡波氏肉瘤	Kaposi sarcoma	41	0.01	0.00	0.00	0.00	0.00	0.00	0.00	0.01	0.02	0.00
结缔组织、软组织	Connective & soft tissue	1692	0.35	0.74	0.38	0.27	0.34	0.30	0.29	0.39	0.49	0.56
乳腺	Breast	39 713	8.38	0.00	0.04	0.00	0.03	0.11	1.20	5.83	16.54	32.21
外阴	Vulva	383	0.08	0.00	0.00	0.00	0.00	0.03	0.04	0.05	0.13	0.12
阴道	Vagina	197	0.04	0.00	0.00	0.00	0.00	0.00	0.00	0.00	0.03	0.12
子宫颈	Cervix uteri	12 080	2.52	0.16	0.00	0.00	0.00	0.05	0.34	2.77	7.10	13.75
子宫体	Corpus uteri	7352	1.54	0.00	0.00	0.00	0.00	0.08	0.26	0.81	1.59	3.44
子宫,部位不明	Uterus unspecified	1057	0.22	0.16	0.00	0.00	0.00	0.00	0.06	0.11	0.33	0.47
卵巢	Ovary	6790	1.42	0.00	0.11	0.16	0.48	1.22	1.61	2.68	3.03	4.45
其他女性生殖器	Other female genital organs	463	0.10	0.00	0.00	0.00	0.00	0.03	0.06	0.09	0.13	0.23
胎盘	Placenta	47	0.01	0.00	0.00	0.00	0.00	0.03	0.17	0.11	0.11	0.15
阴茎	Penis	500	0.10	0.00	0.00	0.00	0.00	0.00	0.02	0.02	0.08	0.12
前列腺	Prostate	11 460	2.39	0.00	0.00	0.00	0.03	0.03	0.00	0.06	0.05	0.08
睾丸	Testis	430	0.09	1.40	0.47	0.03	0.03	0.28	0.50	0.79	0.94	0.77
其他男性生殖器	Other male genital organs	194	0.04	0.00	0.06	0.03	0.00	0.00	0.04	0.02	0.02	0.05
肾	Kidney	8349	1.74	1.03	0.71	0.12	0.08	0.09	0.22	0.47	1.13	1.41
肾盂	Renal pelvis	999	0.21	0.00	0.02	0.00	0.00	0.00	0.00	0.02	0.03	0.07
输尿管	Ureter	1177	0.25	0.00	0.00	0.00	0.00	0.00	0.00	0.01	0.01	0.02
膀胱	Bladder	10 936	2.29	0.00	0.08	0.01	0.03	0.03	0.10	0.23	0.45	0.69
其他泌尿器官	Other urinary organs	192	0.04	0.00	0.00	0.00	0.00	0.00	0.00	0.01	0.01	0.00
眼	Eye	224	0.05	1.33	0.65	0.01	0.03	0.00	0.01	0.02	0.06	0.01
脑、神经系统	Brain, nervous system	12 358	2.58	2.66	1.96	1.58	1.44	1.17	1.42	1.98	2.80	3.96
甲状腺	Thyroid	28 656	5.99	0.00	0.00	0.07	0.36	1.77	6.08	16.00	23.71	25.70
肾上腺	Adrenal gland	368	0.08	0.52	0.20	0.06	0.02	0.01	0.02	0.05	0.03	0.05
其他内分泌腺	Other endocrine	670	0.14	0.00	0.05	0.03	0.13	0.16	0.13	0.20	0.29	0.33
霍奇金淋巴瘤	Hodgkin lymphoma	570	0.12	0.00	0.07	0.09	0.13	0.23	0.31	0.41	0.44	0.11
非霍奇金淋巴瘤	Non-Hodgkin lymphoma	8363	1.75	0.22	0.50	0.68	0.73	0.60	0.71	1.23	1.65	2.08
免疫增生性疾病	Immunoproliferative diseases	73	0.02	0.00	0.03	0.00	0.00	0.02	0.01	0.00	0.01	0.01
多发性骨髓瘤	Multiple myeloma	2713	0.57	0.00	0.02	0.03	0.00	0.01	0.04	0.06	0.10	0.19
淋巴样白血病	Lymphoid leukemia	2088	0.44	1.85	3.96	1.88	1.39	0.96	0.55	0.54	0.49	0.42
髓样白血病	Myeloid leukemia	5341	1.12	1.40	0.88	0.56	0.83	0.99	1.00	1.36	1.62	1.73
白血病,未特指	Leukemia unspecified	2726	0.57	2.22	1.43	0.98	0.92	0.63	0.67	0.72	0.77	0.68
其他或未指明部位	Other and unspecified	9301	1.94	1.63	0.94	0.41	0.65	0.48	0.51	0.72	1.32	1.56
所有部位合计	All sites	478 594	100.00	17.00	13.25	7.80	9.26	10.96	17.74	40.58	66.63	97.68
所有部位除外 C44	All sites except C44	474 166	99.07	17.00	13.20	7.74	9.12	10.74	17.60	40.21	66.17	96.96

Age group										粗率 Crude rate/ 100 000^{-1}	中标率 ASR China/ 100 000^{-1}	世标率 ASR world/ 100 000^{-1}	累积率 Cum. Rate/%		ICD10
40~44	45~49	50~54	55~59	60~64	65~69	70~74	75~79	80~84	85+				0~64	0~74	
0.06	0.08	0.12	0.17	0.36	0.52	0.63	0.82	1.04	1.12	0.15	0.09	0.09	0.00	0.01	C00
0.59	0.99	1.60	1.94	2.58	2.61	2.24	3.44	3.80	2.02	0.95	0.60	0.59	0.04	0.07	C01-02
0.89	1.05	1.66	2.34	2.95	3.64	4.46	5.21	6.29	6.02	1.38	0.91	0.86	0.05	0.09	C03-06
0.48	0.65	0.99	1.18	1.37	1.89	1.75	2.14	2.03	2.36	0.69	0.48	0.46	0.03	0.05	C07-08
0.10	0.27	0.35	0.37	0.60	0.42	0.37	0.40	0.54	0.51	0.18	0.11	0.11	0.01	0.01	C09
0.08	0.16	0.48	0.62	0.70	0.73	1.08	0.77	0.81	0.67	0.26	0.16	0.16	0.01	0.02	C10
5.03	5.87	7.03	7.13	9.24	8.99	7.65	6.82	5.68	3.54	3.98	2.84	2.65	0.21	0.29	C11
0.20	0.47	1.07	2.04	1.64	1.98	1.98	1.85	1.38	0.73	0.61	0.37	0.37	0.03	0.05	C12-13
0.06	0.20	0.30	0.33	0.64	0.75	0.69	1.03	1.11	1.07	0.22	0.13	0.13	0.01	0.02	C14
1.44	4.81	12.01	22.39	36.62	51.38	60.39	70.00	78.33	68.45	13.12	7.46	7.56	0.39	0.95	C15
6.86	13.40	25.85	44.86	68.94	97.72	126.00	149.54	163.80	128.29	27.50	16.10	15.97	0.84	1.96	C16
0.55	0.94	1.59	2.50	3.82	4.72	5.65	7.01	7.67	6.41	1.46	0.88	0.87	0.05	0.10	C17
5.20	8.62	17.20	28.24	43.66	62.25	80.21	106.32	124.13	112.54	18.67	10.82	10.69	0.55	1.26	C18
5.38	8.56	17.27	26.79	42.59	54.61	62.18	77.56	82.97	71.77	15.65	9.22	9.19	0.52	1.11	C19-20
0.14	0.20	0.38	0.41	0.57	0.92	1.12	1.64	2.34	1.97	0.30	0.18	0.17	0.01	0.02	C21
14.72	24.19	35.60	50.51	62.52	74.11	83.70	100.37	115.73	110.58	25.75	15.75	15.52	1.00	1.79	C22
0.77	1.65	3.41	6.06	10.01	15.24	20.27	27.70	38.94	40.33	4.60	2.53	2.53	0.11	0.29	C23-24
1.75	3.24	6.55	12.16	17.79	27.68	37.69	48.98	58.35	58.44	8.13	4.58	4.56	0.21	0.54	C25
0.24	0.46	0.53	0.69	1.26	1.16	1.44	1.80	1.76	1.97	0.46	0.30	0.29	0.02	0.03	C30-31
0.52	1.02	2.84	4.74	6.24	8.01	8.62	9.49	8.59	5.79	2.13	1.26	1.27	0.08	0.16	C32
12.96	25.94	56.70	98.18	161.09	218.81	283.20	353.35	401.98	352.09	62.48	35.76	35.76	1.83	4.34	C33-34
0.52	0.85	1.74	1.85	2.76	2.75	3.30	3.97	4.99	3.82	1.11	0.73	0.72	0.05	0.08	C37-38
0.89	1.22	1.68	2.22	2.90	4.22	6.19	7.61	8.71	6.02	1.66	1.20	1.17	0.07	0.12	C40-41
0.25	0.33	0.60	0.78	1.21	1.92	2.13	2.96	2.99	2.53	0.56	0.35	0.34	0.02	0.04	C43
1.05	1.46	2.24	3.68	5.35	7.74	11.47	15.44	20.60	30.15	2.87	1.68	1.65	0.08	0.18	C44
0.08	0.12	0.21	0.44	0.49	0.77	0.86	0.90	0.96	0.90	0.21	0.13	0.13	0.01	0.02	C45
0.00	0.03	0.02	0.06	0.09	0.09	0.09	0.05	0.12	0.11	0.03	0.02	0.02	0.00	0.00	C46
0.65	0.83	1.49	1.99	1.96	2.69	2.65	3.07	4.80	4.22	1.10	0.79	0.79	0.05	0.08	C47;C49
65.73	88.24	105.03	107.42	114.42	102.76	89.51	84.41	68.84	55.04	51.79	35.17	33.20	2.68	3.65	C50
0.22	0.32	0.52	0.76	0.85	1.42	1.96	2.58	3.39	2.14	0.50	0.29	0.28	0.02	0.03	C51
0.15	0.23	0.35	0.48	0.68	0.80	0.96	0.84	0.99	0.39	0.26	0.16	0.15	0.01	0.02	C52
21.78	31.64	37.49	31.24	26.82	23.75	20.62	17.23	13.84	10.23	15.75	11.24	10.33	0.87	1.09	C53
7.51	14.76	25.19	24.50	25.08	20.85	15.16	12.66	10.94	4.87	9.59	6.26	6.11	0.52	0.70	C54
1.19	2.13	2.96	2.90	3.18	2.83	3.25	2.14	3.95	2.63	1.38	0.89	0.86	0.07	0.10	C55
7.92	11.80	17.26	17.65	20.10	18.39	18.74	18.42	17.16	11.50	8.85	6.07	5.78	0.44	0.63	C56
0.39	0.67	1.12	1.11	1.67	1.54	1.92	1.49	1.13	1.36	0.60	0.39	0.38	0.03	0.04	C57
0.06	0.06	0.05	0.00	0.04	0.00	0.00	0.05	0.00	0.00	0.06	0.06	0.05	0.00	0.00	C58
0.31	0.53	0.83	1.23	1.51	1.74	2.55	3.05	4.03	3.86	0.65	0.39	0.39	0.02	0.04	C60
0.31	0.79	2.24	7.78	24.48	51.51	94.94	143.14	178.42	168.47	14.80	8.24	8.10	0.18	0.91	C61
0.67	0.68	0.58	0.40	0.47	0.44	0.22	0.73	0.59	0.13	0.56	0.52	0.49	0.03	0.04	C62
0.09	0.05	0.10	0.38	0.65	1.14	1.43	1.47	1.51	0.80	0.25	0.16	0.16	0.01	0.02	C63
3.17	4.50	8.47	11.01	14.15	16.22	16.62	19.11	19.26	15.97	5.42	3.42	3.40	0.23	0.39	C64
0.08	0.23	0.47	0.91	1.48	2.00	3.32	4.23	5.14	4.05	0.65	0.36	0.36	0.02	0.04	C65
0.12	0.20	0.40	0.93	1.76	2.70	3.79	5.84	6.06	4.89	0.76	0.42	0.42	0.02	0.05	C66
1.55	2.50	5.45	10.17	14.80	21.75	32.10	44.67	56.74	56.69	7.10	3.96	3.93	0.18	0.45	C67
0.03	0.02	0.11	0.09	0.16	0.34	0.63	0.85	0.92	2.19	0.12	0.07	0.07	0.00	0.01	C68
0.07	0.11	0.15	0.14	0.27	0.31	0.28	0.48	0.50	0.45	0.15	0.12	0.16	0.01	0.01	C69
5.33	6.96	11.62	13.95	18.18	20.41	22.01	25.72	27.24	24.07	8.02	5.56	5.49	0.36	0.57	C70-72,D32-33,D42-43
27.61	27.31	35.94	31.56	26.07	17.89	12.46	8.01	5.83	5.57	18.59	15.33	13.25	1.11	1.26	C73
0.16	0.20	0.31	0.33	0.49	0.64	0.78	0.90	1.11	0.96	0.24	0.16	0.17	0.01	0.02	C74
0.42	0.40	0.66	0.86	0.90	0.84	0.93	0.90	0.58	1.01	0.43	0.33	0.31	0.02	0.03	C75
0.22	0.29	0.29	0.33	0.62	1.00	0.67	1.08	1.23	0.84	0.37	0.31	0.29	0.02	0.03	C81
2.86	3.91	6.48	8.36	13.03	16.30	18.67	23.53	21.98	18.05	5.43	3.60	3.50	0.21	0.39	C82-85, C96
0.00	0.00	0.02	0.09	0.12	0.19	0.24	0.37	0.08	0.22	0.05	0.03	0.03	0.00	0.00	C88
0.38	0.83	1.77	3.02	4.74	7.06	7.91	9.30	9.05	6.13	1.76	1.04	1.04	0.06	0.13	C90
0.58	0.75	1.09	1.41	1.93	2.59	3.36	4.36	3.91	3.77	1.35	1.23	1.46	0.08	0.11	C91
2.13	2.52	3.81	4.89	6.76	9.43	10.91	11.71	15.80	11.70	3.47	2.48	2.42	0.15	0.25	C92-94,D45-47
1.05	1.05	1.57	2.01	2.85	4.37	5.61	6.87	8.13	7.37	1.77	1.36	1.41	0.08	0.13	C95
2.77	3.62	5.90	8.49	12.79	16.86	21.11	29.79	38.32	42.41	6.03	3.72	3.70	0.22	0.39	O&U
163.42	238.94	381.85	521.24	722.41	914.40	1106.72	1352.50	1522.99	1355.75	310.52	193.93	189.27	11.46	21.57	C00-96
162.37	237.48	379.61	517.57	717.06	906.66	1095.25	1337.06	1502.39	1325.61	307.65	192.25	187.62	11.38	21.39	C00-96 exc. C44

附表 1-5　2015 年全国城市肿瘤登记地区男性癌症发病主要指标/100 000^{-1}

部位 Sites		病例数 No. cases	构成比 Freq. /%	年龄组								
				0~	1~4	5~9	10~14	15~19	20~24	25~29	30~34	35~39
唇	Lip	133	0.05	0.00	0.00	0.00	0.00	0.03	0.00	0.02	0.03	0.03
舌	Tongue	887	0.34	0.00	0.06	0.00	0.00	0.03	0.09	0.17	0.27	0.23
口	Mouth	1189	0.46	0.00	0.03	0.06	0.03	0.03	0.09	0.12	0.18	0.28
唾液腺	Salivary glands	619	0.24	0.00	0.00	0.03	0.12	0.15	0.11	0.26	0.30	0.42
扁桃腺	Tonsil	209	0.08	0.00	0.00	0.00	0.00	0.00	0.00	0.02	0.00	0.03
其他口咽	Other oropharynx	335	0.13	0.00	0.00	0.03	0.00	0.00	0.04	0.00	0.05	0.03
鼻咽	Nasopharynx	4369	1.70	0.00	0.00	0.00	0.12	0.30	0.52	1.28	2.71	4.18
下咽	Hypopharynx	885	0.34	0.00	0.00	0.00	0.00	0.00	0.00	0.02	0.02	0.12
咽，部位不明	Pharynx unspecified	271	0.11	0.00	0.00	0.00	0.00	0.00	0.04	0.02	0.00	0.05
食管	Esophagus	15 465	6.00	0.00	0.03	0.00	0.00	0.03	0.05	0.08	0.18	0.47
胃	Stomach	29 438	11.43	0.00	0.03	0.00	0.06	0.13	0.34	1.18	1.64	3.58
小肠	Small intestine	1310	0.51	0.00	0.00	0.00	0.00	0.00	0.05	0.19	0.24	0.43
结肠	Colon	15 979	6.20	0.00	0.00	0.00	0.06	0.18	0.29	1.03	2.01	3.09
直肠	Rectum	14 673	5.70	0.14	0.00	0.00	0.00	0.05	0.21	0.76	1.45	2.29
肛门	Anus	273	0.11	0.00	0.00	0.00	0.00	0.00	0.00	0.00	0.00	0.07
肝脏	Liver	29 497	11.45	1.83	0.38	0.11	0.03	0.33	0.56	2.29	4.79	11.42
胆囊及其他	Gallbladder etc.	3384	1.31	0.00	0.03	0.00	0.00	0.00	0.05	0.08	0.16	0.30
胰腺	Pancreas	6983	2.71	0.00	0.00	0.00	0.00	0.00	0.05	0.20	0.30	0.84
鼻、鼻窦及其他	Nose, sinuses etc.	432	0.17	0.00	0.00	0.00	0.00	0.08	0.05	0.08	0.14	0.27
喉	Larynx	2931	1.14	0.00	0.00	0.03	0.03	0.00	0.04	0.06	0.02	0.17
气管、支气管、肺	Trachea, bronchus & lung	62 816	24.39	0.00	0.03	0.11	0.09	0.15	0.50	1.17	2.47	5.93
其他胸腔器官	Other thoracic organs	1032	0.40	0.42	0.22	0.06	0.00	0.33	0.29	0.36	0.37	0.40
骨	Bone	1490	0.58	0.14	0.13	0.34	1.13	1.16	0.47	0.58	0.48	0.55
皮肤黑色素瘤	Melanoma of skin	457	0.18	0.00	0.00	0.03	0.03	0.08	0.02	0.06	0.11	0.10
皮肤其他	Other skin	2222	0.86	0.00	0.06	0.06	0.09	0.25	0.11	0.31	0.43	0.67
间皮瘤	Mesothelioma	191	0.07	0.00	0.00	0.00	0.00	0.03	0.02	0.02	0.03	0.07
卡波氏肉瘤	Kaposi sarcoma	29	0.01	0.00	0.00	0.00	0.00	0.00	0.00	0.00	0.03	0.00
结缔组织、软组织	Connective & soft tissue	913	0.35	0.28	0.44	0.31	0.31	0.23	0.32	0.31	0.62	0.48
乳腺	Breast	414	0.16	0.00	0.00	0.00	0.00	0.00	0.02	0.06	0.11	0.20
外阴	Vulva	–	–	–	–	–	–	–	–	–	–	–
阴道	Vagina	–	–	–	–	–	–	–	–	–	–	–
子宫颈	Cervix uteri	–	–	–	–	–	–	–	–	–	–	–
子宫体	Corpus uteri	–	–	–	–	–	–	–	–	–	–	–
子宫，部位不明	Uterus unspecified	–	–	–	–	–	–	–	–	–	–	–
卵巢	Ovary	–	–	–	–	–	–	–	–	–	–	–
其他女性生殖器	Other female genital organs	–	–	–	–	–	–	–	–	–	–	–
胎盘	Placenta	–	–	–	–	–	–	–	–	–	–	–
阴茎	Penis	500	0.19	0.00	0.00	0.00	0.00	0.00	0.02	0.02	0.08	0.12
前列腺	Prostate	11 460	4.45	0.00	0.00	0.00	0.03	0.03	0.00	0.06	0.05	0.08
睾丸	Testis	430	0.17	1.40	0.47	0.03	0.03	0.28	0.50	0.79	0.94	0.77
其他男性生殖器	Other male genital organs	194	0.08	0.00	0.06	0.03	0.00	0.00	0.04	0.02	0.02	0.05
肾	Kidney	5437	2.11	1.12	0.72	0.17	0.12	0.05	0.18	0.59	1.53	1.87
肾盂	Renal pelvis	543	0.21	0.00	0.03	0.00	0.00	0.00	0.00	0.00	0.03	0.08
输尿管	Ureter	634	0.25	0.00	0.00	0.00	0.00	0.00	0.00	0.02	0.02	0.02
膀胱	Bladder	8502	3.30	0.00	0.09	0.00	0.03	0.03	0.11	0.34	0.78	1.04
其他泌尿器官	Other urinary organs	111	0.04	0.00	0.00	0.00	0.00	0.00	0.00	0.02	0.00	0.00
眼	Eye	113	0.04	0.98	0.66	0.00	0.03	0.00	0.02	0.03	0.06	0.02
脑、神经系统	Brain, nervous system	5578	2.17	2.81	2.42	1.63	1.53	1.46	1.56	1.95	2.98	4.05
甲状腺	Thyroid	7181	2.79	0.00	0.00	0.06	0.12	0.83	2.92	9.08	13.99	14.86
肾上腺	Adrenal gland	197	0.08	0.70	0.19	0.06	0.00	0.03	0.00	0.02	0.03	0.07
其他内分泌腺	Other endocrine	346	0.13	0.00	0.06	0.06	0.21	0.23	0.11	0.16	0.32	0.27
霍奇金淋巴瘤	Hodgkin lymphoma	336	0.13	0.00	0.13	0.14	0.25	0.23	0.36	0.44	0.46	0.13
非霍奇金淋巴瘤	Non-Hodgkin lymphoma	4803	1.86	0.14	0.72	0.93	0.95	0.63	0.68	1.34	1.74	2.12
免疫增生性疾病	Immunoproliferative diseases	51	0.02	0.00	0.00	0.00	0.00	0.03	0.00	0.00	0.00	0.02
多发性骨髓瘤	Multiple myeloma	1594	0.62	0.00	0.03	0.03	0.00	0.00	0.04	0.08	0.13	0.18
淋巴样白血病	Lymphoid leukemia	1245	0.48	1.83	4.71	1.91	1.69	1.11	0.70	0.65	0.49	0.55
髓样白血病	Myeloid leukemia	3018	1.17	1.54	0.94	0.82	0.83	1.16	1.07	1.45	1.62	1.84
白血病，未特指	Leukemia unspecified	1536	0.60	1.40	1.70	1.01	1.01	0.80	0.82	0.73	0.94	0.80
其他或未指明部位	Other and unspecified	4905	1.90	1.54	0.94	0.45	0.77	0.65	0.50	0.64	1.15	1.35
所有部位合计	All sites	257 540	100.00	16.29	15.34	8.46	9.80	11.08	13.93	29.11	46.47	67.00
所有部位除外 C44	All sites except C44	255 318	99.14	16.29	15.28	8.41	9.71	10.83	13.82	28.80	46.04	66.33

Appendix Table 1-5 Cancer incidence in urban registration areas of China, male in 2015/100 000⁻¹

Age group										粗率 Crude rate/ 100 000⁻¹	中标率 ASR China/ 100 000⁻¹	世标率 ASR world/ 100 000⁻¹	累积率 Cum. Rate/%		ICD10
40~44	45~49	50~54	55~59	60~64	65~69	70~74	75~79	80~84	85+				0~64	0~74	
0.09	0.09	0.16	0.22	0.47	0.60	0.76	0.79	0.92	1.33	0.17	0.11	0.11	0.01	0.01	C00
0.85	1.41	2.09	2.64	3.31	2.88	2.15	3.45	3.95	2.00	1.15	0.75	0.73	0.06	0.08	C01-02
0.65	0.98	2.20	3.40	4.04	4.81	5.59	6.16	7.39	6.92	1.54	0.96	0.95	0.06	0.11	C03-06
0.51	0.60	1.23	1.67	1.48	2.60	2.15	2.83	2.35	3.19	0.80	0.56	0.53	0.03	0.06	C07-08
0.14	0.39	0.57	0.53	1.01	0.73	0.67	0.40	0.76	0.80	0.27	0.17	0.17	0.01	0.02	C09
0.11	0.29	0.89	1.19	1.18	1.33	1.79	1.30	1.09	1.06	0.43	0.27	0.27	0.02	0.03	C10
7.30	8.28	10.24	10.52	13.96	13.36	10.77	9.27	7.22	4.39	5.64	4.05	3.79	0.30	0.42	C11
0.37	0.91	1.99	3.90	3.10	3.89	3.84	3.67	2.18	1.60	1.14	0.71	0.71	0.05	0.09	C12-13
0.06	0.33	0.52	0.60	1.08	1.14	1.25	1.58	1.85	1.33	0.35	0.21	0.21	0.01	0.03	C14
2.37	8.42	21.27	38.82	60.37	80.25	93.15	104.07	110.46	91.95	19.97	11.87	12.06	0.66	1.53	C15
7.95	16.44	34.82	66.42	103.56	146.86	185.99	218.49	234.96	181.11	38.01	22.85	22.85	1.18	2.84	C16
0.68	0.98	1.86	3.29	4.63	5.57	6.30	8.93	8.74	7.45	1.69	1.05	1.03	0.06	0.12	C17
5.72	9.94	19.21	32.19	51.70	74.02	91.14	119.90	140.54	137.06	20.63	12.42	12.32	0.63	1.45	C18
5.66	9.94	20.68	33.66	55.57	70.72	79.74	98.65	101.14	91.95	18.95	11.50	11.52	0.65	1.40	C19-20
0.15	0.21	0.47	0.46	0.73	1.11	1.30	2.26	2.69	2.79	0.35	0.21	0.21	0.01	0.02	C21
25.26	40.98	59.91	81.72	97.63	108.97	115.41	131.43	149.78	148.11	38.09	24.23	23.85	1.63	2.75	C22
0.79	1.56	3.47	6.41	10.07	15.64	19.94	27.19	37.63	38.86	4.37	2.53	2.54	0.11	0.29	C23-24
2.15	4.22	8.31	15.43	21.81	33.46	41.79	52.91	60.65	60.95	9.02	5.35	5.36	0.27	0.64	C25
0.32	0.63	0.70	0.77	1.63	1.55	1.83	2.54	1.68	2.26	0.56	0.37	0.36	0.02	0.04	C30-31
0.87	1.77	5.22	9.02	11.83	14.59	15.69	17.02	15.04	10.91	3.78	2.29	2.33	0.15	0.30	C32
13.23	29.01	71.29	133.82	223.95	309.68	395.62	482.83	538.29	493.42	81.12	48.01	48.27	2.41	5.94	C33-34
0.57	1.03	1.83	2.23	3.27	3.39	4.78	5.82	6.05	4.92	1.33	0.90	0.89	0.06	0.10	C37-38
0.94	1.42	1.99	2.82	3.59	5.29	7.15	9.33	10.00	7.19	1.92	1.42	1.38	0.08	0.14	C40-41
0.28	0.39	0.68	0.93	1.16	2.25	2.19	3.34	3.70	2.66	0.59	0.38	0.37	0.02	0.04	C43
1.24	1.50	2.41	4.12	5.36	8.42	12.65	16.79	20.24	29.67	2.87	1.75	1.73	0.08	0.19	C44
0.08	0.09	0.28	0.51	0.65	0.73	1.03	1.36	1.51	1.06	0.25	0.15	0.15	0.01	0.02	C45
0.00	0.05	0.05	0.05	0.13	0.09	0.13	0.06	0.25	0.27	0.04	0.02	0.02	0.00	0.00	C46
0.62	0.79	1.62	2.01	2.07	3.36	3.13	3.90	6.55	5.32	1.18	0.84	0.83	0.05	0.08	C47;C49
0.31	0.63	0.86	0.92	1.48	1.61	1.56	1.53	2.35	2.00	0.53	0.35	0.34	0.02	0.04	C50
–	–	–	–	–	–	–	–	–	–	–	–	–	–	–	C51
–	–	–	–	–	–	–	–	–	–	–	–	–	–	–	C52
–	–	–	–	–	–	–	–	–	–	–	–	–	–	–	C53
–	–	–	–	–	–	–	–	–	–	–	–	–	–	–	C54
–	–	–	–	–	–	–	–	–	–	–	–	–	–	–	C55
–	–	–	–	–	–	–	–	–	–	–	–	–	–	–	C56
–	–	–	–	–	–	–	–	–	–	–	–	–	–	–	C57
–	–	–	–	–	–	–	–	–	–	–	–	–	–	–	C58
0.31	0.53	0.83	1.23	1.51	1.74	2.55	3.05	4.03	3.86	0.65	0.39	0.39	0.02	0.04	C60
0.31	0.79	2.24	7.78	24.48	51.51	94.94	143.14	178.42	168.47	14.80	8.24	8.10	0.18	0.91	C61
0.67	0.68	0.58	0.40	0.47	0.44	0.22	0.73	0.59	0.13	0.56	0.52	0.49	0.03	0.04	C62
0.09	0.05	0.10	0.38	0.65	1.14	1.43	1.47	1.51	0.80	0.25	0.16	0.16	0.01	0.02	C63
4.38	6.06	11.37	15.04	19.10	21.97	21.50	24.53	23.35	20.63	7.02	4.54	4.51	0.31	0.52	C64
0.11	0.32	0.62	1.24	2.17	2.41	3.22	3.56	5.04	3.86	0.70	0.42	0.42	0.02	0.05	C65
0.17	0.24	0.49	1.30	2.26	3.20	3.44	5.43	6.22	6.65	0.82	0.47	0.48	0.02	0.06	C66
2.49	3.85	8.62	16.82	23.84	34.86	52.34	70.21	94.00	99.80	10.98	6.39	6.36	0.29	0.73	C67
0.05	0.00	0.11	0.05	0.26	0.35	0.76	0.90	1.34	3.33	0.14	0.08	0.08	0.00	0.01	C68
0.08	0.11	0.16	0.15	0.32	0.35	0.36	0.40	0.25	0.27	0.15	0.12	0.16	0.01	0.01	C69
5.09	6.12	9.94	11.60	15.73	18.58	20.87	24.42	25.45	22.89	7.20	5.22	5.16	0.33	0.53	C70-72,D32-33,D42-43
13.77	12.51	15.63	13.38	12.61	8.61	7.33	5.43	4.96	4.92	9.27	7.89	6.69	0.55	0.63	C73
0.17	0.11	0.39	0.37	0.52	0.73	0.89	1.41	1.26	0.93	0.25	0.17	0.19	0.01	0.02	C74
0.32	0.39	0.71	0.88	1.03	0.89	1.12	0.90	0.59	1.46	0.45	0.35	0.33	0.02	0.03	C75
0.29	0.39	0.37	0.38	0.80	1.23	0.76	1.19	1.34	0.80	0.43	0.37	0.35	0.02	0.03	C81
3.20	4.35	7.40	9.30	15.36	19.98	21.54	29.17	28.56	24.88	6.20	4.18	4.10	0.24	0.45	C82-85, C96
0.00	0.00	0.03	0.15	0.15	0.32	0.31	0.62	0.62	0.40	0.07	0.04	0.04	0.00	0.01	C88
0.36	0.73	2.02	3.33	5.61	8.67	9.43	12.61	12.68	9.05	2.06	1.24	1.24	0.06	0.15	C90
0.68	0.88	1.00	1.87	2.15	3.39	3.84	6.22	5.46	4.79	1.61	1.45	1.71	0.09	0.13	C91
2.46	2.70	4.23	5.56	7.70	10.70	12.87	13.96	21.76	15.57	3.90	2.81	2.75	0.16	0.28	C92-94,D45-47
0.99	1.22	1.78	2.32	3.27	5.03	6.53	7.63	10.00	10.38	1.98	1.54	1.60	0.09	0.14	C95
2.97	3.52	6.14	9.39	14.54	18.81	24.23	32.79	42.84	47.37	6.33	4.02	4.02	0.22	0.43	O&U
118.24	188.84	351.57	563.19	845.36	1133.81	1399.99	1727.58	1949.70	1793.79	332.57	206.88	205.19	11.34	24.01	C00-96
117.00	187.34	349.15	559.07	840.00	1125.39	1387.34	1710.79	1929.46	1764.11	329.70	205.12	203.46	11.26	23.82	C00-96 exc. C44

附表 1-6　2015 年全国城市肿瘤登记地区女性癌症发病主要指标/100 000^{-1}

部位 Sites		病例数 No. cases	构成比 Freq. /%	年龄组								
				0~	1~4	5~9	10~14	15~19	20~24	25~29	30~34	35~39
唇	Lip	104	0.05	0.31	0.00	0.00	0.00	0.00	0.00	0.02	0.02	0.02
舌	Tongue	582	0.26	0.00	0.00	0.00	0.00	0.00	0.04	0.12	0.16	0.12
口	Mouth	945	0.43	0.00	0.04	0.00	0.03	0.00	0.22	0.47	1.01	1.41
唾液腺	Salivary glands	441	0.20	0.00	0.04	0.03	0.10	0.14	0.13	0.26	0.25	0.52
扁桃腺	Tonsil	65	0.03	0.00	0.00	0.00	0.00	0.00	0.00	0.00	0.00	0.03
其他口咽	Other oropharynx	59	0.03	0.00	0.00	0.00	0.00	0.00	0.00	0.00	0.00	0.05
鼻咽	Nasopharynx	1768	0.80	0.00	0.00	0.00	0.14	0.19	0.47	0.67	1.26	1.83
下咽	Hypopharynx	56	0.03	0.00	0.00	0.00	0.00	0.00	0.00	0.00	0.00	0.00
咽, 部位不明	Pharynx unspecified	70	0.03	0.00	0.00	0.03	0.00	0.00	0.00	0.02	0.00	0.00
食管	Esophagus	4759	2.15	0.16	0.00	0.00	0.00	0.03	0.02	0.03	0.11	0.27
胃	Stomach	12 944	5.86	0.00	0.00	0.03	0.00	0.14	0.28	1.53	2.60	3.84
小肠	Small intestine	945	0.43	0.00	0.00	0.00	0.03	0.00	0.07	0.09	0.14	0.30
结肠	Colon	12 798	5.79	0.00	0.00	0.06	0.07	0.16	0.28	1.25	1.31	2.61
直肠	Rectum	9440	4.27	0.16	0.00	0.00	0.00	0.00	0.13	0.56	1.29	1.83
肛门	Anus	196	0.09	0.00	0.00	0.00	0.00	0.00	0.02	0.02	0.06	0.03
肝脏	Liver	10 185	4.61	1.25	0.46	0.00	0.17	0.11	0.37	0.61	1.23	2.08
胆囊及其他	Gallbladder etc.	3712	1.68	0.00	0.00	0.00	0.00	0.00	0.02	0.09	0.09	0.35
胰腺	Pancreas	5540	2.51	0.00	0.00	0.06	0.00	0.00	0.06	0.17	0.32	0.43
鼻、鼻窦及其他	Nose, sinuses etc.	281	0.13	0.00	0.00	0.00	0.03	0.08	0.06	0.12	0.14	0.23
喉	Larynx	349	0.16	0.00	0.00	0.00	0.00	0.00	0.02	0.02	0.06	0.13
气管、支气管、肺	Trachea, bronchus & lung	33 476	15.14	0.00	0.14	0.00	0.07	0.14	0.43	1.36	2.45	6.05
其他胸腔器官	Other thoracic organs	674	0.30	0.47	0.14	0.00	0.11	0.13	0.16	0.24	0.28	—
骨	Bone	1070	0.48	0.16	0.14	0.53	0.96	0.51	0.21	0.42	0.38	0.50
皮肤黑色素瘤	Melanoma of skin	409	0.19	0.00	0.07	0.00	0.00	0.03	0.02	0.16	0.16	0.23
皮肤其他	Other skin	2206	1.00	0.00	0.04	0.06	0.21	0.19	0.17	0.44	0.49	0.76
间皮瘤	Mesothelioma	133	0.06	0.00	0.00	0.00	0.00	0.00	0.00	0.02	0.03	0.03
卡波氏肉瘤	Kaposi sarcoma	12	0.01	0.00	0.00	0.00	0.00	0.00	0.00	0.02	0.00	0.00
结缔组织、软组织	Connective & soft tissue	779	0.35	1.25	0.32	0.22	0.38	0.38	0.26	0.47	0.36	0.63
乳腺	Breast	39 713	17.97	0.00	0.04	0.00	0.03	0.11	1.20	5.83	16.54	32.21
外阴	Vulva	383	0.17	0.00	0.00	0.00	0.00	0.03	0.04	0.05	0.13	0.12
阴道	Vagina	197	0.09	0.00	0.00	0.00	0.00	0.00	0.00	0.00	0.03	0.12
子宫颈	Cervix uteri	12 080	5.46	0.16	0.00	0.00	0.00	0.05	0.34	2.77	7.10	13.75
子宫体	Corpus uteri	7352	3.33	0.00	0.00	0.00	0.00	0.08	0.26	0.81	1.59	3.44
子宫, 部位不明	Uterus unspecified	1057	0.48	0.16	0.00	0.00	0.00	0.00	0.06	0.11	0.33	0.47
卵巢	Ovary	6790	3.07	0.00	0.11	0.16	0.48	1.22	1.61	2.68	3.03	4.45
其他女性生殖器	Other female genital organs	463	0.21	0.00	0.00	0.00	0.00	0.03	0.06	0.09	0.13	0.23
胎盘	Placenta	47	0.02	0.00	0.00	0.00	0.00	0.03	0.17	0.11	0.11	0.15
阴茎	Penis	—	—	—	—	—	—	—	—	—	—	—
前列腺	Prostate	—	—	—	—	—	—	—	—	—	—	—
睾丸	Testis	—	—	—	—	—	—	—	—	—	—	—
其他男性生殖器	Other male genital organs	—	—	—	—	—	—	—	—	—	—	—
肾	Kidney	2912	1.32	0.94	0.70	0.06	0.03	0.14	0.26	0.36	0.73	0.95
肾盂	Renal pelvis	456	0.21	0.00	0.00	0.00	0.00	0.00	0.00	0.03	0.03	0.05
输尿管	Ureter	543	0.25	0.00	0.00	0.00	0.00	0.00	0.00	0.00	0.00	0.02
膀胱	Bladder	2434	1.10	0.00	0.07	0.03	0.03	0.03	0.09	0.11	0.13	0.35
其他泌尿器官	Other urinary organs	81	0.04	0.00	0.00	0.00	0.00	0.00	0.00	0.00	0.02	0.00
眼	Eye	111	0.05	1.72	0.63	0.03	0.03	0.00	0.00	0.00	0.05	0.00
脑、神经系统	Brain, nervous system	6780	3.07	2.50	1.44	1.53	1.34	0.87	1.27	2.01	2.62	3.87
甲状腺	Thyroid	21 475	9.71	0.00	0.00	0.09	0.62	2.79	9.39	22.93	33.33	36.47
肾上腺	Adrenal gland	171	0.08	0.31	0.21	0.06	0.03	0.00	0.04	0.08	0.03	0.03
其他内分泌腺	Other endocrine	324	0.15	0.00	0.04	0.00	0.03	0.08	0.15	0.25	0.25	0.40
霍奇金淋巴瘤	Hodgkin lymphoma	234	0.11	0.00	0.00	0.03	0.00	0.24	0.26	0.39	0.43	0.08
非霍奇金淋巴瘤	Non-Hodgkin lymphoma	3560	1.61	0.31	0.25	0.41	0.48	0.57	0.75	1.12	1.56	2.04
免疫增生性疾病	Immunoproliferative diseases	22	0.01	0.00	0.07	0.00	0.00	0.03	0.00	0.00	0.02	0.00
多发性骨髓瘤	Multiple myeloma	1119	0.51	0.00	0.00	0.03	0.00	0.03	0.04	0.05	0.06	0.20
淋巴样白血病	Lymphoid leukemia	843	0.38	1.87	3.12	1.85	1.06	0.81	0.39	0.42	0.49	0.28
髓样白血病	Myeloid leukemia	2323	1.05	1.25	0.81	0.28	0.82	0.81	0.92	1.28	1.61	1.61
白血病, 未特指	Leukemia unspecified	1190	0.54	3.12	1.12	0.94	0.82	0.43	0.51	0.72	0.60	0.55
其他或未指明部位	Other and unspecified	4396	1.99	1.72	0.95	0.38	0.52	0.30	0.52	0.81	1.50	1.76
所有部位合计	All sites	221 054	100.00	17.80	10.91	7.07	8.66	10.83	21.72	52.06	86.62	128.17
所有部位除外 C44	All sites except C44	218 848	99.00	17.80	10.87	7.01	8.45	10.64	21.55	51.62	86.13	127.41

Appendix Table 1-6　Cancer incidence in urban registration areas of China, female in 2015/100 000^{-1}

Age group										粗率 Crude rate/ 100 000^{-1}	中标率 ASR China/ 100 000^{-1}	世标率 ASR world/ 100 000^{-1}	累积率 Cum. Rate/%		ICD10
40~44	45~49	50~54	55~59	60~64	65~69	70~74	75~79	80~84	85+				0~64	0~74	
0.03	0.06	0.08	0.13	0.25	0.43	0.50	0.84	1.13	0.97	0.14	0.08	0.08	0.00	0.01	C00
0.34	0.58	1.10	1.24	1.86	2.34	2.33	3.43	3.67	2.05	0.76	0.46	0.44	0.03	0.05	C01-02
1.13	1.13	1.10	1.27	1.86	2.50	3.42	4.37	5.37	5.36	1.23	0.86	0.76	0.05	0.08	C03-06
0.45	0.69	0.74	0.68	1.25	1.20	1.37	1.54	1.77	1.75	0.58	0.41	0.38	0.03	0.04	C07-08
0.06	0.14	0.13	0.20	0.19	0.12	0.08	0.40	0.35	0.29	0.08	0.05	0.05	0.00	0.00	C09
0.06	0.03	0.05	0.06	0.23	0.15	0.42	0.30	0.56	0.39	0.08	0.04	0.04	0.00	0.01	C10
2.76	3.43	3.73	3.71	4.60	4.74	4.75	4.67	4.38	2.92	2.31	1.65	1.52	0.11	0.16	C11
0.03	0.03	0.12	0.17	0.21	0.12	0.25	0.25	0.71	0.10	0.07	0.04	0.04	0.00	0.00	C12-13
0.06	0.06	0.07	0.06	0.21	0.37	0.17	0.55	0.49	0.88	0.09	0.05	0.05	0.00	0.01	C14
0.51	1.17	2.47	5.82	13.24	23.29	29.86	40.07	51.33	51.24	6.21	3.22	3.23	0.12	0.38	C15
5.76	10.32	16.59	23.12	34.85	49.90	70.10	88.98	104.00	89.63	16.88	9.69	9.42	0.50	1.10	C16
0.42	0.90	1.30	1.70	3.03	3.88	5.04	5.31	6.78	5.65	1.23	0.72	0.71	0.04	0.08	C17
4.69	7.29	15.12	24.26	35.74	50.80	70.02	94.39	110.35	94.59	16.69	9.30	9.15	0.46	1.07	C18
5.10	7.17	13.75	19.87	29.81	38.94	45.82	59.04	67.71	56.99	12.31	7.04	6.96	0.40	0.82	C19-20
0.12	0.18	0.28	0.37	0.40	0.74	0.96	1.09	2.05	1.36	0.26	0.15	0.14	0.01	0.02	C21
4.22	7.24	10.52	19.04	27.94	40.20	54.15	73.09	87.12	83.10	13.28	7.42	7.34	0.37	0.84	C22
0.76	1.74	3.36	5.71	9.96	14.85	20.58	28.15	40.03	41.40	4.84	2.53	2.53	0.11	0.29	C23-24
1.36	2.26	4.73	8.86	13.83	22.06	33.86	45.53	56.41	56.60	7.22	3.82	3.79	0.16	0.44	C25
0.15	0.27	0.37	0.61	0.89	0.77	1.08	1.14	1.84	1.11	0.37	0.24	0.23	0.01	0.02	C30-31
0.17	0.27	0.38	0.42	0.74	1.60	2.04	2.88	3.18	2.05	0.46	0.26	0.25	0.01	0.03	C32
12.70	22.84	41.65	62.22	99.19	130.39	178.44	239.63	287.42	248.61	43.65	24.19	23.92	1.25	2.79	C33-34
0.46	0.67	1.65	1.46	2.27	2.13	1.92	2.33	4.09	3.02	0.88	0.56	0.56	0.04	0.06	C37-38
0.83	1.02	1.35	1.62	2.22	3.17	5.29	6.11	7.62	5.16	1.40	0.99	0.96	0.05	0.10	C40-41
0.23	0.27	0.52	0.63	1.25	1.60	2.08	2.63	2.40	2.44	0.53	0.33	0.32	0.02	0.04	C43
0.86	1.43	2.07	3.23	5.34	7.08	10.37	14.25	20.90	30.49	2.88	1.60	1.57	0.08	0.16	C44
0.09	0.15	0.13	0.37	0.34	0.80	0.71	0.50	0.49	0.78	0.17	0.11	0.10	0.01	0.01	C45
0.00	0.02	0.00	0.06	0.04	0.09	0.04	0.05	0.00	0.00	0.02	0.01	0.01	0.00	0.00	C46
0.68	0.87	1.35	1.98	1.86	2.03	2.21	2.33	3.32	3.41	1.02	0.74	0.74	0.05	0.07	C47;C49
65.73	88.24	105.03	107.42	114.42	102.76	89.51	84.41	68.84	55.04	51.79	35.17	33.20	2.68	3.65	C50
0.22	0.32	0.52	0.76	0.85	1.42	1.96	2.58	3.39	2.14	0.50	0.29	0.28	0.02	0.03	C51
0.15	0.23	0.35	0.48	0.68	0.80	0.96	0.84	0.99	0.39	0.26	0.16	0.15	0.01	0.02	C52
21.78	31.64	37.49	31.24	26.82	23.75	20.62	17.23	13.84	10.23	15.75	11.24	10.33	0.87	1.09	C53
7.51	14.76	25.19	24.50	25.08	20.85	15.16	12.66	10.94	4.87	9.59	6.26	6.11	0.52	0.70	C54
1.19	2.13	2.96	2.90	3.18	2.83	3.25	2.14	3.95	2.63	1.38	0.89	0.86	0.07	0.10	C55
7.92	11.80	17.26	17.65	20.10	18.39	18.74	18.42	17.16	11.50	8.85	6.07	5.78	0.44	0.63	C56
0.39	0.67	1.12	1.11	1.67	1.54	1.92	1.49	1.13	1.36	0.60	0.39	0.38	0.03	0.04	C57
0.06	0.06	0.05	0.00	0.04	0.00	0.00	0.05	0.00	0.00	0.06	0.06	0.05	0.00	0.00	C58
–	–	–	–	–	–	–	–	–	–	–	–	–	–	–	C60
–	–	–	–	–	–	–	–	–	–	–	–	–	–	–	C61
–	–	–	–	–	–	–	–	–	–	–	–	–	–	–	C62
–	–	–	–	–	–	–	–	–	–	–	–	–	–	–	C63
1.96	2.93	5.48	6.94	9.28	10.63	12.08	14.35	15.81	12.57	3.80	2.32	2.32	0.15	0.26	C64
0.06	0.14	0.32	0.57	0.81	1.60	3.42	4.82	5.22	4.19	0.59	0.31	0.30	0.01	0.04	C65
0.08	0.17	0.32	0.55	1.27	2.22	4.12	6.21	5.93	3.60	0.71	0.37	0.36	0.01	0.04	C66
0.62	1.14	2.19	3.45	5.91	8.99	13.25	22.24	25.42	25.13	3.17	1.68	1.66	0.07	0.18	C67
0.02	0.03	0.10	0.13	0.06	0.34	0.50	0.79	0.56	1.36	0.11	0.05	0.05	0.00	0.01	C68
0.06	0.11	0.13	0.13	0.21	0.28	0.21	0.55	0.71	0.58	0.14	0.11	0.17	0.01	0.01	C69
5.58	7.81	13.35	16.32	20.59	22.18	23.07	26.86	28.73	24.94	8.84	5.89	5.81	0.39	0.62	C70-72,D32-33,D42-43
41.40	42.23	56.90	49.91	39.32	26.92	17.24	10.28	6.57	6.04	28.00	22.80	19.84	1.68	1.90	C73
0.15	0.30	0.23	0.30	0.47	0.55	0.67	0.45	0.99	0.97	0.22	0.15	0.16	0.01	0.02	C74
0.51	0.41	0.60	0.85	0.76	0.80	0.75	0.89	0.56	0.68	0.42	0.31	0.29	0.02	0.03	C75
0.14	0.18	0.20	0.28	0.44	0.77	0.58	0.99	1.13	0.88	0.31	0.24	0.22	0.01	0.02	C81
2.53	3.46	5.53	7.42	10.74	12.72	15.99	18.57	16.45	13.05	4.64	3.04	2.93	0.18	0.33	C82-85, C96
0.00	0.00	0.02	0.08	0.08	0.04	0.29	0.15	0.07	0.10	0.03	0.02	0.02	0.00	0.00	C88
0.40	0.93	1.50	2.71	3.88	5.48	6.50	6.41	6.00	3.99	1.46	0.85	0.86	0.05	0.11	C90
0.48	0.63	1.17	0.94	1.72	1.82	2.92	2.73	2.61	3.02	1.10	1.01	1.21	0.07	0.09	C91
1.80	2.33	3.37	4.21	5.83	8.19	9.08	9.73	10.80	8.87	3.03	2.16	2.09	0.13	0.22	C92-94,D45-47
1.11	0.88	1.35	1.70	2.44	3.73	4.75	6.21	6.57	5.16	1.55	1.18	1.24	0.07	0.11	C95
2.57	3.72	5.65	7.59	11.06	14.97	18.20	27.16	34.52	38.77	5.73	3.44	3.40	0.19	0.35	O&U
208.42	289.50	413.09	478.93	601.33	700.92	833.45	1023.05	1164.36	1035.08	288.26	183.03	175.39	11.59	19.27	C00-96
207.56	288.06	411.02	475.70	595.99	693.83	823.08	1008.80	1143.46	1004.58	285.39	181.43	173.82	11.52	19.10	C00-96 exc. C44

附表 1-7　2015 年全国农村肿瘤登记地区男女合计癌症发病主要指标/100 000⁻¹

部位 Sites		病例数 No. cases	构成比 Freq. /%	年龄组								
				0 ~	1 ~ 4	5 ~ 9	10 ~ 14	15 ~ 19	20 ~ 24	25 ~ 29	30 ~ 34	35 ~ 39
唇	Lip	315	0.07	0.06	0.03	0.03	0.00	0.01	0.01	0.01	0.03	0.06
舌	Tongue	968	0.22	0.00	0.01	0.00	0.01	0.01	0.06	0.06	0.12	0.23
口	Mouth	1426	0.32	0.00	0.03	0.03	0.06	0.01	0.07	0.05	0.12	0.19
唾液腺	Salivary glands	852	0.19	0.00	0.01	0.04	0.07	0.08	0.11	0.16	0.21	0.27
扁桃腺	Tonsil	188	0.04	0.00	0.00	0.00	0.02	0.02	0.02	0.02	0.03	0.01
其他口咽	Other oropharynx	352	0.08	0.06	0.00	0.00	0.00	0.00	0.01	0.03	0.04	0.08
鼻咽	Nasopharynx	5564	1.25	0.06	0.04	0.06	0.23	0.29	0.36	0.88	1.37	2.45
下咽	Hypopharynx	611	0.14	0.00	0.00	0.00	0.00	0.00	0.02	0.01	0.00	0.05
咽,部位不明	Pharynx unspecified	335	0.08	0.06	0.00	0.00	0.01	0.00	0.01	0.02	0.00	0.05
食管	Esophagus	41 510	9.34	0.00	0.00	0.01	0.02	0.01	0.07	0.19	0.35	0.87
胃	Stomach	55 566	12.50	0.12	0.03	0.07	0.03	0.21	0.53	1.22	2.43	4.06
小肠	Small intestine	1629	0.37	0.00	0.00	0.00	0.00	0.01	0.02	0.11	0.21	0.29
结肠	Colon	15 841	3.56	0.00	0.00	0.01	0.02	0.11	0.37	0.80	1.57	2.27
直肠	Rectum	20 175	4.54	0.00	0.00	0.00	0.00	0.04	0.30	0.78	1.29	2.41
肛门	Anus	618	0.14	0.00	0.01	0.00	0.00	0.00	0.02	0.00	0.05	0.08
肝脏	Liver	49 540	11.15	0.78	0.33	0.17	0.16	0.40	0.78	1.82	4.91	9.59
胆囊及其他	Gallbladder etc.	5814	1.31	0.06	0.00	0.00	0.00	0.00	0.04	0.09	0.07	0.30
胰腺	Pancreas	9911	2.23	0.00	0.00	0.02	0.05	0.02	0.05	0.14	0.39	0.72
鼻、鼻窦及其他	Nose, sinuses etc.	649	0.15	0.00	0.00	0.04	0.08	0.03	0.09	0.10	0.08	0.18
喉	Larynx	2623	0.59	0.06	0.03	0.01	0.01	0.00	0.01	0.03	0.05	0.08
气管、支气管、肺	Trachea, bronchus & lung	92 760	20.87	0.12	0.01	0.02	0.01	0.27	0.65	1.25	2.47	5.90
其他胸腔器官	Other thoracic organs	1185	0.27	0.12	0.07	0.08	0.07	0.15	0.16	0.25	0.26	0.21
骨	Bone	3291	0.74	0.12	0.22	0.40	1.03	0.94	0.48	0.66	0.54	0.72
皮肤黑色素瘤	Melanoma of skin	835	0.19	0.06	0.07	0.06	0.06	0.07	0.02	0.08	0.15	0.28
皮肤其他	Other skin	3372	0.76	0.06	0.08	0.04	0.08	0.15	0.16	0.28	0.32	0.48
间皮瘤	Mesothelioma	192	0.04	0.00	0.00	0.00	0.00	0.01	0.00	0.02	0.02	0.01
卡波氏肉瘤	Kaposi sarcoma	38	0.01	0.00	0.01	0.00	0.00	0.01	0.01	0.01	0.00	0.00
结缔组织、软组织	Connective & soft tissue	1197	0.27	0.24	0.40	0.09	0.14	0.30	0.18	0.32	0.31	0.35
乳腺	Breast	27 615	6.29	0.00	0.06	0.05	0.02	0.35	1.63	6.06	14.77	28.55
外阴	Vulva	311	0.07	0.00	0.00	0.00	0.00	0.00	0.02	0.06	0.16	0.07
阴道	Vagina	167	0.04	0.00	0.00	0.00	0.00	0.00	0.02	0.01	0.05	0.02
子宫颈	Cervix uteri	13 627	3.07	0.00	0.00	0.00	0.00	0.07	0.47	2.99	6.56	14.08
子宫体	Corpus uteri	5803	1.31	0.00	0.03	0.00	0.00	0.02	0.27	0.58	1.48	3.12
子宫,部位不明	Uterus unspecified	1534	0.35	0.00	0.00	0.00	0.00	0.04	0.08	0.37	0.51	0.92
卵巢	Ovary	5230	1.18	0.00	0.03	0.11	0.42	0.95	1.61	2.37	2.14	2.87
其他女性生殖器	Other female genital organs	344	0.08	0.00	0.00	0.00	0.05	0.00	0.07	0.10	0.07	0.14
胎盘	Placenta	76	0.02	0.00	0.00	0.00	0.00	0.09	0.13	0.31	0.23	0.12
阴茎	Penis	628	0.14	0.00	0.00	0.00	0.00	0.00	0.03	0.00	0.03	0.15
前列腺	Prostate	5446	1.23	0.00	0.00	0.02	0.00	0.00	0.05	0.07	0.03	0.08
睾丸	Testis	337	0.08	0.22	0.07	0.04	0.04	0.18	0.33	0.53	0.57	0.47
其他男性生殖器	Other male genital organs	95	0.02	0.00	0.00	0.02	0.02	0.02	0.03	0.02	0.05	
肾	Kidney	4565	1.03	1.14	0.52	0.13	0.06	0.17	0.17	0.41	0.49	1.02
肾盂	Renal pelvis	546	0.12	0.00	0.00	0.00	0.00	0.00	0.02	0.04	0.01	0.03
输尿管	Ureter	565	0.13	0.00	0.00	0.00	0.00	0.00	0.01	0.01	0.01	0.01
膀胱	Bladder	7786	1.75	0.00	0.07	0.00	0.02	0.03	0.11	0.26	0.47	0.62
其他泌尿器官	Other urinary organs	145	0.03	0.00	0.00	0.00	0.01	0.01	0.01	0.03	0.01	0.01
眼	Eye	235	0.05	0.48	0.46	0.05	0.00	0.02	0.02	0.00	0.01	0.08
脑、神经系统	Brain, nervous system	12 388	2.79	1.98	1.74	1.74	1.60	1.54	1.41	2.20	2.90	3.92
甲状腺	Thyroid	13 593	3.06	0.00	0.01	0.02	0.32	1.09	2.78	5.87	8.33	10.46
肾上腺	Adrenal gland	393	0.09	0.54	0.23	0.05	0.01	0.02	0.02	0.03	0.10	0.13
其他内分泌腺	Other endocrine	454	0.10	0.00	0.00	0.03	0.09	0.06	0.08	0.12	0.18	0.23
霍奇金淋巴瘤	Hodgkin lymphoma	545	0.12	0.06	0.01	0.07	0.17	0.16	0.17	0.28	0.24	0.17
非霍奇金淋巴瘤	Non-Hodgkin lymphoma	6445	1.45	0.48	0.48	0.55	0.50	0.69	0.57	1.04	1.18	1.47
免疫增生性疾病	Immunoproliferative diseases	48	0.01	0.00	0.01	0.00	0.00	0.00	0.00	0.00	0.00	0.00
多发性骨髓瘤	Multiple myeloma	1898	0.43	0.12	0.16	0.16	0.07	0.07	0.01	0.09	0.14	0.13
淋巴样白血病	Lymphoid leukemia	1916	0.43	0.84	2.50	1.52	0.93	0.57	0.55	0.57	0.47	0.42
髓样白血病	Myeloid leukemia	3808	0.86	0.90	0.52	0.60	0.77	0.72	0.96	1.15	1.30	1.41
白血病,未特指	Leukemia unspecified	4211	0.95	2.82	2.44	1.60	1.41	1.27	1.21	1.40	1.06	1.31
其他或未指明部位	Other and unspecified	6027	1.36	0.60	0.90	0.40	0.46	0.43	0.48	0.60	0.95	1.19
所有部位合计	All sites	444 497	100.00	12.06	11.51	8.20	8.88	10.78	15.55	30.10	48.33	79.71
所有部位除外 C44	All sites except C44	441 125	99.24	12.00	11.43	8.15	8.80	10.63	15.40	29.83	48.00	79.23

| Age group | | | | | | | | | | 粗率 Crude rate/100 000^{-1} | 中标率 ASR China/100 000^{-1} | 世标率 ASR world/100 000^{-1} | 累积率 Cum. Rate/% | | ICD10 |
40~44	45~49	50~54	55~59	60~64	65~69	70~74	75~79	80~84	85+				0~64	0~74	
0.06	0.09	0.20	0.29	0.48	0.63	0.92	0.95	1.15	1.64	0.19	0.12	0.13	0.01	0.01	C00
0.32	0.65	0.93	1.16	1.80	1.84	2.23	2.01	1.73	1.37	0.58	0.40	0.39	0.03	0.05	C01-02
0.39	0.63	1.09	1.59	2.69	3.03	3.72	3.75	3.85	3.93	0.85	0.57	0.57	0.03	0.07	C03-06
0.58	0.66	0.71	1.03	1.01	1.42	1.57	1.48	1.42	1.05	0.51	0.38	0.36	0.02	0.04	C07-08
0.06	0.18	0.16	0.21	0.38	0.36	0.35	0.28	0.35	0.20	0.11	0.08	0.08	0.01	0.01	C09
0.05	0.18	0.30	0.36	0.67	0.88	1.04	0.56	0.97	0.59	0.21	0.14	0.14	0.01	0.02	C10
4.27	5.52	6.60	6.37	7.55	8.03	6.95	6.10	6.33	3.27	3.34	2.51	2.35	0.18	0.25	C11
0.16	0.31	0.54	0.87	1.18	1.64	1.19	1.57	1.19	1.05	0.37	0.24	0.24	0.02	0.03	C12-13
0.06	0.10	0.30	0.35	0.48	0.78	0.86	1.09	1.59	0.85	0.20	0.13	0.13	0.01	0.02	C14
2.61	8.07	18.49	41.29	78.74	114.79	136.46	156.39	172.11	133.12	24.89	15.55	15.73	0.75	2.01	C15
8.59	17.45	31.90	55.81	94.57	143.11	166.45	204.18	210.82	158.91	33.31	21.35	21.25	1.08	2.63	C16
0.51	0.79	1.20	1.89	2.57	3.51	4.17	4.98	4.03	4.71	0.98	0.65	0.64	0.04	0.08	C17
4.61	6.88	10.49	16.34	24.37	35.13	41.07	53.13	58.74	46.14	9.50	6.25	6.11	0.34	0.72	C18
5.04	8.71	13.75	21.24	34.84	45.32	54.89	67.02	69.18	50.33	12.10	7.90	7.79	0.44	0.94	C19-20
0.22	0.30	0.41	0.54	1.00	1.28	1.78	1.82	2.30	2.16	0.37	0.24	0.24	0.01	0.03	C21
19.28	31.17	43.94	59.31	81.54	96.96	106.21	122.67	134.83	115.58	29.70	19.97	19.56	1.27	2.28	C22
0.70	1.65	2.90	5.65	8.77	13.42	16.98	24.52	30.34	23.43	3.49	2.17	2.15	0.10	0.25	C23-24
1.67	3.01	5.88	9.68	15.36	21.95	30.79	37.58	42.82	40.64	5.94	3.76	3.73	0.18	0.45	C25
0.28	0.47	0.61	0.63	0.99	1.05	1.37	1.31	1.64	0.98	0.39	0.28	0.27	0.02	0.03	C30-31
0.43	1.01	1.99	3.33	5.22	6.55	7.19	7.80	7.30	5.04	1.57	1.01	1.03	0.06	0.13	C32
13.81	28.78	55.56	95.71	158.69	225.77	278.88	343.76	365.33	290.59	55.61	35.33	35.26	1.82	4.34	C33-34
0.52	0.73	1.17	1.28	1.78	2.17	2.21	2.26	2.26	1.96	0.71	0.52	0.51	0.03	0.06	C37-38
0.98	1.55	2.20	2.92	4.30	6.67	6.97	8.50	9.78	6.61	1.97	1.50	1.47	0.08	0.15	C40-41
0.26	0.39	0.65	0.85	1.27	1.46	1.78	2.24	2.52	2.75	0.50	0.35	0.35	0.02	0.04	C43
0.81	1.17	1.61	2.45	3.94	5.82	8.34	13.03	18.67	25.79	2.02	1.28	1.27	0.06	0.13	C44
0.05	0.07	0.20	0.24	0.46	0.33	0.39	0.50	0.62	0.20	0.12	0.08	0.08	0.01	0.01	C45
0.04	0.00	0.04	0.01	0.03	0.10	0.06	0.17	0.04	0.00	0.02	0.02	0.02	0.00	0.00	C46
0.67	0.83	1.06	1.17	1.54	1.69	2.13	1.87	2.17	1.37	0.72	0.56	0.55	0.04	0.06	C47;C49
53.60	73.18	75.29	67.08	70.10	57.69	43.93	35.77	31.02	22.45	33.90	25.24	23.35	1.95	2.46	C50
0.36	0.27	0.58	0.71	0.90	1.05	1.38	1.56	1.99	1.27	0.38	0.25	0.24	0.02	0.03	C51
0.10	0.32	0.45	0.54	0.19	0.69	0.93	0.75	0.32	0.32	0.20	0.14	0.13	0.01	0.02	C52
24.15	35.41	38.61	32.27	32.03	30.13	25.80	23.85	20.42	12.92	16.73	12.35	11.42	0.93	1.21	C53
6.63	13.63	19.89	19.03	17.84	14.90	10.47	7.84	6.70	4.24	7.12	4.99	4.82	0.41	0.54	C54
2.24	3.57	3.86	3.29	3.72	4.46	3.98	4.40	5.26	3.60	1.88	1.32	1.25	0.09	0.14	C55
6.33	9.98	12.89	13.16	15.71	15.62	14.72	10.42	10.29	6.78	6.42	4.69	4.49	0.34	0.49	C56
0.33	0.69	0.78	0.73	1.14	1.38	1.05	0.97	1.04	0.53	0.42	0.29	0.29	0.02	0.03	C57
0.10	0.12	0.05	0.02	0.04	0.03	0.00	0.00	0.00	0.00	0.09	0.10	0.08	0.01	0.01	C58
0.36	0.61	0.81	1.52	1.97	3.07	3.54	3.32	4.87	4.46	0.74	0.50	0.49	0.03	0.06	C60
0.18	0.32	1.42	4.21	11.00	24.74	44.35	69.46	94.26	88.94	6.38	4.04	3.97	0.09	0.43	C61
0.49	0.53	0.48	0.37	0.49	0.36	0.62	0.70	0.79	0.69	0.39	0.36	0.32	0.02	0.03	C62
0.10	0.03	0.06	0.17	0.42	0.48	0.41	0.41	0.89	0.34	0.11	0.08	0.08	0.00	0.01	C63
1.77	2.66	5.08	5.84	7.34	9.11	8.93	8.84	8.58	6.87	2.74	1.91	1.91	0.13	0.22	C64
0.09	0.19	0.48	0.54	0.86	1.10	1.63	1.90	2.26	1.51	0.33	0.21	0.21	0.01	0.03	C65
0.09	0.10	0.20	0.52	0.92	1.60	2.08	2.66	2.21	0.98	0.34	0.22	0.21	0.01	0.03	C66
1.15	1.86	3.99	6.95	11.93	16.33	23.74	31.51	39.63	36.59	4.67	2.93	2.90	0.14	0.34	C67
0.03	0.06	0.16	0.12	0.19	0.33	0.29	0.56	0.53	0.39	0.09	0.06	0.06	0.00	0.01	C68
0.04	0.09	0.13	0.18	0.34	0.40	0.29	0.67	0.62	0.46	0.14	0.11	0.13	0.01	0.01	C69
5.87	7.73	10.88	13.06	18.60	20.56	20.03	25.31	25.30	16.56	7.43	5.58	5.48	0.37	0.57	C70-72,D32-33,D42-43
12.70	13.61	18.50	14.68	12.61	9.65	6.93	4.78	4.51	2.95	8.15	6.86	6.06	0.50	0.59	C73
0.14	0.23	0.29	0.33	0.55	0.61	0.88	0.73	0.93	1.05	0.24	0.17	0.19	0.01	0.02	C74
0.30	0.35	0.47	0.49	0.57	0.60	0.49	0.75	0.62	0.20	0.27	0.22	0.20	0.01	0.02	C75
0.23	0.36	0.34	0.49	0.52	0.90	0.86	1.06	1.02	0.59	0.33	0.27	0.26	0.02	0.02	C81
2.10	3.58	5.19	6.68	9.87	13.53	14.24	15.38	13.89	11.13	3.86	2.79	2.74	0.17	0.31	C82-85, C96
0.01	0.01	0.02	0.08	0.07	0.19	0.14	0.14	0.09	0.00	0.03	0.02	0.02	0.00	0.00	C88
0.39	0.66	1.35	2.23	3.91	4.84	5.60	4.78	4.56	2.16	1.14	0.76	0.78	0.05	0.10	C90
0.52	0.71	0.92	1.33	1.90	2.78	2.88	3.58	3.67	2.29	1.15	1.01	1.14	0.06	0.09	C91
1.77	2.12	2.82	3.40	4.94	5.96	6.64	7.86	7.61	4.12	2.28	1.82	1.75	0.11	0.18	C92-94,D45-47
1.54	1.97	2.38	3.34	4.94	5.90	7.56	8.56	8.49	5.56	2.52	2.10	2.20	0.13	0.20	C95
1.68	2.97	4.05	6.05	8.90	11.50	14.28	16.72	19.99	18.39	3.61	2.52	2.51	0.15	0.27	O&U
144.26	229.33	339.01	469.80	703.06	929.40	1080.83	1287.94	1386.82	1104.96	266.50	179.87	176.44	10.49	20.54	C00-96
143.45	228.16	337.39	467.35	699.12	923.58	1072.49	1274.91	1368.16	1079.18	264.48	178.59	175.17	10.44	20.42	C00-96 exc. C44

附表 1-8 2015 年全国农村肿瘤登记地区男性癌症发病主要指标/100 000^{-1}

部位 Sites		病例数 No. cases	构成比 Freq. /%	年龄组								
				0~	1~4	5~9	10~14	15~19	20~24	25~29	30~34	35~39
唇	Lip	181	0.07	0.11	0.02	0.02	0.00	0.00	0.02	0.01	0.02	0.03
舌	Tongue	627	0.25	0.00	0.00	0.00	0.02	0.00	0.06	0.03	0.12	0.36
口	Mouth	930	0.37	0.00	0.05	0.04	0.08	0.02	0.05	0.03	0.13	0.18
唾液腺	Salivary glands	478	0.19	0.00	0.00	0.04	0.11	0.14	0.13	0.16	0.12	0.23
扁桃腺	Tonsil	133	0.05	0.00	0.00	0.00	0.02	0.02	0.02	0.03	0.03	0.00
其他口咽	Other oropharynx	273	0.11	0.11	0.00	0.00	0.00	0.00	0.02	0.04	0.02	0.11
鼻咽	Nasopharynx	3863	1.53	0.00	0.02	0.12	0.28	0.43	0.52	1.12	1.69	3.25
下咽	Hypopharynx	552	0.22	0.00	0.00	0.00	0.00	0.00	0.02	0.01	0.00	0.08
咽，部位不明	Pharynx unspecified	257	0.10	0.11	0.00	0.00	0.00	0.00	0.02	0.04	0.00	0.03
食管	Esophagus	28 602	11.32	0.00	0.00	0.00	0.02	0.02	0.06	0.23	0.42	1.18
胃	Stomach	38 858	15.38	0.22	0.02	0.10	0.02	0.24	0.57	1.09	2.11	3.99
小肠	Small intestine	885	0.35	0.00	0.00	0.00	0.00	0.00	0.02	0.11	0.20	0.26
结肠	Colon	8925	3.53	0.00	0.00	0.02	0.02	0.10	0.30	0.94	1.69	2.52
直肠	Rectum	11 890	4.71	0.00	0.00	0.00	0.00	0.06	0.32	0.70	1.54	2.61
肛门	Anus	346	0.14	0.00	0.02	0.00	0.00	0.00	0.03	0.00	0.02	0.10
肝脏	Liver	36 074	14.28	0.56	0.34	0.20	0.19	0.51	1.08	2.87	8.06	15.73
胆囊及其他	Gallbladder etc.	2796	1.11	0.11	0.00	0.00	0.00	0.00	0.03	0.10	0.08	0.33
胰腺	Pancreas	5710	2.26	0.00	0.00	0.02	0.02	0.02	0.06	0.13	0.37	0.88
鼻、鼻窦及其他	Nose, sinuses etc.	416	0.16	0.00	0.00	0.04	0.08	0.04	0.11	0.14	0.12	0.20
喉	Larynx	2294	0.91	0.11	0.00	0.02	0.02	0.00	0.02	0.04	0.10	0.10
气管、支气管、肺	Trachea, bronchus & lung	62 659	24.80	0.11	0.00	0.02	0.02	0.30	0.83	1.26	2.67	6.42
其他胸腔器官	Other thoracic organs	734	0.29	0.22	0.05	0.10	0.11	0.00	0.24	0.34	0.28	0.21
骨	Bone	1883	0.75	0.11	0.26	0.51	0.93	1.14	0.62	0.84	0.60	0.69
皮肤黑色素瘤	Melanoma of skin	422	0.17	0.11	0.07	0.06	0.08	0.06	0.03	0.09	0.10	0.26
皮肤其他	Other skin	1777	0.70	0.11	0.12	0.08	0.06	0.16	0.14	0.26	0.35	0.57
间皮瘤	Mesothelioma	94	0.04	0.00	0.00	0.00	0.00	0.00	0.01	0.02	0.02	0.02
卡波氏肉瘤	Kaposi sarcoma	28	0.01	0.00	0.00	0.02	0.00	0.02	0.02	0.01	0.00	0.00
结缔组织、软组织	Connective & soft tissue	641	0.25	0.22	0.36	0.10	0.11	0.30	0.11	0.27	0.28	0.36
乳腺	Breast	359	0.14	0.00	0.00	0.00	0.02	0.00	0.02	0.06	0.12	0.26
外阴	Vulva	–	–	–	–	–	–	–	–	–	–	–
阴道	Vagina	–	–	–	–	–	–	–	–	–	–	–
子宫颈	Cervix uteri	–	–	–	–	–	–	–	–	–	–	–
子宫体	Corpus uteri	–	–	–	–	–	–	–	–	–	–	–
子宫,部位不明	Uterus unspecified	–	–	–	–	–	–	–	–	–	–	–
卵巢	Ovary	–	–	–	–	–	–	–	–	–	–	–
其他女性生殖器	Other female genital organs	–	–	–	–	–	–	–	–	–	–	–
胎盘	Placenta	–	–	–	–	–	–	–	–	–	–	–
阴茎	Penis	628	0.25	0.00	0.00	0.00	0.00	0.00	0.03	0.00	0.03	0.15
前列腺	Prostate	5446	2.16	0.00	0.00	0.02	0.00	0.00	0.05	0.07	0.03	0.08
睾丸	Testis	337	0.13	0.22	0.07	0.04	0.04	0.18	0.33	0.53	0.57	0.47
其他男性生殖器	Other male genital organs	95	0.04	0.00	0.00	0.02	0.02	0.02	0.00	0.03	0.02	0.05
肾	Kidney	2865	1.13	0.79	0.51	0.16	0.08	0.14	0.21	0.38	0.62	1.16
肾盂	Renal pelvis	335	0.13	0.00	0.00	0.00	0.00	0.00	0.02	0.07	0.02	0.07
输尿管	Ureter	334	0.13	0.00	0.00	0.00	0.00	0.00	0.02	0.01	0.02	0.02
膀胱	Bladder	6084	2.41	0.00	0.02	0.00	0.02	0.02	0.16	0.38	0.74	0.93
其他泌尿器官	Other urinary organs	92	0.04	0.00	0.00	0.00	0.00	0.02	0.02	0.01	0.02	0.00
眼	Eye	118	0.05	0.22	0.43	0.04	0.00	0.00	0.02	0.00	0.00	0.05
脑、神经系统	Brain, nervous system	6005	2.38	2.47	2.19	2.01	1.80	1.93	1.41	2.41	3.25	4.17
甲状腺	Thyroid	2997	1.19	0.00	0.00	0.00	0.17	0.53	1.37	2.66	3.82	5.08
肾上腺	Adrenal gland	223	0.09	0.56	0.31	0.08	0.02	0.04	0.03	0.06	0.05	0.15
其他内分泌腺	Other endocrine	237	0.09	0.00	0.00	0.04	0.13	0.04	0.06	0.14	0.17	0.26
霍奇金淋巴瘤	Hodgkin lymphoma	330	0.13	0.00	0.00	0.08	0.19	0.20	0.14	0.38	0.30	0.15
非霍奇金淋巴瘤	Non-Hodgkin lymphoma	3791	1.50	0.56	0.55	0.79	0.51	0.91	0.79	1.19	1.36	1.65
免疫增生性疾病	Immunoproliferative diseases	31	0.01	0.00	0.00	0.00	0.00	0.00	0.00	0.00	0.00	0.00
多发性骨髓瘤	Multiple myeloma	1106	0.44	0.22	0.19	0.10	0.06	0.02	0.14	0.07	0.17	0.18
淋巴样白血病	Lymphoid leukemia	1060	0.42	1.12	2.74	1.66	0.93	0.61	0.68	0.63	0.37	0.46
髓样白血病	Myeloid leukemia	2123	0.84	0.79	0.51	0.83	0.76	0.77	1.05	1.43	1.36	1.57
白血病，未特指	Leukemia unspecified	2411	0.95	3.37	2.55	1.87	1.55	1.44	1.45	1.62	1.11	1.34
其他或未指明部位	Other and unspecified	3326	1.32	0.45	0.87	0.41	0.51	0.43	0.43	0.70	0.87	1.27
所有部位合计	All sites	252 661	100.00	13.01	12.30	9.64	9.02	11.06	13.86	23.75	36.16	60.19
所有部位除外 C44	All sites except C44	250 884	99.30	12.90	12.18	9.56	8.96	10.91	13.72	23.49	35.81	59.62

Appendix Table 1-8 Cancer incidence in rural registration areas of China,male in 2015/100 000^{-1}

Age group										粗率 Crude rate/ 100 000^{-1}	中标率 ASR China/ 100 000^{-1}	世标率 ASR world/ 100 000^{-1}	累积率 Cum. Rate/%		ICD10
40~44	45~49	50~54	55~59	60~64	65~69	70~74	75~79	80~84	85+				0~64	0~74	
0.08	0.09	0.24	0.42	0.68	0.66	1.07	0.93	1.39	2.23	0.21	0.14	0.15	0.01	0.02	C00
0.43	0.88	1.32	1.58	2.24	2.41	2.96	2.16	2.58	1.20	0.73	0.52	0.51	0.04	0.06	C01-02
0.50	0.83	1.42	2.23	3.70	4.05	4.98	4.43	5.16	5.83	1.09	0.75	0.75	0.05	0.09	C03-06
0.65	0.65	0.65	1.17	1.21	1.73	2.14	1.92	1.79	1.54	0.56	0.42	0.41	0.03	0.05	C07-08
0.08	0.26	0.23	0.35	0.57	0.51	0.45	0.41	0.50	0.17	0.16	0.11	0.11	0.01	0.01	C09
0.08	0.29	0.45	0.60	1.04	1.43	1.61	0.87	1.29	1.54	0.32	0.22	0.22	0.01	0.03	C10
5.92	7.28	9.38	9.39	10.66	11.47	9.26	7.82	9.14	3.77	4.53	3.44	3.24	0.25	0.35	C11
0.25	0.51	1.00	1.63	2.16	2.98	2.18	2.86	2.28	2.40	0.65	0.43	0.44	0.03	0.05	C12-13
0.08	0.17	0.48	0.56	0.87	1.22	1.15	1.40	2.88	1.54	0.30	0.20	0.20	0.01	0.02	C14
3.72	12.06	28.79	62.10	115.25	162.00	185.67	207.74	228.84	176.34	33.52	21.96	22.28	1.12	2.86	C15
9.75	22.56	43.88	82.65	139.79	212.55	240.51	294.64	301.55	215.42	45.54	30.26	30.29	1.53	3.80	C16
0.42	0.78	1.32	2.15	2.88	3.96	5.15	6.01	4.57	3.77	1.04	0.72	0.70	0.04	0.09	C17
4.93	7.67	11.86	18.39	27.74	42.50	48.59	59.72	67.14	57.07	10.46	7.16	7.02	0.38	0.84	C18
5.86	9.44	15.33	25.54	41.30	56.53	67.20	83.87	84.43	65.29	13.94	9.43	9.32	0.51	1.13	C19-20
0.19	0.32	0.40	0.77	1.21	1.31	2.18	1.92	2.78	3.08	0.41	0.27	0.27	0.02	0.03	C21
31.17	49.75	68.82	91.90	121.28	138.40	143.83	156.88	176.00	155.09	42.28	29.60	28.95	1.96	3.37	C22
0.74	1.57	2.74	5.58	8.99	13.59	16.96	23.21	28.90	25.19	3.28	2.15	2.15	0.10	0.25	C23-24
2.06	3.88	6.83	11.44	18.62	25.78	37.06	42.92	47.77	50.73	6.69	4.44	4.43	0.22	0.54	C25
0.35	0.63	0.77	0.73	1.27	1.37	1.94	1.92	1.89	1.37	0.49	0.36	0.35	0.02	0.04	C30-31
0.65	1.61	3.58	6.06	9.39	11.95	12.48	14.11	12.61	8.91	2.69	1.79	1.81	0.11	0.23	C32
15.64	34.95	71.50	132.60	221.08	321.62	397.23	483.31	520.46	416.78	73.44	48.55	48.62	2.44	6.03	C33-34
0.63	0.88	1.29	1.62	2.35	2.62	2.92	3.03	2.48	3.08	0.86	0.64	0.63	0.04	0.07	C37-38
1.14	1.75	2.36	3.25	4.72	7.54	8.77	10.67	11.62	8.23	2.21	1.71	1.68	0.09	0.18	C40-41
0.26	0.44	0.63	0.87	1.31	1.37	1.61	2.68	2.98	3.26	0.49	0.36	0.35	0.02	0.04	C43
0.89	1.25	1.66	2.54	4.57	7.03	9.76	14.17	19.07	26.56	2.08	1.42	1.40	0.06	0.15	C44
0.07	0.05	0.21	0.17	0.40	0.30	0.45	0.70	0.60	0.34	0.11	0.07	0.07	0.00	0.01	C45
0.07	0.00	0.06	0.02	0.04	0.09	0.08	0.35	0.10	0.00	0.03	0.02	0.02	0.00	0.00	C46
0.71	0.78	1.11	1.38	1.52	2.29	2.55	2.04	2.48	2.06	0.75	0.58	0.58	0.04	0.06	C47;C49
0.40	0.38	0.81	0.83	1.25	1.25	1.24	1.40	1.39	1.71	0.42	0.30	0.29	0.02	0.03	C50
–	–	–	–	–	–	–	–	–	–	–	–	–	–	–	C51
–	–	–	–	–	–	–	–	–	–	–	–	–	–	–	C52
–	–	–	–	–	–	–	–	–	–	–	–	–	–	–	C53
–	–	–	–	–	–	–	–	–	–	–	–	–	–	–	C54
–	–	–	–	–	–	–	–	–	–	–	–	–	–	–	C55
–	–	–	–	–	–	–	–	–	–	–	–	–	–	–	C56
–	–	–	–	–	–	–	–	–	–	–	–	–	–	–	C57
–	–	–	–	–	–	–	–	–	–	–	–	–	–	–	C58
0.36	0.61	0.81	1.52	1.97	3.07	3.54	3.32	4.87	4.46	0.74	0.50	0.49	0.03	0.06	C60
0.18	0.32	1.42	4.21	11.00	24.74	44.35	69.46	94.26	88.94	6.38	4.04	3.97	0.09	0.43	C61
0.49	0.53	0.48	0.37	0.49	0.36	0.62	0.70	0.79	0.69	0.39	0.36	0.32	0.02	0.03	C62
0.10	0.03	0.06	0.17	0.42	0.48	0.41	0.41	0.89	0.34	0.11	0.08	0.08	0.00	0.01	C63
2.03	3.26	6.46	7.62	9.56	11.21	12.48	10.73	10.63	10.11	3.36	2.38	2.38	0.16	0.28	C64
0.14	0.24	0.68	0.77	1.21	1.13	1.94	2.16	2.19	2.23	0.39	0.26	0.26	0.02	0.03	C65
0.11	0.11	0.27	0.65	1.06	2.00	2.35	3.50	2.28	1.03	0.39	0.26	0.26	0.01	0.03	C66
1.56	2.76	6.25	11.00	19.17	25.51	38.38	50.56	66.25	74.55	7.13	4.69	4.67	0.21	0.53	C67
0.04	0.04	0.18	0.13	0.23	0.42	0.41	0.76	1.09	0.86	0.11	0.07	0.07	0.00	0.01	C68
0.06	0.13	0.16	0.17	0.36	0.42	0.37	0.52	0.50	0.86	0.14	0.10	0.13	0.01	0.01	C69
5.96	7.03	9.15	11.54	16.93	19.61	20.92	25.43	25.53	19.02	7.04	5.52	5.42	0.35	0.55	C70-72,D32-33,D42-43
5.40	5.50	6.52	6.23	5.12	4.62	4.69	3.27	3.48	2.40	3.51	3.02	2.65	0.21	0.26	C73
0.13	0.22	0.21	0.37	0.72	0.72	1.11	0.93	1.49	1.03	0.26	0.20	0.22	0.01	0.02	C74
0.26	0.32	0.36	0.48	0.72	0.72	0.58	1.05	0.60	0.17	0.28	0.23	0.21	0.01	0.02	C75
0.32	0.37	0.42	0.67	0.63	1.01	1.07	1.52	1.19	0.69	0.39	0.33	0.30	0.02	0.03	C81
2.45	3.98	6.33	7.58	11.62	15.38	17.62	19.01	15.79	16.28	4.44	3.29	3.25	0.20	0.36	C82-85, C96
0.01	0.01	0.02	0.08	0.15	0.27	0.08	0.29	0.10	0.00	0.04	0.02	0.02	0.00	0.00	C88
0.50	0.69	1.50	2.42	4.42	5.75	6.51	5.83	5.76	4.63	1.30	0.89	0.91	0.05	0.11	C90
0.53	0.76	0.94	1.33	2.03	3.28	3.54	3.79	3.97	3.43	1.24	1.09	1.25	0.07	0.10	C91
1.81	2.32	3.10	3.75	4.93	6.62	7.91	9.80	9.44	5.31	2.49	2.02	1.94	0.12	0.19	C92-94,D45-47
1.72	2.08	2.36	3.75	5.80	6.91	8.56	10.91	10.73	8.40	2.83	2.37	2.49	0.14	0.22	C95
1.58	3.23	4.16	6.77	10.18	12.90	16.96	19.77	23.94	23.65	3.90	2.79	2.78	0.16	0.31	O&U
113.47	196.22	330.98	540.09	856.79	1187.63	1406.40	1677.84	1830.43	1513.58	296.12	202.54	201.32	11.07	24.04	C00-96
112.58	194.97	329.32	537.56	852.22	1180.60	1396.64	1663.67	1811.36	1487.02	294.04	201.13	199.91	11.01	23.89	C00-96 exc. C44

部位 Sites		病例数 No. cases	构成比 Freq. /%	年龄组								
				0~	1~4	5~9	10~14	15~19	20~24	25~29	30~34	35~39
唇	Lip	134	0.07	0.00	0.03	0.05	0.00	0.02	0.00	0.01	0.05	0.09
舌	Tongue	341	0.18	0.00	0.03	0.00	0.00	0.02	0.05	0.09	0.12	0.10
口	Mouth	496	0.26	0.00	0.00	0.02	0.02	0.00	0.08	0.07	0.10	0.20
唾液腺	Salivary glands	374	0.19	0.00	0.03	0.05	0.02	0.02	0.08	0.16	0.31	0.31
扁桃腺	Tonsil	55	0.03	0.00	0.00	0.00	0.02	0.02	0.02	0.01	0.02	0.02
其他口咽	Other oropharynx	79	0.04	0.00	0.00	0.00	0.00	0.00	0.00	0.01	0.07	0.03
鼻咽	Nasopharynx	1701	0.89	0.13	0.06	0.00	0.17	0.13	0.18	0.64	1.03	1.62
下咽	Hypopharynx	59	0.03	0.00	0.00	0.00	0.00	0.00	0.02	0.00	0.00	0.02
咽,部位不明	Pharynx unspecified	78	0.04	0.00	0.00	0.00	0.02	0.00	0.00	0.00	0.00	0.07
食管	Esophagus	12 908	6.73	0.00	0.00	0.02	0.02	0.00	0.07	0.15	0.28	0.55
胃	Stomach	16 708	8.71	0.00	0.03	0.05	0.05	0.18	0.49	1.35	2.75	4.15
小肠	Small intestine	744	0.39	0.00	0.00	0.00	0.02	0.02	0.02	0.10	0.21	0.32
结肠	Colon	6916	3.61	0.00	0.00	0.00	0.02	0.13	0.44	0.65	1.45	2.01
直肠	Rectum	8285	4.32	0.00	0.00	0.00	0.00	0.02	0.29	0.87	1.03	2.20
肛门	Anus	272	0.14	0.00	0.00	0.00	0.00	0.00	0.02	0.00	0.09	0.07
肝脏	Liver	13 466	7.02	1.03	0.31	0.14	0.12	0.27	0.45	0.72	1.62	3.17
胆囊及其他	Gallbladder etc.	3018	1.57	0.00	0.00	0.00	0.00	0.00	0.05	0.07	0.05	0.27
胰腺	Pancreas	4201	2.19	0.00	0.00	0.02	0.07	0.02	0.03	0.15	0.42	0.55
鼻、鼻窦及其他	Nose, sinuses etc.	233	0.12	0.00	0.00	0.05	0.07	0.02	0.07	0.06	0.03	0.17
喉	Larynx	329	0.17	0.00	0.06	0.00	0.00	0.00	0.00	0.01	0.00	0.00
气管、支气管、肺	Trachea, bronchus & lung	30 101	15.69	0.13	0.03	0.02	0.00	0.24	0.47	1.23	2.27	5.36
其他胸腔器官	Other thoracic organs	451	0.24	0.00	0.08	0.07	0.05	0.09	0.08	0.15	0.23	0.20
骨	Bone	1408	0.73	0.13	0.17	0.27	1.15	0.71	0.34	0.47	0.47	0.75
皮肤黑色素瘤	Melanoma of skin	413	0.22	0.00	0.06	0.11	0.02	0.09	0.02	0.07	0.19	0.31
皮肤其他	Other skin	1595	0.83	0.00	0.03	0.00	0.10	0.13	0.17	0.30	0.30	0.38
间皮瘤	Mesothelioma	98	0.05	0.00	0.00	0.00	0.00	0.00	0.00	0.03	0.02	0.00
卡波氏肉瘤	Kaposi sarcoma	10	0.01	0.00	0.00	0.00	0.00	0.00	0.00	0.01	0.00	0.00
结缔组织、软组织	Connective & soft tissue	556	0.29	0.26	0.45	0.09	0.17	0.31	0.25	0.37	0.33	0.34
乳腺	Breast	27 615	14.40	0.00	0.06	0.05	0.02	0.35	1.63	6.06	14.77	28.55
外阴	Vulva	311	0.16	0.00	0.00	0.00	0.00	0.00	0.02	0.00	0.16	0.07
阴道	Vagina	167	0.09	0.00	0.00	0.00	0.00	0.00	0.02	0.01	0.05	0.02
子宫颈	Cervix uteri	13 627	7.10	0.00	0.00	0.00	0.00	0.07	0.47	2.99	6.56	14.08
子宫体	Corpus uteri	5803	3.02	0.00	0.03	0.00	0.00	0.02	0.27	0.58	1.48	3.12
子宫,部位不明	Uterus unspecified	1534	0.80	0.00	0.00	0.00	0.00	0.04	0.08	0.37	0.51	0.92
卵巢	Ovary	5230	2.73	0.00	0.03	0.11	0.42	0.95	1.61	2.37	2.14	2.87
其他女性生殖器	Other female genital organs	344	0.18	0.00	0.00	0.00	0.05	0.00	0.07	0.10	0.07	0.14
胎盘	Placenta	76	0.04	0.00	0.00	0.00	0.00	0.09	0.13	0.31	0.23	0.12
阴茎	Penis	-	-	-	-	-	-	-	-	-	-	-
前列腺	Prostate	-	-	-	-	-	-	-	-	-	-	-
睾丸	Testis	-	-	-	-	-	-	-	-	-	-	-
其他男性生殖器	Other male genital organs	-	-	-	-	-	-	-	-	-	-	-
肾	Kidney	1700	0.89	1.55	0.54	0.09	0.02	0.20	0.13	0.43	0.35	0.87
肾盂	Renal pelvis	211	0.11	0.00	0.00	0.00	0.00	0.00	0.02	0.01	0.00	0.00
输尿管	Ureter	231	0.12	0.00	0.00	0.00	0.00	0.00	0.00	0.00	0.00	0.00
膀胱	Bladder	1702	0.89	0.00	0.11	0.00	0.02	0.04	0.07	0.13	0.19	0.29
其他泌尿器官	Other urinary organs	53	0.03	0.00	0.00	0.00	0.02	0.00	0.00	0.04	0.00	0.02
眼	Eye	117	0.06	0.77	0.48	0.07	0.00	0.04	0.02	0.00	0.02	0.10
脑、神经系统	Brain, nervous system	6383	3.33	1.42	1.22	1.44	1.37	1.11	1.39	1.98	2.53	3.67
甲状腺	Thyroid	10 596	5.52	0.00	0.03	0.05	0.50	1.71	4.27	9.21	13.02	16.07
肾上腺	Adrenal gland	170	0.09	0.52	0.14	0.02	0.00	0.00	0.02	0.00	0.16	0.12
其他内分泌腺	Other endocrine	217	0.11	0.00	0.00	0.02	0.05	0.09	0.10	0.09	0.19	0.20
霍奇金淋巴瘤	Hodgkin lymphoma	215	0.11	0.13	0.03	0.07	0.15	0.11	0.20	0.16	0.17	0.19
非霍奇金淋巴瘤	Non-Hodgkin lymphoma	2654	1.38	0.39	0.40	0.27	0.50	0.44	0.34	0.87	0.99	1.28
免疫增生性疾病	Immunoproliferative diseases	17	0.01	0.00	0.03	0.00	0.07	0.00	0.03	0.06	0.00	0.00
多发性骨髓瘤	Multiple myeloma	792	0.41	0.00	0.11	0.05	0.07	0.00	0.03	0.06	0.10	0.09
淋巴样白血病	Lymphoid leukemia	856	0.45	0.52	2.21	1.37	0.92	0.53	0.40	0.50	0.58	0.38
髓样白血病	Myeloid leukemia	1685	0.88	1.03	0.54	0.34	0.77	0.66	0.86	0.86	1.24	1.25
白血病,未特指	Leukemia unspecified	1800	0.94	2.19	2.32	1.28	1.25	1.09	0.96	1.17	1.01	1.28
其他或未指明部位	Other and unspecified	2701	1.41	0.77	0.93	0.38	0.40	0.42	0.54	0.56	1.03	1.09
所有部位合计	All sites	191 836	100.00	10.96	10.58	6.55	8.72	10.46	17.34	36.72	60.99	100.09
所有部位除外 C44	All sites except C44	190 241	99.17	10.96	10.55	6.55	8.62	10.33	17.17	36.42	60.69	99.71

Appendix Table 1-9　Cancer incidence in rural registration areas of China, female in 2015/100 000^{-1}

| Age group | | | | | | | | | | 粗率 Crude rate/ 100 000^{-1} | 中标率 ASR China/ 100 000^{-1} | 世标率 ASR world/ 100 000^{-1} | 累积率 Cum. Rate/% | | ICD10 |
40~44	45~49	50~54	55~59	60~64	65~69	70~74	75~79	80~84	85+				0~64	0~74	
0.04	0.08	0.17	0.16	0.28	0.60	0.77	0.97	0.96	1.27	0.16	0.11	0.11	0.00	0.01	C00
0.20	0.42	0.52	0.73	1.36	1.26	1.50	1.88	1.04	1.48	0.42	0.28	0.28	0.02	0.03	C01-02
0.27	0.42	0.75	0.93	1.66	2.00	2.47	3.12	2.79	2.75	0.61	0.40	0.39	0.02	0.05	C03-06
0.51	0.68	0.78	0.87	0.82	1.11	1.01	1.07	1.12	0.74	0.46	0.34	0.32	0.02	0.03	C07-08
0.04	0.09	0.08	0.08	0.19	0.21	0.24	0.16	0.24	0.21	0.07	0.05	0.05	0.00	0.01	C09
0.01	0.07	0.15	0.12	0.30	0.33	0.49	0.27	0.72	0.00	0.10	0.07	0.06	0.00	0.01	C10
2.56	3.73	3.74	3.25	4.39	4.58	4.66	4.51	4.07	2.96	2.09	1.56	1.44	0.11	0.15	C11
0.07	0.09	0.07	0.08	0.19	0.30	0.20	0.38	0.32	0.21	0.07	0.05	0.05	0.00	0.01	C12-13
0.03	0.03	0.12	0.14	0.09	0.33	0.57	0.81	0.56	0.42	0.10	0.06	0.06	0.00	0.01	C14
1.46	3.98	7.87	19.81	41.60	67.39	87.98	109.09	126.57	106.42	15.84	9.26	9.28	0.38	1.16	C15
7.39	12.22	19.54	28.12	48.58	73.40	93.50	120.86	137.97	123.99	20.51	12.65	12.40	0.62	1.46	C16
0.61	0.81	1.08	1.61	2.26	3.05	3.20	4.03	3.59	5.29	0.91	0.59	0.58	0.04	0.07	C17
4.28	6.08	9.07	14.23	20.94	27.74	33.67	47.05	52.00	39.39	8.49	5.36	5.22	0.30	0.60	C18
4.18	7.97	12.11	16.81	28.26	34.05	42.75	51.51	56.94	41.08	10.17	6.41	6.31	0.37	0.75	C19-20
0.25	0.28	0.42	0.30	0.80	1.26	1.38	1.72	1.91	1.59	0.33	0.21	0.21	0.01	0.02	C21
6.91	12.13	18.30	25.68	41.11	55.36	69.16	91.15	101.76	91.17	16.53	10.26	10.13	0.56	1.18	C22
0.66	1.74	3.06	5.72	8.54	13.26	17.00	25.73	31.50	22.34	3.70	2.18	2.16	0.10	0.25	C23-24
1.27	2.12	4.91	7.86	12.05	18.10	24.62	32.66	38.84	34.41	5.16	3.09	3.06	0.15	0.36	C25
0.22	0.31	0.45	0.52	0.71	0.72	0.81	0.75	1.44	0.74	0.29	0.20	0.20	0.01	0.02	C30-31
0.19	0.41	0.35	0.52	0.97	1.14	1.99	1.99	3.03	2.65	0.40	0.25	0.25	0.01	0.03	C32
11.91	22.46	39.12	57.65	95.22	129.54	162.29	215.24	240.77	212.62	36.95	22.50	22.31	1.18	2.64	C33-34
0.42	0.58	1.05	0.93	1.21	1.71	1.50	1.56	2.07	1.27	0.55	0.39	0.38	0.03	0.04	C37-38
0.82	1.34	2.03	2.58	3.87	5.81	5.19	6.50	8.29	5.61	1.73	1.29	1.25	0.07	0.13	C40-41
0.26	0.34	0.67	0.83	1.23	1.56	1.95	1.83	2.15	2.44	0.51	0.35	0.34	0.02	0.04	C43
0.74	1.09	1.56	2.36	3.29	4.61	6.94	11.98	18.34	25.31	1.96	1.15	1.13	0.05	0.11	C44
0.03	0.08	0.18	0.32	0.52	0.36	0.32	0.32	0.64	0.11	0.12	0.08	0.08	0.01	0.01	C45
0.01	0.00	0.02	0.00	0.02	0.12	0.04	0.00	0.00	0.00	0.01	0.01	0.01	0.00	0.00	C46
0.64	0.89	1.01	0.95	1.55	1.08	1.70	1.72	1.91	0.95	0.68	0.54	0.53	0.04	0.05	C47;C49
53.60	73.18	75.29	67.08	70.10	57.69	43.93	35.77	31.02	22.45	33.90	25.24	23.35	1.95	2.46	C50
0.36	0.27	0.58	0.71	0.90	1.05	1.38	1.56	1.99	1.27	0.38	0.25	0.24	0.02	0.03	C51
0.10	0.32	0.45	0.54	0.19	0.69	0.93	0.75	0.32	0.32	0.20	0.14	0.13	0.01	0.02	C52
24.15	35.41	38.61	32.27	32.03	30.13	25.80	23.85	20.42	12.92	16.73	12.35	11.42	0.93	1.21	C53
6.63	13.63	19.89	19.03	17.84	14.90	10.47	7.84	6.70	4.24	7.12	4.99	4.82	0.41	0.54	C54
2.24	3.57	3.86	3.29	3.72	4.46	3.98	4.40	5.26	3.60	1.88	1.32	1.25	0.09	0.14	C55
6.33	9.98	12.89	13.16	15.71	15.62	14.72	10.42	10.29	6.78	6.42	4.69	4.49	0.34	0.49	C56
0.33	0.69	0.78	0.73	1.14	1.38	1.05	0.97	1.04	0.53	0.42	0.29	0.29	0.02	0.03	C57
0.10	0.12	0.05	0.02	0.04	0.03	0.00	0.00	0.00	0.00	0.09	0.10	0.08	0.01	0.01	C58
–	–	–	–	–	–	–	–	–	–	–	–	–	–	–	C60
–	–	–	–	–	–	–	–	–	–	–	–	–	–	–	C61
–	–	–	–	–	–	–	–	–	–	–	–	–	–	–	C62
–	–	–	–	–	–	–	–	–	–	–	–	–	–	–	C63
1.50	2.05	3.66	4.01	5.08	7.00	5.44	7.09	6.94	4.87	2.09	1.43	1.44	0.10	0.16	C64
0.04	0.15	0.28	0.30	0.52	1.08	1.34	1.67	2.31	1.06	0.26	0.16	0.15	0.01	0.02	C65
0.07	0.09	0.13	0.38	0.77	1.20	1.83	1.88	2.15	0.95	0.28	0.17	0.17	0.01	0.03	C66
0.74	0.95	1.66	2.78	4.56	7.12	9.33	13.97	18.26	13.13	2.09	1.26	1.24	0.06	0.14	C67
0.01	0.08	0.13	0.10	0.15	0.24	0.16	0.38	0.08	0.11	0.07	0.05	0.04	0.00	0.00	C68
0.03	0.05	0.10	0.18	0.32	0.39	0.20	0.81	0.72	0.21	0.14	0.11	0.14	0.01	0.01	C69
5.77	8.45	12.66	14.63	20.30	21.51	19.15	25.19	25.12	15.04	7.84	5.64	5.52	0.38	0.59	C70-72,D32-33,D42-43
20.29	21.92	30.86	23.40	20.23	14.69	9.13	6.18	5.34	3.28	13.01	10.82	9.58	0.81	0.93	C73
0.16	0.23	0.38	0.30	0.39	0.51	0.65	0.54	0.48	1.06	0.21	0.15	0.16	0.01	0.02	C74
0.33	0.38	0.58	0.50	0.41	0.48	0.41	0.48	0.64	0.21	0.27	0.22	0.19	0.01	0.02	C75
0.13	0.35	0.27	0.30	0.41	0.78	0.65	0.64	0.88	0.53	0.26	0.22	0.21	0.01	0.02	C81
1.73	3.16	4.01	5.76	8.09	11.67	10.91	12.03	12.36	7.94	3.26	2.28	2.23	0.14	0.25	C82-85, C96
0.01	0.00	0.08	0.08	0.00	0.12	0.20	0.00	0.08	0.00	0.02	0.01	0.01	0.00	0.00	C88
0.27	0.63	1.20	2.02	3.38	3.92	4.71	3.81	3.59	0.64	0.97	0.63	0.64	0.04	0.08	C90
0.51	0.66	0.90	1.33	1.76	2.27	2.23	3.38	3.43	1.59	1.05	0.92	1.03	0.06	0.08	C91
1.73	1.92	2.53	3.04	4.95	5.30	5.39	6.07	6.14	3.39	2.07	1.62	1.57	0.10	0.16	C92-94,D45-47
1.34	1.86	2.41	2.92	4.07	4.88	6.57	6.39	6.70	3.81	2.21	1.83	1.91	0.11	0.17	C95
1.78	2.70	3.94	5.30	7.60	10.08	11.64	13.91	16.83	15.14	3.32	2.26	2.25	0.13	0.24	O&U
176.30	263.26	347.28	397.28	546.68	670.12	760.11	928.84	1030.63	852.49	235.47	158.84	153.15	9.91	17.06	C00-96
175.57	262.17	345.72	394.92	543.39	665.51	753.17	916.86	1012.29	827.18	233.52	157.68	152.02	9.86	16.95	C00-96 exc. C44

部位 Sites		病例数 No. cases	构成比 Freq. /%	年龄组								
				0~	1~4	5~9	10~14	15~19	20~24	25~29	30~34	35~39
唇	Lip	163	0.03	0.00	0.00	0.00	0.00	0.00	0.00	0.01	0.00	0.00
舌	Tongue	1196	0.21	0.00	0.00	0.00	0.00	0.01	0.01	0.02	0.04	0.06
口	Mouth	1655	0.29	0.00	0.01	0.00	0.00	0.00	0.00	0.03	0.03	0.05
唾液腺	Salivary glands	630	0.11	0.03	0.00	0.01	0.00	0.01	0.02	0.02	0.05	0.03
扁桃腺	Tonsil	218	0.04	0.00	0.00	0.00	0.00	0.01	0.00	0.00	0.00	0.01
其他口咽	Other oropharynx	426	0.08	0.00	0.00	0.00	0.00	0.00	0.01	0.00	0.02	0.02
鼻咽	Nasopharynx	6298	1.12	0.00	0.00	0.01	0.05	0.08	0.09	0.13	0.42	0.72
下咽	Hypopharynx	819	0.15	0.00	0.00	0.00	0.00	0.00	0.00	0.00	0.00	0.03
咽,部位不明	Pharynx unspecified	475	0.08	0.00	0.00	0.00	0.01	0.00	0.00	0.01	0.00	0.01
食管	Esophagus	47 373	8.39	0.00	0.00	0.00	0.00	0.01	0.02	0.06	0.09	0.30
胃	Stomach	71 864	12.73	0.13	0.04	0.01	0.04	0.08	0.23	0.66	1.26	2.12
小肠	Small intestine	2408	0.43	0.00	0.00	0.01	0.01	0.01	0.01	0.03	0.03	0.13
结肠	Colon	21 041	3.73	0.03	0.00	0.00	0.01	0.05	0.10	0.28	0.53	0.88
直肠	Rectum	22 506	3.99	0.00	0.01	0.01	0.01	0.01	0.13	0.26	0.47	0.88
肛门	Anus	814	0.14	0.00	0.00	0.00	0.00	0.00	0.00	0.01	0.01	0.02
肝脏	Liver	78 867	13.97	0.20	0.23	0.15	0.09	0.22	0.44	1.15	2.85	6.41
胆囊及其他	Gallbladder etc.	9674	1.71	0.00	0.01	0.00	0.00	0.00	0.00	0.06	0.06	0.20
胰腺	Pancreas	19 947	3.53	0.00	0.01	0.00	0.00	0.00	0.03	0.09	0.22	0.43
鼻、鼻窦及其他	Nose, sinuses etc.	720	0.13	0.00	0.00	0.00	0.01	0.02	0.02	0.04	0.07	0.08
喉	Larynx	3283	0.58	0.03	0.00	0.00	0.01	0.00	0.00	0.02	0.01	0.08
气管、支气管、肺	Trachea, bronchus & lung	153 363	27.16	0.07	0.07	0.02	0.04	0.13	0.26	0.65	1.41	2.99
其他胸腔器官	Other thoracic organs	1542	0.27	0.03	0.02	0.00	0.05	0.10	0.09	0.12	0.09	0.14
骨	Bone	4391	0.78	0.07	0.04	0.09	0.38	0.44	0.24	0.17	0.26	0.26
皮肤黑色素瘤	Melanoma of skin	860	0.15	0.00	0.00	0.00	0.02	0.01	0.03	0.04	0.04	0.04
皮肤其他	Other skin	2390	0.42	0.00	0.02	0.01	0.03	0.02	0.03	0.05	0.03	0.09
间皮瘤	Mesothelioma	376	0.07	0.00	0.00	0.00	0.01	0.01	0.00	0.02	0.00	0.01
卡波氏肉瘤	Kaposi sarcoma	81	0.01	0.00	0.00	0.00	0.00	0.01	0.01	0.01	0.01	0.00
结缔组织、软组织	Connective & soft tissue	1016	0.18	0.17	0.07	0.08	0.05	0.05	0.09	0.08	0.11	0.08
乳腺	Breast	16 178	2.92	0.00	0.00	0.00	0.01	0.04	0.15	0.68	1.91	4.34
外阴	Vulva	265	0.05	0.00	0.00	0.00	0.00	0.00	0.01	0.00	0.01	0.00
阴道	Vagina	136	0.02	0.00	0.00	0.00	0.00	0.00	0.00	0.00	0.02	0.03
子宫颈	Cervix uteri	8027	1.42	0.00	0.00	0.00	0.00	0.00	0.08	0.51	1.04	2.11
子宫体	Corpus uteri	2495	0.44	0.00	0.00	0.00	0.00	0.00	0.05	0.06	0.17	0.33
子宫,部位不明	Uterus unspecified	1373	0.24	0.00	0.00	0.00	0.00	0.01	0.01	0.05	0.08	0.24
卵巢	Ovary	5705	1.01	0.00	0.02	0.01	0.04	0.11	0.15	0.27	0.46	0.71
其他女性生殖器	Other female genital organs	315	0.06	0.00	0.00	0.00	0.01	0.00	0.01	0.02	0.03	0.02
胎盘	Placenta	20	0.00	0.00	0.00	0.00	0.00	0.00	0.01	0.05	0.03	0.00
阴茎	Penis	376	0.07	0.00	0.00	0.00	0.00	0.00	0.00	0.00	0.02	0.03
前列腺	Prostate	7447	1.32	0.00	0.00	0.00	0.03	0.02	0.00	0.04	0.03	0.02
睾丸	Testis	185	0.03	0.00	0.03	0.02	0.00	0.07	0.05	0.09	0.07	0.09
其他男性生殖器	Other male genital organs	109	0.02	0.00	0.00	0.00	0.01	0.01	0.02	0.00	0.02	0.01
肾	Kidney	4643	0.82	0.26	0.15	0.07	0.05	0.03	0.03	0.08	0.13	0.11
肾盂	Renal pelvis	683	0.12	0.00	0.00	0.00	0.00	0.00	0.00	0.01	0.00	0.02
输尿管	Ureter	768	0.14	0.00	0.00	0.00	0.00	0.01	0.00	0.00	0.00	0.00
膀胱	Bladder	7926	1.40	0.00	0.02	0.01	0.01	0.02	0.01	0.02	0.04	0.08
其他泌尿器官	Other urinary organs	163	0.03	0.00	0.01	0.00	0.00	0.00	0.00	0.00	0.00	0.00
眼	Eye	151	0.03	0.03	0.10	0.02	0.01	0.00	0.01	0.01	0.00	0.01
脑、神经系统	Brain, nervous system	13 429	2.38	1.19	1.15	1.06	0.79	0.81	0.63	0.82	1.12	1.49
甲状腺	Thyroid	1865	0.33	0.00	0.00	0.00	0.00	0.03	0.03	0.06	0.13	0.19
肾上腺	Adrenal gland	488	0.09	0.07	0.12	0.05	0.03	0.02	0.01	0.01	0.02	0.02
其他内分泌腺	Other endocrine	370	0.07	0.00	0.04	0.03	0.03	0.03	0.00	0.04	0.03	0.03
霍奇金淋巴瘤	Hodgkin lymphoma	567	0.10	0.03	0.00	0.02	0.03	0.04	0.01	0.06	0.04	0.05
非霍奇金淋巴瘤	Non-Hodgkin lymphoma	8155	1.44	0.17	0.16	0.21	0.23	0.27	0.22	0.35	0.52	0.65
免疫增生性疾病	Immunoproliferative diseases	64	0.01	0.00	0.00	0.00	0.00	0.00	0.00	0.00	0.00	0.00
多发性骨髓瘤	Multiple myeloma	2935	0.52	0.10	0.07	0.04	0.04	0.02	0.05	0.03	0.08	0.08
淋巴样白血病	Lymphoid leukemia	2747	0.49	0.73	0.58	0.60	0.52	0.51	0.38	0.40	0.39	0.41
髓样白血病	Myeloid leukemia	4693	0.83	0.56	0.36	0.22	0.30	0.34	0.36	0.43	0.48	0.49
白血病,未特指	Leukemia unspecified	5410	0.96	1.75	0.90	0.70	0.58	0.70	0.57	0.75	0.50	0.67
其他或未指明部位	Other and unspecified	12 354	2.19	0.23	0.35	0.28	0.22	0.20	0.29	0.35	0.50	0.65
所有部位合计	All sites	564 744	100.00	5.93	4.58	3.76	3.69	4.44	4.76	8.25	14.07	24.93
所有部位除外 C44	All sites except C44	562 354	99.58	5.93	4.55	3.74	3.66	4.42	4.73	8.20	14.03	24.85

Appendix Table 1-10　Cancer mortality in registration areas of China, both sexes in 2015/100 000^{-1}

Age group										粗率 Crude rate/ 100 000^{-1}	中标率 ASR China/ 100 000^{-1}	世标率 ASR world/ 100 000^{-1}	累积率 Cum. Rate/%		ICD10
40~44	45~49	50~54	55~59	60~64	65~69	70~74	75~79	80~84	85+				0~64	0~74	
0.00	0.01	0.04	0.03	0.06	0.11	0.22	0.34	0.72	1.03	0.05	0.03	0.03	0.00	0.00	C00
0.14	0.28	0.51	0.69	0.88	1.25	1.32	2.09	2.18	1.72	0.37	0.23	0.23	0.01	0.03	C01-02
0.12	0.23	0.47	0.74	1.21	1.48	2.47	3.10	4.13	5.17	0.52	0.30	0.30	0.01	0.03	C03-06
0.06	0.12	0.18	0.31	0.42	0.53	0.83	1.09	1.62	1.54	0.20	0.12	0.12	0.01	0.01	C07-08
0.03	0.07	0.12	0.13	0.15	0.23	0.26	0.29	0.29	0.36	0.07	0.04	0.04	0.00	0.01	C09
0.03	0.08	0.17	0.27	0.42	0.42	0.49	0.56	0.82	0.85	0.13	0.08	0.08	0.00	0.01	C10
1.39	2.35	3.08	3.77	5.21	6.26	6.26	6.63	6.55	4.84	1.96	1.31	1.27	0.09	0.15	C11
0.09	0.20	0.41	0.58	0.74	0.89	0.83	1.13	1.40	0.64	0.26	0.16	0.16	0.01	0.02	C12-13
0.04	0.06	0.14	0.19	0.38	0.46	0.63	0.84	1.42	1.24	0.15	0.09	0.09	0.00	0.01	C14
1.10	3.75	9.34	19.02	35.10	58.09	79.74	104.25	127.39	119.27	14.76	8.54	8.57	0.34	1.03	C15
4.01	8.07	15.20	27.33	49.29	80.76	114.12	162.45	194.55	176.47	22.39	13.19	13.03	0.54	1.52	C16
0.19	0.33	0.68	1.02	1.66	2.59	3.39	5.12	5.69	6.20	0.75	0.45	0.44	0.02	0.05	C17
1.47	2.39	4.37	7.43	12.12	18.48	28.07	45.00	70.63	83.70	6.56	3.73	3.69	0.15	0.38	C18
1.70	2.98	5.26	8.38	14.44	21.38	30.33	48.52	68.29	73.60	7.01	4.06	4.01	0.17	0.43	C19-20
0.05	0.16	0.19	0.34	0.51	0.77	1.06	1.68	2.55	2.51	0.25	0.15	0.14	0.01	0.02	C21
13.57	21.66	32.45	45.31	61.47	76.79	90.00	111.10	131.40	125.11	24.58	15.51	15.26	0.93	1.76	C22
0.35	0.95	1.86	3.69	6.15	9.74	14.14	22.08	31.35	32.37	3.01	1.71	1.70	0.07	0.19	C23-24
1.20	2.32	4.42	9.01	14.05	21.92	30.39	42.71	52.90	50.79	6.22	3.63	3.62	0.16	0.42	C25
0.11	0.15	0.23	0.38	0.52	0.68	1.10	1.48	1.48	1.66	0.22	0.14	0.14	0.01	0.01	C30-31
0.20	0.40	0.95	1.55	2.52	3.79	4.58	6.73	8.34	6.81	1.02	0.60	0.60	0.03	0.07	C32
8.17	17.01	34.82	64.55	113.03	171.79	238.68	335.10	403.86	367.28	47.79	27.99	27.85	1.22	3.27	C33-34
0.20	0.30	0.56	0.77	1.13	1.27	1.78	2.61	2.59	2.90	0.48	0.32	0.31	0.02	0.03	C37-38
0.41	0.74	1.22	1.88	2.78	4.56	6.16	7.51	9.57	8.26	1.37	0.91	0.89	0.04	0.10	C40-41
0.10	0.18	0.23	0.40	0.62	0.98	1.05	1.30	1.89	2.30	0.27	0.16	0.16	0.01	0.02	C43
0.19	0.26	0.38	0.55	0.96	1.66	2.80	3.89	8.42	19.18	0.74	0.40	0.41	0.01	0.04	C44
0.06	0.06	0.13	0.25	0.35	0.31	0.50	0.63	0.78	0.45	0.12	0.07	0.07	0.00	0.01	C45
0.01	0.01	0.04	0.04	0.06	0.04	0.06	0.16	0.16	0.09	0.03	0.02	0.02	0.00	0.00	C46
0.19	0.19	0.31	0.45	0.59	0.82	1.22	1.41	1.95	2.33	0.32	0.22	0.22	0.01	0.02	C47;C49
8.55	12.15	17.19	20.75	24.69	22.89	24.25	30.65	41.38	48.35	10.23	6.49	6.29	0.45	0.69	C50
0.05	0.08	0.15	0.19	0.28	0.33	0.74	1.14	1.76	1.62	0.17	0.09	0.09	0.00	0.01	C51
0.04	0.02	0.11	0.17	0.19	0.26	0.49	0.39	0.37	0.41	0.09	0.05	0.05	0.00	0.01	C52
4.27	7.46	10.10	9.55	9.70	12.20	12.93	15.38	18.61	16.03	5.08	3.31	3.17	0.22	0.35	C53
0.60	1.31	2.58	3.28	4.37	5.15	5.34	5.37	6.59	5.78	1.58	0.97	0.97	0.06	0.12	C54
0.55	1.01	1.29	1.43	1.76	2.53	2.73	3.30	4.53	4.67	0.87	0.53	0.52	0.03	0.06	C55
2.05	3.50	6.28	7.36	9.14	11.16	12.19	13.08	11.68	10.60	3.61	2.28	2.25	0.15	0.27	C56
0.06	0.11	0.21	0.47	0.58	0.62	0.92	0.67	0.94	0.86	0.20	0.12	0.12	0.01	0.02	C57
0.01	0.01	0.02	0.01	0.00	0.00	0.00	0.00	0.00	0.05	0.01	0.01	0.01	0.00	0.00	C58
0.11	0.14	0.11	0.32	0.45	0.89	0.88	1.49	2.28	3.22	0.23	0.14	0.14	0.01	0.01	C60
0.07	0.24	0.50	1.41	3.73	9.70	20.45	44.12	84.47	138.20	4.58	2.48	2.52	0.03	0.18	C61
0.10	0.06	0.15	0.12	0.16	0.21	0.30	0.49	0.77	0.60	0.11	0.09	0.08	0.00	0.01	C62
0.01	0.01	0.02	0.08	0.19	0.17	0.17	0.60	0.73	0.97	0.07	0.04	0.04	0.00	0.00	C63
0.36	0.61	1.24	2.05	3.19	4.74	6.02	9.39	12.08	12.86	1.45	0.86	0.87	0.04	0.09	C64
0.04	0.05	0.14	0.19	0.36	0.62	1.02	1.74	2.28	2.75	0.21	0.12	0.12	0.00	0.01	C65
0.03	0.06	0.08	0.21	0.45	0.71	1.03	2.13	2.71	3.33	0.24	0.13	0.13	0.00	0.01	C66
0.23	0.31	0.82	1.61	3.06	5.64	10.29	20.91	35.03	50.12	2.47	1.28	1.28	0.03	0.11	C67
0.01	0.00	0.02	0.04	0.06	0.13	0.29	0.41	0.51	0.97	0.05	0.03	0.03	0.00	0.00	C68
0.01	0.02	0.05	0.03	0.05	0.11	0.10	0.20	0.53	0.70	0.05	0.03	0.04	0.00	0.00	C69
2.31	3.22	4.78	6.20	9.13	11.85	14.40	18.79	22.23	21.36	4.18	2.89	2.89	0.17	0.30	C70-72,D32-33,D42-43
0.28	0.36	0.62	0.74	1.29	1.70	2.20	3.15	4.52	4.51	0.58	0.36	0.35	0.02	0.04	C73
0.04	0.10	0.13	0.26	0.31	0.38	0.61	0.82	0.95	1.27	0.12	0.08	0.11	0.01	0.01	C74
0.05	0.07	0.13	0.16	0.22	0.36	0.45	0.54	0.74	0.48	0.12	0.08	0.08	0.00	0.01	C75
0.08	0.11	0.18	0.20	0.34	0.60	0.69	0.88	1.40	0.91	0.18	0.12	0.11	0.01	0.01	C81
0.90	1.42	2.45	3.26	5.68	8.08	11.50	14.76	17.01	15.85	2.54	1.64	1.61	0.08	0.18	C82-85, C96
0.00	0.01	0.01	0.04	0.03	0.03	0.17	0.14	0.25	0.26	0.02	0.01	0.01	0.00	0.00	C88
0.21	0.31	0.79	1.22	2.41	3.35	4.79	6.11	5.83	5.08	0.91	0.56	0.56	0.03	0.07	C90
0.37	0.61	0.73	0.96	1.37	2.02	2.59	3.64	4.07	3.33	0.86	0.69	0.71	0.04	0.06	C91
0.72	0.92	1.41	1.80	3.21	4.29	5.28	7.11	9.41	6.96	1.46	1.02	1.01	0.06	0.10	C92-94,D45-47
0.85	1.10	1.38	2.15	3.13	4.46	6.06	7.42	8.55	7.77	1.69	1.26	1.30	0.07	0.12	C95
1.20	1.84	3.22	5.07	8.13	11.95	15.59	23.85	31.12	36.42	3.85	2.35	2.34	0.11	0.25	O&U
51.11	89.45	155.12	247.73	397.05	582.59	786.50	1100.93	1389.86	1384.71	175.98	106.03	105.14	5.05	11.89	C00-96
50.91	89.20	154.74	247.17	396.09	580.93	783.70	1097.04	1381.44	1365.53	175.23	105.63	104.73	5.03	11.86	C00-96 exc. C44

附表 1-11　2015 年全国肿瘤登记地区男性癌症死亡主要指标/100 000⁻¹

部位 Sites		病例数 No. cases	构成比 Freq. /%	年龄组								
				0~	1~4	5~9	10~14	15~19	20~24	25~29	30~34	35~39
唇	Lip	96	0.03	0.00	0.00	0.00	0.00	0.00	0.01	0.01	0.00	0.00
舌	Tongue	776	0.22	0.00	0.00	0.00	0.00	0.00	0.02	0.02	0.07	0.09
口	Mouth	1088	0.30	0.00	0.01	0.00	0.00	0.00	0.00	0.03	0.05	0.06
唾液腺	Salivary glands	385	0.11	0.00	0.00	0.01	0.00	0.01	0.03	0.01	0.06	0.02
扁桃腺	Tonsil	177	0.05	0.00	0.00	0.00	0.00	0.01	0.00	0.00	0.00	0.02
其他口咽	Other oropharynx	371	0.10	0.00	0.00	0.00	0.00	0.00	0.02	0.00	0.01	0.02
鼻咽	Nasopharynx	4657	1.30	0.00	0.00	0.01	0.06	0.10	0.13	0.19	0.55	1.05
下咽	Hypopharynx	750	0.21	0.00	0.00	0.00	0.00	0.00	0.01	0.00	0.01	0.05
咽，部位不明	Pharynx unspecified	361	0.10	0.00	0.00	0.00	0.00	0.00	0.01	0.01	0.00	0.01
食管	Esophagus	34 262	9.57	0.00	0.00	0.00	0.00	0.02	0.02	0.07	0.11	0.40
胃	Stomach	49 789	13.90	0.19	0.04	0.00	0.04	0.07	0.29	0.52	1.08	2.06
小肠	Small intestine	1411	0.39	0.00	0.00	0.02	0.01	0.00	0.03	0.03	0.03	0.13
结肠	Colon	11 761	3.28	0.00	0.00	0.00	0.01	0.10	0.13	0.33	0.56	0.95
直肠	Rectum	13 681	3.82	0.00	0.01	0.01	0.01	0.01	0.13	0.27	0.56	0.94
肛门	Anus	492	0.14	0.00	0.00	0.00	0.00	0.00	0.01	0.00	0.00	0.01
肝脏	Liver	58 024	16.20	0.25	0.22	0.21	0.10	0.29	0.52	1.86	4.86	10.70
胆囊及其他	Gallbladder etc.	4567	1.28	0.00	0.00	0.00	0.00	0.00	0.00	0.04	0.07	0.21
胰腺	Pancreas	11 379	3.18	0.00	0.00	0.00	0.00	0.00	0.03	0.10	0.25	0.53
鼻、鼻窦及其他	Nose, sinuses etc.	457	0.13	0.00	0.00	0.00	0.01	0.02	0.03	0.05	0.11	0.07
喉	Larynx	2855	0.80	0.06	0.00	0.00	0.01	0.00	0.01	0.02	0.02	0.09
气管、支气管、肺	Trachea, bronchus & lung	105 476	29.46	0.12	0.07	0.01	0.05	0.12	0.32	0.72	1.62	3.46
其他胸腔器官	Other thoracic organs	986	0.28	0.06	0.03	0.02	0.09	0.17	0.13	0.17	0.10	0.17
骨	Bone	2603	0.73	0.06	0.04	0.02	0.30	0.60	0.34	0.19	0.30	0.26
皮肤黑色素瘤	Melanoma of skin	491	0.14	0.00	0.00	0.00	0.00	0.02	0.02	0.01	0.03	0.02
皮肤其他	Other skin	1319	0.37	0.00	0.01	0.01	0.03	0.02	0.04	0.03	0.04	0.10
间皮瘤	Mesothelioma	216	0.06	0.00	0.00	0.00	0.01	0.01	0.00	0.00	0.01	0.02
卡波氏肉瘤	Kaposi sarcoma	57	0.02	0.00	0.00	0.00	0.00	0.00	0.02	0.01	0.02	0.00
结缔组织、软组织	Connective & soft tissue	589	0.16	0.12	0.11	0.07	0.04	0.06	0.11	0.04	0.13	0.09
乳腺	Breast	306	0.09	0.06	0.00	0.00	0.00	0.00	0.00	0.01	0.01	0.04
外阴	Vulva	–	–	–	–	–	–	–	–	–	–	–
阴道	Vagina	–	–	–	–	–	–	–	–	–	–	–
子宫颈	Cervix uteri	–	–	–	–	–	–	–	–	–	–	–
子宫体	Corpus uteri	–	–	–	–	–	–	–	–	–	–	–
子宫，部位不明	Uterus unspecified	–	–	–	–	–	–	–	–	–	–	–
卵巢	Ovary	–	–	–	–	–	–	–	–	–	–	–
其他女性生殖器	Other female genital organs	–	–	–	–	–	–	–	–	–	–	–
胎盘	Placenta	–	–	–	–	–	–	–	–	–	–	–
阴茎	Penis	376	0.11	0.00	0.00	0.00	0.00	0.00	0.00	0.00	0.02	0.03
前列腺	Prostate	7447	2.08	0.00	0.00	0.00	0.03	0.02	0.01	0.04	0.03	0.02
睾丸	Testis	185	0.05	0.00	0.03	0.02	0.00	0.07	0.05	0.09	0.07	0.09
其他男性生殖器	Other male genital organs	109	0.03	0.00	0.00	0.00	0.01	0.01	0.02	0.00	0.02	0.01
肾	Kidney	2978	0.83	0.19	0.16	0.10	0.06	0.03	0.03	0.04	0.15	0.11
肾盂	Renal pelvis	421	0.12	0.00	0.00	0.00	0.00	0.00	0.00	0.02	0.01	0.01
输尿管	Ureter	405	0.11	0.00	0.00	0.00	0.00	0.00	0.00	0.00	0.00	0.01
膀胱	Bladder	6148	1.72	0.00	0.03	0.01	0.01	0.02	0.02	0.03	0.04	0.12
其他泌尿器官	Other urinary organs	102	0.03	0.00	0.00	0.00	0.00	0.00	0.00	0.00	0.00	0.00
眼	Eye	84	0.02	0.00	0.11	0.02	0.01	0.00	0.02	0.01	0.01	0.01
脑、神经系统	Brain, nervous system	7372	2.06	1.25	1.25	1.17	0.74	0.78	0.66	0.92	1.29	1.77
甲状腺	Thyroid	712	0.20	0.00	0.00	0.00	0.00	0.01	0.01	0.04	0.06	0.14
肾上腺	Adrenal gland	298	0.08	0.06	0.12	0.03	0.01	0.01	0.02	0.01	0.01	0.03
其他内分泌腺	Other endocrine	224	0.06	0.00	0.05	0.06	0.01	0.04	0.01	0.04	0.03	0.05
霍奇金淋巴瘤	Hodgkin lymphoma	360	0.10	0.00	0.00	0.02	0.04	0.06	0.00	0.07	0.07	0.07
非霍奇金淋巴瘤	Non-Hodgkin lymphoma	5067	1.42	0.19	0.22	0.32	0.31	0.31	0.25	0.43	0.51	0.68
免疫增生性疾病	Immunoproliferative diseases	42	0.01	0.00	0.00	0.00	0.00	0.00	0.00	0.00	0.00	0.00
多发性骨髓瘤	Multiple myeloma	1778	0.50	0.12	0.07	0.05	0.05	0.04	0.09	0.04	0.09	0.12
淋巴样白血病	Lymphoid leukemia	1597	0.45	0.69	0.63	0.73	0.56	0.71	0.40	0.51	0.44	0.53
髓样白血病	Myeloid leukemia	2766	0.77	0.56	0.34	0.22	0.28	0.35	0.40	0.46	0.55	0.66
白血病，未特指	Leukemia unspecified	3122	0.87	1.50	0.97	0.82	0.59	0.84	0.69	0.91	0.57	0.66
其他或未指明部位	Other and unspecified	7097	1.98	0.25	0.30	0.37	0.25	0.19	0.35	0.43	0.50	0.73
所有部位合计	All sites	358 072	100.00	5.74	4.82	4.37	3.74	5.17	5.40	8.87	15.13	27.39
所有部位除外 C44	All sites except C44	356 753	99.63	5.74	4.81	4.36	3.72	5.15	5.36	8.84	15.09	27.29

40~44	45~49	50~54	55~59	60~64	65~69	70~74	75~79	80~84	85+	粗率 Crude rate/ 100 000⁻¹	中标率 ASR China/ 100 000⁻¹	世标率 ASR world/ 100 000⁻¹	累积率 Cum. Rate/% 0~64	0~74	ICD10
0.00	0.01	0.05	0.04	0.09	0.14	0.30	0.46	0.77	1.27	0.06	0.03	0.04	0.00	0.00	C00
0.19	0.41	0.70	1.11	1.33	1.70	1.69	2.24	2.18	1.57	0.48	0.31	0.31	0.02	0.04	C01-02
0.18	0.38	0.76	1.06	1.77	2.13	3.21	4.05	4.92	5.99	0.67	0.42	0.42	0.02	0.05	C03-06
0.05	0.15	0.24	0.39	0.54	0.81	0.96	1.38	2.09	1.95	0.24	0.15	0.15	0.01	0.02	C07-08
0.03	0.11	0.23	0.22	0.28	0.38	0.47	0.49	0.23	0.52	0.11	0.07	0.07	0.00	0.01	C09
0.05	0.14	0.32	0.48	0.74	0.74	0.86	1.09	1.41	1.65	0.23	0.14	0.14	0.01	0.02	C10
2.13	3.52	4.75	5.66	8.10	9.46	9.39	9.65	8.37	6.89	2.86	1.96	1.91	0.13	0.23	C11
0.16	0.37	0.73	1.10	1.38	1.67	1.56	2.07	2.59	1.57	0.46	0.29	0.29	0.02	0.04	C12-13
0.07	0.11	0.23	0.31	0.64	0.77	0.96	1.32	2.23	1.50	0.22	0.14	0.14	0.01	0.02	C14
1.81	6.27	15.69	31.81	56.25	88.48	116.68	148.70	176.86	162.55	21.05	12.92	13.00	0.56	1.59	C15
4.70	10.24	20.85	39.77	73.36	122.01	169.19	237.69	277.53	245.32	30.59	18.91	18.77	0.77	2.22	C16
0.16	0.39	0.92	1.28	2.14	3.16	3.97	6.52	6.10	7.57	0.87	0.54	0.54	0.03	0.06	C17
1.53	2.72	5.03	8.67	14.52	22.37	33.11	52.93	81.42	102.62	7.23	4.39	4.35	0.17	0.45	C18
1.95	3.46	6.34	10.91	18.88	27.94	39.26	62.09	86.43	93.78	8.41	5.15	5.11	0.22	0.55	C19-20
0.06	0.20	0.27	0.44	0.63	0.92	1.29	2.33	2.96	3.60	0.30	0.18	0.18	0.01	0.02	C21
22.91	36.27	53.12	72.52	94.59	112.17	125.66	147.29	170.17	169.06	35.65	23.55	23.14	1.49	2.68	C22
0.31	0.89	1.82	4.11	6.08	10.09	13.61	21.59	29.13	33.03	2.81	1.69	1.69	0.07	0.19	C23-24
1.53	3.03	5.62	11.70	17.48	26.34	35.62	47.77	57.25	55.81	6.99	4.33	4.33	0.20	0.51	C25
0.15	0.15	0.31	0.58	0.68	0.88	0.90	1.41	1.68	2.25	0.28	0.19	0.18	0.01	0.02	C30-31
0.31	0.74	1.75	2.85	4.75	6.83	8.02	11.54	15.11	12.58	1.75	1.08	1.09	0.05	0.13	C32
9.99	21.72	48.30	94.25	166.82	252.25	346.54	475.31	566.44	522.92	64.80	39.92	39.87	1.74	4.73	C33-34
0.23	0.35	0.67	0.98	1.50	1.63	2.46	3.73	3.73	3.45	0.61	0.42	0.41	0.02	0.04	C37-38
0.53	0.82	1.54	2.45	3.49	5.56	7.52	9.36	10.83	10.71	1.60	1.09	1.08	0.05	0.12	C40-41
0.09	0.21	0.28	0.50	0.81	1.17	1.14	1.78	2.05	2.77	0.30	0.19	0.19	0.01	0.02	C43
0.20	0.27	0.44	0.68	1.39	2.20	3.69	4.85	9.65	20.07	0.81	0.48	0.49	0.02	0.05	C44
0.07	0.06	0.15	0.23	0.37	0.37	0.60	0.86	1.05	0.82	0.13	0.08	0.08	0.00	0.01	C45
0.01	0.02	0.06	0.06	0.07	0.03	0.06	0.32	0.32	0.15	0.04	0.02	0.02	0.00	0.00	C46
0.22	0.20	0.32	0.61	0.75	0.98	1.59	1.75	2.37	2.55	0.36	0.25	0.25	0.01	0.03	C47;C49
0.08	0.12	0.24	0.30	0.37	0.72	0.54	1.06	1.68	1.95	0.19	0.12	0.12	0.01	0.01	C50
–	–	–	–	–	–	–	–	–	–	–	–	–	–	–	C51
–	–	–	–	–	–	–	–	–	–	–	–	–	–	–	C52
–	–	–	–	–	–	–	–	–	–	–	–	–	–	–	C53
–	–	–	–	–	–	–	–	–	–	–	–	–	–	–	C54
–	–	–	–	–	–	–	–	–	–	–	–	–	–	–	C55
–	–	–	–	–	–	–	–	–	–	–	–	–	–	–	C56
–	–	–	–	–	–	–	–	–	–	–	–	–	–	–	C57
–	–	–	–	–	–	–	–	–	–	–	–	–	–	–	C58
0.11	0.14	0.11	0.32	0.45	0.89	0.88	1.49	2.28	3.22	0.23	0.14	0.14	0.01	0.01	C60
0.07	0.24	0.50	1.41	3.73	9.70	20.45	44.12	84.47	138.20	4.58	2.48	2.52	0.03	0.18	C61
0.10	0.06	0.15	0.12	0.16	0.21	0.30	0.49	0.77	0.60	0.11	0.09	0.08	0.00	0.01	C62
0.01	0.01	0.02	0.08	0.19	0.17	0.17	0.60	0.73	0.97	0.07	0.04	0.04	0.00	0.00	C63
0.51	0.86	1.71	2.88	4.35	6.32	7.76	12.40	15.61	17.90	1.83	1.14	1.15	0.06	0.13	C64
0.07	0.06	0.16	0.30	0.62	0.81	1.33	1.84	2.55	3.97	0.26	0.16	0.16	0.01	0.02	C65
0.02	0.04	0.10	0.28	0.57	0.84	1.09	2.21	2.64	4.42	0.25	0.15	0.15	0.01	0.01	C66
0.29	0.48	1.26	2.64	4.89	9.24	16.67	34.16	60.44	91.01	3.78	2.12	2.14	0.05	0.18	C67
0.01	0.01	0.02	0.05	0.09	0.17	0.45	0.52	0.64	1.50	0.06	0.04	0.04	0.00	0.00	C68
0.00	0.01	0.08	0.05	0.09	0.14	0.09	0.17	0.68	0.75	0.05	0.04	0.04	0.00	0.00	C69
2.70	3.63	5.43	6.98	10.26	13.32	16.07	20.35	24.80	24.04	4.53	3.23	3.22	0.19	0.33	C70-72,D32-33,D42-43
0.20	0.22	0.48	0.70	1.09	1.18	1.82	2.58	3.69	4.04	0.44	0.28	0.27	0.01	0.03	C73
0.04	0.11	0.13	0.36	0.39	0.61	0.77	1.23	1.14	1.35	0.18	0.12	0.13	0.01	0.01	C74
0.04	0.09	0.14	0.20	0.27	0.43	0.58	0.69	1.00	0.82	0.14	0.10	0.10	0.01	0.01	C75
0.10	0.17	0.22	0.31	0.44	0.78	0.84	1.18	1.68	1.27	0.22	0.15	0.15	0.01	0.02	C81
1.11	1.77	3.21	4.29	7.64	10.22	14.70	18.77	21.39	21.42	3.11	2.07	2.05	0.11	0.23	C82-85, C96
0.00	0.01	0.01	0.01	0.04	0.03	0.24	0.32	0.41	0.15	0.03	0.02	0.01	0.00	0.00	C88
0.29	0.36	0.91	1.47	2.71	4.22	6.11	7.43	8.15	7.94	1.09	0.70	0.70	0.03	0.08	C90
0.38	0.65	0.78	1.07	1.53	2.33	3.06	4.56	5.28	4.94	0.98	0.81	0.83	0.04	0.07	C91
0.81	1.08	1.66	2.04	3.66	5.13	6.62	8.73	13.06	10.34	1.70	1.20	1.18	0.06	0.12	C92-94,D45-47
1.00	1.20	1.62	2.42	3.70	5.27	7.05	9.62	10.47	9.81	1.92	1.46	1.50	0.08	0.14	C95
1.36	2.13	3.67	6.37	10.09	14.88	19.08	27.53	36.09	43.00	4.36	2.80	2.80	0.13	0.30	O&U
58.94	106.64	194.08	329.35	536.74	790.81	1056.99	1462.60	1825.51	1868.17	220.00	138.38	137.77	6.50	15.74	C00-96
58.73	106.38	193.64	328.67	535.36	788.61	1053.31	1457.75	1815.86	1848.09	219.19	137.91	137.28	6.49	15.70	C00-96 exc. C44

附表 1-12　2015 年全国肿瘤登记地区女性癌症死亡主要指标/100 000⁻¹

部位 Sites		病例数 No. cases	构成比 Freq. /%	年龄组								
				0~	1~4	5~9	10~14	15~19	20~24	25~29	30~34	35~39
唇	Lip	67	0.03	0.00	0.00	0.00	0.00	0.00	0.00	0.00	0.00	0.00
舌	Tongue	420	0.20	0.00	0.00	0.00	0.00	0.01	0.01	0.02	0.01	0.03
口	Mouth	567	0.27	0.00	0.02	0.00	0.00	0.00	0.00	0.02	0.02	0.05
唾液腺	Salivary glands	245	0.12	0.07	0.00	0.00	0.00	0.00	0.01	0.02	0.04	0.04
扁桃腺	Tonsil	41	0.02	0.00	0.00	0.00	0.00	0.00	0.00	0.00	0.00	0.00
其他口咽	Other oropharynx	55	0.03	0.00	0.00	0.00	0.00	0.00	0.00	0.00	0.03	0.02
鼻咽	Nasopharynx	1641	0.79	0.00	0.00	0.00	0.03	0.05	0.06	0.07	0.28	0.38
下咽	Hypopharynx	69	0.03	0.00	0.00	0.00	0.00	0.00	0.00	0.00	0.00	0.02
咽,部位不明	Pharynx unspecified	114	0.06	0.00	0.00	0.00	0.03	0.00	0.00	0.01	0.00	0.01
食管	Esophagus	13 111	6.34	0.00	0.00	0.00	0.00	0.00	0.03	0.05	0.07	0.20
胃	Stomach	22 075	10.68	0.07	0.03	0.01	0.04	0.10	0.16	0.81	1.45	2.19
小肠	Small intestine	997	0.48	0.00	0.00	0.00	0.00	0.01	0.00	0.02	0.02	0.12
结肠	Colon	9280	4.49	0.07	0.00	0.00	0.00	0.00	0.08	0.22	0.51	0.82
直肠	Rectum	8825	4.27	0.00	0.00	0.00	0.00	0.01	0.12	0.24	0.38	0.81
肛门	Anus	322	0.16	0.00	0.00	0.00	0.00	0.00	0.00	0.02	0.02	0.03
肝脏	Liver	20 843	10.09	0.14	0.23	0.09	0.07	0.15	0.35	0.42	0.80	2.03
胆囊及其他	Gallbladder etc.	5107	2.47	0.00	0.02	0.00	0.00	0.00	0.01	0.08	0.05	0.19
胰腺	Pancreas	8568	4.15	0.00	0.02	0.00	0.00	0.00	0.04	0.08	0.19	0.34
鼻、鼻窦及其他	Nose, sinuses etc.	263	0.13	0.00	0.00	0.00	0.01	0.01	0.01	0.02	0.03	0.08
喉	Larynx	428	0.21	0.00	0.00	0.00	0.00	0.00	0.00	0.02	0.00	0.02
气管、支气管、肺	Trachea, bronchus & lung	47 887	23.17	0.00	0.08	0.04	0.03	0.15	0.19	0.58	1.20	2.50
其他胸腔器官	Other thoracic organs	556	0.27	0.00	0.02	0.01	0.01	0.04	0.05	0.08	0.09	0.11
骨	Bone	1788	0.87	0.07	0.05	0.17	0.46	0.27	0.14	0.14	0.22	0.26
皮肤黑色素瘤	Melanoma of skin	369	0.18	0.00	0.00	0.00	0.00	0.00	0.01	0.05	0.04	0.07
皮肤其他	Other skin	1071	0.52	0.00	0.03	0.01	0.04	0.01	0.02	0.06	0.02	0.08
间皮瘤	Mesothelioma	160	0.08	0.00	0.00	0.00	0.00	0.00	0.01	0.01	0.00	0.00
卡波氏肉瘤	Kaposi sarcoma	24	0.01	0.00	0.02	0.00	0.00	0.00	0.00	0.00	0.01	0.00
结缔组织、软组织	Connective & soft tissue	427	0.21	0.21	0.03	0.09	0.07	0.05	0.06	0.11	0.08	0.07
乳腺	Breast	16 178	7.83	0.00	0.00	0.00	0.01	0.04	0.15	0.68	1.91	4.34
外阴	Vulva	265	0.13	0.00	0.00	0.00	0.00	0.00	0.01	0.00	0.01	0.03
阴道	Vagina	136	0.07	0.00	0.00	0.00	0.00	0.00	0.00	0.00	0.02	0.03
子宫颈	Cervix uteri	8027	3.88	0.00	0.00	0.00	0.00	0.00	0.08	0.51	1.04	2.11
子宫体	Corpus uteri	2495	1.21	0.00	0.00	0.00	0.00	0.00	0.05	0.06	0.17	0.33
子宫,部位不明	Uterus unspecified	1373	0.66	0.00	0.00	0.00	0.00	0.01	0.01	0.05	0.08	0.24
卵巢	Ovary	5705	2.76	0.00	0.02	0.01	0.04	0.11	0.15	0.27	0.46	0.71
其他女性生殖器	Other female genital organs	315	0.15	0.00	0.00	0.00	0.01	0.00	0.01	0.02	0.03	0.02
胎盘	Placenta	20	0.01	0.00	0.00	0.00	0.00	0.00	0.01	0.05	0.03	0.00
阴茎	Penis	–	–	–	–	–	–	–	–	–	–	–
前列腺	Prostate	–	–	–	–	–	–	–	–	–	–	–
睾丸	Testis	–	–	–	–	–	–	–	–	–	–	–
其他男性生殖器	Other male genital organs	–	–	–	–	–	–	–	–	–	–	–
肾	Kidney	1665	0.81	0.35	0.14	0.04	0.04	0.04	0.04	0.12	0.11	0.12
肾盂	Renal pelvis	262	0.13	0.00	0.00	0.00	0.00	0.00	0.00	0.00	0.00	0.03
输尿管	Ureter	363	0.18	0.00	0.00	0.00	0.01	0.00	0.00	0.00	0.00	0.00
膀胱	Bladder	1778	0.86	0.00	0.02	0.01	0.00	0.01	0.00	0.01	0.04	0.03
其他泌尿器官	Other urinary organs	61	0.03	0.00	0.02	0.00	0.00	0.00	0.00	0.00	0.01	0.00
眼	Eye	67	0.03	0.07	0.09	0.01	0.01	0.00	0.00	0.01	0.00	0.01
脑、神经系统	Brain, nervous system	6057	2.93	1.13	1.03	0.94	0.84	0.83	0.59	0.71	0.94	1.21
甲状腺	Thyroid	1153	0.56	0.00	0.00	0.00	0.05	0.05	0.08	0.21	0.24	
肾上腺	Adrenal gland	190	0.09	0.07	0.11	0.07	0.06	0.01	0.01	0.02	0.03	0.01
其他内分泌腺	Other endocrine	146	0.07	0.00	0.03	0.00	0.04	0.01	0.00	0.04	0.03	0.01
霍奇金淋巴瘤	Hodgkin lymphoma	207	0.10	0.07	0.00	0.01	0.01	0.02	0.03	0.05	0.02	0.04
非霍奇金淋巴瘤	Non-Hodgkin lymphoma	3088	1.49	0.14	0.09	0.08	0.14	0.23	0.19	0.26	0.53	0.62
免疫增生性疾病	Immunoproliferative diseases	22	0.01	0.00	0.00	0.00	0.00	0.00	0.00	0.00	0.00	0.00
多发性骨髓瘤	Multiple myeloma	1157	0.56	0.07	0.08	0.04	0.03	0.00	0.01	0.03	0.07	0.05
淋巴样白血病	Lymphoid leukemia	1150	0.56	0.78	0.52	0.46	0.46	0.29	0.35	0.29	0.34	0.29
髓样白血病	Myeloid leukemia	1927	0.93	0.56	0.39	0.22	0.32	0.33	0.32	0.39	0.41	0.32
白血病,未特指	Leukemia unspecified	2288	1.11	2.05	0.81	0.56	0.58	0.51	0.44	0.58	0.43	0.67
其他或未指明部位	Other and unspecified	5257	2.54	0.21	0.41	0.17	0.19	0.22	0.23	0.26	0.51	0.57
所有部位合计	All sites	206 672	100.00	6.14	4.29	3.06	3.63	3.63	4.08	7.61	12.99	22.43
所有部位除外 C44	All sites except C44	205 601	99.48	6.14	4.26	3.05	3.59	3.62	4.06	7.55	12.96	22.35

Age group										粗率 Crude rate/ 100 000^{-1}	中标率 ASR China/ 100 000^{-1}	世标率 ASR world/ 100 000^{-1}	累积率 Cum. Rate/%		ICD10
40~44	45~49	50~54	55~59	60~64	65~69	70~74	75~79	80~84	85+				0~64	0~74	
0.00	0.01	0.03	0.02	0.04	0.09	0.14	0.23	0.67	0.86	0.04	0.02	0.02	0.00	0.00	C00
0.10	0.16	0.32	0.27	0.42	0.80	0.97	1.96	2.17	1.83	0.27	0.15	0.15	0.01	0.02	C01-02
0.06	0.09	0.18	0.41	0.64	0.83	1.75	2.24	3.48	4.62	0.36	0.19	0.19	0.01	0.02	C03-06
0.07	0.10	0.13	0.22	0.30	0.26	0.70	0.83	1.24	1.27	0.15	0.09	0.09	0.00	0.01	C07-08
0.02	0.03	0.02	0.04	0.02	0.08	0.06	0.10	0.34	0.25	0.03	0.01	0.01	0.00	0.00	C09
0.00	0.01	0.01	0.05	0.10	0.11	0.14	0.08	0.34	0.30	0.03	0.02	0.02	0.00	0.00	C10
0.64	1.16	1.36	1.85	2.33	3.10	3.27	3.92	5.06	3.45	1.04	0.67	0.64	0.04	0.07	C11
0.02	0.04	0.08	0.05	0.10	0.11	0.12	0.28	0.41	0.00	0.07	0.04	0.03	0.00	0.00	C12-13
0.01	0.02	0.03	0.08	0.12	0.15	0.31	0.41	0.75	1.07	0.07	0.04	0.04	0.00	0.00	C14
0.39	1.20	2.80	5.97	13.94	28.03	44.33	64.30	86.69	89.96	8.29	4.34	4.31	0.12	0.49	C15
3.30	5.86	9.38	14.63	25.21	39.97	61.32	94.82	126.28	129.84	13.96	7.76	7.58	0.32	0.82	C16
0.22	0.27	0.43	0.76	1.19	2.02	2.84	3.87	5.36	5.36	0.63	0.35	0.35	0.02	0.04	C17
1.42	2.05	3.68	6.18	9.72	14.63	23.24	37.88	61.75	70.88	5.87	3.13	3.08	0.12	0.31	C18
1.45	2.49	4.14	5.81	9.99	14.89	21.76	36.33	53.36	59.92	5.58	3.04	2.99	0.13	0.31	C19-20
0.04	0.11	0.11	0.24	0.38	0.62	0.84	1.11	2.21	1.78	0.20	0.11	0.11	0.00	0.01	C21
4.05	6.81	11.14	17.55	28.31	41.80	55.81	78.57	99.50	95.34	13.18	7.54	7.46	0.36	0.85	C22
0.40	1.00	1.91	3.27	6.22	9.40	14.65	22.53	33.18	31.91	3.23	1.72	1.71	0.07	0.19	C23-24
0.87	1.60	3.18	6.26	10.62	17.55	25.38	38.16	49.32	47.39	5.42	2.95	2.92	0.12	0.33	C25
0.08	0.14	0.15	0.18	0.35	0.49	0.39	0.83	1.31	1.27	0.17	0.10	0.10	0.01	0.01	C30-31
0.09	0.06	0.12	0.22	0.30	0.77	1.29	2.40	2.77	2.89	0.27	0.14	0.14	0.00	0.01	C32
6.32	12.23	20.91	34.27	59.19	92.24	135.26	209.07	270.08	261.86	30.28	16.64	16.43	0.69	1.83	C33-34
0.16	0.25	0.44	0.55	0.76	0.91	1.13	1.60	1.65	2.54	0.35	0.22	0.22	0.01	0.02	C37-38
0.29	0.66	0.89	1.30	2.07	3.58	4.85	5.86	8.54	6.60	1.13	0.73	0.72	0.03	0.08	C40-41
0.10	0.15	0.18	0.31	0.43	0.80	0.97	0.88	1.76	1.98	0.23	0.14	0.14	0.01	0.02	C43
0.18	0.24	0.33	0.42	0.53	1.14	1.95	3.02	7.41	18.57	0.68	0.32	0.33	0.01	0.03	C44
0.04	0.06	0.11	0.27	0.32	0.24	0.41	0.41	0.56	0.20	0.10	0.06	0.06	0.00	0.01	C45
0.01	0.01	0.03	0.03	0.05	0.05	0.06	0.03	0.04	0.05	0.02	0.01	0.01	0.00	0.00	C46
0.16	0.17	0.29	0.30	0.44	0.65	0.86	1.11	1.61	2.18	0.27	0.18	0.18	0.01	0.02	C47;C49
8.55	12.15	17.19	20.75	24.69	22.89	24.25	30.65	41.38	48.35	10.23	6.49	6.29	0.45	0.69	C50
0.05	0.08	0.15	0.19	0.28	0.33	0.74	1.14	1.76	1.62	0.17	0.09	0.09	0.00	0.01	C51
0.04	0.02	0.11	0.17	0.19	0.26	0.49	0.39	0.37	0.41	0.09	0.05	0.05	0.00	0.01	C52
4.27	7.46	10.10	9.55	9.70	12.20	12.93	15.38	18.61	16.03	5.08	3.31	3.17	0.22	0.35	C53
0.60	1.31	2.58	3.28	4.37	5.15	5.34	5.37	6.59	5.78	1.58	0.97	0.97	0.06	0.12	C54
0.55	1.01	1.29	1.43	1.76	2.53	2.73	3.30	4.53	4.67	0.87	0.53	0.52	0.03	0.06	C55
2.05	3.50	6.28	7.36	9.14	11.16	12.19	13.08	11.68	10.60	3.61	2.28	2.25	0.15	0.27	C56
0.06	0.11	0.21	0.47	0.58	0.62	0.92	0.67	0.94	0.86	0.20	0.12	0.12	0.01	0.02	C57
0.01	0.01	0.02	0.01	0.00	0.00	0.00	0.00	0.00	0.05	0.01	0.01	0.01	0.00	0.00	C58
-	-	-	-	-	-	-	-	-	-	-	-	-	-	-	C60
-	-	-	-	-	-	-	-	-	-	-	-	-	-	-	C61
-	-	-	-	-	-	-	-	-	-	-	-	-	-	-	C62
-	-	-	-	-	-	-	-	-	-	-	-	-	-	-	C63
0.21	0.36	0.76	1.20	2.03	3.17	4.36	6.68	9.18	9.44	1.05	0.60	0.60	0.03	0.06	C64
0.02	0.04	0.11	0.09	0.10	0.42	0.72	1.65	2.06	1.93	0.17	0.09	0.08	0.00	0.01	C65
0.04	0.09	0.06	0.14	0.34	0.58	0.97	2.06	2.77	2.59	0.23	0.12	0.12	0.00	0.01	C66
0.16	0.14	0.36	0.56	1.23	2.08	4.17	9.00	14.12	22.43	1.12	0.53	0.53	0.01	0.04	C67
0.00	0.00	0.03	0.03	0.04	0.09	0.14	0.31	0.41	0.61	0.04	0.02	0.02	0.00	0.00	C68
0.02	0.04	0.02	0.01	0.01	0.08	0.12	0.23	0.41	0.66	0.04	0.03	0.03	0.00	0.00	C69
1.90	2.80	4.12	5.40	8.01	10.38	12.80	17.39	20.11	19.53	3.83	2.56	2.57	0.15	0.26	C70-72,D32-33,D42-43
0.36	0.49	0.78	0.78	1.48	2.22	2.57	3.66	5.21	4.82	0.73	0.45	0.43	0.02	0.05	C73
0.04	0.09	0.13	0.15	0.22	0.15	0.45	0.44	0.79	1.22	0.12	0.08	0.09	0.00	0.01	C74
0.06	0.06	0.13	0.12	0.17	0.29	0.33	0.41	0.52	0.25	0.09	0.06	0.06	0.00	0.01	C75
0.06	0.04	0.13	0.10	0.25	0.41	0.55	0.62	1.16	0.66	0.13	0.08	0.08	0.00	0.01	C81
0.68	1.07	1.67	2.22	3.72	5.97	8.43	11.15	13.41	12.08	1.95	1.21	1.17	0.06	0.13	C82-85, C96
0.01	0.01	0.01	0.01	0.03	0.03	0.10	0.05	0.11	0.15	0.01	0.01	0.01	0.00	0.00	C88
0.13	0.26	0.67	0.96	2.11	2.49	3.53	4.93	3.93	3.15	0.73	0.43	0.44	0.02	0.05	C90
0.36	0.57	0.68	0.84	1.21	1.72	2.14	2.81	3.07	2.23	0.73	0.57	0.59	0.03	0.05	C91
0.63	0.74	1.16	1.56	2.77	3.46	3.99	5.65	6.40	4.67	1.22	0.84	0.84	0.05	0.09	C92-94,D45-47
0.71	1.00	1.14	1.87	2.56	3.67	5.12	5.44	6.97	6.39	1.45	1.07	1.10	0.06	0.10	C95
1.03	1.55	2.75	3.75	6.17	9.06	12.25	20.54	27.04	31.97	3.32	1.92	1.91	0.09	0.20	O&U
43.13	71.96	114.95	164.48	257.24	376.72	527.15	775.84	1031.38	1057.23	130.68	75.25	74.15	3.57	8.09	C00-96
42.95	71.72	114.63	164.06	256.71	375.58	525.20	772.82	1023.97	1038.66	130.00	74.93	73.81	3.56	8.06	C00-96 exc. C44

部位 Sites		病例数 No. cases	构成比 Freq. /%	年龄组								
				0~	1~4	5~9	10~14	15~19	20~24	25~29	30~34	35~39
唇	Lip	64	0.02	0.00	0.00	0.00	0.00	0.00	0.00	0.01	0.00	0.00
舌	Tongue	704	0.25	0.00	0.00	0.00	0.00	0.00	0.01	0.02	0.05	0.08
口	Mouth	936	0.33	0.00	0.02	0.00	0.00	0.00	0.00	0.01	0.04	0.05
唾液腺	Salivary glands	378	0.14	0.07	0.00	0.00	0.00	0.01	0.02	0.02	0.04	0.04
扁桃腺	Tonsil	129	0.05	0.00	0.00	0.00	0.00	0.00	0.00	0.00	0.00	0.02
其他口咽	Other oropharynx	232	0.08	0.00	0.00	0.00	0.00	0.00	0.00	0.00	0.01	0.01
鼻咽	Nasopharynx	3370	1.20	0.00	0.00	0.00	0.03	0.04	0.06	0.19	0.59	0.78
下咽	Hypopharynx	485	0.17	0.00	0.00	0.00	0.00	0.00	0.00	0.00	0.01	0.03
咽，部位不明	Pharynx unspecified	240	0.09	0.00	0.00	0.00	0.02	0.00	0.00	0.01	0.00	0.01
食管	Esophagus	16 247	5.81	0.00	0.00	0.00	0.00	0.01	0.03	0.04	0.09	0.18
胃	Stomach	30 280	10.83	0.00	0.05	0.00	0.03	0.09	0.16	0.68	1.08	1.74
小肠	Small intestine	1383	0.49	0.00	0.00	0.00	0.03	0.00	0.01	0.03	0.05	0.13
结肠	Colon	13 726	4.91	0.00	0.00	0.00	0.02	0.05	0.08	0.32	0.55	0.93
直肠	Rectum	12 303	4.40	0.00	0.00	0.01	0.02	0.00	0.12	0.23	0.40	0.69
肛门	Anus	328	0.12	0.00	0.00	0.00	0.00	0.00	0.00	0.01	0.01	0.04
肝脏	Liver	35 864	12.82	0.30	0.20	0.16	0.05	0.17	0.33	0.86	2.22	5.25
胆囊及其他	Gallbladder etc.	5439	1.94	0.00	0.02	0.00	0.00	0.00	0.05	0.09	0.09	0.19
胰腺	Pancreas	11 598	4.15	0.00	0.00	0.00	0.00	0.00	0.05	0.09	0.16	0.38
鼻、鼻窦及其他	Nose, sinuses etc.	363	0.13	0.00	0.00	0.00	0.03	0.01	0.02	0.04	0.07	0.04
喉	Larynx	1752	0.63	0.00	0.00	0.00	0.00	0.00	0.00	0.02	0.01	0.05
气管、支气管、肺	Trachea, bronchus & lung	78 056	27.91	0.00	0.10	0.03	0.08	0.16	0.17	0.52	1.09	2.60
其他胸腔器官	Other thoracic organs	949	0.34	0.07	0.03	0.01	0.05	0.12	0.08	0.13	0.13	0.16
骨	Bone	1930	0.69	0.00	0.03	0.13	0.32	0.42	0.20	0.12	0.24	0.24
皮肤黑色素瘤	Melanoma of skin	517	0.18	0.00	0.00	0.00	0.00	0.03	0.00	0.03	0.03	0.05
皮肤其他	Other skin	1104	0.39	0.00	0.03	0.01	0.08	0.01	0.03	0.02	0.06	0.09
间皮瘤	Mesothelioma	247	0.09	0.00	0.00	0.00	0.02	0.01	0.01	0.01	0.01	0.01
卡波氏肉瘤	Kaposi sarcoma	59	0.02	0.00	0.00	0.00	0.00	0.00	0.01	0.01	0.02	0.00
结缔组织、软组织	Connective & soft tissue	579	0.21	0.30	0.10	0.07	0.08	0.08	0.12	0.08	0.11	0.07
乳腺	Breast	9310	3.39	0.00	0.00	0.00	0.03	0.03	0.15	0.55	1.64	4.49
外阴	Vulva	151	0.05	0.00	0.00	0.00	0.00	0.00	0.00	0.00	0.02	0.00
阴道	Vagina	84	0.03	0.00	0.00	0.00	0.00	0.00	0.00	0.00	0.02	0.03
子宫颈	Cervix uteri	3785	1.35	0.00	0.00	0.00	0.00	0.00	0.02	0.39	0.92	2.09
子宫体	Corpus uteri	1341	0.48	0.00	0.00	0.00	0.00	0.00	0.04	0.05	0.14	0.25
子宫，部位不明	Uterus unspecified	531	0.19	0.00	0.00	0.00	0.00	0.00	0.00	0.03	0.05	0.15
卵巢	Ovary	3409	1.22	0.00	0.04	0.00	0.00	0.19	0.19	0.26	0.62	0.83
其他女性生殖器	Other female genital organs	173	0.06	0.00	0.00	0.00	0.00	0.00	0.00	0.02	0.03	0.03
胎盘	Placenta	8	0.00	0.00	0.00	0.00	0.00	0.00	0.00	0.05	0.00	0.00
阴茎	Penis	166	0.06	0.00	0.00	0.00	0.00	0.00	0.00	0.00	0.00	0.00
前列腺	Prostate	4839	1.73	0.00	0.00	0.00	0.00	0.06	0.00	0.00	0.03	0.03
睾丸	Testis	96	0.03	0.00	0.06	0.03	0.00	0.08	0.07	0.09	0.08	0.08
其他男性生殖器	Other male genital organs	68	0.02	0.00	0.00	0.00	0.03	0.03	0.02	0.00	0.05	0.02
肾	Kidney	3021	1.08	0.30	0.18	0.07	0.08	0.03	0.01	0.06	0.15	0.11
肾盂	Renal pelvis	443	0.16	0.00	0.00	0.00	0.00	0.00	0.00	0.00	0.00	0.02
输尿管	Ureter	555	0.20	0.00	0.00	0.00	0.00	0.00	0.00	0.00	0.00	0.01
膀胱	Bladder	4567	1.63	0.00	0.03	0.03	0.02	0.01	0.01	0.00	0.02	0.05
其他泌尿器官	Other urinary organs	103	0.04	0.00	0.02	0.00	0.00	0.00	0.00	0.00	0.00	0.00
眼	Eye	64	0.02	0.07	0.13	0.00	0.02	0.00	0.01	0.01	0.00	0.01
脑、神经系统	Brain, nervous system	6344	2.27	1.55	1.28	1.11	0.74	0.63	0.56	0.73	1.01	1.31
甲状腺	Thyroid	1019	0.36	0.00	0.00	0.00	0.00	0.04	0.01	0.05	0.16	0.23
肾上腺	Adrenal gland	264	0.09	0.15	0.10	0.04	0.06	0.00	0.01	0.01	0.02	0.02
其他内分泌腺	Other endocrine	215	0.08	0.00	0.10	0.04	0.05	0.04	0.01	0.03	0.02	0.03
霍奇金淋巴瘤	Hodgkin lymphoma	290	0.10	0.00	0.00	0.04	0.03	0.00	0.02	0.09	0.04	0.03
非霍奇金淋巴瘤	Non-Hodgkin lymphoma	4452	1.59	0.15	0.18	0.18	0.21	0.26	0.26	0.41	0.56	0.74
免疫增生性疾病	Immunoproliferative diseases	36	0.01	0.00	0.00	0.00	0.00	0.00	0.00	0.00	0.00	0.00
多发性骨髓瘤	Multiple myeloma	1760	0.63	0.00	0.00	0.03	0.03	0.03	0.04	0.01	0.06	0.09
淋巴样白血病	Lymphoid leukemia	1418	0.51	1.03	0.70	0.56	0.60	0.60	0.30	0.44	0.40	0.42
髓样白血病	Myeloid leukemia	2772	0.99	0.67	0.43	0.33	0.31	0.48	0.38	0.49	0.52	0.49
白血病，未特指	Leukemia unspecified	2317	0.83	1.85	0.71	0.67	0.55	0.64	0.46	0.46	0.36	0.48
其他或未指明部位	Other and unspecified	6677	2.39	0.44	0.41	0.31	0.24	0.16	0.29	0.29	0.51	0.69
所有部位合计	All sites	279 702	100.00	7.02	4.91	3.91	3.84	4.34	4.09	7.34	12.76	22.61
所有部位除外 C44	All sites except C44	278 598	99.61	7.02	4.87	3.89	3.76	4.33	4.06	7.32	12.70	22.52

Age group										粗率 Crude rate/ 100 000^{-1}	中标率 ASR China/ 100 000^{-1}	世标率 ASR world/ 100 000^{-1}	累积率 Cum. Rate/%		ICD10
40~44	45~49	50~54	55~59	60~64	65~69	70~74	75~79	80~84	85+				0~64	0~74	
0.00	0.02	0.03	0.01	0.03	0.06	0.13	0.24	0.54	1.12	0.04	0.02	0.02	0.00	0.00	C00
0.19	0.33	0.70	0.83	1.02	1.33	1.55	2.48	2.30	1.91	0.46	0.27	0.27	0.02	0.03	C01-02
0.12	0.27	0.53	0.84	1.36	1.50	2.76	3.12	4.91	6.75	0.61	0.33	0.33	0.02	0.04	C03-06
0.07	0.16	0.22	0.39	0.53	0.69	0.86	1.35	1.84	1.69	0.25	0.14	0.14	0.01	0.02	C07-08
0.03	0.11	0.14	0.16	0.17	0.25	0.32	0.26	0.31	0.56	0.08	0.05	0.05	0.00	0.01	C09
0.03	0.07	0.23	0.35	0.39	0.37	0.54	0.69	0.81	1.01	0.15	0.09	0.09	0.01	0.01	C10
1.54	2.64	3.27	3.89	5.79	6.59	6.51	6.82	7.17	4.89	2.19	1.41	1.37	0.09	0.16	C11
0.12	0.22	0.53	0.81	0.92	0.89	0.97	1.22	1.46	0.67	0.31	0.19	0.19	0.01	0.02	C12-13
0.05	0.08	0.15	0.19	0.43	0.47	0.47	0.98	1.23	1.07	0.16	0.09	0.09	0.00	0.01	C14
0.89	2.72	8.18	14.35	24.01	36.77	50.60	67.28	83.36	84.76	10.54	5.78	5.81	0.25	0.69	C15
3.47	6.47	13.18	22.61	38.58	62.92	93.66	135.82	168.44	165.19	19.65	10.88	10.74	0.44	1.22	C16
0.15	0.31	0.74	1.19	1.89	3.11	3.60	6.05	6.64	7.26	0.90	0.50	0.50	0.02	0.06	C17
1.65	2.48	5.07	9.42	15.41	23.03	36.46	57.81	93.87	116.09	8.91	4.70	4.67	0.18	0.48	C18
1.68	2.94	5.60	9.00	15.58	22.50	31.93	52.47	76.03	85.10	7.98	4.31	4.28	0.18	0.45	C19-20
0.05	0.11	0.19	0.22	0.35	0.58	0.84	1.32	2.46	2.02	0.21	0.11	0.11	0.00	0.01	C21
11.77	18.45	29.05	41.50	54.46	67.46	81.59	104.73	128.58	125.99	23.27	13.88	13.69	0.82	1.57	C22
0.32	0.92	2.12	4.03	6.37	10.54	15.35	24.56	34.98	40.10	3.53	1.87	1.86	0.07	0.20	C23-24
1.29	2.53	4.98	10.51	15.51	25.53	34.09	49.67	62.14	61.76	7.53	4.14	4.13	0.18	0.48	C25
0.08	0.12	0.20	0.35	0.54	0.62	0.67	1.08	1.73	2.14	0.24	0.14	0.14	0.01	0.01	C30-31
0.16	0.36	1.18	1.74	2.45	3.70	4.79	6.95	9.21	8.38	1.14	0.63	0.63	0.03	0.07	C32
7.46	15.59	33.64	63.52	110.19	168.13	235.35	343.02	431.67	407.04	50.64	27.81	27.70	1.18	3.19	C33-34
0.23	0.36	0.65	0.97	1.26	1.59	2.33	3.33	3.30	3.94	0.62	0.38	0.38	0.02	0.04	C37-38
0.39	0.63	1.02	1.54	2.20	3.76	5.54	6.93	8.98	8.16	1.25	0.79	0.78	0.04	0.08	C40-41
0.11	0.21	0.29	0.43	0.79	1.23	1.34	1.48	2.38	2.47	0.34	0.20	0.20	0.01	0.02	C43
0.15	0.25	0.30	0.51	1.02	1.50	2.29	3.46	7.25	17.32	0.72	0.36	0.37	0.01	0.03	C44
0.07	0.07	0.16	0.33	0.39	0.41	0.73	0.74	1.15	0.73	0.16	0.09	0.09	0.01	0.01	C45
0.01	0.03	0.06	0.06	0.11	0.05	0.13	0.21	0.31	0.11	0.04	0.02	0.02	0.00	0.00	C46
0.21	0.17	0.31	0.51	0.60	1.00	1.23	1.72	2.61	3.04	0.38	0.24	0.25	0.01	0.02	C47;C49
8.62	12.58	18.88	23.06	27.10	26.31	29.16	41.41	54.93	66.54	12.14	7.23	7.04	0.49	0.76	C50
0.08	0.08	0.12	0.20	0.23	0.34	0.79	1.44	2.05	2.24	0.20	0.10	0.10	0.00	0.01	C51
0.05	0.05	0.12	0.18	0.19	0.37	0.46	0.50	0.64	0.68	0.11	0.06	0.06	0.00	0.01	C52
4.28	7.67	10.14	9.34	8.79	9.98	11.08	12.81	17.16	17.05	4.94	3.12	2.98	0.22	0.32	C53
0.51	1.36	2.66	3.25	4.55	5.58	6.04	6.41	7.70	7.40	1.75	1.02	1.01	0.06	0.12	C54
0.45	0.70	1.09	1.09	1.40	1.97	2.00	2.09	3.67	4.48	0.69	0.40	0.40	0.02	0.04	C55
2.39	4.21	6.97	8.75	10.61	12.41	15.29	16.39	15.18	14.32	4.45	2.69	2.65	0.18	0.31	C56
0.08	0.12	0.20	0.46	0.64	0.77	1.00	0.84	0.85	0.97	0.23	0.13	0.13	0.01	0.02	C57
0.02	0.02	0.03	0.02	0.00	0.00	0.00	0.00	0.00	0.00	0.01	0.01	0.01	0.00	0.00	C58
0.15	0.09	0.10	0.33	0.34	0.73	0.67	1.24	2.02	3.19	0.21	0.12	0.12	0.01	0.01	C60
0.09	0.32	0.65	1.68	4.24	11.62	25.75	53.37	104.84	178.31	6.25	3.07	3.12	0.04	0.22	C61
0.12	0.11	0.16	0.11	0.15	0.19	0.31	0.40	0.67	0.53	0.12	0.10	0.09	0.01	0.01	C62
0.02	0.00	0.03	0.09	0.15	0.25	0.27	0.85	0.76	1.06	0.09	0.06	0.05	0.00	0.00	C63
0.39	0.76	1.49	2.66	3.70	6.09	7.59	12.90	16.80	17.89	1.96	1.09	1.10	0.05	0.12	C64
0.05	0.05	0.14	0.19	0.42	0.73	1.25	2.43	3.15	4.05	0.29	0.15	0.15	0.00	0.01	C65
0.03	0.07	0.09	0.29	0.60	0.98	1.42	3.12	3.84	5.34	0.36	0.18	0.18	0.01	0.02	C66
0.21	0.36	0.87	1.80	3.26	5.75	11.02	22.84	39.24	62.15	2.96	1.40	1.42	0.03	0.12	C67
0.00	0.01	0.02	0.05	0.06	0.16	0.30	0.53	0.69	1.41	0.07	0.03	0.03	0.00	0.00	C68
0.02	0.02	0.04	0.04	0.02	0.05	0.06	0.13	0.50	0.56	0.04	0.02	0.02	0.00	0.00	C69
2.24	2.94	4.47	5.68	8.05	10.26	14.01	19.03	22.67	23.96	4.12	2.71	2.73	0.15	0.28	C70-72,D32-33,D42-43
0.29	0.39	0.66	0.74	1.36	2.00	2.11	3.49	4.99	5.34	0.66	0.39	0.38	0.02	0.04	C73
0.04	0.08	0.12	0.29	0.33	0.30	0.71	0.82	1.42	1.52	0.17	0.11	0.11	0.01	0.01	C74
0.06	0.08	0.13	0.11	0.26	0.42	0.54	0.71	1.07	0.67	0.14	0.09	0.10	0.00	0.01	C75
0.09	0.13	0.13	0.14	0.33	0.52	0.78	0.93	1.65	1.18	0.19	0.12	0.12	0.01	0.01	C81
0.93	1.40	2.64	3.43	5.92	8.34	12.40	16.44	20.06	19.35	2.89	1.76	1.72	0.09	0.19	C82-85, C96
0.00	0.01	0.01	0.01	0.03	0.02	0.13	0.21	0.42	0.22	0.02	0.01	0.01	0.00	0.00	C88
0.15	0.37	0.84	1.41	2.71	4.01	5.37	8.09	8.02	7.37	1.14	0.65	0.64	0.03	0.08	C90
0.32	0.58	0.81	0.85	1.27	2.09	3.06	4.04	4.72	4.05	0.92	0.73	0.75	0.04	0.07	C91
0.69	0.93	1.61	1.99	3.55	5.15	6.45	9.12	12.24	10.18	1.80	1.18	1.18	0.06	0.12	C92-94,D45-47
0.74	0.88	1.00	1.62	2.65	4.11	5.54	6.95	8.36	8.44	1.50	1.08	1.12	0.06	0.11	C95
1.30	1.69	3.32	5.31	8.28	11.48	16.54	26.25	35.94	45.05	4.33	2.47	2.47	0.11	0.25	O&U
48.32	83.05	151.52	241.18	374.68	544.93	753.30	1094.08	1437.30	1523.92	181.48	102.72	102.06	4.81	11.31	C00-96
48.17	82.80	151.21	240.67	373.66	543.43	751.02	1090.61	1430.05	1506.60	180.76	102.36	101.68	4.80	11.27	C00-96 exc. C44

附表 1-14　2015 年全国城市肿瘤登记地区男性癌症死亡主要指标/100 000^{-1}

部位 Sites		病例数 No. cases	构成比 Freq. /%	年龄组								
				0~	1~4	5~9	10~14	15~19	20~24	25~29	30~34	35~39
唇	Lip	36	0.02	0.00	0.00	0.00	0.00	0.00	0.00	0.02	0.00	0.00
舌	Tongue	444	0.25	0.00	0.00	0.00	0.00	0.00	0.00	0.02	0.08	0.10
口	Mouth	602	0.34	0.00	0.00	0.00	0.00	0.00	0.00	0.02	0.06	0.05
唾液腺	Salivary glands	234	0.13	0.00	0.00	0.00	0.00	0.03	0.04	0.02	0.03	0.02
扁桃腺	Tonsil	105	0.06	0.00	0.00	0.00	0.00	0.00	0.00	0.00	0.00	0.03
其他口咽	Other oropharynx	208	0.12	0.00	0.00	0.00	0.00	0.00	0.00	0.00	0.00	0.00
鼻咽	Nasopharynx	2518	1.44	0.00	0.00	0.00	0.00	0.06	0.08	0.09	0.25	0.78	1.20
下咽	Hypopharynx	457	0.26	0.00	0.00	0.00	0.00	0.00	0.00	0.00	0.02	0.05
咽,部位不明	Pharynx unspecified	186	0.11	0.00	0.00	0.00	0.00	0.00	0.00	0.00	0.00	0.00
食管	Esophagus	12 450	7.11	0.00	0.00	0.00	0.00	0.03	0.04	0.06	0.11	0.30
胃	Stomach	20 783	11.87	0.00	0.06	0.00	0.03	0.03	0.20	0.51	0.65	1.47
小肠	Small intestine	818	0.47	0.00	0.00	0.00	0.06	0.00	0.02	0.03	0.05	0.10
结肠	Colon	7626	4.36	0.00	0.00	0.00	0.03	0.10	0.13	0.33	0.56	0.99
直肠	Rectum	7594	4.34	0.00	0.00	0.03	0.03	0.00	0.09	0.28	0.46	0.80
肛门	Anus	200	0.11	0.00	0.00	0.00	0.00	0.00	0.00	0.00	0.00	0.00
肝脏	Liver	26 415	15.09	0.28	0.22	0.20	0.09	0.20	0.43	1.34	3.82	8.83
胆囊及其他	Gallbladder etc.	2555	1.46	0.00	0.00	0.00	0.00	0.00	0.00	0.03	0.13	0.20
胰腺	Pancreas	6522	3.73	0.00	0.00	0.00	0.00	0.00	0.04	0.12	0.19	0.48
鼻、鼻窦及其他	Nose, sinuses etc.	236	0.13	0.00	0.00	0.00	0.03	0.03	0.04	0.05	0.11	0.10
喉	Larynx	1551	0.89	0.00	0.00	0.00	0.00	0.00	0.00	0.03	0.02	0.08
气管、支气管、肺	Trachea, bronchus & lung	53 327	30.46	0.00	0.06	0.00	0.09	0.15	0.18	0.51	1.27	2.98
其他胸腔器官	Other thoracic organs	607	0.35	0.14	0.06	0.03	0.09	0.15	0.09	0.17	0.14	0.20
骨	Bone	1140	0.65	0.00	0.03	0.00	0.31	0.53	0.30	0.16	0.33	0.28
皮肤黑色素瘤	Melanoma of skin	295	0.17	0.00	0.00	0.00	0.00	0.03	0.00	0.02	0.05	0.02
皮肤其他	Other skin	612	0.35	0.00	0.03	0.03	0.06	0.00	0.04	0.02	0.08	0.08
间皮瘤	Mesothelioma	142	0.08	0.00	0.00	0.00	0.03	0.00	0.00	0.00	0.02	0.02
卡波氏肉瘤	Kaposi sarcoma	40	0.02	0.00	0.00	0.00	0.00	0.00	0.02	0.02	0.02	0.00
结缔组织、软组织	Connective & soft tissue	332	0.19	0.28	0.16	0.08	0.06	0.10	0.14	0.03	0.16	0.07
乳腺	Breast	162	0.09	0.14	0.00	0.00	0.00	0.00	0.00	0.02	0.00	0.02
外阴	Vulva	–	–	–	–	–	–	–	–	–	–	–
阴道	Vagina	–	–	–	–	–	–	–	–	–	–	–
子宫颈	Cervix uteri	–	–	–	–	–	–	–	–	–	–	–
子宫体	Corpus uteri	–	–	–	–	–	–	–	–	–	–	–
子宫,部位不明	Uterus unspecified	–	–	–	–	–	–	–	–	–	–	–
卵巢	Ovary	–	–	–	–	–	–	–	–	–	–	–
其他女性生殖器	Other female genital organs	–	–	–	–	–	–	–	–	–	–	–
胎盘	Placenta	–	–	–	–	–	–	–	–	–	–	–
阴茎	Penis	166	0.09	0.00	0.00	0.00	0.00	0.00	0.00	0.00	0.03	0.00
前列腺	Prostate	4839	2.76	0.00	0.00	0.00	0.06	0.00	0.00	0.03	0.03	0.03
睾丸	Testis	96	0.05	0.00	0.06	0.03	0.00	0.08	0.07	0.09	0.08	0.08
其他男性生殖器	Other male genital organs	68	0.04	0.00	0.00	0.00	0.03	0.03	0.02	0.00	0.05	0.02
肾	Kidney	1924	1.10	0.28	0.22	0.08	0.09	0.00	0.00	0.05	0.14	0.08
肾盂	Renal pelvis	258	0.15	0.00	0.00	0.00	0.00	0.00	0.00	0.00	0.00	0.00
输尿管	Ureter	283	0.16	0.00	0.00	0.00	0.00	0.00	0.00	0.00	0.00	0.02
膀胱	Bladder	3482	1.99	0.00	0.03	0.03	0.03	0.03	0.02	0.00	0.02	0.08
其他泌尿器官	Other urinary organs	61	0.03	0.00	0.00	0.00	0.00	0.00	0.00	0.00	0.00	0.00
眼	Eye	33	0.00	0.00	0.13	0.00	0.00	0.00	0.02	0.00	0.00	0.02
脑、神经系统	Brain, nervous system	3427	1.96	1.83	1.41	1.10	0.52	0.53	0.61	0.83	1.13	1.42
甲状腺	Thyroid	385	0.22	0.00	0.00	0.00	0.00	0.03	0.00	0.08	0.06	0.17
肾上腺	Adrenal gland	159	0.09	0.14	0.09	0.03	0.00	0.00	0.00	0.00	0.00	0.02
其他内分泌腺	Other endocrine	132	0.08	0.00	0.13	0.08	0.00	0.05	0.02	0.03	0.00	0.05
霍奇金淋巴瘤	Hodgkin lymphoma	183	0.10	0.00	0.00	0.06	0.06	0.03	0.00	0.09	0.08	0.05
非霍奇金淋巴瘤	Non-Hodgkin lymphoma	2733	1.56	0.14	0.28	0.28	0.25	0.30	0.23	0.47	0.53	0.79
免疫增生性疾病	Immunoproliferative diseases	29	0.02	0.00	0.00	0.00	0.00	0.00	0.00	0.00	0.00	0.00
多发性骨髓瘤	Multiple myeloma	1050	0.60	0.00	0.00	0.03	0.06	0.05	0.05	0.02	0.06	0.13
淋巴样白血病	Lymphoid leukemia	842	0.48	0.84	0.75	0.73	0.61	0.80	0.30	0.53	0.49	0.55
髓样白血病	Myeloid leukemia	1641	0.94	0.56	0.38	0.28	0.25	0.50	0.48	0.47	0.64	0.72
白血病,未特指	Leukemia unspecified	1305	0.75	0.98	0.82	0.73	0.52	0.80	0.57	0.53	0.48	0.43
其他或未指明部位	Other and unspecified	3771	2.15	0.42	0.35	0.45	0.34	0.15	0.38	0.37	0.53	0.69
所有部位合计	All sites	175 064	100.00	6.04	5.28	4.33	3.74	4.85	4.64	7.61	13.48	23.82
所有部位除外 C44	All sites except C44	174 452	99.65	6.04	5.25	4.30	3.68	4.85	4.60	7.60	13.41	23.74

Appendix Table 1-14　Cancer mortality in urban registration areas of China,male in 2015/100 000^{-1}

Age group										粗率 Crude rate/ 100 000^{-1}	中标率 ASR China/ 100 000^{-1}	世标率 ASR world/ 100 000^{-1}	累积率 Cum. Rate/%		ICD10
40~44	45~49	50~54	55~59	60~64	65~69	70~74	75~79	80~84	85+				0~64	0~74	
0.00	0.02	0.05	0.02	0.04	0.03	0.18	0.34	0.59	1.33	0.05	0.02	0.02	0.00	0.00	C00
0.26	0.45	0.99	1.35	1.57	1.80	2.06	2.26	1.85	1.60	0.57	0.36	0.36	0.02	0.04	C01-02
0.20	0.45	0.89	1.24	1.96	2.25	3.31	4.24	5.46	6.92	0.78	0.46	0.46	0.02	0.05	C03-06
0.05	0.20	0.29	0.53	0.62	1.11	1.03	1.81	2.52	2.00	0.30	0.18	0.18	0.01	0.02	C07-08
0.03	0.17	0.28	0.24	0.30	0.47	0.63	0.40	0.25	0.93	0.14	0.09	0.09	0.01	0.01	C09
0.06	0.12	0.44	0.68	0.75	0.63	0.94	1.41	1.43	1.86	0.27	0.16	0.16	0.01	0.02	C10
2.44	3.99	5.28	5.89	9.19	9.88	9.92	9.95	9.16	7.32	3.25	2.15	2.09	0.15	0.25	C11
0.25	0.44	0.97	1.59	1.79	1.71	1.83	2.26	2.60	1.60	0.59	0.36	0.36	0.03	0.04	C12-13
0.09	0.14	0.29	0.33	0.77	0.79	0.80	1.47	1.76	1.20	0.24	0.14	0.14	0.01	0.02	C14
1.61	4.88	14.82	25.70	41.07	59.52	79.70	101.08	119.79	117.90	16.08	9.33	9.41	0.44	1.14	C15
3.87	7.63	17.67	32.80	58.13	96.05	138.88	197.18	241.93	233.80	26.84	15.50	15.42	0.62	1.79	C16
0.17	0.33	1.05	1.54	2.62	4.02	4.02	7.74	6.89	8.52	1.06	0.62	0.62	0.03	0.07	C17
1.70	2.70	5.75	11.05	18.67	27.70	43.98	67.22	107.94	139.72	9.85	5.51	5.50	0.21	0.57	C18
2.03	3.43	7.03	11.91	20.72	29.89	43.54	68.23	97.11	107.12	9.81	5.60	5.57	0.23	0.60	C19-20
0.06	0.12	0.24	0.24	0.45	0.79	1.07	2.15	2.69	2.66	0.26	0.15	0.14	0.01	0.01	C21
20.31	31.55	48.72	67.72	85.64	98.68	114.16	139.35	168.85	169.53	34.11	21.29	20.99	1.35	2.41	C22
0.25	0.86	2.20	4.70	6.20	11.21	14.44	23.57	32.85	39.12	3.30	1.85	1.86	0.07	0.20	C23-24
1.62	3.45	6.62	14.11	19.13	30.80	39.51	54.10	65.86	62.68	8.42	4.92	4.92	0.23	0.58	C25
0.12	0.12	0.28	0.53	0.71	0.82	1.12	1.47	1.93	2.79	0.30	0.19	0.19	0.01	0.02	C30-31
0.26	0.71	2.24	3.24	4.80	6.93	8.49	12.38	16.72	15.17	2.00	1.16	1.16	0.06	0.13	C32
8.94	19.45	47.28	93.89	166.75	251.24	344.44	477.85	590.03	563.02	68.86	39.76	39.80	1.71	4.69	C33-34
0.23	0.42	0.79	1.24	1.76	2.22	3.08	4.81	4.70	4.66	0.78	0.51	0.50	0.03	0.05	C37-38
0.42	0.76	1.41	2.01	2.71	4.62	6.53	8.82	9.58	10.78	1.47	0.96	0.94	0.05	0.10	C40-41
0.14	0.24	0.37	0.51	0.99	1.42	1.52	1.98	2.44	3.19	0.38	0.23	0.23	0.01	0.03	C43
0.12	0.23	0.36	0.68	1.42	2.09	3.13	4.18	8.23	18.50	0.79	0.43	0.45	0.02	0.04	C44
0.06	0.08	0.23	0.27	0.43	0.47	0.94	0.90	1.51	1.33	0.18	0.11	0.11	0.01	0.01	C45
0.00	0.05	0.08	0.07	0.11	0.03	0.13	0.40	0.59	0.27	0.05	0.03	0.03	0.00	0.00	C46
0.29	0.17	0.29	0.68	0.82	1.11	1.70	2.04	3.02	3.19	0.43	0.29	0.29	0.02	0.03	C47;C49
0.05	0.18	0.29	0.29	0.28	0.73	0.63	1.13	2.02	2.13	0.21	0.12	0.12	0.01	–	C50
–	–	–	–	–	–	–	–	–	–	–	–	–	–	–	C51
–	–	–	–	–	–	–	–	–	–	–	–	–	–	–	C52
–	–	–	–	–	–	–	–	–	–	–	–	–	–	–	C53
–	–	–	–	–	–	–	–	–	–	–	–	–	–	–	C54
–	–	–	–	–	–	–	–	–	–	–	–	–	–	–	C55
–	–	–	–	–	–	–	–	–	–	–	–	–	–	–	C56
–	–	–	–	–	–	–	–	–	–	–	–	–	–	–	C57
–	–	–	–	–	–	–	–	–	–	–	–	–	–	–	C58
0.15	0.09	0.10	0.33	0.34	0.73	0.67	1.24	2.02	3.19	0.21	0.12	0.12	0.01	0.01	C60
0.09	0.32	0.65	1.68	4.24	11.62	25.75	53.37	104.84	178.31	6.25	3.07	3.12	0.04	0.22	C61
0.12	0.11	0.16	0.11	0.15	0.19	0.31	0.40	0.67	0.53	0.12	0.10	0.09	0.01	0.01	C62
0.02	0.00	0.03	0.09	0.15	0.25	0.27	0.85	0.76	1.06	0.09	0.06	0.05	0.00	0.00	C63
0.57	1.10	2.11	3.79	5.06	8.14	9.39	17.52	21.34	23.82	2.48	1.45	1.45	0.07	0.15	C64
0.08	0.03	0.16	0.29	0.69	0.85	1.74	2.26	3.53	5.99	0.33	0.18	0.18	0.01	0.02	C65
0.00	0.03	0.11	0.37	0.75	1.08	1.48	3.05	3.70	7.05	0.37	0.19	0.20	0.01	0.02	C66
0.25	0.60	1.28	3.02	5.31	9.37	17.43	35.78	66.78	107.79	4.50	2.29	2.33	0.05	0.19	C67
0.00	0.02	0.02	0.05	0.09	0.22	0.36	0.62	0.76	2.26	0.08	0.04	0.04	0.00	0.00	C68
0.00	0.02	0.06	0.05	0.04	0.03	0.04	0.11	0.67	0.67	0.04	0.03	0.03	0.00	0.00	C69
2.68	3.11	5.31	6.55	9.08	11.90	15.60	19.96	24.86	25.02	4.43	2.98	3.01	0.17	0.31	C70-72,D32-33,D42-43
0.20	0.26	0.44	0.64	1.23	1.55	1.65	2.60	4.37	4.26	0.50	0.30	0.30	0.02	0.03	C73
0.05	0.08	0.18	0.40	0.39	0.47	0.94	1.41	1.68	1.60	0.21	0.12	0.13	0.01	0.01	C74
0.08	0.12	0.13	0.15	0.26	0.60	0.58	0.96	1.51	1.20	0.17	0.11	0.12	0.01	0.01	C75
0.09	0.21	0.16	0.24	0.41	0.73	0.98	1.13	2.18	1.46	0.24	0.16	0.15	0.01	0.02	C81
1.14	1.68	3.50	4.63	8.00	10.67	15.82	20.92	24.61	25.28	3.53	2.21	2.19	0.11	0.24	C82-85, C96
0.00	0.02	0.02	0.02	0.04	0.03	0.22	0.40	0.76	0.27	0.04	0.02	0.02	0.00	0.00	C88
0.19	0.33	0.97	1.74	3.14	5.10	6.88	10.01	10.67	9.98	1.36	0.80	0.80	0.03	0.09	C90
0.36	0.62	0.94	1.10	1.36	2.47	3.75	5.26	6.47	5.59	1.09	0.87	0.89	0.05	0.08	C91
0.80	0.97	1.88	2.42	4.17	6.21	8.09	11.14	17.22	14.64	2.12	1.41	1.38	0.07	0.14	C92-94,D45-47
0.84	0.86	1.30	1.74	3.36	4.62	6.12	8.79	9.83	10.25	1.69	1.22	1.26	0.07	0.12	C95
1.39	1.90	3.94	6.75	10.48	14.44	19.31	30.58	40.66	50.17	4.87	2.92	2.93	0.14	0.31	O&U
54.75	95.79	190.63	321.23	509.13	740.33	1009.10	1429.04	1860.16	2011.22	226.06	133.15	132.89	6.20	14.94	C00-96
54.62	95.57	190.27	320.55	507.71	738.24	1005.97	1424.86	1851.92	1992.73	225.27	132.71	132.44	6.18	14.90	C00-96 exc. C44

附表 1-15　2015 年全国城市肿瘤登记地区女性癌症死亡主要指标/100 000^{-1}

部位 Sites		病例数 No. cases	构成比 Freq. /%	年龄组								
				0~	1~4	5~9	10~14	15~19	20~24	25~29	30~34	35~39
唇	Lip	28	0.03	0.00	0.00	0.00	0.00	0.00	0.00	0.00	0.00	0.00
舌	Tongue	260	0.25	0.00	0.00	0.00	0.00	0.00	0.02	0.02	0.02	0.07
口	Mouth	334	0.32	0.00	0.04	0.00	0.00	0.00	0.00	0.00	0.02	0.05
唾液腺	Salivary glands	144	0.14	0.16	0.00	0.00	0.00	0.00	0.00	0.02	0.05	0.07
扁桃腺	Tonsil	24	0.02	0.00	0.00	0.00	0.00	0.00	0.00	0.00	0.00	0.00
其他口咽	Other oropharynx	24	0.02	0.00	0.00	0.00	0.00	0.00	0.00	0.00	0.02	0.02
鼻咽	Nasopharynx	852	0.81	0.00	0.00	0.00	0.00	0.00	0.04	0.12	0.39	0.37
下咽	Hypopharynx	28	0.03	0.00	0.00	0.00	0.00	0.00	0.00	0.00	0.00	0.00
咽, 部位不明	Pharynx unspecified	54	0.05	0.00	0.00	0.00	0.03	0.00	0.00	0.02	0.00	0.02
食管	Esophagus	3797	3.63	0.00	0.00	0.00	0.00	0.00	0.02	0.02	0.06	0.07
胃	Stomach	9497	9.08	0.00	0.04	0.00	0.03	0.16	0.11	0.84	1.50	2.01
小肠	Small intestine	565	0.54	0.00	0.00	0.00	0.00	0.00	0.00	0.03	0.05	0.15
结肠	Colon	6100	5.83	0.00	0.00	0.00	0.00	0.00	0.04	0.31	0.54	0.86
直肠	Rectum	4709	4.50	0.00	0.00	0.00	0.00	0.00	0.15	0.17	0.33	0.58
肛门	Anus	128	0.12	0.00	0.00	0.00	0.00	0.00	0.00	0.02	0.02	0.00
肝脏	Liver	9449	9.03	0.31	0.18	0.13	0.00	0.14	0.22	0.37	0.63	1.70
胆囊及其他	Gallbladder etc.	2884	2.76	0.00	0.04	0.00	0.00	0.00	0.00	0.08	0.05	0.18
胰腺	Pancreas	5076	4.85	0.00	0.00	0.00	0.00	0.00	0.06	0.05	0.13	0.28
鼻、鼻窦及其他	Nose, sinuses etc.	127	0.12	0.00	0.00	0.00	0.03	0.00	0.00	0.03	0.03	0.07
喉	Larynx	201	0.19	0.00	0.00	0.00	0.00	0.00	0.00	0.02	0.00	0.02
气管、支气管、肺	Trachea, bronchus & lung	24 729	23.63	0.00	0.14	0.00	0.07	0.16	0.17	0.53	0.90	2.23
其他胸腔器官	Other thoracic organs	342	0.33	0.00	0.00	0.00	0.00	0.08	0.07	0.09	0.11	0.12
骨	Bone	790	0.75	0.00	0.04	0.28	0.34	0.30	0.00	0.08	0.14	0.08
皮肤黑色素瘤	Melanoma of skin	222	0.21	0.00	0.00	0.00	0.00	0.03	0.00	0.05	0.02	0.08
皮肤其他	Other skin	492	0.47	0.00	0.04	0.00	0.10	0.03	0.02	0.03	0.03	0.10
间皮瘤	Mesothelioma	105	0.10	0.00	0.00	0.00	0.00	0.00	0.00	0.02	0.00	0.00
卡波氏肉瘤	Kaposi sarcoma	19	0.02	0.00	0.00	0.00	0.00	0.00	0.00	0.00	0.02	0.00
结缔组织、软组织	Connective & soft tissue	247	0.24	0.31	0.14	0.06	0.10	0.05	0.09	0.12	0.06	0.07
乳腺	Breast	9310	8.90	0.00	0.00	0.00	0.03	0.03	0.15	0.55	1.64	4.49
外阴	Vulva	151	0.14	0.00	0.00	0.00	0.00	0.00	0.00	0.00	0.02	0.00
阴道	Vagina	84	0.08	0.00	0.00	0.00	0.00	0.00	0.00	0.00	0.02	0.03
子宫颈	Cervix uteri	3785	3.62	0.00	0.00	0.00	0.00	0.00	0.02	0.39	0.92	2.09
子宫体	Corpus uteri	1341	1.28	0.00	0.00	0.00	0.00	0.00	0.04	0.05	0.14	0.25
子宫, 部位不明	Uterus unspecified	531	0.51	0.00	0.00	0.00	0.00	0.00	0.00	0.03	0.05	0.15
卵巢	Ovary	3409	3.26	0.00	0.04	0.00	0.00	0.19	0.19	0.26	0.62	0.83
其他女性生殖器	Other female genital organs	173	0.17	0.00	0.00	0.00	0.00	0.00	0.00	0.02	0.03	0.03
胎盘	Placenta	8	0.01	0.00	0.00	0.00	0.00	0.00	0.00	0.05	0.00	0.00
阴茎	Penis	–	–	–	–	–	–	–	–	–	–	–
前列腺	Prostate	–	–	–	–	–	–	–	–	–	–	–
睾丸	Testis	–	–	–	–	–	–	–	–	–	–	–
其他男性生殖器	Other male genital organs	–	–	–	–	–	–	–	–	–	–	–
肾	Kidney	1097	1.05	0.31	0.14	0.06	0.07	0.05	0.02	0.08	0.16	0.13
肾盂	Renal pelvis	185	0.18	0.00	0.00	0.00	0.00	0.00	0.00	0.00	0.00	0.03
输尿管	Ureter	272	0.26	0.00	0.00	0.00	0.00	0.00	0.00	0.00	0.00	0.00
膀胱	Bladder	1085	1.04	0.00	0.04	0.03	0.00	0.00	0.00	0.00	0.02	0.02
其他泌尿器官	Other urinary organs	42	0.04	0.00	0.04	0.00	0.00	0.00	0.00	0.00	0.00	0.00
眼	Eye	31	0.03	0.16	0.14	0.00	0.03	0.00	0.00	0.02	0.00	0.00
脑、神经系统	Brain, nervous system	2917	2.79	1.25	1.12	1.13	1.00	0.73	0.51	0.64	0.90	1.20
甲状腺	Thyroid	634	0.61	0.00	0.00	0.00	0.00	0.05	0.02	0.03	0.25	0.30
肾上腺	Adrenal gland	105	0.10	0.16	0.11	0.06	0.14	0.03	0.02	0.02	0.05	0.02
其他内分泌腺	Other endocrine	83	0.08	0.00	0.07	0.00	0.10	0.03	0.00	0.03	0.03	0.00
霍奇金淋巴瘤	Hodgkin lymphoma	107	0.10	0.00	0.00	0.03	0.00	0.05	0.04	0.09	0.00	0.02
非霍奇金淋巴瘤	Non-Hodgkin lymphoma	1719	1.64	0.16	0.07	0.06	0.17	0.22	0.28	0.36	0.60	0.70
免疫增生性疾病	Immunoproliferative diseases	7	0.01	0.00	0.00	0.00	0.00	0.00	0.00	0.00	0.00	0.00
多发性骨髓瘤	Multiple myeloma	710	0.68	0.00	0.00	0.00	0.00	0.00	0.00	0.00	0.06	0.05
淋巴样白血病	Lymphoid leukemia	576	0.55	1.25	0.63	0.38	0.58	0.38	0.30	0.34	0.32	0.28
髓样白血病	Myeloid leukemia	1131	1.08	0.78	0.49	0.38	0.38	0.46	0.26	0.51	0.39	0.27
白血病, 未特指	Leukemia unspecified	1012	0.97	2.81	0.60	0.59	0.58	0.46	0.34	0.39	0.25	0.53
其他或未指明部位	Other and unspecified	2906	2.78	0.47	0.49	0.16	0.14	0.16	0.21	0.20	0.49	0.70
所有部位合计	All sites	104 638	100.00	8.12	4.49	3.44	3.95	3.79	3.52	7.07	12.04	21.41
所有部位除外 C44	All sites except C44	104 146	99.53	8.12	4.45	3.44	3.85	3.76	3.50	7.04	12.01	21.31

Appendix Table 1-15　Cancer mortality in urban registration areas of China, female in 2015/100 000⁻¹

Age group										粗率 Crude rate/ 100 000⁻¹	中标率 ASR China/ 100 000⁻¹	世标率 ASR world/ 100 000⁻¹	累积率 Cum. Rate/%		ICD10
40~44	45~49	50~54	55~59	60~64	65~69	70~74	75~79	80~84	85+				0~64	0~74	
0.00	0.02	0.02	0.00	0.02	0.09	0.08	0.15	0.49	0.97	0.04	0.02	0.02	0.00	0.00	C00
0.12	0.21	0.40	0.30	0.49	0.86	1.08	2.68	2.68	2.14	0.34	0.19	0.18	0.01	0.02	C01-02
0.03	0.08	0.17	0.42	0.76	0.77	2.25	2.14	4.45	6.62	0.44	0.21	0.21	0.01	0.02	C03-06
0.09	0.12	0.15	0.24	0.44	0.28	0.71	0.94	1.27	1.46	0.19	0.11	0.11	0.01	0.01	C07-08
0.03	0.05	0.00	0.07	0.04	0.03	0.04	0.15	0.35	0.29	0.03	0.02	0.02	0.00	0.00	C09
0.00	0.02	0.02	0.02	0.04	0.12	0.17	0.05	0.28	0.39	0.03	0.02	0.02	0.00	0.00	C10
0.63	1.28	1.20	1.86	2.44	3.39	3.33	4.07	5.51	3.12	1.11	0.69	0.66	0.04	0.08	C11
0.00	0.00	0.07	0.02	0.06	0.09	0.17	0.30	0.49	0.00	0.04	0.02	0.02	0.00	0.00	C12-13
0.02	0.03	0.00	0.06	0.08	0.15	0.17	0.55	0.78	0.97	0.07	0.04	0.04	0.00	0.00	C14
0.17	0.53	1.34	2.90	7.20	14.63	23.49	37.59	52.74	60.50	4.95	2.39	2.37	0.06	0.25	C15
3.08	5.29	8.55	12.33	19.32	30.68	51.52	81.93	106.68	114.95	12.38	6.57	6.38	0.27	0.68	C16
0.14	0.29	0.42	0.85	1.17	2.22	3.21	4.57	6.42	6.33	0.74	0.39	0.38	0.02	0.04	C17
1.60	2.26	4.38	7.77	12.20	18.48	29.45	49.55	82.04	98.78	7.95	3.95	3.90	0.15	0.39	C18
1.33	2.44	4.13	6.06	10.53	15.31	21.12	38.63	58.32	68.97	6.14	3.11	3.08	0.13	0.31	C19-20
0.03	0.09	0.13	0.20	0.25	0.37	0.62	0.60	2.26	1.56	0.17	0.08	0.08	0.00	0.01	C21
3.27	5.23	8.77	15.05	23.75	37.09	51.23	74.33	94.75	94.11	12.32	6.63	6.56	0.30	0.74	C22
0.40	0.98	2.04	3.34	6.55	9.89	16.20	25.42	36.78	40.82	3.76	1.88	1.87	0.07	0.20	C23-24
0.96	1.62	3.27	6.89	11.95	20.39	29.03	45.78	59.02	61.08	6.62	3.38	3.35	0.13	0.37	C25
0.03	0.12	0.12	0.17	0.38	0.43	0.25	0.74	1.55	1.66	0.17	0.09	0.09	0.00	0.01	C30-31
0.06	0.02	0.08	0.22	0.15	0.55	1.33	2.18	2.89	3.41	0.26	0.13	0.12	0.00	0.01	C32
5.98	11.69	19.58	32.88	54.49	87.21	133.70	224.58	298.57	292.84	32.25	16.57	16.31	0.64	1.75	C33-34
0.23	0.29	0.50	0.70	0.76	0.99	1.62	2.04	2.12	3.41	0.45	0.27	0.26	0.01	0.03	C37-38
0.37	0.50	0.62	1.07	1.69	2.93	4.62	5.26	8.47	6.23	1.03	0.63	0.62	0.03	0.07	C40-41
0.08	0.18	0.20	0.35	0.59	1.05	1.17	1.04	2.33	1.95	0.29	0.16	0.16	0.01	0.02	C43
0.18	0.27	0.25	0.33	0.64	0.92	1.50	2.83	6.42	16.46	0.64	0.30	0.31	0.01	0.02	C44
0.08	0.06	0.08	0.39	0.36	0.34	0.54	0.60	0.85	0.29	0.14	0.08	0.08	0.01	0.01	C45
0.02	0.02	0.03	0.04	0.11	0.06	0.12	0.05	0.07	0.00	0.02	0.02	0.02	0.00	0.00	C46
0.12	0.18	0.33	0.35	0.38	0.89	0.79	1.44	2.26	2.92	0.32	0.20	0.20	0.01	0.02	C47;C49
8.62	12.58	18.88	23.06	27.10	26.31	29.16	41.41	54.93	66.54	12.14	7.23	7.04	0.49	0.76	C50
0.08	0.08	0.12	0.20	0.23	0.34	0.79	1.44	2.05	2.24	0.20	0.10	0.10	0.00	0.01	C51
0.05	0.05	0.12	0.18	0.19	0.37	0.46	0.50	0.64	0.68	0.11	0.06	0.06	0.00	0.01	C52
4.28	7.67	10.14	9.34	8.79	9.98	11.08	12.81	17.16	17.05	4.94	3.12	2.98	0.22	0.32	C53
0.51	1.36	2.66	3.25	4.55	5.58	6.04	6.41	7.70	7.40	1.75	1.02	1.01	0.06	0.12	C54
0.45	0.70	1.09	1.09	1.40	1.97	2.00	2.09	3.67	4.48	0.69	0.40	0.40	0.02	0.04	C55
2.39	4.21	6.97	8.75	10.61	12.41	15.29	16.39	15.18	14.32	4.45	2.69	2.65	0.18	0.31	C56
0.08	0.12	0.20	0.46	0.64	0.77	1.00	0.84	0.85	0.97	0.23	0.13	0.13	0.01	0.02	C57
0.02	0.02	0.03	0.02	0.00	0.00	0.00	0.00	0.00	0.00	0.01	0.01	0.01	0.00	0.00	C58
–	–	–	–	–	–	–	–	–	–	–	–	–	–	–	C60
–	–	–	–	–	–	–	–	–	–	–	–	–	–	–	C61
–	–	–	–	–	–	–	–	–	–	–	–	–	–	–	C62
–	–	–	–	–	–	–	–	–	–	–	–	–	–	–	C63
0.20	0.41	0.85	1.51	2.37	4.10	5.91	8.84	12.99	13.54	1.43	0.76	0.76	0.03	0.08	C64
0.02	0.08	0.12	0.09	0.15	0.62	0.79	2.58	2.82	2.63	0.24	0.12	0.11	0.00	0.01	C65
0.06	0.11	0.07	0.22	0.44	0.89	1.37	3.18	3.95	4.09	0.35	0.17	0.17	0.00	0.02	C66
0.17	0.11	0.45	0.57	1.23	2.22	5.04	11.47	16.10	28.74	1.41	0.62	0.63	0.01	0.05	C67
0.00	0.00	0.03	0.04	0.04	0.09	0.25	0.45	0.64	0.78	0.05	0.03	0.03	0.00	0.00	C68
0.05	0.03	0.02	0.02	0.00	0.06	0.08	0.15	0.35	0.49	0.04	0.03	0.04	0.00	0.00	C69
1.80	2.77	3.59	4.80	7.03	8.66	12.54	18.22	20.83	23.19	3.80	2.45	2.46	0.14	0.24	C70-72,D32-33,D42-43
0.37	0.53	0.89	0.85	1.48	2.43	2.54	4.27	5.51	6.14	0.83	0.48	0.46	0.02	0.05	C73
0.03	0.09	0.05	0.18	0.28	0.12	0.50	0.30	1.20	1.46	0.14	0.09	0.09	0.01	0.01	C74
0.05	0.05	0.13	0.07	0.25	0.25	0.50	0.50	0.71	0.29	0.11	0.08	0.08	0.00	0.01	C75
0.09	0.05	0.10	0.04	0.25	0.31	0.58	0.74	1.20	0.97	0.14	0.09	0.08	0.00	0.01	C81
0.72	1.13	1.75	2.22	3.88	6.07	9.21	12.51	16.24	15.00	2.24	1.32	1.27	0.06	0.14	C82-85, C96
0.00	0.00	0.00	0.00	0.02	0.06	0.00	0.14	0.14	0.19	0.01	0.00	0.00	0.00	0.00	C88
0.12	0.41	0.70	1.07	2.29	2.96	3.96	6.41	5.79	5.46	0.93	0.50	0.50	0.02	0.06	C90
0.29	0.53	0.67	0.59	1.19	1.73	2.42	2.98	3.25	2.92	0.75	0.59	0.62	0.03	0.05	C91
0.59	0.88	1.34	1.55	2.94	4.13	4.91	7.35	8.05	6.92	1.47	0.98	0.99	0.05	0.10	C92-94, D45-47
0.65	0.90	0.68	1.50	1.95	3.57	5.00	5.36	7.13	7.11	1.32	0.93	0.98	0.05	0.09	C95
1.20	1.48	2.69	3.86	6.12	8.59	13.95	22.44	31.98	41.31	3.79	2.03	2.03	0.09	0.20	O&U
41.92	70.20	111.17	160.42	242.29	354.80	514.94	799.86	1081.90	1167.18	136.45	74.15	73.10	3.43	7.78	C00-96
41.73	69.92	110.92	160.09	241.66	353.88	513.44	797.03	1075.47	1150.71	135.81	73.86	72.80	3.42	7.76	C00-96 exc. C44

附表 1-16　2015 年全国农村肿瘤登记地区男女合计癌症死亡主要指标/100 000^{-1}

部位 Sites		病例数 No. cases	构成比 Freq. /%	年龄组								
				0~	1~4	5~9	10~14	15~19	20~24	25~29	30~34	35~39
唇	Lip	99	0.03	0.00	0.00	0.00	0.00	0.00	0.01	0.01	0.00	0.00
舌	Tongue	492	0.17	0.00	0.00	0.00	0.00	0.01	0.02	0.03	0.03	0.04
口	Mouth	719	0.25	0.00	0.01	0.00	0.00	0.00	0.00	0.04	0.03	0.06
唾液腺	Salivary glands	252	0.09	0.00	0.00	0.01	0.00	0.00	0.02	0.01	0.06	0.02
扁桃腺	Tonsil	89	0.03	0.00	0.00	0.00	0.00	0.01	0.00	0.00	0.00	0.01
其他口咽	Other oropharynx	194	0.07	0.00	0.00	0.00	0.00	0.00	0.02	0.00	0.03	0.03
鼻咽	Nasopharynx	2928	1.03	0.00	0.00	0.01	0.06	0.10	0.12	0.08	0.23	0.65
下咽	Hypopharynx	334	0.12	0.00	0.00	0.00	0.00	0.00	0.01	0.00	0.00	0.04
咽,部位不明	Pharynx unspecified	235	0.08	0.00	0.00	0.00	0.01	0.00	0.01	0.01	0.00	0.01
食管	Esophagus	31 126	10.92	0.00	0.00	0.00	0.00	0.01	0.02	0.07	0.10	0.42
胃	Stomach	41 584	14.59	0.24	0.03	0.01	0.05	0.07	0.29	0.65	1.46	2.50
小肠	Small intestine	1025	0.36	0.00	0.00	0.00	0.01	0.01	0.02	0.02	0.01	0.13
结肠	Colon	7315	2.57	0.06	0.00	0.00	0.00	0.05	0.12	0.24	0.52	0.84
直肠	Rectum	10 203	3.58	0.00	0.01	0.00	0.00	0.02	0.13	0.29	0.56	1.06
肛门	Anus	486	0.17	0.00	0.00	0.00	0.00	0.00	0.01	0.01	0.01	0.03
肝脏	Liver	43 003	15.09	0.12	0.25	0.15	0.11	0.26	0.54	1.42	3.52	7.56
胆囊及其他	Gallbladder etc.	4235	1.49	0.00	0.00	0.00	0.00	0.00	0.00	0.07	0.03	0.20
胰腺	Pancreas	8349	2.93	0.00	0.01	0.00	0.00	0.00	0.02	0.09	0.29	0.48
鼻、鼻窦及其他	Nose, sinuses etc.	357	0.13	0.00	0.00	0.00	0.00	0.02	0.02	0.04	0.07	0.07
喉	Larynx	1531	0.54	0.06	0.00	0.00	0.01	0.00	0.01	0.01	0.02	0.06
气管、支气管、肺	Trachea, bronchus & lung	75 307	26.42	0.12	0.05	0.02	0.01	0.11	0.33	0.77	1.77	3.37
其他胸腔器官	Other thoracic organs	593	0.21	0.00	0.01	0.02	0.06	0.09	0.10	0.12	0.06	0.12
骨	Bone	2461	0.86	0.12	0.05	0.06	0.41	0.46	0.28	0.21	0.28	0.28
皮肤黑色素瘤	Melanoma of skin	343	0.12	0.00	0.00	0.00	0.00	0.01	0.02	0.03	0.04	0.03
皮肤其他	Other skin	1286	0.45	0.00	0.01	0.01	0.00	0.02	0.03	0.07	0.01	0.08
间皮瘤	Mesothelioma	129	0.05	0.00	0.00	0.00	0.00	0.01	0.00	0.00	0.00	0.01
卡波氏肉瘤	Kaposi sarcoma	22	0.01	0.00	0.01	0.00	0.00	0.02	0.01	0.01	0.01	0.00
结缔组织、软组织	Connective & soft tissue	437	0.15	0.06	0.05	0.08	0.03	0.03	0.06	0.07	0.10	0.09
乳腺	Breast	6868	2.46	0.00	0.00	0.00	0.00	0.04	0.15	0.81	2.20	4.18
外阴	Vulva	114	0.04	0.00	0.00	0.00	0.00	0.00	0.02	0.00	0.00	0.02
阴道	Vagina	52	0.02	0.00	0.00	0.00	0.00	0.00	0.00	0.00	0.02	0.02
子宫颈	Cervix uteri	4242	1.49	0.00	0.00	0.00	0.00	0.00	0.13	0.62	1.17	2.13
子宫体	Corpus uteri	1154	0.40	0.00	0.00	0.00	0.00	0.00	0.07	0.07	0.19	0.41
子宫,部位不明	Uterus unspecified	842	0.30	0.00	0.00	0.00	0.00	0.02	0.02	0.06	0.12	0.34
卵巢	Ovary	2296	0.81	0.00	0.00	0.02	0.07	0.04	0.12	0.27	0.30	0.58
其他女性生殖器	Other female genital organs	142	0.05	0.00	0.00	0.00	0.02	0.00	0.02	0.01	0.03	0.00
胎盘	Placenta	12	0.00	0.00	0.00	0.00	0.00	0.00	0.02	0.06	0.07	0.00
阴茎	Penis	210	0.07	0.00	0.00	0.00	0.00	0.00	0.00	0.00	0.02	0.07
前列腺	Prostate	2608	0.91	0.00	0.00	0.00	0.00	0.00	0.04	0.04	0.03	0.02
睾丸	Testis	89	0.03	0.00	0.00	0.02	0.00	0.06	0.03	0.09	0.05	0.10
其他男性生殖器	Other male genital organs	41	0.01	0.00	0.00	0.00	0.00	0.00	0.02	0.00	0.00	0.00
肾	Kidney	1622	0.57	0.24	0.13	0.07	0.03	0.04	0.05	0.09	0.10	0.12
肾盂	Renal pelvis	240	0.08	0.00	0.00	0.00	0.00	0.00	0.00	0.02	0.01	0.02
输尿管	Ureter	213	0.07	0.00	0.00	0.00	0.01	0.00	0.00	0.00	0.00	0.00
膀胱	Bladder	3359	1.18	0.00	0.01	0.00	0.00	0.02	0.01	0.04	0.07	0.10
其他泌尿器官	Other urinary organs	60	0.02	0.00	0.00	0.00	0.00	0.00	0.00	0.00	0.01	0.00
眼	Eye	87	0.03	0.00	0.08	0.03	0.01	0.00	0.01	0.01	0.01	0.01
脑、神经系统	Brain, nervous system	7085	2.49	0.90	1.05	1.03	0.81	0.95	0.69	0.90	1.23	1.68
甲状腺	Thyroid	846	0.30	0.00	0.00	0.00	0.00	0.02	0.05	0.07	0.10	0.15
肾上腺	Adrenal gland	224	0.08	0.00	0.13	0.05	0.01	0.02	0.02	0.01	0.02	0.03
其他内分泌腺	Other endocrine	155	0.05	0.00	0.00	0.00	0.01	0.01	0.00	0.04	0.05	0.03
霍奇金淋巴瘤	Hodgkin lymphoma	277	0.10	0.06	0.00	0.00	0.02	0.04	0.01	0.04	0.04	0.08
非霍奇金淋巴瘤	Non-Hodgkin lymphoma	3703	1.30	0.18	0.14	0.23	0.25	0.28	0.20	0.28	0.47	0.56
免疫增生性疾病	Immunoproliferative diseases	28	0.01	0.00	0.00	0.00	0.00	0.00	0.00	0.00	0.00	0.00
多发性骨髓瘤	Multiple myeloma	1175	0.41	0.18	0.13	0.05	0.05	0.02	0.07	0.06	0.09	0.08
淋巴样白血病	Lymphoid leukemia	1329	0.47	0.48	0.48	0.63	0.46	0.44	0.44	0.37	0.38	0.41
髓样白血病	Myeloid leukemia	1921	0.67	0.48	0.31	0.15	0.29	0.23	0.35	0.37	0.44	0.49
白血病,未特指	Leukemia unspecified	3093	1.09	1.68	1.04	0.73	0.61	0.75	0.67	1.01	0.65	0.85
其他或未指明部位	Other and unspecified	5677	1.99	0.06	0.30	0.25	0.21	0.24	0.29	0.40	0.50	0.61
所有部位合计	All sites	285 042	100.00	5.04	4.32	3.65	3.59	4.52	5.35	9.09	15.48	27.26
所有部位除外 C44	All sites except C44	283 756	99.55	5.04	4.30	3.64	3.59	4.50	5.32	9.02	15.47	27.17

Appendix Table 1-16　Cancer mortality in rural registration areas of China, both sexes in 2015/100 000^{-1}

Age group										粗率 Crude rate/ 100 000^{-1}	中标率 ASR China/ 100 000^{-1}	世标率 ASR world/ 100 000^{-1}	累积率 Cum. Rate/%		ICD10
40~44	45~49	50~54	55~59	60~64	65~69	70~74	75~79	80~84	85+				0~64	0~74	
0.00	0.01	0.04	0.05	0.10	0.16	0.31	0.45	0.93	0.92	0.06	0.03	0.03	0.00	0.00	C00
0.10	0.24	0.33	0.55	0.73	1.18	1.10	1.68	2.03	1.51	0.29	0.19	0.19	0.01	0.02	C01-02
0.13	0.21	0.41	0.63	1.06	1.46	2.19	3.08	3.23	3.34	0.43	0.27	0.27	0.01	0.03	C03-06
0.06	0.09	0.15	0.22	0.31	0.39	0.80	0.81	1.37	1.37	0.15	0.10	0.10	0.00	0.01	C07-08
0.02	0.04	0.11	0.10	0.13	0.21	0.20	0.31	0.27	0.13	0.05	0.04	0.03	0.00	0.00	C09
0.02	0.09	0.11	0.18	0.44	0.46	0.45	0.42	0.84	0.65	0.12	0.08	0.08	0.00	0.01	C10
1.26	2.09	2.88	3.65	4.64	5.94	6.03	6.43	5.84	4.78	1.76	1.20	1.18	0.08	0.14	C11
0.06	0.19	0.29	0.33	0.55	0.88	0.69	1.03	1.33	0.59	0.20	0.13	0.13	0.01	0.02	C12-13
0.04	0.05	0.12	0.20	0.33	0.45	0.78	0.70	1.64	1.44	0.14	0.09	0.09	0.00	0.01	C14
1.30	4.66	10.50	23.98	46.20	78.48	107.36	143.36	178.17	159.43	18.66	11.35	11.35	0.44	1.37	C15
4.50	9.47	17.21	32.34	60.00	97.81	133.51	190.61	224.66	189.60	24.93	15.50	15.31	0.64	1.80	C16
0.22	0.35	0.61	0.83	1.44	2.09	3.19	4.14	4.60	4.97	0.61	0.39	0.38	0.02	0.04	C17
1.31	2.30	3.66	5.32	8.82	14.12	20.13	31.46	43.84	46.01	4.39	2.73	2.67	0.12	0.29	C18
1.73	3.02	4.91	7.73	13.29	20.31	28.81	44.35	59.36	60.21	6.12	3.80	3.73	0.16	0.41	C19-20
0.06	0.21	0.19	0.47	0.66	0.96	1.27	2.07	2.65	3.08	0.29	0.18	0.18	0.01	0.02	C21
15.22	24.49	35.83	49.35	68.48	85.70	97.98	117.83	134.65	124.09	25.78	17.09	16.79	1.04	1.95	C22
0.38	0.97	1.61	3.34	5.93	8.97	13.00	19.46	27.16	23.37	2.54	1.54	1.53	0.06	0.17	C23-24
1.12	2.13	3.86	7.40	12.60	18.47	26.89	35.34	42.24	38.03	5.01	3.12	3.09	0.14	0.37	C25
0.15	0.17	0.26	0.42	0.49	0.73	0.61	1.12	1.19	1.11	0.21	0.15	0.14	0.01	0.02	C30-31
0.24	0.44	0.72	1.35	2.59	3.87	4.39	6.49	7.34	4.97	0.92	0.58	0.57	0.03	0.07	C32
8.83	18.27	35.99	65.66	115.87	175.29	241.83	326.73	371.79	321.02	45.15	28.09	27.93	1.26	3.34	C33-34
0.17	0.25	0.47	0.55	1.00	0.96	1.27	1.85	1.77	1.70	0.36	0.25	0.25	0.02	0.03	C37-38
0.43	0.83	1.42	2.24	3.36	5.33	6.74	8.14	10.26	8.38	1.48	1.02	1.00	0.05	0.11	C40-41
0.09	0.15	0.18	0.37	0.45	0.75	0.78	1.12	1.33	2.09	0.21	0.13	0.13	0.01	0.01	C43
0.23	0.26	0.46	0.61	0.90	1.82	3.29	4.33	9.78	21.34	0.77	0.43	0.45	0.01	0.04	C44
0.05	0.05	0.10	0.16	0.30	0.21	0.29	0.50	0.35	0.13	0.08	0.05	0.05	0.00	0.01	C45
0.01	0.00	0.02	0.03	0.02	0.03	0.00	0.11	0.00	0.07	0.01	0.01	0.01	0.00	0.00	C46
0.18	0.20	0.30	0.39	0.59	0.64	1.21	1.09	1.19	1.51	0.26	0.19	0.19	0.01	0.02	C47;C49
8.48	11.78	15.52	18.26	22.25	19.57	19.47	19.02	26.08	28.59	8.43	5.72	5.52	0.42	0.61	C50
0.03	0.08	0.18	0.18	0.32	0.33	0.69	0.81	1.44	0.95	0.14	0.08	0.08	0.00	0.01	C51
0.03	0.00	0.10	0.16	0.19	0.15	0.53	0.27	0.08	0.11	0.06	0.04	0.04	0.00	0.01	C52
4.25	7.27	10.06	9.78	10.63	14.36	14.72	18.16	20.26	14.93	5.21	3.50	3.35	0.23	0.38	C53
0.69	1.27	2.50	3.31	4.18	4.73	4.66	4.24	5.34	4.02	1.42	0.92	0.91	0.06	0.11	C54
0.65	1.28	1.50	1.81	2.13	3.08	3.45	4.62	5.50	4.87	1.03	0.66	0.64	0.04	0.07	C55
1.73	2.88	5.61	5.85	7.64	9.93	9.17	9.51	7.74	6.56	2.82	1.86	1.84	0.13	0.22	C56
0.04	0.09	0.22	0.48	0.52	0.48	0.85	0.48	1.04	0.74	0.17	0.11	0.11	0.01	0.01	C57
0.01	0.01	0.00	0.00	0.00	0.00	0.00	0.00	0.00	0.11	0.01	0.02	0.01	0.00	0.00	C58
0.07	0.18	0.13	0.31	0.55	1.04	1.07	1.75	2.58	3.26	0.25	0.16	0.16	0.01	0.02	C60
0.06	0.17	0.36	1.12	3.24	7.90	15.56	34.58	60.39	86.54	3.06	1.85	1.85	0.03	0.14	C61
0.07	0.03	0.13	0.13	0.17	0.24	0.29	0.58	0.89	0.69	0.10	0.08	0.08	0.00	0.01	C62
0.01	0.01	0.02	0.06	0.23	0.09	0.08	0.35	0.70	0.86	0.05	0.03	0.03	0.00	0.00	C63
0.34	0.48	1.00	1.40	2.68	3.45	4.54	5.68	6.64	7.00	0.97	0.63	0.64	0.03	0.07	C64
0.04	0.05	0.13	0.20	0.30	0.51	0.80	1.01	1.28	1.24	0.14	0.09	0.09	0.00	0.01	C65
0.04	0.06	0.07	0.13	0.31	0.45	0.65	1.09	1.42	0.98	0.13	0.08	0.08	0.00	0.01	C66
0.25	0.27	0.76	1.41	2.86	5.54	9.60	18.87	30.17	36.13	2.01	1.15	1.13	0.03	0.10	C67
0.01	0.00	0.02	0.03	0.06	0.10	0.29	0.28	0.31	0.46	0.04	0.02	0.02	0.00	0.00	C68
0.00	0.02	0.06	0.02	0.07	0.16	0.14	0.28	0.58	0.85	0.05	0.03	0.04	0.00	0.00	C69
2.37	3.46	5.10	6.75	10.22	13.36	14.77	18.54	21.72	18.33	4.25	3.06	3.05	0.18	0.32	C70-72,D32-33,D42-43
0.27	0.32	0.59	0.74	1.22	1.42	2.29	2.80	3.98	3.53	0.51	0.33	0.32	0.02	0.04	C73
0.04	0.11	0.14	0.21	0.29	0.46	0.51	0.81	0.40	0.98	0.13	0.09	0.10	0.01	0.01	C74
0.04	0.07	0.13	0.21	0.18	0.30	0.37	0.36	0.35	0.26	0.09	0.07	0.07	0.00	0.01	C75
0.07	0.09	0.22	0.27	0.35	0.67	0.61	0.84	1.11	0.59	0.17	0.12	0.11	0.01	0.01	C81
0.86	1.43	2.26	3.09	5.43	7.84	10.65	12.97	13.49	11.78	2.22	1.51	1.49	0.08	0.17	C82-85, C96
0.01	0.01	0.01	0.01	0.04	0.04	0.20	0.14	0.04	0.07	0.02	0.01	0.01	0.00	0.00	C88
0.26	0.26	0.75	1.02	2.11	2.72	4.25	4.03	3.32	2.42	0.70	0.47	0.48	0.02	0.06	C90
0.41	0.64	0.65	1.07	1.46	1.96	2.15	3.22	3.32	2.49	0.80	0.66	0.67	0.04	0.06	C91
0.74	0.91	1.21	1.60	2.87	3.46	4.17	4.98	6.15	3.21	1.15	0.85	0.84	0.05	0.09	C92-94,D45-47
0.96	1.29	1.77	2.71	3.62	4.81	6.56	7.91	8.76	7.00	1.85	1.44	1.47	0.08	0.14	C95
1.11	1.97	3.11	4.82	7.98	12.41	14.69	21.31	25.57	26.38	3.40	2.22	2.21	0.11	0.24	O&U
53.66	95.08	158.71	254.69	419.41	618.61	817.97	1108.17	1335.16	1222.70	170.90	109.09	107.96	5.27	12.46	C00-96
53.43	94.82	158.25	254.08	418.52	616.79	814.68	1103.84	1325.38	1201.37	170.13	108.66	107.51	5.26	12.42	C00-96 exc. C44

附表 1-17　2015 年全国农村肿瘤登记地区男性癌症死亡主要指标/100 000^{-1}

部位	Sites	病例数 No. cases	构成比 Freq. /%	0~	1~4	5~9	10~14	15~19	20~24	25~29	30~34	35~39
唇	Lip	60	0.03	0.00	0.00	0.00	0.00	0.00	0.02	0.01	0.00	0.00
舌	Tongue	332	0.18	0.00	0.00	0.00	0.00	0.00	0.03	0.03	0.07	0.08
口	Mouth	486	0.27	0.00	0.02	0.00	0.00	0.00	0.00	0.04	0.03	0.07
唾液腺	Salivary glands	151	0.08	0.00	0.00	0.02	0.00	0.00	0.02	0.01	0.08	0.02
扁桃腺	Tonsil	72	0.04	0.00	0.00	0.00	0.00	0.02	0.00	0.00	0.00	0.02
其他口咽	Other oropharynx	163	0.09	0.00	0.00	0.00	0.00	0.00	0.03	0.00	0.02	0.03
鼻咽	Nasopharynx	2139	1.17	0.00	0.00	0.02	0.06	0.12	0.16	0.14	0.30	0.90
下咽	Hypopharynx	293	0.16	0.00	0.00	0.00	0.00	0.00	0.02	0.00	0.00	0.05
咽，部位不明	Pharynx unspecified	175	0.10	0.00	0.00	0.00	0.00	0.00	0.02	0.03	0.00	0.02
食管	Esophagus	21 812	11.92	0.00	0.00	0.00	0.00	0.02	0.00	0.07	0.12	0.49
胃	Stomach	29 006	15.85	0.34	0.02	0.00	0.04	0.10	0.38	0.53	1.53	2.63
小肠	Small intestine	593	0.32	0.00	0.00	0.00	0.02	0.00	0.03	0.03	0.02	0.16
结肠	Colon	4135	2.26	0.00	0.00	0.00	0.00	0.10	0.13	0.34	0.57	0.91
直肠	Rectum	6087	3.33	0.00	0.02	0.00	0.00	0.02	0.17	0.27	0.67	1.08
肛门	Anus	292	0.16	0.00	0.00	0.00	0.00	0.00	0.02	0.00	0.00	0.02
肝脏	Liver	31 609	17.27	0.22	0.22	0.22	0.11	0.35	0.60	2.33	5.95	12.53
胆囊及其他	Gallbladder etc.	2012	1.10	0.00	0.00	0.00	0.00	0.00	0.00	0.06	0.02	0.21
胰腺	Pancreas	4857	2.65	0.00	0.00	0.00	0.00	0.00	0.03	0.09	0.32	0.57
鼻、鼻窦及其他	Nose, sinuses etc.	221	0.12	0.00	0.00	0.00	0.00	0.02	0.03	0.06	0.10	0.05
喉	Larynx	1304	0.71	0.11	0.00	0.00	0.02	0.00	0.02	0.01	0.03	0.10
气管、支气管、肺	Trachea, bronchus & lung	52 149	28.50	0.22	0.07	0.02	0.02	0.10	0.45	0.91	1.99	3.94
其他胸腔器官	Other thoracic organs	379	0.21	0.00	0.00	0.02	0.08	0.18	0.16	0.17	0.05	0.13
骨	Bone	1463	0.80	0.11	0.05	0.04	0.30	0.65	0.37	0.21	0.27	0.23
皮肤黑色素瘤	Melanoma of skin	196	0.11	0.00	0.00	0.00	0.00	0.02	0.03	0.01	0.02	0.02
皮肤其他	Other skin	707	0.39	0.00	0.00	0.00	0.00	0.04	0.05	0.04	0.00	0.11
间皮瘤	Mesothelioma	74	0.04	0.00	0.00	0.00	0.00	0.00	0.02	0.00	0.00	0.00
卡波氏肉瘤	Kaposi sarcoma	17	0.01	0.00	0.00	0.00	0.00	0.04	0.02	0.01	0.02	0.00
结缔组织、软组织	Connective & soft tissue	257	0.14	0.00	0.07	0.06	0.02	0.02	0.08	0.06	0.10	0.11
乳腺	Breast	144	0.08	0.00	0.00	0.00	0.00	0.00	0.00	0.01	0.02	0.07
外阴	Vulva	–	–	–	–	–	–	–	–	–	–	–
阴道	Vagina	–	–	–	–	–	–	–	–	–	–	–
子宫颈	Cervix uteri	–	–	–	–	–	–	–	–	–	–	–
子宫体	Corpus uteri	–	–	–	–	–	–	–	–	–	–	–
子宫，部位不明	Uterus unspecified	–	–	–	–	–	–	–	–	–	–	–
卵巢	Ovary	–	–	–	–	–	–	–	–	–	–	–
其他女性生殖器	Other female genital organs	–	–	–	–	–	–	–	–	–	–	–
胎盘	Placenta	–	–	–	–	–	–	–	–	–	–	–
阴茎	Penis	210	0.11	0.00	0.00	0.00	0.00	0.00	0.00	0.00	0.02	0.07
前列腺	Prostate	2608	1.43	0.00	0.00	0.00	0.00	0.04	0.02	0.04	0.03	0.02
睾丸	Testis	89	0.05	0.00	0.00	0.02	0.00	0.06	0.03	0.09	0.05	0.10
其他男性生殖器	Other male genital organs	41	0.02	0.00	0.00	0.00	0.00	0.00	0.02	0.00	0.00	0.00
肾	Kidney	1054	0.58	0.11	0.12	0.12	0.04	0.06	0.05	0.03	0.15	0.13
肾盂	Renal pelvis	163	0.09	0.00	0.00	0.00	0.00	0.00	0.00	0.04	0.02	0.02
输尿管	Ureter	122	0.07	0.00	0.00	0.00	0.00	0.00	0.00	0.00	0.00	0.00
膀胱	Bladder	2666	1.46	0.00	0.02	0.00	0.00	0.02	0.02	0.06	0.07	0.16
其他泌尿器官	Other urinary organs	41	0.02	0.00	0.00	0.00	0.00	0.00	0.00	0.00	0.00	0.00
眼	Eye	51	0.03	0.00	0.10	0.04	0.00	0.00	0.02	0.01	0.02	0.00
脑、神经系统	Brain, nervous system	3945	2.16	0.79	1.13	1.22	0.89	0.99	0.70	1.01	1.46	2.11
甲状腺	Thyroid	327	0.18	0.00	0.00	0.00	0.00	0.02	0.00	0.00	0.05	0.11
肾上腺	Adrenal gland	139	0.08	0.00	0.14	0.04	0.02	0.04	0.03	0.01	0.02	0.05
其他内分泌腺	Other endocrine	92	0.05	0.00	0.00	0.00	0.04	0.02	0.04	0.00	0.04	0.05
霍奇金淋巴瘤	Hodgkin lymphoma	177	0.10	0.00	0.00	0.00	0.00	0.02	0.08	0.00	0.06	0.05	0.08
非霍奇金淋巴瘤	Non-Hodgkin lymphoma	2334	1.28	0.22	0.17	0.35	0.36	0.32	0.27	0.40	0.49	0.57
免疫增生性疾病	Immunoproliferative diseases	13	0.01	0.00	0.00	0.00	0.00	0.00	0.00	0.00	0.00	0.00
多发性骨髓瘤	Multiple myeloma	728	0.40	0.22	0.12	0.06	0.04	0.04	0.13	0.06	0.12	0.10
淋巴样白血病	Lymphoid leukemia	755	0.41	0.56	0.53	0.73	0.53	0.63	0.48	0.50	0.39	0.51
髓样白血病	Myeloid leukemia	1125	0.61	0.56	0.31	0.18	0.30	0.24	0.33	0.45	0.45	0.60
白血病，未特指	Leukemia unspecified	1817	0.99	1.91	1.08	0.89	0.64	0.87	0.79	1.25	0.67	0.88
其他或未指明部位	Other and unspecified	3326	1.82	0.11	0.26	0.32	0.19	0.22	0.33	0.48	0.47	0.77
所有部位合计	All sites	183 008	100.00	5.50	4.48	4.40	3.75	5.42	6.07	10.01	16.86	30.87
所有部位除外 C44	All sites except C44	182 301	99.61	5.50	4.48	4.40	3.75	5.38	6.02	9.97	16.86	30.76

Appendix Table 1-17　Cancer mortality in rural registration areas of China, male in 2015/100 000^{-1}

Age group										粗率 Crude rate/ 100 000^{-1}	中标率 ASR China/ 100 000^{-1}	世标率 ASR world/ 100 000^{-1}	累积率 Cum. Rate/%		ICD10
40~44	45~49	50~54	55~59	60~64	65~69	70~74	75~79	80~84	85+				0~64	0~74	
0.00	0.01	0.05	0.06	0.13	0.24	0.41	0.58	0.99	1.20	0.07	0.05	0.05	0.00	0.00	C00
0.13	0.37	0.42	0.85	1.10	1.61	1.36	2.22	2.58	1.54	0.39	0.27	0.26	0.02	0.03	C01-02
0.17	0.32	0.63	0.87	1.59	2.03	3.13	3.85	4.27	4.80	0.57	0.38	0.38	0.02	0.04	C03-06
0.06	0.11	0.19	0.25	0.47	0.54	0.91	0.93	1.59	1.89	0.18	0.12	0.12	0.01	0.01	C07-08
0.03	0.07	0.18	0.19	0.25	0.30	0.33	0.58	0.20	0.00	0.08	0.06	0.06	0.00	0.01	C09
0.04	0.16	0.21	0.27	0.72	0.83	0.78	0.76	1.39	1.37	0.19	0.13	0.13	0.01	0.02	C10
1.85	3.11	4.21	5.42	7.02	9.06	8.89	9.33	7.45	6.34	2.51	1.77	1.73	0.12	0.21	C11
0.08	0.30	0.48	0.58	0.97	1.64	1.32	1.87	2.58	1.54	0.34	0.23	0.23	0.01	0.03	C12-13
0.06	0.08	0.18	0.29	0.51	0.75	1.11	1.17	2.78	1.89	0.21	0.13	0.13	0.01	0.02	C14
1.99	7.47	16.56	38.24	71.18	115.75	150.75	197.83	244.34	220.05	25.56	16.52	16.60	0.68	2.01	C15
5.45	12.51	24.02	47.10	88.33	146.45	197.11	279.47	319.62	260.15	34.00	22.28	22.07	0.91	2.63	C16
0.15	0.44	0.79	1.00	1.67	2.35	3.91	5.25	5.16	6.34	0.70	0.46	0.46	0.02	0.05	C17
1.38	2.73	4.31	6.15	10.43	17.34	23.10	38.20	50.06	54.84	4.85	3.21	3.15	0.14	0.34	C18
1.88	3.49	5.65	9.85	17.07	26.11	35.33	55.75	73.80	76.60	7.13	4.69	4.63	0.20	0.51	C19-20
0.06	0.28	0.29	0.65	0.80	1.04	1.48	2.51	3.28	4.80	0.34	0.22	0.22	0.01	0.02	C21
25.24	40.38	57.51	77.57	103.40	124.87	136.25	155.48	171.73	168.46	37.05	25.71	25.21	1.63	2.94	C22
0.36	0.92	1.44	3.48	5.97	9.03	12.85	19.54	24.73	25.19	2.36	1.52	1.52	0.06	0.17	C23-24
1.44	2.66	4.62	9.17	15.87	22.14	32.04	41.23	47.08	46.96	5.69	3.74	3.73	0.17	0.44	C25
0.17	0.18	0.34	0.63	0.66	0.92	0.70	1.34	1.39	1.54	0.26	0.18	0.18	0.01	0.02	C30-31
0.36	0.76	1.28	2.44	4.70	6.74	7.58	10.67	13.21	9.25	1.53	1.00	1.00	0.05	0.12	C32
10.93	23.70	49.32	94.63	166.89	253.20	348.48	472.69	538.53	471.28	61.12	39.98	39.84	1.77	4.77	C33-34
0.24	0.29	0.55	0.69	1.25	1.07	1.89	2.62	2.58	1.89	0.44	0.33	0.32	0.02	0.03	C37-38
0.63	0.87	1.66	2.90	4.25	6.44	8.44	9.91	12.32	10.63	1.71	1.22	1.21	0.06	0.14	C40-41
0.04	0.18	0.19	0.48	0.63	0.92	0.78	1.57	1.59	2.23	0.23	0.15	0.15	0.01	0.02	C43
0.28	0.30	0.52	0.69	1.35	2.29	4.20	5.54	11.32	22.11	0.83	0.52	0.54	0.02	0.05	C44
0.08	0.04	0.06	0.17	0.32	0.27	0.29	0.82	0.50	0.17	0.09	0.06	0.06	0.00	0.01	C45
0.01	0.00	0.03	0.04	0.04	0.03	0.00	0.23	0.00	0.00	0.02	0.02	0.02	0.00	0.00	C46
0.15	0.24	0.36	0.54	0.68	0.86	1.48	1.46	1.59	1.71	0.30	0.22	0.22	0.01	0.02	C47;C49
0.11	0.07	0.19	0.31	0.47	0.72	0.45	0.99	1.29	1.71	0.17	0.11	0.11	0.01	0.01	C50
−	−	−	−	−	−	−	−	−	−	−	−	−	−	−	C51
−	−	−	−	−	−	−	−	−	−	−	−	−	−	−	C52
−	−	−	−	−	−	−	−	−	−	−	−	−	−	−	C53
−	−	−	−	−	−	−	−	−	−	−	−	−	−	−	C54
−	−	−	−	−	−	−	−	−	−	−	−	−	−	−	C55
−	−	−	−	−	−	−	−	−	−	−	−	−	−	−	C56
−	−	−	−	−	−	−	−	−	−	−	−	−	−	−	C57
−	−	−	−	−	−	−	−	−	−	−	−	−	−	−	C58
0.07	0.18	0.13	0.31	0.55	1.04	1.07	1.75	2.58	3.26	0.25	0.16	0.16	0.01	0.02	C60
0.06	0.17	0.36	1.12	3.24	7.90	15.56	34.58	60.39	86.54	3.06	1.85	1.85	0.03	0.14	C61
0.07	0.03	0.13	0.13	0.17	0.24	0.29	0.58	0.89	0.69	0.10	0.08	0.08	0.00	0.01	C62
0.01	0.01	0.02	0.06	0.23	0.09	0.08	0.35	0.70	0.86	0.05	0.03	0.03	0.00	0.00	C63
0.46	0.65	1.32	1.92	3.66	4.62	6.26	7.12	8.84	10.28	1.24	0.83	0.84	0.04	0.10	C64
0.06	0.09	0.16	0.31	0.55	0.77	0.95	1.40	1.39	1.37	0.19	0.13	0.13	0.01	0.01	C65
0.04	0.05	0.08	0.19	0.38	0.63	0.74	1.34	1.39	1.03	0.14	0.09	0.09	0.00	0.01	C66
0.33	0.37	1.24	2.23	4.46	9.12	15.98	32.48	52.94	69.41	3.12	1.94	1.93	0.04	0.17	C67
0.03	0.00	0.02	0.04	0.08	0.12	0.54	0.41	0.50	0.51	0.05	0.03	0.03	0.00	0.00	C68
0.00	0.00	0.10	0.04	0.13	0.24	0.12	0.23	0.70	0.86	0.06	0.04	0.05	0.00	0.00	C69
2.72	4.07	5.55	7.42	11.43	14.66	16.51	20.76	24.73	22.79	4.62	3.45	3.42	0.20	0.36	C70-72,D32-33,D42-43
0.19	0.18	0.52	0.77	0.95	0.83	1.98	2.57	2.88	3.77	0.38	0.26	0.25	0.01	0.03	C73
0.03	0.13	0.08	0.31	0.40	0.75	0.62	1.05	0.50	1.03	0.11	0.12	0.13	0.01	0.01	C74
0.01	0.07	0.15	0.25	0.28	0.27	0.58	0.41	0.40	0.34	0.11	0.08	0.08	0.01	0.01	C75
0.11	0.13	0.27	0.38	0.47	0.83	0.70	1.22	1.09	1.03	0.21	0.15	0.15	0.01	0.02	C81
1.08	1.85	2.92	3.92	7.28	9.80	13.67	16.56	17.58	16.45	2.74	1.93	1.91	0.10	0.22	C82-85, C96
0.00	0.00	0.00	0.00	0.04	0.09	0.25	0.34	0.00	0.00	0.02	0.01	0.01	0.00	0.00	C88
0.38	0.38	0.86	1.19	2.29	3.40	5.39	4.78	5.16	5.31	0.85	0.59	0.60	0.03	0.07	C90
0.40	0.69	0.61	1.04	1.69	2.21	2.43	3.85	3.87	4.11	0.88	0.76	0.77	0.04	0.07	C91
0.82	1.19	1.44	1.63	3.15	4.11	5.27	6.24	8.14	4.80	1.32	1.00	0.98	0.06	0.10	C92-94,D45-47
1.14	1.49	1.94	3.14	4.04	5.84	7.91	10.50	11.22	9.25	2.13	1.69	1.71	0.09	0.16	C95
1.33	2.33	3.41	5.96	9.71	15.29	18.86	24.38	30.69	33.76	3.90	2.66	2.66	0.13	0.30	O&U
62.70	116.11	197.52	337.89	563.90	838.33	1101.11	1497.22	1784.55	1683.93	214.49	143.16	142.14	6.80	16.50	C00-96
62.42	115.81	197.00	337.20	562.55	836.03	1096.91	1491.68	1773.22	1661.82	213.66	142.64	141.61	6.78	16.45	C00-96 exc. C44

部位 Sites		病例数 No. cases	构成比 Freq. /%	年龄组								
				0~	1~4	5~9	10~14	15~19	20~24	25~29	30~34	35~39
唇	Lip	39	0.04	0.00	0.00	0.00	0.00	0.00	0.00	0.00	0.00	0.00
舌	Tongue	160	0.16	0.00	0.00	0.00	0.00	0.02	0.00	0.03	0.00	0.00
口	Mouth	233	0.23	0.00	0.00	0.00	0.00	0.00	0.00	0.04	0.02	0.05
唾液腺	Salivary glands	101	0.10	0.00	0.00	0.00	0.00	0.00	0.02	0.01	0.03	0.02
扁桃腺	Tonsil	17	0.02	0.00	0.00	0.00	0.00	0.00	0.00	0.00	0.00	0.00
其他口咽	Other oropharynx	31	0.03	0.00	0.00	0.00	0.00	0.00	0.00	0.00	0.05	0.02
鼻咽	Nasopharynx	789	0.77	0.00	0.00	0.00	0.05	0.09	0.08	0.01	0.16	0.39
下咽	Hypopharynx	41	0.04	0.00	0.00	0.00	0.00	0.00	0.00	0.00	0.00	0.03
咽,部位不明	Pharynx unspecified	60	0.06	0.00	0.00	0.00	0.02	0.00	0.00	0.00	0.00	0.00
食管	Esophagus	9314	9.13	0.00	0.00	0.00	0.00	0.00	0.03	0.07	0.09	0.34
胃	Stomach	12 578	12.33	0.13	0.03	0.02	0.05	0.04	0.20	0.78	1.39	2.37
小肠	Small intestine	432	0.42	0.00	0.00	0.00	0.00	0.02	0.00	0.01	0.00	0.09
结肠	Colon	3180	3.12	0.13	0.00	0.00	0.00	0.00	0.12	0.13	0.47	0.77
直肠	Rectum	4116	4.03	0.00	0.00	0.00	0.00	0.02	0.08	0.31	0.44	1.04
肛门	Anus	194	0.19	0.00	0.00	0.00	0.00	0.00	0.00	0.01	0.02	0.05
肝脏	Liver	11 394	11.17	0.00	0.28	0.07	0.12	0.16	0.47	0.47	0.99	2.37
胆囊及其他	Gallbladder etc.	2223	2.18	0.00	0.00	0.00	0.00	0.00	0.02	0.07	0.05	0.19
胰腺	Pancreas	3492	3.42	0.00	0.03	0.00	0.00	0.00	0.02	0.10	0.26	0.39
鼻,鼻窦及其他	Nose, sinuses etc.	136	0.13	0.00	0.00	0.00	0.00	0.02	0.02	0.01	0.03	0.09
喉	Larynx	227	0.22	0.00	0.00	0.00	0.00	0.00	0.00	0.01	0.00	0.02
气管,支气管,肺	Trachea, bronchus & lung	23 158	22.70	0.00	0.03	0.02	0.00	0.13	0.22	0.62	1.53	2.78
其他胸腔器官	Other thoracic organs	214	0.21	0.00	0.03	0.02	0.00	0.03	0.06	0.07	0.10	
骨	Bone	998	0.98	0.13	0.06	0.09	0.55	0.24	0.18	0.21	0.30	0.32
皮肤黑色素瘤	Melanoma of skin	147	0.14	0.00	0.00	0.00	0.00	0.00	0.00	0.04	0.07	0.05
皮肤其他	Other skin	579	0.57	0.00	0.03	0.02	0.00	0.00	0.02	0.09	0.02	0.05
间皮瘤	Mesothelioma	55	0.05	0.00	0.00	0.00	0.00	0.02	0.00	0.00	0.00	0.00
卡波氏肉瘤	Kaposi sarcoma	5	0.00	0.00	0.00	0.00	0.00	0.00	0.00	0.00	0.00	0.00
结缔组织、软组织	Connective & soft tissue	180	0.18	0.13	0.03	0.11	0.05	0.04	0.03	0.09	0.10	0.07
乳腺	Breast	6868	6.73	0.00	0.00	0.00	0.00	0.04	0.15	0.81	2.20	4.18
外阴	Vulva	114	0.11	0.00	0.00	0.00	0.00	0.00	0.02	0.00	0.00	0.00
阴道	Vagina	52	0.05	0.00	0.00	0.00	0.00	0.00	0.00	0.00	0.02	0.02
子宫颈	Cervix uteri	4242	4.16	0.00	0.00	0.00	0.00	0.00	0.13	0.62	1.17	2.13
子宫体	Corpus uteri	1154	1.13	0.00	0.00	0.00	0.00	0.00	0.07	0.07	0.19	0.41
子宫,部位不明	Uterus unspecified	842	0.83	0.00	0.00	0.00	0.02	0.02	0.06	0.12	0.34	
卵巢	Ovary	2296	2.25	0.00	0.00	0.02	0.07	0.04	0.12	0.27	0.30	0.58
其他女性生殖器	Other female genital organs	142	0.14	0.00	0.00	0.00	0.02	0.00	0.02	0.01	0.03	0.00
胎盘	Placenta	12	0.01	0.00	0.00	0.00	0.00	0.00	0.02	0.06	0.07	0.00
阴茎	Penis	−	−	−	−	−	−	−	−	−	−	−
前列腺	Prostate	−	−	−	−	−	−	−	−	−	−	−
睾丸	Testis	−	−	−	−	−	−	−	−	−	−	−
其他男性生殖器	Other male genital organs	−	−	−	−	−	−	−	−	−	−	−
肾	Kidney	568	0.56	0.39	0.14	0.02	0.02	0.02	0.05	0.16	0.05	0.10
肾盂	Renal pelvis	77	0.08	0.00	0.00	0.00	0.00	0.00	0.00	0.00	0.00	0.02
输尿管	Ureter	91	0.09	0.00	0.00	0.00	0.02	0.00	0.00	0.00	0.00	0.00
膀胱	Bladder	693	0.68	0.00	0.00	0.00	0.00	0.02	0.00	0.01	0.07	0.03
其他泌尿器官	Other urinary organs	19	0.02	0.00	0.00	0.00	0.00	0.00	0.00	0.00	0.02	0.00
眼	Eye	36	0.04	0.00	0.06	0.02	0.00	0.00	0.00	0.00	0.00	0.02
脑、神经系统	Brain, nervous system	3140	3.08	1.03	0.96	0.81	0.72	0.91	0.67	0.78	0.99	1.23
甲状腺	Thyroid	519	0.51	0.00	0.00	0.00	0.00	0.04	0.08	0.13	0.16	0.19
肾上腺	Adrenal gland	85	0.08	0.00	0.11	0.07	0.00	0.00	0.00	0.01	0.02	0.00
其他内分泌腺	Other endocrine	63	0.06	0.00	0.00	0.00	0.00	0.00	0.04	0.03	0.02	
霍奇金淋巴瘤	Hodgkin lymphoma	100	0.10	0.13	0.00	0.02	0.00	0.02	0.01	0.03	0.07	
非霍奇金淋巴瘤	Non-Hodgkin lymphoma	1369	1.34	0.13	0.11	0.09	0.12	0.24	0.12	0.16	0.45	0.55
免疫增生性疾病	Immunoproliferative diseases	15	0.01	0.00	0.00	0.00	0.00	0.00	0.00	0.00	0.00	0.00
多发性骨髓瘤	Multiple myeloma	447	0.44	0.13	0.14	0.05	0.05	0.00	0.00	0.06	0.07	0.05
淋巴样白血病	Lymphoid leukemia	574	0.56	0.39	0.42	0.52	0.37	0.22	0.40	0.24	0.37	0.31
髓样白血病	Myeloid leukemia	796	0.78	0.39	0.31	0.11	0.27	0.22	0.37	0.28	0.42	0.38
白血病,未特指	Leukemia unspecified	1276	1.25	1.42	0.99	0.54	0.57	0.62	0.54	0.77	0.63	0.82
其他或未指明部位	Other and unspecified	2351	2.30	0.00	0.34	0.18	0.22	0.27	0.25	0.31	0.52	0.44
所有部位合计	All sites	102 034	100.00	4.51	4.13	2.79	3.40	3.50	4.59	8.12	14.04	23.48
所有部位除外 C44	All sites except C44	101 455	99.43	4.51	4.10	2.77	3.40	3.50	4.57	8.03	14.02	23.43

Appendix Table 1-18　Cancer mortality in rural registration areas of China, female in 2015/100 000⁻¹

Age group										粗率 Crude rate/ 100 000⁻¹	中标率 ASR China/ 100 000⁻¹	世标率 ASR world/ 100 000⁻¹	累积率 Cum. Rate/%		ICD10
40~44	45~49	50~54	55~59	60~64	65~69	70~74	75~79	80~84	85+				0~64	0~74	
0.00	0.00	0.03	0.04	0.06	0.09	0.20	0.32	0.88	0.74	0.05	0.02	0.02	0.00	0.00	C00
0.07	0.11	0.23	0.24	0.34	0.75	0.85	1.18	1.60	1.48	0.20	0.12	0.12	0.01	0.01	C01-02
0.09	0.09	0.18	0.40	0.52	0.90	1.26	2.36	2.39	2.44	0.29	0.17	0.16	0.01	0.02	C03-06
0.06	0.08	0.10	0.20	0.15	0.24	0.69	0.70	1.20	1.06	0.12	0.08	0.07	0.00	0.01	C07-08
0.01	0.01	0.03	0.00	0.00	0.12	0.08	0.05	0.32	0.21	0.02	0.01	0.01	0.00	0.00	C09
0.00	0.01	0.00	0.08	0.15	0.09	0.12	0.11	0.40	0.21	0.04	0.03	0.02	0.00	0.00	C10
0.65	1.05	1.51	1.83	2.22	2.81	3.20	3.76	4.55	3.81	0.97	0.64	0.62	0.04	0.07	C11
0.04	0.07	0.10	0.08	0.13	0.12	0.08	0.27	0.32	0.00	0.05	0.03	0.03	0.00	0.00	C12-13
0.01	0.01	0.07	0.10	0.15	0.15	0.45	0.27	0.72	1.16	0.07	0.04	0.04	0.00	0.00	C14
0.59	1.78	4.26	9.27	20.79	41.05	64.62	93.20	125.05	121.98	11.43	6.34	6.28	0.19	0.71	C15
3.51	6.36	10.20	17.11	31.19	48.98	70.86	108.77	148.42	146.02	15.44	8.97	8.80	0.37	0.97	C16
0.29	0.26	0.43	0.65	1.21	1.83	2.47	3.12	4.15	4.13	0.53	0.32	0.31	0.01	0.04	C17
1.24	1.86	2.99	4.47	7.19	10.89	17.20	25.25	38.84	40.55	3.90	2.27	2.22	0.10	0.24	C18
1.58	2.54	4.16	5.54	9.45	14.48	22.39	33.84	47.77	50.08	5.05	2.96	2.89	0.13	0.31	C19-20
0.06	0.14	0.08	0.28	0.52	0.87	1.05	1.67	2.15	2.01	0.24	0.14	0.14	0.01	0.02	C21
4.78	8.21	13.49	20.24	32.95	46.38	60.28	83.15	104.87	96.67	13.99	8.45	8.35	0.42	0.96	C22
0.39	1.03	1.78	3.20	5.90	8.92	13.14	19.39	29.11	22.24	2.73	1.56	1.54	0.06	0.17	C23-24
0.78	1.58	3.08	5.58	9.28	14.78	21.82	29.92	38.36	32.51	4.29	2.51	2.47	0.11	0.29	C25
0.13	0.16	0.18	0.20	0.32	0.54	0.53	0.91	1.04	0.85	0.17	0.11	0.10	0.01	0.01	C30-31
0.12	0.11	0.15	0.22	0.45	0.99	1.26	2.63	2.63	2.33	0.28	0.16	0.16	0.01	0.02	C32
6.63	12.70	22.24	35.76	63.97	97.07	136.78	192.30	237.90	228.19	28.43	16.67	16.50	0.73	1.90	C33-34
0.10	0.22	0.38	0.40	0.75	0.84	0.65	1.13	1.12	1.59	0.26	0.17	0.17	0.01	0.02	C37-38
0.22	0.80	1.16	1.55	2.45	4.22	5.07	6.50	8.61	6.99	1.23	0.83	0.81	0.04	0.09	C40-41
0.13	0.12	0.17	0.26	0.26	0.57	0.77	0.70	1.12	2.01	0.18	0.11	0.11	0.01	0.01	C43
0.17	0.22	0.40	0.52	0.43	1.35	2.39	3.22	8.53	20.86	0.71	0.35	0.37	0.01	0.03	C44
0.01	0.07	0.13	0.14	0.28	0.15	0.28	0.21	0.24	0.11	0.07	0.04	0.04	0.00	0.00	C45
0.00	0.00	0.02	0.02	0.00	0.03	0.00	0.00	0.00	0.11	0.01	0.00	0.01	0.00	0.00	C46
0.20	0.16	0.25	0.24	0.50	0.42	0.93	0.75	0.88	1.38	0.22	0.16	0.16	0.01	0.02	C47;C49
8.48	11.78	15.52	18.26	22.25	19.57	19.47	19.02	26.08	28.59	8.43	5.72	5.52	0.42	0.61	C50
0.03	0.08	0.18	0.18	0.32	0.33	0.69	0.81	1.44	0.95	0.14	0.08	0.08	0.00	0.01	C51
0.03	0.00	0.10	0.16	0.19	0.15	0.53	0.27	0.08	0.11	0.06	0.04	0.04	0.00	0.01	C52
4.25	7.27	10.06	9.78	10.63	14.36	14.72	18.16	20.26	14.93	5.21	3.50	3.35	0.23	0.38	C53
0.69	1.27	2.50	3.31	4.18	4.73	4.66	4.24	5.34	4.02	1.42	0.92	0.91	0.06	0.11	C54
0.65	1.28	1.50	1.81	2.13	3.08	3.45	4.62	5.50	4.87	1.03	0.66	0.64	0.04	0.07	C55
1.73	2.88	5.61	5.85	7.64	9.93	9.17	9.51	7.74	6.56	2.82	1.86	1.84	0.13	0.22	C56
0.04	0.09	0.22	0.48	0.52	0.48	0.85	0.48	1.04	0.74	0.17	0.11	0.11	0.01	0.01	C57
0.01	0.01	0.00	0.00	0.00	0.00	0.00	0.00	0.00	0.11	0.01	0.02	0.01	0.00	0.00	C58
–	–	–	–	–	–	–	–	–	–	–	–	–	–	–	C60
–	–	–	–	–	–	–	–	–	–	–	–	–	–	–	C61
–	–	–	–	–	–	–	–	–	–	–	–	–	–	–	C62
–	–	–	–	–	–	–	–	–	–	–	–	–	–	–	C63
0.22	0.31	0.67	0.85	1.68	2.27	2.84	4.35	4.86	4.98	0.70	0.43	0.44	0.02	0.05	C64
0.03	0.00	0.10	0.08	0.04	0.24	0.65	0.64	1.20	1.16	0.09	0.05	0.05	0.00	0.01	C65
0.03	0.07	0.05	0.06	0.24	0.27	0.57	0.86	1.44	0.95	0.11	0.06	0.06	0.00	0.01	C66
0.16	0.16	0.27	0.56	1.23	1.94	3.33	6.34	11.88	15.57	0.85	0.44	0.44	0.01	0.04	C67
0.00	0.00	0.03	0.02	0.04	0.09	0.04	0.16	0.16	0.42	0.02	0.01	0.01	0.00	0.00	C68
0.00	0.04	0.02	0.00	0.02	0.09	0.16	0.32	0.48	0.85	0.04	0.03	0.03	0.00	0.00	C69
1.99	2.82	4.64	6.05	9.00	12.06	13.06	16.49	19.30	15.57	3.85	2.68	2.68	0.16	0.28	C70-72,D32-33,D42-43
0.35	0.46	0.67	0.71	1.49	2.00	2.60	3.01	4.86	3.39	0.64	0.41	0.40	0.02	0.04	C73
0.06	0.08	0.20	0.12	0.17	0.18	0.41	0.59	0.32	0.95	0.10	0.07	0.08	0.00	0.01	C74
0.07	0.07	0.12	0.18	0.09	0.33	0.16	0.32	0.32	0.21	0.08	0.05	0.05	0.00	0.01	C75
0.03	0.04	0.17	0.16	0.24	0.51	0.53	0.48	1.12	0.32	0.12	0.08	0.08	0.00	0.01	C81
0.64	1.01	1.58	2.22	3.55	5.86	7.67	9.67	10.21	8.89	1.68	1.10	1.07	0.05	0.12	C82-85, C96
0.01	0.01	0.02	0.02	0.04	0.06	0.16	0.05	0.08	0.11	0.02	0.01	0.01	0.00	0.00	C88
0.14	0.14	0.63	0.83	1.94	2.03	3.12	3.33	1.83	0.64	0.55	0.36	0.37	0.02	0.05	C90
0.42	0.59	0.68	1.11	1.23	1.71	1.87	2.63	2.87	1.48	0.70	0.56	0.57	0.03	0.05	C91
0.66	0.62	0.98	1.57	2.58	2.81	3.08	3.81	4.55	2.22	0.98	0.71	0.71	0.04	0.07	C92-94, D45-47
0.77	1.08	1.60	2.26	3.19	3.77	5.23	5.53	5.61	5.61	1.57	1.20	1.21	0.07	0.12	C95
0.87	1.61	2.81	3.63	6.22	9.52	10.59	18.48	21.45	21.81	2.89	1.80	1.78	0.09	0.19	O&U
44.26	73.53	118.72	168.84	272.44	398.00	539.04	749.86	974.32	937.73	125.24	76.26	75.11	3.71	8.39	C00-96
44.09	73.31	118.32	168.33	272.01	396.66	536.65	746.64	965.79	916.87	124.53	75.91	74.74	3.70	8.37	C00-96 exc. C44

附表 2-1 2015 年全国东部肿瘤登记地区癌症发病主要指标

Table 2-1 Cancer incidence in Eastern registration areas of China,2015

部位 Sites		男性 Male						女性 Female						ICD10
		病例数 No. cases	构成比 Freq./%	粗率 Crude rate/ 100 000⁻¹	世标率 ASR world/ 100 000⁻¹	累积率 Cum. Rate/% 0~64	0~74	病例数 No. cases	构成比 Freq. (%)	粗率 Crude rate/ 100 000⁻¹	世标率 ASR world/ 100 000⁻¹	累积率 Cum. Rate/% 0~64	0~74	
唇	Lip	182	0.06	0.21	0.12	0.01	0.01	139	0.05	0.16	0.08	0.00	0.01	C00
舌	Tongue	900	0.30	1.02	0.63	0.05	0.07	620	0.24	0.71	0.41	0.03	0.05	C01-02
口	Mouth	1259	0.41	1.42	0.86	0.05	0.10	1023	0.40	1.18	0.72	0.05	0.10	C03-06
唾液腺	Salivary glands	653	0.21	0.74	0.50	0.03	0.05	461	0.18	0.53	0.35	0.02	0.04	C07-08
扁桃腺	Tonsil	204	0.07	0.23	0.14	0.01	0.02	64	0.03	0.07	0.04	0.00	0.00	C09
其他口咽	Other oropharynx	355	0.12	0.40	0.25	0.02	0.03	74	0.03	0.09	0.05	0.00	0.01	C10
鼻咽	Nasopharynx	4552	1.50	5.15	3.44	0.27	0.37	1811	0.71	2.08	1.36	0.10	0.14	C11
下咽	Hypopharynx	1008	0.33	1.14	0.69	0.05	0.09	63	0.02	0.07	0.04	0.00	0.00	C12-13
咽,部位不明	Pharynx unspecified	275	0.09	0.31	0.19	0.01	0.02	56	0.02	0.06	0.03	0.00	0.00	C14
食管	Esophagus	24 854	8.16	28.13	16.31	0.85	2.09	9820	3.84	11.28	5.64	0.20	0.70	C15
胃	Stomach	39 767	13.06	45.01	26.17	1.32	3.29	16 954	6.63	19.48	10.41	0.53	1.21	C16
小肠	Small intestine	1359	0.45	1.54	0.91	0.05	0.11	1022	0.40	1.17	0.65	0.04	0.08	C17
结肠	Colon	16 603	5.45	18.79	10.92	0.56	1.28	13 328	5.21	15.31	8.11	0.42	0.94	C18
直肠	Rectum	16 136	5.30	18.26	10.75	0.61	1.31	10 737	4.20	12.34	6.72	0.39	0.79	C19-20
肛门	Anus	314	0.10	0.36	0.20	0.01	0.02	221	0.09	0.25	0.14	0.01	0.02	C21
肝脏	Liver	35 327	11.60	39.98	24.47	1.69	2.85	12 428	4.86	14.28	7.62	0.39	0.88	C22
胆囊及其他	Gallbladder etc.	4039	1.33	4.57	2.58	0.11	0.30	4103	1.60	4.71	2.34	0.10	0.26	C23-24
胰腺	Pancreas	8217	2.70	9.30	5.34	0.26	0.64	6518	2.55	7.49	3.78	0.16	0.44	C25
鼻、鼻窦及其他	Nose, sinuses etc.	468	0.15	0.53	0.33	0.02	0.04	292	0.11	0.34	0.20	0.01	0.02	C30-31
喉	Larynx	3103	1.02	3.51	2.09	0.13	0.27	360	0.14	0.41	0.22	0.01	0.03	C32
气管,支气管,肺	Trachea, bronchus & lung	73 556	24.16	83.25	47.91	2.35	5.94	40 567	15.85	46.61	24.69	1.30	2.91	C33-34
其他胸腔器官	Other thoracic organs	1052	0.35	1.19	0.79	0.05	0.09	684	0.27	0.79	0.50	0.03	0.05	C37-38
骨	Bone	1673	0.55	1.89	1.31	0.07	0.14	1283	0.50	1.47	0.99	0.06	0.10	C40-41
皮肤黑色素瘤	Melanoma of skin	526	0.17	0.60	0.37	0.02	0.04	516	0.20	0.59	0.34	0.02	0.04	C43
皮肤其他	Other skin	2553	0.84	2.89	1.69	0.08	0.18	2514	0.98	2.89	1.47	0.07	0.15	C44
间皮瘤	Mesothelioma	212	0.07	0.24	0.14	0.01	0.02	171	0.07	0.20	0.11	0.01	0.01	C45
卡波氏肉瘤	Kaposi sarcoma	24	0.01	0.03	0.02	0.00	0.00	15	0.01	0.02	0.01	0.00	0.00	C46
结缔组织、软组织	Connective & soft tissue	948	0.31	1.07	0.75	0.05	0.08	795	0.31	0.91	0.67	0.04	0.06	C47;C49
乳腺	Breast	372	0.12	0.42	0.26	0.02	0.03	43 869	17.14	50.41	32.07	2.62	3.47	C50
外阴	Vulva	–	–	–	–	–	–	434	0.17	0.50	0.27	0.02	0.03	C51
阴道	Vagina	–	–	–	–	–	–	203	0.08	0.23	0.14	0.01	0.02	C52
子宫颈	Cervix uteri	–	–	–	–	–	–	13 042	5.10	14.99	9.73	0.81	1.02	C53
子宫体	Corpus uteri	–	–	–	–	–	–	8482	3.31	9.75	6.09	0.52	0.69	C54
子宫,部位不明	Uterus unspecified	–	–	–	–	–	–	1418	0.55	1.63	0.99	0.08	0.11	C55
卵巢	Ovary	–	–	–	–	–	–	7157	2.80	8.22	5.27	0.40	0.58	C56
其他女性生殖器	Other female genital organs	–	–	–	–	–	–	504	0.20	0.58	0.36	0.03	0.04	C57
胎盘	Placenta	–	–	–	–	–	–	64	0.03	0.07	0.07	0.00	0.01	C58
阴茎	Penis	677	0.22	0.77	0.45	0.03	0.05	–	–	–	–	–	–	C60
前列腺	Prostate	11 719	3.85	13.26	7.03	0.15	0.80	–	–	–	–	–	–	C61
睾丸	Testis	475	0.16	0.54	0.48	0.03	0.04	–	–	–	–	–	–	C62
其他男性生殖器	Other male genital organs	206	0.07	0.23	0.14	0.01	0.02	–	–	–	–	–	–	C63
肾	Kidney	5815	1.91	6.58	4.15	0.29	0.48	3147	1.23	3.62	2.21	0.15	0.25	C64
肾盂	Renal pelvis	616	0.20	0.70	0.40	0.02	0.05	453	0.18	0.52	0.26	0.01	0.03	C65
输尿管	Ureter	707	0.23	0.80	0.45	0.02	0.05	563	0.22	0.65	0.32	0.01	0.04	C66
膀胱	Bladder	9575	3.15	10.84	6.14	0.28	0.71	2662	1.04	3.06	1.54	0.07	0.17	C67
其他泌尿器官	Other urinary organs	125	0.04	0.14	0.08	0.00	0.01	79	0.03	0.09	0.05	0.00	0.00	C68
眼	Eye	142	0.05	0.16	0.16	0.01	0.01	123	0.05	0.14	0.16	0.01	0.01	C69
脑、神经系统	Brain, nervous system	6674	2.19	7.55	5.34	0.34	0.54	8152	3.19	9.37	6.05	0.41	0.65	C70-72, D32-33, D42-43
甲状腺	Thyroid	7449	2.45	8.43	6.15	0.50	0.58	23 529	9.19	27.04	19.25	1.63	1.83	C73
肾上腺	Adrenal gland	238	0.08	0.27	0.20	0.01	0.02	198	0.08	0.23	0.17	0.01	0.02	C74
其他内分泌腺	Other endocrine	337	0.11	0.38	0.28	0.02	0.03	313	0.12	0.36	0.25	0.02	0.02	C75
霍奇金淋巴瘤	Hodgkin lymphoma	354	0.12	0.40	0.52	0.02	0.03	229	0.09	0.26	0.20	0.01	0.02	C81
非霍奇金淋巴瘤	Non-Hodgkin lymphoma	5553	1.82	6.28	4.05	0.24	0.45	4110	1.61	4.72	2.92	0.18	0.33	C82-85,C96
免疫增生性疾病	Immunoproliferative diseases	65	0.02	0.07	0.04	0.00	0.01	33	0.01	0.04	0.03	0.00	0.00	C88
多发性骨髓瘤	Multiple myeloma	1724	0.57	1.95	1.15	0.06	0.14	1241	0.48	1.43	0.80	0.05	0.10	C90
淋巴样白血病	Lymphoid leukemia	1438	0.47	1.63	1.71	0.09	0.13	1065	0.42	1.22	1.30	0.07	0.10	C91
髓样白血病	Myeloid leukemia	3657	1.20	4.14	2.90	0.17	0.29	2820	1.10	3.24	2.19	0.14	0.22	C92-94,D45-47
白血病,未特指	Leukemia unspecified	1905	0.63	2.16	1.67	0.09	0.15	1385	0.54	1.59	1.22	0.07	0.11	C95
其他或未指明部位	Other and unspecified	4491	1.48	5.08	3.46	0.15	0.37	3983	1.56	4.58	2.61	0.14	0.27	O&U
所有部位合计	All sites	304 433	100.00	344.53	206.53	11.32	24.39	255 897	100.00	294.03	174.20	11.47	19.15	C00-96
所有部位除外 C44	All sites except C44	301 880	99.16	341.64	204.85	11.25	24.21	253 383	99.02	291.14	172.72	11.40	19.00	C00-96 exc. C44

Appendix 2 Cancer incidence and mortality in Eastern, Central and Western registration areas of China, 2015

附表 2-2 2015 年全国东部城市肿瘤登记地区癌症发病主要指标

Table 2-2 Cancer incidence in Eastern urban registration areas of China, 2015

部位 Sites		男性 Male						女性 Female						ICD10
		病例数 No. cases	构成比 Freq./%	粗率 Crude rate/ 100 000⁻¹	世标率 ASR world/ 100 000⁻¹	累积率 Cum. Rate/%		病例数 No. cases	构成比 Freq. (%)	粗率 Crude rate/ 100 000⁻¹	世标率 ASR world/ 100 000⁻¹	累积率 Cum. Rate/%		
						0~64	0~74					0~64	0~74	
唇	Lip	77	0.05	0.17	0.10	0.00	0.01	71	0.05	0.16	0.08	0.00	0.01	C00
舌	Tongue	557	0.34	1.22	0.74	0.06	0.08	413	0.28	0.91	0.50	0.03	0.06	C01-02
口	Mouth	768	0.47	1.69	0.97	0.06	0.12	744	0.51	1.63	1.01	0.07	0.10	C03-06
唾液腺	Salivary glands	408	0.25	0.90	0.58	0.04	0.06	268	0.18	0.59	0.39	0.03	0.04	C07-08
扁桃腺	Tonsil	129	0.08	0.28	0.17	0.01	0.02	38	0.03	0.08	0.05	0.00	0.00	C09
其他口咽	Other oropharynx	211	0.13	0.46	0.28	0.02	0.03	39	0.03	0.09	0.05	0.00	0.01	C10
鼻咽	Nasopharynx	2811	1.71	6.17	4.05	0.32	0.44	1083	0.74	2.38	1.55	0.12	0.16	C11
下咽	Hypopharynx	610	0.37	1.34	0.79	0.06	0.10	32	0.02	0.07	0.04	0.00	0.00	C12-13
咽,部位不明	Pharynx unspecified	153	0.09	0.34	0.19	0.01	0.02	32	0.02	0.07	0.04	0.00	0.00	C14
食管	Esophagus	9233	5.60	20.28	11.28	0.63	1.42	2846	1.93	6.25	2.92	0.10	0.34	C15
胃	Stomach	18 619	11.30	40.89	22.70	1.16	2.83	8176	5.56	17.96	9.32	0.49	1.07	C16
小肠	Small intestine	852	0.52	1.87	1.07	0.07	0.12	607	0.41	1.33	0.70	0.04	0.08	C17
结肠	Colon	11 152	6.77	24.49	13.53	0.69	1.60	9052	6.15	19.88	10.11	0.50	1.18	C18
直肠	Rectum	9493	5.76	20.85	11.78	0.68	1.43	6141	4.17	13.49	7.11	0.41	0.84	C19-20
肛门	Anus	168	0.10	0.37	0.20	0.01	0.02	125	0.08	0.27	0.15	0.01	0.02	C21
肝脏	Liver	17 351	10.53	38.11	22.44	1.55	2.60	5928	4.03	13.02	6.60	0.33	0.75	C22
胆囊及其他	Gallbladder etc.	2225	1.35	4.89	2.61	0.11	0.30	2334	1.59	5.13	2.41	0.10	0.27	C23-24
胰腺	Pancreas	4707	2.86	10.34	5.68	0.28	0.69	3864	2.63	8.49	4.07	0.17	0.47	C25
鼻,鼻窦及其他	Nose, sinuses etc.	256	0.16	0.56	0.34	0.02	0.04	179	0.12	0.39	0.23	0.02	0.03	C30-31
喉	Larynx	1827	1.11	4.01	2.31	0.15	0.30	230	0.16	0.51	0.27	0.01	0.03	C32
气管,支气管,肺	Trachea, bronchus & lung	39 127	23.75	85.93	47.15	2.34	5.81	22 838	15.52	50.16	25.63	1.35	3.00	C33-34
其他胸腔器官	Other thoracic organs	650	0.39	1.43	0.92	0.06	0.10	423	0.29	0.93	0.58	0.04	0.06	C37-38
骨	Bone	770	0.47	1.69	1.19	0.08	0.12	594	0.40	1.30	0.87	0.05	0.08	C40-41
皮肤黑色素瘤	Melanoma of skin	292	0.18	0.64	0.37	0.02	0.04	269	0.18	0.59	0.32	0.02	0.04	C43
皮肤其他	Other skin	1544	0.94	3.39	1.88	0.09	0.21	1547	1.05	3.40	1.72	0.08	0.18	C44
间皮瘤	Mesothelioma	140	0.08	0.31	0.18	0.01	0.02	102	0.07	0.22	0.13	0.01	0.02	C45
卡波氏肉瘤	Kaposi sarcoma	12	0.01	0.03	0.01	0.00	0.00	10	0.01	0.02	0.01	0.00	0.00	C46
结缔组织、软组织	Connective & soft tissue	585	0.36	1.28	0.87	0.05	0.09	475	0.32	1.04	0.75	0.05	0.07	C47;C49
乳腺	Breast	210	0.13	0.46	0.27	0.02	0.03	27 168	18.46	59.67	37.07	2.98	4.07	C50
外阴	Vulva	–	–	–	–	–	–	256	0.17	0.56	0.30	0.02	0.03	C51
阴道	Vagina	–	–	–	–	–	–	125	0.08	0.27	0.16	0.01	0.02	C52
子宫颈	Cervix uteri	–	–	–	–	–	–	6711	4.56	14.74	9.52	0.81	0.99	C53
子宫体	Corpus uteri	–	–	–	–	–	–	5083	3.45	11.16	6.84	0.58	0.78	C54
子宫,部位不明	Uterus unspecified	–	–	–	–	–	–	727	0.49	1.60	0.95	0.08	0.11	C55
卵巢	Ovary	–	–	–	–	–	–	4221	2.87	9.27	5.82	0.44	0.63	C56
其他女性生殖器	Other female genital organs	–	–	–	–	–	–	315	0.21	0.69	0.41	0.03	0.05	C57
胎盘	Placenta	–	–	–	–	–	–	21	0.01	0.05	0.04	0.00	0.00	C58
阴茎	Penis	303	0.18	0.67	0.37	0.02	0.04	–	–	–	–	–	–	C60
前列腺	Prostate	8097	4.91	17.78	9.00	0.20	1.06	–	–	–	–	–	–	C61
睾丸	Testis	293	0.18	0.64	0.60	0.04	0.04	–	–	–	–	–	–	C62
其他男性生殖器	Other male genital organs	152	0.09	0.33	0.20	0.01	0.02	–	–	–	–	–	–	C63
肾	Kidney	3929	2.38	8.63	5.23	0.36	0.60	2042	1.39	4.48	2.63	0.17	0.30	C64
肾盂	Renal pelvis	393	0.24	0.86	0.48	0.03	0.06	318	0.22	0.70	0.32	0.01	0.04	C65
输尿管	Ureter	478	0.29	1.05	0.56	0.03	0.07	396	0.27	0.87	0.41	0.01	0.05	C66
膀胱	Bladder	5691	3.45	12.50	6.71	0.30	0.78	1624	1.10	3.57	1.72	0.07	0.19	C67
其他泌尿器官	Other urinary organs	82	0.05	0.18	0.09	0.00	0.01	56	0.04	0.12	0.06	0.00	0.01	C68
眼	Eye	76	0.05	0.17	0.18	0.01	0.01	68	0.05	0.15	0.19	0.01	0.01	C69
脑、神经系统	Brain, nervous system	3561	2.16	7.82	5.39	0.35	0.54	4605	3.13	10.11	6.37	0.43	0.68	C70-72,D32-33,D42-43
甲状腺	Thyroid	5259	3.19	11.55	8.29	0.68	0.77	15 795	10.73	34.69	24.43	2.06	2.32	C73
肾上腺	Adrenal gland	129	0.08	0.28	0.21	0.01	0.02	97	0.07	0.21	0.16	0.01	0.01	C74
其他内分泌腺	Other endocrine	210	0.13	0.46	0.29	0.02	0.03	202	0.14	0.44	0.29	0.02	0.03	C75
霍奇金淋巴瘤	Hodgkin lymphoma	204	0.12	0.45	0.37	0.02	0.03	134	0.09	0.29	0.22	0.01	0.02	C81
非霍奇金淋巴瘤	Non-Hodgkin lymphoma	3234	1.96	7.10	4.39	0.26	0.49	2467	1.68	5.42	3.26	0.20	0.36	C82-85,C96
免疫增生性疾病	Immunoproliferative diseases	40	0.02	0.09	0.05	0.00	0.01	19	0.01	0.04	0.03	0.00	0.00	C88
多发性骨髓瘤	Multiple myeloma	1038	0.63	2.28	1.27	0.06	0.16	726	0.49	1.59	0.86	0.05	0.11	C90
淋巴样白血病	Lymphoid leukemia	779	0.47	1.71	1.87	0.10	0.13	536	0.36	1.18	1.36	0.07	0.09	C91
髓样白血病	Myeloid leukemia	2204	1.34	4.84	3.27	0.19	0.33	1726	1.17	3.79	2.48	0.15	0.26	C92-94,D45-47
白血病,未特指	Leukemia unspecified	793	0.48	1.74	1.24	0.07	0.12	589	0.40	1.29	0.93	0.05	0.08	C95
其他或未指明部位	Other and unspecified	2869	1.74	6.30	3.64	0.19	0.39	2649	1.80	5.82	3.14	0.16	0.33	O&U
所有部位合计	All sites	164 751	100.00	361.83	208.41	11.55	24.38	147 136	100.00	323.15	187.58	12.49	20.48	C00-96
所有部位除外 C44	All sites except C44	163 207	99.06	358.44	206.53	11.46	24.17	145 589	98.95	319.75	185.86	12.41	20.30	C00-96 exc. C44

附表 2-3　2015 年全国东部农村肿瘤登记地区癌症发病主要指标
Table 2-3　Cancer incidence in Eastern rural registration areas of China, 2015

部位 Sites		男性 Male						女性 Female						ICD10
		病例数 No. cases	构成比 Freq./%	粗率 Crude rate/ 100 000⁻¹	世标率 ASR world/ 100 000⁻¹	累积率 Cum. Rate/%		病例数 No. cases	构成比 Freq. (%)	粗率 Crude rate/ 100 000⁻¹	世标率 ASR world/ 100 000⁻¹	累积率 Cum. Rate/%		
						0~64	0~74					0~64	0~74	
唇	Lip	105	0.08	0.25	0.15	0.01	0.02	68	0.06	0.16	0.09	0.00	0.01	C00
舌	Tongue	343	0.25	0.80	0.51	0.03	0.07	207	0.19	0.50	0.30	0.02	0.03	C01-02
口	Mouth	491	0.35	1.15	0.74	0.05	0.09	279	0.26	0.67	0.39	0.02	0.04	C03-06
唾液腺	Salivary glands	245	0.18	0.57	0.40	0.03	0.05	193	0.18	0.47	0.31	0.02	0.03	C07-08
扁桃腺	Tonsil	75	0.05	0.18	0.12	0.01	0.01	26	0.02	0.06	0.04	0.00	0.00	C09
其他口咽	Other oropharynx	144	0.10	0.34	0.22	0.01	0.03	35	0.03	0.08	0.05	0.00	0.01	C10
鼻咽	Nasopharynx	1741	1.25	4.07	2.77	0.21	0.30	728	0.67	1.75	1.16	0.08	0.12	C11
下咽	Hypopharynx	398	0.28	0.93	0.58	0.04	0.07	31	0.03	0.07	0.04	0.00	0.00	C12-13
咽,部位不明	Pharynx unspecified	122	0.09	0.28	0.18	0.01	0.02	24	0.02	0.06	0.03	0.00	0.00	C14
食管	Esophagus	15 621	11.18	36.47	22.10	1.11	2.82	6974	6.41	16.81	8.81	0.33	1.09	C15
胃	Stomach	21 148	15.14	49.38	30.10	1.50	3.79	8778	8.07	21.15	11.68	0.58	1.36	C16
小肠	Small intestine	507	0.36	1.18	0.74	0.04	0.09	415	0.38	1.00	0.58	0.03	0.07	C17
结肠	Colon	5451	3.90	12.73	7.88	0.41	0.93	4276	3.93	10.30	5.79	0.31	0.67	C18
直肠	Rectum	6643	4.76	15.51	9.56	0.52	1.17	4596	4.23	11.07	6.25	0.36	0.74	C19-20
肛门	Anus	146	0.10	0.34	0.21	0.01	0.02	96	0.09	0.23	0.13	0.01	0.01	C21
肝脏	Liver	17 976	12.87	41.97	26.72	1.83	3.12	6500	5.98	15.66	8.77	0.47	1.02	C22
胆囊及其他	Gallbladder etc.	1814	1.30	4.24	2.54	0.11	0.30	1769	1.63	4.26	2.24	0.10	0.26	C23-24
胰腺	Pancreas	3510	2.51	8.20	4.96	0.24	0.60	2654	2.44	6.40	3.42	0.16	0.40	C25
鼻、鼻窦及其他	Nose, sinuses etc.	212	0.15	0.49	0.33	0.02	0.04	113	0.10	0.27	0.18	0.01	0.02	C30-31
喉	Larynx	1276	0.91	2.98	1.84	0.11	0.23	130	0.12	0.31	0.17	0.01	0.02	C32
气管、支气管、肺	Trachea, bronchus & lung	34 429	24.65	80.39	48.69	2.36	6.07	17 729	16.30	42.72	23.60	1.25	2.80	C33-34
其他胸腔器官	Other thoracic organs	402	0.29	0.94	0.65	0.04	0.07	261	0.24	0.63	0.41	0.03	0.04	C37-38
骨	Bone	903	0.65	2.11	1.47	0.08	0.16	689	0.63	1.66	1.12	0.07	0.12	C40-41
皮肤黑色素瘤	Melanoma of skin	234	0.17	0.55	0.36	0.02	0.04	247	0.23	0.60	0.37	0.02	0.04	C43
皮肤其他	Other skin	1009	0.72	2.36	1.46	0.06	0.15	967	0.89	2.33	1.20	0.05	0.12	C44
间皮瘤	Mesothelioma	72	0.05	0.17	0.10	0.01	0.01	69	0.06	0.17	0.10	0.00	0.01	C45
卡波氏肉瘤	Kaposi sarcoma	12	0.01	0.03	0.02	0.00	0.00	5	0.00	0.01	0.01	0.00	0.00	C46
结缔组织、软组织	Connective & soft tissue	363	0.26	0.85	0.62	0.04	0.06	320	0.29	0.77	0.57	0.04	0.05	C47; C49
乳腺	Breast	162	0.12	0.38	0.24	0.02	0.03	16 701	15.36	40.24	26.40	2.20	2.81	C50
外阴	Vulva	–	–	–	–	–	–	178	0.16	0.43	0.25	0.02	0.03	C51
阴道	Vagina	–	–	–	–	–	–	78	0.07	0.19	0.11	0.01	0.01	C52
子宫颈	Cervix uteri	–	–	–	–	–	–	6331	5.82	15.26	9.96	0.82	1.04	C53
子宫体	Corpus uteri	–	–	–	–	–	–	3399	3.13	8.19	5.23	0.45	0.59	C54
子宫,部位不明	Uterus unspecified	–	–	–	–	–	–	691	0.64	1.67	1.02	0.08	0.11	C55
卵巢	Ovary	–	–	–	–	–	–	2936	2.70	7.07	4.65	0.35	0.52	C56
其他女性生殖器	Other female genital organs	–	–	–	–	–	–	189	0.17	0.46	0.29	0.02	0.03	C57
胎盘	Placenta	–	–	–	–	–	–	43	0.04	0.10	0.10	0.01	0.01	C58
阴茎	Penis	374	0.27	0.87	0.54	0.03	0.06	–	–	–	–	–	–	C60
前列腺	Prostate	3622	2.59	8.46	4.75	0.10	0.52	–	–	–	–	–	–	C61
睾丸	Testis	182	0.13	0.42	0.35	0.02	0.03	–	–	–	–	–	–	C62
其他男性生殖器	Other male genital organs	54	0.04	0.13	0.08	0.00	0.01	–	–	–	–	–	–	C63
肾	Kidney	1886	1.35	4.40	2.93	0.20	0.34	1105	1.02	2.66	1.72	0.12	0.19	C64
肾盂	Renal pelvis	223	0.16	0.52	0.32	0.02	0.04	135	0.12	0.33	0.17	0.01	0.02	C65
输尿管	Ureter	229	0.16	0.53	0.32	0.01	0.04	167	0.15	0.40	0.22	0.01	0.03	C66
膀胱	Bladder	3884	2.78	9.07	5.47	0.25	0.63	1038	0.95	2.50	1.34	0.06	0.15	C67
其他泌尿器官	Other urinary organs	43	0.03	0.10	0.06	0.00	0.01	23	0.02	0.06	0.03	0.00	0.00	C68
眼	Eye	66	0.05	0.15	0.14	0.01	0.01	55	0.05	0.13	0.13	0.01	0.01	C69
脑、神经系统	Brain, nervous system	3113	2.23	7.27	5.28	0.34	0.54	3547	3.26	8.55	5.69	0.39	0.61	C70-72, D32-33, D42-43
甲状腺	Thyroid	2190	1.57	5.11	3.77	0.31	0.36	7734	7.11	18.64	13.39	1.14	1.28	C73
肾上腺	Adrenal gland	109	0.08	0.25	0.20	0.01	0.02	101	0.09	0.24	0.17	0.01	0.02	C74
其他内分泌腺	Other endocrine	127	0.09	0.30	0.22	0.01	0.02	111	0.10	0.27	0.20	0.01	0.02	C75
霍奇金淋巴瘤	Hodgkin lymphoma	150	0.11	0.35	0.27	0.02	0.02	95	0.09	0.23	0.17	0.01	0.02	C81
非霍奇金淋巴瘤	Non-Hodgkin lymphoma	2319	1.66	5.41	3.67	0.22	0.42	1643	1.51	3.96	2.54	0.16	0.29	C82-85, C96
免疫增生性疾病	Immunoproliferative diseases	25	0.02	0.06	0.04	0.00	0.00	14	0.01	0.03	0.02	0.00	0.00	C88
多发性骨髓瘤	Multiple myeloma	686	0.49	1.60	1.01	0.06	0.13	515	0.47	1.24	0.73	0.04	0.10	C90
淋巴样白血病	Lymphoid leukemia	659	0.47	1.54	1.56	0.08	0.12	529	0.49	1.27	1.25	0.07	0.10	C91
髓样白血病	Myeloid leukemia	1453	1.04	3.39	2.49	0.15	0.25	1094	1.01	2.64	1.87	0.12	0.19	C92-94, D45-47
白血病,未特指	Leukemia unspecified	1112	0.80	2.60	2.08	0.12	0.19	796	0.73	1.92	1.53	0.09	0.14	C95
其他或未指明部位	Other and unspecified	1622	1.16	3.79	2.46	0.13	0.27	1334	1.23	3.21	1.98	0.11	0.21	O&U
所有部位合计	All sites	139 682	100.00	326.14	204.25	11.06	24.40	108 761	100.00	262.08	158.99	10.30	17.64	C00-96
所有部位除外 C44	All sites except C44	138 673	99.28	323.79	202.79	11.01	24.25	107 794	99.11	259.75	157.79	10.25	17.52	C00-96 exc. C44

部位	Sites	男性 Male						女性 Female						ICD10
		病例数 No. cases	构成比 Freq./%	粗率 Crude rate/ 100 000⁻¹	世标率 ASR world/ 100 000⁻¹	累积率 Cum. Rate/% 0~64	0~74	病例数 No. cases	构成比 Freq. (%)	粗率 Crude rate/ 100 000⁻¹	世标率 ASR world/ 100 000⁻¹	累积率 Cum. Rate/% 0~64	0~74	
唇	Lip	96	0.07	0.20	0.16	0.01	0.02	71	0.07	0.16	0.12	0.01	0.01	C00
舌	Tongue	438	0.34	0.93	0.69	0.05	0.08	184	0.18	0.41	0.29	0.02	0.04	C01-02
口	Mouth	529	0.41	1.12	0.83	0.05	0.10	267	0.26	0.60	0.41	0.02	0.05	C03-06
唾液腺	Salivary glands	298	0.23	0.63	0.47	0.03	0.05	243	0.24	0.54	0.39	0.03	0.04	C07-08
扁桃腺	Tonsil	85	0.07	0.18	0.13	0.01	0.02	36	0.04	0.08	0.06	0.00	0.01	C09
其他口咽	Other oropharynx	154	0.12	0.33	0.25	0.01	0.03	38	0.04	0.08	0.06	0.00	0.01	C10
鼻咽	Nasopharynx	2020	1.55	4.30	3.20	0.25	0.35	891	0.88	1.99	1.42	0.11	0.15	C11
下咽	Hypopharynx	261	0.20	0.55	0.41	0.03	0.05	36	0.04	0.08	0.05	0.00	0.01	C12-13
咽,部位不明	Pharynx unspecified	137	0.11	0.29	0.21	0.01	0.02	59	0.06	0.13	0.09	0.00	0.01	C14
食管	Esophagus	12 325	9.45	26.21	19.21	0.93	2.47	5521	5.44	12.32	8.05	0.34	0.99	C15
胃	Stomach	19 471	14.93	41.40	30.19	1.49	3.80	8607	8.48	19.21	12.72	0.65	1.50	C16
小肠	Small intestine	567	0.43	1.21	0.87	0.05	0.10	450	0.44	1.00	0.70	0.04	0.09	C17
结肠	Colon	5180	3.97	11.01	8.02	0.42	0.96	4032	3.97	9.00	6.02	0.34	0.70	C18
直肠	Rectum	6196	4.75	13.18	9.61	0.54	1.17	4171	4.11	9.31	6.32	0.37	0.76	C19-20
肛门	Anus	164	0.13	0.35	0.25	0.02	0.03	117	0.12	0.26	0.18	0.01	0.02	C21
肝脏	Liver	17 812	13.66	37.88	27.80	1.78	3.24	6781	6.68	15.13	10.06	0.53	1.16	C22
胆囊及其他	Gallbladder etc.	1333	1.02	2.83	2.03	0.10	0.24	1650	1.63	3.68	2.38	0.11	0.28	C23-24
胰腺	Pancreas	2777	2.13	5.91	4.27	0.22	0.51	1999	1.97	4.46	2.93	0.14	0.36	C25
鼻,鼻窦及其他	Nose,sinuses etc.	234	0.18	0.50	0.38	0.03	0.04	143	0.14	0.32	0.23	0.01	0.02	C30-31
喉	Larynx	1374	1.05	2.92	2.15	0.12	0.28	236	0.23	0.53	0.34	0.02	0.04	C32
气管、支气管、肺	Trachea,bronchus & lung	33 808	25.92	71.89	52.19	2.55	6.47	14 591	14.37	32.56	21.42	1.10	2.51	C33-34
其他胸腔器官	Other thoracic organs	439	0.34	0.93	0.72	0.04	0.08	295	0.29	0.66	0.46	0.03	0.05	C37-38
骨	Bone	1029	0.79	2.19	1.78	0.10	0.19	757	0.75	1.69	1.31	0.08	0.14	C40-41
皮肤黑色素瘤	Melanoma of skin	245	0.19	0.52	0.39	0.02	0.04	202	0.20	0.45	0.33	0.02	0.04	C43
皮肤其他	Other skin	837	0.64	1.78	1.32	0.06	0.14	717	0.71	1.60	1.05	0.05	0.10	C44
间皮瘤	Mesothelioma	47	0.04	0.10	0.07	0.00	0.01	42	0.04	0.09	0.07	0.01	0.01	C45
卡波氏肉瘤	Kaposi sarcoma	21	0.02	0.04	0.03	0.00	0.00	5	0.00	0.01	0.01	0.00	0.00	C46
结缔组织、软组织	Connective & soft tissue	367	0.28	0.78	0.63	0.04	0.07	319	0.31	0.71	0.55	0.04	0.05	C47;C49
乳腺	Breast	234	0.18	0.50	0.36	0.03	0.04	15 581	15.35	34.77	24.79	2.05	2.65	C50
外阴	Vulva	–	–	–	–	–	–	167	0.16	0.37	0.26	0.02	0.03	C51
阴道	Vagina	–	–	–	–	–	–	102	0.10	0.23	0.16	0.01	0.02	C52
子宫颈	Cervix uteri	–	–	–	–	–	–	8471	8.34	18.90	13.47	1.11	1.45	C53
子宫体	Corpus uteri	–	–	–	–	–	–	2943	2.90	6.57	4.69	0.39	0.53	C54
子宫,部位不明	Uterus unspecified	–	–	–	–	–	–	786	0.77	1.75	1.24	0.09	0.14	C55
卵巢	Ovary	–	–	–	–	–	–	3001	2.96	6.70	4.92	0.38	0.54	C56
其他女性生殖器	Other female genital organs	–	–	–	–	–	–	201	0.20	0.45	0.32	0.02	0.04	C57
胎盘	Placenta	–	–	–	–	–	–	35	0.03	0.08	0.07	0.00	0.00	C58
阴茎	Penis	276	0.21	0.59	0.43	0.02	0.05	–	–	–	–	–	–	C60
前列腺	Prostate	3099	2.38	6.59	4.57	0.11	0.48	–	–	–	–	–	–	C61
睾丸	Testis	175	0.13	0.37	0.29	0.02	0.03	–	–	–	–	–	–	C62
其他男性生殖器	Other male genital organs	53	0.04	0.11	0.09	0.00	0.01	–	–	–	–	–	–	C63
肾	Kidney	1609	1.23	3.42	2.59	0.16	0.31	921	0.91	2.06	1.49	0.09	0.17	C64
肾盂	Renal pelvis	182	0.14	0.39	0.28	0.02	0.03	136	0.13	0.30	0.20	0.01	0.02	C65
输尿管	Ureter	173	0.13	0.37	0.28	0.01	0.04	132	0.13	0.29	0.19	0.01	0.03	C66
膀胱	Bladder	3063	2.35	6.51	4.65	0.21	0.53	874	0.86	1.95	1.27	0.06	0.15	C67
其他泌尿器官	Other urinary organs	53	0.04	0.11	0.08	0.00	0.01	43	0.04	0.10	0.07	0.00	0.01	C68
眼	Eye	56	0.04	0.12	0.11	0.01	0.01	66	0.07	0.15	0.16	0.01	0.01	C69
脑、神经系统	Brain,nervous system	3173	2.43	6.75	5.48	0.35	0.56	3147	3.10	7.02	5.22	0.36	0.56	C70-72,D32-33,D42-43
甲状腺	Thyroid	1908	1.46	4.06	3.10	0.25	0.30	6158	6.07	13.74	10.25	0.87	0.99	C73
肾上腺	Adrenal gland	127	0.10	0.27	0.22	0.01	0.02	88	0.09	0.20	0.15	0.01	0.02	C74
其他内分泌腺	Other endocrine	152	0.12	0.32	0.25	0.02	0.03	154	0.15	0.34	0.25	0.02	0.03	C75
霍奇金淋巴瘤	Hodgkin lymphoma	212	0.16	0.45	0.36	0.02	0.04	142	0.14	0.32	0.25	0.01	0.03	C81
非霍奇金淋巴瘤	Non-Hodgkin lymphoma	2023	1.55	4.30	3.35	0.19	0.37	1425	1.40	3.18	2.31	0.15	0.26	C82-85,C96
免疫增生性疾病	Immunoproliferative diseases	7	0.01	0.01	0.01	0.00	0.00	4	0.00	0.01	0.01	0.00	0.00	C88
多发性骨髓瘤	Multiple myeloma	602	0.46	1.28	0.98	0.05	0.12	413	0.41	0.92	0.68	0.04	0.09	C90
淋巴样白血病	Lymphoid leukemia	533	0.41	1.13	1.13	0.06	0.10	415	0.41	0.93	0.93	0.05	0.08	C91
髓样白血病	Myeloid leukemia	895	0.69	1.90	1.56	0.10	0.15	693	0.68	1.55	1.27	0.08	0.12	C92-94,D45-47
白血病,未特指	Leukemia unspecified	1375	1.05	2.92	2.72	0.15	0.24	1054	1.04	2.35	2.12	0.12	0.19	C95
其他或未指明部位	Other and unspecified	2201	1.69	4.68	3.57	0.20	0.40	1918	1.89	4.28	3.06	0.18	0.33	O&U
所有部位合计	All sites	130 425	100.00	277.34	204.74	10.98	24.42	101 530	100.00	226.57	157.79	10.21	17.61	C00-96
所有部位除外 C44	All sites except C44	129 588	99.36	275.56	203.43	10.92	24.28	100 813	99.29	224.97	156.74	10.16	17.51	C00-96 exc. C44

部位 Sites		男性 Male						女性 Female						ICD10
		病例数 No. cases	构成比 Freq./%	粗率 Crude rate/ 100 000⁻¹	世标率 ASR world/ 100 000⁻¹	累积率 Cum. Rate/%		病例数 No. cases	构成比 Freq. (%)	粗率 Crude rate/ 100 000⁻¹	世标率 ASR world/ 100 000⁻¹	累积率 Cum. Rate/%		
						0~64	0~74					0~64	0~74	
唇	Lip	36	0.07	0.20	0.14	0.01	0.02	18	0.04	0.10	0.08	0.00	0.01	C00
舌	Tongue	219	0.42	1.25	0.84	0.07	0.09	102	0.24	0.59	0.37	0.02	0.05	C01-02
口	Mouth	262	0.50	1.49	1.01	0.07	0.11	136	0.32	0.79	0.49	0.03	0.06	C03-06
唾液腺	Salivary glands	121	0.23	0.69	0.46	0.03	0.05	103	0.24	0.60	0.40	0.03	0.04	C07-08
扁桃腺	Tonsil	45	0.09	0.26	0.18	0.02	0.02	14	0.03	0.08	0.05	0.00	0.01	C09
其他口咽	Other oropharynx	64	0.12	0.36	0.25	0.01	0.03	12	0.03	0.07	0.04	0.00	0.00	C10
鼻咽	Nasopharynx	669	1.28	3.81	2.64	0.20	0.30	277	0.64	1.61	1.07	0.08	0.11	C11
下咽	Hypopharynx	161	0.31	0.92	0.61	0.04	0.08	15	0.03	0.09	0.05	0.00	0.01	C12-13
咽,部位不明	Pharynx unspecified	58	0.11	0.33	0.21	0.02	0.02	22	0.05	0.13	0.08	0.00	0.01	C14
食管	Esophagus	3533	6.76	20.10	13.38	0.68	1.68	1160	2.70	6.76	3.95	0.14	0.47	C15
胃	Stomach	6080	11.63	34.58	22.91	1.13	2.86	2768	6.43	16.12	9.78	0.50	1.14	C16
小肠	Small intestine	275	0.53	1.56	1.02	0.05	0.12	193	0.45	1.12	0.74	0.04	0.09	C17
结肠	Colon	2782	5.32	15.82	10.53	0.52	1.26	2134	4.96	12.43	7.62	0.40	0.90	C18
直肠	Rectum	2826	5.40	16.07	10.80	0.60	1.34	1776	4.13	10.34	6.44	0.36	0.78	C19-20
肛门	Anus	51	0.10	0.29	0.19	0.01	0.02	33	0.08	0.19	0.11	0.01	0.01	C21
肝脏	Liver	6159	11.78	35.03	23.57	1.52	2.71	2224	5.17	12.95	7.91	0.40	0.90	C22
胆囊及其他	Gallbladder etc.	659	1.26	3.75	2.44	0.11	0.27	788	1.83	4.59	2.72	0.13	0.32	C23-24
胰腺	Pancreas	1320	2.52	7.51	4.94	0.24	0.59	977	2.27	5.69	3.40	0.14	0.42	C25
鼻,鼻窦及其他	Nose, sinuses etc.	93	0.18	0.53	0.36	0.02	0.05	59	0.14	0.34	0.22	0.01	0.02	C30-31
喉	Larynx	633	1.21	3.60	2.40	0.14	0.30	77	0.18	0.45	0.25	0.01	0.02	C32
气管,支气管,肺	Trachea, bronchus & lung	13 942	26.66	79.30	52.54	2.55	6.45	6276	14.59	36.55	22.00	1.12	2.55	C33-34
其他胸腔器官	Other thoracic organs	211	0.40	1.20	0.82	0.05	0.09	161	0.37	0.94	0.60	0.04	0.07	C37-38
骨	Bone	357	0.68	2.03	1.48	0.08	0.16	252	0.59	1.47	1.06	0.06	0.11	C40-41
皮肤黑色素瘤	Melanoma of skin	108	0.21	0.61	0.41	0.02	0.04	82	0.19	0.48	0.31	0.02	0.04	C43
皮肤其他	Other skin	351	0.67	2.00	1.37	0.06	0.15	306	0.71	1.78	1.08	0.05	0.11	C44
间皮瘤	Mesothelioma	33	0.06	0.19	0.12	0.01	0.01	16	0.04	0.09	0.06	0.00	0.01	C45
卡波氏肉瘤	Kaposi sarcoma	10	0.02	0.06	0.04	0.00	0.00	1	0.00	0.01	0.00	0.00	0.00	C46
结缔组织,软组织	Connective & soft tissue	186	0.36	1.06	0.80	0.04	0.08	156	0.36	0.91	0.65	0.05	0.06	C47;C49
乳腺	Breast	101	0.19	0.57	0.38	0.03	0.04	7609	17.69	44.31	29.44	2.41	3.24	C50
外阴	Vulva	–	–	–	–	–	–	74	0.17	0.43	0.27	0.01	0.03	C51
阴道	Vagina	–	–	–	–	–	–	40	0.09	0.23	0.15	0.01	0.04	C52
子宫颈	Cervix uteri	–	–	–	–	–	–	3217	7.48	18.74	12.53	1.04	1.35	C53
子宫体	Corpus uteri	–	–	–	–	–	–	1198	2.78	6.98	4.65	0.38	0.54	C54
子宫,部位不明	Uterus unspecified	–	–	–	–	–	–	149	0.35	0.87	0.56	0.04	0.07	C55
卵巢	Ovary	–	–	–	–	–	–	1403	3.26	8.17	5.54	0.44	0.61	C56
其他女性生殖器	Other female genital organs	–	–	–	–	–	–	97	0.23	0.56	0.38	0.03	0.04	C57
胎盘	Placenta	–	–	–	–	–	–	12	0.03	0.07	0.06	0.00	0.00	C58
阴茎	Penis	112	0.21	0.64	0.43	0.02	0.05	–	–	–	–	–	–	C60
前列腺	Prostate	1887	3.61	10.73	6.66	0.14	0.69	–	–	–	–	–	–	C61
睾丸	Testis	74	0.14	0.42	0.31	0.02	0.03	–	–	–	–	–	–	C62
其他男性生殖器	Other male genital organs	25	0.05	0.14	0.10	0.00	0.02	–	–	–	–	–	–	C63
肾	Kidney	892	1.71	5.07	3.53	0.22	0.41	500	1.16	2.91	1.91	0.11	0.22	C64
肾盂	Renal pelvis	103	0.20	0.59	0.39	0.02	0.05	84	0.20	0.49	0.28	0.01	0.04	C65
输尿管	Ureter	100	0.19	0.57	0.40	0.02	0.05	90	0.21	0.52	0.31	0.01	0.04	C66
膀胱	Bladder	1650	3.16	9.39	6.08	0.28	0.69	461	1.07	2.68	1.57	0.07	0.18	C67
其他泌尿器官	Other urinary organs	18	0.03	0.10	0.07	0.00	0.01	15	0.03	0.09	0.05	0.00	0.01	C68
眼	Eye	19	0.04	0.11	0.11	0.01	0.01	19	0.04	0.11	0.11	0.00	0.01	C69
脑、神经系统	Brain, nervous system	1091	2.09	6.21	4.71	0.30	0.49	1125	2.61	6.55	4.56	0.30	0.48	C70-72,D32-33,D42-43
甲状腺	Thyroid	1315	2.51	7.48	5.40	0.45	0.50	3894	9.05	22.68	16.06	1.38	1.54	C73
肾上腺	Adrenal gland	43	0.08	0.24	0.18	0.01	0.02	37	0.09	0.22	0.14	0.01	0.02	C74
其他内分泌腺	Other endocrine	85	0.16	0.48	0.35	0.03	0.04	76	0.18	0.44	0.30	0.02	0.03	C75
霍奇金淋巴瘤	Hodgkin lymphoma	73	0.14	0.42	0.32	0.02	0.03	50	0.12	0.29	0.21	0.01	0.02	C81
非霍奇金淋巴瘤	Non-Hodgkin lymphoma	933	1.78	5.31	3.79	0.22	0.42	671	1.56	3.91	2.65	0.17	0.30	C82-85,C96
免疫增生性疾病	Immunoproliferative diseases	4	0.01	0.02	0.01	0.00	0.00	2	0.00	0.01	0.00	0.00	0.00	C88
多发性骨髓瘤	Multiple myeloma	294	0.56	1.67	1.12	0.05	0.13	226	0.53	1.32	0.86	0.05	0.11	C90
淋巴样白血病	Lymphoid leukemia	249	0.48	1.42	1.43	0.07	0.12	184	0.43	1.07	1.12	0.06	0.09	C91
髓样白血病	Myeloid leukemia	463	0.89	2.63	1.99	0.12	0.20	323	0.75	1.88	1.47	0.09	0.14	C92-94,D45-47
白血病,未特指	Leukemia unspecified	391	0.75	2.22	1.89	0.10	0.20	325	0.76	1.89	1.53	0.09	0.15	C95
其他或未指明部位	Other and unspecified	1123	2.15	6.39	4.50	0.26	0.50	1003	2.33	5.84	3.83	0.22	0.41	O&U
所有部位合计	All sites	52 289	100.00	297.42	200.60	10.70	23.60	43 022	100.00	250.55	162.09	10.61	17.99	C00-96
所有部位除外 C44	All sites except C44	51 938	99.33	295.43	199.23	10.64	23.45	42 716	99.29	248.77	161.01	10.57	17.88	C00-96 exc. C44

附表 2-6　2015 年全国中部农村肿瘤登记地区癌症发病主要指标
Table 2-6　Cancer incidence in Middle rural registration areas of China, 2015

部位	Sites	男性 Male						女性 Female						ICD10
		病例数 No. cases	构成比 Freq./%	粗率 Crude rate/ 100 000^{-1}	世标率 ASR world/ 100 000^{-1}	累积率 Cum. Rate/% 0~64	0~74	病例数 No. cases	构成比 (%)	粗率 Crude rate/ 100 000^{-1}	世标率 ASR world/ 100 000^{-1}	累积率 Cum. Rate/% 0~64	0~74	
唇	Lip	60	0.08	0.20	0.17	0.01	0.02	53	0.09	0.19	0.14	0.01	0.02	C00
舌	Tongue	219	0.28	0.74	0.58	0.04	0.07	82	0.14	0.30	0.23	0.02	0.03	C01-02
口	Mouth	267	0.34	0.91	0.71	0.05	0.09	131	0.22	0.47	0.35	0.02	0.04	C03-06
唾液腺	Salivary glands	177	0.23	0.60	0.48	0.03	0.05	140	0.24	0.51	0.38	0.03	0.04	C07-08
扁桃腺	Tonsil	40	0.05	0.14	0.10	0.01	0.01	22	0.04	0.08	0.07	0.00	0.01	C09
其他口咽	Other oropharynx	90	0.12	0.31	0.24	0.01	0.03	26	0.04	0.09	0.07	0.01	0.01	C10
鼻咽	Nasopharynx	1351	1.73	4.59	3.57	0.28	0.38	614	1.05	2.22	1.66	0.12	0.18	C11
下咽	Hypopharynx	100	0.13	0.34	0.27	0.02	0.04	21	0.04	0.08	0.05	0.00	0.01	C12-13
咽,部位不明	Pharynx unspecified	79	0.10	0.27	0.20	0.01	0.02	37	0.06	0.13	0.09	0.00	0.01	C14
食管	Esophagus	8792	11.25	29.86	23.21	1.10	3.00	4361	7.45	15.78	10.97	0.48	1.36	C15
胃	Stomach	13 391	17.14	45.47	35.16	1.74	4.43	5839	9.98	21.12	14.78	0.75	1.75	C16
小肠	Small intestine	292	0.37	0.99	0.77	0.05	0.10	257	0.44	0.93	0.68	0.04	0.08	C17
结肠	Colon	2398	3.07	8.14	6.28	0.36	0.76	1898	3.24	6.87	4.88	0.30	0.56	C18
直肠	Rectum	3370	4.31	11.44	8.79	0.50	1.05	2395	4.09	8.66	6.23	0.37	0.75	C19-20
肛门	Anus	113	0.14	0.38	0.30	0.02	0.04	84	0.14	0.30	0.23	0.02	0.03	C21
肝脏	Liver	11 653	14.91	39.57	30.63	1.96	3.59	4557	7.79	16.49	11.58	0.62	1.34	C22
胆囊及其他	Gallbladder etc.	674	0.86	2.29	1.74	0.09	0.21	862	1.47	3.12	2.13	0.10	0.25	C23-24
胰腺	Pancreas	1457	1.86	4.95	3.79	0.20	0.46	1022	1.75	3.70	2.59	0.14	0.31	C25
鼻、鼻窦及其他	Nose, sinuses etc.	141	0.18	0.48	0.38	0.03	0.04	84	0.14	0.30	0.22	0.02	0.02	C30-31
喉	Larynx	741	0.95	2.52	1.97	0.11	0.26	159	0.27	0.58	0.41	0.02	0.05	C32
气管、支气管、肺	Trachea, bronchus & lung	19 866	25.42	67.46	51.89	2.55	6.48	8315	14.21	30.08	20.99	1.08	2.48	C33-34
其他胸腔器官	Other thoracic organs	228	0.29	0.77	0.64	0.04	0.07	134	0.23	0.48	0.36	0.03	0.04	C37-38
骨	Bone	672	0.86	2.28	1.95	0.11	0.20	505	0.86	1.83	1.48	0.09	0.16	C40-41
皮肤黑色素瘤	Melanoma of skin	137	0.18	0.47	0.38	0.02	0.04	120	0.21	0.43	0.34	0.02	0.04	C43
皮肤其他	Other skin	486	0.62	1.65	1.28	0.06	0.14	411	0.70	1.49	1.02	0.05	0.10	C44
间皮瘤	Mesothelioma	14	0.02	0.05	0.04	0.00	0.00	26	0.04	0.09	0.07	0.01	0.01	C45
卡波氏肉瘤	Kaposi sarcoma	11	0.01	0.04	0.03	0.00	0.00	4	0.01	0.01	0.01	0.00	0.00	C46
结缔组织、软组织	Connective & soft tissue	181	0.23	0.61	0.52	0.03	0.06	163	0.28	0.59	0.48	0.04	0.06	C47;C49
乳腺	Breast	133	0.17	0.45	0.35	0.03	0.04	7972	13.63	28.84	21.49	1.79	2.24	C50
外阴	Vulva	–	–	–	–	–	–	93	0.16	0.34	0.24	0.02	0.03	C51
阴道	Vagina	–	–	–	–	–	–	62	0.11	0.22	0.17	0.01	0.02	C52
子宫颈	Cervix uteri	–	–	–	–	–	–	5254	8.98	19.01	14.11	1.15	1.52	C53
子宫体	Corpus uteri	–	–	–	–	–	–	1745	2.98	6.31	4.70	0.39	0.52	C54
子宫,部位不明	Uterus unspecified	–	–	–	–	–	–	637	1.09	2.30	1.71	0.13	0.19	C55
卵巢	Ovary	–	–	–	–	–	–	1598	2.73	5.78	4.46	0.34	0.49	C56
其他女性生殖器	Other female genital organs	–	–	–	–	–	–	104	0.18	0.38	0.28	0.02	0.03	C57
胎盘	Placenta	–	–	–	–	–	–	23	0.04	0.08	0.07	0.01	0.01	C58
阴茎	Penis	164	0.21	0.56	0.43	0.02	0.05	–	–	–	–	–	–	C60
前列腺	Prostate	1212	1.55	4.12	3.09	0.08	0.35	–	–	–	–	–	–	C61
睾丸	Testis	101	0.13	0.34	0.28	0.02	0.02	–	–	–	–	–	–	C62
其他男性生殖器	Other male genital organs	28	0.04	0.10	0.08	0.00	0.01	–	–	–	–	–	–	C63
肾	Kidney	717	0.92	2.43	1.95	0.13	0.23	421	0.72	1.52	1.18	0.08	0.13	C64
肾盂	Renal pelvis	79	0.10	0.27	0.21	0.02	0.02	52	0.09	0.19	0.13	0.01	0.02	C65
输尿管	Ureter	73	0.09	0.25	0.20	0.01	0.03	42	0.07	0.15	0.11	0.00	0.02	C66
膀胱	Bladder	1413	1.81	4.80	3.66	0.17	0.42	413	0.71	1.49	1.05	0.05	0.14	C67
其他泌尿器官	Other urinary organs	35	0.04	0.12	0.09	0.01	0.01	28	0.05	0.10	0.08	0.01	0.01	C68
眼	Eye	37	0.05	0.13	0.12	0.01	0.01	47	0.08	0.17	0.18	0.01	0.01	C69
脑、神经系统	Brain, nervous system	2082	2.66	7.07	5.95	0.37	0.61	2022	3.46	7.32	5.67	0.40	0.61	C70-72,D32-33,D42-43
甲状腺	Thyroid	593	0.76	2.01	1.60	0.12	0.17	2264	3.87	8.19	6.32	0.52	0.62	C73
肾上腺	Adrenal gland	84	0.11	0.29	0.25	0.01	0.03	51	0.09	0.18	0.15	0.01	0.01	C74
其他内分泌腺	Other endocrine	67	0.09	0.23	0.18	0.01	0.02	78	0.13	0.28	0.22	0.02	0.02	C75
霍奇金淋巴瘤	Hodgkin lymphoma	139	0.18	0.47	0.39	0.02	0.04	92	0.16	0.33	0.27	0.02	0.03	C81
非霍奇金淋巴瘤	Non-Hodgkin lymphoma	1090	1.40	3.70	3.05	0.18	0.34	754	1.29	2.73	2.07	0.13	0.24	C82-85,C96
免疫增生性疾病	Immunoproliferative diseases	3	0.00	0.01	0.01	0.00	0.00	2	0.00	0.01	0.01	0.00	0.00	C88
多发性骨髓瘤	Multiple myeloma	308	0.39	1.05	0.87	0.05	0.11	187	0.32	0.68	0.54	0.04	0.07	C90
淋巴样白血病	Lymphoid leukemia	284	0.36	0.96	0.97	0.05	0.08	231	0.39	0.84	0.83	0.05	0.07	C91
髓样白血病	Myeloid leukemia	432	0.55	1.47	1.27	0.08	0.12	370	0.63	1.34	1.14	0.08	0.11	C92-94,D45-47
白血病,未特指	Leukemia unspecified	984	1.26	3.34	3.19	0.18	0.28	729	1.25	2.64	2.46	0.14	0.22	C95
其他或未指明部位	Other and unspecified	1078	1.38	3.66	2.95	0.17	0.32	915	1.56	3.31	2.53	0.15	0.28	O&U
所有部位合计	All sites	78 136	100.00	265.34	207.22	11.16	24.97	58 508	100.00	211.67	154.68	9.92	17.34	C00-96
所有部位除外 C44	All sites except C44	77 650	99.38	263.69	205.93	11.09	24.83	58 097	99.30	210.19	153.66	9.87	17.24	C00-96 exc. C44

部位 Sites		男性 Male						女性 Female						ICD10
		病例数 No. cases	构成比 Freq. /%	粗率 Crude rate/ 100 000⁻¹	世标率 ASR world/ 100 000⁻¹	累积率 Cum. Rate/% 0~64	0~74	病例数 No. cases	构成比 Freq. (%)	粗率 Crude rate/ 100 000⁻¹	世标率 ASR world/ 100 000⁻¹	累积率 Cum. Rate/% 0~64	0~74	
唇	Lip	36	0.05	0.13	0.09	0.00	0.01	28	0.05	0.11	0.08	0.00	0.01	C00
舌	Tongue	176	0.23	0.64	0.46	0.03	0.06	119	0.21	0.45	0.30	0.02	0.03	C01-02
口	Mouth	331	0.44	1.21	0.84	0.05	0.10	151	0.27	0.57	0.38	0.02	0.05	C03-06
唾液腺	Salivary glands	146	0.19	0.53	0.38	0.03	0.04	111	0.20	0.42	0.30	0.02	0.03	C07-08
扁桃腺	Tonsil	53	0.07	0.19	0.14	0.01	0.02	20	0.04	0.08	0.05	0.00	0.00	C09
其他口咽	Other oropharynx	99	0.13	0.36	0.25	0.02	0.03	26	0.05	0.10	0.06	0.00	0.01	C10
鼻咽	Nasopharynx	1660	2.20	6.06	4.35	0.34	0.49	767	1.38	2.92	2.04	0.16	0.22	C11
下咽	Hypopharynx	168	0.22	0.61	0.43	0.03	0.05	16	0.03	0.06	0.04	0.00	0.01	C12-13
咽,部位不明	Pharynx unspecified	116	0.15	0.42	0.29	0.02	0.03	33	0.06	0.13	0.08	0.00	0.01	C14
食管	Esophagus	6888	9.14	25.16	17.49	0.99	2.27	2326	4.19	8.84	5.59	0.26	0.72	C15
胃	Stomach	9058	12.02	33.09	22.67	1.29	2.79	4091	7.38	15.55	9.89	0.52	1.19	C16
小肠	Small intestine	269	0.36	0.98	0.68	0.04	0.08	217	0.39	0.82	0.53	0.03	0.06	C17
结肠	Colon	3121	4.14	11.40	7.73	0.41	0.90	2354	4.24	8.95	5.66	0.32	0.67	C18
直肠	Rectum	4231	5.62	15.46	10.50	0.55	1.26	2817	5.08	10.71	6.88	0.41	0.82	C19-20
肛门	Anus	141	0.19	0.52	0.35	0.02	0.04	130	0.23	0.49	0.32	0.02	0.04	C21
肝脏	Liver	12 432	16.50	45.41	31.63	2.23	3.62	4442	8.01	16.88	10.83	0.62	1.26	C22
胆囊及其他	Gallbladder etc.	808	1.07	2.95	1.96	0.10	0.22	977	1.76	3.71	2.30	0.11	0.27	C23-24
胰腺	Pancreas	1699	2.26	6.21	4.21	0.23	0.51	1224	2.21	4.65	2.86	0.14	0.34	C25
鼻、鼻窦及其他	Nose, sinuses etc.	146	0.19	0.53	0.38	0.02	0.04	79	0.14	0.30	0.20	0.01	0.02	C30-31
喉	Larynx	748	0.99	2.73	1.90	0.12	0.23	82	0.15	0.31	0.19	0.01	0.02	C32
气管、支气管、肺	Trachea, bronchus & lung	18 111	24.04	66.16	45.08	2.48	5.47	8419	15.18	32.00	20.05	1.05	2.34	C33-34
其他胸腔器官	Other thoracic organs	275	0.36	1.00	0.73	0.05	0.08	146	0.26	0.55	0.40	0.03	0.04	C37-38
骨	Bone	671	0.89	2.45	1.88	0.11	0.19	438	0.79	1.66	1.23	0.07	0.12	C40-41
皮肤黑色素瘤	Melanoma of skin	108	0.14	0.39	0.28	0.02	0.03	104	0.19	0.40	0.27	0.01	0.03	C43
皮肤其他	Other skin	609	0.81	2.22	1.51	0.08	0.16	570	1.03	2.17	1.37	0.08	0.15	C44
间皮瘤	Mesothelioma	26	0.03	0.09	0.06	0.00	0.01	18	0.03	0.07	0.05	0.00	0.01	C45
卡波氏肉瘤	Kaposi sarcoma	12	0.02	0.04	0.03	0.00	0.00	2	0.00	0.01	0.01	0.00	0.00	C46
结缔组织、软组织	Connective & soft tissue	239	0.32	0.87	0.67	0.04	0.07	221	0.40	0.84	0.70	0.05	0.07	C47;C49
乳腺	Breast	167	0.22	0.61	0.43	0.03	0.05	7878	14.20	29.94	20.64	1.71	2.20	C50
外阴	Vulva	–	–	–	–	–	–	93	0.17	0.35	0.22	0.01	0.03	C51
阴道	Vagina	–	–	–	–	–	–	59	0.11	0.22	0.15	0.01	0.02	C52
子宫颈	Cervix uteri	–	–	–	–	–	–	4194	7.56	15.94	10.97	0.89	1.17	C53
子宫体	Corpus uteri	–	–	–	–	–	–	1730	3.12	6.58	4.53	0.38	0.51	C54
子宫,部位不明	Uterus unspecified	–	–	–	–	–	–	387	0.70	1.47	0.98	0.07	0.11	C55
卵巢	Ovary	–	–	–	–	–	–	1862	3.36	7.08	5.01	0.40	0.54	C56
其他女性生殖器	Other female genital organs	–	–	–	–	–	–	102	0.18	0.39	0.26	0.02	0.03	C57
胎盘	Placenta	–	–	–	–	–	–	24	0.04	0.09	0.08	0.01	0.01	C58
阴茎	Penis	175	0.23	0.64	0.44	0.03	0.05	–	–	–	–	–	–	C60
前列腺	Prostate	2088	2.77	7.63	4.68	0.10	0.46	–	–	–	–	–	–	C61
睾丸	Testis	117	0.16	0.43	0.37	0.03	0.03	–	–	–	–	–	–	C62
其他男性生殖器	Other male genital organs	30	0.04	0.11	0.08	0.00	0.01	–	–	–	–	–	–	C63
肾	Kidney	878	1.17	3.21	2.26	0.15	0.27	544	0.98	2.07	1.41	0.09	0.15	C64
肾盂	Renal pelvis	80	0.11	0.29	0.20	0.01	0.03	78	0.14	0.30	0.17	0.01	0.02	C65
输尿管	Ureter	88	0.12	0.32	0.20	0.01	0.02	79	0.14	0.30	0.18	0.01	0.02	C66
膀胱	Bladder	1948	2.59	7.12	4.69	0.22	0.51	600	1.08	2.28	1.40	0.07	0.15	C67
其他泌尿器官	Other urinary organs	25	0.03	0.09	0.06	0.00	0.01	12	0.02	0.05	0.03	0.00	0.00	C68
眼	Eye	33	0.04	0.12	0.14	0.01	0.01	39	0.07	0.15	0.12	0.01	0.01	C69
脑、神经系统	Brain, nervous system	1736	2.30	6.34	4.89	0.33	0.50	1864	3.36	7.08	5.10	0.36	0.53	C70-72,D32-33,D42-43
甲状腺	Thyroid	821	1.09	3.00	2.23	0.17	0.22	2384	4.30	9.06	6.65	0.54	0.64	C73
肾上腺	Adrenal gland	55	0.07	0.20	0.17	0.01	0.02	55	0.10	0.21	0.16	0.01	0.02	C74
其他内分泌腺	Other endocrine	94	0.12	0.34	0.26	0.02	0.03	74	0.13	0.28	0.20	0.02	0.02	C75
霍奇金淋巴瘤	Hodgkin lymphoma	100	0.13	0.37	0.30	0.02	0.03	78	0.14	0.30	0.22	0.01	0.02	C81
非霍奇金淋巴瘤	Non-Hodgkin lymphoma	1018	1.35	3.72	2.80	0.18	0.30	679	1.22	2.58	1.83	0.12	0.20	C82-85,C96
免疫增生性疾病	Immunoproliferative diseases	10	0.01	0.04	0.03	0.00	0.00	2	0.00	0.01	0.01	0.00	0.00	C88
多发性骨髓瘤	Multiple myeloma	374	0.50	1.37	0.94	0.05	0.12	257	0.46	0.98	0.66	0.04	0.08	C90
淋巴样白血病	Lymphoid leukemia	334	0.44	1.22	1.27	0.07	0.10	219	0.39	0.83	0.84	0.05	0.06	C91
髓样白血病	Myeloid leukemia	589	0.78	2.15	1.69	0.10	0.17	495	0.89	1.88	1.43	0.09	0.15	C92-94,D45-47
白血病,未特指	Leukemia unspecified	667	0.89	2.44	2.22	0.13	0.20	551	0.99	2.09	1.89	0.12	0.16	C95
其他或未指明部位	Other and unspecified	1539	2.04	5.62	4.12	0.25	0.45	1196	2.16	4.55	3.19	0.19	0.32	O&U
所有部位合计	All sites	75 343	100.00	275.23	191.46	11.24	22.37	55 463	100.00	210.80	141.01	9.21	15.73	C00-96
所有部位除外 C44	All sites except C44	74 734	99.19	273.01	189.95	11.16	22.21	54 893	98.97	208.64	139.63	9.14	15.58	C00-96 exc. C44

部位 Sites		男性 Male						女性 Female						ICD10
		病例数 No. cases	构成比 Freq./%	粗率 Crude rate/ 100 000⁻¹	世标率 ASR world/ 100 000⁻¹	累积率 Cum. Rate/%		病例数 No. cases	构成比 Freq. （%）	粗率 Crude rate/ 100 000⁻¹	世标率 ASR world/ 100 000⁻¹	累积率 Cum. Rate/%		
						0~64	0~74					0~64	0~74	
唇	Lip	20	0.05	0.14	0.10	0.01	0.01	15	0.05	0.11	0.08	0.00	0.01	C00
舌	Tongue	111	0.27	0.77	0.58	0.04	0.07	67	0.22	0.48	0.32	0.02	0.03	C01-02
口	Mouth	159	0.39	1.11	0.79	0.05	0.09	65	0.21	0.46	0.31	0.02	0.04	C03-06
唾液腺	Salivary glands	90	0.22	0.63	0.47	0.03	0.06	70	0.23	0.50	0.36	0.03	0.04	C07-08
扁桃腺	Tonsil	35	0.09	0.24	0.18	0.01	0.02	13	0.04	0.09	0.06	0.00	0.00	C09
其他口咽	Other oropharynx	60	0.15	0.42	0.30	0.02	0.04	8	0.03	0.06	0.04	0.00	0.00	C10
鼻咽	Nasopharynx	889	2.20	6.21	4.53	0.35	0.51	408	1.32	2.92	2.05	0.15	0.23	C11
下咽	Hypopharynx	114	0.28	0.80	0.59	0.04	0.08	9	0.03	0.06	0.04	0.00	0.01	C12-13
咽,部位不明	Pharynx unspecified	60	0.15	0.42	0.30	0.02	0.04	16	0.05	0.11	0.08	0.00	0.01	C14
食管	Esophagus	2699	6.66	18.84	13.66	0.79	1.77	753	2.44	5.39	3.52	0.16	0.45	C15
胃	Stomach	4739	11.70	33.08	23.42	1.35	2.90	2000	6.47	14.30	9.39	0.51	1.14	C16
小肠	Small intestine	183	0.45	1.28	0.92	0.06	0.11	145	0.47	1.04	0.69	0.04	0.08	C17
结肠	Colon	2045	5.05	14.27	9.94	0.50	1.15	1612	5.22	11.53	7.41	0.40	0.87	C18
直肠	Rectum	2354	5.81	16.43	11.50	0.60	1.37	1523	4.93	10.89	7.12	0.41	0.83	C19-20
肛门	Anus	54	0.13	0.38	0.26	0.01	0.03	38	0.12	0.27	0.17	0.01	0.02	C21
肝脏	Liver	5987	14.78	41.79	29.73	2.07	3.39	2033	6.58	14.54	9.48	0.51	1.10	C22
胆囊及其他	Gallbladder etc.	500	1.23	3.49	2.39	0.12	0.27	590	1.91	4.22	2.66	0.12	0.31	C23-24
胰腺	Pancreas	956	2.36	6.67	4.64	0.25	0.55	699	2.26	5.00	3.11	0.14	0.36	C25
鼻、鼻窦及其他	Nose,sinuses etc.	83	0.20	0.58	0.42	0.03	0.04	43	0.14	0.31	0.21	0.01	0.02	C30-31
喉	Larynx	471	1.16	3.29	2.35	0.14	0.29	42	0.14	0.30	0.19	0.01	0.03	C32
气管、支气管、肺	Trachea,bronchus & lung	9747	24.07	68.03	47.76	2.51	5.81	4362	14.12	31.20	19.95	1.01	2.31	C33-34
其他胸腔器官	Other thoracic organs	171	0.42	1.19	0.90	0.06	0.09	90	0.29	0.64	0.47	0.04	0.05	C37-38
骨	Bone	363	0.90	2.53	1.99	0.12	0.20	224	0.73	1.60	1.21	0.06	0.12	C40-41
皮肤黑色素瘤	Melanoma of skin	57	0.14	0.40	0.29	0.02	0.03	58	0.19	0.41	0.29	0.01	0.04	C43
皮肤其他	Other skin	327	0.81	2.28	1.58	0.08	0.17	353	1.14	2.52	1.66	0.09	0.18	C44
间皮瘤	Mesothelioma	18	0.04	0.13	0.09	0.01	0.01	15	0.05	0.11	0.07	0.00	0.01	C45
卡波氏肉瘤	Kaposi sarcoma	7	0.02	0.05	0.04	0.00	0.00	1	0.00	0.01	0.01	0.00	0.00	C46
结缔组织、软组织	Connective & soft tissue	142	0.35	0.99	0.78	0.05	0.07	148	0.48	1.06	0.86	0.06	0.09	C47;C49
乳腺	Breast	103	0.25	0.72	0.52	0.03	0.06	4936	15.98	35.30	24.46	1.99	2.67	C50
外阴	Vulva	–	–	–	–	–	–	53	0.17	0.38	0.24	0.01	0.03	C51
阴道	Vagina	–	–	–	–	–	–	32	0.10	0.23	0.15	0.01	0.02	C52
子宫颈	Cervix uteri	–	–	–	–	–	–	2152	6.97	15.39	10.68	0.88	1.13	C53
子宫体	Corpus uteri	–	–	–	–	–	–	1071	3.47	7.66	5.34	0.45	0.60	C54
子宫,部位不明	Uterus unspecified	–	–	–	–	–	–	181	0.59	1.29	0.88	0.07	0.10	C55
卵巢	Ovary	–	–	–	–	–	–	1166	3.77	8.34	5.98	0.46	0.65	C56
其他女性生殖器	Other female genital organs	–	–	–	–	–	–	51	0.17	0.36	0.25	0.02	0.03	C57
胎盘	Placenta	–	–	–	–	–	–	14	0.05	0.10	0.09	0.01	0.01	C58
阴茎	Penis	85	0.21	0.59	0.40	0.03	0.04	–	–	–	–	–	–	C60
前列腺	Prostate	1476	3.64	10.30	6.49	0.14	0.63	–	–	–	–	–	–	C61
睾丸	Testis	63	0.16	0.44	0.39	0.03	0.03	–	–	–	–	–	–	C62
其他男性生殖器	Other male genital organs	17	0.04	0.12	0.09	0.00	0.01	–	–	–	–	–	–	C63
肾	Kidney	616	1.52	4.30	3.14	0.20	0.37	370	1.20	2.65	1.79	0.11	0.20	C64
肾盂	Renal pelvis	47	0.12	0.33	0.23	0.01	0.03	54	0.17	0.39	0.23	0.01	0.02	C65
输尿管	Ureter	56	0.14	0.39	0.25	0.01	0.03	57	0.18	0.41	0.26	0.01	0.03	C66
膀胱	Bladder	1161	2.87	8.10	5.48	0.26	0.59	349	1.13	2.50	1.56	0.08	0.16	C67
其他泌尿器官	Other urinary organs	11	0.03	0.08	0.05	0.00	0.01	10	0.03	0.07	0.05	0.00	0.01	C68
眼	Eye	18	0.04	0.13	0.16	0.01	0.01	24	0.08	0.17	0.16	0.01	0.01	C69
脑、神经系统	Brain,nervous system	926	2.29	6.46	5.04	0.33	0.53	1050	3.40	7.51	5.44	0.37	0.57	C70-72,D32-33,D42-43
甲状腺	Thyroid	607	1.50	4.24	3.14	0.25	0.31	1786	5.78	12.77	9.28	0.76	0.91	C73
肾上腺	Adrenal gland	25	0.06	0.17	0.13	0.01	0.02	37	0.12	0.26	0.20	0.01	0.02	C74
其他内分泌腺	Other endocrine	51	0.13	0.36	0.28	0.02	0.03	46	0.15	0.33	0.25	0.02	0.02	C75
霍奇金淋巴瘤	Hodgkin lymphoma	59	0.15	0.41	0.36	0.02	0.03	50	0.16	0.36	0.25	0.01	0.03	C81
非霍奇金淋巴瘤	Non-Hodgkin lymphoma	636	1.57	4.44	3.41	0.22	0.36	422	1.37	3.02	2.13	0.13	0.24	C82-85,C96
免疫增生性疾病	Immunoproliferative diseases	7	0.02	0.05	0.04	0.00	0.00	1	0.00	0.01	0.01	0.00	0.00	C88
多发性骨髓瘤	Multiple myeloma	262	0.65	1.83	1.30	0.07	0.16	167	0.54	1.19	0.82	0.05	0.10	C90
淋巴样白血病	Lymphoid leukemia	217	0.54	1.51	1.58	0.08	0.13	123	0.40	0.88	0.88	0.05	0.07	C91
髓样白血病	Myeloid leukemia	351	0.87	2.45	1.90	0.10	0.20	274	0.89	1.96	1.48	0.09	0.16	C92-94,D45-47
白血病,未特指	Leukemia unspecified	352	0.87	2.46	2.28	0.12	0.20	276	0.89	1.97	1.85	0.11	0.15	C95
其他或未指明部位	Other and unspecified	913	2.25	6.37	4.74	0.27	0.51	744	2.41	5.32	3.72	0.23	0.37	O&U
所有部位合计	All sites	40 500	100.00	282.69	201.90	11.56	23.47	30 896	100.00	220.96	150.22	9.78	16.67	C00-96
所有部位除外 C44	All sites except C44	40 173	99.19	280.41	200.32	11.48	23.30	30 543	98.86	218.44	148.56	9.69	16.49	C00-96 exc. C44

附表 2-9　2015 年全国西部农村肿瘤登记地区癌症发病主要指标
Table 2-9　Cancer incidence in Western rural registration areas of China, 2015

部位 Sites		男性 Male						女性 Female						ICD10
		病例数 No. cases	构成比 Freq./%	粗率 Crude rate/ 100 000⁻¹	世标率 ASR world/ 100 000⁻¹	累积率 Cum. Rate/%		病例数 No. cases	构成比 Freq. (%)	粗率 Crude rate/ 100 000⁻¹	世标率 ASR world/ 100 000⁻¹	累积率 Cum. Rate/%		
						0~64	0~74					0~64	0~74	
唇	Lip	16	0.05	0.12	0.08	0.00	0.01	13	0.05	0.11	0.09	0.00	0.01	C00
舌	Tongue	65	0.19	0.50	0.33	0.02	0.04	52	0.21	0.42	0.28	0.02	0.03	C01-02
口	Mouth	172	0.49	1.32	0.88	0.05	0.10	86	0.35	0.70	0.45	0.03	0.06	C03-06
唾液腺	Salivary glands	56	0.16	0.43	0.29	0.02	0.03	41	0.17	0.33	0.23	0.02	0.02	C07-08
扁桃腺	Tonsil	18	0.05	0.14	0.10	0.01	0.01	7	0.03	0.06	0.04	0.00	0.00	C09
其他口咽	Other oropharynx	39	0.11	0.30	0.20	0.01	0.03	18	0.07	0.15	0.09	0.01	0.01	C10
鼻咽	Nasopharynx	771	2.21	5.91	4.16	0.32	0.46	359	1.46	2.91	2.05	0.16	0.22	C11
下咽	Hypopharynx	54	0.15	0.41	0.28	0.02	0.03	7	0.03	0.06	0.04	0.00	0.01	C12-13
咽,部位不明	Pharynx unspecified	56	0.16	0.43	0.27	0.02	0.03	17	0.07	0.14	0.08	0.00	0.01	C14
食管	Esophagus	4189	12.02	32.11	21.36	1.19	2.75	1573	6.40	12.76	7.78	0.37	1.00	C15
胃	Stomach	4319	12.40	33.10	21.91	1.23	2.68	2091	8.51	16.96	10.42	0.53	1.25	C16
小肠	Small intestine	86	0.25	0.66	0.44	0.03	0.06	72	0.29	0.58	0.36	0.02	0.04	C17
结肠	Colon	1076	3.09	8.25	5.47	0.32	0.66	742	3.02	6.02	3.82	0.24	0.46	C18
直肠	Rectum	1877	5.39	14.39	9.50	0.51	1.14	1294	5.27	10.50	6.65	0.40	0.81	C19-20
肛门	Anus	87	0.25	0.67	0.44	0.02	0.05	92	0.37	0.75	0.47	0.02	0.06	C21
肝脏	Liver	6445	18.50	49.40	33.66	2.41	3.86	2409	9.81	19.54	12.32	0.75	1.43	C22
胆囊及其他	Gallbladder etc.	308	0.88	2.36	1.52	0.08	0.17	387	1.58	3.14	1.91	0.10	0.23	C23-24
胰腺	Pancreas	743	2.13	5.69	3.77	0.21	0.47	525	2.14	4.26	2.60	0.14	0.32	C25
鼻、鼻窦及其他	Nose, sinuses etc.	63	0.18	0.48	0.34	0.02	0.04	36	0.15	0.29	0.19	0.01	0.02	C30-31
喉	Larynx	277	0.79	2.12	1.44	0.10	0.18	40	0.16	0.32	0.19	0.01	0.02	C32
气管、支气管、肺	Trachea, bronchus & lung	8364	24.00	64.10	42.49	2.46	5.17	4057	16.51	32.91	20.21	1.11	2.39	C33-34
其他胸腔器官	Other thoracic organs	104	0.30	0.80	0.54	0.04	0.06	56	0.23	0.45	0.32	0.02	0.04	C37-38
骨	Bone	308	0.88	2.36	1.77	0.11	0.19	214	0.87	1.74	1.25	0.08	0.12	C40-41
皮肤黑色素瘤	Melanoma of skin	51	0.15	0.39	0.28	0.02	0.03	46	0.19	0.37	0.25	0.02	0.03	C43
皮肤其他	Other skin	282	0.81	2.16	1.44	0.08	0.15	217	0.88	1.76	1.08	0.06	0.11	C44
间皮瘤	Mesothelioma	8	0.02	0.06	0.04	0.00	0.00	3	0.01	0.02	0.02	0.00	0.00	C45
卡波氏肉瘤	Kaposi sarcoma	5	0.01	0.04	0.03	0.00	0.00	1	0.00	0.01	0.02	0.00	0.00	C46
结缔组织、软组织	Connective & soft tissue	97	0.28	0.74	0.57	0.04	0.06	73	0.30	0.59	0.52	0.04	0.04	C47;C49
乳腺	Breast	64	0.18	0.49	0.34	0.03	0.04	2942	11.98	23.86	16.53	1.40	1.70	C50
外阴	Vulva	–	–	–	–	–	–	40	0.16	0.32	0.21	0.01	0.03	C51
阴道	Vagina	–	–	–	–	–	–	27	0.11	0.22	0.14	0.01	0.01	C52
子宫颈	Cervix uteri	–	–	–	–	–	–	2042	8.31	16.56	11.31	0.90	1.22	C53
子宫体	Corpus uteri	–	–	–	–	–	–	659	2.68	5.35	3.64	0.31	0.40	C54
子宫,部位不明	Uterus unspecified	–	–	–	–	–	–	206	0.84	1.67	1.10	0.08	0.12	C55
卵巢	Ovary	–	–	–	–	–	–	696	2.83	5.65	3.95	0.32	0.43	C56
其他女性生殖器	Other female genital organs	–	–	–	–	–	–	51	0.21	0.41	0.28	0.02	0.03	C57
胎盘	Placenta	–	–	–	–	–	–	10	0.04	0.08	0.06	0.00	0.00	C58
阴茎	Penis	90	0.26	0.69	0.47	0.03	0.07	–	–	–	–	–	–	C60
前列腺	Prostate	612	1.76	4.69	2.81	0.06	0.30	–	–	–	–	–	–	C61
睾丸	Testis	54	0.15	0.41	0.35	0.02	0.03	–	–	–	–	–	–	C62
其他男性生殖器	Other male genital organs	13	0.04	0.10	0.07	0.00	0.00	–	–	–	–	–	–	C63
肾	Kidney	262	0.75	2.01	1.37	0.10	0.16	174	0.71	1.41	0.99	0.06	0.10	C64
肾盂	Renal pelvis	33	0.09	0.25	0.18	0.01	0.03	24	0.10	0.19	0.11	0.00	0.02	C65
输尿管	Ureter	32	0.09	0.25	0.15	0.01	0.02	22	0.09	0.18	0.10	0.01	0.01	C66
膀胱	Bladder	787	2.26	6.03	3.86	0.18	0.43	251	1.02	2.04	1.24	0.06	0.14	C67
其他泌尿器官	Other urinary organs	14	0.04	0.11	0.07	0.00	0.01	2	0.01	0.02	0.01	0.00	0.00	C68
眼	Eye	15	0.04	0.11	0.11	0.01	0.01	15	0.06	0.12	0.09	0.01	0.01	C69
脑、神经系统	Brain, nervous system	810	2.32	6.21	4.75	0.32	0.48	814	3.31	6.60	4.74	0.34	0.48	C70-72, D32-33, D42-43
甲状腺	Thyroid	214	0.61	1.64	1.23	0.09	0.12	598	2.43	4.85	3.64	0.29	0.35	C73
肾上腺	Adrenal gland	30	0.09	0.23	0.21	0.01	0.02	18	0.07	0.15	0.11	0.01	0.01	C74
其他内分泌腺	Other endocrine	43	0.12	0.33	0.24	0.02	0.02	28	0.11	0.23	0.15	0.01	0.01	C75
霍奇金淋巴瘤	Hodgkin lymphoma	41	0.12	0.31	0.24	0.01	0.02	28	0.11	0.23	0.20	0.01	0.02	C81
非霍奇金淋巴瘤	Non-Hodgkin lymphoma	382	1.10	2.93	2.17	0.15	0.24	257	1.05	2.08	1.50	0.10	0.17	C82-85, C96
免疫增生性疾病	Immunoproliferative diseases	3	0.01	0.02	0.02	0.00	0.00	1	0.00	0.01	0.00	0.00	0.00	C88
多发性骨髓瘤	Multiple myeloma	112	0.32	0.86	0.57	0.04	0.07	90	0.37	0.73	0.49	0.03	0.06	C90
淋巴样白血病	Lymphoid leukemia	117	0.34	0.90	0.95	0.05	0.07	96	0.39	0.78	0.80	0.04	0.06	C91
髓样白血病	Myeloid leukemia	238	0.68	1.82	1.48	0.10	0.14	221	0.90	1.79	1.39	0.09	0.14	C92-94, D45-47
白血病,未特指	Leukemia unspecified	315	0.90	2.41	2.17	0.14	0.19	275	1.12	2.23	1.94	0.12	0.17	C95
其他或未指明部位	Other and unspecified	626	1.80	4.80	3.49	0.22	0.39	452	1.84	3.67	2.61	0.16	0.27	O&U
所有部位合计	All sites	34 843	100.00	267.04	180.91	10.92	21.33	24 567	100.00	199.28	131.07	8.59	14.73	C00-96
所有部位除外 C44	All sites except C44	34 561	99.19	264.88	179.47	10.83	21.18	24 350	99.12	197.52	129.99	8.53	14.61	C00-96 exc. C44

部位	Sites	男性 Male						女性 Female						ICD10
		病例数 No. cases	构成比 Freq./%	粗率 Crude rate/ 100 000^{-1}	世标率 ASR world/ 100 000^{-1}	累积率 Cum. Rate/% 0~64	0~74	病例数 No. cases	构成比 Freq.(%)	粗率 Crude rate/ 100 000^{-1}	世标率 ASR world/ 100 000^{-1}	累积率 Cum. Rate/% 0~64	0~74	
唇	Lip	56	0.03	0.06	0.03	0.00	0.00	47	0.04	0.05	0.02	0.00	0.00	C00
舌	Tongue	435	0.21	0.49	0.29	0.02	0.03	266	0.21	0.31	0.15	0.01	0.02	C01-02
口	Mouth	648	0.31	0.73	0.42	0.02	0.05	363	0.29	0.42	0.20	0.01	0.02	C03-06
唾液腺	Salivary glands	230	0.11	0.26	0.15	0.01	0.02	144	0.12	0.17	0.09	0.00	0.01	C07-08
扁桃腺	Tonsil	115	0.05	0.13	0.08	0.00	0.01	25	0.02	0.03	0.01	0.00	0.00	C09
其他口咽	Other oropharynx	206	0.10	0.23	0.14	0.01	0.02	34	0.03	0.04	0.02	0.00	0.00	C10
鼻咽	Nasopharynx	2637	1.26	2.98	1.87	0.13	0.22	906	0.73	1.04	0.60	0.04	0.07	C11
下咽	Hypopharynx	526	0.25	0.60	0.35	0.02	0.04	40	0.03	0.05	0.03	0.00	0.00	C12-13
咽,部位不明	Pharynx unspecified	173	0.08	0.20	0.11	0.01	0.01	58	0.05	0.07	0.04	0.00	0.00	C14
食管	Esophagus	19 471	9.29	22.04	12.41	0.55	1.52	7575	6.07	8.70	4.00	0.10	0.44	C15
胃	Stomach	28 484	13.59	32.24	17.94	0.70	2.10	12 858	10.31	14.77	7.27	0.30	0.78	C16
小肠	Small intestine	862	0.41	0.98	0.55	0.03	0.06	629	0.50	0.72	0.36	0.01	0.04	C17
结肠	Colon	7712	3.68	8.73	4.75	0.18	0.49	6318	5.07	7.26	3.41	0.13	0.34	C18
直肠	Rectum	7988	3.81	9.04	4.95	0.21	0.52	5170	4.14	5.94	2.83	0.11	0.29	C19-20
肛门	Anus	217	0.10	0.25	0.13	0.01	0.01	160	0.13	0.18	0.09	0.00	0.01	C21
肝脏	Liver	31 546	15.06	35.70	21.50	1.40	2.50	11 236	9.01	12.91	6.62	0.31	0.75	C22
胆囊及其他	Gallbladder etc.	3021	1.44	3.42	1.87	0.07	0.21	3217	2.58	3.70	1.74	0.06	0.18	C23-24
胰腺	Pancreas	7649	3.65	8.66	4.89	0.22	0.58	5929	4.75	6.81	3.32	0.13	0.37	C25
鼻、鼻窦及其他	Nose,sinuses etc.	272	0.13	0.31	0.19	0.01	0.02	172	0.14	0.20	0.11	0.01	0.01	C30-31
喉	Larynx	1541	0.74	1.74	0.98	0.05	0.11	218	0.17	0.25	0.11	0.00	0.01	C32
气管、支气管、肺	Trachea,bronchus & lung	61 520	29.36	69.62	38.92	1.63	4.63	29 901	23.97	34.36	16.85	0.67	1.87	C33-34
其他胸腔器官	Other thoracic organs	600	0.29	0.68	0.44	0.03	0.05	346	0.28	0.40	0.23	0.01	0.02	C37-38
骨	Bone	1414	0.67	1.60	1.01	0.05	0.11	1033	0.83	1.19	0.69	0.03	0.07	C40-41
皮肤黑色素瘤	Melanoma of skin	324	0.15	0.37	0.22	0.01	0.02	249	0.20	0.29	0.15	0.01	0.02	C43
皮肤其他	Other skin	725	0.35	0.82	0.43	0.01	0.04	638	0.51	0.73	0.31	0.01	0.03	C44
间皮瘤	Mesothelioma	160	0.08	0.18	0.10	0.01	0.01	118	0.09	0.14	0.08	0.00	0.01	C45
卡波氏肉瘤	Kaposi sarcoma	34	0.02	0.04	0.02	0.00	0.00	17	0.01	0.02	0.01	0.00	0.00	C46
结缔组织、软组织	Connective & soft tissue	352	0.17	0.40	0.26	0.01	0.03	263	0.21	0.30	0.19	0.01	0.02	C47;C49
乳腺	Breast	167	0.08	0.19	0.11	0.01	0.01	9918	7.95	11.40	6.45	0.45	0.70	C50
外阴	Vulva	–	–	–	–	–	–	167	0.13	0.19	0.09	0.00	0.01	C51
阴道	Vagina	–	–	–	–	–	–	76	0.06	0.09	0.05	0.00	0.01	C52
子宫颈	Cervix uteri	–	–	–	–	–	–	3871	3.10	4.45	2.59	0.18	0.28	C53
子宫体	Corpus uteri	–	–	–	–	–	–	1384	1.11	1.59	0.89	0.06	0.11	C54
子宫,部位不明	Uterus unspecified	–	–	–	–	–	–	798	0.64	0.92	0.50	0.03	0.05	C55
卵巢	Ovary	–	–	–	–	–	–	3581	2.87	4.11	2.38	0.15	0.28	C56
其他女性生殖器	Other female genital organs	–	–	–	–	–	–	208	0.17	0.24	0.14	0.01	0.02	C57
胎盘	Placenta	–	–	–	–	–	–	13	0.01	0.01	0.01	0.00	0.00	C58
阴茎	Penis	215	0.10	0.24	0.14	0.01	0.01	–	–	–	–	–	–	C60
前列腺	Prostate	4885	2.33	5.53	2.68	0.03	0.19	–	–	–	–	–	–	C61
睾丸	Testis	96	0.05	0.11	0.07	0.00	0.01	–	–	–	–	–	–	C62
其他男性生殖器	Other male genital organs	76	0.04	0.09	0.05	0.00	0.00	–	–	–	–	–	–	C63
肾	Kidney	1938	0.92	2.19	1.26	0.06	0.14	1102	0.88	1.27	0.66	0.03	0.07	C64
肾盂	Renal pelvis	284	0.14	0.32	0.17	0.01	0.02	169	0.14	0.19	0.08	0.00	0.01	C65
输尿管	Ureter	296	0.14	0.33	0.18	0.01	0.02	270	0.22	0.31	0.14	0.00	0.01	C66
膀胱	Bladder	3956	1.89	4.48	2.24	0.05	0.18	1193	0.96	1.37	0.57	0.01	0.04	C67
其他泌尿器官	Other urinary organs	68	0.03	0.08	0.04	0.00	0.00	41	0.03	0.04	0.02	0.00	0.00	C68
眼	Eye	40	0.02	0.04	0.04	0.00	0.00	37	0.03	0.04	0.02	0.00	0.00	C69
脑、神经系统	Brain,nervous system	4185	2.00	4.74	3.20	0.18	0.33	3586	2.87	4.12	2.59	0.14	0.26	C70-72,D32-33,D42-43
甲状腺	Thyroid	410	0.20	0.46	0.27	0.01	0.03	631	0.51	0.73	0.38	0.02	0.04	C73
肾上腺	Adrenal gland	187	0.09	0.21	0.15	0.01	0.01	119	0.10	0.14	0.09	0.01	0.01	C74
其他内分泌腺	Other endocrine	141	0.07	0.16	0.11	0.01	0.01	93	0.07	0.11	0.07	0.00	0.01	C75
霍奇金淋巴瘤	Hodgkin lymphoma	204	0.10	0.23	0.14	0.01	0.01	106	0.08	0.12	0.07	0.00	0.01	C81
非霍奇金淋巴瘤	Non-Hodgkin lymphoma	3276	1.56	3.71	2.25	0.11	0.25	1989	1.59	2.29	1.25	0.06	0.14	C82-85,C96
免疫增生性疾病	Immunoproliferative diseases	35	0.02	0.04	0.02	0.00	0.00	20	0.02	0.02	0.01	0.00	0.00	C88
多发性骨髓瘤	Multiple myeloma	1197	0.57	1.35	0.78	0.04	0.09	784	0.63	0.90	0.48	0.02	0.06	C90
淋巴样白血病	Lymphoid leukemia	942	0.45	1.07	0.85	0.04	0.07	726	0.58	0.83	0.67	0.04	0.06	C91
髓样白血病	Myeloid leukemia	1880	0.90	2.13	1.34	0.07	0.14	1333	1.07	1.53	0.98	0.05	0.10	C92-94,D45-47
白血病,未特指	Leukemia unspecified	1714	0.82	1.94	1.39	0.07	0.14	1244	1.00	1.43	1.00	0.05	0.10	C95
其他或未指明部位	Other and unspecified	4410	2.10	4.99	2.89	0.13	0.31	3345	2.68	3.84	1.99	0.09	0.20	O&U
所有部位合计	All sites	209 520	100.00	237.12	135.35	6.25	15.40	124 734	100.00	143.32	73.71	3.42	7.98	C00-96
所有部位除外 C44	All sites except C44	208 795	99.65	236.30	134.91	6.24	15.36	124 096	99.49	142.59	73.41	3.41	7.96	C00-96 exc. C44

附表 2-11　2015 年全国东部城市肿瘤登记地区癌症死亡主要指标
Table 2-11　Cancer mortality in Eastern urban registration areas of China, 2015

部位 Sites		男性 Male						女性 Female						ICD10
		病例数 No. cases	构成比 Freq. /%	粗率 Crude rate/ 100 000⁻¹	世标率 ASR world/ 100 000⁻¹	累积率 Cum. Rate/%		病例数 No. cases	构成比 Freq. (%)	粗率 Crude rate/ 100 000⁻¹	世标率 ASR world/ 100 000⁻¹	累积率 Cum. Rate/%		
						0~64	0~74					0~64	0~74	
唇	Lip	19	0.02	0.04	0.02	0.00	0.00	19	0.03	0.04	0.02	0.00	0.00	C00
舌	Tongue	257	0.24	0.56	0.33	0.02	0.04	162	0.24	0.36	0.17	0.01	0.02	C01-02
口	Mouth	387	0.35	0.85	0.46	0.02	0.05	231	0.34	0.51	0.23	0.01	0.03	C03-06
唾液腺	Salivary glands	142	0.13	0.31	0.17	0.01	0.02	95	0.14	0.21	0.11	0.01	0.01	C07-08
扁桃腺	Tonsil	69	0.06	0.15	0.09	0.01	0.01	16	0.02	0.04	0.02	0.00	0.00	C09
其他口咽	Other oropharynx	125	0.11	0.27	0.15	0.01	0.02	20	0.03	0.04	0.02	0.00	0.00	C10
鼻咽	Nasopharynx	1615	1.48	3.55	2.16	0.15	0.25	534	0.79	1.17	0.67	0.04	0.08	C11
下咽	Hypopharynx	323	0.30	0.71	0.41	0.03	0.05	18	0.03	0.04	0.02	0.00	0.00	C12-13
咽,部位不明	Pharynx unspecified	102	0.09	0.22	0.12	0.01	0.01	32	0.05	0.07	0.04	0.00	0.00	C14
食管	Esophagus	7436	6.80	16.33	8.80	0.43	1.07	2306	3.42	5.06	2.15	0.05	0.22	C15
胃	Stomach	13 042	11.94	28.64	15.05	0.59	1.75	6016	8.92	13.21	6.24	0.26	0.65	C16
小肠	Small intestine	516	0.47	1.13	0.61	0.03	0.07	369	0.55	0.81	0.38	0.01	0.04	C17
结肠	Colon	5235	4.79	11.50	5.84	0.22	0.60	4372	6.48	9.60	4.26	0.16	0.42	C18
直肠	Rectum	4756	4.35	10.45	5.38	0.23	0.57	3006	4.46	6.60	2.99	0.13	0.29	C19-20
肛门	Anus	108	0.10	0.24	0.12	0.00	0.01	80	0.12	0.18	0.08	0.00	0.01	C21
肝脏	Liver	15 664	14.33	34.40	19.81	1.29	2.28	5520	8.18	12.12	5.85	0.26	0.65	C22
胆囊及其他	Gallbladder etc.	1678	1.54	3.69	1.89	0.07	0.21	1864	2.76	4.09	1.81	0.06	0.19	C23-24
胰腺	Pancreas	4488	4.11	9.86	5.30	0.25	0.63	3585	5.31	7.87	3.64	0.14	0.40	C25
鼻、鼻窦及其他	Nose, sinuses etc.	151	0.14	0.33	0.20	0.01	0.02	89	0.13	0.20	0.10	0.01	0.01	C30-31
喉	Larynx	864	0.79	1.90	1.01	0.05	0.12	121	0.18	0.27	0.11	0.00	0.01	C32
气管、支气管、肺	Trachea, bronchus & lung	32 779	30.00	71.99	38.03	1.59	4.48	16 329	24.21	35.86	16.49	0.63	1.77	C33-34
其他胸腔器官	Other thoracic organs	372	0.34	0.82	0.49	0.03	0.05	212	0.31	0.47	0.25	0.01	0.03	C37-38
骨	Bone	658	0.60	1.45	0.87	0.04	0.09	472	0.70	1.04	0.58	0.03	0.06	C40-41
皮肤黑色素瘤	Melanoma of skin	202	0.18	0.44	0.25	0.01	0.03	144	0.21	0.32	0.17	0.01	0.02	C43
皮肤其他	Other skin	365	0.33	0.80	0.39	0.01	0.04	318	0.47	0.70	0.29	0.01	0.02	C44
间皮瘤	Mesothelioma	102	0.09	0.22	0.12	0.01	0.01	80	0.12	0.18	0.09	0.01	0.01	C45
卡波氏肉瘤	Kaposi sarcoma	24	0.02	0.05	0.03	0.00	0.00	14	0.02	0.03	0.02	0.00	0.00	C46
结缔组织、软组织	Connective & soft tissue	209	0.19	0.46	0.29	0.02	0.03	158	0.23	0.35	0.21	0.01	0.02	C47;C49
乳腺	Breast	101	0.09	0.22	0.12	0.01	0.01	6081	9.02	13.36	7.15	0.48	0.77	C50
外阴	Vulva	–	–	–	–	–	–	102	0.15	0.22	0.10	0.00	0.01	C51
阴道	Vagina	–	–	–	–	–	–	55	0.08	0.12	0.06	0.00	0.01	C52
子宫颈	Cervix uteri	–	–	–	–	–	–	1980	2.94	4.35	2.50	0.18	0.27	C53
子宫体	Corpus uteri	–	–	–	–	–	–	841	1.25	1.85	0.98	0.06	0.12	C54
子宫,部位不明	Uterus unspecified	–	–	–	–	–	–	356	0.53	0.78	0.41	0.03	0.04	C55
卵巢	Ovary	–	–	–	–	–	–	2183	3.24	4.79	2.68	0.17	0.32	C56
其他女性生殖器	Other female genital organs	–	–	–	–	–	–	118	0.17	0.26	0.14	0.01	0.02	C57
胎盘	Placenta	–	–	–	–	–	–	5	0.01	0.01	0.01	0.00	0.00	C58
阴茎	Penis	108	0.10	0.24	0.13	0.01	0.01	–	–	–	–	–	–	C60
前列腺	Prostate	3209	2.94	7.05	3.10	0.03	0.22	–	–	–	–	–	–	C61
睾丸	Testis	50	0.05	0.11	0.07	0.00	0.01	–	–	–	–	–	–	C62
其他男性生殖器	Other male genital organs	51	0.05	0.11	0.07	0.00	0.01	–	–	–	–	–	–	C63
肾	Kidney	1285	1.18	2.82	1.51	0.07	0.16	740	1.10	1.63	0.80	0.03	0.09	C64
肾盂	Renal pelvis	183	0.17	10.40	0.20	0.01	0.02	129	0.19	10.28	0.12	0.00	0.01	C65
输尿管	Ureter	211	0.19	0.46	0.23	0.01	0.02	205	0.30	0.45	0.19	0.00	0.02	C66
膀胱	Bladder	2324	2.13	5.10	2.33	0.05	0.18	754	1.12	1.66	0.65	0.01	0.05	C67
其他泌尿器官	Other urinary organs	42	0.04	0.09	0.04	0.00	0.01	24	0.04	0.06	0.03	0.00	0.00	C68
眼	Eye	12	0.01	0.03	0.02	0.00	0.00	16	0.02	0.04	0.02	0.00	0.00	C69
脑、神经系统	Brain, nervous system	2083	1.91	4.57	2.95	0.17	0.30	1845	2.74	4.05	2.46	0.13	0.24	C70-72,D32-33,D42-43
甲状腺	Thyroid	244	0.22	0.54	0.30	0.02	0.03	359	0.53	0.79	0.38	0.02	0.04	C73
肾上腺	Adrenal gland	97	0.09	0.21	0.13	0.01	0.01	64	0.09	0.14	0.10	0.01	0.01	C74
其他内分泌腺	Other endocrine	81	0.07	0.18	0.11	0.01	0.01	53	0.08	0.12	0.07	0.00	0.01	C75
霍奇金淋巴瘤	Hodgkin lymphoma	110	0.10	0.24	0.14	0.01	0.01	59	0.09	0.13	0.07	0.00	0.01	C81
非霍奇金淋巴瘤	Non-Hodgkin lymphoma	1838	1.68	4.04	2.30	0.11	0.26	1150	1.70	2.53	1.31	0.06	0.14	C82-85,C96
免疫增生性疾病	Immunoproliferative diseases	22	0.02	0.05	0.02	0.00	0.00	6	0.01	0.01	0.01	0.00	0.00	C88
多发性骨髓瘤	Multiple myeloma	732	0.67	1.61	0.87	0.04	0.10	479	0.71	1.05	0.52	0.02	0.06	C90
淋巴样白血病	Lymphoid leukemia	505	0.46	1.11	0.86	0.04	0.07	368	0.55	0.81	0.67	0.03	0.06	C91
髓样白血病	Myeloid leukemia	1136	1.04	2.49	1.46	0.07	0.15	800	1.19	1.76	1.09	0.06	0.11	C92-94,D45-47
白血病,未特指	Leukemia unspecified	782	0.72	1.72	1.15	0.06	0.11	604	0.90	1.33	0.90	0.04	0.09	C95
其他或未指明部位	Other and unspecified	2379	2.18	5.22	2.84	0.13	0.30	1892	2.80	4.16	2.00	0.08	0.20	O&U
所有部位合计	All sites	109 273	100.00	239.99	129.31	5.97	14.52	67 454	100.00	148.15	72.41	3.32	7.64	C00-96
所有部位除外 C44	All sites except C44	108 908	99.67	239.19	128.92	5.96	14.49	67 136	99.53	147.45	72.12	3.32	7.62	C00-96 exc. C44

附表 2-12　2015 年全国东部农村肿瘤登记地区癌症死亡主要指标
Table 2-12　Cancer mortality in Eastern rural registration areas of China, 2015

部位	Sites	男性 Male 病例数 No. cases	构成比 Freq./%	粗率 Crude rate/ 100 000⁻¹	世标率 ASR world/ 100 000⁻¹	累积率 Cum. Rate/% 0~64	0~74	女性 Female 病例数 No. cases	构成比 Freq. (%)	粗率 Crude rate/ 100 000⁻¹	世标率 ASR world/ 100 000⁻¹	累积率 Cum. Rate/% 0~64	0~74	ICD10
唇	Lip	37	0.04	0.09	0.05	0.00	0.00	28	0.05	0.07	0.03	0.00	0.00	C00
舌	Tongue	178	0.18	0.42	0.25	0.02	0.03	104	0.18	0.25	0.14	0.01	0.01	C01-02
口	Mouth	261	0.26	0.61	0.37	0.02	0.04	132	0.23	0.32	0.16	0.01	0.02	C03-06
唾液腺	Salivary glands	88	0.09	0.21	0.13	0.01	0.01	49	0.09	0.12	0.06	0.00	0.01	C07-08
扁桃腺	Tonsil	46	0.05	0.11	0.07	0.00	0.01	9	0.02	0.02	0.01	0.00	0.00	C09
其他口咽	Other oropharynx	81	0.08	0.19	0.12	0.01	0.01	14	0.02	0.03	0.02	0.00	0.00	C10
鼻咽	Nasopharynx	1022	1.02	2.39	1.54	0.10	0.19	372	0.65	0.90	0.53	0.03	0.06	C11
下咽	Hypopharynx	203	0.20	0.47	0.29	0.02	0.03	22	0.04	0.05	0.03	0.00	0.00	C12-13
咽, 部位不明	Pharynx unspecified	71	0.07	0.17	0.10	0.00	0.01	26	0.05	0.06	0.03	0.00	0.00	C14
食管	Esophagus	12 035	12.01	28.10	16.62	0.68	2.01	5269	9.20	12.70	6.18	0.15	0.69	C15
胃	Stomach	15 442	15.40	36.06	21.25	0.84	2.50	6842	11.94	16.49	8.48	0.34	0.92	C16
小肠	Small intestine	346	0.35	0.81	0.49	0.02	0.06	260	0.45	0.63	0.33	0.01	0.04	C17
结肠	Colon	2477	2.47	5.78	3.41	0.14	0.36	1946	3.40	4.69	2.39	0.10	0.25	C18
直肠	Rectum	3232	3.22	7.55	4.43	0.18	0.47	2164	3.78	5.21	2.64	0.10	0.28	C19-20
肛门	Anus	109	0.11	0.25	0.15	0.01	0.01	80	0.14	0.19	0.10	0.00	0.01	C21
肝脏	Liver	15 882	15.84	37.08	23.37	1.54	2.73	5716	9.98	13.77	7.49	0.37	0.86	C22
胆囊及其他	Gallbladder etc.	1343	1.34	3.14	1.83	0.07	0.20	1353	2.36	3.26	1.64	0.06	0.18	C23-24
胰腺	Pancreas	3161	3.15	7.38	4.41	0.20	0.53	2344	4.09	5.65	2.94	0.12	0.34	C25
鼻,鼻窦及其他	Nose, sinuses etc.	121	0.12	0.28	0.18	0.01	0.02	83	0.14	0.20	0.12	0.01	0.01	C30-31
喉	Larynx	677	0.68	1.58	0.94	0.05	0.11	97	0.17	0.23	0.12	0.00	0.01	C32
气管,支气管,肺	Trachea, bronchus & lung	28 741	28.67	67.11	39.84	1.67	4.78	13 572	23.69	32.70	17.20	0.73	1.99	C33-34
其他胸腔器官	Other thoracic organs	228	0.23	0.53	0.37	0.02	0.04	134	0.23	0.32	0.20	0.01	0.02	C37-38
骨	Bone	756	0.75	1.77	1.16	0.06	0.13	561	0.98	1.35	0.82	0.04	0.09	C40-41
皮肤黑色素瘤	Melanoma of skin	122	0.12	0.28	0.18	0.01	0.02	105	0.18	0.25	0.14	0.01	0.01	C43
皮肤其他	Other skin	360	0.36	0.84	0.49	0.01	0.04	320	0.56	0.77	0.34	0.01	0.02	C44
间皮瘤	Mesothelioma	58	0.06	0.14	0.08	0.00	0.01	38	0.07	0.09	0.06	0.00	0.01	C45
卡波氏肉瘤	Kaposi sarcoma	10	0.01	0.02	0.02	0.00	0.00	3	0.01	0.01	0.00	0.00	0.00	C46
结缔组织、软组织	Connective & soft tissue	143	0.14	0.33	0.22	0.01	0.02	105	0.18	0.25	0.16	0.01	0.02	C47; C49
乳腺	Breast	66	0.07	0.15	0.09	0.00	0.01	3837	6.70	9.25	5.61	0.42	0.62	C50
外阴	Vulva	–	–	–	–	–	–	65	0.11	0.16	0.08	0.00	0.01	C51
阴道	Vagina	–	–	–	–	–	–	21	0.04	0.05	0.03	0.00	0.00	C52
子宫颈	Cervix uteri	–	–	–	–	–	–	1891	3.30	4.56	2.71	0.18	0.30	C53
子宫体	Corpus uteri	–	–	–	–	–	–	543	0.95	1.31	0.78	0.06	0.10	C54
子宫,部位不明	Uterus unspecified	–	–	–	–	–	–	442	0.77	1.07	0.61	0.04	0.07	C55
卵巢	Ovary	–	–	–	–	–	–	1398	2.44	3.37	2.04	0.13	0.25	C56
其他女性生殖器	Other female genital organs	–	–	–	–	–	–	90	0.16	0.22	0.13	0.01	0.02	C57
胎盘	Placenta	–	–	–	–	–	–	8	0.01	0.02	0.02	0.00	0.00	C58
阴茎	Penis	107	0.11	0.25	0.15	0.01	0.02	–	–	–	–	–	–	C60
前列腺	Prostate	1676	1.67	3.91	2.12	0.03	0.16	–	–	–	–	–	–	C61
睾丸	Testis	46	0.05	0.11	0.08	0.00	0.01	–	–	–	–	–	–	C62
其他男性生殖器	Other male genital organs	25	0.02	0.06	0.03	0.00	0.00	–	–	–	–	–	–	C63
肾	Kidney	653	0.65	1.52	0.96	0.05	0.11	362	0.63	0.87	0.50	0.02	0.05	C64
肾盂	Renal pelvis	101	0.10	0.24	0.14	0.00	0.02	40	0.07	0.10	0.04	0.00	0.00	C65
输尿管	Ureter	85	0.08	0.20	0.12	0.00	0.01	65	0.11	0.16	0.08	0.00	0.01	C66
膀胱	Bladder	1632	1.63	3.81	2.11	0.04	0.18	439	0.77	1.06	0.47	0.01	0.04	C67
其他泌尿器官	Other urinary organs	26	0.03	0.06	0.04	0.00	0.00	13	0.02	0.03	0.02	0.00	0.00	C68
眼	Eye	28	0.03	0.07	0.06	0.00	0.01	21	0.04	0.05	0.02	0.00	0.00	C69
脑、神经系统	Brain, nervous system	2102	2.10	4.91	3.46	0.20	0.36	1741	3.04	4.20	2.74	0.15	0.29	C70-72, D32-33, D42-43
甲状腺	Thyroid	166	0.17	0.39	0.23	0.01	0.03	272	0.47	0.66	0.37	0.02	0.04	C73
肾上腺	Adrenal gland	90	0.09	0.21	0.15	0.01	0.02	55	0.10	0.13	0.08	0.00	0.01	C74
其他内分泌腺	Other endocrine	60	0.06	0.14	0.10	0.01	0.01	40	0.07	0.10	0.06	0.00	0.01	C75
霍奇金淋巴瘤	Hodgkin lymphoma	94	0.09	0.22	0.14	0.01	0.01	47	0.08	0.11	0.07	0.00	0.01	C81
非霍奇金淋巴瘤	Non-Hodgkin lymphoma	1438	1.43	3.36	2.18	0.11	0.25	839	1.46	2.02	1.18	0.06	0.14	C82-85, C96
免疫增生性疾病	Immunoproliferative diseases	13	0.01	0.03	0.02	0.00	0.00	14	0.02	0.03	0.02	0.00	0.00	C88
多发性骨髓瘤	Multiple myeloma	465	0.46	1.09	0.67	0.03	0.08	305	0.53	0.73	0.44	0.02	0.06	C90
淋巴样白血病	Lymphoid leukemia	437	0.44	1.02	0.84	0.05	0.07	358	0.63	0.86	0.68	0.04	0.06	C91
髓样白血病	Myeloid leukemia	744	0.74	1.74	1.18	0.06	0.13	533	0.93	1.28	0.87	0.05	0.09	C92-94, D45-47
白血病,未特指	Leukemia unspecified	932	0.93	2.18	1.64	0.09	0.16	640	1.12	1.54	1.12	0.07	0.11	C95
其他或未指明部位	Other and unspecified	2031	2.03	4.74	2.93	0.14	0.33	1453	2.54	3.50	1.95	0.09	0.20	O&U
所有部位合计	All sites	100 247	100.00	234.07	141.80	6.56	16.35	57 280	100.00	138.03	75.08	3.53	8.36	C00-96
所有部位除外 C44	All sites except C44	99 887	99.64	233.23	141.31	6.55	16.31	56 960	99.44	137.26	74.74	3.52	8.34	C00-96 exc. C44

附表 2-13　2015 年全国中部肿瘤登记地区癌症死亡主要指标
Table 2-13　Cancer mortality in Middle registration areas of China, 2015

部位 Sites		男性 Male						女性 Female							ICD10
		病例数 No. cases	构成比 Freq./%	粗率 Crude rate/ 100 000⁻¹	世标率 ASR world/ 100 000⁻¹	累积率 Cum. Rate/%		病例数 No. cases	构成比 Freq. (%)	粗率 Crude rate/ 100 000⁻¹	世标率 ASR world/ 100 000⁻¹	累积率 Cum. Rate/%			
						0~64	0~74					0~64	0~74		
唇	Lip	28	0.03	0.06	0.04	0.00	0.00	13	0.02	0.03	0.02	0.00	0.00	C00
舌	Tongue	222	0.24	0.47	0.35	0.02	0.04	101	0.19	0.23	0.14	0.01	0.02	C01-02
口	Mouth	259	0.27	0.55	0.40	0.02	0.05	132	0.25	0.29	0.19	0.01	0.02	C03-06
唾液腺	Salivary glands	105	0.11	0.22	0.16	0.01	0.02	68	0.13	0.15	0.09	0.00	0.01	C07-08
扁桃腺	Tonsil	35	0.04	0.07	0.06	0.00	0.01	11	0.02	0.02	0.02	0.00	0.00	C09
其他口咽	Other oropharynx	98	0.10	0.21	0.15	0.01	0.02	17	0.03	0.04	0.03	0.00	0.00	C10
鼻咽	Nasopharynx	1112	1.18	2.36	1.75	0.12	0.21	435	0.82	0.97	0.65	0.04	0.07	C11
下咽	Hypopharynx	136	0.14	0.29	0.21	0.01	0.03	21	0.04	0.05	0.03	0.00	0.00	C12-13
咽,部位不明	Pharynx unspecified	101	0.11	0.21	0.15	0.01	0.02	33	0.06	0.07	0.05	0.00	0.00	C14
食管	Esophagus	9406	9.97	20.00	14.39	0.57	1.74	3926	7.39	8.76	5.47	0.18	0.62	C15
胃	Stomach	14 518	15.38	30.87	22.16	0.90	2.68	6233	11.73	13.91	8.83	0.38	0.97	C16
小肠	Small intestine	385	0.41	0.82	0.59	0.03	0.07	257	0.48	0.57	0.38	0.02	0.04	C17
结肠	Colon	2585	2.74	5.50	3.91	0.16	0.42	1948	3.67	4.35	2.76	0.12	0.30	C18
直肠	Rectum	3303	3.50	7.02	5.03	0.22	0.57	2196	4.13	4.90	3.13	0.14	0.34	C19-20
肛门	Anus	146	0.15	0.31	0.22	0.01	0.02	93	0.18	0.21	0.14	0.01	0.02	C21
肝脏	Liver	15 742	16.68	33.47	24.49	1.48	2.86	6057	11.40	13.52	8.85	0.42	1.02	C22
胆囊及其他	Gallbladder etc.	972	1.03	2.07	1.46	0.06	0.16	1221	2.30	2.72	1.73	0.08	0.20	C23-24
胰腺	Pancreas	2329	2.47	4.95	3.57	0.17	0.43	1707	3.21	3.81	2.44	0.10	0.28	C25
鼻,鼻窦及其他	Nose, sinuses etc.	110	0.12	0.23	0.17	0.01	0.02	62	0.12	0.14	0.09	0.01	0.01	C30-31
喉	Larynx	858	0.91	1.82	1.32	0.07	0.16	154	0.29	0.34	0.21	0.01	0.02	C32
气管,支气管,肺	Trachea, bronchus & lung	28 801	30.52	61.24	44.00	1.91	5.27	11 547	21.73	25.77	16.41	0.72	1.84	C33-34
其他胸腔器官	Other thoracic organs	261	0.28	0.55	0.40	0.02	0.04	136	0.26	0.30	0.21	0.01	0.02	C37-38
骨	Bone	702	0.74	1.49	1.12	0.05	0.13	461	0.87	1.03	0.74	0.03	0.08	C40-41
皮肤黑色素瘤	Melanoma of skin	104	0.11	0.22	0.16	0.01	0.02	72	0.14	0.16	0.11	0.01	0.01	C43
皮肤其他	Other skin	374	0.40	0.80	0.57	0.02	0.06	275	0.52	0.61	0.37	0.01	0.03	C44
间皮瘤	Mesothelioma	41	0.04	0.09	0.06	0.00	0.01	27	0.05	0.06	0.04	0.00	0.00	C45
卡波氏肉瘤	Kaposi sarcoma	12	0.01	0.03	0.02	0.00	0.00	4	0.01	0.01	0.01	0.00	0.00	C46
结缔组织,软组织	Connective & soft tissue	140	0.15	0.30	0.23	0.01	0.02	103	0.19	0.23	0.18	0.01	0.02	C47;C49
乳腺	Breast	79	0.08	0.17	0.12	0.01	0.01	4174	7.86	9.31	6.46	0.48	0.72	C50
外阴	Vulva	–	–	–	–	–	–	59	0.11	0.13	0.08	0.00	0.01	C51
阴道	Vagina	–	–	–	–	–	–	43	0.08	0.10	0.07	0.00	0.01	C52
子宫颈	Cervix uteri	–	–	–	–	–	–	2708	5.10	6.04	4.17	0.29	0.47	C53
子宫体	Corpus uteri	–	–	–	–	–	–	719	1.35	1.60	1.11	0.07	0.13	C54
子宫,部位不明	Uterus unspecified	–	–	–	–	–	–	338	0.64	0.75	0.52	0.03	0.06	C55
卵巢	Ovary	–	–	–	–	–	–	1342	2.53	2.99	2.10	0.15	0.25	C56
其他女性生殖器	Other female genital organs	–	–	–	–	–	–	68	0.13	0.15	0.10	0.01	0.01	C57
胎盘	Placenta	–	–	–	–	–	–	5	0.01	0.01	0.01	0.00	0.00	C58
阴茎	Penis	95	0.10	0.20	0.14	0.01	0.02	–	–	–	–	–	–	C60
前列腺	Prostate	1516	1.61	3.22	2.20	0.03	0.17	–	–	–	–	–	–	C61
睾丸	Testis	57	0.06	0.12	0.10	0.01	0.01	–	–	–	–	–	–	C62
其他男性生殖器	Other male genital organs	20	0.02	0.04	0.03	0.00	0.00	–	–	–	–	–	–	C63
肾	Kidney	675	0.72	1.44	1.06	0.05	0.12	364	0.69	0.81	0.54	0.03	0.06	C64
肾盂	Renal pelvis	97	0.10	0.21	0.15	0.01	0.01	64	0.12	0.14	0.08	0.00	0.01	C65
输尿管	Ureter	77	0.08	0.16	0.12	0.00	0.01	69	0.13	0.15	0.09	0.00	0.01	C66
膀胱	Bladder	1310	1.39	2.79	1.91	0.05	0.18	370	0.70	0.83	0.49	0.01	0.05	C67
其他泌尿器官	Other urinary organs	24	0.03	0.05	0.04	0.00	0.00	14	0.03	0.03	0.02	0.00	0.00	C68
眼	Eye	27	0.03	0.06	0.05	0.00	0.00	13	0.02	0.03	0.03	0.00	0.00	C69
脑,神经系统	Brain, nervous system	2091	2.22	4.45	3.46	0.20	0.36	1574	2.96	3.51	2.57	0.15	0.27	C70-72,D32-33,D42-43
甲状腺	Thyroid	201	0.21	0.43	0.31	0.02	0.03	360	0.68	0.80	0.54	0.03	0.06	C73
肾上腺	Adrenal gland	64	0.07	0.14	0.10	0.00	0.01	47	0.09	0.10	0.09	0.00	0.01	C74
其他内分泌腺	Other endocrine	53	0.06	0.11	0.09	0.00	0.01	35	0.07	0.08	0.05	0.00	0.01	C75
霍奇金淋巴瘤	Hodgkin lymphoma	107	0.11	0.23	0.17	0.01	0.02	75	0.14	0.17	0.12	0.01	0.01	C81
非霍奇金淋巴瘤	Non-Hodgkin lymphoma	1214	1.29	2.58	1.94	0.10	0.22	732	1.38	1.63	1.14	0.06	0.13	C82-85,C96
免疫增生性疾病	Immunoproliferative diseases	6	0.01	0.01	0.01	0.00	0.00	2	0.00	0.00	0.00	0.00	0.00	C88
多发性骨髓瘤	Multiple myeloma	377	0.40	0.80	0.62	0.03	0.07	245	0.46	0.55	0.39	0.02	0.05	C90
淋巴样白血病	Lymphoid leukemia	408	0.43	0.87	0.80	0.05	0.07	272	0.51	0.61	0.50	0.03	0.05	C91
髓样白血病	Myeloid leukemia	546	0.58	1.16	0.93	0.05	0.10	359	0.68	0.80	0.63	0.04	0.06	C92-94,D45-47
白血病,未特指	Leukemia unspecified	943	1.00	2.01	1.70	0.10	0.16	672	1.26	1.50	1.23	0.07	0.12	C95
其他或未指明部位	Other and unspecified	1510	1.60	3.21	2.40	0.11	0.27	1099	2.07	2.45	1.65	0.08	0.17	O&U
所有部位合计	All sites	94 382	100.00	200.69	145.59	6.75	16.94	53 132	100.00	118.57	78.09	3.89	8.71	C00-96
所有部位除外 C44	All sites except C44	94 008	99.60	199.90	145.02	6.73	16.88	52 857	99.48	117.95	77.72	3.88	8.68	C00-96 exc. C44

附表 2-14 2015 年全国中部城市肿瘤登记地区癌症死亡主要指标
Table 2-14 Cancer mortality in Middle urban registration areas of China, 2015

部位 Sites		男性 Male						女性 Female						ICD10
		病例数 No. cases	构成比 Freq./%	粗率 Crude rate/ 100 000⁻¹	世标率 ASR world/ 100 000⁻¹	累积率 Cum. Rate/% 0~64	0~74	病例数 No. cases	构成比 Freq. (%)	粗率 Crude rate/ 100 000⁻¹	世标率 ASR world/ 100 000⁻¹	累积率 Cum. Rate/% 0~64	0~74	
唇	Lip	10	0.03	0.06	0.03	0.00	0.00	4	0.02	0.02	0.01	0.00	0.00	C00
舌	Tongue	120	0.32	0.68	0.46	0.03	0.05	62	0.29	0.36	0.21	0.01	0.02	C01-02
口	Mouth	140	0.37	0.80	0.54	0.03	0.06	63	0.29	0.37	0.21	0.01	0.02	C03-06
唾液腺	Salivary glands	57	0.15	0.32	0.21	0.01	0.02	31	0.14	0.18	0.10	0.01	0.01	C07-08
扁桃腺	Tonsil	19	0.05	0.11	0.08	0.00	0.01	4	0.02	0.02	0.02	0.00	0.00	C09
其他口咽	Other oropharynx	38	0.10	0.22	0.14	0.01	0.01	2	0.01	0.01	0.01	0.00	0.00	C10
鼻咽	Nasopharynx	396	1.05	2.25	1.56	0.11	0.19	146	0.68	0.85	0.52	0.03	0.06	C11
下咽	Hypopharynx	75	0.20	0.43	0.28	0.02	0.03	5	0.02	0.03	0.01	0.00	0.00	C12-13
咽,部位不明	Pharynx unspecified	48	0.13	0.27	0.18	0.01	0.02	11	0.05	0.06	0.03	0.00	0.00	C14
食管	Esophagus	2896	7.71	16.47	10.82	0.46	1.30	927	4.31	5.40	2.98	0.08	0.31	C15
胃	Stomach	4507	12.01	25.64	16.63	0.66	1.94	2029	9.43	11.82	6.86	0.28	0.74	C16
小肠	Small intestine	183	0.49	1.04	0.69	0.03	0.08	119	0.55	0.69	0.41	0.02	0.04	C17
结肠	Colon	1376	3.67	7.83	5.03	0.20	0.53	1023	4.76	5.96	3.42	0.14	0.37	C18
直肠	Rectum	1479	3.94	8.41	5.50	0.22	0.62	908	4.22	5.29	3.06	0.13	0.33	C19-20
肛门	Anus	46	0.12	0.26	0.16	0.01	0.02	27	0.13	0.16	0.09	0.01	0.01	C21
肝脏	Liver	5731	15.27	32.60	21.77	1.30	2.50	2162	10.05	12.59	7.58	0.35	0.88	C22
胆囊及其他	Gallbladder etc.	508	1.35	2.89	1.84	0.08	0.20	597	2.78	3.48	2.01	0.08	0.22	C23-24
胰腺	Pancreas	1207	3.22	6.87	4.50	0.20	0.53	909	4.23	5.29	3.08	0.12	0.36	C25
鼻、鼻窦及其他	Nose, sinuses etc.	43	0.11	0.24	0.17	0.01	0.02	23	0.11	0.13	0.08	0.00	0.01	C30-31
喉	Larynx	401	1.07	2.28	1.49	0.07	0.18	48	0.22	0.28	0.15	0.00	0.01	C32
气管、支气管、肺	Trachea, bronchus & lung	12 234	32.59	69.59	45.35	1.93	5.33	4942	22.98	28.78	16.52	0.67	1.77	C33-34
其他胸腔器官	Other thoracic organs	141	0.38	0.80	0.53	0.03	0.06	80	0.37	0.47	0.30	0.02	0.03	C37-38
骨	Bone	248	0.66	1.41	0.98	0.04	0.11	166	0.77	0.97	0.65	0.03	0.07	C40-41
皮肤黑色素瘤	Melanoma of skin	53	0.14	0.30	0.20	0.01	0.02	40	0.19	0.23	0.15	0.01	0.02	C43
皮肤其他	Other skin	125	0.33	0.71	0.48	0.02	0.04	92	0.43	0.54	0.34	0.01	0.02	C44
间皮瘤	Mesothelioma	32	0.09	0.18	0.12	0.01	0.02	12	0.06	0.07	0.04	0.00	0.00	C45
卡波氏肉瘤	Kaposi sarcoma	8	0.02	0.05	0.03	0.00	0.00	3	0.01	0.02	0.01	0.00	0.00	C46
结缔组织、软组织	Connective & soft tissue	68	0.18	0.39	0.28	0.01	0.03	52	0.24	0.30	0.20	0.01	0.02	C47;C49
乳腺	Breast	31	0.08	0.18	0.11	0.01	0.01	1944	9.04	11.32	7.22	0.53	0.80	C50
外阴	Vulva	–	–	–	–	–	–	24	0.11	0.14	0.08	0.00	0.01	C51
阴道	Vagina	–	–	–	–	–	–	17	0.08	0.10	0.06	0.00	0.01	C52
子宫颈	Cervix uteri	–	–	–	–	–	–	1028	4.78	5.99	3.82	0.27	0.42	C53
子宫体	Corpus uteri	–	–	–	–	–	–	271	1.26	1.58	1.00	0.06	0.13	C54
子宫,部位不明	Uterus unspecified	–	–	–	–	–	–	80	0.37	0.47	0.30	0.02	0.04	C55
卵巢	Ovary	–	–	–	–	–	–	716	3.33	4.17	2.69	0.18	0.33	C56
其他女性生殖器	Other female genital organs	–	–	–	–	–	–	36	0.17	0.21	0.13	0.01	0.01	C57
胎盘	Placenta	–	–	–	–	–	–	3	0.01	0.02	0.01	0.00	0.00	C58
阴茎	Penis	28	0.07	0.16	0.10	0.01	0.01	–	–	–	–	–	–	C60
前列腺	Prostate	880	2.34	5.01	3.04	0.04	0.22	–	–	–	–	–	–	C61
睾丸	Testis	23	0.06	0.13	0.11	0.01	0.01	–	–	–	–	–	–	C62
其他男性生殖器	Other male genital organs	8	0.02	0.05	0.03	0.00	0.00	–	–	–	–	–	–	C63
肾	Kidney	377	1.00	2.14	1.43	0.06	0.15	211	0.98	1.23	0.75	0.03	0.08	C64
肾盂	Renal pelvis	50	0.13	0.28	0.19	0.01	0.02	36	0.17	0.21	0.11	0.00	0.01	C65
输尿管	Ureter	50	0.13	0.28	0.18	0.01	0.02	47	0.22	0.27	0.15	0.01	0.02	C66
膀胱	Bladder	658	1.75	3.74	2.31	0.06	0.21	194	0.90	1.13	0.59	0.01	0.05	C67
其他泌尿器官	Other urinary organs	12	0.03	0.07	0.05	0.00	0.01	9	0.04	0.05	0.03	0.00	0.00	C68
眼	Eye	13	0.03	0.07	0.06	0.00	0.00	7	0.03	0.04	0.06	0.00	0.00	C69
脑、神经系统	Brain, nervous system	774	2.06	4.40	3.22	0.18	0.33	601	2.79	3.50	2.41	0.13	0.24	C70-72,D32-33,D42-43
甲状腺	Thyroid	80	0.21	0.46	0.30	0.02	0.03	160	0.74	0.93	0.59	0.03	0.06	C73
肾上腺	Adrenal gland	31	0.08	0.18	0.11	0.00	0.01	25	0.12	0.15	0.11	0.01	0.01	C74
其他内分泌腺	Other endocrine	34	0.09	0.19	0.15	0.01	0.01	18	0.08	0.10	0.06	0.00	0.01	C75
霍奇金淋巴瘤	Hodgkin lymphoma	38	0.10	0.22	0.15	0.01	0.02	27	0.13	0.16	0.11	0.01	0.01	C81
非霍奇金淋巴瘤	Non-Hodgkin lymphoma	560	1.49	3.19	2.20	0.12	0.24	345	1.60	2.01	1.30	0.06	0.15	C82-85, C96
免疫增生性疾病	Immunoproliferative diseases	6	0.02	0.03	0.02	0.00	0.00	1	0.00	0.01	0.00	0.00	0.00	C88
多发性骨髓瘤	Multiple myeloma	186	0.50	1.06	0.71	0.03	0.08	143	0.66	0.83	0.51	0.03	0.06	C90
淋巴样白血病	Lymphoid leukemia	189	0.50	1.08	0.95	0.05	0.08	122	0.57	0.71	0.56	0.03	0.05	C91
髓样白血病	Myeloid leukemia	284	0.76	1.62	1.20	0.07	0.13	182	0.85	1.06	0.81	0.05	0.08	C92-94,D45-47
白血病,未特指	Leukemia unspecified	296	0.79	1.68	1.37	0.07	0.12	225	1.05	1.31	0.97	0.05	0.09	C95
其他或未指明部位	Other and unspecified	745	1.98	4.24	2.87	0.14	0.31	548	2.55	3.19	1.93	0.09	0.19	O&U
所有部位合计	All sites	37 542	100.00	213.54	140.91	6.40	15.95	21 507	100.00	125.25	75.38	3.61	8.20	C00-96
所有部位除外 C44	All sites except C44	37 417	99.67	212.83	140.43	6.38	15.91	21 415	99.57	124.72	75.08	3.60	8.18	C00-96 exc. C44

部位	Sites	男性 Male						女性 Female						ICD10
		病例数 No. cases	构成比 Freq./%	粗率 Crude rate/ 100 000⁻¹	世标率 ASR world/ 100 000⁻¹	累积率 Cum. Rate/% 0~64	0~74	病例数 No. cases	构成比 Freq. (%)	粗率 Crude rate/ 100 000⁻¹	世标率 ASR world/ 100 000⁻¹	累积率 Cum. Rate/% 0~64	0~74	
唇	Lip	18	0.03	0.06	0.05	0.00	0.01	9	0.03	0.03	0.02	0.00	0.00	C00
舌	Tongue	102	0.18	0.35	0.27	0.02	0.03	39	0.12	0.14	0.10	0.00	0.01	C01-02
口	Mouth	119	0.21	0.40	0.31	0.02	0.04	69	0.22	0.25	0.17	0.01	0.02	C03-06
唾液腺	Salivary glands	48	0.08	0.16	0.13	0.01	0.02	37	0.12	0.13	0.09	0.00	0.01	C07-08
扁桃腺	Tonsil	16	0.03	0.05	0.04	0.00	0.01	7	0.02	0.03	0.02	0.00	0.00	C09
其他口咽	Other oropharynx	60	0.11	0.20	0.16	0.01	0.02	15	0.05	0.05	0.04	0.00	0.00	C10
鼻咽	Nasopharynx	716	1.26	2.43	1.88	0.13	0.22	289	0.91	1.05	0.74	0.05	0.08	C11
下咽	Hypopharynx	61	0.11	0.21	0.16	0.01	0.02	16	0.05	0.06	0.04	0.00	0.00	C12-13
咽,部位不明	Pharynx unspecified	53	0.09	0.18	0.14	0.01	0.02	22	0.07	0.08	0.06	0.00	0.01	C14
食管	Esophagus	6510	11.45	22.11	16.85	0.64	2.04	2999	9.48	10.85	7.24	0.25	0.85	C15
胃	Stomach	10 011	17.61	34.00	25.94	1.06	3.18	4204	13.29	15.21	10.23	0.44	1.13	C16
小肠	Small intestine	202	0.36	0.69	0.53	0.03	0.06	138	0.44	0.50	0.35	0.02	0.04	C17
结肠	Colon	1209	2.13	4.11	3.11	0.14	0.35	925	2.92	3.35	2.29	0.11	0.26	C18
直肠	Rectum	1824	3.21	6.19	4.69	0.22	0.53	1288	4.07	4.66	3.18	0.15	0.35	C19-20
肛门	Anus	100	0.18	0.34	0.27	0.01	0.03	66	0.21	0.24	0.17	0.01	0.02	C21
肝脏	Liver	10 011	17.61	34.00	26.29	1.60	3.09	3895	12.32	14.09	9.74	0.47	1.12	C22
胆囊及其他	Gallbladder etc.	464	0.82	1.58	1.19	0.05	0.14	624	1.97	2.26	1.53	0.07	0.18	C23-24
胰腺	Pancreas	1122	1.97	3.81	2.91	0.14	0.35	798	2.52	2.89	1.97	0.09	0.23	C25
鼻,鼻窦及其他	Nose, sinuses etc.	67	0.12	0.23	0.18	0.01	0.02	39	0.12	0.14	0.10	0.01	0.01	C30-31
喉	Larynx	457	0.80	1.55	1.20	0.06	0.15	106	0.34	0.38	0.25	0.01	0.03	C32
气管,支气管,肺	Trachea, bronchus & lung	16 567	29.15	56.26	43.00	1.89	5.23	6605	20.89	23.90	16.33	0.75	1.89	C33-34
其他胸腔器官	Other thoracic organs	120	0.21	0.41	0.31	0.02	0.03	56	0.18	0.20	0.15	0.01	0.02	C37-38
骨	Bone	454	0.80	1.54	1.22	0.06	0.14	295	0.93	1.07	0.81	0.04	0.09	C40-41
皮肤黑色素瘤	Melanoma of skin	51	0.09	0.17	0.13	0.01	0.01	32	0.10	0.12	0.08	0.00	0.01	C43
皮肤其他	Other skin	249	0.44	0.85	0.64	0.02	0.07	183	0.58	0.66	0.42	0.01	0.04	C44
间皮瘤	Mesothelioma	9	0.02	0.03	0.02	0.00	0.00	15	0.05	0.05	0.04	0.00	0.00	C45
卡波氏肉瘤	Kaposi sarcoma	4	0.01	0.01	0.01	0.00	0.00	1	0.00	0.00	0.00	0.00	0.00	C46
结缔组织,软组织	Connective & soft tissue	72	0.13	0.24	0.20	0.01	0.02	51	0.16	0.18	0.16	0.01	0.02	C47;C49
乳腺	Breast	48	0.08	0.16	0.13	0.01	0.02	2230	7.05	8.07	5.92	0.45	0.66	C50
外阴	Vulva	–	–	–	–	–	–	35	0.11	0.13	0.08	0.00	0.01	C51
阴道	Vagina	–	–	–	–	–	–	26	0.08	0.09	0.07	0.00	0.01	C52
子宫颈	Cervix uteri	–	–	–	–	–	–	1680	5.31	6.08	4.41	0.30	0.50	C53
子宫体	Corpus uteri	–	–	–	–	–	–	448	1.42	1.62	1.18	0.08	0.14	C54
子宫,部位不明	Uterus unspecified	–	–	–	–	–	–	258	0.82	0.93	0.67	0.04	0.08	C55
卵巢	Ovary	–	–	–	–	–	–	626	1.98	2.26	1.68	0.12	0.20	C56
其他女性生殖器	Other female genital organs	–	–	–	–	–	–	32	0.10	0.12	0.09	0.01	0.01	C57
胎盘	Placenta	–	–	–	–	–	–	2	0.01	0.01	0.01	0.00	0.00	C58
阴茎	Penis	67	0.12	0.23	0.17	0.01	0.02	–	–	–	–	–	–	C60
前列腺	Prostate	636	1.12	2.16	1.59	0.02	0.13	–	–	–	–	–	–	C61
睾丸	Testis	34	0.06	0.12	0.09	0.01	0.01	–	–	–	–	–	–	C62
其他男性生殖器	Other male genital organs	12	0.02	0.04	0.03	0.00	0.00	–	–	–	–	–	–	C63
肾	Kidney	298	0.52	1.01	0.80	0.04	0.10	153	0.48	0.55	0.40	0.02	0.04	C64
肾盂	Renal pelvis	47	0.08	0.16	0.13	0.01	0.01	28	0.09	0.10	0.07	0.00	0.01	C65
输尿管	Ureter	27	0.05	0.09	0.07	0.00	0.01	22	0.07	0.08	0.05	0.00	0.01	C66
膀胱	Bladder	652	1.15	2.21	1.63	0.04	0.15	176	0.56	0.64	0.41	0.01	0.04	C67
其他泌尿器官	Other urinary organs	12	0.02	0.04	0.03	0.00	0.00	5	0.02	0.02	0.01	0.00	0.00	C68
眼	Eye	14	0.02	0.05	0.04	0.00	0.00	6	0.02	0.02	0.02	0.00	0.00	C69
脑,神经系统	Brain, nervous system	1317	2.32	4.47	3.62	0.22	0.38	973	3.08	3.52	2.70	0.16	0.29	C70-72,D32-33,D42-43
甲状腺	Thyroid	121	0.21	0.41	0.31	0.02	0.03	200	0.63	0.72	0.51	0.03	0.06	C73
肾上腺	Adrenal gland	33	0.06	0.11	0.09	0.00	0.01	22	0.07	0.08	0.07	0.00	0.01	C74
其他内分泌腺	Other endocrine	19	0.03	0.06	0.05	0.00	0.01	17	0.05	0.06	0.04	0.00	0.01	C75
霍奇金淋巴瘤	Hodgkin lymphoma	69	0.12	0.23	0.19	0.01	0.02	48	0.15	0.17	0.13	0.01	0.02	C81
非霍奇金淋巴瘤	Non-Hodgkin lymphoma	654	1.15	2.22	1.76	0.09	0.20	387	1.22	1.40	1.03	0.05	0.12	C82-85, C96
免疫增生性疾病	Immunoproliferative diseases	0	0.00	0.00	0.00	0.00	0.00	1	0.00	0.00	0.00	0.00	0.00	C88
多发性骨髓瘤	Multiple myeloma	191	0.34	0.65	0.55	0.03	0.07	102	0.32	0.37	0.30	0.02	0.04	C90
淋巴样白血病	Lymphoid leukemia	219	0.39	0.74	0.71	0.04	0.06	150	0.47	0.54	0.46	0.03	0.04	C91
髓样白血病	Myeloid leukemia	262	0.46	0.89	0.75	0.05	0.08	177	0.56	0.64	0.52	0.04	0.05	C92-94,D45-47
白血病,未特指	Leukemia unspecified	647	1.14	2.20	1.92	0.11	0.18	447	1.41	1.62	1.39	0.08	0.13	C95
其他或未指明部位	Other and unspecified	765	1.35	2.60	2.07	0.10	0.24	551	1.74	1.99	1.46	0.08	0.16	O&U
所有部位合计	All sites	56 840	100.00	193.02	148.56	6.98	17.60	31 625	100.00	114.41	80.01	4.09	9.07	C00-96
所有部位除外 C44	All sites except C44	56 591	99.56	192.18	147.91	6.96	17.53	31 442	99.42	113.75	79.58	4.07	9.03	C00-96 exc. C44

部位	Sites	男性 Male						女性 Female						ICD10
		病例数 No. cases	构成比 Freq./%	粗率 Crude rate/ 100 000⁻¹	世标率 ASR world/ 100 000⁻¹	累积率 Cum. Rate/% 0~64	累积率 Cum. Rate/% 0~74	病例数 No. cases	构成比 Freq. (%)	粗率 Crude rate/ 100 000⁻¹	世标率 ASR world/ 100 000⁻¹	累积率 Cum. Rate/% 0~64	累积率 Cum. Rate/% 0~74	
唇	Lip	12	0.02	0.04	0.03	0.00	0.00	7	0.02	0.03	0.01	0.00	0.00	C00
舌	Tongue	119	0.22	0.43	0.30	0.02	0.04	53	0.18	0.20	0.12	0.01	0.01	C01-02
口	Mouth	181	0.33	0.66	0.43	0.02	0.05	72	0.25	0.27	0.16	0.01	0.02	C03-06
唾液腺	Salivary glands	50	0.09	0.18	0.12	0.01	0.01	33	0.11	0.13	0.09	0.00	0.01	C07-08
扁桃腺	Tonsil	27	0.05	0.10	0.07	0.00	0.01	5	0.02	0.02	0.01	0.00	0.00	C09
其他口咽	Other oropharynx	67	0.12	0.24	0.16	0.01	0.02	4	0.01	0.02	0.01	0.00	0.00	C10
鼻咽	Nasopharynx	908	1.68	3.32	2.32	0.17	0.27	300	1.04	1.14	0.76	0.05	0.09	C11
下咽	Hypopharynx	88	0.16	0.32	0.22	0.01	0.02	8	0.03	0.03	0.02	0.00	0.00	C12-13
咽,部位不明	Pharynx unspecified	87	0.16	0.32	0.21	0.01	0.02	23	0.08	0.09	0.05	0.00	0.00	C14
食管	Esophagus	5385	9.94	19.67	13.22	0.62	1.62	1610	5.59	6.12	3.63	0.13	0.43	C15
胃	Stomach	6787	12.53	24.79	16.46	0.77	1.93	2984	10.36	11.34	6.84	0.30	0.76	C16
小肠	Small intestine	164	0.30	0.60	0.42	0.02	0.04	111	0.39	0.42	0.25	0.01	0.03	C17
结肠	Colon	1464	2.70	5.35	3.50	0.16	0.37	1014	3.52	3.85	2.26	0.10	0.23	C18
直肠	Rectum	2390	4.41	8.73	5.74	0.25	0.64	1459	5.06	5.55	3.30	0.15	0.36	C19-20
肛门	Anus	129	0.24	0.47	0.31	0.02	0.04	69	0.24	0.26	0.15	0.01	0.01	C21
肝脏	Liver	10 736	19.82	39.22	27.13	1.83	3.08	3550	12.32	13.49	8.39	0.44	0.94	C22
胆囊及其他	Gallbladder etc.	574	1.06	2.10	1.37	0.06	0.15	669	2.32	2.54	1.52	0.06	0.18	C23-24
胰腺	Pancreas	1401	2.59	5.12	3.42	0.18	0.40	932	3.24	3.54	2.12	0.09	0.25	C25
鼻,鼻窦及其他	Nose,sinuses etc.	75	0.14	0.27	0.19	0.01	0.02	29	0.10	0.11	0.07	0.00	0.01	C30-31
喉	Larynx	456	0.84	1.67	1.10	0.05	0.12	56	0.19	0.21	0.13	0.00	0.01	C32
气管、支气管,肺	Trachea,bronchus & lung	15 155	27.98	55.36	36.99	1.86	4.32	6439	22.35	24.47	14.84	0.70	1.65	C33-34
其他胸腔器官	Other thoracic organs	125	0.23	0.46	0.33	0.02	0.04	74	0.26	0.28	0.18	0.01	0.02	C37-38
骨	Bone	487	0.90	1.78	1.28	0.07	0.14	294	1.02	1.12	0.76	0.04	0.08	C40-41
皮肤黑色素瘤	Melanoma of skin	63	0.12	0.23	0.16	0.01	0.02	48	0.17	0.18	0.11	0.00	0.01	C43
皮肤其他	Other skin	220	0.41	0.80	0.54	0.02	0.05	158	0.55	0.60	0.36	0.01	0.02	C44
间皮瘤	Mesothelioma	15	0.03	0.05	0.04	0.00	0.01	15	0.05	0.06	0.04	0.00	0.00	C45
卡波氏肉瘤	Kaposi sarcoma	11	0.02	0.04	0.03	0.00	0.00	3	0.01	0.01	0.02	0.00	0.00	C46
结缔组织、软组织	Connective & soft tissue	97	0.18	0.35	0.28	0.02	0.03	61	0.21	0.23	0.17	0.01	0.02	C47;C49
乳腺	Breast	60	0.11	0.22	0.15	0.01	0.02	2086	7.24	7.93	5.29	0.40	0.58	C50
外阴	Vulva	–	–	–	–	–	–	39	0.14	0.15	0.09	0.00	0.01	C51
阴道	Vagina	–	–	–	–	–	–	17	0.06	0.06	0.04	0.00	0.00	C52
子宫颈	Cervix uteri	–	–	–	–	–	–	1448	5.03	5.50	3.66	0.27	0.41	C53
子宫体	Corpus uteri	–	–	–	–	–	–	392	1.36	1.49	0.99	0.07	0.12	C54
子宫,部位不明	Uterus unspecified	–	–	–	–	–	–	237	0.82	0.90	0.59	0.04	0.07	C55
卵巢	Ovary	–	–	–	–	–	–	782	2.71	2.97	2.00	0.14	0.23	C56
其他女性生殖器	Other female genital organs	–	–	–	–	–	–	39	0.14	0.15	0.10	0.01	0.01	C57
胎盘	Placenta	–	–	–	–	–	–	2	0.01	0.01	0.01	0.00	0.00	C58
阴茎	Penis	66	0.12	0.24	0.16	0.01	0.02	–	–	–	–	–	–	C60
前列腺	Prostate	1046	1.93	3.82	2.31	0.03	0.17	–	–	–	–	–	–	C61
睾丸	Testis	32	0.06	0.12	0.09	0.01	0.01	–	–	–	–	–	–	C62
其他男性生殖器	Other male genital organs	13	0.02	0.05	0.03	0.00	0.00	–	–	–	–	–	–	C63
肾	Kidney	365	0.67	1.33	0.89	0.04	0.10	199	0.69	0.76	0.49	0.02	0.05	C64
肾盂	Renal pelvis	40	0.07	0.15	0.10	0.01	0.01	29	0.10	0.11	0.06	0.00	0.01	C65
输尿管	Ureter	32	0.06	0.12	0.08	0.00	0.01	24	0.08	0.09	0.05	0.00	0.00	C66
膀胱	Bladder	882	1.63	3.22	2.03	0.06	0.18	215	0.75	0.82	0.45	0.02	0.04	C67
其他泌尿器官	Other urinary organs	10	0.02	0.04	0.02	0.00	0.00	6	0.02	0.02	0.01	0.00	0.00	C68
眼	Eye	17	0.03	0.06	0.05	0.00	0.00	17	0.06	0.06	0.06	0.00	0.00	C69
脑、神经系统	Brain,nervous system	1096	2.02	4.00	2.99	0.19	0.32	897	3.11	3.41	2.53	0.16	0.26	C70-72,D32-33,D42-43
甲状腺	Thyroid	101	0.19	0.37	0.25	0.01	0.03	162	0.56	0.62	0.40	0.02	0.04	C73
肾上腺	Adrenal gland	47	0.09	0.17	0.13	0.01	0.02	24	0.08	0.09	0.07	0.00	0.01	C74
其他内分泌腺	Other endocrine	30	0.06	0.11	0.09	0.00	0.01	18	0.06	0.07	0.05	0.00	0.01	C75
霍奇金淋巴瘤	Hodgkin lymphoma	49	0.09	0.18	0.13	0.01	0.01	26	0.09	0.10	0.07	0.00	0.01	C81
非霍奇金淋巴瘤	Non-Hodgkin lymphoma	577	1.07	2.11	1.51	0.09	0.16	367	1.27	1.39	0.93	0.05	0.10	C82-85,C96
免疫增生性疾病	Immunoproliferative diseases	1	0.00	0.00	0.00	0.00	0.00	0	0.00	0.00	0.00	0.00	0.00	C88
多发性骨髓瘤	Multiple myeloma	204	0.38	0.75	0.51	0.02	0.06	128	0.44	0.49	0.33	0.02	0.04	C90
淋巴样白血病	Lymphoid leukemia	247	0.46	0.90	0.81	0.05	0.07	152	0.53	0.58	0.51	0.03	0.04	C91
髓样白血病	Myeloid leukemia	340	0.63	1.24	0.99	0.05	0.10	235	0.82	0.89	0.67	0.04	0.07	C92-94,D45-47
白血病,未特指	Leukemia unspecified	465	0.86	1.70	1.47	0.08	0.14	372	1.29	1.41	1.21	0.07	0.11	C95
其他或未指明部位	Other and unspecified	1177	2.17	4.30	3.03	0.16	0.33	813	2.82	3.09	1.97	0.10	0.20	O&U
所有部位合计	All sites	54 170	100.00	197.89	134.19	7.05	15.23	28 806	100.00	109.49	69.01	3.61	7.60	C00-96
所有部位除外 C44	All sites except C44	53 950	99.59	197.08	133.66	7.03	15.18	28 648	99.45	108.89	68.65	3.60	7.57	C00-96 exc. C44

附表 2-17　2015 年全国西部城市肿瘤登记地区癌症死亡主要指标
Table 2-17　Cancer mortality in Western urban registration areas of China, 2015

部位	Sites	男性 Male						女性 Female						ICD10
		病例数 No. cases	构成比 Freq./%	粗率 Crude rate/ 100 000⁻¹	世标率 ASR world/ 100 000⁻¹	累积率 Cum. Rate/% 0~64	0~74	病例数 No. cases	构成比 Freq. (%)	粗率 Crude rate/ 100 000⁻¹	世标率 ASR world/ 100 000⁻¹	累积率 Cum. Rate/% 0~64	0~74	
唇	Lip	7	0.02	0.05	0.03	0.00	0.00	5	0.03	0.04	0.02	0.00	0.00	C00
舌	Tongue	67	0.24	0.47	0.33	0.02	0.04	36	0.23	0.26	0.16	0.01	0.02	C01-02
口	Mouth	75	0.27	0.52	0.36	0.02	0.04	40	0.26	0.29	0.17	0.01	0.01	C03-06
唾液腺	Salivary glands	35	0.12	0.24	0.17	0.01	0.02	18	0.11	0.13	0.10	0.01	0.01	C07-08
扁桃腺	Tonsil	17	0.06	0.12	0.09	0.00	0.01	4	0.03	0.03	0.01	0.00	0.00	C09
其他口咽	Other oropharynx	45	0.16	0.31	0.21	0.01	0.02	2	0.01	0.01	0.01	0.00	0.00	C10
鼻咽	Nasopharynx	507	1.79	3.54	2.53	0.18	0.30	172	1.10	1.23	0.82	0.05	0.09	C11
下咽	Hypopharynx	59	0.21	0.41	0.28	0.02	0.03	5	0.03	0.04	0.02	0.00	0.00	C12-13
咽,部位不明	Pharynx unspecified	36	0.13	0.25	0.17	0.01	0.02	11	0.07	0.08	0.05	0.00	0.00	C14
食管	Esophagus	2118	7.50	14.78	10.19	0.47	1.22	564	3.60	4.03	2.48	0.08	0.30	C15
胃	Stomach	3234	11.45	22.57	15.24	0.67	1.77	1452	9.26	10.38	6.42	0.28	0.72	C16
小肠	Small intestine	119	0.42	0.83	0.61	0.03	0.07	77	0.49	0.55	0.34	0.02	0.04	C17
结肠	Colon	1015	3.59	7.08	4.72	0.20	0.50	705	4.50	5.04	3.03	0.13	0.30	C18
直肠	Rectum	1359	4.81	9.49	6.35	0.26	0.70	795	5.07	5.69	3.44	0.14	0.35	C19-20
肛门	Anus	46	0.16	0.32	0.22	0.01	0.03	21	0.13	0.15	0.09	0.00	0.01	C21
肝脏	Liver	5020	17.77	35.04	24.68	1.62	2.79	1767	11.27	12.64	7.96	0.38	0.89	C22
胆囊及其他	Gallbladder etc.	369	1.31	2.58	1.73	0.08	0.18	423	2.70	3.03	1.84	0.07	0.21	C23-24
胰腺	Pancreas	827	2.93	5.77	3.95	0.20	0.46	582	3.71	4.16	2.53	0.09	0.29	C25
鼻、鼻窦及其他	Nose, sinuses etc.	42	0.15	0.29	0.21	0.01	0.02	15	0.10	0.11	0.07	0.00	0.01	C30-31
喉	Larynx	286	1.01	2.00	1.36	0.07	0.15	32	0.20	0.23	0.14	0.01	0.02	C32
气管、支气管、肺	Trachea, bronchus & lung	8314	29.43	58.03	39.93	1.90	4.67	3458	22.06	24.73	15.27	0.67	1.67	C33-34
其他胸腔器官	Other thoracic organs	94	0.33	0.66	0.51	0.03	0.05	50	0.32	0.36	0.24	0.01	0.03	C37-38
骨	Bone	234	0.83	1.63	1.21	0.07	0.13	152	0.97	1.09	0.75	0.04	0.08	C40-41
皮肤黑色素瘤	Melanoma of skin	40	0.14	0.28	0.20	0.01	0.02	38	0.24	0.27	0.17	0.01	0.02	C43
皮肤其他	Other skin	122	0.43	0.85	0.60	0.03	0.06	82	0.52	0.59	0.38	0.01	0.03	C44
间皮瘤	Mesothelioma	8	0.03	0.06	0.04	0.00	0.00	13	0.08	0.09	0.06	0.00	0.01	C45
卡波氏肉瘤	Kaposi sarcoma	8	0.03	0.06	0.04	0.00	0.00	2	0.01	0.01	0.01	0.00	0.00	C46
结缔组织、软组织	Connective & soft tissue	55	0.19	0.38	0.32	0.02	0.03	37	0.24	0.26	0.20	0.01	0.02	C47;C49
乳腺	Breast	30	0.11	0.21	0.15	0.01	0.02	1285	8.20	9.19	6.16	0.44	0.68	C50
外阴	Vulva	–	–	–	–	–	–	25	0.16	0.18	0.10	0.00	0.01	C51
阴道	Vagina	–	–	–	–	–	–	12	0.08	0.09	0.05	0.00	0.01	C52
子宫颈	Cervix uteri	–	–	–	–	–	–	777	4.96	5.56	3.74	0.28	0.41	C53
子宫体	Corpus uteri	–	–	–	–	–	–	229	1.46	1.64	1.11	0.08	0.14	C54
子宫,部位不明	Uterus unspecified	–	–	–	–	–	–	95	0.61	0.68	0.46	0.03	0.05	C55
卵巢	Ovary	–	–	–	–	–	–	510	3.25	3.65	2.48	0.17	0.29	C56
其他女性生殖器	Other female genital organs	–	–	–	–	–	–	19	0.12	0.14	0.09	0.00	0.01	C57
胎盘	Placenta	–	–	–	–	–	–	0	0.00	0.00	0.00	0.00	0.00	C58
阴茎	Penis	30	0.11	0.21	0.13	0.00	0.01	–	–	–	–	–	–	C60
前列腺	Prostate	750	2.65	5.23	3.24	0.04	0.24	–	–	–	–	–	–	C61
睾丸	Testis	23	0.08	0.16	0.13	0.01	0.01	–	–	–	–	–	–	C62
其他男性生殖器	Other male genital organs	9	0.03	0.06	0.04	0.00	0.00	–	–	–	–	–	–	C63
肾	Kidney	262	0.93	1.83	1.25	0.06	0.13	146	0.93	1.04	0.65	0.03	0.07	C64
肾盂	Renal pelvis	25	0.09	0.17	0.11	0.01	0.01	20	0.13	0.14	0.08	0.00	0.01	C65
输尿管	Ureter	22	0.08	0.15	0.11	0.00	0.01	20	0.13	0.14	0.08	0.00	0.01	C66
膀胱	Bladder	500	1.77	3.49	2.23	0.06	0.19	137	0.87	0.98	0.55	0.02	0.05	C67
其他泌尿器官	Other urinary organs	7	0.02	0.05	0.03	0.00	0.00	5	0.03	0.04	0.02	0.00	0.00	C68
眼	Eye	8	0.03	0.06	0.03	0.00	0.00	8	0.05	0.06	0.05	0.00	0.00	C69
脑、神经系统	Brain, nervous system	570	2.02	3.98	2.99	0.19	0.32	471	3.00	3.37	2.53	0.15	0.25	C70-72,D32-33,D42-43
甲状腺	Thyroid	61	0.22	0.43	0.29	0.01	0.03	115	0.73	0.82	0.54	0.03	0.06	C73
肾上腺	Adrenal gland	31	0.11	0.22	0.15	0.01	0.02	16	0.10	0.11	0.08	0.00	0.01	C74
其他内分泌腺	Other endocrine	17	0.06	0.12	0.10	0.00	0.01	12	0.08	0.09	0.08	0.00	0.01	C75
霍奇金淋巴瘤	Hodgkin lymphoma	35	0.12	0.24	0.18	0.01	0.02	21	0.13	0.15	0.10	0.00	0.01	C81
非霍奇金淋巴瘤	Non-Hodgkin lymphoma	335	1.19	2.34	1.72	0.10	0.18	224	1.43	1.60	1.10	0.06	0.12	C82-85,C96
免疫增生性疾病	Immunoproliferative diseases	1	0.00	0.01	0.00	0.00	0.00	0	0.00	0.00	0.00	0.00	0.00	C88
多发性骨髓瘤	Multiple myeloma	132	0.47	0.92	0.63	0.02	0.08	88	0.56	0.63	0.42	0.02	0.05	C90
淋巴样白血病	Lymphoid leukemia	148	0.52	1.03	0.94	0.05	0.09	86	0.55	0.62	0.54	0.03	0.04	C91
髓样白血病	Myeloid leukemia	221	0.78	1.54	1.25	0.06	0.12	149	0.95	1.07	0.80	0.04	0.08	C92-94,D45-47
白血病,未特指	Leukemia unspecified	227	0.80	1.58	1.43	0.08	0.13	183	1.17	1.31	1.23	0.07	0.11	C95
其他或未指明部位	Other and unspecified	647	2.29	4.52	3.24	0.16	0.34	466	2.97	3.33	2.19	0.11	0.21	O&U
所有部位合计	All sites	28 249	100.00	197.18	136.66	6.83	15.33	15 677	100.00	112.12	72.04	3.63	7.83	C00-96
所有部位除外 C44	All sites except C44	28 127	99.57	196.32	136.06	6.81	15.27	15 595	99.48	111.53	71.66	3.62	7.80	C00-96 exc. C44

部位 Sites		男性 Male 病例数 No. cases	构成比 Freq./%	粗率 Crude rate/ 100 000⁻¹	世标率 ASR world/ 100 000⁻¹	累积率 Cum. Rate/% 0~64	0~74	女性 Female 病例数 No. cases	构成比 Freq. (%)	粗率 Crude rate/ 100 000⁻¹	世标率 ASR world/ 100 000⁻¹	累积率 Cum. Rate/% 0~64	0~74	ICD10
唇	Lip	5	0.02	0.04	0.02	0.00	0.00	2	0.02	0.02	0.01	0.00	0.00	C00
舌	Tongue	52	0.20	0.40	0.27	0.01	0.03	17	0.13	0.14	0.09	0.01	0.01	C01-02
口	Mouth	106	0.41	0.81	0.51	0.02	0.06	32	0.24	0.26	0.16	0.01	0.01	C03-06
唾液腺	Salivary glands	15	0.06	0.11	0.07	0.00	0.01	15	0.11	0.12	0.08	0.00	0.01	C07-08
扁桃腺	Tonsil	10	0.04	0.08	0.05	0.00	0.01	1	0.01	0.01	0.00	0.00	0.00	C09
其他口咽	Other oropharynx	22	0.08	0.17	0.11	0.01	0.01	2	0.02	0.02	0.01	0.00	0.00	C10
鼻咽	Nasopharynx	401	1.55	3.07	2.11	0.16	0.25	128	0.97	1.04	0.70	0.05	0.08	C11
下咽	Hypopharynx	29	0.11	0.22	0.15	0.01	0.02	3	0.02	0.02	0.02	0.00	0.00	C12-13
咽,部位不明	Pharynx unspecified	51	0.20	0.39	0.25	0.01	0.03	12	0.09	0.10	0.06	0.00	0.01	C14
食管	Esophagus	3267	12.60	25.04	16.28	0.77	2.01	1046	7.97	8.48	4.84	0.17	0.57	C15
胃	Stomach	3553	13.71	27.23	17.70	0.87	2.10	1532	11.67	12.43	7.28	0.32	0.81	C16
小肠	Small intestine	45	0.17	0.34	0.23	0.01	0.02	34	0.26	0.28	0.17	0.01	0.02	C17
结肠	Colon	449	1.73	3.44	2.25	0.11	0.24	309	2.35	2.51	1.46	0.07	0.16	C18
直肠	Rectum	1031	3.98	7.90	5.13	0.23	0.58	664	5.06	5.39	3.16	0.15	0.36	C19-20
肛门	Anus	83	0.32	0.64	0.41	0.02	0.05	48	0.37	0.39	0.21	0.01	0.02	C21
肝脏	Liver	5716	22.05	43.81	29.77	2.05	3.39	1783	13.58	14.46	8.88	0.50	1.00	C22
胆囊及其他	Gallbladder etc.	205	0.79	1.57	1.00	0.05	0.12	246	1.87	2.00	1.18	0.05	0.15	C23-24
胰腺	Pancreas	574	2.21	4.40	2.88	0.15	0.34	350	2.67	2.84	1.70	0.09	0.21	C25
鼻、鼻窦及其他	Nose, sinuses etc.	33	0.13	0.25	0.17	0.01	0.01	14	0.11	0.11	0.07	0.00	0.01	C30-31
喉	Larynx	170	0.66	1.30	0.84	0.04	0.10	24	0.18	0.19	0.11	0.00	0.01	C32
气管、支气管、肺	Trachea, bronchus & lung	6841	26.39	52.43	34.11	1.83	3.99	2981	22.71	24.18	14.40	0.73	1.63	C33-34
其他胸腔器官	Other thoracic organs	31	0.12	0.24	0.15	0.01	0.02	24	0.18	0.19	0.12	0.01	0.01	C37-38
骨	Bone	253	0.98	1.94	1.36	0.08	0.15	142	1.08	1.15	0.77	0.04	0.08	C40-41
皮肤黑色素瘤	Melanoma of skin	23	0.09	0.18	0.11	0.01	0.01	10	0.08	0.08	0.05	0.00	0.01	C43
皮肤其他	Other skin	98	0.38	0.75	0.47	0.02	0.05	76	0.58	0.62	0.35	0.01	0.03	C44
间皮瘤	Mesothelioma	7	0.03	0.05	0.04	0.00	0.01	2	0.02	0.02	0.01	0.00	0.00	C45
卡波氏肉瘤	Kaposi sarcoma	3	0.01	0.02	0.01	0.00	0.00	1	0.01	0.01	0.02	0.00	0.00	C46
结缔组织、软组织	Connective & soft tissue	42	0.16	0.32	0.23	0.01	0.03	24	0.18	0.19	0.15	0.01	0.01	C47;C49
乳腺	Breast	30	0.12	0.23	0.15	0.01	0.02	801	6.10	6.50	4.35	0.35	0.48	C50
外阴	Vulva	–	–	–	–	–	–	14	0.11	0.11	0.07	0.00	0.01	C51
阴道	Vagina	–	–	–	–	–	–	5	0.04	0.04	0.03	0.00	0.00	C52
子宫颈	Cervix uteri	–	–	–	–	–	–	671	5.11	5.44	3.56	0.26	0.40	C53
子宫体	Corpus uteri	–	–	–	–	–	–	163	1.24	1.32	0.86	0.06	0.10	C54
子宫,部位不明	Uterus unspecified	–	–	–	–	–	–	142	1.08	1.15	0.72	0.04	0.09	C55
卵巢	Ovary	–	–	–	–	–	–	272	2.07	2.21	1.48	0.11	0.17	C56
其他女性生殖器	Other female genital organs	–	–	–	–	–	–	20	0.15	0.16	0.10	0.01	0.01	C57
胎盘	Placenta	–	–	–	–	–	–	2	0.02	0.02	0.01	0.00	0.00	C58
阴茎	Penis	36	0.14	0.28	0.18	0.01	0.02	–	–	–	–	–	–	C60
前列腺	Prostate	296	1.14	2.27	1.33	0.03	0.11	–	–	–	–	–	–	C61
睾丸	Testis	9	0.03	0.07	0.05	0.00	0.01	–	–	–	–	–	–	C62
其他男性生殖器	Other male genital organs	4	0.02	0.03	0.02	0.00	0.00	–	–	–	–	–	–	C63
肾	Kidney	103	0.40	0.79	0.52	0.02	0.06	53	0.40	0.43	0.31	0.02	0.03	C64
肾盂	Renal pelvis	15	0.06	0.11	0.08	0.01	0.01	9	0.07	0.07	0.04	0.00	0.01	C65
输尿管	Ureter	10	0.04	0.08	0.05	0.00	0.01	4	0.03	0.03	0.01	0.00	0.00	C66
膀胱	Bladder	382	1.47	2.93	1.81	0.06	0.17	78	0.59	0.63	0.34	0.01	0.03	C67
其他泌尿器官	Other urinary organs	3	0.01	0.02	0.01	0.00	0.00	1	0.01	0.01	0.01	0.00	0.00	C68
眼	Eye	9	0.03	0.07	0.06	0.00	0.00	9	0.07	0.07	0.07	0.00	0.00	C69
脑、神经系统	Brain, nervous system	526	2.03	4.03	2.99	0.18	0.32	426	3.24	3.46	2.53	0.17	0.27	C70-72,D32-33,D42-43
甲状腺	Thyroid	40	0.15	0.31	0.20	0.01	0.02	47	0.36	0.38	0.24	0.01	0.03	C73
肾上腺	Adrenal gland	16	0.06	0.12	0.12	0.01	0.01	8	0.06	0.06	0.05	0.00	0.01	C74
其他内分泌腺	Other endocrine	13	0.05	0.10	0.08	0.01	0.01	6	0.05	0.05	0.03	0.00	0.00	C75
霍奇金淋巴瘤	Hodgkin lymphoma	14	0.05	0.11	0.07	0.00	0.01	5	0.04	0.04	0.04	0.00	0.00	C81
非霍奇金淋巴瘤	Non-Hodgkin lymphoma	242	0.93	1.85	1.29	0.08	0.15	143	1.09	1.16	0.76	0.05	0.08	C82-85, C96
免疫增生性疾病	Immunoproliferative diseases	0	0.00	0.00	0.00	0.00	0.00	0	0.00	0.00	0.00	0.00	0.00	C88
多发性骨髓瘤	Multiple myeloma	72	0.28	0.55	0.39	0.02	0.04	40	0.30	0.32	0.24	0.01	0.03	C90
淋巴样白血病	Lymphoid leukemia	99	0.38	0.76	0.68	0.04	0.05	66	0.50	0.54	0.47	0.03	0.04	C91
髓样白血病	Myeloid leukemia	119	0.46	0.91	0.72	0.05	0.07	86	0.66	0.70	0.52	0.03	0.04	C92-94,D45-47
白血病,未特指	Leukemia unspecified	238	0.92	1.82	1.52	0.09	0.14	189	1.44	1.53	1.20	0.07	0.12	C95
其他或未指明部位	Other and unspecified	530	2.04	4.06	2.81	0.16	0.32	347	2.64	2.81	1.74	0.09	0.18	O&U
所有部位合计	All sites	25 921	100.00	198.66	131.84	7.30	15.20	13 129	100.00	106.50	65.88	3.60	7.37	C00-96
所有部位除外 C44	All sites except C44	25 823	99.62	197.91	131.37	7.28	15.15	13 053	99.42	105.88	65.53	3.59	7.34	C00-96 exc. C44

附表 3-1　北京市 2015 年癌症发病和死亡主要指标

Appendix Table 3-1　Incidence and mortality of cancer in Beijing Shi, 2015

| 部位 Sites | 男性 Male | | | | | | 女性 Female | | | | | | ICD10 |
	病例数 No. cases	构成比 Freq./%	粗率 Crude rate/100 000⁻¹	世标率 ASR world/100 000⁻¹	累积率 Cum. Rate/% 0~64	0~74	病例数 No. cases	构成比 Freq./%	粗率 Crude rate/100 000⁻¹	世标率 ASR world/100 000⁻¹	累积率 Cum. Rate/% 0~64	0~74	
发病 Incidence													
口腔 Oral cavity & pharynx	246	1.60	5.86	3.10	0.21	0.37	142	0.89	3.40	1.80	0.10	0.20	C00-10, C12-14
鼻咽 Nasopharynx	49	0.32	1.17	0.72	0.06	0.07	16	0.10	0.38	0.23	0.02	0.02	C11
食管 Esophagus	519	3.38	12.36	5.51	0.34	0.63	139	0.87	3.33	1.11	0.03	0.11	C15
胃 Stomach	1168	7.61	27.81	12.38	0.64	1.53	520	3.27	12.44	5.61	0.34	0.62	C16
结直肠 Colon-rectum	2224	14.49	52.96	24.99	1.43	3.06	1635	10.29	39.12	16.76	0.84	2.04	C18-21
肝脏 Liver	1035	6.74	24.65	12.49	0.84	1.43	417	2.62	9.98	4.00	0.19	0.44	C22
胆囊 Gallbladder etc.	288	1.88	6.86	3.16	0.14	0.41	287	1.81	6.87	2.67	0.10	0.32	C23-24
胰腺 Pancreas	481	3.13	11.45	5.14	0.27	0.61	427	2.69	10.22	4.19	0.17	0.52	C25
喉 Larynx	153	1.00	3.64	1.90	0.11	0.26	14	0.09	0.33	0.12	0.00	0.02	C32
肺 Lung	3441	22.42	81.94	36.67	1.77	4.62	2286	14.38	54.70	22.93	1.15	2.72	C33-34
其他胸腔器官 Other thoracic organs	55	0.36	1.31	0.80	0.06	0.08	45	0.28	1.08	0.69	0.05	0.06	C37-38
骨 Bone	64	0.42	1.52	1.35	0.08	0.12	49	0.31	1.17	0.99	0.06	0.09	C40-41
皮肤黑色素瘤 Melanoma of skin	25	0.16	0.60	0.38	0.03	0.04	34	0.21	0.81	0.38	0.02	0.05	C43
乳腺 Breast	14	0.09	0.33	0.18	0.01	0.02	3028	19.05	72.45	42.35	3.35	4.71	C50
子宫颈 Cervix	–	–	–	–	–	–	413	2.60	9.88	6.56	0.56	0.66	C53
子宫体 Uterus	–	–	–	–	–	–	831	5.23	19.88	11.35	0.96	1.32	C54-55
卵巢 Ovary	–	–	–	–	–	–	549	3.45	13.14	7.87	0.59	0.85	C56
前列腺 Prostate	1070	6.97	25.48	11.03	0.31	1.49	–	–	–	–	–	–	C61
睾丸 Testis	26	0.17	0.62	0.69	0.05	0.05	–	–	–	–	–	–	C62
肾 Kidney	825	5.38	19.65	10.19	0.69	1.22	581	3.66	13.90	6.57	0.38	0.75	C64-66, 68
膀胱 Bladder	780	5.08	18.57	8.01	0.35	0.95	281	1.77	6.72	2.82	0.12	0.34	C67
脑 Brain	374	2.44	8.91	5.97	0.40	0.59	512	3.22	12.25	7.70	0.58	0.80	C70-C72, D32-33, D42-43
甲状腺 Thyroid	749	4.88	17.84	13.06	1.07	1.15	2156	13.57	51.59	38.22	3.16	3.47	C73
淋巴瘤 Lymphoma	539	3.51	12.84	6.70	0.39	0.69	424	2.67	10.15	5.43	0.32	0.60	C81-85, 88, 90, 96
白血病 Leukemia	436	2.84	10.38	6.21	0.33	0.61	343	2.16	8.21	5.16	0.27	0.50	C91-95, D45-47
其他 Other	786	5.12	18.72	9.74	0.57	1.01	763	4.80	18.26	9.71	0.52	1.02	O&U
所有部位合计 All sites	15 347	100.00	365.46	180.36	10.15	21.03	15 892	100.00	380.26	205.20	13.86	22.22	All
所有部位除外皮肤 All sites exc. C44	15 182	98.92	361.53	178.47	10.05	20.82	15 730	98.98	376.38	203.26	13.76	22.03	All sites exc. C44
死亡 Mortality													
口腔 Oral cavity & pharynx	136	1.41	3.24	1.48	0.10	0.16	79	1.18	1.89	0.68	0.03	0.08	C00-10, C12-14
鼻咽 Nasopharynx	38	0.40	0.90	0.49	0.04	0.06	10	0.15	0.24	0.12	0.01	0.01	C11
食管 Esophagus	436	4.53	10.38	4.38	0.25	0.48	132	1.97	3.16	0.90	0.02	0.06	C15
胃 Stomach	836	8.69	19.91	8.00	0.30	0.91	348	5.20	8.33	3.32	0.15	0.35	C16
结直肠 Colon-rectum	1083	11.26	25.79	9.84	0.37	1.06	808	12.08	19.33	6.71	0.24	0.68	C18-21
肝脏 Liver	996	10.35	23.72	11.16	0.74	1.26	387	5.79	9.26	3.43	0.14	0.38	C22
胆囊 Gallbladder etc.	265	2.75	6.31	2.60	0.10	0.32	230	3.44	5.50	1.86	0.06	0.19	C23-24
胰腺 Pancreas	471	4.90	11.22	4.81	0.24	0.56	365	5.46	8.73	3.43	0.13	0.42	C25
喉 Larynx	59	0.61	1.40	0.59	0.03	0.07	12	0.18	0.29	0.08	0.00	0.01	C32
肺 Lung	2914	30.29	69.39	28.74	1.20	3.44	1587	23.74	37.97	12.99	0.44	1.29	C33-34
其他胸腔器官 Other thoracic organs	37	0.38	0.88	0.48	0.03	0.06	28	0.42	0.67	0.36	0.02	0.04	C37-38
骨 Bone	34	0.35	0.81	0.46	0.02	0.05	15	0.22	0.36	0.23	0.01	0.02	C40-41
皮肤黑色素瘤 Melanoma of skin	14	0.15	0.33	0.17	0.01	0.02	18	0.27	0.43	0.16	0.01	0.02	C43
乳腺 Breast	4	0.04	0.10	0.03	0.00	0.00	743	11.11	17.78	7.77	0.47	0.86	C50
子宫颈 Cervix	–	–	–	–	–	–	116	1.73	2.78	1.47	0.11	0.16	C53
子宫体 Uterus	–	–	–	–	–	–	153	2.29	3.66	1.60	0.10	0.19	C54-55
卵巢 Ovary	–	–	–	–	–	–	305	4.56	7.30	3.65	0.23	0.43	C56
前列腺 Prostate	433	4.50	10.31	2.93	0.04	0.20	–	–	–	–	–	–	C61
睾丸 Testis	5	0.05	0.12	0.08	0.00	0.01	–	–	–	–	–	–	C62
肾 Kidney	251	2.61	5.98	2.25	0.10	0.24	212	3.17	5.07	1.80	0.05	0.18	C64-66, 68
膀胱 Bladder	375	3.90	8.93	2.69	0.05	0.21	113	1.69	2.70	0.81	0.02	0.07	C67
脑 Brain	189	1.96	4.50	2.43	0.15	0.23	147	2.20	3.52	1.65	0.10	0.16	C70-C72, D32-33, D42-43
甲状腺 Thyroid	24	0.25	0.57	0.24	0.01	0.03	35	0.52	0.84	0.30	0.01	0.03	C73
淋巴瘤 Lymphoma	371	3.86	8.83	3.67	0.16	0.39	244	3.65	5.84	2.23	0.08	0.24	C81-85, 88, 90, 96
白血病 Leukemia	295	3.07	7.02	3.90	0.18	0.37	225	3.37	5.38	2.80	0.13	0.27	C91-95, D45-47
其他 Other	354	3.68	8.43	3.47	0.16	0.36	374	5.59	8.95	3.49	0.14	0.36	O&U
所有部位合计 All sites	9620	100.00	229.08	94.88	4.28	10.49	6686	100.00	159.98	61.85	2.68	6.50	All
所有部位除外皮肤 All sites exc. C44	9585	99.64	228.25	94.61	4.27	10.46	6661	99.63	159.38	61.66	2.68	6.48	All sites exc. C44

Appendix 3　Cancer incidence and mortality in selected cancer registries of China,2015

附表 3-2　北京市郊区 2015 年癌症发病和死亡主要指标

Appendix Table 3-2　Incidence and mortality of cancer in rural areas of Beijing Shi,2015

部位 Sites		男性 Male						女性 Female						ICD10
		病例数 No. cases	构成比 Freq. /%	粗率 Crude rate/ 100 000⁻¹	世标率 ASR world/ 100 000⁻¹	累积率 Cum. Rate/% 0~64	0~74	病例数 No. cases	构成比 Freq. /%	粗率 Crude rate/ 100 000⁻¹	世标率 ASR world/ 100 000⁻¹	累积率 Cum. Rate/% 0~64	0~74	
发病 Incidence														
口腔	Oral cavity & pharynx	123	1.56	4.90	2.87	0.20	0.32	66	0.86	2.63	1.47	0.09	0.17	C00-10,C12-14
鼻咽	Nasopharynx	21	0.27	0.84	0.49	0.03	0.06	4	0.05	0.16	0.09	0.01	0.01	C11
食管	Esophagus	448	5.70	17.86	9.49	0.49	1.10	95	1.24	3.79	1.77	0.04	0.19	C15
胃	Stomach	502	6.38	20.01	11.03	0.56	1.38	260	3.39	10.38	5.45	0.29	0.63	C16
结直肠	Colon-rectum	920	11.70	36.67	20.08	1.08	2.30	720	9.39	28.74	14.50	0.77	1.61	C18-21
肝脏	Liver	646	8.21	25.75	14.65	1.00	1.69	263	3.43	10.50	5.25	0.24	0.58	C22
胆囊	Gallbladder etc.	250	3.18	9.96	5.22	0.24	0.62	195	2.54	7.78	3.79	0.16	0.45	C23-24
胰腺	Pancreas	231	2.94	9.21	4.89	0.23	0.55	172	2.24	6.87	3.44	0.14	0.39	C25
喉	Larynx	97	1.23	3.87	2.11	0.13	0.27	6	0.08	0.24	0.11	0.00	0.01	C32
肺	Lung	2065	26.26	82.31	43.87	2.00	5.33	1225	15.98	48.89	24.29	1.13	2.83	C33-34
其他胸腔器官	Other thoracic organs	26	0.33	1.04	0.67	0.03	0.08	23	0.30	0.92	0.50	0.03	0.06	C37-38
骨	Bone	32	0.41	1.28	0.91	0.04	0.11	31	0.40	1.24	1.14	0.07	0.08	C40-41
皮肤黑色素瘤	Melanoma of skin	15	0.19	0.60	0.33	0.02	0.03	20	0.26	0.80	0.50	0.03	0.06	C43
乳腺	Breast	12	0.15	0.48	0.28	0.01	0.04	1364	17.80	54.44	33.22	2.73	3.62	C50
子宫颈	Cervix	–	–	–	–	–	–	258	3.37	10.30	6.61	0.56	0.62	C53
子宫体	Uterus	–	–	–	–	–	–	451	5.88	18.00	10.29	0.90	1.15	C54-55
卵巢	Ovary	–	–	–	–	–	–	271	3.54	10.82	6.64	0.48	0.72	C56
前列腺	Prostate	332	4.22	13.23	6.88	0.15	0.88	–	–	–	–	–	–	C61
睾丸	Testis	14	0.18	0.56	0.49	0.03	0.03	–	–	–	–	–	–	C62
肾	Kidney	311	3.95	12.40	7.36	0.49	0.82	218	2.84	8.70	4.80	0.27	0.55	C64-66,68
膀胱	Bladder	394	5.01	15.70	8.38	0.40	1.03	122	1.59	4.87	2.42	0.12	0.24	C67
脑	Brain	239	3.04	9.53	7.05	0.50	0.65	303	3.95	12.09	7.53	0.57	0.78	C70-C72,D32-33,D42-43
甲状腺	Thyroid	270	3.43	10.76	7.72	0.63	0.67	881	11.50	35.16	25.61	2.09	2.28	C73
淋巴瘤	Lymphoma	247	3.14	9.85	6.13	0.37	0.66	193	2.52	7.70	4.62	0.28	0.49	C81-85,88,90,96
白血病	Leukemia	296	3.76	11.80	8.97	0.49	0.82	176	2.30	7.02	5.12	0.27	0.49	C91-95,D45-47
其他	Other	373	4.74	14.87	9.28	0.48	1.00	347	4.53	13.85	8.66	0.48	0.81	O&U
所有部位合计	All sites	7864	100.00	313.45	179.16	9.59	20.46	7664	100.00	305.90	177.83	11.76	18.83	All
所有部位除外皮肤	All sites exc. C44	7795	99.12	310.70	177.61	9.51	20.27	7596	99.11	303.18	176.45	11.68	18.67	All sites exc. C44
死亡 Mortality														
口腔	Oral cavity & pharynx	76	1.42	3.03	1.64	0.10	0.19	17	0.51	0.68	0.36	0.03	0.04	C00-10,C12-14
鼻咽	Nasopharynx	19	0.36	0.76	0.51	0.03	0.07	9	0.27	0.36	0.18	0.01	0.02	C11
食管	Esophagus	389	7.28	15.51	8.00	0.33	0.93	73	2.18	2.91	1.27	0.01	0.13	C15
胃	Stomach	402	7.52	16.02	8.55	0.39	0.98	171	5.10	6.83	3.45	0.17	0.36	C16
结直肠	Colon-rectum	440	8.23	17.54	8.94	0.31	0.96	313	9.33	12.49	5.77	0.19	0.58	C18-21
肝脏	Liver	621	11.62	24.75	13.90	0.86	1.68	254	7.57	10.14	4.85	0.19	0.52	C22
胆囊	Gallbladder etc.	189	3.54	7.53	3.96	0.16	0.47	135	4.03	5.39	2.53	0.08	0.27	C23-24
胰腺	Pancreas	208	3.89	8.29	4.44	0.19	0.49	162	4.83	6.47	3.02	0.11	0.33	C25
喉	Larynx	48	0.90	1.91	0.97	0.03	0.11	5	0.15	0.20	0.10	0.00	0.01	C32
肺	Lung	1818	34.01	72.46	38.12	1.47	4.52	947	28.23	37.80	17.90	0.61	1.91	C33-34
其他胸腔器官	Other thoracic organs	15	0.28	0.60	0.40	0.03	0.04	16	0.48	0.64	0.30	0.02	0.03	C37-38
骨	Bone	27	0.51	1.08	0.71	0.03	0.08	25	0.75	1.00	0.78	0.04	0.06	C40-41
皮肤黑色素瘤	Melanoma of skin	15	0.28	0.60	0.31	0.02	0.03	7	0.21	0.28	0.13	0.00	0.02	C43
乳腺	Breast	3	0.06	0.12	0.06	0.00	0.01	303	9.03	12.09	6.58	0.46	0.72	C50
子宫颈	Cervix	–	–	–	–	–	–	76	2.27	3.03	1.71	0.12	0.16	C53
子宫体	Uterus	–	–	–	–	–	–	68	2.03	2.71	1.50	0.08	0.20	C54-55
卵巢	Ovary	–	–	–	–	–	–	161	4.80	6.43	3.38	0.21	0.41	C56
前列腺	Prostate	131	2.45	5.22	2.49	0.02	0.18	–	–	–	–	–	–	C61
睾丸	Testis	1	0.02	0.04	0.02	0.00	0.00	–	–	–	–	–	–	C62
肾	Kidney	115	2.15	4.58	2.44	0.12	0.24	58	1.73	2.31	1.24	0.05	0.11	C64-66,68
膀胱	Bladder	140	2.62	5.58	2.68	0.05	0.23	44	1.31	1.76	0.77	0.02	0.05	C67
脑	Brain	112	2.10	4.46	2.74	0.17	0.27	103	3.07	4.11	2.28	0.12	0.23	C70-C72,D32-33,D42-43
甲状腺	Thyroid	13	0.24	0.52	0.28	0.01	0.03	17	0.51	0.68	0.33	0.01	0.03	C73
淋巴瘤	Lymphoma	147	2.75	5.86	3.51	0.16	0.43	124	3.70	4.95	2.61	0.15	0.33	C81-85,88,90,96
白血病	Leukemia	196	3.67	7.81	4.95	0.25	0.49	104	3.10	4.15	2.53	0.12	0.26	C91-95,D45-47
其他	Other	221	4.13	8.81	4.85	0.24	0.49	162	4.83	6.47	3.50	0.16	0.31	O&U
所有部位合计	All sites	5346	100.00	213.08	114.47	4.98	12.91	3354	100.00	133.87	67.07	2.98	7.10	All
所有部位除外皮肤	All sites exc. C44	5326	99.63	212.29	114.08	4.96	12.88	3340	99.58	133.31	66.75	2.97	7.08	All sites exc. C44

附表 3-3　天津市 2015 年癌症发病和死亡主要指标
Appendix Table 3-3　Incidence and mortality of cancer in Tianjin Shi, 2015

部位 Sites		男性 Male						女性 Female						ICD10
		病例数 No. cases	构成比 Freq./%	粗率 Crude rate/ 100 000⁻¹	世标率 ASR world/ 100 000⁻¹	累积率 Cum. Rate/% 0~64	0~74	病例数 No. cases	构成比 Freq./%	粗率 Crude rate/ 100 000⁻¹	世标率 ASR world/ 100 000⁻¹	累积率 Cum. Rate/% 0~64	0~74	
发病 Incidence														
口腔	Oral cavity & pharynx	171	1.67	6.52	3.44	0.24	0.39	89	0.88	3.41	1.53	0.08	0.17	C00-10, C12-14
鼻咽	Nasopharynx	54	0.53	2.06	1.08	0.09	0.12	21	0.21	0.80	0.42	0.03	0.05	C11
食管	Esophagus	261	2.55	9.95	4.36	0.25	0.50	82	0.81	3.14	1.01	0.02	0.09	C15
胃	Stomach	843	8.22	32.13	14.51	0.77	1.77	360	3.55	13.78	5.83	0.32	0.65	C16
结直肠	Colon-rectum	1237	12.07	47.15	21.35	1.18	2.70	917	9.04	35.11	14.74	0.71	1.77	C18-21
肝脏	Liver	818	7.98	31.18	14.92	1.00	1.72	324	3.19	12.41	5.11	0.26	0.58	C22
胆囊	Gallbladder etc.	171	1.67	6.52	2.94	0.09	0.41	166	1.64	6.36	2.49	0.09	0.29	C23-24
胰腺	Pancreas	368	3.59	14.03	6.45	0.34	0.81	307	3.03	11.75	4.82	0.21	0.56	C25
喉	Larynx	131	1.28	4.99	2.28	0.15	0.28	26	0.26	1.00	0.36	0.00	0.05	C32
肺	Lung	3099	30.23	118.12	52.42	2.53	6.39	1824	17.97	69.84	26.29	0.99	2.88	C33-34
其他胸腔器官	Other thoracic organs	46	0.45	1.75	0.96	0.06	0.11	28	0.28	1.07	0.77	0.05	0.07	C37-38
骨	Bone	51	0.50	1.94	1.29	0.08	0.13	47	0.46	1.80	1.01	0.05	0.10	C40-41
皮肤黑色素瘤	Melanoma of skin	21	0.20	0.80	0.41	0.02	0.06	27	0.27	1.03	0.47	0.03	0.05	C43
乳腺	Breast	14	0.14	0.53	0.25	0.01	0.04	1956	19.27	74.89	40.80	3.18	4.61	C50
子宫颈	Cervix	-	-	-	-	-	-	401	3.95	15.35	9.40	0.85	0.94	C53
子宫体	Uterus	-	-	-	-	-	-	391	3.85	14.97	7.86	0.66	0.89	C54-55
卵巢	Ovary	-	-	-	-	-	-	349	3.44	13.36	7.27	0.56	0.77	C56
前列腺	Prostate	296	2.89	11.28	4.40	0.11	0.48	-	-	-	-	-	-	C61
睾丸	Testis	8	0.08	0.30	0.32	0.02	0.02	-	-	-	-	-	-	C62
肾	Kidney	448	4.37	17.08	8.38	0.60	0.99	237	2.34	9.07	4.26	0.24	0.49	C64-66, 68
膀胱	Bladder	454	4.43	17.30	7.68	0.37	0.94	115	1.13	4.40	1.69	0.08	0.18	C67
脑	Brain	240	2.34	9.15	5.53	0.33	0.56	387	3.81	14.82	7.45	0.51	0.91	C70-C72, D32-33, D42-43
甲状腺	Thyroid	393	3.83	14.98	10.31	0.90	0.94	1093	10.77	41.85	28.26	2.38	2.67	C73
淋巴瘤	Lymphoma	409	3.99	15.59	7.94	0.48	0.91	323	3.18	12.37	6.31	0.38	0.78	C81-85, 88, 90, 96
白血病	Leukemia	375	3.66	14.29	9.11	0.54	0.86	345	3.40	13.21	8.65	0.55	0.81	C91-95, D45-47
其他	Other	342	3.34	13.04	6.66	0.38	0.68	333	3.28	12.75	5.85	0.35	0.65	O&U
所有部位合计	All sites	10 250	100.00	390.69	186.99	10.55	21.80	10 148	100.00	388.56	192.65	12.56	20.98	All
所有部位除外皮肤	All sites exc. C44	10 207	99.58	389.05	186.26	10.51	21.72	10 087	99.40	386.22	191.62	12.50	20.87	All sites exc. C44
死亡 Mortality														
口腔	Oral cavity & pharynx	88	1.25	3.35	1.64	0.10	0.20	49	0.98	1.88	0.71	0.03	0.08	C00-10, C12-14
鼻咽	Nasopharynx	41	0.58	1.56	0.81	0.06	0.10	18	0.36	0.69	0.34	0.03	0.03	C11
食管	Esophagus	245	3.48	9.34	3.93	0.21	0.42	69	1.39	2.64	0.90	0.02	0.06	C15
胃	Stomach	636	9.03	24.24	10.27	0.45	1.12	293	5.89	11.22	4.54	0.22	0.46	C16
结直肠	Colon-rectum	657	9.33	25.04	10.11	0.35	1.08	488	9.81	18.69	6.71	0.25	0.68	C18-21
肝脏	Liver	729	10.35	27.79	12.77	0.80	1.48	330	6.63	12.64	4.92	0.18	0.58	C22
胆囊	Gallbladder etc.	156	2.21	5.95	2.53	0.09	0.31	142	2.85	5.44	2.11	0.09	0.22	C23-24
胰腺	Pancreas	329	4.67	12.54	5.72	0.25	0.72	271	5.45	10.38	4.07	0.14	0.49	C25
喉	Larynx	72	1.02	2.74	1.12	0.05	0.10	20	0.40	0.77	0.26	0.00	0.03	C32
肺	Lung	2606	36.99	99.33	42.22	1.69	5.08	1573	31.62	60.23	21.31	0.60	2.12	C33-34
其他胸腔器官	Other thoracic organs	31	0.44	1.18	0.51	0.02	0.07	16	0.32	0.61	0.41	0.03	0.04	C37-38
骨	Bone	43	0.61	1.64	0.72	0.02	0.09	37	0.74	1.42	0.71	0.04	0.08	C40-41
皮肤黑色素瘤	Melanoma of skin	15	0.21	0.57	0.28	0.02	0.04	3	0.06	0.11	0.07	0.00	0.01	C43
乳腺	Breast	9	0.13	0.34	0.14	0.00	0.01	507	10.19	19.41	8.27	0.50	0.96	C50
子宫颈	Cervix	-	-	-	-	-	-	103	2.07	3.94	2.37	0.20	0.24	C53
子宫体	Uterus	-	-	-	-	-	-	94	1.89	3.60	1.63	0.08	0.21	C54-55
卵巢	Ovary	-	-	-	-	-	-	182	3.66	6.97	3.12	0.21	0.37	C56
前列腺	Prostate	218	3.09	8.31	2.81	0.04	0.18	-	-	-	-	-	-	C61
睾丸	Testis	3	0.04	0.11	0.11	0.01	0.01	-	-	-	-	-	-	C62
肾	Kidney	190	2.70	7.24	3.07	0.15	0.36	99	1.99	3.79	1.54	0.05	0.17	C64-66, 68
膀胱	Bladder	221	3.14	8.42	2.96	0.05	0.24	66	1.33	2.53	0.76	0.01	0.05	C67
脑	Brain	142	2.02	5.41	2.93	0.14	0.28	148	2.97	5.67	2.93	0.14	0.29	C70-C72, D32-33, D42-43
甲状腺	Thyroid	23	0.33	0.88	0.41	0.02	0.04	29	0.58	1.11	0.38	0.01	0.04	C73
淋巴瘤	Lymphoma	216	3.07	8.23	3.80	0.17	0.45	121	2.43	4.63	2.07	0.12	0.25	C81-85, 88, 90, 96
白血病	Leukemia	179	2.54	6.82	4.32	0.21	0.38	132	2.65	5.05	3.26	0.18	0.26	C91-95, D45-47
其他	Other	196	2.78	7.47	3.25	0.17	0.31	185	3.72	7.08	2.99	0.15	0.31	O&U
所有部位合计	All sites	7045	100.00	268.53	116.41	5.06	13.07	4975	100.00	190.49	76.36	3.29	8.03	All
所有部位除外皮肤	All sites exc. C44	7023	99.69	267.69	116.08	5.05	13.04	4965	99.80	190.10	76.12	3.28	8.02	All sites exc. C44

附表 3-4　天津市郊区 2015 年癌症发病和死亡主要指标
Appendix Table 3-4　Incidence and mortality of cancer in rural areas of Tianjin Shi, 2015

部位 Sites		男性 Male						女性 Female						ICD10
		病例数 No. cases	构成比 Freq. /%	粗率 Crude rate/ $100\,000^{-1}$	世标率 ASR world/ $100\,000^{-1}$	累积率 Cum. Rate/% 0~64	0~74	病例数 No. cases	构成比 Freq. /%	粗率 Crude rate/ $100\,000^{-1}$	世标率 ASR world/ $100\,000^{-1}$	累积率 Cum. Rate/% 0~64	0~74	
发病 Incidence														
口腔	Oral cavity & pharynx	91	1.49	3.60	2.37	0.16	0.29	44	0.64	1.75	1.13	0.06	0.15	C00-10,C12-14
鼻咽	Nasopharynx	31	0.51	1.23	0.86	0.06	0.11	16	0.23	0.64	0.39	0.03	0.05	C11
食管	Esophagus	207	3.39	8.19	5.00	0.26	0.62	54	0.79	2.15	1.20	0.04	0.12	C15
胃	Stomach	424	6.93	16.78	10.16	0.48	1.20	194	2.83	7.74	4.74	0.27	0.54	C16
结直肠	Colon-rectum	545	8.91	21.57	13.58	0.72	1.69	419	6.12	16.71	9.80	0.57	1.13	C18-21
肝脏	Liver	615	10.06	24.34	15.35	1.09	1.83	258	3.77	10.29	6.17	0.29	0.74	C22
胆囊	Gallbladder etc.	112	1.83	4.43	2.74	0.12	0.34	103	1.50	4.11	2.29	0.10	0.26	C23-24
胰腺	Pancreas	212	3.47	8.39	5.34	0.25	0.65	152	2.22	6.06	3.51	0.17	0.43	C25
喉	Larynx	78	1.28	3.09	1.88	0.12	0.23	22	0.32	0.88	0.47	0.01	0.06	C32
肺	Lung	1933	31.62	76.52	47.21	2.24	5.60	1492	21.79	59.50	33.94	1.45	4.01	C33-34
其他胸腔器官	Other thoracic organs	25	0.41	0.99	0.74	0.04	0.08	22	0.32	0.88	0.68	0.04	0.06	C37-38
骨	Bone	67	1.10	2.65	1.90	0.09	0.22	47	0.69	1.87	1.35	0.07	0.16	C40-41
皮肤黑色素瘤	Melanoma of skin	13	0.21	0.51	0.32	0.02	0.04	9	0.13	0.36	0.22	0.02	0.02	C43
乳腺	Breast	6	0.10	0.24	0.15	0.01	0.02	1141	16.66	45.50	29.84	2.48	3.12	C50
子宫颈	Cervix	–	–	–	–	–	–	306	4.47	12.20	8.00	0.68	0.80	C53
子宫体	Uterus	–	–	–	–	–	–	259	3.78	10.33	6.49	0.55	0.73	C54-55
卵巢	Ovary	–	–	–	–	–	–	198	2.89	7.90	5.33	0.37	0.60	C56
前列腺	Prostate	129	2.11	5.11	2.98	0.07	0.33	–	–	–	–	–	–	C61
睾丸	Testis	7	0.11	0.28	0.26	0.02	0.02	–	–	–	–	–	–	C62
肾	Kidney	162	2.65	6.41	4.25	0.30	0.51	121	1.77	4.83	3.20	0.22	0.36	C64-66,68
膀胱	Bladder	271	4.43	10.73	6.66	0.32	0.77	71	1.04	2.83	1.60	0.06	0.20	C67
脑	Brain	201	3.29	7.96	6.30	0.40	0.65	297	4.34	11.84	7.52	0.53	0.86	C70-C72,D32-33,D42-43
甲状腺	Thyroid	248	4.06	9.82	7.31	0.61	0.71	978	14.28	39.00	26.82	2.36	2.61	C73
淋巴瘤	Lymphoma	233	3.81	9.22	6.23	0.40	0.75	171	2.50	6.82	4.40	0.29	0.51	C81-85,88,90,96
白血病	Leukemia	290	4.74	11.48	8.71	0.51	0.85	263	3.84	10.49	8.71	0.56	0.82	C91-95, D45-47
其他	Other	214	3.50	8.47	5.64	0.31	0.62	210	3.07	8.38	5.16	0.33	0.56	O&U
所有部位合计	All sites	6114	100.00	242.02	155.93	8.60	18.12	6847	100.00	273.07	172.97	11.53	18.91	All
所有部位除外皮肤	All sites exc. C44	6088	99.57	240.99	155.30	8.57	18.05	6816	99.55	271.83	172.26	11.50	18.84	All sites exc. C44
死亡 Mortality														
口腔	Oral cavity & pharynx	54	1.35	2.14	1.31	0.07	0.13	20	0.64	0.80	0.44	0.02	0.04	C00-10,C12-14
鼻咽	Nasopharynx	18	0.45	0.71	0.45	0.02	0.04	8	0.26	0.32	0.19	0.01	0.03	C11
食管	Esophagus	151	3.77	5.98	3.56	0.12	0.39	48	1.55	1.91	1.00	0.02	0.08	C15
胃	Stomach	346	8.64	13.70	8.31	0.32	0.97	167	5.38	6.66	3.86	0.19	0.42	C16
结直肠	Colon-rectum	263	6.57	10.41	6.28	0.27	0.63	184	5.92	7.34	4.01	0.17	0.38	C18-21
肝脏	Liver	502	12.53	19.87	12.46	0.81	1.46	208	6.70	8.30	4.80	0.22	0.54	C22
胆囊	Gallbladder etc.	81	2.02	3.21	1.92	0.06	0.21	73	2.35	2.91	1.61	0.04	0.18	C23-24
胰腺	Pancreas	168	4.19	6.65	4.11	0.17	0.52	111	3.57	4.43	2.49	0.09	0.28	C25
喉	Larynx	30	0.75	1.19	0.70	0.03	0.09	14	0.45	0.56	0.31	0.00	0.03	C32
肺	Lung	1525	38.07	60.37	36.43	1.46	4.11	1215	39.12	48.46	27.07	0.88	3.08	C33-34
其他胸腔器官	Other thoracic organs	14	0.35	0.55	0.36	0.02	0.04	9	0.29	0.36	0.27	0.02	0.02	C37-38
骨	Bone	52	1.30	2.06	1.42	0.07	0.17	41	1.32	1.64	0.98	0.04	0.15	C40-41
皮肤黑色素瘤	Melanoma of skin	6	0.15	0.24	0.16	0.02	0.02	6	0.19	0.24	0.16	0.01	0.02	C43
乳腺	Breast	3	0.07	0.12	0.06	0.00	0.00	253	8.15	10.09	6.08	0.38	0.72	C50
子宫颈	Cervix	–	–	–	–	–	–	91	2.93	3.63	2.23	0.15	0.24	C53
子宫体	Uterus	–	–	–	–	–	–	46	1.48	1.83	1.08	0.08	0.12	C54-55
卵巢	Ovary	–	–	–	–	–	–	120	3.86	4.79	2.92	0.19	0.34	C56
前列腺	Prostate	77	1.92	3.05	1.79	0.02	0.12	–	–	–	–	–	–	C61
睾丸	Testis	2	0.05	0.08	0.05	0.00	0.01	–	–	–	–	–	–	C62
肾	Kidney	81	2.02	3.21	2.01	0.09	0.24	41	1.32	1.64	0.94	0.04	0.12	C64-66,68
膀胱	Bladder	102	2.55	4.04	2.39	0.06	0.25	29	0.93	1.16	0.60	0.02	0.06	C67
脑	Brain	112	2.80	4.43	3.53	0.19	0.37	104	3.35	4.15	2.80	0.16	0.29	C70-C72,D32-33,D42-43
甲状腺	Thyroid	10	0.25	0.40	0.22	0.00	0.02	11	0.35	0.44	0.26	0.01	0.04	C73
淋巴瘤	Lymphoma	125	3.12	4.95	3.13	0.16	0.35	67	2.16	2.67	1.56	0.09	0.19	C81-85,88,90,96
白血病	Leukemia	130	3.25	5.15	3.56	0.17	0.41	109	3.51	4.35	3.27	0.20	0.32	C91-95, D45-47
其他	Other	154	3.84	6.10	3.93	0.19	0.41	131	4.22	5.22	3.06	0.14	0.32	O&U
所有部位合计	All sites	4006	100.00	158.57	98.15	4.32	10.94	3106	100.00	123.87	72.00	3.17	8.00	All
所有部位除外皮肤	All sites exc. C44	3991	99.63	157.98	97.82	4.30	10.92	3099	99.77	123.59	71.83	3.16	7.98	All sites exc. C44

附表 3-5　石家庄市 2015 年癌症发病和死亡主要指标
Appendix Table 3-5　Incidence and mortality of cancer in Shijiazhuang Shi, 2015

| 部位 Sites | 男性 Male | | | | | | 女性 Female | | | | | | ICD10 |
	病例数 No. cases	构成比 Freq. /%	粗率 Crude rate/ 100 000⁻¹	世标率 ASR world/ 100 000⁻¹	累积率 Cum. Rate/% 0~64	0~74	病例数 No. cases	构成比 Freq. /%	粗率 Crude rate/ 100 000⁻¹	世标率 ASR world/ 100 000⁻¹	累积率 Cum. Rate/% 0~64	0~74	
发病 Incidence													
口腔 Oral cavity & pharynx	51	1.53	4.66	3.26	0.23	0.41	29	0.99	2.57	1.43	0.06	0.14	C00-10,C12-14
鼻咽 Nasopharynx	5	0.15	0.46	0.29	0.02	0.02	2	0.07	0.18	0.14	0.01	0.02	C11
食管 Esophagus	217	6.51	19.82	11.81	0.67	1.42	85	2.89	7.54	3.97	0.11	0.44	C15
胃 Stomach	461	13.84	42.10	26.14	1.28	3.22	167	5.68	14.82	8.86	0.46	1.01	C16
结直肠 Colon-rectum	296	8.88	27.03	16.91	0.90	2.04	244	8.30	21.66	12.84	0.71	1.52	C18-21
肝脏 Liver	346	10.38	31.60	20.41	1.30	2.41	135	4.59	11.98	7.01	0.32	0.85	C22
胆囊 Gallbladder etc.	38	1.14	3.47	2.06	0.08	0.24	32	1.09	2.84	1.58	0.07	0.19	C23-24
胰腺 Pancreas	72	2.16	6.57	3.86	0.17	0.40	72	2.45	6.39	3.73	0.18	0.44	C25
喉 Larynx	32	0.96	2.92	1.86	0.13	0.23	1	0.03	0.09	0.06	0.00	0.01	C32
肺 Lung	899	26.98	82.09	49.00	2.45	5.77	474	16.12	42.07	24.66	1.27	2.84	C33-34
其他胸腔器官 Other thoracic organs	10	0.30	0.91	0.63	0.03	0.10	6	0.20	0.53	0.31	0.01	0.04	C37-38
骨 Bone	19	0.57	1.73	1.08	0.07	0.12	14	0.48	1.24	0.80	0.06	0.09	C40-41
皮肤黑色素瘤 Melanoma of skin	8	0.24	0.73	0.42	0.01	0.03	4	0.14	0.36	0.19	0.02	0.02	C43
乳腺 Breast	8	0.24	0.73	0.50	0.01	0.07	610	20.74	54.14	37.25	2.92	4.06	C50
子宫颈 Cervix	–	–	–	–	–	–	136	4.62	12.07	8.69	0.72	0.88	C53
子宫体 Uterus	–	–	–	–	–	–	138	4.69	12.25	8.77	0.71	1.03	C54-55
卵巢 Ovary	–	–	–	–	–	–	95	3.23	8.43	6.06	0.46	0.73	C56
前列腺 Prostate	97	2.91	8.86	4.88	0.09	0.54	–	–	–	–	–	–	C61
睾丸 Testis	7	0.21	0.64	0.61	0.04	0.04	–	–	–	–	–	–	C62
肾 Kidney	123	3.69	11.23	7.32	0.48	0.84	60	2.04	5.33	3.85	0.25	0.43	C64-66,68
膀胱 Bladder	98	2.94	8.95	5.33	0.28	0.62	29	0.99	2.57	1.47	0.07	0.16	C67
脑 Brain	85	2.55	7.76	5.72	0.38	0.60	77	2.62	6.83	5.01	0.38	0.54	C70-C72,D32-33,D42-43
甲状腺 Thyroid	99	2.97	9.04	6.72	0.57	0.62	241	8.19	21.39	15.45	1.30	1.47	C73
淋巴瘤 Lymphoma	135	4.05	12.33	8.27	0.49	0.95	107	3.64	9.50	6.22	0.41	0.63	C81-85,88,90,96
白血病 Leukemia	78	2.34	7.12	5.19	0.27	0.50	48	1.63	4.26	3.23	0.18	0.25	C91-95, D45-47
其他 Other	148	4.44	13.51	9.09	0.48	0.97	135	4.59	11.98	7.94	0.49	0.89	O&U
所有部位合计 All sites	3332	100.00	304.26	191.35	10.42	22.17	2941	100.00	261.01	169.51	11.16	18.71	All
所有部位除外皮肤 All sites exc. C44	3314	99.46	302.62	190.30	10.36	22.04	2924	99.42	259.51	168.63	11.11	18.63	All sites exc. C44
死亡 Mortality													
口腔 Oral cavity & pharynx	17	0.77	1.55	1.00	0.05	0.14	11	0.82	0.98	0.46	0.02	0.03	C00-10,C12-14
鼻咽 Nasopharynx	5	0.23	0.46	0.28	0.03	0.03	2	0.15	0.18	0.10	0.01	0.01	C11
食管 Esophagus	161	7.32	14.70	8.70	0.39	1.01	54	4.02	4.79	2.27	0.02	0.24	C15
胃 Stomach	278	12.64	25.39	14.91	0.64	1.74	127	9.46	11.27	6.15	0.24	0.67	C16
结直肠 Colon-rectum	138	6.27	12.60	7.59	0.34	0.83	97	7.22	8.61	4.49	0.17	0.48	C18-21
肝脏 Liver	335	15.23	30.59	19.06	1.14	2.16	133	9.90	11.80	6.52	0.25	0.78	C22
胆囊 Gallbladder etc.	23	1.05	2.10	1.21	0.05	0.14	16	1.19	1.42	0.81	0.02	0.10	C23-24
胰腺 Pancreas	56	2.55	5.11	2.99	0.14	0.30	62	4.62	5.50	2.90	0.11	0.31	C25
喉 Larynx	21	0.95	1.92	1.20	0.06	0.14	1	0.07	0.09	0.04	0.00	0.00	C32
肺 Lung	723	32.86	66.02	38.68	1.54	4.64	335	24.94	29.73	15.53	0.60	1.67	C33-34
其他胸腔器官 Other thoracic organs	7	0.32	0.64	0.39	0.01	0.05	1	0.07	0.09	0.06	0.00	0.00	C37-38
骨 Bone	11	0.50	1.00	0.56	0.03	0.08	6	0.45	0.53	0.33	0.03	0.03	C40-41
皮肤黑色素瘤 Melanoma of skin	5	0.23	0.46	0.27	0.00	0.03	1	0.07	0.09	0.07	0.00	0.01	C43
乳腺 Breast	5	0.23	0.46	0.39	0.01	0.03	146	10.87	12.96	8.30	0.60	0.89	C50
子宫颈 Cervix	–	–	–	–	–	–	43	3.20	3.82	2.62	0.18	0.28	C53
子宫体 Uterus	–	–	–	–	–	–	22	1.64	1.95	1.29	0.09	0.16	C54-55
卵巢 Ovary	–	–	–	–	–	–	41	3.05	3.64	2.38	0.16	0.25	C56
前列腺 Prostate	54	2.45	4.93	2.48	0.02	0.24	–	–	–	–	–	–	C61
睾丸 Testis	0	0.00	0.00	0.00	0.00	0.00	–	–	–	–	–	–	C62
肾 Kidney	41	1.86	3.74	2.25	0.09	0.24	17	1.27	1.51	0.91	0.04	0.10	C64-66,68
膀胱 Bladder	31	1.41	2.83	1.19	0.01	0.05	10	0.74	0.89	0.35	0.01	0.01	C67
脑 Brain	46	2.09	4.20	3.41	0.18	0.31	31	2.31	2.75	1.91	0.13	0.22	C70-C72,D32-33,D42-43
甲状腺 Thyroid	18	0.82	1.64	1.08	0.08	0.08	20	1.49	1.78	1.12	0.08	0.10	C73
淋巴瘤 Lymphoma	64	2.91	5.84	3.50	0.16	0.35	48	3.57	4.26	2.64	0.16	0.28	C81-85,88,90,96
白血病 Leukemia	59	2.68	5.39	4.12	0.25	0.35	27	2.01	2.40	2.05	0.11	0.17	C91-95, D45-47
其他 Other	102	4.64	9.31	5.64	0.29	0.59	92	6.85	8.17	4.78	0.19	0.52	O&U
所有部位合计 All sites	2200	100.00	200.89	120.89	5.52	13.52	1343	100.00	119.19	68.06	3.21	7.35	All
所有部位除外皮肤 All sites exc. C44	2195	99.77	200.44	120.60	5.49	13.49	1334	99.33	118.39	67.61	3.19	7.30	All sites exc. C44

部位 Sites		男性 Male						女性 Female						ICD10
		病例数 No. cases	构成比 Freq./%	粗率 Crude rate/ 100 000⁻¹	世标率 ASR world/ 100 000⁻¹	累积率 Cum. Rate/%		病例数 No. cases	构成比 Freq./%	粗率 Crude rate/ 100 000⁻¹	世标率 ASR world/ 100 000⁻¹	累积率 Cum. Rate/%		
						0~64	0~74					0~64	0~74	
发病 Incidence														
口腔	Oral cavity & pharynx	40	1.25	3.42	2.55	0.16	0.30	17	0.70	1.45	1.00	0.07	0.10	C00-10, C12-14
鼻咽	Nasopharynx	7	0.22	0.60	0.44	0.04	0.04	4	0.16	0.34	0.25	0.01	0.03	C11
食管	Esophagus	244	7.63	20.84	15.67	0.66	1.96	178	7.30	15.18	9.89	0.40	1.26	C15
胃	Stomach	643	20.09	54.93	41.29	1.87	5.47	219	8.98	18.68	12.57	0.50	1.46	C16
结直肠	Colon-rectum	174	5.44	14.86	11.27	0.59	1.51	146	5.99	12.45	8.50	0.47	1.06	C18-21
肝脏	Liver	434	13.56	37.07	27.73	1.81	3.31	130	5.33	11.09	7.33	0.37	0.81	C22
胆囊	Gallbladder etc.	35	1.09	2.99	2.21	0.13	0.27	25	1.03	2.13	1.34	0.06	0.16	C23-24
胰腺	Pancreas	56	1.75	4.78	3.69	0.21	0.45	41	1.68	3.50	2.27	0.10	0.25	C25
喉	Larynx	31	0.97	2.65	1.89	0.14	0.31	3	0.12	0.26	0.18	0.01	0.03	C32
肺	Lung	858	26.81	73.29	54.77	2.56	7.25	381	15.62	32.50	21.76	1.01	2.60	C33-34
其他胸腔器官	Other thoracic organs	9	0.28	0.77	0.54	0.03	0.06	4	0.16	0.34	0.25	0.02	0.03	C37-38
骨	Bone	21	0.66	1.79	1.42	0.11	0.16	9	0.37	0.77	0.57	0.03	0.05	C40-41
皮肤黑色素瘤	Melanoma of skin	1	0.03	0.09	0.07	0.00	0.01	4	0.16	0.34	0.22	0.01	0.01	C43
乳腺	Breast	6	0.19	0.51	0.39	0.02	0.04	409	16.77	34.89	26.42	2.24	2.81	C50
子宫颈	Cervix	–	–	–	–	–	–	123	5.04	10.49	7.88	0.66	0.84	C53
子宫体	Uterus	–	–	–	–	–	–	127	5.21	10.83	7.97	0.71	0.84	C54-55
卵巢	Ovary	–	–	–	–	–	–	79	3.24	6.74	5.05	0.39	0.56	C56
前列腺	Prostate	34	1.06	2.90	2.05	0.04	0.17	–	–	–	–	–	–	C61
睾丸	Testis	2	0.06	0.17	0.12	0.01	0.01	–	–	–	–	–	–	C62
肾	Kidney	69	2.16	5.89	4.46	0.31	0.57	37	1.52	3.16	2.22	0.13	0.26	C64-66,68
膀胱	Bladder	65	2.03	5.55	4.06	0.21	0.47	22	0.90	1.88	1.16	0.05	0.10	C67
脑	Brain	62	1.94	5.30	4.06	0.30	0.45	80	3.28	6.82	5.06	0.39	0.52	C70-C72,D32-33, D42-43
甲状腺	Thyroid	35	1.09	2.99	2.30	0.18	0.24	101	4.14	8.62	6.53	0.52	0.68	C73
淋巴瘤	Lymphoma	80	2.50	6.83	5.22	0.30	0.66	68	2.79	5.80	4.29	0.28	0.49	C81-85,88,90,96
白血病	Leukemia	63	1.97	5.38	4.72	0.27	0.49	73	2.99	6.23	5.79	0.36	0.50	C91-95, D45-47
其他	Other	231	7.22	19.73	15.01	0.90	1.77	159	6.52	13.56	9.50	0.58	1.01	O&U
所有部位合计	All sites	3200	100.00	273.36	205.95	10.83	25.88	2439	100.00	208.05	147.99	9.38	16.47	All
所有部位除外皮肤	All sites exc. C44	3188	99.63	272.34	205.17	10.81	25.80	2427	99.51	207.02	147.25	9.34	16.40	All sites exc. C44
死亡 Mortality														
口腔	Oral cavity & pharynx	16	0.72	1.37	0.94	0.04	0.07	5	0.39	0.43	0.30	0.02	0.02	C00-10, C12-14
鼻咽	Nasopharynx	1	0.05	0.09	0.14	0.01	0.01	2	0.16	0.17	0.13	0.01	0.02	C11
食管	Esophagus	167	7.52	14.27	10.78	0.42	1.32	102	7.92	8.70	5.21	0.16	0.50	C15
胃	Stomach	459	20.66	39.21	29.67	1.09	4.05	211	16.38	18.00	11.54	0.36	1.24	C16
结直肠	Colon-rectum	64	2.88	5.47	4.10	0.16	0.49	67	5.20	5.72	3.86	0.11	0.46	C18-21
肝脏	Liver	371	16.70	31.69	23.60	1.55	2.79	113	8.77	9.64	6.34	0.29	0.72	C22
胆囊	Gallbladder etc.	14	0.63	1.20	0.90	0.03	0.10	20	1.55	1.71	1.09	0.04	0.14	C23-24
胰腺	Pancreas	49	2.21	4.19	3.14	0.17	0.40	35	2.72	2.99	1.89	0.10	0.19	C25
喉	Larynx	15	0.68	1.28	0.96	0.04	0.16	1	0.08	0.09	0.06	0.01	0.01	C32
肺	Lung	672	30.24	57.41	43.13	1.64	5.59	311	24.15	26.53	17.41	0.82	1.96	C33-34
其他胸腔器官	Other thoracic organs	3	0.14	0.26	0.18	0.01	0.02	2	0.16	0.17	0.13	0.01	0.02	C37-38
骨	Bone	13	0.59	1.11	0.82	0.05	0.11	8	0.62	0.68	0.46	0.02	0.07	C40-41
皮肤黑色素瘤	Melanoma of skin	0	0.00	0.00	0.00	0.00	0.00	3	0.23	0.26	0.20	0.01	0.02	C43
乳腺	Breast	4	0.18	0.34	0.24	0.02	0.02	101	7.84	8.62	6.22	0.47	0.75	C50
子宫颈	Cervix	–	–	–	–	–	–	45	3.49	3.84	2.67	0.17	0.31	C53
子宫体	Uterus	–	–	–	–	–	–	21	1.63	1.79	1.32	0.09	0.16	C54-55
卵巢	Ovary	–	–	–	–	–	–	24	1.86	2.05	1.51	0.08	0.19	C56
前列腺	Prostate	23	1.04	1.96	1.33	0.03	0.05	–	–	–	–	–	–	C61
睾丸	Testis	2	0.09	0.17	0.13	0.01	0.01	–	–	–	–	–	–	C62
肾	Kidney	17	0.77	1.45	1.05	0.05	0.14	8	0.62	0.68	0.37	0.01	0.01	C64-66,68
膀胱	Bladder	19	0.86	1.62	1.21	0.05	0.15	16	1.24	1.36	0.75	0.03	0.03	C67
脑	Brain	43	1.94	3.67	2.73	0.17	0.31	30	2.33	2.56	1.88	0.12	0.17	C70-C72,D32-33, D42-43
甲状腺	Thyroid	7	0.32	0.60	0.46	0.03	0.06	10	0.78	0.85	0.61	0.03	0.08	C73
淋巴瘤	Lymphoma	44	1.98	3.76	2.85	0.12	0.38	26	2.02	2.22	1.49	0.08	0.17	C81-85,88,90,96
白血病	Leukemia	49	2.21	4.19	3.76	0.23	0.37	36	2.80	3.07	2.48	0.14	0.23	C91-95, D45-47
其他	Other	170	7.65	14.52	10.77	0.60	1.36	91	7.07	7.76	5.16	0.25	0.52	O&U
所有部位合计	All sites	2222	100.00	189.81	142.87	6.49	17.96	1288	100.00	109.87	73.11	3.44	7.98	All
所有部位除外皮肤	All sites exc. C44	2219	99.86	189.56	142.65	6.49	17.94	1284	99.69	109.52	72.89	3.43	7.96	All sites exc. C44

部位 Sites	男性 Male						女性 Female						ICD10
	病例数 No. cases	构成比 Freq./%	粗率 Crude rate/ 100 000^{-1}	世标率 ASR world/ 100 000^{-1}	累积率 Cum. Rate/% 0~64	0~74	病例数 No. cases	构成比 Freq./%	粗率 Crude rate/ 100 000^{-1}	世标率 ASR world/ 100 000^{-1}	累积率 Cum. Rate/% 0~64	0~74	
发病 Incidence													
口腔　Oral cavity & pharynx	3	0.83	2.15	1.77	0.05	0.26	1	0.39	0.78	1.15	0.07	0.07	C00-10,C12-14
鼻咽　Nasopharynx	1	0.28	0.72	0.63	0.00	0.10	3	1.18	2.33	2.78	0.18	0.18	C11
食管　Esophagus	36	9.92	25.75	19.96	1.15	2.56	24	9.41	18.65	13.54	0.63	2.18	C15
胃　Stomach	155	42.70	110.85	89.43	5.24	12.24	39	15.29	30.30	21.03	1.14	2.54	C16
结直肠　Colon-rectum	20	5.51	14.30	11.99	0.90	1.46	30	11.76	23.31	16.47	1.28	1.79	C18-21
肝脏　Liver	23	6.34	16.45	13.47	0.78	1.37	8	3.14	6.22	5.64	0.52	0.52	C22
胆囊　Gallbladder etc.	4	1.10	2.86	2.21	0.05	0.23	3	1.18	2.33	1.23	0.06	0.06	C23-24
胰腺　Pancreas	4	1.10	2.86	2.12	0.14	0.25	3	1.18	2.33	1.82	0.19	0.19	C25
喉　Larynx	4	1.10	2.86	1.96	0.16	0.16	1	0.39	0.78	0.69	0.06	0.06	C32
肺　Lung	52	14.33	37.19	28.44	1.89	3.22	26	10.20	20.20	14.80	1.04	2.17	C33-34
其他胸腔器官　Other thoracic organs	0	0.00	0.00	0.00	0.00	0.00	1	0.39	0.78	0.63	0.00	0.16	C37-38
骨　Bone	2	0.55	1.43	1.27	0.13	0.13	0	0.00	0.00	0.00	0.00	0.00	C40-41
皮肤黑色素瘤　Melanoma of skin	3	0.83	2.15	1.75	0.10	0.21	0	0.00	0.00	0.00	0.00	0.00	C43
乳腺　Breast	0	0.00	0.00	0.00	0.00	0.00	38	14.90	29.53	23.70	1.94	2.71	C50
子宫颈　Cervix	–	–	–	–	–	–	21	8.24	16.32	12.62	1.27	1.42	C53
子宫体　Uterus	–	–	–	–	–	–	8	3.14	6.22	6.12	0.54	0.54	C54-55
卵巢　Ovary	–	–	–	–	–	–	8	3.14	6.22	5.27	0.48	0.58	C56
前列腺　Prostate	2	0.55	1.43	1.12	0.00	0.10	–	–	–	–	–	–	C61
睾丸　Testis	3	0.83	2.15	2.02	0.19	0.19	–	–	–	–	–	–	C62
肾　Kidney	10	2.75	7.15	5.33	0.52	0.63	6	2.35	4.66	3.38	0.20	0.35	C64-66,68
膀胱　Bladder	5	1.38	3.58	2.77	0.00	0.21	0	0.00	0.00	0.00	0.00	0.00	C67
脑　Brain	7	1.93	5.01	3.96	0.31	0.49	3	1.18	2.33	1.32	0.12	0.12	C70-C72,D32-33,D42-43
甲状腺　Thyroid	1	0.28	0.72	0.46	0.04	0.04	9	3.53	6.99	5.38	0.48	0.48	C73
淋巴瘤　Lymphoma	7	1.93	5.01	3.92	0.28	0.46	8	3.14	6.22	5.22	0.32	0.58	C81-85,88,90,96
白血病　Leukemia	9	2.48	6.44	5.25	0.31	0.59	1	0.39	0.78	0.60	0.04	0.04	C91-95,D45-47
其他　Other	12	3.31	8.58	7.12	0.30	0.68	14	5.49	10.88	8.35	0.44	0.96	O&U
所有部位合计　All sites	363	100.00	259.61	206.92	12.55	25.57	255	100.00	198.15	151.74	10.98	17.71	All
所有部位除外皮肤　All sites exc. C44	361	99.45	258.18	205.67	12.55	25.36	253	99.22	196.59	150.49	10.98	17.40	All sites exc. C44
死亡 Mortality													
口腔　Oral cavity & pharynx	1	0.38	0.72	0.57	0.07	0.07	1	0.71	0.78	0.63	0.00	0.16	C00-10,C12-14
鼻咽　Nasopharynx	0	0.00	0.00	0.00	0.00	0.00	0	0.00	0.00	0.00	0.00	0.00	C11
食管　Esophagus	28	10.73	20.02	15.53	0.67	1.94	10	7.09	7.77	5.27	0.13	0.59	C15
胃　Stomach	114	43.68	81.53	63.38	2.51	7.45	27	19.15	20.98	13.35	0.30	2.07	C16
结直肠　Colon-rectum	13	4.98	9.30	7.97	0.23	0.97	17	12.06	13.21	8.41	0.14	0.61	C18-21
肝脏　Liver	23	8.81	16.45	13.32	0.92	1.83	6	4.26	4.66	3.86	0.27	0.43	C22
胆囊　Gallbladder etc.	1	0.38	0.72	0.35	0.00	0.00	5	3.55	3.89	2.16	0.05	0.05	C23-24
胰腺　Pancreas	4	1.53	2.86	2.60	0.00	0.53	3	2.13	2.33	1.53	0.18	0.18	C25
喉　Larynx	4	1.53	2.86	2.12	0.06	0.17	0	0.00	0.00	0.00	0.00	0.00	C32
肺　Lung	49	18.77	35.04	27.65	0.91	3.30	23	16.31	17.87	12.84	1.07	1.63	C33-34
其他胸腔器官　Other thoracic organs	0	0.00	0.00	0.00	0.00	0.00	0	0.00	0.00	0.00	0.00	0.00	C37-38
骨　Bone	1	0.38	0.72	0.50	0.06	0.06	3	2.13	2.33	1.61	0.14	0.14	C40-41
皮肤黑色素瘤　Melanoma of skin	0	0.00	0.00	0.00	0.00	0.00	0	0.00	0.00	0.00	0.00	0.00	C43
乳腺　Breast	0	0.00	0.00	0.00	0.00	0.00	24	17.02	18.65	12.39	0.45	1.18	C50
子宫颈　Cervix	–	–	–	–	–	–	6	4.26	4.66	3.81	0.27	0.47	C53
子宫体　Uterus	–	–	–	–	–	–	2	1.42	1.55	1.39	0.12	0.12	C54-55
卵巢　Ovary	–	–	–	–	–	–	3	2.13	2.33	1.73	0.00	0.31	C56
前列腺　Prostate	1	0.38	0.72	0.57	0.07	0.07	–	–	–	–	–	–	C61
睾丸　Testis	0	0.00	0.00	0.00	0.00	0.00	–	–	–	–	–	–	C62
肾　Kidney	1	0.38	0.72	0.51	0.05	0.05	0	0.00	0.00	0.00	0.00	0.00	C64-66,68
膀胱　Bladder	4	1.53	2.86	2.25	0.00	0.21	0	0.00	0.00	0.00	0.00	0.00	C67
脑　Brain	7	2.68	5.01	4.15	0.23	0.33	4	2.84	3.11	1.98	0.04	0.14	C70-C72,D32-33,D42-43
甲状腺　Thyroid	0	0.00	0.00	0.00	0.00	0.00	0	0.00	0.00	0.00	0.00	0.00	C73
淋巴瘤　Lymphoma	3	1.15	2.15	1.96	0.00	0.39	2	1.42	1.55	1.39	0.11	0.11	C81-85,88,90,96
白血病　Leukemia	3	1.15	2.15	1.71	0.04	0.25	2	1.42	1.55	2.69	0.17	0.17	C91-95,D45-47
其他　Other	4	1.53	2.86	2.54	0.11	0.11	3	2.13	2.33	1.68	0.15	0.15	O&U
所有部位合计　All sites	261	100.00	186.66	147.69	5.94	17.72	141	100.00	109.56	76.72	3.59	8.53	All
所有部位除外皮肤　All sites exc. C44	261	100.00	186.66	147.69	5.94	17.72	141	100.00	109.56	76.72	3.59	8.53	All sites exc. C44

部位 Sites	男性 Male 病例数 No. cases	构成比 Freq./%	粗率 Crude rate/100 000⁻¹	世标率 ASR world/100 000⁻¹	累积率 Cum.Rate/% 0~64	0~74	女性 Female 病例数 No. cases	构成比 Freq./%	粗率 Crude rate/100 000⁻¹	世标率 ASR world/100 000⁻¹	累积率 Cum.Rate/% 0~64	0~74	ICD10
发病 Incidence													
口腔　Oral cavity & pharynx	12	1.80	3.77	2.31	0.11	0.35	7	1.03	2.20	1.28	0.08	0.13	C00-10,C12-14
鼻咽　Nasopharynx	2	0.30	0.63	0.46	0.04	0.04	0	0.00	0.00	0.00	0.00	0.00	C11
食管　Esophagus	55	8.27	17.27	9.89	0.38	1.11	44	6.50	13.80	7.29	0.31	0.88	C15
胃　Stomach	88	13.23	27.63	16.69	0.72	2.32	29	4.28	9.10	5.26	0.29	0.70	C16
结直肠　Colon-rectum	68	10.23	21.35	12.88	0.80	1.65	52	7.68	16.31	9.53	0.65	1.25	C18-21
肝脏　Liver	64	9.62	20.10	12.06	0.66	1.53	29	4.28	9.10	4.75	0.34	0.50	C22
胆囊　Gallbladder etc.	5	0.75	1.57	0.87	0.04	0.13	3	0.44	0.94	0.54	0.04	0.07	C23-24
胰腺　Pancreas	13	1.95	4.08	2.43	0.12	0.34	9	1.33	2.82	1.38	0.12	0.14	C25
喉　Larynx	8	1.20	2.51	1.38	0.12	0.15	2	0.30	0.63	0.32	0.04	0.04	C32
肺　Lung	197	29.62	61.86	36.63	2.24	4.75	109	16.10	34.19	19.18	1.40	2.29	C33-34
其他胸腔器官　Other thoracic organs	6	0.90	1.88	1.21	0.08	0.17	3	0.44	0.94	0.68	0.05	0.08	C37-38
骨　Bone	5	0.75	1.57	0.94	0.04	0.10	3	0.44	0.94	0.48	0.02	0.07	C40-41
皮肤黑色素瘤　Melanoma of skin	0	0.00	0.00	0.00	0.00	0.00	0	0.00	0.00	0.00	0.00	0.00	C43
乳腺　Breast	0	0.00	0.00	0.00	0.00	0.00	182	26.88	57.09	37.87	3.03	4.14	C50
子宫颈　Cervix	–	–	–	–	–	–	30	4.43	9.41	6.10	0.49	0.68	C53
子宫体　Uterus	–	–	–	–	–	–	31	4.58	9.72	6.01	0.45	0.74	C54-55
卵巢　Ovary	–	–	–	–	–	–	41	6.06	12.86	7.58	0.68	0.84	C56
前列腺　Prostate	7	1.05	2.20	1.24	0.02	0.08	–	–	–	–	–	–	C61
睾丸　Testis	4	0.60	1.26	1.00	0.08	0.08	–	–	–	–	–	–	C62
肾　Kidney	19	2.86	5.97	3.74	0.32	0.44	8	1.18	2.51	2.45	0.12	0.17	C64-66,68
膀胱　Bladder	21	3.16	6.59	4.03	0.23	0.35	5	0.74	1.57	0.88	0.02	0.10	C67
脑　Brain	16	2.41	5.02	3.18	0.19	0.37	11	1.62	3.45	2.49	0.15	0.23	C70-C72,D32-33,D42-43
甲状腺　Thyroid	11	1.65	3.45	2.59	0.22	0.28	28	4.14	8.78	5.74	0.51	0.64	C73
淋巴瘤　Lymphoma	18	2.71	5.65	3.78	0.21	0.54	20	2.95	6.27	3.72	0.20	0.58	C81-85,88,90,96
白血病　Leukemia	17	2.56	5.34	4.72	0.25	0.37	14	2.07	4.39	2.98	0.20	0.28	C91-95, D45-47
其他　Other	29	4.36	9.11	6.40	0.30	0.73	17	2.51	5.33	2.84	0.21	0.29	O&U
所有部位合计　All sites	665	100.00	208.82	128.44	7.18	15.88	677	100.00	212.37	129.36	9.40	14.84	All
所有部位除外皮肤　All sites exc. C44	658	98.95	206.62	127.07	7.16	15.73	672	99.26	210.80	128.61	9.36	14.79	All sites exc. C44
死亡 Mortality													
口腔　Oral cavity & pharynx	3	0.60	0.94	0.61	0.02	0.08	1	0.34	0.31	0.16	0.00	0.03	C00-10,C12-14
鼻咽　Nasopharynx	1	0.20	0.31	0.24	0.02	0.02	1	0.34	0.31	0.16	0.00	0.03	C11
食管　Esophagus	31	6.21	9.73	5.19	0.09	0.39	20	6.78	6.27	3.13	0.06	0.46	C15
胃　Stomach	61	12.22	19.15	11.35	0.50	1.34	27	9.15	8.47	4.82	0.23	0.61	C16
结直肠　Colon-rectum	7	1.40	2.20	1.36	0.06	0.15	12	4.07	3.76	1.90	0.07	0.25	C18-21
肝脏　Liver	61	12.22	19.15	11.86	0.53	1.40	28	9.49	8.78	4.65	0.21	0.53	C22
胆囊　Gallbladder etc.	3	0.60	0.94	0.53	0.02	0.08	2	0.68	0.63	0.30	0.00	0.03	C23-24
胰腺　Pancreas	8	1.60	2.51	1.39	0.09	0.15	5	1.69	1.57	0.83	0.06	0.11	C25
喉　Larynx	5	1.00	1.57	0.84	0.02	0.11	0	0.00	0.00	0.00	0.00	0.00	C32
肺　Lung	136	27.25	42.71	25.29	1.21	3.25	69	23.39	21.64	11.25	0.44	1.30	C33-34
其他胸腔器官　Other thoracic organs	1	0.20	0.31	0.24	0.00	0.06	0	0.00	0.00	0.00	0.00	0.00	C37-38
骨　Bone	2	0.40	0.63	0.43	0.02	0.05	1	0.34	0.31	0.16	0.02	0.02	C40-41
皮肤黑色素瘤　Melanoma of skin	0	0.00	0.00	0.00	0.00	0.00	0	0.00	0.00	0.00	0.00	0.00	C43
乳腺　Breast	1	0.20	0.31	0.16	0.02	0.02	13	4.41	4.08	2.11	0.16	0.16	C50
子宫颈　Cervix	–	–	–	–	–	–	9	3.05	2.82	1.59	0.10	0.21	C53
子宫体　Uterus	–	–	–	–	–	–	0	0.00	0.00	0.00	0.00	0.00	C54-55
卵巢　Ovary	–	–	–	–	–	–	2	0.68	0.63	0.25	0.00	0.03	C56
前列腺　Prostate	1	0.20	0.31	0.24	0.02	0.02	–	–	–	–	–	–	C61
睾丸　Testis	0	0.00	0.00	0.00	0.00	0.00	–	–	–	–	–	–	C62
肾　Kidney	3	0.60	0.94	0.56	0.04	0.04	1	0.34	0.31	0.14	0.00	0.00	C64-66,68
膀胱　Bladder	6	1.20	1.88	1.18	0.02	0.17	2	0.68	0.63	0.32	0.02	0.05	C67
脑　Brain	12	2.40	3.77	2.23	0.10	0.26	4	1.36	1.25	1.46	0.09	0.14	C70-C72,D32-33,D42-43
甲状腺　Thyroid	0	0.00	0.00	0.00	0.00	0.00	1	0.34	0.31	0.22	0.00	0.05	C73
淋巴瘤　Lymphoma	6	1.20	1.88	1.22	0.08	0.14	1	0.34	0.31	0.25	0.02	0.02	C81-85,88,90,96
白血病　Leukemia	4	0.80	1.26	0.67	0.03	0.03	7	2.37	2.20	1.26	0.06	0.17	C91-95, D45-47
其他　Other	147	29.46	46.16	27.58	1.10	3.40	89	30.17	27.92	13.82	0.64	1.28	O&U
所有部位合计　All sites	499	100.00	156.69	93.19	4.00	11.17	295	100.00	92.54	48.78	2.17	5.49	All
所有部位除外皮肤　All sites exc. C44	498	99.80	156.38	92.96	4.00	11.17	295	100.00	92.54	48.78	2.17	5.49	All sites exc. C44

附表 3-9 迁西县 2015 年癌症发病和死亡主要指标
Appendix Table 3-9　Incidence and mortality of cancer in Qianxi Xian, 2015

部位 Sites		男性 Male						女性 Female						ICD10
		病例数 No. cases	构成比 Freq./%	粗率 Crude rate/ 100 000⁻¹	世标率 ASR world/ 100 000⁻¹	累积率 Cum. Rate/% 0~64	0~74	病例数 No. cases	构成比 Freq./%	粗率 Crude rate/ 100 000⁻¹	世标率 ASR world/ 100 000⁻¹	累积率 Cum. Rate/% 0~64	0~74	
发病 Incidence														
口腔	Oral cavity & pharynx	11	2.04	5.27	3.59	0.15	0.48	0	0.00	0.00	0.00	0.00	0.00	C00-10,C12-14
鼻咽	Nasopharynx	4	0.74	1.91	1.40	0.10	0.10	1	0.29	0.52	0.37	0.05	0.05	C11
食管	Esophagus	53	9.81	25.37	19.35	0.88	2.40	16	4.60	8.32	5.93	0.30	0.77	C15
胃	Stomach	112	20.74	53.62	42.77	1.91	5.15	43	12.36	22.35	16.01	0.55	1.87	C16
结直肠	Colon-rectum	38	7.04	18.19	14.30	0.43	1.72	22	6.32	11.44	8.84	0.35	1.06	C18-21
肝脏	Liver	100	18.52	47.87	34.56	2.29	4.28	37	10.63	19.23	13.08	0.60	1.26	C22
胆囊	Gallbladder etc.	5	0.93	2.39	2.22	0.03	0.12	6	1.72	3.12	2.11	0.08	0.17	C23-24
胰腺	Pancreas	12	2.22	5.74	3.73	0.29	0.41	6	1.72	3.12	1.96	0.11	0.21	C25
喉	Larynx	0	0.00	0.00	0.00	0.00	0.00	0	0.00	0.00	0.00	0.00	0.00	C32
肺	Lung	115	21.30	55.06	41.31	2.20	5.50	70	20.11	36.38	27.43	1.33	3.51	C33-34
其他胸腔器官	Other thoracic organs	1	0.19	0.48	0.25	0.03	0.03	0	0.00	0.00	0.00	0.00	0.00	C37-38
骨	Bone	8	1.48	3.83	2.37	0.14	0.22	1	0.29	0.52	0.23	0.00	0.00	C40-41
皮肤黑色素瘤	Melanoma of skin	0	0.00	0.00	0.00	0.00	0.00	0	0.00	0.00	0.00	0.00	0.00	C43
乳腺	Breast	0	0.00	0.00	0.00	0.00	0.00	52	14.94	27.03	19.39	1.53	2.34	C50
子宫颈	Cervix	–	–	–	–	–	–	17	4.89	8.84	7.17	0.35	0.84	C53
子宫体	Uterus	–	–	–	–	–	–	22	6.32	11.44	8.36	0.57	1.06	C54-55
卵巢	Ovary	–	–	–	–	–	–	10	2.87	5.20	3.66	0.19	0.37	C56
前列腺	Prostate	5	0.93	2.39	2.36	0.00	0.33	–	–	–	–	–	–	C61
睾丸	Testis	0	0.00	0.00	0.00	0.00	0.00	–	–	–	–	–	–	C62
肾	Kidney	6	1.11	2.87	2.59	0.15	0.35	3	0.86	1.56	0.99	0.07	0.07	C64-66,68
膀胱	Bladder	19	3.52	9.10	7.14	0.38	0.71	2	0.57	1.04	0.69	0.08	0.08	C67
脑	Brain	15	2.78	7.18	6.11	0.25	0.46	16	4.60	8.32	5.71	0.38	0.73	C70-C72,D32-33,D42-43
甲状腺	Thyroid	1	0.19	0.48	0.29	0.03	0.03	6	1.72	3.12	2.09	0.20	0.20	C73
淋巴瘤	Lymphoma	12	2.22	5.74	4.48	0.40	0.48	8	2.30	4.16	3.38	0.17	0.48	C81-85,88,90,96
白血病	Leukemia	19	3.52	9.10	10.13	0.51	1.00	9	2.59	4.68	3.35	0.20	0.20	C91-95, D45-47
其他	Other	4	0.74	1.91	1.32	0.06	0.15	1	0.29	0.52	0.48	0.03	0.03	O&U
所有部位合计	All sites	540	100.00	258.52	200.26	10.22	23.94	348	100.00	180.89	131.26	7.14	15.28	All
所有部位除外皮肤	All sites exc. C44	537	99.44	257.08	199.23	10.19	23.82	348	100.00	180.89	131.26	7.14	15.28	All sites exc. C44
死亡 Mortality														
口腔	Oral cavity & pharynx	8	2.12	3.83	2.27	0.12	0.24	0	0.00	0.00	0.00	0.00	0.00	C00-10,C12-14
鼻咽	Nasopharynx	2	0.53	0.96	0.81	0.05	0.05	0	0.00	0.00	0.00	0.00	0.00	C11
食管	Esophagus	33	8.73	15.80	12.16	0.52	1.48	10	4.98	5.20	3.62	0.12	0.47	C15
胃	Stomach	72	19.05	34.47	26.79	1.01	3.23	23	11.44	11.96	8.21	0.19	0.89	C16
结直肠	Colon-rectum	23	6.08	11.01	8.38	0.16	0.99	9	4.48	4.68	3.67	0.08	0.52	C18-21
肝脏	Liver	90	23.81	43.09	32.04	2.04	3.66	37	18.41	19.23	13.42	0.58	1.33	C22
胆囊	Gallbladder etc.	3	0.79	1.44	1.73	0.00	0.09	3	1.49	1.56	0.92	0.03	0.03	C23-24
胰腺	Pancreas	10	2.65	4.79	3.23	0.28	0.40	4	1.99	2.08	1.28	0.03	0.16	C25
喉	Larynx	0	0.00	0.00	0.00	0.00	0.00	0	0.00	0.00	0.00	0.00	0.00	C32
肺	Lung	79	20.90	37.82	29.54	1.45	3.94	54	26.87	28.07	21.00	1.01	2.50	C33-34
其他胸腔器官	Other thoracic organs	0	0.00	0.00	0.00	0.00	0.00	0	0.00	0.00	0.00	0.00	0.00	C37-38
骨	Bone	7	1.85	3.35	1.86	0.14	0.14	1	0.50	0.52	0.23	0.00	0.00	C40-41
皮肤黑色素瘤	Melanoma of skin	0	0.00	0.00	0.00	0.00	0.00	0	0.00	0.00	0.00	0.00	0.00	C43
乳腺	Breast	0	0.00	0.00	0.00	0.00	0.00	15	7.46	7.80	5.09	0.44	0.53	C50
子宫颈	Cervix	–	–	–	–	–	–	10	4.98	5.20	4.04	0.17	0.48	C53
子宫体	Uterus	–	–	–	–	–	–	6	2.99	3.12	2.45	0.16	0.34	C54-55
卵巢	Ovary	–	–	–	–	–	–	5	2.49	2.60	1.43	0.10	0.10	C56
前列腺	Prostate	3	0.79	1.44	1.61	0.00	0.21	–	–	–	–	–	–	C61
睾丸	Testis	0	0.00	0.00	0.00	0.00	0.00	–	–	–	–	–	–	C62
肾	Kidney	4	1.06	1.91	1.43	0.12	0.24	2	1.00	1.04	0.55	0.03	0.03	C64-66,68
膀胱	Bladder	8	2.12	3.83	3.03	0.14	0.26	0	0.00	0.00	0.00	0.00	0.00	C67
脑	Brain	14	3.70	6.70	6.00	0.22	0.43	9	4.48	4.68	3.48	0.16	0.50	C70-C72,D32-33,D42-43
甲状腺	Thyroid	0	0.00	0.00	0.00	0.00	0.00	0	0.00	0.00	0.00	0.00	0.00	C73
淋巴瘤	Lymphoma	5	1.32	2.39	1.82	0.16	0.16	3	1.49	1.56	1.24	0.07	0.19	C81-85,88,90,96
白血病	Leukemia	14	3.70	6.70	7.72	0.40	0.73	10	4.98	5.20	3.90	0.20	0.30	C91-95, D45-47
其他	Other	3	0.79	1.44	1.02	0.03	0.12	0	0.00	0.00	0.00	0.00	0.00	O&U
所有部位合计	All sites	378	100.00	180.96	141.46	6.82	16.36	201	100.00	104.48	74.52	3.37	8.37	All
所有部位除外皮肤	All sites exc. C44	375	99.21	179.53	140.44	6.78	16.25	201	100.00	104.48	74.52	3.37	8.37	All sites exc. C44

附表 3-10 迁安市 2015 年癌症发病和死亡主要指标
Appendix Table 3-10 Incidence and mortality of cancer in Qianan Shi,2015

部位 Sites		男性 Male						女性 Female						ICD10
		病例数 No. cases	构成比 Freq. /%	粗率 Crude rate/ 100 000⁻¹	世标率 ASR world/ 100 000⁻¹	累积率 Cum. Rate/%		病例数 No. cases	构成比 Freq. /%	粗率 Crude rate/ 100 000⁻¹	世标率 ASR world/ 100 000⁻¹	累积率 Cum. Rate/%		
						0~64	0~74					0~64	0~74	
发病 Incidence														
口腔	Oral cavity & pharynx	10	1.15	2.54	2.55	0.12	0.27	3	0.42	0.81	0.57	0.06	0.06	C00-10,C12-14
鼻咽	Nasopharynx	11	1.27	2.80	2.66	0.17	0.28	3	0.42	0.81	0.67	0.08	0.08	C11
食管	Esophagus	76	8.78	19.34	16.25	0.74	2.23	9	1.26	2.44	1.92	0.07	0.16	C15
胃	Stomach	113	13.05	28.75	24.87	1.00	3.35	46	6.42	12.47	9.61	0.67	1.05	C16
结直肠	Colon-rectum	82	9.47	20.86	17.10	0.81	1.87	62	8.66	16.81	13.02	0.65	1.48	C18-21
肝脏	Liver	133	15.36	33.84	27.16	1.81	3.23	43	6.01	11.66	9.56	0.53	1.13	C22
胆囊	Gallbladder etc.	7	0.81	1.78	1.31	0.12	0.12	7	0.98	1.90	1.37	0.10	0.20	C23-24
胰腺	Pancreas	20	2.31	5.09	4.77	0.19	0.59	9	1.26	2.44	2.06	0.07	0.27	C25
喉	Larynx	4	0.46	1.02	0.78	0.05	0.11	2	0.28	0.54	0.43	0.05	0.05	C32
肺	Lung	243	28.06	61.83	52.25	2.63	6.55	133	18.58	36.05	28.96	1.64	3.80	C33-34
其他胸腔器官	Other thoracic organs	2	0.23	0.51	0.40	0.05	0.05	1	0.14	0.27	0.16	0.00	0.00	C37-38
骨	Bone	8	0.92	2.04	2.12	0.12	0.21	8	1.12	2.17	1.86	0.12	0.17	C40-41
皮肤黑色素瘤	Melanoma of skin	0	0.00	0.00	0.00	0.00	0.00	1	0.14	0.27	0.19	0.02	0.02	C43
乳腺	Breast	0	0.00	0.00	0.00	0.00	0.00	150	20.95	40.66	31.01	2.54	3.58	C50
子宫颈	Cervix	–	–	–	–	–	–	52	7.26	14.10	10.71	0.82	1.25	C53
子宫体	Uterus	–	–	–	–	–	–	40	5.59	10.84	8.00	0.65	0.97	C54-55
卵巢	Ovary	–	–	–	–	–	–	23	3.21	6.23	5.20	0.35	0.73	C56
前列腺	Prostate	18	2.08	4.58	4.46	0.00	0.65	–	–	–	–	–	–	C61
睾丸	Testis	1	0.12	0.25	0.18	0.02	0.02	–	–	–	–	–	–	C62
肾	Kidney	16	1.85	4.07	3.67	0.21	0.47	11	1.54	2.98	2.22	0.19	0.24	C64-66,68
膀胱	Bladder	32	3.70	8.14	7.00	0.15	0.64	4	0.56	1.08	0.80	0.02	0.08	C67
脑	Brain	17	1.96	4.33	4.22	0.24	0.56	24	3.35	6.51	5.02	0.42	0.52	C70-C72,D32-33, D42-43
甲状腺	Thyroid	5	0.58	1.27	0.98	0.10	0.10	32	4.47	8.67	6.44	0.59	0.64	C73
淋巴瘤	Lymphoma	21	2.42	5.34	4.62	0.26	0.53	10	1.40	2.71	2.11	0.15	0.20	C81-85,88,90,96
白血病	Leukemia	36	4.16	9.16	8.69	0.55	0.93	26	3.63	7.05	5.87	0.45	0.56	C91-95, D45-47
其他	Other	11	1.27	2.80	2.55	0.14	0.36	17	2.37	4.61	3.52	0.27	0.36	O&U
所有部位合计	All sites	866	100.00	220.34	188.63	9.45	23.13	716	100.00	194.08	151.28	10.50	17.60	All
所有部位除外皮肤	All sites exc. C44	865	99.88	220.09	188.45	9.43	23.11	715	99.86	193.81	151.04	10.47	17.57	All sites exc. C44
死亡 Mortality														
口腔	Oral cavity & pharynx	2	0.41	0.51	0.47	0.00	0.06	0	0.00	0.00	0.00	0.00	0.00	C00-10,C12-14
鼻咽	Nasopharynx	2	0.41	0.51	0.70	0.05	0.05	3	1.05	0.81	0.61	0.02	0.07	C11
食管	Esophagus	43	8.76	10.94	9.42	0.33	1.16	7	2.46	1.90	1.61	0.08	0.23	C15
胃	Stomach	74	15.07	18.83	16.60	0.50	2.03	12	4.21	3.25	2.66	0.07	0.35	C16
结直肠	Colon-rectum	32	6.52	8.14	6.89	0.26	0.65	29	10.18	7.86	6.19	0.17	0.65	C18-21
肝脏	Liver	95	19.35	24.17	20.04	1.12	2.45	36	12.63	9.76	7.65	0.36	0.89	C22
胆囊	Gallbladder etc.	2	0.41	0.51	0.31	0.01	0.04	2	0.70	0.54	0.37	0.02	0.02	C23-24
胰腺	Pancreas	15	3.05	3.82	3.30	0.13	0.44	7	2.46	1.90	1.49	0.07	0.24	C25
喉	Larynx	4	0.81	1.02	0.98	0.03	0.19	1	0.35	0.27	0.16	0.00	0.00	C32
肺	Lung	139	28.31	35.37	29.44	1.60	3.17	78	27.37	21.14	16.70	0.78	2.20	C33-34
其他胸腔器官	Other thoracic organs	1	0.20	0.25	0.22	0.03	0.03	0	0.00	0.00	0.00	0.00	0.00	C37-38
骨	Bone	6	1.22	1.53	1.22	0.11	0.11	6	2.11	1.63	1.35	0.13	0.17	C40-41
皮肤黑色素瘤	Melanoma of skin	0	0.00	0.00	0.00	0.00	0.00	0	0.00	0.00	0.00	0.00	0.00	C43
乳腺	Breast	0	0.00	0.00	0.00	0.00	0.00	29	10.18	7.86	5.72	0.49	0.72	C50
子宫颈	Cervix	–	–	–	–	–	–	11	3.86	2.98	2.44	0.10	0.31	C53
子宫体	Uterus	–	–	–	–	–	–	7	2.46	1.90	1.64	0.05	0.26	C54-55
卵巢	Ovary	–	–	–	–	–	–	4	1.40	1.08	0.86	0.06	0.12	C56
前列腺	Prostate	7	1.43	1.78	1.57	0.03	0.15	–	–	–	–	–	–	C61
睾丸	Testis	0	0.00	0.00	0.00	0.00	0.00	–	–	–	–	–	–	C62
肾	Kidney	2	0.41	0.51	0.47	0.00	0.06	3	1.05	0.81	0.63	0.05	0.05	C64-66,68
膀胱	Bladder	13	2.65	3.31	2.93	0.03	0.29	1	0.35	0.27	0.21	0.00	0.00	C67
脑	Brain	13	2.65	3.31	2.83	0.20	0.31	12	4.21	3.25	2.39	0.24	0.24	C70-C72,D32-33, D42-43
甲状腺	Thyroid	2	0.41	0.51	0.41	0.02	0.02	0	0.00	0.00	0.00	0.00	0.00	C73
淋巴瘤	Lymphoma	10	2.04	2.54	2.53	0.15	0.30	5	1.75	1.36	1.07	0.08	0.14	C81-85,88,90,96
白血病	Leukemia	18	3.67	4.58	4.02	0.25	0.42	17	5.96	4.61	4.33	0.21	0.38	C91-95, D45-47
其他	Other	11	2.24	2.80	2.19	0.17	0.29	15	5.26	4.07	3.32	0.22	0.44	O&U
所有部位合计	All sites	491	100.00	124.93	106.54	5.04	12.22	285	100.00	77.25	61.40	3.20	7.48	All
所有部位除外皮肤	All sites exc. C44	490	99.80	124.68	106.36	5.03	12.21	285	100.00	77.25	61.40	3.20	7.48	All sites exc. C44

部位 Sites		男性 Male						女性 Female						ICD10
		病例数 No. cases	构成比 Freq. /%	粗率 Crude rate/ 100 000⁻¹	世标率 ASR world/ 100 000⁻¹	累积率 Cum. Rate/% 0~64	0~74	病例数 No. cases	构成比 Freq. /%	粗率 Crude rate/ 100 000⁻¹	世标率 ASR world/ 100 000⁻¹	累积率 Cum. Rate/% 0~64	0~74	
发病 Incidence														
口腔	Oral cavity & pharynx	17	1.77	4.67	3.61	0.19	0.41	4	0.42	1.11	0.95	0.00	0.15	C00-10,C12-14
鼻咽	Nasopharynx	8	0.83	2.20	1.95	0.08	0.30	4	0.42	1.11	0.79	0.05	0.05	C11
食管	Esophagus	45	4.68	12.37	9.19	0.53	1.15	7	0.74	1.95	1.33	0.00	0.15	C15
胃	Stomach	93	9.68	25.55	19.80	1.17	2.45	30	3.18	8.36	6.67	0.35	0.74	C16
结直肠	Colon-rectum	160	16.65	43.97	34.66	1.83	4.09	108	11.44	30.10	21.76	1.22	2.49	C18-21
肝脏	Liver	69	7.18	18.96	14.93	1.08	1.85	26	2.75	7.25	5.21	0.23	0.74	C22
胆囊	Gallbladder etc.	15	1.56	4.12	3.67	0.05	0.38	14	1.48	3.90	2.87	0.09	0.40	C23-24
胰腺	Pancreas	13	1.35	3.57	3.02	0.11	0.33	12	1.27	3.34	2.66	0.12	0.22	C25
喉	Larynx	10	1.04	2.75	2.15	0.18	0.24	0	0.00	0.00	0.00	0.00	0.00	C32
肺	Lung	239	24.87	65.67	54.76	2.69	7.08	154	16.31	42.92	31.19	1.69	3.88	C33-34
其他胸腔器官	Other thoracic organs	6	0.62	1.65	1.16	0.07	0.13	1	0.11	0.28	0.17	0.01	0.01	C37-38
骨	Bone	7	0.73	1.92	1.52	0.09	0.15	4	0.42	1.11	0.84	0.04	0.15	C40-41
皮肤黑色素瘤	Melanoma of skin	1	0.10	0.27	0.33	0.00	0.05	0	0.00	0.00	0.00	0.00	0.00	C43
乳腺	Breast	1	0.10	0.27	0.15	0.02	0.02	251	26.59	69.95	50.86	3.89	5.84	C50
子宫颈	Cervix	–	–	–	–	–	–	58	6.14	16.16	12.07	1.00	1.25	C53
子宫体	Uterus	–	–	–	–	–	–	55	5.83	15.33	11.59	0.85	1.39	C54-55
卵巢	Ovary	–	–	–	–	–	–	43	4.56	11.98	8.96	0.51	1.06	C56
前列腺	Prostate	45	4.68	12.37	10.35	0.25	0.71	–	–	–	–	–	–	C61
睾丸	Testis	0	0.00	0.00	0.00	0.00	0.00	–	–	–	–	–	–	C62
肾	Kidney	42	4.37	11.54	9.11	0.70	1.08	19	2.01	5.29	3.65	0.17	0.37	C64-66,68
膀胱	Bladder	58	6.04	15.94	11.53	0.65	1.39	14	1.48	3.90	2.77	0.09	0.34	C67
脑	Brain	18	1.87	4.95	4.45	0.36	0.42	11	1.17	3.07	3.21	0.15	0.25	C70-C72,D32-33, D42-43
甲状腺	Thyroid	15	1.56	4.12	3.20	0.24	0.35	49	5.19	13.65	10.53	0.80	1.00	C73
淋巴瘤	Lymphoma	11	1.14	3.02	2.44	0.18	0.29	11	1.17	3.07	2.24	0.10	0.30	C81-85,88,90,96
白血病	Leukemia	43	4.47	11.82	9.31	0.51	1.14	38	4.03	10.59	8.74	0.48	1.09	C91-95, D45-47
其他	Other	45	4.68	12.37	10.00	0.44	1.29	31	3.28	8.64	7.10	0.23	0.74	O&U
所有部位合计	All sites	961	100.00	264.07	211.28	11.43	25.30	944	100.00	263.07	196.16	12.09	22.61	All
所有部位除外皮肤	All sites exc. C44	955	99.38	262.42	210.01	11.37	25.13	939	99.47	261.67	195.04	12.04	22.52	All sites exc. C44
死亡 Mortality														
口腔	Oral cavity & pharynx	9	1.03	2.47	2.15	0.10	0.26	4	0.74	1.11	0.87	0.00	0.10	C00-10,C12-14
鼻咽	Nasopharynx	3	0.34	0.82	0.72	0.01	0.13	0	0.00	0.00	0.00	0.00	0.00	C11
食管	Esophagus	29	3.33	7.97	5.88	0.35	0.59	10	1.86	2.79	1.93	0.00	0.20	C15
胃	Stomach	73	8.39	20.06	16.41	0.60	2.06	33	6.13	9.20	7.51	0.24	0.84	C16
结直肠	Colon-rectum	85	9.77	23.36	17.89	0.61	1.51	50	9.29	13.93	9.53	0.30	0.91	C18-21
肝脏	Liver	99	11.38	27.20	22.21	1.26	2.42	41	7.62	11.43	8.24	0.28	0.99	C22
胆囊	Gallbladder etc.	4	0.46	1.10	0.80	0.02	0.07	8	1.49	2.23	1.85	0.02	0.18	C23-24
胰腺	Pancreas	35	4.02	9.62	7.59	0.32	0.95	24	4.46	6.69	4.86	0.16	0.51	C25
喉	Larynx	5	0.57	1.37	1.17	0.04	0.16	2	0.37	0.56	0.58	0.00	0.10	C32
肺	Lung	279	32.07	76.66	64.29	2.25	7.99	125	23.23	34.83	24.98	0.70	2.44	C33-34
其他胸腔器官	Other thoracic organs	4	0.46	1.10	0.95	0.05	0.10	1	0.19	0.28	0.14	0.02	0.02	C37-38
骨	Bone	3	0.34	0.82	0.59	0.03	0.09	9	1.67	2.51	1.79	0.08	0.18	C40-41
皮肤黑色素瘤	Melanoma of skin	2	0.23	0.55	0.35	0.02	0.02	2	0.37	0.56	0.30	0.02	0.02	C43
乳腺	Breast	0	0.00	0.00	0.00	0.00	0.00	37	6.88	10.31	7.84	0.54	0.84	C50
子宫颈	Cervix	–	–	–	–	–	–	22	4.09	6.13	4.27	0.33	0.48	C53
子宫体	Uterus	–	–	–	–	–	–	11	2.04	3.07	2.43	0.09	0.34	C54-55
卵巢	Ovary	–	–	–	–	–	–	24	4.46	6.69	5.09	0.28	0.68	C56
前列腺	Prostate	16	1.84	4.40	3.67	0.05	0.22	–	–	–	–	–	–	C61
睾丸	Testis	0	0.00	0.00	0.00	0.00	0.00	–	–	–	–	–	–	C62
肾	Kidney	13	1.49	3.57	2.50	0.13	0.19	6	1.12	1.67	1.08	0.05	0.05	C64-66,68
膀胱	Bladder	18	2.07	4.95	4.12	0.05	0.27	2	0.37	0.56	0.30	0.02	0.02	C67
脑	Brain	17	1.95	4.67	4.89	0.20	0.48	15	2.79	4.18	3.83	0.16	0.40	C70-C72,D32-33, D42-43
甲状腺	Thyroid	1	0.11	0.27	0.15	0.00	0.00	1	0.19	0.28	0.14	0.02	0.02	C73
淋巴瘤	Lymphoma	14	1.61	3.85	3.02	0.09	0.31	15	2.79	4.18	3.21	0.15	0.41	C81-85,88,90,96
白血病	Leukemia	28	3.22	7.69	6.65	0.26	0.77	18	3.35	5.02	4.09	0.22	0.37	C91-95, D45-47
其他	Other	133	15.29	36.55	30.00	1.34	3.10	78	14.50	21.74	18.15	0.89	1.76	O&U
所有部位合计	All sites	870	100.00	239.06	196.03	7.78	21.67	538	100.00	149.93	113.01	4.56	11.87	All
所有部位除外皮肤	All sites exc. C44	869	99.89	238.79	195.68	7.78	21.67	537	99.81	149.65	112.86	4.56	11.87	All sites exc. C44

Appendix Table 3-12　Incidence and mortality of cancer in Daming Xian, 2015

部位 Sites		男性 Male 病例数 No. cases	构成比 Freq./%	粗率 Crude rate/ 100 000⁻¹	世标率 ASR world/ 100 000⁻¹	累积率 Cum. Rate/% 0~64	0~74	女性 Female 病例数 No. cases	构成比 Freq./%	粗率 Crude rate/ 100 000⁻¹	世标率 ASR world/ 100 000⁻¹	累积率 Cum. Rate/% 0~64	0~74	ICD10
发病 Incidence														
口腔	Oral cavity & pharynx	12	1.46	2.99	2.64	0.16	0.34	11	1.46	2.85	2.30	0.19	0.25	C00-10, C12-14
鼻咽	Nasopharynx	5	0.61	1.25	0.99	0.06	0.06	4	0.53	1.04	0.86	0.02	0.12	C11
食管	Esophagus	89	10.81	22.20	20.56	0.95	2.74	44	5.85	11.42	8.34	0.36	1.02	C15
胃	Stomach	98	11.91	24.44	23.47	0.91	3.17	36	4.79	9.34	6.97	0.33	0.74	C16
结直肠	Colon-rectum	54	6.56	13.47	13.10	0.36	1.71	46	6.12	11.94	8.95	0.49	1.17	C18-21
肝脏	Liver	154	18.71	38.41	34.54	1.93	3.99	66	8.78	17.13	12.58	0.53	1.48	C22
胆囊	Gallbladder etc.	6	0.73	1.50	1.25	0.08	0.08	5	0.66	1.30	0.98	0.05	0.15	C23-24
胰腺	Pancreas	16	1.94	3.99	3.68	0.24	0.47	6	0.80	1.56	1.36	0.02	0.26	C25
喉	Larynx	2	0.24	0.50	0.36	0.05	0.05	0	0.00	0.00	0.00	0.00	0.00	C32
肺	Lung	254	30.86	63.36	60.55	2.62	8.24	143	19.02	37.11	28.68	1.30	3.70	C33-34
其他胸腔器官	Other thoracic organs	5	0.61	1.25	1.13	0.08	0.16	5	0.66	1.30	1.08	0.08	0.12	C37-38
骨	Bone	8	0.97	2.00	2.56	0.16	0.21	13	1.73	3.37	2.98	0.21	0.27	C40-41
皮肤黑色素瘤	Melanoma of skin	0	0.00	0.00	0.00	0.00	0.00	0	0.00	0.00	0.00	0.00	0.00	C43
乳腺	Breast	1	0.12	0.25	0.21	0.02	0.02	144	19.15	37.37	30.85	2.49	3.28	C50
子宫颈	Cervix	–	–	–	–	–	–	36	4.79	9.34	7.85	0.61	0.87	C53
子宫体	Uterus	–	–	–	–	–	–	41	5.45	10.64	8.59	0.65	1.02	C54-55
卵巢	Ovary	–	–	–	–	–	–	20	2.66	5.19	4.57	0.26	0.54	C56
前列腺	Prostate	9	1.09	2.24	2.18	0.04	0.23	–	–	–	–	–	–	C61
睾丸	Testis	4	0.49	1.00	0.84	0.07	0.07	–	–	–	–	–	–	C62
肾	Kidney	7	0.85	1.75	1.63	0.10	0.21	7	0.93	1.82	1.29	0.09	0.12	C64-66, 68
膀胱	Bladder	16	1.94	3.99	3.89	0.18	0.44	6	0.80	1.56	1.13	0.02	0.15	C67
脑	Brain	14	1.70	3.49	3.39	0.18	0.44	21	2.79	5.45	5.23	0.34	0.58	C70-C72, D32-33, D42-43
甲状腺	Thyroid	9	1.09	2.24	2.06	0.16	0.29	29	3.86	7.53	6.19	0.49	0.64	C73
淋巴瘤	Lymphoma	16	1.94	3.99	3.73	0.19	0.45	16	2.13	4.15	3.38	0.24	0.46	C81-85, 88, 90, 96
白血病	Leukemia	23	2.79	5.74	5.50	0.32	0.48	35	4.65	9.08	8.99	0.56	0.80	C91-95, D45-47
其他	Other	21	2.55	5.24	5.34	0.29	0.58	18	2.39	4.67	3.95	0.20	0.42	O&U
所有部位合计	All sites	823	100.00	205.29	193.60	9.17	24.43	752	100.00	195.13	157.08	9.52	18.16	All
所有部位除外皮肤	All sites exc. C44	820	99.64	204.54	192.89	9.14	24.32	748	99.47	194.10	156.27	9.50	18.01	All sites exc. C44
死亡 Mortality														
口腔	Oral cavity & pharynx	1	0.18	0.25	0.31	0.00	0.05	1	0.29	0.26	0.23	0.02	0.02	C00-10, C12-14
鼻咽	Nasopharynx	2	0.36	0.50	0.50	0.00	0.05	1	0.29	0.26	0.15	0.00	0.00	C11
食管	Esophagus	37	6.68	9.23	8.74	0.19	1.19	18	5.28	4.67	3.64	0.09	0.55	C15
胃	Stomach	70	12.64	17.46	16.73	0.38	2.00	33	9.68	8.56	6.24	0.23	0.79	C16
结直肠	Colon-rectum	10	1.81	2.49	2.53	0.05	0.34	11	3.23	2.85	2.22	0.07	0.30	C18-21
肝脏	Liver	55	9.93	13.72	12.58	0.51	1.61	24	7.04	6.23	4.30	0.18	0.43	C22
胆囊	Gallbladder etc.	1	0.18	0.25	0.19	0.00	0.00	1	0.29	0.26	0.21	0.02	0.02	C23-24
胰腺	Pancreas	7	1.26	1.75	1.57	0.10	0.20	3	0.88	0.78	0.61	0.02	0.09	C25
喉	Larynx	0	0.00	0.00	0.00	0.00	0.00	0	0.00	0.00	0.00	0.00	0.00	C32
肺	Lung	65	11.73	16.21	16.27	0.45	2.35	31	9.09	8.04	5.92	0.23	0.67	C33-34
其他胸腔器官	Other thoracic organs	0	0.00	0.00	0.00	0.00	0.00	3	0.88	0.78	0.67	0.04	0.07	C37-38
骨	Bone	1	0.18	0.25	0.31	0.00	0.05	0	0.00	0.00	0.00	0.00	0.00	C40-41
皮肤黑色素瘤	Melanoma of skin	0	0.00	0.00	0.00	0.00	0.00	0	0.00	0.00	0.00	0.00	0.00	C43
乳腺	Breast	0	0.00	0.00	0.00	0.00	0.00	8	2.35	2.08	1.68	0.15	0.19	C50
子宫颈	Cervix	–	–	–	–	–	–	9	2.64	2.34	1.71	0.11	0.17	C53
子宫体	Uterus	–	–	–	–	–	–	8	2.35	2.08	1.50	0.05	0.15	C54-55
卵巢	Ovary	–	–	–	–	–	–	0	0.00	0.00	0.00	0.00	0.00	C56
前列腺	Prostate	2	0.36	0.50	0.35	0.00	0.00	–	–	–	–	–	–	C61
睾丸	Testis	0	0.00	0.00	0.00	0.00	0.00	–	–	–	–	–	–	C62
肾	Kidney	2	0.36	0.50	0.61	0.00	0.10	0	0.00	0.00	0.00	0.00	0.00	C64-66, 68
膀胱	Bladder	1	0.18	0.25	0.32	0.00	0.08	0	0.00	0.00	0.00	0.00	0.00	C67
脑	Brain	7	1.26	1.75	1.80	0.08	0.21	4	1.17	1.04	0.76	0.09	0.09	C70-C72, D32-33, D42-43
甲状腺	Thyroid	0	0.00	0.00	0.00	0.00	0.00	1	0.29	0.26	0.21	0.02	0.02	C73
淋巴瘤	Lymphoma	7	1.26	1.75	1.74	0.07	0.28	1	0.29	0.26	0.13	0.00	0.00	C81-85, 88, 90, 96
白血病	Leukemia	9	1.62	2.24	2.15	0.15	0.15	6	1.76	1.56	1.78	0.10	0.20	C91-95, D45-47
其他	Other	277	50.00	69.09	67.17	2.05	7.68	178	52.20	46.19	32.85	1.15	3.38	O&U
所有部位合计	All sites	554	100.00	138.19	133.86	4.02	16.33	341	100.00	88.49	64.79	2.56	7.15	All
所有部位除外皮肤	All sites exc. C44	554	100.00	138.19	133.86	4.02	16.33	341	100.00	88.49	64.79	2.56	7.15	All sites exc. C44

附表 3-13　涉县 2015 年癌症发病和死亡主要指标
Appendix Table 3-13　Incidence and mortality of cancer in She Xian, 2015

部位 Sites		男性 Male						女性 Female						ICD10
		病例数 No. cases	构成比 Freq. /%	粗率 Crude rate/ 100 000⁻¹	世标率 ASR world/ 100 000⁻¹	累积率 Cum. Rate/% 0~64	0~74	病例数 No. cases	构成比 Freq. /%	粗率 Crude rate/ 100 000⁻¹	世标率 ASR world/ 100 000⁻¹	累积率 Cum. Rate/% 0~64	0~74	
发病 Incidence														
口腔	Oral cavity & pharynx	3	0.41	1.38	1.30	0.12	0.12	3	0.57	1.48	1.15	0.07	0.19	C00-10,C12-14
鼻咽	Nasopharynx	1	0.14	0.46	0.39	0.05	0.05	2	0.38	0.99	0.90	0.06	0.06	C11
食管	Esophagus	137	18.59	63.22	51.52	3.60	6.98	93	17.75	46.01	35.75	1.54	4.94	C15
胃	Stomach	339	46.00	156.44	125.14	8.59	16.36	114	21.76	56.40	42.86	2.44	5.36	C16
结直肠	Colon-rectum	25	3.39	11.54	9.53	0.72	1.36	31	5.92	15.34	11.03	0.77	1.30	C18-21
肝脏	Liver	45	6.11	20.77	17.19	0.90	2.60	14	2.67	6.93	5.01	0.43	0.66	C22
胆囊	Gallbladder etc.	2	0.27	0.92	0.88	0.00	0.19	10	1.91	4.95	3.64	0.27	0.51	C23-24
胰腺	Pancreas	6	0.81	2.77	2.57	0.03	0.53	4	0.76	1.98	1.38	0.06	0.17	C25
喉	Larynx	2	0.27	0.92	0.73	0.03	0.10	2	0.38	0.99	0.73	0.09	0.09	C32
肺	Lung	90	12.21	41.53	33.28	2.27	4.05	40	7.63	19.79	14.92	0.82	1.72	C33-34
其他胸腔器官	Other thoracic organs	0	0.00	0.00	0.00	0.00	0.00	2	0.38	0.99	0.65	0.08	0.08	C37-38
骨	Bone	7	0.95	3.23	2.75	0.17	0.42	2	0.38	0.99	0.66	0.07	0.07	C40-41
皮肤黑色素瘤	Melanoma of skin	0	0.00	0.00	0.00	0.00	0.00	0	0.00	0.00	0.00	0.00	0.00	C43
乳腺	Breast	0	0.00	0.00	0.00	0.00	0.00	56	10.69	27.70	20.05	1.81	1.99	C50
子宫颈	Cervix	–	–	–	–	–	–	56	10.69	27.70	19.95	1.69	2.05	C53
子宫体	Uterus	–	–	–	–	–	–	19	3.63	9.40	6.88	0.58	0.82	C54-55
卵巢	Ovary	–	–	–	–	–	–	12	2.29	5.94	4.77	0.39	0.45	C56
前列腺	Prostate	5	0.68	2.31	1.97	0.08	0.27	–	–	–	–	–	–	C61
睾丸	Testis	0	0.00	0.00	0.00	0.00	0.00	–	–	–	–	–	–	C62
肾	Kidney	8	1.09	3.69	3.15	0.24	0.48	6	1.15	2.97	2.05	0.11	0.29	C64-66,68
膀胱	Bladder	7	0.95	3.23	2.70	0.21	0.28	2	0.38	0.99	0.68	0.04	0.10	C67
脑	Brain	8	1.09	3.69	3.11	0.23	0.30	15	2.86	7.42	5.84	0.46	0.52	C70-C72,D32-33,D42-43
甲状腺	Thyroid	6	0.81	2.77	2.18	0.19	0.19	16	3.05	7.92	6.47	0.50	0.56	C73
淋巴瘤	Lymphoma	18	2.44	8.31	6.82	0.42	0.74	13	2.48	6.43	5.50	0.42	0.59	C81-85,88,90,96
白血病	Leukemia	21	2.85	9.69	9.53	0.68	0.68	5	0.95	2.47	3.39	0.20	0.20	C91-95, D45-47
其他	Other	7	0.95	3.23	2.50	0.14	0.28	7	1.34	3.46	2.58	0.13	0.31	O&U
所有部位合计	All sites	737	100.00	340.10	277.24	18.68	35.97	524	100.00	259.24	196.84	13.04	23.05	All
所有部位除外皮肤	All sites exc. C44	737	100.00	340.10	277.24	18.68	35.97	523	99.81	258.74	196.45	13.04	23.05	All sites exc. C44
死亡 Mortality														
口腔	Oral cavity & pharynx	2	0.36	0.92	0.85	0.00	0.12	2	0.54	0.99	0.68	0.04	0.10	C00-10,C12-14
鼻咽	Nasopharynx	3	0.54	1.38	1.26	0.03	0.22	1	0.27	0.49	0.33	0.03	0.03	C11
食管	Esophagus	86	15.61	39.69	37.39	1.38	5.22	72	19.57	35.62	29.07	0.66	3.40	C15
胃	Stomach	263	47.73	121.37	105.37	3.92	13.97	119	32.34	58.87	48.39	1.35	5.52	C16
结直肠	Colon-rectum	14	2.54	6.46	5.25	0.25	0.64	16	4.35	7.92	6.03	0.24	0.72	C18-21
肝脏	Liver	49	8.89	22.61	18.67	0.98	2.61	21	5.71	10.39	7.52	0.47	0.89	C22
胆囊	Gallbladder etc.	3	0.54	1.38	1.07	0.09	0.09	5	1.36	2.47	1.86	0.09	0.27	C23-24
胰腺	Pancreas	1	0.18	0.46	0.48	0.00	0.12	1	0.27	0.49	0.36	0.00	0.06	C25
喉	Larynx	2	0.36	0.92	0.78	0.10	0.10	2	0.54	0.99	0.71	0.00	0.12	C32
肺	Lung	79	14.34	36.46	31.83	1.48	4.27	37	10.05	18.31	14.23	0.74	1.58	C33-34
其他胸腔器官	Other thoracic organs	0	0.00	0.00	0.00	0.00	0.00	0	0.00	0.00	0.00	0.00	0.00	C37-38
骨	Bone	7	1.27	3.23	2.93	0.23	0.30	1	0.27	0.49	0.32	0.04	0.04	C40-41
皮肤黑色素瘤	Melanoma of skin	0	0.00	0.00	0.00	0.00	0.00	0	0.00	0.00	0.00	0.00	0.00	C43
乳腺	Breast	0	0.00	0.00	0.00	0.00	0.00	18	4.89	8.91	6.55	0.40	0.82	C50
子宫颈	Cervix	–	–	–	–	–	–	34	9.24	16.82	12.59	0.82	1.36	C53
子宫体	Uterus	–	–	–	–	–	–	4	1.09	1.98	1.43	0.03	0.15	C54-55
卵巢	Ovary	–	–	–	–	–	–	4	1.09	1.98	1.43	0.09	0.15	C56
前列腺	Prostate	1	0.18	0.46	0.39	0.05	0.05	–	–	–	–	–	–	C61
睾丸	Testis	0	0.00	0.00	0.00	0.00	0.00	–	–	–	–	–	–	C62
肾	Kidney	5	0.91	2.31	1.96	0.04	0.29	2	0.54	0.99	0.71	0.00	0.12	C64-66,68
膀胱	Bladder	4	0.73	1.85	1.67	0.00	0.24	2	0.54	0.99	1.03	0.00	0.00	C67
脑	Brain	6	1.09	2.77	2.18	0.23	0.23	12	3.26	5.94	5.49	0.41	0.41	C70-C72,D32-33,D42-43
甲状腺	Thyroid	2	0.36	0.92	0.79	0.04	0.16	0	0.00	0.00	0.00	0.00	0.00	C73
淋巴瘤	Lymphoma	9	1.63	4.15	3.29	0.19	0.19	3	0.82	1.48	1.16	0.04	0.22	C81-85,88,90,96
白血病	Leukemia	14	2.54	6.46	7.89	0.51	0.51	10	2.72	4.95	5.14	0.33	0.39	C91-95, D45-47
其他	Other	1	0.18	0.46	0.99	0.00	0.00	2	0.54	0.99	1.17	0.06	0.06	O&U
所有部位合计	All sites	551	100.00	254.27	225.05	9.51	29.32	368	100.00	182.06	146.19	5.84	16.38	All
所有部位除外皮肤	All sites exc. C44	551	100.00	254.27	225.05	9.51	29.32	368	100.00	182.06	146.19	5.84	16.38	All sites exc. C44

部位 Sites		男性 Male						女性 Female						ICD10
		病例数 No. cases	构成比 Freq. /%	粗率 Crude rate/ 100 000⁻¹	世标率 ASR world/ 100 000⁻¹	累积率 Cum. Rate/% 0~64	0~74	病例数 No. cases	构成比 Freq. /%	粗率 Crude rate/ 100 000⁻¹	世标率 ASR world/ 100 000⁻¹	累积率 Cum. Rate/% 0~64	0~74	
发病 Incidence														
口腔	Oral cavity & pharynx	4	0.39	1.24	1.33	0.10	0.18	7	0.86	2.21	2.46	0.09	0.40	C00-10,C12-14
鼻咽	Nasopharynx	2	0.20	0.62	0.42	0.04	0.04	1	0.12	0.32	0.43	0.00	0.07	C11
食管	Esophagus	304	29.83	94.37	113.56	5.13	14.20	208	25.52	65.64	63.36	2.57	7.82	C15
胃	Stomach	250	24.53	77.61	91.94	4.29	12.45	119	14.60	37.55	37.59	1.37	5.20	C16
结直肠	Colon-rectum	41	4.02	12.73	14.28	0.71	1.56	41	5.03	12.94	12.91	0.41	1.44	C18-21
肝脏	Liver	110	10.79	34.15	36.63	2.12	3.92	34	4.17	10.73	9.86	0.60	1.27	C22
胆囊	Gallbladder etc.	3	0.29	0.93	0.85	0.05	0.05	7	0.86	2.21	2.26	0.08	0.32	C23-24
胰腺	Pancreas	12	1.18	3.73	4.49	0.17	0.58	6	0.74	1.89	2.02	0.04	0.28	C25
喉	Larynx	11	1.08	3.41	4.34	0.12	0.61	3	0.37	0.95	0.84	0.09	0.09	C32
肺	Lung	189	18.55	58.67	66.22	3.37	7.83	124	15.21	39.13	37.16	1.60	4.31	C33-34
其他胸腔器官	Other thoracic organs	5	0.49	1.55	1.49	0.12	0.22	1	0.12	0.32	0.30	0.03	0.03	C37-38
骨	Bone	5	0.49	1.55	1.83	0.03	0.31	7	0.86	2.21	1.81	0.09	0.18	C40-41
皮肤黑色素瘤	Melanoma of skin	5	0.49	1.55	1.51	0.10	0.10	2	0.25	0.63	0.56	0.00	0.10	C43
乳腺	Breast	0	0.00	0.00	0.00	0.00	0.00	93	11.41	29.35	25.97	2.08	2.87	C50
子宫颈	Cervix	–	–	–	–	–	–	42	5.15	13.25	12.05	0.90	1.43	C53
子宫体	Uterus	–	–	–	–	–	–	21	2.58	6.63	6.10	0.44	0.59	C54-55
卵巢	Ovary	–	–	–	–	–	–	18	2.21	5.68	5.62	0.27	0.72	C56
前列腺	Prostate	2	0.20	0.62	0.80	0.00	0.08	–	–	–	–	–	–	C61
睾丸	Testis	2	0.20	0.62	0.58	0.04	0.04	–	–	–	–	–	–	C62
肾	Kidney	8	0.79	2.48	2.79	0.15	0.31	2	0.25	0.63	0.65	0.02	0.12	C64-66,68
膀胱	Bladder	7	0.69	2.17	2.41	0.12	0.40	7	0.86	2.21	2.11	0.08	0.34	C67
脑	Brain	16	1.57	4.97	5.39	0.35	0.62	26	3.19	8.20	7.37	0.50	0.83	C70-C72,D32-33, D42-43
甲状腺	Thyroid	1	0.10	0.31	0.49	0.00	0.08	12	1.47	3.79	3.20	0.30	0.30	C73
淋巴瘤	Lymphoma	14	1.37	4.35	5.45	0.20	0.66	19	2.33	6.00	5.44	0.24	0.65	C81-85,88,90,96
白血病	Leukemia	20	1.96	6.21	6.26	0.42	0.42	8	0.98	2.52	2.90	0.17	0.24	C91-95, D45-47
其他	Other	8	0.79	2.48	2.45	0.12	0.23	7	0.86	2.21	2.10	0.17	0.27	O&U
所有部位合计	All sites	1019	100.00	316.32	365.53	17.75	44.89	815	100.00	257.18	245.08	12.13	29.86	All
所有部位除外皮肤	All sites exc. C44	1019	100.00	316.32	365.53	17.75	44.89	814	99.88	256.86	244.85	12.13	29.86	All sites exc. C44
死亡 Mortality														
口腔	Oral cavity & pharynx	3	0.39	0.93	1.75	0.03	0.13	5	1.01	1.58	1.79	0.04	0.25	C00-10,C12-14
鼻咽	Nasopharynx	1	0.13	0.31	0.35	0.04	0.04	1	0.20	0.32	0.38	0.00	0.10	C11
食管	Esophagus	229	30.09	71.09	93.26	3.19	9.16	173	35.09	54.59	53.75	1.35	5.44	C15
胃	Stomach	171	22.47	53.08	65.56	2.58	8.28	86	17.44	27.14	26.41	0.76	3.14	C16
结直肠	Colon-rectum	24	3.15	7.45	8.73	0.36	0.70	20	4.06	6.31	5.96	0.30	0.38	C18-21
肝脏	Liver	91	11.96	28.25	30.34	1.35	3.66	31	6.29	9.78	9.35	0.48	1.24	C22
胆囊	Gallbladder etc.	6	0.79	1.86	2.32	0.11	0.28	2	0.41	0.63	0.81	0.00	0.17	C23-24
胰腺	Pancreas	7	0.92	2.17	2.43	0.13	0.29	3	0.61	0.95	0.92	0.04	0.11	C25
喉	Larynx	8	1.05	2.48	2.57	0.04	0.14	1	0.20	0.32	0.27	0.02	0.02	C32
肺	Lung	162	21.29	50.29	63.88	2.43	6.75	89	18.05	28.08	28.01	0.70	3.19	C33-34
其他胸腔器官	Other thoracic organs	0	0.00	0.00	0.00	0.00	0.00	1	0.20	0.32	0.21	0.01	0.01	C37-38
骨	Bone	7	0.92	2.17	2.53	0.13	0.29	3	0.61	0.95	0.75	0.00	0.10	C40-41
皮肤黑色素瘤	Melanoma of skin	0	0.00	0.00	0.00	0.00	0.00	0	0.00	0.00	0.00	0.00	0.00	C43
乳腺	Breast	1	0.13	0.31	0.49	0.00	0.08	19	3.85	6.00	5.49	0.33	0.57	C50
子宫颈	Cervix	–	–	–	–	–	–	8	1.62	2.52	2.33	0.05	0.31	C53
子宫体	Uterus	–	–	–	–	–	–	6	1.22	1.89	1.87	0.10	0.18	C54-55
卵巢	Ovary	–	–	–	–	–	–	6	1.22	1.89	1.61	0.16	0.16	C56
前列腺	Prostate	2	0.26	0.62	0.74	0.04	0.04	–	–	–	–	–	–	C61
睾丸	Testis	0	0.00	0.00	0.00	0.00	0.00	–	–	–	–	–	–	C62
肾	Kidney	1	0.13	0.31	0.23	0.03	0.03	0	0.00	0.00	0.00	0.00	0.00	C64-66,68
膀胱	Bladder	5	0.66	1.55	2.07	0.00	0.16	0	0.00	0.00	0.00	0.00	0.00	C67
脑	Brain	12	1.58	3.73	4.92	0.21	0.55	20	4.06	6.31	6.60	0.20	0.88	C70-C72,D32-33, D42-43
甲状腺	Thyroid	0	0.00	0.00	0.00	0.00	0.00	3	0.61	0.95	0.74	0.06	0.06	C73
淋巴瘤	Lymphoma	7	0.92	2.17	2.48	0.05	0.33	6	1.22	1.89	1.55	0.06	0.16	C81-85,88,90,96
白血病	Leukemia	19	2.50	5.90	6.51	0.33	0.62	8	1.62	2.52	2.49	0.17	0.27	C91-95, D45-47
其他	Other	5	0.66	1.55	1.41	0.10	0.10	2	0.41	0.63	0.48	0.03	0.03	O&U
所有部位合计	All sites	761	100.00	236.23	292.57	11.14	31.63	493	100.00	155.57	151.76	4.87	16.75	All
所有部位除外皮肤	All sites exc. C44	760	99.87	235.92	292.25	11.12	31.61	493	100.00	155.57	151.76	4.87	16.75	All sites exc. C44

附表 3-15 武安市 2015 年癌症发病和死亡主要指标
Appendix Table 3-15　Incidence and mortality of cancer in Wuan Shi,2015

部位 Sites		男性 Male						女性 Female						ICD10
		病例数 No. cases	构成比 Freq./%	粗率 Crude rate/ 100 000⁻¹	世标率 ASR world/ 100 000⁻¹	累积率 Cum. Rate/% 0~64	0~74	病例数 No. cases	构成比 Freq./%	粗率 Crude rate/ 100 000⁻¹	世标率 ASR world/ 100 000⁻¹	累积率 Cum. Rate/% 0~64	0~74	
发病 Incidence														
口腔	Oral cavity & pharynx	1	0.09	0.23	0.30	0.00	0.05	5	0.72	1.26	1.18	0.02	0.20	C00-10,C12-14
鼻咽	Nasopharynx	2	0.19	0.46	0.59	0.00	0.15	3	0.43	0.75	0.92	0.02	0.13	C11
食管	Esophagus	193	18.02	43.92	44.43	1.66	6.61	90	13.02	22.64	18.83	0.69	2.32	C15
胃	Stomach	378	35.29	86.02	83.86	3.51	9.85	152	22.00	38.23	33.76	1.24	4.25	C16
结直肠	Colon-rectum	52	4.86	11.83	11.01	0.59	1.54	44	6.37	11.07	9.46	0.50	1.21	C18-21
肝脏	Liver	81	7.56	18.43	17.52	0.87	1.98	47	6.80	11.82	10.14	0.45	1.15	C22
胆囊	Gallbladder etc.	7	0.65	1.59	1.43	0.10	0.22	6	0.87	1.51	1.44	0.04	0.27	C23-24
胰腺	Pancreas	10	0.93	2.28	2.21	0.12	0.32	18	2.60	4.53	4.10	0.13	0.59	C25
喉	Larynx	9	0.84	2.05	2.31	0.05	0.40	1	0.14	0.25	0.18	0.02	0.02	C32
肺	Lung	217	20.26	49.38	49.16	1.92	6.30	75	10.85	18.86	15.88	0.66	2.15	C33-34
其他胸腔器官	Other thoracic organs	2	0.19	0.46	0.37	0.03	0.03	1	0.14	0.25	0.18	0.02	0.02	C37-38
骨	Bone	8	0.75	1.82	1.81	0.07	0.22	8	1.16	2.01	1.90	0.11	0.16	C40-41
皮肤黑色素瘤	Melanoma of skin	0	0.00	0.00	0.00	0.00	0.00	0	0.00	0.00	0.00	0.00	0.00	C43
乳腺	Breast	3	0.28	0.68	0.61	0.03	0.09	73	10.56	18.36	14.44	1.04	1.66	C50
子宫颈	Cervix	–	–	–	–	–	–	54	7.81	13.58	10.23	0.92	1.17	C53
子宫体	Uterus	–	–	–	–	–	–	35	5.07	8.80	6.72	0.55	0.69	C54-55
卵巢	Ovary	–	–	–	–	–	–	17	2.46	4.28	3.46	0.23	0.46	C56
前列腺	Prostate	6	0.56	1.37	1.20	0.04	0.11	–	–	–	–	–	–	C61
睾丸	Testis	0	0.00	0.00	0.00	0.00	0.00	–	–	–	–	–	–	C62
肾	Kidney	9	0.84	2.05	2.05	0.07	0.27	5	0.72	1.26	1.03	0.07	0.12	C64-66,68
膀胱	Bladder	7	0.65	1.59	1.72	0.07	0.36	4	0.58	1.01	0.68	0.06	0.06	C67
脑	Brain	27	2.52	6.14	5.62	0.38	0.57	16	2.32	4.02	3.10	0.21	0.25	C70-C72,D32-33, D42-43
甲状腺	Thyroid	1	0.09	0.23	0.21	0.02	0.02	8	1.16	2.01	1.90	0.16	0.16	C73
淋巴瘤	Lymphoma	11	1.03	2.50	2.80	0.06	0.36	8	1.16	2.01	1.52	0.11	0.15	C81-85,88,90,96
白血病	Leukemia	26	2.43	5.92	6.85	0.31	0.76	9	1.30	2.26	2.15	0.19	0.19	C91-95, D45-47
其他	Other	21	1.96	4.78	4.78	0.28	0.51	12	1.74	3.02	2.38	0.12	0.23	O&U
所有部位合计	All sites	1071	100.00	243.71	240.83	10.19	30.72	691	100.00	173.79	145.56	7.55	17.62	All
所有部位除外皮肤	All sites exc. C44	1062	99.16	241.67	238.88	10.10	30.46	685	99.13	172.29	144.27	7.50	17.45	All sites exc. C44
死亡 Mortality														
口腔	Oral cavity & pharynx	2	0.31	0.46	0.61	0.00	0.10	2	0.63	0.50	0.45	0.00	0.05	C00-10,C12-14
鼻咽	Nasopharynx	3	0.47	0.68	0.58	0.02	0.02	3	0.95	0.75	0.70	0.02	0.13	C11
食管	Esophagus	88	13.84	20.03	21.36	0.57	3.31	43	13.65	10.81	8.90	0.30	1.08	C15
胃	Stomach	255	40.09	58.03	57.16	2.08	6.45	96	30.48	24.15	22.02	0.60	2.78	C16
结直肠	Colon-rectum	16	2.52	3.64	3.61	0.14	0.58	13	4.13	3.27	2.83	0.11	0.41	C18-21
肝脏	Liver	64	10.06	14.56	13.45	0.72	1.47	33	10.48	8.30	7.41	0.31	0.86	C22
胆囊	Gallbladder etc.	2	0.31	0.46	0.46	0.02	0.09	1	0.32	0.25	0.28	0.00	0.05	C23-24
胰腺	Pancreas	6	0.94	1.37	1.38	0.06	0.21	14	4.44	3.52	3.22	0.10	0.42	C25
喉	Larynx	6	0.94	1.37	1.55	0.04	0.26	2	0.63	0.50	0.35	0.02	0.02	C32
肺	Lung	131	20.60	29.81	29.69	1.10	3.90	41	13.02	10.31	8.32	0.33	0.97	C33-34
其他胸腔器官	Other thoracic organs	0	0.00	0.00	0.00	0.00	0.00	1	0.32	0.25	0.18	0.02	0.02	C37-38
骨	Bone	4	0.63	0.91	0.91	0.06	0.06	5	1.59	1.26	1.34	0.08	0.08	C40-41
皮肤黑色素瘤	Melanoma of skin	0	0.00	0.00	0.00	0.00	0.00	0	0.00	0.00	0.00	0.00	0.00	C43
乳腺	Breast	3	0.47	0.68	0.49	0.06	0.06	22	6.98	5.53	4.75	0.26	0.65	C50
子宫颈	Cervix	–	–	–	–	–	–	14	4.44	3.52	2.76	0.20	0.36	C53
子宫体	Uterus	–	–	–	–	–	–	6	1.90	1.51	1.34	0.07	0.11	C54-55
卵巢	Ovary	–	–	–	–	–	–	0	0.00	0.00	0.00	0.00	0.00	C56
前列腺	Prostate	5	0.79	1.14	0.94	0.02	0.02	–	–	–	–	–	–	C61
睾丸	Testis	0	0.00	0.00	0.00	0.00	0.00	–	–	–	–	–	–	C62
肾	Kidney	4	0.63	0.91	0.77	0.04	0.04	1	0.32	0.25	0.18	0.02	0.02	C64-66,68
膀胱	Bladder	0	0.00	0.00	0.00	0.00	0.00	2	0.63	0.50	0.33	0.04	0.04	C67
脑	Brain	16	2.52	3.64	3.20	0.25	0.25	9	2.86	2.26	1.68	0.12	0.19	C70-C72,D32-33, D42-43
甲状腺	Thyroid	0	0.00	0.00	0.00	0.00	0.00	0	0.00	0.00	0.00	0.00	0.00	C73
淋巴瘤	Lymphoma	4	0.63	0.91	1.03	0.04	0.11	1	0.32	0.25	0.15	0.02	0.02	C81-85,88,90,96
白血病	Leukemia	20	3.14	4.55	4.82	0.24	0.46	4	1.27	1.01	0.71	0.08	0.08	C91-95, D45-47
其他	Other	7	1.10	1.59	1.56	0.07	0.15	2	0.63	0.50	0.36	0.04	0.04	O&U
所有部位合计	All sites	636	100.00	144.73	143.57	5.52	17.54	315	100.00	79.23	68.24	2.73	8.39	All
所有部位除外皮肤	All sites exc. C44	636	100.00	144.73	143.57	5.52	17.54	315	100.00	79.23	68.24	2.73	8.39	All sites exc. C44

部位 Sites		男性 Male						女性 Female						ICD10
		病例数 No. cases	构成比 Freq. /%	粗率 Crude rate/ 100 000⁻¹	世标率 ASR world/ 100 000⁻¹	累积率 Cum. Rate/% 0~64	0~74	病例数 No. cases	构成比 Freq. /%	粗率 Crude rate/ 100 000⁻¹	世标率 ASR world/ 100 000⁻¹	累积率 Cum. Rate/% 0~64	0~74	
发病 Incidence														
口腔	Oral cavity & pharynx	1	0.21	0.55	0.21	0.00	0.00	3	0.96	1.74	1.11	0.00	0.08	C00-10,C12-14
鼻咽	Nasopharynx	0	0.00	0.00	0.00	0.00	0.00	1	0.32	0.58	0.47	0.00	0.08	C11
食管	Esophagus	78	16.53	42.63	29.54	1.76	3.85	42	13.42	24.40	16.24	0.85	2.30	C15
胃	Stomach	203	43.01	110.96	76.33	4.23	9.62	79	25.24	45.89	30.74	1.68	3.69	C16
结直肠	Colon-rectum	22	4.66	12.03	7.49	0.39	0.99	28	8.95	16.26	11.20	0.77	1.25	C18-21
肝脏	Liver	37	7.84	20.22	13.82	0.96	1.71	16	5.11	9.29	6.55	0.34	0.67	C22
胆囊	Gallbladder etc.	3	0.64	1.64	1.19	0.00	0.23	1	0.32	0.58	0.34	0.00	0.08	C23-24
胰腺	Pancreas	4	0.85	2.19	1.46	0.09	0.25	3	0.96	1.74	1.16	0.04	0.12	C25
喉	Larynx	1	0.21	0.55	0.42	0.04	0.04	0	0.00	0.00	0.00	0.00	0.00	C32
肺	Lung	76	16.10	41.54	27.26	1.43	3.10	32	10.22	18.59	10.76	0.56	1.13	C33-34
其他胸腔器官	Other thoracic organs	2	0.42	1.09	1.21	0.10	0.10	0	0.00	0.00	0.00	0.00	0.00	C37-38
骨	Bone	6	1.27	3.28	3.20	0.21	0.21	0	0.00	0.00	0.00	0.00	0.00	C40-41
皮肤黑色素瘤	Melanoma of skin	0	0.00	0.00	0.00	0.00	0.00	0	0.00	0.00	0.00	0.00	0.00	C43
乳腺	Breast	2	0.42	1.09	0.74	0.08	0.08	53	16.93	30.79	26.16	1.96	2.77	C50
子宫颈	Cervix	–	–	–	–	–	–	19	6.07	11.04	7.52	0.54	0.86	C53
子宫体	Uterus	–	–	–	–	–	–	6	1.92	3.49	2.27	0.22	0.30	C54-55
卵巢	Ovary	–	–	–	–	–	–	4	1.28	2.32	1.84	0.18	0.18	C56
前列腺	Prostate	1	0.21	0.55	0.21	0.00	0.00	–	–	–	–	–	–	C61
睾丸	Testis	0	0.00	0.00	0.00	0.00	0.00	–	–	–	–	–	–	C62
肾	Kidney	5	1.06	2.73	2.30	0.19	0.26	1	0.32	0.58	0.43	0.04	0.04	C64-66,68
膀胱	Bladder	5	1.06	2.73	1.82	0.03	0.19	3	0.96	1.74	1.16	0.04	0.12	C67
脑	Brain	7	1.48	3.83	2.88	0.13	0.36	8	2.56	4.65	3.88	0.26	0.42	C70-C72,D32-33,D42-43
甲状腺	Thyroid	1	0.21	0.55	0.32	0.00	0.08	0	0.00	0.00	0.00	0.00	0.00	C73
淋巴瘤	Lymphoma	5	1.06	2.73	1.71	0.12	0.12	3	0.96	1.74	1.20	0.12	0.12	C81-85,88,90,96
白血病	Leukemia	7	1.48	3.83	3.28	0.22	0.37	7	2.24	4.07	2.84	0.15	0.31	C91-95, D45-47
其他	Other	6	1.27	3.28	2.69	0.05	0.20	4	1.28	2.32	1.50	0.14	0.23	O&U
所有部位合计	All sites	472	100.00	257.99	178.06	10.04	21.76	313	100.00	181.82	127.36	7.91	14.77	All
所有部位除外皮肤	All sites exc. C44	470	99.58	256.90	177.16	10.04	21.69	313	100.00	181.82	127.36	7.91	14.77	All sites exc. C44
死亡 Mortality														
口腔	Oral cavity & pharynx	0	0.00	0.00	0.00	0.00	0.00	1	0.41	0.58	0.38	0.00	0.00	C00-10,C12-14
鼻咽	Nasopharynx	0	0.00	0.00	0.00	0.00	0.00	0	0.00	0.00	0.00	0.00	0.00	C11
食管	Esophagus	46	11.83	25.14	16.26	0.70	1.92	31	12.70	18.01	10.63	0.45	0.94	C15
胃	Stomach	177	45.50	96.75	66.14	3.51	7.98	80	32.79	46.47	30.14	1.33	3.64	C16
结直肠	Colon-rectum	12	3.08	6.56	4.64	0.21	0.51	11	4.51	6.39	4.26	0.24	0.57	C18-21
肝脏	Liver	23	5.91	12.57	8.26	0.57	0.88	14	5.74	8.13	5.20	0.19	0.44	C22
胆囊	Gallbladder etc.	3	0.77	1.64	0.94	0.00	0.07	1	0.41	0.58	0.26	0.00	0.00	C23-24
胰腺	Pancreas	6	1.54	3.28	2.05	0.14	0.22	3	1.23	1.74	1.05	0.03	0.11	C25
喉	Larynx	1	0.26	0.55	0.44	0.00	0.07	0	0.00	0.00	0.00	0.00	0.00	C32
肺	Lung	52	13.37	28.42	19.27	0.81	2.72	30	12.30	17.43	10.16	0.56	0.72	C33-34
其他胸腔器官	Other thoracic organs	0	0.00	0.00	0.00	0.00	0.00	0	0.00	0.00	0.00	0.00	0.00	C37-38
骨	Bone	1	0.26	0.55	0.42	0.04	0.04	0	0.00	0.00	0.00	0.00	0.00	C40-41
皮肤黑色素瘤	Melanoma of skin	0	0.00	0.00	0.00	0.00	0.00	0	0.00	0.00	0.00	0.00	0.00	C43
乳腺	Breast	0	0.00	0.00	0.00	0.00	0.00	10	4.10	5.81	4.06	0.37	0.37	C50
子宫颈	Cervix	–	–	–	–	–	–	18	7.38	10.46	6.64	0.45	0.77	C53
子宫体	Uterus	–	–	–	–	–	–	0	0.00	0.00	0.00	0.00	0.00	C54-55
卵巢	Ovary	–	–	–	–	–	–	1	0.41	0.58	0.47	0.00	0.08	C56
前列腺	Prostate	0	0.00	0.00	0.00	0.00	0.00	–	–	–	–	–	–	C61
睾丸	Testis	0	0.00	0.00	0.00	0.00	0.00	–	–	–	–	–	–	C62
肾	Kidney	3	0.77	1.64	1.53	0.10	0.10	1	0.41	0.58	0.33	0.04	0.04	C64-66,68
膀胱	Bladder	2	0.51	1.09	0.65	0.00	0.07	2	0.82	1.16	0.94	0.00	0.16	C67
脑	Brain	3	0.77	1.64	0.95	0.04	0.20	4	1.64	2.32	1.91	0.14	0.22	C70-C72,D32-33,D42-43
甲状腺	Thyroid	1	0.26	0.55	0.29	0.00	0.00	1	0.41	0.58	0.34	0.00	0.08	C73
淋巴瘤	Lymphoma	4	1.03	2.19	1.63	0.04	0.04	4	1.64	2.32	1.42	0.08	0.16	C81-85,88,90,96
白血病	Leukemia	9	2.31	4.92	4.78	0.32	0.39	2	0.82	1.16	0.90	0.04	0.12	C91-95, D45-47
其他	Other	46	11.83	25.14	17.28	0.59	1.47	30	12.30	17.43	11.54	0.70	1.11	O&U
所有部位合计	All sites	389	100.00	212.63	145.53	7.08	16.70	244	100.00	141.74	90.64	4.61	9.53	All
所有部位除外皮肤	All sites exc. C44	389	100.00	212.63	145.53	7.08	16.70	244	100.00	141.74	90.64	4.61	9.53	All sites exc. C44

部位 Sites		男性 Male						女性 Female						ICD10
		病例数 No. cases	构成比 Freq. /%	粗率 Crude rate/ 100 000⁻¹	世标率 ASR world/ 100 000⁻¹	累积率 Cum. Rate/% 0~64	0~74	病例数 No. cases	构成比 Freq. /%	粗率 Crude rate/ 100 000⁻¹	世标率 ASR world/ 100 000⁻¹	累积率 Cum. Rate/% 0~64	0~74	
发病 Incidence														
口腔	Oral cavity & pharynx	1	0.40	0.93	0.97	0.00	0.24	0	0.00	0.00	0.00	0.00	0.00	C00-10,C12-14
鼻咽	Nasopharynx	1	0.40	0.93	0.95	0.00	0.16	0	0.00	0.00	0.00	0.00	0.00	C11
食管	Esophagus	31	12.55	28.77	21.71	0.93	2.84	19	10.86	18.74	14.12	0.76	2.11	C15
胃	Stomach	92	37.25	85.38	69.25	3.29	10.76	24	13.71	23.67	17.15	0.97	2.71	C16
结直肠	Colon-rectum	15	6.07	13.92	11.87	0.42	1.70	14	8.00	13.81	11.09	0.40	1.68	C18-21
肝脏	Liver	11	4.45	10.21	7.60	0.55	1.11	3	1.71	2.96	1.57	0.07	0.07	C22
胆囊	Gallbladder etc.	4	1.62	3.71	2.39	0.14	0.14	1	0.57	0.99	0.91	0.00	0.23	C23-24
胰腺	Pancreas	2	0.81	1.86	1.51	0.07	0.31	2	1.14	1.97	1.30	0.14	0.14	C25
喉	Larynx	0	0.00	0.00	0.00	0.00	0.00	0	0.00	0.00	0.00	0.00	0.00	C32
肺	Lung	43	17.41	39.90	32.68	1.27	4.69	26	14.86	25.64	18.40	0.88	2.31	C33-34
其他胸腔器官	Other thoracic organs	0	0.00	0.00	0.00	0.00	0.00	1	0.57	0.99	0.89	0.00	0.15	C37-38
骨	Bone	2	0.81	1.86	1.15	0.14	0.14	0	0.00	0.00	0.00	0.00	0.00	C40-41
皮肤黑色素瘤	Melanoma of skin	0	0.00	0.00	0.00	0.00	0.00	0	0.00	0.00	0.00	0.00	0.00	C43
乳腺	Breast	0	0.00	0.00	0.00	0.00	0.00	30	17.14	29.58	20.89	1.44	2.42	C50
子宫颈	Cervix	–	–	–	–	–	–	10	5.71	9.86	6.74	0.54	0.77	C53
子宫体	Uterus	–	–	–	–	–	–	14	8.00	13.81	9.19	0.95	0.95	C54-55
卵巢	Ovary	–	–	–	–	–	–	7	4.00	6.90	4.71	0.41	0.56	C56
前列腺	Prostate	2	0.81	1.86	1.89	0.00	0.32	–	–	–	–	–	–	C61
睾丸	Testis	0	0.00	0.00	0.00	0.00	0.00	–	–	–	–	–	–	C62
肾	Kidney	4	1.62	3.71	3.10	0.19	0.34	2	1.14	1.97	1.26	0.14	0.14	C64-66,68
膀胱	Bladder	8	3.24	7.42	5.93	0.00	0.80	1	0.57	0.99	0.55	0.07	0.07	C67
脑	Brain	12	4.86	11.14	9.03	0.41	0.96	12	6.86	11.83	8.85	0.66	1.12	C70-C72,D32-33,D42-43
甲状腺	Thyroid	2	0.81	1.86	1.26	0.13	0.13	0	0.00	0.00	0.00	0.00	0.00	C73
淋巴瘤	Lymphoma	7	2.83	6.50	5.58	0.44	0.44	1	0.57	0.99	0.93	0.06	0.06	C81-85,88,90,96
白血病	Leukemia	3	1.21	2.78	2.81	0.16	0.16	1	0.57	0.99	0.59	0.00	0.00	C91-95, D45-47
其他	Other	7	2.83	6.50	6.30	0.22	0.38	7	4.00	6.90	4.43	0.20	0.42	O&U
所有部位合计	All sites	247	100.00	229.22	185.98	8.35	25.63	175	100.00	172.57	123.59	7.68	15.91	All
所有部位除外皮肤	All sites exc. C44	243	98.38	225.51	181.69	8.29	25.40	172	98.29	169.61	121.82	7.68	15.68	All sites exc. C44
死亡 Mortality														
口腔	Oral cavity & pharynx	2	1.23	1.86	1.24	0.05	0.05	0	0.00	0.00	0.00	0.00	0.00	C00-10,C12-14
鼻咽	Nasopharynx	0	0.00	0.00	0.00	0.00	0.00	0	0.00	0.00	0.00	0.00	0.00	C11
食管	Esophagus	7	4.32	6.50	6.10	0.08	0.23	12	10.08	11.83	8.60	0.06	0.81	C15
胃	Stomach	75	46.30	69.60	57.51	1.96	6.90	43	36.13	42.40	29.73	1.09	2.82	C16
结直肠	Colon-rectum	6	3.70	5.57	4.43	0.14	0.30	8	6.72	7.89	5.68	0.36	0.51	C18-21
肝脏	Liver	20	12.35	18.56	15.02	0.89	2.09	7	5.88	6.90	4.29	0.15	0.30	C22
胆囊	Gallbladder etc.	2	1.23	1.86	1.46	0.00	0.24	1	0.84	0.99	0.76	0.00	0.00	C23-24
胰腺	Pancreas	2	1.23	1.86	1.28	0.14	0.14	0	0.00	0.00	0.00	0.00	0.00	C25
喉	Larynx	0	0.00	0.00	0.00	0.00	0.00	0	0.00	0.00	0.00	0.00	0.00	C32
肺	Lung	25	15.43	23.20	18.04	0.89	2.48	15	12.61	14.79	11.33	0.31	1.90	C33-34
其他胸腔器官	Other thoracic organs	0	0.00	0.00	0.00	0.00	0.00	0	0.00	0.00	0.00	0.00	0.00	C37-38
骨	Bone	2	1.23	1.86	1.87	0.06	0.22	0	0.00	0.00	0.00	0.00	0.00	C40-41
皮肤黑色素瘤	Melanoma of skin	0	0.00	0.00	0.00	0.00	0.00	0	0.00	0.00	0.00	0.00	0.00	C43
乳腺	Breast	0	0.00	0.00	0.00	0.00	0.00	6	5.04	5.92	4.10	0.21	0.44	C50
子宫颈	Cervix	–	–	–	–	–	–	0	0.00	0.00	0.00	0.00	0.00	C53
子宫体	Uterus	–	–	–	–	–	–	0	0.00	0.00	0.00	0.00	0.00	C54-55
卵巢	Ovary	–	–	–	–	–	–	3	2.52	2.96	2.11	0.15	0.38	C56
前列腺	Prostate	1	0.62	0.93	0.97	0.00	0.24	–	–	–	–	–	–	C61
睾丸	Testis	0	0.00	0.00	0.00	0.00	0.00	–	–	–	–	–	–	C62
肾	Kidney	1	0.62	0.93	0.62	0.08	0.08	1	0.84	0.99	0.43	0.00	0.00	C64-66,68
膀胱	Bladder	1	0.62	0.93	0.62	0.00	0.00	1	0.84	0.99	0.43	0.00	0.00	C67
脑	Brain	1	0.62	0.93	0.54	0.07	0.07	4	3.36	3.94	3.24	0.07	0.52	C70-C72,D32-33,D42-43
甲状腺	Thyroid	0	0.00	0.00	0.00	0.00	0.00	1	0.84	0.99	0.55	0.07	0.07	C73
淋巴瘤	Lymphoma	3	1.85	2.78	2.45	0.07	0.47	0	0.00	0.00	0.00	0.00	0.00	C81-85,88,90,96
白血病	Leukemia	6	3.70	5.57	4.94	0.20	0.60	5	4.20	4.93	3.57	0.30	0.45	C91-95, D45-47
其他	Other	8	4.94	7.42	5.99	0.36	0.68	12	10.08	11.83	7.87	0.52	0.90	O&U
所有部位合计	All sites	162	100.00	150.34	123.07	4.99	14.78	119	100.00	117.34	82.68	3.28	9.08	All
所有部位除外皮肤	All sites exc. C44	162	100.00	150.34	123.07	4.99	14.78	118	99.16	116.36	81.98	3.21	9.01	All sites exc. C44

部位 Sites		男性 Male						女性 Female						ICD10
		病例数 No. cases	构成比 Freq./%	粗率 Crude rate/ 100 000^-1	世标率 ASR world/ 100 000^-1	累积率 Cum. Rate/% 0~64	0~74	病例数 No. cases	构成比 Freq./%	粗率 Crude rate/ 100 000^-1	世标率 ASR world/ 100 000^-1	累积率 Cum. Rate/% 0~64	0~74	
发病 Incidence														
口腔	Oral cavity & pharynx	3	0.79	2.01	1.61	0.13	0.23	0	0.00	0.00	0.00	0.00	0.00	C00-10, C12-14
鼻咽	Nasopharynx	2	0.52	1.34	1.18	0.12	0.12	1	0.39	0.70	0.59	0.00	0.15	C11
食管	Esophagus	53	13.91	35.47	29.14	1.48	4.45	44	17.32	30.78	21.05	1.39	2.84	C15
胃	Stomach	191	50.13	127.83	100.46	6.76	13.72	47	18.50	32.88	23.15	1.26	3.05	C16
结直肠	Colon-rectum	18	4.72	12.05	10.08	0.48	1.50	12	4.72	8.40	5.82	0.41	0.75	C18-21
肝脏	Liver	23	6.04	15.39	12.00	0.92	1.57	7	2.76	4.90	3.64	0.18	0.44	C22
胆囊	Gallbladder etc.	5	1.31	3.35	2.56	0.10	0.10	5	1.97	3.50	2.22	0.06	0.15	C23-24
胰腺	Pancreas	5	1.31	3.35	2.57	0.15	0.35	2	0.79	1.40	1.26	0.11	0.11	C25
喉	Larynx	1	0.26	0.67	0.48	0.00	0.00	0	0.00	0.00	0.00	0.00	0.00	C32
肺	Lung	51	13.39	34.13	26.99	1.87	3.66	18	7.09	12.59	9.00	0.26	1.22	C33-34
其他胸腔器官	Other thoracic organs	1	0.26	0.67	0.48	0.00	0.00	0	0.00	0.00	0.00	0.00	0.00	C37-38
骨	Bone	1	0.26	0.67	0.58	0.00	0.10	4	1.57	2.80	1.86	0.15	0.15	C40-41
皮肤黑色素瘤	Melanoma of skin	0	0.00	0.00	0.00	0.00	0.00	0	0.00	0.00	0.00	0.00	0.00	C43
乳腺	Breast	1	0.26	0.67	0.55	0.05	0.05	53	20.87	37.08	27.14	2.23	3.10	C50
子宫颈	Cervix	–	–	–	–	–	–	19	7.48	13.29	9.75	0.72	1.04	C53
子宫体	Uterus	–	–	–	–	–	–	11	4.33	7.70	5.95	0.46	0.76	C54-55
卵巢	Ovary	–	–	–	–	–	–	4	1.57	2.80	1.95	0.15	0.15	C56
前列腺	Prostate	1	0.26	0.67	0.58	0.00	0.10	–	–	–	–	–	–	C61
睾丸	Testis	0	0.00	0.00	0.00	0.00	0.00	–	–	–	–	–	–	C62
肾	Kidney	7	1.84	4.68	4.08	0.22	0.68	1	0.39	0.70	0.51	0.03	0.03	C64-66, 68
膀胱	Bladder	4	1.05	2.68	2.19	0.11	0.29	3	1.18	2.10	1.47	0.11	0.19	C67
脑	Brain	0	0.00	0.00	0.00	0.00	0.00	6	2.36	4.20	3.30	0.25	0.25	C70-C72, D32-33, D42-43
甲状腺	Thyroid	1	0.26	0.67	0.53	0.04	0.04	3	1.18	2.10	1.37	0.12	0.12	C73
淋巴瘤	Lymphoma	3	0.79	2.01	1.28	0.14	0.14	1	0.39	0.70	0.75	0.06	0.06	C81-85, 88, 90, 96
白血病	Leukemia	4	1.05	2.68	2.45	0.13	0.23	5	1.97	3.50	2.51	0.14	0.31	C91-95, D45-47
其他	Other	6	1.57	4.02	3.52	0.22	0.59	8	3.15	5.60	4.01	0.21	0.53	O&U
所有部位合计	All sites	381	100.00	254.99	203.30	12.93	27.90	254	100.00	177.71	127.31	8.32	15.40	All
所有部位除外皮肤	All sites exc. C44	381	100.00	254.99	203.30	12.93	27.90	253	99.61	177.01	126.72	8.32	15.26	All sites exc. C44
死亡 Mortality														
口腔	Oral cavity & pharynx	2	0.70	1.34	1.05	0.05	0.05	0	0.00	0.00	0.00	0.00	0.00	C00-10, C12-14
鼻咽	Nasopharynx	0	0.00	0.00	0.00	0.00	0.00	1	0.62	0.70	0.59	0.00	0.15	C11
食管	Esophagus	22	7.72	14.72	12.25	0.28	1.86	13	8.07	9.10	6.04	0.22	0.83	C15
胃	Stomach	119	41.75	79.64	63.82	2.84	8.30	65	40.37	45.48	30.67	1.42	3.62	C16
结直肠	Colon-rectum	7	2.46	4.68	4.26	0.16	0.53	4	2.48	2.80	2.10	0.11	0.34	C18-21
肝脏	Liver	25	8.77	16.73	12.47	0.75	1.24	12	7.45	8.40	5.05	0.17	0.32	C22
胆囊	Gallbladder etc.	0	0.00	0.00	0.00	0.00	0.00	0	0.00	0.00	0.00	0.00	0.00	C23-24
胰腺	Pancreas	2	0.70	1.34	1.17	0.05	0.24	1	0.62	0.70	0.42	0.00	0.00	C25
喉	Larynx	1	0.35	0.67	0.51	0.06	0.06	0	0.00	0.00	0.00	0.00	0.00	C32
肺	Lung	58	20.35	38.82	30.82	1.69	4.01	26	16.15	18.19	11.68	0.40	1.39	C33-34
其他胸腔器官	Other thoracic organs	0	0.00	0.00	0.00	0.00	0.00	0	0.00	0.00	0.00	0.00	0.00	C37-38
骨	Bone	2	0.70	1.34	0.95	0.12	0.12	0	0.00	0.00	0.00	0.00	0.00	C40-41
皮肤黑色素瘤	Melanoma of skin	1	0.35	0.67	0.51	0.06	0.06	0	0.00	0.00	0.00	0.00	0.00	C43
乳腺	Breast	0	0.00	0.00	0.00	0.00	0.00	5	3.11	3.50	2.51	0.21	0.21	C50
子宫颈	Cervix	–	–	–	–	–	–	2	1.24	1.40	0.71	0.06	0.06	C53
子宫体	Uterus	–	–	–	–	–	–	2	1.24	1.40	1.09	0.05	0.13	C54-55
卵巢	Ovary	–	–	–	–	–	–	1	0.62	0.70	0.51	0.05	0.05	C56
前列腺	Prostate	0	0.00	0.00	0.00	0.00	0.00	–	–	–	–	–	–	C61
睾丸	Testis	0	0.00	0.00	0.00	0.00	0.00	–	–	–	–	–	–	C62
肾	Kidney	0	0.00	0.00	0.00	0.00	0.00	0	0.00	0.00	0.00	0.00	0.00	C64-66, 68
膀胱	Bladder	1	0.35	0.67	0.44	0.05	0.05	0	0.00	0.00	0.00	0.00	0.00	C67
脑	Brain	7	2.46	4.68	4.12	0.22	0.50	4	2.48	2.80	2.18	0.06	0.44	C70-C72, D32-33, D42-43
甲状腺	Thyroid	0	0.00	0.00	0.00	0.00	0.00	0	0.00	0.00	0.00	0.00	0.00	C73
淋巴瘤	Lymphoma	3	1.05	2.01	1.46	0.04	0.14	1	0.62	0.70	0.42	0.03	0.03	C81-85, 88, 90, 96
白血病	Leukemia	1	0.35	0.67	0.40	0.03	0.03	4	2.48	2.80	2.35	0.21	0.21	C91-95, D45-47
其他	Other	34	11.93	22.75	18.55	0.88	2.47	20	12.42	13.99	9.09	0.37	0.97	O&U
所有部位合计	All sites	285	100.00	190.74	152.79	7.30	19.66	161	100.00	112.64	75.40	3.37	8.76	All
所有部位除外皮肤	All sites exc. C44	285	100.00	190.74	152.79	7.30	19.66	161	100.00	112.64	75.40	3.37	8.76	All sites exc. C44

附表 3-19　任县 2015 年癌症发病和死亡主要指标
Appendix Table 3-19　Incidence and mortality of cancer in Ren Xian, 2015

部位 Sites		男性 Male						女性 Female						ICD10
		病例数 No. cases	构成比 Freq./%	粗率 Crude rate/ 100 000⁻¹	世标率 ASR world/ 100 000⁻¹	累积率 Cum. Rate/% 0~64	0~74	病例数 No. cases	构成比 Freq./%	粗率 Crude rate/ 100 000⁻¹	世标率 ASR world/ 100 000⁻¹	累积率 Cum. Rate/% 0~64	0~74	
发病 Incidence														
口腔	Oral cavity & pharynx	11	2.84	6.37	6.54	0.29	0.58	2	0.65	1.22	1.30	0.00	0.22	C00-10,C12-14
鼻咽	Nasopharynx	0	0.00	0.00	0.00	0.00	0.00	1	0.32	0.61	0.38	0.05	0.05	C11
食管	Esophagus	56	14.43	32.43	30.77	1.23	4.21	35	11.29	21.41	15.87	0.72	1.83	C15
胃	Stomach	96	24.74	55.59	49.68	2.14	6.21	34	10.97	20.80	17.40	0.62	2.25	C16
结直肠	Colon-rectum	13	3.35	7.53	7.85	0.21	1.13	15	4.84	9.17	7.48	0.34	1.02	C18-21
肝脏	Liver	51	13.14	29.53	25.76	1.59	3.05	4	1.29	2.45	1.81	0.14	0.25	C22
胆囊	Gallbladder etc.	1	0.26	0.58	0.71	0.00	0.18	4	1.29	2.45	1.18	0.00	0.00	C23-24
胰腺	Pancreas	6	1.55	3.47	3.46	0.16	0.55	1	0.32	0.61	0.55	0.05	0.05	C25
喉	Larynx	0	0.00	0.00	0.00	0.00	0.00	0	0.00	0.00	0.00	0.00	0.00	C32
肺	Lung	86	22.16	49.80	46.90	2.01	5.89	48	15.48	29.36	25.47	0.93	3.78	C33-34
其他胸腔器官	Other thoracic organs	2	0.52	1.16	1.13	0.04	0.15	0	0.00	0.00	0.00	0.00	0.00	C37-38
骨	Bone	3	0.77	1.74	1.79	0.06	0.34	1	0.32	0.61	0.37	0.00	0.00	C40-41
皮肤黑色素瘤	Melanoma of skin	1	0.26	0.58	0.69	0.03	0.03	0	0.00	0.00	0.00	0.00	0.00	C43
乳腺	Breast	3	0.77	1.74	1.39	0.05	0.15	76	24.52	46.49	38.98	2.54	4.36	C50
子宫颈	Cervix	–	–	–	–	–	–	5	1.61	3.06	2.36	0.15	0.32	C53
子宫体	Uterus	–	–	–	–	–	–	22	7.10	13.46	10.62	0.78	1.29	C54-55
卵巢	Ovary	–	–	–	–	–	–	9	2.90	5.50	4.56	0.33	0.55	C56
前列腺	Prostate	6	1.55	3.47	3.42	0.11	0.29	–	–	–	–	–	–	C61
睾丸	Testis	1	0.26	0.58	0.48	0.04	0.04	–	–	–	–	–	–	C62
肾	Kidney	9	2.32	5.21	4.86	0.31	0.70	1	0.32	0.61	0.39	0.05	0.05	C64-66,68
膀胱	Bladder	7	1.80	4.05	3.31	0.21	0.32	3	0.97	1.83	1.34	0.00	0.17	C67
脑	Brain	7	1.80	4.05	3.92	0.22	0.22	5	1.61	3.06	2.98	0.14	0.42	C70-C72,D32-33, D42-43
甲状腺	Thyroid	3	0.77	1.74	1.66	0.09	0.20	16	5.16	9.79	7.74	0.68	0.78	C73
淋巴瘤	Lymphoma	8	2.06	4.63	3.98	0.30	0.52	7	2.26	4.28	3.52	0.23	0.51	C81-85,88,90,96
白血病	Leukemia	13	3.35	7.53	8.15	0.44	0.84	16	5.16	9.79	8.19	0.65	0.76	C91-95, D45-47
其他	Other	5	1.29	2.90	2.54	0.20	0.31	5	1.61	3.06	1.93	0.19	0.19	O&U
所有部位合计	All sites	388	100.00	224.66	209.00	9.74	25.91	310	100.00	189.61	154.42	8.58	18.85	All
所有部位除外皮肤	All sites exc. C44	387	99.74	224.08	208.35	9.74	25.80	308	99.35	188.39	153.78	8.53	18.81	All sites exc. C44
死亡 Mortality														
口腔	Oral cavity & pharynx	2	0.60	1.16	0.89	0.04	0.04	1	0.51	0.61	0.65	0.00	0.11	C00-10,C12-14
鼻咽	Nasopharynx	0	0.00	0.00	0.00	0.00	0.00	0	0.00	0.00	0.00	0.00	0.00	C11
食管	Esophagus	39	11.78	22.58	22.78	0.39	2.52	19	9.74	11.62	8.99	0.13	0.74	C15
胃	Stomach	91	27.49	52.69	49.08	1.64	5.52	47	24.10	28.75	24.13	0.48	3.55	C16
结直肠	Colon-rectum	6	1.81	3.47	3.44	0.03	0.14	4	2.05	2.45	1.89	0.00	0.28	C18-21
肝脏	Liver	50	15.11	28.95	26.27	1.40	3.54	18	9.23	11.01	9.34	0.23	1.30	C22
胆囊	Gallbladder etc.	1	0.30	0.58	0.48	0.04	0.04	3	1.54	1.83	0.82	0.00	0.00	C23-24
胰腺	Pancreas	4	1.21	2.32	1.93	0.15	0.33	2	1.03	1.22	0.97	0.00	0.17	C25
喉	Larynx	1	0.30	0.58	1.02	0.00	0.00	0	0.00	0.00	0.00	0.00	0.00	C32
肺	Lung	52	15.71	30.11	28.69	1.10	4.02	22	11.28	13.46	10.87	0.48	1.50	C33-34
其他胸腔器官	Other thoracic organs	0	0.00	0.00	0.00	0.00	0.00	0	0.00	0.00	0.00	0.00	0.00	C37-38
骨	Bone	0	0.00	0.00	0.00	0.00	0.00	1	0.51	0.61	0.39	0.05	0.05	C40-41
皮肤黑色素瘤	Melanoma of skin	0	0.00	0.00	0.00	0.00	0.00	0	0.00	0.00	0.00	0.00	0.00	C43
乳腺	Breast	0	0.00	0.00	0.00	0.00	0.00	15	7.69	9.17	7.00	0.45	0.78	C50
子宫颈	Cervix	–	–	–	–	–	–	9	4.62	5.50	4.86	0.22	0.75	C53
子宫体	Uterus	–	–	–	–	–	–	2	1.03	1.22	0.76	0.05	0.05	C54-55
卵巢	Ovary	–	–	–	–	–	–	0	0.00	0.00	0.00	0.00	0.00	C56
前列腺	Prostate	0	0.00	0.00	0.00	0.00	0.00	–	–	–	–	–	–	C61
睾丸	Testis	1	0.30	0.58	0.48	0.04	0.04	–	–	–	–	–	–	C62
肾	Kidney	2	0.60	1.16	1.09	0.06	0.16	0	0.00	0.00	0.00	0.00	0.00	C64-66,68
膀胱	Bladder	2	0.60	1.16	0.92	0.06	0.06	2	1.03	1.22	0.54	0.00	0.00	C67
脑	Brain	2	0.60	1.16	0.96	0.08	0.08	4	2.05	2.45	2.28	0.09	0.19	C70-C72,D32-33, D42-43
甲状腺	Thyroid	0	0.00	0.00	0.00	0.00	0.00	0	0.00	0.00	0.00	0.00	0.00	C73
淋巴瘤	Lymphoma	5	1.51	2.90	2.58	0.17	0.35	1	0.51	0.61	0.37	0.02	0.02	C81-85,88,90,96
白血病	Leukemia	2	0.60	1.16	1.43	0.11	0.11	3	1.54	1.83	1.13	0.10	0.10	C91-95, D45-47
其他	Other	71	21.45	41.11	37.15	1.94	4.04	42	21.54	25.69	19.51	0.89	2.52	O&U
所有部位合计	All sites	331	100.00	191.66	179.18	7.25	21.00	195	100.00	119.27	94.52	3.19	12.12	All
所有部位除外皮肤	All sites exc. C44	331	100.00	191.66	179.18	7.25	21.00	195	100.00	119.27	94.52	3.19	12.12	All sites exc. C44

附表 3-20　保定市 2015 年癌症发病和死亡主要指标
Appendix Table 3-20　Incidence and mortality of cancer in Baoding Shi,2015

部位 Sites		男性 Male						女性 Female						ICD10
		病例数 No. cases	构成比 Freq. /%	粗率 Crude rate/ 100 000⁻¹	世标率 ASR world/ 100 000⁻¹	累积率 Cum. Rate/%		病例数 No. cases	构成比 Freq. /%	粗率 Crude rate/ 100 000⁻¹	世标率 ASR world/ 100 000⁻¹	累积率 Cum. Rate/%		
						0~64	0~74					0~64	0~74	
发病 Incidence														
口腔	Oral cavity & pharynx	29	1.98	4.96	4.08	0.24	0.46	7	0.53	1.20	0.91	0.02	0.10	C00-10,C12-14
鼻咽	Nasopharynx	13	0.89	2.22	1.78	0.10	0.19	6	0.46	1.03	0.81	0.08	0.08	C11
食管	Esophagus	71	4.84	12.15	10.01	0.39	1.00	36	2.74	6.17	4.73	0.19	0.33	C15
胃	Stomach	133	9.07	22.75	18.51	0.77	2.11	48	3.66	8.23	6.17	0.25	0.68	C16
结直肠	Colon-rectum	153	10.43	26.17	21.09	0.93	2.51	96	7.32	16.45	12.17	0.58	1.43	C18-21
肝脏	Liver	132	9.00	22.58	17.67	1.07	1.80	86	6.55	14.74	11.14	0.37	1.12	C22
胆囊	Gallbladder etc.	11	0.75	1.88	1.78	0.02	0.15	13	0.99	2.23	1.65	0.11	0.25	C23-24
胰腺	Pancreas	46	3.14	7.87	6.49	0.31	0.65	30	2.29	5.14	3.66	0.16	0.39	C25
喉	Larynx	13	0.89	2.22	1.96	0.15	0.22	1	0.08	0.17	0.10	0.00	0.00	C32
肺	Lung	441	30.06	75.44	61.60	2.53	7.18	179	13.64	30.67	22.31	0.89	2.33	C33-34
其他胸腔器官	Other thoracic organs	9	0.61	1.54	1.68	0.08	0.15	5	0.38	0.86	0.70	0.05	0.08	C37-38
骨	Bone	11	0.75	1.88	1.48	0.05	0.15	6	0.46	1.03	0.66	0.02	0.05	C40-41
皮肤黑色素瘤	Melanoma of skin	2	0.14	0.34	0.24	0.01	0.05	4	0.30	0.69	0.53	0.03	0.06	C43
乳腺	Breast	2	0.14	0.34	0.32	0.01	0.04	372	28.35	63.75	48.13	3.84	5.40	C50
子宫颈	Cervix	–	–	–	–	–	–	73	5.56	12.51	9.60	0.79	0.93	C53
子宫体	Uterus	–	–	–	–	–	–	54	4.12	9.25	6.98	0.57	0.83	C54-55
卵巢	Ovary	–	–	–	–	–	–	35	2.67	6.00	4.32	0.32	0.53	C56
前列腺	Prostate	77	5.25	13.17	10.74	0.23	0.76	–	–	–	–	–	–	C61
睾丸	Testis	3	0.20	0.51	0.39	0.04	0.04	–	–	–	–	–	–	C62
肾	Kidney	44	3.00	7.53	5.85	0.30	0.62	22	1.68	3.77	2.82	0.13	0.41	C64-66,68
膀胱	Bladder	65	4.43	11.12	9.54	0.50	1.09	19	1.45	3.26	2.54	0.10	0.24	C67
脑	Brain	47	3.20	8.04	7.12	0.32	0.63	41	3.13	7.03	5.81	0.36	0.53	C70-C72,D32-33, D42-43
甲状腺	Thyroid	25	1.70	4.28	3.30	0.23	0.33	63	4.80	10.80	8.23	0.67	0.82	C73
淋巴瘤	Lymphoma	40	2.73	6.84	5.75	0.24	0.59	31	2.36	5.31	4.21	0.17	0.47	C81-85,88,90,96
白血病	Leukemia	43	2.93	7.36	7.78	0.43	0.68	37	2.82	6.34	5.16	0.25	0.54	C91-95, D45-47
其他	Other	57	3.89	9.75	8.55	0.44	0.88	48	3.66	8.23	6.00	0.28	0.62	O&U
所有部位合计	All sites	1467	100.00	250.96	207.72	9.42	22.26	1312	100.00	224.83	169.34	10.23	18.22	All
所有部位除外皮肤	All sites exc. C44	1460	99.52	249.76	206.86	9.38	22.19	1302	99.24	223.12	168.13	10.20	18.14	All sites exc. C44
死亡 Mortality														
口腔	Oral cavity & pharynx	6	0.55	1.03	0.71	0.02	0.06	6	0.80	1.03	0.72	0.03	0.03	C00-10,C12-14
鼻咽	Nasopharynx	4	0.37	0.68	0.61	0.01	0.05	3	0.40	0.51	0.42	0.05	0.05	C11
食管	Esophagus	63	5.77	10.78	9.25	0.36	0.76	36	4.78	6.17	4.67	0.12	0.34	C15
胃	Stomach	87	7.97	14.88	12.42	0.35	1.00	39	5.18	6.68	4.79	0.12	0.41	C16
结直肠	Colon-rectum	71	6.51	12.15	9.80	0.49	0.91	43	5.71	7.37	5.28	0.12	0.35	C18-21
肝脏	Liver	135	12.37	23.09	19.19	0.85	1.72	73	9.69	12.51	9.61	0.23	0.75	C22
胆囊	Gallbladder etc.	14	1.28	2.39	2.18	0.03	0.13	8	1.06	1.37	0.98	0.03	0.14	C23-24
胰腺	Pancreas	47	4.31	8.04	6.77	0.25	0.50	23	3.05	3.94	2.77	0.11	0.28	C25
喉	Larynx	6	0.55	1.03	0.92	0.04	0.11	0	0.00	0.00	0.00	0.00	0.00	C32
肺	Lung	394	36.11	67.40	57.26	1.85	5.59	195	25.90	33.42	24.60	0.65	1.78	C33-34
其他胸腔器官	Other thoracic organs	6	0.55	1.03	1.25	0.02	0.09	2	0.27	0.34	0.30	0.01	0.04	C37-38
骨	Bone	13	1.19	2.22	1.95	0.05	0.19	2	0.27	0.34	0.25	0.02	0.02	C40-41
皮肤黑色素瘤	Melanoma of skin	1	0.09	0.17	0.14	0.00	0.03	2	0.27	0.34	0.23	0.02	0.02	C43
乳腺	Breast	1	0.09	0.17	0.10	0.00	0.00	91	12.08	15.59	11.89	0.64	1.21	C50
子宫颈	Cervix	–	–	–	–	–	–	33	4.38	5.66	3.98	0.21	0.30	C53
子宫体	Uterus	–	–	–	–	–	–	14	1.86	2.40	1.68	0.07	0.18	C54-55
卵巢	Ovary	–	–	–	–	–	–	16	2.12	2.74	2.24	0.13	0.24	C56
前列腺	Prostate	28	2.57	4.79	4.49	0.05	0.21	–	–	–	–	–	–	C61
睾丸	Testis	0	0.00	0.00	0.00	0.00	0.00	–	–	–	–	–	–	C62
肾	Kidney	15	1.37	2.57	2.59	0.10	0.22	15	1.99	2.57	1.92	0.06	0.20	C64-66,68
膀胱	Bladder	15	1.37	2.57	2.21	0.03	0.20	10	1.33	1.71	1.38	0.02	0.10	C67
脑	Brain	53	4.86	9.07	8.11	0.32	0.72	43	5.71	7.37	5.87	0.14	0.23	C70-C72,D32-33, D42-43
甲状腺	Thyroid	7	0.64	1.20	0.94	0.05	0.05	6	0.80	1.03	0.74	0.03	0.06	C73
淋巴瘤	Lymphoma	29	2.66	4.96	4.09	0.18	0.31	28	3.72	4.80	3.87	0.10	0.24	C81-85,88,90,96
白血病	Leukemia	27	2.47	4.62	4.29	0.10	0.54	21	2.79	3.60	3.34	0.15	0.23	C91-95, D45-47
其他	Other	69	6.32	11.80	10.70	0.27	0.71	44	5.84	7.54	5.38	0.11	0.40	O&U
所有部位合计	All sites	1091	100.00	186.64	159.78	5.42	14.10	753	100.00	129.04	96.92	3.16	7.59	All
所有部位除外皮肤	All sites exc. C44	1088	99.73	186.12	159.22	5.40	14.05	747	99.20	128.01	96.21	3.13	7.56	All sites exc. C44

附表 3-21 望都县 2015 年癌症发病和死亡主要指标
Appendix Table 3-21 Incidence and mortality of cancer in Wangdu Xian,2015

部位 Sites		男性 Male						女性 Female						ICD10
		病例数 No. cases	构成比 Freq. /%	粗率 Crude rate/ 100 000⁻¹	世标率 ASR world/ 100 000⁻¹	累积率 Cum. Rate/%		病例数 No. cases	构成比 Freq. /%	粗率 Crude rate/ 100 000⁻¹	世标率 ASR world/ 100 000⁻¹	累积率 Cum. Rate/%		
						0~64	0~74					0~64	0~74	
发病 Incidence														
口腔	Oral cavity & pharynx	7	2.34	5.33	4.30	0.00	0.60	1	0.44	0.80	0.59	0.00	0.15	C00-10,C12-14
鼻咽	Nasopharynx	2	0.67	1.52	1.43	0.06	0.18	2	0.87	1.60	0.90	0.09	0.09	C11
食管	Esophagus	21	7.02	16.00	13.26	0.30	1.57	8	3.49	6.39	4.29	0.23	0.60	C15
胃	Stomach	56	18.73	42.68	32.46	1.74	4.39	23	10.04	18.37	12.42	0.70	1.55	C16
结直肠	Colon-rectum	26	8.70	19.81	14.48	0.53	1.29	11	4.80	8.79	5.80	0.27	0.38	C18-21
肝脏	Liver	36	12.04	27.44	19.68	1.57	2.40	5	2.18	3.99	2.63	0.23	0.23	C22
胆囊	Gallbladder etc.	2	0.67	1.52	1.17	0.06	0.18	0	0.00	0.00	0.00	0.00	0.00	C23-24
胰腺	Pancreas	3	1.00	2.29	1.45	0.16	0.16	1	0.44	0.80	0.49	0.06	0.06	C25
喉	Larynx	0	0.00	0.00	0.00	0.00	0.00	0	0.00	0.00	0.00	0.00	0.00	C32
肺	Lung	80	26.76	60.97	45.06	2.12	5.83	43	18.78	34.35	23.58	1.30	3.13	C33-34
其他胸腔器官	Other thoracic organs	3	1.00	2.29	2.25	0.04	0.04	4	1.75	3.19	2.20	0.14	0.26	C37-38
骨	Bone	4	1.34	3.05	2.20	0.17	0.32	1	0.44	0.80	0.49	0.06	0.06	C40-41
皮肤黑色素瘤	Melanoma of skin	0	0.00	0.00	0.00	0.00	0.00	0	0.00	0.00	0.00	0.00	0.00	C43
乳腺	Breast	4	1.34	3.05	2.29	0.18	0.18	63	27.51	50.32	33.42	2.64	3.62	C50
子宫颈	Cervix	–	–	–	–	–	–	11	4.80	8.79	6.10	0.54	0.66	C53
子宫体	Uterus	–	–	–	–	–	–	17	7.42	13.58	10.03	0.74	1.23	C54-55
卵巢	Ovary	–	–	–	–	–	–	6	2.62	4.79	2.67	0.29	0.29	C56
前列腺	Prostate	4	1.34	3.05	2.48	0.00	0.38	–	–	–	–	–	–	C61
睾丸	Testis	0	0.00	0.00	0.00	0.00	0.00	–	–	–	–	–	–	C62
肾	Kidney	8	2.68	6.10	5.28	0.36	0.48	3	1.31	2.40	1.74	0.05	0.27	C64-66,68
膀胱	Bladder	3	1.00	2.29	1.60	0.11	0.23	2	0.87	1.60	1.19	0.04	0.16	C67
脑	Brain	11	3.68	8.38	7.45	0.31	0.80	5	2.18	3.99	2.42	0.18	0.33	C70-C72,D32-33,D42-43
甲状腺	Thyroid	2	0.67	1.52	1.05	0.10	0.10	3	1.31	2.40	1.38	0.16	0.16	C73
淋巴瘤	Lymphoma	8	2.68	6.10	6.38	0.40	0.51	4	1.75	3.19	1.89	0.20	0.20	C81-85,88,90,96
白血病	Leukemia	7	2.34	5.33	6.19	0.34	0.48	2	0.87	1.60	0.68	0.05	0.05	C91-95,D45-47
其他	Other	12	4.01	9.15	6.23	0.37	0.60	14	6.11	11.18	9.83	0.44	0.88	O&U
所有部位合计	All sites	299	100.00	227.87	176.70	8.93	20.71	229	100.00	182.91	124.75	8.42	14.36	All
所有部位除外皮肤	All sites exc. C44	297	99.33	226.35	175.52	8.87	20.53	228	99.56	182.11	124.23	8.42	14.36	All sites exc. C44
死亡 Mortality														
口腔	Oral cavity & pharynx	1	0.51	0.76	0.52	0.05	0.05	1	0.91	0.80	0.51	0.00	0.00	C00-10,C12-14
鼻咽	Nasopharynx	0	0.00	0.00	0.00	0.00	0.00	0	0.00	0.00	0.00	0.00	0.00	C11
食管	Esophagus	15	7.65	11.43	8.33	0.12	0.91	13	11.82	10.38	6.67	0.10	0.92	C15
胃	Stomach	29	14.80	22.10	17.79	0.68	1.96	13	11.82	10.38	7.45	0.22	1.04	C16
结直肠	Colon-rectum	10	5.10	7.62	5.14	0.05	0.50	4	3.64	3.19	2.14	0.04	0.19	C18-21
肝脏	Liver	29	14.80	22.10	16.07	1.09	2.17	10	9.09	7.99	4.95	0.33	0.67	C22
胆囊	Gallbladder etc.	0	0.00	0.00	0.00	0.00	0.00	0	0.00	0.00	0.00	0.00	0.00	C23-24
胰腺	Pancreas	1	0.51	0.76	0.52	0.00	0.00	1	0.91	0.80	0.38	0.05	0.05	C25
喉	Larynx	0	0.00	0.00	0.00	0.00	0.00	0	0.00	0.00	0.00	0.00	0.00	C32
肺	Lung	65	33.16	49.54	38.41	1.31	4.04	22	20.00	17.57	12.19	0.47	1.44	C33-34
其他胸腔器官	Other thoracic organs	0	0.00	0.00	0.00	0.00	0.00	1	0.91	0.80	0.51	0.00	0.00	C37-38
骨	Bone	0	0.00	0.00	0.00	0.00	0.00	1	0.91	0.80	0.51	0.00	0.00	C40-41
皮肤黑色素瘤	Melanoma of skin	0	0.00	0.00	0.00	0.00	0.00	0	0.00	0.00	0.00	0.00	0.00	C43
乳腺	Breast	3	1.53	2.29	1.47	0.06	0.06	13	11.82	10.38	6.34	0.59	0.59	C50
子宫颈	Cervix	–	–	–	–	–	–	4	3.64	3.19	2.52	0.11	0.22	C53
子宫体	Uterus	–	–	–	–	–	–	2	1.82	1.60	0.89	0.00	0.15	C54-55
卵巢	Ovary	–	–	–	–	–	–	0	0.00	0.00	0.00	0.00	0.00	C56
前列腺	Prostate	0	0.00	0.00	0.00	0.00	0.00	–	–	–	–	–	–	C61
睾丸	Testis	0	0.00	0.00	0.00	0.00	0.00	–	–	–	–	–	–	C62
肾	Kidney	1	0.51	0.76	0.69	0.06	0.06	0	0.00	0.00	0.00	0.00	0.00	C64-66,68
膀胱	Bladder	0	0.00	0.00	0.00	0.00	0.00	0	0.00	0.00	0.00	0.00	0.00	C67
脑	Brain	7	3.57	5.33	4.08	0.05	0.58	3	2.73	2.40	1.50	0.16	0.16	C70-C72,D32-33,D42-43
甲状腺	Thyroid	0	0.00	0.00	0.00	0.00	0.00	0	0.00	0.00	0.00	0.00	0.00	C73
淋巴瘤	Lymphoma	4	2.04	3.05	2.25	0.10	0.10	2	1.82	1.60	1.02	0.05	0.05	C81-85,88,90,96
白血病	Leukemia	4	2.04	3.05	3.07	0.11	0.26	2	1.82	1.60	0.89	0.05	0.05	C91-95, D45-47
其他	Other	27	13.78	20.58	15.90	0.39	2.23	18	16.36	14.38	9.45	0.47	0.99	O&U
所有部位合计	All sites	196	100.00	149.37	114.26	4.07	12.90	110	100.00	87.86	57.93	2.64	6.52	All
所有部位除外皮肤	All sites exc. C44	196	100.00	149.37	114.26	4.07	12.90	110	100.00	87.86	57.93	2.64	6.52	All sites exc. C44

附表 3-22 安国市 2015 年癌症发病和死亡主要指标
Appendix Table 3-22 Incidence and mortality of cancer in Anguo Shi,2015

部位 Sites		男性 Male						女性 Female						ICD10
		病例数 No. cases	构成比 Freq. /%	粗率 Crude rate/ 100 000⁻¹	世标率 ASR world/ 100 000⁻¹	累积率 Cum. Rate/%		病例数 No. cases	构成比 Freq. /%	粗率 Crude rate/ 100 000⁻¹	世标率 ASR world/ 100 000⁻¹	累积率 Cum. Rate/%		
						0~64	0~74					0~64	0~74	
发病 Incidence														
口腔	Oral cavity & pharynx	2	0.36	1.04	0.76	0.03	0.10	1	0.21	0.53	0.40	0.04	0.04	C00-10,C12-14
鼻咽	Nasopharynx	7	1.25	3.64	2.45	0.10	0.34	0	0.00	0.00	0.00	0.00	0.00	C11
食管	Esophagus	65	11.61	33.84	23.72	0.98	3.33	20	4.14	10.65	6.21	0.18	0.61	C15
胃	Stomach	110	19.64	57.26	41.75	1.47	5.90	47	9.73	25.02	15.85	0.61	1.96	C16
结直肠	Colon-rectum	62	11.07	32.27	22.87	1.38	2.55	47	9.73	25.02	16.58	0.91	2.21	C18-21
肝脏	Liver	61	10.89	31.75	21.61	1.19	2.27	20	4.14	10.65	6.56	0.25	0.74	C22
胆囊	Gallbladder etc.	1	0.18	0.52	0.39	0.00	0.06	2	0.41	1.06	0.67	0.00	0.06	C23-24
胰腺	Pancreas	6	1.07	3.12	1.94	0.10	0.16	3	0.62	1.60	0.95	0.04	0.10	C25
喉	Larynx	1	0.18	0.52	0.39	0.00	0.06	1	0.21	0.53	0.29	0.00	0.00	C32
肺	Lung	178	31.79	92.66	63.78	3.01	8.59	118	24.43	62.81	41.76	1.53	5.67	C33-34
其他胸腔器官	Other thoracic organs	0	0.00	0.00	0.00	0.00	0.00	1	0.21	0.53	0.26	0.03	0.03	C37-38
骨	Bone	4	0.71	2.08	1.60	0.03	0.10	3	0.62	1.60	1.08	0.08	0.08	C40-41
皮肤黑色素瘤	Melanoma of skin	0	0.00	0.00	0.00	0.00	0.00	0	0.00	0.00	0.00	0.00	0.00	C43
乳腺	Breast	0	0.00	0.00	0.00	0.00	0.00	124	25.67	66.00	44.65	3.40	5.14	C50
子宫颈	Cervix	–	–	–	–	–	–	27	5.59	14.37	9.43	0.82	0.95	C53
子宫体	Uterus	–	–	–	–	–	–	25	5.18	13.31	9.67	0.71	1.20	C54-55
卵巢	Ovary	–	–	–	–	–	–	3	0.62	1.60	0.94	0.03	0.16	C56
前列腺	Prostate	2	0.36	1.04	0.75	0.00	0.11	–	–	–	–	–	–	C61
睾丸	Testis	0	0.00	0.00	0.00	0.00	0.00	–	–	–	–	–	–	C62
肾	Kidney	7	1.25	3.64	2.83	0.11	0.51	2	0.41	1.06	0.57	0.07	0.07	C64-66,68
膀胱	Bladder	7	1.25	3.64	2.48	0.21	0.32	4	0.83	2.13	1.50	0.04	0.16	C67
脑	Brain	22	3.93	11.45	9.13	0.44	1.14	18	3.73	9.58	6.72	0.26	0.76	C70-C72,D32-33,D42-43
甲状腺	Thyroid	1	0.18	0.52	0.39	0.00	0.06	1	0.21	0.53	0.29	0.00	0.00	C73
淋巴瘤	Lymphoma	11	1.96	5.73	4.43	0.07	0.49	6	1.24	3.19	2.03	0.16	0.22	C81-85,88,90,96
白血病	Leukemia	8	1.43	4.16	4.31	0.19	0.19	6	1.24	3.19	3.39	0.15	0.21	C91-95, D45-47
其他	Other	5	0.89	2.60	2.73	0.08	0.08	4	0.83	2.13	1.54	0.00	0.25	O&U
所有部位合计	All sites	560	100.00	291.51	208.29	9.41	26.39	483	100.00	257.08	171.34	9.30	20.62	All
所有部位除外皮肤	All sites exc. C44	559	99.82	290.99	207.62	9.41	26.39	482	99.79	256.55	170.96	9.30	20.56	All sites exc. C44
死亡 Mortality														
口腔	Oral cavity & pharynx	2	0.59	1.04	0.68	0.03	0.03	0	0.00	0.00	0.00	0.00	0.00	C00-10,C12-14
鼻咽	Nasopharynx	7	2.06	3.64	2.43	0.13	0.31	0	0.00	0.00	0.00	0.00	0.00	C11
食管	Esophagus	18	5.31	9.37	7.14	0.19	0.89	5	2.38	2.66	1.45	0.00	0.06	C15
胃	Stomach	59	17.40	30.71	22.81	0.50	3.12	44	20.95	23.42	14.48	0.35	1.83	C16
结直肠	Colon-rectum	20	5.90	10.41	7.41	0.30	0.82	7	3.33	3.73	2.70	0.08	0.39	C18-21
肝脏	Liver	50	14.75	26.03	18.40	0.93	2.32	18	8.57	9.58	6.08	0.15	0.83	C22
胆囊	Gallbladder etc.	2	0.59	1.04	0.77	0.00	0.13	3	1.43	1.60	1.16	0.00	0.19	C23-24
胰腺	Pancreas	5	1.47	2.60	1.56	0.03	0.10	3	1.43	1.60	0.76	0.04	0.04	C25
喉	Larynx	2	0.59	1.04	0.69	0.04	0.10	0	0.00	0.00	0.00	0.00	0.00	C32
肺	Lung	120	35.40	62.47	44.19	1.81	6.15	66	31.43	35.13	21.99	0.80	2.96	C33-34
其他胸腔器官	Other thoracic organs	0	0.00	0.00	0.00	0.00	0.00	1	0.48	0.53	0.49	0.00	0.12	C37-38
骨	Bone	4	1.18	2.08	1.80	0.06	0.13	4	1.90	2.13	0.96	0.04	0.04	C40-41
皮肤黑色素瘤	Melanoma of skin	0	0.00	0.00	0.00	0.00	0.00	0	0.00	0.00	0.00	0.00	0.00	C43
乳腺	Breast	0	0.00	0.00	0.00	0.00	0.00	11	5.24	5.85	3.68	0.18	0.37	C50
子宫颈	Cervix	–	–	–	–	–	–	7	3.33	3.73	2.80	0.10	0.47	C53
子宫体	Uterus	–	–	–	–	–	–	3	1.43	1.60	0.93	0.10	0.10	C54-55
卵巢	Ovary	–	–	–	–	–	–	3	1.43	1.60	0.96	0.04	0.16	C56
前列腺	Prostate	2	0.59	1.04	0.75	0.00	0.11	–	–	–	–	–	–	C61
睾丸	Testis	0	0.00	0.00	0.00	0.00	0.00	–	–	–	–	–	–	C62
肾	Kidney	1	0.29	0.52	0.44	0.00	0.11	0	0.00	0.00	0.00	0.00	0.00	C64-66,68
膀胱	Bladder	3	0.88	1.56	1.02	0.08	0.08	2	0.95	1.06	0.58	0.04	0.04	C67
脑	Brain	14	4.13	7.29	5.98	0.18	0.83	10	4.76	5.32	3.19	0.15	0.33	C70-C72,D32-33,D42-43
甲状腺	Thyroid	0	0.00	0.00	0.00	0.00	0.00	1	0.48	0.53	0.28	0.04	0.04	C73
淋巴瘤	Lymphoma	14	4.13	7.29	5.09	0.23	0.53	4	1.90	2.13	1.46	0.06	0.13	C81-85,88,90,96
白血病	Leukemia	8	2.36	4.16	4.34	0.16	0.16	2	0.95	1.06	0.68	0.00	0.06	C91-95, D45-47
其他	Other	8	2.36	4.16	3.17	0.18	0.40	16	7.62	8.52	5.63	0.32	0.82	O&U
所有部位合计	All sites	339	100.00	176.47	128.68	4.85	16.32	210	100.00	111.78	70.25	2.47	8.96	All
所有部位除外皮肤	All sites exc. C44	338	99.71	175.95	128.02	4.85	16.32	209	99.52	111.24	69.76	2.47	8.84	All sites exc. C44

附表 3-23 宣化县 2015 年癌症发病和死亡主要指标
Appendix Table 3-23 Incidence and mortality of cancer in Xuanhua Xian,2015

部位 Sites		男性 Male						女性 Female						ICD10
		病例数 No. cases	构成比 Freq. /%	粗率 Crude rate/ 100 000⁻¹	世标率 ASR world/ 100 000⁻¹	累积率 Cum. Rate/%		病例数 No. cases	构成比 Freq. /%	粗率 Crude rate/ 100 000⁻¹	世标率 ASR world/ 100 000⁻¹	累积率 Cum. Rate/%		
						0~64	0~74					0~64	0~74	
发病 Incidence														
口腔	Oral cavity & pharynx	2	0.56	1.44	1.08	0.12	0.12	1	0.52	0.82	0.37	0.00	0.00	C00-10,C12-14
鼻咽	Nasopharynx	3	0.83	2.16	1.27	0.04	0.12	2	1.04	1.64	1.21	0.11	0.11	C11
食管	Esophagus	16	4.44	11.51	6.97	0.28	0.75	6	3.13	4.91	2.97	0.15	0.27	C15
胃	Stomach	31	8.61	22.29	13.69	0.39	1.10	14	7.29	11.46	7.10	0.18	0.78	C16
结直肠	Colon-rectum	19	5.28	13.66	9.14	0.56	1.03	14	7.29	11.46	7.70	0.58	0.82	C18-21
肝脏	Liver	46	12.78	33.08	22.03	1.36	2.54	21	10.94	17.19	10.77	0.26	0.86	C22
胆囊	Gallbladder etc.	3	0.83	2.16	1.47	0.14	0.14	10	5.21	8.19	6.01	0.33	0.69	C23-24
胰腺	Pancreas	12	3.33	8.63	6.21	0.40	0.84	5	2.60	4.09	3.14	0.11	0.47	C25
喉	Larynx	3	0.83	2.16	1.97	0.25	0.25	0	0.00	0.00	0.00	0.00	0.00	C32
肺	Lung	165	45.83	118.65	79.84	3.79	8.40	51	26.56	41.74	28.10	1.23	3.04	C33-34
其他胸腔器官	Other thoracic organs	0	0.00	0.00	0.00	0.00	0.00	0	0.00	0.00	0.00	0.00	0.00	C37-38
骨	Bone	5	1.39	3.60	2.20	0.12	0.32	1	0.52	0.82	0.72	0.00	0.12	C40-41
皮肤黑色素瘤	Melanoma of skin	0	0.00	0.00	0.00	0.00	0.00	0	0.00	0.00	0.00	0.00	0.00	C43
乳腺	Breast	1	0.28	0.72	0.42	0.04	0.04	25	13.02	20.46	15.38	1.36	1.85	C50
子宫颈	Cervix	–	–	–	–	–	–	9	4.69	7.37	6.15	0.51	0.64	C53
子宫体	Uterus	–	–	–	–	–	–	7	3.65	5.73	4.19	0.35	0.35	C54-55
卵巢	Ovary	–	–	–	–	–	–	3	1.56	2.46	1.69	0.15	0.15	C56
前列腺	Prostate	3	0.83	2.16	0.98	0.00	0.00	–	–	–	–	–	–	C61
睾丸	Testis	1	0.28	0.72	0.40	0.00	0.10	–	–	–	–	–	–	C62
肾	Kidney	6	1.67	4.31	2.88	0.18	0.36	2	1.04	1.64	1.64	0.17	0.17	C64-66,68
膀胱	Bladder	11	3.06	7.91	5.17	0.29	0.76	0	0.00	0.00	0.00	0.00	0.00	C67
脑	Brain	10	2.78	7.19	5.82	0.45	0.64	10	5.21	8.19	6.55	0.61	0.73	C70-C72,D32-33,D42-43
甲状腺	Thyroid	0	0.00	0.00	0.00	0.00	0.00	1	0.52	0.82	0.48	0.05	0.05	C73
淋巴瘤	Lymphoma	7	1.94	5.03	3.58	0.18	0.37	4	2.08	3.27	2.87	0.12	0.36	C81-85,88,90,96
白血病	Leukemia	10	2.78	7.19	5.02	0.32	0.52	3	1.56	2.46	2.59	0.25	0.25	C91-95, D45-47
其他	Other	6	1.67	4.31	2.47	0.06	0.35	3	1.56	2.46	1.15	0.04	0.04	O&U
所有部位合计	All sites	360	100.00	258.86	172.60	8.97	18.76	192	100.00	157.15	110.78	6.57	11.77	All
所有部位除外皮肤	All sites exc. C44	360	100.00	258.86	172.60	8.97	18.76	191	99.48	156.33	110.45	6.57	11.77	All sites exc. C44
死亡 Mortality														
口腔	Oral cavity & pharynx	0	0.00	0.00	0.00	0.00	0.00	0	0.00	0.00	0.00	0.00	0.00	C00-10,C12-14
鼻咽	Nasopharynx	1	0.32	0.72	0.33	0.00	0.00	2	1.53	1.64	1.21	0.11	0.11	C11
食管	Esophagus	13	4.21	9.35	5.01	0.12	0.41	4	3.05	3.27	1.66	0.00	0.24	C15
胃	Stomach	27	8.74	19.41	11.85	0.25	1.07	10	7.63	8.19	4.95	0.19	0.55	C16
结直肠	Colon-rectum	14	4.53	10.07	6.42	0.29	0.84	9	6.87	7.37	5.09	0.36	0.36	C18-21
肝脏	Liver	40	12.94	28.76	19.44	1.12	2.33	18	13.74	14.73	9.52	0.21	0.94	C22
胆囊	Gallbladder etc.	5	1.62	3.60	1.99	0.06	0.15	8	6.11	6.55	5.16	0.27	0.63	C23-24
胰腺	Pancreas	10	3.24	7.19	5.33	0.48	0.67	4	3.05	3.27	1.86	0.00	0.24	C25
喉	Larynx	4	1.29	2.88	2.37	0.25	0.35	0	0.00	0.00	0.00	0.00	0.00	C32
肺	Lung	149	48.22	107.14	70.96	3.02	7.18	40	30.53	32.74	20.35	0.59	2.16	C33-34
其他胸腔器官	Other thoracic organs	0	0.00	0.00	0.00	0.00	0.00	0	0.00	0.00	0.00	0.00	0.00	C37-38
骨	Bone	5	1.62	3.60	2.22	0.17	0.27	1	0.76	0.82	0.72	0.00	0.12	C40-41
皮肤黑色素瘤	Melanoma of skin	0	0.00	0.00	0.00	0.00	0.00	0	0.00	0.00	0.00	0.00	0.00	C43
乳腺	Breast	0	0.00	0.00	0.00	0.00	0.00	9	6.87	7.37	6.54	0.66	0.78	C50
子宫颈	Cervix	–	–	–	–	–	–	3	2.29	2.46	1.95	0.15	0.27	C53
子宫体	Uterus	–	–	–	–	–	–	3	2.29	2.46	1.46	0.12	0.12	C54-55
卵巢	Ovary	–	–	–	–	–	–	2	1.53	1.64	0.93	0.09	0.09	C56
前列腺	Prostate	3	0.97	2.16	0.98	0.00	0.00	–	–	–	–	–	–	C61
睾丸	Testis	1	0.32	0.72	0.40	0.00	0.10	–	–	–	–	–	–	C62
肾	Kidney	1	0.32	0.72	0.51	0.00	0.09	2	1.53	1.64	1.21	0.11	0.11	C64-66,68
膀胱	Bladder	7	2.27	5.03	2.67	0.06	0.36	0	0.00	0.00	0.00	0.00	0.00	C67
脑	Brain	9	2.91	6.47	5.23	0.30	0.49	8	6.11	6.55	5.15	0.39	0.63	C70-C72,D32-33,D42-43
甲状腺	Thyroid	0	0.00	0.00	0.00	0.00	0.00	0	0.00	0.00	0.00	0.00	0.00	C73
淋巴瘤	Lymphoma	2	0.65	1.44	1.00	0.06	0.15	3	2.29	2.46	2.21	0.06	0.30	C81-85,88,90,96
白血病	Leukemia	8	2.59	5.75	3.78	0.22	0.42	2	1.53	1.64	1.49	0.19	0.19	C91-95, D45-47
其他	Other	10	3.24	7.19	4.83	0.14	0.60	3	2.29	2.46	1.58	0.11	0.11	O&U
所有部位合计	All sites	309	100.00	222.19	145.32	6.54	15.46	131	100.00	107.22	73.04	3.61	7.96	All
所有部位除外皮肤	All sites exc. C44	309	100.00	222.19	145.32	6.54	15.46	130	99.24	106.41	72.71	3.61	7.96	All sites exc. C44

部位 Sites		男性 Male					女性 Female					ICD10
		病例数 No. cases	构成比 Freq. /%	粗率 Crude rate/ 100 000⁻¹	世标率 ASR world/ 100 000⁻¹	累积率 Cum. Rate/%		病例数 No. cases	构成比 Freq. /%	粗率 Crude rate/ 100 000⁻¹	世标率 ASR world/ 100 000⁻¹	累积率 Cum. Rate/%	
						0~64	0~74					0~64	0~74	

部位 Sites		No. cases	Freq. /%	Crude rate/	ASR world/	0~64	0~74	No. cases	Freq. /%	Crude rate/	ASR world/	0~64	0~74	ICD10
发病 Incidence														
口腔	Oral cavity & pharynx	7	1.10	3.75	2.13	0.14	0.14	1	0.25	0.56	1.46	0.06	0.06	C00-10,C12-14
鼻咽	Nasopharynx	6	0.94	3.21	2.21	0.22	0.22	2	0.50	1.12	0.68	0.03	0.03	C11
食管	Esophagus	31	4.87	16.59	9.70	0.54	1.04	2	0.50	1.12	0.72	0.00	0.15	C15
胃	Stomach	51	8.02	27.30	15.80	0.93	1.90	17	4.22	9.55	5.85	0.24	0.60	C16
结直肠	Colon-rectum	72	11.32	38.54	22.83	1.12	2.71	45	11.17	25.27	15.03	0.78	1.78	C18-21
肝脏	Liver	62	9.75	33.18	19.92	1.14	2.50	15	3.72	8.42	4.59	0.27	0.44	C22
胆囊	Gallbladder etc.	9	1.42	4.82	2.47	0.06	0.28	12	2.98	6.74	3.97	0.20	0.47	C23-24
胰腺	Pancreas	22	3.46	11.77	7.13	0.26	1.02	14	3.47	7.86	4.86	0.16	0.48	C25
喉	Larynx	8	1.26	4.28	2.50	0.17	0.31	2	0.50	1.12	0.71	0.05	0.13	C32
肺	Lung	228	35.85	122.03	69.86	3.36	8.55	73	18.11	41.00	22.75	1.02	2.73	C33-34
其他胸腔器官	Other thoracic organs	1	0.16	0.54	0.38	0.00	0.06	0	0.00	0.00	0.00	0.00	0.00	C37-38
骨	Bone	7	1.10	3.75	2.23	0.14	0.26	4	0.99	2.25	1.88	0.17	0.17	C40-41
皮肤黑色素瘤	Melanoma of skin	1	0.16	0.54	0.31	0.03	0.03	4	0.99	2.25	1.34	0.05	0.17	C43
乳腺	Breast	3	0.47	1.61	0.87	0.08	0.08	64	15.88	35.95	23.29	2.13	2.45	C50
子宫颈	Cervix	–	–	–	–	–	–	40	9.93	22.47	14.30	1.13	1.58	C53
子宫体	Uterus	–	–	–	–	–	–	18	4.47	10.11	6.36	0.45	0.78	C54-55
卵巢	Ovary	–	–	–	–	–	–	8	1.99	4.49	2.78	0.21	0.36	C56
前列腺	Prostate	10	1.57	5.35	3.33	0.10	0.37	–	–	–	–	–	–	C61
睾丸	Testis	0	0.00	0.00	0.00	0.00	0.00	–	–	–	–	–	–	C62
肾	Kidney	11	1.73	5.89	3.41	0.26	0.58	10	2.48	5.62	3.67	0.34	0.42	C64-66,68
膀胱	Bladder	33	5.19	17.66	10.29	0.48	1.34	2	0.50	1.12	0.75	0.07	0.07	C67
脑	Brain	19	2.99	10.17	6.73	0.44	0.75	25	6.20	14.04	9.10	0.64	0.95	C70-C72,D32-33,D42-43
甲状腺	Thyroid	1	0.16	0.54	0.33	0.04	0.04	8	1.99	4.49	3.51	0.31	0.31	C73
淋巴瘤	Lymphoma	14	2.20	7.49	5.90	0.40	0.65	9	2.23	5.05	2.73	0.11	0.32	C81-85,88,90,96
白血病	Leukemia	11	1.73	5.89	3.42	0.19	0.38	8	1.99	4.49	3.76	0.25	0.33	C91-95,D45-47
其他	Other	29	4.56	15.52	9.96	0.56	0.85	20	4.96	11.23	8.23	0.43	0.89	O&U
所有部位合计	All sites	636	100.00	340.40	201.71	10.65	24.06	403	100.00	226.35	142.30	9.08	15.67	All
所有部位除外皮肤	All sites exc. C44	633	99.53	338.80	200.82	10.59	24.00	401	99.50	225.22	141.70	9.08	15.61	All sites exc. C44
死亡 Mortality														
口腔	Oral cavity & pharynx	2	0.43	1.07	0.83	0.00	0.06	1	0.50	0.56	0.33	0.03	0.03	C00-10,C12-14
鼻咽	Nasopharynx	4	0.87	2.14	1.34	0.08	0.08	1	0.50	0.56	0.35	0.00	0.09	C11
食管	Esophagus	18	3.91	9.63	5.35	0.40	0.62	2	1.00	1.12	0.44	0.00	0.00	C15
胃	Stomach	40	8.70	21.41	11.96	0.34	1.60	28	13.93	15.73	8.37	0.26	0.82	C16
结直肠	Colon-rectum	20	4.35	10.70	6.06	0.18	0.71	14	6.97	7.86	3.92	0.20	0.32	C18-21
肝脏	Liver	67	14.57	35.86	21.02	0.98	2.83	20	9.95	11.23	6.27	0.44	0.50	C22
胆囊	Gallbladder etc.	1	0.22	0.54	0.33	0.00	0.08	8	3.98	4.49	2.21	0.04	0.19	C23-24
胰腺	Pancreas	18	3.91	9.63	5.43	0.28	0.67	10	4.98	5.62	3.24	0.07	0.37	C25
喉	Larynx	4	0.87	2.14	1.42	0.07	0.14	3	1.49	1.68	0.87	0.08	0.08	C32
肺	Lung	174	37.83	93.13	53.42	2.31	6.67	56	27.86	31.45	16.85	0.61	1.69	C33-34
其他胸腔器官	Other thoracic organs	2	0.43	1.07	0.59	0.00	0.06	0	0.00	0.00	0.00	0.00	0.00	C37-38
骨	Bone	9	1.96	4.82	2.91	0.11	0.40	4	1.99	2.25	2.52	0.19	0.19	C40-41
皮肤黑色素瘤	Melanoma of skin	0	0.00	0.00	0.00	0.00	0.00	1	0.50	0.56	0.33	0.03	0.03	C43
乳腺	Breast	1	0.22	0.54	0.22	0.00	0.00	6	2.99	3.37	1.69	0.06	0.12	C50
子宫颈	Cervix	–	–	–	–	–	–	12	5.97	6.74	3.93	0.15	0.53	C53
子宫体	Uterus	–	–	–	–	–	–	0	0.00	0.00	0.00	0.00	0.00	C54-55
卵巢	Ovary	–	–	–	–	–	–	1	0.50	0.56	0.36	0.05	0.05	C56
前列腺	Prostate	0	0.00	0.00	0.00	0.00	0.00	–	–	–	–	–	–	C61
睾丸	Testis	0	0.00	0.00	0.00	0.00	0.00	–	–	–	–	–	–	C62
肾	Kidney	0	0.00	0.00	0.00	0.00	0.00	0	0.00	0.00	0.00	0.00	0.00	C64-66,68
膀胱	Bladder	16	3.48	8.56	4.14	0.12	0.36	2	1.00	1.12	0.58	0.00	0.09	C67
脑	Brain	7	1.52	3.75	3.83	0.24	0.31	2	1.00	1.12	0.73	0.05	0.11	C70-C72,D32-33,D42-43
甲状腺	Thyroid	1	0.22	0.54	0.33	0.04	0.04	0	0.00	0.00	0.00	0.00	0.00	C73
淋巴瘤	Lymphoma	8	1.74	4.28	3.24	0.20	0.38	2	1.00	1.12	0.59	0.04	0.04	C81-85,88,90,96
白血病	Leukemia	10	2.17	5.35	3.83	0.20	0.34	6	2.99	3.37	2.16	0.17	0.26	C91-95,D45-47
其他	Other	58	12.61	31.04	19.10	0.84	2.12	22	10.95	12.36	6.63	0.23	0.61	O&U
所有部位合计	All sites	460	100.00	246.20	145.34	6.38	17.47	201	100.00	112.89	62.37	2.69	6.09	All
所有部位除外皮肤	All sites exc. C44	460	100.00	246.20	145.34	6.38	17.47	201	100.00	112.89	62.37	2.69	6.09	All sites exc. C44

附表 3-25 承德市双桥区 2015 年癌症发病和死亡主要指标
Appendix Table 3-25 Incidence and mortality of cancer in Shuangqiao Qu, Chengde Shi, 2015

部位 Sites		男性 Male						女性 Female						ICD10
		病例数 No. cases	构成比 Freq. /%	粗率 Crude rate/ 100 000⁻¹	世标率 ASR world/ 100 000⁻¹	累积率/% Cum. Rate/%		病例数 No. cases	构成比 Freq. /%	粗率 Crude rate/ 100 000⁻¹	世标率 ASR world/ 100 000⁻¹	累积率/% Cum. Rate/%		
						0~64	0~74					0~64	0~74	
发病 Incidence														
口腔	Oral cavity & pharynx	3	0.69	1.91	1.48	0.04	0.14	2	0.58	1.30	0.48	0.00	0.00	C00-10,C12-14
鼻咽	Nasopharynx	5	1.15	3.19	2.50	0.27	0.27	1	0.29	0.65	0.57	0.07	0.07	C11
食管	Esophagus	32	7.36	20.39	14.23	1.07	1.71	3	0.87	1.95	0.91	0.11	0.11	C15
胃	Stomach	50	11.49	31.86	23.64	1.26	2.62	16	4.65	10.42	6.72	0.30	0.52	C16
结直肠	Colon-rectum	43	9.89	27.40	18.96	1.62	1.94	30	8.72	19.54	12.73	0.65	1.27	C18-21
肝脏	Liver	80	18.39	50.97	36.80	2.74	4.00	23	6.69	14.98	8.30	0.56	0.93	C22
胆囊	Gallbladder etc.	3	0.69	1.91	1.67	0.12	0.22	3	0.87	1.95	1.35	0.00	0.30	C23-24
胰腺	Pancreas	8	1.84	5.10	4.58	0.32	0.42	3	0.87	1.95	0.88	0.00	0.04	C25
喉	Larynx	3	0.69	1.91	1.14	0.06	0.17	1	0.29	0.65	0.31	0.00	0.00	C32
肺	Lung	138	31.72	87.92	68.98	3.90	7.69	85	24.71	55.38	31.88	1.70	3.58	C33-34
其他胸腔器官	Other thoracic organs	2	0.46	1.27	0.49	0.00	0.00	2	0.58	1.30	1.15	0.10	0.10	C37-38
骨	Bone	3	0.69	1.91	1.07	0.00	0.04	1	0.29	0.65	0.17	0.00	0.00	C40-41
皮肤黑色素瘤	Melanoma of skin	0	0.00	0.00	0.00	0.00	0.00	0	0.00	0.00	0.00	0.00	0.00	C43
乳腺	Breast	1	0.23	0.64	0.67	0.08	0.08	71	20.64	46.25	27.77	2.56	2.88	C50
子宫颈	Cervix	–	–	–	–	–	–	22	6.40	14.33	10.33	0.78	1.02	C53
子宫体	Uterus	–	–	–	–	–	–	1	0.29	0.65	0.41	0.04	0.04	C54-55
卵巢	Ovary	–	–	–	–	–	–	26	7.56	16.94	9.72	0.90	1.20	C56
前列腺	Prostate	4	0.92	2.55	2.12	0.00	0.11	–	–	–	–	–	–	C61
睾丸	Testis	0	0.00	0.00	0.00	0.00	0.00	–	–	–	–	–	–	C62
肾	Kidney	4	0.92	2.55	2.11	0.03	0.34	8	2.33	5.21	2.43	0.16	0.16	C64-66,68
膀胱	Bladder	16	3.68	10.19	7.69	0.40	0.93	6	1.74	3.91	1.92	0.11	0.22	C67
脑	Brain	4	0.92	2.55	3.06	0.20	0.30	6	1.74	3.91	2.68	0.15	0.37	C70-C72,D32-33,D42-43
甲状腺	Thyroid	12	2.76	7.65	5.29	0.53	0.53	23	6.69	14.98	10.85	0.93	1.01	C73
淋巴瘤	Lymphoma	1	0.23	0.64	0.38	0.04	0.04	2	0.58	1.30	0.98	0.09	0.09	C81-85,88,90,96
白血病	Leukemia	17	3.91	10.83	8.57	0.72	0.93	6	1.74	3.91	2.73	0.23	0.34	C91-95, D45-47
其他	Other	6	1.38	3.82	2.64	0.19	0.30	3	0.87	1.95	1.19	0.11	0.11	O&U
所有部位合计	All sites	435	100.00	277.15	208.09	13.63	22.78	344	100.00	224.11	136.46	9.58	14.34	All
所有部位除外皮肤	All sites exc. C44	435	100.00	277.15	208.09	13.63	22.78	343	99.71	223.46	135.88	9.51	14.27	All sites exc. C44
死亡 Mortality														
口腔	Oral cavity & pharynx	3	1.13	1.91	1.44	0.04	0.14	3	1.75	1.95	1.17	0.00	0.22	C00-10,C12-14
鼻咽	Nasopharynx	3	1.13	1.91	1.34	0.07	0.18	0	0.00	0.00	0.00	0.00	0.00	C11
食管	Esophagus	19	7.14	12.11	8.47	0.49	0.91	1	0.58	0.65	0.30	0.04	0.04	C15
胃	Stomach	25	9.40	15.93	11.83	0.53	1.26	10	5.85	6.51	4.11	0.11	0.11	C16
结直肠	Colon-rectum	27	10.15	17.20	11.73	0.77	0.98	19	11.11	12.38	7.50	0.33	0.55	C18-21
肝脏	Liver	34	12.78	21.66	15.80	0.83	1.87	11	6.43	7.17	5.56	0.39	0.63	C22
胆囊	Gallbladder etc.	3	1.13	1.91	1.83	0.03	0.14	4	2.34	2.61	1.35	0.00	0.18	C23-24
胰腺	Pancreas	8	3.01	5.10	4.93	0.25	0.46	5	2.92	3.26	1.65	0.07	0.18	C25
喉	Larynx	3	1.13	1.91	1.31	0.03	0.14	1	0.58	0.65	0.31	0.00	0.00	C32
肺	Lung	46	17.29	29.31	24.10	0.94	1.90	21	12.28	13.68	8.27	0.07	0.72	C33-34
其他胸腔器官	Other thoracic organs	4	1.50	2.55	1.42	0.09	0.09	1	0.58	0.65	0.67	0.06	0.06	C37-38
骨	Bone	0	0.00	0.00	0.00	0.00	0.00	0	0.00	0.00	0.00	0.00	0.00	C40-41
皮肤黑色素瘤	Melanoma of skin	1	0.38	0.64	0.62	0.00	0.10	0	0.00	0.00	0.00	0.00	0.00	C43
乳腺	Breast	0	0.00	0.00	0.00	0.00	0.00	13	7.60	8.47	5.10	0.38	0.49	C50
子宫颈	Cervix	–	–	–	–	–	–	6	3.51	3.91	3.11	0.15	0.31	C53
子宫体	Uterus	–	–	–	–	–	–	1	0.58	0.65	0.47	0.04	0.04	C54-55
卵巢	Ovary	–	–	–	–	–	–	3	1.75	1.95	1.17	0.00	0.22	C56
前列腺	Prostate	4	1.50	2.55	2.12	0.00	0.11	–	–	–	–	–	–	C61
睾丸	Testis	0	0.00	0.00	0.00	0.00	0.00	–	–	–	–	–	–	C62
肾	Kidney	1	0.38	0.64	0.62	0.04	0.10	5	2.92	3.26	1.55	0.11	0.11	C64-66,68
膀胱	Bladder	6	2.26	3.82	2.57	0.07	0.18	1	0.58	0.65	0.57	0.07	0.07	C67
脑	Brain	2	0.75	1.27	1.44	0.00	0.00	3	1.75	1.95	1.06	0.04	0.15	C70-C72,D32-33,D42-43
甲状腺	Thyroid	1	0.38	0.64	0.46	0.04	0.04	1	0.58	0.65	0.31	0.00	0.00	C73
淋巴瘤	Lymphoma	5	1.88	3.19	1.43	0.16	0.16	2	1.17	1.30	1.15	0.14	0.14	C81-85,88,90,96
白血病	Leukemia	9	3.38	5.73	4.39	0.22	0.43	5	2.92	3.26	1.56	0.04	0.23	C91-95, D45-47
其他	Other	62	23.31	39.50	30.47	1.84	3.42	55	32.16	35.83	21.10	0.95	2.06	O&U
所有部位合计	All sites	266	100.00	169.48	128.30	6.39	12.62	171	100.00	111.40	68.05	3.01	6.49	All
所有部位除外皮肤	All sites exc. C44	266	100.00	169.48	128.30	6.39	12.62	170	99.42	110.75	67.48	2.94	6.41	All sites exc. C44

部位 Sites		男性 Male						女性 Female						ICD10
		病例数 No. cases	构成比 Freq. /%	粗率 Crude rate/ 100 000⁻¹	世标率 ASR world/ 100 000⁻¹	累积率 Cum. Rate/%		病例数 No. cases	构成比 Freq. /%	粗率 Crude rate/ 100 000⁻¹	世标率 ASR world/ 100 000⁻¹	累积率 Cum. Rate/%		
						0~64	0~74					0~64	0~74	
发病 Incidence														
口腔	Oral cavity & pharynx	7	1.59	3.31	2.14	0.19	0.24	1	0.26	0.51	0.38	0.03	0.03	C00-10,C12-14
鼻咽	Nasopharynx	1	0.23	0.47	0.31	0.03	0.03	1	0.26	0.51	0.34	0.03	0.03	C11
食管	Esophagus	41	9.32	19.42	11.81	0.67	1.31	3	0.79	1.52	0.58	0.00	0.00	C15
胃	Stomach	79	17.95	37.41	23.39	1.60	2.78	32	8.44	16.21	10.69	0.36	1.21	C16
结直肠	Colon-rectum	48	10.91	22.73	15.07	1.05	1.62	40	10.55	20.26	12.47	0.89	1.41	C18-21
肝脏	Liver	55	12.50	26.05	18.42	1.40	1.85	24	6.33	12.16	7.90	0.52	0.97	C22
胆囊	Gallbladder etc.	6	1.36	2.84	1.38	0.06	0.12	5	1.32	2.53	1.50	0.11	0.26	C23-24
胰腺	Pancreas	4	0.91	1.89	1.13	0.09	0.09	14	3.69	7.09	4.18	0.25	0.43	C25
喉	Larynx	8	1.82	3.79	2.37	0.15	0.35	2	0.53	1.01	0.64	0.08	0.08	C32
肺	Lung	108	24.55	51.14	31.31	2.08	3.67	39	10.29	19.76	12.89	0.94	1.34	C33-34
其他胸腔器官	Other thoracic organs	3	0.68	1.42	0.92	0.09	0.09	0	0.00	0.00	0.00	0.00	0.00	C37-38
骨	Bone	4	0.91	1.89	1.26	0.09	0.09	0	0.00	0.00	0.00	0.00	0.00	C40-41
皮肤黑色素瘤	Melanoma of skin	0	0.00	0.00	0.00	0.00	0.00	0	0.00	0.00	0.00	0.00	0.00	C43
乳腺	Breast	0	0.00	0.00	0.00	0.00	0.00	78	20.58	39.51	27.79	2.53	2.93	C50
子宫颈	Cervix	–	–	–	–	–	–	33	8.71	16.72	12.38	1.04	1.14	C53
子宫体	Uterus	–	–	–	–	–	–	22	5.80	11.14	7.97	0.78	0.84	C54-55
卵巢	Ovary	–	–	–	–	–	–	13	3.43	6.59	4.41	0.40	0.53	C56
前列腺	Prostate	9	2.05	4.26	2.37	0.12	0.27	–	–	–	–	–	–	C61
睾丸	Testis	3	0.68	1.42	0.94	0.09	0.09	–	–	–	–	–	–	C62
肾	Kidney	12	2.73	5.68	3.60	0.34	0.47	4	1.06	2.03	1.22	0.05	0.18	C64-66,68
膀胱	Bladder	14	3.18	6.63	4.78	0.37	0.44	9	2.37	4.56	3.46	0.11	0.38	C67
脑	Brain	13	2.95	6.16	4.12	0.23	0.34	10	2.64	5.07	3.17	0.23	0.39	C70-C72,D32-33,D42-43
甲状腺	Thyroid	6	1.36	2.84	2.22	0.20	0.20	37	9.76	18.74	13.43	1.21	1.29	C73
淋巴瘤	Lymphoma	9	2.05	4.26	2.80	0.20	0.38	7	1.85	3.55	2.39	0.10	0.34	C81-85,88,90,96
白血病	Leukemia	0	0.00	0.00	0.00	0.00	0.00	3	0.79	1.52	1.89	0.12	0.12	C91-95, D45-47
其他	Other	10	2.27	4.74	3.55	0.31	0.31	2	0.53	1.01	0.73	0.08	0.08	O&U
所有部位合计	All sites	440	100.00	208.36	133.88	9.37	14.75	379	100.00	191.99	130.43	9.86	13.99	All
所有部位除外皮肤	All sites exc. C44	438	99.55	207.42	133.31	9.34	14.71	378	99.74	191.48	130.09	9.83	13.96	All sites exc. C44
死亡 Mortality														
口腔	Oral cavity & pharynx	3	1.08	1.42	1.46	0.03	0.10	0	0.00	0.00	0.00	0.00	0.00	C00-10,C12-14
鼻咽	Nasopharynx	1	0.36	0.47	0.31	0.03	0.03	0	0.00	0.00	0.00	0.00	0.00	C11
食管	Esophagus	24	8.63	11.37	8.46	0.35	0.80	2	0.97	1.01	0.52	0.00	0.05	C15
胃	Stomach	43	15.47	20.36	12.31	0.56	1.46	23	11.17	11.65	7.64	0.37	1.00	C16
结直肠	Colon-rectum	17	6.12	8.05	4.72	0.29	0.49	25	12.14	12.66	8.26	0.45	0.93	C18-21
肝脏	Liver	63	22.66	29.83	20.33	1.31	1.83	20	9.71	10.13	6.89	0.36	0.83	C22
胆囊	Gallbladder etc.	2	0.72	0.95	0.65	0.05	0.12	1	0.49	0.51	0.33	0.00	0.05	C23-24
胰腺	Pancreas	9	3.24	4.26	3.09	0.16	0.23	10	4.85	5.07	2.82	0.18	0.25	C25
喉	Larynx	1	0.36	0.47	0.25	0.03	0.03	1	0.49	0.51	0.39	0.05	0.05	C32
肺	Lung	68	24.46	32.20	20.55	1.18	2.20	35	16.99	17.73	11.38	0.66	1.22	C33-34
其他胸腔器官	Other thoracic organs	2	0.72	0.95	0.72	0.08	0.08	0	0.00	0.00	0.00	0.00	0.00	C37-38
骨	Bone	2	0.72	0.95	0.50	0.03	0.03	2	0.97	1.01	0.84	0.04	0.04	C40-41
皮肤黑色素瘤	Melanoma of skin	0	0.00	0.00	0.00	0.00	0.00	0	0.00	0.00	0.00	0.00	0.00	C43
乳腺	Breast	0	0.00	0.00	0.00	0.00	0.00	11	5.34	5.57	3.75	0.38	0.45	C50
子宫颈	Cervix	–	–	–	–	–	–	10	4.85	5.07	3.89	0.28	0.33	C53
子宫体	Uterus	–	–	–	–	–	–	0	0.00	0.00	0.00	0.00	0.00	C54-55
卵巢	Ovary	–	–	–	–	–	–	2	0.97	1.01	0.78	0.10	0.10	C56
前列腺	Prostate	3	1.08	1.42	0.69	0.00	0.00	–	–	–	–	–	–	C61
睾丸	Testis	0	0.00	0.00	0.00	0.00	0.00	–	–	–	–	–	–	C62
肾	Kidney	1	0.36	0.47	0.41	0.03	0.03	1	0.49	0.51	0.39	0.05	0.05	C64-66,68
膀胱	Bladder	6	2.16	2.84	2.34	0.11	0.18	3	1.46	1.52	1.38	0.00	0.00	C67
脑	Brain	6	2.16	2.84	1.66	0.12	0.20	7	3.40	3.55	1.83	0.03	0.17	C70-C72,D32-33,D42-43
甲状腺	Thyroid	2	0.72	0.95	0.57	0.03	0.08	3	1.46	1.52	1.32	0.10	0.10	C73
淋巴瘤	Lymphoma	2	0.72	0.95	0.68	0.08	0.08	3	1.46	1.52	1.21	0.10	0.10	C81-85,88,90,96
白血病	Leukemia	8	2.88	3.79	2.17	0.17	0.17	4	1.94	2.03	1.45	0.11	0.19	C91-95, D45-47
其他	Other	15	5.40	7.10	4.44	0.32	0.48	43	20.87	21.78	16.25	0.93	1.80	O&U
所有部位合计	All sites	278	100.00	131.65	86.29	4.97	8.62	206	100.00	104.35	71.34	4.18	7.71	All
所有部位除外皮肤	All sites exc. C44	278	100.00	131.65	86.29	4.97	8.62	205	99.51	103.85	71.01	4.18	7.66	All sites exc. C44

部位 Sites		男性 Male						女性 Female						ICD10
		病例数 No. cases	构成比 Freq. /%	粗率 Crude rate/ 100 000⁻¹	世标率 ASR world/ 100 000⁻¹	累积率 Cum. Rate/% 0~64	0~74	病例数 No. cases	构成比 Freq. /%	粗率 Crude rate/ 100 000⁻¹	世标率 ASR world/ 100 000⁻¹	累积率 Cum. Rate/% 0~64	0~74	
发病 Incidence														
口腔	Oral cavity & pharynx	8	1.47	3.07	2.25	0.14	0.28	4	0.67	1.60	1.18	0.04	0.21	C00-10,C12-14
鼻咽	Nasopharynx	5	0.92	1.92	1.38	0.10	0.16	1	0.17	0.40	0.26	0.02	0.02	C11
食管	Esophagus	25	4.59	9.59	7.34	0.32	1.12	7	1.17	2.80	2.11	0.07	0.30	C15
胃	Stomach	54	9.91	20.71	15.43	0.79	2.12	23	3.83	9.20	6.43	0.21	0.74	C16
结直肠	Colon-rectum	52	9.54	19.94	14.95	0.80	1.62	40	6.67	15.99	11.32	0.70	1.48	C18-21
肝脏	Liver	67	12.29	25.70	18.38	0.86	2.15	18	3.00	7.20	5.04	0.23	0.69	C22
胆囊	Gallbladder etc.	10	1.83	3.84	2.96	0.11	0.48	6	1.00	2.40	1.61	0.05	0.11	C23-24
胰腺	Pancreas	21	3.85	8.05	5.41	0.26	0.38	12	2.00	4.80	3.47	0.16	0.43	C25
喉	Larynx	1	0.18	0.38	0.34	0.00	0.08	0	0.00	0.00	0.00	0.00	0.00	C32
肺	Lung	150	27.52	57.53	42.30	1.89	4.72	110	18.33	43.98	31.27	1.23	3.58	C33-34
其他胸腔器官	Other thoracic organs	1	0.18	0.38	0.30	0.04	0.04	3	0.50	1.20	0.88	0.09	0.09	C37-38
骨	Bone	5	0.92	1.92	1.23	0.06	0.12	3	0.50	1.20	0.81	0.02	0.02	C40-41
皮肤黑色素瘤	Melanoma of skin	0	0.00	0.00	0.00	0.00	0.00	0	0.00	0.00	0.00	0.00	0.00	C43
乳腺	Breast	1	0.18	0.38	0.30	0.04	0.04	142	23.67	56.78	40.22	3.21	4.54	C50
子宫颈	Cervix	–	–	–	–	–	–	27	4.50	10.80	7.25	0.69	0.69	C53
子宫体	Uterus	–	–	–	–	–	–	16	2.67	6.40	4.78	0.34	0.60	C54-55
卵巢	Ovary	–	–	–	–	–	–	25	4.17	10.00	6.82	0.47	0.70	C56
前列腺	Prostate	16	2.94	6.14	4.39	0.07	0.45	–	–	–	–	–	–	C61
睾丸	Testis	0	0.00	0.00	0.00	0.00	0.00	–	–	–	–	–	–	C62
肾	Kidney	29	5.32	11.12	8.50	0.49	1.01	6	1.00	2.40	1.74	0.11	0.25	C64-66,68
膀胱	Bladder	27	4.95	10.36	7.99	0.39	0.98	2	0.33	0.80	0.70	0.00	0.15	C67
脑	Brain	6	1.10	2.30	1.83	0.05	0.23	13	2.17	5.20	3.59	0.25	0.34	C70-C72,D32-33,D42-43
甲状腺	Thyroid	30	5.50	11.51	7.98	0.71	0.79	96	16.00	38.38	27.55	2.32	2.88	C73
淋巴瘤	Lymphoma	14	2.57	5.37	3.84	0.17	0.46	11	1.83	4.40	3.82	0.27	0.36	C81-85,88,90,96
白血病	Leukemia	12	2.20	4.60	3.07	0.19	0.25	15	2.50	6.00	5.17	0.25	0.40	C91-95,D45-47
其他	Other	11	2.02	4.22	3.06	0.24	0.32	20	3.33	8.00	6.00	0.27	0.74	O&U
所有部位合计	All sites	545	100.00	209.03	153.21	7.70	17.79	600	100.00	239.90	172.04	11.01	19.31	All
所有部位除外皮肤	All sites exc. C44	543	99.63	208.26	152.65	7.70	17.70	599	99.83	239.50	171.74	11.01	19.31	All sites exc. C44
死亡 Mortality														
口腔	Oral cavity & pharynx	9	2.26	3.45	2.54	0.18	0.30	1	0.29	0.40	0.24	0.03	0.03	C00-10,C12-14
鼻咽	Nasopharynx	4	1.00	1.53	0.88	0.07	0.07	0	0.00	0.00	0.00	0.00	0.00	C11
食管	Esophagus	13	3.26	4.99	3.69	0.08	0.51	3	0.87	1.20	1.01	0.03	0.21	C15
胃	Stomach	35	8.77	13.42	10.66	0.42	1.56	23	6.67	9.20	6.53	0.18	0.76	C16
结直肠	Colon-rectum	33	8.27	12.66	9.49	0.43	0.87	25	7.25	10.00	6.77	0.21	0.66	C18-21
肝脏	Liver	66	16.54	25.31	17.59	0.89	1.74	15	4.35	6.00	4.24	0.16	0.51	C22
胆囊	Gallbladder etc.	0	0.00	0.00	0.00	0.00	0.00	1	0.29	0.40	0.24	0.03	0.03	C23-24
胰腺	Pancreas	15	3.76	5.75	4.30	0.06	0.41	5	1.45	2.00	1.42	0.04	0.15	C25
喉	Larynx	2	0.50	0.77	0.61	0.08	0.08	1	0.29	0.40	0.18	0.00	0.00	C32
肺	Lung	134	33.58	51.39	37.55	0.98	4.06	110	31.88	43.98	31.05	1.19	3.43	C33-34
其他胸腔器官	Other thoracic organs	2	0.50	0.77	0.54	0.06	0.06	2	0.58	0.80	0.49	0.02	0.02	C37-38
骨	Bone	1	0.25	0.38	0.36	0.00	0.06	5	1.45	2.00	1.35	0.04	0.12	C40-41
皮肤黑色素瘤	Melanoma of skin	0	0.00	0.00	0.00	0.00	0.00	1	0.29	0.40	0.30	0.04	0.04	C43
乳腺	Breast	0	0.00	0.00	0.00	0.00	0.00	62	17.97	24.79	17.75	1.08	2.15	C50
子宫颈	Cervix	–	–	–	–	–	–	16	4.64	6.40	4.15	0.29	0.41	C53
子宫体	Uterus	–	–	–	–	–	–	18	5.22	7.20	5.28	0.21	0.65	C54-55
卵巢	Ovary	–	–	–	–	–	–	10	2.90	4.00	2.78	0.16	0.31	C56
前列腺	Prostate	10	2.51	3.84	2.82	0.07	0.13	–	–	–	–	–	–	C61
睾丸	Testis	0	0.00	0.00	0.00	0.00	0.00	–	–	–	–	–	–	C62
肾	Kidney	14	3.51	5.37	3.91	0.19	0.48	5	1.45	2.00	2.31	0.08	0.25	C64-66,68
膀胱	Bladder	14	3.51	5.37	3.92	0.13	0.24	6	1.74	2.40	1.61	0.02	0.14	C67
脑	Brain	7	1.75	2.68	2.66	0.07	0.27	5	1.45	2.00	1.51	0.07	0.15	C70-C72,D32-33,D42-43
甲状腺	Thyroid	5	1.25	1.92	1.49	0.13	0.22	4	1.16	1.60	1.36	0.03	0.24	C73
淋巴瘤	Lymphoma	4	1.00	1.53	1.27	0.02	0.16	2	0.58	0.80	0.65	0.00	0.09	C81-85,88,90,96
白血病	Leukemia	7	1.75	2.68	1.62	0.12	0.12	8	2.32	3.20	3.05	0.11	0.20	C91-95,D45-47
其他	Other	24	6.02	9.21	6.87	0.25	0.71	17	4.93	6.80	4.84	0.14	0.61	O&U
所有部位合计	All sites	399	100.00	153.03	112.79	4.21	12.05	345	100.00	137.94	99.12	4.17	11.14	All
所有部位除外皮肤	All sites exc. C44	396	99.25	151.88	112.16	4.18	12.02	341	98.84	136.34	97.87	4.15	10.97	All sites exc. C44

部位 Sites	男性 Male						女性 Female						ICD10
	病例数 No. cases	构成比 Freq./%	粗率 Crude rate/ 100 000⁻¹	世标率 ASR world/ 100 000⁻¹	累积率 Cum. Rate/% 0~64	0~74	病例数 No. cases	构成比 Freq./%	粗率 Crude rate/ 100 000⁻¹	世标率 ASR world/ 100 000⁻¹	累积率 Cum. Rate/% 0~64	0~74	
发病 Incidence													
口腔　Oral cavity & pharynx	2	0.75	1.79	1.66	0.09	0.25	0	0.00	0.00	0.00	0.00	0.00	C00-10,C12-14
鼻咽　Nasopharynx	1	0.38	0.89	0.69	0.06	0.06	0	0.00	0.00	0.00	0.00	0.00	C11
食管　Esophagus	8	3.01	7.15	6.73	0.31	0.70	2	0.88	1.94	0.94	0.00	0.00	C15
胃　Stomach	49	18.42	43.78	38.15	1.61	3.50	20	8.77	19.41	15.45	0.36	2.13	C16
结直肠　Colon-rectum	8	3.01	7.15	6.17	0.50	0.81	9	3.95	8.73	6.83	0.33	0.88	C18-21
肝脏　Liver	35	13.16	31.27	26.33	1.49	2.52	9	3.95	8.73	5.14	0.54	0.54	C22
胆囊　Gallbladder etc.	0	0.00	0.00	0.00	0.00	0.00	0	0.00	0.00	0.00	0.00	0.00	C23-24
胰腺　Pancreas	5	1.88	4.47	3.64	0.30	0.45	0	0.00	0.00	0.00	0.00	0.00	C25
喉　Larynx	0	0.00	0.00	0.00	0.00	0.00	0	0.00	0.00	0.00	0.00	0.00	C32
肺　Lung	112	42.11	100.07	85.27	3.35	11.55	84	36.84	81.52	58.75	2.33	5.78	C33-34
其他胸腔器官　Other thoracic organs	0	0.00	0.00	0.00	0.00	0.00	0	0.00	0.00	0.00	0.00	0.00	C37-38
骨　Bone	4	1.50	3.57	4.26	0.12	0.28	1	0.44	0.97	0.59	0.07	0.07	C40-41
皮肤黑色素瘤　Melanoma of skin	1	0.38	0.89	0.69	0.06	0.06	0	0.00	0.00	0.00	0.00	0.00	C43
乳腺　Breast	0	0.00	0.00	0.00	0.00	0.00	58	25.44	56.29	45.46	3.04	5.37	C50
子宫颈　Cervix	–	–	–	–	–	–	16	7.02	15.53	10.73	0.70	1.05	C53
子宫体　Uterus	–	–	–	–	–	–	1	0.44	0.97	0.49	0.06	0.06	C54-55
卵巢　Ovary	–	–	–	–	–	–	2	0.88	1.94	1.35	0.13	0.13	C56
前列腺　Prostate	1	0.38	0.89	0.71	0.09	0.09	–	–	–	–	–	–	C61
睾丸　Testis	0	0.00	0.00	0.00	0.00	0.00	–	–	–	–	–	–	C62
肾　Kidney	1	0.38	0.89	0.80	0.08	0.08	3	1.32	2.91	2.21	0.21	0.21	C64-66,68
膀胱　Bladder	1	0.38	0.89	0.94	0.00	0.16	0	0.00	0.00	0.00	0.00	0.00	C67
脑　Brain	3	1.13	2.68	2.34	0.20	0.20	3	1.32	2.91	2.45	0.00	0.18	C70-C72,D32-33,D42-43
甲状腺　Thyroid	0	0.00	0.00	0.00	0.00	0.00	1	0.44	0.97	0.92	0.08	0.08	C73
淋巴瘤　Lymphoma	0	0.00	0.00	0.00	0.00	0.00	0	0.00	0.00	0.00	0.00	0.00	C81-85,88,90,96
白血病　Leukemia	11	4.14	9.83	10.12	0.53	0.69	3	1.32	2.91	3.19	0.12	0.47	C91-95, D45-47
其他　Other	24	9.02	21.44	17.86	1.40	1.40	16	7.02	15.53	13.30	0.74	1.64	O&U
所有部位合计　All sites	266	100.00	237.66	206.36	10.17	22.79	228	100.00	221.28	167.79	8.72	18.60	All
所有部位除外皮肤　All sites exc. C44	266	100.00	237.66	206.36	10.17	22.79	228	100.00	221.28	167.79	8.72	18.60	All sites exc. C44
死亡 Mortality													
口腔　Oral cavity & pharynx	1	0.57	0.89	0.94	0.00	0.16	0	0.00	0.00	0.00	0.00	0.00	C00-10,C12-14
鼻咽　Nasopharynx	0	0.00	0.00	0.00	0.00	0.00	0	0.00	0.00	0.00	0.00	0.00	C11
食管　Esophagus	6	3.41	5.36	5.38	0.16	0.55	2	1.80	1.94	0.94	0.00	0.00	C15
胃　Stomach	27	15.34	24.12	20.38	0.93	2.11	7	6.31	6.79	4.92	0.21	0.39	C16
结直肠　Colon-rectum	4	2.27	3.57	3.23	0.00	0.45	1	0.90	0.97	1.10	0.00	0.18	C18-21
肝脏　Liver	26	14.77	23.23	20.35	0.73	2.47	7	6.31	6.79	4.11	0.20	0.38	C22
胆囊　Gallbladder etc.	1	0.57	0.89	0.49	0.00	0.00	0	0.00	0.00	0.00	0.00	0.00	C23-24
胰腺　Pancreas	3	1.70	2.68	2.40	0.24	0.24	3	2.70	2.91	2.44	0.20	0.20	C25
喉　Larynx	0	0.00	0.00	0.00	0.00	0.00	0	0.00	0.00	0.00	0.00	0.00	C32
肺　Lung	93	52.84	83.09	77.72	2.00	9.26	60	54.05	58.23	38.70	1.80	2.90	C33-34
其他胸腔器官　Other thoracic organs	0	0.00	0.00	0.00	0.00	0.00	0	0.00	0.00	0.00	0.00	0.00	C37-38
骨　Bone	4	2.27	3.57	4.37	0.14	0.38	2	1.80	1.94	2.08	0.08	0.26	C40-41
皮肤黑色素瘤　Melanoma of skin	0	0.00	0.00	0.00	0.00	0.00	0	0.00	0.00	0.00	0.00	0.00	C43
乳腺　Breast	0	0.00	0.00	0.00	0.00	0.00	11	9.91	10.68	9.01	0.46	1.36	C50
子宫颈　Cervix	–	–	–	–	–	–	7	6.31	6.79	4.52	0.11	0.47	C53
子宫体　Uterus	–	–	–	–	–	–	1	0.90	0.97	0.49	0.06	0.06	C54-55
卵巢　Ovary	–	–	–	–	–	–	2	1.80	1.94	1.35	0.13	0.13	C56
前列腺　Prostate	0	0.00	0.00	0.00	0.00	0.00	–	–	–	–	–	–	C61
睾丸　Testis	0	0.00	0.00	0.00	0.00	0.00	–	–	–	–	–	–	C62
肾　Kidney	1	0.57	0.89	0.80	0.08	0.08	0	0.00	0.00	0.00	0.00	0.00	C64-66,68
膀胱　Bladder	0	0.00	0.00	0.00	0.00	0.00	0	0.00	0.00	0.00	0.00	0.00	C67
脑　Brain	4	2.27	3.57	2.69	0.24	0.24	5	4.50	4.85	3.62	0.15	0.33	C70-C72,D32-33,D42-43
甲状腺　Thyroid	0	0.00	0.00	0.00	0.00	0.00	0	0.00	0.00	0.00	0.00	0.00	C73
淋巴瘤　Lymphoma	0	0.00	0.00	0.00	0.00	0.00	2	1.80	1.94	1.82	0.00	0.35	C81-85,88,90,96
白血病　Leukemia	5	2.84	4.47	5.92	0.27	0.27	1	0.90	0.97	1.25	0.07	0.07	C91-95, D45-47
其他　Other	1	0.57	0.89	0.94	0.00	0.16	0	0.00	0.00	0.00	0.00	0.00	O&U
所有部位合计　All sites	176	100.00	157.25	145.63	5.01	16.37	111	100.00	107.73	76.33	3.47	7.09	All
所有部位除外皮肤　All sites exc. C44	176	100.00	157.25	145.63	5.01	16.37	111	100.00	107.73	76.33	3.47	7.09	All sites exc. C44

附表 3-29 盐山县 2015 年癌症发病和死亡主要指标
Appendix Table 3-29 Incidence and mortality of cancer in Yanshan Xian, 2015

部位 Sites		男性 Male						女性 Female						ICD10
		病例数 No. cases	构成比 Freq./%	粗率 Crude rate/ 100 000⁻¹	世标率 ASR world/ 100 000⁻¹	累积率 Cum. Rate/% 0~64	0~74	病例数 No. cases	构成比 Freq./%	粗率 Crude rate/ 100 000⁻¹	世标率 ASR world/ 100 000⁻¹	累积率 Cum. Rate/% 0~64	0~74	
发病 Incidence														
口腔	Oral cavity & pharynx	4	0.88	1.77	1.34	0.09	0.21	3	0.74	1.43	0.89	0.07	0.07	C00-10,C12-14
鼻咽	Nasopharynx	5	1.10	2.21	2.17	0.12	0.35	1	0.25	0.48	0.39	0.04	0.04	C11
食管	Esophagus	23	5.05	10.16	7.52	0.48	0.89	7	1.72	3.34	2.12	0.00	0.24	C15
胃	Stomach	60	13.19	26.50	19.07	0.97	2.32	26	6.39	12.41	8.14	0.37	0.90	C16
结直肠	Colon-rectum	24	5.27	10.60	8.13	0.54	1.07	23	5.65	10.98	8.62	0.61	1.33	C18-21
肝脏	Liver	74	16.26	32.69	25.22	1.58	3.23	24	5.90	11.46	8.79	0.36	1.44	C22
胆囊	Gallbladder etc.	4	0.88	1.77	1.27	0.06	0.18	2	0.49	0.95	0.59	0.00	0.06	C23-24
胰腺	Pancreas	8	1.76	3.53	2.40	0.04	0.28	6	1.47	2.86	1.95	0.16	0.22	C25
喉	Larynx	6	1.32	2.65	2.23	0.21	0.27	3	0.74	1.43	1.10	0.04	0.16	C32
肺	Lung	168	36.92	74.21	54.89	2.79	7.34	128	31.45	61.11	42.94	1.56	5.73	C33-34
其他胸腔器官	Other thoracic organs	0	0.00	0.00	0.00	0.00	0.00	0	0.00	0.00	0.00	0.00	0.00	C37-38
骨	Bone	4	0.88	1.77	1.00	0.03	0.03	4	0.98	1.91	2.20	0.18	0.18	C40-41
皮肤黑色素瘤	Melanoma of skin	1	0.22	0.44	0.34	0.04	0.04	0	0.00	0.00	0.00	0.00	0.00	C43
乳腺	Breast	0	0.00	0.00	0.00	0.00	0.00	75	18.43	35.81	26.22	2.41	2.89	C50
子宫颈	Cervix	–	–	–	–	–	–	13	3.19	6.21	4.70	0.40	0.52	C53
子宫体	Uterus	–	–	–	–	–	–	13	3.19	6.21	4.49	0.45	0.57	C54-55
卵巢	Ovary	–	–	–	–	–	–	14	3.44	6.68	5.66	0.45	0.69	C56
前列腺	Prostate	2	0.44	0.88	0.43	0.00	0.00	–	–	–	–	–	–	C61
睾丸	Testis	1	0.22	0.44	0.33	0.03	0.03	–	–	–	–	–	–	C62
肾	Kidney	2	0.44	0.88	0.76	0.04	0.10	3	0.74	1.43	0.93	0.08	0.08	C64-66,68
膀胱	Bladder	11	2.42	4.86	3.24	0.20	0.38	3	0.74	1.43	1.05	0.09	0.15	C67
脑	Brain	14	3.08	6.18	5.25	0.33	0.74	15	3.69	7.16	7.25	0.31	0.97	C70-C72,D32-33,D42-43
甲状腺	Thyroid	3	0.66	1.33	1.06	0.08	0.14	21	5.16	10.03	7.38	0.70	0.76	C73
淋巴瘤	Lymphoma	9	1.98	3.98	2.88	0.10	0.28	4	0.98	1.91	1.30	0.00	0.15	C81-85,88,90,96
白血病	Leukemia	14	3.08	6.18	5.68	0.38	0.44	9	2.21	4.30	4.48	0.20	0.49	C91-95, D45-47
其他	Other	18	3.96	7.95	6.73	0.43	0.78	10	2.46	4.77	3.70	0.30	0.42	O&U
所有部位合计	All sites	455	100.00	200.98	151.95	8.53	19.10	407	100.00	194.32	144.89	8.86	18.04	All
所有部位除外皮肤	All sites exc. C44	452	99.34	199.66	150.62	8.51	18.84	407	100.00	194.32	144.89	8.86	18.04	All sites exc. C44
死亡 Mortality														
口腔	Oral cavity & pharynx	2	0.59	0.88	0.65	0.00	0.12	1	0.38	0.48	0.35	0.04	0.04	C00-10,C12-14
鼻咽	Nasopharynx	5	1.47	2.21	2.32	0.09	0.45	0	0.00	0.00	0.00	0.00	0.00	C11
食管	Esophagus	14	4.13	6.18	4.79	0.18	0.65	8	3.07	3.82	2.43	0.00	0.30	C15
胃	Stomach	46	13.57	20.32	13.98	0.54	1.78	22	8.43	10.50	6.69	0.34	0.64	C16
结直肠	Colon-rectum	8	2.36	3.53	2.15	0.08	0.32	9	3.45	4.30	3.30	0.11	0.53	C18-21
肝脏	Liver	66	19.47	29.15	22.84	1.14	3.33	26	9.96	12.41	9.17	0.25	1.44	C22
胆囊	Gallbladder etc.	2	0.59	0.88	0.49	0.04	0.04	2	0.77	0.95	0.58	0.04	0.04	C23-24
胰腺	Pancreas	10	2.95	4.42	3.12	0.04	0.40	4	1.53	1.91	1.54	0.04	0.28	C25
喉	Larynx	1	0.29	0.44	0.34	0.04	0.04	1	0.38	0.48	0.36	0.00	0.06	C32
肺	Lung	145	42.77	64.05	46.51	1.98	6.18	117	44.83	55.86	37.81	1.26	4.84	C33-34
其他胸腔器官	Other thoracic organs	1	0.29	0.44	0.39	0.02	0.02	0	0.00	0.00	0.00	0.00	0.00	C37-38
骨	Bone	4	1.18	1.77	1.21	0.04	0.16	3	1.15	1.43	1.54	0.10	0.10	C40-41
皮肤黑色素瘤	Melanoma of skin	1	0.29	0.44	0.34	0.04	0.04	0	0.00	0.00	0.00	0.00	0.00	C43
乳腺	Breast	0	0.00	0.00	0.00	0.00	0.00	20	7.66	9.55	6.26	0.42	0.66	C50
子宫颈	Cervix	–	–	–	–	–	–	5	1.92	2.39	1.73	0.19	0.19	C53
子宫体	Uterus	–	–	–	–	–	–	3	1.15	1.43	0.99	0.11	0.11	C54-55
卵巢	Ovary	–	–	–	–	–	–	3	1.15	1.43	1.05	0.09	0.15	C56
前列腺	Prostate	2	0.59	0.88	0.54	0.04	0.04	–	–	–	–	–	–	C61
睾丸	Testis	0	0.00	0.00	0.00	0.00	0.00	–	–	–	–	–	–	C62
肾	Kidney	3	0.88	1.33	0.94	0.04	0.12	3	1.15	1.43	0.94	0.04	0.10	C64-66,68
膀胱	Bladder	6	1.77	2.65	1.60	0.04	0.16	1	0.38	0.48	0.19	0.00	0.00	C67
脑	Brain	5	1.47	2.21	1.78	0.08	0.31	9	3.45	4.30	3.77	0.14	0.50	C70-C72,D32-33,D42-43
甲状腺	Thyroid	1	0.29	0.44	0.34	0.04	0.04	3	1.15	1.43	0.99	0.09	0.09	C73
淋巴瘤	Lymphoma	2	0.59	0.88	0.71	0.07	0.07	2	0.77	0.95	0.42	0.00	0.00	C81-85,88,90,96
白血病	Leukemia	7	2.06	3.09	2.80	0.20	0.20	11	4.21	5.25	3.62	0.19	0.43	C91-95, D45-47
其他	Other	8	2.36	3.53	2.39	0.13	0.19	8	3.07	3.82	2.94	0.23	0.41	O&U
所有部位合计	All sites	339	100.00	149.74	110.61	4.83	14.64	261	100.00	124.61	86.66	3.68	10.90	All
所有部位除外皮肤	All sites exc. C44	338	99.71	149.30	110.23	4.80	14.62	261	100.00	124.61	86.66	3.68	10.90	All sites exc. C44

部位 Sites		男性 Male						女性 Female						ICD10
		病例数 No. cases	构成比 Freq. /%	粗率 Crude rate/ 100 000^{-1}	世标率 ASR world/ 100 000^{-1}	累积率 Cum. Rate/% 0~64	0~74	病例数 No. cases	构成比 Freq. /%	粗率 Crude rate/ 100 000^{-1}	世标率 ASR world/ 100 000^{-1}	累积率 Cum. Rate/% 0~64	0~74	
发病 Incidence														
口腔	Oral cavity & pharynx	22	4.43	12.24	7.30	0.32	0.69	8	2.07	4.25	2.29	0.11	0.34	C00-10,C12-14
鼻咽	Nasopharynx	0	0.00	0.00	0.00	0.00	0.00	2	0.52	1.06	0.83	0.03	0.15	C11
食管	Esophagus	82	16.50	45.62	25.90	1.32	3.75	37	9.56	19.67	10.72	0.62	1.45	C15
胃	Stomach	64	12.88	35.61	19.56	1.25	2.73	26	6.72	13.82	7.96	0.51	1.09	C16
结直肠	Colon-rectum	19	3.82	10.57	6.63	0.29	0.95	23	5.94	12.23	7.42	0.36	0.94	C18-21
肝脏	Liver	67	13.48	37.28	22.13	1.28	2.53	25	6.46	13.29	6.94	0.31	0.85	C22
胆囊	Gallbladder etc.	6	1.21	3.34	1.69	0.04	0.19	5	1.29	2.66	1.52	0.10	0.15	C23-24
胰腺	Pancreas	3	0.60	1.67	1.17	0.08	0.19	6	1.55	3.19	1.99	0.13	0.23	C25
喉	Larynx	0	0.00	0.00	0.00	0.00	0.00	0	0.00	0.00	0.00	0.00	0.00	C32
肺	Lung	147	29.58	81.79	47.33	2.63	6.24	59	15.25	31.36	17.16	1.13	2.23	C33-34
其他胸腔器官	Other thoracic organs	3	0.60	1.67	0.96	0.10	0.10	2	0.52	1.06	0.54	0.03	0.03	C37-38
骨	Bone	5	1.01	2.78	1.69	0.11	0.22	6	1.55	3.19	1.75	0.14	0.25	C40-41
皮肤黑色素瘤	Melanoma of skin	0	0.00	0.00	0.00	0.00	0.00	0	0.00	0.00	0.00	0.00	0.00	C43
乳腺	Breast	1	0.20	0.56	0.30	0.00	0.05	71	18.35	37.74	25.15	1.96	2.93	C50
子宫颈	Cervix	–	–	–	–	–	–	13	3.36	6.91	4.53	0.32	0.47	C53
子宫体	Uterus	–	–	–	–	–	–	13	3.36	6.91	4.13	0.35	0.45	C54-55
卵巢	Ovary	–	–	–	–	–	–	22	5.68	11.69	7.21	0.61	0.81	C56
前列腺	Prostate	7	1.41	3.89	2.08	0.00	0.23	–	–	–	–	–	–	C61
睾丸	Testis	1	0.20	0.56	0.42	0.04	0.04	–	–	–	–	–	–	C62
肾	Kidney	20	4.02	11.13	7.18	0.35	0.76	15	3.88	7.97	4.15	0.25	0.46	C64-66,68
膀胱	Bladder	15	3.02	8.35	4.45	0.22	0.55	6	1.55	3.19	2.15	0.20	0.25	C67
脑	Brain	10	2.01	5.56	3.50	0.28	0.38	13	3.36	6.91	4.69	0.24	0.46	C70-C72,D32-33,D42-43
甲状腺	Thyroid	2	0.40	1.11	0.72	0.04	0.09	4	1.03	2.13	1.34	0.04	0.14	C73
淋巴瘤	Lymphoma	9	1.81	5.01	3.25	0.16	0.44	7	1.81	3.72	2.59	0.13	0.18	C81-85,88,90,96
白血病	Leukemia	9	1.81	5.01	3.17	0.23	0.28	11	2.84	5.85	5.35	0.38	0.38	C91-95,D45-47
其他	Other	5	1.01	2.78	1.89	0.12	0.12	13	3.36	6.91	4.11	0.27	0.53	O&U
所有部位合计	All sites	497	100.00	276.53	161.31	8.88	20.55	387	100.00	205.70	124.52	8.21	14.76	All
所有部位除外皮肤	All sites exc. C44	497	100.00	276.53	161.31	8.88	20.55	386	99.74	205.17	124.14	8.18	14.73	All sites exc. C44
死亡 Mortality														
口腔	Oral cavity & pharynx	3	0.94	1.67	0.65	0.00	0.00	2	1.09	1.06	0.52	0.04	0.04	C00-10,C12-14
鼻咽	Nasopharynx	0	0.00	0.00	0.00	0.00	0.00	0	0.00	0.00	0.00	0.00	0.00	C11
食管	Esophagus	35	10.97	19.47	10.23	0.46	1.25	22	12.02	11.69	5.66	0.24	0.55	C15
胃	Stomach	89	27.90	49.52	26.62	1.00	3.49	35	19.13	18.60	9.58	0.58	1.06	C16
结直肠	Colon-rectum	9	2.82	5.01	2.78	0.12	0.17	5	2.73	2.66	1.17	0.04	0.04	C18-21
肝脏	Liver	35	10.97	19.47	10.97	0.64	1.36	8	4.37	4.25	2.22	0.07	0.33	C22
胆囊	Gallbladder etc.	1	0.31	0.56	0.28	0.04	0.04	0	0.00	0.00	0.00	0.00	0.00	C23-24
胰腺	Pancreas	5	1.57	2.78	1.74	0.05	0.20	8	4.37	4.25	1.98	0.04	0.19	C25
喉	Larynx	3	0.94	1.67	0.85	0.00	0.10	2	1.09	1.06	0.37	0.00	0.00	C32
肺	Lung	75	23.51	41.73	23.97	1.02	3.42	41	22.40	21.79	11.20	0.55	1.32	C33-34
其他胸腔器官	Other thoracic organs	0	0.00	0.00	0.00	0.00	0.00	0	0.00	0.00	0.00	0.00	0.00	C37-38
骨	Bone	2	0.63	1.11	0.52	0.03	0.03	3	1.64	1.59	0.94	0.03	0.15	C40-41
皮肤黑色素瘤	Melanoma of skin	0	0.00	0.00	0.00	0.00	0.00	0	0.00	0.00	0.00	0.00	0.00	C43
乳腺	Breast	0	0.00	0.00	0.00	0.00	0.00	13	7.10	6.91	4.32	0.31	0.53	C50
子宫颈	Cervix	–	–	–	–	–	–	6	3.28	3.19	1.92	0.14	0.19	C53
子宫体	Uterus	–	–	–	–	–	–	1	0.55	0.53	0.27	0.03	0.03	C54-55
卵巢	Ovary	–	–	–	–	–	–	5	2.73	2.66	1.64	0.10	0.20	C56
前列腺	Prostate	0	0.00	0.00	0.00	0.00	0.00	–	–	–	–	–	–	C61
睾丸	Testis	0	0.00	0.00	0.00	0.00	0.00	–	–	–	–	–	–	C62
肾	Kidney	3	0.94	1.67	1.13	0.12	0.12	0	0.00	0.00	0.00	0.00	0.00	C64-66,68
膀胱	Bladder	6	1.88	3.34	1.83	0.04	0.21	1	0.55	0.53	0.27	0.03	0.03	C67
脑	Brain	6	1.88	3.34	2.03	0.15	0.25	4	2.19	2.13	1.64	0.11	0.22	C70-C72,D32-33,D42-43
甲状腺	Thyroid	0	0.00	0.00	0.00	0.00	0.00	1	0.55	0.53	0.30	0.00	0.05	C73
淋巴瘤	Lymphoma	4	1.25	2.23	1.14	0.04	0.15	3	1.64	1.59	0.97	0.07	0.07	C81-85,88,90,96
白血病	Leukemia	3	0.94	1.67	1.43	0.11	0.11	4	2.19	2.13	1.39	0.13	0.13	C91-95,D45-47
其他	Other	40	12.54	22.26	12.81	0.62	1.48	19	10.38	10.10	5.73	0.24	0.73	O&U
所有部位合计	All sites	319	100.00	177.49	98.98	4.44	12.37	183	100.00	97.27	52.08	2.76	5.87	All
所有部位除外皮肤	All sites exc. C44	319	100.00	177.49	98.98	4.44	12.37	183	100.00	97.27	52.08	2.76	5.87	All sites exc. C44

部位 Sites		男性 Male						女性 Female						ICD10
		病例数 No. cases	构成比 Freq. /%	粗率 Crude rate/ $100\,000^{-1}$	世标率 ASR world/ $100\,000^{-1}$	累积率 Cum. Rate/% 0~64	0~74	病例数 No. cases	构成比 Freq. /%	粗率 Crude rate/ $100\,000^{-1}$	世标率 ASR world/ $100\,000^{-1}$	累积率 Cum. Rate/% 0~64	0~74	
发病 Incidence														
口腔	Oral cavity & pharynx	10	1.52	3.06	2.11	0.12	0.25	19	3.30	5.83	5.15	0.29	0.53	C00-10,C12-14
鼻咽	Nasopharynx	3	0.46	0.92	0.57	0.03	0.10	0	0.00	0.00	0.00	0.00	0.00	C11
食管	Esophagus	36	5.47	11.03	8.49	0.48	1.02	32	5.56	9.82	6.06	0.38	0.50	C15
胃	Stomach	85	12.92	26.04	17.20	0.96	1.89	37	6.42	11.36	7.21	0.33	0.71	C16
结直肠	Colon-rectum	111	16.87	34.00	24.49	1.33	3.02	64	11.11	19.64	12.81	0.89	1.34	C18-21
肝脏	Liver	32	4.86	9.80	7.04	0.44	0.97	17	2.95	5.22	3.74	0.26	0.51	C22
胆囊	Gallbladder etc.	16	2.43	4.90	3.97	0.16	0.50	13	2.26	3.99	3.22	0.25	0.37	C23-24
胰腺	Pancreas	14	2.13	4.29	2.75	0.18	0.37	11	1.91	3.38	2.17	0.10	0.22	C25
喉	Larynx	16	2.43	4.90	4.03	0.14	0.55	2	0.35	0.61	0.54	0.04	0.04	C32
肺	Lung	156	23.71	47.79	34.70	1.68	4.06	68	11.81	20.87	14.89	0.77	2.04	C33-34
其他胸腔器官	Other thoracic organs	5	0.76	1.53	1.27	0.06	0.19	2	0.35	0.61	0.41	0.00	0.04	C37-38
骨	Bone	4	0.61	1.23	1.12	0.08	0.15	4	0.69	1.23	0.81	0.06	0.11	C40-41
皮肤黑色素瘤	Melanoma of skin	0	0.00	0.00	0.00	0.00	0.00	0	0.00	0.00	0.00	0.00	0.00	C43
乳腺	Breast	3	0.46	0.92	0.65	0.07	0.07	51	8.85	15.65	11.13	0.82	1.29	C50
子宫颈	Cervix	–	–	–	–	–	–	34	5.90	10.44	7.75	0.66	0.83	C53
子宫体	Uterus	–	–	–	–	–	–	27	4.69	8.29	5.46	0.38	0.65	C54-55
卵巢	Ovary	–	–	–	–	–	–	24	4.17	7.37	4.92	0.31	0.60	C56
前列腺	Prostate	19	2.89	5.82	3.44	0.09	0.41	–	–	–	–	–	–	C61
睾丸	Testis	4	0.61	1.23	0.95	0.08	0.08	–	–	–	–	–	–	C62
肾	Kidney	11	1.67	3.37	2.50	0.21	0.28	6	1.04	1.84	1.44	0.10	0.20	C64-66,68
膀胱	Bladder	13	1.98	3.98	2.48	0.14	0.28	8	1.39	2.46	1.50	0.06	0.12	C67
脑	Brain	9	1.37	2.76	2.08	0.15	0.21	6	1.04	1.84	1.81	0.04	0.26	C70-C72,D32-33,D42-43
甲状腺	Thyroid	22	3.34	6.74	5.00	0.40	0.46	45	7.81	13.81	9.22	0.86	0.96	C73
淋巴瘤	Lymphoma	29	4.41	8.88	7.12	0.48	0.95	35	6.08	10.74	7.77	0.69	0.91	C81-85,88,90,96
白血病	Leukemia	9	1.37	2.76	2.60	0.21	0.28	13	2.26	3.99	4.07	0.29	0.29	C91-95, D45-47
其他	Other	51	7.75	15.62	12.99	0.77	1.77	58	10.07	17.80	11.54	0.94	1.32	O&U
所有部位合计	All sites	658	100.00	201.57	147.53	8.25	17.86	576	100.00	176.80	123.63	8.53	13.85	All
所有部位除外皮肤	All sites exc. C44	654	99.39	200.35	146.68	8.19	17.74	571	99.13	175.26	122.50	8.42	13.70	All sites exc. C44
死亡 Mortality														
口腔	Oral cavity & pharynx	2	0.28	0.61	0.66	0.00	0.07	3	0.80	0.92	0.55	0.00	0.06	C00-10,C12-14
鼻咽	Nasopharynx	2	0.28	0.61	0.50	0.06	0.06	0	0.00	0.00	0.00	0.00	0.00	C11
食管	Esophagus	51	7.25	15.62	11.84	0.56	1.37	16	4.29	4.91	2.42	0.04	0.15	C15
胃	Stomach	90	12.80	27.57	20.79	1.02	2.42	27	7.24	8.29	4.92	0.23	0.45	C16
结直肠	Colon-rectum	56	7.97	17.16	11.10	0.40	1.20	37	9.92	11.36	6.64	0.27	0.59	C18-21
肝脏	Liver	64	9.10	19.61	14.77	0.73	1.89	27	7.24	8.29	5.62	0.29	0.57	C22
胆囊	Gallbladder etc.	12	1.71	3.68	2.12	0.04	0.24	18	4.83	5.52	3.38	0.13	0.38	C23-24
胰腺	Pancreas	30	4.27	9.19	7.37	0.28	0.96	13	3.49	3.99	2.23	0.00	0.29	C25
喉	Larynx	8	1.14	2.45	1.17	0.06	0.06	1	0.27	0.31	0.23	0.00	0.00	C32
肺	Lung	264	37.55	80.87	56.91	2.36	6.70	94	25.20	28.85	17.76	0.65	1.87	C33-34
其他胸腔器官	Other thoracic organs	3	0.43	0.92	0.47	0.00	0.06	1	0.27	0.31	0.19	0.02	0.02	C37-38
骨	Bone	7	1.00	2.14	2.18	0.10	0.17	4	1.07	1.23	0.55	0.03	0.03	C40-41
皮肤黑色素瘤	Melanoma of skin	0	0.00	0.00	0.00	0.00	0.00	1	0.27	0.31	0.21	0.02	0.02	C43
乳腺	Breast	1	0.14	0.31	0.17	0.02	0.02	22	5.90	6.75	3.45	0.18	0.23	C50
子宫颈	Cervix	–	–	–	–	–	–	24	6.43	7.37	4.42	0.40	0.49	C53
子宫体	Uterus	–	–	–	–	–	–	4	1.07	1.23	1.22	0.06	0.17	C54-55
卵巢	Ovary	–	–	–	–	–	–	15	4.02	4.60	3.33	0.20	0.41	C56
前列腺	Prostate	11	1.56	3.37	2.73	0.04	0.25	–	–	–	–	–	–	C61
睾丸	Testis	0	0.00	0.00	0.00	0.00	0.00	–	–	–	–	–	–	C62
肾	Kidney	13	1.85	3.98	3.89	0.22	0.48	5	1.34	1.53	1.22	0.06	0.21	C64-66,68
膀胱	Bladder	7	1.00	2.14	1.02	0.06	0.06	2	0.54	0.61	0.41	0.00	0.04	C67
脑	Brain	19	2.70	5.82	4.94	0.33	0.33	12	3.22	3.68	3.16	0.15	0.37	C70-C72,D32-33,D42-43
甲状腺	Thyroid	0	0.00	0.00	0.00	0.00	0.00	1	0.27	0.31	0.18	0.00	0.04	C73
淋巴瘤	Lymphoma	22	3.13	6.74	6.38	0.40	0.68	16	4.29	4.91	4.49	0.13	0.54	C81-85,88,90,96
白血病	Leukemia	23	3.27	7.05	4.90	0.32	0.51	12	3.22	3.68	3.62	0.22	0.22	C91-95, D45-47
其他	Other	18	2.56	5.51	3.81	0.21	0.46	18	4.83	5.52	3.01	0.16	0.30	O&U
所有部位合计	All sites	703	100.00	215.36	157.71	7.19	17.99	373	100.00	114.49	73.22	3.24	7.47	All
所有部位除外皮肤	All sites exc. C44	700	99.57	214.44	157.00	7.19	17.93	373	100.00	114.49	73.22	3.24	7.47	All sites exc. C44

部位 Sites		男性 Male						女性 Female						ICD10
		病例数 No. cases	构成比 Freq. /%	粗率 Crude rate/ 100 000⁻¹	世标率 ASR world/ 100 000⁻¹	累积率 Cum. Rate/%		病例数 No. cases	构成比 Freq. /%	粗率 Crude rate/ 100 000⁻¹	世标率 ASR world/ 100 000⁻¹	累积率 Cum. Rate/%		
						0~64	0~74					0~64	0~74	
发病 Incidence														
口腔	Oral cavity & pharynx	7	0.78	1.99	1.53	0.04	0.22	4	0.65	1.21	1.15	0.03	0.18	C00-10,C12-14
鼻咽	Nasopharynx	8	0.89	2.27	1.73	0.12	0.23	5	0.81	1.51	1.17	0.07	0.19	C11
食管	Esophagus	115	12.83	32.62	28.39	0.99	3.34	53	8.62	16.03	12.75	0.35	1.72	C15
胃	Stomach	130	14.51	36.87	32.08	1.72	4.10	40	6.50	12.10	9.31	0.53	1.23	C16
结直肠	Colon-rectum	76	8.48	21.56	18.72	0.79	2.12	43	6.99	13.00	10.04	0.38	1.14	C18-21
肝脏	Liver	66	7.37	18.72	15.04	0.92	2.01	22	3.58	6.65	5.63	0.11	0.63	C22
胆囊	Gallbladder etc.	15	1.67	4.25	3.34	0.17	0.40	16	2.60	4.84	3.91	0.24	0.40	C23-24
胰腺	Pancreas	11	1.23	3.12	2.39	0.15	0.32	14	2.28	4.23	3.65	0.12	0.40	C25
喉	Larynx	17	1.90	4.82	4.58	0.25	0.51	2	0.33	0.60	0.74	0.00	0.06	C32
肺	Lung	217	24.22	61.55	51.59	2.34	6.23	82	13.33	24.80	19.75	1.03	2.07	C33-34
其他胸腔器官	Other thoracic organs	3	0.33	0.85	0.81	0.02	0.12	4	0.65	1.21	0.95	0.05	0.10	C37-38
骨	Bone	18	2.01	5.11	4.59	0.22	0.60	8	1.30	2.42	1.98	0.13	0.17	C40-41
皮肤黑色素瘤	Melanoma of skin	1	0.11	0.28	0.18	0.02	0.02	2	0.33	0.60	0.38	0.04	0.04	C43
乳腺	Breast	2	0.22	0.57	0.38	0.00	0.00	97	15.77	29.34	21.28	1.64	2.49	C50
子宫颈	Cervix	–	–	–	–	–	–	54	8.78	16.33	11.06	0.90	1.24	C53
子宫体	Uterus	–	–	–	–	–	–	22	3.58	6.65	4.97	0.31	0.66	C54-55
卵巢	Ovary	–	–	–	–	–	–	24	3.90	7.26	5.67	0.47	0.63	C56
前列腺	Prostate	33	3.68	9.36	9.37	0.13	0.51	–	–	–	–	–	–	C61
睾丸	Testis	0	0.00	0.00	0.00	0.00	0.00	–	–	–	–	–	–	C62
肾	Kidney	26	2.90	7.37	5.33	0.37	0.53	16	2.60	4.84	3.63	0.16	0.44	C64-66,68
膀胱	Bladder	35	3.91	9.93	9.36	0.47	0.92	18	2.93	5.44	4.49	0.07	0.50	C67
脑	Brain	27	3.01	7.66	6.39	0.31	0.76	16	2.60	4.84	4.09	0.21	0.35	C70-C72,D32-33,D42-43
甲状腺	Thyroid	3	0.33	0.85	0.67	0.03	0.08	12	1.95	3.63	2.82	0.20	0.25	C73
淋巴瘤	Lymphoma	39	4.35	11.06	10.29	0.52	1.06	29	4.72	8.77	6.50	0.49	0.78	C81-85,88,90,96
白血病	Leukemia	18	2.01	5.11	4.33	0.19	0.47	13	2.11	3.93	4.03	0.20	0.36	C91-95, D45-47
其他	Other	29	3.24	8.23	6.45	0.40	0.57	19	3.09	5.75	4.13	0.20	0.48	O&U
所有部位合计	All sites	896	100.00	254.13	217.53	10.17	25.12	615	100.00	186.00	144.06	7.95	16.52	All
所有部位除外皮肤	All sites exc. C44	892	99.55	252.99	216.32	10.11	25.05	614	99.84	185.69	143.82	7.95	16.46	All sites exc. C44
死亡 Mortality														
口腔	Oral cavity & pharynx	1	0.15	0.28	0.18	0.00	0.00	3	0.68	0.91	0.83	0.00	0.16	C00-10,C12-14
鼻咽	Nasopharynx	3	0.44	0.85	0.56	0.04	0.04	2	0.45	0.60	0.45	0.02	0.08	C11
食管	Esophagus	83	12.08	23.54	20.45	0.61	1.94	49	11.06	14.82	12.14	0.25	1.41	C15
胃	Stomach	122	17.76	34.60	32.53	0.98	3.12	44	9.93	13.31	11.30	0.26	1.26	C16
结直肠	Colon-rectum	45	6.55	12.76	11.25	0.43	0.88	27	6.09	8.17	7.49	0.22	0.71	C18-21
肝脏	Liver	91	13.25	25.81	21.11	0.88	2.07	41	9.26	12.40	11.11	0.18	0.81	C22
胆囊	Gallbladder etc.	10	1.46	2.84	2.66	0.14	0.25	12	2.71	3.63	3.54	0.06	0.28	C23-24
胰腺	Pancreas	20	2.91	5.67	4.76	0.21	0.48	19	4.29	5.75	4.60	0.13	0.38	C25
喉	Larynx	13	1.89	3.69	3.81	0.17	0.33	5	1.13	1.51	1.46	0.00	0.17	C32
肺	Lung	181	26.35	51.34	45.12	1.27	4.45	87	19.64	26.31	21.85	0.75	1.61	C33-34
其他胸腔器官	Other thoracic organs	4	0.58	1.13	0.74	0.04	0.04	0	0.00	0.00	0.00	0.00	0.00	C37-38
骨	Bone	5	0.73	1.42	1.19	0.08	0.19	6	1.35	1.81	1.67	0.00	0.17	C40-41
皮肤黑色素瘤	Melanoma of skin	0	0.00	0.00	0.00	0.00	0.00	0	0.00	0.00	0.00	0.00	0.00	C43
乳腺	Breast	0	0.00	0.00	0.00	0.00	0.00	35	7.90	10.59	8.53	0.53	0.85	C50
子宫颈	Cervix	–	–	–	–	–	–	25	5.64	7.56	6.51	0.31	0.52	C53
子宫体	Uterus	–	–	–	–	–	–	3	0.68	0.91	0.72	0.00	0.11	C54-55
卵巢	Ovary	–	–	–	–	–	–	12	2.71	3.63	3.25	0.14	0.25	C56
前列腺	Prostate	9	1.31	2.55	2.69	0.05	0.16	–	–	–	–	–	–	C61
睾丸	Testis	1	0.15	0.28	0.24	0.00	0.06	–	–	–	–	–	–	C62
肾	Kidney	17	2.47	4.82	3.91	0.11	0.27	7	1.58	2.12	2.02	0.06	0.12	C64-66,68
膀胱	Bladder	10	1.46	2.84	3.12	0.06	0.27	8	1.81	2.42	1.73	0.00	0.17	C67
脑	Brain	29	4.22	8.23	6.95	0.25	0.76	22	4.97	6.65	6.00	0.18	0.45	C70-C72,D32-33,D42-43
甲状腺	Thyroid	0	0.00	0.00	0.00	0.00	0.00	0	0.00	0.00	0.00	0.00	0.00	C73
淋巴瘤	Lymphoma	1	0.15	0.28	0.31	0.00	0.05	2	0.45	0.60	0.70	0.03	0.07	C81-85,88,90,96
白血病	Leukemia	2	0.29	0.57	0.75	0.02	0.02	4	0.90	1.21	1.31	0.05	0.09	C91-95, D45-47
其他	Other	40	5.82	11.34	9.39	0.41	0.84	30	6.77	9.07	8.86	0.27	0.64	O&U
所有部位合计	All sites	687	100.00	194.85	171.72	5.75	16.23	443	100.00	133.98	116.07	3.45	10.31	All
所有部位除外皮肤	All sites exc. C44	685	99.71	194.28	171.36	5.73	16.21	443	100.00	133.98	116.07	3.45	10.31	All sites exc. C44

附表 3-33 平顺县 2015 年癌症发病和死亡主要指标
Appendix Table 3-33 Incidence and mortality of cancer in Pingshun Xian, 2015

部位 Sites		男性 Male						女性 Female						ICD10
		病例数 No. cases	构成比 Freq. /%	粗率 Crude rate/ 100 000⁻¹	世标率 ASR world/ 100 000⁻¹	累积率 Cum. Rate/%		病例数 No. cases	构成比 Freq. /%	粗率 Crude rate/ 100 000⁻¹	世标率 ASR world/ 100 000⁻¹	累积率 Cum. Rate/%		
						0~64	0~74					0~64	0~74	
发病 Incidence														
口腔	Oral cavity & pharynx	1	0.48	1.27	0.90	0.00	0.15	2	1.41	2.67	1.95	0.18	0.18	C00-10, C12-14
鼻咽	Nasopharynx	1	0.48	1.27	0.36	0.00	0.00	1	0.70	1.33	1.02	0.13	0.13	C11
食管	Esophagus	48	22.86	61.01	42.31	2.64	5.97	18	12.68	24.00	16.18	1.46	2.08	C15
胃	Stomach	96	45.71	122.02	83.60	6.10	10.50	34	23.94	45.34	30.48	2.35	4.06	C16
结直肠	Colon-rectum	8	3.81	10.17	6.69	0.58	0.73	11	7.75	14.67	9.85	0.96	1.11	C18-21
肝脏	Liver	11	5.24	13.98	9.64	0.62	1.26	4	2.82	5.33	3.43	0.09	0.51	C22
胆囊	Gallbladder etc.	3	1.43	3.81	2.59	0.28	0.28	0	0.00	0.00	0.00	0.00	0.00	C23-24
胰腺	Pancreas	1	0.48	1.27	0.90	0.00	0.15	3	2.11	4.00	3.05	0.09	0.50	C25
喉	Larynx	1	0.48	1.27	0.97	0.12	0.12	0	0.00	0.00	0.00	0.00	0.00	C32
肺	Lung	25	11.90	31.78	22.75	1.67	3.14	14	9.86	18.67	12.61	0.67	1.80	C33-34
其他胸腔器官	Other thoracic organs	0	0.00	0.00	0.00	0.00	0.00	1	0.70	1.33	0.94	0.09	0.09	C37-38
骨	Bone	2	0.95	2.54	1.87	0.21	0.21	1	0.70	1.33	1.02	0.13	0.13	C40-41
皮肤黑色素瘤	Melanoma of skin	0	0.00	0.00	0.00	0.00	0.00	0	0.00	0.00	0.00	0.00	0.00	C43
乳腺	Breast	1	0.48	1.27	0.97	0.00	0.24	13	9.15	17.34	11.47	0.79	1.20	C50
子宫颈	Cervix	–	–	–	–	–	–	15	10.56	20.00	13.73	0.79	1.83	C53
子宫体	Uterus	–	–	–	–	–	–	8	5.63	10.67	8.36	0.63	0.79	C54-55
卵巢	Ovary	–	–	–	–	–	–	1	0.70	1.33	0.90	0.07	0.07	C56
前列腺	Prostate	0	0.00	0.00	0.00	0.00	0.00	–	–	–	–	–	–	C61
睾丸	Testis	0	0.00	0.00	0.00	0.00	0.00	–	–	–	–	–	–	C62
肾	Kidney	1	0.48	1.27	0.90	0.09	0.09	0	0.00	0.00	0.00	0.00	0.00	C64-66, 68
膀胱	Bladder	1	0.48	1.27	0.97	0.00	0.24	1	0.70	1.33	0.81	0.10	0.10	C67
脑	Brain	3	1.43	3.81	3.06	0.30	0.30	3	2.11	4.00	2.42	0.19	0.19	C70-C72, D32-33, D42-43
甲状腺	Thyroid	0	0.00	0.00	0.00	0.00	0.00	6	4.23	8.00	5.86	0.58	0.58	C73
淋巴瘤	Lymphoma	1	0.48	1.27	0.90	0.09	0.09	0	0.00	0.00	0.00	0.00	0.00	C81-85, 88, 90, 96
白血病	Leukemia	1	0.48	1.27	0.97	0.12	0.12	1	0.70	1.33	0.94	0.00	0.16	C91-95, D45-47
其他	Other	5	2.38	6.36	4.45	0.40	0.55	5	3.52	6.67	4.24	0.32	0.48	O&U
所有部位合计	All sites	210	100.00	266.93	184.78	13.22	24.15	142	100.00	189.36	129.26	9.62	15.98	All
所有部位除外皮肤	All sites exc. C44	209	99.52	265.66	184.01	13.12	24.06	142	100.00	189.36	129.26	9.62	15.98	All sites exc. C44
死亡 Mortality														
口腔	Oral cavity & pharynx	1	0.72	1.27	0.77	0.10	0.10	0	0.00	0.00	0.00	0.00	0.00	C00-10, C12-14
鼻咽	Nasopharynx	0	0.00	0.00	0.00	0.00	0.00	0	0.00	0.00	0.00	0.00	0.00	C11
食管	Esophagus	25	17.99	31.78	20.88	0.79	3.05	6	7.32	8.00	4.97	0.00	0.82	C15
胃	Stomach	42	30.22	53.39	36.38	2.25	4.90	19	23.17	25.34	15.65	0.62	1.75	C16
结直肠	Colon-rectum	2	1.44	2.54	1.87	0.00	0.39	6	7.32	8.00	4.83	0.35	0.51	C18-21
肝脏	Liver	16	11.51	20.34	12.72	0.81	1.35	10	12.20	13.34	7.37	0.40	0.71	C22
胆囊	Gallbladder etc.	1	0.72	1.27	0.77	0.10	0.10	0	0.00	0.00	0.00	0.00	0.00	C23-24
胰腺	Pancreas	1	0.72	1.27	0.90	0.00	0.15	3	3.66	4.00	3.13	0.22	0.47	C25
喉	Larynx	0	0.00	0.00	0.00	0.00	0.00	0	0.00	0.00	0.00	0.00	0.00	C32
肺	Lung	28	20.14	35.59	20.76	1.48	2.32	12	14.63	16.00	10.04	0.73	1.14	C33-34
其他胸腔器官	Other thoracic organs	0	0.00	0.00	0.00	0.00	0.00	1	1.22	1.33	0.94	0.09	0.09	C37-38
骨	Bone	0	0.00	0.00	0.00	0.00	0.00	0	0.00	0.00	0.00	0.00	0.00	C40-41
皮肤黑色素瘤	Melanoma of skin	0	0.00	0.00	0.00	0.00	0.00	0	0.00	0.00	0.00	0.00	0.00	C43
乳腺	Breast	0	0.00	0.00	0.00	0.00	0.00	0	0.00	0.00	0.00	0.00	0.00	C50
子宫颈	Cervix	–	–	–	–	–	–	9	10.98	12.00	7.42	0.37	0.94	C53
子宫体	Uterus	–	–	–	–	–	–	3	3.66	4.00	2.26	0.00	0.31	C54-55
卵巢	Ovary	–	–	–	–	–	–	0	0.00	0.00	0.00	0.00	0.00	C56
前列腺	Prostate	0	0.00	0.00	0.00	0.00	0.00	–	–	–	–	–	–	C61
睾丸	Testis	0	0.00	0.00	0.00	0.00	0.00	–	–	–	–	–	–	C62
肾	Kidney	1	0.72	1.27	0.90	0.00	0.15	0	0.00	0.00	0.00	0.00	0.00	C64-66, 68
膀胱	Bladder	1	0.72	1.27	0.90	0.00	0.15	1	1.22	1.33	0.81	0.10	0.10	C67
脑	Brain	1	0.72	1.27	0.90	0.00	0.15	1	1.22	1.33	1.02	0.00	0.25	C70-C72, D32-33, D42-43
甲状腺	Thyroid	0	0.00	0.00	0.00	0.00	0.00	0	0.00	0.00	0.00	0.00	0.00	C73
淋巴瘤	Lymphoma	2	1.44	2.54	1.74	0.22	0.22	4	4.88	5.33	4.11	0.09	0.41	C81-85, 88, 90, 96
白血病	Leukemia	2	1.44	2.54	1.74	0.22	0.22	2	2.44	2.67	1.88	0.00	0.31	C91-95, D45-47
其他	Other	16	11.51	20.34	13.22	0.95	1.55	5	6.10	6.67	4.30	0.13	0.69	O&U
所有部位合计	All sites	139	100.00	176.68	114.45	6.91	14.78	82	100.00	109.35	68.72	3.10	8.52	All
所有部位除外皮肤	All sites exc. C44	139	100.00	176.68	114.45	6.91	14.78	82	100.00	109.35	68.72	3.10	8.52	All sites exc. C44

部位 Sites	男性 Male						女性 Female						ICD10
	病例数 No. cases	构成比 Freq. /%	粗率 Crude rate/ 100 000⁻¹	世标率 ASR world/ 100 000⁻¹	累积率 Cum. Rate/% 0~64	0~74	病例数 No. cases	构成比 Freq. /%	粗率 Crude rate/ 100 000⁻¹	世标率 ASR world/ 100 000⁻¹	累积率 Cum. Rate/% 0~64	0~74	
发病 Incidence													
口腔 Oral cavity & pharynx	7	1.00	3.66	2.89	0.22	0.39	6	1.03	3.13	2.25	0.21	0.33	C00-10,C12-14
鼻咽 Nasopharynx	3	0.43	1.57	1.14	0.14	0.14	2	0.34	1.04	0.91	0.00	0.09	C11
食管 Esophagus	200	28.57	104.57	88.02	4.34	11.33	144	24.74	75.02	60.27	3.09	8.13	C15
胃 Stomach	224	32.00	117.12	99.51	4.62	12.50	92	15.81	47.93	40.37	1.46	4.94	C16
结直肠 Colon-rectum	30	4.29	15.69	11.08	0.76	1.44	39	6.70	20.32	15.19	1.08	1.92	C18-21
肝脏 Liver	60	8.57	31.37	26.84	1.14	3.18	35	6.01	18.23	15.89	0.48	2.18	C22
胆囊 Gallbladder etc.	7	1.00	3.66	3.05	0.10	0.61	8	1.37	4.17	3.43	0.13	0.41	C23-24
胰腺 Pancreas	8	1.14	4.18	3.32	0.14	0.32	9	1.55	4.69	4.20	0.13	0.50	C25
喉 Larynx	3	0.43	1.57	1.47	0.05	0.28	1	0.17	0.52	0.38	0.05	0.05	C32
肺 Lung	58	8.29	30.32	26.94	0.98	3.58	31	5.33	16.15	12.56	0.67	1.47	C33-34
其他胸腔器官 Other thoracic organs	2	0.29	1.05	1.33	0.05	0.19	0	0.00	0.00	0.00	0.00	0.00	C37-38
骨 Bone	3	0.43	1.57	1.56	0.08	0.17	5	0.86	2.60	1.62	0.15	0.15	C40-41
皮肤黑色素瘤 Melanoma of skin	1	0.14	0.52	0.38	0.05	0.05	0	0.00	0.00	0.00	0.00	0.00	C43
乳腺 Breast	1	0.14	0.52	0.30	0.03	0.03	42	7.22	21.88	16.44	1.15	1.83	C50
子宫颈 Cervix	–	–	–	–	–	–	94	16.15	48.97	34.88	2.68	4.47	C53
子宫体 Uterus	–	–	–	–	–	–	3	0.52	1.56	1.13	0.07	0.16	C54-55
卵巢 Ovary	–	–	–	–	–	–	13	2.23	6.77	5.69	0.35	0.72	C56
前列腺 Prostate	2	0.29	1.05	0.91	0.05	0.14	–	–	–	–	–	–	C61
睾丸 Testis	1	0.14	0.52	0.56	0.00	0.14	–	–	–	–	–	–	C62
肾 Kidney	8	1.14	4.18	2.79	0.21	0.30	5	0.86	2.60	2.90	0.03	0.35	C64-66,68
膀胱 Bladder	21	3.00	10.98	12.86	0.39	1.30	7	1.20	3.65	3.33	0.14	0.55	C67
脑 Brain	18	2.57	9.41	7.64	0.36	1.10	11	1.89	5.73	4.77	0.33	0.54	C70-C72,D32-33,D42-43
甲状腺 Thyroid	3	0.43	1.57	1.35	0.11	0.11	10	1.72	5.21	3.76	0.30	0.40	C73
淋巴瘤 Lymphoma	17	2.43	8.89	6.68	0.46	0.86	5	0.86	2.60	1.80	0.22	0.22	C81-85,88,90,96
白血病 Leukemia	12	1.71	6.27	5.57	0.36	0.45	15	2.58	7.81	7.91	0.47	0.56	C91-95, D45-47
其他 Other	11	1.57	5.75	4.33	0.25	0.34	5	0.86	2.60	1.76	0.15	0.15	O&U
所有部位合计 All sites	700	100.00	365.99	310.53	14.88	38.93	582	100.00	303.21	241.46	13.33	30.14	All
所有部位除外皮肤 All sites exc. C44	697	99.57	364.42	309.45	14.80	38.85	580	99.66	302.17	240.77	13.30	30.10	All sites exc. C44
死亡 Mortality													
口腔 Oral cavity & pharynx	6	1.26	3.14	2.13	0.18	0.18	5	1.61	2.60	2.04	0.08	0.18	C00-10,C12-14
鼻咽 Nasopharynx	1	0.21	0.52	0.38	0.05	0.05	0	0.00	0.00	0.00	0.00	0.00	C11
食管 Esophagus	128	26.78	66.92	60.80	2.27	7.38	71	22.83	36.99	29.28	1.26	3.99	C15
胃 Stomach	160	33.47	83.65	75.95	2.52	9.33	61	19.61	31.78	27.51	0.89	3.23	C16
结直肠 Colon-rectum	15	3.14	7.84	5.74	0.31	0.66	11	3.54	5.73	4.40	0.27	0.56	C18-21
肝脏 Liver	71	14.85	37.12	30.18	1.35	3.51	43	13.83	22.40	19.43	0.54	2.54	C22
胆囊 Gallbladder etc.	2	0.42	1.05	1.09	0.00	0.23	7	2.25	3.65	2.93	0.15	0.34	C23-24
胰腺 Pancreas	4	0.84	2.09	1.65	0.07	0.16	5	1.61	2.60	1.88	0.04	0.13	C25
喉 Larynx	1	0.21	0.52	0.26	0.03	0.03	0	0.00	0.00	0.00	0.00	0.00	C32
肺 Lung	47	9.83	24.57	20.19	0.85	2.87	26	8.36	13.55	10.76	0.46	1.42	C33-34
其他胸腔器官 Other thoracic organs	0	0.00	0.00	0.00	0.00	0.00	0	0.00	0.00	0.00	0.00	0.00	C37-38
骨 Bone	5	1.05	2.61	3.42	0.11	0.25	6	1.93	3.13	2.20	0.15	0.40	C40-41
皮肤黑色素瘤 Melanoma of skin	0	0.00	0.00	0.00	0.00	0.00	0	0.00	0.00	0.00	0.00	0.00	C43
乳腺 Breast	0	0.00	0.00	0.00	0.00	0.00	14	4.50	7.29	5.89	0.35	0.85	C50
子宫颈 Cervix	–	–	–	–	–	–	41	13.18	21.36	16.50	1.04	2.28	C53
子宫体 Uterus	–	–	–	–	–	–	1	0.32	0.52	0.73	0.05	0.05	C54-55
卵巢 Ovary	–	–	–	–	–	–	4	1.29	2.08	1.76	0.07	0.26	C56
前列腺 Prostate	0	0.00	0.00	0.00	0.00	0.00	–	–	–	–	–	–	C61
睾丸 Testis	0	0.00	0.00	0.00	0.00	0.00	–	–	–	–	–	–	C62
肾 Kidney	1	0.21	0.52	0.61	0.00	0.00	0	0.00	0.00	0.00	0.00	0.00	C64-66,68
膀胱 Bladder	3	0.63	1.57	2.83	0.00	0.14	0	0.00	0.00	0.00	0.00	0.00	C67
脑 Brain	15	3.14	7.84	5.67	0.43	0.65	8	2.57	4.17	3.23	0.27	0.49	C70-C72,D32-33,D42-43
甲状腺 Thyroid	0	0.00	0.00	0.00	0.00	0.00	0	0.00	0.00	0.00	0.00	0.00	C73
淋巴瘤 Lymphoma	3	0.63	1.57	1.30	0.10	0.10	0	0.00	0.00	0.00	0.00	0.00	C81-85,88,90,96
白血病 Leukemia	6	1.26	3.14	2.53	0.16	0.16	4	1.29	2.08	1.62	0.10	0.10	C91-95, D45-47
其他 Other	10	2.09	5.23	5.45	0.20	0.57	4	1.29	2.08	1.51	0.12	0.21	O&U
所有部位合计 All sites	478	100.00	249.92	220.17	8.62	26.36	311	100.00	162.02	131.69	5.84	17.02	All
所有部位除外皮肤 All sites exc. C44	478	100.00	249.92	220.17	8.62	26.36	311	100.00	162.02	131.69	5.84	17.02	All sites exc. C44

附表 3-35　寿阳县 2015 年癌症发病和死亡主要指标

Appendix Table 3-35　Incidence and mortality of cancer in Shouyang Xian,2015

部位 Sites		男性 Male						女性 Female						ICD10
		病例数 No. cases	构成比 Freq. /%	粗率 Crude rate/ 100 000⁻¹	世标率 ASR world/ 100 000⁻¹	累积率 Cum. Rate/%		病例数 No. cases	构成比 Freq. /%	粗率 Crude rate/ 100 000⁻¹	世标率 ASR world/ 100 000⁻¹	累积率 Cum. Rate/%		
						0~64	0~74					0~64	0~74	
发病 Incidence														
口腔	Oral cavity & pharynx	2	0.57	1.80	0.95	0.06	0.06	1	0.35	0.97	0.60	0.00	0.10	C00-10,C12-14
鼻咽	Nasopharynx	0	0.00	0.00	0.00	0.00	0.00	0	0.00	0.00	0.00	0.00	0.00	C11
食管	Esophagus	9	2.55	8.12	4.38	0.14	0.52	6	2.10	5.84	3.30	0.17	0.48	C15
胃	Stomach	50	14.16	45.10	24.43	1.39	3.10	18	6.29	17.52	8.93	0.66	0.86	C16
结直肠	Colon-rectum	31	8.78	27.96	14.31	0.95	1.90	29	10.14	28.23	19.58	1.33	1.63	C18-21
肝脏	Liver	30	8.50	27.06	15.84	0.90	1.75	17	5.94	16.55	8.38	0.34	0.64	C22
胆囊	Gallbladder etc.	4	1.13	3.61	1.40	0.00	0.09	6	2.10	5.84	3.88	0.25	0.35	C23-24
胰腺	Pancreas	15	4.25	13.53	8.77	0.62	0.81	7	2.45	6.81	3.98	0.20	0.61	C25
喉	Larynx	4	1.13	3.61	1.84	0.16	0.16	1	0.35	0.97	0.30	0.00	0.00	C32
肺	Lung	140	39.66	126.29	71.70	3.77	7.66	51	17.83	49.64	27.94	1.28	3.10	C33-34
其他胸腔器官	Other thoracic organs	1	0.28	0.90	0.68	0.06	0.06	0	0.00	0.00	0.00	0.00	0.00	C37-38
骨	Bone	4	1.13	3.61	2.48	0.07	0.16	4	1.40	3.89	2.05	0.13	0.13	C40-41
皮肤黑色素瘤	Melanoma of skin	0	0.00	0.00	0.00	0.00	0.00	0	0.00	0.00	0.00	0.00	0.00	C43
乳腺	Breast	3	0.85	2.71	1.82	0.17	0.17	28	9.79	27.25	19.08	1.48	1.89	C50
子宫颈	Cervix	–	–	–	–	–	–	60	20.98	58.40	40.87	3.48	4.19	C53
子宫体	Uterus	–	–	–	–	–	–	5	1.75	4.87	3.47	0.35	0.35	C54-55
卵巢	Ovary	–	–	–	–	–	–	7	2.45	6.81	5.12	0.49	0.69	C56
前列腺	Prostate	3	0.85	2.71	1.73	0.00	0.09	–	–	–	–	–	–	C61
睪丸	Testis	2	0.57	1.80	1.98	0.14	0.14	–	–	–	–	–	–	C62
肾	Kidney	6	1.70	5.41	4.34	0.41	0.50	6	2.10	5.84	3.00	0.17	0.38	C64-66,68
膀胱	Bladder	12	3.40	10.82	5.43	0.27	0.75	6	2.10	5.84	2.93	0.00	0.41	C67
脑	Brain	12	3.40	10.82	6.19	0.30	0.39	12	4.20	11.68	8.78	0.54	0.74	C70-C72,D32-33,D42-43
甲状腺	Thyroid	1	0.28	0.90	0.56	0.07	0.07	3	1.05	2.92	2.05	0.20	0.20	C73
淋巴瘤	Lymphoma	0	0.00	0.00	0.00	0.00	0.00	0	0.00	0.00	0.00	0.00	0.00	C81-85,88,90,96
白血病	Leukemia	11	3.12	9.92	12.35	0.66	0.85	6	2.10	5.84	3.94	0.29	0.39	C91-95, D45-47
其他	Other	13	3.68	11.73	8.11	0.62	1.00	13	4.55	12.65	9.70	0.95	0.95	O&U
所有部位合计	All sites	353	100.00	318.43	189.29	10.76	20.23	286	100.00	278.38	177.89	12.31	18.08	All
所有部位除外皮肤	All sites exc. C44	350	99.15	315.72	187.43	10.60	19.98	284	99.30	276.44	176.98	12.23	18.00	All sites exc. C44
死亡 Mortality														
口腔	Oral cavity & pharynx	1	0.37	0.90	0.57	0.00	0.09	0	0.00	0.00	0.00	0.00	0.00	C00-10,C12-14
鼻咽	Nasopharynx	0	0.00	0.00	0.00	0.00	0.00	0	0.00	0.00	0.00	0.00	0.00	C11
食管	Esophagus	12	4.46	10.82	5.29	0.14	0.42	3	2.10	2.92	1.20	0.00	0.10	C15
胃	Stomach	41	15.24	36.98	18.22	0.71	2.61	13	9.09	12.65	7.39	0.45	0.65	C16
结直肠	Colon-rectum	10	3.72	9.02	4.17	0.06	0.25	11	7.69	10.71	5.91	0.33	0.54	C18-21
肝脏	Liver	21	7.81	18.94	10.46	0.71	1.18	13	9.09	12.65	6.95	0.36	0.46	C22
胆囊	Gallbladder etc.	4	1.49	3.61	1.68	0.07	0.16	5	3.50	4.87	3.04	0.22	0.32	C23-24
胰腺	Pancreas	11	4.09	9.92	7.27	0.39	0.58	4	2.80	3.89	2.05	0.05	0.36	C25
喉	Larynx	3	1.12	2.71	0.93	0.00	0.09	1	0.70	0.97	0.30	0.00	0.00	C32
肺	Lung	124	46.10	111.85	61.56	2.56	6.73	42	29.37	40.88	21.03	0.84	1.95	C33-34
其他胸腔器官	Other thoracic organs	0	0.00	0.00	0.00	0.00	0.00	0	0.00	0.00	0.00	0.00	0.00	C37-38
骨	Bone	4	1.49	3.61	2.48	0.07	0.16	1	0.70	0.97	0.72	0.07	0.07	C40-41
皮肤黑色素瘤	Melanoma of skin	0	0.00	0.00	0.00	0.00	0.00	0	0.00	0.00	0.00	0.00	0.00	C43
乳腺	Breast	0	0.00	0.00	0.00	0.00	0.00	6	4.20	5.84	5.23	0.15	0.25	C50
子宫颈	Cervix	–	–	–	–	–	–	18	12.59	17.52	9.81	0.43	1.14	C53
子宫体	Uterus	–	–	–	–	–	–	1	0.70	0.97	0.30	0.00	0.00	C54-55
卵巢	Ovary	–	–	–	–	–	–	4	2.80	3.89	2.31	0.07	0.07	C56
前列腺	Prostate	2	0.74	1.80	1.46	0.00	0.09	–	–	–	–	–	–	C61
睪丸	Testis	0	0.00	0.00	0.00	0.00	0.00	–	–	–	–	–	–	C62
肾	Kidney	3	1.12	2.71	2.47	0.16	0.16	3	2.10	2.92	1.20	0.08	0.08	C64-66,68
膀胱	Bladder	4	1.49	3.61	2.01	0.00	0.09	4	2.80	3.89	1.53	0.00	0.31	C67
脑	Brain	9	3.35	8.12	4.02	0.28	0.37	3	2.10	2.92	2.40	0.00	0.10	C70-C72,D32-33,D42-43
甲状腺	Thyroid	0	0.00	0.00	0.00	0.00	0.00	0	0.00	0.00	0.00	0.00	0.00	C73
淋巴瘤	Lymphoma	2	0.74	1.80	0.55	0.00	0.00	1	0.70	0.97	0.93	0.08	0.08	C81-85,88,90,96
白血病	Leukemia	8	2.97	7.22	7.41	0.34	0.53	4	2.80	3.89	2.62	0.23	0.23	C91-95, D45-47
其他	Other	10	3.72	9.02	5.44	0.35	0.73	6	4.20	5.84	4.15	0.30	0.30	O&U
所有部位合计	All sites	269	100.00	242.65	136.00	5.83	14.26	143	100.00	139.19	79.08	3.66	7.01	All
所有部位除外皮肤	All sites exc. C44	268	99.63	241.75	135.44	5.76	14.19	143	100.00	139.19	79.08	3.66	7.01	All sites exc. C44

部位 Sites	男性 Male						女性 Female						ICD10
	病例数 No. cases	构成比 Freq. /%	粗率 Crude rate/ $100\,000^{-1}$	世标率 ASR world/ $100\,000^{-1}$	累积率 Cum. Rate/% 0~64	0~74	病例数 No. cases	构成比 Freq. /%	粗率 Crude rate/ $100\,000^{-1}$	世标率 ASR world/ $100\,000^{-1}$	累积率 Cum. Rate/% 0~64	0~74	
发病 Incidence													
口腔　Oral cavity & pharynx	23	1.36	3.44	3.18	0.22	0.38	4	0.27	0.62	1.08	0.09	0.09	C00-10,C12-14
鼻咽　Nasopharynx	9	0.53	1.34	0.90	0.08	0.08	7	0.46	1.08	0.69	0.03	0.07	C11
食管　Esophagus	78	4.60	11.66	9.77	0.56	1.19	11	0.73	1.69	1.12	0.03	0.15	C15
胃　Stomach	200	11.79	29.89	25.21	1.34	2.94	92	6.11	14.15	10.84	0.53	1.22	C16
结直肠　Colon-rectum	249	14.67	37.21	30.11	1.70	3.61	164	10.89	25.22	18.82	1.10	2.15	C18-21
肝脏　Liver	324	19.09	48.41	39.28	2.94	4.56	122	8.10	18.76	13.63	0.84	1.54	C22
胆囊　Gallbladder etc.	31	1.83	4.63	4.06	0.23	0.45	30	1.99	4.61	3.68	0.14	0.51	C23-24
胰腺　Pancreas	58	3.42	8.67	6.86	0.46	0.77	44	2.92	6.77	4.77	0.29	0.67	C25
喉　Larynx	18	1.06	2.69	2.24	0.15	0.26	0	0.00	0.00	0.00	0.00	0.00	C32
肺　Lung	327	19.27	48.86	41.95	2.13	4.78	246	16.33	37.84	27.59	1.63	3.29	C33-34
其他胸腔器官　Other thoracic organs	4	0.24	0.60	0.50	0.04	0.07	4	0.27	0.62	0.48	0.05	0.05	C37-38
骨　Bone	12	0.71	1.79	1.39	0.06	0.15	12	0.80	1.85	1.24	0.07	0.14	C40-41
皮肤黑色素瘤　Melanoma of skin	5	0.29	0.75	0.60	0.03	0.06	3	0.20	0.46	0.45	0.01	0.04	C43
乳腺　Breast	1	0.06	0.15	0.10	0.01	0.01	234	15.54	35.99	24.57	2.10	2.61	C50
子宫颈　Cervix	–	–	–	–	–	–	62	4.12	9.54	6.89	0.68	0.75	C53
子宫体　Uterus	–	–	–	–	–	–	66	4.38	10.15	6.89	0.62	0.78	C54-55
卵巢　Ovary	–	–	–	–	–	–	62	4.12	9.54	6.89	0.61	0.75	C56
前列腺　Prostate	48	2.83	7.17	5.60	0.06	0.47	–	–	–	–	–	–	C61
睾丸　Testis	1	0.06	0.15	0.09	0.01	0.01	–	–	–	–	–	–	C62
肾　Kidney	51	3.01	7.62	6.64	0.44	0.69	20	1.33	3.08	2.04	0.07	0.23	C64-66,68
膀胱　Bladder	54	3.18	8.07	5.74	0.31	0.47	16	1.06	2.46	1.69	0.04	0.20	C67
脑　Brain	33	1.94	4.93	3.93	0.22	0.44	53	3.52	8.15	6.94	0.39	0.67	C70-C72,D32-33,D42-43
甲状腺　Thyroid	32	1.89	4.78	3.55	0.28	0.36	119	7.90	18.30	12.37	1.07	1.19	C73
淋巴瘤　Lymphoma	52	3.06	7.77	6.36	0.39	0.67	38	2.52	5.84	4.60	0.29	0.50	C81-85,88,90,96
白血病　Leukemia	49	2.89	7.32	7.38	0.44	0.63	32	2.12	4.92	4.89	0.32	0.44	C91-95, D45-47
其他　Other	38	2.24	5.68	4.56	0.31	0.47	65	4.32	10.00	8.44	0.58	0.78	O&U
所有部位合计　All sites	1697	100.00	253.58	210.01	12.40	23.52	1506	100.00	231.63	170.59	11.59	18.82	All
所有部位除外皮肤　All sites exc. C44	1691	99.65	252.68	209.19	12.32	23.43	1493	99.14	229.63	169.12	11.54	18.67	All sites exc. C44
死亡 Mortality													
口腔　Oral cavity & pharynx	9	0.91	1.34	1.00	0.07	0.10	3	0.47	0.46	0.27	0.01	0.01	C00-10,C12-14
鼻咽　Nasopharynx	8	0.81	1.20	1.02	0.08	0.14	3	0.47	0.46	0.27	0.02	0.02	C11
食管　Esophagus	42	4.27	6.28	5.01	0.26	0.51	12	1.89	1.85	1.47	0.04	0.16	C15
胃　Stomach	119	12.09	17.78	15.36	0.58	1.70	61	9.59	9.38	6.94	0.35	0.65	C16
结直肠　Colon-rectum	92	9.35	13.75	11.31	0.55	1.13	53	8.33	8.15	5.48	0.23	0.37	C18-21
肝脏　Liver	266	27.03	39.75	32.28	2.09	3.53	93	14.62	14.30	9.84	0.47	1.05	C22
胆囊　Gallbladder etc.	18	1.83	2.69	2.07	0.10	0.21	19	2.99	2.92	2.24	0.06	0.27	C23-24
胰腺　Pancreas	43	4.37	6.43	5.01	0.23	0.48	35	5.50	5.38	3.72	0.18	0.49	C25
喉　Larynx	9	0.91	1.34	1.02	0.05	0.11	2	0.31	0.31	0.17	0.01	0.01	C32
肺　Lung	221	22.46	33.02	28.57	1.21	3.40	184	28.93	28.30	20.04	0.87	2.36	C33-34
其他胸腔器官　Other thoracic organs	6	0.61	0.90	0.57	0.03	0.08	0	0.00	0.00	0.00	0.00	0.00	C37-38
骨　Bone	4	0.41	0.60	0.57	0.06	0.06	5	0.79	0.77	0.55	0.03	0.05	C40-41
皮肤黑色素瘤　Melanoma of skin	3	0.30	0.45	0.45	0.02	0.05	2	0.31	0.31	0.18	0.01	0.01	C43
乳腺　Breast	1	0.10	0.15	0.11	0.00	0.03	39	6.13	6.00	4.05	0.30	0.41	C50
子宫颈　Cervix	–	–	–	–	–	–	16	2.52	2.46	1.70	0.13	0.18	C53
子宫体　Uterus	–	–	–	–	–	–	14	2.20	2.15	1.34	0.08	0.17	C54-55
卵巢　Ovary	–	–	–	–	–	–	19	2.99	2.92	2.05	0.14	0.28	C56
前列腺　Prostate	12	1.22	1.79	2.03	0.05	0.11	–	–	–	–	–	–	C61
睾丸　Testis	0	0.00	0.00	0.00	0.00	0.00	–	–	–	–	–	–	C62
肾　Kidney	22	2.24	3.29	2.76	0.14	0.19	6	0.94	0.92	0.53	0.01	0.05	C64-66,68
膀胱　Bladder	22	2.24	3.29	3.13	0.08	0.25	5	0.79	0.77	0.58	0.03	0.08	C67
脑　Brain	24	2.44	3.59	3.14	0.21	0.29	17	2.67	2.61	1.84	0.07	0.16	C70-C72,D32-33,D42-43
甲状腺　Thyroid	3	0.30	0.45	0.39	0.03	0.06	2	0.31	0.31	0.27	0.03	0.03	C73
淋巴瘤　Lymphoma	28	2.85	4.18	3.33	0.17	0.25	16	2.52	2.46	2.02	0.13	0.16	C81-85,88,90,96
白血病　Leukemia	17	1.73	2.54	2.50	0.13	0.21	12	1.89	1.85	1.92	0.11	0.21	C91-95, D45-47
其他　Other	15	1.52	2.24	1.90	0.15	0.15	18	2.83	2.77	2.50	0.11	0.20	O&U
所有部位合计　All sites	984	100.00	147.03	123.52	6.30	13.05	636	100.00	97.82	69.98	3.41	7.37	All
所有部位除外皮肤　All sites exc. C44	981	99.70	146.59	123.19	6.28	13.03	633	99.53	97.36	69.73	3.41	7.34	All sites exc. C44

Appendix Table 3-37　Incidence and mortality of cancer in Aohan Qi，Chifeng Shi，2015

部位 Sites		男性 Male						女性 Female						ICD10
		病例数 No. cases	构成比 Freq. /%	粗率 Crude rate/ 100 000⁻¹	世标率 ASR world/ 100 000⁻¹	累积率 Cum. Rate/%		病例数 No. cases	构成比 Freq. /%	粗率 Crude rate/ 100 000⁻¹	世标率 ASR world/ 100 000⁻¹	累积率 Cum. Rate/%		
						0~64	0~74					0~64	0~74	
发病 Incidence														
口腔	Oral cavity & pharynx	4	0.52	1.45	0.84	0.07	0.07	2	0.45	0.74	0.55	0.06	0.06	C00-10,C12-14
鼻咽	Nasopharynx	1	0.13	0.36	0.19	0.02	0.02	3	0.67	1.10	0.64	0.02	0.09	C11
食管	Esophagus	110	14.36	40.01	32.17	2.12	4.44	4	0.89	1.47	0.95	0.04	0.10	C15
胃	Stomach	90	11.75	32.73	24.56	1.50	3.07	40	8.95	14.71	9.88	0.51	1.29	C16
结直肠	Colon-rectum	45	5.87	16.37	11.94	0.53	1.35	26	5.82	9.56	6.77	0.33	0.97	C18-21
肝脏	Liver	234	30.55	85.10	65.87	4.12	7.85	73	16.33	26.85	19.50	0.80	2.04	C22
胆囊	Gallbladder etc.	6	0.78	2.18	1.25	0.05	0.05	5	1.12	1.84	1.42	0.06	0.25	C23-24
胰腺	Pancreas	22	2.87	8.00	5.67	0.34	0.71	13	2.91	4.78	3.46	0.26	0.40	C25
喉	Larynx	4	0.52	1.45	1.13	0.05	0.20	0	0.00	0.00	0.00	0.00	0.00	C32
肺	Lung	159	20.76	57.83	45.71	2.07	5.51	100	22.37	36.78	25.72	0.91	2.48	C33-34
其他胸腔器官	Other thoracic organs	0	0.00	0.00	0.00	0.00	0.00	1	0.22	0.37	0.22	0.02	0.02	C37-38
骨	Bone	8	1.04	2.91	1.86	0.15	0.22	11	2.46	4.05	4.54	0.18	0.52	C40-41
皮肤黑色素瘤	Melanoma of skin	0	0.00	0.00	0.00	0.00	0.00	0	0.00	0.00	0.00	0.00	0.00	C43
乳腺	Breast	0	0.00	0.00	0.00	0.00	0.00	47	10.51	17.29	11.57	0.80	1.33	C50
子宫颈	Cervix	–	–	–	–	–	–	22	4.92	8.09	5.06	0.45	0.51	C53
子宫体	Uterus	–	–	–	–	–	–	15	3.36	5.52	3.53	0.31	0.38	C54-55
卵巢	Ovary	–	–	–	–	–	–	9	2.01	3.31	2.52	0.18	0.31	C56
前列腺	Prostate	7	0.91	2.55	2.68	0.04	0.19	–	–	–	–	–	–	C61
睾丸	Testis	1	0.13	0.36	0.23	0.02	0.02	–	–	–	–	–	–	C62
肾	Kidney	5	0.65	1.82	1.46	0.02	0.25	2	0.45	0.74	0.35	0.02	0.02	C64-66,68
膀胱	Bladder	13	1.70	4.73	4.41	0.10	0.48	12	2.68	4.41	3.16	0.17	0.42	C67
脑	Brain	12	1.57	4.36	3.10	0.18	0.26	20	4.47	7.36	6.27	0.36	0.84	C70-C72,D32-33,D42-43
甲状腺	Thyroid	7	0.91	2.55	1.72	0.16	0.16	8	1.79	2.94	2.15	0.15	0.22	C73
淋巴瘤	Lymphoma	11	1.44	4.00	4.28	0.25	0.40	6	1.34	2.21	1.68	0.12	0.25	C81-85,88,90,96
白血病	Leukemia	9	1.17	3.27	4.20	0.19	0.26	12	2.68	4.41	4.41	0.28	0.34	C91-95, D45-47
其他	Other	18	2.35	6.55	5.59	0.28	0.80	16	3.58	5.88	4.11	0.31	0.44	O&U
所有部位合计	All sites	766	100.00	278.59	218.86	12.23	26.29	447	100.00	164.40	118.48	6.34	13.29	All
所有部位除外皮肤	All sites exc. C44	765	99.87	278.22	218.41	12.23	26.22	444	99.33	163.30	117.85	6.30	13.18	All sites exc. C44
死亡 Mortality														
口腔	Oral cavity & pharynx	2	0.39	0.73	0.68	0.02	0.09	1	0.38	0.37	0.19	0.02	0.02	C00-10,C12-14
鼻咽	Nasopharynx	0	0.00	0.00	0.00	0.00	0.00	2	0.76	0.74	0.51	0.06	0.06	C11
食管	Esophagus	82	15.98	29.82	23.37	1.34	3.21	4	1.52	1.47	0.95	0.04	0.10	C15
胃	Stomach	62	12.09	22.55	18.29	0.81	2.16	25	9.47	9.19	6.30	0.33	0.85	C16
结直肠	Colon-rectum	17	3.31	6.18	4.71	0.21	0.66	12	4.55	4.41	3.04	0.11	0.24	C18-21
肝脏	Liver	141	27.49	51.28	40.33	2.16	5.08	51	19.32	18.76	12.72	0.57	1.47	C22
胆囊	Gallbladder etc.	4	0.78	1.45	0.94	0.04	0.12	2	0.76	0.74	0.50	0.00	0.13	C23-24
胰腺	Pancreas	20	3.90	7.27	5.27	0.31	0.69	7	2.65	2.57	1.63	0.10	0.17	C25
喉	Larynx	3	0.58	1.09	0.80	0.06	0.14	0	0.00	0.00	0.00	0.00	0.00	C32
肺	Lung	125	24.37	45.46	35.79	1.47	4.61	70	26.52	25.75	18.11	0.70	1.94	C33-34
其他胸腔器官	Other thoracic organs	0	0.00	0.00	0.00	0.00	0.00	0	0.00	0.00	0.00	0.00	0.00	C37-38
骨	Bone	7	1.36	2.55	2.30	0.04	0.34	9	3.41	3.31	3.41	0.09	0.36	C40-41
皮肤黑色素瘤	Melanoma of skin	0	0.00	0.00	0.00	0.00	0.00	0	0.00	0.00	0.00	0.00	0.00	C43
乳腺	Breast	0	0.00	0.00	0.00	0.00	0.00	24	9.09	8.83	6.01	0.39	0.72	C50
子宫颈	Cervix	–	–	–	–	–	–	7	2.65	2.57	1.75	0.14	0.21	C53
子宫体	Uterus	–	–	–	–	–	–	3	1.14	1.10	0.75	0.06	0.12	C54-55
卵巢	Ovary	–	–	–	–	–	–	3	1.14	1.10	1.01	0.02	0.16	C56
前列腺	Prostate	4	0.78	1.45	1.54	0.06	0.14	–	–	–	–	–	–	C61
睾丸	Testis	1	0.19	0.36	0.21	0.02	0.02	–	–	–	–	–	–	C62
肾	Kidney	3	0.58	1.09	0.74	0.00	0.07	2	0.76	0.74	0.56	0.04	0.10	C64-66,68
膀胱	Bladder	9	1.75	3.27	2.52	0.04	0.34	3	1.14	1.10	0.96	0.04	0.17	C67
脑	Brain	7	1.36	2.55	2.44	0.18	0.26	17	6.44	6.25	5.64	0.18	0.85	C70-C72,D32-33,D42-43
甲状腺	Thyroid	0	0.00	0.00	0.00	0.00	0.00	4	1.52	1.47	1.26	0.00	0.20	C73
淋巴瘤	Lymphoma	9	1.75	3.27	3.60	0.18	0.41	4	1.52	1.47	1.34	0.04	0.11	C81-85,88,90,96
白血病	Leukemia	7	1.36	2.55	2.34	0.09	0.32	9	3.41	3.31	3.06	0.15	0.28	C91-95, D45-47
其他	Other	10	1.95	3.64	2.99	0.20	0.35	5	1.89	1.84	1.31	0.06	0.06	O&U
所有部位合计	All sites	513	100.00	186.57	148.88	7.26	19.01	264	100.00	97.10	71.02	3.14	8.32	All
所有部位除外皮肤	All sites exc. C44	512	99.81	186.21	148.59	7.24	18.98	263	99.62	96.73	70.83	3.12	8.30	All sites exc. C44

部位 Sites		男性 Male						女性 Female						ICD10
		病例数 No. cases	构成比 Freq. /%	粗率 Crude rate/ 100 000⁻¹	世标率 ASR world/ 100 000⁻¹	累积率 Cum. Rate/%		病例数 No. cases	构成比 Freq. /%	粗率 Crude rate/ 100 000⁻¹	世标率 ASR world/ 100 000⁻¹	累积率 Cum. Rate/%		
						0~64	0~74					0~64	0~74	
发病 Incidence														
口腔	Oral cavity & pharynx	10	1.81	4.91	4.77	0.46	0.59	2	0.56	1.05	1.02	0.07	0.19	C00-10,C12-14
鼻咽	Nasopharynx	1	0.18	0.49	0.48	0.05	0.05	1	0.28	0.52	0.44	0.03	0.03	C11
食管	Esophagus	89	16.15	43.73	45.50	2.39	5.65	2	0.56	1.05	1.17	0.08	0.17	C15
胃	Stomach	72	13.07	35.38	36.09	2.24	4.41	19	5.32	9.96	9.97	0.77	1.07	C16
结直肠	Colon-rectum	56	10.16	27.52	27.48	1.61	3.38	32	8.96	16.78	16.94	1.30	2.24	C18-21
肝脏	Liver	97	17.60	47.66	48.63	3.90	5.31	29	8.12	15.21	14.52	0.70	1.88	C22
胆囊	Gallbladder etc.	8	1.45	3.93	3.93	0.28	0.49	9	2.52	4.72	4.50	0.31	0.52	C23-24
胰腺	Pancreas	9	1.63	4.42	4.05	0.16	0.41	11	3.08	5.77	5.54	0.20	0.80	C25
喉	Larynx	9	1.63	4.42	4.56	0.32	0.58	1	0.28	0.52	0.54	0.07	0.07	C32
肺	Lung	110	19.96	54.05	56.81	3.40	7.01	71	19.89	37.23	36.08	2.32	4.40	C33-34
其他胸腔器官	Other thoracic organs	1	0.18	0.49	0.51	0.06	0.06	1	0.28	0.52	0.48	0.04	0.04	C37-38
骨	Bone	5	0.91	2.46	2.47	0.21	0.21	5	1.40	2.62	2.75	0.16	0.16	C40-41
皮肤黑色素瘤	Melanoma of skin	2	0.36	0.98	0.99	0.11	0.11	1	0.28	0.52	1.19	0.05	0.05	C43
乳腺	Breast	1	0.18	0.49	0.33	0.03	0.03	60	16.81	31.46	28.95	2.40	2.95	C50
子宫颈	Cervix	–	–	–	–	–	–	7	1.96	3.67	3.28	0.22	0.31	C53
子宫体	Uterus	–	–	–	–	–	–	12	3.36	6.29	6.32	0.72	0.72	C54-55
卵巢	Ovary	–	–	–	–	–	–	14	3.92	7.34	6.71	0.61	0.73	C56
前列腺	Prostate	6	1.09	2.95	3.38	0.04	0.38	–	–	–	–	–	–	C61
睾丸	Testis	2	0.36	0.98	1.03	0.10	0.10	–	–	–	–	–	–	C62
肾	Kidney	15	2.72	7.37	7.74	0.57	0.82	3	0.84	1.57	1.47	0.05	0.29	C64-66,68
膀胱	Bladder	7	1.27	3.44	3.57	0.26	0.26	2	0.56	1.05	0.87	0.00	0.09	C67
脑	Brain	15	2.72	7.37	7.45	0.54	0.63	16	4.48	8.39	7.38	0.56	0.89	C70-C72,D32-33,D42-43
甲状腺	Thyroid	8	1.45	3.93	3.92	0.23	0.32	35	9.80	18.35	16.63	1.52	1.61	C73
淋巴瘤	Lymphoma	9	1.63	4.42	5.05	0.33	0.51	10	2.80	5.24	5.27	0.37	0.37	C81-85,88,90,96
白血病	Leukemia	12	2.18	5.90	5.82	0.50	0.63	7	1.96	3.67	4.04	0.22	0.43	C91-95, D45-47
其他	Other	7	1.27	3.44	3.58	0.34	0.34	7	1.96	3.67	3.71	0.32	0.42	O&U
所有部位合计	All sites	551	100.00	270.76	278.15	18.12	32.29	357	100.00	187.19	179.79	13.09	20.42	All
所有部位除外皮肤	All sites exc. C44	549	99.64	269.77	277.05	17.98	32.15	355	99.44	186.14	178.79	13.05	20.29	All sites exc. C44
死亡 Mortality														
口腔	Oral cavity & pharynx	5	1.36	2.46	2.30	0.22	0.22	0	0.00	0.00	0.00	0.00	0.00	C00-10,C12-14
鼻咽	Nasopharynx	0	0.00	0.00	0.00	0.00	0.00	1	0.57	0.52	0.63	0.08	0.08	C11
食管	Esophagus	78	21.20	38.33	41.46	2.17	5.67	5	2.84	2.62	2.40	0.15	0.24	C15
胃	Stomach	36	9.78	17.69	18.50	1.42	2.16	8	4.55	4.19	3.87	0.25	0.37	C16
结直肠	Colon-rectum	26	7.07	12.78	13.20	0.97	1.78	11	6.25	5.77	5.80	0.30	0.97	C18-21
肝脏	Liver	78	21.20	38.33	40.21	2.71	4.69	24	13.64	12.58	11.53	0.39	1.36	C22
胆囊	Gallbladder etc.	4	1.09	1.97	2.42	0.16	0.16	3	1.70	1.57	1.80	0.16	0.25	C23-24
胰腺	Pancreas	8	2.17	3.93	3.66	0.21	0.34	10	5.68	5.24	5.71	0.47	0.77	C25
喉	Larynx	6	1.63	2.95	3.16	0.22	0.31	2	1.14	1.05	1.17	0.15	0.15	C32
肺	Lung	86	23.37	42.26	45.08	2.94	5.33	52	29.55	27.27	25.37	1.44	3.43	C33-34
其他胸腔器官	Other thoracic organs	0	0.00	0.00	0.00	0.00	0.00	0	0.00	0.00	0.00	0.00	0.00	C37-38
骨	Bone	3	0.82	1.47	1.46	0.13	0.13	3	1.70	1.57	1.42	0.05	0.14	C40-41
皮肤黑色素瘤	Melanoma of skin	3	0.82	1.47	1.58	0.19	0.19	0	0.00	0.00	0.00	0.00	0.00	C43
乳腺	Breast	0	0.00	0.00	0.00	0.00	0.00	17	9.66	8.91	9.03	0.91	1.00	C50
子宫颈	Cervix	–	–	–	–	–	–	2	1.14	1.05	0.97	0.09	0.09	C53
子宫体	Uterus	–	–	–	–	–	–	4	2.27	2.10	1.99	0.19	0.19	C54-55
卵巢	Ovary	–	–	–	–	–	–	6	3.41	3.15	3.04	0.26	0.38	C56
前列腺	Prostate	0	0.00	0.00	0.00	0.00	0.00	–	–	–	–	–	–	C61
睾丸	Testis	0	0.00	0.00	0.00	0.00	0.00	–	–	–	–	–	–	C62
肾	Kidney	1	0.27	0.49	0.54	0.00	0.09	2	1.14	1.05	1.67	0.05	0.17	C64-66,68
膀胱	Bladder	1	0.27	0.49	0.49	0.00	0.00	1	0.57	0.52	0.32	0.00	0.00	C67
脑	Brain	10	2.72	4.91	4.54	0.29	0.51	12	6.82	6.29	6.09	0.39	0.82	C70-C72,D32-33,D42-43
甲状腺	Thyroid	2	0.54	0.98	1.49	0.00	0.09	1	0.57	0.52	0.54	0.07	0.07	C73
淋巴瘤	Lymphoma	4	1.09	1.97	1.97	0.05	0.27	5	2.84	2.62	3.23	0.21	0.21	C81-85,88,90,96
白血病	Leukemia	10	2.72	4.91	5.20	0.42	0.55	5	2.84	2.62	2.83	0.16	0.46	C91-95, D45-47
其他	Other	7	1.90	3.44	3.38	0.18	0.40	2	1.14	1.05	1.26	0.16	0.16	O&U
所有部位合计	All sites	368	100.00	180.83	190.63	12.27	22.89	176	100.00	92.28	90.66	5.93	11.30	All
所有部位除外皮肤	All sites exc. C44	367	99.73	180.34	190.09	12.27	22.80	176	100.00	92.28	90.66	5.93	11.30	All sites exc. C44

Appendix Table 3-39　Incidence and mortality of cancer in Naiman Qi,2015

部位 Sites	男性 Male						女性 Female						ICD10
	病例数 No. cases	构成比 Freq./%	粗率 Crude rate/ 100 000⁻¹	世标率 ASR world/ 100 000⁻¹	累积率 Cum. Rate/% 0~64	0~74	病例数 No. cases	构成比 Freq./%	粗率 Crude rate/ 100 000⁻¹	世标率 ASR world/ 100 000⁻¹	累积率 Cum. Rate/% 0~64	0~74	
发病 Incidence													
口腔　Oral cavity & pharynx	7	1.52	3.46	2.53	0.11	0.45	0	0.00	0.00	0.00	0.00	0.00	C00-10,C12-14
鼻咽　Nasopharynx	4	0.87	1.98	1.61	0.13	0.13	2	0.76	1.01	1.39	0.09	0.09	C11
食管　Esophagus	147	31.89	72.67	49.92	3.22	6.38	12	4.55	6.03	3.52	0.21	0.27	C15
胃　Stomach	45	9.76	22.25	15.90	0.85	2.28	17	6.44	8.55	5.63	0.19	0.59	C16
结直肠　Colon-rectum	30	6.51	14.83	10.70	0.72	1.12	21	7.95	10.56	6.79	0.44	0.65	C18-21
肝脏　Liver	93	20.17	45.97	31.33	2.40	3.48	27	10.23	13.57	8.64	0.60	0.95	C22
胆囊　Gallbladder etc.	2	0.43	0.99	0.67	0.04	0.10	0	0.00	0.00	0.00	0.00	0.00	C23-24
胰腺　Pancreas	2	0.43	0.99	0.78	0.04	0.15	11	4.17	5.53	3.57	0.27	0.51	C25
喉　Larynx	6	1.30	2.97	2.27	0.11	0.28	0	0.00	0.00	0.00	0.00	0.00	C32
肺　Lung	80	17.35	39.55	28.09	1.53	3.37	76	28.79	38.21	24.47	1.40	2.82	C33-34
其他胸腔器官　Other thoracic organs	0	0.00	0.00	0.00	0.00	0.00	0	0.00	0.00	0.00	0.00	0.00	C37-38
骨　Bone	5	1.08	2.47	1.89	0.05	0.17	6	2.27	3.02	1.91	0.11	0.26	C40-41
皮肤黑色素瘤　Melanoma of skin	0	0.00	0.00	0.00	0.00	0.00	0	0.00	0.00	0.00	0.00	0.00	C43
乳腺　Breast	0	0.00	0.00	0.00	0.00	0.00	41	15.53	20.61	13.73	1.17	1.28	C50
子宫颈　Cervix	–	–	–	–	–	–	8	3.03	4.02	2.61	0.25	0.25	C53
子宫体　Uterus	–	–	–	–	–	–	1	0.38	0.50	0.29	0.04	0.04	C54-55
卵巢　Ovary	–	–	–	–	–	–	12	4.55	6.03	3.83	0.35	0.41	C56
前列腺　Prostate	3	0.65	1.48	1.03	0.07	0.07	–	–	–	–	–	–	C61
睾丸　Testis	0	0.00	0.00	0.00	0.00	0.00	–	–	–	–	–	–	C62
肾　Kidney	3	0.65	1.48	0.91	0.07	0.07	5	1.89	2.51	1.45	0.10	0.10	C64-66,68
膀胱　Bladder	8	1.74	3.95	2.54	0.22	0.28	1	0.38	0.50	0.29	0.04	0.04	C67
脑　Brain	7	1.52	3.46	2.44	0.10	0.27	7	2.65	3.52	2.28	0.17	0.22	C70-C72,D32-33,D42-43
甲状腺　Thyroid	0	0.00	0.00	0.00	0.00	0.00	8	3.03	4.02	3.04	0.27	0.27	C73
淋巴瘤　Lymphoma	5	1.08	2.47	2.00	0.13	0.24	2	0.76	1.01	0.63	0.06	0.06	C81-85,88,90,96
白血病　Leukemia	4	0.87	1.98	1.51	0.10	0.22	4	1.52	2.01	1.68	0.14	0.14	C91-95, D45-47
其他　Other	10	2.17	4.94	3.32	0.21	0.32	3	1.14	1.51	0.97	0.10	0.10	O&U
所有部位合计　All sites	461	100.00	227.89	159.44	10.09	19.39	264	100.00	132.72	86.73	6.01	9.03	All
所有部位除外皮肤　All sites exc. C44	458	99.35	226.41	158.45	10.05	19.29	264	100.00	132.72	86.73	6.01	9.03	All sites exc. C44
死亡 Mortality													
口腔　Oral cavity & pharynx	2	0.67	0.99	0.71	0.04	0.04	1	0.85	0.50	0.29	0.04	0.04	C00-10,C12-14
鼻咽　Nasopharynx	2	0.67	0.99	0.62	0.07	0.07	1	0.85	0.50	1.02	0.06	0.06	C11
食管　Esophagus	87	29.00	43.01	30.69	1.49	3.85	8	6.84	4.02	2.61	0.10	0.30	C15
胃　Stomach	42	14.00	20.76	16.58	0.58	2.41	14	11.97	7.04	4.62	0.20	0.36	C16
结直肠　Colon-rectum	8	2.67	3.95	2.94	0.12	0.35	8	6.84	4.02	2.59	0.11	0.26	C18-21
肝脏　Liver	61	20.33	30.15	21.16	1.44	2.35	15	12.82	7.54	4.90	0.37	0.56	C22
胆囊　Gallbladder etc.	2	0.67	0.99	0.63	0.07	0.07	0	0.00	0.00	0.00	0.00	0.00	C23-24
胰腺　Pancreas	7	2.33	3.46	2.66	0.08	0.42	2	1.71	1.01	0.63	0.04	0.04	C25
喉　Larynx	4	1.33	1.98	1.57	0.03	0.15	1	0.85	0.50	0.29	0.04	0.04	C32
肺　Lung	58	19.33	28.67	20.57	0.96	1.99	34	29.06	17.09	10.68	0.39	1.23	C33-34
其他胸腔器官　Other thoracic organs	0	0.00	0.00	0.00	0.00	0.00	0	0.00	0.00	0.00	0.00	0.00	C37-38
骨　Bone	5	1.67	2.47	2.32	0.11	0.11	4	3.42	2.01	1.20	0.06	0.06	C40-41
皮肤黑色素瘤　Melanoma of skin	0	0.00	0.00	0.00	0.00	0.00	0	0.00	0.00	0.00	0.00	0.00	C43
乳腺　Breast	0	0.00	0.00	0.00	0.00	0.00	9	7.69	4.52	3.02	0.22	0.33	C50
子宫颈　Cervix	–	–	–	–	–	–	3	2.56	1.51	1.10	0.06	0.06	C53
子宫体　Uterus	–	–	–	–	–	–	2	1.71	1.01	0.61	0.07	0.07	C54-55
卵巢　Ovary	–	–	–	–	–	–	3	2.56	1.51	0.95	0.07	0.07	C56
前列腺　Prostate	1	0.33	0.49	0.41	0.00	0.00	–	–	–	–	–	–	C61
睾丸　Testis	0	0.00	0.00	0.00	0.00	0.00	–	–	–	–	–	–	C62
肾　Kidney	2	0.67	0.99	0.75	0.03	0.14	3	2.56	1.51	0.93	0.07	0.07	C64-66,68
膀胱　Bladder	5	1.67	2.47	1.66	0.06	0.06	0	0.00	0.00	0.00	0.00	0.00	C67
脑　Brain	2	0.67	0.99	0.73	0.00	0.00	3	2.56	1.51	0.93	0.03	0.03	C70-C72,D32-33,D42-43
甲状腺　Thyroid	1	0.33	0.49	0.32	0.04	0.04	0	0.00	0.00	0.00	0.00	0.00	C73
淋巴瘤　Lymphoma	1	0.33	0.49	0.32	0.03	0.03	0	0.00	0.00	0.00	0.00	0.00	C81-85,88,90,96
白血病　Leukemia	3	1.00	1.48	1.07	0.08	0.19	3	2.56	1.51	0.97	0.10	0.10	C91-95, D45-47
其他　Other	7	2.33	3.46	2.93	0.15	0.27	3	2.56	1.51	1.10	0.03	0.13	O&U
所有部位合计　All sites	300	100.00	148.30	108.65	5.36	12.53	117	100.00	58.82	38.47	2.06	3.79	All
所有部位除外皮肤　All sites exc. C44	299	99.67	147.81	108.30	5.36	12.47	117	100.00	58.82	38.47	2.06	3.79	All sites exc. C44

部位 Sites		男性 Male						女性 Female						ICD10
		病例数 No. cases	构成比 Freq. /%	粗率 Crude rate/ 100 000⁻¹	世标率 ASR world/ 100 000⁻¹	累积率 Cum. Rate/% 0~64	0~74	病例数 No. cases	构成比 Freq. /%	粗率 Crude rate/ 100 000⁻¹	世标率 ASR world/ 100 000⁻¹	累积率 Cum. Rate/% 0~64	0~74	
发病 Incidence														
口腔	Oral cavity & pharynx	13	2.47	7.45	4.59	0.49	0.49	4	1.01	2.29	1.81	0.10	0.20	C00-10,C12-14
鼻咽	Nasopharynx	2	0.38	1.15	0.68	0.06	0.06	0	0.00	0.00	0.00	0.00	0.00	C11
食管	Esophagus	34	6.45	19.48	16.76	1.16	1.93	5	1.26	2.87	1.96	0.04	0.23	C15
胃	Stomach	48	9.11	27.50	21.40	0.93	2.61	17	4.29	9.75	6.94	0.37	0.76	C16
结直肠	Colon-rectum	64	12.14	36.66	30.11	1.37	4.08	44	11.11	25.24	18.04	1.13	2.30	C18-21
肝脏	Liver	50	9.49	28.64	21.87	1.68	2.70	21	5.30	12.04	8.33	0.44	0.93	C22
胆囊	Gallbladder etc.	11	2.09	6.30	5.34	0.12	0.63	3	0.76	1.72	0.85	0.00	0.00	C23-24
胰腺	Pancreas	23	4.36	13.18	10.12	0.43	1.45	11	2.78	6.31	3.97	0.17	0.46	C25
喉	Larynx	8	1.52	4.58	3.04	0.16	0.29	2	0.51	1.15	0.58	0.02	0.02	C32
肺	Lung	135	25.62	77.33	64.57	2.74	7.46	60	15.15	34.41	22.97	0.78	1.85	C33-34
其他胸腔器官	Other thoracic organs	0	0.00	0.00	0.00	0.00	0.00	0	0.00	0.00	0.00	0.00	0.00	C37-38
骨	Bone	2	0.38	1.15	1.12	0.14	0.14	2	0.51	1.15	0.59	0.04	0.04	C40-41
皮肤黑色素瘤	Melanoma of skin	0	0.00	0.00	0.00	0.00	0.00	1	0.25	0.57	0.36	0.04	0.04	C43
乳腺	Breast	0	0.00	0.00	0.00	0.00	0.00	75	18.94	43.01	27.20	2.35	2.94	C50
子宫颈	Cervix	–	–	–	–	–	–	17	4.29	9.75	6.83	0.66	0.66	C53
子宫体	Uterus	–	–	–	–	–	–	8	2.02	4.59	3.35	0.12	0.41	C54-55
卵巢	Ovary	–	–	–	–	–	–	14	3.54	8.03	5.43	0.34	0.63	C56
前列腺	Prostate	19	3.61	10.88	9.92	0.32	1.21	–	–	–	–	–	–	C61
睾丸	Testis	0	0.00	0.00	0.00	0.00	0.00	–	–	–	–	–	–	C62
肾	Kidney	30	5.69	17.19	12.96	0.95	1.72	17	4.29	9.75	6.17	0.24	0.63	C64-66,68
膀胱	Bladder	15	2.85	8.59	6.40	0.48	0.48	7	1.77	4.01	2.83	0.22	0.32	C67
脑	Brain	9	1.71	5.16	5.53	0.22	0.35	12	3.03	6.88	5.05	0.14	0.63	C70-C72,D32-33,D42-43
甲状腺	Thyroid	18	3.42	10.31	6.97	0.48	0.60	47	11.87	26.96	17.53	1.56	1.76	C73
淋巴瘤	Lymphoma	13	2.47	7.45	6.19	0.40	0.92	13	3.28	7.46	5.03	0.21	0.40	C81-85,88,90,96
白血病	Leukemia	14	2.66	8.02	8.63	0.45	0.84	3	0.76	1.72	2.48	0.12	0.22	C91-95, D45-47
其他	Other	19	3.61	10.88	8.66	0.39	0.89	13	3.28	7.46	5.67	0.34	0.63	O&U
所有部位合计	All sites	527	100.00	301.88	244.87	12.98	28.84	396	100.00	227.12	153.94	9.43	16.06	All
所有部位除外皮肤	All sites exc. C44	524	99.43	300.17	243.61	12.88	28.74	389	98.23	223.10	150.82	9.22	15.64	All sites exc. C44
死亡 Mortality														
口腔	Oral cavity & pharynx	10	2.43	5.73	3.48	0.20	0.33	4	1.49	2.29	1.46	0.06	0.16	C00-10,C12-14
鼻咽	Nasopharynx	1	0.24	0.57	0.56	0.07	0.07	0	0.00	0.00	0.00	0.00	0.00	C11
食管	Esophagus	43	10.44	24.63	19.83	1.18	2.35	6	2.23	3.44	2.00	0.12	0.31	C15
胃	Stomach	37	8.98	21.19	17.86	0.59	2.80	21	7.81	12.04	7.79	0.45	0.74	C16
结直肠	Colon-rectum	35	8.50	20.05	14.84	0.45	1.61	34	12.64	19.50	13.64	0.50	1.38	C18-21
肝脏	Liver	54	13.11	30.93	24.65	1.48	3.55	25	9.29	14.34	9.55	0.54	1.12	C22
胆囊	Gallbladder etc.	7	1.70	4.01	3.98	0.17	0.42	5	1.86	2.87	2.15	0.04	0.33	C23-24
胰腺	Pancreas	23	5.58	13.18	10.37	0.48	1.52	13	4.83	7.46	5.51	0.13	0.71	C25
喉	Larynx	10	2.43	5.73	4.10	0.12	0.38	2	0.74	1.15	0.56	0.00	0.00	C32
肺	Lung	132	32.04	75.61	65.82	2.06	9.11	64	23.79	36.71	23.44	0.73	1.80	C33-34
其他胸腔器官	Other thoracic organs	1	0.24	0.57	0.28	0.02	0.02	0	0.00	0.00	0.00	0.00	0.00	C37-38
骨	Bone	4	0.97	2.29	2.72	0.25	0.25	4	1.49	2.29	1.49	0.08	0.17	C40-41
皮肤黑色素瘤	Melanoma of skin	0	0.00	0.00	0.00	0.00	0.00	3	1.12	1.72	0.94	0.06	0.06	C43
乳腺	Breast	0	0.00	0.00	0.00	0.00	0.00	22	8.18	12.62	7.97	0.39	0.78	C50
子宫颈	Cervix	–	–	–	–	–	–	9	3.35	5.16	3.74	0.30	0.40	C53
子宫体	Uterus	–	–	–	–	–	–	2	0.74	1.15	0.62	0.08	0.08	C54-55
卵巢	Ovary	–	–	–	–	–	–	10	3.72	5.74	3.80	0.31	0.50	C56
前列腺	Prostate	7	1.70	4.01	3.93	0.00	0.51	–	–	–	–	–	–	C61
睾丸	Testis	0	0.00	0.00	0.00	0.00	0.00	–	–	–	–	–	–	C62
肾	Kidney	8	1.94	4.58	3.66	0.13	0.40	12	4.46	6.88	5.26	0.15	0.64	C64-66,68
膀胱	Bladder	6	1.46	3.44	3.25	0.00	0.39	1	0.37	0.57	0.29	0.00	0.00	C67
脑	Brain	9	2.18	5.16	6.22	0.36	0.49	7	2.60	4.01	2.49	0.04	0.43	C70-C72,D32-33,D42-43
甲状腺	Thyroid	1	0.24	0.57	0.74	0.00	0.00	3	1.12	1.72	1.40	0.10	0.20	C73
淋巴瘤	Lymphoma	12	2.91	6.87	6.25	0.24	0.74	11	4.09	6.31	4.47	0.12	0.41	C81-85,88,90,96
白血病	Leukemia	4	0.97	2.29	1.47	0.10	0.23	1	0.37	0.57	0.63	0.05	0.05	C91-95, D45-47
其他	Other	8	1.94	4.58	4.16	0.20	0.46	10	3.72	5.74	4.42	0.04	0.33	O&U
所有部位合计	All sites	412	100.00	236.01	198.19	8.12	25.63	269	100.00	154.28	103.62	4.29	10.62	All
所有部位除外皮肤	All sites exc. C44	411	99.76	235.44	197.45	8.12	25.50	269	100.00	154.28	103.62	4.29	10.62	All sites exc. C44

部位 Sites		男性 Male 病例数 No. cases	构成比 Freq. /%	粗率 Crude rate/ 100 000⁻¹	世标率 ASR world/ 100 000⁻¹	累积率 Cum. Rate/% 0~64	0~74	女性 Female 病例数 No. cases	构成比 Freq. /%	粗率 Crude rate/ 100 000⁻¹	世标率 ASR world/ 100 000⁻¹	累积率 Cum. Rate/% 0~64	0~74	ICD10
发病 Incidence														
口腔	Oral cavity & pharynx	9	2.00	6.33	4.48	0.41	0.58	2	0.58	1.43	1.22	0.05	0.19	C00-10,C12-14
鼻咽	Nasopharynx	1	0.22	0.70	0.44	0.04	0.04	1	0.29	0.72	0.56	0.05	0.05	C11
食管	Esophagus	31	6.90	21.79	16.70	1.09	2.16	5	1.45	3.58	3.53	0.13	0.59	C15
胃	Stomach	38	8.46	26.71	21.88	1.15	2.61	20	5.81	14.32	12.11	0.73	1.90	C16
结直肠	Colon-rectum	45	10.02	31.63	24.68	1.42	2.63	25	7.27	17.90	14.91	0.80	1.92	C18-21
肝脏	Liver	130	28.95	91.36	73.15	4.18	9.22	38	11.05	27.21	23.73	1.04	2.90	C22
胆囊	Gallbladder etc.	2	0.45	1.41	1.27	0.07	0.24	1	0.29	0.72	0.43	0.04	0.04	C23-24
胰腺	Pancreas	17	3.79	11.95	9.05	0.59	1.23	17	4.94	12.17	10.16	0.51	1.12	C25
喉	Larynx	7	1.56	4.92	3.66	0.26	0.56	1	0.29	0.72	0.76	0.00	0.19	C32
肺	Lung	104	23.16	73.09	60.37	3.15	6.71	63	18.31	45.10	39.33	1.50	5.38	C33-34
其他胸腔器官	Other thoracic organs	1	0.22	0.70	0.44	0.04	0.04	2	0.58	1.43	0.99	0.05	0.05	C37-38
骨	Bone	6	1.34	4.22	3.55	0.15	0.40	3	0.87	2.15	1.90	0.11	0.25	C40-41
皮肤黑色素瘤	Melanoma of skin	0	0.00	0.00	0.00	0.00	0.00	0	0.00	0.00	0.00	0.00	0.00	C43
乳腺	Breast	0	0.00	0.00	0.00	0.00	0.00	54	15.70	38.66	28.23	2.30	3.23	C50
子宫颈	Cervix	–	–	–	–	–	–	16	4.65	11.46	8.06	0.65	0.84	C53
子宫体	Uterus	–	–	–	–	–	–	20	5.81	14.32	10.08	0.83	0.97	C54-55
卵巢	Ovary	–	–	–	–	–	–	10	2.91	7.16	5.42	0.44	0.58	C56
前列腺	Prostate	1	0.22	0.70	0.69	0.00	0.17	–	–	–	–	–	–	C61
睾丸	Testis	0	0.00	0.00	0.00	0.00	0.00	–	–	–	–	–	–	C62
肾	Kidney	12	2.67	8.43	6.86	0.49	0.97	9	2.62	6.44	5.31	0.24	0.52	C64-66,68
膀胱	Bladder	16	3.56	11.24	8.57	0.52	0.87	10	2.91	7.16	6.05	0.22	0.36	C67
脑	Brain	7	1.56	4.92	4.33	0.27	0.79	10	2.91	7.16	6.85	0.34	0.81	C70-C72,D32-33,D42-43
甲状腺	Thyroid	5	1.11	3.51	4.37	0.30	0.30	25	7.27	17.90	12.44	1.03	1.22	C73
淋巴瘤	Lymphoma	4	0.89	2.81	2.59	0.11	0.36	0	0.00	0.00	0.00	0.00	0.00	C81-85,88,90,96
白血病	Leukemia	1	0.22	0.70	0.57	0.04	0.04	4	1.16	2.86	3.07	0.19	0.19	C91-95, D45-47
其他	Other	12	2.67	8.43	7.24	0.40	1.09	8	2.33	5.73	4.46	0.38	0.52	O&U
所有部位合计	All sites	449	100.00	315.55	254.91	14.66	30.98	344	100.00	246.29	199.59	11.64	23.82	All
所有部位除外皮肤	All sites exc. C44	449	100.00	315.55	254.91	14.66	30.98	342	99.42	244.85	198.58	11.53	23.71	All sites exc. C44
死亡 Mortality														
口腔	Oral cavity & pharynx	8	2.54	5.62	3.84	0.43	0.43	2	1.23	1.43	1.41	0.04	0.17	C00-10,C12-14
鼻咽	Nasopharynx	1	0.32	0.70	0.44	0.04	0.04	1	0.62	0.72	0.76	0.00	0.19	C11
食管	Esophagus	27	8.57	18.98	14.87	0.78	1.59	3	1.85	2.15	2.04	0.05	0.43	C15
胃	Stomach	23	7.30	16.16	13.13	0.66	1.30	9	5.56	6.44	5.67	0.23	0.65	C16
结直肠	Colon-rectum	20	6.35	14.06	12.55	0.31	0.96	14	8.64	10.02	9.30	0.25	1.19	C18-21
肝脏	Liver	102	32.38	71.68	57.27	3.68	7.21	36	22.22	25.77	22.74	0.93	2.41	C22
胆囊	Gallbladder etc.	3	0.95	2.11	2.03	0.07	0.37	1	0.62	0.72	0.60	0.00	0.00	C23-24
胰腺	Pancreas	11	3.49	7.73	6.07	0.19	0.67	9	5.56	6.44	5.20	0.24	0.43	C25
喉	Larynx	6	1.90	4.22	3.07	0.17	0.17	0	0.00	0.00	0.00	0.00	0.00	C32
肺	Lung	90	28.57	63.25	52.14	2.46	5.76	45	27.78	32.22	28.58	1.05	3.86	C33-34
其他胸腔器官	Other thoracic organs	1	0.32	0.70	0.69	0.00	0.17	0	0.00	0.00	0.00	0.00	0.00	C37-38
骨	Bone	5	1.59	3.51	2.47	0.26	0.26	4	2.47	2.86	3.73	0.11	0.44	C40-41
皮肤黑色素瘤	Melanoma of skin	0	0.00	0.00	0.00	0.00	0.00	0	0.00	0.00	0.00	0.00	0.00	C43
乳腺	Breast	0	0.00	0.00	0.00	0.00	0.00	14	8.64	10.02	7.61	0.49	1.00	C50
子宫颈	Cervix	–	–	–	–	–	–	4	2.47	2.86	1.90	0.22	0.22	C53
子宫体	Uterus	–	–	–	–	–	–	3	1.85	2.15	1.51	0.18	0.18	C54-55
卵巢	Ovary	–	–	–	–	–	–	4	2.47	2.86	2.23	0.14	0.28	C56
前列腺	Prostate	1	0.32	0.70	1.02	0.00	0.00	–	–	–	–	–	–	C61
睾丸	Testis	0	0.00	0.00	0.00	0.00	0.00	–	–	–	–	–	–	C62
肾	Kidney	3	0.95	2.11	1.86	0.05	0.35	2	1.23	1.43	1.44	0.05	0.05	C64-66,68
膀胱	Bladder	5	1.59	3.51	2.99	0.12	0.25	1	0.62	0.72	0.91	0.00	0.00	C67
脑	Brain	3	0.95	2.11	1.99	0.05	0.35	2	1.23	1.43	1.15	0.05	0.24	C70-C72,D32-33,D42-43
甲状腺	Thyroid	0	0.00	0.00	0.00	0.00	0.00	0	0.00	0.00	0.00	0.00	0.00	C73
淋巴瘤	Lymphoma	1	0.32	0.70	0.53	0.05	0.05	0	0.00	0.00	0.00	0.00	0.00	C81-85,88,90,96
白血病	Leukemia	1	0.32	0.70	0.56	0.05	0.05	2	1.23	1.43	2.48	0.07	0.21	C91-95, D45-47
其他	Other	4	1.27	2.81	3.01	0.05	0.35	6	3.70	4.30	3.76	0.18	0.45	O&U
所有部位合计	All sites	315	100.00	221.38	180.53	9.40	20.31	162	100.00	115.98	103.00	4.28	12.40	All
所有部位除外皮肤	All sites exc. C44	315	100.00	221.38	180.53	9.40	20.31	161	99.38	115.27	102.41	4.28	12.40	All sites exc. C44

部位 Sites		男性 Male						女性 Female						ICD10
		病例数 No. cases	构成比 Freq. /%	粗率 Crude rate/ 100 000⁻¹	世标率 ASR world/ 100 000⁻¹	累积率 Cum. Rate/%		病例数 No. cases	构成比 Freq. /%	粗率 Crude rate/ 100 000⁻¹	世标率 ASR world/ 100 000⁻¹	累积率 Cum. Rate/%		
						0~64	0~74					0~64	0~74	
发病 Incidence														
口腔	Oral cavity & pharynx	6	3.02	8.60	4.42	0.35	0.35	0	0.00	0.00	0.00	0.00	0.00	C00-10,C12-14
鼻咽	Nasopharynx	2	1.01	2.87	1.47	0.15	0.15	0	0.00	0.00	0.00	0.00	0.00	C11
食管	Esophagus	22	11.06	31.52	22.73	1.66	2.33	4	2.00	5.99	3.96	0.14	0.41	C15
胃	Stomach	21	10.55	30.09	18.68	1.31	1.62	8	4.00	11.98	8.21	0.23	1.27	C16
结直肠	Colon-rectum	23	11.56	32.95	29.29	1.27	3.38	20	10.00	29.96	19.43	1.30	1.83	C18-21
肝脏	Liver	27	13.57	38.68	25.94	1.86	3.20	10	5.00	14.98	9.88	0.54	0.81	C22
胆囊	Gallbladder etc.	2	1.01	2.87	1.33	0.14	0.14	0	0.00	0.00	0.00	0.00	0.00	C23-24
胰腺	Pancreas	5	2.51	7.16	6.20	0.08	1.06	5	2.50	7.49	5.20	0.21	0.45	C25
喉	Larynx	9	4.52	12.89	9.61	0.44	1.17	0	0.00	0.00	0.00	0.00	0.00	C32
肺	Lung	48	24.12	68.77	55.70	2.51	6.34	28	14.00	41.94	32.60	1.47	4.03	C33-34
其他胸腔器官	Other thoracic organs	2	1.01	2.87	1.81	0.23	0.23	0	0.00	0.00	0.00	0.00	0.00	C37-38
骨	Bone	1	0.50	1.43	1.43	0.09	0.09	0	0.00	0.00	0.00	0.00	0.00	C40-41
皮肤黑色素瘤	Melanoma of skin	0	0.00	0.00	0.00	0.00	0.00	0	0.00	0.00	0.00	0.00	0.00	C43
乳腺	Breast	0	0.00	0.00	0.00	0.00	0.00	38	19.00	56.92	32.67	3.08	3.83	C50
子宫颈	Cervix	–	–	–	–	–	–	19	9.50	28.46	15.46	1.31	1.58	C53
子宫体	Uterus	–	–	–	–	–	–	2	1.00	3.00	2.19	0.20	0.20	C54-55
卵巢	Ovary	–	–	–	–	–	–	8	4.00	11.98	8.94	0.62	0.86	C56
前列腺	Prostate	3	1.51	4.30	5.87	0.00	0.36	–	–	–	–	–	–	C61
睾丸	Testis	1	0.50	1.43	0.81	0.07	0.07	–	–	–	–	–	–	C62
肾	Kidney	5	2.51	7.16	5.03	0.29	0.65	3	1.50	4.49	3.19	0.00	0.24	C64-66,68
膀胱	Bladder	3	1.51	4.30	2.18	0.23	0.23	3	1.50	4.49	3.08	0.08	0.32	C67
脑	Brain	3	1.51	4.30	6.33	0.26	0.26	17	8.50	25.46	15.92	1.02	1.77	C70-C72,D32-33,D42-43
甲状腺	Thyroid	5	2.51	7.16	4.18	0.29	0.29	25	12.50	37.45	21.34	1.64	2.15	C73
淋巴瘤	Lymphoma	3	1.51	4.30	2.37	0.12	0.12	3	1.50	4.49	2.48	0.16	0.42	C81-85,88,90,96
白血病	Leukemia	3	1.51	4.30	3.73	0.06	0.42	3	1.50	4.49	3.05	0.36	0.36	C91-95, D45-47
其他	Other	5	2.51	7.16	4.64	0.43	0.43	4	2.00	5.99	6.84	0.38	0.62	O&U
所有部位合计	All sites	199	100.00	285.11	213.77	11.83	22.88	200	100.00	299.59	194.42	12.72	21.14	All
所有部位除外皮肤	All sites exc. C44	199	100.00	285.11	213.77	11.83	22.88	199	99.50	298.09	193.77	12.64	21.06	All sites exc. C44
死亡 Mortality														
口腔	Oral cavity & pharynx	3	1.99	4.30	2.68	0.13	0.44	0	0.00	0.00	0.00	0.00	0.00	C00-10,C12-14
鼻咽	Nasopharynx	0	0.00	0.00	0.00	0.00	0.00	0	0.00	0.00	0.00	0.00	0.00	C11
食管	Esophagus	16	10.60	22.92	15.71	0.89	1.26	1	1.11	1.50	1.45	0.00	0.24	C15
胃	Stomach	18	11.92	25.79	21.03	0.46	2.11	3	3.33	4.49	3.01	0.00	0.53	C16
结直肠	Colon-rectum	10	6.62	14.33	12.41	0.47	1.20	8	8.89	11.98	8.61	0.22	0.46	C18-21
肝脏	Liver	34	22.52	48.71	32.18	2.04	4.06	9	10.00	13.48	9.72	0.48	0.99	C22
胆囊	Gallbladder etc.	1	0.66	1.43	0.65	0.08	0.08	0	0.00	0.00	0.00	0.00	0.00	C23-24
胰腺	Pancreas	8	5.30	11.46	7.33	0.43	1.05	4	4.44	5.99	3.48	0.08	0.35	C25
喉	Larynx	2	1.32	2.87	2.40	0.14	0.45	0	0.00	0.00	0.00	0.00	0.00	C32
肺	Lung	48	31.79	68.77	54.61	2.32	6.98	31	34.44	46.44	33.55	1.51	3.57	C33-34
其他胸腔器官	Other thoracic organs	1	0.66	1.43	0.68	0.06	0.06	0	0.00	0.00	0.00	0.00	0.00	C37-38
骨	Bone	0	0.00	0.00	0.00	0.00	0.00	0	0.00	0.00	0.00	0.00	0.00	C40-41
皮肤黑色素瘤	Melanoma of skin	0	0.00	0.00	0.00	0.00	0.00	0	0.00	0.00	0.00	0.00	0.00	C43
乳腺	Breast	0	0.00	0.00	0.00	0.00	0.00	10	11.11	14.98	10.80	0.69	1.17	C50
子宫颈	Cervix	–	–	–	–	–	–	9	10.00	13.48	8.31	0.67	0.67	C53
子宫体	Uterus	–	–	–	–	–	–	0	0.00	0.00	0.00	0.00	0.00	C54-55
卵巢	Ovary	–	–	–	–	–	–	4	4.44	5.99	4.14	0.08	0.58	C56
前列腺	Prostate	3	1.99	4.30	4.36	0.08	0.08	–	–	–	–	–	–	C61
睾丸	Testis	0	0.00	0.00	0.00	0.00	0.00	–	–	–	–	–	–	C62
肾	Kidney	0	0.00	0.00	0.00	0.00	0.00	0	0.00	0.00	0.00	0.00	0.00	C64-66,68
膀胱	Bladder	0	0.00	0.00	0.00	0.00	0.00	0	0.00	0.00	0.00	0.00	0.00	C67
脑	Brain	0	0.00	0.00	0.00	0.00	0.00	3	3.33	4.49	2.18	0.16	0.16	C70-C72,D32-33,D42-43
甲状腺	Thyroid	0	0.00	0.00	0.00	0.00	0.00	2	2.22	3.00	2.32	0.00	0.24	C73
淋巴瘤	Lymphoma	2	1.32	2.87	1.69	0.07	0.07	3	3.33	4.49	2.48	0.16	0.42	C81-85,88,90,96
白血病	Leukemia	2	1.32	2.87	3.83	0.16	0.16	1	1.11	1.50	1.15	0.14	0.14	C91-95, D45-47
其他	Other	3	1.99	4.30	3.28	0.18	0.49	2	2.22	3.00	5.43	0.22	0.46	O&U
所有部位合计	All sites	151	100.00	216.34	162.84	7.54	18.50	90	100.00	134.81	96.61	4.41	10.00	All
所有部位除外皮肤	All sites exc. C44	151	100.00	216.34	162.84	7.54	18.50	90	100.00	134.81	96.61	4.41	10.00	All sites exc. C44

部位 Sites		男性 Male						女性 Female						ICD10
		病例数 No. cases	构成比 Freq./%	粗率 Crude rate/ 100 000⁻¹	世标率 ASR world/ 100 000⁻¹	累积率 Cum. Rate/%		病例数 No. cases	构成比 Freq./%	粗率 Crude rate/ 100 000⁻¹	世标率 ASR world/ 100 000⁻¹	累积率 Cum. Rate/%		
						0~64	0~74					0~64	0~74	
发病 Incidence														
口腔	Oral cavity & pharynx	14	2.12	7.71	4.15	0.40	0.48	5	0.90	2.86	1.41	0.12	0.12	C00-10,C12-14
鼻咽	Nasopharynx	6	0.91	3.31	2.16	0.16	0.16	2	0.36	1.14	0.63	0.06	0.06	C11
食管	Esophagus	62	9.41	34.15	19.48	1.39	2.56	6	1.08	3.43	1.24	0.00	0.18	C15
胃	Stomach	65	9.86	35.80	22.42	1.00	2.54	25	4.49	14.31	7.78	0.41	0.85	C16
结直肠	Colon-rectum	70	10.62	38.56	22.40	1.32	2.39	46	8.26	26.33	12.79	0.79	1.46	C18-21
肝脏	Liver	91	13.81	50.13	28.03	1.99	3.01	25	4.49	14.31	7.18	0.36	0.84	C22
胆囊	Gallbladder etc.	12	1.82	6.61	4.13	0.08	0.55	5	0.90	2.86	0.99	0.03	0.03	C23-24
胰腺	Pancreas	29	4.40	15.97	9.01	0.36	1.15	18	3.23	10.30	5.19	0.25	0.69	C25
喉	Larynx	17	2.58	9.36	5.17	0.54	0.54	2	0.36	1.14	0.62	0.00	0.12	C32
肺	Lung	137	20.79	75.47	44.89	2.13	5.24	119	21.36	68.12	31.67	1.27	3.45	C33-34
其他胸腔器官	Other thoracic organs	2	0.30	1.10	1.34	0.09	0.09	1	0.18	0.57	0.28	0.03	0.03	C37-38
骨	Bone	3	0.46	1.65	0.68	0.05	0.05	1	0.18	0.57	0.24	0.00	0.06	C40-41
皮肤黑色素瘤	Melanoma of skin	0	0.00	0.00	0.00	0.00	0.00	0	0.00	0.00	0.00	0.00	0.00	C43
乳腺	Breast	2	0.30	1.10	0.65	0.06	0.06	77	13.82	44.08	24.11	1.92	2.66	C50
子宫颈	Cervix	–	–	–	–	–	–	17	3.05	9.73	5.30	0.48	0.48	C53
子宫体	Uterus	–	–	–	–	–	–	21	3.77	12.02	6.05	0.54	0.54	C54-55
卵巢	Ovary	–	–	–	–	–	–	19	3.41	10.88	6.64	0.48	0.67	C56
前列腺	Prostate	22	3.34	12.12	6.93	0.09	0.87	–	–	–	–	–	–	C61
睾丸	Testis	1	0.15	0.55	0.29	0.03	0.03	–	–	–	–	–	–	C62
肾	Kidney	22	3.34	12.12	7.26	0.57	0.76	16	2.87	9.16	3.80	0.17	0.35	C64-66,68
膀胱	Bladder	19	2.88	10.47	5.12	0.24	0.40	5	0.90	2.86	1.36	0.09	0.15	C67
脑	Brain	21	3.19	11.57	7.00	0.54	0.62	28	5.03	16.03	7.85	0.66	0.73	C70-C72,D32-33,D42-43
甲状腺	Thyroid	21	3.19	11.57	5.55	0.52	0.52	84	15.08	48.09	27.67	2.43	2.68	C73
淋巴瘤	Lymphoma	8	1.21	4.41	3.31	0.18	0.39	14	2.51	8.01	3.80	0.29	0.41	C81-85,88,90,96
白血病	Leukemia	9	1.37	4.96	3.61	0.30	0.38	4	0.72	2.29	2.09	0.19	0.19	C91-95, D45-47
其他	Other	26	3.95	14.32	9.65	0.39	1.15	17	3.05	9.73	5.35	0.49	0.49	O&U
所有部位合计	All sites	659	100.00	363.01	213.23	12.46	23.94	557	100.00	318.86	164.03	11.07	17.24	All
所有部位除外皮肤	All sites exc. C44	658	99.85	362.46	212.60	12.46	23.83	556	99.82	318.28	163.57	11.02	17.19	All sites exc. C44
死亡 Mortality														
口腔	Oral cavity & pharynx	11	2.06	6.06	3.30	0.28	0.44	1	0.34	0.57	0.18	0.00	0.00	C00-10,C12-14
鼻咽	Nasopharynx	2	0.37	1.10	0.70	0.08	0.08	0	0.00	0.00	0.00	0.00	0.00	C11
食管	Esophagus	67	12.55	36.91	22.19	1.57	2.51	7	2.39	4.01	1.77	0.00	0.25	C15
胃	Stomach	58	10.86	31.95	19.88	0.51	2.32	19	6.48	10.88	6.00	0.27	0.77	C16
结直肠	Colon-rectum	43	8.05	23.69	14.11	0.62	1.51	22	7.51	12.59	5.65	0.15	0.63	C18-21
肝脏	Liver	86	16.10	47.37	27.27	1.71	2.94	31	10.58	17.75	8.79	0.31	0.98	C22
胆囊	Gallbladder etc.	11	2.06	6.06	3.35	0.16	0.49	2	0.68	1.14	0.55	0.00	0.00	C23-24
胰腺	Pancreas	22	4.12	12.12	7.84	0.33	1.14	22	7.51	12.59	6.32	0.30	0.85	C25
喉	Larynx	16	3.00	8.81	5.48	0.40	0.66	1	0.34	0.57	0.38	0.00	0.06	C32
肺	Lung	132	24.72	72.71	41.84	1.57	5.11	97	33.11	55.53	24.81	0.60	2.91	C33-34
其他胸腔器官	Other thoracic organs	2	0.37	1.10	1.11	0.06	0.17	1	0.34	0.57	0.24	0.00	0.06	C37-38
骨	Bone	5	0.94	2.75	1.48	0.06	0.14	1	0.34	0.57	0.23	0.02	0.02	C40-41
皮肤黑色素瘤	Melanoma of skin	0	0.00	0.00	0.00	0.00	0.00	0	0.00	0.00	0.00	0.00	0.00	C43
乳腺	Breast	1	0.19	0.55	0.27	0.03	0.03	29	9.90	16.60	8.91	0.78	1.02	C50
子宫颈	Cervix	–	–	–	–	–	–	10	3.41	5.72	3.06	0.26	0.26	C53
子宫体	Uterus	–	–	–	–	–	–	7	2.39	4.01	2.29	0.15	0.28	C54-55
卵巢	Ovary	–	–	–	–	–	–	7	2.39	4.01	2.08	0.09	0.22	C56
前列腺	Prostate	7	1.31	3.86	1.97	0.00	0.26			–			–	C61
睾丸	Testis	0	0.00	0.00	0.00	0.00	0.00	–	–	–	–	–	–	C62
肾	Kidney	3	0.56	1.65	1.12	0.03	0.03	1	0.34	0.57	0.28	0.03	0.03	C64-66,68
膀胱	Bladder	19	3.56	10.47	5.72	0.20	0.36	2	0.68	1.14	0.41	0.00	0.06	C67
脑	Brain	11	2.06	6.06	3.81	0.31	0.39	11	3.75	6.30	2.89	0.26	0.26	C70-C72,D32-33,D42-43
甲状腺	Thyroid	0	0.00	0.00	0.00	0.00	0.00	5	1.71	2.86	1.48	0.10	0.16	C73
淋巴瘤	Lymphoma	11	2.06	6.06	4.25	0.24	0.61	7	2.39	4.01	1.60	0.09	0.14	C81-85,88,90,96
白血病	Leukemia	6	1.12	3.31	2.41	0.22	0.22	4	1.37	2.29	1.26	0.11	0.11	C91-95, D45-47
其他	Other	21	3.93	11.57	8.09	0.37	0.69	6	2.05	3.43	2.15	0.20	0.20	O&U
所有部位合计	All sites	534	100.00	294.15	176.18	8.76	20.09	293	100.00	167.73	81.33	3.71	9.26	All
所有部位除外皮肤	All sites exc. C44	532	99.63	293.05	175.36	8.68	20.00	292	99.66	167.16	81.10	3.69	9.24	All sites exc. C44

附表 3-44 根河市 2015 年癌症发病和死亡主要指标
Appendix Table 3-44　Incidence and mortality of cancer in Genhe Shi,2015

部位 Sites	男性 Male						女性 Female						ICD10
	病例数 No. cases	构成比 Freq. /%	粗率 Crude rate/ $100\,000^{-1}$	世标率 ASR world/ $100\,000^{-1}$	累积率 Cum. Rate/% 0~64	0~74	病例数 No. cases	构成比 Freq. /%	粗率 Crude rate/ $100\,000^{-1}$	世标率 ASR world/ $100\,000^{-1}$	累积率 Cum. Rate/% 0~64	0~74	
发病 Incidence													
口腔 Oral cavity & pharynx	6	2.62	10.81	4.56	0.30	0.51	1	0.65	1.78	0.78	0.06	0.06	C00-10,C12-14
鼻咽 Nasopharynx	0	0.00	0.00	0.00	0.00	0.00	1	0.65	1.78	0.75	0.00	0.00	C11
食管 Esophagus	30	13.10	54.05	33.63	2.70	4.01	1	0.65	1.78	0.64	0.00	0.00	C15
胃 Stomach	25	10.92	45.04	24.70	1.17	2.89	7	4.52	12.46	6.53	0.24	0.71	C16
结直肠 Colon-rectum	26	11.35	46.84	27.65	1.16	3.55	15	9.68	26.69	12.50	0.31	0.79	C18-21
肝脏 Liver	19	8.30	34.23	15.42	1.00	1.34	10	6.45	17.79	8.34	0.37	1.16	C22
胆囊 Gallbladder etc.	3	1.31	5.40	2.13	0.00	0.00	3	1.94	5.34	2.63	0.11	0.42	C23-24
胰腺 Pancreas	9	3.93	16.21	12.38	1.07	1.62	6	3.87	10.68	5.37	0.22	0.38	C25
喉 Larynx	5	2.18	9.01	3.91	0.27	0.48	1	0.65	1.78	0.93	0.00	0.15	C32
肺 Lung	72	31.44	129.71	78.78	4.12	9.58	36	23.23	64.06	29.96	1.22	4.06	C33-34
其他胸腔器官 Other thoracic organs	0	0.00	0.00	0.00	0.00	0.00	1	0.65	1.78	0.78	0.06	0.06	C37-38
骨 Bone	1	0.44	1.80	0.54	0.00	0.00	0	0.00	0.00	0.00	0.00	0.00	C40-41
皮肤黑色素瘤 Melanoma of skin	0	0.00	0.00	0.00	0.00	0.00	0	0.00	0.00	0.00	0.00	0.00	C43
乳腺 Breast	0	0.00	0.00	0.00	0.00	0.00	18	11.61	32.03	16.20	1.25	1.73	C50
子宫颈 Cervix	–	–	–	–	–	–	6	3.87	10.68	4.88	0.31	0.63	C53
子宫体 Uterus	–	–	–	–	–	–	2	1.29	3.56	2.55	0.32	0.32	C54-55
卵巢 Ovary	–	–	–	–	–	–	8	5.16	14.24	5.95	0.15	0.77	C56
前列腺 Prostate	1	0.44	1.80	0.85	0.00	0.21	–	–	–	–	–	–	C61
睾丸 Testis	0	0.00	0.00	0.00	0.00	0.00	–	–	–	–	–	–	C62
肾 Kidney	7	3.06	12.61	7.27	0.14	1.02	3	1.94	5.34	2.63	0.11	0.42	C64-66,68
膀胱 Bladder	7	3.06	12.61	7.17	0.44	0.86	3	1.94	5.34	2.48	0.17	0.17	C67
脑 Brain	2	0.87	3.60	1.31	0.06	0.06	5	3.23	8.90	4.07	0.27	0.59	C70-C72,D32-33,D42-43
甲状腺 Thyroid	1	0.44	1.80	0.57	0.05	0.05	22	14.19	39.15	23.51	2.22	2.22	C73
淋巴瘤 Lymphoma	1	0.44	1.80	0.71	0.00	0.00	0	0.00	0.00	0.00	0.00	0.00	C81-85,88,90,96
白血病 Leukemia	5	2.18	9.01	11.64	0.58	0.91	1	0.65	1.78	0.64	0.00	0.16	C91-95, D45-47
其他 Other	9	3.93	16.21	8.01	0.48	0.48	5	3.23	8.90	4.96	0.37	0.53	O&U
所有部位合计 All sites	229	100.00	412.55	241.26	13.54	27.57	155	100.00	275.81	137.08	7.77	15.33	All
所有部位除外皮肤 All sites exc. C44	228	99.56	410.74	240.21	13.54	27.57	155	100.00	275.81	137.08	7.77	15.33	All sites exc. C44
死亡 Mortality													
口腔 Oral cavity & pharynx	5	2.40	9.01	4.85	0.43	0.64	1	1.03	1.78	1.47	0.18	0.18	C00-10,C12-14
鼻咽 Nasopharynx	0	0.00	0.00	0.00	0.00	0.00	0	0.00	0.00	0.00	0.00	0.00	C11
食管 Esophagus	32	15.38	57.65	39.97	3.32	4.95	2	2.06	3.56	1.56	0.00	0.15	C15
胃 Stomach	29	13.94	52.24	27.76	1.42	2.93	8	8.25	14.24	6.24	0.13	0.92	C16
结直肠 Colon-rectum	18	8.65	32.43	16.95	0.47	2.28	12	12.37	21.35	9.95	0.13	0.61	C18-21
肝脏 Liver	20	9.62	36.03	18.43	1.41	1.84	9	9.28	16.01	6.17	0.06	0.70	C22
胆囊 Gallbladder etc.	3	1.44	5.40	2.60	0.10	0.10	2	2.06	3.56	1.57	0.00	0.31	C23-24
胰腺 Pancreas	10	4.81	18.02	12.40	0.95	1.70	6	6.19	10.68	5.58	0.13	0.60	C25
喉 Larynx	5	2.40	9.01	3.43	0.16	0.38	0	0.00	0.00	0.00	0.00	0.00	C32
肺 Lung	59	28.37	106.29	59.48	3.19	6.56	32	32.99	56.94	26.09	0.83	3.50	C33-34
其他胸腔器官 Other thoracic organs	0	0.00	0.00	0.00	0.00	0.00	0	0.00	0.00	0.00	0.00	0.00	C37-38
骨 Bone	3	1.44	5.40	2.01	0.12	0.12	0	0.00	0.00	0.00	0.00	0.00	C40-41
皮肤黑色素瘤 Melanoma of skin	0	0.00	0.00	0.00	0.00	0.00	0	0.00	0.00	0.00	0.00	0.00	C43
乳腺 Breast	0	0.00	0.00	0.00	0.00	0.00	9	9.28	16.01	8.26	0.52	0.84	C50
子宫颈 Cervix	–	–	–	–	–	–	2	2.06	3.56	1.19	0.10	0.10	C53
子宫体 Uterus	–	–	–	–	–	–	0	0.00	0.00	0.00	0.00	0.00	C54-55
卵巢 Ovary	–	–	–	–	–	–	4	4.12	7.12	3.42	0.06	0.22	C56
前列腺 Prostate	0	0.00	0.00	0.00	0.00	0.00	–	–	–	–	–	–	C61
睾丸 Testis	0	0.00	0.00	0.00	0.00	0.00	–	–	–	–	–	–	C62
肾 Kidney	4	1.92	7.21	3.96	0.05	0.59	2	2.06	3.56	2.40	0.18	0.34	C64-66,68
膀胱 Bladder	5	2.40	9.01	4.51	0.12	0.75	0	0.00	0.00	0.00	0.00	0.00	C67
脑 Brain	4	1.92	7.21	2.45	0.16	0.16	3	3.09	5.34	2.36	0.13	0.29	C70-C72,D32-33,D42-43
甲状腺 Thyroid	0	0.00	0.00	0.00	0.00	0.00	0	0.00	0.00	0.00	0.00	0.00	C73
淋巴瘤 Lymphoma	1	0.48	1.80	0.71	0.00	0.00	0	0.00	0.00	0.00	0.00	0.00	C81-85,88,90,96
白血病 Leukemia	4	1.92	7.21	9.34	0.48	0.48	2	2.06	3.56	1.84	0.10	0.26	C91-95, D45-47
其他 Other	6	2.88	10.81	3.95	0.05	0.05	3	3.09	5.34	2.75	0.18	0.50	O&U
所有部位合计 All sites	208	100.00	374.71	212.81	12.37	23.52	97	100.00	172.60	80.85	2.77	9.55	All
所有部位除外皮肤 All sites exc. C44	206	99.04	371.11	211.23	12.37	23.52	97	100.00	172.60	80.85	2.77	9.55	All sites exc. C44

附表 3-45　巴彦淖尔市临河区 2015 年癌症发病和死亡主要指标
Appendix Table 3-45　Incidence and mortality of cancer in Linhe Qu，Bayannur Shi，2015

部位 Sites		男性 Male						女性 Female						ICD10
		病例数 No. cases	构成比 Freq. /%	粗率 Crude rate/ 100 000⁻¹	世标率 ASR world/ 100 000⁻¹	累积率 Cum. Rate/%		病例数 No. cases	构成比 Freq. /%	粗率 Crude rate/ 100 000⁻¹	世标率 ASR world/ 100 000⁻¹	累积率 Cum. Rate/%		
						0~64	0~74					0~64	0~74	
发病 Incidence														
口腔	Oral cavity & pharynx	6	1.22	2.72	2.20	0.14	0.23	5	1.01	2.26	1.62	0.11	0.11	C00-10,C12-14
鼻咽	Nasopharynx	3	0.61	1.36	1.64	0.07	0.25	2	0.40	0.90	0.76	0.09	0.09	C11
食管	Esophagus	19	3.86	8.62	8.11	0.28	1.28	8	1.62	3.62	3.28	0.07	0.40	C15
胃	Stomach	89	18.09	40.37	37.47	1.37	5.79	35	7.09	15.84	15.12	0.67	2.20	C16
结直肠	Colon-rectum	70	14.23	31.75	29.17	1.52	3.77	63	12.75	28.50	25.41	0.91	4.01	C18-21
肝脏	Liver	47	9.55	21.32	20.23	1.01	3.25	13	2.63	5.88	5.23	0.07	0.79	C22
胆囊	Gallbladder etc.	2	0.41	0.91	0.79	0.07	0.07	9	1.82	4.07	4.45	0.22	0.65	C23-24
胰腺	Pancreas	13	2.64	5.90	4.34	0.19	0.37	10	2.02	4.52	3.27	0.20	0.20	C25
喉	Larynx	4	0.81	1.81	1.57	0.02	0.19	0	0.00	0.00	0.00	0.00	0.00	C32
肺	Lung	106	21.54	48.08	45.21	1.81	6.20	38	7.69	17.19	15.57	0.76	2.33	C33-34
其他胸腔器官	Other thoracic organs	5	1.02	2.27	2.18	0.00	0.26	6	1.21	2.71	2.41	0.11	0.31	C37-38
骨	Bone	8	1.63	3.63	3.40	0.23	0.56	3	0.61	1.36	1.31	0.09	0.09	C40-41
皮肤黑色素瘤	Melanoma of skin	0	0.00	0.00	0.00	0.00	0.00	1	0.20	0.45	0.19	0.02	0.02	C43
乳腺	Breast	4	0.81	1.81	1.01	0.07	0.07	77	15.59	34.84	24.76	2.11	2.97	C50
子宫颈	Cervix	–	–	–	–	–	–	22	4.45	9.95	6.62	0.55	0.65	C53
子宫体	Uterus	–	–	–	–	–	–	25	5.06	11.31	8.94	0.44	1.35	C54-55
卵巢	Ovary	–	–	–	–	–	–	18	3.64	8.14	5.54	0.35	0.69	C56
前列腺	Prostate	8	1.63	3.63	3.42	0.00	0.42	–	–	–	–	–	–	C61
睾丸	Testis	1	0.20	0.45	0.28	0.02	0.02	–	–	–	–	–	–	C62
肾	Kidney	14	2.85	6.35	6.75	0.29	1.13	6	1.21	2.71	2.05	0.18	0.18	C64-66,68
膀胱	Bladder	14	2.85	6.35	5.36	0.16	0.60	5	1.01	2.26	2.33	0.00	0.29	C67
脑	Brain	8	1.63	3.63	2.94	0.25	0.42	7	1.42	3.17	2.07	0.20	0.20	C70-C72,D32-33,D42-43
甲状腺	Thyroid	29	5.89	13.15	8.60	0.77	1.02	114	23.08	51.58	33.66	2.86	3.62	C73
淋巴瘤	Lymphoma	8	1.63	3.63	2.32	0.21	0.21	5	1.01	2.26	1.40	0.07	0.07	C81-85,88,90,96
白血病	Leukemia	10	2.03	4.54	4.30	0.24	0.49	3	0.61	1.36	0.95	0.05	0.05	C91-95, D45-47
其他	Other	24	4.88	10.89	9.25	0.49	1.26	19	3.85	8.60	7.89	0.39	1.15	O&U
所有部位合计	All sites	492	100.00	223.18	200.54	9.20	27.85	494	100.00	223.51	174.82	10.52	22.42	All
所有部位除外皮肤	All sites exc. C44	486	98.78	220.45	198.34	9.11	27.50	491	99.39	222.16	173.66	10.50	22.30	All sites exc. C44
死亡 Mortality														
口腔	Oral cavity & pharynx	2	0.45	0.91	0.57	0.05	0.05	0	0.00	0.00	0.00	0.00	0.00	C00-10,C12-14
鼻咽	Nasopharynx	5	1.14	2.27	1.20	0.12	0.12	0	0.00	0.00	0.00	0.00	0.00	C11
食管	Esophagus	13	2.95	5.90	5.33	0.16	0.75	2	1.12	0.90	0.81	0.00	0.10	C15
胃	Stomach	69	15.68	31.30	30.07	1.35	4.43	23	12.92	10.41	9.52	0.42	1.32	C16
结直肠	Colon-rectum	31	7.05	14.06	12.98	0.46	1.59	23	12.92	10.41	9.64	0.13	1.37	C18-21
肝脏	Liver	90	20.45	40.82	34.22	1.88	4.92	19	10.67	8.60	7.77	0.18	1.09	C22
胆囊	Gallbladder etc.	0	0.00	0.00	0.00	0.00	0.00	3	1.69	1.36	1.67	0.07	0.30	C23-24
胰腺	Pancreas	15	3.41	6.80	4.91	0.21	0.39	14	7.87	6.33	5.67	0.29	0.72	C25
喉	Larynx	4	0.91	1.81	1.17	0.05	0.05	1	0.56	0.45	0.56	0.00	0.14	C32
肺	Lung	137	31.14	62.14	54.95	2.50	7.00	47	26.40	21.27	18.21	0.53	2.53	C33-34
其他胸腔器官	Other thoracic organs	3	0.68	1.36	0.86	0.02	0.02	0	0.00	0.00	0.00	0.00	0.00	C37-38
骨	Bone	6	1.36	2.72	2.92	0.16	0.49	4	2.25	1.81	1.98	0.07	0.26	C40-41
皮肤黑色素瘤	Melanoma of skin	0	0.00	0.00	0.00	0.00	0.00	0	0.00	0.00	0.00	0.00	0.00	C43
乳腺	Breast	0	0.00	0.00	0.00	0.00	0.00	8	4.49	3.62	1.86	0.17	0.17	C50
子宫颈	Cervix	–	–	–	–	–	–	7	3.93	3.17	2.04	0.20	0.20	C53
子宫体	Uterus	–	–	–	–	–	–	1	0.56	0.45	0.58	0.00	0.10	C54-55
卵巢	Ovary	–	–	–	–	–	–	6	3.37	2.71	1.99	0.16	0.30	C56
前列腺	Prostate	5	1.14	2.27	1.50	0.00	0.00	–	–	–	–	–	–	C61
睾丸	Testis	1	0.23	0.45	0.28	0.02	0.02	–	–	–	–	–	–	C62
肾	Kidney	8	1.82	3.63	4.29	0.16	0.82	1	0.56	0.45	0.52	0.07	0.07	C64-66,68
膀胱	Bladder	6	1.36	2.72	2.30	0.00	0.16	1	0.56	0.45	0.58	0.00	0.10	C67
脑	Brain	12	2.73	5.44	4.76	0.44	0.60	7	3.93	3.17	2.61	0.17	0.31	C70-C72,D32-33,D42-43
甲状腺	Thyroid	0	0.00	0.00	0.00	0.00	0.00	4	2.25	1.81	1.93	0.02	0.45	C73
淋巴瘤	Lymphoma	8	1.82	3.63	2.95	0.11	0.28	3	1.69	1.36	1.36	0.10	0.10	C81-85,88,90,96
白血病	Leukemia	9	2.05	4.08	3.41	0.28	0.28	2	1.12	0.90	0.60	0.05	0.05	C91-95, D45-47
其他	Other	16	3.64	7.26	5.88	0.30	0.65	2	1.12	0.90	0.39	0.05	0.05	O&U
所有部位合计	All sites	440	100.00	199.59	174.53	8.28	22.61	178	100.00	80.54	70.28	2.66	9.71	All
所有部位除外皮肤	All sites exc. C44	438	99.55	198.68	173.96	8.23	22.56	178	100.00	80.54	70.28	2.66	9.71	All sites exc. C44

附表 3-46 锡林浩特市 2015 年癌症发病和死亡主要指标
Appendix Table 3-46 Incidence and mortality of cancer in Xilin Hot Shi, 2015

| 部位 Sites | 男性 Male | | | | | | 女性 Female | | | | | | ICD10 |
	病例数 No. cases	构成比 Freq./%	粗率 Crude rate/100 000⁻¹	世标率 ASR world/100 000⁻¹	累积率 Cum. Rate/% 0~64	0~74	病例数 No. cases	构成比 Freq./%	粗率 Crude rate/100 000⁻¹	世标率 ASR world/100 000⁻¹	累积率 Cum. Rate/% 0~64	0~74	
发病 Incidence													
口腔 Oral cavity & pharynx	2	0.58	1.59	1.15	0.14	0.14	2	0.71	1.62	1.25	0.04	0.04	C00-10,C12-14
鼻咽 Nasopharynx	1	0.29	0.80	1.15	0.06	0.06	1	0.36	0.81	0.76	0.09	0.09	C11
食管 Esophagus	34	9.91	27.07	21.72	1.57	2.80	8	2.86	6.49	5.03	0.13	0.61	C15
胃 Stomach	45	13.12	35.82	33.29	1.70	4.34	25	8.93	20.28	16.38	0.49	1.74	C16
结直肠 Colon-rectum	31	9.04	24.68	21.80	1.20	2.96	26	9.29	21.09	18.06	0.56	2.12	C18-21
肝脏 Liver	32	9.33	25.47	20.30	1.32	1.84	10	3.57	8.11	6.16	0.21	0.69	C22
胆囊 Gallbladder etc.	1	0.29	0.80	1.06	0.00	0.18	1	0.36	0.81	0.68	0.00	0.17	C23-24
胰腺 Pancreas	11	3.21	8.76	8.15	0.23	1.11	7	2.50	5.68	4.34	0.07	0.22	C25
喉 Larynx	3	0.87	2.39	1.75	0.14	0.14	1	0.36	0.81	0.59	0.00	0.00	C32
肺 Lung	105	30.61	83.59	74.19	3.45	8.55	30	10.71	24.34	22.00	0.53	2.42	C33-34
其他胸腔器官 Other thoracic organs	0	0.00	0.00	0.00	0.00	0.00	1	0.36	0.81	0.89	0.00	0.15	C37-38
骨 Bone	7	2.04	5.57	5.09	0.19	0.72	1	0.36	0.81	1.88	0.09	0.09	C40-41
皮肤黑色素瘤 Melanoma of skin	0	0.00	0.00	0.00	0.00	0.00	1	0.36	0.81	0.46	0.04	0.04	C43
乳腺 Breast	0	0.00	0.00	0.00	0.00	0.00	48	17.14	38.94	27.65	2.15	2.94	C50
子宫颈 Cervix	–	–	–	–	–	–	27	9.64	21.90	15.70	1.25	1.73	C53
子宫体 Uterus	–	–	–	–	–	–	5	1.79	4.06	3.56	0.15	0.64	C54-55
卵巢 Ovary	–	–	–	–	–	–	14	5.00	11.36	8.42	0.39	1.21	C56
前列腺 Prostate	5	1.46	3.98	4.55	0.00	0.53	–	–	–	–	–	–	C61
睾丸 Testis	0	0.00	0.00	0.00	0.00	0.00	–	–	–	–	–	–	C62
肾 Kidney	15	4.37	11.94	11.89	1.04	1.57	4	1.43	3.25	2.22	0.11	0.11	C64-66,68
膀胱 Bladder	13	3.79	10.35	9.49	0.54	1.06	1	0.36	0.81	0.58	0.07	0.07	C67
脑 Brain	4	1.17	3.18	3.15	0.17	0.34	5	1.79	4.06	3.61	0.20	0.34	C70-C72,D32-33,D42-43
甲状腺 Thyroid	10	2.92	7.96	5.22	0.44	0.44	36	12.86	29.21	20.15	1.73	1.88	C73
淋巴瘤 Lymphoma	3	0.87	2.39	1.89	0.21	0.21	3	1.07	2.43	2.34	0.06	0.35	C81-85,88,90,96
白血病 Leukemia	7	2.04	5.57	4.45	0.35	0.52	6	2.14	4.87	3.82	0.32	0.47	C91-95, D45-47
其他 Other	14	4.08	11.14	8.55	0.57	0.92	17	6.07	13.79	10.82	0.63	1.09	O&U
所有部位合计 All sites	343	100.00	273.05	238.83	13.30	28.43	280	100.00	227.16	177.32	9.32	19.23	All
所有部位除外皮肤 All sites exc. C44	341	99.42	271.46	237.36	13.13	28.26	279	99.64	226.35	176.74	9.24	19.16	All sites exc. C44
死亡 Mortality													
口腔 Oral cavity & pharynx	0	0.00	0.00	0.00	0.00	0.00	0	0.00	0.00	0.00	0.00	0.00	C00-10,C12-14
鼻咽 Nasopharynx	2	0.92	1.59	1.13	0.04	0.21	0	0.00	0.00	0.00	0.00	0.00	C11
食管 Esophagus	26	11.98	20.70	16.78	1.06	1.94	6	5.31	4.87	3.41	0.06	0.23	C15
胃 Stomach	25	11.52	19.90	18.03	0.81	2.21	18	15.93	14.60	12.35	0.17	1.27	C16
结直肠 Colon-rectum	20	9.22	15.92	13.82	0.38	1.79	12	10.62	9.74	8.98	0.29	0.73	C18-21
肝脏 Liver	26	11.98	20.70	18.98	1.31	1.83	8	7.08	6.49	5.10	0.17	0.66	C22
胆囊 Gallbladder etc.	2	0.92	1.59	2.01	0.12	0.29	1	0.88	0.81	0.89	0.00	0.15	C23-24
胰腺 Pancreas	8	3.69	6.37	6.54	0.21	0.73	6	5.31	4.87	3.54	0.00	0.17	C25
喉 Larynx	2	0.92	1.59	1.12	0.05	0.05	0	0.00	0.00	0.00	0.00	0.00	C32
肺 Lung	73	33.64	58.11	51.81	1.57	5.62	25	22.12	20.28	18.20	0.40	1.79	C33-34
其他胸腔器官 Other thoracic organs	1	0.46	0.80	0.45	0.00	0.00	0	0.00	0.00	0.00	0.00	0.00	C37-38
骨 Bone	2	0.92	1.59	1.67	0.00	0.18	1	0.88	0.81	1.88	0.09	0.09	C40-41
皮肤黑色素瘤 Melanoma of skin	0	0.00	0.00	0.00	0.00	0.00	0	0.00	0.00	0.00	0.00	0.00	C43
乳腺 Breast	1	0.46	0.80	0.70	0.00	0.18	10	8.85	8.11	6.02	0.35	0.35	C50
子宫颈 Cervix	–	–	–	–	–	–	2	1.77	1.62	0.92	0.08	0.08	C53
子宫体 Uterus	–	–	–	–	–	–	1	0.88	0.81	0.76	0.09	0.09	C54-55
卵巢 Ovary	–	–	–	–	–	–	10	8.85	8.11	6.54	0.19	1.00	C56
前列腺 Prostate	1	0.46	0.80	0.45	0.00	0.00	–	–	–	–	–	–	C61
睾丸 Testis	1	0.46	0.80	0.45	0.00	0.00	–	–	–	–	–	–	C62
肾 Kidney	5	2.30	3.98	3.53	0.31	0.31	0	0.00	0.00	0.00	0.00	0.00	C64-66,68
膀胱 Bladder	4	1.84	3.18	2.24	0.27	0.27	0	0.00	0.00	0.00	0.00	0.00	C67
脑 Brain	3	1.38	2.39	1.57	0.18	0.18	2	1.77	1.62	1.47	0.00	0.15	C70-C72,D32-33,D42-43
甲状腺 Thyroid	0	0.00	0.00	0.00	0.00	0.00	1	0.88	0.81	0.53	0.00	0.00	C73
淋巴瘤 Lymphoma	2	0.92	1.59	1.57	0.05	0.23	1	0.88	0.81	0.89	0.00	0.15	C81-85,88,90,96
白血病 Leukemia	4	1.84	3.18	2.21	0.16	0.33	4	3.54	3.25	2.78	0.13	0.45	C91-95, D45-47
其他 Other	9	4.15	7.16	6.13	0.09	0.79	5	4.42	4.06	3.12	0.17	0.32	O&U
所有部位合计 All sites	217	100.00	172.74	151.20	6.59	17.14	113	100.00	91.67	77.37	2.20	7.66	All
所有部位除外皮肤 All sites exc. C44	215	99.08	171.15	149.98	6.53	16.92	113	100.00	91.67	77.37	2.20	7.66	All sites exc. C44

附表 3-47 沈阳市 2015 年癌症发病和死亡主要指标
Appendix Table 3-47 Incidence and mortality of cancer in Shenyang Shi, 2015

部位 Sites		男性 Male						女性 Female						ICD10
		病例数 No. cases	构成比 Freq. /%	粗率 Crude rate/ 100 000⁻¹	世标率 ASR world/ 100 000⁻¹	累积率 Cum. Rate/% 0~64	0~74	病例数 No. cases	构成比 Freq. /%	粗率 Crude rate/ 100 000⁻¹	世标率 ASR world/ 100 000⁻¹	累积率 Cum. Rate/% 0~64	0~74	
发病 Incidence														
口腔	Oral cavity & pharynx	155	2.02	8.46	4.42	0.30	0.53	58	0.78	3.03	1.38	0.08	0.16	C00-10, C12-14
鼻咽	Nasopharynx	42	0.55	2.29	1.41	0.08	0.16	19	0.25	0.99	0.49	0.03	0.06	C11
食管	Esophagus	308	4.02	16.81	8.02	0.52	0.95	55	0.74	2.88	1.10	0.04	0.12	C15
胃	Stomach	708	9.23	38.63	18.35	0.98	2.15	335	4.48	17.52	7.67	0.39	0.85	C16
结直肠	Colon-rectum	1227	16.00	66.96	33.87	1.83	4.24	897	12.00	46.90	20.23	1.02	2.43	C18-21
肝脏	Liver	723	9.43	39.45	20.14	1.35	2.39	287	3.84	15.01	6.44	0.31	0.73	C22
胆囊	Gallbladder etc.	107	1.40	5.84	2.76	0.11	0.35	98	1.31	5.12	2.16	0.09	0.26	C23-24
胰腺	Pancreas	244	3.18	13.31	6.51	0.34	0.82	195	2.61	10.20	4.29	0.17	0.51	C25
喉	Larynx	128	1.67	6.98	3.51	0.22	0.44	11	0.15	0.58	0.26	0.02	0.03	C32
肺	Lung	2153	28.07	117.49	57.25	2.69	6.95	1297	17.36	67.82	28.89	1.29	3.32	C33-34
其他胸腔器官	Other thoracic organs	43	0.56	2.35	1.27	0.07	0.15	23	0.31	1.20	0.57	0.03	0.06	C37-38
骨	Bone	39	0.51	2.13	1.17	0.06	0.12	40	0.54	2.09	1.05	0.06	0.12	C40-41
皮肤黑色素瘤	Melanoma of skin	5	0.07	0.27	0.11	0.00	0.01	5	0.07	0.26	0.11	0.01	0.01	C43
乳腺	Breast	6	0.08	0.33	0.16	0.01	0.02	1681	22.49	87.90	48.85	3.91	5.29	C50
子宫颈	Cervix	–	–	–	–	–	–	439	5.87	22.95	13.55	1.13	1.37	C53
子宫体	Uterus	–	–	–	–	–	–	218	2.92	11.40	6.01	0.53	0.69	C54-55
卵巢	Ovary	–	–	–	–	–	–	267	3.57	13.96	7.89	0.57	0.86	C56
前列腺	Prostate	242	3.16	13.21	5.81	0.11	0.56	–	–	–	–	–	–	C61
睾丸	Testis	15	0.20	0.82	0.66	0.04	0.05	–	–	–	–	–	–	C62
肾	Kidney	273	3.56	14.90	7.96	0.50	0.97	179	2.40	9.36	4.74	0.25	0.61	C64-66, 68
膀胱	Bladder	307	4.00	16.75	8.12	0.34	0.94	111	1.49	5.80	2.68	0.12	0.33	C67
脑	Brain	149	1.94	8.13	4.91	0.31	0.54	176	2.36	9.20	5.66	0.42	0.56	C70-C72, D32-33, D42-43
甲状腺	Thyroid	144	1.88	7.86	5.61	0.44	0.51	471	6.30	24.63	16.76	1.37	1.58	C73
淋巴瘤	Lymphoma	151	1.97	8.24	4.88	0.29	0.49	121	1.62	6.33	3.90	0.24	0.43	C81-85, 88, 90, 96
白血病	Leukemia	109	1.42	5.95	5.60	0.35	0.46	103	1.38	5.39	4.48	0.29	0.39	C91-95, D45-47
其他	Other	392	5.11	21.39	12.57	0.72	1.28	387	5.18	20.24	11.11	0.66	1.09	O&U
所有部位合计	All sites	7670	100.00	418.54	215.06	11.69	25.08	7473	100.00	390.75	200.28	13.02	21.86	All
所有部位除外皮肤	All sites exc. C44	7600	99.09	414.72	212.65	11.57	24.84	7397	98.98	386.78	198.33	12.89	21.66	All sites exc. C44
死亡 Mortality														
口腔	Oral cavity & pharynx	100	1.89	5.46	2.61	0.19	0.29	31	0.79	1.62	0.72	0.03	0.09	C00-10, C12-14
鼻咽	Nasopharynx	22	0.42	1.20	0.66	0.06	0.07	13	0.33	0.68	0.33	0.01	0.04	C11
食管	Esophagus	227	4.30	12.39	5.78	0.37	0.64	65	1.66	3.40	1.23	0.02	0.10	C15
胃	Stomach	518	9.80	28.27	13.11	0.56	1.45	243	6.20	12.71	5.14	0.22	0.51	C16
结直肠	Colon-rectum	618	11.69	33.72	15.84	0.63	1.78	508	12.95	26.56	10.28	0.37	1.09	C18-21
肝脏	Liver	621	11.75	33.89	17.08	1.03	2.04	269	6.86	14.07	5.66	0.22	0.62	C22
胆囊	Gallbladder etc.	86	1.63	4.69	2.11	0.08	0.27	80	2.04	4.18	1.64	0.05	0.17	C23-24
胰腺	Pancreas	229	4.33	12.50	6.17	0.26	0.75	204	5.20	10.67	4.25	0.14	0.46	C25
喉	Larynx	49	0.93	2.67	1.20	0.06	0.11	6	0.15	0.31	0.14	0.00	0.02	C32
肺	Lung	1915	36.23	104.50	49.16	2.02	5.65	1165	29.70	60.92	23.60	0.77	2.43	C33-34
其他胸腔器官	Other thoracic organs	24	0.45	1.31	0.59	0.03	0.06	20	0.51	1.05	0.50	0.02	0.06	C37-38
骨	Bone	36	0.68	1.96	1.08	0.06	0.12	29	0.74	1.52	0.94	0.04	0.08	C40-41
皮肤黑色素瘤	Melanoma of skin	9	0.17	0.49	0.23	0.01	0.02	5	0.13	0.26	0.12	0.00	0.01	C43
乳腺	Breast	2	0.04	0.11	0.05	0.01	0.01	370	9.43	19.35	9.60	0.66	1.06	C50
子宫颈	Cervix	–	–	–	–	–	–	159	4.05	8.31	4.40	0.37	0.46	C53
子宫体	Uterus	–	–	–	–	–	–	65	1.66	3.40	1.62	0.10	0.20	C54-55
卵巢	Ovary	–	–	–	–	–	–	140	3.57	7.32	3.99	0.24	0.49	C56
前列腺	Prostate	123	2.33	6.71	2.84	0.04	0.24	–	–	–	–	–	–	C61
睾丸	Testis	3	0.06	0.16	0.11	0.01	0.01	–	–	–	–	–	–	C62
肾	Kidney	101	1.91	5.51	2.80	0.11	0.29	77	1.96	4.03	1.75	0.05	0.19	C64-66, 68
膀胱	Bladder	114	2.16	6.22	2.53	0.05	0.15	47	1.20	2.46	0.92	0.02	0.09	C67
脑	Brain	97	1.84	5.29	3.44	0.20	0.36	108	2.75	5.65	3.08	0.17	0.34	C70-C72, D32-33, D42-43
甲状腺	Thyroid	11	0.21	0.60	0.33	0.01	0.04	16	0.41	0.84	0.38	0.02	0.05	C73
淋巴瘤	Lymphoma	77	1.46	4.20	2.33	0.12	0.26	49	1.25	2.56	1.36	0.10	0.11	C81-85, 88, 90, 96
白血病	Leukemia	50	0.95	2.73	1.81	0.10	0.20	40	1.02	2.09	1.39	0.08	0.15	C91-95, D45-47
其他	Other	253	4.79	13.81	7.37	0.38	0.79	213	5.43	11.14	5.05	0.22	0.54	O&U
所有部位合计	All sites	5285	100.00	288.39	139.25	6.38	15.58	3922	100.00	205.08	88.09	3.93	9.37	All
所有部位除外皮肤	All sites exc. C44	5271	99.74	287.63	138.85	6.36	15.53	3907	99.62	204.29	87.75	3.91	9.34	All sites exc. C44

附表 3-48 法库县 2015 年癌症发病和死亡主要指标
Appendix Table 3-48 Incidence and mortality of cancer in Faku Xian, 2015

部位 Sites		男性 Male						女性 Female						ICD10
		病例数 No. cases	构成比 Freq./%	粗率 Crude rate/ 100 000⁻¹	世标率 ASR world/ 100 000⁻¹	累积率 Cum. Rate/%		病例数 No. cases	构成比 Freq./%	粗率 Crude rate/ 100 000⁻¹	世标率 ASR world/ 100 000⁻¹	累积率 Cum. Rate/%		
						0~64	0~74					0~64	0~74	
发病 Incidence														
口腔	Oral cavity & pharynx	15	1.92	6.55	3.89	0.13	0.70	9	1.57	4.11	1.93	0.11	0.23	C00-10,C12-14
鼻咽	Nasopharynx	5	0.64	2.18	1.90	0.15	0.15	3	0.52	1.37	0.71	0.09	0.09	C11
食管	Esophagus	115	14.72	50.24	26.78	1.84	3.13	20	3.48	9.13	4.28	0.20	0.54	C15
胃	Stomach	65	8.32	28.39	15.65	0.77	1.96	28	4.87	12.78	6.10	0.28	0.72	C16
结直肠	Colon-rectum	58	7.43	25.34	14.09	0.80	2.04	43	7.48	19.63	9.66	0.52	0.98	C18-21
肝脏	Liver	95	12.16	41.50	23.42	1.50	3.04	27	4.70	12.33	5.79	0.27	0.57	C22
胆囊	Gallbladder etc.	12	1.54	5.24	2.79	0.20	0.35	3	0.52	1.37	0.65	0.03	0.10	C23-24
胰腺	Pancreas	22	2.82	9.61	5.26	0.27	0.67	19	3.30	8.68	4.57	0.09	0.70	C25
喉	Larynx	21	2.69	9.17	5.01	0.39	0.64	2	0.35	0.91	0.50	0.00	0.07	C32
肺	Lung	237	30.35	103.53	55.47	2.88	6.63	177	30.78	80.82	40.14	2.06	4.56	C33-34
其他胸腔器官	Other thoracic organs	3	0.38	1.31	1.06	0.07	0.13	2	0.35	0.91	1.32	0.08	0.08	C37-38
骨	Bone	10	1.28	4.37	2.49	0.16	0.31	3	0.52	1.37	1.53	0.12	0.12	C40-41
皮肤黑色素瘤	Melanoma of skin	2	0.26	0.87	0.49	0.05	0.05	0	0.00	0.00	0.00	0.00	0.00	C43
乳腺	Breast	0	0.00	0.00	0.00	0.00	0.00	75	13.04	34.25	20.34	1.71	2.11	C50
子宫颈	Cervix	–	–	–	–	–	–	29	5.04	13.24	8.35	0.62	0.89	C53
子宫体	Uterus	–	–	–	–	–	–	31	5.39	14.15	7.95	0.74	0.89	C54-55
卵巢	Ovary	–	–	–	–	–	–	15	2.61	6.85	4.80	0.36	0.45	C56
前列腺	Prostate	16	2.05	6.99	3.41	0.14	0.34	–	–	–	–	–	–	C61
睾丸	Testis	1	0.13	0.44	0.75	0.04	0.04	–	–	–	–	–	–	C62
肾	Kidney	14	1.79	6.12	3.52	0.27	0.38	12	2.09	5.48	5.33	0.24	0.41	C64-66,68
膀胱	Bladder	17	2.18	7.43	4.74	0.20	0.66	8	1.39	3.65	2.04	0.05	0.38	C67
脑	Brain	35	4.48	15.29	9.60	0.61	0.99	31	5.39	14.15	8.53	0.55	0.93	C70-C72,D32-33,D42-43
甲状腺	Thyroid	4	0.51	1.75	1.62	0.11	0.15	13	2.26	5.94	3.30	0.25	0.36	C73
淋巴瘤	Lymphoma	5	0.64	2.18	1.90	0.13	0.13	4	0.70	1.83	1.93	0.14	0.14	C81-85,88,90,96
白血病	Leukemia	10	1.28	4.37	4.12	0.23	0.39	8	1.39	3.65	2.68	0.19	0.36	C91-95, D45-47
其他	Other	19	2.43	8.30	4.68	0.31	0.57	13	2.26	5.94	3.99	0.24	0.36	O&U
所有部位合计	All sites	781	100.00	341.17	192.63	11.26	23.46	575	100.00	262.55	146.41	8.93	15.93	All
所有部位除外皮肤	All sites exc. C44	779	99.74	340.30	192.14	11.23	23.39	575	100.00	262.55	146.41	8.93	15.93	All sites exc. C44
死亡 Mortality														
口腔	Oral cavity & pharynx	13	1.94	5.68	3.45	0.07	0.58	6	1.50	2.74	1.17	0.03	0.14	C00-10,C12-14
鼻咽	Nasopharynx	4	0.60	1.75	1.02	0.05	0.17	2	0.50	0.91	0.48	0.05	0.05	C11
食管	Esophagus	97	14.46	42.37	22.33	1.26	2.68	13	3.24	5.94	2.39	0.03	0.26	C15
胃	Stomach	59	8.79	25.77	13.84	0.62	1.78	26	6.48	11.87	5.71	0.24	0.69	C16
结直肠	Colon-rectum	42	6.26	18.35	10.17	0.55	1.33	18	4.49	8.22	3.90	0.11	0.48	C18-21
肝脏	Liver	93	13.86	40.63	22.35	1.14	2.90	27	6.73	12.33	6.30	0.44	0.64	C22
胆囊	Gallbladder etc.	12	1.79	5.24	2.73	0.18	0.32	3	0.75	1.37	0.62	0.00	0.07	C23-24
胰腺	Pancreas	21	3.13	9.17	5.03	0.21	0.71	16	3.99	7.31	4.15	0.10	0.74	C25
喉	Larynx	6	0.89	2.62	1.54	0.09	0.13	3	0.75	1.37	0.77	0.02	0.09	C32
肺	Lung	221	32.94	96.54	51.03	2.83	5.96	145	36.16	66.21	31.74	1.29	3.49	C33-34
其他胸腔器官	Other thoracic organs	2	0.30	0.87	0.55	0.03	0.03	3	0.75	1.37	0.76	0.05	0.09	C37-38
骨	Bone	16	2.38	6.99	3.67	0.22	0.45	3	0.75	1.37	0.71	0.06	0.10	C40-41
皮肤黑色素瘤	Melanoma of skin	1	0.15	0.44	0.25	0.03	0.03	1	0.25	0.46	0.24	0.03	0.03	C43
乳腺	Breast	0	0.00	0.00	0.00	0.00	0.00	44	10.97	20.09	11.58	1.08	1.28	C50
子宫颈	Cervix	–	–	–	–	–	–	9	2.24	4.11	2.25	0.18	0.22	C53
子宫体	Uterus	–	–	–	–	–	–	11	2.74	5.02	2.64	0.31	0.31	C54-55
卵巢	Ovary	–	–	–	–	–	–	9	2.24	4.11	2.35	0.15	0.34	C56
前列腺	Prostate	7	1.04	3.06	1.44	0.06	0.13	–	–	–	–	–	–	C61
睾丸	Testis	0	0.00	0.00	0.00	0.00	0.00	–	–	–	–	–	–	C62
肾	Kidney	6	0.89	2.62	1.36	0.08	0.15	7	1.75	3.20	1.99	0.09	0.21	C64-66,68
膀胱	Bladder	15	2.24	6.55	3.98	0.18	0.43	4	1.00	1.83	1.09	0.02	0.21	C67
脑	Brain	17	2.53	7.43	5.70	0.29	0.56	23	5.74	10.50	5.58	0.25	0.49	C70-C72,D32-33,D42-43
甲状腺	Thyroid	1	0.15	0.44	0.27	0.00	0.07	5	1.25	2.28	1.68	0.12	0.19	C73
淋巴瘤	Lymphoma	7	1.04	3.06	1.77	0.15	0.15	3	0.75	1.37	0.65	0.02	0.06	C81-85,88,90,96
白血病	Leukemia	12	1.79	5.24	3.97	0.32	0.39	9	2.24	4.11	2.80	0.23	0.27	C91-95, D45-47
其他	Other	19	2.83	8.30	5.45	0.30	0.64	11	2.74	5.02	3.06	0.18	0.25	O&U
所有部位合计	All sites	671	100.00	293.12	161.91	8.66	19.58	401	100.00	183.10	94.64	5.08	10.71	All
所有部位除外皮肤	All sites exc. C44	670	99.85	292.69	161.63	8.66	19.51	400	99.75	182.64	94.33	5.05	10.69	All sites exc. C44

附表 3-49 大连市 2015 年癌症发病和死亡主要指标
Appendix Table 3-49 Incidence and mortality of cancer in Dalian Shi, 2015

部位 Sites		男性 Male						女性 Female						ICD10
		病例数 No. cases	构成比 Freq. /%	粗率 Crude rate/ 100 000⁻¹	世标率 ASR world/ 100 000⁻¹	累积率 Cum. Rate/% 0~64	0~74	病例数 No. cases	构成比 Freq. /%	粗率 Crude rate/ 100 000⁻¹	世标率 ASR world/ 100 000⁻¹	累积率 Cum. Rate/% 0~64	0~74	
发病 Incidence														
口腔	Oral cavity & pharynx	112	1.91	9.59	4.93	0.39	0.53	37	0.66	3.09	1.58	0.12	0.17	C00-10,C12-14
鼻咽	Nasopharynx	23	0.39	1.97	1.26	0.10	0.13	8	0.14	0.67	0.43	0.03	0.06	C11
食管	Esophagus	175	2.98	14.98	7.55	0.49	0.94	19	0.34	1.59	0.60	0.01	0.07	C15
胃	Stomach	648	11.03	55.46	27.38	1.31	3.26	323	5.73	26.98	12.40	0.59	1.34	C16
结直肠	Colon-rectum	803	13.67	68.72	34.36	1.67	4.12	530	9.40	44.27	19.98	0.97	2.28	C18-21
肝脏	Liver	546	9.30	46.73	24.59	1.73	2.90	195	3.46	16.29	7.03	0.35	0.75	C22
胆囊	Gallbladder etc.	83	1.41	7.10	3.45	0.16	0.38	67	1.19	5.60	2.14	0.09	0.21	C23-24
胰腺	Pancreas	181	3.08	15.49	7.63	0.32	0.98	137	2.43	11.44	4.71	0.14	0.55	C25
喉	Larynx	70	1.19	5.99	3.13	0.24	0.38	3	0.05	0.25	0.08	0.00	0.00	C32
肺	Lung	1460	24.86	124.95	62.16	2.93	7.39	1053	18.68	87.95	40.99	2.37	4.82	C33-34
其他胸腔器官	Other thoracic organs	13	0.22	1.11	0.57	0.04	0.06	8	0.14	0.67	0.27	0.02	0.02	C37-38
骨	Bone	18	0.31	1.54	1.33	0.08	0.10	12	0.21	1.00	0.69	0.03	0.05	C40-41
皮肤黑色素瘤	Melanoma of skin	13	0.22	1.11	0.61	0.04	0.07	12	0.21	1.00	0.59	0.04	0.06	C43
乳腺	Breast	4	0.07	0.34	0.16	0.02	0.02	1030	18.27	86.03	49.53	3.90	5.45	C50
子宫颈	Cervix	–	–	–	–	–	–	254	4.51	21.21	12.55	1.05	1.31	C53
子宫体	Uterus	–	–	–	–	–	–	180	3.19	15.03	8.03	0.65	0.93	C54-55
卵巢	Ovary	–	–	–	–	–	–	137	2.43	11.44	6.35	0.50	0.70	C56
前列腺	Prostate	214	3.64	18.32	8.14	0.12	0.87	–	–	–	–	–	–	C61
睾丸	Testis	6	0.10	0.51	0.35	0.03	0.03	–	–	–	–	–	–	C62
肾	Kidney	300	5.11	25.68	13.82	0.93	1.62	141	2.50	11.78	5.72	0.35	0.72	C64-66,68
膀胱	Bladder	259	4.41	22.17	10.90	0.49	1.30	73	1.29	6.10	2.63	0.13	0.28	C67
脑	Brain	120	2.04	10.27	5.68	0.38	0.54	169	3.00	14.12	8.76	0.62	0.89	C70-C72,D32-33,D42-43
甲状腺	Thyroid	278	4.73	23.79	16.15	1.33	1.46	824	14.62	68.82	45.40	3.83	4.44	C73
淋巴瘤	Lymphoma	118	2.01	10.10	5.68	0.32	0.61	99	1.76	8.27	4.36	0.28	0.53	C81-85,88,90,96
白血病	Leukemia	122	2.08	10.44	7.68	0.40	0.68	83	1.47	6.93	4.81	0.28	0.48	C91-95, D45-47
其他	Other	307	5.23	26.27	14.00	0.74	1.53	244	4.33	20.38	10.22	0.49	1.09	O&U
所有部位合计	All sites	5873	100.00	502.64	261.49	14.26	29.90	5638	100.00	470.89	249.85	16.87	27.22	All
所有部位除外皮肤	All sites exc. C44	5789	98.57	495.45	257.88	14.09	29.47	5574	98.86	465.55	247.44	16.76	26.94	All sites exc. C44
死亡 Mortality														
口腔	Oral cavity & pharynx	81	2.15	6.93	3.35	0.22	0.40	17	0.73	1.42	0.58	0.03	0.08	C00-10,C12-14
鼻咽	Nasopharynx	14	0.37	1.20	0.67	0.02	0.09	5	0.21	0.42	0.26	0.02	0.03	C11
食管	Esophagus	162	4.30	13.86	6.76	0.46	0.76	13	0.56	1.09	0.38	0.00	0.03	C15
胃	Stomach	443	11.77	37.91	17.83	0.62	1.95	219	9.40	18.29	7.87	0.33	0.72	C16
结直肠	Colon-rectum	357	9.48	30.55	14.31	0.58	1.43	255	10.94	21.30	8.51	0.28	0.85	C18-21
肝脏	Liver	473	12.57	40.48	21.30	1.47	2.54	183	7.85	15.28	6.31	0.29	0.67	C22
胆囊	Gallbladder etc.	69	1.83	5.91	2.92	0.10	0.34	57	2.45	4.76	1.87	0.07	0.20	C23-24
胰腺	Pancreas	179	4.76	15.32	7.58	0.35	0.98	158	6.78	13.20	5.25	0.16	0.59	C25
喉	Larynx	30	0.80	2.57	1.20	0.05	0.14	2	0.09	0.17	0.05	0.00	0.00	C32
肺	Lung	1130	30.02	96.71	46.05	1.73	5.14	563	24.16	47.02	19.14	0.59	2.00	C33-34
其他胸腔器官	Other thoracic organs	10	0.27	0.86	0.66	0.03	0.06	8	0.34	0.67	0.20	0.01	0.01	C37-38
骨	Bone	15	0.40	1.28	0.96	0.05	0.10	8	0.34	0.67	0.65	0.03	0.04	C40-41
皮肤黑色素瘤	Melanoma of skin	9	0.24	0.77	0.35	0.02	0.04	4	0.17	0.33	0.13	0.01	0.01	C43
乳腺	Breast	2	0.05	0.17	0.10	0.01	0.01	225	9.66	18.79	8.94	0.62	0.90	C50
子宫颈	Cervix	–	–	–	–	–	–	72	3.09	6.01	3.35	0.27	0.36	C53
子宫体	Uterus	–	–	–	–	–	–	38	1.63	3.17	1.54	0.10	0.18	C54-55
卵巢	Ovary	–	–	–	–	–	–	87	3.73	7.27	3.59	0.21	0.43	C56
前列腺	Prostate	118	3.13	10.10	3.85	0.04	0.16	–	–	–	–	–	–	C61
睾丸	Testis	0	0.00	0.00	0.00	0.00	0.00	–	–	–	–	–	–	C62
肾	Kidney	109	2.90	9.33	4.44	0.16	0.41	52	2.23	4.34	1.78	0.07	0.18	C64-66,68
膀胱	Bladder	115	3.06	9.84	4.13	0.08	0.28	42	1.80	3.51	1.19	0.02	0.08	C67
脑	Brain	80	2.13	6.85	4.15	0.27	0.41	65	2.79	5.43	3.42	0.18	0.30	C70-C72,D32-33,D42-43
甲状腺	Thyroid	11	0.29	0.94	0.43	0.03	0.05	14	0.60	1.17	0.61	0.02	0.08	C73
淋巴瘤	Lymphoma	90	2.39	7.70	4.05	0.19	0.48	52	2.23	4.34	2.09	0.07	0.24	C81-85,88,90,96
白血病	Leukemia	87	2.31	7.45	3.93	0.21	0.37	52	2.23	4.34	2.43	0.09	0.25	C91-95, D45-47
其他	Other	180	4.78	15.41	8.20	0.38	0.76	139	5.97	11.61	5.61	0.22	0.46	O&U
所有部位合计	All sites	3764	100.00	322.14	157.23	7.05	16.88	2330	100.00	194.60	85.73	3.68	8.67	All
所有部位除外皮肤	All sites exc. C44	3747	99.55	320.69	156.50	7.02	16.80	2316	99.40	193.44	85.32	3.67	8.64	All sites exc. C44

Appendix Table 3-50　Incidence and mortality of cancer in Zhuanghe Shi, 2015

部位 Sites	男性 Male						女性 Female						ICD10
	病例数 No. cases	构成比 Freq./%	粗率 Crude rate/ $100\,000^{-1}$	世标率 ASR world/ $100\,000^{-1}$	累积率 Cum. Rate/% 0~64	0~74	病例数 No. cases	构成比 Freq./%	粗率 Crude rate/ $100\,000^{-1}$	世标率 ASR world/ $100\,000^{-1}$	累积率 Cum. Rate/% 0~64	0~74	
发病 Incidence													
口腔　Oral cavity & pharynx	20	1.08	4.42	2.84	0.13	0.35	9	0.57	2.00	1.12	0.09	0.09	C00-10,C12-14
鼻咽　Nasopharynx	8	0.43	1.77	0.95	0.09	0.09	4	0.25	0.89	0.50	0.05	0.05	C11
食管　Esophagus	60	3.23	13.27	6.16	0.33	0.81	14	0.88	3.11	1.12	0.04	0.10	C15
胃　Stomach	324	17.44	71.67	35.26	1.69	4.59	121	7.65	26.87	12.89	0.55	1.60	C16
结直肠　Colon-rectum	213	11.46	47.11	23.45	1.31	2.96	128	8.09	28.42	14.03	0.81	1.49	C18-21
肝脏　Liver	273	14.69	60.39	31.36	2.11	3.65	78	4.93	17.32	8.96	0.31	1.21	C22
胆囊　Gallbladder etc.	23	1.24	5.09	2.36	0.09	0.29	21	1.33	4.66	2.06	0.12	0.20	C23-24
胰腺　Pancreas	58	3.12	12.83	5.92	0.32	0.68	38	2.40	8.44	4.17	0.23	0.51	C25
喉　Larynx	22	1.18	4.87	2.38	0.14	0.33	1	0.06	0.22	0.15	0.01	0.01	C32
肺　Lung	431	23.20	95.34	44.53	2.49	5.08	298	18.84	66.17	31.97	1.75	3.92	C33-34
其他胸腔器官　Other thoracic organs	2	0.11	0.44	0.26	0.03	0.03	2	0.13	0.44	0.22	0.02	0.02	C37-38
骨　Bone	15	0.81	3.32	2.80	0.16	0.22	5	0.32	1.11	0.43	0.01	0.01	C40-41
皮肤黑色素瘤　Melanoma of skin	6	0.32	1.33	0.83	0.05	0.10	2	0.13	0.44	0.57	0.04	0.04	C43
乳腺　Breast	1	0.05	0.22	0.11	0.01	0.01	246	15.55	54.63	32.01	2.74	3.36	C50
子宫颈　Cervix	–	–	–	–	–	–	83	5.25	18.43	10.74	0.90	1.13	C53
子宫体　Uterus	–	–	–	–	–	–	62	3.92	13.77	7.69	0.66	0.85	C54-55
卵巢　Ovary	–	–	–	–	–	–	32	2.02	7.11	4.24	0.36	0.43	C56
前列腺　Prostate	35	1.88	7.74	3.15	0.08	0.25	–	–	–	–	–	–	C61
睾丸　Testis	1	0.05	0.22	0.14	0.01	0.01	–	–	–	–	–	–	C62
肾　Kidney	47	2.53	10.40	5.32	0.31	0.61	23	1.45	5.11	3.17	0.19	0.33	C64-66,68
膀胱　Bladder	82	4.41	18.14	8.67	0.41	1.12	25	1.58	5.55	2.41	0.11	0.27	C67
脑　Brain	40	2.15	8.85	6.04	0.45	0.57	43	2.72	9.55	6.09	0.41	0.61	C70-C72,D32-33,D42-43
甲状腺　Thyroid	51	2.74	11.28	8.06	0.65	0.73	243	15.36	53.96	35.11	3.00	3.32	C73
淋巴瘤　Lymphoma	35	1.88	7.74	5.07	0.29	0.58	20	1.26	4.44	2.74	0.22	0.29	C81-85,88,90,96
白血病　Leukemia	29	1.56	6.41	4.73	0.29	0.42	25	1.58	5.55	4.83	0.28	0.44	C91-95, D45-47
其他　Other	82	4.41	18.14	10.65	0.59	1.02	59	3.73	13.10	6.80	0.44	0.81	O&U
所有部位合计　All sites	1858	100.00	410.98	211.04	12.03	24.49	1582	100.00	351.29	194.02	13.33	21.08	All
所有部位除外皮肤　All sites exc. C44	1844	99.25	407.89	209.41	11.94	24.34	1569	99.18	348.41	192.72	13.26	20.96	All sites exc. C44
死亡 Mortality													
口腔　Oral cavity & pharynx	9	0.72	1.99	1.08	0.09	0.12	2	0.26	0.44	0.13	0.00	0.00	C00-10,C12-14
鼻咽　Nasopharynx	3	0.24	0.66	0.34	0.04	0.04	2	0.26	0.44	0.23	0.01	0.03	C11
食管　Esophagus	44	3.51	9.73	4.54	0.16	0.56	10	1.28	2.22	0.81	0.01	0.07	C15
胃　Stomach	190	15.18	42.03	18.35	0.62	1.92	76	9.71	16.88	7.32	0.32	0.78	C16
结直肠　Colon-rectum	87	6.95	19.24	8.61	0.35	0.90	72	9.20	15.99	7.01	0.33	0.66	C18-21
肝脏　Liver	235	18.77	51.98	26.89	1.73	3.26	94	12.01	20.87	10.01	0.42	1.26	C22
胆囊　Gallbladder etc.	20	1.60	4.42	1.88	0.05	0.14	17	2.17	3.77	1.52	0.05	0.13	C23-24
胰腺　Pancreas	53	4.23	11.72	5.36	0.24	0.65	29	3.70	6.44	3.30	0.15	0.47	C25
喉　Larynx	7	0.56	1.55	0.77	0.04	0.09	1	0.13	0.22	0.15	0.01	0.01	C32
肺　Lung	380	30.35	84.05	38.85	1.66	4.57	246	31.42	54.63	24.66	1.06	2.86	C33-34
其他胸腔器官　Other thoracic organs	3	0.24	0.66	0.39	0.03	0.05	4	0.51	0.89	0.38	0.04	0.04	C37-38
骨　Bone	9	0.72	1.99	0.94	0.04	0.11	8	1.02	1.78	0.69	0.03	0.05	C40-41
皮肤黑色素瘤　Melanoma of skin	2	0.16	0.44	0.19	0.00	0.02	2	0.26	0.44	0.23	0.03	0.03	C43
乳腺　Breast	1	0.08	0.22	0.13	0.00	0.02	47	6.00	10.44	5.07	0.38	0.52	C50
子宫颈　Cervix	–	–	–	–	–	–	24	3.07	5.33	2.88	0.21	0.34	C53
子宫体　Uterus	–	–	–	–	–	–	15	1.92	3.33	1.39	0.10	0.12	C54-55
卵巢　Ovary	–	–	–	–	–	–	28	3.58	6.22	3.12	0.21	0.38	C56
前列腺　Prostate	14	1.12	3.10	1.20	0.01	0.10	–	–	–	–	–	–	C61
睾丸　Testis	0	0.00	0.00	0.00	0.00	0.00	–	–	–	–	–	–	C62
肾　Kidney	13	1.04	2.88	1.28	0.08	0.14	12	1.53	2.66	1.34	0.05	0.20	C64-66,68
膀胱　Bladder	32	2.56	7.08	2.92	0.05	0.35	11	1.40	2.44	0.78	0.01	0.03	C67
脑　Brain	33	2.64	7.30	5.58	0.33	0.51	20	2.55	4.44	2.99	0.14	0.30	C70-C72,D32-33,D42-43
甲状腺　Thyroid	1	0.08	0.22	0.12	0.01	0.01	3	0.38	0.67	0.33	0.04	0.04	C73
淋巴瘤　Lymphoma	20	1.60	4.42	2.52	0.15	0.38	2	0.26	0.44	0.31	0.03	0.03	C81-85,88,90,96
白血病　Leukemia	26	2.08	5.75	3.89	0.22	0.41	12	1.53	2.66	1.39	0.10	0.15	C91-95, D45-47
其他　Other	70	5.59	15.48	9.39	0.47	0.86	46	5.87	10.21	4.62	0.20	0.50	O&U
所有部位合计　All sites	1252	100.00	276.94	135.23	6.36	15.22	783	100.00	173.87	80.67	3.93	9.02	All
所有部位除外皮肤　All sites exc. C44	1246	99.52	275.61	134.61	6.33	15.19	776	99.11	172.32	80.08	3.92	8.98	All sites exc. C44

部位 Sites		男性 Male						女性 Female						ICD10
		病例数 No. cases	构成比 Freq. /%	粗率 Crude rate/ 100 000⁻¹	世标率 ASR world/ 100 000⁻¹	累积率 Cum. Rate/%		病例数 No. cases	构成比 Freq. /%	粗率 Crude rate/ 100 000⁻¹	世标率 ASR world/ 100 000⁻¹	累积率 Cum. Rate/%		
						0~64	0~74					0~64	0~74	
发病 Incidence														
口腔	Oral cavity & pharynx	58	1.87	7.80	3.77	0.28	0.39	19	0.71	2.49	1.18	0.06	0.11	C00-10,C12-14
鼻咽	Nasopharynx	22	0.71	2.96	1.70	0.14	0.18	7	0.26	0.92	0.39	0.03	0.04	C11
食管	Esophagus	136	4.39	18.30	8.74	0.51	1.12	26	0.97	3.41	1.34	0.05	0.11	C15
胃	Stomach	269	8.69	36.20	16.76	0.91	1.98	116	4.33	15.22	6.65	0.36	0.74	C16
结直肠	Colon-rectum	482	15.56	64.86	30.46	1.64	3.78	342	12.76	44.87	19.03	0.92	2.26	C18-21
肝脏	Liver	318	10.27	42.79	20.74	1.39	2.36	102	3.80	13.38	5.33	0.25	0.65	C22
胆囊	Gallbladder etc.	71	2.29	9.55	4.27	0.17	0.45	59	2.20	7.74	3.01	0.10	0.37	C23-24
胰腺	Pancreas	95	3.07	12.78	6.15	0.32	0.70	66	2.46	8.66	3.48	0.15	0.48	C25
喉	Larynx	46	1.49	6.19	3.09	0.18	0.37	4	0.15	0.52	0.18	0.01	0.01	C32
肺	Lung	858	27.70	115.45	53.75	2.59	6.74	519	19.36	68.10	27.40	0.97	3.30	C33-34
其他胸腔器官	Other thoracic organs	15	0.48	2.02	0.95	0.04	0.10	14	0.52	1.84	1.02	0.07	0.08	C37-38
骨	Bone	23	0.74	3.09	1.65	0.08	0.11	13	0.48	1.71	0.86	0.05	0.10	C40-41
皮肤黑色素瘤	Melanoma of skin	4	0.13	0.54	0.22	0.00	0.02	2	0.07	0.26	0.11	0.00	0.02	C43
乳腺	Breast	7	0.23	0.94	0.49	0.02	0.05	552	20.59	72.43	37.54	3.14	4.02	C50
子宫颈	Cervix	-	-	-	-	-	-	166	6.19	21.78	11.36	1.01	1.13	C53
子宫体	Uterus	-	-	-	-	-	-	122	4.55	16.01	7.95	0.65	0.91	C54-55
卵巢	Ovary	-	-	-	-	-	-	89	3.32	11.68	5.54	0.39	0.62	C56
前列腺	Prostate	75	2.42	10.09	4.14	0.09	0.37	-	-	-	-	-	-	C61
睾丸	Testis	4	0.13	0.54	0.39	0.03	0.04	-	-	-	-	-	-	C62
肾	Kidney	104	3.36	13.99	7.50	0.42	0.80	59	2.20	7.74	3.38	0.16	0.39	C64-66,68
膀胱	Bladder	145	4.68	19.51	8.92	0.38	1.08	30	1.12	3.94	1.47	0.06	0.11	C67
脑	Brain	68	2.20	9.15	5.42	0.31	0.51	77	2.87	10.10	5.84	0.41	0.56	C70-C72,D32-33,D42-43
甲状腺	Thyroid	26	0.84	3.50	2.34	0.17	0.20	91	3.39	11.94	7.21	0.61	0.71	C73
淋巴瘤	Lymphoma	69	2.23	9.28	4.88	0.30	0.57	55	2.05	7.22	3.55	0.24	0.40	C81-85,88,90,96
白血病	Leukemia	65	2.10	8.75	5.12	0.33	0.51	42	1.57	5.51	3.04	0.10	0.36	C91-95, D45-47
其他	Other	137	4.42	18.44	9.03	0.59	0.97	109	4.07	14.30	7.15	0.40	0.71	O&U
所有部位合计	All sites	3097	100.00	416.74	200.47	10.91	23.42	2681	100.00	351.77	164.00	10.22	18.20	All
所有部位除外皮肤	All sites exc. C44	3069	99.10	412.97	198.75	10.80	23.23	2663	99.33	349.41	163.16	10.18	18.14	All sites exc. C44
死亡 Mortality														
口腔	Oral cavity & pharynx	49	2.04	6.59	3.03	0.21	0.37	6	0.37	0.79	0.31	0.01	0.02	C00-10,C12-14
鼻咽	Nasopharynx	8	0.33	1.08	0.62	0.02	0.10	4	0.25	0.52	0.23	0.01	0.04	C11
食管	Esophagus	123	5.11	16.55	7.48	0.47	0.90	22	1.36	2.89	1.04	0.03	0.08	C15
胃	Stomach	197	8.19	26.51	11.67	0.51	1.29	93	5.75	12.20	4.90	0.23	0.50	C16
结直肠	Colon-rectum	247	10.27	33.24	14.72	0.59	1.50	161	9.95	21.12	8.37	0.34	0.85	C18-21
肝脏	Liver	321	13.35	43.19	21.00	1.35	2.46	120	7.42	15.75	6.00	0.23	0.68	C22
胆囊	Gallbladder etc.	53	2.20	7.13	3.31	0.10	0.40	50	3.09	6.56	2.47	0.09	0.26	C23-24
胰腺	Pancreas	87	3.62	11.71	5.75	0.23	0.76	69	4.26	9.05	3.60	0.16	0.44	C25
喉	Larynx	26	1.08	3.50	1.58	0.08	0.21	7	0.43	0.92	0.29	0.00	0.01	C32
肺	Lung	798	33.18	107.38	49.10	2.15	6.05	498	30.78	65.34	25.23	0.76	2.87	C33-34
其他胸腔器官	Other thoracic organs	15	0.62	2.02	1.31	0.07	0.12	6	0.37	0.79	0.37	0.02	0.02	C37-38
骨	Bone	31	1.29	4.17	1.85	0.07	0.16	20	1.24	2.62	1.11	0.06	0.15	C40-41
皮肤黑色素瘤	Melanoma of skin	7	0.29	0.94	0.50	0.03	0.07	5	0.31	0.66	0.22	0.00	0.02	C43
乳腺	Breast	1	0.04	0.13	0.05	0.01	0.01	142	8.78	18.63	8.35	0.52	0.91	C50
子宫颈	Cervix	-	-	-	-	-	-	51	3.15	6.69	3.17	0.23	0.33	C53
子宫体	Uterus	-	-	-	-	-	-	30	1.85	3.94	2.19	0.15	0.23	C54-55
卵巢	Ovary	-	-	-	-	-	-	79	4.88	10.37	4.76	0.30	0.58	C56
前列腺	Prostate	53	2.20	7.13	2.78	0.04	0.18	-	-	-	-	-	-	C61
睾丸	Testis	1	0.04	0.13	0.09	0.00	0.02	-	-	-	-	-	-	C62
肾	Kidney	44	1.83	5.92	2.82	0.13	0.21	27	1.67	3.54	1.30	0.03	0.10	C64-66,68
膀胱	Bladder	72	2.99	9.69	4.18	0.09	0.43	18	1.11	2.36	0.84	0.01	0.05	C67
脑	Brain	66	2.74	8.88	4.80	0.24	0.48	55	3.40	7.22	4.23	0.27	0.38	C70-C72,D32-33,D42-43
甲状腺	Thyroid	3	0.12	0.40	0.16	0.01	0.01	9	0.56	1.18	0.52	0.01	0.07	C73
淋巴瘤	Lymphoma	55	2.29	7.40	3.72	0.17	0.40	38	2.35	4.99	2.20	0.10	0.27	C81-85,88,90,96
白血病	Leukemia	55	2.29	7.40	5.34	0.33	0.50	44	2.72	5.77	3.89	0.17	0.41	C91-95, D45-47
其他	Other	93	3.87	12.51	6.44	0.36	0.79	64	3.96	8.40	3.59	0.16	0.39	O&U
所有部位合计	All sites	2405	100.00	323.62	152.28	7.24	17.40	1618	100.00	212.30	89.16	3.89	9.66	All
所有部位除外皮肤	All sites exc. C44	2393	99.50	322.01	151.46	7.21	17.27	1605	99.20	210.59	88.48	3.88	9.58	All sites exc. C44

部位 Sites		男性 Male						女性 Female						ICD10
		病例数 No. cases	构成比 Freq. /%	粗率 Crude rate/ 100 000⁻¹	世标率 ASR world/ 100 000⁻¹	累积率 Cum. Rate/%		病例数 No. cases	构成比 Freq. /%	粗率 Crude rate/ 100 000⁻¹	世标率 ASR world/ 100 000⁻¹	累积率 Cum. Rate/%		
						0~64	0~74					0~64	0~74	
发病 Incidence														
口腔	Oral cavity & pharynx	42	2.68	9.16	5.60	0.44	0.64	11	0.82	2.34	1.15	0.04	0.15	C00-10,C12-14
鼻咽	Nasopharynx	9	0.57	1.96	1.42	0.11	0.17	6	0.45	1.28	0.74	0.07	0.09	C11
食管	Esophagus	100	6.38	21.81	12.18	1.00	1.41	13	0.96	2.77	1.39	0.03	0.14	C15
胃	Stomach	158	10.08	34.46	21.24	1.39	2.72	83	6.16	17.66	9.10	0.45	1.07	C16
结直肠	Colon-rectum	215	13.71	46.89	26.86	1.71	3.01	175	12.98	37.23	20.19	1.28	2.22	C18-21
肝脏	Liver	195	12.44	42.53	25.21	1.72	3.25	62	4.60	13.19	7.14	0.43	0.76	C22
胆囊	Gallbladder etc.	19	1.21	4.14	2.85	0.16	0.29	29	2.15	6.17	2.92	0.12	0.30	C23-24
胰腺	Pancreas	55	3.51	11.99	7.45	0.46	0.90	44	3.26	9.36	4.88	0.32	0.50	C25
喉	Larynx	32	2.04	6.98	3.96	0.22	0.56	2	0.15	0.43	0.25	0.02	0.02	C32
肺	Lung	440	28.06	95.96	57.19	3.29	6.69	264	19.58	56.16	29.95	1.35	3.33	C33-34
其他胸腔器官	Other thoracic organs	8	0.51	1.74	1.02	0.06	0.12	3	0.22	0.64	0.30	0.02	0.02	C37-38
骨	Bone	10	0.64	2.18	1.23	0.07	0.10	7	0.52	1.49	0.72	0.02	0.08	C40-41
皮肤黑色素瘤	Melanoma of skin	1	0.06	0.22	0.08	0.00	0.00	0	0.00	0.00	0.00	0.00	0.00	C43
乳腺	Breast	1	0.06	0.22	0.20	0.00	0.03	240	17.80	51.06	29.56	2.47	3.22	C50
子宫颈	Cervix	–	–	–	–	–	–	129	9.57	27.44	15.40	1.30	1.67	C53
子宫体	Uterus	–	–	–	–	–	–	48	3.56	10.21	5.38	0.48	0.61	C54-55
卵巢	Ovary	–	–	–	–	–	–	53	3.93	11.28	6.09	0.45	0.61	C56
前列腺	Prostate	32	2.04	6.98	4.33	0.12	0.60	–	–	–	–	–	–	C61
睾丸	Testis	2	0.13	0.44	0.21	0.02	0.02	–	–	–	–	–	–	C62
肾	Kidney	39	2.49	8.51	5.11	0.31	0.59	29	2.15	6.17	3.17	0.22	0.32	C64-66,68
膀胱	Bladder	63	4.02	13.74	8.75	0.52	1.07	16	1.19	3.40	1.96	0.09	0.22	C67
脑	Brain	15	0.96	3.27	1.88	0.13	0.19	13	0.96	2.77	2.01	0.18	0.18	C70-C72,D32-33,D42-43
甲状腺	Thyroid	11	0.70	2.40	1.55	0.14	0.17	37	2.74	7.87	5.11	0.39	0.50	C73
淋巴瘤	Lymphoma	41	2.61	8.94	5.86	0.41	0.65	26	1.93	5.53	3.45	0.32	0.37	C81-85,88,90,96
白血病	Leukemia	25	1.59	5.45	4.23	0.19	0.40	16	1.19	3.40	2.96	0.14	0.27	C91-95, D45-47
其他	Other	55	3.51	11.99	6.55	0.38	0.69	42	3.12	8.93	5.55	0.34	0.66	O&U
所有部位合计	All sites	1568	100.00	341.96	204.97	12.83	24.27	1348	100.00	286.77	159.37	10.55	17.31	All
所有部位除外皮肤	All sites exc. C44	1553	99.04	338.69	203.22	12.76	24.11	1335	99.04	284.00	157.50	10.44	17.10	All sites exc. C44
死亡 Mortality														
口腔	Oral cavity & pharynx	16	1.26	3.49	2.08	0.19	0.26	5	0.65	1.06	0.51	0.01	0.06	C00-10,C12-14
鼻咽	Nasopharynx	10	0.79	2.18	1.32	0.11	0.15	1	0.13	0.21	0.18	0.02	0.02	C11
食管	Esophagus	90	7.07	19.63	11.23	0.81	1.25	9	1.17	1.91	0.96	0.02	0.07	C15
胃	Stomach	125	9.82	27.26	16.80	0.88	1.89	62	8.09	13.19	6.65	0.23	0.62	C16
结直肠	Colon-rectum	110	8.64	23.99	14.56	0.55	1.61	99	12.92	21.06	10.81	0.42	0.91	C18-21
肝脏	Liver	220	17.28	47.98	28.19	1.88	3.52	54	7.05	11.49	6.00	0.36	0.61	C22
胆囊	Gallbladder etc.	19	1.49	4.14	2.53	0.11	0.31	23	3.00	4.89	2.27	0.09	0.19	C23-24
胰腺	Pancreas	48	3.77	10.47	6.61	0.44	0.81	47	6.14	10.00	5.30	0.30	0.56	C25
喉	Larynx	10	0.79	2.18	1.20	0.09	0.16	2	0.26	0.43	0.15	0.00	0.00	C32
肺	Lung	427	33.54	93.12	55.19	2.39	6.32	234	30.55	49.78	25.05	1.04	2.91	C33-34
其他胸腔器官	Other thoracic organs	6	0.47	1.31	0.84	0.06	0.10	4	0.52	0.85	0.37	0.04	0.04	C37-38
骨	Bone	9	0.71	1.96	1.37	0.09	0.16	5	0.65	1.06	0.68	0.00	0.08	C40-41
皮肤黑色素瘤	Melanoma of skin	2	0.16	0.44	0.19	0.01	0.01	1	0.13	0.21	0.07	0.00	0.00	C43
乳腺	Breast	1	0.08	0.22	0.10	0.01	0.01	55	7.18	11.70	6.79	0.57	0.70	C50
子宫颈	Cervix	–	–	–	–	–	–	34	4.44	7.23	3.83	0.30	0.38	C53
子宫体	Uterus	–	–	–	–	–	–	13	1.70	2.77	1.62	0.19	0.19	C54-55
卵巢	Ovary	–	–	–	–	–	–	33	4.31	7.02	3.31	0.21	0.29	C56
前列腺	Prostate	24	1.89	5.23	2.69	0.07	0.18	–	–	–	–	–	–	C61
睾丸	Testis	0	0.00	0.00	0.00	0.00	0.00	–	–	–	–	–	–	C62
肾	Kidney	23	1.81	5.02	2.81	0.08	0.28	18	2.35	3.83	1.77	0.09	0.12	C64-66,68
膀胱	Bladder	24	1.89	5.23	3.01	0.11	0.24	6	0.78	1.28	0.49	0.01	0.04	C67
脑	Brain	16	1.26	3.49	1.87	0.09	0.12	14	1.83	2.98	3.01	0.18	0.23	C70-C72,D32-33,D42-43
甲状腺	Thyroid	7	0.55	1.53	0.83	0.04	0.11	4	0.52	0.85	0.43	0.03	0.03	C73
淋巴瘤	Lymphoma	21	1.65	4.58	2.71	0.21	0.21	7	0.91	1.49	0.86	0.09	0.12	C81-85,88,90,96
白血病	Leukemia	21	1.65	4.58	2.77	0.17	0.32	15	1.96	3.19	1.75	0.11	0.19	C91-95, D45-47
其他	Other	44	3.46	9.60	5.42	0.30	0.54	21	2.74	4.47	2.30	0.10	0.23	O&U
所有部位合计	All sites	1273	100.00	277.62	164.34	8.66	18.57	766	100.00	162.96	85.16	4.39	8.57	All
所有部位除外皮肤	All sites exc. C44	1269	99.69	276.75	163.92	8.65	18.56	763	99.61	162.32	84.79	4.39	8.54	All sites exc. C44

附表 3-53 丹东市 2015 年癌症发病和死亡主要指标
Appendix Table 3-53 Incidence and mortality of cancer in Dandong Shi,2015

部位 Sites		男性 Male						女性 Female						ICD10
		病例数 No. cases	构成比 Freq. /%	粗率 Crude rate/ 100 000⁻¹	世标率 ASR world/ 100 000⁻¹	累积率 Cum. Rate/%		病例数 No. cases	构成比 Freq. /%	粗率 Crude rate/ 100 000⁻¹	世标率 ASR world/ 100 000⁻¹	累积率 Cum. Rate/%		
						0~64	0~74					0~64	0~74	
发病 Incidence														
口腔	Oral cavity & pharynx	21	1.40	5.60	2.62	0.12	0.31	12	0.92	3.07	1.36	0.07	0.18	C00-10,C12-14
鼻咽	Nasopharynx	9	0.60	2.40	1.73	0.09	0.17	3	0.23	0.77	0.37	0.03	0.05	C11
食管	Esophagus	43	2.87	11.48	5.31	0.40	0.69	9	0.69	2.31	0.95	0.05	0.10	C15
胃	Stomach	229	15.30	61.11	28.76	1.65	3.52	103	7.86	26.39	11.06	0.44	1.14	C16
结直肠	Colon-rectum	195	13.03	52.04	24.19	1.06	2.85	167	12.75	42.78	18.96	0.93	2.24	C18-21
肝脏	Liver	200	13.36	53.37	25.87	1.55	3.00	80	6.11	20.49	8.88	0.47	1.00	C22
胆囊	Gallbladder etc.	28	1.87	7.47	3.15	0.14	0.30	27	2.06	6.92	2.70	0.10	0.28	C23-24
胰腺	Pancreas	51	3.41	13.61	6.71	0.24	0.92	41	3.13	10.50	4.68	0.25	0.54	C25
喉	Larynx	21	1.40	5.60	2.81	0.13	0.46	2	0.15	0.51	0.18	0.01	0.01	C32
肺	Lung	359	23.98	95.81	45.24	2.19	5.36	228	17.40	58.41	23.83	1.05	2.49	C33-34
其他胸腔器官	Other thoracic organs	7	0.47	1.87	0.95	0.02	0.12	4	0.31	1.02	0.41	0.02	0.02	C37-38
骨	Bone	8	0.53	2.13	1.64	0.08	0.15	9	0.69	2.31	1.74	0.12	0.19	C40-41
皮肤黑色素瘤	Melanoma of skin	0	0.00	0.00	0.00	0.00	0.00	1	0.08	0.26	0.12	0.01	0.01	C43
乳腺	Breast	3	0.20	0.80	0.33	0.03	0.03	259	19.77	66.35	35.44	2.73	3.71	C50
子宫颈	Cervix	–	–	–	–	–	–	57	4.35	14.60	7.55	0.65	0.74	C53
子宫体	Uterus	–	–	–	–	–	–	42	3.21	10.76	4.82	0.47	0.52	C54-55
卵巢	Ovary	–	–	–	–	–	–	37	2.82	9.48	4.96	0.35	0.59	C56
前列腺	Prostate	61	4.07	16.28	6.78	0.07	0.63	–	–	–	–	–	–	C61
睾丸	Testis	3	0.20	0.80	0.58	0.05	0.05	–	–	–	–	–	–	C62
肾	Kidney	46	3.07	12.28	5.97	0.29	0.70	44	3.36	11.27	5.14	0.24	0.72	C64-66,68
膀胱	Bladder	82	5.48	21.88	10.25	0.39	1.08	21	1.60	5.38	2.37	0.08	0.31	C67
脑	Brain	34	2.27	9.07	4.68	0.29	0.57	32	2.44	8.20	4.58	0.30	0.43	C70-C72,D32-33,D42-43
甲状腺	Thyroid	12	0.80	3.20	1.99	0.12	0.22	27	2.06	6.92	3.89	0.32	0.38	C73
淋巴瘤	Lymphoma	11	0.73	2.94	1.58	0.06	0.22	11	0.84	2.82	1.40	0.07	0.22	C81-85,88,90,96
白血病	Leukemia	9	0.60	2.40	1.95	0.12	0.19	8	0.61	2.05	1.70	0.07	0.12	C91-95, D45-47
其他	Other	65	4.34	17.35	8.94	0.39	1.22	86	6.56	22.03	10.12	0.57	1.06	O&U
所有部位合计	All sites	1497	100.00	399.51	192.03	9.47	22.76	1310	100.00	335.59	157.20	9.40	17.06	All
所有部位除外皮肤	All sites exc. C44	1482	99.00	395.51	190.03	9.37	22.47	1299	99.16	332.77	156.03	9.35	16.94	All sites exc. C44
死亡 Mortality														
口腔	Oral cavity & pharynx	16	1.60	4.27	1.94	0.12	0.22	7	0.94	1.79	0.79	0.04	0.09	C00-10,C12-14
鼻咽	Nasopharynx	8	0.80	2.13	1.04	0.08	0.11	1	0.13	0.26	0.15	0.00	0.02	C11
食管	Esophagus	36	3.59	9.61	4.47	0.33	0.56	6	0.81	1.54	0.52	0.00	0.03	C15
胃	Stomach	137	13.67	36.56	16.97	0.71	2.05	68	9.18	17.42	7.59	0.35	0.88	C16
结直肠	Colon-rectum	92	9.18	24.55	10.80	0.37	1.07	84	11.34	21.52	8.59	0.40	0.90	C18-21
肝脏	Liver	179	17.86	47.77	22.96	1.32	2.77	69	9.31	17.68	7.57	0.37	0.79	C22
胆囊	Gallbladder etc.	18	1.80	4.80	2.07	0.03	0.22	23	3.10	5.89	2.36	0.10	0.22	C23-24
胰腺	Pancreas	45	4.49	12.01	5.83	0.22	0.77	34	4.59	8.71	3.78	0.17	0.40	C25
喉	Larynx	7	0.70	1.87	0.80	0.06	0.09	3	0.40	0.77	0.25	0.00	0.03	C32
肺	Lung	305	30.44	81.40	37.67	1.59	4.26	199	26.86	50.98	20.22	0.85	2.01	C33-34
其他胸腔器官	Other thoracic organs	2	0.20	0.53	0.25	0.00	0.04	1	0.13	0.26	0.09	0.00	0.00	C37-38
骨	Bone	5	0.50	1.33	0.73	0.03	0.10	8	1.08	2.05	0.92	0.08	0.11	C40-41
皮肤黑色素瘤	Melanoma of skin	0	0.00	0.00	0.00	0.00	0.00	0	0.00	0.00	0.00	0.00	0.00	C43
乳腺	Breast	2	0.20	0.53	0.21	0.01	0.01	73	9.85	18.70	8.64	0.66	0.82	C50
子宫颈	Cervix	–	–	–	–	–	–	32	4.32	8.20	3.97	0.28	0.39	C53
子宫体	Uterus	–	–	–	–	–	–	7	0.94	1.79	0.81	0.04	0.12	C54-55
卵巢	Ovary	–	–	–	–	–	–	31	4.18	7.94	3.90	0.26	0.46	C56
前列腺	Prostate	29	2.89	7.74	3.21	0.03	0.31	–	–	–	–	–	–	C61
睾丸	Testis	1	0.10	0.27	0.19	0.02	0.02	–	–	–	–	–	–	C62
肾	Kidney	18	1.80	4.80	2.18	0.11	0.14	13	1.75	3.33	1.41	0.01	0.19	C64-66,68
膀胱	Bladder	34	3.39	9.07	4.20	0.07	0.35	12	1.62	3.07	1.13	0.00	0.09	C67
脑	Brain	21	2.10	5.60	2.96	0.21	0.31	25	3.37	6.40	4.21	0.23	0.42	C70-C72,D32-33,D42-43
甲状腺	Thyroid	4	0.40	1.07	0.54	0.03	0.09	4	0.54	1.02	0.47	0.02	0.06	C73
淋巴瘤	Lymphoma	6	0.60	1.60	0.78	0.02	0.13	7	0.94	1.79	0.72	0.04	0.10	C81-85,88,90,96
白血病	Leukemia	3	0.30	0.80	0.35	0.02	0.05	2	0.27	0.51	0.98	0.04	0.04	C91-95, D45-47
其他	Other	34	3.39	9.07	4.59	0.20	0.55	32	4.32	8.20	3.60	0.15	0.37	O&U
所有部位合计	All sites	1002	100.00	267.41	124.73	5.57	14.22	741	100.00	189.82	82.68	4.10	8.54	All
所有部位除外皮肤	All sites exc. C44	1002	100.00	267.41	124.73	5.57	14.22	739	99.73	189.31	82.51	4.08	8.52	All sites exc. C44

部位 Sites		男性 Male						女性 Female						ICD10
		病例数 No. cases	构成比 Freq. /%	粗率 Crude rate/ 100 000⁻¹	世标率 ASR world/ 100 000⁻¹	累积率 Cum. Rate/% 0~64	0~74	病例数 No. cases	构成比 Freq. /%	粗率 Crude rate/ 100 000⁻¹	世标率 ASR world/ 100 000⁻¹	累积率 Cum. Rate/% 0~64	0~74	
发病 Incidence														
口腔	Oral cavity & pharynx	9	0.81	2.95	1.87	0.16	0.16	4	0.46	1.33	0.55	0.00	0.03	C00-10,C12-14
鼻咽	Nasopharynx	15	1.34	4.92	2.55	0.21	0.29	2	0.23	0.66	0.56	0.03	0.03	C11
食管	Esophagus	31	2.78	10.16	5.23	0.32	0.63	4	0.46	1.33	0.69	0.04	0.07	C15
胃	Stomach	198	17.73	64.88	33.49	1.77	4.00	79	9.10	26.18	13.89	0.85	1.68	C16
结直肠	Colon-rectum	121	10.83	39.65	21.31	0.99	2.75	105	12.10	34.79	18.38	0.90	2.27	C18-21
肝脏	Liver	193	17.28	63.24	33.08	2.38	3.78	87	10.02	28.83	14.34	0.56	1.68	C22
胆囊	Gallbladder etc.	10	0.90	3.28	1.60	0.02	0.15	6	0.69	1.99	0.91	0.06	0.09	C23-24
胰腺	Pancreas	37	3.31	12.12	6.00	0.29	0.65	20	2.30	6.63	3.16	0.21	0.32	C25
喉	Larynx	11	0.98	3.60	1.83	0.14	0.22	0	0.00	0.00	0.00	0.00	0.00	C32
肺	Lung	296	26.50	97.00	50.08	2.67	5.89	177	20.39	58.65	29.13	1.38	3.46	C33-34
其他胸腔器官	Other thoracic organs	9	0.81	2.95	1.93	0.06	0.26	6	0.69	1.99	1.41	0.10	0.13	C37-38
骨	Bone	9	0.81	2.95	1.41	0.11	0.11	5	0.58	1.66	0.83	0.09	0.09	C40-41
皮肤黑色素瘤	Melanoma of skin	1	0.09	0.33	0.16	0.02	0.02	1	0.12	0.33	0.22	0.00	0.05	C43
乳腺	Breast	2	0.18	0.66	0.52	0.05	0.05	136	15.67	45.07	26.28	2.19	2.86	C50
子宫颈	Cervix	–	–	–	–	–	–	46	5.30	15.24	8.30	0.66	0.97	C53
子宫体	Uterus	–	–	–	–	–	–	24	2.76	7.95	4.30	0.36	0.54	C54-55
卵巢	Ovary	–	–	–	–	–	–	32	3.69	10.60	6.11	0.48	0.66	C56
前列腺	Prostate	13	1.16	4.26	2.03	0.04	0.23	–	–	–	–	–	–	C61
睾丸	Testis	3	0.27	0.98	0.51	0.02	0.07	–	–	–	–	–	–	C62
肾	Kidney	19	1.70	6.23	3.42	0.23	0.46	17	1.96	5.63	2.95	0.13	0.38	C64-66,68
膀胱	Bladder	42	3.76	13.76	7.07	0.37	0.70	12	1.38	3.98	2.00	0.06	0.26	C67
脑	Brain	25	2.24	8.19	5.79	0.35	0.62	21	2.42	6.96	4.07	0.25	0.45	C70-C72,D32-33,D42-43
甲状腺	Thyroid	13	1.16	4.26	2.67	0.22	0.22	28	3.23	9.28	6.37	0.52	0.55	C73
淋巴瘤	Lymphoma	3	0.27	0.98	0.51	0.06	0.06	4	0.46	1.33	0.82	0.04	0.11	C81-85,88,90,96
白血病	Leukemia	6	0.54	1.97	1.12	0.06	0.10	7	0.81	2.32	2.29	0.13	0.13	C91-95, D45-47
其他	Other	51	4.57	16.71	9.54	0.56	0.96	45	5.18	14.91	10.22	0.52	1.09	O&U
所有部位合计	All sites	1117	100.00	366.03	193.70	11.08	22.38	868	100.00	287.63	157.80	9.56	17.91	All
所有部位除外皮肤	All sites exc. C44	1112	99.55	364.40	192.89	11.04	22.31	863	99.42	285.97	156.50	9.49	17.78	All sites exc. C44
死亡 Mortality														
口腔	Oral cavity & pharynx	5	0.62	1.64	0.86	0.04	0.10	4	0.78	1.33	0.64	0.00	0.11	C00-10,C12-14
鼻咽	Nasopharynx	3	0.37	0.98	0.50	0.02	0.05	1	0.20	0.33	0.19	0.00	0.03	C11
食管	Esophagus	26	3.23	8.52	4.65	0.16	0.73	1	0.20	0.33	0.11	0.00	0.00	C15
胃	Stomach	141	17.52	46.20	23.26	0.89	2.73	49	9.59	16.24	8.21	0.29	0.86	C16
结直肠	Colon-rectum	57	7.08	18.68	9.84	0.36	1.19	35	6.85	11.60	5.81	0.13	0.77	C18-21
肝脏	Liver	172	21.37	56.36	29.53	2.15	3.43	74	14.48	24.52	11.81	0.47	1.36	C22
胆囊	Gallbladder etc.	9	1.12	2.95	1.45	0.00	0.15	7	1.37	2.32	1.16	0.04	0.16	C23-24
胰腺	Pancreas	36	4.47	11.80	6.04	0.32	0.71	26	5.09	8.62	4.23	0.15	0.58	C25
喉	Larynx	2	0.25	0.66	0.37	0.02	0.07	0	0.00	0.00	0.00	0.00	0.00	C32
肺	Lung	254	31.55	83.23	42.77	1.99	5.14	157	30.72	52.02	25.26	1.00	2.92	C33-34
其他胸腔器官	Other thoracic organs	2	0.25	0.66	0.65	0.04	0.04	2	0.39	0.66	0.31	0.04	0.04	C37-38
骨	Bone	5	0.62	1.64	0.88	0.05	0.11	9	1.76	2.98	1.49	0.13	0.13	C40-41
皮肤黑色素瘤	Melanoma of skin	0	0.00	0.00	0.00	0.00	0.00	0	0.00	0.00	0.00	0.00	0.00	C43
乳腺	Breast	0	0.00	0.00	0.00	0.00	0.00	45	8.81	14.91	7.93	0.59	0.80	C50
子宫颈	Cervix	–	–	–	–	–	–	18	3.52	5.96	2.98	0.20	0.34	C53
子宫体	Uterus	–	–	–	–	–	–	5	0.98	1.66	0.82	0.08	0.11	C54-55
卵巢	Ovary	–	–	–	–	–	–	15	2.94	4.97	2.68	0.20	0.33	C56
前列腺	Prostate	4	0.50	1.31	0.50	0.00	0.00	–	–	–	–	–	–	C61
睾丸	Testis	0	0.00	0.00	0.00	0.00	0.00	–	–	–	–	–	–	C62
肾	Kidney	5	0.62	1.64	0.86	0.00	0.10	6	1.17	1.99	1.07	0.06	0.16	C64-66,68
膀胱	Bladder	16	1.99	5.24	2.33	0.06	0.16	6	1.17	1.99	0.79	0.02	0.07	C67
脑	Brain	18	2.24	5.90	4.22	0.22	0.40	17	3.33	5.63	3.24	0.18	0.32	C70-C72,D32-33,D42-43
甲状腺	Thyroid	2	0.25	0.66	0.22	0.00	0.00	3	0.59	0.99	0.56	0.02	0.07	C73
淋巴瘤	Lymphoma	3	0.37	0.98	0.50	0.02	0.05	2	0.39	0.66	0.38	0.00	0.06	C81-85,88,90,96
白血病	Leukemia	5	0.62	1.64	0.85	0.04	0.09	3	0.59	0.99	0.42	0.04	0.04	C91-95, D45-47
其他	Other	40	4.97	13.11	7.47	0.43	0.83	26	5.09	8.62	6.18	0.27	0.68	O&U
所有部位合计	All sites	805	100.00	263.79	137.75	6.84	16.08	511	100.00	169.33	86.26	3.90	9.95	All
所有部位除外皮肤	All sites exc. C44	802	99.63	262.81	137.24	6.78	16.02	509	99.61	168.67	85.83	3.90	9.85	All sites exc. C44

部位 Sites		男性 Male						女性 Female						ICD10
		病例数 No. cases	构成比 Freq. /%	粗率 Crude rate/ $100\,000^{-1}$	世标率 ASR world/ $100\,000^{-1}$	累积率 Cum. Rate/% 0~64	0~74	病例数 No. cases	构成比 Freq. /%	粗率 Crude rate/ $100\,000^{-1}$	世标率 ASR world/ $100\,000^{-1}$	累积率 Cum. Rate/% 0~64	0~74	
发病 Incidence														
口腔	Oral cavity & pharynx	13	1.62	5.93	3.67	0.36	0.48	5	0.57	2.20	1.01	0.03	0.12	C00-10,C12-14
鼻咽	Nasopharynx	8	1.00	3.65	2.24	0.15	0.21	5	0.57	2.20	1.50	0.12	0.17	C11
食管	Esophagus	27	3.36	12.33	6.32	0.47	0.64	5	0.57	2.20	1.21	0.09	0.09	C15
胃	Stomach	80	9.95	36.52	21.60	1.15	2.63	31	3.53	13.66	7.77	0.45	0.80	C16
结直肠	Colon-rectum	129	16.04	58.89	33.38	1.85	4.00	110	12.51	48.48	25.73	1.50	2.98	C18-21
肝脏	Liver	72	8.96	32.87	18.41	1.28	2.11	16	1.82	7.05	3.06	0.14	0.24	C22
胆囊	Gallbladder etc.	14	1.74	6.39	3.37	0.23	0.35	14	1.59	6.17	3.00	0.13	0.33	C23-24
胰腺	Pancreas	25	3.11	11.41	6.57	0.26	0.80	14	1.59	6.17	3.25	0.16	0.35	C25
喉	Larynx	12	1.49	5.48	3.20	0.31	0.37	3	0.34	1.32	0.63	0.04	0.04	C32
肺	Lung	202	25.12	92.22	52.00	2.81	5.90	158	17.97	69.64	35.43	1.41	3.53	C33-34
其他胸腔器官	Other thoracic organs	4	0.50	1.83	1.27	0.07	0.19	6	0.68	2.64	2.64	0.13	0.13	C37-38
骨	Bone	4	0.50	1.83	0.80	0.08	0.08	2	0.23	0.88	0.37	0.03	0.03	C40-41
皮肤黑色素瘤	Melanoma of skin	1	0.12	0.46	0.21	0.03	0.03	2	0.23	0.88	0.51	0.03	0.07	C43
乳腺	Breast	0	0.00	0.00	0.00	0.00	0.00	249	28.33	109.75	61.83	5.32	6.47	C50
子宫颈	Cervix	–	–	–	–	–	–	52	5.92	22.92	12.69	1.15	1.45	C53
子宫体	Uterus	–	–	–	–	–	–	24	2.73	10.58	5.37	0.52	0.58	C54-55
卵巢	Ovary	–	–	–	–	–	–	29	3.30	12.78	6.89	0.60	0.80	C56
前列腺	Prostate	22	2.74	10.04	5.14	0.09	0.45	–	–	–	–	–	–	C61
睾丸	Testis	3	0.37	1.37	1.04	0.06	0.12	–	–	–	–	–	–	C62
肾	Kidney	39	4.85	17.80	10.07	0.64	1.17	20	2.28	8.82	4.45	0.26	0.41	C64-66,68
膀胱	Bladder	51	6.34	23.28	12.81	0.48	1.43	13	1.48	5.73	2.61	0.09	0.14	C67
脑	Brain	7	0.87	3.20	2.23	0.17	0.17	8	0.91	3.53	1.83	0.18	0.18	C70-C72,D32-33,D42-43
甲状腺	Thyroid	18	2.24	8.22	4.76	0.41	0.53	58	6.60	25.56	15.17	1.42	1.57	C73
淋巴瘤	Lymphoma	23	2.86	10.50	5.88	0.44	0.62	18	2.05	7.93	4.24	0.32	0.47	C81-85,88,90,96
白血病	Leukemia	22	2.74	10.04	7.85	0.40	0.70	18	2.05	7.93	9.92	0.56	0.66	C91-95, D45-47
其他	Other	28	3.48	12.78	7.21	0.34	0.76	19	2.16	8.37	4.50	0.32	0.51	O&U
所有部位合计	All sites	804	100.00	367.04	210.02	12.08	23.74	879	100.00	387.43	215.61	14.97	22.10	All
所有部位除外皮肤	All sites exc. C44	800	99.50	365.22	209.28	12.06	23.71	875	99.54	385.67	214.81	14.93	22.01	All sites exc. C44
死亡 Mortality														
口腔	Oral cavity & pharynx	9	1.63	4.11	2.10	0.18	0.18	2	0.49	0.88	0.31	0.00	0.00	C00-10,C12-14
鼻咽	Nasopharynx	3	0.54	1.37	0.76	0.04	0.10	1	0.25	0.44	0.19	0.00	0.05	C11
食管	Esophagus	33	5.97	15.07	8.16	0.51	0.87	5	1.23	2.20	1.03	0.04	0.14	C15
胃	Stomach	72	13.02	32.87	19.04	0.73	1.97	28	6.88	12.34	5.77	0.19	0.64	C16
结直肠	Colon-rectum	49	8.86	22.37	11.78	0.44	0.86	45	11.06	19.83	9.15	0.31	0.70	C18-21
肝脏	Liver	67	12.12	30.59	16.95	1.17	2.01	23	5.65	10.14	4.95	0.17	0.52	C22
胆囊	Gallbladder etc.	14	2.53	6.39	3.93	0.16	0.34	9	2.21	3.97	1.75	0.04	0.14	C23-24
胰腺	Pancreas	23	4.16	10.50	6.25	0.34	0.70	28	6.88	12.34	6.90	0.26	0.86	C25
喉	Larynx	5	0.90	2.28	1.16	0.09	0.09	1	0.25	0.44	0.27	0.02	0.02	C32
肺	Lung	187	33.82	85.37	47.64	2.06	5.33	148	36.36	65.23	30.85	1.05	2.46	C33-34
其他胸腔器官	Other thoracic organs	2	0.36	0.91	0.52	0.04	0.04	2	0.49	0.88	0.31	0.00	0.00	C37-38
骨	Bone	5	0.90	2.28	1.36	0.00	0.12	1	0.25	0.44	0.21	0.03	0.03	C40-41
皮肤黑色素瘤	Melanoma of skin	2	0.36	0.91	0.46	0.05	0.05	1	0.25	0.44	0.33	0.04	0.04	C43
乳腺	Breast	0	0.00	0.00	0.00	0.00	0.00	28	6.88	12.34	6.70	0.61	0.61	C50
子宫颈	Cervix	–	–	–	–	–	–	12	2.95	5.29	2.93	0.26	0.31	C53
子宫体	Uterus	–	–	–	–	–	–	2	0.49	0.88	0.63	0.04	0.09	C54-55
卵巢	Ovary	–	–	–	–	–	–	14	3.44	6.17	3.52	0.19	0.43	C56
前列腺	Prostate	8	1.45	3.65	1.73	0.07	0.07	–	–	–	–	–	–	C61
睾丸	Testis	0	0.00	0.00	0.00	0.00	0.00	–	–	–	–	–	–	C62
肾	Kidney	13	2.35	5.93	3.32	0.19	0.31	9	2.21	3.97	2.63	0.14	0.25	C64-66,68
膀胱	Bladder	10	1.81	4.57	2.59	0.07	0.25	6	1.47	2.64	1.19	0.02	0.07	C67
脑	Brain	11	1.99	5.02	2.88	0.24	0.36	6	1.47	2.64	1.56	0.11	0.16	C70-C72,D32-33,D42-43
甲状腺	Thyroid	2	0.36	0.91	0.39	0.03	0.03	2	0.49	0.88	0.35	0.00	0.05	C73
淋巴瘤	Lymphoma	14	2.53	6.39	3.78	0.25	0.43	12	2.95	5.29	2.98	0.17	0.37	C81-85,88,90,96
白血病	Leukemia	12	2.17	5.48	5.21	0.25	0.43	11	2.70	4.85	7.54	0.35	0.40	C91-95, D45-47
其他	Other	12	2.17	5.48	2.76	0.10	0.33	11	2.70	4.85	2.87	0.21	0.30	O&U
所有部位合计	All sites	553	100.00	252.46	142.76	7.01	14.86	407	100.00	179.39	94.93	4.25	8.64	All
所有部位除外皮肤	All sites exc. C44	553	100.00	252.46	142.76	7.01	14.86	406	99.75	178.95	94.77	4.25	8.64	All sites exc. C44

部位 Sites		男性 Male						女性 Female						ICD10
		病例数 No. cases	构成比 Freq. /%	粗率 Crude rate/ 100 000⁻¹	世标率 ASR world/ 100 000⁻¹	累积率 Cum. Rate/%		病例数 No. cases	构成比 Freq. /%	粗率 Crude rate/ 100 000⁻¹	世标率 ASR world/ 100 000⁻¹	累积率 Cum. Rate/%		
						0~64	0~74					0~64	0~74	
发病 Incidence														
口腔	Oral cavity & pharynx	43	3.26	13.89	8.37	0.68	1.03	7	0.68	2.14	1.04	0.07	0.10	C00-10,C12-14
鼻咽	Nasopharynx	6	0.45	1.94	1.13	0.10	0.10	3	0.29	0.92	0.45	0.03	0.06	C11
食管	Esophagus	144	10.91	46.51	28.57	2.05	3.22	5	0.49	1.53	0.77	0.02	0.05	C15
胃	Stomach	144	10.91	46.51	28.57	1.61	3.32	48	4.69	14.70	7.29	0.29	0.74	C16
结直肠	Colon-rectum	183	13.86	59.11	37.03	2.00	4.51	109	10.65	33.39	17.58	0.96	1.75	C18-21
肝脏	Liver	175	13.26	56.53	34.04	2.60	4.03	91	8.90	27.88	15.58	0.91	1.54	C22
胆囊	Gallbladder etc.	7	0.53	2.26	1.33	0.08	0.08	6	0.59	1.84	0.97	0.03	0.14	C23-24
胰腺	Pancreas	35	2.65	11.31	6.67	0.42	0.78	26	2.54	7.96	3.90	0.16	0.37	C25
喉	Larynx	18	1.36	5.81	3.50	0.26	0.44	3	0.29	0.92	0.33	0.00	0.00	C32
肺	Lung	308	23.33	99.49	63.74	3.67	7.36	182	17.79	55.75	29.26	1.40	2.54	C33-34
其他胸腔器官	Other thoracic organs	3	0.23	0.97	0.57	0.02	0.07	5	0.49	1.53	1.05	0.08	0.15	C37-38
骨	Bone	10	0.76	3.23	2.30	0.11	0.20	2	0.20	0.61	0.22	0.00	0.00	C40-41
皮肤黑色素瘤	Melanoma of skin	4	0.30	1.29	0.60	0.04	0.04	1	0.10	0.31	0.11	0.00	0.00	C43
乳腺	Breast	1	0.08	0.32	0.31	0.04	0.04	226	22.09	69.23	40.47	3.41	4.57	C50
子宫颈	Cervix	−	−	−	−	−	−	61	5.96	18.69	10.41	0.89	0.93	C53
子宫体	Uterus	−	−	−	−	−	−	35	3.42	10.72	6.34	0.53	0.67	C54-55
卵巢	Ovary	−	−	−	−	−	−	48	4.69	14.70	9.21	0.62	0.93	C56
前列腺	Prostate	22	1.67	7.11	4.27	0.14	0.41	−	−	−	−	−	−	C61
睾丸	Testis	3	0.23	0.97	0.82	0.05	0.10	−	−	−	−	−	−	C62
肾	Kidney	30	2.27	9.69	6.29	0.39	0.66	30	2.93	9.19	5.18	0.34	0.62	C64-66,68
膀胱	Bladder	42	3.18	13.57	8.27	0.32	0.95	24	2.35	7.35	3.39	0.13	0.30	C67
脑	Brain	26	1.97	8.40	5.71	0.42	0.60	17	1.66	5.21	3.26	0.30	0.30	C70-C72,D32-33,D42-43
甲状腺	Thyroid	6	0.45	1.94	1.38	0.14	0.14	24	2.35	7.35	5.21	0.48	0.48	C73
淋巴瘤	Lymphoma	19	1.44	6.14	4.82	0.23	0.36	10	0.98	3.06	1.95	0.08	0.22	C81-85,88,90,96
白血病	Leukemia	32	2.42	10.34	8.60	0.47	0.78	10	0.98	3.06	1.79	0.11	0.18	C91-95, D45-47
其他	Other	59	4.47	19.06	12.69	0.62	1.48	50	4.89	15.32	9.36	0.34	0.96	O&U
所有部位合计	All sites	1320	100.00	426.38	269.58	16.46	30.71	1023	100.00	313.38	175.12	11.21	17.59	All
所有部位除外皮肤	All sites exc. C44	1313	99.47	424.12	268.10	16.31	30.56	1018	99.51	311.85	174.26	11.21	17.55	All sites exc. C44
死亡 Mortality														
口腔	Oral cavity & pharynx	25	2.65	8.08	4.88	0.33	0.60	8	1.40	2.45	1.60	0.13	0.16	C00-10,C12-14
鼻咽	Nasopharynx	6	0.64	1.94	1.43	0.07	0.12	3	0.52	0.92	0.55	0.05	0.08	C11
食管	Esophagus	115	12.18	37.15	22.49	1.66	2.64	10	1.75	3.06	1.30	0.02	0.05	C15
胃	Stomach	103	10.91	33.27	21.35	1.14	2.36	29	5.06	8.88	4.19	0.07	0.36	C16
结直肠	Colon-rectum	90	9.53	29.07	17.16	0.80	1.83	48	8.38	14.70	8.09	0.38	0.62	C18-21
肝脏	Liver	147	15.57	47.48	28.64	2.05	3.22	61	10.65	18.69	10.45	0.55	1.00	C22
胆囊	Gallbladder etc.	7	0.74	2.26	1.39	0.10	0.10	7	1.22	2.14	1.22	0.05	0.16	C23-24
胰腺	Pancreas	30	3.18	9.69	5.18	0.29	0.51	24	4.19	7.35	3.87	0.18	0.28	C25
喉	Larynx	18	1.91	5.81	3.18	0.16	0.30	2	0.35	0.61	0.24	0.00	0.03	C32
肺	Lung	257	27.22	83.02	52.64	2.84	5.89	175	30.54	53.61	26.47	0.88	2.20	C33-34
其他胸腔器官	Other thoracic organs	3	0.32	0.97	0.66	0.08	0.08	5	0.87	1.53	1.17	0.07	0.14	C37-38
骨	Bone	8	0.85	2.58	1.59	0.10	0.14	4	0.70	1.23	0.79	0.03	0.10	C40-41
皮肤黑色素瘤	Melanoma of skin	2	0.21	0.65	0.25	0.00	0.00	0	0.00	0.00	0.00	0.00	0.00	C43
乳腺	Breast	0	0.00	0.00	0.00	0.00	0.00	44	7.68	13.48	7.45	0.67	0.87	C50
子宫颈	Cervix	−	−	−	−	−	−	33	5.76	10.11	5.77	0.49	0.53	C53
子宫体	Uterus	−	−	−	−	−	−	6	1.05	1.84	0.94	0.04	0.14	C54-55
卵巢	Ovary	−	−	−	−	−	−	25	4.36	7.66	4.07	0.33	0.43	C56
前列腺	Prostate	17	1.80	5.49	2.68	0.00	0.13	−	−	−	−	−	−	C61
睾丸	Testis	0	0.00	0.00	0.00	0.00	0.00	−	−	−	−	−	−	C62
肾	Kidney	17	1.80	5.49	3.45	0.14	0.40	11	1.92	3.37	1.61	0.08	0.12	C64-66,68
膀胱	Bladder	19	2.01	6.14	3.70	0.07	0.21	8	1.40	2.45	1.06	0.00	0.06	C67
脑	Brain	20	2.12	6.46	4.54	0.36	0.54	16	2.79	4.90	2.50	0.11	0.19	C70-C72,D32-33,D42-43
甲状腺	Thyroid	3	0.32	0.97	0.66	0.08	0.08	2	0.35	0.61	0.54	0.07	0.07	C73
淋巴瘤	Lymphoma	5	0.53	1.62	0.85	0.05	0.05	3	0.52	0.92	0.50	0.01	0.05	C81-85,88,90,96
白血病	Leukemia	21	2.22	6.78	5.76	0.29	0.47	11	1.92	3.37	2.45	0.18	0.21	C91-95, D45-47
其他	Other	31	3.28	10.01	6.72	0.29	0.79	38	6.63	11.64	6.24	0.28	0.68	O&U
所有部位合计	All sites	944	100.00	304.93	189.21	10.91	20.48	573	100.00	175.53	93.05	4.68	8.53	All
所有部位除外皮肤	All sites exc. C44	942	99.79	304.28	188.88	10.87	20.44	569	99.30	174.30	92.26	4.63	8.48	All sites exc. C44

附表 3-57 彰武县 2015 年癌症发病和死亡主要指标
Appendix Table 3-57 Incidence and mortality of cancer in Zhangwu Xian, 2015

部位 Sites		男性 Male 病例数 No. cases	构成比 Freq. /%	粗率 Crude rate/ $100\,000^{-1}$	世标率 ASR world/ $100\,000^{-1}$	累积率 Cum. Rate/% 0~64	0~74	女性 Female 病例数 No. cases	构成比 Freq. /%	粗率 Crude rate/ $100\,000^{-1}$	世标率 ASR world/ $100\,000^{-1}$	累积率 Cum. Rate/% 0~64	0~74	ICD10
发病 Incidence														
口腔	Oral cavity & pharynx	21	2.83	10.17	7.05	0.35	1.07	3	0.58	1.47	1.43	0.04	0.20	C00-10,C12-14
鼻咽	Nasopharynx	1	0.13	0.48	0.24	0.03	0.03	3	0.58	1.47	0.97	0.03	0.10	C11
食管	Esophagus	122	16.46	59.07	40.74	2.11	5.19	19	3.65	9.33	6.41	0.26	0.71	C15
胃	Stomach	75	10.12	36.31	25.29	1.23	3.24	28	5.37	13.75	9.52	0.29	1.32	C16
结直肠	Colon-rectum	71	9.58	34.37	23.05	1.26	2.52	50	9.60	24.56	16.03	0.84	2.08	C18-21
肝脏	Liver	102	13.77	49.38	33.38	2.18	4.27	29	5.57	14.25	9.25	0.26	1.21	C22
胆囊	Gallbladder etc.	16	2.16	7.75	5.36	0.33	0.73	6	1.15	2.95	2.13	0.00	0.23	C23-24
胰腺	Pancreas	27	3.64	13.07	9.37	0.42	1.30	16	3.07	7.86	4.92	0.32	0.74	C25
喉	Larynx	18	2.43	8.71	5.54	0.38	0.71	2	0.38	0.98	0.67	0.00	0.07	C32
肺	Lung	162	21.86	78.43	53.95	2.51	6.58	106	20.35	52.07	34.06	1.74	4.02	C33-34
其他胸腔器官	Other thoracic organs	1	0.13	0.48	0.37	0.00	0.09	0	0.00	0.00	0.00	0.00	0.00	C37-38
骨	Bone	7	0.94	3.39	2.62	0.19	0.26	8	1.54	3.93	2.40	0.17	0.31	C40-41
皮肤黑色素瘤	Melanoma of skin	0	0.00	0.00	0.00	0.00	0.00	3	0.58	1.47	1.03	0.07	0.16	C43
乳腺	Breast	0	0.00	0.00	0.00	0.00	0.00	104	19.96	51.09	31.73	2.64	3.45	C50
子宫颈	Cervix	–	–	–	–	–	–	8	1.54	3.93	2.37	0.22	0.22	C53
子宫体	Uterus	–	–	–	–	–	–	22	4.22	10.81	6.66	0.57	0.77	C54-55
卵巢	Ovary	–	–	–	–	–	–	20	3.84	9.82	6.00	0.47	0.68	C56
前列腺	Prostate	5	0.67	2.42	2.04	0.02	0.28	–	–	–	–	–	–	C61
睾丸	Testis	1	0.13	0.48	0.42	0.00	0.07	–	–	–	–	–	–	C62
肾	Kidney	12	1.62	5.81	3.80	0.17	0.45	10	1.92	4.91	3.25	0.18	0.48	C64-66,68
膀胱	Bladder	22	2.97	10.65	7.52	0.29	0.84	9	1.73	4.42	2.59	0.07	0.33	C67
脑	Brain	21	2.83	10.17	7.49	0.49	0.81	14	2.69	6.88	5.38	0.23	0.60	C70-C72,D32-33,D42-43
甲状腺	Thyroid	3	0.40	1.45	0.89	0.08	0.08	26	4.99	12.77	8.58	0.77	0.84	C73
淋巴瘤	Lymphoma	5	0.67	2.42	1.73	0.10	0.24	4	0.77	1.96	1.23	0.14	0.14	C81-85,88,90,96
白血病	Leukemia	21	2.83	10.17	8.96	0.59	0.85	14	2.69	6.88	4.85	0.32	0.48	C91-95, D45-47
其他	Other	28	3.78	13.56	9.41	0.51	1.16	17	3.26	8.35	5.38	0.35	0.64	O&U
所有部位合计	All sites	741	100.00	358.75	249.22	13.26	30.76	521	100.00	255.93	166.85	9.97	19.76	All
所有部位除外皮肤	All sites exc. C44	741	100.00	358.75	249.22	13.26	30.76	521	100.00	255.93	166.85	9.97	19.76	All sites exc. C44
死亡 Mortality														
口腔	Oral cavity & pharynx	10	2.07	4.84	3.13	0.17	0.43	1	0.47	0.49	0.35	0.00	0.09	C00-10,C12-14
鼻咽	Nasopharynx	1	0.21	0.48	0.28	0.02	0.02	0	0.00	0.00	0.00	0.00	0.00	C11
食管	Esophagus	94	19.50	45.51	31.26	1.56	4.17	12	5.61	5.89	4.21	0.07	0.46	C15
胃	Stomach	53	11.00	25.66	17.69	0.93	2.31	14	6.54	6.88	4.84	0.07	0.65	C16
结直肠	Colon-rectum	20	4.15	9.68	6.53	0.32	0.66	12	5.61	5.89	3.58	0.07	0.33	C18-21
肝脏	Liver	74	15.35	35.83	24.39	1.56	3.14	22	10.28	10.81	7.04	0.30	0.86	C22
胆囊	Gallbladder etc.	8	1.66	3.87	2.76	0.20	0.35	7	3.27	3.44	2.47	0.04	0.27	C23-24
胰腺	Pancreas	23	4.77	11.14	7.87	0.37	1.13	11	5.14	5.40	3.87	0.14	0.52	C25
喉	Larynx	8	1.66	3.87	2.47	0.19	0.26	0	0.00	0.00	0.00	0.00	0.00	C32
肺	Lung	121	25.10	58.58	38.98	1.79	4.23	67	31.31	32.91	20.90	1.02	2.35	C33-34
其他胸腔器官	Other thoracic organs	1	0.21	0.48	0.37	0.00	0.09	0	0.00	0.00	0.00	0.00	0.00	C37-38
骨	Bone	5	1.04	2.42	1.66	0.05	0.19	2	0.93	0.98	0.58	0.07	0.07	C40-41
皮肤黑色素瘤	Melanoma of skin	0	0.00	0.00	0.00	0.00	0.00	1	0.47	0.49	0.35	0.00	0.09	C43
乳腺	Breast	0	0.00	0.00	0.00	0.00	0.00	15	7.01	7.37	4.55	0.47	0.47	C50
子宫颈	Cervix	–	–	–	–	–	–	2	0.93	0.98	0.58	0.05	0.05	C53
子宫体	Uterus	–	–	–	–	–	–	6	2.80	2.95	1.76	0.16	0.24	C54-55
卵巢	Ovary	–	–	–	–	–	–	14	6.54	6.88	4.23	0.35	0.50	C56
前列腺	Prostate	1	0.21	0.48	0.37	0.00	0.09	–	–	–	–	–	–	C61
睾丸	Testis	0	0.00	0.00	0.00	0.00	0.00	–	–	–	–	–	–	C62
肾	Kidney	8	1.66	3.87	2.50	0.16	0.30	1	0.47	0.49	0.34	0.04	0.04	C64-66,68
膀胱	Bladder	5	1.04	2.42	1.90	0.00	0.18	4	1.87	1.96	1.17	0.00	0.18	C67
脑	Brain	19	3.94	9.20	6.91	0.44	0.78	10	4.67	4.91	4.43	0.23	0.52	C70-C72,D32-33,D42-43
甲状腺	Thyroid	1	0.21	0.48	0.24	0.03	0.03	0	0.00	0.00	0.00	0.00	0.00	C73
淋巴瘤	Lymphoma	0	0.00	0.00	0.00	0.00	0.00	1	0.47	0.49	0.24	0.03	0.03	C81-85,88,90,96
白血病	Leukemia	10	2.07	4.84	4.29	0.27	0.34	5	2.34	2.46	1.69	0.08	0.24	C91-95, D45-47
其他	Other	20	4.15	9.68	6.41	0.39	0.64	7	3.27	3.44	2.34	0.13	0.36	O&U
所有部位合计	All sites	482	100.00	233.36	160.01	8.47	19.36	214	100.00	105.12	69.52	3.33	8.32	All
所有部位除外皮肤	All sites exc. C44	482	100.00	233.36	160.01	8.47	19.36	214	100.00	105.12	69.52	3.33	8.32	All sites exc. C44

附表 3-58 辽阳县 2015 年癌症发病和死亡主要指标
Appendix Table 3-58 Incidence and mortality of cancer in Liaoyang Xian, 2015

部位 Sites		男性 Male						女性 Female						ICD10
		病例数 No. cases	构成比 Freq. /%	粗率 Crude rate/ 100 000⁻¹	世标率 ASR world/ 100 000⁻¹	累积率 Cum. Rate/%		病例数 No. cases	构成比 Freq. /%	粗率 Crude rate/ 100 000⁻¹	世标率 ASR world/ 100 000⁻¹	累积率 Cum. Rate/%		
						0~64	0~74					0~64	0~74	
发病 Incidence														
口腔	Oral cavity & pharynx	10	1.47	4.04	3.71	0.33	0.42	0	0.00	0.00	0.00	0.00	0.00	C00-10,C12-14
鼻咽	Nasopharynx	4	0.59	1.62	1.23	0.11	0.11	1	0.21	0.43	0.31	0.03	0.03	C11
食管	Esophagus	37	5.44	14.96	13.86	1.01	1.65	3	0.62	1.29	0.67	0.00	0.00	C15
胃	Stomach	51	7.50	20.61	18.43	0.77	1.93	16	3.33	6.91	5.97	0.14	0.80	C16
结直肠	Colon-rectum	80	11.76	32.34	30.16	1.65	3.80	55	11.43	23.74	21.77	1.11	2.82	C18-21
肝脏	Liver	74	10.88	29.91	26.75	2.04	3.38	26	5.41	11.22	9.21	0.45	1.22	C22
胆囊	Gallbladder etc.	6	0.88	2.43	1.97	0.08	0.19	10	2.08	4.32	4.39	0.06	0.71	C23-24
胰腺	Pancreas	22	3.24	8.89	9.05	0.43	1.19	9	1.87	3.88	4.10	0.31	0.60	C25
喉	Larynx	13	1.91	5.25	4.52	0.28	0.58	1	0.21	0.43	0.36	0.04	0.04	C32
肺	Lung	262	38.53	105.90	100.26	4.88	13.67	138	28.69	59.57	55.02	3.33	6.97	C33-34
其他胸腔器官	Other thoracic organs	5	0.74	2.02	1.93	0.14	0.22	1	0.21	0.43	0.31	0.03	0.03	C37-38
骨	Bone	8	1.18	3.23	2.83	0.22	0.31	2	0.42	0.86	0.66	0.00	0.10	C40-41
皮肤黑色素瘤	Melanoma of skin	0	0.00	0.00	0.00	0.00	0.00	3	0.62	1.29	1.29	0.04	0.23	C43
乳腺	Breast	1	0.15	0.40	0.32	0.04	0.04	69	14.35	29.78	25.90	2.00	3.00	C50
子宫颈	Cervix	–	–	–	–	–	–	45	9.36	19.42	16.17	1.28	1.83	C53
子宫体	Uterus	–	–	–	–	–	–	17	3.53	7.34	6.55	0.58	0.87	C54-55
卵巢	Ovary	–	–	–	–	–	–	16	3.33	6.91	6.45	0.53	0.71	C56
前列腺	Prostate	7	1.03	2.83	2.78	0.13	0.32	–	–	–	–	–	–	C61
睾丸	Testis	0	0.00	0.00	0.00	0.00	0.00	–	–	–	–	–	–	C62
肾	Kidney	17	2.50	6.87	6.24	0.41	0.87	8	1.66	3.45	3.59	0.12	0.58	C64-66,68
膀胱	Bladder	26	3.82	10.51	10.09	0.38	1.33	9	1.87	3.88	3.62	0.08	0.54	C67
脑	Brain	13	1.91	5.25	5.06	0.23	0.85	8	1.66	3.45	3.39	0.15	0.24	C70-C72,D32-33,D42-43
甲状腺	Thyroid	1	0.15	0.40	0.32	0.04	0.04	11	2.29	4.75	3.66	0.23	0.32	C73
淋巴瘤	Lymphoma	17	2.50	6.87	5.79	0.35	0.71	10	2.08	4.32	3.81	0.13	0.61	C81-85,88,90,96
白血病	Leukemia	14	2.06	5.66	5.43	0.33	0.60	12	2.49	5.18	5.07	0.32	0.70	C91-95, D45-47
其他	Other	12	1.76	4.85	4.38	0.21	0.59	11	2.29	4.75	4.54	0.37	0.56	O&U
所有部位合计	All sites	680	100.00	274.86	255.11	14.09	32.81	481	100.00	207.61	186.83	11.34	23.53	All
所有部位除外皮肤	All sites exc. C44	679	99.85	274.46	254.69	14.09	32.70	480	99.79	207.18	186.47	11.29	23.48	All sites exc. C44
死亡 Mortality														
口腔	Oral cavity & pharynx	8	1.34	3.23	3.21	0.31	0.31	6	2.05	2.59	2.35	0.07	0.35	C00-10,C12-14
鼻咽	Nasopharynx	4	0.67	1.62	1.32	0.14	0.14	1	0.34	0.43	0.54	0.00	0.09	C11
食管	Esophagus	26	4.36	10.51	9.81	0.67	1.22	6	2.05	2.59	2.01	0.05	0.24	C15
胃	Stomach	56	9.40	22.64	20.50	0.91	2.25	15	5.14	6.47	5.73	0.19	0.75	C16
结直肠	Colon-rectum	52	8.72	21.02	19.66	0.83	1.95	19	6.51	8.20	7.42	0.18	0.85	C18-21
肝脏	Liver	67	11.24	27.08	25.39	1.49	3.61	21	7.19	9.06	7.32	0.36	0.85	C22
胆囊	Gallbladder etc.	15	2.52	6.06	5.29	0.17	0.65	2	0.68	0.86	0.86	0.03	0.12	C23-24
胰腺	Pancreas	19	3.19	7.68	7.52	0.39	0.96	12	4.11	5.18	5.20	0.14	0.89	C25
喉	Larynx	4	0.67	1.62	1.36	0.10	0.21	7	2.40	3.02	2.52	0.11	0.31	C32
肺	Lung	243	40.77	98.22	90.44	3.70	11.33	110	37.67	47.48	44.27	2.11	5.71	C33-34
其他胸腔器官	Other thoracic organs	2	0.34	0.81	0.55	0.00	0.00	0	0.00	0.00	0.00	0.00	0.00	C37-38
骨	Bone	9	1.51	3.64	3.10	0.21	0.30	3	1.03	1.29	0.91	0.07	0.07	C40-41
皮肤黑色素瘤	Melanoma of skin	0	0.00	0.00	0.00	0.00	0.00	2	0.68	0.86	0.71	0.03	0.13	C43
乳腺	Breast	0	0.00	0.00	0.00	0.00	0.00	19	6.51	8.20	7.54	0.54	0.91	C50
子宫颈	Cervix	–	–	–	–	–	–	12	4.11	5.18	5.39	0.31	0.77	C53
子宫体	Uterus	–	–	–	–	–	–	5	1.71	2.16	1.55	0.14	0.14	C54-55
卵巢	Ovary	–	–	–	–	–	–	12	4.11	5.18	5.20	0.33	0.69	C56
前列腺	Prostate	8	1.34	3.23	2.98	0.00	0.27	–	–	–	–	–	–	C61
睾丸	Testis	1	0.17	0.40	0.34	0.02	0.02	–	–	–	–	–	–	C62
肾	Kidney	7	1.17	2.83	2.61	0.14	0.43	2	0.68	0.86	0.76	0.07	0.07	C64-66,68
膀胱	Bladder	17	2.85	6.87	6.85	0.20	0.88	3	1.03	1.29	0.93	0.00	0.10	C67
脑	Brain	15	2.52	6.06	5.99	0.31	0.91	7	2.40	3.02	3.34	0.20	0.30	C70-C72,D32-33,D42-43
甲状腺	Thyroid	1	0.17	0.40	0.43	0.05	0.05	2	0.68	0.86	0.81	0.00	0.09	C73
淋巴瘤	Lymphoma	18	3.02	7.28	6.77	0.31	0.95	6	2.05	2.59	2.58	0.10	0.37	C81-85,88,90,96
白血病	Leukemia	14	2.35	4.04	4.07	0.28	0.47	12	4.11	5.18	4.64	0.27	0.75	C91-95, D45-47
其他	Other	14	2.35	5.66	5.23	0.22	0.69	8	2.74	3.45	3.13	0.26	0.36	O&U
所有部位合计	All sites	596	100.00	240.91	223.43	10.47	27.59	292	100.00	126.04	115.71	5.55	14.90	All
所有部位除外皮肤	All sites exc. C44	596	100.00	240.91	223.43	10.47	27.59	292	100.00	126.04	115.71	5.55	14.90	All sites exc. C44

| 部位 Sites | 男性 Male | | | | | | 女性 Female | | | | | | ICD10 |
| | 病例数 No. cases | 构成比 Freq. /% | 粗率 Crude rate/ 100 000⁻¹ | 世标率 ASR world/ 100 000⁻¹ | 累积率 Cum. Rate/% | | 病例数 No. cases | 构成比 Freq. /% | 粗率 Crude rate/ 100 000⁻¹ | 世标率 ASR world/ 100 000⁻¹ | 累积率 Cum. Rate/% | | |
					0~64	0~74					0~64	0~74	
发病 Incidence													
口腔 Oral cavity & pharynx	4	0.79	2.53	1.65	0.07	0.07	2	0.39	1.26	0.62	0.08	0.08	C00-10,C12-14
鼻咽 Nasopharynx	9	1.77	5.70	3.28	0.32	0.39	4	0.78	2.52	1.52	0.11	0.11	C11
食管 Esophagus	21	4.13	13.30	7.85	0.48	1.02	5	0.98	3.15	1.61	0.08	0.08	C15
胃 Stomach	58	11.39	36.73	22.78	1.12	2.83	24	4.70	15.13	8.39	0.51	0.73	C16
结直肠 Colon-rectum	57	11.20	36.10	21.59	1.29	2.66	45	8.81	28.37	16.74	0.89	1.85	C18-21
肝脏 Liver	59	11.59	37.37	22.21	1.43	2.62	29	5.68	18.29	10.86	0.43	1.37	C22
胆囊 Gallbladder etc.	3	0.59	1.90	0.96	0.12	0.12	8	1.57	5.04	3.07	0.12	0.32	C23-24
胰腺 Pancreas	20	3.93	12.67	7.90	0.37	0.93	20	3.91	12.61	7.42	0.33	0.86	C25
喉 Larynx	8	1.57	5.07	2.88	0.21	0.35	1	0.20	0.63	0.44	0.00	0.07	C32
肺 Lung	139	27.31	88.03	53.62	2.52	5.76	110	21.53	69.36	41.83	1.57	5.22	C33-34
其他胸腔器官 Other thoracic organs	1	0.20	0.63	0.45	0.04	0.04	1	0.20	0.63	0.34	0.00	0.00	C37-38
骨 Bone	8	1.57	5.07	3.91	0.21	0.42	7	1.37	4.41	2.55	0.11	0.18	C40-41
皮肤黑色素瘤 Melanoma of skin	1	0.20	0.63	0.45	0.04	0.04	1	0.20	0.63	0.54	0.04	0.04	C43
乳腺 Breast	1	0.20	0.63	0.38	0.03	0.03	97	18.98	61.16	36.98	3.35	3.88	C50
子宫颈 Cervix	–	–	–	–	–	–	33	6.46	20.81	12.45	1.07	1.27	C53
子宫体 Uterus	–	–	–	–	–	–	15	2.94	9.46	5.46	0.51	0.59	C54-55
卵巢 Ovary	–	–	–	–	–	–	25	4.89	15.76	9.32	0.76	1.08	C56
前列腺 Prostate	7	1.38	4.43	2.73	0.04	0.25	–	–	–	–	–	–	C61
睾丸 Testis	1	0.20	0.63	0.55	0.05	0.05	–	–	–	–	–	–	C62
肾 Kidney	14	2.75	8.87	5.73	0.19	0.67	8	1.57	5.04	3.07	0.15	0.35	C64-66,68
膀胱 Bladder	22	4.32	13.93	8.31	0.36	0.69	7	1.37	4.41	2.77	0.03	0.36	C67
脑 Brain	20	3.93	12.67	9.23	0.62	0.97	15	2.94	9.46	5.49	0.43	0.57	C70-C72,D32-33,D42-43
甲状腺 Thyroid	7	1.38	4.43	2.84	0.23	0.30	22	4.31	13.87	8.45	0.66	0.86	C73
淋巴瘤 Lymphoma	14	2.75	8.87	6.97	0.47	0.61	6	1.17	3.78	2.28	0.08	0.15	C81-85,88,90,96
白血病 Leukemia	7	1.38	4.43	5.84	0.33	0.33	5	0.98	3.15	4.94	0.21	0.28	C91-95, D45-47
其他 Other	28	5.50	17.73	11.65	0.86	1.27	21	4.11	13.24	9.55	0.60	1.01	O&U
所有部位合计 All sites	509	100.00	322.37	203.76	11.41	22.42	511	100.00	322.20	196.70	12.10	21.32	All
所有部位除外皮肤 All sites exc. C44	507	99.61	321.10	203.11	11.33	22.34	509	99.61	320.94	195.87	12.06	21.16	All sites exc. C44
死亡 Mortality													
口腔 Oral cavity & pharynx	6	1.90	3.80	2.30	0.16	0.16	1	0.43	0.63	0.51	0.00	0.13	C00-10,C12-14
鼻咽 Nasopharynx	3	0.95	1.90	1.09	0.08	0.16	0	0.00	0.00	0.00	0.00	0.00	C11
食管 Esophagus	11	3.49	6.97	4.56	0.07	0.61	2	0.86	1.26	0.61	0.04	0.04	C15
胃 Stomach	35	11.11	22.17	13.11	0.71	1.53	12	5.17	7.57	4.19	0.22	0.42	C16
结直肠 Colon-rectum	20	6.35	12.67	8.09	0.27	0.79	14	6.03	8.83	5.24	0.21	0.65	C18-21
肝脏 Liver	56	17.78	35.47	21.27	1.39	2.63	17	7.33	10.72	6.40	0.22	0.64	C22
胆囊 Gallbladder etc.	2	0.63	1.27	0.84	0.04	0.17	10	4.31	6.31	3.71	0.11	0.37	C23-24
胰腺 Pancreas	18	5.71	11.40	7.03	0.33	0.76	14	6.03	8.83	5.55	0.23	0.81	C25
喉 Larynx	7	2.22	4.43	2.56	0.15	0.28	0	0.00	0.00	0.00	0.00	0.00	C32
肺 Lung	97	30.79	61.43	38.41	1.47	4.46	78	33.62	49.18	29.34	0.91	3.27	C33-34
其他胸腔器官 Other thoracic organs	1	0.32	0.63	0.45	0.04	0.04	0	0.00	0.00	0.00	0.00	0.00	C37-38
骨 Bone	4	1.27	2.53	2.34	0.14	0.14	7	3.02	4.41	2.45	0.07	0.15	C40-41
皮肤黑色素瘤 Melanoma of skin	0	0.00	0.00	0.00	0.00	0.00	0	0.00	0.00	0.00	0.00	0.00	C43
乳腺 Breast	0	0.00	0.00	0.00	0.00	0.00	14	6.03	8.83	5.02	0.44	0.56	C50
子宫颈 Cervix	–	–	–	–	–	–	12	5.17	7.57	4.44	0.33	0.41	C53
子宫体 Uterus	–	–	–	–	–	–	2	0.86	1.26	0.61	0.04	0.04	C54-55
卵巢 Ovary	–	–	–	–	–	–	11	4.74	6.94	4.02	0.29	0.43	C56
前列腺 Prostate	8	2.54	5.07	3.33	0.04	0.38	–	–	–	–	–	–	C61
睾丸 Testis	0	0.00	0.00	0.00	0.00	0.00	–	–	–	–	–	–	C62
肾 Kidney	4	1.27	2.53	1.68	0.12	0.00	4	1.72	2.52	1.47	0.07	0.14	C64-66,68
膀胱 Bladder	8	2.54	5.07	3.29	0.12	0.25	4	1.72	2.52	1.29	0.04	0.04	C67
脑 Brain	15	4.76	9.50	7.45	0.40	0.75	11	4.74	6.94	4.11	0.20	0.53	C70-C72,D32-33,D42-43
甲状腺 Thyroid	0	0.00	0.00	0.00	0.00	0.00	2	0.86	1.26	0.59	0.00	0.00	C73
淋巴瘤 Lymphoma	2	0.63	1.27	1.05	0.05	0.05	3	1.29	1.89	1.32	0.04	0.04	C81-85,88,90,96
白血病 Leukemia	2	0.63	1.27	0.65	0.04	0.04	4	1.72	2.52	2.98	0.12	0.32	C91-95, D45-47
其他 Other	16	5.08	10.13	7.91	0.44	0.85	10	4.31	6.31	4.01	0.19	0.59	O&U
所有部位合计 All sites	315	100.00	199.50	127.42	5.89	14.00	232	100.00	146.28	87.68	3.87	9.67	All
所有部位除外皮肤 All sites exc. C44	315	100.00	199.50	127.42	5.89	14.00	232	100.00	146.28	87.68	3.87	9.67	All sites exc. C44

附表 3-60　建平县 2015 年癌症发病和死亡主要指标

Appendix Table 3-60　Incidence and mortality of cancer in Jianping Xian, 2015

| 部位 Sites | 男性 Male | | | | | | 女性 Female | | | | | | ICD10 |
	病例数 No. cases	构成比 Freq. /%	粗率 Crude rate/ 100 000⁻¹	世标率 ASR world/ 100 000⁻¹	累积率 Cum. Rate/% 0~64	0~74	病例数 No. cases	构成比 Freq. /%	粗率 Crude rate/ 100 000⁻¹	世标率 ASR world/ 100 000⁻¹	累积率 Cum. Rate/% 0~64	0~74	
发病 Incidence													
口腔 Oral cavity & pharynx	13	1.47	4.33	2.75	0.19	0.33	1	0.14	0.35	0.25	0.00	0.06	C00-10,C12-14
鼻咽 Nasopharynx	5	0.56	1.66	1.08	0.08	0.16	2	0.28	0.70	0.47	0.02	0.06	C11
食管 Esophagus	31	3.49	10.32	6.90	0.31	0.88	12	1.70	4.22	2.52	0.04	0.38	C15
胃 Stomach	85	9.58	28.30	18.56	1.05	2.36	43	6.11	15.10	8.94	0.52	1.18	C16
结直肠 Colon-rectum	83	9.36	27.64	17.97	0.99	2.28	68	9.66	23.89	13.18	0.80	1.63	C18-21
肝脏 Liver	347	39.12	115.54	77.62	4.11	10.35	134	19.03	47.07	25.47	0.93	3.10	C22
胆囊 Gallbladder etc.	15	1.69	4.99	3.20	0.10	0.39	11	1.56	3.86	2.42	0.04	0.46	C23-24
胰腺 Pancreas	20	2.25	6.66	4.24	0.15	0.50	15	2.13	5.27	2.76	0.14	0.31	C25
喉 Larynx	6	0.68	2.00	1.17	0.12	0.12	2	0.28	0.70	0.38	0.02	0.02	C32
肺 Lung	162	18.26	53.94	35.58	1.78	4.30	116	16.48	40.75	22.39	1.17	2.56	C33-34
其他胸腔器官 Other thoracic organs	3	0.34	1.00	0.80	0.04	0.11	0	0.00	0.00	0.00	0.00	0.00	C37-38
骨 Bone	5	0.56	1.66	1.27	0.05	0.24	12	1.70	4.22	2.90	0.17	0.36	C40-41
皮肤黑色素瘤 Melanoma of skin	2	0.23	0.67	0.40	0.05	0.05	0	0.00	0.00	0.00	0.00	0.00	C43
乳腺 Breast	0	0.00	0.00	0.00	0.00	0.00	84	11.93	29.51	17.90	1.59	1.80	C50
子宫颈 Cervix	–	–	–	–	–	–	35	4.97	12.29	7.88	0.59	0.79	C53
子宫体 Uterus	–	–	–	–	–	–	18	2.56	6.32	3.49	0.36	0.36	C54-55
卵巢 Ovary	–	–	–	–	–	–	19	2.70	6.67	3.84	0.31	0.44	C56
前列腺 Prostate	13	1.47	4.33	3.33	0.00	0.62	–	–	–	–	–	–	C61
睾丸 Testis	1	0.11	0.33	0.31	0.02	0.02	–	–	–	–	–	–	C62
肾 Kidney	13	1.47	4.33	2.78	0.19	0.36	12	1.70	4.22	2.37	0.10	0.33	C64-66,68
膀胱 Bladder	20	2.25	6.66	4.27	0.30	0.54	9	1.28	3.16	1.80	0.08	0.25	C67
脑 Brain	18	2.03	5.99	6.62	0.34	0.53	31	4.40	10.89	8.19	0.47	0.88	C70-C72,D32-33,D42-43
甲状腺 Thyroid	3	0.34	1.00	0.71	0.06	0.06	26	3.69	9.13	6.11	0.44	0.67	C73
淋巴瘤 Lymphoma	13	1.47	4.33	3.11	0.16	0.47	10	1.42	3.51	3.75	0.20	0.35	C81-85,88,90,96
白血病 Leukemia	12	1.35	4.00	3.48	0.16	0.26	12	1.70	4.22	3.55	0.16	0.40	C91-95, D45-47
其他 Other	17	1.92	5.66	3.88	0.11	0.61	32	4.55	11.24	7.02	0.43	0.75	O&U
所有部位合计 All sites	887	100.00	295.35	200.04	10.37	25.53	704	100.00	247.29	147.58	8.60	17.15	All
所有部位除外皮肤 All sites exc. C44	883	99.55	294.02	199.28	10.37	25.46	699	99.29	245.54	146.67	8.51	17.07	All sites exc. C44
死亡 Mortality													
口腔 Oral cavity & pharynx	7	0.98	2.33	1.48	0.06	0.20	0	0.00	0.00	0.00	0.00	0.00	C00-10,C12-14
鼻咽 Nasopharynx	2	0.28	0.67	0.57	0.00	0.14	1	0.24	0.35	0.16	0.02	0.02	C11
食管 Esophagus	34	4.78	11.32	7.12	0.34	0.82	4	0.98	1.41	0.73	0.00	0.06	C15
胃 Stomach	73	10.27	24.31	16.04	0.69	2.04	30	7.33	10.54	5.84	0.20	0.71	C16
结直肠 Colon-rectum	36	5.06	11.99	7.82	0.31	0.95	33	8.07	11.59	6.99	0.24	1.02	C18-21
肝脏 Liver	302	42.48	100.56	66.72	3.34	8.89	98	23.96	34.42	18.85	0.52	2.31	C22
胆囊 Gallbladder etc.	16	2.25	5.33	3.28	0.09	0.31	13	3.18	4.57	2.81	0.04	0.47	C23-24
胰腺 Pancreas	17	2.39	5.66	3.57	0.14	0.36	14	3.42	4.92	2.67	0.10	0.35	C25
喉 Larynx	4	0.56	1.33	0.85	0.08	0.08	0	0.00	0.00	0.00	0.00	0.00	C32
肺 Lung	153	21.52	50.95	34.48	1.45	4.21	98	23.96	34.42	19.33	0.82	2.16	C33-34
其他胸腔器官 Other thoracic organs	2	0.28	0.67	0.47	0.04	0.04	0	0.00	0.00	0.00	0.00	0.00	C37-38
骨 Bone	8	1.13	2.66	1.82	0.09	0.23	3	0.73	1.05	0.65	0.04	0.09	C40-41
皮肤黑色素瘤 Melanoma of skin	0	0.00	0.00	0.00	0.00	0.00	0	0.00	0.00	0.00	0.00	0.00	C43
乳腺 Breast	0	0.00	0.00	0.00	0.00	0.00	25	6.11	8.78	5.58	0.48	0.60	C50
子宫颈 Cervix	–	–	–	–	–	–	7	1.71	2.46	1.35	0.06	0.18	C53
子宫体 Uterus	–	–	–	–	–	–	2	0.49	0.70	0.28	0.02	0.02	C54-55
卵巢 Ovary	–	–	–	–	–	–	19	4.65	6.67	4.08	0.25	0.53	C56
前列腺 Prostate	2	0.28	0.67	0.46	0.00	0.07	–	–	–	–	–	–	C61
睾丸 Testis	0	0.00	0.00	0.00	0.00	0.00	–	–	–	–	–	–	C62
肾 Kidney	7	0.98	2.33	1.69	0.03	0.27	2	0.49	0.70	0.51	0.00	0.13	C64-66,68
膀胱 Bladder	10	1.41	3.33	2.02	0.05	0.22	2	0.49	0.70	0.37	0.00	0.06	C67
脑 Brain	12	1.69	4.00	3.05	0.16	0.21	15	3.67	5.27	4.87	0.24	0.47	C70-C72,D32-33,D42-43
甲状腺 Thyroid	0	0.00	0.00	0.00	0.00	0.00	1	0.24	0.35	0.18	0.00	0.00	C73
淋巴瘤 Lymphoma	5	0.70	1.66	1.32	0.05	0.17	6	1.47	2.11	1.41	0.07	0.20	C81-85,88,90,96
白血病 Leukemia	8	1.13	2.66	1.66	0.12	0.12	13	3.18	4.57	3.29	0.22	0.31	C91-95, D45-47
其他 Other	13	1.83	4.33	2.93	0.12	0.43	23	5.62	8.08	4.72	0.15	0.58	O&U
所有部位合计 All sites	711	100.00	236.75	157.35	7.17	19.76	409	100.00	143.67	84.67	3.54	10.30	All
所有部位除外皮肤 All sites exc. C44	709	99.72	236.08	156.81	7.17	19.69	408	99.76	143.32	84.46	3.51	10.27	All sites exc. C44

附表 3-61 德惠市 2015 年癌症发病和死亡主要指标
Appendix Table 3-61　Incidence and mortality of cancer in Dehui Shi, 2015

部位 Sites	男性 Male						女性 Female						ICD10
	病例数 No. cases	构成比 Freq. /%	粗率 Crude rate/ $100 000^{-1}$	世标率 ASR world/ $100 000^{-1}$	累积率 Cum. Rate/%		病例数 No. cases	构成比 Freq. /%	粗率 Crude rate/ $100 000^{-1}$	世标率 ASR world/ $100 000^{-1}$	累积率 Cum. Rate/%		
					0~64	0~74					0~64	0~74	
发病 Incidence													
口腔 Oral cavity & pharynx	9	0.91	1.89	1.49	0.11	0.21	6	0.56	1.30	1.03	0.05	0.14	C00-10,C12-14
鼻咽 Nasopharynx	5	0.51	1.05	0.89	0.08	0.08	8	0.75	1.73	1.12	0.10	0.10	C11
食管 Esophagus	28	2.84	5.89	4.43	0.37	0.47	5	0.47	1.08	0.79	0.06	0.06	C15
胃 Stomach	142	14.40	29.86	23.58	1.19	3.25	66	6.19	14.29	11.45	0.56	1.61	C16
结直肠 Colon-rectum	72	7.30	15.14	11.47	0.79	1.38	62	5.82	13.43	10.01	0.53	1.34	C18-21
肝脏 Liver	199	20.18	41.85	31.59	2.24	3.89	56	5.25	12.13	9.46	0.51	1.26	C22
胆囊 Gallbladder etc.	0	0.00	0.00	0.00	0.00	0.00	2	0.19	0.43	0.32	0.04	0.04	C23-24
胰腺 Pancreas	32	3.25	6.73	5.55	0.31	0.66	12	1.13	2.60	1.97	0.08	0.17	C25
喉 Larynx	25	2.54	5.26	4.19	0.20	0.61	12	1.13	2.60	2.14	0.09	0.33	C32
肺 Lung	283	28.70	59.52	46.81	2.62	5.96	218	20.45	47.20	36.60	1.85	4.79	C33-34
其他胸腔器官 Other thoracic organs	1	0.10	0.21	0.14	0.01	0.01	2	0.19	0.43	0.33	0.01	0.05	C37-38
骨 Bone	9	0.91	1.89	1.56	0.11	0.11	6	0.56	1.30	0.93	0.06	0.15	C40-41
皮肤黑色素瘤 Melanoma of skin	0	0.00	0.00	0.00	0.00	0.00	2	0.19	0.43	0.32	0.04	0.04	C43
乳腺 Breast	1	0.10	0.21	0.17	0.02	0.02	156	14.63	33.78	24.41	1.90	2.74	C50
子宫颈 Cervix	–	–	–	–	–	–	56	5.25	12.13	8.71	0.65	0.95	C53
子宫体 Uterus	–	–	–	–	–	–	40	3.75	8.66	6.01	0.53	0.64	C54-55
卵巢 Ovary	–	–	–	–	–	–	36	3.38	7.80	5.84	0.49	0.56	C56
前列腺 Prostate	8	0.81	1.68	1.38	0.04	0.21	–	–	–	–	–	–	C61
睾丸 Testis	0	0.00	0.00	0.00	0.00	0.00	–	–	–	–	–	–	C62
肾 Kidney	15	1.52	3.15	2.61	0.13	0.39	10	0.94	2.17	1.76	0.07	0.21	C64-66,68
膀胱 Bladder	30	3.04	6.31	5.17	0.25	0.64	13	1.22	2.81	2.26	0.10	0.31	C67
脑 Brain	38	3.85	7.99	6.31	0.51	0.63	40	3.75	8.66	6.66	0.52	0.76	C70-C72,D32-33,D42-43
甲状腺 Thyroid	29	2.94	6.10	4.32	0.37	0.41	198	18.57	42.87	30.77	2.64	2.80	C73
淋巴瘤 Lymphoma	19	1.93	4.00	2.96	0.19	0.37	9	0.84	1.95	1.52	0.14	0.14	C81-85,88,90,96
白血病 Leukemia	24	2.43	5.05	4.31	0.31	0.44	28	2.63	6.06	6.57	0.43	0.46	C91-95, D45-47
其他 Other	17	1.72	3.58	2.85	0.17	0.34	23	2.16	4.98	3.71	0.26	0.39	O&U
所有部位合计 All sites	986	100.00	207.36	161.76	10.04	20.08	1066	100.00	230.83	174.67	11.70	20.01	All
所有部位除外皮肤 All sites exc. C44	983	99.70	206.73	161.27	10.04	20.03	1060	99.44	229.53	173.71	11.64	19.90	All sites exc. C44
死亡 Mortality													
口腔 Oral cavity & pharynx	8	0.99	1.68	1.42	0.08	0.24	1	0.19	0.22	0.16	0.02	0.02	C00-10,C12-14
鼻咽 Nasopharynx	10	1.24	2.10	1.69	0.09	0.21	7	1.34	1.52	1.10	0.10	0.14	C11
食管 Esophagus	31	3.84	6.52	4.66	0.36	0.57	6	1.15	1.30	0.92	0.06	0.09	C15
胃 Stomach	115	14.23	24.18	19.27	0.93	2.52	52	9.92	11.26	8.67	0.52	1.10	C16
结直肠 Colon-rectum	44	5.45	9.25	7.35	0.28	0.72	27	5.15	5.85	4.36	0.19	0.51	C18-21
肝脏 Liver	202	25.00	42.48	31.98	2.27	4.03	63	12.02	13.64	10.94	0.47	1.47	C22
胆囊 Gallbladder etc.	1	0.12	0.21	0.12	0.02	0.02	3	0.57	0.65	0.47	0.06	0.06	C23-24
胰腺 Pancreas	18	2.23	3.79	2.74	0.29	0.33	15	2.86	3.25	2.61	0.13	0.32	C25
喉 Larynx	14	1.73	2.94	2.23	0.10	0.27	8	1.53	1.73	1.47	0.04	0.27	C32
肺 Lung	272	33.66	57.20	46.34	2.15	6.17	188	35.88	40.71	31.63	1.43	3.93	C33-34
其他胸腔器官 Other thoracic organs	1	0.12	0.21	0.17	0.01	0.01	0	0.00	0.00	0.00	0.00	0.00	C37-38
骨 Bone	7	0.87	1.47	1.06	0.11	0.11	13	2.48	2.81	2.20	0.10	0.33	C40-41
皮肤黑色素瘤 Melanoma of skin	0	0.00	0.00	0.00	0.00	0.00	0	0.00	0.00	0.00	0.00	0.00	C43
乳腺 Breast	1	0.12	0.21	0.17	0.02	0.02	38	7.25	8.23	6.13	0.43	0.76	C50
子宫颈 Cervix	–	–	–	–	–	–	15	2.86	3.25	2.39	0.15	0.29	C53
子宫体 Uterus	–	–	–	–	–	–	18	3.44	3.90	2.92	0.17	0.31	C54-55
卵巢 Ovary	–	–	–	–	–	–	9	1.72	1.95	1.43	0.10	0.18	C56
前列腺 Prostate	3	0.37	0.63	0.60	0.00	0.12	–	–	–	–	–	–	C61
睾丸 Testis	1	0.12	0.21	0.15	0.02	0.02	–	–	–	–	–	–	C62
肾 Kidney	7	0.87	1.47	1.33	0.06	0.19	3	0.57	0.65	0.52	0.02	0.05	C64-66,68
膀胱 Bladder	11	1.36	2.31	1.82	0.07	0.23	6	1.15	1.30	1.04	0.04	0.07	C67
脑 Brain	17	2.10	3.58	2.71	0.20	0.27	12	2.29	2.60	2.09	0.15	0.27	C70-C72,D32-33,D42-43
甲状腺 Thyroid	1	0.12	0.21	0.14	0.01	0.01	6	1.15	1.30	1.04	0.06	0.15	C73
淋巴瘤 Lymphoma	6	0.74	1.26	1.13	0.04	0.15	3	0.57	0.65	0.49	0.04	0.04	C81-85,88,90,96
白血病 Leukemia	24	2.97	5.05	4.56	0.21	0.52	25	4.77	5.41	4.42	0.30	0.44	C91-95, D45-47
其他 Other	14	1.73	2.94	2.32	0.09	0.21	6	1.15	1.30	1.06	0.03	0.17	O&U
所有部位合计 All sites	808	100.00	169.92	133.94	7.35	16.91	524	100.00	113.46	88.08	4.62	10.96	All
所有部位除外皮肤 All sites exc. C44	804	99.50	169.08	133.30	7.32	16.85	521	99.43	112.81	87.45	4.62	10.82	All sites exc. C44

部位 Sites		男性 Male						女性 Female						ICD10
		病例数 No. cases	构成比 Freq. /%	粗率 Crude rate/ 100 000⁻¹	世标率 ASR world/ 100 000⁻¹	累积率 Cum. Rate/% 0~64	0~74	病例数 No. cases	构成比 Freq. /%	粗率 Crude rate/ 100 000⁻¹	世标率 ASR world/ 100 000⁻¹	累积率 Cum. Rate/% 0~64	0~74	
发病 Incidence														
口腔	Oral cavity & pharynx	56	1.69	5.63	3.46	0.24	0.36	22	0.68	2.26	1.44	0.07	0.20	C00-10,C12-14
鼻咽	Nasopharynx	23	0.69	2.31	1.66	0.14	0.15	7	0.22	0.72	0.41	0.02	0.02	C11
食管	Esophagus	130	3.91	13.07	8.28	0.50	1.02	14	0.43	1.44	0.76	0.03	0.11	C15
胃	Stomach	332	9.99	33.37	21.08	1.01	2.52	154	4.77	15.81	9.19	0.33	1.08	C16
结直肠	Colon-rectum	409	12.31	41.11	26.81	1.44	3.21	302	9.35	30.99	17.42	0.93	2.09	C18-21
肝脏	Liver	479	14.42	48.14	30.32	1.98	3.68	203	6.29	20.83	12.01	0.57	1.37	C22
胆囊	Gallbladder etc.	33	0.99	3.32	1.93	0.13	0.23	32	0.99	3.28	1.79	0.09	0.20	C23-24
胰腺	Pancreas	112	3.37	11.26	7.00	0.31	0.75	67	2.07	6.88	4.30	0.23	0.55	C25
喉	Larynx	28	0.84	2.81	1.77	0.11	0.23	9	0.28	0.92	0.47	0.01	0.05	C32
肺	Lung	965	29.05	96.99	63.22	3.12	7.48	620	19.20	63.63	37.07	1.67	4.19	C33-34
其他胸腔器官	Other thoracic organs	15	0.45	1.51	0.94	0.05	0.07	12	0.37	1.23	0.82	0.06	0.10	C37-38
骨	Bone	26	0.78	2.61	1.81	0.13	0.18	18	0.56	1.85	1.07	0.04	0.08	C40-41
皮肤黑色素瘤	Melanoma of skin	2	0.06	0.20	0.14	0.01	0.03	3	0.09	0.31	0.20	0.01	0.04	C43
乳腺	Breast	10	0.30	1.01	0.63	0.06	0.07	590	18.27	60.55	36.35	2.92	3.93	C50
子宫颈	Cervix	–	–	–	–	–	–	287	8.89	29.46	17.79	1.39	1.98	C53
子宫体	Uterus	–	–	–	–	–	–	70	2.17	7.18	4.22	0.39	0.47	C54-55
卵巢	Ovary	–	–	–	–	–	–	125	3.87	12.83	7.58	0.61	0.93	C56
前列腺	Prostate	71	2.14	7.14	4.54	0.08	0.40	–	–	–	–	–	–	C61
睾丸	Testis	6	0.18	0.60	0.49	0.04	0.04	–	–	–	–	–	–	C62
肾	Kidney	106	3.19	10.65	7.00	0.42	0.85	72	2.23	7.39	4.32	0.14	0.43	C64-66,68
膀胱	Bladder	132	3.97	13.27	8.17	0.35	0.93	37	1.15	3.80	2.19	0.08	0.27	C67
脑	Brain	66	1.99	6.63	5.03	0.28	0.43	49	1.52	5.03	3.10	0.21	0.29	C70-C72,D32-33,D42-43
甲状腺	Thyroid	93	2.80	9.35	6.28	0.53	0.55	349	10.81	35.82	24.26	2.03	2.19	C73
淋巴瘤	Lymphoma	24	0.72	2.41	1.59	0.11	0.17	18	0.56	1.85	1.09	0.08	0.13	C81-85,88,90,96
白血病	Leukemia	46	1.38	4.62	3.42	0.20	0.38	41	1.27	4.21	3.50	0.25	0.28	C91-95, D45-47
其他	Other	158	4.76	15.88	10.88	0.56	1.22	128	3.96	13.14	8.22	0.46	0.87	O&U
所有部位合计	All sites	3322	100.00	333.88	216.47	11.80	24.97	3229	100.00	331.40	199.57	12.60	21.85	All
所有部位除外皮肤	All sites exc. C44	3316	99.82	333.27	216.07	11.79	24.9	33221	99.75	330.57	199.06	12.57	21.81	All sites exc. C44
死亡 Mortality														
口腔	Oral cavity & pharynx	25	1.29	2.51	1.49	0.10	0.16	10	0.74	1.03	0.63	0.03	0.10	C00-10,C12-14
鼻咽	Nasopharynx	11	0.57	1.11	0.67	0.05	0.07	3	0.22	0.31	0.15	0.01	0.01	C11
食管	Esophagus	73	3.77	7.34	4.71	0.26	0.5	49	0.67	0.92	0.57	0.02	0.05	C15
胃	Stomach	196	10.12	19.70	12.67	0.54	1.54	90	6.67	9.24	5.56	0.20	0.61	C16
结直肠	Colon-rectum	165	8.52	16.58	11.82	0.42	1.41	112	8.30	11.49	6.49	0.22	0.78	C18-21
肝脏	Liver	372	19.21	37.39	23.54	1.34	2.82	152	11.27	15.60	9.07	0.45	1.00	C22
胆囊	Gallbladder etc.	20	1.03	2.01	1.13	0.07	0.12	31	2.30	3.18	1.84	0.07	0.20	C23-24
胰腺	Pancreas	80	4.13	8.04	4.99	0.22	0.49	60	4.45	6.16	3.79	0.19	0.42	C25
喉	Larynx	27	1.39	2.71	1.88	0.08	0.25	5	0.37	0.51	0.32	0.01	0.04	C32
肺	Lung	713	36.83	71.66	46.83	2.02	5.26	396	29.36	40.64	22.90	0.74	2.24	C33-34
其他胸腔器官	Other thoracic organs	10	0.52	1.01	0.74	0.03	0.07	6	0.44	0.62	0.37	0.03	0.03	C37-38
骨	Bone	0	0.00	0.00	0.00	0.00	0.00	0	0.00	0.00	0.00	0.00	0.00	C40-41
皮肤黑色素瘤	Melanoma of skin	1	0.05	0.10	0.06	0.01	0.01	2	0.15	0.21	0.15	0.00	0.03	C43
乳腺	Breast	0	0.00	0.00	0.00	0.00	0.00	153	11.34	15.70	9.57	0.69	1.11	C50
子宫颈	Cervix	–	–	–	–	–	–	71	5.26	7.29	4.38	0.30	0.50	C53
子宫体	Uterus	–	–	–	–	–	–	17	1.26	1.74	1.07	0.08	0.13	C54-55
卵巢	Ovary	–	–	–	–	–	–	55	4.08	5.64	3.32	0.22	0.45	C56
前列腺	Prostate	29	1.50	2.91	2.24	0.01	0.16	–	–	–	–	–	–	C61
睾丸	Testis	0	0.00	0.00	0.00	0.00	0.00	–	–	–	–	–	–	C62
肾	Kidney	26	1.34	2.61	1.85	0.06	0.16	27	2.00	2.77	1.56	0.04	0.10	C64-66,68
膀胱	Bladder	32	1.65	3.22	1.87	0.01	0.19	8	0.59	0.82	0.35	0.01	0.01	C67
脑	Brain	40	2.07	4.02	2.74	0.17	0.27	35	2.59	3.59	2.29	0.14	0.24	C70-C72,D32-33,D42-43
甲状腺	Thyroid	4	0.21	0.40	0.27	0.02	0.03	9	0.67	0.92	0.64	0.04	0.05	C73
淋巴瘤	Lymphoma	35	1.81	3.52	2.48	0.12	0.26	28	2.08	2.87	1.79	0.07	0.23	C81-85,88,90,96
白血病	Leukemia	21	1.08	2.11	1.55	0.08	0.19	21	1.56	2.16	2.09	0.13	0.13	C91-95, D45-47
其他	Other	56	2.89	5.63	4.09	0.19	0.48	49	3.63	5.03	3.11	0.15	0.26	O&U
所有部位合计	All sites	1936	100.00	194.58	127.62	5.85	14.49	1349	100.00	138.45	82.01	3.82	8.72	All
所有部位除外皮肤	All sites exc. C44	1934	99.90	194.38	127.50	5.84	14.47	1346	99.78	138.14	81.83	3.81	8.69	All sites exc. C44

附表 3-63　梅河口市 2015 年癌症发病和死亡主要指标
Appendix Table 3-63　Incidence and mortality of cancer in Meihekou Shi,2015

部位 Sites		男性 Male						女性 Female						ICD10
		病例数 No. cases	构成比 Freq. /%	粗率 Crude rate/ 100 000⁻¹	世标率 ASR world/ 100 000⁻¹	累积率 Cum. Rate/% 0~64	0~74	病例数 No. cases	构成比 Freq. /%	粗率 Crude rate/ 100 000⁻¹	世标率 ASR world/ 100 000⁻¹	累积率 Cum. Rate/% 0~64	0~74	
发病 Incidence														
口腔	Oral cavity & pharynx	11	1.54	3.45	2.33	0.14	0.24	5	0.82	1.66	0.85	0.06	0.06	C00-10,C12-14
鼻咽	Nasopharynx	2	0.28	0.63	0.33	0.04	0.04	2	0.33	0.66	0.48	0.02	0.10	C11
食管	Esophagus	25	3.50	7.85	5.87	0.23	0.84	5	0.82	1.66	1.29	0.05	0.05	C15
胃	Stomach	82	11.48	25.74	17.76	0.79	2.38	25	4.08	8.28	5.26	0.31	0.61	C16
结直肠	Colon-rectum	68	9.52	21.34	14.98	0.65	1.66	56	9.14	18.54	12.96	0.59	1.78	C18-21
肝脏	Liver	98	13.73	30.76	20.58	1.20	2.32	45	7.34	14.90	11.04	0.39	1.25	C22
胆囊	Gallbladder etc.	15	2.10	4.71	3.13	0.15	0.45	12	1.96	3.97	2.79	0.13	0.47	C23-24
胰腺	Pancreas	35	4.90	10.99	7.38	0.32	0.87	26	4.24	8.61	5.76	0.29	0.63	C25
喉	Larynx	13	1.82	4.08	2.81	0.12	0.27	2	0.33	0.66	0.60	0.00	0.12	C32
肺	Lung	250	35.01	78.47	54.70	2.44	7.39	148	24.14	49.01	33.69	1.37	4.34	C33-34
其他胸腔器官	Other thoracic organs	3	0.42	0.94	0.78	0.02	0.09	2	0.33	0.66	0.34	0.04	0.04	C37-38
骨	Bone	7	0.98	2.20	2.26	0.15	0.15	10	1.63	3.31	2.35	0.13	0.40	C40-41
皮肤黑色素瘤	Melanoma of skin	0	0.00	0.00	0.00	0.00	0.00	1	0.16	0.33	0.19	0.02	0.02	C43
乳腺	Breast	1	0.14	0.31	0.22	0.00	0.00	101	16.48	33.45	21.01	1.51	2.28	C50
子宫颈	Cervix	–	–	–	–	–	–	29	4.73	9.60	6.10	0.48	0.75	C53
子宫体	Uterus	–	–	–	–	–	–	32	5.22	10.60	6.35	0.50	0.77	C54-55
卵巢	Ovary	–	–	–	–	–	–	18	2.94	5.96	4.15	0.31	0.39	C56
前列腺	Prostate	13	1.82	4.08	3.20	0.06	0.30	–	–	–	–	–	–	C61
睾丸	Testis	1	0.14	0.31	0.31	0.00	0.05	–	–	–	–	–	–	C62
肾	Kidney	8	1.12	2.51	1.49	0.14	0.14	17	2.77	5.63	3.56	0.21	0.41	C64-66,68
膀胱	Bladder	24	3.36	7.53	5.57	0.16	0.62	11	1.79	3.64	2.11	0.21	0.26	C67
脑	Brain	11	1.54	3.45	3.47	0.15	0.42	5	0.82	1.66	0.89	0.08	0.08	C70-C72,D32-33,D42-43
甲状腺	Thyroid	3	0.42	0.94	0.57	0.05	0.05	33	5.38	10.93	7.73	0.66	0.71	C73
淋巴瘤	Lymphoma	9	1.26	2.82	1.92	0.10	0.23	5	0.82	1.66	0.97	0.06	0.13	C81-85,88,90,96
白血病	Leukemia	10	1.40	3.14	3.22	0.21	0.28	13	2.12	4.30	2.84	0.19	0.29	C91-95, D45-47
其他	Other	25	3.50	7.85	4.96	0.30	0.65	10	1.63	3.31	2.23	0.12	0.31	O&U
所有部位合计	All sites	714	100.00	224.11	157.84	7.43	19.46	613	100.00	202.99	135.54	7.73	16.25	All
所有部位除外皮肤	All sites exc. C44	710	99.44	222.86	156.98	7.39	19.29	611	99.67	202.33	135.25	7.69	16.21	All sites exc. C44
死亡 Mortality														
口腔	Oral cavity & pharynx	7	1.19	2.20	1.45	0.08	0.18	5	1.42	1.66	0.86	0.04	0.04	C00-10,C12-14
鼻咽	Nasopharynx	1	0.17	0.31	0.19	0.02	0.02	2	0.57	0.66	0.48	0.02	0.10	C11
食管	Esophagus	23	3.92	7.22	5.13	0.22	0.61	2	0.57	0.66	0.67	0.02	0.02	C15
胃	Stomach	62	10.58	19.46	13.74	0.59	1.67	12	3.40	3.97	2.68	0.08	0.27	C16
结直肠	Colon-rectum	46	7.85	14.44	10.09	0.43	1.11	32	9.07	10.60	7.33	0.33	0.75	C18-21
肝脏	Liver	116	19.80	36.41	24.52	1.40	2.72	47	13.31	15.56	10.50	0.42	1.30	C22
胆囊	Gallbladder etc.	6	1.02	1.88	1.41	0.02	0.27	4	1.13	1.32	1.00	0.02	0.15	C23-24
胰腺	Pancreas	26	4.44	8.16	5.56	0.26	0.61	15	4.25	4.97	3.20	0.20	0.44	C25
喉	Larynx	8	1.37	2.51	1.97	0.06	0.27	2	0.57	0.66	0.61	0.00	0.10	C32
肺	Lung	211	36.01	66.23	46.24	2.12	5.91	136	38.53	45.04	30.54	1.23	3.87	C33-34
其他胸腔器官	Other thoracic organs	1	0.17	0.31	0.27	0.00	0.07	0	0.00	0.00	0.00	0.00	0.00	C37-38
骨	Bone	11	1.88	3.45	2.92	0.14	0.37	8	2.27	2.65	1.88	0.08	0.21	C40-41
皮肤黑色素瘤	Melanoma of skin	1	0.17	0.31	0.33	0.00	0.00	1	0.28	0.33	0.19	0.02	0.02	C43
乳腺	Breast	0	0.00	0.00	0.00	0.00	0.00	16	4.53	5.30	3.98	0.15	0.69	C50
子宫颈	Cervix	–	–	–	–	–	–	19	5.38	6.29	3.68	0.31	0.36	C53
子宫体	Uterus	–	–	–	–	–	–	8	2.27	2.65	1.51	0.11	0.11	C54-55
卵巢	Ovary	–	–	–	–	–	–	11	3.12	3.64	2.88	0.20	0.25	C56
前列腺	Prostate	4	0.68	1.26	1.05	0.02	0.07	–	–	–	–	–	–	C61
睾丸	Testis	0	0.00	0.00	0.00	0.00	0.00	–	–	–	–	–	–	C62
肾	Kidney	4	0.68	1.26	0.69	0.07	0.07	6	1.70	1.99	1.21	0.04	0.12	C64-66,68
膀胱	Bladder	11	1.88	3.45	2.61	0.05	0.22	3	0.85	0.99	0.66	0.02	0.08	C67
脑	Brain	11	1.88	3.45	3.38	0.13	0.40	4	1.13	1.32	1.67	0.10	0.10	C70-C72,D32-33,D42-43
甲状腺	Thyroid	0	0.00	0.00	0.00	0.00	0.00	1	0.28	0.33	0.29	0.00	0.07	C73
淋巴瘤	Lymphoma	6	1.02	1.88	1.45	0.04	0.22	2	0.57	0.66	0.34	0.02	0.02	C81-85,88,90,96
白血病	Leukemia	9	1.54	2.82	3.07	0.21	0.21	10	2.83	3.31	1.94	0.14	0.19	C91-95, D45-47
其他	Other	22	3.75	6.91	5.14	0.24	0.52	7	1.98	2.32	2.53	0.11	0.30	O&U
所有部位合计	All sites	586	100.00	183.94	131.20	6.10	15.53	353	100.00	116.89	80.65	3.66	9.55	All
所有部位除外皮肤	All sites exc. C44	584	99.66	183.31	130.81	6.06	15.49	353	100.00	116.89	80.65	3.66	9.55	All sites exc. C44

附表 3-64 延吉市 2015 年癌症发病和死亡主要指标
Appendix Table 3-64 Incidence and mortality of cancer in Yanji Shi,2015

部位 Sites		男性 Male						女性 Female						ICD10
		病例数 No. cases	构成比 Freq. /%	粗率 Crude rate/ 100 000⁻¹	世标率 ASR world/ 100 000⁻¹	累积率 Cum. Rate/%		病例数 No. cases	构成比 Freq. /%	粗率 Crude rate/ 100 000⁻¹	世标率 ASR world/ 100 000⁻¹	累积率 Cum. Rate/%		
						0~64	0~74					0~64	0~74	
发病 Incidence														
口腔	Oral cavity & pharynx	18	2.59	6.94	4.54	0.25	0.60	2	0.40	0.72	0.41	0.05	0.05	C00-10,C12-14
鼻咽	Nasopharynx	1	0.14	0.39	0.25	0.03	0.03	0	0.00	0.00	0.00	0.00	0.00	C11
食管	Esophagus	28	4.03	10.80	7.22	0.51	0.75	4	0.80	1.44	1.12	0.04	0.15	C15
胃	Stomach	52	7.49	20.05	14.71	0.43	1.47	27	5.37	9.75	5.74	0.14	0.47	C16
结直肠	Colon-rectum	89	12.82	34.32	23.58	1.13	3.00	54	10.74	19.50	12.12	0.51	1.48	C18-21
肝脏	Liver	177	25.50	68.24	45.38	2.62	5.58	74	14.71	26.72	15.48	0.76	1.93	C22
胆囊	Gallbladder etc.	19	2.74	7.33	5.12	0.27	0.81	11	2.19	3.97	2.47	0.00	0.35	C23-24
胰腺	Pancreas	35	5.04	13.49	9.10	0.46	1.10	26	5.17	9.39	5.59	0.30	0.77	C25
喉	Larynx	11	1.59	4.24	2.89	0.14	0.33	0	0.00	0.00	0.00	0.00	0.00	C32
肺	Lung	123	17.72	47.42	32.30	1.62	3.97	73	14.51	26.36	15.62	0.63	1.86	C33-34
其他胸腔器官	Other thoracic organs	2	0.29	0.77	0.47	0.04	0.04	2	0.40	0.72	0.33	0.02	0.02	C37-38
骨	Bone	4	0.58	1.54	1.74	0.10	0.10	3	0.60	1.08	1.45	0.08	0.13	C40-41
皮肤黑色素瘤	Melanoma of skin	1	0.14	0.39	0.25	0.03	0.03	2	0.40	0.72	0.41	0.05	0.05	C43
乳腺	Breast	0	0.00	0.00	0.00	0.00	0.00	77	15.31	27.81	16.93	1.39	1.75	C50
子宫颈	Cervix	–	–	–	–	–	–	24	4.77	8.67	4.88	0.36	0.65	C53
子宫体	Uterus	–	–	–	–	–	–	13	2.58	4.69	2.88	0.19	0.41	C54-55
卵巢	Ovary	–	–	–	–	–	–	17	3.38	6.14	3.65	0.27	0.42	C56
前列腺	Prostate	18	2.59	6.94	4.94	0.11	0.53	–	–	–	–	–	–	C61
睾丸	Testis	1	0.14	0.39	0.29	0.02	0.02	–	–	–	–	–	–	C62
肾	Kidney	18	2.59	6.94	4.14	0.28	0.47	12	2.39	4.33	2.49	0.10	0.33	C64-66,68
膀胱	Bladder	24	3.46	9.25	6.14	0.36	0.73	7	1.39	2.53	1.60	0.05	0.16	C67
脑	Brain	11	1.59	4.24	2.77	0.18	0.31	5	0.99	1.81	0.87	0.07	0.07	C70-C72,D32-33,D42-43
甲状腺	Thyroid	11	1.59	4.24	2.88	0.23	0.29	40	7.95	14.44	8.61	0.82	0.82	C73
淋巴瘤	Lymphoma	11	1.59	4.24	4.32	0.24	0.54	7	1.39	2.53	1.75	0.08	0.23	C81-85,88,90,96
白血病	Leukemia	16	2.31	6.17	6.40	0.34	0.47	9	1.79	3.25	3.43	0.14	0.25	C91-95, D45-47
其他	Other	24	3.46	9.25	6.64	0.35	0.76	14	2.78	5.06	3.26	0.17	0.40	O&U
所有部位合计	All sites	694	100.00	267.58	186.06	9.74	21.93	503	100.00	181.64	111.10	6.23	12.73	All
所有部位除外皮肤	All sites exc. C44	688	99.14	265.27	184.45	9.69	21.83	501	99.60	180.91	110.71	6.21	12.70	All sites exc. C44
死亡 Mortality														
口腔	Oral cavity & pharynx	6	1.06	2.31	1.66	0.10	0.23	3	0.92	1.08	0.57	0.05	0.05	C00-10,C12-14
鼻咽	Nasopharynx	3	0.53	1.16	0.74	0.08	0.08	2	0.61	0.72	0.45	0.02	0.07	C11
食管	Esophagus	33	5.84	12.72	8.11	0.56	0.85	1	0.31	0.36	0.23	0.03	0.03	C15
胃	Stomach	58	10.27	22.36	16.57	0.47	2.13	22	6.73	7.94	4.34	0.11	0.28	C16
结直肠	Colon-rectum	62	10.97	23.90	16.25	0.55	1.97	36	11.01	13.00	8.14	0.23	0.92	C18-21
肝脏	Liver	175	30.97	67.47	45.44	2.15	5.63	61	18.65	22.03	13.11	0.58	1.70	C22
胆囊	Gallbladder etc.	10	1.77	3.86	2.44	0.11	0.30	9	2.75	3.25	1.86	0.05	0.17	C23-24
胰腺	Pancreas	43	7.61	16.58	11.74	0.44	0.87	28	8.56	10.11	5.90	0.27	0.75	C25
喉	Larynx	6	1.06	2.31	1.57	0.09	0.22	0	0.00	0.00	0.00	0.00	0.00	C32
肺	Lung	93	16.46	35.86	25.82	0.88	2.43	64	19.57	23.11	13.99	0.37	1.73	C33-34
其他胸腔器官	Other thoracic organs	0	0.00	0.00	0.00	0.00	0.00	0	0.00	0.00	0.00	0.00	0.00	C37-38
骨	Bone	2	0.35	0.77	0.43	0.02	0.02	4	1.22	1.44	1.23	0.03	0.12	C40-41
皮肤黑色素瘤	Melanoma of skin	0	0.00	0.00	0.00	0.00	0.00	0	0.00	0.00	0.00	0.00	0.00	C43
乳腺	Breast	0	0.00	0.00	0.00	0.00	0.00	33	10.09	11.92	6.82	0.51	0.86	C50
子宫颈	Cervix	–	–	–	–	–	–	9	2.75	3.25	1.78	0.18	0.24	C53
子宫体	Uterus	–	–	–	–	–	–	3	0.92	1.08	0.56	0.02	0.08	C54-55
卵巢	Ovary	–	–	–	–	–	–	13	3.98	4.69	2.73	0.19	0.36	C56
前列腺	Prostate	14	2.48	5.40	4.37	0.03	0.27	–	–	–	–	–	–	C61
睾丸	Testis	0	0.00	0.00	0.00	0.00	0.00	–	–	–	–	–	–	C62
肾	Kidney	13	2.30	5.01	3.58	0.18	0.37	4	1.22	1.44	0.83	0.07	0.13	C64-66,68
膀胱	Bladder	2	0.35	0.77	0.75	0.00	0.00	6	1.83	2.17	1.31	0.03	0.09	C67
脑	Brain	9	1.59	3.47	2.38	0.19	0.27	2	0.61	0.72	0.53	0.02	0.08	C70-C72,D32-33,D42-43
甲状腺	Thyroid	1	0.18	0.39	0.19	0.02	0.02	5	1.53	1.81	0.93	0.08	0.08	C73
淋巴瘤	Lymphoma	6	1.06	2.31	1.84	0.05	0.18	4	1.22	1.44	0.84	0.05	0.10	C81-85,88,90,96
白血病	Leukemia	12	2.12	4.63	3.29	0.13	0.34	8	2.45	2.89	2.73	0.13	0.19	C91-95, D45-47
其他	Other	17	3.01	6.55	4.30	0.29	0.53	10	3.06	3.61	2.11	0.19	0.31	O&U
所有部位合计	All sites	565	100.00	217.84	151.47	6.34	16.72	327	100.00	118.08	70.98	3.22	8.32	All
所有部位除外皮肤	All sites exc. C44	565	100.00	217.84	151.47	6.34	16.72	327	100.00	118.08	70.98	3.22	8.32	All sites exc. C44

部位 Sites		男性 Male						女性 Female						ICD10
		病例数 No. cases	构成比 Freq./%	粗率 Crude rate/ 100 000⁻¹	世标率 ASR world/ 100 000⁻¹	累积率 Cum. Rate/% 0~64	0~74	病例数 No. cases	构成比 Freq./%	粗率 Crude rate/ 100 000⁻¹	世标率 ASR world/ 100 000⁻¹	累积率 Cum. Rate/% 0~64	0~74	
发病 Incidence														
口腔	Oral cavity & pharynx	15	1.31	4.25	1.95	0.18	0.21	3	0.28	0.79	0.32	0.03	0.03	C00-10,C12-14
鼻咽	Nasopharynx	6	0.52	1.70	0.94	0.10	0.10	3	0.28	0.79	0.67	0.05	0.05	C11
食管	Esophagus	53	4.64	15.01	7.41	0.48	0.90	5	0.47	1.32	0.51	0.03	0.06	C15
胃	Stomach	99	8.66	28.04	13.10	0.76	1.61	49	4.61	12.92	5.59	0.31	0.67	C16
结直肠	Colon-rectum	150	13.12	42.48	20.80	1.16	2.77	92	8.66	24.25	10.38	0.52	1.30	C18-21
肝脏	Liver	128	11.20	36.25	18.63	1.34	2.31	40	3.77	10.55	4.59	0.25	0.51	C22
胆囊	Gallbladder etc.	12	1.05	3.40	1.46	0.17	0.17	21	1.98	5.54	2.15	0.13	0.25	C23-24
胰腺	Pancreas	44	3.85	12.46	5.84	0.29	0.63	29	2.73	7.65	3.01	0.12	0.33	C25
喉	Larynx	20	1.75	5.66	2.83	0.11	0.44	6	0.56	1.58	0.88	0.06	0.12	C32
肺	Lung	315	27.56	89.21	43.03	2.38	5.51	190	17.89	50.09	21.95	1.19	2.58	C33-34
其他胸腔器官	Other thoracic organs	7	0.61	1.98	0.86	0.06	0.09	12	1.13	3.16	1.42	0.14	0.14	C37-38
骨	Bone	5	0.44	1.42	0.63	0.03	0.06	7	0.66	1.85	1.60	0.06	0.15	C40-41
皮肤黑色素瘤	Melanoma of skin	0	0.00	0.00	0.00	0.00	0.00	0	0.00	0.00	0.00	0.00	0.00	C43
乳腺	Breast	0	0.00	0.00	0.00	0.00	0.00	185	17.42	48.77	27.11	2.27	2.90	C50
子宫颈	Cervix	–	–	–	–	–	–	50	4.71	13.18	7.14	0.64	0.76	C53
子宫体	Uterus	–	–	–	–	–	–	29	2.73	7.65	3.98	0.29	0.41	C54-55
卵巢	Ovary	–	–	–	–	–	–	45	4.24	11.86	6.68	0.43	0.71	C56
前列腺	Prostate	45	3.94	12.74	5.63	0.19	0.57	–	–	–	–	–	–	C61
睾丸	Testis	2	0.17	0.57	0.22	0.00	0.00	–	–	–	–	–	–	C62
肾	Kidney	25	2.19	7.08	3.75	0.20	0.51	36	3.39	9.49	4.39	0.20	0.56	C64-66,68
膀胱	Bladder	43	3.76	12.18	6.02	0.24	0.85	21	1.98	5.54	2.15	0.08	0.24	C67
脑	Brain	27	2.36	7.65	3.76	0.28	0.41	20	1.88	5.27	2.80	0.22	0.28	C70-C72,D32-33,D42-43
甲状腺	Thyroid	30	2.62	8.50	5.40	0.46	0.46	106	9.98	27.95	16.72	1.52	1.60	C73
淋巴瘤	Lymphoma	2	0.17	0.57	0.91	0.06	0.06	0	0.00	0.00	0.00	0.00	0.00	C81-85,88,90,96
白血病	Leukemia	0	0.00	0.00	0.00	0.00	0.00	1	0.09	0.26	0.11	0.01	0.01	C91-95, D45-47
其他	Other	115	10.06	32.57	24.76	1.53	2.45	112	10.55	29.53	18.77	1.14	1.93	O&U
所有部位合计	All sites	1143	100.00	323.70	167.91	10.00	20.10	1062	100.00	279.99	142.92	9.67	15.59	All
所有部位除外皮肤	All sites exc. C44	1133	99.13	320.87	166.15	9.86	19.93	1058	99.62	278.93	142.37	9.65	15.51	All sites exc. C44
死亡 Mortality														
口腔	Oral cavity & pharynx	11	1.27	3.12	1.45	0.15	0.15	4	0.66	1.05	0.36	0.03	0.03	C00-10,C12-14
鼻咽	Nasopharynx	6	0.70	1.70	1.17	0.09	0.12	3	0.49	0.79	0.39	0.02	0.05	C11
食管	Esophagus	55	6.37	15.58	7.89	0.46	0.99	5	0.82	1.32	0.49	0.01	0.05	C15
胃	Stomach	67	7.76	18.97	9.12	0.38	1.17	36	5.90	9.49	3.73	0.14	0.38	C16
结直肠	Colon-rectum	76	8.81	21.52	9.85	0.41	1.19	60	9.84	15.82	5.46	0.28	0.36	C18-21
肝脏	Liver	127	14.72	35.97	17.99	1.30	2.11	48	7.87	12.65	5.35	0.26	0.65	C22
胆囊	Gallbladder etc.	12	1.39	3.40	1.39	0.15	0.15	15	2.46	3.95	1.55	0.06	0.17	C23-24
胰腺	Pancreas	46	5.33	13.03	5.94	0.32	0.65	39	6.39	10.28	4.23	0.20	0.51	C25
喉	Larynx	11	1.27	3.12	1.46	0.09	0.20	3	0.49	0.79	0.32	0.02	0.02	C32
肺	Lung	306	35.46	86.66	40.97	1.95	4.95	200	32.79	52.73	21.56	0.93	2.31	C33-34
其他胸腔器官	Other thoracic organs	5	0.58	1.42	0.62	0.03	0.06	7	1.15	1.85	0.70	0.04	0.04	C37-38
骨	Bone	7	0.81	1.98	0.92	0.04	0.10	6	0.98	1.58	1.52	0.08	0.11	C40-41
皮肤黑色素瘤	Melanoma of skin	0	0.00	0.00	0.00	0.00	0.00	0	0.00	0.00	0.00	0.00	0.00	C43
乳腺	Breast	0	0.00	0.00	0.00	0.00	0.00	58	9.51	15.29	7.54	0.53	0.83	C50
子宫颈	Cervix	–	–	–	–	–	–	16	2.62	4.22	2.02	0.09	0.27	C53
子宫体	Uterus	–	–	–	–	–	–	6	0.98	1.58	0.79	0.06	0.06	C54-55
卵巢	Ovary	–	–	–	–	–	–	27	4.43	7.12	3.26	0.25	0.34	C56
前列腺	Prostate	19	2.20	5.38	2.21	0.06	0.13	–	–	–	–	–	–	C61
睾丸	Testis	0	0.00	0.00	0.00	0.00	0.00	–	–	–	–	–	–	C62
肾	Kidney	11	1.27	3.12	1.49	0.08	0.21	8	1.31	2.11	0.81	0.04	0.08	C64-66,68
膀胱	Bladder	14	1.62	3.96	1.65	0.11	0.13	8	1.31	2.11	0.67	0.01	0.01	C67
脑	Brain	20	2.32	5.66	2.79	0.24	0.29	11	1.80	2.90	1.48	0.11	0.14	C70-C72,D32-33,D42-43
甲状腺	Thyroid	2	0.23	0.57	0.15	0.00	0.00	3	0.49	0.79	0.32	0.03	0.03	C73
淋巴瘤	Lymphoma	1	0.12	0.28	0.11	0.00	0.00	1	0.16	0.26	0.13	0.01	0.01	C81-85,88,90,96
白血病	Leukemia	0	0.00	0.00	0.00	0.00	0.00	0	0.00	0.00	0.00	0.00	0.00	C91-95, D45-47
其他	Other	67	7.76	18.97	10.76	0.60	1.25	46	7.54	12.13	5.77	0.34	0.57	O&U
所有部位合计	All sites	863	100.00	244.40	117.93	6.44	13.87	610	100.00	160.82	68.45	3.54	7.01	All
所有部位除外皮肤	All sites exc. C44	861	99.77	243.84	117.55	6.42	13.81	607	99.51	160.03	67.93	3.51	6.94	All sites exc. C44

附表 3-66 哈尔滨市南岗区 2015 年癌症发病和死亡主要指标
Appendix Table 3-66　Incidence and mortality of cancer in Nangang Qu, Harbin Shi, 2015

部位 Sites		男性 Male						女性 Female						ICD10
		病例数 No. cases	构成比 Freq./%	粗率 Crude rate/ 100 000⁻¹	世标率 ASR world/ 100 000⁻¹	累积率 Cum. Rate/% 0~64	0~74	病例数 No. cases	构成比 Freq./%	粗率 Crude rate/ 100 000⁻¹	世标率 ASR world/ 100 000⁻¹	累积率 Cum. Rate/% 0~64	0~74	
发病 Incidence														
口腔	Oral cavity & pharynx	32	2.10	6.50	3.98	0.33	0.47	8	0.48	1.54	0.84	0.04	0.11	C00-10,C12-14
鼻咽	Nasopharynx	8	0.53	1.62	0.97	0.09	0.09	5	0.30	0.96	0.55	0.05	0.05	C11
食管	Esophagus	44	2.89	8.94	4.90	0.33	0.56	4	0.24	0.77	0.31	0.01	0.01	C15
胃	Stomach	152	9.99	30.87	18.32	1.06	2.28	67	4.02	12.93	6.86	0.37	0.86	C16
结直肠	Colon-rectum	241	15.83	48.95	30.07	1.56	3.95	150	9.01	28.95	15.59	0.75	2.02	C18-21
肝脏	Liver	175	11.50	35.54	21.29	1.48	2.51	57	3.42	11.00	5.55	0.28	0.57	C22
胆囊	Gallbladder etc.	20	1.31	4.06	2.33	0.15	0.25	13	0.78	2.51	1.28	0.05	0.19	C23-24
胰腺	Pancreas	50	3.29	10.16	5.96	0.36	0.73	48	2.88	9.26	4.51	0.18	0.59	C25
喉	Larynx	25	1.64	5.08	3.00	0.16	0.38	7	0.42	1.35	0.80	0.04	0.11	C32
肺	Lung	346	22.73	70.27	42.28	2.13	5.46	229	13.75	44.19	22.05	0.93	2.46	C33-34
其他胸腔器官	Other thoracic organs	10	0.66	2.03	1.33	0.06	0.17	11	0.66	2.12	0.97	0.03	0.12	C37-38
骨	Bone	10	0.66	2.03	1.65	0.10	0.18	4	0.24	0.77	0.49	0.02	0.05	C40-41
皮肤黑色素瘤	Melanoma of skin	3	0.20	0.61	0.34	0.00	0.03	2	0.12	0.39	0.21	0.00	0.02	C43
乳腺	Breast	3	0.20	0.61	0.32	0.02	0.02	398	23.90	76.80	46.21	3.97	5.14	C50
子宫颈	Cervix	–	–	–	–	–	–	95	5.71	18.33	10.69	0.92	1.20	C53
子宫体	Uterus	–	–	–	–	–	–	64	3.84	12.35	7.38	0.57	0.88	C54-55
卵巢	Ovary	–	–	–	–	–	–	52	3.12	10.03	5.79	0.41	0.67	C56
前列腺	Prostate	66	4.34	13.40	7.19	0.11	0.75	–	–	–	–	–	–	C61
睾丸	Testis	1	0.07	0.20	0.17	0.00	0.03	–	–	–	–	–	–	C62
肾	Kidney	54	3.55	10.97	6.56	0.43	0.84	38	2.28	7.33	3.71	0.15	0.44	C64-66,68
膀胱	Bladder	58	3.81	11.78	6.74	0.37	0.64	21	1.26	4.05	2.02	0.09	0.25	C67
脑	Brain	19	1.25	3.86	3.27	0.21	0.30	45	2.70	8.68	5.57	0.41	0.56	C70-C72,D32-33,D42-43
甲状腺	Thyroid	95	6.24	19.30	13.02	1.07	1.20	242	14.53	46.70	30.23	2.67	2.86	C73
淋巴瘤	Lymphoma	23	1.51	4.67	2.91	0.21	0.37	30	1.80	5.79	3.55	0.22	0.42	C81-85,88,90,96
白血病	Leukemia	29	1.91	5.89	5.22	0.32	0.37	28	1.68	5.40	4.39	0.26	0.44	C91-95,D45-47
其他	Other	58	3.81	11.78	7.21	0.42	0.83	47	2.82	9.07	5.88	0.42	0.65	O&U
所有部位合计	All sites	1522	100.00	309.13	189.01	10.96	22.40	1665	100.00	321.30	185.45	12.84	20.70	All
所有部位除外皮肤	All sites exc. C44	1517	99.67	308.11	188.43	10.90	22.35	1659	99.64	320.15	184.77	12.82	20.59	All sites exc. C44
死亡 Mortality														
口腔	Oral cavity & pharynx	11	0.94	2.23	1.34	0.12	0.15	8	1.02	1.54	0.69	0.05	0.05	C00-10,C12-14
鼻咽	Nasopharynx	4	0.34	0.81	0.46	0.06	0.06	2	0.25	0.39	0.23	0.01	0.04	C11
食管	Esophagus	49	4.20	9.95	5.76	0.38	0.68	6	0.76	1.16	0.53	0.01	0.04	C15
胃	Stomach	132	11.30	26.81	15.24	0.67	1.64	52	6.61	10.03	4.58	0.19	0.47	C16
结直肠	Colon-rectum	125	10.70	25.39	14.18	0.62	1.48	76	9.66	14.67	7.53	0.32	0.87	C18-21
肝脏	Liver	162	13.87	32.90	19.36	1.34	2.22	62	7.88	11.96	5.94	0.32	0.61	C22
胆囊	Gallbladder etc.	16	1.37	3.25	1.60	0.06	0.12	14	1.78	2.70	1.33	0.03	0.20	C23-24
胰腺	Pancreas	71	6.08	14.42	8.16	0.50	0.96	53	6.73	10.23	4.97	0.20	0.54	C25
喉	Larynx	21	1.80	4.27	2.56	0.13	0.33	2	0.25	0.39	0.20	0.01	0.01	C32
肺	Lung	385	32.96	78.20	45.28	1.74	5.46	260	33.04	50.17	23.55	0.81	2.24	C33-34
其他胸腔器官	Other thoracic organs	8	0.68	1.62	0.88	0.03	0.10	5	0.64	0.96	0.47	0.00	0.05	C37-38
骨	Bone	11	0.94	2.23	1.39	0.08	0.18	6	0.76	1.16	0.85	0.04	0.09	C40-41
皮肤黑色素瘤	Melanoma of skin	2	0.17	0.41	0.32	0.03	0.03	2	0.25	0.39	0.26	0.01	0.04	C43
乳腺	Breast	0	0.00	0.00	0.00	0.00	0.00	71	9.02	13.70	7.97	0.59	0.87	C50
子宫颈	Cervix	–	–	–	–	–	–	29	3.68	5.60	3.20	0.27	0.35	C53
子宫体	Uterus	–	–	–	–	–	–	1	0.13	0.19	0.14	0.00	0.02	C54-55
卵巢	Ovary	–	–	–	–	–	–	36	4.57	6.95	3.93	0.21	0.46	C56
前列腺	Prostate	22	1.88	4.47	2.26	0.05	0.16	–	–	–	–	–	–	C61
睾丸	Testis	1	0.09	0.20	0.15	0.00	0.04	–	–	–	–	–	–	C62
肾	Kidney	18	1.54	3.66	2.07	0.04	0.30	16	2.03	3.09	1.54	0.06	0.13	C64-66,68
膀胱	Bladder	19	1.63	3.86	2.10	0.09	0.25	13	1.65	2.51	1.12	0.01	0.12	C67
脑	Brain	19	1.63	3.86	2.03	0.14	0.14	17	2.16	3.28	1.73	0.09	0.19	C70-C72,D32-33,D42-43
甲状腺	Thyroid	6	0.51	1.22	0.63	0.02	0.05	4	0.51	0.77	0.34	0.00	0.03	C73
淋巴瘤	Lymphoma	27	2.31	5.48	3.62	0.21	0.36	9	1.14	1.74	1.63	0.05	0.16	C81-85,88,90,96
白血病	Leukemia	16	1.37	3.25	2.57	0.16	0.21	14	1.78	2.70	1.67	0.12	0.20	C91-95,D45-47
其他	Other	43	3.68	8.73	4.91	0.22	0.47	29	3.68	5.60	3.14	0.19	0.27	O&U
所有部位合计	All sites	1168	100.00	237.23	136.86	6.68	15.41	787	100.00	151.87	77.56	3.59	8.06	All
所有部位除外皮肤	All sites exc. C44	1166	99.83	236.82	136.60	6.68	15.37	787	100.00	151.87	77.56	3.59	8.06	All sites exc. C44

部位 Sites		男性 Male						女性 Female						ICD10
		病例数 No. cases	构成比 Freq./%	粗率 Crude rate/ 100 000⁻¹	世标率 ASR world/ 100 000⁻¹	累积率 Cum. Rate/%		病例数 No. cases	构成比 Freq./%	粗率 Crude rate/ 100 000⁻¹	世标率 ASR world/ 100 000⁻¹	累积率 Cum. Rate/%		
						0~64	0~74					0~64	0~74	
发病 Incidence														
口腔	Oral cavity & pharynx	15	1.51	4.04	2.40	0.12	0.38	5	0.58	1.29	0.62	0.05	0.08	C00-10,C12-14
鼻咽	Nasopharynx	5	0.50	1.35	0.77	0.03	0.09	5	0.58	1.29	0.74	0.04	0.10	C11
食管	Esophagus	42	4.24	11.30	6.70	0.40	0.88	3	0.35	0.77	0.47	0.02	0.05	C15
胃	Stomach	95	9.59	25.57	14.42	0.68	1.85	41	4.78	10.58	5.31	0.30	0.58	C16
结直肠	Colon-rectum	103	10.39	27.72	15.26	0.75	1.79	69	8.04	17.81	8.80	0.45	0.97	C18-21
肝脏	Liver	137	13.82	36.87	21.49	1.29	2.55	59	6.88	15.23	7.79	0.43	0.90	C22
胆囊	Gallbladder etc.	10	1.01	2.69	1.60	0.06	0.19	10	1.17	2.58	1.16	0.08	0.15	C23-24
胰腺	Pancreas	23	2.32	6.19	3.29	0.15	0.37	21	2.45	5.42	2.45	0.14	0.27	C25
喉	Larynx	18	1.82	4.84	2.53	0.15	0.29	6	0.70	1.55	0.76	0.05	0.07	C32
肺	Lung	295	29.77	79.40	44.53	2.11	5.77	209	24.36	53.93	24.82	1.15	3.09	C33-34
其他胸腔器官	Other thoracic organs	16	1.61	4.31	2.06	0.11	0.25	6	0.70	1.55	0.75	0.04	0.10	C37-38
骨	Bone	23	2.32	6.19	3.49	0.20	0.36	11	1.28	2.84	2.19	0.12	0.21	C40-41
皮肤黑色素瘤	Melanoma of skin	2	0.20	0.54	0.33	0.02	0.06	1	0.12	0.26	0.18	0.01	0.01	C43
乳腺	Breast	0	0.00	0.00	0.00	0.00	0.00	162	18.88	41.81	24.26	2.08	2.67	C50
子宫颈	Cervix	–	–	–	–	–	–	28	3.26	7.23	4.26	0.30	0.49	C53
子宫体	Uterus	–	–	–	–	–	–	25	2.91	6.45	3.89	0.33	0.44	C54-55
卵巢	Ovary	–	–	–	–	–	–	34	3.96	8.77	4.85	0.35	0.60	C56
前列腺	Prostate	24	2.42	6.46	3.22	0.06	0.36	–	–	–	–	–	–	C61
睾丸	Testis	1	0.10	0.27	0.13	0.02	0.02	–	–	–	–	–	–	C62
肾	Kidney	34	3.43	9.15	5.60	0.32	0.77	20	2.33	5.16	2.64	0.09	0.32	C64-66,68
膀胱	Bladder	33	3.33	8.88	4.64	0.21	0.58	20	2.33	5.16	2.51	0.12	0.31	C67
脑	Brain	12	1.21	3.23	1.95	0.08	0.19	7	0.82	1.81	1.69	0.10	0.15	C70-C72,D32-33,D42-43
甲状腺	Thyroid	12	1.21	3.23	2.15	0.16	0.16	52	6.06	13.42	9.05	0.76	0.82	C73
淋巴瘤	Lymphoma	16	1.61	4.31	3.16	0.17	0.38	7	0.82	1.81	1.59	0.13	0.13	C81-85,88,90,96
白血病	Leukemia	50	5.05	13.46	11.60	0.66	0.89	31	3.61	8.00	5.34	0.42	0.55	C91-95, D45-47
其他	Other	25	2.52	6.73	4.28	0.19	0.50	26	3.03	6.71	3.34	0.28	0.35	O&U
所有部位合计	All sites	991	100.00	266.73	155.62	7.92	18.68	858	100.00	221.41	119.47	7.82	13.43	All
所有部位除外皮肤	All sites exc. C44	988	99.70	265.92	155.10	7.90	18.57	858	100.00	221.41	119.47	7.82	13.43	All sites exc. C44
死亡 Mortality														
口腔	Oral cavity & pharynx	9	1.33	2.42	1.31	0.08	0.22	1	0.22	0.26	0.17	0.00	0.03	C00-10,C12-14
鼻咽	Nasopharynx	3	0.44	0.81	0.51	0.00	0.07	4	0.90	1.03	0.51	0.04	0.07	C11
食管	Esophagus	32	4.74	8.61	5.23	0.32	0.65	3	0.67	0.77	0.47	0.02	0.05	C15
胃	Stomach	67	9.93	18.03	9.89	0.42	1.15	32	7.17	8.26	3.96	0.18	0.43	C16
结直肠	Colon-rectum	47	6.96	12.65	6.39	0.23	0.63	31	6.95	8.00	3.54	0.15	0.36	C18-21
肝脏	Liver	119	17.63	32.03	18.77	1.13	2.25	41	9.19	10.58	5.17	0.26	0.58	C22
胆囊	Gallbladder etc.	4	0.59	1.08	0.56	0.00	0.05	4	0.90	1.03	0.49	0.03	0.07	C23-24
胰腺	Pancreas	18	2.67	4.84	2.69	0.10	0.36	17	3.81	4.39	2.09	0.12	0.21	C25
喉	Larynx	11	1.63	2.96	1.63	0.08	0.18	1	0.22	0.26	0.07	0.00	0.00	C32
肺	Lung	242	35.85	65.13	36.23	1.50	4.55	179	40.13	46.19	20.01	0.79	2.29	C33-34
其他胸腔器官	Other thoracic organs	8	1.19	2.15	0.95	0.04	0.09	3	0.67	0.77	0.47	0.04	0.07	C37-38
骨	Bone	16	2.37	4.31	2.33	0.15	0.19	7	1.57	1.81	0.95	0.03	0.13	C40-41
皮肤黑色素瘤	Melanoma of skin	2	0.30	0.54	0.33	0.02	0.06	1	0.22	0.26	0.15	0.02	0.02	C43
乳腺	Breast	0	0.00	0.00	0.00	0.00	0.00	38	8.52	9.81	5.35	0.46	0.58	C50
子宫颈	Cervix	–	–	–	–	–	–	11	2.47	2.84	1.55	0.14	0.17	C53
子宫体	Uterus	–	–	–	–	–	–	4	0.90	1.03	0.65	0.02	0.10	C54-55
卵巢	Ovary	–	–	–	–	–	–	19	4.26	4.90	2.81	0.15	0.34	C56
前列腺	Prostate	9	1.33	2.42	1.21	0.02	0.10	–	–	–	–	–	–	C61
睾丸	Testis	0	0.00	0.00	0.00	0.00	0.00	–	–	–	–	–	–	C62
肾	Kidney	17	2.52	4.58	2.42	0.13	0.26	4	0.90	1.03	0.46	0.00	0.03	C64-66,68
膀胱	Bladder	11	1.63	2.96	1.52	0.00	0.14	6	1.35	1.55	0.70	0.02	0.09	C67
脑	Brain	2	0.30	0.54	0.33	0.00	0.00	0	0.00	0.00	0.00	0.00	0.00	C70-C72,D32-33,D42-43
甲状腺	Thyroid	2	0.30	0.54	0.27	0.00	0.00	4	0.90	1.03	0.69	0.06	0.06	C73
淋巴瘤	Lymphoma	18	2.67	4.84	3.04	0.20	0.33	8	1.79	2.06	1.92	0.13	0.19	C81-85,88,90,96
白血病	Leukemia	28	4.15	7.54	5.66	0.33	0.44	16	3.59	4.13	2.17	0.15	0.25	C91-95, D45-47
其他	Other	10	1.48	2.69	1.93	0.09	0.18	12	2.69	3.10	1.54	0.08	0.19	O&U
所有部位合计	All sites	675	100.00	181.68	103.20	4.83	11.93	446	100.00	115.09	55.92	2.89	6.29	All
所有部位除外皮肤	All sites exc. C44	674	99.85	181.41	103.07	4.81	11.91	446	100.00	115.09	55.92	2.89	6.29	All sites exc. C44

| 部位 Sites | 男性 Male | | | | | | 女性 Female | | | | | | ICD10 |
	病例数 No. cases	构成比 Freq. /%	粗率 Crude rate/ 100 000⁻¹	世标率 ASR world/ 100 000⁻¹	累积率 Cum. Rate/% 0~64	0~74	病例数 No. cases	构成比 Freq. /%	粗率 Crude rate/ 100 000⁻¹	世标率 ASR world/ 100 000⁻¹	累积率 Cum. Rate/% 0~64	0~74	
发病 Incidence													
口腔 Oral cavity & pharynx	7	1.05	2.27	1.58	0.10	0.22	3	0.76	1.06	0.83	0.04	0.13	C00-10,C12-14
鼻咽 Nasopharynx	4	0.60	1.30	0.71	0.07	0.07	0	0.00	0.00	0.00	0.00	0.00	C11
食管 Esophagus	34	5.08	11.02	8.41	0.47	0.85	5	1.27	1.76	1.60	0.06	0.15	C15
胃 Stomach	55	8.22	17.82	13.17	0.72	1.30	22	5.57	7.75	6.45	0.19	0.55	C16
结直肠 Colon-rectum	58	8.67	18.80	15.03	0.60	1.57	21	5.32	7.40	5.87	0.19	0.45	C18-21
肝脏 Liver	156	23.32	50.56	37.23	2.35	4.12	60	15.19	21.15	17.73	0.67	1.72	C22
胆囊 Gallbladder etc.	2	0.30	0.65	0.48	0.02	0.07	5	1.27	1.76	1.61	0.04	0.27	C23-24
胰腺 Pancreas	29	4.33	9.40	7.06	0.32	0.65	16	4.05	5.64	4.63	0.26	0.37	C25
喉 Larynx	9	1.35	2.92	2.60	0.05	0.24	1	0.25	0.35	0.19	0.02	0.02	C32
肺 Lung	205	30.64	66.44	52.02	2.31	6.06	125	31.65	44.06	36.56	1.08	3.56	C33-34
其他胸腔器官 Other thoracic organs	2	0.30	0.65	0.60	0.05	0.05	3	0.76	1.06	0.75	0.02	0.02	C37-38
骨 Bone	3	0.45	0.97	0.84	0.02	0.12	6	1.52	2.11	1.87	0.07	0.13	C40-41
皮肤黑色素瘤 Melanoma of skin	0	0.00	0.00	0.00	0.00	0.00	0	0.00	0.00	0.00	0.00	0.00	C43
乳腺 Breast	0	0.00	0.00	0.00	0.00	0.00	24	6.08	8.46	6.62	0.37	0.97	C50
子宫颈 Cervix	–	–	–	–	–	–	12	3.04	4.23	3.05	0.23	0.29	C53
子宫体 Uterus	–	–	–	–	–	–	9	2.28	3.17	2.18	0.20	0.20	C54-55
卵巢 Ovary	–	–	–	–	–	–	10	2.53	3.52	2.43	0.12	0.12	C56
前列腺 Prostate	13	1.94	4.21	3.27	0.08	0.20	–	–	–	–	–	–	C61
睾丸 Testis	0	0.00	0.00	0.00	0.00	0.00	–	–	–	–	–	–	C62
肾 Kidney	9	1.35	2.92	2.32	0.13	0.24	3	0.76	1.06	0.81	0.02	0.11	C64-66,68
膀胱 Bladder	17	2.54	5.51	4.25	0.19	0.62	6	1.52	2.11	1.65	0.07	0.27	C67
脑 Brain	8	1.20	2.59	2.11	0.19	0.19	9	2.28	3.17	3.11	0.12	0.26	C70-C72,D32-33,D42-43
甲状腺 Thyroid	3	0.45	0.97	0.75	0.02	0.07	12	3.04	4.23	3.12	0.22	0.31	C73
淋巴瘤 Lymphoma	6	0.90	1.94	1.91	0.09	0.21	4	1.01	1.41	1.16	0.02	0.14	C81-85,88,90,96
白血病 Leukemia	11	1.64	3.56	3.20	0.17	0.44	6	1.52	2.11	1.66	0.17	0.17	C91-95, D45-47
其他 Other	38	5.68	12.32	9.82	0.51	1.35	33	8.35	11.63	9.86	0.45	0.76	O&U
所有部位合计 All sites	669	100.00	216.81	167.37	8.46	18.66	395	100.00	139.21	113.74	4.64	10.97	All
所有部位除外皮肤 All sites exc. C44	665	99.40	215.51	166.43	8.44	18.51	394	99.75	138.86	113.55	4.61	10.95	All sites exc. C44
死亡 Mortality													
口腔 Oral cavity & pharynx	4	0.74	1.30	1.01	0.04	0.16	3	0.97	1.06	0.67	0.07	0.07	C00-10,C12-14
鼻咽 Nasopharynx	4	0.74	1.30	0.71	0.07	0.07	0	0.00	0.00	0.00	0.00	0.00	C11
食管 Esophagus	28	5.20	9.07	6.49	0.35	0.73	1	0.32	0.35	0.26	0.00	0.00	C15
胃 Stomach	46	8.55	14.91	11.13	0.55	1.17	14	4.55	4.93	3.79	0.10	0.28	C16
结直肠 Colon-rectum	39	7.25	12.64	9.38	0.40	1.14	18	5.84	6.34	4.83	0.13	0.42	C18-21
肝脏 Liver	128	23.79	41.48	29.55	1.99	3.55	46	14.94	16.21	12.76	0.59	1.55	C22
胆囊 Gallbladder etc.	2	0.37	0.65	0.48	0.02	0.07	5	1.62	1.76	1.61	0.04	0.27	C23-24
胰腺 Pancreas	22	4.09	7.13	5.17	0.33	0.67	12	3.90	4.23	3.32	0.20	0.31	C25
喉 Larynx	7	1.30	2.27	1.84	0.03	0.22	1	0.32	0.35	0.19	0.02	0.02	C32
肺 Lung	178	33.09	57.69	43.44	2.02	5.39	112	36.36	39.47	30.43	1.17	3.41	C33-34
其他胸腔器官 Other thoracic organs	1	0.19	0.32	0.35	0.02	0.02	1	0.32	0.35	0.27	0.00	0.00	C37-38
骨 Bone	3	0.56	0.97	0.84	0.02	0.12	5	1.62	1.76	1.86	0.08	0.08	C40-41
皮肤黑色素瘤 Melanoma of skin	0	0.00	0.00	0.00	0.00	0.00	1	0.32	0.35	0.26	0.00	0.00	C43
乳腺 Breast	0	0.00	0.00	0.00	0.00	0.00	15	4.87	5.29	4.19	0.22	0.75	C50
子宫颈 Cervix	–	–	–	–	–	–	11	3.57	3.88	2.88	0.21	0.26	C53
子宫体 Uterus	–	–	–	–	–	–	7	2.27	2.47	1.79	0.17	0.17	C54-55
卵巢 Ovary	–	–	–	–	–	–	8	2.60	2.82	2.01	0.08	0.08	C56
前列腺 Prostate	5	0.93	1.62	1.25	0.03	0.10	–	–	–	–	–	–	C61
睾丸 Testis	0	0.00	0.00	0.00	0.00	0.00	–	–	–	–	–	–	C62
肾 Kidney	5	0.93	1.62	1.27	0.08	0.14	0	0.00	0.00	0.00	0.00	0.00	C64-66,68
膀胱 Bladder	12	2.23	3.89	2.90	0.07	0.32	3	0.97	1.06	0.76	0.04	0.10	C67
脑 Brain	5	0.93	1.62	0.92	0.10	0.10	4	1.30	1.41	1.37	0.05	0.11	C70-C72,D32-33,D42-43
甲状腺 Thyroid	0	0.00	0.00	0.00	0.00	0.00	4	1.30	1.41	0.96	0.06	0.06	C73
淋巴瘤 Lymphoma	3	0.56	0.97	0.95	0.05	0.10	4	1.30	1.41	1.18	0.06	0.17	C81-85,88,90,96
白血病 Leukemia	10	1.86	3.24	2.99	0.15	0.42	4	1.30	1.41	1.09	0.10	0.10	C91-95, D45-47
其他 Other	36	6.69	11.67	9.12	0.46	1.29	29	9.42	10.22	8.14	0.40	0.75	O&U
所有部位合计 All sites	538	100.00	174.35	129.79	6.77	15.79	308	100.00	108.55	84.63	3.78	8.97	All
所有部位除外皮肤 All sites exc. C44	534	99.26	173.06	128.85	6.75	15.63	308	100.00	108.55	84.63	3.78	8.97	All sites exc. C44

部位 Sites		男性 Male						女性 Female						ICD10
		病例数 No. cases	构成比 Freq. /%	粗率 Crude rate/ 100 000⁻¹	世标率 ASR world/ 100 000⁻¹	累积率 Cum. Rate/%		病例数 No. cases	构成比 Freq. /%	粗率 Crude rate/ 100 000⁻¹	世标率 ASR world/ 100 000⁻¹	累积率 Cum. Rate/%		
						0~64	0~74					0~64	0~74	
发病 Incidence														
口腔	Oral cavity & pharynx	6	1.50	4.06	5.68	0.14	0.94	1	0.27	0.69	0.62	0.08	0.08	C00-10,C12-14
鼻咽	Nasopharynx	2	0.50	1.35	1.17	0.13	0.13	0	0.00	0.00	0.00	0.00	0.00	C11
食管	Esophagus	20	4.99	13.55	18.39	0.90	2.77	5	1.36	3.44	3.66	0.16	0.41	C15
胃	Stomach	33	8.23	22.35	27.64	1.17	3.83	13	3.52	8.95	7.09	0.40	0.78	C16
结直肠	Colon-rectum	40	9.98	27.09	32.91	1.58	4.35	15	4.07	10.32	8.38	0.51	0.94	C18-21
肝脏	Liver	84	20.95	56.89	75.20	3.07	10.08	30	8.13	20.65	19.06	1.14	2.27	C22
胆囊	Gallbladder etc.	2	0.50	1.35	1.00	0.05	0.05	1	0.27	0.69	0.62	0.08	0.08	C23-24
胰腺	Pancreas	17	4.24	11.51	18.18	0.61	2.93	5	1.36	3.44	2.67	0.21	0.21	C25
喉	Larynx	12	2.99	8.13	10.93	0.55	1.45	5	1.36	3.44	3.70	0.26	0.51	C32
肺	Lung	107	26.68	72.47	85.32	3.54	11.87	81	21.95	55.75	57.46	2.67	7.62	C33-34
其他胸腔器官	Other thoracic organs	0	0.00	0.00	0.00	0.00	0.00	0	0.00	0.00	0.00	0.00	0.00	C37-38
骨	Bone	9	2.24	6.10	7.30	0.19	1.16	5	1.36	3.44	3.48	0.19	0.44	C40-41
皮肤黑色素瘤	Melanoma of skin	0	0.00	0.00	0.00	0.00	0.00	0	0.00	0.00	0.00	0.00	0.00	C43
乳腺	Breast	0	0.00	0.00	0.00	0.00	0.00	65	17.62	44.74	36.48	3.09	4.10	C50
子宫颈	Cervix	–	–	–	–	–	–	32	8.67	22.02	19.17	1.55	2.24	C53
子宫体	Uterus	–	–	–	–	–	–	11	2.98	7.57	6.77	0.60	0.85	C54-55
卵巢	Ovary	–	–	–	–	–	–	12	3.25	8.26	9.90	0.44	1.38	C56
前列腺	Prostate	5	1.25	3.39	5.26	0.00	0.97	–	–	–	–	–	–	C61
睾丸	Testis	0	0.00	0.00	0.00	0.00	0.00	–	–	–	–	–	–	C62
肾	Kidney	12	2.99	8.13	9.44	0.46	1.43	6	1.63	4.13	5.94	0.09	0.83	C64-66,68
膀胱	Bladder	6	1.50	4.06	3.51	0.18	0.52	2	0.54	1.38	1.38	0.08	0.27	C67
脑	Brain	4	1.00	2.71	4.97	0.05	0.67	7	1.90	4.82	5.54	0.28	0.78	C70-C72,D32-33,D42-43
甲状腺	Thyroid	16	3.99	10.84	12.48	0.67	1.57	48	13.01	33.04	27.56	2.13	2.88	C73
淋巴瘤	Lymphoma	0	0.00	0.00	0.00	0.00	0.00	0	0.00	0.00	0.00	0.00	0.00	C81-85,88,90,96
白血病	Leukemia	5	1.25	3.39	3.10	0.13	0.13	4	1.08	2.75	2.17	0.14	0.14	C91-95, D45-47
其他	Other	21	5.24	14.22	18.11	0.74	2.61	21	5.69	14.45	15.87	0.73	1.98	O&U
所有部位合计	All sites	401	100.00	271.60	340.57	14.18	47.46	369	100.00	253.97	237.52	14.82	28.77	All
所有部位除外皮肤	All sites exc. C44	400	99.75	270.92	340.14	14.14	47.42	368	99.73	253.28	237.03	14.82	28.77	All sites exc. C44
死亡 Mortality														
口腔	Oral cavity & pharynx	3	0.99	2.03	1.74	0.10	0.27	0	0.00	0.00	0.00	0.00	0.00	C00-10,C12-14
鼻咽	Nasopharynx	0	0.00	0.00	0.00	0.00	0.00	0	0.00	0.00	0.00	0.00	0.00	C11
食管	Esophagus	16	5.26	10.84	16.09	0.64	2.51	3	1.54	2.06	1.54	0.08	0.08	C15
胃	Stomach	34	11.18	23.03	27.94	1.01	3.84	15	7.69	10.32	9.35	0.35	1.16	C16
结直肠	Colon-rectum	19	6.25	12.87	19.30	0.39	2.36	6	3.08	4.13	3.82	0.14	0.39	C18-21
肝脏	Liver	81	26.64	54.86	65.84	3.01	8.55	25	12.82	17.21	16.61	0.73	1.85	C22
胆囊	Gallbladder etc.	2	0.66	1.35	1.00	0.05	0.05	1	0.51	0.69	0.50	0.00	0.00	C23-24
胰腺	Pancreas	12	3.95	8.13	11.30	0.38	1.97	3	1.54	2.06	1.54	0.08	0.08	C25
喉	Larynx	10	3.29	6.77	10.00	0.36	1.44	4	2.05	2.75	3.18	0.21	0.46	C32
肺	Lung	95	31.25	64.34	79.78	2.56	10.72	71	36.41	48.87	52.96	1.77	7.15	C33-34
其他胸腔器官	Other thoracic organs	0	0.00	0.00	0.00	0.00	0.00	0	0.00	0.00	0.00	0.00	0.00	C37-38
骨	Bone	6	1.97	4.06	3.84	0.14	0.82	3	1.54	2.06	2.52	0.05	0.30	C40-41
皮肤黑色素瘤	Melanoma of skin	0	0.00	0.00	0.00	0.00	0.00	0	0.00	0.00	0.00	0.00	0.00	C43
乳腺	Breast	0	0.00	0.00	0.00	0.00	0.00	17	8.72	11.70	9.31	0.77	1.15	C50
子宫颈	Cervix	–	–	–	–	–	–	11	5.64	7.57	8.39	0.52	1.21	C53
子宫体	Uterus	–	–	–	–	–	–	5	2.56	3.44	2.53	0.27	0.27	C54-55
卵巢	Ovary	–	–	–	–	–	–	5	2.56	3.44	4.66	0.18	0.68	C56
前列腺	Prostate	2	0.66	1.35	1.19	0.00	0.17	–	–	–	–	–	–	C61
睾丸	Testis	0	0.00	0.00	0.00	0.00	0.00	–	–	–	–	–	–	C62
肾	Kidney	7	2.30	4.74	4.00	0.39	0.57	2	1.03	1.38	1.18	0.00	0.19	C64-66,68
膀胱	Bladder	4	1.32	2.71	2.34	0.08	0.25	0	0.00	0.00	0.00	0.00	0.00	C67
脑	Brain	3	0.99	2.03	3.96	0.00	0.62	5	2.56	3.44	5.55	0.13	0.88	C70-C72,D32-33,D42-43
甲状腺	Thyroid	0	0.00	0.00	0.00	0.00	0.00	5	2.56	3.44	4.70	0.09	0.78	C73
淋巴瘤	Lymphoma	0	0.00	0.00	0.00	0.00	0.00	0	0.00	0.00	0.00	0.00	0.00	C81-85,88,90,96
白血病	Leukemia	0	0.00	0.00	0.00	0.00	0.00	0	0.00	0.00	0.00	0.00	0.00	C91-95, D45-47
其他	Other	10	3.29	6.77	9.72	0.14	1.38	14	7.18	9.64	11.29	0.34	1.53	O&U
所有部位合计	All sites	304	100.00	205.90	258.03	9.25	35.53	195	100.00	134.21	139.64	5.71	18.16	All
所有部位除外皮肤	All sites exc. C44	304	100.00	205.90	258.03	9.25	35.53	195	100.00	134.21	139.64	5.71	18.16	All sites exc. C44

附表 3-70　牡丹江市 2015 年癌症发病和死亡主要指标
Appendix Table 3-70　Incidence and mortality of cancer in Mudanjiang Shi, 2015

| 部位 Sites | 男性 Male | | | | | | 女性 Female | | | | | | ICD10 |
	病例数 No. cases	构成比 Freq./%	粗率 Crude rate/ 100 000⁻¹	世标率 ASR world/ 100 000⁻¹	累积率 Cum. Rate/% 0~64	累积率 0~74	病例数 No. cases	构成比 Freq./%	粗率 Crude rate/ 100 000⁻¹	世标率 ASR world/ 100 000⁻¹	累积率 Cum. Rate/% 0~64	累积率 0~74	
发病 Incidence													
口腔 Oral cavity & pharynx	41	2.70	6.77	4.46	0.29	0.53	5	0.36	0.83	0.50	0.02	0.04	C00-10,C12-14
鼻咽 Nasopharynx	6	0.40	0.99	0.63	0.06	0.06	2	0.14	0.33	0.25	0.03	0.03	C11
食管 Esophagus	76	5.01	12.55	9.66	0.46	1.24	3	0.22	0.50	0.24	0.01	0.01	C15
胃 Stomach	139	9.16	22.96	16.35	0.79	2.01	55	3.99	9.18	5.12	0.14	0.52	C16
结直肠 Colon-rectum	176	11.59	29.07	20.56	0.93	2.34	137	9.93	22.87	14.03	0.69	1.67	C18-21
肝脏 Liver	229	15.09	37.82	24.86	1.51	2.77	92	6.67	15.36	9.01	0.42	0.97	C22
胆囊 Gallbladder etc.	12	0.79	1.98	1.35	0.03	0.13	2	0.14	0.33	0.24	0.02	0.02	C23-24
胰腺 Pancreas	63	4.15	10.40	7.73	0.30	0.84	43	3.12	7.18	4.27	0.18	0.45	C25
喉 Larynx	20	1.32	3.30	2.09	0.09	0.21	3	0.22	0.50	0.27	0.02	0.02	C32
肺 Lung	431	28.39	71.18	49.32	2.25	5.91	281	20.36	46.91	28.63	1.16	3.31	C33-34
其他胸腔器官 Other thoracic organs	6	0.40	0.99	0.81	0.03	0.13	5	0.36	0.83	0.82	0.05	0.07	C37-38
骨 Bone	15	0.99	2.48	2.04	0.09	0.12	10	0.72	1.67	1.02	0.03	0.10	C40-41
皮肤黑色素瘤 Melanoma of skin	3	0.20	0.50	0.48	0.00	0.03	1	0.07	0.17	0.09	0.01	0.01	C43
乳腺 Breast	1	0.07	0.17	0.12	0.02	0.02	264	19.13	44.07	26.71	2.15	2.90	C50
子宫颈 Cervix	–	–	–	–	–	–	93	6.74	15.53	8.98	0.79	0.94	C53
子宫体 Uterus	–	–	–	–	–	–	36	2.61	6.01	3.60	0.28	0.41	C54-55
卵巢 Ovary	–	–	–	–	–	–	53	3.84	8.85	5.63	0.47	0.62	C56
前列腺 Prostate	39	2.57	6.44	4.56	0.10	0.29	–	–	–	–	–	–	C61
睾丸 Testis	4	0.26	0.66	0.37	0.03	0.03	–	–	–	–	–	–	C62
肾 Kidney	38	2.50	6.28	4.43	0.21	0.57	23	1.67	3.84	2.18	0.11	0.18	C64-66,68
膀胱 Bladder	50	3.29	8.26	6.15	0.19	0.63	12	0.87	2.00	1.25	0.06	0.16	C67
脑 Brain	19	1.25	3.14	2.40	0.18	0.27	12	0.87	2.00	1.19	0.07	0.10	C70-C72,D32-33,D42-43
甲状腺 Thyroid	49	3.23	8.09	4.86	0.46	0.46	168	12.17	28.05	17.94	1.57	1.70	C73
淋巴瘤 Lymphoma	23	1.52	3.80	3.01	0.14	0.36	19	1.38	3.17	1.83	0.13	0.16	C81-85,88,90,96
白血病 Leukemia	14	0.92	2.31	1.66	0.08	0.21	8	0.58	1.34	1.00	0.07	0.12	C91-95, D45-47
其他 Other	64	4.22	10.57	7.43	0.29	0.93	53	3.84	8.85	5.28	0.20	0.50	O&U
所有部位合计 All sites	1518	100.00	250.69	175.35	8.53	20.07	1380	100.00	230.39	140.10	8.69	15.01	All
所有部位除外皮肤 All sites exc. C44	1500	98.81	247.72	173.23	8.45	19.78	1372	99.42	229.06	139.35	8.66	14.98	All sites exc. C44
死亡 Mortality													
口腔 Oral cavity & pharynx	22	2.05	3.63	2.29	0.19	0.28	2	0.30	0.33	0.21	0.00	0.00	C00-10,C12-14
鼻咽 Nasopharynx	4	0.37	0.66	0.35	0.02	0.02	0	0.00	0.00	0.00	0.00	0.00	C11
食管 Esophagus	48	4.48	7.93	5.88	0.26	0.68	1	0.15	0.17	0.07	0.00	0.00	C15
胃 Stomach	101	9.43	16.68	11.87	0.40	1.32	43	6.49	7.18	4.01	0.10	0.35	C16
结直肠 Colon-rectum	85	7.94	14.04	10.45	0.26	1.12	67	10.11	11.19	6.50	0.23	0.68	C18-21
肝脏 Liver	222	20.73	36.66	24.38	1.39	2.76	78	11.76	13.02	7.68	0.42	0.85	C22
胆囊 Gallbladder etc.	8	0.75	1.32	0.89	0.03	0.07	2	0.30	0.33	0.24	0.02	0.02	C23-24
胰腺 Pancreas	59	5.51	9.74	7.35	0.28	0.89	39	5.88	6.51	3.86	0.13	0.43	C25
喉 Larynx	14	1.31	2.31	1.44	0.06	0.12	1	0.15	0.17	0.07	0.00	0.00	C32
肺 Lung	370	34.55	61.10	42.59	1.88	5.02	207	31.22	34.56	21.05	0.86	2.33	C33-34
其他胸腔器官 Other thoracic organs	2	0.19	0.33	0.23	0.02	0.02	1	0.15	0.17	0.09	0.01	0.01	C37-38
骨 Bone	11	1.03	1.82	1.65	0.03	0.09	5	0.75	0.83	0.51	0.03	0.05	C40-41
皮肤黑色素瘤 Melanoma of skin	0	0.00	0.00	0.00	0.00	0.00	2	0.30	0.33	0.16	0.01	0.01	C43
乳腺 Breast	0	0.00	0.00	0.00	0.00	0.00	50	7.54	8.35	5.05	0.40	0.55	C50
子宫颈 Cervix	–	–	–	–	–	–	27	4.07	4.51	2.70	0.20	0.27	C53
子宫体 Uterus	–	–	–	–	–	–	12	1.81	2.00	1.08	0.04	0.09	C54-55
卵巢 Ovary	–	–	–	–	–	–	28	4.22	4.67	2.97	0.22	0.32	C56
前列腺 Prostate	18	1.68	2.97	2.57	0.04	0.13	–	–	–	–	–	–	C61
睾丸 Testis	0	0.00	0.00	0.00	0.00	0.00	–	–	–	–	–	–	C62
肾 Kidney	12	1.12	1.98	1.27	0.06	0.12	17	2.56	2.84	1.62	0.05	0.10	C64-66,68
膀胱 Bladder	18	1.68	2.97	2.20	0.07	0.14	3	0.45	0.50	0.29	0.01	0.03	C67
脑 Brain	20	1.87	3.30	2.71	0.20	0.29	13	1.96	2.17	1.47	0.04	0.08	C70-C72,D32-33,D42-43
甲状腺 Thyroid	6	0.56	0.99	0.73	0.04	0.10	7	1.06	1.17	0.70	0.06	0.06	C73
淋巴瘤 Lymphoma	12	1.12	1.98	1.65	0.06	0.18	14	2.11	2.34	1.33	0.10	0.10	C81-85,88,90,96
白血病 Leukemia	9	0.84	1.49	1.04	0.05	0.11	8	1.21	1.34	0.98	0.08	0.10	C91-95, D45-47
其他 Other	30	2.80	4.95	3.59	0.09	0.31	36	5.43	6.01	3.38	0.19	0.31	O&U
所有部位合计 All sites	1071	100.00	176.87	125.11	5.44	13.78	663	100.00	110.69	66.01	3.00	6.75	All
所有部位除外皮肤 All sites exc. C44	1069	99.81	176.54	124.81	5.44	13.78	661	99.70	110.35	65.81	3.00	6.75	All sites exc. C44

部位 Sites		男性 Male						女性 Female						ICD10
		病例数 No. cases	构成比 Freq. /%	粗率 Crude rate/ 100 000⁻¹	世标率 ASR world/ 100 000⁻¹	累积率 Cum. Rate/% 0~64	0~74	病例数 No. cases	构成比 Freq. /%	粗率 Crude rate/ 100 000⁻¹	世标率 ASR world/ 100 000⁻¹	累积率 Cum. Rate/% 0~64	0~74	
发病 Incidence														
口腔	Oral cavity & pharynx	10	2.15	5.05	2.91	0.33	0.38	2	0.39	1.02	0.69	0.08	0.08	C00-10,C12-14
鼻咽	Nasopharynx	2	0.43	1.01	0.89	0.06	0.06	2	0.39	1.02	0.61	0.05	0.05	C11
食管	Esophagus	24	5.16	12.13	6.64	0.44	0.81	8	1.54	4.09	2.25	0.09	0.28	C15
胃	Stomach	44	9.46	22.23	12.38	0.66	1.54	11	2.12	5.63	2.92	0.18	0.33	C16
结直肠	Colon-rectum	49	10.54	24.76	13.46	0.64	1.62	32	6.18	16.37	9.00	0.72	1.00	C18-21
肝脏	Liver	89	19.14	44.97	26.23	1.75	2.90	32	6.18	16.37	8.70	0.54	0.87	C22
胆囊	Gallbladder etc.	3	0.65	1.52	0.83	0.05	0.11	1	0.19	0.51	0.00	0.00	0.00	C23-24
胰腺	Pancreas	18	3.87	9.09	4.79	0.28	0.39	16	3.09	8.19	4.15	0.31	0.40	C25
喉	Larynx	5	1.08	2.53	1.43	0.09	0.14	0	0.00	0.00	0.00	0.00	0.00	C32
肺	Lung	118	25.38	59.62	30.20	1.72	3.13	75	14.48	38.38	18.62	0.93	2.11	C33-34
其他胸腔器官	Other thoracic organs	0	0.00	0.00	0.00	0.00	0.00	3	0.58	1.54	0.93	0.07	0.11	C37-38
骨	Bone	12	2.58	6.06	3.51	0.19	0.35	4	0.77	2.05	0.99	0.02	0.07	C40-41
皮肤黑色素瘤	Melanoma of skin	0	0.00	0.00	0.00	0.00	0.00	0	0.00	0.00	0.00	0.00	0.00	C43
乳腺	Breast	1	0.22	0.51	0.32	0.03	0.03	82	15.83	41.96	25.28	2.19	2.62	C50
子宫颈	Cervix	–	–	–	–	–	–	39	7.53	19.96	12.15	1.04	1.23	C53
子宫体	Uterus	–	–	–	–	–	–	54	10.42	27.63	16.83	1.47	1.71	C54-55
卵巢	Ovary	–	–	–	–	–	–	29	5.60	14.84	9.52	0.80	0.89	C56
前列腺	Prostate	7	1.51	3.54	1.81	0.04	0.15	–	–	–	–	–	–	C61
睾丸	Testis	2	0.43	1.01	0.59	0.05	0.05	–	–	–	–	–	–	C62
肾	Kidney	13	2.80	6.57	3.90	0.21	0.48	19	3.67	9.72	5.87	0.38	0.66	C64-66,68
膀胱	Bladder	17	3.66	8.59	4.94	0.39	0.66	4	0.77	2.05	1.03	0.06	0.15	C67
脑	Brain	11	2.37	5.56	4.28	0.17	0.34	11	2.12	5.63	3.27	0.22	0.26	C70-C72,D32-33,D42-43
甲状腺	Thyroid	13	2.80	6.57	4.33	0.34	0.34	71	13.71	36.33	24.59	2.12	2.31	C73
淋巴瘤	Lymphoma	2	0.43	1.01	0.58	0.03	0.08	1	0.19	0.51	0.28	0.02	0.02	C81-85,88,90,96
白血病	Leukemia	9	1.94	4.55	2.94	0.26	0.26	7	1.35	3.58	2.31	0.21	0.25	C91-95, D45-47
其他	Other	16	3.44	8.08	3.86	0.29	0.39	15	2.90	7.68	4.14	0.27	0.41	O&U
所有部位合计	All sites	465	100.00	234.95	130.82	8.01	14.21	518	100.00	265.07	154.32	11.75	15.84	All
所有部位除外皮肤	All sites exc. C44	463	99.57	233.94	130.41	7.98	14.18	517	99.81	264.56	153.99	11.72	15.81	All sites exc. C44
死亡 Mortality														
口腔	Oral cavity & pharynx	0	0.00	0.00	0.00	0.00	0.00	0	0.00	0.00	0.00	0.00	0.00	C00-10,C12-14
鼻咽	Nasopharynx	0	0.00	0.00	0.00	0.00	0.00	0	0.00	0.00	0.00	0.00	0.00	C11
食管	Esophagus	24	6.40	12.13	5.84	0.37	0.59	5	2.42	2.56	1.15	0.02	0.07	C15
胃	Stomach	42	11.20	21.22	11.22	0.68	1.28	6	2.90	3.07	1.66	0.14	0.14	C16
结直肠	Colon-rectum	20	5.33	10.11	5.06	0.25	0.47	9	4.35	4.61	2.27	0.15	0.19	C18-21
肝脏	Liver	78	20.80	39.41	22.06	1.36	2.45	39	18.84	19.96	10.27	0.56	0.99	C22
胆囊	Gallbladder etc.	3	0.80	1.52	0.81	0.08	0.08	2	0.97	1.02	0.50	0.00	0.05	C23-24
胰腺	Pancreas	16	4.27	8.08	4.29	0.33	0.38	14	6.76	7.16	3.76	0.30	0.39	C25
喉	Larynx	3	0.80	1.52	0.82	0.08	0.08	1	0.48	0.51	0.18	0.00	0.00	C32
肺	Lung	132	35.20	66.70	33.40	1.59	3.32	68	32.85	34.80	16.05	0.62	1.66	C33-34
其他胸腔器官	Other thoracic organs	0	0.00	0.00	0.00	0.00	0.00	0	0.00	0.00	0.00	0.00	0.00	C37-38
骨	Bone	8	2.13	4.04	1.73	0.03	0.24	1	0.48	0.51	0.20	0.00	0.00	C40-41
皮肤黑色素瘤	Melanoma of skin	0	0.00	0.00	0.00	0.00	0.00	0	0.00	0.00	0.00	0.00	0.00	C43
乳腺	Breast	1	0.27	0.51	0.32	0.03	0.03	9	4.35	4.61	2.37	0.21	0.30	C50
子宫颈	Cervix	–	–	–	–	–	–	8	3.86	4.09	2.16	0.14	0.19	C53
子宫体	Uterus	–	–	–	–	–	–	1	0.48	0.51	0.34	0.04	0.04	C54-55
卵巢	Ovary	–	–	–	–	–	–	9	4.35	4.61	2.44	0.13	0.23	C56
前列腺	Prostate	3	0.80	1.52	0.77	0.00	0.05	–	–	–	–	–	–	C61
睾丸	Testis	0	0.00	0.00	0.00	0.00	0.00	–	–	–	–	–	–	C62
肾	Kidney	3	0.80	1.52	0.65	0.04	0.04	3	1.45	1.54	0.74	0.04	0.04	C64-66,68
膀胱	Bladder	5	1.33	2.53	1.38	0.08	0.14	3	1.45	1.54	0.80	0.03	0.12	C67
脑	Brain	11	2.93	5.56	4.09	0.20	0.31	8	3.86	4.09	2.31	0.19	0.19	C70-C72,D32-33,D42-43
甲状腺	Thyroid	2	0.53	1.01	0.62	0.04	0.04	2	0.97	1.02	0.69	0.08	0.08	C73
淋巴瘤	Lymphoma	1	0.27	0.51	0.19	0.00	0.00	0	0.00	0.00	0.00	0.00	0.00	C81-85,88,90,96
白血病	Leukemia	12	3.20	6.06	5.42	0.40	0.40	10	4.83	5.12	3.31	0.27	0.32	C91-95, D45-47
其他	Other	11	2.93	5.56	2.83	0.17	0.28	9	4.35	4.61	2.31	0.10	0.20	O&U
所有部位合计	All sites	375	100.00	189.48	101.49	5.70	10.14	207	100.00	105.93	53.51	3.02	5.20	All
所有部位除外皮肤	All sites exc. C44	374	99.73	188.97	101.26	5.68	10.11	207	100.00	105.93	53.51	3.02	5.20	All sites exc. C44

部位 Sites		男性 Male						女性 Female						ICD10
		病例数 No. cases	构成比 Freq./%	粗率 Crude rate/ 100 000⁻¹	世标率 ASR world/ 100 000⁻¹	累积率 Cum. Rate/% 0~64	0~74	病例数 No. cases	构成比 Freq./%	粗率 Crude rate/ 100 000⁻¹	世标率 ASR world/ 100 000⁻¹	累积率 Cum. Rate/% 0~64	0~74	
发病 Incidence														
口腔	Oral cavity & pharynx	220	1.39	7.23	3.47	0.24	0.37	142	0.93	4.56	1.93	0.11	0.22	C00-10,C12-14
鼻咽	Nasopharynx	212	1.34	6.97	3.67	0.29	0.40	59	0.39	1.89	1.06	0.07	0.11	C11
食管	Esophagus	379	2.39	12.45	4.68	0.29	0.53	108	0.71	3.47	0.91	0.02	0.08	C15
胃	Stomach	1634	10.32	53.69	21.19	1.09	2.56	819	5.38	26.29	10.13	0.55	1.11	C16
结直肠	Colon-rectum	2321	14.67	76.26	29.60	1.50	3.53	1858	12.20	59.64	21.86	1.13	2.55	C18-21
肝脏	Liver	1075	6.79	35.32	14.30	0.94	1.63	412	2.70	13.22	4.28	0.19	0.43	C22
胆囊	Gallbladder etc.	234	1.48	7.69	2.87	0.12	0.34	297	1.95	9.53	2.91	0.12	0.32	C23-24
胰腺	Pancreas	592	3.74	19.45	7.46	0.35	0.88	567	3.72	18.20	5.86	0.26	0.66	C25
喉	Larynx	166	1.05	5.45	2.12	0.14	0.28	6	0.04	0.19	0.06	0.00	0.01	C32
肺	Lung	3544	22.39	116.44	45.12	2.42	5.45	2483	16.30	79.70	34.26	2.17	4.03	C33-34
其他胸腔器官	Other thoracic organs	85	0.54	2.79	1.46	0.10	0.17	57	0.37	1.83	0.97	0.06	0.11	C37-38
骨	Bone	60	0.38	1.97	1.22	0.08	0.11	51	0.33	1.64	1.17	0.07	0.09	C40-41
皮肤黑色素瘤	Melanoma of skin	24	0.15	0.79	0.37	0.02	0.04	23	0.15	0.74	0.32	0.02	0.03	C43
乳腺	Breast	15	0.09	0.49	0.20	0.01	0.02	2873	18.86	92.22	46.41	3.48	5.31	C50
子宫颈	Cervix	-	-	-	-	-	-	344	2.26	11.04	6.93	0.57	0.69	C53
子宫体	Uterus	-	-	-	-	-	-	524	3.44	16.82	8.23	0.68	0.93	C54-55
卵巢	Ovary	-	-	-	-	-	-	338	2.22	10.85	5.83	0.46	0.62	C56
前列腺	Prostate	1406	8.88	46.20	16.66	0.34	2.16	-	-	-	-	-	-	C61
睾丸	Testis	29	0.18	0.95	0.79	0.06	0.07	-	-	-	-	-	-	C62
肾	Kidney	559	3.53	18.37	8.01	0.54	0.93	267	1.75	8.57	3.56	0.22	0.41	C64-66,68
膀胱	Bladder	623	3.94	20.47	7.77	0.35	0.86	198	1.30	6.36	2.35	0.11	0.27	C67
脑	Brain	354	2.24	11.63	6.93	0.42	0.71	426	2.80	13.67	6.91	0.46	0.73	C70-C72,D32-33,D42-43
甲状腺	Thyroid	715	4.52	23.49	17.02	1.37	1.57	1992	13.08	63.94	43.92	3.62	4.20	C73
淋巴瘤	Lymphoma	497	3.14	16.33	7.91	0.44	0.85	363	2.38	11.65	5.15	0.32	0.58	C81-85,88,90,96
白血病	Leukemia	282	1.78	9.27	5.67	0.33	0.51	225	1.48	7.22	4.21	0.24	0.35	C91-95, D45-47
其他	Other	800	5.05	26.28	11.74	0.64	1.29	801	5.26	25.71	10.40	0.60	1.06	O&U
所有部位合计	All sites	15 826	100.00	519.98	220.22	12.06	25.24	15 233	100.00	488.95	229.63	15.53	24.89	All
所有部位除外皮肤	All sites exc. C44	15.641	98.83	513.90	217.70	11.94	24.93	15 055	98.83	483.24	227.52	15.42	24.66	All sites exc. C44
死亡 Mortality														
口腔	Oral cavity & pharynx	134	1.33	4.40	1.72	0.10	0.19	84	1.20	2.70	0.81	0.04	0.07	C00-10,C12-14
鼻咽	Nasopharynx	124	1.23	4.07	1.86	0.13	0.21	38	0.54	1.22	0.52	0.03	0.06	C11
食管	Esophagus	343	3.40	11.27	3.99	0.22	0.47	117	1.66	3.76	0.81	0.01	0.05	C15
胃	Stomach	1170	11.61	38.44	13.46	0.49	1.41	681	9.69	21.86	6.60	0.27	0.65	C16
结直肠	Colon-rectum	1346	13.36	44.22	15.24	0.50	1.53	1047	14.90	33.61	9.39	0.32	0.91	C18-21
肝脏	Liver	1007	10.00	33.09	12.90	0.80	1.45	395	5.62	12.68	3.74	0.15	0.36	C22
胆囊	Gallbladder etc.	185	1.84	6.08	2.18	0.09	0.24	263	3.74	8.44	2.43	0.09	0.24	C23-24
胰腺	Pancreas	572	5.68	18.79	6.99	0.31	0.83	497	7.07	15.95	4.73	0.18	0.52	C25
喉	Larynx	100	0.99	3.29	1.13	0.05	0.11	8	0.11	0.26	0.05	0.00	0.00	C32
肺	Lung	2662	26.42	87.46	31.55	1.41	3.59	1187	16.89	38.10	11.93	0.45	1.27	C33-34
其他胸腔器官	Other thoracic organs	50	0.50	1.64	0.76	0.04	0.10	26	0.37	0.83	0.34	0.02	0.04	C37-38
骨	Bone	43	0.43	1.41	0.59	0.03	0.06	35	0.50	1.12	0.32	0.02	0.03	C40-41
皮肤黑色素瘤	Melanoma of skin	20	0.20	0.66	0.26	0.01	0.03	12	0.17	0.39	0.14	0.01	0.02	C43
乳腺	Breast	2	0.02	0.07	0.02	0.00	0.00	856	12.18	27.48	9.60	0.55	1.00	C50
子宫颈	Cervix	-	-	-	-	-	-	138	1.96	4.43	1.93	0.15	0.17	C53
子宫体	Uterus	-	-	-	-	-	-	161	2.29	5.17	1.60	0.09	0.17	C54-55
卵巢	Ovary	-	-	-	-	-	-	200	2.85	6.42	2.72	0.18	0.33	C56
前列腺	Prostate	545	5.41	17.91	4.81	0.05	0.23	-	-	-	-	-	-	C61
睾丸	Testis	9	0.09	0.30	0.10	0.01	0.01	-	-	-	-	-	-	C62
肾	Kidney	227	2.25	7.46	2.61	0.11	0.26	116	1.65	3.72	1.09	0.03	0.12	C64-66,68
膀胱	Bladder	313	3.11	10.28	3.09	0.06	0.23	92	1.31	2.95	0.73	0.01	0.04	C67
脑	Brain	195	1.94	6.41	3.43	0.19	0.32	218	3.10	7.00	3.22	0.15	0.30	C70-C72,D32-33,D42-43
甲状腺	Thyroid	28	0.28	0.92	0.36	0.02	0.04	56	0.80	1.80	0.60	0.03	0.07	C73
淋巴瘤	Lymphoma	327	3.25	10.74	4.05	0.18	0.43	199	2.83	6.39	2.30	0.10	0.23	C81-85,88,90,96
白血病	Leukemia	209	2.07	6.87	3.16	0.17	0.31	156	2.22	5.01	2.58	0.14	0.21	C91-95, D45-47
其他	Other	463	4.60	15.21	5.74	0.22	0.59	447	6.36	14.35	4.48	0.18	0.43	O&U
所有部位合计	All sites	10 074	100.00	330.99	120.02	5.19	12.64	7029	100.00	225.62	72.67	3.21	7.27	All
所有部位除外皮肤	All sites exc. C44	10 019	99.45	329.18	119.47	5.18	12.59	6983	99.35	224.14	72.38	3.21	7.26	All sites exc. C44

部位 Sites	男性 Male						女性 Female						ICD10
	病例数 No. cases	构成比 Freq./%	粗率 Crude rate/ 100 000⁻¹	世标率 ASR world/ 100 000⁻¹	累积率 Cum. Rate/% 0~64	0~74	病例数 No. cases	构成比 Freq./%	粗率 Crude rate/ 100 000⁻¹	世标率 ASR world/ 100 000⁻¹	累积率 Cum. Rate/% 0~64	0~74	
发病 Incidence													
口腔 Oral cavity & pharynx	72	1.40	5.91	3.30	0.22	0.36	39	1.06	3.12	1.66	0.08	0.21	C00-10,C12-14
鼻咽 Nasopharynx	66	1.28	5.42	3.47	0.28	0.38	23	0.62	1.84	1.18	0.10	0.12	C11
食管 Esophagus	371	7.21	30.46	14.48	0.74	1.91	136	3.68	10.88	4.62	0.18	0.56	C15
胃 Stomach	1046	20.33	85.89	41.01	2.00	5.11	413	11.17	33.03	15.52	0.82	1.75	C16
结直肠 Colon-rectum	673	13.08	55.26	26.89	1.46	3.15	518	14.02	41.42	19.23	1.05	2.21	C18-21
肝脏 Liver	449	8.73	36.87	18.85	1.26	2.22	164	4.44	13.11	5.99	0.30	0.68	C22
胆囊 Gallbladder etc.	54	1.05	4.43	2.05	0.08	0.22	87	2.35	6.96	2.73	0.09	0.22	C23-24
胰腺 Pancreas	171	3.32	14.04	6.70	0.36	0.77	149	4.03	11.91	5.16	0.19	0.65	C25
喉 Larynx	37	0.72	3.04	1.58	0.09	0.23	1	0.03	0.08	0.04	0.00	0.01	C32
肺 Lung	1035	20.11	84.98	39.76	1.90	4.75	437	11.82	34.94	17.19	1.10	2.08	C33-34
其他胸腔器官 Other thoracic organs	24	0.47	1.97	1.10	0.07	0.11	12	0.32	0.96	0.49	0.04	0.06	C37-38
骨 Bone	13	0.25	1.07	0.51	0.03	0.07	17	0.46	1.36	0.85	0.05	0.07	C40-41
皮肤黑色素瘤 Melanoma of skin	12	0.23	0.99	0.45	0.02	0.03	8	0.22	0.64	0.32	0.03	0.05	C43
乳腺 Breast	6	0.12	0.49	0.26	0.02	0.03	520	14.07	41.58	24.63	1.98	2.64	C50
子宫颈 Cervix	–	–	–	–	–	–	236	6.39	18.87	11.94	1.07	1.21	C53
子宫体 Uterus	–	–	–	–	–	–	150	4.06	11.99	6.83	0.56	0.78	C54-55
卵巢 Ovary	–	–	–	–	–	–	63	1.70	5.04	3.07	0.25	0.33	C56
前列腺 Prostate	300	5.83	24.63	10.48	0.22	1.24	–	–	–	–	–	–	C61
睾丸 Testis	7	0.14	0.57	0.53	0.04	0.04	–	–	–	–	–	–	C62
肾 Kidney	126	2.45	10.35	5.64	0.36	0.63	78	2.11	6.24	3.34	0.22	0.39	C64-66,68
膀胱 Bladder	188	3.65	15.44	7.27	0.38	0.89	40	1.08	3.20	1.39	0.08	0.12	C67
脑 Brain	93	1.81	7.64	5.05	0.29	0.49	124	3.35	9.92	5.39	0.33	0.60	C70-C72,D32-33,D42-43
甲状腺 Thyroid	39	0.76	3.20	2.56	0.18	0.23	115	3.11	9.20	6.37	0.54	0.59	C73
淋巴瘤 Lymphoma	108	2.10	8.87	4.32	0.23	0.52	87	2.35	6.96	3.53	0.21	0.37	C81-85,88,90,96
白血病 Leukemia	71	1.38	5.83	4.86	0.22	0.33	58	1.57	4.64	3.29	0.19	0.30	C91-95, D45-47
其他 Other	185	3.60	15.19	8.42	0.50	0.86	221	5.98	17.67	9.75	0.55	0.99	O&U
所有部位合计 All sites	5146	100.00	422.54	209.54	10.94	24.56	3696	100.00	295.55	154.51	10.01	16.99	All
所有部位除外皮肤 All sites exc. C44	5113	99.36	419.83	208.07	10.88	24.44	3652	98.81	292.03	152.98	9.93	16.82	All sites exc. C44
死亡 Mortality													
口腔 Oral cavity & pharynx	28	0.76	2.30	1.13	0.05	0.12	17	0.79	1.36	0.57	0.03	0.07	C00-10,C12-14
鼻咽 Nasopharynx	40	1.09	3.28	1.71	0.10	0.20	11	0.51	0.88	0.39	0.01	0.05	C11
食管 Esophagus	328	8.94	26.93	12.35	0.50	1.62	107	4.99	8.56	3.16	0.05	0.33	C15
胃 Stomach	781	21.29	64.13	28.84	1.00	3.36	320	14.91	25.59	10.73	0.43	1.03	C16
结直肠 Colon-rectum	312	8.50	25.62	11.53	0.44	1.14	261	12.16	20.87	8.66	0.18	0.85	C18-21
肝脏 Liver	418	11.39	34.32	17.45	1.16	1.92	160	7.46	12.79	5.24	0.18	0.53	C22
胆囊 Gallbladder etc.	53	1.44	4.35	1.90	0.06	0.19	84	3.91	6.72	2.63	0.09	0.26	C23-24
胰腺 Pancreas	178	4.85	14.62	6.85	0.35	0.81	157	7.32	12.55	5.05	0.18	0.53	C25
喉 Larynx	26	0.71	2.13	0.99	0.06	0.11	2	0.09	0.16	0.04	0.00	0.00	C32
肺 Lung	922	25.13	75.71	33.73	1.28	3.72	377	17.57	30.15	12.96	0.54	1.50	C33-34
其他胸腔器官 Other thoracic organs	14	0.38	1.15	0.65	0.04	0.06	3	0.14	0.24	0.12	0.00	0.02	C37-38
骨 Bone	19	0.52	1.56	0.83	0.04	0.10	17	0.79	1.36	0.54	0.02	0.05	C40-41
皮肤黑色素瘤 Melanoma of skin	9	0.25	0.74	0.33	0.02	0.03	6	0.28	0.48	0.23	0.01	0.03	C43
乳腺 Breast	2	0.05	0.16	0.07	0.00	0.01	149	6.94	11.91	5.80	0.41	0.59	C50
子宫颈 Cervix	–	–	–	–	–	–	60	2.80	4.80	2.74	0.25	0.30	C53
子宫体 Uterus	–	–	–	–	–	–	34	1.58	2.72	1.24	0.08	0.14	C54-55
卵巢 Ovary	–	–	–	–	–	–	56	2.61	4.48	2.65	0.17	0.30	C56
前列腺 Prostate	118	3.22	9.69	3.93	0.04	0.26	–	–	–	–	–	–	C61
睾丸 Testis	3	0.08	0.25	0.11	0.01	0.01	–	–	–	–	–	–	C62
肾 Kidney	43	1.17	3.53	1.61	0.06	0.17	30	1.40	2.40	0.86	0.01	0.07	C64-66,68
膀胱 Bladder	60	1.64	4.93	2.09	0.05	0.16	21	0.98	1.68	0.60	0.02	0.05	C67
脑 Brain	59	1.61	4.84	3.09	0.18	0.29	52	2.42	4.16	2.21	0.14	0.21	C70-C72,D32-33,D42-43
甲状腺 Thyroid	3	0.08	0.25	0.10	0.00	0.01	8	0.37	0.64	0.20	0.00	0.01	C73
淋巴瘤 Lymphoma	76	2.07	6.24	2.93	0.12	0.39	51	2.38	4.08	1.70	0.06	0.18	C81-85,88,90,96
白血病 Leukemia	80	2.18	6.57	4.18	0.19	0.36	56	2.61	4.48	2.54	0.14	0.23	C91-95, D45-47
其他 Other	97	2.64	7.96	3.79	0.18	0.40	107	4.99	8.56	4.29	0.19	0.38	O&U
所有部位合计 All sites	3669	100.00	301.26	140.20	5.91	15.47	2146	100.00	171.60	75.14	3.41	7.73	All
所有部位除外皮肤 All sites exc. C44	3664	99.86	300.85	140.04	5.91	15.46	2138	99.63	170.96	74.72	3.39	7.70	All sites exc. C44

部位 Sites	男性 Male						女性 Female						ICD10
	病例数 No. cases	构成比 Freq. /%	粗率 Crude rate/ $100\ 000^{-1}$	世标率 ASR world/ $100\ 000^{-1}$	累积率 Cum. Rate/% 0~64	0~74	病例数 No. cases	构成比 Freq. /%	粗率 Crude rate/ $100\ 000^{-1}$	世标率 ASR world/ $100\ 000^{-1}$	累积率 Cum. Rate/% 0~64	0~74	
发病 Incidence													
口腔 Oral cavity & pharynx	28	1.09	4.55	2.67	0.13	0.31	21	1.27	3.38	1.62	0.10	0.16	C00-10,C12-14
鼻咽 Nasopharynx	29	1.13	4.72	2.92	0.24	0.34	10	0.60	1.61	1.04	0.07	0.14	C11
食管 Esophagus	197	7.65	32.03	16.50	0.81	2.04	77	4.65	12.41	5.13	0.12	0.58	C15
胃 Stomach	588	22.84	95.61	48.89	2.30	6.57	223	13.47	35.94	16.99	0.90	1.89	C16
结直肠 Colon-rectum	310	12.04	50.41	26.96	1.55	3.34	188	11.36	30.30	15.45	0.99	1.83	C18-21
肝脏 Liver	219	8.51	35.61	19.75	1.33	2.16	96	5.80	15.47	7.18	0.29	0.80	C22
胆囊 Gallbladder etc.	28	1.09	4.55	2.29	0.07	0.29	46	2.78	7.41	3.39	0.13	0.38	C23-24
胰腺 Pancreas	96	3.73	15.61	7.98	0.36	0.88	81	4.89	13.06	5.71	0.21	0.66	C25
喉 Larynx	17	0.66	2.76	1.36	0.04	0.18	1	0.06	0.16	0.10	0.01	0.01	C32
肺 Lung	532	20.67	86.50	44.12	1.87	5.92	190	11.48	30.62	14.62	0.69	1.82	C33-34
其他胸腔器官 Other thoracic organs	7	0.27	1.14	0.71	0.06	0.09	3	0.18	0.48	0.27	0.01	0.04	C37-38
骨 Bone	9	0.35	1.46	0.78	0.02	0.08	7	0.42	1.13	0.69	0.05	0.09	C40-41
皮肤黑色素瘤 Melanoma of skin	4	0.16	0.65	0.34	0.01	0.06	3	0.18	0.48	0.29	0.01	0.04	C43
乳腺 Breast	3	0.12	0.49	0.24	0.01	0.03	261	15.77	42.07	25.46	2.16	2.71	C50
子宫颈 Cervix	–	–	–	–	–	–	106	6.40	17.09	10.22	0.84	1.08	C53
子宫体 Uterus	–	–	–	–	–	–	40	2.42	6.45	3.66	0.32	0.39	C54-55
卵巢 Ovary	–	–	–	–	–	–	27	1.63	4.35	2.52	0.20	0.26	C56
前列腺 Prostate	92	3.57	14.96	7.22	0.13	0.75	–	–	–	–	–	–	C61
睾丸 Testis	2	0.08	0.33	0.19	0.02	0.02	–	–	–	–	–	–	C62
肾 Kidney	56	2.18	9.11	5.10	0.34	0.62	21	1.27	3.38	2.16	0.10	0.24	C64-66,68
膀胱 Bladder	79	3.07	12.85	7.14	0.41	0.77	13	0.79	2.10	0.88	0.01	0.10	C67
脑 Brain	40	1.55	6.50	4.45	0.22	0.41	29	1.75	4.67	2.80	0.14	0.24	C70-C72,D32-33,D42-43
甲状腺 Thyroid	26	1.01	4.23	3.10	0.27	0.29	80	4.83	12.89	8.87	0.75	0.83	C73
淋巴瘤 Lymphoma	65	2.53	10.57	5.97	0.43	0.76	35	2.11	5.64	2.90	0.15	0.38	C81-85,88,90,96
白血病 Leukemia	65	2.53	10.57	7.86	0.45	0.71	39	2.36	6.29	3.97	0.25	0.44	C91-95, D45-47
其他 Other	82	3.19	13.33	6.96	0.30	0.75	58	3.50	9.35	4.71	0.26	0.47	O&U
所有部位合计 All sites	2574	100.00	418.53	223.51	11.36	27.35	1655	100.00	266.76	140.60	8.76	15.58	All
所有部位除外皮肤 All sites exc. C44	2556	99.30	415.60	222.07	11.31	27.21	1647	99.52	265.47	140.03	8.73	15.51	All sites exc. C44
死亡 Mortality													
口腔 Oral cavity & pharynx	13	0.69	2.11	1.11	0.07	0.14	2	0.20	0.32	0.10	0.00	0.00	C00-10,C12-14
鼻咽 Nasopharynx	20	1.06	3.25	1.76	0.07	0.24	5	0.49	0.81	0.37	0.00	0.06	C11
食管 Esophagus	192	10.21	31.22	15.90	0.64	1.96	67	6.56	10.80	4.26	0.07	0.45	C15
胃 Stomach	389	20.68	63.25	30.29	0.98	3.22	162	15.85	26.11	11.50	0.39	1.29	C16
结直肠 Colon-rectum	117	6.22	19.02	9.65	0.40	0.99	91	8.90	14.67	6.42	0.25	0.66	C18-21
肝脏 Liver	254	13.50	41.30	22.89	1.46	2.61	95	9.30	15.31	6.90	0.28	0.78	C22
胆囊 Gallbladder etc.	19	1.01	3.09	1.43	0.06	0.12	38	3.72	6.12	2.66	0.08	0.30	C23-24
胰腺 Pancreas	91	4.84	14.80	7.30	0.23	0.75	77	7.53	12.41	5.44	0.23	0.62	C25
喉 Larynx	10	0.53	1.63	0.81	0.03	0.08	0	0.00	0.00	0.00	0.00	0.00	C32
肺 Lung	474	25.20	77.07	38.26	1.47	4.75	192	18.79	30.95	14.21	0.61	1.64	C33-34
其他胸腔器官 Other thoracic organs	2	0.11	0.33	0.19	0.02	0.02	0	0.00	0.00	0.00	0.00	0.00	C37-38
骨 Bone	16	0.85	2.60	1.63	0.06	0.15	13	1.27	2.10	0.92	0.03	0.12	C40-41
皮肤黑色素瘤 Melanoma of skin	2	0.11	0.33	0.14	0.00	0.01	2	0.20	0.32	0.27	0.02	0.02	C43
乳腺 Breast	0	0.00	0.00	0.00	0.00	0.00	59	5.77	9.51	4.74	0.34	0.46	C50
子宫颈 Cervix	–	–	–	–	–	–	32	3.13	5.16	2.76	0.19	0.33	C53
子宫体 Uterus	–	–	–	–	–	–	9	0.88	1.45	0.86	0.08	0.10	C54-55
卵巢 Ovary	–	–	–	–	–	–	23	2.25	3.71	1.99	0.13	0.23	C56
前列腺 Prostate	40	2.13	6.50	3.15	0.03	0.29	–	–	–	–	–	–	C61
睾丸 Testis	1	0.05	0.16	0.11	0.01	0.01	–	–	–	–	–	–	C62
肾 Kidney	18	0.96	2.93	1.73	0.10	0.21	2	0.20	0.32	0.13	0.00	0.02	C64-66,68
膀胱 Bladder	41	2.18	6.67	3.15	0.07	0.21	12	1.17	1.93	0.72	0.02	0.05	C67
脑 Brain	44	2.34	7.15	5.03	0.28	0.44	35	3.42	5.64	3.16	0.15	0.35	C70-C72,D32-33,D42-43
甲状腺 Thyroid	2	0.11	0.33	0.17	0.01	0.03	3	0.29	0.48	0.19	0.00	0.02	C73
淋巴瘤 Lymphoma	47	2.50	7.64	4.36	0.26	0.52	25	2.45	4.03	2.54	0.15	0.23	C81-85,88,90,96
白血病 Leukemia	44	2.34	7.15	5.36	0.29	0.46	38	3.72	6.12	4.00	0.21	0.37	C91-95, D45-47
其他 Other	45	2.39	7.32	4.64	0.20	0.42	40	3.91	6.45	2.83	0.12	0.28	O&U
所有部位合计 All sites	1881	100.00	305.85	159.07	6.75	17.62	1022	100.00	164.73	76.98	3.35	8.39	All
所有部位除外皮肤 All sites exc. C44	1877	99.79	305.20	158.74	6.74	17.61	1020	99.80	164.41	76.85	3.35	8.38	All sites exc. C44

部位 Sites		男性 Male						女性 Female						ICD10
		病例数 No. cases	构成比 Freq./%	粗率 Crude rate/ 100 000⁻¹	世标率 ASR world/ 100 000⁻¹	累积率 Cum. Rate/%		病例数 No. cases	构成比 Freq./%	粗率 Crude rate/ 100 000⁻¹	世标率 ASR world/ 100 000⁻¹	累积率 Cum. Rate/%		
						0~64	0~74					0~64	0~74	
发病 Incidence														
口腔	Oral cavity & pharynx	22	1.10	2.09	1.34	0.06	0.20	24	1.57	2.41	1.53	0.10	0.16	C00-10,C12-14
鼻咽	Nasopharynx	13	0.65	1.24	1.05	0.08	0.09	8	0.52	0.80	0.58	0.05	0.05	C11
食管	Esophagus	122	6.10	11.61	6.90	0.34	0.88	39	2.55	3.91	1.94	0.07	0.24	C15
胃	Stomach	222	11.09	21.12	11.93	0.49	1.41	110	7.19	11.02	6.00	0.34	0.73	C16
结直肠	Colon-rectum	167	8.35	15.89	9.46	0.57	1.10	102	6.67	10.22	5.43	0.26	0.62	C18-21
肝脏	Liver	332	16.59	31.59	20.40	1.38	2.51	105	6.86	10.52	5.99	0.35	0.70	C22
胆囊	Gallbladder etc.	25	1.25	2.38	1.44	0.08	0.18	31	2.03	3.11	1.40	0.06	0.15	C23-24
胰腺	Pancreas	47	2.35	4.47	2.79	0.14	0.35	37	2.42	3.71	1.94	0.05	0.24	C25
喉	Larynx	18	0.90	1.71	1.00	0.05	0.14	0	0.00	0.00	0.00	0.00	0.00	C32
肺	Lung	634	31.68	60.33	34.57	1.48	4.42	331	21.63	33.17	17.64	0.79	2.14	C33-34
其他胸腔器官	Other thoracic organs	7	0.35	0.67	0.39	0.02	0.05	6	0.39	0.60	0.37	0.01	0.06	C37-38
骨	Bone	21	1.05	2.00	1.19	0.02	0.15	7	0.46	0.70	0.45	0.01	0.07	C40-41
皮肤黑色素瘤	Melanoma of skin	1	0.05	0.10	0.07	0.00	0.01	2	0.13	0.20	0.15	0.02	0.02	C43
乳腺	Breast	8	0.40	0.76	0.46	0.04	0.04	238	15.56	23.85	15.43	1.31	1.64	C50
子宫颈	Cervix	–	–	–	–	–	–	89	5.82	8.92	5.98	0.49	0.59	C53
子宫体	Uterus	–	–	–	–	–	–	58	3.79	5.81	3.79	0.27	0.45	C54-55
卵巢	Ovary	–	–	–	–	–	–	54	3.53	5.41	3.51	0.27	0.38	C56
前列腺	Prostate	57	2.85	5.42	2.70	0.09	0.27	–	–	–	–	–	–	C61
睾丸	Testis	1	0.05	0.10	0.08	0.01	0.01	–	–	–	–	–	–	C62
肾	Kidney	34	1.70	3.24	1.95	0.14	0.19	21	1.37	2.10	0.96	0.05	0.07	C64-66,68
膀胱	Bladder	46	2.30	4.38	2.28	0.09	0.25	24	1.57	2.41	1.26	0.08	0.11	C67
脑	Brain	49	2.45	4.66	2.89	0.17	0.33	34	2.22	3.41	2.09	0.15	0.25	C70-C72,D32-33,D42-43
甲状腺	Thyroid	31	1.55	2.95	2.42	0.17	0.23	80	5.23	8.02	5.46	0.46	0.54	C73
淋巴瘤	Lymphoma	19	0.95	1.81	1.12	0.07	0.12	19	1.24	1.90	1.52	0.11	0.15	C81-85,88,90,96
白血病	Leukemia	15	0.75	1.43	1.31	0.09	0.09	23	1.50	2.31	2.36	0.12	0.22	C91-95, D45-47
其他	Other	110	5.50	10.47	7.05	0.37	0.77	88	5.75	8.82	5.70	0.35	0.63	O&U
所有部位合计	All sites	2001	100.00	190.40	114.80	5.94	13.78	1530	100.00	153.34	91.47	5.78	10.20	All
所有部位除外皮肤	All sites exc. C44	1988	99.35	189.17	114.00	5.87	13.67	1520	99.35	152.34	91.05	5.75	10.17	All sites exc. C44
死亡 Mortality														
口腔	Oral cavity & pharynx	13	0.80	1.24	0.80	0.05	0.13	11	1.25	1.10	0.56	0.02	0.08	C00-10,C12-14
鼻咽	Nasopharynx	8	0.49	0.76	0.63	0.05	0.05	2	0.23	0.20	0.10	0.01	0.01	C11
食管	Esophagus	120	7.38	11.42	6.87	0.28	0.96	37	4.21	3.71	1.62	0.03	0.19	C15
胃	Stomach	161	9.91	15.32	8.44	0.29	0.98	71	8.09	7.12	3.88	0.17	0.49	C16
结直肠	Colon-rectum	100	6.15	9.52	5.29	0.29	0.59	51	5.81	5.11	2.52	0.09	0.29	C18-21
肝脏	Liver	317	19.51	30.16	19.03	1.26	2.29	88	10.02	8.82	4.76	0.26	0.52	C22
胆囊	Gallbladder etc.	21	1.29	2.00	1.12	0.05	0.14	21	2.39	2.10	0.79	0.00	0.09	C23-24
胰腺	Pancreas	53	3.26	5.04	3.10	0.16	0.41	35	3.99	3.51	1.80	0.07	0.20	C25
喉	Larynx	11	0.68	1.05	0.61	0.03	0.08	1	0.11	0.10	0.06	0.00	0.02	C32
肺	Lung	590	36.31	56.14	31.55	1.22	3.98	296	33.71	29.67	14.58	0.55	1.70	C33-34
其他胸腔器官	Other thoracic organs	3	0.18	0.29	0.20	0.01	0.04	3	0.34	0.30	0.19	0.01	0.02	C37-38
骨	Bone	22	1.35	2.09	1.23	0.05	0.14	5	0.57	0.50	0.27	0.00	0.05	C40-41
皮肤黑色素瘤	Melanoma of skin	0	0.00	0.00	0.00	0.00	0.00	0	0.00	0.00	0.00	0.00	0.00	C43
乳腺	Breast	4	0.25	0.38	0.22	0.02	0.02	70	7.97	7.02	4.44	0.33	0.54	C50
子宫颈	Cervix	–	–	–	–	–	–	35	3.99	3.51	2.08	0.12	0.25	C53
子宫体	Uterus	–	–	–	–	–	–	29	3.30	2.91	1.76	0.08	0.25	C54-55
卵巢	Ovary	–	–	–	–	–	–	21	2.39	2.10	1.16	0.08	0.11	C56
前列腺	Prostate	24	1.48	2.28	1.10	0.02	0.08	–	–	–	–	–	–	C61
睾丸	Testis	2	0.12	0.19	0.11	0.00	0.02	–	–	–	–	–	–	C62
肾	Kidney	17	1.05	1.62	0.90	0.04	0.10	9	1.03	0.90	0.42	0.01	0.05	C64-66,68
膀胱	Bladder	33	2.03	3.14	1.37	0.02	0.09	10	1.14	1.00	0.41	0.01	0.01	C67
脑	Brain	39	2.40	3.71	2.38	0.11	0.31	25	2.85	2.51	1.54	0.07	0.21	C70-C72,D32-33,D42-43
甲状腺	Thyroid	3	0.18	0.29	0.20	0.01	0.03	7	0.80	0.70	0.45	0.03	0.06	C73
淋巴瘤	Lymphoma	7	0.43	0.67	0.40	0.02	0.06	4	0.46	0.40	0.22	0.01	0.03	C81-85,88,90,96
白血病	Leukemia	22	1.35	2.09	1.73	0.08	0.15	10	1.14	1.00	0.97	0.04	0.11	C91-95, D45-47
其他	Other	55	3.38	5.23	2.95	0.09	0.33	37	4.21	3.71	1.95	0.09	0.23	O&U
所有部位合计	All sites	1625	100.00	154.63	90.24	4.15	11.00	878	100.00	88.00	46.55	2.07	5.52	All
所有部位除外皮肤	All sites exc. C44	1619	99.63	154.06	89.93	4.14	10.97	876	99.77	87.80	46.44	2.07	5.51	All sites exc. C44

部位 Sites		男性 Male						女性 Female						ICD10
		病例数 No. cases	构成比 Freq. /%	粗率 Crude rate/ 100 000⁻¹	世标率 ASR world/ 100 000⁻¹	累积率 Cum. Rate/%		病例数 No. cases	构成比 Freq. /%	粗率 Crude rate/ 100 000⁻¹	世标率 ASR world/ 100 000⁻¹	累积率 Cum. Rate/%		
						0~64	0~74					0~64	0~74	
发病 Incidence														
口腔	Oral cavity & pharynx	73	1.44	6.28	3.58	0.21	0.44	39	0.98	3.25	1.64	0.07	0.19	C00-10,C12-14
鼻咽	Nasopharynx	59	1.16	5.08	3.23	0.24	0.38	20	0.50	1.66	0.86	0.04	0.09	C11
食管	Esophagus	465	9.16	40.01	22.68	1.13	3.07	169	4.26	14.06	6.80	0.19	0.80	C15
胃	Stomach	1126	22.17	96.88	54.13	2.41	6.98	423	10.67	35.20	18.26	0.79	2.25	C16
结直肠	Colon-rectum	548	10.79	47.15	26.64	1.39	3.20	394	9.94	32.79	17.11	0.93	1.92	C18-21
肝脏	Liver	458	9.02	39.41	23.03	1.40	2.70	167	4.21	13.90	7.06	0.34	0.80	C22
胆囊	Gallbladder etc.	32	0.63	2.75	1.44	0.07	0.17	60	1.51	4.99	2.37	0.10	0.26	C23-24
胰腺	Pancreas	147	2.89	12.65	7.15	0.30	0.91	121	3.05	10.07	4.95	0.23	0.54	C25
喉	Larynx	42	0.83	3.61	2.08	0.13	0.28	2	0.05	0.17	0.09	0.00	0.00	C32
肺	Lung	901	17.74	77.52	43.44	1.88	5.60	478	12.06	39.78	21.57	1.25	2.60	C33-34
其他胸腔器官	Other thoracic organs	17	0.33	1.46	0.95	0.07	0.11	13	0.33	1.08	0.60	0.06	0.06	C37-38
骨	Bone	15	0.30	1.29	0.80	0.03	0.07	14	0.35	1.17	0.61	0.03	0.07	C40-41
皮肤黑色素瘤	Melanoma of skin	17	0.33	1.46	0.86	0.03	0.13	9	0.23	0.75	0.34	0.01	0.03	C43
乳腺	Breast	5	0.10	0.43	0.27	0.02	0.03	718	18.12	59.75	36.21	2.88	4.01	C50
子宫颈	Cervix	–	–	–	–	–	–	204	5.15	16.98	10.75	0.93	1.11	C53
子宫体	Uterus	–	–	–	–	–	–	88	2.22	7.32	4.41	0.36	0.48	C54-55
卵巢	Ovary	–	–	–	–	–	–	84	2.12	6.99	4.51	0.32	0.49	C56
前列腺	Prostate	242	4.76	20.82	10.86	0.23	1.18	–	–	–	–	–	–	C61
睾丸	Testis	6	0.12	0.52	0.40	0.03	0.04	–	–	–	–	–	–	C62
肾	Kidney	114	2.24	9.81	5.77	0.38	0.66	57	1.44	4.74	2.83	0.14	0.32	C64-66,68
膀胱	Bladder	121	2.38	10.41	5.87	0.25	0.74	26	0.66	2.16	0.98	0.04	0.11	C67
脑	Brain	78	1.54	6.71	4.90	0.29	0.53	129	3.26	10.74	6.82	0.45	0.76	C70-C72,D32-33,D42-43
甲状腺	Thyroid	135	2.66	11.62	8.31	0.71	0.75	397	10.02	33.04	23.33	1.99	2.10	C73
淋巴瘤	Lymphoma	171	3.37	14.71	8.79	0.48	1.12	99	2.50	8.24	4.87	0.29	0.59	C81-85,88,90,96
白血病	Leukemia	121	2.38	10.41	8.03	0.45	0.74	94	2.37	7.82	5.89	0.34	0.62	C91-95, D45-47
其他	Other	186	3.66	16.00	9.12	0.47	1.01	158	3.99	13.15	7.41	0.38	0.78	O&U
所有部位合计	All sites	5079	100.00	436.99	252.31	12.58	30.83	3963	100.00	329.80	190.27	12.16	20.99	All
所有部位除外皮肤	All sites exc. C44	5046	99.35	434.15	250.74	12.52	30.70	3933	99.24	327.30	188.92	12.11	20.84	All sites exc. C44
死亡 Mortality														
口腔	Oral cavity & pharynx	32	0.96	2.75	1.52	0.06	0.17	16	0.84	1.33	0.67	0.03	0.08	C00-10,C12-14
鼻咽	Nasopharynx	30	0.90	2.58	1.46	0.09	0.17	11	0.58	0.92	0.40	0.02	0.03	C11
食管	Esophagus	328	9.81	28.22	15.61	0.57	1.91	143	7.51	11.90	5.36	0.09	0.59	C15
胃	Stomach	766	22.90	65.90	36.01	1.17	4.29	329	17.27	27.38	13.20	0.40	1.51	C16
结直肠	Colon-rectum	227	6.79	19.53	10.90	0.36	1.20	172	9.03	14.31	6.73	0.29	0.64	C18-21
肝脏	Liver	394	11.78	33.90	19.47	1.10	2.35	169	8.87	14.06	7.04	0.32	0.78	C22
胆囊	Gallbladder etc.	25	0.75	2.15	1.12	0.05	0.08	39	2.05	3.25	1.53	0.06	0.14	C23-24
胰腺	Pancreas	169	5.05	14.54	8.09	0.30	1.02	116	6.09	9.65	4.65	0.18	0.53	C25
喉	Larynx	17	0.51	1.46	0.83	0.02	0.10	3	0.16	0.25	0.09	0.00	0.00	C32
肺	Lung	855	25.56	73.56	40.17	1.43	4.63	337	17.69	28.04	13.72	0.61	1.47	C33-34
其他胸腔器官	Other thoracic organs	10	0.30	0.86	0.51	0.03	0.05	5	0.26	0.42	0.21	0.02	0.02	C37-38
骨	Bone	27	0.81	2.32	1.46	0.06	0.11	22	1.15	1.83	0.88	0.03	0.11	C40-41
皮肤黑色素瘤	Melanoma of skin	5	0.15	0.43	0.26	0.01	0.03	5	0.26	0.42	0.20	0.02	0.02	C43
乳腺	Breast	2	0.06	0.17	0.10	0.00	0.01	141	7.40	11.73	6.69	0.44	0.74	C50
子宫颈	Cervix	–	–	–	–	–	–	46	2.41	3.83	2.25	0.14	0.22	C53
子宫体	Uterus	–	–	–	–	–	–	24	1.26	2.00	1.09	0.06	0.13	C54-55
卵巢	Ovary	–	–	–	–	–	–	57	2.99	4.74	2.71	0.18	0.34	C56
前列腺	Prostate	82	2.45	7.06	3.68	0.00	0.24	–	–	–	–	–	–	C61
睾丸	Testis	1	0.03	0.09	0.05	0.00	0.01	–	–	–	–	–	–	C62
肾	Kidney	23	0.69	1.98	1.12	0.03	0.16	6	0.31	0.50	0.53	0.02	0.03	C64-66,68
膀胱	Bladder	45	1.35	3.87	1.99	0.05	0.15	16	0.84	1.33	0.51	0.00	0.03	C67
脑	Brain	69	2.06	5.94	4.19	0.22	0.37	62	3.25	5.16	3.38	0.18	0.34	C70-C72,D32-33,D42-43
甲状腺	Thyroid	3	0.09	0.26	0.17	0.01	0.02	4	0.21	0.33	0.15	0.00	0.02	C73
淋巴瘤	Lymphoma	95	2.84	8.17	4.59	0.23	0.55	64	3.36	5.33	2.74	0.13	0.32	C81-85,88,90,96
白血病	Leukemia	81	2.42	6.97	4.50	0.17	0.47	60	3.15	4.99	2.89	0.16	0.36	C91-95, D45-47
其他	Other	59	1.76	5.08	3.07	0.14	0.35	58	3.04	4.83	2.36	0.06	0.28	O&U
所有部位合计	All sites	3345	100.00	287.80	160.88	6.11	18.44	1905	100.00	158.53	79.97	3.44	8.71	All
所有部位除外皮肤	All sites exc. C44	3338	99.79	287.19	160.55	6.10	18.41	1902	99.84	158.28	79.86	3.44	8.70	All sites exc. C44

部位 Sites		男性 Male						女性 Female						ICD10
		病例数 No. cases	构成比 Freq. /%	粗率 Crude rate/ 100 000⁻¹	世标率 ASR world/ 100 000⁻¹	累积率 Cum. Rate/%		病例数 No. cases	构成比 Freq. /%	粗率 Crude rate/ 100 000⁻¹	世标率 ASR world/ 100 000⁻¹	累积率 Cum. Rate/%		
						0~64	0~74					0~64	0~74	
发病 Incidence														
口腔	Oral cavity & pharynx	10	0.74	2.49	1.15	0.07	0.16	4	0.44	1.01	0.60	0.08	0.08	C00-10,C12-14
鼻咽	Nasopharynx	19	1.40	4.73	2.60	0.23	0.29	3	0.33	0.76	0.54	0.04	0.04	C11
食管	Esophagus	162	11.92	40.35	18.34	0.88	2.18	33	3.64	8.36	3.55	0.06	0.49	C15
胃	Stomach	290	21.34	72.23	33.81	1.51	4.21	101	11.14	25.60	11.58	0.60	1.18	C16
结直肠	Colon-rectum	169	12.44	42.09	21.45	1.28	2.54	96	10.58	24.33	11.70	0.64	1.45	C18-21
肝脏	Liver	117	8.61	29.14	14.57	0.86	1.63	57	6.28	14.45	6.09	0.26	0.65	C22
胆囊	Gallbladder etc.	14	1.03	3.49	1.58	0.04	0.21	29	3.20	7.35	3.08	0.14	0.38	C23-24
胰腺	Pancreas	52	3.83	12.95	6.29	0.34	0.73	34	3.75	8.62	3.79	0.14	0.51	C25
喉	Larynx	1	0.07	0.25	0.12	0.02	0.02	0	0.00	0.00	0.00	0.00	0.00	C32
肺	Lung	285	20.97	70.99	32.65	1.40	4.09	114	12.57	28.90	12.60	0.64	1.49	C33-34
其他胸腔器官	Other thoracic organs	3	0.22	0.75	0.39	0.03	0.05	3	0.33	0.76	0.32	0.00	0.05	C37-38
骨	Bone	10	0.74	2.49	1.49	0.07	0.09	7	0.77	1.77	1.44	0.06	0.13	C40-41
皮肤黑色素瘤	Melanoma of skin	6	0.44	1.49	0.79	0.05	0.12	4	0.44	1.01	0.44	0.02	0.07	C43
乳腺	Breast	1	0.07	0.25	0.09	0.00	0.00	173	19.07	43.85	24.91	2.14	2.67	C50
子宫颈	Cervix	–	–	–	–	–	–	42	4.63	10.65	6.33	0.54	0.65	C53
子宫体	Uterus	–	–	–	–	–	–	18	1.98	4.56	2.71	0.21	0.30	C54-55
卵巢	Ovary	–	–	–	–	–	–	19	2.09	4.82	2.82	0.22	0.30	C56
前列腺	Prostate	46	3.38	11.46	4.86	0.09	0.56	–	–	–	–	–	–	C61
睾丸	Testis	2	0.15	0.50	0.44	0.04	0.04	–	–	–	–	–	–	C62
肾	Kidney	13	0.96	3.24	1.61	0.11	0.18	6	0.66	1.52	0.51	0.01	0.01	C64-66,68
膀胱	Bladder	20	1.47	4.98	2.38	0.12	0.25	8	0.88	2.03	0.92	0.06	0.08	C67
脑	Brain	19	1.40	4.73	2.70	0.17	0.29	25	2.76	6.34	3.61	0.21	0.32	C70-C72,D32-33,D42-43
甲状腺	Thyroid	12	0.88	2.99	2.47	0.21	0.21	40	4.41	10.14	6.87	0.60	0.67	C73
淋巴瘤	Lymphoma	36	2.65	8.97	5.14	0.30	0.58	24	2.65	6.08	3.06	0.16	0.48	C81-85,88,90,96
白血病	Leukemia	21	1.55	5.23	3.18	0.17	0.33	26	2.87	6.59	3.40	0.26	0.37	C91-95, D45-47
其他	Other	51	3.75	12.70	5.97	0.32	0.56	41	4.52	10.39	4.30	0.23	0.41	O&U
所有部位合计	All sites	1359	100.00	338.50	164.07	8.29	19.31	907	100.00	229.91	115.19	7.32	12.77	All
所有部位除外皮肤	All sites exc. C44	1348	99.19	335.76	162.86	8.22	19.22	896	98.79	227.12	114.25	7.28	12.70	All sites exc. C44
死亡 Mortality														
口腔	Oral cavity & pharynx	4	0.42	1.00	0.52	0.02	0.09	2	0.41	0.51	0.19	0.00	0.02	C00-10,C12-14
鼻咽	Nasopharynx	10	1.04	2.49	1.28	0.09	0.16	5	1.02	1.27	0.63	0.03	0.05	C11
食管	Esophagus	115	11.97	28.64	12.69	0.52	1.50	28	5.74	7.10	2.53	0.05	0.26	C15
胃	Stomach	198	20.60	49.32	21.94	0.89	2.57	80	16.39	20.28	7.97	0.24	0.77	C16
结直肠	Colon-rectum	70	7.28	17.44	7.58	0.32	0.68	36	7.38	9.13	4.19	0.20	0.38	C18-21
肝脏	Liver	102	10.61	25.41	12.37	0.64	1.52	50	10.25	12.67	5.58	0.21	0.63	C22
胆囊	Gallbladder etc.	9	0.94	2.24	1.10	0.05	0.16	24	4.92	6.08	2.37	0.10	0.27	C23-24
胰腺	Pancreas	52	5.41	12.95	6.36	0.36	0.73	30	6.15	7.60	3.33	0.15	0.46	C25
喉	Larynx	6	0.62	1.49	0.77	0.04	0.10	0	0.00	0.00	0.00	0.00	0.00	C32
肺	Lung	245	25.49	61.02	27.28	1.04	3.14	91	18.65	23.07	9.91	0.46	1.15	C33-34
其他胸腔器官	Other thoracic organs	4	0.42	1.00	1.09	0.06	0.08	2	0.41	0.51	0.24	0.00	0.05	C37-38
骨	Bone	5	0.52	1.25	0.59	0.05	0.05	4	0.82	1.01	0.45	0.02	0.05	C40-41
皮肤黑色素瘤	Melanoma of skin	2	0.21	0.50	0.27	0.01	0.03	2	0.41	0.51	0.18	0.01	0.01	C43
乳腺	Breast	0	0.00	0.00	0.00	0.00	0.00	17	3.48	4.31	2.25	0.20	0.22	C50
子宫颈	Cervix	–	–	–	–	–	–	14	2.87	3.55	1.93	0.14	0.21	C53
子宫体	Uterus	–	–	–	–	–	–	3	0.61	0.76	0.39	0.03	0.06	C54-55
卵巢	Ovary	–	–	–	–	–	–	9	1.84	2.28	1.34	0.08	0.16	C56
前列腺	Prostate	21	2.19	5.23	2.02	0.02	0.20	–	–	–	–	–	–	C61
睾丸	Testis	0	0.00	0.00	0.00	0.00	0.00	–	–	–	–	–	–	C62
肾	Kidney	8	0.83	1.99	0.90	0.07	0.07	4	0.82	1.01	0.55	0.03	0.05	C64-66,68
膀胱	Bladder	8	0.83	1.99	0.86	0.02	0.10	2	0.41	0.51	0.21	0.00	0.02	C67
脑	Brain	26	2.71	6.48	3.54	0.19	0.34	15	3.07	3.80	2.41	0.12	0.23	C70-C72,D32-33,D42-43
甲状腺	Thyroid	0	0.00	0.00	0.00	0.00	0.00	1	0.20	0.25	0.12	0.00	0.02	C73
淋巴瘤	Lymphoma	29	3.02	7.22	3.55	0.23	0.39	20	4.10	5.07	2.36	0.12	0.28	C81-85,88,90,96
白血病	Leukemia	23	2.39	5.73	2.97	0.10	0.32	24	4.92	6.08	3.20	0.20	0.34	C91-95, D45-47
其他	Other	24	2.50	5.98	2.78	0.15	0.29	25	5.12	6.34	2.31	0.11	0.16	O&U
所有部位合计	All sites	961	100.00	239.37	110.45	4.86	12.50	488	100.00	123.70	54.65	2.50	5.85	All
所有部位除外皮肤	All sites exc. C44	958	99.69	238.62	110.16	4.86	12.48	485	99.39	122.94	54.43	2.49	5.84	All sites exc. C44

部位 Sites		男性 Male						女性 Female						ICD10
		病例数 No. cases	构成比 Freq. /%	粗率 Crude rate/ 100 000⁻¹	世标率 ASR world/ 100 000⁻¹	累积率 Cum. Rate/%		病例数 No. cases	构成比 Freq. /%	粗率 Crude rate/ 100 000⁻¹	世标率 ASR world/ 100 000⁻¹	累积率 Cum. Rate/%		
						0~64	0~74					0~64	0~74	
发病 Incidence														
口腔	Oral cavity & pharynx	12	0.98	4.40	2.40	0.20	0.24	11	1.24	3.97	2.22	0.17	0.22	C00-10,C12-14
鼻咽	Nasopharynx	10	0.82	3.67	2.18	0.12	0.32	8	0.90	2.89	1.78	0.17	0.17	C11
食管	Esophagus	200	16.37	73.39	41.09	1.80	4.91	85	9.56	30.71	16.21	0.53	2.09	C15
胃	Stomach	317	25.94	116.33	63.50	2.75	7.93	140	15.75	50.58	28.13	1.01	3.38	C16
结直肠	Colon-rectum	106	8.67	38.90	23.08	1.24	2.85	76	8.55	27.46	14.89	0.56	1.93	C18-21
肝脏	Liver	108	8.84	39.63	23.01	1.26	2.67	47	5.29	16.98	9.70	0.27	1.47	C22
胆囊	Gallbladder etc.	8	0.65	2.94	1.54	0.04	0.20	16	1.80	5.78	2.90	0.13	0.33	C23-24
胰腺	Pancreas	26	2.13	9.54	4.95	0.18	0.53	21	2.36	7.59	4.25	0.18	0.56	C25
喉	Larynx	11	0.90	4.04	1.86	0.10	0.10	2	0.22	0.72	0.49	0.00	0.10	C32
肺	Lung	188	15.38	68.99	37.54	1.61	4.42	100	11.25	36.13	20.61	0.93	2.43	C33-34
其他胸腔器官	Other thoracic organs	7	0.57	2.57	2.11	0.20	0.20	0	0.00	0.00	0.00	0.00	0.00	C37-38
骨	Bone	9	0.74	3.30	2.04	0.08	0.24	5	0.56	1.81	1.03	0.07	0.07	C40-41
皮肤黑色素瘤	Melanoma of skin	3	0.25	1.10	0.35	0.00	0.00	4	0.45	1.45	0.79	0.05	0.10	C43
乳腺	Breast	0	0.00	0.00	0.00	0.00	0.00	106	11.92	38.30	24.31	1.86	2.77	C50
子宫颈	Cervix	–	–	–	–	–	–	71	7.99	25.65	15.31	1.16	1.65	C53
子宫体	Uterus	–	–	–	–	–	–	16	1.80	5.78	3.39	0.22	0.41	C54-55
卵巢	Ovary	–	–	–	–	–	–	11	1.24	3.97	2.35	0.14	0.29	C56
前列腺	Prostate	48	3.93	17.61	9.11	0.29	1.02	–	–	–	–	–	–	C61
睾丸	Testis	2	0.16	0.73	0.34	0.03	0.03	–	–	–	–	–	–	C62
肾	Kidney	13	1.06	4.77	2.76	0.22	0.34	5	0.56	1.81	1.22	0.10	0.16	C64-66,68
膀胱	Bladder	27	2.21	9.91	5.46	0.16	0.56	10	1.12	3.61	2.17	0.13	0.36	C67
脑	Brain	12	0.98	4.40	2.13	0.10	0.20	22	2.47	7.95	5.62	0.44	0.54	C70-C72,D32-33,D42-43
甲状腺	Thyroid	14	1.15	5.14	3.62	0.28	0.28	40	4.50	14.45	10.02	0.87	0.98	C73
淋巴瘤	Lymphoma	15	1.23	5.50	3.66	0.22	0.50	14	1.57	5.06	3.35	0.22	0.48	C81-85,88,90,96
白血病	Leukemia	23	1.88	8.44	5.96	0.39	0.54	18	2.02	6.50	5.45	0.39	0.43	C91-95, D45-47
其他	Other	63	5.16	23.12	13.86	0.55	1.99	61	6.86	22.04	13.76	0.78	1.52	O&U
所有部位合计	All sites	1222	100.00	448.42	252.52	11.81	30.05	889	100.00	321.19	189.95	10.41	22.44	All
所有部位除外皮肤	All sites exc. C44	1213	99.26	445.12	250.46	11.68	29.84	876	98.54	316.49	187.42	10.28	22.23	All sites exc. C44
死亡 Mortality														
口腔	Oral cavity & pharynx	5	0.54	1.83	0.92	0.00	0.11	4	0.82	1.45	0.66	0.02	0.08	C00-10,C12-14
鼻咽	Nasopharynx	8	0.87	2.94	1.84	0.12	0.25	3	0.62	1.08	0.68	0.05	0.09	C11
食管	Esophagus	172	18.70	63.12	35.58	1.32	4.45	39	8.04	14.09	7.08	0.14	0.83	C15
胃	Stomach	251	27.28	92.11	48.84	1.80	5.77	94	19.38	33.96	17.45	0.65	2.03	C16
结直肠	Colon-rectum	57	6.20	20.92	10.93	0.48	0.95	47	9.69	16.98	8.49	0.35	0.89	C18-21
肝脏	Liver	106	11.52	38.90	22.01	0.96	2.58	49	10.10	17.70	9.52	0.44	1.22	C22
胆囊	Gallbladder etc.	7	0.76	2.57	1.27	0.02	0.14	15	3.09	5.42	2.68	0.07	0.28	C23-24
胰腺	Pancreas	34	3.70	12.48	6.63	0.36	0.75	20	4.12	7.23	4.04	0.14	0.49	C25
喉	Larynx	7	0.76	2.57	1.50	0.04	0.20	0	0.00	0.00	0.00	0.00	0.00	C32
肺	Lung	161	17.50	59.08	31.48	0.96	3.50	82	16.91	29.63	15.57	0.56	1.69	C33-34
其他胸腔器官	Other thoracic organs	4	0.43	1.47	0.85	0.10	0.10	0	0.00	0.00	0.00	0.00	0.00	C37-38
骨	Bone	5	0.54	1.83	0.95	0.05	0.16	2	0.41	0.72	0.25	0.00	0.00	C40-41
皮肤黑色素瘤	Melanoma of skin	0	0.00	0.00	0.00	0.00	0.00	0	0.00	0.00	0.00	0.00	0.00	C43
乳腺	Breast	1	0.11	0.37	0.15	0.00	0.00	19	3.92	6.86	3.54	0.26	0.26	C50
子宫颈	Cervix	–	–	–	–	–	–	18	3.71	6.50	4.18	0.29	0.49	C53
子宫体	Uterus	–	–	–	–	–	–	7	1.44	2.53	1.31	0.05	0.15	C54-55
卵巢	Ovary	–	–	–	–	–	–	12	2.47	4.34	2.61	0.13	0.30	C56
前列腺	Prostate	14	1.52	5.14	2.65	0.03	0.17	–	–	–	–	–	–	C61
睾丸	Testis	1	0.11	0.37	0.22	0.03	0.03	–	–	–	–	–	–	C62
肾	Kidney	6	0.65	2.20	1.36	0.10	0.20	0	0.00	0.00	0.00	0.00	0.00	C64-66,68
膀胱	Bladder	12	1.30	4.40	2.36	0.00	0.19	2	0.41	0.72	0.41	0.02	0.08	C67
脑	Brain	14	1.52	5.14	2.90	0.20	0.30	15	3.09	5.42	2.86	0.16	0.31	C70-C72,D32-33,D42-43
甲状腺	Thyroid	2	0.22	0.73	0.26	0.00	0.00	4	0.82	1.45	0.94	0.06	0.06	C73
淋巴瘤	Lymphoma	14	1.52	5.14	3.08	0.11	0.45	19	3.92	6.86	4.39	0.17	0.62	C81-85,88,90,96
白血病	Leukemia	14	1.52	5.14	2.93	0.17	0.36	11	2.27	3.97	2.16	0.14	0.24	C91-95, D45-47
其他	Other	25	2.72	9.17	5.25	0.10	0.61	23	4.74	8.31	4.73	0.26	0.55	O&U
所有部位合计	All sites	920	100.00	337.60	183.96	6.95	21.26	485	100.00	175.23	93.56	3.95	10.64	All
所有部位除外皮肤	All sites exc. C44	916	99.57	336.13	183.24	6.93	21.25	481	99.18	173.78	92.86	3.93	10.58	All sites exc. C44

附表 3-79 苏州市 2015 年癌症发病和死亡主要指标
Appendix Table 3-79 Incidence and mortality of cancer in Suzhou Shi, 2015

部位 Sites		男性 Male						女性 Female						ICD10
		病例数 No. cases	构成比 Freq. /%	粗率 Crude rate/ 100 000⁻¹	世标率 ASR world/ 100 000⁻¹	累积率 Cum. Rate/%		病例数 No. cases	构成比 Freq. /%	粗率 Crude rate/ 100 000⁻¹	世标率 ASR world/ 100 000⁻¹	累积率 Cum. Rate/%		
						0~64	0~74					0~64	0~74	
发病 Incidence														
口腔	Oral cavity & pharynx	68	1.06	4.07	2.23	0.14	0.28	40	0.78	2.32	1.18	0.06	0.11	C00-10,C12-14
鼻咽	Nasopharynx	69	1.07	4.13	2.43	0.18	0.29	25	0.49	1.45	0.88	0.06	0.10	C11
食管	Esophagus	368	5.72	22.01	10.40	0.49	1.23	117	2.29	6.80	2.82	0.11	0.27	C15
胃	Stomach	1153	17.93	68.95	33.42	1.55	3.96	461	9.02	26.78	12.34	0.64	1.37	C16
结直肠	Colon-rectum	756	11.76	45.21	22.75	1.21	2.67	571	11.17	33.17	16.35	0.90	1.87	C18-21
肝脏	Liver	516	8.03	30.86	15.91	0.95	1.76	242	4.74	14.06	6.26	0.28	0.67	C22
胆囊	Gallbladder etc.	101	1.57	6.04	2.98	0.11	0.37	156	3.05	9.06	4.02	0.21	0.43	C23-24
胰腺	Pancreas	258	4.01	15.43	7.37	0.35	0.87	218	4.27	12.66	5.40	0.22	0.60	C25
喉	Larynx	42	0.65	2.51	1.31	0.08	0.18	4	0.08	0.23	0.10	0.00	0.01	C32
肺	Lung	1458	22.68	87.19	42.23	1.95	5.34	714	13.97	41.47	20.07	1.20	2.37	C33-34
其他胸腔器官	Other thoracic organs	24	0.37	1.44	0.81	0.06	0.10	13	0.25	0.76	0.47	0.04	0.05	C37-38
骨	Bone	31	0.48	1.85	1.09	0.07	0.11	26	0.51	1.51	0.89	0.05	0.10	C40-41
皮肤黑色素瘤	Melanoma of skin	12	0.19	0.72	0.37	0.01	0.05	23	0.45	1.34	0.57	0.02	0.06	C43
乳腺	Breast	16	0.25	0.96	0.52	0.03	0.05	839	16.42	48.73	29.33	2.42	3.16	C50
子宫颈	Cervix	–	–	–	–	–	–	229	4.48	13.30	8.69	0.75	0.89	C53
子宫体	Uterus	–	–	–	–	–	–	116	2.27	6.74	3.86	0.34	0.42	C54-55
卵巢	Ovary	–	–	–	–	–	–	132	2.58	7.67	4.60	0.33	0.51	C56
前列腺	Prostate	379	5.90	22.67	9.83	0.15	1.00	–	–	–	–	–	–	C61
睾丸	Testis	8	0.12	0.48	0.35	0.03	0.03	–	–	–	–	–	–	C62
肾	Kidney	140	2.18	8.37	4.80	0.32	0.52	95	1.86	5.52	2.78	0.20	0.31	C64-66,68
膀胱	Bladder	183	2.85	10.94	5.35	0.25	0.56	39	0.76	2.27	1.01	0.05	0.11	C67
脑	Brain	131	2.04	7.83	5.09	0.35	0.55	143	2.80	8.31	5.02	0.33	0.52	C70-C72,D32-33,D42-43
甲状腺	Thyroid	101	1.57	6.04	4.27	0.33	0.40	369	7.22	21.43	15.56	1.29	1.44	C73
淋巴瘤	Lymphoma	163	2.54	9.75	5.14	0.28	0.64	139	2.72	8.07	4.69	0.28	0.50	C81-85,88,90,96
白血病	Leukemia	134	2.08	8.01	5.72	0.31	0.52	101	1.98	5.87	4.13	0.23	0.39	C91-95, D45-47
其他	Other	318	4.95	19.02	9.98	0.50	1.15	298	5.83	17.31	8.89	0.55	0.96	O&U
所有部位合计	All sites	6429	100.00	384.47	194.37	9.69	22.62	5110	100.00	296.82	159.92	10.56	17.25	All
所有部位除外皮肤	All sites exc. C44	6390	99.39	382.14	193.19	9.64	22.48	5064	99.10	294.14	158.76	10.51	17.12	All sites exc. C44
死亡 Mortality														
口腔	Oral cavity & pharynx	30	0.65	1.79	0.89	0.04	0.11	15	0.58	0.87	0.34	0.01	0.02	C00-10,C12-14
鼻咽	Nasopharynx	54	1.18	3.23	1.70	0.11	0.21	19	0.73	1.10	0.56	0.04	0.06	C11
食管	Esophagus	295	6.42	17.64	7.95	0.30	0.87	112	4.29	6.51	2.41	0.04	0.23	C15
胃	Stomach	925	20.14	55.32	25.70	0.92	2.80	374	14.34	21.72	9.28	0.38	0.92	C16
结直肠	Colon-rectum	437	9.51	26.13	12.52	0.53	1.28	324	12.42	18.82	8.36	0.38	0.91	C18-21
肝脏	Liver	471	10.25	28.17	14.34	0.80	1.52	236	9.05	13.71	6.06	0.26	0.62	C22
胆囊	Gallbladder etc.	78	1.70	4.66	2.19	0.06	0.24	117	4.49	6.80	2.76	0.13	0.27	C23-24
胰腺	Pancreas	240	5.23	14.35	6.76	0.30	0.72	195	7.48	11.33	4.58	0.15	0.49	C25
喉	Larynx	25	0.54	1.50	0.73	0.02	0.09	2	0.08	0.12	0.03	0.00	0.00	C32
肺	Lung	1242	27.04	74.28	34.46	1.26	4.03	480	18.40	27.88	11.93	0.51	1.32	C33-34
其他胸腔器官	Other thoracic organs	9	0.20	0.54	0.42	0.02	0.04	8	0.31	0.46	0.21	0.01	0.03	C37-38
骨	Bone	36	0.78	2.15	1.14	0.06	0.08	19	0.73	1.10	0.57	0.03	0.07	C40-41
皮肤黑色素瘤	Melanoma of skin	7	0.15	0.42	0.20	0.02	0.02	8	0.31	0.46	0.18	0.00	0.02	C43
乳腺	Breast	3	0.07	0.18	0.07	0.00	0.00	144	5.52	8.36	4.49	0.32	0.46	C50
子宫颈	Cervix	–	–	–	–	–	–	35	1.34	2.03	1.34	0.11	0.14	C53
子宫体	Uterus	–	–	–	–	–	–	26	1.00	1.51	0.75	0.05	0.10	C54-55
卵巢	Ovary	–	–	–	–	–	–	73	2.80	4.24	2.20	0.14	0.29	C56
前列腺	Prostate	135	2.94	8.07	3.47	0.02	0.31	–	–	–	–	–	–	C61
睾丸	Testis	2	0.04	0.12	0.06	0.00	0.00	–	–	–	–	–	–	C62
肾	Kidney	35	0.76	2.09	0.90	0.03	0.06	31	1.19	1.80	0.80	0.03	0.09	C64-66,68
膀胱	Bladder	69	1.50	4.13	1.75	0.04	0.16	22	0.84	1.28	0.50	0.02	0.05	C67
脑	Brain	76	1.65	4.55	2.91	0.17	0.30	66	2.53	3.83	2.25	0.12	0.21	C70-C72,D32-33,D42-43
甲状腺	Thyroid	6	0.13	0.36	0.19	0.01	0.02	12	0.46	0.70	0.27	0.01	0.01	C73
淋巴瘤	Lymphoma	120	2.61	7.18	3.76	0.17	0.44	61	2.34	3.54	1.66	0.07	0.18	C81-85,88,90,96
白血病	Leukemia	94	2.05	5.62	3.48	0.17	0.35	82	3.14	4.76	3.19	0.14	0.34	C91-95, D45-47
其他	Other	204	4.44	12.20	6.19	0.25	0.63	147	5.64	8.54	3.87	0.20	0.40	O&U
所有部位合计	All sites	4593	100.00	274.68	131.77	5.31	14.31	2608	100.00	151.49	68.60	3.18	7.22	All
所有部位除外皮肤	All sites exc. C44	4573	99.56	273.48	131.21	5.29	14.26	2595	99.50	150.73	68.32	3.17	7.19	All sites exc. C44

部位 Sites		男性 Male						女性 Female						ICD10
		病例数 No. cases	构成比 Freq. /%	粗率 Crude rate/ 100 000⁻¹	世标率 ASR world/ 100 000⁻¹	累积率 Cum. Rate/%		病例数 No. cases	构成比 Freq. /%	粗率 Crude rate/ 100 000⁻¹	世标率 ASR world/ 100 000⁻¹	累积率 Cum. Rate/%		
						0~64	0~74					0~64	0~74	
发病 Incidence														
口腔	Oral cavity & pharynx	19	0.92	3.66	1.61	0.03	0.27	11	0.69	2.00	0.58	0.00	0.06	C00-10,C12-14
鼻咽	Nasopharynx	32	1.55	6.17	3.15	0.24	0.38	13	0.82	2.36	1.17	0.08	0.15	C11
食管	Esophagus	126	6.08	24.30	9.90	0.37	1.37	28	1.76	5.09	1.78	0.04	0.23	C15
胃	Stomach	406	19.60	78.29	33.35	1.60	4.44	173	10.88	31.46	12.51	0.64	1.44	C16
结直肠	Colon-rectum	269	12.99	51.87	22.79	1.13	2.88	198	12.45	36.00	14.81	0.73	1.77	C18-21
肝脏	Liver	154	7.44	29.70	13.17	0.75	1.33	105	6.60	19.09	6.79	0.23	0.71	C22
胆囊	Gallbladder etc.	24	1.16	4.63	1.90	0.07	0.19	43	2.70	7.82	2.51	0.09	0.22	C23-24
胰腺	Pancreas	95	4.59	18.32	7.62	0.30	0.91	74	4.65	13.46	4.79	0.19	0.53	C25
喉	Larynx	17	0.82	3.28	1.31	0.06	0.15	0	0.00	0.00	0.00	0.00	0.00	C32
肺	Lung	416	20.09	80.22	33.28	1.21	4.39	146	9.18	26.55	10.65	0.58	1.17	C33-34
其他胸腔器官	Other thoracic organs	5	0.24	0.96	0.44	0.05	0.05	4	0.25	0.73	0.37	0.05	0.05	C37-38
骨	Bone	11	0.53	2.12	1.18	0.05	0.07	16	1.01	2.91	1.04	0.04	0.10	C40-41
皮肤黑色素瘤	Melanoma of skin	4	0.19	0.77	0.35	0.01	0.07	5	0.31	0.91	0.30	0.02	0.02	C43
乳腺	Breast	4	0.19	0.77	0.33	0.02	0.02	251	15.79	45.64	25.42	2.13	2.75	C50
子宫颈	Cervix	–	–	–	–	–	–	121	7.61	22.00	13.76	1.23	1.36	C53
子宫体	Uterus	–	–	–	–	–	–	53	3.33	9.64	5.25	0.45	0.62	C54-55
卵巢	Ovary	–	–	–	–	–	–	54	3.40	9.82	5.05	0.37	0.61	C56
前列腺	Prostate	97	4.68	18.70	7.02	0.15	0.82	–	–	–	–	–	–	C61
睾丸	Testis	7	0.34	1.35	0.87	0.07	0.07	–	–	–	–	–	–	C62
肾	Kidney	57	2.75	10.99	5.43	0.36	0.72	24	1.51	4.36	2.14	0.12	0.28	C64-66,68
膀胱	Bladder	76	3.67	14.65	6.68	0.36	0.79	21	1.32	3.82	1.40	0.07	0.22	C67
脑	Brain	59	2.85	11.38	6.41	0.42	0.68	37	2.33	6.73	3.55	0.24	0.37	C70-C72,D32-33,D42-43
甲状腺	Thyroid	16	0.77	3.09	2.52	0.19	0.21	62	3.90	11.27	8.00	0.67	0.71	C73
淋巴瘤	Lymphoma	58	2.80	11.18	5.48	0.36	0.61	37	2.33	6.73	3.25	0.16	0.44	C81-85,88,90,96
白血病	Leukemia	41	1.98	7.91	5.97	0.38	0.49	40	2.52	7.27	3.95	0.24	0.44	C91-95, D45-47
其他	Other	78	3.77	15.04	6.89	0.30	0.77	74	4.65	13.46	5.39	0.27	0.62	O&U
所有部位合计	All sites	2071	100.00	399.35	177.62	8.48	21.67	1590	100.00	289.13	134.46	8.65	14.78	All
所有部位除外皮肤	All sites exc. C44	2042	98.60	393.75	175.22	8.39	21.42	1559	98.05	283.49	132.35	8.55	14.53	All sites exc. C44
死亡 Mortality														
口腔	Oral cavity & pharynx	16	1.06	3.09	1.32	0.10	0.14	6	0.66	1.09	0.40	0.01	0.06	C00-10,C12-14
鼻咽	Nasopharynx	24	1.59	4.63	2.17	0.14	0.29	5	0.55	0.91	0.38	0.02	0.04	C11
食管	Esophagus	110	7.29	21.21	8.35	0.24	0.92	31	3.43	5.64	1.77	0.04	0.19	C15
胃	Stomach	299	19.83	57.66	23.08	0.87	2.64	137	15.17	24.91	9.03	0.32	0.93	C16
结直肠	Colon-rectum	106	7.03	20.44	8.69	0.36	0.90	79	8.75	14.37	4.98	0.17	0.55	C18-21
肝脏	Liver	164	10.88	31.62	13.80	0.70	1.44	111	12.29	20.18	7.22	0.28	0.84	C22
胆囊	Gallbladder etc.	19	1.26	3.66	1.58	0.07	0.17	36	3.99	6.55	2.09	0.06	0.20	C23-24
胰腺	Pancreas	98	6.50	18.90	7.77	0.30	0.97	70	7.75	12.73	4.67	0.20	0.53	C25
喉	Larynx	8	0.53	1.54	0.66	0.02	0.08	1	0.11	0.18	0.09	0.01	0.01	C32
肺	Lung	419	27.79	80.79	32.03	1.14	3.82	161	17.83	29.28	10.85	0.46	1.19	C33-34
其他胸腔器官	Other thoracic organs	4	0.27	0.77	0.31	0.01	0.02	2	0.22	0.36	0.20	0.02	0.02	C37-38
骨	Bone	13	0.86	2.51	1.08	0.04	0.10	13	1.44	2.36	0.93	0.05	0.10	C40-41
皮肤黑色素瘤	Melanoma of skin	2	0.13	0.39	0.14	0.00	0.01	2	0.22	0.36	0.16	0.00	0.03	C43
乳腺	Breast	1	0.07	0.19	0.08	0.00	0.015	4	5.98	9.82	4.57	0.33	0.47	C50
子宫颈	Cervix	–	–	–	–	–	–	20	2.21	3.64	1.99	0.15	0.19	C53
子宫体	Uterus	–	–	–	–	–	–	12	1.33	2.18	1.06	0.10	0.12	C54-55
卵巢	Ovary	–	–	–	–	–	–	19	2.10	3.45	1.74	0.10	0.26	C56
前列腺	Prostate	42	2.79	8.10	2.76	0.03	0.19	–	–	–	–	–	–	C61
睾丸	Testis	0	0.00	0.00	0.00	0.00	0.00	–	–	–	–	–	–	C62
肾	Kidney	13	0.86	2.51	1.17	0.07	0.15	4	0.44	0.73	0.32	0.01	0.05	C64-66,68
膀胱	Bladder	33	2.19	6.36	2.51	0.03	0.20	7	0.78	1.27	0.34	0.00	0.04	C67
脑	Brain	28	1.86	5.40	3.15	0.18	0.36	32	3.54	5.82	3.18	0.17	0.31	C70-C72,D32-33,D42-43
甲状腺	Thyroid	0	0.00	0.00	0.00	0.00	0.00	3	0.33	0.55	0.19	0.00	0.03	C73
淋巴瘤	Lymphoma	30	1.99	5.78	2.75	0.18	0.26	26	2.88	4.73	2.19	0.09	0.32	C81-85,88,90,96
白血病	Leukemia	37	2.45	7.13	3.97	0.26	0.44	24	2.66	4.36	2.44	0.12	0.23	C91-95, D45-47
其他	Other	42	2.79	8.10	3.81	0.15	0.39	48	5.32	8.73	3.39	0.13	0.30	O&U
所有部位合计	All sites	1508	100.00	290.78	121.17	4.89	13.52	903	100.00	164.20	64.20	2.85	7.01	All
所有部位除外皮肤	All sites exc. C44	1502	99.60	289.63	120.69	4.88	13.47	898	99.45	163.29	63.90	2.84	7.00	All sites exc. C44

附表 3-81 张家港市 2015 年癌症发病和死亡主要指标
Appendix Table 3-81 Incidence and mortality of cancer in Zhangjiagang Shi,2015

部位 Sites		男性 Male						女性 Female						ICD10
		病例数 No. cases	构成比 Freq./%	粗率 Crude rate/ 100 000⁻¹	世标率 ASR world/ 100 000⁻¹	累积率 Cum. Rate/% 0~64	0~74	病例数 No. cases	构成比 Freq./%	粗率 Crude rate/ 100 000⁻¹	世标率 ASR world/ 100 000⁻¹	累积率 Cum. Rate/% 0~64	0~74	
发病 Incidence														
口腔	Oral cavity & pharynx	20	0.92	4.43	2.20	0.13	0.24	8	0.48	1.70	0.77	0.04	0.10	C00-10,C12-14
鼻咽	Nasopharynx	29	1.34	6.42	3.60	0.28	0.39	9	0.54	1.92	0.98	0.07	0.10	C11
食管	Esophagus	134	6.17	29.65	14.27	0.78	1.87	52	3.14	11.08	4.23	0.12	0.53	C15
胃	Stomach	369	17.00	81.65	38.41	1.74	4.63	127	7.67	27.06	11.39	0.49	1.33	C16
结直肠	Colon-rectum	217	10.00	48.01	23.07	1.16	2.86	138	8.34	29.40	13.74	0.78	1.71	C18-21
肝脏	Liver	183	8.43	40.49	21.27	1.50	2.59	89	5.38	18.96	8.72	0.45	0.95	C22
胆囊	Gallbladder etc.	38	1.75	8.41	4.07	0.16	0.48	68	4.11	14.49	5.87	0.29	0.67	C23-24
胰腺	Pancreas	76	3.50	16.82	7.83	0.35	0.87	61	3.69	13.00	5.13	0.23	0.53	C25
喉	Larynx	17	0.78	3.76	1.68	0.05	0.20	1	0.06	0.21	0.05	0.00	0.00	C32
肺	Lung	597	27.50	132.09	61.35	2.52	7.59	281	16.98	59.87	27.49	1.66	3.10	C33-34
其他胸腔器官	Other thoracic organs	6	0.28	1.33	0.62	0.01	0.09	2	0.12	0.43	0.23	0.03	0.03	C37-38
骨	Bone	9	0.41	1.99	1.30	0.04	0.12	5	0.30	1.07	0.46	0.01	0.06	C40-41
皮肤黑色素瘤	Melanoma of skin	6	0.28	1.33	0.59	0.01	0.06	5	0.30	1.07	0.39	0.01	0.04	C43
乳腺	Breast	3	0.14	0.66	0.26	0.00	0.02	233	14.08	49.64	28.48	2.24	3.23	C50
子宫颈	Cervix	–	–	–	–	–	–	145	8.76	30.89	18.44	1.64	1.87	C53
子宫体	Uterus	–	–	–	–	–	–	44	2.66	9.37	5.28	0.41	0.57	C54-55
卵巢	Ovary	–	–	–	–	–	–	41	2.48	8.74	4.79	0.38	0.54	C56
前列腺	Prostate	95	4.38	21.02	8.91	0.21	1.02	–	–	–	–	–	–	C61
睾丸	Testis	1	0.05	0.22	0.20	0.02	0.02	–	–	–	–	–	–	C62
肾	Kidney	53	2.44	11.73	6.34	0.45	0.83	16	0.97	3.41	1.67	0.09	0.18	C64-66,68
膀胱	Bladder	64	2.95	14.16	6.64	0.24	0.88	11	0.66	2.34	1.26	0.09	0.12	C67
脑	Brain	39	1.80	8.63	5.78	0.35	0.55	70	4.23	14.91	7.47	0.44	0.89	C70-C72,D32-33,D42-43
甲状腺	Thyroid	39	1.80	8.63	6.44	0.49	0.59	109	6.59	23.22	16.68	1.43	1.56	C73
淋巴瘤	Lymphoma	58	2.67	12.83	7.25	0.51	0.76	41	2.48	8.74	4.74	0.20	0.48	C81-85,88,90,96
白血病	Leukemia	53	2.44	11.73	8.57	0.42	0.82	39	2.36	8.31	4.04	0.19	0.30	C91-95, D45-47
其他	Other	65	2.99	14.38	7.27	0.43	0.79	60	3.63	12.78	5.61	0.25	0.62	O&U
所有部位合计	All sites	2171	100.00	480.36	237.92	11.85	28.25	1655	100.00	352.62	177.92	11.54	19.52	All
所有部位除外皮肤	All sites exc. C44	2158	99.40	477.48	236.36	11.74	28.12	1639	99.03	349.21	176.67	11.53	19.35	All sites exc. C44
死亡 Mortality														
口腔	Oral cavity & pharynx	10	0.73	2.21	0.96	0.03	0.07	6	0.85	1.28	0.43	0.01	0.04	C00-10,C12-14
鼻咽	Nasopharynx	13	0.95	2.88	1.33	0.08	0.16	5	0.71	1.07	0.37	0.00	0.03	C11
食管	Esophagus	107	7.83	23.67	11.14	0.55	1.28	38	5.41	8.10	2.83	0.09	0.23	C15
胃	Stomach	240	17.57	53.10	23.73	0.95	2.47	91	12.96	19.39	7.03	0.23	0.63	C16
结直肠	Colon-rectum	96	7.03	21.24	9.92	0.46	1.02	52	7.41	11.08	4.46	0.17	0.47	C18-21
肝脏	Liver	150	10.98	33.19	16.97	1.25	1.87	78	11.11	16.62	7.60	0.31	0.87	C22
胆囊	Gallbladder etc.	21	1.54	4.65	2.21	0.11	0.25	46	6.55	9.80	3.80	0.11	0.44	C23-24
胰腺	Pancreas	65	4.76	14.38	6.47	0.28	0.67	48	6.84	10.23	3.73	0.11	0.40	C25
喉	Larynx	10	0.73	2.21	0.91	0.03	0.05	0	0.00	0.00	0.00	0.00	0.00	C32
肺	Lung	415	30.38	91.82	41.44	1.44	4.90	136	19.37	28.98	11.68	0.50	1.35	C33-34
其他胸腔器官	Other thoracic organs	6	0.44	1.33	1.07	0.07	0.09	1	0.14	0.21	0.11	0.01	0.01	C37-38
骨	Bone	7	0.51	1.55	1.96	0.10	0.10	6	0.85	1.28	0.40	0.00	0.04	C40-41
皮肤黑色素瘤	Melanoma of skin	3	0.22	0.66	0.36	0.03	0.05	1	0.14	0.21	0.07	0.00	0.00	C43
乳腺	Breast	0	0.00	0.00	0.00	0.00	0.00	28	3.99	5.97	3.09	0.22	0.34	C50
子宫颈	Cervix	–	–	–	–	–	–	19	2.71	4.05	2.27	0.15	0.23	C53
子宫体	Uterus	–	–	–	–	–	–	9	1.28	1.92	0.85	0.04	0.12	C54-55
卵巢	Ovary	–	–	–	–	–	–	20	2.85	4.26	2.08	0.13	0.28	C56
前列腺	Prostate	51	3.73	11.28	4.50	0.04	0.26	–	–	–	–	–	–	C61
睾丸	Testis	0	0.00	0.00	0.00	0.00	0.00	–	–	–	–	–	–	C62
肾	Kidney	12	0.88	2.66	1.25	0.05	0.17	5	0.71	1.07	0.46	0.03	0.06	C64-66,68
膀胱	Bladder	22	1.61	4.87	1.97	0.01	0.10	4	0.57	0.85	0.26	0.01	0.01	C67
脑	Brain	22	1.61	4.87	3.68	0.22	0.31	27	3.85	5.75	2.63	0.12	0.26	C70-C72,D32-33,D42-43
甲状腺	Thyroid	4	0.29	0.89	0.52	0.02	0.07	2	0.28	0.43	0.10	0.00	0.00	C73
淋巴瘤	Lymphoma	38	2.78	8.41	4.40	0.22	0.40	22	3.13	4.69	1.83	0.04	0.24	C81-85,88,90,96
白血病	Leukemia	32	2.34	7.08	5.33	0.24	0.53	25	3.56	5.33	3.28	0.14	0.27	C91-95, D45-47
其他	Other	42	3.07	9.29	4.45	0.19	0.41	33	4.70	7.03	2.83	0.09	0.37	O&U
所有部位合计	All sites	1366	100.00	302.24	144.57	6.37	15.24	702	100.00	149.57	62.16	2.63	6.71	All
所有部位除外皮肤	All sites exc. C44	1356	99.27	300.03	143.59	6.34	15.15	697	99.29	148.50	61.86	2.63	6.69	All sites exc. C44

附表 3-82 昆山市 2015 年癌症发病和死亡主要指标
Appendix Table 3-82 Incidence and mortality of cancer in Kunshan Shi, 2015

部位 Sites		男性 Male						女性 Female						ICD10
		病例数 No. cases	构成比 Freq. /%	粗率 Crude rate/ $100\,000^{-1}$	世标率 ASR world/ $100\,000^{-1}$	累积率 Cum. Rate/% 0~64	0~74	病例数 No. cases	构成比 Freq. /%	粗率 Crude rate/ $100\,000^{-1}$	世标率 ASR world/ $100\,000^{-1}$	累积率 Cum. Rate/% 0~64	0~74	
发病 Incidence														
口腔	Oral cavity & pharynx	14	0.77	3.62	2.17	0.14	0.34	5	0.33	1.28	0.82	0.07	0.09	C00-10,C12-14
鼻咽	Nasopharynx	40	2.20	10.36	7.28	0.55	0.69	13	0.87	3.32	2.65	0.22	0.26	C11
食管	Esophagus	77	4.23	19.93	10.92	0.61	1.36	30	2.00	7.65	2.97	0.11	0.31	C15
胃	Stomach	303	16.63	78.44	43.20	1.98	5.46	125	8.34	31.88	15.77	0.82	1.69	C16
结直肠	Colon-rectum	201	11.03	52.03	29.31	1.66	3.54	142	9.47	36.21	18.83	1.11	2.05	C18-21
肝脏	Liver	149	8.18	38.57	21.24	1.15	2.14	70	4.67	17.85	8.60	0.39	0.87	C22
胆囊	Gallbladder etc.	32	1.76	8.28	4.14	0.10	0.41	48	3.20	12.24	6.38	0.30	0.92	C23-24
胰腺	Pancreas	66	3.62	17.09	9.24	0.55	1.10	48	3.20	12.24	5.01	0.10	0.50	C25
喉	Larynx	17	0.93	4.40	2.58	0.15	0.36	0	0.00	0.00	0.00	0.00	0.00	C32
肺	Lung	423	23.22	109.51	58.07	2.60	6.46	217	14.48	55.34	30.56	2.25	3.53	C33-34
其他胸腔器官	Other thoracic organs	14	0.77	3.62	2.33	0.16	0.26	3	0.20	0.77	0.42	0.03	0.03	C37-38
骨	Bone	7	0.38	1.81	1.15	0.07	0.11	5	0.33	1.28	0.55	0.02	0.04	C40-41
皮肤黑色素瘤	Melanoma of skin	10	0.55	2.59	1.47	0.10	0.10	8	0.53	2.04	1.08	0.07	0.13	C43
乳腺	Breast	1	0.05	0.26	0.15	0.00	0.00	240	16.01	61.21	38.77	3.25	4.00	C50
子宫颈	Cervix	–	–	–	–	–	–	65	4.34	16.58	10.86	0.94	1.10	C53
子宫体	Uterus	–	–	–	–	–	–	34	2.27	8.67	5.36	0.46	0.65	C54-55
卵巢	Ovary	–	–	–	–	–	–	51	3.40	13.01	7.88	0.57	0.95	C56
前列腺	Prostate	104	5.71	26.92	13.60	0.22	1.77	–	–	–	–	–	–	C61
睾丸	Testis	2	0.11	0.52	0.44	0.03	0.03	–	–	–	–	–	–	C62
肾	Kidney	51	2.80	13.20	7.63	0.48	0.83	27	1.80	6.89	3.61	0.23	0.37	C64-66,68
膀胱	Bladder	64	3.51	16.57	9.29	0.54	1.03	14	0.93	3.57	1.79	0.10	0.22	C67
脑	Brain	25	1.37	6.47	5.06	0.35	0.52	32	2.13	8.16	4.91	0.27	0.49	C70-C72,D32-33,D42-43
甲状腺	Thyroid	68	3.73	17.60	13.19	1.11	1.21	192	12.81	48.97	34.74	3.03	3.27	C73
淋巴瘤	Lymphoma	48	2.63	12.43	7.18	0.36	0.88	42	2.80	10.71	6.09	0.38	0.70	C81-85,88,90,96
白血病	Leukemia	51	2.80	13.20	8.78	0.41	1.05	35	2.33	8.93	4.77	0.35	0.47	C91-95, D45-47
其他	Other	55	3.02	14.24	8.26	0.40	0.95	53	3.54	13.52	7.11	0.43	0.81	O&U
所有部位合计	All sites	1822	100.00	471.68	266.68	13.73	30.61	1499	100.00	382.29	219.53	15.48	23.46	All
所有部位除外皮肤	All sites exc. C44	1812	99.45	469.09	265.43	13.69	30.47	1492	99.53	380.51	218.73	15.43	23.37	All sites exc. C44
死亡 Mortality														
口腔	Oral cavity & pharynx	7	0.68	1.81	0.98	0.05	0.15	4	0.70	1.02	0.47	0.00	0.06	C00-10,C12-14
鼻咽	Nasopharynx	16	1.56	4.14	2.92	0.15	0.30	4	0.70	1.02	0.46	0.02	0.05	C11
食管	Esophagus	58	5.66	15.02	7.91	0.25	0.86	21	3.68	5.36	1.88	0.00	0.19	C15
胃	Stomach	190	18.55	49.19	24.38	0.56	2.51	77	13.51	19.64	7.74	0.20	0.55	C16
结直肠	Colon-rectum	83	8.11	21.49	10.93	0.50	1.10	61	10.70	15.56	6.53	0.28	0.59	C18-21
肝脏	Liver	119	11.62	30.81	16.05	0.78	1.51	65	11.40	16.58	7.05	0.27	0.72	C22
胆囊	Gallbladder etc.	23	2.25	5.95	2.98	0.13	0.28	33	5.79	8.42	3.93	0.10	0.59	C23-24
胰腺	Pancreas	55	5.37	14.24	7.81	0.41	0.90	43	7.54	10.97	4.62	0.16	0.38	C25
喉	Larynx	9	0.88	2.33	1.17	0.03	0.13	0	0.00	0.00	0.00	0.00	0.00	C32
肺	Lung	288	28.13	74.56	37.73	1.28	3.70	86	15.09	21.93	9.88	0.43	1.08	C33-34
其他胸腔器官	Other thoracic organs	3	0.29	0.78	0.45	0.02	0.06	2	0.35	0.51	0.25	0.02	0.02	C37-38
骨	Bone	6	0.59	1.55	0.82	0.02	0.06	6	1.05	1.53	0.56	0.00	0.06	C40-41
皮肤黑色素瘤	Melanoma of skin	2	0.20	0.52	0.30	0.02	0.06	1	0.18	0.26	0.10	0.00	0.00	C43
乳腺	Breast	0	0.00	0.00	0.00	0.00	0.00	41	7.19	10.46	5.55	0.35	0.60	C50
子宫颈	Cervix	–	–	–	–	–	–	16	2.81	4.08	2.11	0.11	0.18	C53
子宫体	Uterus	–	–	–	–	–	–	4	0.70	1.02	0.36	0.02	0.02	C54-55
卵巢	Ovary	–	–	–	–	–	–	19	3.33	4.85	2.83	0.20	0.32	C56
前列腺	Prostate	39	3.81	10.10	4.68	0.06	0.18	–	–	–	–	–	–	C61
睾丸	Testis	1	0.10	0.26	0.08	0.00	0.00	–	–	–	–	–	–	C62
肾	Kidney	11	1.07	2.85	1.49	0.04	0.14	3	0.53	0.77	0.18	0.00	0.00	C64-66,68
膀胱	Bladder	16	1.56	4.14	1.72	0.00	0.17	7	1.23	1.79	0.66	0.00	0.06	C67
脑	Brain	16	1.56	4.14	2.89	0.15	0.29	13	2.28	3.32	1.95	0.05	0.11	C70-C72,D32-33,D42-43
甲状腺	Thyroid	1	0.10	0.26	0.15	0.00	0.00	4	0.70	1.02	0.52	0.02	0.08	C73
淋巴瘤	Lymphoma	26	2.54	6.73	3.54	0.09	0.42	14	2.46	3.57	1.80	0.14	0.14	C81-85,88,90,96
白血病	Leukemia	25	2.44	6.47	3.88	0.21	0.29	19	3.33	4.85	2.86	0.14	0.32	C91-95, D45-47
其他	Other	30	2.93	7.77	4.15	0.15	0.42	27	4.74	6.89	2.98	0.12	0.22	O&U
所有部位合计	All sites	1024	100.00	265.09	137.02	4.90	13.54	570	100.00	145.37	65.28	2.63	6.35	All
所有部位除外皮肤	All sites exc. C44	1020	99.61	264.06	136.46	4.90	13.46	565	99.12	144.09	64.92	2.63	6.35	All sites exc. C44

附表 3-83 太仓市 2015 年癌症发病和死亡主要指标
Appendix Table 3-83　Incidence and mortality of cancer in Taicang Shi, 2015

部位 Sites		男性 Male						女性 Female						ICD10
		病例数 No. cases	构成比 Freq./%	粗率 Crude rate/ 100 000^{-1}	世标率 ASR world/ 100 000^{-1}	累积率 Cum. Rate/%		病例数 No. cases	构成比 Freq./%	粗率 Crude rate/ 100 000^{-1}	世标率 ASR world/ 100 000^{-1}	累积率 Cum. Rate/%		
						0~64	0~74					0~64	0~74	
发病 Incidence														
口腔	Oral cavity & pharynx	5	0.41	2.16	1.25	0.08	0.13	3	0.32	1.22	0.42	0.02	0.05	C00-10,C12-14
鼻咽	Nasopharynx	31	2.57	13.39	8.34	0.70	0.89	7	0.75	2.84	1.53	0.14	0.18	C11
食管	Esophagus	56	4.64	24.18	9.96	0.55	1.33	9	0.97	3.65	1.30	0.02	0.14	C15
胃	Stomach	189	15.65	81.61	33.59	1.86	4.07	98	10.56	39.70	15.74	0.92	1.66	C16
结直肠	Colon-rectum	166	13.74	71.67	31.90	1.79	3.67	93	10.02	37.67	16.03	0.99	1.85	C18-21
肝脏	Liver	74	6.13	31.95	14.19	0.79	1.50	53	5.71	21.47	8.01	0.49	0.83	C22
胆囊	Gallbladder etc.	18	1.49	7.77	3.29	0.10	0.40	29	3.13	11.75	3.95	0.10	0.49	C23-24
胰腺	Pancreas	47	3.89	20.29	7.43	0.27	0.87	48	5.17	19.44	6.04	0.20	0.60	C25
喉	Larynx	9	0.75	3.89	1.87	0.17	0.21	0	0.00	0.00	0.00	0.00	0.00	C32
肺	Lung	293	24.25	126.51	49.27	1.86	5.79	112	12.07	45.37	18.52	1.07	2.21	C33-34
其他胸腔器官	Other thoracic organs	1	0.08	0.43	0.39	0.03	0.03	4	0.43	1.62	0.77	0.05	0.12	C37-38
骨	Bone	9	0.75	3.89	1.20	0.02	0.10	7	0.75	2.84	2.41	0.17	0.21	C40-41
皮肤黑色素瘤	Melanoma of skin	4	0.33	1.73	0.83	0.02	0.14	5	0.54	2.03	0.88	0.05	0.14	C43
乳腺	Breast	3	0.25	1.30	0.48	0.04	0.04	146	15.73	59.14	33.70	2.87	3.56	C50
子宫颈	Cervix	–	–	–	–	–	–	35	3.77	14.18	9.02	0.80	0.87	C53
子宫体	Uterus	–	–	–	–	–	–	21	2.26	8.51	4.17	0.25	0.50	C54-55
卵巢	Ovary	–	–	–	–	–	–	21	2.26	8.51	4.56	0.37	0.53	C56
前列腺	Prostate	82	6.79	35.41	13.01	0.36	1.59	–	–	–	–	–	–	C61
睾丸	Testis	4	0.33	1.73	2.38	0.16	0.16	–	–	–	–	–	–	C62
肾	Kidney	18	1.49	7.77	3.76	0.23	0.42	10	1.08	4.05	2.11	0.15	0.22	C64-66,68
膀胱	Bladder	24	1.99	10.36	4.17	0.22	0.43	6	0.65	2.43	0.82	0.07	0.07	C67
脑	Brain	15	1.24	6.48	3.06	0.18	0.38	25	2.69	10.13	5.70	0.31	0.63	C70-C72,D32-33,D42-43
甲状腺	Thyroid	38	3.15	16.41	10.67	0.85	0.97	104	11.21	42.13	28.22	2.43	2.81	C73
淋巴瘤	Lymphoma	43	3.56	18.57	8.73	0.42	0.84	31	3.34	12.56	6.02	0.43	0.63	C81-85,88,90,96
白血病	Leukemia	25	2.07	10.79	6.53	0.38	0.64	17	1.83	6.89	3.09	0.16	0.36	C91-95, D45-47
其他	Other	54	4.47	23.32	10.03	0.50	1.12	44	4.74	17.82	7.53	0.44	0.66	O&U
所有部位合计	All sites	1208	100.00	521.58	226.32	11.58	25.71	928	100.00	375.89	180.53	12.50	19.29	All
所有部位除外皮肤	All sites exc. C44	1186	98.18	512.09	222.71	11.45	25.42	909	97.95	368.20	177.97	12.37	19.05	All sites exc. C44
死亡 Mortality														
口腔	Oral cavity & pharynx	4	0.57	1.73	0.69	0.04	0.09	4	0.95	1.62	0.47	0.00	0.03	C00-10,C12-14
鼻咽	Nasopharynx	7	1.00	3.02	2.20	0.15	0.19	3	0.71	1.22	0.42	0.00	0.07	C11
食管	Esophagus	36	5.14	15.54	6.42	0.29	0.79	9	2.13	3.65	0.74	0.00	0.03	C15
胃	Stomach	119	17.00	51.38	19.10	0.74	1.84	55	13.03	22.28	5.78	0.14	0.39	C16
结直肠	Colon-rectum	67	9.57	28.93	10.49	0.29	1.10	48	11.37	19.44	6.55	0.32	0.69	C18-21
肝脏	Liver	65	9.29	28.07	10.93	0.50	1.06	43	10.19	17.42	5.52	0.29	0.50	C22
胆囊	Gallbladder etc.	11	1.57	4.75	1.85	0.00	0.27	28	6.64	11.34	3.53	0.12	0.29	C23-24
胰腺	Pancreas	49	7.00	21.16	7.90	0.29	0.96	39	9.24	15.80	4.55	0.16	0.39	C25
喉	Larynx	8	1.14	3.45	1.57	0.12	0.20	0	0.00	0.00	0.00	0.00	0.00	C32
肺	Lung	203	29.00	87.65	32.91	1.04	3.83	67	15.88	27.14	9.37	0.40	1.10	C33-34
其他胸腔器官	Other thoracic organs	1	0.14	0.43	0.18	0.02	0.02	5	1.18	2.03	0.76	0.02	0.12	C37-38
骨	Bone	6	0.86	2.59	1.18	0.10	0.13	2	0.47	0.81	0.41	0.05	0.05	C40-41
皮肤黑色素瘤	Melanoma of skin	2	0.29	0.86	0.28	0.00	0.00	0	0.00	0.00	0.00	0.00	0.00	C43
乳腺	Breast	0	0.00	0.00	0.00	0.00	0.00	24	5.69	9.72	4.00	0.22	0.45	C50
子宫颈	Cervix	–	–	–	–	–	–	5	1.18	2.03	1.12	0.10	0.10	C53
子宫体	Uterus	–	–	–	–	–	–	9	2.13	3.65	1.13	0.07	0.10	C54-55
卵巢	Ovary	–	–	–	–	–	–	6	1.42	2.43	1.01	0.05	0.11	C56
前列腺	Prostate	28	4.00	12.09	4.02	0.11	0.33	–	–	–	–	–	–	C61
睾丸	Testis	1	0.14	0.43	0.09	0.00	0.00	–	–	–	–	–	–	C62
肾	Kidney	4	0.57	1.73	0.53	0.02	0.02	9	2.13	3.65	1.27	0.02	0.14	C64-66,68
膀胱	Bladder	17	2.43	7.34	2.39	0.03	0.12	0	0.00	0.00	0.00	0.00	0.00	C67
脑	Brain	10	1.43	4.32	1.59	0.09	0.21	15	3.55	6.08	1.97	0.02	0.23	C70-C72,D32-33,D42-43
甲状腺	Thyroid	4	0.57	1.73	0.76	0.03	0.03	2	0.47	0.81	0.24	0.00	0.04	C73
淋巴瘤	Lymphoma	21	3.00	9.07	3.78	0.19	0.44	11	2.61	4.46	1.57	0.05	0.19	C81-85,88,90,96
白血病	Leukemia	11	1.57	4.75	2.02	0.11	0.23	15	3.55	6.08	2.41	0.11	0.28	C91-95, D45-47
其他	Other	26	3.71	11.23	4.46	0.15	0.38	23	5.45	9.32	4.02	0.15	0.38	O&U
所有部位合计	All sites	700	100.00	302.24	115.34	4.32	12.22	422	100.00	170.93	56.83	2.29	5.67	All
所有部位除外皮肤	All sites exc. C44	693	99.00	299.22	114.40	4.32	12.15	420	99.53	170.12	56.68	2.29	5.67	All sites exc. C44

部位 Sites		男性 Male						女性 Female						ICD10
		病例数 No. cases	构成比 Freq. /%	粗率 Crude rate/ 100 000⁻¹	世标率 ASR world/ 100 000⁻¹	累积率 Cum. Rate/% 0~64	0~74	病例数 No. cases	构成比 Freq. /%	粗率 Crude rate/ 100 000⁻¹	世标率 ASR world/ 100 000⁻¹	累积率 Cum. Rate/% 0~64	0~74	
发病 Incidence														
口腔	Oral cavity & pharynx	59	1.56	6.84	3.81	0.22	0.50	30	1.00	3.12	1.65	0.11	0.20	C00-10, C12-14
鼻咽	Nasopharynx	30	0.79	3.48	2.23	0.14	0.26	15	0.50	1.56	1.00	0.11	0.12	C11
食管	Esophagus	310	8.17	35.94	17.93	0.83	2.28	116	3.88	12.05	5.15	0.16	0.59	C15
胃	Stomach	505	13.31	58.55	29.51	1.25	3.70	244	8.16	25.35	12.38	0.58	1.41	C16
结直肠	Colon-rectum	417	10.99	48.35	24.54	1.16	3.01	260	8.69	27.01	12.88	0.63	1.55	C18-21
肝脏	Liver	486	12.81	56.34	32.30	2.36	3.77	195	6.52	20.26	10.06	0.47	1.30	C22
胆囊	Gallbladder etc.	44	1.16	5.10	2.45	0.13	0.23	60	2.01	6.23	2.63	0.10	0.27	C23-24
胰腺	Pancreas	127	3.35	14.72	7.35	0.28	0.88	104	3.48	10.80	4.94	0.21	0.62	C25
喉	Larynx	32	0.84	3.71	1.78	0.10	0.23	1	0.03	0.10	0.05	0.01	0.01	C32
肺	Lung	887	23.39	102.84	51.00	2.18	6.20	478	15.98	49.65	24.29	1.21	2.99	C33-34
其他胸腔器官	Other thoracic organs	8	0.21	0.93	0.72	0.05	0.07	10	0.33	1.04	0.51	0.03	0.05	C37-38
骨	Bone	20	0.53	2.32	1.55	0.10	0.16	23	0.77	2.39	1.16	0.06	0.14	C40-41
皮肤黑色素瘤	Melanoma of skin	9	0.24	1.04	0.52	0.02	0.06	8	0.27	0.83	0.49	0.04	0.06	C43
乳腺	Breast	4	0.11	0.46	0.25	0.02	0.02	471	15.74	48.93	30.06	2.30	3.30	C50
子宫颈	Cervix	–	–	–	–	–	–	168	5.61	17.45	11.02	0.92	1.14	C53
子宫体	Uterus	–	–	–	–	–	–	98	3.28	10.18	6.03	0.47	0.71	C54-55
卵巢	Ovary	–	–	–	–	–	–	79	2.64	8.21	4.92	0.31	0.58	C56
前列腺	Prostate	200	5.27	23.19	10.16	0.11	1.09	–	–	–	–	–	–	C61
睾丸	Testis	3	0.08	0.35	0.26	0.02	0.02	–	–	–	–	–	–	C62
肾	Kidney	66	1.74	7.65	4.01	0.23	0.46	39	1.30	4.05	2.07	0.11	0.20	C64-66, 68
膀胱	Bladder	139	3.66	16.12	7.76	0.28	0.88	43	1.44	4.47	1.84	0.04	0.19	C67
脑	Brain	80	2.11	9.27	5.23	0.39	0.59	106	3.54	11.01	6.55	0.45	0.73	C70-C72, D32-33, D42-43
甲状腺	Thyroid	53	1.40	6.14	4.57	0.37	0.43	156	5.21	16.21	11.65	0.96	1.08	C73
淋巴瘤	Lymphoma	77	2.03	8.93	5.11	0.22	0.58	67	2.24	6.96	3.59	0.18	0.47	C81-85, 88, 90, 96
白血病	Leukemia	74	1.95	8.58	5.23	0.30	0.52	56	1.87	5.82	3.51	0.20	0.33	C91-95, D45-47
其他	Other	163	4.30	18.90	10.05	0.46	1.10	165	5.51	17.14	8.41	0.47	0.99	O&U
所有部位合计	All sites	3793	100.00	439.74	228.30	11.23	27.03	2992	100.00	310.81	166.85	10.11	19.04	All
所有部位除外皮肤	All sites exc. C44	3759	99.10	435.80	226.20	11.16	26.78	2944	98.40	305.82	164.84	10.01	18.85	All sites exc. C44
死亡 Mortality														
口腔	Oral cavity & pharynx	21	0.71	2.43	1.19	0.06	0.13	12	0.67	1.25	0.50	0.02	0.04	C00-10, C12-14
鼻咽	Nasopharynx	25	0.85	2.90	1.65	0.09	0.19	7	0.39	0.73	0.41	0.05	0.05	C11
食管	Esophagus	298	10.08	34.55	16.70	0.59	1.93	128	7.17	13.30	5.02	0.11	0.44	C15
胃	Stomach	410	13.87	47.53	22.89	0.81	2.63	203	11.37	21.09	8.76	0.35	0.78	C16
结直肠	Colon-rectum	212	7.17	24.58	11.81	0.51	1.31	138	7.73	14.34	5.62	0.21	0.47	C18-21
肝脏	Liver	507	17.15	58.78	32.94	2.21	3.75	185	10.36	19.22	9.54	0.53	1.12	C22
胆囊	Gallbladder etc.	29	0.98	3.36	1.59	0.06	0.16	48	2.69	4.99	2.13	0.04	0.27	C23-24
胰腺	Pancreas	126	4.26	14.61	6.89	0.27	0.75	121	6.78	12.57	5.25	0.19	0.58	C25
喉	Larynx	19	0.64	2.20	1.11	0.07	0.13	0	0.00	0.00	0.00	0.00	0.00	C32
肺	Lung	779	26.35	90.31	42.17	1.31	4.79	391	21.90	40.62	17.99	0.65	2.07	C33-34
其他胸腔器官	Other thoracic organs	13	0.44	1.51	0.82	0.04	0.11	7	0.39	0.73	0.37	0.03	0.03	C37-38
骨	Bone	29	0.98	3.36	1.85	0.09	0.20	28	1.57	2.91	1.38	0.05	0.20	C40-41
皮肤黑色素瘤	Melanoma of skin	3	0.10	0.35	0.16	0.01	0.02	6	0.34	0.62	0.37	0.03	0.06	C43
乳腺	Breast	1	0.03	0.12	0.04	0.00	0.00	110	6.16	11.43	5.72	0.36	0.58	C50
子宫颈	Cervix	–	–	–	–	–	–	68	3.81	7.06	3.30	0.18	0.30	C53
子宫体	Uterus	–	–	–	–	–	–	23	1.29	2.39	0.98	0.03	0.11	C54-55
卵巢	Ovary	–	–	–	–	–	–	45	2.52	4.67	2.60	0.12	0.36	C56
前列腺	Prostate	82	2.77	9.51	3.83	0.02	0.19	–	–	–	–	–	–	C61
睾丸	Testis	0	0.00	0.00	0.00	0.00	0.00	–	–	–	–	–	–	C62
肾	Kidney	28	0.95	3.25	1.64	0.06	0.17	14	0.78	1.45	0.57	0.02	0.05	C64-66, 68
膀胱	Bladder	54	1.83	6.26	2.55	0.03	0.13	14	0.78	1.45	0.48	0.00	0.04	C67
脑	Brain	59	2.00	6.84	4.80	0.23	0.44	43	2.41	4.47	3.01	0.15	0.31	C70-C72, D32-33, D42-43
甲状腺	Thyroid	5	0.17	0.58	0.25	0.01	0.02	9	0.50	0.93	0.48	0.02	0.06	C73
淋巴瘤	Lymphoma	56	1.89	6.49	3.25	0.12	0.36	39	2.18	4.05	1.80	0.06	0.20	C81-85, 88, 90, 96
白血病	Leukemia	77	2.60	8.93	5.26	0.20	0.56	52	2.91	5.40	3.22	0.18	0.31	C91-95, D45-47
其他	Other	123	4.16	14.26	7.00	0.24	0.58	94	5.27	9.76	4.34	0.24	0.50	O&U
所有部位合计	All sites	2956	100.00	342.71	170.38	7.05	18.55	1785	100.00	185.43	83.85	3.61	8.90	All
所有部位除外皮肤	All sites exc. C44	2936	99.32	340.39	169.29	7.03	18.46	1771	99.22	183.97	83.37	3.59	8.87	All sites exc. C44

附表 3-85 海安市 2015 年癌症发病和死亡主要指标
Appendix Table 3-85 Incidence and mortality of cancer in Haian Shi, 2015

部位 Sites		男性 Male					女性 Female					ICD10
		病例数 No. cases	构成比 Freq./%	粗率 Crude rate/ 100 000^{-1}	世标率 ASR world/ 100 000^{-1}	累积率 Cum. Rate/%		病例数 No. cases	构成比 Freq./%	粗率 Crude rate/ 100 000^{-1}	世标率 ASR world/ 100 000^{-1}	累积率 Cum. Rate/%	
						0~64	0~74					0~64	0~74	

部位	Sites	No. cases	Freq./%	Crude rate	ASR world	0~64	0~74	No. cases	Freq./%	Crude rate	ASR world	0~64	0~74	ICD10
发病 Incidence														
口腔	Oral cavity & pharynx	21	0.98	4.51	2.51	0.16	0.25	16	0.96	3.37	1.35	0.07	0.15	C00-10,C12-14
鼻咽	Nasopharynx	14	0.65	3.01	1.35	0.09	0.15	3	0.18	0.63	0.64	0.04	0.04	C11
食管	Esophagus	481	22.46	103.37	40.67	1.62	5.25	260	15.63	54.76	18.74	0.50	2.39	C15
胃	Stomach	303	14.15	65.11	25.28	0.99	2.93	145	8.71	30.54	11.27	0.49	1.37	C16
结直肠	Colon-rectum	186	8.68	39.97	16.88	0.79	2.00	135	8.11	28.44	11.40	0.62	1.24	C18-21
肝脏	Liver	236	11.02	50.72	23.48	1.66	2.52	102	6.13	21.48	8.76	0.49	1.06	C22
胆囊	Gallbladder etc.	43	2.01	9.24	3.49	0.15	0.35	42	2.52	8.85	3.14	0.17	0.37	C23-24
胰腺	Pancreas	73	3.41	15.69	6.41	0.27	0.79	56	3.37	11.80	4.32	0.24	0.42	C25
喉	Larynx	17	0.79	3.65	1.53	0.07	0.20	0	0.00	0.00	0.00	0.00	0.00	C32
肺	Lung	392	18.30	84.24	34.01	1.37	4.52	247	14.84	52.03	19.68	1.05	2.30	C33-34
其他胸腔器官	Other thoracic organs	5	0.23	1.07	0.48	0.04	0.05	3	0.18	0.63	0.33	0.03	0.04	C37-38
骨	Bone	13	0.61	2.79	1.24	0.05	0.13	9	0.54	1.90	0.78	0.04	0.11	C40-41
皮肤黑色素瘤	Melanoma of skin	4	0.19	0.86	0.21	0.00	0.00	2	0.12	0.42	0.21	0.03	0.03	C43
乳腺	Breast	5	0.23	1.07	0.50	0.03	0.07	210	12.62	44.23	23.22	1.97	2.46	C50
子宫颈	Cervix	–	–	–	–	–	–	115	6.91	24.22	12.13	0.92	1.30	C53
子宫体	Uterus	–	–	–	–	–	–	50	3.00	10.53	4.99	0.45	0.53	C54-55
卵巢	Ovary	–	–	–	–	–	–	32	1.92	6.74	3.10	0.26	0.34	C56
前列腺	Prostate	62	2.89	13.32	4.81	0.11	0.43	–	–	–	–	–	–	C61
睾丸	Testis	1	0.05	0.21	0.09	0.00	0.02	–	–	–	–	–	–	C62
肾	Kidney	22	1.03	4.73	2.20	0.11	0.25	13	0.78	2.74	1.31	0.06	0.18	C64-66,68
膀胱	Bladder	61	2.85	13.11	5.33	0.26	0.62	12	0.72	2.53	0.95	0.06	0.13	C67
脑	Brain	37	1.73	7.95	4.92	0.23	0.54	51	3.06	10.74	5.62	0.35	0.57	C70-C72,D32-33,D42-43
甲状腺	Thyroid	6	0.28	1.29	0.90	0.08	0.09	19	1.14	4.00	2.51	0.21	0.24	C73
淋巴瘤	Lymphoma	54	2.52	11.60	4.84	0.25	0.59	40	2.40	8.43	3.75	0.24	0.45	C81-85,88,90,96
白血病	Leukemia	46	2.15	9.89	5.35	0.34	0.54	43	2.58	9.06	5.48	0.32	0.52	C91-95, D45-47
其他	Other	60	2.80	12.89	5.31	0.28	0.72	59	3.55	12.43	4.83	0.21	0.44	O&U
所有部位合计	All sites	2142	100.00	460.31	191.78	8.94	23.02	1664	100.00	350.49	148.49	8.82	16.71	All
所有部位除外皮肤	All sites exc. C44	2125	99.21	456.66	190.43	8.91	22.87	1638	98.44	345.01	146.80	8.78	16.57	All sites exc. C44
死亡 Mortality														
口腔	Oral cavity & pharynx	16	1.11	3.44	1.39	0.08	0.14	10	1.03	2.11	0.79	0.03	0.06	C00-10,C12-14
鼻咽	Nasopharynx	7	0.49	1.50	0.60	0.05	0.05	1	0.10	0.21	0.10	0.00	0.02	C11
食管	Esophagus	314	21.84	67.48	25.39	0.68	3.15	192	19.73	40.44	13.04	0.33	1.58	C15
胃	Stomach	208	14.46	44.70	16.95	0.59	1.91	102	10.48	21.48	7.19	0.26	0.68	C16
结直肠	Colon-rectum	74	5.15	15.90	6.28	0.21	0.70	71	7.30	14.95	5.21	0.12	0.48	C18-21
肝脏	Liver	202	14.05	43.41	20.67	1.43	2.10	94	9.66	19.80	8.02	0.46	0.96	C22
胆囊	Gallbladder etc.	29	2.02	6.23	2.53	0.15	0.27	28	2.88	5.90	1.98	0.10	0.20	C23-24
胰腺	Pancreas	73	5.08	15.69	6.07	0.22	0.74	51	5.24	10.74	3.83	0.18	0.35	C25
喉	Larynx	3	0.21	0.64	0.25	0.00	0.03	0	0.00	0.00	0.00	0.00	0.00	C32
肺	Lung	291	20.24	62.53	24.19	0.81	3.26	175	17.99	36.86	13.37	0.60	1.59	C33-34
其他胸腔器官	Other thoracic organs	4	0.28	0.86	0.44	0.05	0.05	1	0.10	0.21	0.10	0.01	0.01	C37-38
骨	Bone	10	0.70	2.15	0.73	0.00	0.06	7	0.72	1.47	0.61	0.03	0.06	C40-41
皮肤黑色素瘤	Melanoma of skin	3	0.21	0.64	0.29	0.01	0.05	2	0.21	0.42	0.16	0.01	0.01	C43
乳腺	Breast	0	0.00	0.00	0.00	0.00	0.00	60	6.17	12.64	5.72	0.43	0.66	C50
子宫颈	Cervix	–	–	–	–	–	–	40	4.11	8.43	3.34	0.23	0.31	C53
子宫体	Uterus	–	–	–	–	–	–	15	1.54	3.16	1.27	0.08	0.15	C54-55
卵巢	Ovary	–	–	–	–	–	–	18	1.85	3.79	1.60	0.13	0.19	C56
前列腺	Prostate	40	2.78	8.60	3.12	0.05	0.26	–	–	–	–	–	–	C61
睾丸	Testis	1	0.07	0.21	0.06	0.00	0.00	–	–	–	–	–	–	C62
肾	Kidney	13	0.90	2.79	1.29	0.06	0.17	7	0.72	1.47	0.61	0.03	0.06	C64-66,68
膀胱	Bladder	25	1.74	5.37	1.88	0.04	0.15	5	0.51	1.05	0.29	0.00	0.02	C67
脑	Brain	28	1.95	6.02	4.48	0.21	0.39	29	2.98	6.11	4.36	0.26	0.35	C70-C72,D32-33,D42-43
甲状腺	Thyroid	1	0.07	0.21	0.10	0.01	0.01	0	0.00	0.00	0.00	0.00	0.00	C73
淋巴瘤	Lymphoma	41	2.85	8.81	3.36	0.17	0.33	19	1.95	4.00	1.61	0.10	0.18	C81-85,88,90,96
白血病	Leukemia	23	1.60	4.94	2.78	0.14	0.24	20	2.06	4.21	2.36	0.15	0.22	C91-95, D45-47
其他	Other	32	2.23	6.88	2.75	0.12	0.22	26	2.67	5.48	1.83	0.08	0.12	O&U
所有部位合计	All sites	1438	100.00	309.02	125.59	5.09	14.28	973	100.00	204.94	77.36	3.76	8.27	All
所有部位除外皮肤	All sites exc. C44	1427	99.24	306.66	124.71	5.06	14.24	965	99.18	203.26	76.96	3.76	8.25	All sites exc. C44

部位 Sites		男性 Male 病例数 No. cases	构成比 Freq./%	粗率 Crude rate/100 000⁻¹	世标率 ASR world/100 000⁻¹	累积率 Cum. Rate/% 0~64	0~74	女性 Female 病例数 No. cases	构成比 Freq./%	粗率 Crude rate/100 000⁻¹	世标率 ASR world/100 000⁻¹	累积率 Cum. Rate/% 0~64	0~74	ICD10
发病 Incidence														
口腔	Oral cavity & pharynx	23	1.02	4.49	1.90	0.12	0.21	20	1.15	3.79	2.49	0.17	0.21	C00-10,C12-14
鼻咽	Nasopharynx	18	0.79	3.51	2.12	0.15	0.19	6	0.34	1.14	0.47	0.04	0.05	C11
食管	Esophagus	222	9.80	43.35	15.37	0.58	1.90	119	6.83	22.56	7.11	0.23	0.86	C15
胃	Stomach	327	14.43	63.85	23.22	0.99	2.78	115	6.60	21.80	8.32	0.45	0.88	C16
结直肠	Colon-rectum	159	7.02	31.04	11.52	0.62	1.37	128	7.35	24.27	8.98	0.52	1.07	C18-21
肝脏	Liver	324	14.30	63.26	26.33	1.63	3.20	136	7.81	25.79	10.54	0.66	1.18	C22
胆囊	Gallbladder etc.	20	0.88	3.90	1.42	0.08	0.16	25	1.44	4.74	1.59	0.08	0.20	C23-24
胰腺	Pancreas	77	3.40	15.03	5.27	0.25	0.62	67	3.85	12.70	4.28	0.22	0.50	C25
喉	Larynx	11	0.49	2.15	0.74	0.01	0.11	1	0.06	0.19	0.05	0.00	0.00	C32
肺	Lung	556	24.54	108.56	39.57	1.77	5.03	324	18.60	61.43	22.87	1.21	2.64	C33-34
其他胸腔器官	Other thoracic organs	4	0.18	0.78	1.00	0.06	0.08	2	0.11	0.38	0.14	0.00	0.04	C37-38
骨	Bone	16	0.71	3.12	1.81	0.12	0.18	10	0.57	1.90	0.65	0.03	0.08	C40-41
皮肤黑色素瘤	Melanoma of skin	4	0.18	0.78	0.29	0.01	0.04	4	0.23	0.76	0.48	0.04	0.06	C43
乳腺	Breast	1	0.04	0.20	0.04	0.00	0.00	215	12.34	40.76	21.46	1.73	2.24	C50
子宫颈	Cervix	–	–	–	–	–	–	115	6.60	21.80	10.57	0.76	1.12	C53
子宫体	Uterus	–	–	–	–	–	–	65	3.73	12.32	6.35	0.47	0.71	C54-55
卵巢	Ovary	–	–	–	–	–	–	40	2.30	7.58	4.29	0.32	0.44	C56
前列腺	Prostate	97	4.28	18.94	5.81	0.14	0.53	–	–	–	–	–	–	C61
睾丸	Testis	3	0.13	0.59	0.43	0.04	0.04	–	–	–	–	–	–	C62
肾	Kidney	33	1.46	6.44	2.57	0.17	0.28	23	1.32	4.36	2.37	0.17	0.23	C64-66,68
膀胱	Bladder	79	3.49	15.42	5.50	0.25	0.57	32	1.84	6.07	1.95	0.06	0.23	C67
脑	Brain	59	2.60	11.52	6.50	0.39	0.57	66	3.79	12.51	5.88	0.39	0.67	C70-C72,D32-33,D42-43
甲状腺	Thyroid	15	0.66	2.93	2.36	0.18	0.21	70	4.02	13.27	9.06	0.74	0.87	C73
淋巴瘤	Lymphoma	74	3.27	14.45	5.98	0.32	0.82	56	3.21	10.62	3.89	0.19	0.49	C81-85,88,90,96
白血病	Leukemia	60	2.65	11.71	6.14	0.38	0.59	36	2.07	6.83	3.42	0.23	0.40	C91-95, D45-47
其他	Other	84	3.71	16.40	6.20	0.34	0.65	67	3.85	12.70	5.79	0.35	0.62	O&U
所有部位合计	All sites	2266	100.00	442.43	172.09	8.59	20.14	1742	100.00	330.28	143.01	9.07	15.79	All
所有部位除外皮肤	All sites exc. C44	2239	98.81	437.16	170.41	8.53	19.98	1724	98.97	326.86	141.79	9.03	15.67	All sites exc. C44
死亡 Mortality														
口腔	Oral cavity & pharynx	12	0.69	2.34	0.73	0.02	0.09	7	0.67	1.33	0.46	0.03	0.05	C00-10,C12-14
鼻咽	Nasopharynx	14	0.81	2.73	1.04	0.02	0.14	4	0.38	0.76	0.28	0.01	0.04	C11
食管	Esophagus	189	10.90	36.90	12.44	0.44	1.41	80	7.68	15.17	4.43	0.14	0.44	C15
胃	Stomach	250	14.42	48.81	15.97	0.55	1.71	92	8.84	17.44	5.68	0.25	0.52	C16
结直肠	Colon-rectum	64	3.69	12.50	4.61	0.24	0.44	56	5.38	10.62	3.48	0.15	0.33	C18-21
肝脏	Liver	314	18.11	61.31	25.74	1.72	2.96	130	12.49	24.65	9.21	0.58	1.00	C22
胆囊	Gallbladder etc.	21	1.21	4.10	1.45	0.07	0.13	25	2.40	4.74	1.37	0.04	0.13	C23-24
胰腺	Pancreas	74	4.27	14.45	4.91	0.19	0.58	72	6.92	13.65	4.40	0.17	0.55	C25
喉	Larynx	7	0.40	1.37	0.46	0.02	0.05	0	0.00	0.00	0.00	0.00	0.00	C32
肺	Lung	483	27.85	94.31	32.67	1.31	3.91	233	22.38	44.18	15.23	0.57	1.75	C33-34
其他胸腔器官	Other thoracic organs	3	0.17	0.59	0.22	0.02	0.02	1	0.10	0.19	0.07	0.00	0.02	C37-38
骨	Bone	12	0.69	2.34	1.23	0.07	0.15	11	1.06	2.09	0.67	0.03	0.06	C40-41
皮肤黑色素瘤	Melanoma of skin	5	0.29	0.98	0.37	0.02	0.05	2	0.19	0.38	0.49	0.04	0.04	C43
乳腺	Breast	0	0.00	0.00	0.00	0.00	0.00	53	5.09	10.05	4.51	0.29	0.57	C50
子宫颈	Cervix	–	–	–	–	–	–	42	4.03	7.96	2.80	0.15	0.30	C53
子宫体	Uterus	–	–	–	–	–	–	26	2.50	4.93	1.64	0.10	0.17	C54-55
卵巢	Ovary	–	–	–	–	–	–	23	2.21	4.36	2.04	0.16	0.21	C56
前列腺	Prostate	52	3.00	10.15	3.10	0.02	0.28	–	–	–	–	–	–	C61
睾丸	Testis	0	0.00	0.00	0.00	0.00	0.00	–	–	–	–	–	–	C62
肾	Kidney	11	0.63	2.15	0.76	0.04	0.09	13	1.25	2.46	1.04	0.06	0.11	C64-66,68
膀胱	Bladder	33	1.90	6.44	1.75	0.00	0.13	16	1.54	3.03	0.76	0.01	0.05	C67
脑	Brain	52	3.00	10.15	6.30	0.38	0.54	40	3.84	7.58	4.04	0.27	0.41	C70-C72,D32-33,D42-43
甲状腺	Thyroid	0	0.00	0.00	0.00	0.00	0.00	5	0.48	0.95	0.37	0.02	0.03	C73
淋巴瘤	Lymphoma	44	2.54	8.59	3.64	0.15	0.44	33	3.17	6.26	2.25	0.10	0.27	C81-85,88,90,96
白血病	Leukemia	44	2.54	8.59	4.66	0.19	0.42	34	3.27	6.45	3.84	0.27	0.42	C91-95, D45-47
其他	Other	50	2.88	9.76	3.32	0.12	0.30	43	4.13	8.15	3.24	0.15	0.27	O&U
所有部位合计	All sites	1734	100.00	338.56	125.39	5.60	13.85	1041	100.00	197.37	72.31	3.60	7.73	All
所有部位除外皮肤	All sites exc. C44	1727	99.60	337.20	125.03	5.60	13.83	1034	99.33	196.04	72.07	3.60	7.73	All sites exc. C44

附表 3-87　启东市 2015 年癌症发病和死亡主要指标
Appendix Table 3-87　Incidence and mortality of cancer in Qidong Shi,2015

部位 Sites		男性 Male						女性 Female						ICD10
		病例数 No. cases	构成比 Freq./%	粗率 Crude rate/ 100 000⁻¹	世标率 ASR world/ 100 000⁻¹	累积率 Cum. Rate/% 0~64	0~74	病例数 No. cases	构成比 Freq./%	粗率 Crude rate/ 100 000⁻¹	世标率 ASR world/ 100 000⁻¹	累积率 Cum. Rate/% 0~64	0~74	
发病 Incidence														
口腔	Oral cavity & pharynx	28	1.00	5.09	2.87	0.17	0.35	20	0.89	3.49	1.62	0.11	0.19	C00-10,C12-14
鼻咽	Nasopharynx	29	1.04	5.28	2.75	0.19	0.28	19	0.85	3.32	1.87	0.13	0.21	C11
食管	Esophagus	108	3.87	19.65	9.88	0.51	1.16	37	1.65	6.46	2.07	0.03	0.17	C15
胃	Stomach	315	11.29	57.32	28.60	1.21	3.45	166	7.39	29.00	13.56	0.64	1.48	C16
结直肠	Colon-rectum	286	10.25	52.04	26.75	1.29	3.21	257	11.44	44.90	19.46	1.00	2.30	C18-21
肝脏	Liver	561	20.10	102.08	53.57	3.84	6.12	242	10.77	42.28	19.44	1.23	2.15	C22
胆囊	Gallbladder etc.	39	1.40	7.10	3.65	0.11	0.39	48	2.14	8.39	3.36	0.15	0.35	C23-24
胰腺	Pancreas	114	4.08	20.74	9.62	0.35	0.90	110	4.90	19.22	7.95	0.23	0.95	C25
喉	Larynx	23	0.82	4.19	2.22	0.09	0.24	1	0.04	0.17	0.05	0.00	0.00	C32
肺	Lung	702	25.15	127.74	63.86	2.38	7.64	345	15.35	60.28	26.11	1.40	2.86	C33-34
其他胸腔器官	Other thoracic organs	6	0.21	1.09	0.54	0.02	0.06	2	0.09	0.35	0.37	0.03	0.03	C37-38
骨	Bone	13	0.47	2.37	1.91	0.11	0.19	8	0.36	1.40	0.55	0.03	0.05	C40-41
皮肤黑色素瘤	Melanoma of skin	8	0.29	1.46	0.73	0.03	0.09	6	0.27	1.05	0.49	0.02	0.06	C43
乳腺	Breast	1	0.04	0.18	0.09	0.00	0.02	305	13.57	53.29	29.12	2.24	3.30	C50
子宫颈	Cervix	–	–	–	–	–	–	135	6.01	23.59	13.87	1.14	1.42	C53
子宫体	Uterus	–	–	–	–	–	–	82	3.65	14.33	7.59	0.56	0.94	C54-55
卵巢	Ovary	–	–	–	–	–	–	42	1.87	7.34	3.96	0.27	0.45	C56
前列腺	Prostate	124	4.44	22.56	10.74	0.25	1.15	–	–	–	–	–	–	C61
睾丸	Testis	4	0.14	0.73	0.89	0.06	0.06	–	–	–	–	–	–	C62
肾	Kidney	29	1.04	5.28	2.70	0.18	0.29	23	1.02	4.02	2.26	0.12	0.26	C64-66,68
膀胱	Bladder	114	4.08	20.74	10.19	0.46	1.17	40	1.78	6.99	2.76	0.11	0.29	C67
脑	Brain	61	2.19	11.10	6.38	0.45	0.62	62	2.76	10.83	5.95	0.38	0.66	C70-C72,D32-33,D42-43
甲状腺	Thyroid	23	0.82	4.19	2.85	0.22	0.30	92	4.09	16.07	10.06	0.91	1.01	C73
淋巴瘤	Lymphoma	88	3.15	16.01	8.80	0.49	0.93	76	3.38	13.28	6.79	0.36	0.87	C81-85,88,90,96
白血病	Leukemia	40	1.43	7.28	4.57	0.24	0.48	67	2.98	11.71	8.24	0.51	0.75	C91-95, D45-47
其他	Other	75	2.69	13.65	6.88	0.22	0.75	62	2.76	10.83	4.62	0.18	0.52	O&U
所有部位合计	All sites	2791	100.00	507.86	261.06	12.86	29.87	2247	100.00	392.61	192.12	11.79	21.29	All
所有部位除外皮肤	All sites exc. C44	2760	98.89	502.22	258.36	12.83	29.60	2214	98.53	386.84	190.06	11.75	21.09	All sites exc. C44
死亡 Mortality														
口腔	Oral cavity & pharynx	14	0.65	2.55	1.56	0.08	0.19	7	0.56	1.22	0.35	0.01	0.01	C00-10,C12-14
鼻咽	Nasopharynx	18	0.84	3.28	1.80	0.13	0.26	6	0.48	1.05	0.53	0.03	0.07	C11
食管	Esophagus	81	3.78	14.74	7.02	0.23	0.64	28	2.23	4.89	1.45	0.00	0.08	C15
胃	Stomach	239	11.14	43.49	20.53	0.63	2.22	139	11.08	24.29	10.06	0.45	1.07	C16
结直肠	Colon-rectum	163	7.60	29.66	13.37	0.45	1.11	122	9.72	21.32	7.64	0.24	0.75	C18-21
肝脏	Liver	493	22.98	89.71	46.89	3.12	5.37	193	15.38	33.72	14.74	0.89	1.56	C22
胆囊	Gallbladder etc.	25	1.17	4.55	2.15	0.04	0.17	35	2.79	6.12	2.45	0.14	0.22	C23-24
胰腺	Pancreas	127	5.92	23.11	10.54	0.35	0.97	94	7.49	16.42	6.56	0.22	0.74	C25
喉	Larynx	12	0.56	2.18	0.99	0.01	0.08	1	0.08	0.17	0.05	0.00	0.00	C32
肺	Lung	603	28.11	109.72	53.26	1.67	6.07	267	21.27	46.65	19.53	0.88	2.25	C33-34
其他胸腔器官	Other thoracic organs	5	0.23	0.91	0.47	0.02	0.06	3	0.24	0.52	0.29	0.03	0.03	C37-38
骨	Bone	9	0.42	1.64	0.92	0.04	0.15	6	0.48	1.05	0.66	0.03	0.03	C40-41
皮肤黑色素瘤	Melanoma of skin	3	0.14	0.55	0.25	0.01	0.01	3	0.24	0.52	0.29	0.00	0.04	C43
乳腺	Breast	3	0.14	0.55	0.28	0.01	0.01	75	5.98	13.10	6.08	0.32	0.68	C50
子宫颈	Cervix	–	–	–	–	–	–	36	2.87	6.29	3.09	0.16	0.36	C53
子宫体	Uterus	–	–	–	–	–	–	12	0.96	2.10	0.99	0.08	0.10	C54-55
卵巢	Ovary	–	–	–	–	–	–	25	1.99	4.37	2.28	0.14	0.28	C56
前列腺	Prostate	71	3.31	12.92	6.05	0.07	0.52	–	–	–	–	–	–	C61
睾丸	Testis	2	0.09	0.36	0.19	0.02	0.02	–	–	–	–	–	–	C62
肾	Kidney	14	0.65	2.55	1.28	0.07	0.15	13	1.04	2.27	0.99	0.04	0.08	C64-66,68
膀胱	Bladder	61	2.84	11.10	5.09	0.10	0.39	13	1.04	2.27	0.66	0.01	0.03	C67
脑	Brain	44	2.05	8.01	4.73	0.26	0.39	37	2.95	6.46	3.61	0.16	0.46	C70-C72,D32-33,D42-43
甲状腺	Thyroid	7	0.33	1.27	0.61	0.02	0.06	3	0.24	0.52	0.16	0.01	0.01	C73
淋巴瘤	Lymphoma	70	3.26	12.74	7.12	0.39	0.79	54	4.30	9.44	4.45	0.16	0.63	C81-85,88,90,96
白血病	Leukemia	35	1.63	6.37	3.31	0.12	0.36	45	3.59	7.86	4.51	0.26	0.50	C91-95, D45-47
其他	Other	46	2.14	8.37	3.94	0.14	0.38	38	3.03	6.64	2.51	0.11	0.21	O&U
所有部位合计	All sites	2145	100.00	390.31	192.36	7.98	20.38	1255	100.00	219.28	93.93	4.37	10.20	All
所有部位除外皮肤	All sites exc. C44	2128	99.21	387.22	190.89	7.94	20.25	1230	98.01	214.91	92.53	4.35	10.09	All sites exc. C44

附表 3-88　如皋市 2015 年癌症发病和死亡主要指标
Appendix Table 3-88　Incidence and mortality of cancer in Rugao Shi, 2015

部位 Sites		男性 Male						女性 Female						ICD10
		病例数 No. cases	构成比 Freq./%	粗率 Crude rate/ 100 000⁻¹	世标率 ASR world/ 100 000⁻¹	累积率 Cum. Rate/%		病例数 No. cases	构成比 Freq./%	粗率 Crude rate/ 100 000⁻¹	世标率 ASR world/ 100 000⁻¹	累积率 Cum. Rate/%		
						0~64	0~74					0~64	0~74	
发病 Incidence														
口腔	Oral cavity & pharynx	38	1.18	5.31	2.59	0.14	0.32	19	0.79	2.64	1.10	0.05	0.11	C00-10,C12-14
鼻咽	Nasopharynx	32	1.00	4.47	2.72	0.22	0.29	8	0.33	1.11	0.60	0.04	0.07	C11
食管	Esophagus	764	23.82	106.71	47.81	2.19	6.15	449	18.64	62.39	24.06	0.96	2.97	C15
胃	Stomach	336	10.47	46.93	20.85	0.77	2.52	162	6.72	22.51	8.93	0.36	1.07	C16
结直肠	Colon-rectum	222	6.92	31.01	14.65	0.78	1.79	180	7.47	25.01	11.34	0.64	1.34	C18-21
肝脏	Liver	521	16.24	72.77	39.00	2.93	4.27	168	6.97	23.34	10.99	0.77	1.29	C22
胆囊	Gallbladder etc.	49	1.53	6.84	2.94	0.15	0.33	43	1.78	5.97	2.25	0.09	0.26	C23-24
胰腺	Pancreas	83	2.59	11.59	5.10	0.19	0.66	76	3.15	10.56	3.91	0.15	0.37	C25
喉	Larynx	10	0.31	1.40	0.67	0.04	0.07	2	0.08	0.28	0.20	0.01	0.03	C32
肺	Lung	640	19.95	89.39	40.56	1.95	5.12	314	13.03	43.63	17.74	0.88	2.16	C33-34
其他胸腔器官	Other thoracic organs	5	0.16	0.70	0.29	0.02	0.02	12	0.50	1.67	1.26	0.08	0.10	C37-38
骨	Bone	12	0.37	1.68	0.96	0.07	0.09	13	0.54	1.81	1.63	0.08	0.12	C40-41
皮肤黑色素瘤	Melanoma of skin	5	0.16	0.70	0.30	0.02	0.03	8	0.33	1.11	0.49	0.02	0.07	C43
乳腺	Breast	4	0.12	0.56	0.29	0.02	0.043	301	12.49	41.82	24.05	1.98	2.55	C50
子宫颈	Cervix	–	–	–	–	–	–	168	6.97	23.34	11.86	0.82	1.32	C53
子宫体	Uterus	–	–	–	–	–	–	70	2.91	9.73	5.46	0.44	0.57	C54-55
卵巢	Ovary	–	–	–	–	–	–	63	2.62	8.75	5.16	0.36	0.52	C56
前列腺	Prostate	95	2.96	13.27	5.24	0.12	0.51							C61
睾丸	Testis	6	0.19	0.84	0.61	0.05	0.05							C62
肾	Kidney	47	1.47	6.56	3.33	0.25	0.38	25	1.04	3.47	2.00	0.15	0.23	C64-66,68
膀胱	Bladder	70	2.18	9.78	4.43	0.24	0.53	27	1.12	3.75	1.47	0.08	0.17	C67
脑	Brain	47	1.47	6.56	3.72	0.28	0.41	52	2.16	7.22	4.87	0.33	0.47	C70-C72,D32-33,D42-43
甲状腺	Thyroid	17	0.53	2.37	1.42	0.12	0.16	37	1.54	5.14	3.71	0.30	0.34	C73
淋巴瘤	Lymphoma	60	1.87	8.38	4.33	0.28	0.49	56	2.32	7.78	3.93	0.23	0.37	C81-85,88,90,96
白血病	Leukemia	47	1.47	6.56	4.30	0.23	0.39	46	1.91	6.39	4.04	0.20	0.42	C91-95, D45-47
其他	Other	98	3.05	13.69	6.39	0.32	0.76	110	4.57	15.28	6.91	0.38	0.66	O&U
所有部位合计	All sites	3208	100.00	448.06	212.49	11.38	25.40	2409	100.00	334.71	157.94	9.38	17.58	All
所有部位除外皮肤	All sites exc. C44	3186	99.31	444.99	210.98	11.31	25.21	2373	98.51	329.71	156.14	9.30	17.42	All sites exc. C44
死亡 Mortality														
口腔	Oral cavity & pharynx	20	0.81	2.79	1.35	0.08	0.18	17	1.09	2.36	0.78	0.01	0.09	C00-10,C12-14
鼻咽	Nasopharynx	19	0.77	2.65	1.32	0.09	0.14	3	0.19	0.42	0.23	0.02	0.03	C11
食管	Esophagus	668	26.98	93.30	39.69	1.27	4.79	395	25.35	54.88	19.25	0.39	2.44	C15
胃	Stomach	280	11.31	39.11	16.55	0.56	1.86	143	9.18	19.87	6.98	0.25	0.70	C16
结直肠	Colon-rectum	96	3.88	13.41	5.92	0.26	0.64	101	6.48	14.03	5.57	0.25	0.61	C18-21
肝脏	Liver	440	17.77	61.46	32.48	2.50	3.53	133	8.54	18.48	8.26	0.52	0.96	C22
胆囊	Gallbladder etc.	39	1.58	5.45	2.20	0.09	0.23	39	2.50	5.97	2.06	0.06	0.27	C23-24
胰腺	Pancreas	84	3.39	11.73	5.14	0.22	0.62	79	5.07	10.97	3.91	0.16	0.43	C25
喉	Larynx	8	0.32	1.12	0.50	0.02	0.05	0	0.00	0.00	0.00	0.00	0.00	C32
肺	Lung	510	20.60	71.23	31.59	1.27	3.93	229	14.70	31.82	11.87	0.51	1.33	C33-34
其他胸腔器官	Other thoracic organs	2	0.08	0.28	0.09	0.00	0.00	4	0.26	0.56	0.58	0.02	0.04	C37-38
骨	Bone	17	0.69	2.37	1.05	0.07	0.12	9	0.58	1.25	0.80	0.03	0.06	C40-41
皮肤黑色素瘤	Melanoma of skin	2	0.08	0.28	0.10	0.00	0.00	5	0.32	0.69	0.30	0.02	0.03	C43
乳腺	Breast	1	0.04	0.14	0.08	0.01	0.01	77	4.94	10.70	4.84	0.34	0.56	C50
子宫颈	Cervix	–	–	–	–	–	–	71	4.56	9.86	3.76	0.19	0.33	C53
子宫体	Uterus	–	–	–	–	–	–	23	1.48	3.20	1.32	0.08	0.15	C54-55
卵巢	Ovary	–	–	–	–	–	–	43	2.76	5.97	2.59	0.13	0.35	C56
前列腺	Prostate	38	1.53	5.31	1.89	0.00	0.09	–	–	–	–	–	–	C61
睾丸	Testis	4	0.16	0.56	0.46	0.03	0.03	–	–	–	–	–	–	C62
肾	Kidney	26	1.05	3.63	1.68	0.09	0.19	9	0.58	1.25	0.61	0.04	0.06	C64-66,68
膀胱	Bladder	42	1.70	5.87	2.30	0.06	0.19	12	0.77	1.67	0.46	0.01	0.02	C67
脑	Brain	34	1.37	4.75	2.57	0.15	0.31	30	1.93	4.17	2.41	0.15	0.23	C70-C72,D32-33,D42-43
甲状腺	Thyroid	4	0.16	0.56	0.27	0.01	0.05	3	0.19	0.42	0.14	0.01	0.01	C73
淋巴瘤	Lymphoma	49	1.98	6.84	3.40	0.20	0.40	31	1.99	4.31	1.73	0.09	0.19	C81-85,88,90,96
白血病	Leukemia	29	1.17	4.05	2.20	0.10	0.22	47	3.02	6.53	3.52	0.20	0.40	C91-95, D45-47
其他	Other	64	2.58	8.94	3.80	0.14	0.36	55	3.53	7.64	3.13	0.13	0.28	O&U
所有部位合计	All sites	2476	100.00	345.82	156.62	7.22	17.93	1558	100.00	216.47	85.10	3.59	9.57	All
所有部位除外皮肤	All sites exc. C44	2464	99.52	344.15	155.98	7.22	17.88	1553	99.68	215.78	84.97	3.59	9.57	All sites exc. C44

附表3-89 海门市2015年癌症发病和死亡主要指标
Appendix Table 3-89 Incidence and mortality of cancer in Haimen Shi, 2015

部位 Sites		男性 Male						女性 Female						ICD10
		病例数 No. cases	构成比 Freq. /%	粗率 Crude rate/ 100 000⁻¹	世标率 ASR world/ 100 000⁻¹	累积率/% Cum. Rate/%		病例数 No. cases	构成比 Freq. /%	粗率 Crude rate/ 100 000⁻¹	世标率 ASR world/ 100 000⁻¹	累积率/% Cum. Rate/%		
						0~64	0~74					0~64	0~74	
发病 Incidence														
口腔	Oral cavity & pharynx	22	0.98	4.47	2.52	0.16	0.30	12	0.66	2.36	1.58	0.10	0.17	C00-10, C12-14
鼻咽	Nasopharynx	24	1.07	4.88	3.19	0.26	0.34	10	0.55	1.97	1.06	0.06	0.11	C11
食管	Esophagus	108	4.81	21.96	9.74	0.46	1.12	58	3.19	11.42	4.45	0.10	0.54	C15
胃	Stomach	256	11.40	52.04	23.78	1.30	2.87	143	7.87	28.15	13.22	0.68	1.51	C16
结直肠	Colon-rectum	231	10.29	46.96	22.18	1.29	2.68	186	10.24	36.62	15.91	0.78	1.93	C18-21
肝脏	Liver	300	13.36	60.99	33.09	2.42	3.63	133	7.32	26.18	12.26	0.85	1.41	C22
胆囊	Gallbladder etc.	41	1.83	8.33	3.94	0.25	0.52	39	2.15	7.68	3.40	0.20	0.36	C23-24
胰腺	Pancreas	88	3.92	17.89	8.04	0.42	0.91	84	4.63	16.54	7.03	0.29	0.81	C25
喉	Larynx	11	0.49	2.24	1.13	0.04	0.17	0	0.00	0.00	0.00	0.00	0.00	C32
肺	Lung	621	27.66	126.24	53.75	2.20	6.14	314	17.29	61.82	28.77	1.60	3.45	C33-34
其他胸腔器官	Other thoracic organs	13	0.58	2.64	1.55	0.13	0.15	7	0.39	1.38	1.29	0.06	0.08	C37-38
骨	Bone	15	0.67	3.05	1.93	0.13	0.16	9	0.50	1.77	1.07	0.06	0.10	C40-41
皮肤黑色素瘤	Melanoma of skin	1	0.04	0.20	0.11	0.01	0.01	4	0.22	0.79	0.36	0.02	0.05	C43
乳腺	Breast	0	0.00	0.00	0.00	0.00	0.00	218	12.00	42.92	24.14	1.94	2.63	C50
子宫颈	Cervix	–	–	–	–	–	–	133	7.32	26.18	15.49	1.30	1.63	C53
子宫体	Uterus	–	–	–	–	–	–	37	2.04	7.28	4.25	0.37	0.47	C54-55
卵巢	Ovary	–	–	–	–	–	–	44	2.42	8.66	5.07	0.42	0.58	C56
前列腺	Prostate	101	4.50	20.53	7.76	0.12	0.69	–	–	–	–	–	–	C61
睾丸	Testis	5	0.22	1.02	1.07	0.08	0.08	–	–	–	–	–	–	C62
肾	Kidney	48	2.14	9.76	4.88	0.31	0.51	28	1.54	5.51	2.66	0.15	0.31	C64-66, 68
膀胱	Bladder	89	3.96	18.09	7.78	0.38	0.92	17	0.94	3.35	1.37	0.03	0.19	C67
脑	Brain	53	2.36	10.77	6.09	0.37	0.69	66	3.63	12.99	6.86	0.47	0.77	C70-C72, D32-33, D42-43
甲状腺	Thyroid	35	1.56	7.12	5.45	0.42	0.51	87	4.79	17.13	11.41	0.96	1.12	C73
淋巴瘤	Lymphoma	64	2.85	13.01	6.66	0.28	0.84	62	3.41	12.21	6.18	0.38	0.76	C81-85, 88, 90, 96
白血病	Leukemia	48	2.14	9.76	6.23	0.33	0.60	35	1.93	6.89	4.21	0.27	0.55	C91-95, D45-47
其他	Other	71	3.16	14.43	6.99	0.31	0.79	90	4.96	17.72	7.45	0.37	0.76	O&U
所有部位合计	All sites	2245	100.00	456.39	217.82	11.64	24.65	1816	100.00	357.53	179.47	11.49	20.26	All
所有部位除外皮肤	All sites exc. C44	2217	98.75	450.70	215.42	11.60	24.37	1768	97.36	348.08	176.22	11.39	20.00	All sites exc. C44
死亡 Mortality														
口腔	Oral cavity & pharynx	9	0.51	1.83	0.71	0.01	0.09	5	0.49	0.98	0.43	0.03	0.05	C00-10, C12-14
鼻咽	Nasopharynx	15	0.85	3.05	1.40	0.11	0.16	5	0.49	0.98	0.51	0.04	0.06	C11
食管	Esophagus	116	6.58	23.58	10.29	0.41	1.12	40	3.96	7.88	2.48	0.03	0.23	C15
胃	Stomach	186	10.56	37.81	15.37	0.61	1.59	121	11.97	23.82	8.87	0.28	0.95	C16
结直肠	Colon-rectum	119	6.75	24.19	9.65	0.25	0.86	90	8.90	17.72	6.48	0.27	0.63	C18-21
肝脏	Liver	277	15.72	56.31	29.25	2.03	3.35	104	10.29	20.48	9.56	0.63	1.06	C22
胆囊	Gallbladder etc.	30	1.70	6.10	2.72	0.15	0.35	27	2.67	5.32	1.90	0.10	0.19	C23-24
胰腺	Pancreas	73	4.14	14.84	6.37	0.24	0.70	73	7.22	14.37	5.90	0.21	0.68	C25
喉	Larynx	6	0.34	1.22	0.51	0.04	0.06	1	0.10	0.20	0.06	0.00	0.00	C32
肺	Lung	611	34.68	124.21	50.82	1.58	5.61	255	25.22	50.20	20.47	0.76	2.44	C33-34
其他胸腔器官	Other thoracic organs	8	0.45	1.63	0.73	0.04	0.10	4	0.40	0.79	0.26	0.01	0.01	C37-38
骨	Bone	10	0.57	2.03	1.06	0.03	0.12	8	0.79	1.58	0.92	0.02	0.06	C40-41
皮肤黑色素瘤	Melanoma of skin	7	0.40	1.42	0.64	0.01	0.07	0	0.00	0.00	0.00	0.00	0.00	C43
乳腺	Breast	3	0.17	0.61	0.33	0.01	0.05	58	5.74	11.42	5.35	0.35	0.54	C50
子宫颈	Cervix	–	–	–	–	–	–	25	2.47	4.92	2.53	0.21	0.28	C53
子宫体	Uterus	–	–	–	–	–	–	15	1.48	2.95	1.54	0.11	0.17	C54-55
卵巢	Ovary	–	–	–	–	–	–	29	2.87	5.71	3.04	0.22	0.38	C56
前列腺	Prostate	64	3.63	13.01	4.84	0.03	0.32	–	–	–	–	–	–	C61
睾丸	Testis	1	0.06	0.20	0.10	0.00	0.02	–	–	–	–	–	–	C62
肾	Kidney	14	0.79	2.85	1.24	0.05	0.11	11	1.09	2.17	0.83	0.04	0.08	C64-66, 68
膀胱	Bladder	37	2.10	7.52	2.78	0.02	0.22	13	1.29	2.56	0.90	0.00	0.11	C67
脑	Brain	28	1.59	5.69	3.09	0.14	0.31	23	2.27	4.53	2.51	0.15	0.24	C70-C72, D32-33, D42-43
甲状腺	Thyroid	5	0.28	1.02	0.44	0.03	0.04	4	0.40	0.79	0.29	0.01	0.04	C73
淋巴瘤	Lymphoma	56	3.18	11.38	5.09	0.16	0.63	28	2.77	5.51	2.28	0.09	0.19	C81-85, 88, 90, 96
白血病	Leukemia	40	2.27	8.13	4.04	0.24	0.40	20	1.98	3.94	2.25	0.15	0.24	C91-95, D45-47
其他	Other	47	2.67	9.55	3.72	0.06	0.25	52	5.14	10.24	3.55	0.11	0.28	O&U
所有部位合计	All sites	1762	100.00	358.20	155.18	6.26	16.51	1011	100.00	199.04	82.89	3.83	8.94	All
所有部位除外皮肤	All sites exc. C44	1740	98.75	353.73	153.51	6.24	16.46	991	98.02	195.10	81.86	3.83	8.89	All sites exc. C44

部位 Sites		男性 Male						女性 Female						ICD10
		病例数 No. cases	构成比 Freq. /%	粗率 Crude rate/ 100 000⁻¹	世标率 ASR world/ 100 000⁻¹	累积率 Cum. Rate/% 0~64	0~74	病例数 No. cases	构成比 Freq. /%	粗率 Crude rate/ 100 000⁻¹	世标率 ASR world/ 100 000⁻¹	累积率 Cum. Rate/% 0~64	0~74	
发病 Incidence														
口腔	Oral cavity & pharynx	22	1.66	4.28	2.95	0.20	0.34	5	0.50	1.01	0.65	0.03	0.07	C00-10,C12-14
鼻咽	Nasopharynx	8	0.61	1.56	1.13	0.08	0.16	4	0.40	0.80	0.56	0.03	0.08	C11
食管	Esophagus	109	8.25	21.22	13.70	0.58	1.66	35	3.49	7.04	3.91	0.17	0.43	C15
胃	Stomach	152	11.50	29.60	19.62	1.12	2.35	62	6.18	12.47	7.59	0.45	0.93	C16
结直肠	Colon-rectum	155	11.72	30.18	20.12	1.01	2.39	75	7.47	15.08	9.23	0.46	1.07	C18-21
肝脏	Liver	154	11.65	29.99	20.14	1.49	2.39	48	4.78	9.65	5.69	0.21	0.72	C22
胆囊	Gallbladder etc.	18	1.36	3.50	2.31	0.11	0.29	17	1.69	3.42	1.86	0.11	0.18	C23-24
胰腺	Pancreas	38	2.87	7.40	4.81	0.16	0.53	16	1.59	3.22	1.98	0.12	0.23	C25
喉	Larynx	21	1.59	4.09	2.71	0.16	0.30	0	0.00	0.00	0.00	0.00	0.00	C32
肺	Lung	307	23.22	59.78	39.15	1.96	4.51	162	16.14	32.57	19.52	0.95	2.43	C33-34
其他胸腔器官	Other thoracic organs	4	0.30	0.78	0.49	0.03	0.07	1	0.10	0.20	0.14	0.02	0.02	C37-38
骨	Bone	9	0.68	1.75	1.25	0.04	0.16	5	0.50	1.01	0.60	0.01	0.09	C40-41
皮肤黑色素瘤	Melanoma of skin	3	0.23	0.58	0.45	0.03	0.06	1	0.10	0.20	0.13	0.00	0.02	C43
乳腺	Breast	4	0.30	0.78	0.51	0.00	0.07	196	19.52	39.41	26.94	2.32	2.85	C50
子宫颈	Cervix	–	–	–	–	–	–	74	7.37	14.88	10.32	0.88	1.07	C53
子宫体	Uterus	–	–	–	–	–	–	50	4.98	10.05	6.86	0.62	0.81	C54-55
卵巢	Ovary	–	–	–	–	–	–	21	2.09	4.22	3.01	0.26	0.30	C56
前列腺	Prostate	50	3.78	9.74	5.96	0.13	0.67	–	–	–	–	–	–	C61
睾丸	Testis	0	0.00	0.00	0.00	0.00	0.00	–	–	–	–	–	–	C62
肾	Kidney	46	3.48	8.96	6.12	0.46	0.75	19	1.89	3.82	2.60	0.16	0.32	C64-66,68
膀胱	Bladder	57	4.31	11.10	7.34	0.38	0.90	8	0.80	1.61	0.91	0.02	0.10	C67
脑	Brain	24	1.82	4.67	3.32	0.20	0.34	39	3.88	7.84	5.14	0.37	0.62	C70-C72,D32-33,D42-43
甲状腺	Thyroid	27	2.04	5.26	4.17	0.31	0.40	85	8.47	17.09	12.46	0.98	1.15	C73
淋巴瘤	Lymphoma	36	2.72	7.01	4.94	0.24	0.53	21	2.09	4.22	2.48	0.16	0.29	C81-85,88,90,96
白血病	Leukemia	29	2.19	5.65	5.17	0.30	0.55	27	2.69	5.43	4.59	0.30	0.44	C91-95, D45-47
其他	Other	49	3.71	9.54	6.47	0.34	0.72	33	3.29	6.64	4.31	0.21	0.42	O&U
所有部位合计	All sites	1322	100.00	257.41	172.85	9.41	20.13	1004	100.00	201.87	131.49	8.83	14.64	All
所有部位除外皮肤	All sites exc. C44	1314	99.39	255.85	171.82	9.37	19.99	998	99.40	200.66	130.95	8.83	14.60	All sites exc. C44
死亡 Mortality														
口腔	Oral cavity & pharynx	13	1.31	2.53	1.62	0.08	0.14	9	1.74	1.81	1.07	0.04	0.14	C00-10,C12-14
鼻咽	Nasopharynx	8	0.81	1.56	1.09	0.04	0.18	2	0.39	0.40	0.27	0.01	0.05	C11
食管	Esophagus	99	9.99	19.28	12.15	0.46	1.36	37	7.16	7.44	3.79	0.05	0.39	C15
胃	Stomach	126	12.71	24.53	16.01	0.74	1.78	50	9.67	10.05	5.36	0.20	0.46	C16
结直肠	Colon-rectum	63	6.36	12.27	7.82	0.29	0.78	42	8.12	8.44	4.92	0.27	0.57	C18-21
肝脏	Liver	146	14.73	28.43	19.53	1.39	2.37	45	8.70	9.05	5.14	0.20	0.54	C22
胆囊	Gallbladder etc.	15	1.51	2.92	1.91	0.09	0.21	10	1.93	2.01	0.96	0.05	0.08	C23-24
胰腺	Pancreas	48	4.84	9.35	6.12	0.36	0.75	20	3.87	4.02	2.45	0.16	0.28	C25
喉	Larynx	7	0.71	1.36	0.83	0.03	0.07	0	0.00	0.00	0.00	0.00	0.00	C32
肺	Lung	267	26.94	51.99	32.93	1.52	3.51	122	23.60	24.53	13.63	0.59	1.51	C33-34
其他胸腔器官	Other thoracic organs	5	0.50	0.97	0.78	0.05	0.05	1	0.19	0.20	0.13	0.02	0.02	C37-38
骨	Bone	11	1.11	2.14	1.57	0.06	0.14	2	0.39	0.40	0.20	0.00	0.02	C40-41
皮肤黑色素瘤	Melanoma of skin	2	0.20	0.39	0.29	0.00	0.06	3	0.58	0.60	0.34	0.03	0.03	C43
乳腺	Breast	1	0.10	0.19	0.14	0.00	0.02	47	9.09	9.45	6.28	0.50	0.68	C50
子宫颈	Cervix	–	–	–	–	–	–	23	4.45	4.62	3.12	0.24	0.33	C53
子宫体	Uterus	–	–	–	–	–	–	8	1.55	1.61	1.04	0.09	0.12	C54-55
卵巢	Ovary	–	–	–	–	–	–	13	2.51	2.61	1.55	0.11	0.14	C56
前列腺	Prostate	27	2.72	5.26	2.98	0.01	0.13	–	–	–	–	–	–	C61
睾丸	Testis	1	0.10	0.19	0.14	0.01	0.01	–	–	–	–	–	–	C62
肾	Kidney	13	1.31	2.53	1.74	0.06	0.24	9	1.74	1.81	1.01	0.06	0.10	C64-66,68
膀胱	Bladder	25	2.52	4.87	2.83	0.03	0.29	3	0.58	0.60	0.41	0.02	0.09	C67
脑	Brain	21	2.12	4.09	2.70	0.14	0.28	18	3.48	3.62	2.35	0.17	0.25	C70-C72,D32-33,D42-43
甲状腺	Thyroid	5	0.50	0.97	0.72	0.02	0.11	6	1.16	1.21	0.66	0.03	0.06	C73
淋巴瘤	Lymphoma	36	3.63	7.01	4.88	0.25	0.55	10	1.93	2.01	1.29	0.08	0.15	C81-85,88,90,96
白血病	Leukemia	21	2.12	4.09	2.94	0.18	0.41	20	3.87	4.02	3.25	0.20	0.21	C91-95, D45-47
其他	Other	31	3.13	6.04	4.00	0.18	0.38	17	3.29	3.42	1.86	0.08	0.21	O&U
所有部位合计	All sites	991	100.00	192.96	125.73	5.98	13.83	517	100.00	103.95	61.08	3.20	6.47	All
所有部位除外皮肤	All sites exc. C44	988	99.70	192.37	125.37	5.96	13.79	515	99.61	103.55	60.94	3.20	6.47	All sites exc. C44

部位 Sites		男性 Male						女性 Female						ICD10
		病例数 No. cases	构成比 Freq./%	粗率 Crude rate/ 100 000⁻¹	世标率 ASR world/ 100 000⁻¹	累积率 Cum. Rate/% 0~64	0~74	病例数 No. cases	构成比 Freq./%	粗率 Crude rate/ 100 000⁻¹	世标率 ASR world/ 100 000⁻¹	累积率 Cum. Rate/% 0~64	0~74	
发病 Incidence														
口腔	Oral cavity & pharynx	13	0.87	2.05	1.48	0.10	0.15	7	0.73	1.23	0.77	0.05	0.10	C00-10,C12-14
鼻咽	Nasopharynx	10	0.67	1.58	1.26	0.10	0.15	3	0.31	0.53	0.34	0.01	0.04	C11
食管	Esophagus	338	22.62	53.36	37.25	1.98	4.74	56	5.88	9.85	5.76	0.30	0.73	C15
胃	Stomach	192	12.85	30.31	21.38	1.26	2.63	79	8.29	13.90	8.15	0.37	1.05	C16
结直肠	Colon-rectum	95	6.36	15.00	10.36	0.61	1.25	74	7.76	13.02	7.78	0.57	0.87	C18-21
肝脏	Liver	200	13.39	31.57	23.76	1.59	3.08	53	5.56	9.32	5.91	0.44	0.72	C22
胆囊	Gallbladder etc.	19	1.27	3.00	2.27	0.12	0.35	6	0.63	1.06	0.64	0.02	0.08	C23-24
胰腺	Pancreas	29	1.94	4.58	3.14	0.22	0.33	19	1.99	3.34	2.08	0.02	0.30	C25
喉	Larynx	14	0.94	2.21	1.71	0.16	0.24	3	0.31	0.53	0.32	0.00	0.06	C32
肺	Lung	378	25.30	59.67	42.41	2.48	5.59	241	25.29	42.39	24.14	1.46	2.80	C33-34
其他胸腔器官	Other thoracic organs	3	0.20	0.47	0.32	0.01	0.03	3	0.31	0.53	0.37	0.02	0.05	C37-38
骨	Bone	7	0.47	1.11	1.00	0.07	0.10	13	1.36	2.29	1.41	0.10	0.18	C40-41
皮肤黑色素瘤	Melanoma of skin	0	0.00	0.00	0.00	0.00	0.00	1	0.10	0.18	0.15	0.02	0.02	C43
乳腺	Breast	4	0.27	0.63	0.35	0.03	0.03	172	18.05	30.25	22.80	1.90	2.43	C50
子宫颈	Cervix	–	–	–	–	–	–	42	4.41	7.39	5.35	0.45	0.54	C53
子宫体	Uterus	–	–	–	–	–	–	28	2.94	4.92	3.63	0.29	0.40	C54-55
卵巢	Ovary	–	–	–	–	–	–	30	3.15	5.28	3.50	0.27	0.40	C56
前列腺	Prostate	18	1.20	2.84	1.70	0.03	0.19	–	–	–	–	–	–	C61
睾丸	Testis	0	0.00	0.00	0.00	0.00	0.00	–	–	–	–	–	–	C62
肾	Kidney	13	0.87	2.05	1.60	0.07	0.16	6	0.63	1.06	0.55	0.02	0.07	C64-66,68
膀胱	Bladder	28	1.87	4.42	2.87	0.14	0.30	10	1.05	1.76	0.91	0.04	0.09	C67
脑	Brain	33	2.21	5.21	4.35	0.39	0.41	33	3.46	5.80	4.52	0.28	0.50	C70-C72,D32-33,D42-43
甲状腺	Thyroid	8	0.54	1.26	1.02	0.10	0.10	22	2.31	3.87	2.98	0.24	0.26	C73
淋巴瘤	Lymphoma	21	1.41	3.32	2.84	0.18	0.32	21	2.20	3.69	2.41	0.15	0.28	C81-85,88,90,96
白血病	Leukemia	47	3.15	7.42	6.88	0.46	0.67	17	1.78	2.99	2.41	0.17	0.22	C91-95, D45-47
其他	Other	24	1.61	3.79	3.13	0.22	0.33	14	1.47	2.46	1.52	0.11	0.17	O&U
所有部位合计	All sites	1494	100.00	235.85	171.07	10.32	21.15	953	100.00	167.63	108.39	7.34	12.39	All
所有部位除外皮肤	All sites exc. C44	1490	99.73	235.22	170.70	10.30	21.14	951	99.79	167.27	108.30	7.34	12.39	All sites exc. C44
死亡 Mortality														
口腔	Oral cavity & pharynx	9	0.77	1.42	0.86	0.03	0.10	5	0.77	0.88	0.54	0.02	0.07	C00-10,C12-14
鼻咽	Nasopharynx	3	0.26	0.47	0.37	0.05	0.05	1	0.15	0.18	0.15	0.02	0.02	C11
食管	Esophagus	262	22.30	41.36	27.91	1.45	3.41	51	7.85	8.97	4.85	0.16	0.67	C15
胃	Stomach	159	13.53	25.10	17.55	0.96	2.17	78	12.00	13.72	7.68	0.34	0.99	C16
结直肠	Colon-rectum	56	4.77	8.84	5.53	0.24	0.56	44	6.77	7.74	3.87	0.19	0.39	C18-21
肝脏	Liver	179	15.23	28.26	20.94	1.36	2.68	54	8.31	9.50	5.92	0.34	0.72	C22
胆囊	Gallbladder etc.	12	1.02	1.89	1.46	0.10	0.22	6	0.92	1.06	0.56	0.01	0.07	C23-24
胰腺	Pancreas	34	2.89	5.37	3.73	0.21	0.48	16	2.46	2.81	1.61	0.08	0.20	C25
喉	Larynx	4	0.34	0.63	0.49	0.06	0.06	1	0.15	0.18	0.12	0.00	0.03	C32
肺	Lung	319	27.15	50.36	34.56	1.84	4.30	189	29.08	33.24	17.79	0.91	1.95	C33-34
其他胸腔器官	Other thoracic organs	2	0.17	0.32	0.20	0.00	0.02	0	0.00	0.00	0.00	0.00	0.00	C37-38
骨	Bone	7	0.60	1.11	0.82	0.06	0.06	10	1.54	1.76	1.14	0.03	0.16	C40-41
皮肤黑色素瘤	Melanoma of skin	0	0.00	0.00	0.00	0.00	0.00	2	0.31	0.35	0.23	0.02	0.02	C43
乳腺	Breast	1	0.09	0.16	0.12	0.01	0.01	60	9.23	10.55	7.05	0.56	0.81	C50
子宫颈	Cervix	–	–	–	–	–	–	28	4.31	4.92	3.21	0.29	0.35	C53
子宫体	Uterus	–	–	–	–	–	–	29	4.46	5.10	3.74	0.27	0.45	C54-55
卵巢	Ovary	–	–	–	–	–	–	13	2.00	2.29	1.45	0.08	0.17	C56
前列腺	Prostate	8	0.68	1.26	0.69	0.01	0.05	–	–	–	–	–	–	C61
睾丸	Testis	0	0.00	0.00	0.00	0.00	0.00	–	–	–	–	–	–	C62
肾	Kidney	11	0.94	1.74	1.24	0.07	0.11	5	0.77	0.88	0.55	0.03	0.05	C64-66,68
膀胱	Bladder	22	1.87	3.47	2.07	0.13	0.15	4	0.62	0.70	0.29	0.00	0.03	C67
脑	Brain	26	2.21	4.10	3.16	0.22	0.34	14	2.15	2.46	1.79	0.10	0.20	C70-C72,D32-33,D42-43
甲状腺	Thyroid	4	0.34	0.63	0.46	0.05	0.05	2	0.31	0.35	0.20	0.01	0.01	C73
淋巴瘤	Lymphoma	22	1.87	3.47	2.62	0.14	0.32	11	1.69	1.93	1.17	0.05	0.14	C81-85,88,90,96
白血病	Leukemia	25	2.13	3.95	3.28	0.24	0.36	15	2.31	2.64	2.30	0.12	0.16	C91-95, D45-47
其他	Other	10	0.85	1.58	1.07	0.09	0.14	12	1.85	2.11	1.22	0.06	0.14	O&U
所有部位合计	All sites	1175	100.00	185.49	129.14	7.33	15.64	650	100.00	114.33	67.43	3.67	7.80	All
所有部位除外皮肤	All sites exc. C44	1174	99.91	185.33	129.08	7.33	15.64	648	99.69	113.98	67.34	3.67	7.80	All sites exc. C44

| 部位
Sites | | 男性 Male | | | | | | 女性 Female | | | | | | ICD10 |
		病例数 No. cases	构成比 Freq. /%	粗率 Crude rate/ 100 000⁻¹	世标率 ASR world/ 100 000⁻¹	累积率 Cum. Rate/% 0~64	0~74	病例数 No. cases	构成比 Freq. /%	粗率 Crude rate/ 100 000⁻¹	世标率 ASR world/ 100 000⁻¹	累积率 Cum. Rate/% 0~64	0~74	
发病 Incidence														
口腔	Oral cavity & pharynx	12	0.87	1.88	1.46	0.07	0.17	8	0.76	1.36	0.97	0.08	0.10	C00-10,C12-14
鼻咽	Nasopharynx	19	1.38	2.97	2.39	0.17	0.33	5	0.47	0.85	0.62	0.06	0.06	C11
食管	Esophagus	156	11.30	24.38	18.54	0.68	2.41	62	5.87	10.53	6.86	0.25	0.81	C15
胃	Stomach	151	10.94	23.60	18.43	0.89	2.39	73	6.91	12.40	7.60	0.37	0.66	C16
结直肠	Colon-rectum	93	6.74	14.53	11.49	0.64	1.47	64	6.05	10.87	7.15	0.37	0.89	C18-21
肝脏	Liver	197	14.28	30.79	24.50	1.66	2.74	86	8.14	14.61	9.75	0.54	1.05	C22
胆囊	Gallbladder etc.	22	1.59	3.44	2.32	0.10	0.23	22	2.08	3.74	2.56	0.13	0.27	C23-24
胰腺	Pancreas	29	2.10	4.53	3.53	0.24	0.42	18	1.70	3.06	1.85	0.06	0.23	C25
喉	Larynx	13	0.94	2.03	1.54	0.12	0.14	0	0.00	0.00	0.00	0.00	0.00	C32
肺	Lung	412	29.86	64.39	49.37	2.53	6.00	222	21.00	37.72	25.08	1.19	2.89	C33-34
其他胸腔器官	Other thoracic organs	1	0.07	0.16	0.09	0.00	0.00	1	0.09	0.17	0.11	0.01	0.01	C37-38
骨	Bone	15	1.09	2.34	1.78	0.12	0.18	12	1.14	2.04	1.41	0.04	0.15	C40-41
皮肤黑色素瘤	Melanoma of skin	3	0.22	0.47	0.43	0.03	0.03	5	0.47	0.85	0.74	0.07	0.07	C43
乳腺	Breast	2	0.14	0.31	0.27	0.02	0.02	163	15.42	27.69	21.44	1.81	2.17	C50
子宫颈	Cervix	–	–	–	–	–	–	69	6.53	11.72	8.86	0.74	0.96	C53
子宫体	Uterus	–	–	–	–	–	–	44	4.16	7.48	5.54	0.44	0.61	C54-55
卵巢	Ovary	–	–	–	–	–	–	24	2.27	4.08	3.38	0.28	0.37	C56
前列腺	Prostate	23	1.67	3.59	2.32	0.02	0.20	–	–	–	–	–	–	C61
睾丸	Testis	3	0.22	0.47	0.36	0.02	0.02	–	–	–	–	–	–	C62
肾	Kidney	15	1.09	2.34	1.98	0.11	0.23	5	0.47	0.85	0.66	0.03	0.09	C64-66,68
膀胱	Bladder	49	3.55	7.66	5.59	0.21	0.68	12	1.14	2.04	1.73	0.12	0.16	C67
脑	Brain	34	2.46	5.31	4.66	0.32	0.54	45	4.26	7.65	6.15	0.43	0.62	C70-C72,D32-33,D42-43
甲状腺	Thyroid	16	1.16	2.50	2.12	0.20	0.22	30	2.84	5.10	4.41	0.36	0.47	C73
淋巴瘤	Lymphoma	31	2.25	4.84	3.68	0.22	0.37	16	1.51	2.72	2.05	0.10	0.26	C81-85,88,90,96
白血病	Leukemia	40	2.90	6.25	6.67	0.35	0.67	33	3.12	5.61	4.48	0.23	0.41	C91-95, D45-47
其他	Other	44	3.19	6.88	5.64	0.32	0.62	38	3.60	6.46	4.99	0.33	0.48	O&U
所有部位合计	All sites	1380	100.00	215.67	169.16	9.05	20.09	1057	100.00	179.59	128.39	8.05	13.80	All
所有部位除外皮肤	All sites exc. C44	1365	98.91	213.33	167.35	8.95	19.90	1044	98.77	177.38	126.64	7.96	13.62	All sites exc. C44
死亡 Mortality														
口腔	Oral cavity & pharynx	6	0.52	0.94	0.73	0.05	0.07	4	0.60	0.68	0.32	0.01	0.01	C00-10,C12-14
鼻咽	Nasopharynx	10	0.86	1.56	1.21	0.06	0.16	2	0.30	0.34	0.28	0.01	0.01	C11
食管	Esophagus	141	12.19	22.04	16.76	0.54	2.02	52	7.84	8.83	5.26	0.09	0.58	C15
胃	Stomach	124	10.72	19.38	14.28	0.60	1.65	66	9.95	11.21	6.88	0.29	0.65	C16
结直肠	Colon-rectum	67	5.79	10.47	7.83	0.36	0.86	35	5.28	5.95	3.70	0.15	0.41	C18-21
肝脏	Liver	192	16.59	30.01	23.68	1.53	2.75	67	10.11	11.38	7.35	0.40	0.74	C22
胆囊	Gallbladder etc.	19	1.64	2.97	1.99	0.09	0.15	16	2.41	2.72	1.69	0.09	0.16	C23-24
胰腺	Pancreas	23	1.99	3.59	2.72	0.15	0.37	18	2.71	3.06	1.74	0.08	0.18	C25
喉	Larynx	7	0.61	1.09	0.79	0.06	0.06	0	0.00	0.00	0.00	0.00	0.00	C32
肺	Lung	396	34.23	61.89	45.72	1.97	5.34	186	28.05	31.60	20.86	0.81	2.59	C33-34
其他胸腔器官	Other thoracic organs	1	0.09	0.16	0.12	0.02	0.02	1	0.15	0.17	0.07	0.00	0.00	C37-38
骨	Bone	13	1.12	2.03	1.44	0.08	0.14	11	1.66	1.87	1.37	0.05	0.18	C40-41
皮肤黑色素瘤	Melanoma of skin	2	0.17	0.31	0.29	0.02	0.04	2	0.30	0.34	0.32	0.03	0.03	C43
乳腺	Breast	1	0.09	0.16	0.09	0.00	0.00	51	7.69	8.67	6.48	0.57	0.68	C50
子宫颈	Cervix	–	–	–	–	–	–	24	3.62	4.08	2.79	0.13	0.34	C53
子宫体	Uterus	–	–	–	–	–	–	16	2.41	2.72	1.92	0.13	0.20	C54-55
卵巢	Ovary	–	–	–	–	–	–	12	1.81	2.04	1.44	0.08	0.22	C56
前列腺	Prostate	8	0.69	1.25	0.77	0.02	0.08	–	–	–	–	–	–	C61
睾丸	Testis	2	0.17	0.31	0.25	0.02	0.05	–	–	–	–	–	–	C62
肾	Kidney	8	0.69	1.25	0.99	0.04	0.13	3	0.45	0.51	0.30	0.01	0.03	C64-66,68
膀胱	Bladder	24	2.07	3.75	2.45	0.04	0.22	6	0.90	1.02	0.65	0.03	0.10	C67
脑	Brain	33	2.85	5.16	4.78	0.28	0.56	30	4.52	5.10	3.88	0.20	0.41	C70-C72,D32-33,D42-43
甲状腺	Thyroid	1	0.09	0.16	0.11	0.01	0.01	4	0.60	0.68	0.42	0.05	0.05	C73
淋巴瘤	Lymphoma	26	2.25	4.06	3.03	0.13	0.32	12	1.81	2.04	1.68	0.09	0.14	C81-85,88,90,96
白血病	Leukemia	39	3.37	6.10	5.73	0.35	0.58	30	4.52	5.10	4.24	0.24	0.39	C91-95, D45-47
其他	Other	14	1.21	2.19	1.72	0.07	0.21	15	2.26	2.55	1.58	0.05	0.16	O&U
所有部位合计	All sites	1157	100.00	180.82	137.50	6.48	15.78	663	100.00	112.65	75.21	3.58	8.28	All
所有部位除外皮肤	All sites exc. C44	1153	99.65	180.20	136.99	6.47	15.72	657	99.10	111.63	74.61	3.58	8.21	All sites exc. C44

附表 3-93 灌云县 2015 年癌症发病和死亡主要指标
Appendix Table 3-93 Incidence and mortality of cancer in Guanyun Xian,2015

部位 Sites		男性 Male						女性 Female						ICD10
		病例数 No. cases	构成比 Freq./%	粗率 Crude rate/ 100 000⁻¹	世标率 ASR world/ 100 000⁻¹	累积率 Cum. Rate/% 0~64	0~74	病例数 No. cases	构成比 Freq./%	粗率 Crude rate/ 100 000⁻¹	世标率 ASR world/ 100 000⁻¹	累积率 Cum. Rate/% 0~64	0~74	
发病 Incidence														
口腔	Oral cavity & pharynx	17	1.40	3.09	2.36	0.15	0.31	3	0.34	0.60	0.47	0.04	0.04	C00-10,C12-14
鼻咽	Nasopharynx	17	1.40	3.09	2.60	0.19	0.25	6	0.68	1.21	1.01	0.07	0.11	C11
食管	Esophagus	167	13.78	30.33	21.61	1.20	2.85	77	8.73	15.48	10.22	0.31	1.21	C15
胃	Stomach	159	13.12	28.87	20.87	1.12	2.64	60	6.80	12.06	8.33	0.36	1.04	C16
结直肠	Colon-rectum	71	5.86	12.89	9.98	0.60	1.16	64	7.26	12.86	9.38	0.52	1.39	C18-21
肝脏	Liver	239	19.72	43.40	33.32	2.55	3.78	71	8.05	14.27	9.80	0.45	1.05	C22
胆囊	Gallbladder etc.	16	1.32	2.91	2.11	0.12	0.29	15	1.70	3.01	1.92	0.08	0.17	C23-24
胰腺	Pancreas	24	1.98	4.36	3.26	0.18	0.34	22	2.49	4.42	3.12	0.06	0.44	C25
喉	Larynx	11	0.91	2.00	1.57	0.05	0.22	1	0.11	0.20	0.16	0.00	0.03	C32
肺	Lung	253	20.87	45.94	32.66	1.68	3.77	140	15.87	28.14	19.81	1.06	2.30	C33-34
其他胸腔器官	Other thoracic organs	3	0.25	0.54	0.39	0.04	0.04	2	0.23	0.40	0.27	0.03	0.03	C37-38
骨	Bone	7	0.58	1.27	0.92	0.06	0.11	5	0.57	1.00	0.84	0.04	0.08	C40-41
皮肤黑色素瘤	Melanoma of skin	1	0.08	0.18	0.15	0.01	0.01	1	0.11	0.20	0.10	0.00	0.02	C43
乳腺	Breast	1	0.08	0.18	0.10	0.00	0.00	140	15.87	28.14	22.26	1.90	2.15	C50
子宫颈	Cervix	–	–	–	–	–	–	51	5.78	10.25	8.12	0.72	0.81	C53
子宫体	Uterus	–	–	–	–	–	–	41	4.65	8.24	6.15	0.54	0.65	C54-55
卵巢	Ovary	–	–	–	–	–	–	21	2.38	4.22	3.25	0.24	0.35	C56
前列腺	Prostate	31	2.56	5.63	3.96	0.08	0.53	–	–	–	–	–	–	C61
睾丸	Testis	5	0.41	0.91	0.81	0.06	0.06	–	–	–	–	–	–	C62
肾	Kidney	18	1.49	3.27	2.54	0.14	0.26	10	1.13	2.01	1.40	0.10	0.18	C64-66,68
膀胱	Bladder	33	2.72	5.99	4.46	0.24	0.49	12	1.36	2.41	1.65	0.06	0.18	C67
脑	Brain	31	2.56	5.63	4.52	0.33	0.45	34	3.85	6.83	5.57	0.32	0.46	C70-C72,D32-33,D42-43
甲状腺	Thyroid	6	0.50	1.09	0.90	0.08	0.08	48	5.44	9.65	7.64	0.64	0.76	C73
淋巴瘤	Lymphoma	31	2.56	5.63	4.62	0.25	0.55	15	1.70	3.01	2.12	0.16	0.21	C81-85,88,90,96
白血病	Leukemia	33	2.72	5.99	5.40	0.31	0.41	19	2.15	3.82	2.96	0.20	0.26	C91-95, D45-47
其他	Other	38	3.14	6.90	5.24	0.33	0.57	24	2.72	4.82	3.94	0.23	0.39	O&U
所有部位合计	All sites	1212	100.00	220.08	164.34	9.79	19.18	882	100.00	177.27	130.50	8.13	14.30	All
所有部位除外皮肤	All sites exc. C44	1205	99.42	218.81	163.34	9.76	19.16	874	99.09	175.66	129.36	8.10	14.16	All sites exc. C44
死亡 Mortality														
口腔	Oral cavity & pharynx	7	0.77	1.27	0.92	0.03	0.13	1	0.19	0.20	0.16	0.02	0.02	C00-10,C12-14
鼻咽	Nasopharynx	8	0.88	1.45	1.19	0.07	0.13	0	0.00	0.00	0.00	0.00	0.00	C11
食管	Esophagus	152	16.68	27.60	19.28	0.89	2.34	76	14.15	15.28	9.93	0.24	1.09	C15
胃	Stomach	114	12.51	20.70	14.57	0.70	1.65	51	9.50	10.25	6.97	0.22	0.81	C16
结直肠	Colon-rectum	31	3.40	5.63	4.05	0.22	0.40	24	4.47	4.82	3.24	0.15	0.41	C18-21
肝脏	Liver	230	25.25	41.77	32.17	2.38	3.69	54	10.06	10.85	7.19	0.22	0.69	C22
胆囊	Gallbladder etc.	16	1.76	2.91	2.08	0.08	0.24	10	1.86	2.01	1.38	0.03	0.15	C23-24
胰腺	Pancreas	22	2.41	3.99	2.89	0.20	0.30	20	3.72	4.02	2.99	0.06	0.49	C25
喉	Larynx	2	0.22	0.36	0.28	0.02	0.04	0	0.00	0.00	0.00	0.00	0.00	C32
肺	Lung	209	22.94	37.95	26.82	1.22	3.07	125	23.28	25.12	17.42	0.84	1.94	C33-34
其他胸腔器官	Other thoracic organs	0	0.00	0.00	0.00	0.00	0.00	2	0.37	0.40	0.27	0.03	0.03	C37-38
骨	Bone	2	0.22	0.36	0.25	0.03	0.03	4	0.74	0.80	0.61	0.03	0.07	C40-41
皮肤黑色素瘤	Melanoma of skin	1	0.11	0.18	0.15	0.00	0.04	1	0.19	0.20	0.13	0.02	0.02	C43
乳腺	Breast	1	0.11	0.18	0.13	0.02	0.02	47	8.75	9.45	6.87	0.51	0.69	C50
子宫颈	Cervix	–	–	–	–	–	–	21	3.91	4.22	3.11	0.21	0.38	C53
子宫体	Uterus	–	–	–	–	–	–	18	3.35	3.62	2.42	0.14	0.24	C54-55
卵巢	Ovary	–	–	–	–	–	–	10	1.86	2.01	1.51	0.08	0.14	C56
前列腺	Prostate	10	1.10	1.82	1.36	0.03	0.12	–	–	–	–	–	–	C61
睾丸	Testis	0	0.00	0.00	0.00	0.00	0.00	–	–	–	–	–	–	C62
肾	Kidney	7	0.77	1.27	1.13	0.03	0.09	6	1.12	1.21	0.80	0.05	0.09	C64-66,68
膀胱	Bladder	13	1.43	2.36	1.72	0.07	0.20	3	0.56	0.60	0.41	0.00	0.07	C67
脑	Brain	17	1.87	3.09	2.34	0.16	0.28	19	3.54	3.82	2.87	0.11	0.28	C70-C72,D32-33,D42-43
甲状腺	Thyroid	0	0.00	0.00	0.00	0.00	0.00	4	0.74	0.80	0.47	0.02	0.02	C73
淋巴瘤	Lymphoma	22	2.41	3.99	3.26	0.17	0.38	12	2.23	2.41	1.55	0.10	0.18	C81-85,88,90,96
白血病	Leukemia	27	2.96	4.90	4.06	0.21	0.41	18	3.35	3.62	2.76	0.17	0.22	C91-95, D45-47
其他	Other	20	2.20	3.63	2.64	0.12	0.30	11	2.05	2.21	1.56	0.06	0.13	O&U
所有部位合计	All sites	911	100.00	165.43	121.29	6.63	13.83	537	100.00	107.93	74.63	3.32	8.14	All
所有部位除外皮肤	All sites exc. C44	907	99.56	164.70	120.82	6.63	13.83	534	99.44	107.33	74.20	3.32	8.14	All sites exc. C44

附表 3-94　灌南县 2015 年癌症发病和死亡主要指标
Appendix Table 3-94　Incidence and mortality of cancer in Guannan Xian, 2015

部位 Sites	男性 Male						女性 Female						ICD10
	病例数 No. cases	构成比 Freq./%	粗率 Crude rate/ 100 000⁻¹	世标率 ASR world/ 100 000⁻¹	累积率 Cum. Rate/% 0~64	0~74	病例数 No. cases	构成比 Freq./%	粗率 Crude rate/ 100 000⁻¹	世标率 ASR world/ 100 000⁻¹	累积率 Cum. Rate/% 0~64	0~74	
发病 Incidence													
口腔　Oral cavity & pharynx	8	0.78	1.84	1.46	0.08	0.13	8	1.22	2.07	1.80	0.13	0.22	C00-10,C12-14
鼻咽　Nasopharynx	10	0.98	2.30	2.08	0.16	0.29	7	1.07	1.81	1.18	0.02	0.15	C11
食管　Esophagus	195	19.02	44.85	44.45	2.33	4.90	97	14.76	25.07	19.22	0.91	2.57	C15
胃　Stomach	134	13.07	30.82	30.70	1.64	3.58	61	9.28	15.77	11.76	0.65	1.43	C16
结直肠　Colon-rectum	73	7.12	16.79	16.15	1.05	1.97	44	6.70	11.37	9.90	0.81	1.20	C18-21
肝脏　Liver	156	15.22	35.88	34.10	2.58	3.57	55	8.37	14.22	12.12	0.82	1.35	C22
胆囊　Gallbladder etc.	13	1.27	2.99	2.54	0.15	0.27	8	1.22	2.07	1.54	0.12	0.20	C23-24
胰腺　Pancreas	27	2.63	6.21	6.30	0.38	0.77	12	1.83	3.10	2.33	0.16	0.28	C25
喉　Larynx	2	0.20	0.46	0.54	0.04	0.08	0	0.00	0.00	0.00	0.00	0.00	C32
肺　Lung	238	23.22	54.73	53.93	3.46	6.68	99	15.07	25.59	20.76	1.46	2.48	C33-34
其他胸腔器官　Other thoracic organs	4	0.39	0.92	0.77	0.03	0.12	1	0.15	0.26	0.21	0.02	0.02	C37-38
骨　Bone	7	0.68	1.61	1.68	0.16	0.16	4	0.61	1.03	0.72	0.05	0.08	C40-41
皮肤黑色素瘤　Melanoma of skin	1	0.10	0.23	0.22	0.02	0.02	2	0.30	0.52	0.46	0.00	0.05	C43
乳腺　Breast	1	0.10	0.23	0.16	0.00	0.00	91	13.85	23.52	21.21	1.99	2.21	C50
子宫颈　Cervix	–	–	–	–	–	–	35	5.33	9.05	7.28	0.52	0.90	C53
子宫体　Uterus	–	–	–	–	–	–	17	2.59	4.39	3.58	0.28	0.41	C54-55
卵巢　Ovary	–	–	–	–	–	–	18	2.74	4.65	4.27	0.39	0.47	C56
前列腺　Prostate	10	0.98	2.30	2.34	0.08	0.16	–	–	–	–	–	–	C61
睾丸　Testis	0	0.00	0.00	0.00	0.00	0.00	–	–	–	–	–	–	C62
肾　Kidney	10	0.98	2.30	1.98	0.10	0.24	9	1.37	2.33	1.66	0.10	0.10	C64-66,68
膀胱　Bladder	28	2.73	6.44	6.73	0.29	0.82	6	0.91	1.55	1.13	0.06	0.10	C67
脑　Brain	28	2.73	6.44	5.83	0.34	0.63	17	2.59	4.39	3.88	0.25	0.46	C70-C72,D32-33,D42-43
甲状腺　Thyroid	6	0.59	1.38	1.58	0.08	0.08	10	1.52	2.58	2.38	0.25	0.25	C73
淋巴瘤　Lymphoma	25	2.44	5.75	5.35	0.27	0.60	22	3.35	5.69	4.70	0.31	0.61	C81-85,88,90,96
白血病　Leukemia	25	2.44	5.75	6.03	0.44	0.63	14	2.13	3.62	2.74	0.17	0.33	C91-95, D45-47
其他　Other	24	2.34	5.52	5.83	0.34	0.55	20	3.04	5.17	4.17	0.30	0.37	O&U
所有部位合计　All sites	1025	100.00	235.73	230.76	14.02	26.27	657	100.00	169.82	139.00	9.77	16.23	All
所有部位除外皮肤　All sites exc. C44	1021	99.61	234.81	229.62	13.98	26.19	653	99.39	168.78	138.05	9.75	16.18	All sites exc. C44
死亡 Mortality													
口腔　Oral cavity & pharynx	3	0.45	0.69	0.89	0.02	0.02	3	0.86	0.78	0.53	0.02	0.02	C00-10,C12-14
鼻咽　Nasopharynx	7	1.05	1.61	1.39	0.07	0.21	3	0.86	0.78	0.43	0.00	0.05	C11
食管　Esophagus	138	20.69	31.74	31.06	1.46	3.51	72	20.63	18.61	14.32	0.63	1.82	C15
胃　Stomach	69	10.34	15.87	15.75	0.70	1.76	39	11.17	10.08	7.09	0.37	0.87	C16
结直肠　Colon-rectum	29	4.35	6.67	6.25	0.43	0.79	14	4.01	3.62	2.85	0.09	0.41	C18-21
肝脏　Liver	137	20.54	31.51	29.26	2.28	3.06	33	9.46	8.53	7.13	0.48	0.79	C22
胆囊　Gallbladder etc.	9	1.35	2.07	1.88	0.12	0.25	3	0.86	0.78	0.65	0.04	0.09	C23-24
胰腺　Pancreas	28	4.20	6.44	7.00	0.54	0.89	11	3.15	2.84	2.15	0.09	0.32	C25
喉　Larynx	0	0.00	0.00	0.00	0.00	0.00	0	0.00	0.00	0.00	0.00	0.00	C32
肺　Lung	159	23.84	36.57	36.34	2.26	4.55	58	16.62	14.99	11.59	0.64	1.33	C33-34
其他胸腔器官　Other thoracic organs	0	0.00	0.00	0.00	0.00	0.00	1	0.29	0.26	0.21	0.02	0.02	C37-38
骨　Bone	7	1.05	1.61	1.71	0.07	0.14	2	0.57	0.52	0.45	0.04	0.04	C40-41
皮肤黑色素瘤　Melanoma of skin	0	0.00	0.00	0.00	0.00	0.00	3	0.86	0.78	0.64	0.02	0.06	C43
乳腺　Breast	0	0.00	0.00	0.00	0.00	0.00	22	6.30	5.69	5.14	0.48	0.59	C50
子宫颈　Cervix	–	–	–	–	–	–	11	3.15	2.84	2.35	0.20	0.28	C53
子宫体　Uterus	–	–	–	–	–	–	7	2.01	1.81	1.60	0.12	0.19	C54-55
卵巢　Ovary	–	–	–	–	–	–	6	1.72	1.55	1.17	0.06	0.18	C56
前列腺　Prostate	3	0.45	0.69	0.53	0.00	0.04	–	–	–	–	–	–	C61
睾丸　Testis	0	0.00	0.00	0.00	0.00	0.00	–	–	–	–	–	–	C62
肾　Kidney	5	0.75	1.15	1.16	0.06	0.11	3	0.86	0.78	0.42	0.00	0.02	C64-66,68
膀胱　Bladder	9	1.35	2.07	2.36	0.00	0.14	1	0.29	0.26	0.34	0.04	0.04	C67
脑　Brain	20	3.00	4.60	4.38	0.25	0.44	16	4.58	4.14	3.60	0.21	0.45	C70-C72,D32-33,D42-43
甲状腺　Thyroid	1	0.15	0.23	0.18	0.02	0.02	1	0.29	0.26	0.12	0.00	0.00	C73
淋巴瘤　Lymphoma	14	2.10	3.22	3.01	0.18	0.34	17	4.87	4.39	3.41	0.14	0.37	C81-85,88,90,96
白血病　Leukemia	20	3.00	4.60	4.71	0.34	0.42	14	4.01	3.62	2.69	0.15	0.36	C91-95, D45-47
其他　Other	9	1.35	2.07	2.12	0.06	0.13	9	2.58	2.33	1.47	0.07	0.07	O&U
所有部位合计　All sites	667	100.00	153.39	149.96	8.86	16.81	349	100.00	90.21	70.35	3.91	8.34	All
所有部位除外皮肤　All sites exc. C44	667	100.00	153.39	149.96	8.86	16.81	346	99.14	89.43	69.83	3.91	8.34	All sites exc. C44

附表 3-95　淮安市淮安区 2015 年癌症发病和死亡主要指标
Appendix Table 3-95　Incidence and mortality of cancer in Huaian Qu, Huaian Shi, 2015

部位 Sites		男性 Male						女性 Female						ICD10
		病例数 No. cases	构成比 Freq. /%	粗率 Crude rate/ 100 000⁻¹	世标率 ASR world/ 100 000⁻¹	累积率 Cum. Rate/% 0~64	0~74	病例数 No. cases	构成比 Freq. /%	粗率 Crude rate/ 100 000⁻¹	世标率 ASR world/ 100 000⁻¹	累积率 Cum. Rate/% 0~64	0~74	
发病 Incidence														
口腔	Oral cavity & pharynx	29	1.39	4.69	2.95	0.20	0.35	14	0.95	2.45	1.45	0.04	0.23	C00-10,C12-14
鼻咽	Nasopharynx	26	1.24	4.20	2.78	0.19	0.34	9	0.61	1.57	1.07	0.04	0.19	C11
食管	Esophagus	593	28.39	95.88	58.31	2.57	7.75	391	26.42	68.31	35.63	1.24	4.76	C15
胃	Stomach	362	17.33	58.53	36.39	1.79	4.86	173	11.69	30.23	16.62	0.62	2.28	C16
结直肠	Colon-rectum	139	6.65	22.47	13.62	0.82	1.54	93	6.28	16.25	9.09	0.53	1.21	C18-21
肝脏	Liver	207	9.91	33.47	21.99	1.60	2.57	76	5.14	13.28	7.95	0.52	0.99	C22
胆囊	Gallbladder etc.	8	0.38	1.29	0.61	0.04	0.04	25	1.69	4.37	2.37	0.15	0.27	C23-24
胰腺	Pancreas	44	2.11	7.11	4.76	0.23	0.60	31	2.09	5.42	2.75	0.11	0.35	C25
喉	Larynx	12	0.57	1.94	1.18	0.09	0.14	2	0.14	0.35	0.25	0.02	0.04	C32
肺	Lung	421	20.15	68.07	42.63	1.94	5.90	203	13.72	35.47	20.06	1.10	2.57	C33-34
其他胸腔器官	Other thoracic organs	8	0.38	1.29	0.83	0.07	0.09	1	0.07	0.17	0.04	0.00	0.00	C37-38
骨	Bone	14	0.67	2.26	1.41	0.08	0.14	9	0.61	1.57	0.79	0.05	0.05	C40-41
皮肤黑色素瘤	Melanoma of skin	4	0.19	0.65	0.41	0.00	0.06	3	0.20	0.52	0.28	0.02	0.02	C43
乳腺	Breast	1	0.05	0.16	0.12	0.00	0.03	165	11.15	28.83	19.18	1.67	2.13	C50
子宫颈	Cervix	–	–	–	–	–	–	63	4.26	11.01	7.23	0.62	0.74	C53
子宫体	Uterus	–	–	–	–	–	–	30	2.03	5.24	3.51	0.32	0.36	C54-55
卵巢	Ovary	–	–	–	–	–	–	27	1.82	4.72	3.14	0.30	0.32	C56
前列腺	Prostate	27	1.29	4.37	2.18	0.05	0.19	–	–	–	–	–	–	C61
睾丸	Testis	2	0.10	0.32	0.26	0.02	0.02	–	–	–	–	–	–	C62
肾	Kidney	16	0.77	2.59	1.76	0.14	0.24	13	0.88	2.27	1.48	0.12	0.17	C64-66,68
膀胱	Bladder	31	1.48	5.01	3.11	0.16	0.39	17	1.15	2.97	1.37	0.04	0.16	C67
脑	Brain	32	1.53	5.17	4.03	0.27	0.36	37	2.50	6.46	4.62	0.36	0.53	C70-C72,D32-33,D42-43
甲状腺	Thyroid	13	0.62	2.10	1.62	0.10	0.16	14	0.95	2.45	1.69	0.13	0.19	C73
淋巴瘤	Lymphoma	9	0.43	1.46	1.21	0.06	0.09	10	0.68	1.75	1.03	0.05	0.14	C81-85,88,90,96
白血病	Leukemia	36	1.72	5.82	5.79	0.32	0.45	27	1.82	4.72	3.83	0.26	0.44	C91-95, D45-47
其他	Other	55	2.63	8.89	5.91	0.35	0.69	47	3.18	8.21	4.27	0.32	0.42	O&U
所有部位合计	All sites	2089	100.00	337.76	213.87	11.08	27.01	1480	100.00	258.58	149.67	8.61	18.56	All
所有部位除外皮肤	All sites exc. C44	2081	99.62	336.47	213.11	11.06	26.91	1470	99.32	256.83	148.89	8.58	18.51	All sites exc. C44
死亡 Mortality														
口腔	Oral cavity & pharynx	6	0.40	0.97	0.49	0.01	0.03	5	0.55	0.87	0.53	0.00	0.10	C00-10,C12-14
鼻咽	Nasopharynx	9	0.60	1.46	0.86	0.03	0.10	4	0.44	0.70	0.44	0.02	0.07	C11
食管	Esophagus	426	28.63	68.88	39.36	1.41	4.72	269	29.46	47.00	22.87	0.68	2.88	C15
胃	Stomach	260	17.47	42.04	23.87	0.80	2.84	128	14.02	22.36	11.42	0.41	1.46	C16
结直肠	Colon-rectum	47	3.16	7.60	4.09	0.20	0.39	47	5.15	8.21	3.88	0.17	0.47	C18-21
肝脏	Liver	192	12.90	31.04	19.98	1.36	2.42	84	9.20	14.68	8.46	0.53	1.09	C22
胆囊	Gallbladder etc.	6	0.40	0.97	0.48	0.01	0.03	21	2.30	3.67	1.89	0.10	0.19	C23-24
胰腺	Pancreas	44	2.96	7.11	4.56	0.23	0.59	25	2.74	4.37	2.19	0.09	0.28	C25
喉	Larynx	6	0.40	0.97	0.64	0.03	0.09	2	0.22	0.35	0.26	0.03	0.03	C32
肺	Lung	364	24.46	58.85	36.00	1.40	4.89	137	15.01	23.94	12.21	0.54	1.52	C33-34
其他胸腔器官	Other thoracic organs	3	0.20	0.49	0.29	0.03	0.03	0	0.00	0.00	0.00	0.00	0.00	C37-38
骨	Bone	10	0.67	1.62	0.84	0.02	0.08	8	0.88	1.40	0.66	0.05	0.05	C40-41
皮肤黑色素瘤	Melanoma of skin	0	0.00	0.00	0.00	0.00	0.00	2	0.22	0.35	0.18	0.01	0.01	C43
乳腺	Breast	0	0.00	0.00	0.00	0.00	0.00	48	5.26	8.39	4.58	0.32	0.44	C50
子宫颈	Cervix	–	–	–	–	–	–	24	2.63	4.19	2.73	0.18	0.35	C53
子宫体	Uterus	–	–	–	–	–	–	10	1.10	1.75	1.06	0.09	0.11	C54-55
卵巢	Ovary	–	–	–	–	–	–	10	1.10	1.75	1.22	0.10	0.16	C56
前列腺	Prostate	10	0.67	1.62	0.90	0.01	0.09	–	–	–	–	–	–	C61
睾丸	Testis	0	0.00	0.00	0.00	0.00	0.00	–	–	–	–	–	–	C62
肾	Kidney	2	0.13	0.32	0.24	0.00	0.06	3	0.33	0.52	0.29	0.02	0.04	C64-66,68
膀胱	Bladder	8	0.54	1.29	0.71	0.04	0.07	5	0.55	0.87	0.29	0.01	0.01	C67
脑	Brain	21	1.41	3.40	2.24	0.14	0.19	20	2.19	3.49	2.61	0.15	0.30	C70-C72,D32-33,D42-43
甲状腺	Thyroid	0	0.00	0.00	0.00	0.00	0.00	3	0.33	0.52	0.37	0.03	0.06	C73
淋巴瘤	Lymphoma	6	0.40	0.97	0.65	0.01	0.11	8	0.88	1.40	0.66	0.01	0.09	C81-85,88,90,96
白血病	Leukemia	29	1.95	4.69	4.18	0.23	0.36	24	2.63	4.19	3.71	0.26	0.40	C91-95, D45-47
其他	Other	39	2.62	6.31	4.09	0.21	0.49	26	2.85	4.54	2.44	0.13	0.29	O&U
所有部位合计	All sites	1488	100.00	240.59	144.46	6.21	17.58	913	100.00	159.52	84.96	3.93	10.42	All
所有部位除外皮肤	All sites exc. C44	1486	99.87	240.27	144.33	6.21	17.58	910	99.67	158.99	84.64	3.92	10.38	All sites exc. C44

部位 Sites		男性 Male						女性 Female						ICD10
		病例数 No. cases	构成比 Freq. /%	粗率 Crude rate/ 100 000⁻¹	世标率 ASR world/ 100 000⁻¹	累积率 Cum. Rate/%		病例数 No. cases	构成比 Freq. /%	粗率 Crude rate/ 100 000⁻¹	世标率 ASR world/ 100 000⁻¹	累积率 Cum. Rate/%		
						0~64	0~74					0~64	0~74	
发病 Incidence														
口腔	Oral cavity & pharynx	23	1.62	4.75	3.37	0.18	0.47	5	0.52	1.11	0.79	0.05	0.08	C00-10,C12-14
鼻咽	Nasopharynx	12	0.84	2.48	1.77	0.12	0.26	7	0.73	1.56	0.96	0.08	0.11	C11
食管	Esophagus	347	24.39	71.61	48.37	2.17	6.28	194	20.17	43.25	25.39	1.04	3.19	C15
胃	Stomach	201	14.13	41.48	27.90	1.31	3.53	91	9.46	20.29	13.05	0.59	1.85	C16
结直肠	Colon-rectum	83	5.83	17.13	11.75	0.69	1.50	56	5.82	12.48	8.77	0.58	1.09	C18-21
肝脏	Liver	158	11.10	32.61	22.44	1.77	2.78	65	6.76	14.49	9.25	0.58	1.12	C22
胆囊	Gallbladder etc.	24	1.69	4.95	3.47	0.10	0.51	10	1.04	2.23	1.33	0.05	0.19	C23-24
胰腺	Pancreas	20	1.41	4.13	2.67	0.14	0.35	24	2.49	5.35	2.99	0.16	0.34	C25
喉	Larynx	16	1.12	3.30	2.49	0.13	0.41	0	0.00	0.00	0.00	0.00	0.00	C32
肺	Lung	325	22.84	67.07	45.30	1.98	6.13	133	13.83	29.65	18.56	1.02	2.27	C33-34
其他胸腔器官	Other thoracic organs	3	0.21	0.62	0.44	0.05	0.05	0	0.00	0.00	0.00	0.00	0.00	C37-38
骨	Bone	8	0.56	1.65	1.20	0.07	0.18	8	0.83	1.78	1.50	0.11	0.14	C40-41
皮肤黑色素瘤	Melanoma of skin	2	0.14	0.41	0.18	0.00	0.00	1	0.10	0.22	0.16	0.02	0.02	C43
乳腺	Breast	0	0.00	0.00	0.00	0.00	0.00	131	13.62	29.20	20.77	1.75	2.25	C50
子宫颈	Cervix	–	–	–	–	–	–	50	5.20	11.15	7.92	0.75	0.82	C53
子宫体	Uterus	–	–	–	–	–	–	41	4.26	9.14	6.59	0.61	0.79	C54-55
卵巢	Ovary	–	–	–	–	–	–	21	2.18	4.68	3.37	0.24	0.39	C56
前列腺	Prostate	40	2.81	8.25	4.88	0.13	0.39	–	–	–	–	–	–	C61
睾丸	Testis	1	0.07	0.21	0.15	0.01	0.01	–	–	–	–	–	–	C62
肾	Kidney	13	0.91	2.68	1.85	0.09	0.26	10	1.04	2.23	1.29	0.06	0.17	C64-66,68
膀胱	Bladder	24	1.69	4.95	3.24	0.12	0.40	3	0.31	0.67	0.43	0.04	0.04	C67
脑	Brain	21	1.48	4.33	3.17	0.15	0.28	20	2.08	4.46	2.87	0.13	0.34	C70-C72,D32-33,D42-43
甲状腺	Thyroid	12	0.84	2.48	1.68	0.13	0.13	39	4.05	8.69	6.52	0.51	0.62	C73
淋巴瘤	Lymphoma	10	0.70	2.06	1.84	0.08	0.18	9	0.94	2.01	1.52	0.12	0.16	C81-85,88,90,96
白血病	Leukemia	34	2.39	7.02	6.02	0.36	0.54	16	1.66	3.57	2.95	0.19	0.19	C91-95, D45-47
其他	Other	46	3.23	9.49	6.34	0.36	0.76	28	2.91	6.24	4.17	0.20	0.49	O&U
所有部位合计	All sites	1423	100.00	293.65	200.52	10.13	25.39	962	100.00	214.46	141.15	8.88	16.65	All
所有部位除外皮肤	All sites exc. C44	1410	99.09	290.97	198.83	10.08	25.19	954	99.17	212.68	140.18	8.83	16.56	All sites exc. C44
死亡 Mortality														
口腔	Oral cavity & pharynx	9	0.83	1.86	1.22	0.05	0.15	2	0.34	0.45	0.41	0.04	0.04	C00-10,C12-14
鼻咽	Nasopharynx	6	0.55	1.24	0.87	0.03	0.18	2	0.34	0.45	0.33	0.04	0.04	C11
食管	Esophagus	263	24.24	54.27	36.29	1.18	4.48	128	21.73	28.54	15.18	0.48	1.77	C15
胃	Stomach	166	15.30	34.26	22.63	0.87	2.88	83	14.09	18.50	10.56	0.40	1.29	C16
结直肠	Colon-rectum	26	2.40	5.37	3.62	0.18	0.38	15	2.55	3.34	1.97	0.12	0.23	C18-21
肝脏	Liver	168	15.48	34.67	24.43	1.72	3.10	70	11.88	15.61	9.99	0.56	1.24	C22
胆囊	Gallbladder etc.	14	1.29	2.89	2.03	0.09	0.26	8	1.36	1.78	1.01	0.06	0.13	C23-24
胰腺	Pancreas	22	2.03	4.54	2.92	0.15	0.32	26	4.41	5.80	3.16	0.18	0.29	C25
喉	Larynx	5	0.46	1.03	0.74	0.05	0.12	1	0.17	0.22	0.09	0.00	0.00	C32
肺	Lung	284	26.18	58.61	38.59	1.38	4.75	118	20.03	26.31	16.23	0.73	1.98	C33-34
其他胸腔器官	Other thoracic organs	3	0.28	0.62	0.46	0.05	0.05	0	0.00	0.00	0.00	0.00	0.00	C37-38
骨	Bone	12	1.11	2.48	1.71	0.11	0.22	4	0.68	0.89	0.50	0.05	0.05	C40-41
皮肤黑色素瘤	Melanoma of skin	1	0.09	0.21	0.08	0.00	0.00	2	0.34	0.45	0.55	0.03	0.03	C43
乳腺	Breast	0	0.00	0.00	0.00	0.00	0.00	36	6.11	8.03	5.41	0.46	0.64	C50
子宫颈	Cervix	–	–	–	–	–	–	14	2.38	3.12	1.95	0.16	0.23	C53
子宫体	Uterus	–	–	–	–	–	–	2	0.34	0.45	0.24	0.01	0.01	C54-55
卵巢	Ovary	–	–	–	–	–	–	15	2.55	3.34	2.51	0.22	0.25	C56
前列腺	Prostate	12	1.11	2.48	1.53	0.01	0.13	–	–	–	–	–	–	C61
睾丸	Testis	0	0.00	0.00	0.00	0.00	0.00	–	–	–	–	–	–	C62
肾	Kidney	8	0.74	1.65	1.03	0.03	0.13	6	1.02	1.34	0.73	0.01	0.12	C64-66,68
膀胱	Bladder	10	0.92	2.06	1.13	0.02	0.09	3	0.51	0.67	0.23	0.00	0.00	C67
脑	Brain	17	1.57	3.51	2.45	0.16	0.22	16	2.72	3.57	2.36	0.06	0.24	C70-C72,D32-33,D42-43
甲状腺	Thyroid	2	0.18	0.41	0.25	0.00	0.04	4	0.68	0.89	0.56	0.02	0.09	C73
淋巴瘤	Lymphoma	8	0.74	1.65	1.30	0.03	0.20	1	0.17	0.22	0.14	0.00	0.04	C81-85,88,90,96
白血病	Leukemia	23	2.12	4.75	3.84	0.21	0.36	21	3.57	4.68	3.40	0.21	0.31	C91-95, D45-47
其他	Other	26	2.40	5.37	3.29	0.15	0.39	12	2.04	2.68	1.94	0.13	0.23	O&U
所有部位合计	All sites	1085	100.00	223.90	150.43	6.50	18.47	589	100.00	131.31	79.47	3.97	9.27	All
所有部位除外皮肤	All sites exc. C44	1082	99.72	223.28	150.10	6.50	18.43	587	99.66	130.86	79.17	3.96	9.22	All sites exc. C44

附表 3-97 淮安市清江浦区 2015 年癌症发病和死亡主要指标
Appendix Table 3-97 Incidence and mortality of cancer in Qingjiangpu Qu, Huaian Shi, 2015

部位 Sites		男性 Male						女性 Female						ICD10
		病例数 No. cases	构成比 Freq. /%	粗率 Crude rate/ 100 000⁻¹	世标率 ASR world/ 100 000⁻¹	累积率 Cum. Rate/% 0~64	 0~74	病例数 No. cases	构成比 Freq. /%	粗率 Crude rate/ 100 000⁻¹	世标率 ASR world/ 100 000⁻¹	累积率 Cum. Rate/% 0~64	 0~74	
发病 Incidence														
口腔	Oral cavity & pharynx	5	0.73	1.80	1.27	0.08	0.19	6	1.05	2.18	1.29	0.11	0.11	C00-10,C12-14
鼻咽	Nasopharynx	10	1.46	3.60	2.48	0.21	0.28	2	0.35	0.73	0.44	0.05	0.05	C11
食管	Esophagus	103	15.04	37.10	24.63	1.25	3.46	64	11.15	23.31	12.80	0.70	1.37	C15
胃	Stomach	69	10.07	24.85	15.73	0.95	1.87	37	6.45	13.47	8.55	0.53	1.05	C16
结直肠	Colon-rectum	58	8.47	20.89	12.87	0.86	1.40	41	7.14	14.93	9.73	0.57	1.16	C18-21
肝脏	Liver	101	14.74	36.38	24.14	1.83	2.71	27	4.70	9.83	5.88	0.21	0.66	C22
胆囊	Gallbladder etc.	2	0.29	0.72	0.42	0.03	0.03	10	1.74	3.64	2.31	0.11	0.35	C23-24
胰腺	Pancreas	23	3.36	8.28	5.60	0.30	0.79	9	1.57	3.28	2.03	0.09	0.33	C25
喉	Larynx	3	0.44	1.08	0.78	0.06	0.11	3	0.52	1.09	0.72	0.00	0.12	C32
肺	Lung	169	24.67	60.87	39.48	1.80	5.04	88	15.33	32.05	20.64	0.92	2.91	C33-34
其他胸腔器官	Other thoracic organs	2	0.29	0.72	0.38	0.02	0.02	2	0.35	0.73	0.48	0.04	0.04	C37-38
骨	Bone	2	0.29	0.72	0.60	0.02	0.08	5	0.87	1.82	1.09	0.05	0.18	C40-41
皮肤黑色素瘤	Melanoma of skin	3	0.44	1.08	0.57	0.00	0.07	1	0.17	0.36	0.33	0.00	0.05	C43
乳腺	Breast	2	0.29	0.72	0.38	0.03	0.03	101	17.60	36.78	23.92	1.87	2.83	C50
子宫颈	Cervix	–	–	–	–	–	–	49	8.54	17.84	11.72	1.03	1.28	C53
子宫体	Uterus	–	–	–	–	–	–	18	3.14	6.55	4.42	0.40	0.52	C54-55
卵巢	Ovary	–	–	–	–	–	–	13	2.26	4.73	3.09	0.26	0.38	C56
前列腺	Prostate	11	1.61	3.96	2.37	0.00	0.30	–	–	–	–	–	–	C61
睾丸	Testis	0	0.00	0.00	0.00	0.00	0.00	–	–	–	–	–	–	C62
肾	Kidney	14	2.04	5.04	3.35	0.25	0.36	7	1.22	2.55	1.44	0.09	0.15	C64-66,68
膀胱	Bladder	18	2.63	6.48	4.43	0.29	0.52	1	0.17	0.36	0.14	0.00	0.00	C67
脑	Brain	12	1.75	4.32	2.94	0.21	0.41	10	1.74	3.64	2.77	0.13	0.24	C70-C72,D32-33,D42-43
甲状腺	Thyroid	10	1.46	3.60	2.56	0.20	0.26	28	4.88	10.20	7.07	0.56	0.67	C73
淋巴瘤	Lymphoma	13	1.90	4.68	3.03	0.14	0.36	9	1.57	3.28	2.27	0.17	0.28	C81-85,88,90,96
白血病	Leukemia	19	2.77	6.84	5.54	0.35	0.64	9	1.57	3.28	2.42	0.14	0.31	C91-95, D45-47
其他	Other	36	5.26	12.97	8.92	0.52	1.17	34	5.92	12.38	7.79	0.53	0.94	O&U
所有部位合计	All sites	685	100.00	246.74	162.49	9.40	20.11	574	100.00	209.02	133.31	8.55	15.97	All
所有部位除外皮肤	All sites exc. C44	677	98.83	243.86	160.49	9.30	19.75	571	99.48	207.93	132.61	8.52	15.89	All sites exc. C44
死亡 Mortality														
口腔	Oral cavity & pharynx	6	1.20	2.16	1.42	0.11	0.17	3	0.96	1.09	0.53	0.00	0.06	C00-10,C12-14
鼻咽	Nasopharynx	3	0.60	1.08	0.78	0.06	0.13	1	0.32	0.36	0.21	0.02	0.02	C11
食管	Esophagus	65	12.97	23.41	15.01	0.64	1.98	38	12.18	13.84	6.84	0.30	0.48	C15
胃	Stomach	60	11.98	21.61	12.90	0.52	1.50	34	10.90	12.38	6.48	0.21	0.57	C16
结直肠	Colon-rectum	31	6.19	11.17	6.97	0.48	0.65	19	6.09	6.92	4.52	0.24	0.52	C18-21
肝脏	Liver	89	17.76	32.06	21.05	1.47	2.57	28	8.97	10.20	5.79	0.15	0.54	C22
胆囊	Gallbladder etc.	2	0.40	0.72	0.30	0.00	0.00	8	2.56	2.91	1.90	0.08	0.26	C23-24
胰腺	Pancreas	26	5.19	9.37	6.03	0.34	0.74	10	3.21	3.64	2.31	0.09	0.40	C25
喉	Larynx	2	0.40	0.72	0.52	0.03	0.10	0	0.00	0.00	0.00	0.00	0.00	C32
肺	Lung	139	27.74	50.07	30.59	1.19	3.30	63	20.19	22.94	12.97	0.52	1.46	C33-34
其他胸腔器官	Other thoracic organs	0	0.00	0.00	0.00	0.00	0.00	0	0.00	0.00	0.00	0.00	0.00	C37-38
骨	Bone	2	0.40	0.72	0.43	0.05	0.05	3	0.96	1.09	0.79	0.07	0.13	C40-41
皮肤黑色素瘤	Melanoma of skin	0	0.00	0.00	0.00	0.00	0.00	0	0.00	0.00	0.00	0.00	0.00	C43
乳腺	Breast	1	0.20	0.36	0.22	0.03	0.03	33	10.58	12.02	7.70	0.72	0.89	C50
子宫颈	Cervix	–	–	–	–	–	–	28	8.97	10.20	6.42	0.49	0.73	C53
子宫体	Uterus	–	–	–	–	–	–	7	2.24	2.55	1.79	0.11	0.22	C54-55
卵巢	Ovary	–	–	–	–	–	–	4	1.28	1.46	0.79	0.06	0.06	C56
前列腺	Prostate	8	1.60	2.88	1.52	0.07	0.07	–	–	–	–	–	–	C61
睾丸	Testis	1	0.20	0.36	0.22	0.02	0.02	–	–	–	–	–	–	C62
肾	Kidney	5	1.00	1.80	1.31	0.09	0.22	2	0.64	0.73	0.35	0.02	0.02	C64-66,68
膀胱	Bladder	8	1.60	2.88	2.00	0.07	0.29	2	0.64	0.73	0.34	0.03	0.03	C67
脑	Brain	9	1.80	3.24	2.09	0.10	0.30	6	1.92	2.18	1.74	0.06	0.12	C70-C72,D32-33,D42-43
甲状腺	Thyroid	1	0.20	0.36	0.26	0.00	0.07	0	0.00	0.00	0.00	0.00	0.00	C73
淋巴瘤	Lymphoma	12	2.40	4.32	3.54	0.21	0.34	3	0.96	1.09	0.55	0.02	0.02	C81-85,88,90,96
白血病	Leukemia	7	1.40	2.52	2.33	0.17	0.17	5	1.60	1.82	1.97	0.10	0.16	C91-95, D45-47
其他	Other	24	4.79	8.64	5.68	0.20	0.77	15	4.81	5.46	2.97	0.14	0.39	O&U
所有部位合计	All sites	501	100.00	180.46	115.19	5.84	13.46	312	100.00	113.62	66.97	3.44	7.07	All
所有部位除外皮肤	All sites exc. C44	499	99.60	179.74	114.80	5.81	13.43	311	99.68	113.25	66.85	3.44	7.07	All sites exc. C44

| 部位 Sites | 男性 Male | | | | | | 女性 Female | | | | | | ICD10 |
| | 病例数 No. cases | 构成比 Freq. /% | 粗率 Crude rate/ 100 000⁻¹ | 世标率 ASR world/ 100 000⁻¹ | 累积率 Cum. Rate/% | | 病例数 No. cases | 构成比 Freq. /% | 粗率 Crude rate/ 100 000⁻¹ | 世标率 ASR world/ 100 000⁻¹ | 累积率 Cum. Rate/% | | |
					0~64	0~74					0~64	0~74	
发病 Incidence													
口腔 Oral cavity & pharynx	25	1.45	4.18	3.06	0.18	0.42	20	1.56	3.63	2.13	0.13	0.27	C00-10,C12-14
鼻咽 Nasopharynx	8	0.46	1.34	1.05	0.08	0.13	6	0.47	1.09	0.80	0.06	0.10	C11
食管 Esophagus	506	29.28	84.58	57.80	2.85	7.98	310	24.18	56.20	31.84	1.38	3.97	C15
胃 Stomach	253	14.64	42.29	28.36	1.16	3.80	97	7.57	17.59	10.55	0.46	1.35	C16
结直肠 Colon-rectum	94	5.44	15.71	10.72	0.58	1.40	61	4.76	11.06	6.77	0.35	0.84	C18-21
肝脏 Liver	192	11.11	32.10	22.78	1.71	2.65	98	7.64	17.77	11.28	0.70	1.39	C22
胆囊 Gallbladder etc.	18	1.04	3.01	2.01	0.13	0.20	24	1.87	4.35	2.62	0.11	0.29	C23-24
胰腺 Pancreas	23	1.33	3.84	2.69	0.12	0.37	28	2.18	5.08	3.19	0.13	0.40	C25
喉 Larynx	11	0.64	1.84	1.17	0.04	0.12	0	0.00	0.00	0.00	0.00	0.00	C32
肺 Lung	327	18.92	54.66	38.30	1.78	5.37	147	11.47	26.65	15.41	0.86	1.81	C33-34
其他胸腔器官 Other thoracic organs	4	0.23	0.67	0.48	0.06	0.06	4	0.31	0.73	0.51	0.03	0.05	C37-38
骨 Bone	23	1.33	3.84	2.82	0.15	0.34	9	0.70	1.63	1.18	0.05	0.16	C40-41
皮肤黑色素瘤 Melanoma of skin	5	0.29	0.84	0.61	0.01	0.09	3	0.23	0.54	0.32	0.02	0.04	C43
乳腺 Breast	5	0.29	0.84	0.58	0.04	0.07	153	11.93	27.74	20.74	1.74	2.12	C50
子宫颈 Cervix	–	–	–	–	–	–	74	5.77	13.42	9.41	0.76	0.97	C53
子宫体 Uterus	–	–	–	–	–	–	35	2.73	6.35	4.20	0.37	0.39	C54-55
卵巢 Ovary	–	–	–	–	–	–	21	1.64	3.81	2.85	0.23	0.29	C56
前列腺 Prostate	28	1.62	4.68	2.79	0.03	0.31	–	–	–	–	–	–	C61
睾丸 Testis	1	0.06	0.17	0.13	0.01	0.01	–	–	–	–	–	–	C62
肾 Kidney	14	0.81	2.34	1.83	0.13	0.23	7	0.55	1.27	0.79	0.04	0.07	C64-66,68
膀胱 Bladder	37	2.14	6.19	4.02	0.17	0.46	14	1.09	2.54	1.25	0.06	0.09	C67
脑 Brain	54	3.13	9.03	6.87	0.47	0.68	52	4.06	9.43	6.45	0.48	0.75	C70-C72,D32-33,D42-43
甲状腺 Thyroid	6	0.35	1.00	0.75	0.07	0.07	29	2.26	5.26	4.74	0.39	0.41	C73
淋巴瘤 Lymphoma	14	0.81	2.34	1.77	0.09	0.20	15	1.17	2.72	1.89	0.14	0.19	C81-85,88,90,96
白血病 Leukemia	38	2.20	6.35	5.36	0.28	0.60	26	2.03	4.71	3.72	0.23	0.37	C91-95, D45-47
其他 Other	42	2.43	7.02	4.89	0.26	0.62	49	3.82	8.88	5.75	0.33	0.62	O&U
所有部位合计 All sites	1728	100.00	288.86	200.83	10.38	26.17	1282	100.00	232.42	148.39	9.04	16.97	All
所有部位除外皮肤 All sites exc. C44	1717	99.36	287.02	199.64	10.33	26.03	1272	99.22	230.61	147.19	8.98	16.83	All sites exc. C44
死亡 Mortality													
口腔 Oral cavity & pharynx	14	1.17	2.34	1.61	0.12	0.20	4	0.62	0.73	0.46	0.03	0.05	C00-10,C12-14
鼻咽 Nasopharynx	3	0.25	0.50	0.36	0.03	0.06	4	0.62	0.73	0.50	0.01	0.06	C11
食管 Esophagus	352	29.38	58.84	38.52	1.58	5.12	235	36.21	42.60	22.29	0.62	2.66	C15
胃 Stomach	161	13.44	26.91	17.94	0.71	2.36	59	9.09	10.70	6.33	0.30	0.76	C16
结直肠 Colon-rectum	52	4.34	8.69	5.60	0.23	0.59	23	3.54	4.17	2.30	0.09	0.27	C18-21
肝脏 Liver	151	12.60	25.24	17.85	1.29	2.08	64	9.86	11.60	7.34	0.40	0.95	C22
胆囊 Gallbladder etc.	16	1.34	2.67	1.87	0.11	0.22	12	1.85	2.18	1.23	0.04	0.13	C23-24
胰腺 Pancreas	18	1.50	3.01	2.07	0.06	0.32	24	3.70	4.35	2.57	0.12	0.32	C25
喉 Larynx	5	0.42	0.84	0.53	0.01	0.07	0	0.00	0.00	0.00	0.00	0.00	C32
肺 Lung	278	23.21	46.47	31.27	1.45	3.98	86	13.25	15.59	9.24	0.46	1.07	C33-34
其他胸腔器官 Other thoracic organs	3	0.25	0.50	0.35	0.02	0.06	1	0.15	0.18	0.15	0.00	0.02	C37-38
骨 Bone	11	0.92	1.84	1.65	0.06	0.21	3	0.46	0.54	0.45	0.02	0.08	C40-41
皮肤黑色素瘤 Melanoma of skin	2	0.17	0.33	0.27	0.00	0.05	0	0.00	0.00	0.00	0.00	0.00	C43
乳腺 Breast	1	0.08	0.17	0.08	0.00	0.00	33	5.08	5.98	4.24	0.34	0.51	C50
子宫颈 Cervix	–	–	–	–	–	–	29	4.47	5.26	3.37	0.15	0.44	C53
子宫体 Uterus	–	–	–	–	–	–	9	1.39	1.63	1.12	0.07	0.10	C54-55
卵巢 Ovary	–	–	–	–	–	–	13	2.00	2.36	1.50	0.11	0.20	C56
前列腺 Prostate	7	0.58	1.17	0.61	0.00	0.02	–	–	–	–	–	–	C61
睾丸 Testis	0	0.00	0.00	0.00	0.00	0.00	–	–	–	–	–	–	C62
肾 Kidney	5	0.42	0.84	0.55	0.03	0.05	3	0.46	0.54	0.34	0.00	0.05	C64-66,68
膀胱 Bladder	16	1.34	2.67	1.38	0.01	0.07	2	0.31	0.36	0.15	0.00	0.00	C67
脑 Brain	36	3.01	6.02	4.28	0.28	0.46	15	2.31	2.72	1.69	0.11	0.17	C70-C72,D32-33,D42-43
甲状腺 Thyroid	2	0.17	0.33	0.24	0.03	0.03	2	0.31	0.36	0.28	0.01	0.04	C73
淋巴瘤 Lymphoma	16	1.34	2.67	1.83	0.07	0.28	7	1.08	1.27	0.74	0.08	0.08	C81-85,88,90,96
白血病 Leukemia	27	2.25	4.51	4.02	0.23	0.38	8	1.23	1.45	1.03	0.07	0.07	C91-95, D45-47
其他 Other	22	1.84	3.68	2.51	0.16	0.25	13	2.00	2.36	1.33	0.09	0.19	O&U
所有部位合计 All sites	1198	100.00	200.26	135.39	6.50	16.87	649	100.00	117.66	68.66	3.04	8.21	All
所有部位除外皮肤 All sites exc. C44	1195	99.75	199.76	135.01	6.48	16.82	647	99.69	117.30	68.54	3.04	8.21	All sites exc. C44

附表 3-99　淮安市洪泽区 2015 年癌症发病和死亡主要指标

Appendix Table 3-99　Incidence and mortality of cancer in Hongze Qu,Huai'an Shi,2015

部位 Sites		男性 Male						女性 Female						ICD10
		病例数 No. cases	构成比 Freq. /%	粗率 Crude rate/ 100 000⁻¹	世标率 ASR world/ 100 000⁻¹	累积率 Cum. Rate/%		病例数 No. cases	构成比 Freq. /%	粗率 Crude rate/ 100 000⁻¹	世标率 ASR world/ 100 000⁻¹	累积率 Cum. Rate/%		
						0~64	0~74					0~64	0~74	
发病 Incidence														
口腔	Oral cavity & pharynx	5	0.73	2.58	1.97	0.15	0.26	1	0.21	0.49	0.53	0.00	0.00	C00-10,C12-14
鼻咽	Nasopharynx	15	2.20	7.73	5.16	0.40	0.62	1	0.21	0.49	0.42	0.03	0.03	C11
食管	Esophagus	159	23.28	81.95	60.59	2.90	7.16	127	26.85	62.72	38.77	1.75	4.72	C15
胃	Stomach	112	16.40	57.73	45.22	1.94	4.77	62	13.11	30.62	20.35	0.97	2.24	C16
结直肠	Colon-rectum	44	6.44	22.68	17.03	0.93	1.66	28	5.92	13.83	8.96	0.66	1.07	C18-21
肝脏	Liver	97	14.20	49.99	38.29	2.65	4.24	33	6.98	16.30	10.58	0.57	1.27	C22
胆囊	Gallbladder etc.	4	0.59	2.06	1.39	0.10	0.10	3	0.63	1.48	0.83	0.06	0.06	C23-24
胰腺	Pancreas	15	2.20	7.73	5.16	0.26	0.69	9	1.90	4.44	2.91	0.14	0.29	C25
喉	Larynx	2	0.29	1.03	0.54	0.00	0.00	1	0.21	0.49	0.53	0.00	0.00	C32
肺	Lung	140	20.50	72.16	53.99	2.01	6.05	74	15.64	36.55	23.82	1.14	2.77	C33-34
其他胸腔器官	Other thoracic organs	0	0.00	0.00	0.00	0.00	0.00	0	0.00	0.00	0.00	0.00	0.00	C37-38
骨	Bone	4	0.59	2.06	1.30	0.04	0.09	2	0.42	0.99	0.67	0.06	0.06	C40-41
皮肤黑色素瘤	Melanoma of skin	0	0.00	0.00	0.00	0.00	0.00	2	0.42	0.99	0.46	0.02	0.02	C43
乳腺	Breast	0	0.00	0.00	0.00	0.00	0.00	43	9.09	21.24	15.45	1.59	1.71	C50
子宫颈	Cervix	–	–	–	–	–	–	25	5.29	12.35	8.47	0.61	0.92	C53
子宫体	Uterus	–	–	–	–	–	–	9	1.90	4.44	2.88	0.23	0.29	C54-55
卵巢	Ovary	–	–	–	–	–	–	8	1.69	3.95	3.61	0.31	0.36	C56
前列腺	Prostate	5	0.73	2.58	1.46	0.00	0.05	–	–	–	–	–	–	C61
睾丸	Testis	0	0.00	0.00	0.00	0.00	0.00	–	–	–	–	–	–	C62
肾	Kidney	8	1.17	4.12	2.77	0.10	0.39	1	0.21	0.49	0.48	0.06	0.06	C64-66,68
膀胱	Bladder	8	1.17	4.12	3.51	0.10	0.26	1	0.21	0.49	0.20	0.00	0.00	C67
脑	Brain	17	2.49	8.76	6.03	0.24	0.78	9	1.90	4.44	3.38	0.29	0.36	C70-C72,D32-33,D42-43
甲状腺	Thyroid	1	0.15	0.52	0.64	0.04	0.04	3	0.63	1.48	0.87	0.06	0.06	C73
淋巴瘤	Lymphoma	22	3.22	11.34	9.70	0.41	0.79	13	2.75	6.42	3.78	0.29	0.43	C81-85,88,90,96
白血病	Leukemia	10	1.46	5.15	4.76	0.30	0.54	10	2.11	4.94	4.07	0.25	0.37	C91-95, D45-47
其他	Other	15	2.20	7.73	5.31	0.34	0.61	8	1.69	3.95	2.70	0.20	0.39	O&U
所有部位合计	All sites	683	100.00	352.02	264.82	12.90	29.09	473	100.00	233.60	154.70	9.29	17.48	All
所有部位除外皮肤	All sites exc. C44	679	99.41	349.96	263.43	12.79	28.98	469	99.15	231.63	153.34	9.15	17.34	All sites exc. C44
死亡 Mortality														
口腔	Oral cavity & pharynx	2	0.39	1.03	0.81	0.09	0.09	2	0.71	0.99	1.05	0.00	0.00	C00-10,C12-14
鼻咽	Nasopharynx	3	0.59	1.55	1.09	0.06	0.14	0	0.00	0.00	0.00	0.00	0.00	C11
食管	Esophagus	113	22.07	58.24	44.44	1.41	4.18	83	29.54	40.99	24.24	0.75	2.70	C15
胃	Stomach	75	14.65	38.66	33.70	1.15	2.88	37	13.17	18.27	12.04	0.47	1.09	C16
结直肠	Colon-rectum	34	6.64	17.52	14.24	0.69	1.23	14	4.98	6.91	3.99	0.20	0.37	C18-21
肝脏	Liver	81	15.82	41.75	33.84	2.37	3.69	29	10.32	14.32	9.19	0.60	1.03	C22
胆囊	Gallbladder etc.	2	0.39	1.03	0.77	0.06	0.06	2	0.71	0.99	0.52	0.04	0.04	C23-24
胰腺	Pancreas	10	1.95	5.15	3.31	0.14	0.44	11	3.91	5.43	3.12	0.12	0.29	C25
喉	Larynx	2	0.39	1.03	0.59	0.00	0.08	1	0.36	0.49	0.53	0.00	0.00	C32
肺	Lung	126	24.61	64.94	52.15	1.47	5.15	49	17.44	24.20	15.20	0.73	2.03	C33-34
其他胸腔器官	Other thoracic organs	0	0.00	0.00	0.00	0.00	0.00	0	0.00	0.00	0.00	0.00	0.00	C37-38
骨	Bone	3	0.59	1.55	0.88	0.00	0.05	3	1.07	1.48	0.92	0.07	0.07	C40-41
皮肤黑色素瘤	Melanoma of skin	0	0.00	0.00	0.00	0.00	0.00	1	0.36	0.49	0.20	0.00	0.00	C43
乳腺	Breast	0	0.00	0.00	0.00	0.00	0.00	6	2.14	2.96	2.23	0.22	0.29	C50
子宫颈	Cervix	–	–	–	–	–	–	7	2.49	3.46	2.52	0.15	0.29	C53
子宫体	Uterus	–	–	–	–	–	–	1	0.36	0.49	0.48	0.06	0.06	C54-55
卵巢	Ovary	–	–	–	–	–	–	3	1.07	1.48	0.98	0.08	0.13	C56
前列腺	Prostate	3	0.59	1.55	1.06	0.06	0.06	–	–	–	–	–	–	C61
睾丸	Testis	0	0.00	0.00	0.00	0.00	0.00	–	–	–	–	–	–	C62
肾	Kidney	6	1.17	3.09	1.85	0.06	0.27	0	0.00	0.00	0.00	0.00	0.00	C64-66,68
膀胱	Bladder	4	0.78	2.06	2.01	0.00	0.00	0	0.00	0.00	0.00	0.00	0.00	C67
脑	Brain	12	2.34	6.18	4.46	0.20	0.52	8	2.85	3.95	2.47	0.17	0.31	C70-C72,D32-33,D42-43
甲状腺	Thyroid	0	0.00	0.00	0.00	0.00	0.00	3	1.07	1.48	0.83	0.06	0.06	C73
淋巴瘤	Lymphoma	22	4.30	11.34	10.24	0.41	0.84	12	4.27	5.93	3.34	0.20	0.46	C81-85,88,90,96
白血病	Leukemia	5	0.98	2.58	2.81	0.18	0.26	3	1.07	1.48	1.41	0.10	0.10	C91-95, D45-47
其他	Other	9	1.76	4.64	2.74	0.06	0.35	6	2.14	2.96	1.85	0.06	0.18	O&U
所有部位合计	All sites	512	100.00	263.89	210.98	8.35	20.32	281	100.00	138.78	87.09	4.07	9.49	All
所有部位除外皮肤	All sites exc. C44	510	99.61	262.86	210.34	8.29	20.26	280	99.64	138.29	86.57	4.07	9.49	All sites exc. C44

部位 Sites		男性 Male						女性 Female						ICD10
		病例数 No. cases	构成比 Freq. /%	粗率 Crude rate/ 100 000⁻¹	世标率 ASR world/ 100 000⁻¹	累积率 Cum. Rate/% 0~64	0~74	病例数 No. cases	构成比 Freq. /%	粗率 Crude rate/ 100 000⁻¹	世标率 ASR world/ 100 000⁻¹	累积率 Cum. Rate/% 0~64	0~74	
发病 Incidence														
口腔	Oral cavity & pharynx	11	0.92	2.68	1.97	0.08	0.20	6	0.79	1.53	0.83	0.06	0.10	C00-10,C12-14
鼻咽	Nasopharynx	13	1.09	3.17	1.92	0.14	0.18	3	0.40	0.76	0.80	0.06	0.06	C11
食管	Esophagus	251	21.00	61.25	38.33	1.71	4.97	125	16.47	31.85	17.39	0.42	2.43	C15
胃	Stomach	179	14.98	43.68	27.56	1.17	3.43	57	7.51	14.52	8.24	0.32	0.97	C16
结直肠	Colon-rectum	87	7.28	21.23	14.02	0.62	1.77	70	9.22	17.84	10.92	0.60	1.37	C18-21
肝脏	Liver	152	12.72	37.09	24.51	1.62	2.69	51	6.72	13.00	7.80	0.48	0.97	C22
胆囊	Gallbladder etc.	8	0.67	1.95	1.11	0.07	0.15	19	2.50	4.84	2.75	0.12	0.35	C23-24
胰腺	Pancreas	41	3.43	10.00	6.40	0.32	0.71	23	3.03	5.86	3.47	0.18	0.41	C25
喉	Larynx	8	0.67	1.95	1.31	0.03	0.23	0	0.00	0.00	0.00	0.00	0.00	C32
肺	Lung	249	20.84	60.76	40.73	1.31	5.57	94	12.38	23.95	13.89	0.74	1.70	C33-34
其他胸腔器官	Other thoracic organs	3	0.25	0.73	0.61	0.02	0.10	1	0.13	0.25	0.18	0.02	0.02	C37-38
骨	Bone	7	0.59	1.71	1.19	0.06	0.14	2	0.26	0.51	0.27	0.02	0.02	C40-41
皮肤黑色素瘤	Melanoma of skin	6	0.50	1.46	1.02	0.01	0.17	3	0.40	0.76	0.63	0.00	0.00	C43
乳腺	Breast	0	0.00	0.00	0.00	0.00	0.00	102	13.44	25.99	17.66	1.53	1.92	C50
子宫颈	Cervix	–	–	–	–	–	–	55	7.25	14.02	9.08	0.75	0.94	C53
子宫体	Uterus	–	–	–	–	–	–	24	3.16	6.12	4.17	0.32	0.51	C54-55
卵巢	Ovary	–	–	–	–	–	–	25	3.29	6.37	3.98	0.30	0.46	C56
前列腺	Prostate	20	1.67	4.88	3.11	0.06	0.41	–	–	–	–	–	–	C61
睾丸	Testis	1	0.08	0.24	0.22	0.01	0.01	–	–	–	–	–	–	C62
肾	Kidney	10	0.84	2.44	1.62	0.11	0.18	6	0.79	1.53	1.06	0.08	0.16	C64-66,68
膀胱	Bladder	31	2.59	7.56	4.77	0.26	0.49	3	0.40	0.76	0.42	0.02	0.05	C67
脑	Brain	16	1.34	3.90	2.60	0.15	0.31	22	2.90	5.61	4.34	0.30	0.45	C70-C72,D32-33,D42-43
甲状腺	Thyroid	18	1.51	4.39	3.24	0.26	0.34	23	3.03	5.86	3.98	0.30	0.42	C73
淋巴瘤	Lymphoma	30	2.51	7.32	4.86	0.28	0.60	11	1.45	2.80	1.74	0.12	0.20	C81-85,88,90,96
白血病	Leukemia	18	1.51	4.39	3.06	0.18	0.34	10	1.32	2.55	2.53	0.14	0.22	C91-95, D45-47
其他	Other	36	3.01	8.78	6.43	0.36	0.71	24	3.16	6.12	3.89	0.24	0.36	O&U
所有部位合计	All sites	1195	100.00	291.61	190.60	8.85	23.70	759	100.00	193.41	120.00	7.14	14.21	All
所有部位除外皮肤	All sites exc. C44	1188	99.41	289.90	189.24	8.79	23.57	748	98.55	190.61	118.24	7.06	14.04	All sites exc. C44
死亡 Mortality														
口腔	Oral cavity & pharynx	5	0.58	1.22	0.65	0.04	0.04	3	0.65	0.76	0.32	0.02	0.02	C00-10,C12-14
鼻咽	Nasopharynx	5	0.58	1.22	0.88	0.06	0.06	8	1.73	2.04	1.37	0.08	0.12	C11
食管	Esophagus	164	18.96	40.02	25.70	0.69	3.15	99	21.43	25.23	13.02	0.22	1.59	C15
胃	Stomach	139	16.07	33.92	21.00	0.55	2.61	48	10.39	12.23	6.29	0.20	0.69	C16
结直肠	Colon-rectum	35	4.05	8.54	5.07	0.22	0.42	39	8.44	9.94	5.43	0.16	0.65	C18-21
肝脏	Liver	141	16.30	34.41	22.29	1.58	2.48	44	9.52	11.21	6.39	0.38	0.73	C22
胆囊	Gallbladder etc.	7	0.81	1.71	1.14	0.06	0.18	15	3.25	3.82	1.96	0.08	0.39	C23-24
胰腺	Pancreas	36	4.16	8.78	5.80	0.26	0.69	24	5.19	6.12	3.62	0.11	0.46	C25
喉	Larynx	6	0.69	1.46	0.78	0.04	0.08	0	0.00	0.00	0.00	0.00	0.00	C32
肺	Lung	215	24.86	52.47	33.42	1.24	4.16	69	14.94	17.58	10.02	0.54	1.26	C33-34
其他胸腔器官	Other thoracic organs	4	0.46	0.98	0.76	0.04	0.12	0	0.00	0.00	0.00	0.00	0.00	C37-38
骨	Bone	11	1.27	2.68	1.76	0.12	0.24	5	1.08	1.27	0.84	0.06	0.10	C40-41
皮肤黑色素瘤	Melanoma of skin	2	0.23	0.49	0.30	0.03	0.03	2	0.43	0.51	0.47	0.01	0.05	C43
乳腺	Breast	0	0.00	0.00	0.00	0.00	0.00	24	5.19	6.12	4.28	0.34	0.53	C50
子宫颈	Cervix	–	–	–	–	–	–	16	3.46	4.08	2.42	0.21	0.24	C53
子宫体	Uterus	–	–	–	–	–	–	6	1.30	1.53	0.93	0.06	0.10	C54-55
卵巢	Ovary	–	–	–	–	–	–	8	1.73	2.04	1.36	0.09	0.17	C56
前列腺	Prostate	13	1.50	3.17	1.70	0.00	0.12	–	–	–	–	–	–	C61
睾丸	Testis	0	0.00	0.00	0.00	0.00	0.00	–	–	–	–	–	–	C62
肾	Kidney	5	0.58	1.22	1.08	0.06	0.10	2	0.43	0.51	0.27	0.02	0.02	C64-66,68
膀胱	Bladder	11	1.27	2.68	1.70	0.00	0.24	2	0.43	0.51	0.35	0.00	0.04	C67
脑	Brain	15	1.73	3.66	2.33	0.14	0.26	23	4.98	5.86	4.70	0.28	0.44	C70-C72,D32-33,D42-43
甲状腺	Thyroid	1	0.12	0.24	0.25	0.02	0.02	2	0.43	0.51	0.18	0.00	0.00	C73
淋巴瘤	Lymphoma	15	1.73	3.66	2.52	0.10	0.35	6	1.30	1.53	1.03	0.04	0.12	C81-85,88,90,96
白血病	Leukemia	22	2.54	5.37	4.21	0.27	0.39	7	1.52	1.78	1.07	0.10	0.14	C91-95, D45-47
其他	Other	13	1.50	3.17	2.57	0.12	0.28	10	2.16	2.55	1.44	0.09	0.13	O&U
所有部位合计	All sites	865	100.00	211.08	135.91	5.65	16.01	462	100.00	117.73	67.76	3.10	7.78	All
所有部位除外皮肤	All sites exc. C44	861	99.54	210.10	135.18	5.63	15.91	460	99.57	117.22	67.54	3.08	7.77	All sites exc. C44

附表 3-101 金湖县 2015 年癌症发病和死亡主要指标
Appendix Table 3-101　Incidence and mortality of cancer in Jinhu Xian, 2015

部位 Sites	男性 Male						女性 Female						ICD10
	病例数 No. cases	构成比 Freq./%	粗率 Crude rate/ 100 000⁻¹	世标率 ASR world/ 100 000⁻¹	累积率 Cum. Rate/% 0~64	0~74	病例数 No. cases	构成比 Freq./%	粗率 Crude rate/ 100 000⁻¹	世标率 ASR world/ 100 000⁻¹	累积率 Cum. Rate/% 0~64	0~74	
发病 Incidence													
口腔 Oral cavity & pharynx	11	1.58	6.12	3.60	0.27	0.44	3	0.53	1.67	0.89	0.06	0.12	C00-10, C12-14
鼻咽 Nasopharynx	17	2.45	9.46	6.96	0.45	0.70	7	1.25	3.89	2.06	0.17	0.24	C11
食管 Esophagus	137	19.71	76.23	36.11	1.81	4.61	104	18.51	57.86	25.80	0.96	3.41	C15
胃 Stomach	149	21.44	82.91	39.72	1.81	5.18	68	12.10	37.83	17.49	0.85	2.15	C16
结直肠 Colon-rectum	66	9.50	36.73	17.64	1.01	2.16	42	7.47	23.37	11.81	0.74	1.49	C18-21
肝脏 Liver	53	7.63	29.49	15.13	1.01	1.63	30	5.34	16.69	7.82	0.33	1.01	C22
胆囊 Gallbladder etc.	6	0.86	3.34	1.74	0.11	0.23	10	1.78	5.56	2.25	0.04	0.36	C23-24
胰腺 Pancreas	16	2.30	8.90	4.13	0.11	0.55	22	3.91	12.24	5.83	0.19	0.80	C25
喉 Larynx	5	0.72	2.78	1.38	0.00	0.17	1	0.18	0.56	0.19	0.00	0.00	C32
肺 Lung	133	19.14	74.01	36.15	1.52	4.60	65	11.57	36.16	16.18	0.93	1.85	C33-34
其他胸腔器官 Other thoracic organs	1	0.14	0.56	0.27	0.00	0.07	1	0.18	0.56	0.29	0.04	0.04	C37-38
骨 Bone	4	0.58	2.23	1.23	0.10	0.17	5	0.89	2.78	1.37	0.03	0.21	C40-41
皮肤黑色素瘤 Melanoma of skin	1	0.14	0.56	0.30	0.03	0.03	3	0.53	1.67	0.78	0.04	0.10	C43
乳腺 Breast	0	0.00	0.00	0.00	0.00	0.00	43	7.65	23.92	13.48	1.19	1.37	C50
子宫颈 Cervix	–	–	–	–	–	–	56	9.96	31.16	18.04	1.56	1.79	C53
子宫体 Uterus	–	–	–	–	–	–	23	4.09	12.80	6.37	0.52	0.77	C54-55
卵巢 Ovary	–	–	–	–	–	–	11	1.96	6.12	5.19	0.43	0.49	C56
前列腺 Prostate	16	2.30	8.90	3.81	0.11	0.58	–	–	–	–	–	–	C61
睾丸 Testis	0	0.00	0.00	0.00	0.00	0.00	–	–	–	–	–	–	C62
肾 Kidney	6	0.86	3.34	1.84	0.18	0.23	8	1.42	4.45	2.40	0.25	0.30	C64-66, 68
膀胱 Bladder	14	2.01	7.79	3.96	0.14	0.59	3	0.53	1.67	0.70	0.07	0.07	C67
脑 Brain	14	2.01	7.79	5.82	0.29	0.67	15	2.67	8.35	5.16	0.35	0.47	C70-C72, D32-33, D42-43
甲状腺 Thyroid	9	1.29	5.01	3.08	0.19	0.39	16	2.85	8.90	5.88	0.48	0.48	C73
淋巴瘤 Lymphoma	10	1.44	5.56	2.67	0.10	0.35	10	1.78	5.56	2.50	0.16	0.35	C81-85, 88, 90, 96
白血病 Leukemia	10	1.44	5.56	3.22	0.20	0.20	3	0.53	1.67	0.80	0.06	0.12	C91-95, D45-47
其他 Other	17	2.45	9.46	6.08	0.27	0.67	13	2.31	7.23	3.59	0.09	0.45	O&U
所有部位合计 All sites	695	100.00	386.73	194.85	9.69	24.23	562	100.00	312.68	156.87	9.52	18.43	All
所有部位除外皮肤 All sites exc. C44	689	99.14	383.39	193.36	9.63	24.02	561	99.82	312.12	156.52	9.52	18.37	All sites exc. C44
死亡 Mortality													
口腔 Oral cavity & pharynx	3	0.63	1.67	0.70	0.04	0.10	1	0.33	0.56	0.12	0.00	0.00	C00-10, C12-14
鼻咽 Nasopharynx	7	1.47	3.90	1.93	0.14	0.20	4	1.34	2.23	1.18	0.07	0.19	C11
食管 Esophagus	87	18.32	48.41	21.30	0.76	2.59	73	24.41	40.61	14.56	0.35	1.34	C15
胃 Stomach	95	20.00	52.86	24.05	0.60	3.04	25	8.36	13.91	4.98	0.17	0.42	C16
结直肠 Colon-rectum	29	6.11	16.14	7.47	0.28	0.91	16	5.35	8.90	4.00	0.23	0.54	C18-21
肝脏 Liver	46	9.68	25.60	12.97	0.83	1.52	32	10.70	17.80	7.53	0.17	0.97	C22
胆囊 Gallbladder etc.	7	1.47	3.90	2.05	0.07	0.32	3	1.00	1.67	0.72	0.00	0.12	C23-24
胰腺 Pancreas	13	2.74	7.23	3.48	0.18	0.43	24	8.03	13.35	6.63	0.35	0.72	C25
喉 Larynx	3	0.63	1.67	0.69	0.00	0.06	1	0.33	0.56	0.19	0.00	0.00	C32
肺 Lung	129	27.16	71.78	34.40	1.08	4.48	54	18.06	30.04	13.06	0.50	1.72	C33-34
其他胸腔器官 Other thoracic organs	0	0.00	0.00	0.00	0.00	0.00	1	0.33	0.56	0.29	0.04	0.04	C37-38
骨 Bone	6	1.26	3.34	2.98	0.15	0.21	1	0.33	0.56	0.11	0.00	0.00	C40-41
皮肤黑色素瘤 Melanoma of skin	2	0.42	1.11	0.69	0.07	0.07	1	0.33	0.56	0.12	0.00	0.00	C43
乳腺 Breast	0	0.00	0.00	0.00	0.00	0.00	14	4.68	7.79	4.21	0.30	0.48	C50
子宫颈 Cervix	–	–	–	–	–	–	17	5.69	9.46	4.11	0.18	0.48	C53
子宫体 Uterus	–	–	–	–	–	–	5	1.67	2.78	1.50	0.16	0.16	C54-55
卵巢 Ovary	–	–	–	–	–	–	4	1.34	2.23	1.08	0.10	0.10	C56
前列腺 Prostate	3	0.63	1.67	0.48	0.00	0.00	–	–	–	–	–	–	C61
睾丸 Testis	0	0.00	0.00	0.00	0.00	0.00	–	–	–	–	–	–	C62
肾 Kidney	3	0.63	1.67	0.81	0.08	0.08	1	0.33	0.56	0.35	0.00	0.06	C64-66, 68
膀胱 Bladder	6	1.26	3.34	1.56	0.07	0.20	2	0.67	1.11	0.22	0.00	0.00	C67
脑 Brain	15	3.16	8.35	5.96	0.24	0.68	3	1.00	1.67	0.78	0.07	0.07	C70-C72, D32-33, D42-43
甲状腺 Thyroid	0	0.00	0.00	0.00	0.00	0.00	2	0.67	1.11	0.54	0.04	0.10	C73
淋巴瘤 Lymphoma	8	1.68	4.45	2.11	0.06	0.24	5	1.67	2.78	1.00	0.07	0.07	C81-85, 88, 90, 96
白血病 Leukemia	8	1.68	4.45	2.12	0.11	0.23	3	1.00	1.67	1.30	0.11	0.11	C91-95, D45-47
其他 Other	5	1.05	2.78	1.99	0.09	0.15	7	2.34	3.89	2.03	0.13	0.13	O&U
所有部位合计 All sites	475	100.00	264.31	127.72	4.83	15.51	299	100.00	166.35	70.61	3.02	7.81	All
所有部位除外皮肤 All sites exc. C44	474	99.79	263.75	127.51	4.83	15.51	299	100.00	166.35	70.61	3.02	7.81	All sites exc. C44

部位 Sites		男性 Male						女性 Female						ICD10
		病例数 No. cases	构成比 Freq./%	粗率 Crude rate/ 100 000⁻¹	世标率 ASR world/ 100 000⁻¹	累积率 Cum. Rate/%		病例数 No. cases	构成比 Freq./%	粗率 Crude rate/ 100 000⁻¹	世标率 ASR world/ 100 000⁻¹	累积率 Cum. Rate/%		
						0~64	0~74					0~64	0~74	
发病 Incidence														
口腔	Oral cavity & pharynx	11	0.94	2.97	1.80	0.11	0.17	9	0.97	2.61	1.71	0.10	0.18	C00-10,C12-14
鼻咽	Nasopharynx	13	1.11	3.51	2.41	0.20	0.28	3	0.32	0.87	0.64	0.05	0.05	C11
食管	Esophagus	192	16.37	51.79	32.54	1.32	3.87	83	8.92	24.04	13.14	0.39	1.45	C15
胃	Stomach	191	16.28	51.52	32.94	1.57	4.13	87	9.35	25.20	13.98	0.59	1.44	C16
结直肠	Colon-rectum	80	6.82	21.58	13.79	0.87	1.42	61	6.56	17.67	11.25	0.64	1.41	C18-21
肝脏	Liver	141	12.02	38.04	24.74	1.71	2.68	58	6.24	16.80	9.91	0.50	1.13	C22
胆囊	Gallbladder etc.	14	1.19	3.78	2.41	0.07	0.31	10	1.08	2.90	1.58	0.02	0.17	C23-24
胰腺	Pancreas	41	3.50	11.06	6.77	0.29	0.78	28	3.01	8.11	4.19	0.11	0.50	C25
喉	Larynx	9	0.77	2.43	1.59	0.11	0.24	2	0.22	0.58	0.26	0.00	0.00	C32
肺	Lung	283	24.13	76.34	48.26	2.04	5.84	124	13.33	35.92	20.90	0.92	2.60	C33-34
其他胸腔器官	Other thoracic organs	2	0.17	0.54	0.34	0.02	0.05	5	0.54	1.45	1.03	0.10	0.10	C37-38
骨	Bone	12	1.02	3.24	2.07	0.06	0.29	11	1.18	3.19	1.89	0.13	0.13	C40-41
皮肤黑色素瘤	Melanoma of skin	6	0.51	1.62	0.99	0.02	0.15	1	0.11	0.29	0.19	0.02	0.02	C43
乳腺	Breast	0	0.00	0.00	0.00	0.00	0.00	192	20.65	55.61	37.29	3.23	3.92	C50
子宫颈	Cervix	–	–	–	–	–	–	79	8.49	22.88	14.81	1.15	1.76	C53
子宫体	Uterus	–	–	–	–	–	–	30	3.23	8.69	5.64	0.43	0.62	C54-55
卵巢	Ovary	–	–	–	–	–	–	24	2.58	6.95	4.56	0.32	0.47	C56
前列腺	Prostate	19	1.62	5.13	3.21	0.05	0.26	–	–	–	–	–	–	C61
睾丸	Testis	0	0.00	0.00	0.00	0.00	0.00	–	–	–	–	–	–	C62
肾	Kidney	24	2.05	6.47	4.80	0.24	0.53	18	1.94	5.21	3.25	0.20	0.37	C64-66,68
膀胱	Bladder	20	1.71	5.40	3.43	0.16	0.34	7	0.75	2.03	1.31	0.04	0.14	C67
脑	Brain	25	2.13	6.74	5.39	0.39	0.47	17	1.83	4.92	2.99	0.20	0.36	C70-C72,D32-33,D42-43
甲状腺	Thyroid	13	1.11	3.51	2.51	0.16	0.25	20	2.15	5.79	4.06	0.35	0.39	C73
淋巴瘤	Lymphoma	24	2.05	6.47	4.39	0.26	0.45	17	1.83	4.92	3.19	0.19	0.31	C81-85,88,90,96
白血病	Leukemia	23	1.96	6.20	5.26	0.24	0.50	20	2.15	5.79	4.13	0.22	0.31	C91-95, D45-47
其他	Other	30	2.56	8.09	5.05	0.38	0.53	24	2.58	6.95	4.20	0.25	0.51	O&U
所有部位合计	All sites	1173	100.00	316.43	204.71	10.27	23.54	930	100.00	269.36	166.11	10.18	18.39	All
所有部位除外皮肤	All sites exc. C44	1168	99.57	315.08	204.04	10.24	23.52	928	99.78	268.78	165.69	10.16	18.34	All sites exc. C44
死亡 Mortality														
口腔	Oral cavity & pharynx	3	0.34	0.81	0.56	0.02	0.10	2	0.39	0.58	0.38	0.00	0.03	C00-10,C12-14
鼻咽	Nasopharynx	10	1.13	2.70	1.84	0.13	0.26	3	0.58	0.87	0.59	0.04	0.09	C11
食管	Esophagus	141	15.95	38.04	23.01	0.69	2.35	56	10.79	16.22	8.37	0.12	0.84	C15
胃	Stomach	143	16.18	38.58	24.81	1.00	2.94	67	12.91	19.41	10.78	0.39	1.11	C16
结直肠	Colon-rectum	35	3.96	9.44	5.96	0.28	0.67	34	6.55	9.85	5.38	0.17	0.54	C18-21
肝脏	Liver	132	14.93	35.61	23.13	1.53	2.49	51	9.83	14.77	8.27	0.34	0.91	C22
胆囊	Gallbladder etc.	12	1.36	3.24	2.20	0.07	0.21	9	1.73	2.61	1.50	0.09	0.18	C23-24
胰腺	Pancreas	44	4.98	11.87	7.50	0.31	0.91	28	5.39	8.11	4.31	0.12	0.41	C25
喉	Larynx	4	0.45	1.08	0.74	0.04	0.04	2	0.39	0.58	0.36	0.00	0.05	C32
肺	Lung	239	27.04	64.47	40.07	1.53	4.61	122	23.51	35.34	20.75	0.82	2.49	C33-34
其他胸腔器官	Other thoracic organs	0	0.00	0.00	0.00	0.00	0.00	0	0.00	0.00	0.00	0.00	0.00	C37-38
骨	Bone	15	1.70	4.05	2.90	0.16	0.31	11	2.12	3.19	1.88	0.11	0.15	C40-41
皮肤黑色素瘤	Melanoma of skin	2	0.23	0.54	0.33	0.00	0.05	1	0.19	0.29	0.19	0.02	0.02	C43
乳腺	Breast	0	0.00	0.00	0.00	0.00	0.00	26	5.01	7.53	4.68	0.31	0.59	C50
子宫颈	Cervix	–	–	–	–	–	–	26	5.01	7.53	4.06	0.19	0.41	C53
子宫体	Uterus	–	–	–	–	–	–	7	1.35	2.03	1.24	0.06	0.09	C54-55
卵巢	Ovary	–	–	–	–	–	–	8	1.54	2.32	1.45	0.15	0.15	C56
前列腺	Prostate	24	2.71	6.47	4.03	0.02	0.20	–	–	–	–	–	–	C61
睾丸	Testis	0	0.00	0.00	0.00	0.00	0.00	–	–	–	–	–	–	C62
肾	Kidney	12	1.36	3.24	2.63	0.11	0.27	11	2.12	3.19	1.99	0.06	0.31	C64-66,68
膀胱	Bladder	9	1.02	2.43	1.35	0.02	0.12	6	1.16	1.74	1.07	0.02	0.09	C67
脑	Brain	18	2.04	4.86	3.48	0.16	0.37	18	3.47	5.21	3.60	0.21	0.32	C70-C72,D32-33,D42-43
甲状腺	Thyroid	1	0.11	0.27	0.17	0.02	0.02	0	0.00	0.00	0.00	0.00	0.00	C73
淋巴瘤	Lymphoma	20	2.26	5.40	3.53	0.14	0.46	11	2.12	3.19	2.04	0.06	0.16	C81-85,88,90,96
白血病	Leukemia	16	1.81	4.32	2.84	0.13	0.21	10	1.93	2.90	1.69	0.08	0.20	C91-95, D45-47
其他	Other	4	0.45	1.08	0.72	0.02	0.11	10	1.93	2.90	1.68	0.04	0.12	O&U
所有部位合计	All sites	884	100.00	238.47	151.78	6.35	16.68	519	100.00	150.32	86.25	3.42	9.25	All
所有部位除外皮肤	All sites exc. C44	882	99.77	237.93	151.46	6.33	16.65	519	100.00	150.32	86.25	3.42	9.25	All sites exc. C44

附表 3-103 盐城市盐都区 2015 年癌症发病和死亡主要指标

Appendix Table 3-103 Incidence and mortality of cancer in Yandu Qu，Yancheng Shi，2015

部位 Sites		男性 Male						女性 Female						ICD10
		病例数 No. cases	构成比 Freq. /%	粗率 Crude rate/ 100 000⁻¹	世标率 ASR world/ 100 000⁻¹	累积率 Cum. Rate/% 0~64	0~74	病例数 No. cases	构成比 Freq. /%	粗率 Crude rate/ 100 000⁻¹	世标率 ASR world/ 100 000⁻¹	累积率 Cum. Rate/% 0~64	0~74	
发病 Incidence														
口腔	Oral cavity & pharynx	15	0.94	4.03	2.55	0.07	0.32	10	0.89	2.92	1.96	0.19	0.26	C00-10,C12-14
鼻咽	Nasopharynx	14	0.88	3.76	2.54	0.23	0.30	9	0.80	2.63	1.46	0.04	0.14	C11
食管	Esophagus	317	19.85	85.22	59.57	2.01	6.49	157	13.97	45.88	25.00	0.91	2.74	C15
胃	Stomach	411	25.74	110.49	73.66	2.82	8.45	181	16.10	52.90	28.85	1.42	3.49	C16
结直肠	Colon-rectum	91	5.70	24.46	17.26	0.90	1.84	69	6.14	20.16	12.05	0.69	1.07	C18-21
肝脏	Liver	148	9.27	39.79	27.07	1.71	3.06	52	4.63	15.20	9.21	0.52	1.05	C22
胆囊	Gallbladder etc.	18	1.13	4.84	3.71	0.14	0.39	19	1.69	5.55	3.13	0.12	0.44	C23-24
胰腺	Pancreas	45	2.82	12.10	8.06	0.32	0.84	37	3.29	10.81	6.28	0.32	0.85	C25
喉	Larynx	5	0.31	1.34	0.84	0.08	0.08	1	0.09	0.29	0.21	0.03	0.03	C32
肺	Lung	338	21.16	90.87	61.40	2.66	7.58	148	13.17	43.25	24.66	1.31	2.63	C33-34
其他胸腔器官	Other thoracic organs	1	0.06	0.27	0.14	0.00	0.00	3	0.27	0.88	0.55	0.04	0.07	C37-38
骨	Bone	23	1.44	6.18	4.32	0.20	0.55	16	1.42	4.68	3.10	0.14	0.32	C40-41
皮肤黑色素瘤	Melanoma of skin	6	0.38	1.61	1.12	0.05	0.16	8	0.71	2.34	1.35	0.04	0.22	C43
乳腺	Breast	1	0.06	0.27	0.15	0.02	0.02	134	11.92	39.16	25.81	2.20	2.67	C50
子宫颈	Cervix	–	–	–	–	–	–	120	10.68	35.07	22.79	1.95	2.62	C53
子宫体	Uterus	–	–	–	–	–	–	31	2.76	9.06	5.72	0.41	0.58	C54-55
卵巢	Ovary	–	–	–	–	–	–	22	1.96	6.43	3.93	0.24	0.41	C56
前列腺	Prostate	21	1.31	5.65	4.98	0.07	0.41	–	–	–	–	–	–	C61
睾丸	Testis	1	0.06	0.27	0.21	0.02	0.02	–	–	–	–	–	–	C62
肾	Kidney	10	0.63	2.69	1.80	0.10	0.26	8	0.71	2.34	1.31	0.07	0.22	C64-66,68
膀胱	Bladder	27	1.69	7.26	5.80	0.27	0.58	5	0.44	1.46	1.02	0.12	0.12	C67
脑	Brain	28	1.75	7.53	5.36	0.35	0.55	33	2.94	9.64	6.76	0.49	0.73	C70-C72,D32-33,D42-43
甲状腺	Thyroid	3	0.19	0.81	0.61	0.03	0.07	15	1.33	4.38	3.04	0.23	0.27	C73
淋巴瘤	Lymphoma	20	1.25	5.38	3.79	0.21	0.44	7	0.62	2.05	1.19	0.07	0.10	C81-85,88,90,96
白血病	Leukemia	29	1.82	7.80	6.38	0.32	0.52	18	1.60	5.26	5.06	0.26	0.43	C91-95, D45-47
其他	Other	25	1.57	6.72	4.97	0.25	0.58	21	1.87	6.14	4.48	0.31	0.49	O&U
所有部位合计	All sites	1597	100.00	429.33	296.32	12.84	33.50	1124	100.00	328.48	198.90	12.13	21.96	All
所有部位除外皮肤	All sites exc. C44	1593	99.75	428.25	295.61	12.80	33.43	1124	100.00	328.48	198.90	12.13	21.96	All sites exc. C44
死亡 Mortality														
口腔	Oral cavity & pharynx	11	0.87	2.96	1.81	0.07	0.11	0	0.00	0.00	0.00	0.00	0.00	C00-10,C12-14
鼻咽	Nasopharynx	8	0.63	2.15	1.36	0.09	0.16	4	0.62	1.17	0.63	0.02	0.02	C11
食管	Esophagus	246	19.48	66.13	48.30	0.93	4.38	121	18.70	35.36	18.02	0.48	1.85	C15
胃	Stomach	304	24.07	81.73	56.94	1.44	5.17	117	18.08	34.19	18.17	0.64	2.00	C16
结直肠	Colon-rectum	44	3.48	11.83	7.98	0.33	0.75	27	4.17	7.89	4.30	0.17	0.32	C18-21
肝脏	Liver	153	12.11	41.13	28.01	1.82	2.79	47	7.26	13.74	8.10	0.44	0.91	C22
胆囊	Gallbladder etc.	21	1.66	5.65	5.13	0.18	0.36	15	2.32	4.38	2.36	0.04	0.37	C23-24
胰腺	Pancreas	50	3.96	13.44	9.44	0.32	0.92	32	4.95	9.35	5.07	0.21	0.63	C25
喉	Larynx	5	0.40	1.34	0.81	0.02	0.09	0	0.00	0.00	0.00	0.00	0.00	C32
肺	Lung	288	22.80	77.42	52.04	2.00	5.89	112	17.31	32.73	17.74	0.81	2.01	C33-34
其他胸腔器官	Other thoracic organs	0	0.00	0.00	0.00	0.00	0.00	0	0.00	0.00	0.00	0.00	0.00	C37-38
骨	Bone	18	1.43	4.84	3.23	0.13	0.35	15	2.32	4.38	2.46	0.05	0.19	C40-41
皮肤黑色素瘤	Melanoma of skin	3	0.24	0.81	1.05	0.02	0.05	2	0.31	0.58	0.34	0.00	0.07	C43
乳腺	Breast	1	0.08	0.27	0.21	0.02	0.02	24	3.71	7.01	4.48	0.36	0.42	C50
子宫颈	Cervix	–	–	–	–	–	–	33	5.10	9.64	6.12	0.41	0.61	C53
子宫体	Uterus	–	–	–	–	–	–	11	1.70	3.21	1.73	0.07	0.14	C54-55
卵巢	Ovary	–	–	–	–	–	–	15	2.32	4.38	2.42	0.14	0.29	C56
前列腺	Prostate	17	1.35	4.57	4.68	0.04	0.19	–	–	–	–	–	–	C61
睾丸	Testis	0	0.00	0.00	0.00	0.00	0.00	–	–	–	–	–	–	C62
肾	Kidney	4	0.32	1.08	0.76	0.07	0.12	5	0.77	1.46	0.82	0.00	0.13	C64-66,68
膀胱	Bladder	10	0.79	2.69	2.19	0.12	0.16	1	0.15	0.29	0.15	0.00	0.04	C67
脑	Brain	17	1.35	4.57	3.41	0.19	0.34	23	3.55	6.72	4.77	0.31	0.51	C70-C72,D32-33,D42-43
甲状腺	Thyroid	2	0.16	0.54	0.36	0.00	0.07	0	0.00	0.00	0.00	0.00	0.00	C73
淋巴瘤	Lymphoma	14	1.11	3.76	3.10	0.14	0.34	5	0.77	1.46	1.26	0.04	0.08	C81-85,88,90,96
白血病	Leukemia	21	1.66	5.65	4.69	0.25	0.34	18	2.78	5.26	4.48	0.24	0.45	C91-95, D45-47
其他	Other	26	2.06	6.99	4.58	0.26	0.59	20	3.09	5.84	3.47	0.12	0.37	O&U
所有部位合计	All sites	1263	100.00	339.54	240.09	8.44	23.21	647	100.00	189.08	106.90	4.56	11.40	All
所有部位除外皮肤	All sites exc. C44	1262	99.92	339.27	239.90	8.44	23.18	646	99.85	188.79	106.62	4.56	11.40	All sites exc. C44

附表 3-104　滨海县 2015 年癌症发病和死亡主要指标
Appendix Table 3-104　Incidence and mortality of cancer in Binhai Xian, 2015

部位 Sites		男性 Male						女性 Female						ICD10
		病例数 No. cases	构成比 Freq./%	粗率 Crude rate/ 100 000⁻¹	世标率 ASR world/ 100 000⁻¹	累积率 Cum. Rate/%		病例数 No. cases	构成比 Freq./%	粗率 Crude rate/ 100 000⁻¹	世标率 ASR world/ 100 000⁻¹	累积率 Cum. Rate/%		
						0~64	0~74					0~64	0~74	
发病 Incidence														
口腔	Oral cavity & pharynx	19	1.04	2.95	1.94	0.19	0.23	16	1.16	2.76	1.70	0.09	0.23	C00-10,C12-14
鼻咽	Nasopharynx	13	0.71	2.02	1.40	0.13	0.13	9	0.66	1.55	1.06	0.10	0.13	C11
食管	Esophagus	393	21.61	61.04	38.50	2.02	4.95	219	15.94	37.78	21.37	0.81	2.90	C15
胃	Stomach	337	18.53	52.35	33.53	1.87	4.19	125	9.10	21.56	12.53	0.65	1.56	C16
结直肠	Colon-rectum	92	5.06	14.29	9.46	0.62	1.19	76	5.53	13.11	7.93	0.53	0.92	C18-21
肝脏	Liver	211	11.60	32.77	22.25	1.50	2.65	109	7.93	18.80	11.50	0.87	1.44	C22
胆囊	Gallbladder etc.	19	1.04	2.95	2.00	0.11	0.26	21	1.53	3.62	2.25	0.13	0.26	C23-24
胰腺	Pancreas	48	2.64	7.46	4.83	0.29	0.62	25	1.82	4.31	2.43	0.13	0.29	C25
喉	Larynx	9	0.49	1.40	0.91	0.06	0.12	0	0.00	0.00	0.00	0.00	0.00	C32
肺	Lung	431	23.69	66.95	42.57	2.28	5.50	205	14.92	35.36	20.28	1.06	2.53	C33-34
其他胸腔器官	Other thoracic organs	4	0.22	0.62	0.41	0.03	0.05	4	0.29	0.69	0.57	0.05	0.05	C37-38
骨	Bone	20	1.10	3.11	2.02	0.10	0.24	10	0.73	1.73	1.13	0.06	0.13	C40-41
皮肤黑色素瘤	Melanoma of skin	3	0.16	0.47	0.33	0.02	0.05	1	0.07	0.17	0.12	0.01	0.01	C43
乳腺	Breast	4	0.22	0.62	0.47	0.04	0.04	163	11.86	28.12	19.87	1.77	2.09	C50
子宫颈	Cervix	–	–	–	–	–	–	133	9.68	22.94	15.96	1.29	1.66	C53
子宫体	Uterus	–	–	–	–	–	–	69	5.02	11.90	8.10	0.71	0.85	C54-55
卵巢	Ovary	–	–	–	–	–	–	31	2.26	5.35	3.97	0.35	0.39	C56
前列腺	Prostate	17	0.93	2.64	1.59	0.06	0.18	–	–	–	–	–	–	C61
睾丸	Testis	2	0.11	0.31	0.20	0.01	0.01	–	–	–	–	–	–	C62
肾	Kidney	11	0.60	1.71	1.07	0.07	0.14	9	0.66	1.55	0.91	0.05	0.12	C64-66,68
膀胱	Bladder	40	2.20	6.21	4.03	0.24	0.50	13	0.95	2.24	1.13	0.10	0.10	C67
脑	Brain	35	1.92	5.44	4.34	0.30	0.43	16	1.16	2.76	2.00	0.18	0.24	C70-C72,D32-33,D42-43
甲状腺	Thyroid	8	0.44	1.24	0.89	0.07	0.07	38	2.77	6.56	5.13	0.41	0.47	C73
淋巴瘤	Lymphoma	37	2.03	5.75	3.91	0.31	0.49	20	1.46	3.45	2.14	0.21	0.24	C81-85,88,90,96
白血病	Leukemia	42	2.31	6.52	5.01	0.32	0.54	27	1.97	4.66	4.14	0.27	0.37	C91-95, D45-47
其他	Other	24	1.32	3.73	2.30	0.14	0.26	35	2.55	6.04	4.23	0.26	0.43	O&U
所有部位合计	All sites	1819	100.00	282.54	183.98	10.79	22.86	1374	100.00	237.03	150.45	10.11	17.37	All
所有部位除外皮肤	All sites exc. C44	1813	99.67	281.61	183.41	10.78	22.78	1367	99.49	235.82	149.67	10.07	17.30	All sites exc. C44
死亡 Mortality														
口腔	Oral cavity & pharynx	7	0.52	1.09	0.58	0.01	0.04	7	0.96	1.21	0.80	0.06	0.11	C00-10,C12-14
鼻咽	Nasopharynx	5	0.37	0.78	0.50	0.05	0.05	5	0.68	0.86	0.60	0.05	0.07	C11
食管	Esophagus	299	22.18	46.44	28.14	1.06	3.25	126	17.21	21.74	10.92	0.34	1.23	C15
胃	Stomach	223	16.54	34.64	21.67	0.85	2.45	104	14.21	17.94	9.64	0.37	0.99	C16
结直肠	Colon-rectum	64	4.75	9.94	6.37	0.29	0.76	36	4.92	6.21	3.05	0.12	0.27	C18-21
肝脏	Liver	188	13.95	29.20	19.59	1.44	2.35	89	12.16	15.35	8.98	0.71	1.08	C22
胆囊	Gallbladder etc.	15	1.11	2.33	1.56	0.06	0.23	25	3.42	4.31	2.34	0.16	0.24	C23-24
胰腺	Pancreas	37	2.74	5.75	3.78	0.23	0.49	30	4.10	5.18	2.95	0.13	0.41	C25
喉	Larynx	4	0.30	0.62	0.39	0.01	0.07	0	0.00	0.00	0.00	0.00	0.00	C32
肺	Lung	356	26.41	55.30	33.99	1.49	4.04	136	18.58	23.46	12.31	0.60	1.32	C33-34
其他胸腔器官	Other thoracic organs	1	0.07	0.16	0.11	0.01	0.01	1	0.14	0.17	0.07	0.00	0.00	C37-38
骨	Bone	14	1.04	2.17	1.30	0.07	0.13	9	1.23	1.55	0.92	0.04	0.09	C40-41
皮肤黑色素瘤	Melanoma of skin	3	0.22	0.47	0.31	0.02	0.05	0	0.00	0.00	0.00	0.00	0.00	C43
乳腺	Breast	0	0.00	0.00	0.00	0.00	0.00	40	5.46	6.90	4.69	0.41	0.56	C50
子宫颈	Cervix	–	–	–	–	–	–	29	3.96	5.00	3.14	0.23	0.33	C53
子宫体	Uterus	–	–	–	–	–	–	19	2.60	3.28	2.11	0.17	0.21	C54-55
卵巢	Ovary	–	–	–	–	–	–	12	1.64	2.07	1.27	0.11	0.17	C56
前列腺	Prostate	10	0.74	1.55	0.91	0.01	0.06	–	–	–	–	–	–	C61
睾丸	Testis	0	0.00	0.00	0.00	0.00	0.00	–	–	–	–	–	–	C62
肾	Kidney	3	0.22	0.47	0.30	0.00	0.06	4	0.55	0.69	0.44	0.01	0.08	C64-66,68
膀胱	Bladder	10	0.74	1.55	0.93	0.02	0.08	6	0.82	1.04	0.40	0.00	0.02	C67
脑	Brain	32	2.37	4.97	3.34	0.19	0.44	14	1.91	2.42	1.56	0.11	0.18	C70-C72,D32-33,D42-43
甲状腺	Thyroid	0	0.00	0.00	0.00	0.00	0.00	5	0.68	0.86	0.55	0.05	0.05	C73
淋巴瘤	Lymphoma	31	2.30	4.82	3.47	0.24	0.45	16	2.19	2.76	1.72	0.13	0.22	C81-85,88,90,96
白血病	Leukemia	32	2.37	4.97	3.34	0.21	0.39	14	1.91	2.42	1.82	0.11	0.17	C91-95, D45-47
其他	Other	14	1.04	2.17	1.34	0.05	0.18	5	0.68	0.86	0.48	0.01	0.05	O&U
所有部位合计	All sites	1348	100.00	209.38	131.91	6.33	15.58	732	100.00	126.28	70.74	3.92	7.84	All
所有部位除外皮肤	All sites exc. C44	1345	99.78	208.92	131.66	6.33	15.56	730	99.73	125.93	70.61	3.92	7.84	All sites exc. C44

部位 Sites		男性 Male						女性 Female						ICD10
		病例数 No. cases	构成比 Freq. /%	粗率 Crude rate/ 100 000^{-1}	世标率 ASR world/ 100 000^{-1}	累积率 Cum. Rate/%		病例数 No. cases	构成比 Freq. /%	粗率 Crude rate/ 100 000^{-1}	世标率 ASR world/ 100 000^{-1}	累积率 Cum. Rate/%		
						0~64	0~74					0~64	0~74	
发病 Incidence														
口腔	Oral cavity & pharynx	28	1.69	5.06	3.33	0.21	0.42	15	1.24	2.81	1.82	0.13	0.20	C00-10,C12-14
鼻咽	Nasopharynx	18	1.09	3.25	2.53	0.22	0.26	9	0.74	1.69	1.22	0.10	0.12	C11
食管	Esophagus	422	25.51	76.24	46.99	2.76	6.31	256	21.16	48.03	27.47	1.30	3.45	C15
胃	Stomach	324	19.59	58.54	36.07	2.35	4.72	134	11.07	25.14	14.68	0.75	1.79	C16
结直肠	Colon-rectum	79	4.78	14.27	8.98	0.64	1.02	54	4.46	10.13	6.10	0.37	0.74	C18-21
肝脏	Liver	200	12.09	36.14	22.99	1.55	2.74	77	6.36	14.45	9.14	0.63	1.06	C22
胆囊	Gallbladder etc.	17	1.03	3.07	1.97	0.11	0.25	18	1.49	3.38	2.05	0.18	0.25	C23-24
胰腺	Pancreas	28	1.69	5.06	3.18	0.18	0.39	44	3.64	8.26	5.05	0.40	0.57	C25
喉	Larynx	9	0.54	1.63	0.92	0.07	0.10	2	0.17	0.38	0.24	0.03	0.03	C32
肺	Lung	297	17.96	53.66	33.60	1.88	4.49	148	12.23	27.77	16.44	0.93	2.02	C33-34
其他胸腔器官	Other thoracic organs	3	0.18	0.54	0.45	0.01	0.05	0	0.00	0.00	0.00	0.00	0.00	C37-38
骨	Bone	16	0.97	2.89	1.90	0.16	0.18	4	0.33	0.75	0.43	0.04	0.04	C40-41
皮肤黑色素瘤	Melanoma of skin	11	0.67	1.99	1.25	0.09	0.11	8	0.66	1.50	1.01	0.08	0.11	C43
乳腺	Breast	0	0.00	0.00	0.00	0.00	0.00	136	11.24	25.52	17.52	1.54	1.76	C50
子宫颈	Cervix	–	–	–	–	–	–	105	8.68	19.70	13.32	1.13	1.39	C53
子宫体	Uterus	–	–	–	–	–	–	37	3.06	6.94	4.59	0.39	0.51	C54-55
卵巢	Ovary	–	–	–	–	–	–	20	1.65	3.75	2.67	0.21	0.28	C56
前列腺	Prostate	18	1.09	3.25	1.85	0.04	0.16	–	–	–	–	–	–	C61
睾丸	Testis	0	0.00	0.00	0.00	0.00	0.00	–	–	–	–	–	–	C62
肾	Kidney	20	1.21	3.61	2.52	0.20	0.30	10	0.83	1.88	1.06	0.08	0.10	C64-66,68
膀胱	Bladder	29	1.75	5.24	3.33	0.17	0.48	7	0.58	1.31	0.90	0.06	0.09	C67
脑	Brain	21	1.27	3.79	2.66	0.17	0.30	21	1.74	3.94	2.58	0.20	0.27	C70-C72,D32-33,D42-43
甲状腺	Thyroid	11	0.67	1.99	1.52	0.12	0.16	23	1.90	4.32	3.11	0.27	0.29	C73
淋巴瘤	Lymphoma	38	2.30	6.87	4.72	0.38	0.53	37	3.06	6.94	4.75	0.28	0.54	C81-85,88,90,96
白血病	Leukemia	31	1.87	5.60	4.09	0.21	0.43	19	1.57	3.56	2.69	0.14	0.26	C91-95, D45-47
其他	Other	34	2.06	6.14	3.96	0.22	0.43	26	2.15	4.88	2.95	0.19	0.33	O&U
所有部位合计	All sites	1654	100.00	298.84	188.80	11.74	23.84	1210	100.00	227.02	141.79	9.46	16.21	All
所有部位除外皮肤	All sites exc. C44	1653	99.94	298.66	188.69	11.74	23.81	1202	99.34	225.52	140.83	9.39	16.09	All sites exc. C44
死亡 Mortality														
口腔	Oral cavity & pharynx	12	0.92	2.17	1.31	0.07	0.14	4	0.56	0.75	0.38	0.01	0.03	C00-10,C12-14
鼻咽	Nasopharynx	6	0.46	1.08	0.69	0.06	0.08	3	0.42	0.56	0.31	0.02	0.02	C11
食管	Esophagus	345	26.40	62.33	36.55	1.22	4.35	189	26.54	35.46	19.47	0.55	2.19	C15
胃	Stomach	237	18.13	42.82	25.29	1.02	2.99	109	15.31	20.45	10.77	0.29	1.11	C16
结直肠	Colon-rectum	38	2.91	6.87	4.05	0.20	0.45	40	5.62	7.50	4.38	0.21	0.36	C18-21
肝脏	Liver	168	12.85	30.35	19.47	1.30	2.31	68	9.55	12.76	7.41	0.44	0.88	C22
胆囊	Gallbladder etc.	17	1.30	3.07	1.97	0.11	0.23	19	2.67	3.56	2.19	0.16	0.25	C23-24
胰腺	Pancreas	29	2.22	5.24	3.19	0.17	0.30	17	2.39	3.19	1.85	0.09	0.22	C25
喉	Larynx	7	0.54	1.26	0.64	0.01	0.07	2	0.28	0.38	0.25	0.01	0.04	C32
肺	Lung	281	21.50	50.77	30.52	1.52	3.85	119	16.71	22.33	12.61	0.46	1.58	C33-34
其他胸腔器官	Other thoracic organs	3	0.23	0.54	0.33	0.00	0.04	0	0.00	0.00	0.00	0.00	0.00	C37-38
骨	Bone	19	1.45	3.43	2.11	0.14	0.23	11	1.54	2.06	1.07	0.04	0.12	C40-41
皮肤黑色素瘤	Melanoma of skin	2	0.15	0.36	0.21	0.02	0.02	1	0.14	0.19	0.13	0.02	0.02	C43
乳腺	Breast	0	0.00	0.00	0.00	0.00	0.00	28	3.93	5.25	3.40	0.25	0.43	C50
子宫颈	Cervix	–	–	–	–	–	–	25	3.51	4.69	3.02	0.26	0.34	C53
子宫体	Uterus	–	–	–	–	–	–	10	1.40	1.88	1.09	0.09	0.09	C54-55
卵巢	Ovary	–	–	–	–	–	–	14	1.97	2.63	1.88	0.13	0.22	C56
前列腺	Prostate	17	1.30	3.07	1.77	0.03	0.17	–	–	–	–	–	–	C61
睾丸	Testis	0	0.00	0.00	0.00	0.00	0.00	–	–	–	–	–	–	C62
肾	Kidney	6	0.46	1.08	0.65	0.06	0.06	3	0.42	0.56	0.30	0.03	0.03	C64-66,68
膀胱	Bladder	18	1.38	3.25	1.88	0.05	0.12	3	0.42	0.56	0.25	0.00	0.00	C67
脑	Brain	37	2.83	6.68	4.10	0.18	0.48	21	2.95	3.94	2.34	0.15	0.24	C70-C72,D32-33,D42-43
甲状腺	Thyroid	3	0.23	0.54	0.29	0.01	0.04	1	0.14	0.19	0.07	0.00	0.00	C73
淋巴瘤	Lymphoma	20	1.53	3.61	2.83	0.21	0.25	9	1.26	1.69	1.42	0.08	0.10	C81-85,88,90,96
白血病	Leukemia	23	1.76	4.16	2.72	0.12	0.20	13	1.83	2.44	2.36	0.11	0.20	C91-95, D45-47
其他	Other	19	1.45	3.43	2.38	0.11	0.32	3	0.42	0.56	0.32	0.02	0.02	O&U
所有部位合计	All sites	1307	100.00	236.14	142.95	6.60	16.70	712	100.00	133.58	77.28	3.43	8.51	All
所有部位除外皮肤	All sites exc. C44	1305	99.85	235.78	142.72	6.57	16.67	711	99.86	133.40	77.16	3.41	8.50	All sites exc. C44

附表 3-106　射阳县 2015 年癌症发病和死亡主要指标

Appendix Table 3-106　Incidence and mortality of cancer in Sheyang Xian, 2015

部位 Sites		男性 Male						女性 Female						ICD10
		病例数 No. cases	构成比 Freq./%	粗率 Crude rate/ $100\,000^{-1}$	世标率 ASR world/ $100\,000^{-1}$	累积率 Cum. Rate/% 0~64	0~74	病例数 No. cases	构成比 Freq./%	粗率 Crude rate/ $100\,000^{-1}$	世标率 ASR world/ $100\,000^{-1}$	累积率 Cum. Rate/% 0~64	0~74	
发病 Incidence														
口腔	Oral cavity & pharynx	22	1.25	4.45	2.96	0.23	0.29	13	0.87	2.77	1.61	0.08	0.21	C00-10,C12-14
鼻咽	Nasopharynx	15	0.85	3.04	1.83	0.18	0.23	8	0.54	1.71	1.00	0.04	0.09	C11
食管	Esophagus	252	14.36	51.01	28.81	1.06	3.46	157	10.56	33.47	17.45	0.60	1.91	C15
胃	Stomach	326	18.58	65.98	37.60	1.63	4.72	153	10.29	32.61	17.49	0.73	2.07	C16
结直肠	Colon-rectum	113	6.44	22.87	13.23	0.78	1.52	86	5.78	18.33	10.36	0.54	1.14	C18-21
肝脏	Liver	277	15.78	56.07	33.50	2.44	3.73	102	6.86	21.74	12.25	0.68	1.33	C22
胆囊	Gallbladder etc.	5	0.28	1.01	0.74	0.03	0.10	5	0.34	1.07	0.54	0.03	0.08	C23-24
胰腺	Pancreas	59	3.36	11.94	6.66	0.37	0.84	46	3.09	9.81	5.29	0.22	0.58	C25
喉	Larynx	7	0.40	1.42	0.87	0.07	0.10	3	0.20	0.64	0.28	0.00	0.00	C32
肺	Lung	414	23.59	83.79	47.72	2.03	5.89	246	16.54	52.44	28.00	1.39	3.29	C33-34
其他胸腔器官	Other thoracic organs	4	0.23	0.81	0.45	0.04	0.04	3	0.20	0.64	0.41	0.05	0.05	C37-38
骨	Bone	12	0.68	2.43	1.65	0.10	0.13	14	0.94	2.98	2.18	0.10	0.23	C40-41
皮肤黑色素瘤	Melanoma of skin	1	0.06	0.20	0.13	0.01	0.01	2	0.13	0.43	0.23	0.03	0.03	C43
乳腺	Breast	2	0.11	0.40	0.22	0.02	0.02	183	12.31	39.01	23.66	1.97	2.50	C50
子宫颈	Cervix	–	–	–	–	–	–	148	9.95	31.55	19.27	1.54	2.13	C53
子宫体	Uterus	–	–	–	–	–	–	32	2.15	6.82	4.08	0.37	0.50	C54-55
卵巢	Ovary	–	–	–	–	–	–	29	1.95	6.18	3.85	0.32	0.40	C56
前列腺	Prostate	34	1.94	6.88	3.57	0.13	0.40	–	–	–	–	–	–	C61
睾丸	Testis	1	0.06	0.20	0.13	0.02	0.02	–	–	–	–	–	–	C62
肾	Kidney	23	1.31	4.66	2.92	0.16	0.25	16	1.08	3.41	2.54	0.14	0.26	C64-66,68
膀胱	Bladder	41	2.34	8.30	4.85	0.22	0.46	15	1.01	3.20	1.71	0.06	0.22	C67
脑	Brain	33	1.88	6.68	4.69	0.28	0.49	51	3.43	10.87	7.22	0.44	0.85	C70-C72,D32-33,D42-43
甲状腺	Thyroid	15	0.85	3.04	1.95	0.12	0.18	89	5.99	18.97	12.62	1.04	1.29	C73
淋巴瘤	Lymphoma	36	2.05	7.29	4.50	0.27	0.54	27	1.82	5.76	3.13	0.17	0.41	C81-85,88,90,96
白血病	Leukemia	32	1.82	6.48	6.25	0.37	0.45	29	1.95	6.18	3.83	0.20	0.34	C91-95, D45-47
其他	Other	31	1.77	6.27	4.42	0.23	0.45	30	2.02	6.39	3.28	0.16	0.37	O&U
所有部位合计	All sites	1755	100.00	355.21	209.65	10.81	24.31	1487	100.00	316.96	182.31	10.87	20.29	All
所有部位除外皮肤	All sites exc. C44	1746	99.49	353.39	208.59	10.74	24.19	1477	99.33	314.83	181.16	10.80	20.16	All sites exc. C44
死亡 Mortality														
口腔	Oral cavity & pharynx	12	0.80	2.43	1.43	0.03	0.14	3	0.34	0.64	0.34	0.00	0.05	C00-10,C12-14
鼻咽	Nasopharynx	7	0.47	1.42	0.89	0.05	0.13	2	0.23	0.43	0.21	0.02	0.02	C11
食管	Esophagus	215	14.42	43.52	23.80	0.69	2.57	133	15.29	28.35	14.07	0.34	1.53	C15
胃	Stomach	272	18.24	55.05	30.62	1.17	3.45	112	12.87	23.87	12.21	0.33	1.29	C16
结直肠	Colon-rectum	74	4.96	14.98	8.72	0.38	0.97	58	6.67	12.36	5.86	0.12	0.46	C18-21
肝脏	Liver	251	16.83	50.80	30.29	2.03	3.53	82	9.43	17.48	9.67	0.52	1.02	C22
胆囊	Gallbladder etc.	1	0.07	0.20	0.13	0.02	0.02	5	0.57	1.07	0.48	0.03	0.03	C23-24
胰腺	Pancreas	65	4.36	13.16	7.31	0.35	0.87	53	6.09	11.30	5.81	0.15	0.65	C25
喉	Larynx	5	0.34	1.01	0.54	0.00	0.08	4	0.46	0.85	0.41	0.01	0.01	C32
肺	Lung	411	27.57	83.19	47.53	2.13	5.55	192	22.07	40.93	21.00	0.90	2.26	C33-34
其他胸腔器官	Other thoracic organs	4	0.27	0.81	0.48	0.01	0.04	3	0.34	0.64	0.52	0.03	0.06	C37-38
骨	Bone	13	0.87	2.63	1.38	0.07	0.12	7	0.80	1.49	0.78	0.04	0.09	C40-41
皮肤黑色素瘤	Melanoma of skin	1	0.07	0.20	0.13	0.02	0.02	3	0.34	0.64	0.41	0.03	0.03	C43
乳腺	Breast	0	0.00	0.00	0.00	0.00	0.00	49	5.63	10.44	6.33	0.46	0.74	C50
子宫颈	Cervix	–	–	–	–	–	–	36	4.14	7.67	4.06	0.26	0.41	C53
子宫体	Uterus	–	–	–	–	–	–	10	1.15	2.13	1.23	0.07	0.15	C54-55
卵巢	Ovary	–	–	–	–	–	–	16	1.84	3.41	2.32	0.17	0.25	C56
前列腺	Prostate	20	1.34	4.05	2.12	0.03	0.14	–	–	–	–	–	–	C61
睾丸	Testis	0	0.00	0.00	0.00	0.00	0.00	–	–	–	–	–	–	C62
肾	Kidney	10	0.67	2.02	1.06	0.05	0.08	5	0.57	1.07	1.06	0.03	0.06	C64-66,68
膀胱	Bladder	17	1.14	3.44	2.05	0.03	0.20	5	0.57	1.07	0.59	0.03	0.06	C67
脑	Brain	34	2.28	6.88	4.50	0.24	0.53	29	3.33	6.18	3.90	0.19	0.46	C70-C72,D32-33,D42-43
甲状腺	Thyroid	2	0.13	0.40	0.31	0.00	0.03	4	0.46	0.85	0.58	0.03	0.08	C73
淋巴瘤	Lymphoma	29	1.95	5.87	3.58	0.20	0.36	19	2.18	4.05	2.02	0.07	0.26	C81-85,88,90,96
白血病	Leukemia	27	1.81	5.46	4.59	0.30	0.39	25	2.87	5.33	2.76	0.17	0.26	C91-95, D45-47
其他	Other	21	1.41	4.25	3.20	0.12	0.23	15	1.72	3.20	1.86	0.06	0.17	O&U
所有部位合计	All sites	1491	100.00	301.78	174.68	7.93	19.45	870	100.00	185.45	98.50	4.08	10.41	All
所有部位除外皮肤	All sites exc. C44	1487	99.73	300.97	174.15	7.91	19.41	867	99.66	184.81	98.22	4.08	10.41	All sites exc. C44

附表 3-107　建湖县 2015 年癌症发病和死亡主要指标
Appendix Table 3-107　Incidence and mortality of cancer in Jianhu Xian, 2015

部位 Sites		男性 Male						女性 Female						ICD10
		病例数 No. cases	构成比 Freq. /%	粗率 Crude rate/ 100 000⁻¹	世标率 ASR world/ 100 000⁻¹	累积率 Cum. Rate/% 0~64	0~74	病例数 No. cases	构成比 Freq. /%	粗率 Crude rate/ 100 000⁻¹	世标率 ASR world/ 100 000⁻¹	累积率 Cum. Rate/% 0~64	0~74	
发病 Incidence														
口腔	Oral cavity & pharynx	8	0.55	1.97	1.14	0.03	0.15	5	0.46	1.27	0.70	0.03	0.06	C00-10,C12-14
鼻咽	Nasopharynx	18	1.24	4.43	2.67	0.19	0.28	6	0.55	1.52	0.83	0.04	0.13	C11
食管	Esophagus	286	19.78	70.42	37.44	1.68	5.02	182	16.77	46.20	22.17	0.80	3.10	C15
胃	Stomach	421	29.11	103.66	55.73	2.56	7.46	183	16.87	46.46	22.96	1.11	3.05	C16
结直肠	Colon-rectum	111	7.68	27.33	15.43	0.87	1.96	78	7.19	19.80	10.36	0.70	1.08	C18-21
肝脏	Liver	130	8.99	32.01	18.71	1.17	2.50	62	5.71	15.74	8.08	0.41	1.07	C22
胆囊	Gallbladder etc.	11	0.76	2.71	1.58	0.15	0.17	13	1.20	3.30	1.61	0.06	0.16	C23-24
胰腺	Pancreas	41	2.84	10.09	5.38	0.30	0.68	25	2.30	6.35	2.82	0.07	0.29	C25
喉	Larynx	8	0.55	1.97	0.98	0.06	0.09	0	0.00	0.00	0.00	0.00	0.00	C32
肺	Lung	226	15.63	55.64	29.74	1.68	3.72	124	11.43	31.48	16.28	0.89	2.21	C33-34
其他胸腔器官	Other thoracic organs	5	0.35	1.23	0.84	0.07	0.10	0	0.00	0.00	0.00	0.00	0.00	C37-38
骨	Bone	12	0.83	2.95	2.06	0.09	0.22	9	0.83	2.28	1.13	0.05	0.18	C40-41
皮肤黑色素瘤	Melanoma of skin	3	0.21	0.74	0.35	0.02	0.02	2	0.18	0.51	0.24	0.02	0.02	C43
乳腺	Breast	0	0.00	0.00	0.00	0.00	0.00	118	10.88	29.96	17.73	1.47	1.88	C50
子宫颈	Cervix	–	–	–	–	–	–	134	12.35	34.02	20.69	1.81	2.15	C53
子宫体	Uterus	–	–	–	–	–	–	18	1.66	4.57	2.56	0.24	0.33	C54-55
卵巢	Ovary	–	–	–	–	–	–	20	1.84	5.08	4.07	0.29	0.38	C56
前列腺	Prostate	24	1.66	5.91	2.90	0.05	0.20	–	–	–	–	–	–	C61
睾丸	Testis	3	0.21	0.74	0.57	0.05	0.05	–	–	–	–	–	–	C62
肾	Kidney	13	0.90	3.20	2.08	0.16	0.24	11	1.01	2.79	2.12	0.09	0.24	C64-66,68
膀胱	Bladder	38	2.63	9.36	5.37	0.33	0.59	10	0.92	2.54	1.17	0.03	0.17	C67
脑	Brain	23	1.59	5.66	3.46	0.21	0.48	18	1.66	4.57	3.54	0.18	0.38	C70-C72,D32-33,D42-43
甲状腺	Thyroid	7	0.48	1.72	1.44	0.12	0.12	22	2.03	5.58	3.84	0.33	0.42	C73
淋巴瘤	Lymphoma	19	1.31	4.68	2.75	0.09	0.36	12	1.11	3.05	1.63	0.12	0.21	C81-85,88,90,96
白血病	Leukemia	19	1.31	4.68	3.45	0.21	0.34	16	1.47	4.06	4.68	0.26	0.33	C91-95, D45-47
其他	Other	20	1.38	4.92	2.67	0.17	0.37	17	1.57	4.32	2.58	0.18	0.23	O&U
所有部位合计	All sites	1446	100.00	356.03	196.75	10.27	25.11	1085	100.00	275.44	151.79	9.18	18.06	All
所有部位除外皮肤	All sites exc. C44	1441	99.65	354.80	196.11	10.24	25.02	1081	99.63	274.42	151.28	9.17	18.02	All sites exc. C44
死亡 Mortality														
口腔	Oral cavity & pharynx	9	0.74	2.22	1.20	0.03	0.15	3	0.42	0.76	0.27	0.02	0.02	C00-10,C12-14
鼻咽	Nasopharynx	8	0.66	1.97	1.05	0.05	0.13	5	0.70	1.27	0.52	0.01	0.04	C11
食管	Esophagus	228	18.73	56.14	26.89	0.59	3.10	139	19.58	35.29	15.35	0.39	1.76	C15
胃	Stomach	336	27.61	82.73	42.05	1.43	5.08	138	19.44	35.03	16.00	0.60	1.81	C16
结直肠	Colon-rectum	52	4.27	12.80	6.91	0.32	0.87	43	6.06	10.92	4.84	0.19	0.45	C18-21
肝脏	Liver	165	13.56	40.63	23.94	1.65	3.09	64	9.01	16.25	8.09	0.33	1.01	C22
胆囊	Gallbladder etc.	8	0.66	1.97	1.09	0.09	0.12	10	1.41	2.54	1.27	0.05	0.12	C23-24
胰腺	Pancreas	46	3.78	11.33	6.13	0.38	0.79	41	5.77	10.41	4.84	0.22	0.50	C25
喉	Larynx	2	0.16	0.49	0.24	0.00	0.02	2	0.28	0.51	0.21	0.00	0.02	C32
肺	Lung	265	21.77	65.25	34.82	1.70	4.51	127	17.89	32.24	16.45	0.67	2.36	C33-34
其他胸腔器官	Other thoracic organs	3	0.25	0.74	1.15	0.07	0.07	1	0.14	0.25	0.09	0.00	0.00	C37-38
骨	Bone	9	0.74	2.22	1.26	0.06	0.14	8	1.13	2.03	0.92	0.07	0.09	C40-41
皮肤黑色素瘤	Melanoma of skin	0	0.00	0.00	0.00	0.00	0.00	0	0.00	0.00	0.00	0.00	0.00	C43
乳腺	Breast	1	0.08	0.25	0.23	0.02	0.02	34	4.79	8.63	4.73	0.31	0.62	C50
子宫颈	Cervix	–	–	–	–	–	–	26	3.66	6.60	3.71	0.23	0.48	C53
子宫体	Uterus	–	–	–	–	–	–	8	1.13	2.03	1.10	0.09	0.12	C54-55
卵巢	Ovary	–	–	–	–	–	–	8	1.13	2.03	1.13	0.08	0.14	C56
前列腺	Prostate	8	0.66	1.97	1.13	0.03	0.13	–	–	–	–	–	–	C61
睾丸	Testis	0	0.00	0.00	0.00	0.00	0.00	–	–	–	–	–	–	C62
肾	Kidney	3	0.25	0.74	0.44	0.04	0.06	3	0.42	0.76	0.36	0.03	0.03	C64-66,68
膀胱	Bladder	12	0.99	2.95	1.74	0.05	0.17	3	0.42	0.76	0.28	0.00	0.00	C67
脑	Brain	26	2.14	6.40	4.63	0.29	0.56	18	2.54	4.57	3.38	0.16	0.32	C70-C72,D32-33,D42-43
甲状腺	Thyroid	0	0.00	0.00	0.00	0.00	0.00	1	0.14	0.25	0.16	0.02	0.02	C73
淋巴瘤	Lymphoma	13	1.07	3.20	2.42	0.13	0.24	11	1.55	2.79	1.49	0.07	0.25	C81-85,88,90,96
白血病	Leukemia	14	1.15	3.45	3.07	0.17	0.24	8	1.13	2.03	1.32	0.10	0.16	C91-95, D45-47
其他	Other	9	0.74	2.22	1.21	0.09	0.14	9	1.27	2.28	1.65	0.07	0.12	O&U
所有部位合计	All sites	1217	100.00	299.65	161.58	7.19	19.65	710	100.00	180.24	88.18	3.70	10.46	All
所有部位除外皮肤	All sites exc. C44	1215	99.84	299.15	161.35	7.18	19.63	708	99.72	179.73	87.99	3.70	10.46	All sites exc. C44

部位 Sites		男性 Male						女性 Female						ICD10
		病例数 No. cases	构成比 Freq./%	粗率 Crude rate/ 100 000⁻¹	世标率 ASR world/ 100 000⁻¹	累积率 Cum. Rate/%		病例数 No. cases	构成比 Freq./%	粗率 Crude rate/ 100 000⁻¹	世标率 ASR world/ 100 000⁻¹	累积率 Cum. Rate/%		
						0~64	0~74					0~64	0~74	
发病 Incidence														
口腔	Oral cavity & pharynx	21	0.93	3.70	1.70	0.09	0.22	20	1.18	3.59	1.62	0.12	0.15	C00-10,C12-14
鼻咽	Nasopharynx	20	0.89	3.52	1.82	0.12	0.21	6	0.36	1.08	0.60	0.04	0.08	C11
食管	Esophagus	498	22.07	87.75	36.70	1.64	4.76	258	15.28	46.27	16.38	0.59	2.08	C15
胃	Stomach	399	17.69	70.30	30.01	1.39	3.90	182	10.78	32.64	12.99	0.56	1.67	C16
结直肠	Colon-rectum	128	5.67	22.55	10.28	0.58	1.21	98	5.81	17.58	6.89	0.40	0.82	C18-21
肝脏	Liver	278	12.32	48.98	24.04	1.72	2.75	129	7.64	23.14	9.91	0.59	1.03	C22
胆囊	Gallbladder etc.	30	1.33	5.29	2.36	0.10	0.28	25	1.48	4.48	1.82	0.09	0.17	C23-24
胰腺	Pancreas	88	3.90	15.51	6.50	0.31	0.84	73	4.32	13.09	5.11	0.27	0.58	C25
喉	Larynx	15	0.66	2.64	1.25	0.07	0.18	0	0.00	0.00	0.00	0.00	0.00	C32
肺	Lung	451	19.99	79.46	34.91	1.56	4.61	247	14.63	44.30	17.50	0.86	2.19	C33-34
其他胸腔器官	Other thoracic organs	0	0.00	0.00	0.00	0.00	0.00	2	0.12	0.36	0.18	0.01	0.02	C37-38
骨	Bone	24	1.06	4.23	1.74	0.04	0.22	12	0.71	2.15	0.96	0.06	0.15	C40-41
皮肤黑色素瘤	Melanoma of skin	2	0.09	0.35	0.17	0.02	0.02	2	0.12	0.36	0.22	0.02	0.02	C43
乳腺	Breast	0	0.00	0.00	0.00	0.00	0.00	222	13.15	39.81	21.32	1.84	2.36	C50
子宫颈	Cervix	–	–	–	–	–	–	91	5.39	16.32	7.89	0.63	0.84	C53
子宫体	Uterus	–	–	–	–	–	–	76	4.50	13.63	6.41	0.49	0.70	C54-55
卵巢	Ovary	–	–	–	–	–	–	39	2.31	6.99	4.09	0.31	0.42	C56
前列腺	Prostate	44	1.95	7.75	2.88	0.04	0.36	–	–	–	–	–	–	C61
睾丸	Testis	1	0.04	0.18	0.09	0.00	0.02	–	–	–	–	–	–	C62
肾	Kidney	17	0.75	3.00	1.38	0.13	0.15	19	1.13	3.41	1.64	0.10	0.17	C64-66,68
膀胱	Bladder	37	1.64	6.52	2.71	0.11	0.35	16	0.95	2.87	1.09	0.06	0.13	C67
脑	Brain	49	2.17	8.63	5.82	0.37	0.59	34	2.01	6.10	3.01	0.19	0.34	C70-C72,D32-33,D42-43
甲状腺	Thyroid	1	0.04	0.18	0.20	0.02	0.02	12	0.71	2.15	1.02	0.08	0.13	C73
淋巴瘤	Lymphoma	38	1.68	6.70	3.28	0.16	0.43	28	1.66	5.02	2.14	0.10	0.29	C81-85,88,90,96
白血病	Leukemia	42	1.86	7.40	4.06	0.28	0.41	26	1.54	4.66	3.35	0.23	0.30	C91-95, D45-47
其他	Other	73	3.24	12.86	5.53	0.29	0.57	71	4.21	12.73	5.70	0.35	0.69	O&U
所有部位合计	All sites	2256	100.00	397.50	177.43	9.06	22.09	1688	100.00	302.74	131.85	7.99	15.33	All
所有部位除外皮肤	All sites exc. C44	2248	99.65	396.09	176.81	9.02	22.02	1676	99.29	300.58	131.10	7.95	15.24	All sites exc. C44
死亡 Mortality														
口腔	Oral cavity & pharynx	6	0.33	1.06	0.47	0.02	0.07	8	0.70	1.43	0.50	0.03	0.05	C00-10,C12-14
鼻咽	Nasopharynx	11	0.61	1.94	0.79	0.03	0.07	3	0.26	0.54	0.15	0.01	0.01	C11
食管	Esophagus	353	19.67	62.20	24.10	0.78	2.75	200	17.41	35.87	11.53	0.24	1.45	C15
胃	Stomach	306	17.05	53.92	20.81	0.65	2.46	128	11.14	22.96	8.06	0.29	0.94	C16
结直肠	Colon-rectum	52	2.90	9.16	4.07	0.19	0.45	50	4.35	8.97	3.00	0.13	0.29	C18-21
肝脏	Liver	303	16.88	53.39	25.05	1.66	2.92	127	11.05	22.78	9.06	0.51	0.91	C22
胆囊	Gallbladder etc.	29	1.62	5.11	2.25	0.07	0.27	24	2.09	4.30	1.63	0.08	0.13	C23-24
胰腺	Pancreas	75	4.18	13.21	5.59	0.25	0.73	67	5.83	12.02	4.44	0.25	0.50	C25
喉	Larynx	8	0.45	1.41	0.62	0.02	0.11	0	0.00	0.00	0.00	0.00	0.00	C32
肺	Lung	415	23.12	73.12	30.74	1.19	3.85	211	18.36	37.84	15.08	0.76	1.79	C33-34
其他胸腔器官	Other thoracic organs	1	0.06	0.18	0.08	0.01	0.01	1	0.09	0.18	0.09	0.00	0.00	C37-38
骨	Bone	24	1.34	4.23	1.68	0.06	0.18	20	1.74	3.59	1.56	0.10	0.22	C40-41
皮肤黑色素瘤	Melanoma of skin	0	0.00	0.00	0.00	0.00	0.00	2	0.17	0.36	0.12	0.00	0.02	C43
乳腺	Breast	0	0.00	0.00	0.00	0.00	0.00	54	4.70	9.68	5.02	0.43	0.55	C50
子宫颈	Cervix	–	–	–	–	–	–	32	2.79	5.74	2.09	0.09	0.26	C53
子宫体	Uterus	–	–	–	–	–	–	36	3.13	6.46	2.65	0.12	0.33	C54-55
卵巢	Ovary	–	–	–	–	–	–	15	1.31	2.69	1.22	0.10	0.13	C56
前列腺	Prostate	25	1.39	4.40	1.63	0.00	0.20	–	–	–	–	–	–	C61
睾丸	Testis	2	0.11	0.35	0.10	0.00	0.00	–	–	–	–	–	–	C62
肾	Kidney	12	0.67	2.11	0.78	0.04	0.08	8	0.70	1.43	0.43	0.01	0.04	C64-66,68
膀胱	Bladder	16	0.89	2.82	1.08	0.07	0.10	13	1.13	2.33	0.55	0.01	0.03	C67
脑	Brain	33	1.84	5.81	3.09	0.21	0.39	31	2.70	5.56	2.62	0.17	0.36	C70-C72,D32-33,D42-43
甲状腺	Thyroid	2	0.11	0.35	0.13	0.00	0.02	1	0.09	0.18	0.09	0.01	0.01	C73
淋巴瘤	Lymphoma	22	1.23	3.88	1.77	0.11	0.23	16	1.39	2.87	1.25	0.06	0.15	C81-85,88,90,96
白血病	Leukemia	33	1.84	5.81	2.71	0.19	0.31	35	3.05	6.28	4.32	0.25	0.40	C91-95, D45-47
其他	Other	67	3.73	11.81	5.12	0.28	0.61	67	5.83	12.02	4.98	0.28	0.59	O&U
所有部位合计	All sites	1795	100.00	316.27	132.65	5.81	15.79	1149	100.00	206.07	80.43	3.92	9.19	All
所有部位除外皮肤	All sites exc. C44	1793	99.89	315.92	132.48	5.81	15.75	1144	99.56	205.17	80.14	3.92	9.16	All sites exc. C44

部位 Sites		男性 Male						女性 Female						ICD10
		病例数 No. cases	构成比 Freq. /%	粗率 Crude rate/ 100 000⁻¹	世标率 ASR world/ 100 000⁻¹	累积率 Cum. Rate/% 0~64	0~74	病例数 No. cases	构成比 Freq. /%	粗率 Crude rate/ 100 000⁻¹	世标率 ASR world/ 100 000⁻¹	累积率 Cum. Rate/% 0~64	0~74	
发病 Incidence														
口腔	Oral cavity & pharynx	20	1.39	5.58	2.92	0.19	0.37	12	1.02	3.34	1.57	0.09	0.16	C00-10,C12-14
鼻咽	Nasopharynx	16	1.11	4.47	2.41	0.13	0.34	6	0.51	1.67	1.01	0.07	0.10	C11
食管	Esophagus	198	13.78	55.27	26.33	1.31	3.04	110	9.33	30.64	12.13	0.31	1.46	C15
胃	Stomach	226	15.73	63.09	29.45	1.22	3.45	92	7.80	25.63	11.30	0.58	1.40	C16
结直肠	Colon-rectum	149	10.37	41.59	20.80	1.14	2.44	94	7.97	26.19	11.88	0.65	1.21	C18-21
肝脏	Liver	169	11.76	47.18	23.87	1.57	2.95	85	7.21	23.68	11.08	0.71	1.21	C22
胆囊	Gallbladder etc.	16	1.11	4.47	1.99	0.08	0.17	18	1.53	5.01	2.02	0.07	0.23	C23-24
胰腺	Pancreas	39	2.71	10.89	5.25	0.24	0.61	40	3.39	11.14	4.56	0.23	0.53	C25
喉	Larynx	9	0.63	2.51	1.36	0.15	0.17	0	0.00	0.00	0.00	0.00	0.00	C32
肺	Lung	309	21.50	86.26	40.90	1.75	4.97	176	14.93	49.03	21.09	1.11	2.32	C33-34
其他胸腔器官	Other thoracic organs	3	0.21	0.84	0.47	0.05	0.05	2	0.17	0.56	0.22	0.00	0.02	C37-38
骨	Bone	15	1.04	4.19	2.79	0.11	0.20	7	0.59	1.95	1.18	0.08	0.11	C40-41
皮肤黑色素瘤	Melanoma of skin	4	0.28	1.12	0.52	0.03	0.06	11	0.93	3.06	1.28	0.07	0.18	C43
乳腺	Breast	2	0.14	0.56	0.75	0.05	0.05	181	15.35	50.42	29.52	2.48	3.11	C50
子宫颈	Cervix	–	–	–	–	–	–	94	7.97	26.19	13.80	1.20	1.59	C53
子宫体	Uterus	–	–	–	–	–	–	26	2.21	7.24	3.82	0.34	0.38	C54-55
卵巢	Ovary	–	–	–	–	–	–	25	2.12	6.96	3.95	0.31	0.43	C56
前列腺	Prostate	44	3.06	12.28	5.26	0.09	0.51	–	–	–	–	–	–	C61
睾丸	Testis	1	0.07	0.28	0.52	0.03	0.03	–	–	–	–	–	–	C62
肾	Kidney	17	1.18	4.75	2.37	0.18	0.27	13	1.10	3.62	1.66	0.11	0.18	C64-66,68
膀胱	Bladder	34	2.37	9.49	4.48	0.22	0.54	14	1.19	3.90	1.66	0.13	0.13	C67
脑	Brain	28	1.95	7.82	5.59	0.37	0.43	40	3.39	11.14	5.54	0.44	0.58	C70-C72,D32-33,D42-43
甲状腺	Thyroid	14	0.97	3.91	2.62	0.18	0.20	30	2.54	8.36	4.67	0.40	0.52	C73
淋巴瘤	Lymphoma	34	2.37	9.49	6.21	0.45	0.62	14	1.19	3.90	1.95	0.12	0.24	C81-85,88,90,96
白血病	Leukemia	32	2.23	8.93	5.26	0.34	0.56	27	2.29	7.52	4.92	0.33	0.40	C91-95, D45-47
其他	Other	58	4.04	16.19	8.05	0.43	0.90	62	5.26	17.27	8.53	0.52	0.99	O&U
所有部位合计	All sites	1437	100.00	401.15	200.17	10.31	22.92	1179	100.00	328.43	159.34	10.33	17.48	All
所有部位除外皮肤	All sites exc. C44	1416	98.54	395.29	197.28	10.22	22.66	1165	98.81	324.53	157.73	10.26	17.31	All sites exc. C44
死亡 Mortality														
口腔	Oral cavity & pharynx	10	0.88	2.79	1.27	0.05	0.17	8	1.11	2.23	0.94	0.02	0.12	C00-10,C12-14
鼻咽	Nasopharynx	8	0.70	2.23	1.06	0.03	0.16	4	0.55	1.11	0.52	0.03	0.06	C11
食管	Esophagus	174	15.25	48.57	21.84	0.92	2.57	94	13.02	26.19	9.57	0.18	1.00	C15
胃	Stomach	197	17.27	54.99	24.87	0.75	2.75	74	10.25	20.61	7.93	0.36	0.64	C16
结直肠	Colon-rectum	67	5.87	18.70	9.30	0.47	0.97	43	5.96	11.98	5.19	0.24	0.47	C18-21
肝脏	Liver	168	14.72	46.90	24.14	1.74	2.96	75	10.39	20.89	9.63	0.60	1.09	C22
胆囊	Gallbladder etc.	14	1.23	3.91	1.85	0.08	0.13	20	2.77	5.57	2.24	0.05	0.29	C23-24
胰腺	Pancreas	36	3.16	10.05	4.93	0.25	0.62	39	5.40	10.86	4.37	0.21	0.47	C25
喉	Larynx	2	0.18	0.56	0.30	0.00	0.03	2	0.28	0.56	0.15	0.00	0.00	C32
肺	Lung	301	26.38	84.03	39.07	1.48	4.83	174	24.10	48.47	19.93	0.86	2.19	C33-34
其他胸腔器官	Other thoracic organs	2	0.18	0.56	0.25	0.02	0.02	5	0.69	1.39	0.69	0.05	0.08	C37-38
骨	Bone	11	0.96	3.07	1.41	0.04	0.13	11	1.52	3.06	1.52	0.10	0.10	C40-41
皮肤黑色素瘤	Melanoma of skin	2	0.18	0.56	0.33	0.02	0.02	2	0.28	0.56	0.14	0.00	0.00	C43
乳腺	Breast	0	0.00	0.00	0.00	0.00	0.00	38	5.26	10.59	5.36	0.42	0.61	C50
子宫颈	Cervix	–	–	–	–	–	–	31	4.29	8.64	3.81	0.18	0.43	C53
子宫体	Uterus	–	–	–	–	–	–	1	0.14	0.28	0.08	0.00	0.00	C54-55
卵巢	Ovary	–	–	–	–	–	–	17	2.35	4.74	2.54	0.24	0.31	C56
前列腺	Prostate	25	2.19	6.98	2.97	0.04	0.16	–	–	–	–	–	–	C61
睾丸	Testis	0	0.00	0.00	0.00	0.00	0.00	–	–	–	–	–	–	C62
肾	Kidney	7	0.61	1.95	0.93	0.06	0.15	7	0.97	1.95	0.76	0.04	0.06	C64-66,68
膀胱	Bladder	17	1.49	4.75	2.04	0.06	0.15	6	0.83	1.67	0.57	0.00	0.02	C67
脑	Brain	29	2.54	8.10	5.11	0.38	0.47	27	3.74	7.52	5.40	0.31	0.46	C70-C72,D32-33,D42-43
甲状腺	Thyroid	4	0.35	1.12	0.44	0.00	0.00	5	0.69	1.39	0.49	0.02	0.05	C73
淋巴瘤	Lymphoma	12	1.05	3.35	1.76	0.09	0.20	6	0.83	1.67	0.67	0.02	0.10	C81-85,88,90,96
白血病	Leukemia	23	2.02	6.42	3.28	0.23	0.45	15	2.08	4.18	3.75	0.24	0.24	C91-95, D45-47
其他	Other	32	2.80	8.93	4.34	0.21	0.36	18	2.49	5.01	1.95	0.06	0.20	O&U
所有部位合计	All sites	1141	100.00	318.52	151.50	6.92	17.29	722	100.00	201.12	88.20	4.21	8.98	All
所有部位除外皮肤	All sites exc. C44	1134	99.39	316.56	150.54	6.92	17.29	720	99.72	200.57	88.02	4.21	8.98	All sites exc. C44

| 部位 Sites | 男性 Male | | | | | | 女性 Female | | | | | | ICD10 |
	病例数 No. cases	构成比 Freq. /%	粗率 Crude rate/ 100 000⁻¹	世标率 ASR world/ 100 000⁻¹	累积率 Cum. Rate/% 0~64	0~74	病例数 No. cases	构成比 Freq. /%	粗率 Crude rate/ 100 000⁻¹	世标率 ASR world/ 100 000⁻¹	累积率 Cum. Rate/% 0~64	0~74	
发病 Incidence													
口腔 Oral cavity & pharynx	20	0.93	4.69	2.28	0.15	0.34	8	0.53	1.85	1.22	0.08	0.14	C00-10, C12-14
鼻咽 Nasopharynx	21	0.98	4.93	2.71	0.24	0.30	12	0.79	2.77	1.44	0.08	0.15	C11
食管 Esophagus	386	18.01	90.56	41.22	2.33	5.47	189	12.52	43.64	18.57	0.79	2.62	C15
胃 Stomach	685	31.96	160.72	73.32	4.07	9.86	305	20.20	70.42	31.33	1.46	3.97	C16
结直肠 Colon-rectum	174	8.12	40.82	18.76	0.94	2.39	143	9.47	33.02	15.29	0.83	1.97	C18-21
肝脏 Liver	179	8.35	42.00	21.22	1.39	2.56	68	4.50	15.70	6.67	0.35	0.80	C22
胆囊 Gallbladder etc.	16	0.75	3.75	1.61	0.06	0.21	36	2.38	8.31	2.94	0.12	0.33	C23-24
胰腺 Pancreas	43	2.01	10.09	4.58	0.27	0.54	31	2.05	7.16	2.92	0.16	0.40	C25
喉 Larynx	14	0.65	3.28	1.46	0.10	0.19	1	0.07	0.23	0.04	0.00	0.00	C32
肺 Lung	301	14.05	70.62	31.16	1.50	3.95	147	9.74	33.94	14.62	0.84	1.63	C33-34
其他胸腔器官 Other thoracic organs	5	0.23	1.17	0.59	0.03	0.08	5	0.33	1.15	0.38	0.03	0.03	C37-38
骨 Bone	14	0.65	3.28	1.92	0.12	0.27	10	0.66	2.31	1.59	0.08	0.17	C40-41
皮肤黑色素瘤 Melanoma of skin	2	0.09	0.47	0.22	0.01	0.04	2	0.13	0.46	0.22	0.01	0.03	C43
乳腺 Breast	0	0.00	0.00	0.00	0.00	0.00	233	15.43	53.80	31.01	2.77	3.33	C50
子宫颈 Cervix	–	–	–	–	–	–	72	4.77	16.62	10.24	0.84	1.03	C53
子宫体 Uterus	–	–	–	–	–	–	25	1.66	5.77	2.96	0.23	0.35	C54-55
卵巢 Ovary	–	–	–	–	–	–	39	2.58	9.00	4.15	0.24	0.46	C56
前列腺 Prostate	44	2.05	10.32	3.88	0.07	0.48	–	–	–	–	–	–	C61
睾丸 Testis	0	0.00	0.00	0.00	0.00	0.00	–	–	–	–	–	–	C62
肾 Kidney	18	0.84	4.22	1.96	0.12	0.26	9	0.60	2.08	0.92	0.03	0.13	C64-66, 68
膀胱 Bladder	52	2.43	12.20	5.28	0.28	0.66	12	0.79	2.77	1.10	0.05	0.14	C67
脑 Brain	22	1.03	5.16	2.74	0.22	0.27	25	1.66	5.77	2.87	0.20	0.40	C70-C72, D32-33, D42-43
甲状腺 Thyroid	9	0.42	2.11	1.87	0.13	0.13	49	3.25	11.31	7.57	0.65	0.69	C73
淋巴瘤 Lymphoma	27	1.26	6.33	2.97	0.17	0.34	22	1.46	5.08	2.48	0.14	0.30	C81-85, 88, 90, 96
白血病 Leukemia	24	1.12	5.63	3.23	0.20	0.32	25	1.66	5.77	3.89	0.21	0.35	C91-95, D45-47
其他 Other	87	4.06	20.41	9.94	0.60	1.09	42	2.78	9.70	4.93	0.34	0.54	O&U
所有部位合计 All sites	2143	100.00	502.80	232.93	13.01	29.76	1510	100.00	348.65	169.35	10.53	19.94	All
所有部位除外皮肤 All sites exc. C44	2127	99.25	499.04	231.24	12.94	29.59	1509	99.93	348.42	169.32	10.53	19.94	All sites exc. C44
死亡 Mortality													
口腔 Oral cavity & pharynx	14	0.90	3.28	1.42	0.06	0.20	7	0.79	1.62	0.66	0.03	0.09	C00-10, C12-14
鼻咽 Nasopharynx	12	0.78	2.82	1.42	0.11	0.17	6	0.67	1.39	0.58	0.00	0.10	C11
食管 Esophagus	254	16.41	59.59	24.84	1.22	3.15	147	16.54	33.94	11.95	0.32	1.48	C15
胃 Stomach	409	26.42	95.96	39.74	1.63	4.90	207	23.28	47.80	17.98	0.69	2.17	C16
结直肠 Colon-rectum	92	5.94	21.59	9.43	0.51	1.17	62	6.97	14.32	5.17	0.16	0.62	C18-21
肝脏 Liver	184	11.89	43.17	21.08	1.34	2.46	93	10.46	21.47	9.07	0.54	1.05	C22
胆囊 Gallbladder etc.	25	1.61	5.87	2.38	0.10	0.27	32	3.60	7.39	2.71	0.13	0.30	C23-24
胰腺 Pancreas	45	2.91	10.56	4.51	0.23	0.53	36	4.05	8.31	3.49	0.18	0.47	C25
喉 Larynx	12	0.78	2.82	1.15	0.07	0.09	2	0.22	0.46	0.14	0.00	0.02	C32
肺 Lung	305	19.70	71.56	30.97	1.23	4.02	138	15.52	31.86	12.61	0.60	1.48	C33-34
其他胸腔器官 Other thoracic organs	1	0.06	0.23	0.06	0.00	0.00	6	0.67	1.39	0.49	0.03	0.05	C37-38
骨 Bone	18	1.16	4.22	2.15	0.15	0.26	5	0.56	1.15	1.01	0.05	0.07	C40-41
皮肤黑色素瘤 Melanoma of skin	1	0.06	0.23	0.10	0.00	0.02	1	0.11	0.23	0.13	0.01	0.01	C43
乳腺 Breast	0	0.00	0.00	0.00	0.00	0.00	30	3.37	6.93	3.39	0.22	0.36	C50
子宫颈 Cervix	–	–	–	–	–	–	23	2.59	5.31	2.99	0.21	0.33	C53
子宫体 Uterus	–	–	–	–	–	–	8	0.90	1.85	0.86	0.08	0.08	C54-55
卵巢 Ovary	–	–	–	–	–	–	17	1.91	3.93	1.66	0.11	0.16	C56
前列腺 Prostate	20	1.29	4.69	1.66	0.04	0.16	–	–	–	–	–	–	C61
睾丸 Testis	0	0.00	0.00	0.00	0.00	0.00	–	–	–	–	–	–	C62
肾 Kidney	5	0.32	1.17	0.50	0.02	0.06	3	0.34	0.69	0.16	0.00	0.00	C64-66, 68
膀胱 Bladder	21	1.36	4.93	1.68	0.03	0.14	3	0.34	0.69	0.24	0.00	0.03	C67
脑 Brain	21	1.36	4.93	2.69	0.17	0.29	17	1.91	3.93	1.84	0.10	0.25	C70-C72, D32-33, D42-43
甲状腺 Thyroid	0	0.00	0.00	0.00	0.00	0.00	1	0.11	0.23	0.11	0.00	0.02	C73
淋巴瘤 Lymphoma	21	1.36	4.93	2.31	0.12	0.32	5	0.56	1.15	0.39	0.00	0.02	C81-85, 88, 90, 96
白血病 Leukemia	27	1.74	6.33	3.80	0.19	0.34	19	2.14	4.39	1.71	0.04	0.21	C91-95, D45-47
其他 Other	61	3.94	14.31	6.14	0.32	0.71	21	2.36	4.85	1.86	0.10	0.21	O&U
所有部位合计 All sites	1548	100.00	363.20	158.02	7.53	19.27	889	100.00	205.26	81.18	3.60	9.55	All
所有部位除外皮肤 All sites exc. C44	1544	99.74	362.26	157.63	7.49	19.23	888	99.89	205.03	81.15	3.60	9.55	All sites exc. C44

附表 3-111 扬中市 2015 年癌症发病和死亡主要指标
Appendix Table 3-111　Incidence and mortality of cancer in Yangzhong Shi,2015

部位 Sites		男性 Male						女性 Female						ICD10
		病例数 No. cases	构成比 Freq. /%	粗率 Crude rate/ 100 000⁻¹	世标率 ASR world/ 100 000⁻¹	累积率 Cum. Rate/% 0~64	0~74	病例数 No. cases	构成比 Freq. /%	粗率 Crude rate/ 100 000⁻¹	世标率 ASR world/ 100 000⁻¹	累积率 Cum. Rate/% 0~64	0~74	
发病 Incidence														
口腔	Oral cavity & pharynx	7	1.09	5.07	2.28	0.14	0.26	4	0.89	2.78	1.25	0.08	0.16	C00-10,C12-14
鼻咽	Nasopharynx	10	1.55	7.25	3.85	0.28	0.44	4	0.89	2.78	1.35	0.04	0.24	C11
食管	Esophagus	132	20.50	95.68	45.12	2.48	5.89	68	15.14	47.34	19.44	0.62	2.79	C15
胃	Stomach	199	30.90	144.24	68.15	3.81	8.53	127	28.29	88.41	37.53	1.69	4.21	C16
结直肠	Colon-rectum	77	11.96	55.81	29.02	1.73	3.45	39	8.69	27.15	11.43	0.50	1.24	C18-21
肝脏	Liver	47	7.30	34.07	15.98	0.76	1.90	16	3.56	11.14	4.98	0.29	0.52	C22
胆囊	Gallbladder etc.	4	0.62	2.90	1.19	0.00	0.11	8	1.78	5.57	2.08	0.04	0.23	C23-24
胰腺	Pancreas	17	2.64	12.32	6.06	0.23	0.47	13	2.90	9.05	3.24	0.04	0.38	C25
喉	Larynx	1	0.16	0.72	0.33	0.00	0.06	0	0.00	0.00	0.00	0.00	0.00	C32
肺	Lung	93	14.44	67.41	30.31	1.33	3.20	33	7.35	22.97	10.54	0.70	1.21	C33-34
其他胸腔器官	Other thoracic organs	0	0.00	0.00	0.00	0.00	0.00	0	0.00	0.00	0.00	0.00	0.00	C37-38
骨	Bone	1	0.16	0.72	0.26	0.00	0.00	2	0.45	1.39	0.64	0.03	0.09	C40-41
皮肤黑色素瘤	Melanoma of skin	0	0.00	0.00	0.00	0.00	0.00	0	0.00	0.00	0.00	0.00	0.00	C43
乳腺	Breast	2	0.31	1.45	0.59	0.05	0.05	63	14.03	43.86	24.54	2.08	2.62	C50
子宫颈	Cervix	–	–	–	–	–	–	24	5.35	16.71	11.12	0.98	1.09	C53
子宫体	Uterus	–	–	–	–	–	–	4	0.89	2.78	1.26	0.13	0.13	C54-55
卵巢	Ovary	–	–	–	–	–	–	9	2.00	6.27	3.08	0.17	0.45	C56
前列腺	Prostate	8	1.24	5.80	2.47	0.14	0.27	–	–	–	–	–	–	C61
睾丸	Testis	1	0.16	0.72	0.42	0.05	0.05	–	–	–	–	–	–	C62
肾	Kidney	6	0.93	4.35	1.98	0.07	0.21	4	0.89	2.78	3.27	0.13	0.21	C64-66,68
膀胱	Bladder	14	2.17	10.15	4.86	0.23	0.53	2	0.45	1.39	0.46	0.00	0.08	C67
脑	Brain	7	1.09	5.07	2.71	0.13	0.26	5	1.11	3.48	1.72	0.13	0.26	C70-C72,D32-33,D42-43
甲状腺	Thyroid	4	0.62	2.90	3.29	0.24	0.24	14	3.12	9.75	6.03	0.43	0.58	C73
淋巴瘤	Lymphoma	4	0.62	2.90	1.68	0.14	0.14	3	0.67	2.09	0.82	0.00	0.00	C81-85,88,90,96
白血病	Leukemia	3	0.47	2.17	3.01	0.14	0.14	1	0.22	0.70	2.38	0.10	0.10	C91-95, D45-47
其他	Other	7	1.09	5.07	3.07	0.18	0.35	6	1.34	4.18	1.85	0.10	0.18	O&U
所有部位合计	All sites	644	100.00	466.80	226.62	12.13	26.55	449	100.00	312.58	149.00	8.29	16.89	All
所有部位除外皮肤	All sites exc. C44	641	99.53	464.62	225.50	12.09	26.40	446	99.33	310.49	148.17	8.26	16.78	All sites exc. C44
死亡 Mortality														
口腔	Oral cavity & pharynx	3	0.55	2.17	1.40	0.11	0.16	4	1.18	2.78	1.06	0.03	0.11	C00-10,C12-14
鼻咽	Nasopharynx	4	0.74	2.90	1.48	0.12	0.12	3	0.88	2.09	0.95	0.05	0.13	C11
食管	Esophagus	124	22.88	89.88	40.54	1.88	4.88	64	18.88	44.55	15.81	0.28	1.44	C15
胃	Stomach	143	26.38	103.65	47.89	1.87	5.88	107	31.56	74.49	30.38	1.13	3.42	C16
结直肠	Colon-rectum	75	13.84	54.36	24.92	0.73	2.51	27	7.96	18.80	7.25	0.36	0.64	C18-21
肝脏	Liver	44	8.12	31.89	16.02	0.82	1.88	15	4.42	10.44	4.76	0.26	0.55	C22
胆囊	Gallbladder etc.	4	0.74	2.90	1.19	0.00	0.11	5	1.47	3.48	1.21	0.00	0.13	C23-24
胰腺	Pancreas	14	2.58	10.15	5.22	0.15	0.53	12	3.54	8.35	3.06	0.10	0.40	C25
喉	Larynx	1	0.18	0.72	0.33	0.00	0.06	0	0.00	0.00	0.00	0.00	0.00	C32
肺	Lung	82	15.13	59.44	25.69	0.90	2.38	30	8.85	20.88	8.13	0.36	0.72	C33-34
其他胸腔器官	Other thoracic organs	1	0.18	0.72	0.45	0.04	0.04	0	0.00	0.00	0.00	0.00	0.00	C37-38
骨	Bone	2	0.37	1.45	0.63	0.05	0.05	3	0.88	2.09	0.80	0.03	0.09	C40-41
皮肤黑色素瘤	Melanoma of skin	0	0.00	0.00	0.00	0.00	0.00	0	0.00	0.00	0.00	0.00	0.00	C43
乳腺	Breast	1	0.18	0.72	0.23	0.00	0.00	22	6.49	15.32	6.46	0.33	0.56	C50
子宫颈	Cervix	–	–	–	–	–	–	12	3.54	8.35	3.71	0.17	0.43	C53
子宫体	Uterus	–	–	–	–	–	–	4	1.18	2.78	1.35	0.14	0.14	C54-55
卵巢	Ovary	–	–	–	–	–	–	5	1.47	3.48	1.50	0.04	0.16	C56
前列腺	Prostate	5	0.92	3.62	1.73	0.09	0.14	–	–	–	–	–	–	C61
睾丸	Testis	0	0.00	0.00	0.00	0.00	0.00	–	–	–	–	–	–	C62
肾	Kidney	3	0.55	2.17	1.73	0.07	0.15	0	0.00	0.00	0.00	0.00	0.00	C64-66,68
膀胱	Bladder	6	1.11	4.35	1.83	0.05	0.05	3	0.88	2.09	0.89	0.04	0.12	C67
脑	Brain	10	1.85	7.25	3.67	0.25	0.38	7	2.06	4.87	2.17	0.14	0.27	C70-C72,D32-33,D42-43
甲状腺	Thyroid	0	0.00	0.00	0.00	0.00	0.00	2	0.59	1.39	0.50	0.00	0.08	C73
淋巴瘤	Lymphoma	7	1.29	5.07	2.44	0.11	0.26	2	0.59	1.39	0.43	0.00	0.00	C81-85,88,90,96
白血病	Leukemia	2	0.37	1.45	0.85	0.05	0.05	4	1.18	2.78	2.27	0.15	0.21	C91-95, D45-47
其他	Other	11	2.03	7.97	4.13	0.16	0.43	8	2.36	5.57	2.29	0.05	0.23	O&U
所有部位合计	All sites	542	100.00	392.86	182.37	7.44	20.07	339	100.00	236.00	94.99	3.67	9.81	All
所有部位除外皮肤	All sites exc. C44	541	99.82	392.14	181.97	7.44	20.07	338	99.71	235.30	94.79	3.67	9.81	All sites exc. C44

附表 3-112　泰兴市 2015 年癌症发病和死亡主要指标
Appendix Table 3-112　Incidence and mortality of cancer in Taixing Shi, 2015

部位 Sites		男性 Male						女性 Female						ICD10
		病例数 No. cases	构成比 Freq. /%	粗率 Crude rate/ 100 000⁻¹	世标率 ASR world/ 100 000⁻¹	累积率 Cum. Rate/%		病例数 No. cases	构成比 Freq. /%	粗率 Crude rate/ 100 000⁻¹	世标率 ASR world/ 100 000⁻¹	累积率 Cum. Rate/%		
						0~64	0~74					0~64	0~74	
发病 Incidence														
口腔	Oral cavity & pharynx	19	0.84	2.91	2.71	0.19	0.25	6	0.47	1.09	0.61	0.04	0.08	C00-10,C12-14
鼻咽	Nasopharynx	18	0.80	2.76	1.71	0.12	0.17	5	0.39	0.91	0.66	0.04	0.09	C11
食管	Esophagus	513	22.72	78.65	44.66	2.56	5.64	280	21.88	51.05	24.14	0.70	2.77	C15
胃	Stomach	373	16.52	57.19	32.43	1.89	3.97	187	14.61	34.10	17.40	0.72	1.91	C16
结直肠	Colon-rectum	109	4.83	16.71	10.38	0.72	1.16	78	6.09	14.22	8.03	0.53	0.93	C18-21
肝脏	Liver	429	19.00	65.78	43.70	3.34	4.93	128	10.00	23.34	14.54	0.88	1.62	C22
胆囊	Gallbladder etc.	7	0.31	1.07	0.55	0.03	0.07	7	0.55	1.28	0.61	0.01	0.05	C23-24
胰腺	Pancreas	72	3.19	11.04	6.09	0.34	0.76	40	3.13	7.29	3.54	0.14	0.38	C25
喉	Larynx	14	0.62	2.15	1.43	0.12	0.17	1	0.08	0.18	0.16	0.01	0.01	C32
肺	Lung	448	19.84	68.69	38.82	2.11	4.98	167	13.05	30.45	16.23	0.85	1.74	C33-34
其他胸腔器官	Other thoracic organs	4	0.18	0.61	0.32	0.01	0.04	3	0.23	0.55	0.40	0.04	0.04	C37-38
骨	Bone	22	0.97	3.37	1.99	0.13	0.26	16	1.25	2.92	1.87	0.13	0.18	C40-41
皮肤黑色素瘤	Melanoma of skin	1	0.04	0.15	0.07	0.00	0.00	3	0.23	0.55	0.23	0.00	0.02	C43
乳腺	Breast	4	0.18	0.61	0.26	0.02	0.02	118	9.22	21.52	15.35	1.29	1.50	C50
子宫颈	Cervix	–	–	–	–	–	–	55	4.30	10.03	6.85	0.54	0.78	C53
子宫体	Uterus	–	–	–	–	–	–	34	2.66	6.20	3.91	0.30	0.43	C54-55
卵巢	Ovary	–	–	–	–	–	–	21	1.64	3.83	2.67	0.23	0.29	C56
前列腺	Prostate	34	1.51	5.21	2.28	0.05	0.21	–	–	–	–	–	–	C61
睾丸	Testis	1	0.04	0.15	0.09	0.00	0.02	–	–	–	–	–	–	C62
肾	Kidney	11	0.49	1.69	0.98	0.04	0.14	7	0.55	1.28	0.81	0.04	0.10	C64-66,68
膀胱	Bladder	28	1.24	4.29	2.16	0.08	0.25	7	0.55	1.28	0.73	0.05	0.09	C67
脑	Brain	40	1.77	6.13	5.06	0.28	0.47	24	1.88	4.38	3.04	0.21	0.31	C70-C72,D32-33,D42-43
甲状腺	Thyroid	1	0.04	0.15	0.12	0.01	0.01	12	0.94	2.19	1.66	0.15	0.17	C73
淋巴瘤	Lymphoma	22	0.97	3.37	2.09	0.12	0.22	9	0.70	1.64	0.93	0.05	0.13	C81-85,88,90,96
白血病	Leukemia	31	1.37	4.75	2.89	0.15	0.35	33	2.58	6.02	3.86	0.29	0.43	C91-95, D45-47
其他	Other	57	2.52	8.74	5.06	0.24	0.64	39	3.05	7.11	3.82	0.21	0.45	O&U
所有部位合计	All sites	2258	100.00	346.20	205.86	12.51	24.72	1280	100.00	233.38	132.06	7.46	14.50	All
所有部位除外皮肤	All sites exc. C44	2248	99.56	344.67	205.04	12.48	24.65	1273	99.45	232.11	131.37	7.42	14.44	All sites exc. C44
死亡 Mortality														
口腔	Oral cavity & pharynx	13	0.78	1.99	1.95	0.11	0.16	4	0.52	0.73	0.36	0.02	0.04	C00-10,C12-14
鼻咽	Nasopharynx	11	0.66	1.69	1.17	0.11	0.12	5	0.65	0.91	0.41	0.02	0.05	C11
食管	Esophagus	410	24.67	62.86	33.71	1.51	4.19	190	24.84	34.64	14.38	0.27	1.37	C15
胃	Stomach	267	16.06	40.94	21.09	0.88	2.39	126	16.47	22.97	11.53	0.56	1.20	C16
结直肠	Colon-rectum	57	3.43	8.74	4.67	0.21	0.49	46	6.01	8.39	4.12	0.17	0.44	C18-21
肝脏	Liver	332	19.98	50.90	33.81	2.61	3.79	87	11.37	15.86	9.94	0.57	1.03	C22
胆囊	Gallbladder etc.	8	0.48	1.23	0.76	0.05	0.09	9	1.18	1.64	0.75	0.02	0.08	C23-24
胰腺	Pancreas	52	3.13	7.97	4.17	0.22	0.45	41	5.36	7.48	3.59	0.13	0.38	C25
喉	Larynx	5	0.30	0.77	0.45	0.03	0.06	1	0.13	0.18	0.06	0.00	0.00	C32
肺	Lung	355	21.36	54.43	30.07	1.68	3.83	100	13.07	18.23	9.07	0.40	0.98	C33-34
其他胸腔器官	Other thoracic organs	1	0.06	0.15	0.09	0.00	0.02	0	0.00	0.00	0.00	0.00	0.00	C37-38
骨	Bone	26	1.56	3.99	2.16	0.11	0.27	16	2.09	2.92	1.23	0.03	0.12	C40-41
皮肤黑色素瘤	Melanoma of skin	1	0.06	0.15	0.12	0.02	0.02	1	0.13	0.18	0.11	0.00	0.02	C43
乳腺	Breast	2	0.12	0.31	0.10	0.00	0.00	35	4.58	6.38	3.70	0.26	0.40	C50
子宫颈	Cervix	–	–	–	–	–	–	19	2.48	3.46	2.24	0.17	0.26	C53
子宫体	Uterus	–	–	–	–	–	–	10	1.31	1.82	0.88	0.04	0.07	C54-55
卵巢	Ovary	–	–	–	–	–	–	4	0.52	0.73	0.52	0.04	0.06	C56
前列腺	Prostate	13	0.78	1.99	0.78	0.00	0.03	–	–	–	–	–	–	C61
睾丸	Testis	0	0.00	0.00	0.00	0.00	0.00	–	–	–	–	–	–	C62
肾	Kidney	3	0.18	0.46	0.33	0.03	0.04	4	0.52	0.73	0.39	0.02	0.04	C64-66,68
膀胱	Bladder	18	1.08	2.76	1.06	0.00	0.06	3	0.39	0.55	0.22	0.00	0.02	C67
脑	Brain	26	1.56	3.99	2.73	0.15	0.23	19	2.48	3.46	3.33	0.25	0.30	C70-C72,D32-33,D42-43
甲状腺	Thyroid	0	0.00	0.00	0.00	0.00	0.00	1	0.13	0.18	0.06	0.00	0.00	C73
淋巴瘤	Lymphoma	6	0.36	0.92	0.59	0.04	0.07	1	0.13	0.18	0.05	0.00	0.00	C81-85,88,90,96
白血病	Leukemia	21	1.26	3.22	1.92	0.13	0.24	21	2.75	3.83	2.32	0.15	0.25	C91-95, D45-47
其他	Other	35	2.11	5.37	3.04	0.18	0.33	22	2.88	4.01	1.91	0.07	0.23	O&U
所有部位合计	All sites	1662	100.00	254.82	144.78	8.05	16.89	765	100.00	139.48	71.19	3.18	7.31	All
所有部位除外皮肤	All sites exc. C44	1661	99.94	254.67	144.71	8.05	16.87	761	99.48	138.75	70.97	3.18	7.31	All sites exc. C44

附表 3-113　杭州市 2015 年癌症发病和死亡主要指标
Appendix Table 3-113　Incidence and mortality of cancer in Hangzhou Shi,2015

部位 Sites		男性 Male						女性 Female						ICD10
		病例数 No. cases	构成比 Freq. /%	粗率 Crude rate/ 100 000⁻¹	世标率 ASR world/ 100 000⁻¹	累积率 Cum. Rate/% 0~64	0~74	病例数 No. cases	构成比 Freq. /%	粗率 Crude rate/ 100 000⁻¹	世标率 ASR world/ 100 000⁻¹	累积率 Cum. Rate/% 0~64	0~74	
发病 Incidence														
口腔	Oral cavity & pharynx	229	1.70	6.41	3.53	0.25	0.41	92	0.69	2.56	1.59	0.11	0.15	C00-10,C12-14
鼻咽	Nasopharynx	197	1.46	5.51	3.37	0.26	0.38	72	0.54	2.00	1.31	0.10	0.14	C11
食管	Esophagus	655	4.87	18.32	9.58	0.56	1.19	100	0.75	2.78	1.20	0.04	0.12	C15
胃	Stomach	1448	10.76	40.50	21.59	1.06	2.70	673	5.07	18.72	10.06	0.60	1.10	C16
结直肠	Colon-rectum	1583	11.76	44.28	23.85	1.30	2.79	1165	8.78	32.41	16.96	0.90	1.97	C18-21
肝脏	Liver	1120	8.32	31.33	17.56	1.15	1.99	375	2.83	10.43	5.18	0.23	0.59	C22
胆囊	Gallbladder etc.	162	1.20	4.53	2.25	0.11	0.23	245	1.85	6.82	3.23	0.15	0.35	C23-24
胰腺	Pancreas	459	3.41	12.84	6.76	0.33	0.82	314	2.37	8.73	4.02	0.15	0.44	C25
喉	Larynx	141	1.05	3.94	2.19	0.13	0.30	8	0.06	0.22	0.13	0.01	0.02	C32
肺	Lung	3143	23.35	87.91	46.16	2.23	5.72	1714	12.92	47.68	25.32	1.50	3.06	C33-34
其他胸腔器官	Other thoracic organs	59	0.44	1.65	1.13	0.06	0.11	31	0.23	0.86	0.57	0.04	0.06	C37-38
骨	Bone	61	0.45	1.71	1.19	0.06	0.11	43	0.32	1.20	0.94	0.06	0.09	C40-41
皮肤黑色素瘤	Melanoma of skin	27	0.20	0.76	0.43	0.02	0.06	21	0.16	0.58	0.31	0.02	0.04	C43
乳腺	Breast	13	0.10	0.36	0.20	0.01	0.03	2020	15.23	56.19	34.91	2.85	3.79	C50
子宫颈	Cervix	–	–	–	–	–	–	722	5.44	20.08	12.87	1.08	1.31	C53
子宫体	Uterus	–	–	–	–	–	–	414	3.12	11.52	7.09	0.59	0.80	C54-55
卵巢	Ovary	–	–	–	–	–	–	286	2.16	7.96	5.13	0.41	0.53	C56
前列腺	Prostate	959	7.13	26.82	13.83	0.34	1.85	–	–	–	–	–	–	C61
睾丸	Testis	27	0.20	0.76	0.60	0.05	0.05	–	–	–	–	–	–	C62
肾	Kidney	285	2.12	7.97	4.56	0.30	0.51	145	1.09	4.03	2.29	0.13	0.25	C64-66,68
膀胱	Bladder	372	2.76	10.41	5.27	0.23	0.60	102	0.77	2.84	1.37	0.05	0.15	C67
脑	Brain	347	2.58	9.71	6.53	0.45	0.64	488	3.68	13.57	8.57	0.61	0.91	C70-C72,D32-33,D42-43
甲状腺	Thyroid	923	6.86	25.82	18.79	1.53	1.75	3170	23.90	88.18	62.08	5.30	5.86	C73
淋巴瘤	Lymphoma	445	3.31	12.45	7.23	0.41	0.84	296	2.23	8.23	4.80	0.29	0.57	C81-85,88,90,96
白血病	Leukemia	291	2.16	8.14	6.17	0.37	0.56	229	1.73	6.37	4.87	0.28	0.43	C91-95, D45-47
其他	Other	513	3.81	14.35	7.99	0.44	0.84	541	4.08	15.05	8.49	0.45	0.90	O&U
所有部位合计	All sites	13 459	100.00	376.46	210.79	11.64	24.45	13 266	100.00	369.02	223.30	15.94	23.60	All
所有部位除外皮肤	All sites exc. C44	13 298	98.80	371.96	208.38	11.53	24.19	13 076	98.57	363.73	220.83	15.85	23.35	All sites exc. C44
死亡 Mortality														
口腔	Oral cavity & pharynx	74	0.91	2.07	1.04	0.06	0.12	32	0.71	0.89	0.50	0.02	0.05	C00-10,C12-14
鼻咽	Nasopharynx	119	1.46	3.33	1.85	0.12	0.21	36	0.80	1.00	0.54	0.04	0.06	C11
食管	Esophagus	511	6.26	14.29	7.30	0.35	0.89	92	2.05	2.56	1.00	0.02	0.08	C15
胃	Stomach	956	11.71	26.74	13.27	0.46	1.51	412	9.17	11.46	5.40	0.22	0.53	C16
结直肠	Colon-rectum	705	8.64	19.72	9.61	0.37	0.92	500	11.12	13.91	6.28	0.26	0.60	C18-21
肝脏	Liver	1114	13.65	31.16	16.63	0.97	1.85	408	9.08	11.35	5.45	0.22	0.60	C22
胆囊	Gallbladder etc.	106	1.30	2.96	1.46	0.05	0.14	201	4.47	5.59	2.51	0.09	0.26	C23-24
胰腺	Pancreas	436	5.34	12.20	6.24	0.27	0.74	310	6.90	8.62	3.80	0.14	0.37	C25
喉	Larynx	49	0.60	1.37	0.69	0.02	0.08	2	0.04	0.06	0.02	0.00	0.00	C32
肺	Lung	2751	33.71	76.95	38.55	1.45	4.47	1082	24.07	30.10	13.69	0.53	1.44	C33-34
其他胸腔器官	Other thoracic organs	23	0.28	0.64	0.36	0.02	0.03	14	0.31	0.39	0.22	0.01	0.03	C37-38
骨	Bone	43	0.53	1.20	0.75	0.03	0.07	38	0.85	1.06	0.61	0.02	0.07	C40-41
皮肤黑色素瘤	Melanoma of skin	17	0.21	0.48	0.26	0.01	0.03	11	0.24	0.31	0.12	0.00	0.01	C43
乳腺	Breast	8	0.10	0.22	0.09	0.00	0.01	285	6.34	7.93	4.27	0.27	0.45	C50
子宫颈	Cervix	–	–	–	–	–	–	153	3.40	4.26	2.24	0.14	0.24	C53
子宫体	Uterus	–	–	–	–	–	–	78	1.74	2.17	1.12	0.07	0.13	C54-55
卵巢	Ovary	–	–	–	–	–	–	127	2.83	3.53	1.89	0.13	0.21	C56
前列腺	Prostate	230	2.82	6.43	2.74	0.03	0.21	–	–	–	–	–	–	C61
睾丸	Testis	5	0.06	0.14	0.09	0.01	0.01	–	–	–	–	–	–	C62
肾	Kidney	90	1.10	2.52	1.19	0.05	0.12	68	1.51	1.89	0.98	0.03	0.12	C64-66,68
膀胱	Bladder	154	1.89	4.31	1.80	0.03	0.10	53	1.18	1.47	0.56	0.01	0.04	C67
脑	Brain	166	2.03	4.64	2.88	0.17	0.29	147	3.27	4.09	2.62	0.16	0.28	C70-C72,D32-33,D42-43
甲状腺	Thyroid	11	0.13	0.31	0.15	0.01	0.01	20	0.44	0.56	0.26	0.01	0.03	C73
淋巴瘤	Lymphoma	225	2.76	6.29	3.46	0.16	0.40	134	2.98	3.73	1.83	0.09	0.19	C81-85,88,90,96
白血病	Leukemia	200	2.45	5.59	3.54	0.19	0.34	146	3.25	4.06	2.78	0.13	0.26	C91-95, D45-47
其他	Other	168	2.06	4.70	2.51	0.11	0.27	146	3.25	4.06	1.83	0.07	0.17	O&U
所有部位合计	All sites	8161	100.00	228.27	116.49	4.94	12.82	4495	100.00	125.04	60.52	2.71	6.23	All
所有部位除外皮肤	All sites exc. C44	8124	99.55	227.23	115.98	4.94	12.77	4465	99.33	124.20	60.21	2.70	6.22	All sites exc. C44

附表 3-114　宁波市鄞州区 2015 年癌症发病和死亡主要指标
Appendix Table 3-114　Incidence and mortality of cancer in Yinzhou Qu，Ningbo Shi，2015

部位 Sites		男性 Male						女性 Female						ICD10
		病例数 No. cases	构成比 Freq./%	粗率 Crude rate/ 100 000⁻¹	世标率 ASR world/ 100 000⁻¹	累积率 Cum. Rate/% 0~64	0~74	病例数 No. cases	构成比 Freq./%	粗率 Crude rate/ 100 000⁻¹	世标率 ASR world/ 100 000⁻¹	累积率 Cum. Rate/% 0~64	0~74	
发病 Incidence														
口腔	Oral cavity & pharynx	11	1.93	8.48	4.25	0.25	0.53	5	0.97	3.70	2.60	0.10	0.29	C00-10,C12-14
鼻咽	Nasopharynx	10	1.75	7.71	4.75	0.35	0.63	1	0.19	0.74	0.52	0.04	0.04	C11
食管	Esophagus	26	4.55	20.06	10.29	0.96	1.12	4	0.77	2.96	1.37	0.05	0.17	C15
胃	Stomach	91	15.94	70.19	37.61	1.54	4.52	27	5.21	19.97	10.09	0.54	1.12	C16
结直肠	Colon-rectum	70	12.26	53.99	28.14	1.31	3.48	54	10.42	39.93	19.07	1.06	1.75	C18-21
肝脏	Liver	40	7.01	30.85	17.38	1.19	1.80	17	3.28	12.57	6.56	0.34	0.85	C22
胆囊	Gallbladder etc.	3	0.53	2.31	1.31	0.16	0.16	5	0.97	3.70	1.54	0.10	0.10	C23-24
胰腺	Pancreas	16	2.80	12.34	6.72	0.38	0.73	14	2.70	10.35	4.81	0.13	0.40	C25
喉	Larynx	8	1.40	6.17	3.17	0.25	0.38	0	0.00	0.00	0.00	0.00	0.00	C32
肺	Lung	137	23.99	105.68	57.34	3.50	7.25	112	21.62	82.82	46.60	2.90	5.98	C33-34
其他胸腔器官	Other thoracic organs	1	0.18	0.77	0.43	0.04	0.04	4	0.77	2.96	1.31	0.04	0.12	C37-38
骨	Bone	0	0.00	0.00	0.00	0.00	0.00	1	0.19	0.74	0.28	0.00	0.00	C40-41
皮肤黑色素瘤	Melanoma of skin	2	0.35	1.54	0.72	0.05	0.05	1	0.19	0.74	0.85	0.05	0.05	C43
乳腺	Breast	0	0.00	0.00	0.00	0.00	0.00	90	17.37	66.56	39.96	3.45	4.42	C50
子宫颈	Cervix	–	–	–	–	–	–	9	1.74	6.66	4.24	0.32	0.51	C53
子宫体	Uterus	–	–	–	–	–	–	13	2.51	9.61	5.61	0.38	0.79	C54-55
卵巢	Ovary	–	–	–	–	–	–	8	1.54	5.92	3.44	0.32	0.40	C56
前列腺	Prostate	39	6.83	30.08	15.50	0.65	1.90	–	–	–	–	–	–	C61
睾丸	Testis	0	0.00	0.00	0.00	0.00	0.00	–	–	–	–	–	–	C62
肾	Kidney	11	1.93	8.48	4.70	0.49	0.49	8	1.54	5.92	3.40	0.15	0.51	C64-66,68
膀胱	Bladder	13	2.28	10.03	5.36	0.14	0.47	2	0.39	1.48	0.70	0.05	0.05	C67
脑	Brain	16	2.80	12.34	9.74	0.59	0.95	16	3.09	11.83	6.19	0.33	0.67	C70-C72,D32-33,D42-43
甲状腺	Thyroid	40	7.01	30.85	21.83	1.76	1.98	95	18.34	70.25	49.80	4.02	4.49	C73
淋巴瘤	Lymphoma	15	2.63	11.57	6.49	0.36	1.02	10	1.93	7.40	3.54	0.20	0.39	C81-85,88,90,96
白血病	Leukemia	12	2.10	9.26	6.04	0.37	0.37	8	1.54	5.92	4.48	0.23	0.35	C91-95, D45-47
其他	Other	10	1.75	7.71	3.74	0.19	0.26	14	2.70	10.35	5.38	0.19	0.66	O&U
所有部位合计	All sites	571	100.00	440.44	245.51	14.51	28.15	518	100.00	383.06	222.31	14.98	24.12	All
所有部位除外皮肤	All sites exc. C44	566	99.12	436.59	243.53	14.41	27.97	515	99.42	380.84	221.27	14.98	24.05	All sites exc. C44
死亡 Mortality														
口腔	Oral cavity & pharynx	4	1.16	3.09	1.89	0.09	0.30	0	0.00	0.00	0.00	0.00	0.00	C00-10,C12-14
鼻咽	Nasopharynx	10	2.91	7.71	4.24	0.18	0.48	3	1.53	2.22	1.09	0.05	0.17	C11
食管	Esophagus	35	10.17	27.00	14.25	0.91	1.68	2	1.02	1.48	0.85	0.11	0.11	C15
胃	Stomach	48	13.95	37.03	19.39	0.78	2.34	25	12.76	18.49	9.04	0.31	0.90	C16
结直肠	Colon-rectum	38	11.05	29.31	14.61	0.51	1.23	26	13.27	19.23	9.69	0.50	1.23	C18-21
肝脏	Liver	33	9.59	25.45	14.06	0.80	1.77	17	8.67	12.57	6.50	0.35	0.91	C22
胆囊	Gallbladder etc.	1	0.29	0.77	0.44	0.05	0.05	9	4.59	6.66	2.69	0.14	0.22	C23-24
胰腺	Pancreas	19	5.52	14.66	7.23	0.48	0.69	15	7.65	11.09	4.99	0.05	0.52	C25
喉	Larynx	1	0.29	0.77	0.53	0.04	0.04	0	0.00	0.00	0.00	0.00	0.00	C32
肺	Lung	97	28.20	74.82	38.64	1.63	4.92	39	19.90	28.84	15.07	0.39	2.01	C33-34
其他胸腔器官	Other thoracic organs	0	0.00	0.00	0.00	0.00	0.00	0	0.00	0.00	0.00	0.00	0.00	C37-38
骨	Bone	2	0.58	1.54	1.04	0.04	0.17	1	0.51	0.74	0.18	0.00	0.00	C40-41
皮肤黑色素瘤	Melanoma of skin	0	0.00	0.00	0.00	0.00	0.00	0	0.00	0.00	0.00	0.00	0.00	C43
乳腺	Breast	1	0.29	0.77	0.51	0.00	0.13	13	6.63	9.61	5.40	0.23	0.77	C50
子宫颈	Cervix	–	–	–	–	–	–	4	2.04	2.96	1.83	0.14	0.26	C53
子宫体	Uterus	–	–	–	–	–	–	4	2.04	2.96	1.86	0.00	0.29	C54-55
卵巢	Ovary	–	–	–	–	–	–	9	4.59	6.66	4.04	0.22	0.49	C56
前列腺	Prostate	8	2.33	6.17	2.83	0.10	0.10	–	–	–	–	–	–	C61
睾丸	Testis	0	0.00	0.00	0.00	0.00	0.00	–	–	–	–	–	–	C62
肾	Kidney	4	1.16	3.09	1.72	0.14	0.14	4	2.04	2.96	1.34	0.09	0.09	C64-66,68
膀胱	Bladder	6	1.74	4.63	1.97	0.00	0.08	1	0.51	0.74	0.28	0.00	0.00	C67
脑	Brain	12	3.49	9.26	7.69	0.36	0.64	7	3.57	5.18	2.45	0.14	0.21	C70-C72,D32-33,D42-43
甲状腺	Thyroid	1	0.29	0.77	0.46	0.00	0.08	0	0.00	0.00	0.00	0.00	0.00	C73
淋巴瘤	Lymphoma	11	3.20	8.48	4.70	0.04	0.73	6	3.06	4.44	2.38	0.14	0.39	C81-85,88,90,96
白血病	Leukemia	8	2.33	6.17	2.62	0.16	0.16	6	3.06	4.44	3.76	0.14	0.38	C91-95, D45-47
其他	Other	5	1.45	3.86	2.12	0.00	0.28	5	2.55	3.70	1.75	0.14	0.14	O&U
所有部位合计	All sites	344	100.00	265.35	140.95	6.33	16.00	196	100.00	144.94	75.18	3.25	9.09	All
所有部位除外皮肤	All sites exc. C44	344	100.00	265.35	140.95	6.33	16.00	196	100.00	144.94	75.18	3.25	9.09	All sites exc. C44

附表 3-115 慈溪市 2015 年癌症发病和死亡主要指标
Appendix Table 3-115　Incidence and mortality of cancer in Cixi Shi,2015

部位 Sites		男性 Male						女性 Female						ICD10
		病例数 No. cases	构成比 Freq. /%	粗率 Crude rate/ 100 000⁻¹	世标率 ASR world/ 100 000⁻¹	累积率 Cum. Rate/% 0~64	0~74	病例数 No. cases	构成比 Freq. /%	粗率 Crude rate/ 100 000⁻¹	世标率 ASR world/ 100 000⁻¹	累积率 Cum. Rate/% 0~64	0~74	
发病 Incidence														
口腔	Oral cavity & pharynx	45	2.17	8.74	4.37	0.30	0.55	12	0.74	2.26	1.18	0.06	0.12	C00-10,C12-14
鼻咽	Nasopharynx	26	1.25	5.05	2.84	0.21	0.32	17	1.04	3.20	2.18	0.15	0.22	C11
食管	Esophagus	119	5.73	23.12	11.38	0.64	1.38	7	0.43	1.32	0.66	0.04	0.09	C15
胃	Stomach	188	9.06	36.53	17.77	0.82	2.27	87	5.33	16.36	7.71	0.46	0.84	C16
结直肠	Colon-rectum	194	9.35	37.70	19.01	0.91	2.23	154	9.44	28.95	13.53	0.73	1.55	C18-21
肝脏	Liver	255	12.29	49.55	26.64	1.98	2.89	94	5.76	17.67	8.54	0.53	0.93	C22
胆囊	Gallbladder etc.	22	1.06	4.27	2.01	0.08	0.25	40	2.45	7.52	3.05	0.12	0.30	C23-24
胰腺	Pancreas	66	3.18	12.82	6.10	0.36	0.58	48	2.94	9.02	4.00	0.17	0.49	C25
喉	Larynx	21	1.01	4.08	2.08	0.07	0.34	2	0.12	0.38	0.15	0.01	0.01	C32
肺	Lung	665	32.05	129.22	61.85	2.71	7.69	310	19.01	58.29	28.44	1.72	3.35	C33-34
其他胸腔器官	Other thoracic organs	13	0.63	2.53	1.43	0.13	0.13	8	0.49	1.50	0.77	0.06	0.10	C37-38
骨	Bone	6	0.29	1.17	0.76	0.07	0.07	3	0.18	0.56	0.22	0.01	0.01	C40-41
皮肤黑色素瘤	Melanoma of skin	4	0.19	0.78	0.41	0.02	0.02	4	0.25	0.75	0.33	0.02	0.04	C43
乳腺	Breast	3	0.14	0.58	0.32	0.03	0.06	275	16.86	51.70	30.33	2.61	3.07	C50
子宫颈	Cervix	–	–	–	–	–	–	77	4.72	14.48	9.08	0.79	0.88	C53
子宫体	Uterus	–	–	–	–	–	–	51	3.13	9.59	5.37	0.44	0.61	C54-55
卵巢	Ovary	–	–	–	–	–	–	38	2.33	7.14	4.16	0.29	0.51	C56
前列腺	Prostate	95	4.58	18.46	8.49	0.19	1.14	–	–	–	–	–	–	C61
睾丸	Testis	1	0.05	0.19	0.12	0.01	0.01	–	–	–	–	–	–	C62
肾	Kidney	42	2.02	8.16	4.57	0.30	0.59	8	0.49	1.50	0.80	0.06	0.08	C64-66,68
膀胱	Bladder	57	2.75	11.08	5.66	0.22	0.75	16	0.98	3.01	1.41	0.10	0.14	C67
脑	Brain	43	2.07	8.36	6.15	0.40	0.61	36	2.21	6.77	3.68	0.27	0.48	C70-C72,D32-33,D42-43
甲状腺	Thyroid	53	2.55	10.30	7.42	0.58	0.68	206	12.63	38.73	25.21	2.23	2.43	C73
淋巴瘤	Lymphoma	56	2.70	10.88	5.91	0.29	0.72	35	2.15	6.58	3.75	0.26	0.35	C81-85,88,90,96
白血病	Leukemia	27	1.30	5.25	3.67	0.24	0.38	33	2.02	6.20	5.08	0.29	0.49	C91-95, D45-47
其他	Other	74	3.57	14.38	6.89	0.33	0.82	70	4.29	13.16	6.22	0.41	0.66	O&U
所有部位合计	All sites	2075	100.00	403.20	205.85	10.88	24.48	1631	100.00	306.66	165.85	11.81	17.73	All
所有部位除外皮肤	All sites exc. C44	2056	99.08	399.51	204.26	10.84	24.28	1615	99.02	303.65	164.69	11.75	17.65	All sites exc. C44
死亡 Mortality														
口腔	Oral cavity & pharynx	21	1.40	4.08	1.85	0.09	0.19	3	0.39	0.56	0.29	0.01	0.04	C00-10,C12-14
鼻咽	Nasopharynx	14	0.93	2.72	1.37	0.12	0.13	4	0.52	0.75	0.36	0.02	0.04	C11
食管	Esophagus	98	6.52	19.04	9.37	0.43	1.29	11	1.43	2.07	0.92	0.02	0.12	C15
胃	Stomach	150	9.98	29.15	13.29	0.48	1.47	70	9.13	13.16	5.78	0.27	0.62	C16
结直肠	Colon-rectum	111	7.39	21.57	10.15	0.35	1.06	70	9.13	13.16	5.86	0.29	0.60	C18-21
肝脏	Liver	224	14.90	43.53	22.45	1.62	2.47	71	9.26	13.35	6.35	0.35	0.74	C22
胆囊	Gallbladder etc.	26	1.73	5.05	2.28	0.05	0.21	31	4.04	5.83	2.31	0.04	0.23	C23-24
胰腺	Pancreas	67	4.46	13.02	6.21	0.34	0.78	31	4.04	5.83	2.65	0.09	0.25	C25
喉	Larynx	3	0.20	0.58	0.32	0.02	0.04	0	0.00	0.00	0.00	0.00	0.00	C32
肺	Lung	569	37.86	110.56	51.60	1.98	5.93	229	29.86	43.06	20.03	0.80	2.68	C33-34
其他胸腔器官	Other thoracic organs	10	0.67	1.94	0.95	0.06	0.06	3	0.39	0.56	0.28	0.04	0.04	C37-38
骨	Bone	2	0.13	0.39	0.17	0.01	0.01	4	0.52	0.75	0.31	0.01	0.03	C40-41
皮肤黑色素瘤	Melanoma of skin	5	0.33	0.97	0.57	0.02	0.08	1	0.13	0.19	0.09	0.01	0.01	C43
乳腺	Breast	0	0.00	0.00	0.00	0.00	0.00	44	5.74	8.27	4.58	0.38	0.49	C50
子宫颈	Cervix	–	–	–	–	–	–	21	2.74	3.95	2.00	0.17	0.24	C53
子宫体	Uterus	–	–	–	–	–	–	14	1.83	2.63	1.36	0.08	0.12	C54-55
卵巢	Ovary	–	–	–	–	–	–	31	4.04	5.83	3.02	0.21	0.43	C56
前列腺	Prostate	44	2.93	8.55	3.41	0.06	0.26	–	–	–	–	–	–	C61
睾丸	Testis	3	0.20	0.58	0.50	0.03	0.03	–	–	–	–	–	–	C62
肾	Kidney	8	0.53	1.55	0.83	0.04	0.08	5	0.65	0.94	0.35	0.01	0.03	C64-66,68
膀胱	Bladder	26	1.73	5.05	2.20	0.06	0.17	4	0.52	0.75	0.26	0.00	0.03	C67
脑	Brain	26	1.73	5.05	3.17	0.22	0.30	23	3.00	4.32	2.61	0.15	0.36	C70-C72,D32-33,D42-43
甲状腺	Thyroid	3	0.20	0.58	0.23	0.01	0.03	2	0.26	0.38	0.21	0.01	0.04	C73
淋巴瘤	Lymphoma	31	2.06	6.02	3.52	0.15	0.41	30	3.91	5.64	2.79	0.10	0.36	C81-85,88,90,96
白血病	Leukemia	18	1.20	3.50	2.44	0.13	0.27	24	3.13	4.51	3.44	0.21	0.32	C91-95, D45-47
其他	Other	44	2.93	8.55	3.94	0.19	0.37	41	5.35	7.71	3.44	0.22	0.38	O&U
所有部位合计	All sites	1503	100.00	292.05	140.81	6.46	15.63	767	100.00	144.21	69.29	3.51	8.19	All
所有部位除外皮肤	All sites exc. C44	1497	99.60	290.89	140.35	6.46	15.63	758	98.83	142.52	68.57	3.49	8.13	All sites exc. C44

附表 3-116 温州市鹿城区 2015 年癌症发病和死亡主要指标

Appendix Table 3-116 Incidence and mortality of cancer in Lucheng Qu，Wenzhou Shi,2015

部位 Sites		男性 Male						女性 Female						ICD10
		病例数 No. cases	构成比 Freq. /%	粗率 Crude rate/ 100 000⁻¹	世标率 ASR world/ 100 000⁻¹	累积率 Cum. Rate/%		病例数 No. cases	构成比 Freq. /%	粗率 Crude rate/ 100 000⁻¹	世标率 ASR world/ 100 000⁻¹	累积率 Cum. Rate/%		
						0~64	0~74					0~64	0~74	
发病 Incidence														
口腔	Oral cavity & pharynx	35	3.03	9.48	5.61	0.35	0.77	11	1.07	2.93	1.63	0.10	0.17	C00-10,C12-14
鼻咽	Nasopharynx	21	1.82	5.69	3.53	0.33	0.43	6	0.58	1.60	0.93	0.05	0.10	C11
食管	Esophagus	47	4.07	12.73	7.66	0.49	1.12	5	0.48	1.33	0.50	0.02	0.02	C15
胃	Stomach	121	10.49	32.77	17.88	0.95	2.24	50	4.84	13.31	7.14	0.30	1.01	C16
结直肠	Colon-rectum	172	14.90	46.58	26.22	1.27	3.27	103	9.98	27.42	14.46	0.77	1.68	C18-21
肝脏	Liver	158	13.69	42.79	25.28	1.85	3.06	50	4.84	13.31	6.68	0.31	0.66	C22
胆囊	Gallbladder etc.	8	0.69	2.17	1.14	0.03	0.18	6	0.58	1.60	0.81	0.07	0.07	C23-24
胰腺	Pancreas	26	2.25	7.04	4.02	0.25	0.51	16	1.55	4.26	1.92	0.05	0.17	C25
喉	Larynx	9	0.78	2.44	1.33	0.06	0.17	1	0.10	0.27	0.16	0.00	0.03	C32
肺	Lung	206	17.85	55.79	31.55	1.58	3.85	115	11.14	30.61	16.03	0.87	1.74	C33-34
其他胸腔器官	Other thoracic organs	3	0.26	0.81	0.54	0.03	0.06	3	0.29	0.80	0.49	0.02	0.07	C37-38
骨	Bone	7	0.61	1.90	1.43	0.05	0.16	1	0.10	0.27	0.60	0.03	0.03	C40-41
皮肤黑色素瘤	Melanoma of skin	2	0.17	0.54	0.25	0.02	0.02	1	0.10	0.27	0.14	0.02	0.02	C43
乳腺	Breast	2	0.17	0.54	0.24	0.02	0.02	219	21.22	58.29	36.68	3.15	4.04	C50
子宫颈	Cervix	–	–	–	–	–	–	65	6.30	17.30	10.85	0.82	1.35	C53
子宫体	Uterus	–	–	–	–	–	–	29	2.81	7.72	4.82	0.42	0.50	C54-55
卵巢	Ovary	–	–	–	–	–	–	22	2.13	5.86	3.80	0.31	0.38	C56
前列腺	Prostate	80	6.93	21.67	10.56	0.28	1.10	–	–	–	–	–	–	C61
睾丸	Testis	0	0.00	0.00	0.00	0.00	0.00	–	–	–	–	–	–	C62
肾	Kidney	35	3.03	9.48	5.22	0.34	0.65	30	2.91	7.99	3.96	0.19	0.41	C64-66,68
膀胱	Bladder	42	3.64	11.37	6.07	0.28	0.73	7	0.68	1.86	0.76	0.06	0.06	C67
脑	Brain	6	0.52	1.62	1.15	0.07	0.15	5	0.48	1.33	0.65	0.03	0.06	C70-C72,D32-33,D42-43
甲状腺	Thyroid	86	7.45	23.29	15.63	1.36	1.56	224	21.71	59.62	40.95	3.39	3.86	C73
淋巴瘤	Lymphoma	39	3.38	10.56	6.02	0.34	0.78	20	1.94	5.32	2.94	0.21	0.32	C81-85,88,90,96
白血病	Leukemia	21	1.82	5.69	5.80	0.29	0.35	16	1.55	4.26	4.93	0.27	0.41	C91-95, D45-47
其他	Other	28	2.43	7.58	4.47	0.30	0.47	27	2.62	7.19	4.14	0.20	0.50	O&U
所有部位合计	All sites	1154	100.00	312.54	181.62	10.56	21.66	1032	100.00	274.69	165.97	11.63	17.65	All
所有部位除外皮肤	All sites exc. C44	1142	98.96	309.29	180.00	10.48	21.52	1021	98.93	271.76	164.33	11.53	17.46	All sites exc. C44
死亡 Mortality														
口腔	Oral cavity & pharynx	7	0.86	1.90	1.07	0.05	0.16	2	0.41	0.53	0.35	0.00	0.09	C00-10,C12-14
鼻咽	Nasopharynx	9	1.10	2.44	1.50	0.13	0.16	5	1.02	1.33	0.74	0.03	0.09	C11
食管	Esophagus	49	6.00	13.27	6.97	0.46	0.77	8	1.63	2.13	0.77	0.02	0.05	C15
胃	Stomach	99	12.13	26.81	14.15	0.49	1.72	61	12.45	16.24	7.59	0.28	0.82	C16
结直肠	Colon-rectum	102	12.50	27.62	14.94	0.57	1.68	79	16.12	21.03	9.09	0.35	0.71	C18-21
肝脏	Liver	178	21.81	48.21	27.59	1.95	2.96	54	11.02	14.37	7.04	0.36	0.75	C22
胆囊	Gallbladder etc.	6	0.74	1.62	0.69	0.02	0.06	10	2.04	2.66	1.64	0.12	0.15	C23-24
胰腺	Pancreas	30	3.68	8.12	4.07	0.17	0.44	18	3.67	4.79	2.47	0.07	0.31	C25
喉	Larynx	15	1.84	4.06	2.25	0.11	0.27	3	0.61	0.80	0.40	0.00	0.07	C32
肺	Lung	196	24.02	53.08	27.55	1.16	2.88	96	19.59	25.55	12.46	0.44	1.48	C33-34
其他胸腔器官	Other thoracic organs	5	0.61	1.35	0.75	0.07	0.07	1	0.20	0.27	0.09	0.00	0.00	C37-38
骨	Bone	3	0.37	0.81	0.51	0.02	0.10	8	1.63	2.13	0.99	0.04	0.13	C40-41
皮肤黑色素瘤	Melanoma of skin	0	0.00	0.00	0.00	0.00	0.00	2	0.41	0.53	0.33	0.03	0.03	C43
乳腺	Breast	1	0.12	0.27	0.08	0.00	0.00	44	8.98	11.71	6.52	0.57	0.69	C50
子宫颈	Cervix	–	–	–	–	–	–	14	2.86	3.73	1.94	0.13	0.20	C53
子宫体	Uterus	–	–	–	–	–	–	5	1.02	1.33	0.64	0.04	0.08	C54-55
卵巢	Ovary	–	–	–	–	–	–	8	1.63	2.13	1.68	0.10	0.13	C56
前列腺	Prostate	17	2.08	4.60	2.13	0.00	0.16	–	–	–	–	–	–	C61
睾丸	Testis	0	0.00	0.00	0.00	0.00	0.00	–	–	–	–	–	–	C62
肾	Kidney	18	2.21	4.87	2.89	0.16	0.25	17	3.47	4.52	1.64	0.02	0.09	C64-66,68
膀胱	Bladder	16	1.96	4.33	2.02	0.10	0.15	5	1.02	1.33	0.58	0.00	0.06	C67
脑	Brain	11	1.35	2.98	1.81	0.08	0.24	19	3.88	5.06	3.49	0.18	0.37	C70-C72,D32-33,D42-43
甲状腺	Thyroid	1	0.12	0.27	0.15	0.02	0.02	1	0.20	0.27	0.16	0.02	0.02	C73
淋巴瘤	Lymphoma	23	2.82	6.23	3.28	0.07	0.41	11	2.24	2.93	1.26	0.03	0.13	C81-85,88,90,96
白血病	Leukemia	17	2.08	4.60	2.97	0.21	0.27	7	1.43	1.86	1.41	0.08	0.15	C91-95, D45-47
其他	Other	13	1.59	3.52	2.17	0.10	0.23	12	2.45	3.19	1.99	0.14	0.18	O&U
所有部位合计	All sites	816	100.00	221.00	119.55	5.94	12.99	490	100.00	130.42	65.27	3.05	6.78	All
所有部位除外皮肤	All sites exc. C44	816	100.00	221.00	119.55	5.94	12.99	487	99.39	129.62	64.84	3.02	6.74	All sites exc. C44

附表 3-117 嘉兴市 2015 年癌症发病和死亡主要指标
Appendix Table 3-117 Incidence and mortality of cancer in Jiaxing Shi,2015

部位 Sites		男性 Male						女性 Female						ICD10
		病例数 No. cases	构成比 Freq. /%	粗率 Crude rate/ 100 000⁻¹	世标率 ASR world/ 100 000⁻¹	累积率 Cum. Rate/%		病例数 No. cases	构成比 Freq. /%	粗率 Crude rate/ 100 000⁻¹	世标率 ASR world/ 100 000⁻¹	累积率 Cum. Rate/%		
						0~64	0~74					0~64	0~74	
发病 Incidence														
口腔	Oral cavity & pharynx	16	1.34	6.06	3.17	0.22	0.44	1	0.09	0.37	0.20	0.03	0.03	C00-10,C12-14
鼻咽	Nasopharynx	14	1.17	5.30	3.38	0.25	0.28	7	0.64	2.60	1.40	0.10	0.15	C11
食管	Esophagus	62	5.20	23.49	10.75	0.45	1.16	16	1.45	5.94	2.29	0.05	0.19	C15
胃	Stomach	96	8.05	36.37	16.52	0.95	1.72	41	3.73	15.23	6.98	0.47	0.60	C16
结直肠	Colon-rectum	155	13.00	58.72	29.69	1.85	3.60	97	8.82	36.02	17.90	1.10	2.05	C18-21
肝脏	Liver	121	10.15	45.84	22.60	1.18	2.33	67	6.09	24.88	10.92	0.44	0.92	C22
胆囊	Gallbladder etc.	17	1.43	6.44	3.11	0.17	0.34	31	2.82	11.51	5.19	0.19	0.59	C23-24
胰腺	Pancreas	45	3.78	17.05	8.31	0.49	0.98	42	3.82	15.60	6.57	0.24	0.72	C25
喉	Larynx	11	0.92	4.17	2.20	0.15	0.22	0	0.00	0.00	0.00	0.00	0.00	C32
肺	Lung	273	22.90	103.42	48.98	2.48	5.53	179	16.27	66.47	33.66	2.31	3.89	C33-34
其他胸腔器官	Other thoracic organs	9	0.76	3.41	1.69	0.09	0.13	4	0.36	1.49	0.95	0.07	0.12	C37-38
骨	Bone	5	0.42	1.89	1.09	0.07	0.12	2	0.18	0.74	0.40	0.02	0.07	C40-41
皮肤黑色素瘤	Melanoma of skin	3	0.25	1.14	0.33	0.00	0.00	2	0.18	0.74	0.66	0.03	0.03	C43
乳腺	Breast	1	0.08	0.38	0.19	0.02	0.02	151	13.73	56.07	32.34	2.30	3.67	C50
子宫颈	Cervix	–	–	–	–	–	–	31	2.82	11.51	7.66	0.70	0.74	C53
子宫体	Uterus	–	–	–	–	–	–	41	3.73	15.23	8.75	0.70	0.90	C54-55
卵巢	Ovary	–	–	–	–	–	–	17	1.55	6.31	3.46	0.27	0.41	C56
前列腺	Prostate	109	9.14	41.29	18.95	0.39	2.40	–	–	–	–		–	C61
睾丸	Testis	4	0.34	1.52	1.21	0.11	0.11	–	–	–	–		–	C62
肾	Kidney	25	2.10	9.47	4.95	0.36	0.53	23	2.09	8.54	4.20	0.27	0.47	C64-66,68
膀胱	Bladder	26	2.18	9.85	4.54	0.17	0.33	10	0.91	3.71	1.40	0.02	0.10	C67
脑	Brain	32	2.68	12.12	7.04	0.48	0.80	49	4.45	18.20	10.72	0.72	1.10	C70-C72,D32-33,D42-43
甲状腺	Thyroid	56	4.70	21.22	15.91	1.26	1.48	192	17.45	71.30	49.20	4.12	4.75	C73
淋巴瘤	Lymphoma	38	3.19	14.40	7.88	0.44	0.75	37	3.36	13.74	7.44	0.39	0.75	C81-85,88,90,96
白血病	Leukemia	23	1.93	8.71	5.29	0.33	0.51	22	2.00	8.17	5.72	0.41	0.47	C91-95, D45-47
其他	Other	51	4.28	19.32	9.86	0.55	1.06	38	3.45	14.11	7.57	0.36	0.79	O&U
所有部位合计	All sites	1192	100.00	451.58	227.65	12.46	24.83	1100	100.00	408.48	225.57	15.30	23.50	All
所有部位除外皮肤	All sites exc. C44	1182	99.16	447.80	225.94	12.41	24.59	1090	99.09	404.77	223.81	15.22	23.29	All sites exc. C44
死亡 Mortality														
口腔	Oral cavity & pharynx	11	1.50	4.17	1.92	0.17	0.21	0	0.00	0.00	0.00	0.00	0.00	C00-10,C12-14
鼻咽	Nasopharynx	8	1.09	3.03	1.68	0.12	0.17	2	0.46	0.74	0.40	0.02	0.05	C11
食管	Esophagus	52	7.07	19.70	8.93	0.52	0.85	11	2.52	4.08	1.53	0.00	0.13	C15
胃	Stomach	67	9.12	25.38	11.16	0.36	1.14	39	8.92	14.48	5.91	0.24	0.47	C16
结直肠	Colon-rectum	82	11.16	31.07	13.53	0.48	1.21	46	10.53	17.08	7.82	0.34	0.73	C18-21
肝脏	Liver	110	14.97	41.67	18.80	0.66	1.75	53	12.13	19.68	7.61	0.15	0.72	C22
胆囊	Gallbladder etc.	13	1.77	4.92	2.19	0.05	0.13	24	5.49	8.91	3.38	0.03	0.33	C23-24
胰腺	Pancreas	39	5.31	14.77	6.94	0.33	0.80	40	9.15	14.85	5.92	0.19	0.63	C25
喉	Larynx	1	0.14	0.38	0.18	0.00	0.00	0	0.00	0.00	0.00	0.00	0.00	C32
肺	Lung	206	28.03	78.04	34.48	1.10	4.16	89	20.37	33.05	14.02	0.45	1.67	C33-34
其他胸腔器官	Other thoracic organs	7	0.95	2.65	1.07	0.03	0.03	2	0.46	0.74	0.40	0.02	0.05	C37-38
骨	Bone	2	0.27	0.76	0.27	0.00	0.00	3	0.69	1.11	1.42	0.10	0.10	C40-41
皮肤黑色素瘤	Melanoma of skin	1	0.14	0.38	0.20	0.00	0.03	0	0.00	0.00	0.00	0.00	0.00	C43
乳腺	Breast	1	0.14	0.38	0.09	0.00	0.00	41	9.38	15.23	7.63	0.43	0.73	C50
子宫颈	Cervix	–	–	–	–	–	–	9	2.06	3.34	1.77	0.13	0.23	C53
子宫体	Uterus	–	–	–	–	–	–	3	0.69	1.11	0.35	0.02	0.02	C54-55
卵巢	Ovary	–	–	–	–	–	–	11	2.52	4.08	2.13	0.19	0.22	C56
前列腺	Prostate	24	3.27	9.09	3.70	0.02	0.25	–	–	–	–		–	C61
睾丸	Testis	1	0.14	0.38	0.73	0.04	0.04	–	–	–	–		–	C62
肾	Kidney	12	1.63	4.55	2.25	0.06	0.28	4	0.92	1.49	0.60	0.02	0.05	C64-66,68
膀胱	Bladder	19	2.59	7.20	3.20	0.03	0.24	5	1.14	1.86	0.60	0.00	0.00	C67
脑	Brain	13	1.77	4.92	3.76	0.11	0.23	5	1.14	1.86	0.64	0.00	0.05	C70-C72,D32-33,D42-43
甲状腺	Thyroid	1	0.14	0.38	0.19	0.02	0.02	0	0.00	0.00	0.00	0.00	0.00	C73
淋巴瘤	Lymphoma	21	2.86	7.96	3.59	0.13	0.32	11	2.52	4.08	1.88	0.06	0.25	C81-85,88,90,96
白血病	Leukemia	20	2.72	7.58	3.89	0.19	0.35	12	2.75	4.46	1.98	0.08	0.15	C91-95, D45-47
其他	Other	24	3.27	9.09	4.20	0.10	0.40	27	6.18	10.03	3.67	0.10	0.29	O&U
所有部位合计	All sites	735	100.00	278.45	126.96	4.53	12.62	437	100.00	162.28	69.66	2.56	6.88	All
所有部位除外皮肤	All sites exc. C44	730	99.32	276.56	126.03	4.53	12.50	429	98.17	159.31	68.71	2.54	6.86	All sites exc. C44

部位 Sites		男性 Male						女性 Female						ICD10
		病例数 No. cases	构成比 Freq. /%	粗率 Crude rate/ 100 000⁻¹	世标率 ASR world/ 100 000⁻¹	累积率 Cum. Rate/% 0~64	0~74	病例数 No. cases	构成比 Freq. /%	粗率 Crude rate/ 100 000⁻¹	世标率 ASR world/ 100 000⁻¹	累积率 Cum. Rate/% 0~64	0~74	
发病 Incidence														
口腔	Oral cavity & pharynx	22	2.16	11.53	4.94	0.26	0.51	8	0.87	4.07	2.15	0.17	0.17	C00-10,C12-14
鼻咽	Nasopharynx	17	1.67	8.91	5.47	0.36	0.62	6	0.66	3.05	1.89	0.14	0.20	C11
食管	Esophagus	33	3.24	17.29	7.47	0.30	1.01	10	1.09	5.08	1.85	0.06	0.23	C15
胃	Stomach	102	10.00	53.44	23.35	1.20	3.02	45	4.92	22.88	9.70	0.55	1.17	C16
结直肠	Colon-rectum	128	12.55	67.06	31.22	1.58	3.69	110	12.02	55.93	25.31	1.29	3.16	C18-21
肝脏	Liver	100	9.80	52.39	24.63	1.36	2.75	40	4.37	20.34	8.39	0.24	1.12	C22
胆囊	Gallbladder etc.	19	1.86	9.95	4.13	0.15	0.38	24	2.62	12.20	4.92	0.26	0.37	C23-24
胰腺	Pancreas	47	4.61	24.62	9.94	0.49	1.00	23	2.51	11.69	4.80	0.31	0.45	C25
喉	Larynx	8	0.78	4.19	1.62	0.02	0.26	0	0.00	0.00	0.00	0.00	0.00	C32
肺	Lung	265	25.98	138.83	59.00	2.23	7.45	148	16.17	75.25	35.66	2.40	4.09	C33-34
其他胸腔器官	Other thoracic organs	4	0.39	2.10	1.01	0.05	0.17	2	0.22	1.02	0.54	0.04	0.10	C37-38
骨	Bone	3	0.29	1.57	0.60	0.03	0.09	2	0.22	1.02	0.49	0.03	0.07	C40-41
皮肤黑色素瘤	Melanoma of skin	3	0.29	1.57	0.75	0.09	0.09	3	0.33	1.53	0.62	0.00	0.10	C43
乳腺	Breast	0	0.00	0.00	0.00	0.00	0.00	129	14.10	65.59	38.67	3.37	3.94	C50
子宫颈	Cervix	–	–	–	–	–	–	20	2.19	10.17	5.85	0.49	0.57	C53
子宫体	Uterus	–	–	–	–	–	–	22	2.40	11.19	6.08	0.53	0.64	C54-55
卵巢	Ovary	–	–	–	–	–	–	16	1.75	8.14	4.39	0.35	0.55	C56
前列腺	Prostate	59	5.78	30.91	12.37	0.34	1.37	–	–	–	–	–	–	C61
睾丸	Testis	2	0.20	1.05	0.53	0.02	0.06	–	–	–	–	–	–	C62
肾	Kidney	21	2.06	11.00	7.18	0.43	0.82	16	1.75	8.14	3.95	0.19	0.48	C64-66,68
膀胱	Bladder	39	3.82	20.43	9.50	0.58	1.08	6	0.66	3.05	1.05	0.02	0.13	C67
脑	Brain	22	2.16	11.53	6.04	0.31	0.60	34	3.72	17.29	8.94	0.56	0.98	C70-C72,D32-33,D42-43
甲状腺	Thyroid	46	4.51	24.10	16.88	1.36	1.54	168	18.36	85.42	55.02	4.76	5.35	C73
淋巴瘤	Lymphoma	16	1.57	8.38	3.97	0.25	0.57	23	2.51	11.69	5.26	0.38	0.71	C81-85,88,90,96
白血病	Leukemia	20	1.96	10.48	7.46	0.46	0.70	13	1.42	6.61	3.65	0.29	0.29	C91-95, D45-47
其他	Other	44	4.31	23.05	9.93	0.54	1.13	47	5.14	23.90	12.00	0.59	1.11	O&U
所有部位合计	All sites	1020	100.00	534.38	247.99	12.43	28.92	915	100.00	465.24	241.16	17.02	25.98	All
所有部位除外皮肤	All sites exc. C44	1003	98.33	525.47	244.26	12.23	28.50	900	98.36	457.61	238.68	16.94	25.80	All sites exc. C44
死亡 Mortality														
口腔	Oral cavity & pharynx	9	1.34	4.72	1.87	0.05	0.17	1	0.29	0.51	0.25	0.02	0.02	C00-10,C12-14
鼻咽	Nasopharynx	9	1.34	4.72	2.18	0.05	0.39	2	0.57	1.02	0.53	0.05	0.05	C11
食管	Esophagus	29	4.31	15.19	6.55	0.30	0.77	7	2.00	3.56	1.18	0.00	0.12	C15
胃	Stomach	77	11.44	40.34	16.84	0.63	1.80	23	6.57	11.69	4.11	0.08	0.42	C16
结直肠	Colon-rectum	59	8.77	30.91	12.71	0.40	1.20	53	15.14	26.95	10.78	0.44	1.09	C18-21
肝脏	Liver	82	12.18	42.96	19.50	0.93	2.10	39	11.14	19.83	8.66	0.24	1.26	C22
胆囊	Gallbladder etc.	15	2.23	7.86	3.01	0.03	0.23	24	6.86	12.20	5.42	0.28	0.59	C23-24
胰腺	Pancreas	41	6.09	21.48	8.37	0.38	0.91	29	8.29	14.75	6.07	0.34	0.58	C25
喉	Larynx	2	0.30	1.05	0.48	0.00	0.04	0	0.00	0.00	0.00	0.00	0.00	C32
肺	Lung	215	31.95	112.64	46.83	1.31	5.32	70	20.00	35.59	14.24	0.66	1.26	C33-34
其他胸腔器官	Other thoracic organs	5	0.74	2.62	2.19	0.17	0.17	1	0.29	0.51	0.24	0.00	0.04	C37-38
骨	Bone	2	0.30	1.05	0.47	0.03	0.09	4	1.14	2.03	0.91	0.07	0.11	C40-41
皮肤黑色素瘤	Melanoma of skin	2	0.30	1.05	0.37	0.03	0.03	0	0.00	0.00	0.00	0.00	0.00	C43
乳腺	Breast	0	0.00	0.00	0.00	0.00	0.00	23	6.57	11.69	4.43	0.25	0.35	C50
子宫颈	Cervix	–	–	–	–	–	–	5	1.43	2.54	1.13	0.05	0.18	C53
子宫体	Uterus	–	–	–	–	–	–	5	1.43	2.54	1.39	0.11	0.11	C54-55
卵巢	Ovary	–	–	–	–	–	–	5	1.43	2.54	1.13	0.06	0.18	C56
前列腺	Prostate	21	3.12	11.00	4.45	0.06	0.24	–	–	–	–	–	–	C61
睾丸	Testis	0	0.00	0.00	0.00	0.00	0.00	–	–	–	–	–	–	C62
肾	Kidney	6	0.89	3.14	1.42	0.06	0.12	4	1.14	2.03	0.67	0.00	0.06	C64-66,68
膀胱	Bladder	14	2.08	7.33	2.78	0.03	0.07	5	1.43	2.54	0.57	0.00	0.00	C67
脑	Brain	11	1.63	5.76	3.13	0.11	0.18	12	3.43	6.10	2.60	0.09	0.24	C70-C72,D32-33,D42-43
甲状腺	Thyroid	0	0.00	0.00	0.00	0.00	0.00	2	0.57	1.02	0.33	0.00	0.04	C73
淋巴瘤	Lymphoma	19	2.82	9.95	4.93	0.14	0.59	12	3.43	6.10	2.62	0.09	0.41	C81-85,88,90,96
白血病	Leukemia	15	2.23	7.86	3.51	0.21	0.42	5	1.43	2.54	1.62	0.13	0.13	C91-95, D45-47
其他	Other	40	5.94	20.96	8.47	0.18	0.65	19	5.43	9.66	3.18	0.06	0.27	O&U
所有部位合计	All sites	673	100.00	352.59	150.05	5.10	15.49	350	100.00	177.96	72.05	3.04	7.52	All
所有部位除外皮肤	All sites exc. C44	666	98.96	348.92	148.55	5.10	15.49	346	98.86	175.93	71.57	3.04	7.52	All sites exc. C44

部位 Sites		男性 Male					女性 Female					ICD10
		病例数 No. cases	构成比 Freq. /%	粗率 Crude rate/ 100 000⁻¹	世标率 ASR world/ 100 000⁻¹	累积率 Cum. Rate/% 0~64 / 0~74	病例数 No. cases	构成比 Freq. /%	粗率 Crude rate/ 100 000⁻¹	世标率 ASR world/ 100 000⁻¹	累积率 Cum. Rate/% 0~64 / 0~74	

发病 Incidence

部位	Sites	病例数	构成比	粗率	世标率	0~64	0~74	病例数	构成比	粗率	世标率	0~64	0~74	ICD10
口腔	Oral cavity & pharynx	15	1.32	4.52	2.16	0.10	0.28	13	1.21	3.77	1.82	0.07	0.24	C00-10, C12-14
鼻咽	Nasopharynx	22	1.94	6.63	3.62	0.28	0.49	6	0.56	1.74	0.80	0.05	0.08	C11
食管	Esophagus	57	5.02	17.18	8.08	0.23	1.12	18	1.67	5.22	2.12	0.06	0.29	C15
胃	Stomach	94	8.27	28.34	13.80	0.75	1.60	39	3.62	11.31	5.94	0.39	0.63	C16
结直肠	Colon-rectum	112	9.86	33.77	16.56	1.12	1.90	96	8.92	27.84	12.55	0.69	1.56	C18-21
肝脏	Liver	103	9.07	31.05	15.60	1.07	1.49	39	3.62	11.31	5.51	0.35	0.63	C22
胆囊	Gallbladder etc.	20	1.76	6.03	2.88	0.11	0.33	25	2.32	7.25	2.99	0.09	0.34	C23-24
胰腺	Pancreas	58	5.11	17.49	7.99	0.30	1.06	45	4.18	13.05	5.40	0.23	0.60	C25
喉	Larynx	5	0.44	1.51	0.77	0.03	0.10	1	0.09	0.29	0.81	0.03	0.03	C32
肺	Lung	330	29.05	99.49	46.33	1.91	5.98	147	13.66	42.64	20.09	1.32	2.32	C33-34
其他胸腔器官	Other thoracic organs	5	0.44	1.51	1.25	0.10	0.10	2	0.19	0.58	0.29	0.02	0.04	C37-38
骨	Bone	5	0.44	1.51	1.43	0.08	0.08	2	0.19	0.58	0.30	0.04	0.04	C40-41
皮肤黑色素瘤	Melanoma of skin	3	0.26	0.90	0.60	0.04	0.07	5	0.46	1.45	0.88	0.06	0.11	C43
乳腺	Breast	4	0.35	1.21	0.60	0.02	0.08	192	17.84	55.69	31.91	2.80	3.26	C50
子宫颈	Cervix	–	–	–	–	–	–	56	5.20	16.24	10.26	0.87	1.01	C53
子宫体	Uterus	–	–	–	–	–	–	32	2.97	9.28	4.84	0.45	0.52	C54-55
卵巢	Ovary	–	–	–	–	–	–	27	2.51	7.83	4.85	0.39	0.46	C56
前列腺	Prostate	65	5.72	19.60	8.63	0.18	1.02	–	–	–	–	–	–	C61
睾丸	Testis	1	0.09	0.30	0.20	0.02	0.02	–	–	–	–	–	–	C62
肾	Kidney	22	1.94	6.63	3.33	0.30	0.41	10	0.93	2.90	1.91	0.12	0.18	C64-66,68
膀胱	Bladder	34	2.99	10.25	4.82	0.21	0.58	5	0.46	1.45	0.65	0.03	0.06	C67
脑	Brain	29	2.55	8.74	5.46	0.35	0.51	51	4.74	14.79	8.90	0.59	0.86	C70-C72, D32-33, D42-43
甲状腺	Thyroid	33	2.90	9.95	7.17	0.56	0.66	160	14.87	46.41	31.58	2.61	3.00	C73
淋巴瘤	Lymphoma	43	3.79	12.96	6.19	0.29	0.83	27	2.51	7.83	4.87	0.25	0.62	C81-85,88,90,96
白血病	Leukemia	32	2.82	9.65	8.26	0.41	0.69	26	2.42	7.54	5.82	0.37	0.52	C91-95, D45-47
其他	Other	44	3.87	13.27	7.45	0.32	0.79	52	4.83	15.08	6.44	0.36	0.58	O&U
所有部位合计	All sites	1136	100.00	342.48	173.18	8.78	20.16	1076	100.00	312.08	171.52	12.24	17.96	All
所有部位除外皮肤	All sites exc. C44	1121	98.68	337.96	171.26	8.72	19.97	1044	97.03	302.80	168.05	12.04	17.70	All sites exc. C44

死亡 Mortality

部位	Sites	病例数	构成比	粗率	世标率	0~64	0~74	病例数	构成比	粗率	世标率	0~64	0~74	ICD10
口腔	Oral cavity & pharynx	11	1.34	3.32	1.67	0.05	0.28	7	1.58	2.03	0.75	0.03	0.06	C00-10, C12-14
鼻咽	Nasopharynx	10	1.22	3.01	1.54	0.11	0.18	2	0.45	0.58	0.30	0.00	0.08	C11
食管	Esophagus	46	5.60	13.87	6.48	0.14	0.86	20	4.51	5.80	2.16	0.02	0.27	C15
胃	Stomach	72	8.76	21.71	10.68	0.39	1.31	34	7.67	9.86	4.77	0.15	0.48	C16
结直肠	Colon-rectum	61	7.42	18.39	8.59	0.35	0.83	46	10.38	13.34	5.26	0.19	0.59	C18-21
肝脏	Liver	102	12.41	30.75	15.34	0.91	1.58	32	7.22	9.28	4.21	0.13	0.53	C22
胆囊	Gallbladder etc.	18	2.19	5.43	2.34	0.05	0.24	17	3.84	4.93	1.84	0.02	0.22	C23-24
胰腺	Pancreas	51	6.20	15.38	6.91	0.19	0.94	43	9.71	12.47	5.33	0.19	0.64	C25
喉	Larynx	3	0.36	0.90	0.41	0.00	0.02	0	0.00	0.00	0.00	0.00	0.00	C32
肺	Lung	289	35.16	87.13	39.28	1.41	4.72	103	23.25	29.87	12.34	0.53	1.27	C33-34
其他胸腔器官	Other thoracic organs	5	0.61	1.51	1.25	0.10	0.10	0	0.00	0.00	0.00	0.00	0.00	C37-38
骨	Bone	1	0.12	0.30	0.08	0.00	0.00	3	0.68	0.87	0.36	0.02	0.06	C40-41
皮肤黑色素瘤	Melanoma of skin	2	0.24	0.60	0.29	0.02	0.04	5	1.13	1.45	0.43	0.00	0.02	C43
乳腺	Breast	1	0.12	0.30	0.15	0.00	0.00	21	4.74	6.09	2.99	0.25	0.30	C50
子宫颈	Cervix	–	–	–	–	–	–	5	1.13	1.45	0.74	0.05	0.05	C53
子宫体	Uterus	–	–	–	–	–	–	8	1.81	2.32	0.97	0.05	0.11	C54-55
卵巢	Ovary	–	–	–	–	–	–	16	3.61	4.64	2.45	0.18	0.24	C56
前列腺	Prostate	36	4.38	10.85	4.72	0.04	0.42	–	–	–	–	–	–	C61
睾丸	Testis	0	0.00	0.00	0.00	0.00	0.00	–	–	–	–	–	–	C62
肾	Kidney	11	1.34	3.32	1.68	0.08	0.19	4	0.90	1.16	1.11	0.07	0.07	C64-66,68
膀胱	Bladder	14	1.70	4.22	1.63	0.00	0.04	4	0.90	1.16	0.38	0.00	0.04	C67
脑	Brain	20	2.43	6.03	2.92	0.17	0.28	16	3.61	4.64	2.70	0.15	0.23	C70-C72, D32-33, D42-43
甲状腺	Thyroid	0	0.00	0.00	0.00	0.00	0.00	3	0.68	0.87	0.38	0.02	0.06	C73
淋巴瘤	Lymphoma	27	3.28	8.14	3.80	0.12	0.39	16	3.61	4.64	2.23	0.09	0.30	C81-85,88,90,96
白血病	Leukemia	18	2.19	5.43	3.15	0.14	0.35	21	4.74	6.09	3.66	0.19	0.32	C91-95, D45-47
其他	Other	24	2.92	7.24	4.09	0.19	0.41	17	3.84	4.93	1.74	0.04	0.13	O&U
所有部位合计	All sites	822	100.00	247.82	116.98	4.46	13.18	443	100.00	128.49	57.12	2.43	6.06	All
所有部位除外皮肤	All sites exc. C44	818	99.51	246.61	116.22	4.42	13.09	437	98.65	126.75	56.71	2.43	6.06	All sites exc. C44

部位 Sites		男性 Male						女性 Female						ICD10
		病例数 No. cases	构成比 Freq./%	粗率 Crude rate/ 100 000⁻¹	世标率 ASR world/ 100 000⁻¹	累积率 Cum. Rate/%		病例数 No. cases	构成比 Freq./%	粗率 Crude rate/ 100 000⁻¹	世标率 ASR world/ 100 000⁻¹	累积率 Cum. Rate/%		
						0~64	0~74					0~64	0~74	
发病 Incidence														
口腔	Oral cavity & pharynx	12	1.04	3.79	2.59	0.24	0.35	4	0.46	1.28	0.70	0.02	0.07	C00-10,C12-14
鼻咽	Nasopharynx	14	1.21	4.42	2.94	0.17	0.35	5	0.57	1.59	0.92	0.08	0.08	C11
食管	Esophagus	60	5.19	18.93	11.99	0.46	1.36	17	1.94	5.42	3.31	0.02	0.48	C15
胃	Stomach	134	11.60	42.28	28.83	1.42	3.89	53	6.06	16.90	10.51	0.65	1.04	C16
结直肠	Colon-rectum	138	11.95	43.55	29.01	1.27	3.55	102	11.66	32.52	21.80	1.34	2.63	C18-21
肝脏	Liver	83	7.19	26.19	17.19	0.96	1.90	34	3.89	10.84	6.59	0.25	0.87	C22
胆囊	Gallbladder etc.	13	1.13	4.10	2.90	0.10	0.25	18	2.06	5.74	3.86	0.12	0.48	C23-24
胰腺	Pancreas	44	3.81	13.88	9.33	0.26	1.19	22	2.51	7.01	4.48	0.19	0.62	C25
喉	Larynx	11	0.95	3.47	2.37	0.09	0.34	1	0.11	0.32	0.11	0.00	0.00	C32
肺	Lung	323	27.97	101.92	69.81	2.85	9.39	140	16.00	44.64	28.83	1.76	3.44	C33-34
其他胸腔器官	Other thoracic organs	6	0.52	1.89	2.06	0.10	0.14	8	0.91	2.55	1.75	0.12	0.22	C37-38
骨	Bone	4	0.35	1.26	0.61	0.04	0.04	3	0.34	0.96	0.92	0.05	0.10	C40-41
皮肤黑色素瘤	Melanoma of skin	4	0.35	1.26	0.81	0.04	0.08	3	0.34	0.96	0.75	0.00	0.14	C43
乳腺	Breast	3	0.26	0.95	0.75	0.03	0.13	91	10.40	29.02	19.46	1.63	2.08	C50
子宫颈	Cervix	–	–	–	–	–	–	61	6.97	19.45	13.42	1.08	1.56	C53
子宫体	Uterus	–	–	–	–	–	–	28	3.20	8.93	6.21	0.49	0.80	C54-55
卵巢	Ovary	–	–	–	–	–	–	20	2.29	6.38	4.55	0.26	0.61	C56
前列腺	Prostate	75	6.49	23.67	15.70	0.27	1.77	–	–	–	–	–	–	C61
睾丸	Testis	3	0.26	0.95	0.61	0.05	0.05	–	–	–	–	–	–	C62
肾	Kidney	17	1.47	5.36	3.67	0.24	0.44	14	1.60	4.46	2.88	0.20	0.29	C64-66,68
膀胱	Bladder	32	2.77	10.10	6.52	0.41	0.68	7	0.80	2.23	1.46	0.02	0.21	C67
脑	Brain	33	2.86	10.41	7.60	0.57	0.77	35	4.00	11.16	7.18	0.38	0.88	C70-C72,D32-33,D42-43
甲状腺	Thyroid	26	2.25	8.20	5.59	0.45	0.60	121	13.83	38.58	28.23	2.38	2.84	C73
淋巴瘤	Lymphoma	39	3.38	12.31	8.03	0.35	0.86	32	3.66	10.20	7.67	0.49	1.05	C81-85,88,90,96
白血病	Leukemia	26	2.25	8.20	5.80	0.31	0.60	20	2.29	6.38	5.31	0.27	0.64	C91-95,D45-47
其他	Other	55	4.76	17.36	12.25	0.41	1.31	36	4.11	11.48	8.11	0.36	0.86	O&U
所有部位合计	All sites	1155	100.00	364.46	246.97	11.10	30.05	875	100.00	278.99	189.03	12.19	22.01	All
所有部位除外皮肤	All sites exc. C44	1134	98.18	357.83	242.56	11.03	29.55	862	98.51	274.85	186.79	12.10	21.82	All sites exc. C44
死亡 Mortality														
口腔	Oral cavity & pharynx	8	0.99	2.52	1.62	0.08	0.19	5	1.39	1.59	0.98	0.05	0.09	C00-10,C12-14
鼻咽	Nasopharynx	7	0.86	2.21	1.51	0.07	0.22	1	0.28	0.32	0.26	0.03	0.03	C11
食管	Esophagus	50	6.16	15.78	9.94	0.29	1.16	14	3.90	4.46	2.27	0.00	0.20	C15
胃	Stomach	104	12.81	32.82	21.04	0.78	2.62	37	10.31	11.80	7.13	0.23	0.73	C16
结直肠	Colon-rectum	62	7.64	19.56	12.52	0.47	1.38	46	12.81	14.67	8.29	0.28	0.84	C18-21
肝脏	Liver	86	10.59	27.14	17.00	0.82	1.88	38	10.58	12.12	7.97	0.13	1.22	C22
胆囊	Gallbladder etc.	13	1.60	4.10	2.81	0.08	0.27	17	4.74	5.42	3.47	0.14	0.51	C23-24
胰腺	Pancreas	35	4.31	11.04	7.56	0.26	0.88	25	6.96	7.97	5.13	0.14	0.74	C25
喉	Larynx	3	0.37	0.95	0.67	0.08	0.08	0	0.00	0.00	0.00	0.00	0.00	C32
肺	Lung	302	37.19	95.30	63.27	2.01	8.08	67	18.66	21.36	12.19	0.51	1.22	C33-34
其他胸腔器官	Other thoracic organs	2	0.25	0.63	0.71	0.04	0.04	0	0.00	0.00	0.00	0.00	0.00	C37-38
骨	Bone	5	0.62	1.58	0.98	0.04	0.15	2	0.56	0.64	0.22	0.00	0.00	C40-41
皮肤黑色素瘤	Melanoma of skin	0	0.00	0.00	0.00	0.00	0.00	2	0.56	0.64	0.37	0.02	0.02	C43
乳腺	Breast	1	0.12	0.32	0.28	0.00	0.00	20	5.57	6.38	4.31	0.28	0.51	C50
子宫颈	Cervix	–	–	–	–	–	–	12	3.34	3.83	2.35	0.20	0.20	C53
子宫体	Uterus	–	–	–	–	–	–	2	0.56	0.64	0.52	0.05	0.05	C54-55
卵巢	Ovary	–	–	–	–	–	–	8	2.23	2.55	1.58	0.11	0.21	C56
前列腺	Prostate	20	2.46	6.31	3.98	0.08	0.13	–	–	–	–	–	–	C61
睾丸	Testis	1	0.12	0.32	0.28	0.00	0.00	–	–	–	–	–	–	C62
肾	Kidney	4	0.49	1.26	0.83	0.02	0.13	3	0.84	0.96	0.89	0.02	0.11	C64-66,68
膀胱	Bladder	16	1.97	5.05	3.22	0.02	0.29	3	0.84	0.96	0.45	0.00	0.06	C67
脑	Brain	24	2.96	7.57	5.83	0.31	0.64	14	3.90	4.46	3.04	0.12	0.43	C70-C72,D32-33,D42-43
甲状腺	Thyroid	1	0.12	0.32	0.14	0.00	0.00	2	0.56	0.64	0.40	0.00	0.04	C73
淋巴瘤	Lymphoma	27	3.33	8.52	5.37	0.13	0.67	7	1.95	2.23	1.41	0.02	0.25	C81-85,88,90,96
白血病	Leukemia	21	2.59	6.63	4.26	0.13	0.45	8	2.23	2.55	1.84	0.07	0.17	C91-95,D45-47
其他	Other	20	2.46	6.31	3.97	0.15	0.53	26	7.24	8.29	5.03	0.24	0.59	O&U
所有部位合计	All sites	812	100.00	256.23	167.78	5.85	19.80	359	100.00	114.47	70.09	2.65	8.23	All
所有部位除外皮肤	All sites exc. C44	811	99.88	255.91	167.64	5.85	19.80	354	98.61	112.87	69.06	2.62	8.09	All sites exc. C44

附表 3-121 绍兴市上虞区 2015 年癌症发病和死亡主要指标
Appendix Table 3-121 Incidence and mortality of cancer in Shangyu Qu, Shaoxing Shi, 2015

部位 Sites		男性 Male						女性 Female						ICD10
		病例数 No. cases	构成比 Freq. /%	粗率 Crude rate/ 100 000⁻¹	世标率 ASR world/ 100 000⁻¹	累积率 Cum. Rate/%		病例数 No. cases	构成比 Freq. /%	粗率 Crude rate/ 100 000⁻¹	世标率 ASR world/ 100 000⁻¹	累积率 Cum. Rate/%		
						0~64	0~74					0~64	0~74	
发病 Incidence														
口腔	Oral cavity & pharynx	30	1.80	8.41	5.36	0.33	0.55	9	0.61	2.47	1.29	0.11	0.11	C00-10,C12-14
鼻咽	Nasopharynx	25	1.50	7.01	4.13	0.31	0.46	12	0.81	3.30	1.90	0.14	0.20	C11
食管	Esophagus	123	7.38	34.50	16.83	0.96	2.07	15	1.01	4.12	1.88	0.03	0.26	C15
胃	Stomach	253	15.19	70.96	35.05	1.87	4.37	134	9.07	36.80	19.12	1.24	2.17	C16
结直肠	Colon-rectum	162	9.72	45.44	23.20	1.40	2.67	104	7.04	28.56	14.93	0.88	1.68	C18-21
肝脏	Liver	185	11.10	51.89	27.65	1.79	3.19	68	4.60	18.67	9.11	0.44	1.20	C22
胆囊	Gallbladder etc.	27	1.62	7.57	3.27	0.19	0.35	33	2.23	9.06	4.11	0.25	0.42	C23-24
胰腺	Pancreas	60	3.60	16.83	8.13	0.42	0.92	50	3.38	13.73	6.41	0.33	0.75	C25
喉	Larynx	20	1.20	5.61	2.77	0.19	0.39	0	0.00	0.00	0.00	0.00	0.00	C32
肺	Lung	391	23.47	109.66	55.61	2.43	7.38	185	12.52	50.80	26.61	1.59	3.03	C33-34
其他胸腔器官	Other thoracic organs	5	0.30	1.40	0.63	0.05	0.08	0	0.00	0.00	0.00	0.00	0.00	C37-38
骨	Bone	6	0.36	1.68	0.97	0.00	0.19	6	0.41	1.65	0.83	0.03	0.11	C40-41
皮肤黑色素瘤	Melanoma of skin	1	0.06	0.28	0.17	0.00	0.04	3	0.20	0.82	0.56	0.04	0.04	C43
乳腺	Breast	3	0.18	0.84	0.47	0.03	0.06	241	16.31	66.18	37.78	3.15	4.04	C50
子宫颈	Cervix	–	–	–	–	–	–	112	7.58	30.76	19.52	1.68	1.90	C53
子宫体	Uterus	–	–	–	–	–	–	40	2.71	10.98	5.85	0.44	0.69	C54-55
卵巢	Ovary	–	–	–	–	–	–	29	1.96	7.96	5.02	0.42	0.51	C56
前列腺	Prostate	69	4.14	19.35	9.19	0.23	1.01	–	–	–	–	–	–	C61
睾丸	Testis	2	0.12	0.56	0.47	0.04	0.04	–	–	–	–	–	–	C62
肾	Kidney	20	1.20	5.61	3.13	0.27	0.37	17	1.15	4.67	2.51	0.13	0.27	C64-66,68
膀胱	Bladder	38	2.28	10.66	6.15	0.24	0.66	6	0.41	1.65	1.54	0.06	0.09	C67
脑	Brain	38	2.28	10.66	7.03	0.42	0.61	43	2.91	11.81	7.37	0.58	0.76	C70-C72,D32-33,D42-43
甲状腺	Thyroid	62	3.72	17.39	12.99	1.07	1.16	264	17.86	72.50	50.44	4.37	4.70	C73
淋巴瘤	Lymphoma	46	2.76	12.90	7.40	0.44	0.99	29	1.96	7.96	4.53	0.29	0.62	C81-85,88,90,96
白血病	Leukemia	42	2.52	11.78	7.57	0.47	0.80	25	1.69	6.87	5.42	0.38	0.42	C91-95, D45-47
其他	Other	58	3.48	16.27	8.81	0.51	1.03	53	3.59	14.55	9.67	0.52	0.98	O&U
所有部位合计	All sites	1666	100.00	467.25	246.96	13.67	29.36	1478	100.00	405.88	236.40	17.11	24.94	All
所有部位除外皮肤	All sites exc. C44	1653	99.22	463.61	244.75	13.56	29.08	1466	99.19	402.59	234.83	17.04	24.77	All sites exc. C44
死亡 Mortality														
口腔	Oral cavity & pharynx	10	0.87	2.80	1.36	0.07	0.13	5	0.86	1.37	0.55	0.05	0.05	C00-10,C12-14
鼻咽	Nasopharynx	15	1.31	4.21	2.13	0.13	0.30	8	1.38	2.20	1.06	0.09	0.15	C11
食管	Esophagus	104	9.05	29.17	14.67	0.60	1.85	11	1.90	3.02	1.32	0.04	0.19	C15
胃	Stomach	176	15.32	49.36	23.38	0.93	2.71	83	14.34	22.79	10.52	0.42	1.06	C16
结直肠	Colon-rectum	73	6.35	20.47	9.48	0.29	1.07	51	8.81	14.01	6.84	0.37	0.72	C18-21
肝脏	Liver	163	14.19	45.72	23.63	1.50	2.78	55	9.50	15.10	7.21	0.38	0.79	C22
胆囊	Gallbladder etc.	27	2.35	7.57	3.39	0.12	0.43	37	6.39	10.16	4.44	0.16	0.49	C23-24
胰腺	Pancreas	49	4.26	13.74	6.91	0.38	0.75	39	6.74	10.71	4.51	0.22	0.48	C25
喉	Larynx	8	0.70	2.24	1.08	0.03	0.10	1	0.17	0.27	0.14	0.00	0.02	C32
肺	Lung	350	30.46	98.16	46.32	1.90	5.45	136	23.49	37.35	17.84	0.77	2.04	C33-34
其他胸腔器官	Other thoracic organs	4	0.35	1.12	0.67	0.06	0.06	1	0.17	0.27	0.12	0.00	0.00	C37-38
骨	Bone	8	0.70	2.24	1.52	0.03	0.18	5	0.86	1.37	0.62	0.03	0.05	C40-41
皮肤黑色素瘤	Melanoma of skin	1	0.09	0.28	0.17	0.00	0.04	3	0.52	0.82	0.45	0.03	0.05	C43
乳腺	Breast	0	0.00	0.00	0.00	0.00	0.00	25	4.32	6.87	3.33	0.13	0.39	C50
子宫颈	Cervix	–	–	–	–	–	–	12	2.07	3.30	2.02	0.16	0.21	C53
子宫体	Uterus	–	–	–	–	–	–	7	1.21	1.92	0.99	0.03	0.14	C54-55
卵巢	Ovary	–	–	–	–	–	–	12	2.07	3.30	1.59	0.05	0.22	C56
前列腺	Prostate	27	2.35	7.57	3.73	0.10	0.25	–	–	–	–	–	–	C61
睾丸	Testis	0	0.00	0.00	0.00	0.00	0.00	–	–	–	–	–	–	C62
肾	Kidney	9	0.78	2.52	1.08	0.04	0.12	7	1.21	1.92	0.88	0.01	0.08	C64-66,68
膀胱	Bladder	13	1.13	3.65	2.59	0.08	0.14	3	0.52	0.82	0.34	0.02	0.04	C67
脑	Brain	21	1.83	5.89	3.10	0.15	0.37	9	1.55	2.47	1.05	0.03	0.12	C70-C72,D32-33,D42-43
甲状腺	Thyroid	3	0.26	0.84	0.38	0.02	0.06	1	0.17	0.27	0.06	0.00	0.00	C73
淋巴瘤	Lymphoma	23	2.00	6.45	3.20	0.07	0.46	18	3.11	4.94	2.57	0.12	0.34	C81-85,88,90,96
白血病	Leukemia	23	2.00	6.45	4.09	0.24	0.35	17	2.94	4.67	3.55	0.20	0.33	C91-95, D45-47
其他	Other	42	3.66	11.78	6.62	0.38	0.72	33	5.70	9.06	5.04	0.19	0.46	O&U
所有部位合计	All sites	1149	100.00	322.25	159.48	7.09	18.34	579	100.00	159.00	77.02	3.48	8.42	All
所有部位除外皮肤	All sites exc. C44	1141	99.30	320.01	158.04	7.04	18.23	574	99.14	157.63	76.38	3.46	8.40	All sites exc. C44

部位 Sites		男性 Male						女性 Female						ICD10
		病例数 No. cases	构成比 Freq. /%	粗率 Crude rate/ 100 000⁻¹	世标率 ASR world/ 100 000⁻¹	累积率 Cum. Rate/% 0~64	0~74	病例数 No. cases	构成比 Freq. /%	粗率 Crude rate/ 100 000⁻¹	世标率 ASR world/ 100 000⁻¹	累积率 Cum. Rate/% 0~64	0~74	
发病 Incidence														
口腔	Oral cavity & pharynx	12	1.17	3.94	2.61	0.23	0.31	11	1.31	3.76	2.34	0.14	0.29	C00-10,C12-14
鼻咽	Nasopharynx	12	1.17	3.94	2.50	0.19	0.27	8	0.95	2.74	2.08	0.13	0.27	C11
食管	Esophagus	37	3.60	12.14	7.78	0.33	1.13	17	2.02	5.82	2.78	0.14	0.22	C15
胃	Stomach	114	11.08	37.42	22.03	0.85	2.62	49	5.82	16.76	9.56	0.48	1.13	C16
结直肠	Colon-rectum	122	11.86	40.04	25.01	1.47	3.01	90	10.69	30.79	17.94	0.96	1.99	C18-21
肝脏	Liver	125	12.15	41.03	27.84	1.84	3.34	44	5.23	15.05	9.03	0.56	1.08	C22
胆囊	Gallbladder etc.	10	0.97	3.28	1.85	0.08	0.19	6	0.71	2.05	1.24	0.11	0.15	C23-24
胰腺	Pancreas	18	1.75	5.91	3.74	0.16	0.48	14	1.66	4.79	2.23	0.14	0.14	C25
喉	Larynx	13	1.26	4.27	2.40	0.08	0.30	2	0.24	0.68	0.46	0.05	0.05	C32
肺	Lung	307	29.83	100.76	62.16	2.77	8.42	110	13.06	37.63	21.71	1.26	2.62	C33-34
其他胸腔器官	Other thoracic organs	5	0.49	1.64	1.04	0.09	0.09	3	0.36	1.03	0.55	0.03	0.07	C37-38
骨	Bone	6	0.58	1.97	1.95	0.13	0.13	0	0.00	0.00	0.00	0.00	0.00	C40-41
皮肤黑色素瘤	Melanoma of skin	1	0.10	0.33	0.11	0.00	0.00	3	0.36	1.03	0.63	0.04	0.04	C43
乳腺	Breast	2	0.19	0.66	0.46	0.05	0.05	142	16.86	48.57	32.37	2.85	3.25	C50
子宫颈	Cervix	–	–	–	–	–	–	66	7.84	22.58	14.38	1.12	1.50	C53
子宫体	Uterus	–	–	–	–	–	–	27	3.21	9.24	6.05	0.60	0.64	C54-55
卵巢	Ovary	–	–	–	–	–	–	12	1.43	4.10	2.71	0.18	0.31	C56
前列腺	Prostate	51	4.96	16.74	9.46	0.29	1.06	–	–	–	–	–	–	C61
睾丸	Testis	1	0.10	0.33	0.22	0.02	0.02	–	–	–	–	–	–	C62
肾	Kidney	14	1.36	4.60	3.23	0.15	0.32	12	1.43	4.10	3.57	0.22	0.35	C64-66,68
膀胱	Bladder	32	3.11	10.50	5.88	0.25	0.45	8	0.95	2.74	1.15	0.00	0.04	C67
脑	Brain	18	1.75	5.91	3.82	0.31	0.37	28	3.33	9.58	7.85	0.36	0.80	C70-C72,D32-33,D42-43
甲状腺	Thyroid	32	3.11	10.50	7.97	0.67	0.77	119	14.13	40.71	28.69	2.49	2.69	C73
淋巴瘤	Lymphoma	33	3.21	10.83	7.51	0.62	0.86	15	1.78	5.13	3.37	0.20	0.24	C81-85,88,90,96
白血病	Leukemia	32	3.11	10.50	9.61	0.60	0.79	24	2.85	8.21	5.24	0.38	0.59	C91-95, D45-47
其他	Other	32	3.11	10.50	6.39	0.33	0.71	32	3.80	10.95	7.53	0.40	0.73	O&U
所有部位合计	All sites	1029	100.00	337.74	215.56	11.52	25.70	842	100.00	288.03	183.47	12.83	19.20	All
所有部位除外皮肤	All sites exc. C44	1024	99.51	336.10	214.50	11.45	25.59	835	99.17	285.63	182.00	12.79	18.96	All sites exc. C44
死亡 Mortality														
口腔	Oral cavity & pharynx	7	0.87	2.30	1.20	0.02	0.14	3	0.77	1.03	0.43	0.02	0.02	C00-10,C12-14
鼻咽	Nasopharynx	10	1.25	3.28	1.93	0.11	0.19	1	0.26	0.34	0.22	0.02	0.02	C11
食管	Esophagus	36	4.49	11.82	7.14	0.29	0.82	16	4.09	5.47	2.41	0.06	0.18	C15
胃	Stomach	116	14.48	38.07	20.93	0.62	2.04	49	12.53	16.76	8.39	0.17	0.87	C16
结直肠	Colon-rectum	57	7.12	18.71	11.03	0.40	1.13	31	7.93	10.60	5.33	0.27	0.52	C18-21
肝脏	Liver	124	15.48	40.70	25.66	1.79	2.87	43	11.00	14.71	8.65	0.47	1.10	C22
胆囊	Gallbladder etc.	13	1.62	4.27	2.36	0.14	0.18	8	2.05	2.74	1.55	0.11	0.19	C23-24
胰腺	Pancreas	25	3.12	8.21	4.75	0.21	0.49	21	5.37	7.18	3.29	0.14	0.28	C25
喉	Larynx	3	0.37	0.98	0.60	0.03	0.07	0	0.00	0.00	0.00	0.00	0.00	C32
肺	Lung	291	36.33	95.51	56.48	1.66	7.25	99	25.32	33.87	17.61	0.65	2.00	C33-34
其他胸腔器官	Other thoracic organs	6	0.75	1.97	1.25	0.13	0.13	3	0.77	1.03	0.50	0.02	0.02	C37-38
骨	Bone	3	0.37	0.98	0.59	0.03	0.07	3	0.77	1.03	0.51	0.00	0.04	C40-41
皮肤黑色素瘤	Melanoma of skin	0	0.00	0.00	0.00	0.00	0.00	0	0.00	0.00	0.00	0.00	0.00	C43
乳腺	Breast	0	0.00	0.00	0.00	0.00	0.00	26	6.65	8.89	5.67	0.46	0.65	C50
子宫颈	Cervix	–	–	–	–	–	–	14	3.58	4.79	2.98	0.20	0.31	C53
子宫体	Uterus	–	–	–	–	–	–	1	0.26	0.34	0.22	0.02	0.02	C54-55
卵巢	Ovary	–	–	–	–	–	–	11	2.81	3.76	2.36	0.23	0.27	C56
前列腺	Prostate	13	1.62	4.27	2.33	0.03	0.19	–	–	–	–	–	–	C61
睾丸	Testis	1	0.12	0.33	0.24	0.02	0.02	–	–	–	–	–	–	C62
肾	Kidney	7	0.87	2.30	1.79	0.05	0.24	3	0.77	1.03	0.74	0.07	0.07	C64-66,68
膀胱	Bladder	13	1.62	4.27	2.13	0.00	0.12	2	0.51	0.68	0.22	0.00	0.00	C67
脑	Brain	11	1.37	3.61	2.50	0.17	0.29	17	4.35	5.82	4.51	0.24	0.39	C70-C72,D32-33,D42-43
甲状腺	Thyroid	1	0.12	0.33	0.24	0.02	0.02	1	0.26	0.34	0.08	0.00	0.00	C73
淋巴瘤	Lymphoma	21	2.62	6.89	4.18	0.19	0.49	6	1.53	2.05	1.91	0.11	0.15	C81-85,88,90,96
白血病	Leukemia	20	2.50	6.56	4.12	0.20	0.33	12	3.07	4.10	2.14	0.13	0.20	C91-95, D45-47
其他	Other	23	2.87	7.55	4.53	0.21	0.51	21	5.37	7.18	3.44	0.06	0.32	O&U
所有部位合计	All sites	801	100.00	262.91	155.96	6.32	17.59	391	100.00	133.75	73.17	3.46	7.62	All
所有部位除外皮肤	All sites exc. C44	800	99.88	262.58	155.83	6.32	17.59	390	99.74	133.41	73.08	3.46	7.62	All sites exc. C44

附表 3-123　开化县 2015 年癌症发病和死亡主要指标
Appendix Table 3-123　Incidence and mortality of cancer in Kaihua Xian,2015

部位 Sites	男性 Male 病例数 No. cases	构成比 Freq./%	粗率 Crude rate/100 000⁻¹	世标率 ASR world/100 000⁻¹	累积率 Cum. Rate/% 0~64	0~74	女性 Female 病例数 No. cases	构成比 Freq./%	粗率 Crude rate/100 000⁻¹	世标率 ASR world/100 000⁻¹	累积率 Cum. Rate/% 0~64	0~74	ICD10
发病 Incidence													
口腔 Oral cavity & pharynx	2	0.34	1.08	0.79	0.10	0.10	4	0.92	2.30	1.13	0.04	0.04	C00-10,C12-14
鼻咽 Nasopharynx	4	0.68	2.16	1.59	0.16	0.16	3	0.69	1.73	1.03	0.11	0.11	C11
食管 Esophagus	43	7.36	23.21	19.14	0.56	2.26	13	2.97	7.48	5.25	0.23	0.69	C15
胃 Stomach	69	11.82	37.24	26.39	0.95	3.02	17	3.89	9.78	6.81	0.41	0.77	C16
结直肠 Colon-rectum	51	8.73	27.52	21.48	1.18	2.57	22	5.03	12.66	7.83	0.46	0.80	C18-21
肝脏 Liver	59	10.10	31.84	23.02	1.32	2.59	25	5.72	14.39	10.23	0.32	1.36	C22
胆囊 Gallbladder etc.	11	1.88	5.94	5.04	0.19	0.69	12	2.75	6.91	5.51	0.13	0.62	C23-24
胰腺 Pancreas	13	2.23	7.02	5.92	0.17	0.77	6	1.37	3.45	2.51	0.06	0.40	C25
喉 Larynx	9	1.54	4.86	3.19	0.13	0.33	0	0.00	0.00	0.00	0.00	0.00	C32
肺 Lung	181	30.99	97.68	73.84	4.03	8.81	64	14.65	36.83	25.72	1.46	2.86	C33-34
其他胸腔器官 Other thoracic organs	3	0.51	1.62	0.89	0.07	0.07	1	0.23	0.58	0.38	0.04	0.04	C37-38
骨 Bone	4	0.68	2.16	2.10	0.13	0.23	1	0.23	0.58	0.32	0.04	0.04	C40-41
皮肤黑色素瘤 Melanoma of skin	0	0.00	0.00	0.00	0.00	0.00	1	0.23	0.58	0.25	0.00	0.00	C43
乳腺 Breast	0	0.00	0.00	0.00	0.00	0.00	47	10.76	27.05	18.26	1.46	2.04	C50
子宫颈 Cervix	–	–	–	–	–	–	57	13.04	32.80	23.00	1.79	2.49	C53
子宫体 Uterus	–	–	–	–	–	–	23	5.26	13.24	8.70	0.73	0.97	C54-55
卵巢 Ovary	–	–	–	–	–	–	17	3.89	9.78	6.77	0.51	0.73	C56
前列腺 Prostate	17	2.91	9.17	6.42	0.10	0.30	–	–	–	–	–	–	C61
睾丸 Testis	2	0.34	1.08	0.68	0.06	0.06	–	–	–	–	–	–	C62
肾 Kidney	9	1.54	4.86	3.86	0.24	0.45	7	1.60	4.03	2.23	0.18	0.18	C64-66,68
膀胱 Bladder	12	2.05	6.48	4.73	0.26	0.65	7	1.60	4.03	3.11	0.14	0.48	C67
脑 Brain	23	3.94	12.41	10.26	0.62	1.02	24	5.49	13.81	11.42	0.64	1.36	C70-C72,D32-33,D42-43
甲状腺 Thyroid	15	2.57	8.10	5.40	0.46	0.56	31	7.09	17.84	13.79	1.15	1.15	C73
淋巴瘤 Lymphoma	14	2.40	7.56	5.91	0.46	0.76	17	3.89	9.78	8.98	0.42	1.15	C81-85,88,90,96
白血病 Leukemia	23	3.94	12.41	10.04	0.60	0.90	13	2.97	7.48	6.62	0.52	0.75	C91-95,D45-47
其他 Other	20	3.42	10.79	7.47	0.41	0.80	25	5.72	14.39	8.89	0.61	0.73	O&U
所有部位合计 All sites	584	100.00	315.18	238.16	12.21	27.10	437	100.00	251.50	178.75	11.44	19.74	All
所有部位除外皮肤 All sites exc. C44	576	98.63	310.86	235.45	12.14	26.82	429	98.17	246.89	176.54	11.38	19.68	All sites exc. C44
死亡 Mortality													
口腔 Oral cavity & pharynx	4	0.97	2.16	1.78	0.10	0.30	4	1.79	2.30	1.17	0.00	0.00	C00-10,C12-14
鼻咽 Nasopharynx	3	0.72	1.62	1.44	0.09	0.20	1	0.45	0.58	0.20	0.00	0.00	C11
食管 Esophagus	43	10.39	23.21	18.43	0.67	2.17	13	5.83	7.48	4.48	0.00	0.35	C15
胃 Stomach	38	9.18	20.51	15.69	0.45	1.64	17	7.62	9.78	5.77	0.17	0.52	C16
结直肠 Colon-rectum	29	7.00	15.65	10.46	0.64	1.03	21	9.42	12.09	7.69	0.32	0.98	C18-21
肝脏 Liver	50	12.08	26.98	18.93	1.06	2.13	25	11.21	14.39	9.83	0.31	1.22	C22
胆囊 Gallbladder etc.	11	2.66	5.94	5.10	0.07	0.72	10	4.48	5.76	4.36	0.20	0.55	C23-24
胰腺 Pancreas	10	2.42	5.40	4.70	0.10	0.50	5	2.24	2.88	1.89	0.04	0.37	C25
喉 Larynx	4	0.97	2.16	1.48	0.00	0.09	0	0.00	0.00	0.00	0.00	0.00	C32
肺 Lung	148	35.75	79.87	58.97	2.67	6.33	53	23.77	30.50	22.63	0.94	2.83	C33-34
其他胸腔器官 Other thoracic organs	1	0.24	0.54	0.38	0.00	0.09	1	0.45	0.58	0.20	0.00	0.00	C37-38
骨 Bone	1	0.24	0.54	0.67	0.04	0.04	1	0.45	0.58	0.38	0.04	0.04	C40-41
皮肤黑色素瘤 Melanoma of skin	3	0.72	1.62	1.32	0.06	0.16	1	0.45	0.58	0.20	0.00	0.00	C43
乳腺 Breast	0	0.00	0.00	0.00	0.00	0.00	13	5.83	7.48	4.84	0.45	0.56	C50
子宫颈 Cervix	–	–	–	–	–	–	9	4.04	5.18	3.86	0.15	0.51	C53
子宫体 Uterus	–	–	–	–	–	–	4	1.79	2.30	1.31	0.11	0.11	C54-55
卵巢 Ovary	–	–	–	–	–	–	3	1.35	1.73	1.54	0.10	0.22	C56
前列腺 Prostate	10	2.42	5.40	4.31	0.00	0.20	–	–	–	–	–	–	C61
睾丸 Testis	0	0.00	0.00	0.00	0.00	0.00	–	–	–	–	–	–	C62
肾 Kidney	7	1.69	3.78	3.71	0.20	0.30	4	1.79	2.30	1.37	0.04	0.15	C64-66,68
膀胱 Bladder	8	1.93	4.32	2.93	0.09	0.28	1	0.45	0.58	0.44	0.00	0.11	C67
脑 Brain	7	1.69	3.78	3.57	0.11	0.41	8	3.59	4.60	4.52	0.18	0.65	C70-C72,D32-33,D42-43
甲状腺 Thyroid	0	0.00	0.00	0.00	0.00	0.00	1	0.45	0.58	0.44	0.00	0.11	C73
淋巴瘤 Lymphoma	9	2.17	4.86	3.71	0.34	0.34	8	3.59	4.60	3.69	0.10	0.45	C81-85,88,90,96
白血病 Leukemia	16	3.86	8.64	7.53	0.28	0.88	11	4.93	6.33	4.95	0.31	0.66	C91-95,D45-47
其他 Other	12	2.90	6.48	5.20	0.29	0.59	9	4.04	5.18	3.25	0.10	0.33	O&U
所有部位合计 All sites	414	100.00	223.43	170.33	7.40	18.42	223	100.00	128.34	88.99	3.56	10.72	All
所有部位除外皮肤 All sites exc. C44	411	99.28	221.81	168.99	7.34	18.26	219	98.21	126.04	87.86	3.52	10.68	All sites exc. C44

部位 Sites	男性 Male						女性 Female						ICD10
	病例数 No. cases	构成比 Freq. /%	粗率 Crude rate/ 100 000⁻¹	世标率 ASR world/ 100 000⁻¹	累积率 Cum. Rate/% 0~64	0~74	病例数 No. cases	构成比 Freq. /%	粗率 Crude rate/ 100 000⁻¹	世标率 ASR world/ 100 000⁻¹	累积率 Cum. Rate/% 0~64	0~74	
发病 Incidence													
口腔 Oral cavity & pharynx	13	2.34	14.05	6.26	0.45	0.93	4	0.81	4.23	1.62	0.16	0.16	C00-10,C12-14
鼻咽 Nasopharynx	11	1.98	11.89	5.71	0.32	0.74	4	0.81	4.23	1.64	0.05	0.13	C11
食管 Esophagus	26	4.68	28.10	12.44	0.81	1.53	6	1.22	6.34	2.21	0.17	0.17	C15
胃 Stomach	90	16.19	97.26	44.31	2.18	5.70	44	8.96	46.49	19.23	0.87	2.21	C16
结直肠 Colon-rectum	40	7.19	43.23	18.75	0.98	2.35	32	6.52	33.81	13.73	0.86	1.49	C18-21
肝脏 Liver	107	19.24	115.64	55.48	4.00	6.77	33	6.72	34.86	14.96	0.97	1.81	C22
胆囊 Gallbladder etc.	3	0.54	3.24	1.63	0.00	0.30	7	1.43	7.40	2.60	0.00	0.34	C23-24
胰腺 Pancreas	16	2.88	17.29	8.19	0.37	1.17	10	2.04	10.57	4.32	0.21	0.69	C25
喉 Larynx	6	1.08	6.48	3.04	0.22	0.37	0	0.00	0.00	0.00	0.00	0.00	C32
肺 Lung	136	24.46	146.98	68.01	3.63	8.80	110	22.40	116.22	56.13	3.78	6.58	C33-34
其他胸腔器官 Other thoracic organs	2	0.36	2.16	1.47	0.12	0.12	2	0.41	2.11	1.18	0.11	0.11	C37-38
骨 Bone	2	0.36	2.16	1.22	0.12	0.12	4	0.81	4.23	1.71	0.16	0.16	C40-41
皮肤黑色素瘤 Melanoma of skin	1	0.18	1.08	0.39	0.05	0.05	0	0.00	0.00	0.00	0.00	0.00	C43
乳腺 Breast	0	0.00	0.00	0.00	0.00	0.00	50	10.18	52.83	28.90	2.54	3.05	C50
子宫颈 Cervix	–	–	–	–	–	–	26	5.30	27.47	16.09	1.24	1.81	C53
子宫体 Uterus	–	–	–	–	–	–	9	1.83	9.51	3.84	0.41	0.49	C54-55
卵巢 Ovary	–	–	–	–	–	–	7	1.43	7.40	3.58	0.35	0.35	C56
前列腺 Prostate	11	1.98	11.89	5.04	0.10	0.49	–	–	–	–	–	–	C61
睾丸 Testis	0	0.00	0.00	0.00	0.00	0.00	–	–	–	–	–	–	C62
肾 Kidney	15	2.70	16.21	7.20	0.25	0.98	8	1.63	8.45	3.18	0.16	0.39	C64-66,68
膀胱 Bladder	15	2.70	16.21	7.41	0.27	0.97	3	0.61	3.17	0.87	0.05	0.05	C67
脑 Brain	5	0.90	5.40	2.26	0.17	0.32	9	1.83	9.51	4.00	0.32	0.47	C70-C72,D32-33,D42-43
甲状腺 Thyroid	28	5.04	30.26	15.09	1.37	1.76	95	19.35	100.37	59.73	5.32	5.90	C73
淋巴瘤 Lymphoma	8	1.44	8.65	8.44	0.36	0.77	13	2.65	13.73	6.04	0.39	0.54	C81-85,88,90,96
白血病 Leukemia	10	1.80	10.81	5.92	0.22	0.78	4	0.81	4.23	8.85	0.53	0.53	C91-95, D45-47
其他 Other	11	1.98	11.89	5.64	0.39	0.63	11	2.24	11.62	7.55	0.42	0.84	O&U
所有部位合计 All sites	556	100.00	600.87	283.89	16.39	35.64	491	100.00	518.74	261.98	19.06	28.27	All
所有部位除外皮肤 All sites exc. C44	555	99.82	599.79	283.07	16.32	35.57	488	99.39	515.57	260.02	18.93	28.14	All sites exc. C44
死亡 Mortality													
口腔 Oral cavity & pharynx	4	1.00	4.32	2.00	0.11	0.26	2	0.96	2.11	0.79	0.06	0.06	C00-10,C12-14
鼻咽 Nasopharynx	13	3.26	14.05	6.84	0.38	1.10	8	3.83	8.45	3.78	0.28	0.36	C11
食管 Esophagus	21	5.26	22.69	9.49	0.57	1.05	7	3.35	7.40	2.46	0.05	0.13	C15
胃 Stomach	70	17.54	75.65	32.97	1.44	3.68	33	15.79	34.86	14.66	0.54	1.51	C16
结直肠 Colon-rectum	20	5.01	21.61	8.77	0.39	0.97	23	11.00	24.30	8.64	0.33	0.74	C18-21
肝脏 Liver	105	26.32	113.47	53.91	3.68	6.40	33	15.79	34.86	14.12	1.06	1.50	C22
胆囊 Gallbladder etc.	4	1.00	4.32	1.91	0.00	0.30	7	3.35	7.40	3.53	0.12	0.53	C23-24
胰腺 Pancreas	11	2.76	11.89	5.44	0.21	0.77	7	3.35	7.40	3.00	0.10	0.45	C25
喉 Larynx	5	1.25	5.40	2.61	0.15	0.24	1	0.48	1.06	0.89	0.07	0.07	C32
肺 Lung	106	26.57	114.55	49.41	2.00	5.78	38	18.18	40.15	14.51	0.64	1.38	C33-34
其他胸腔器官 Other thoracic organs	0	0.00	0.00	0.00	0.00	0.00	2	0.96	2.11	1.63	0.10	0.17	C37-38
骨 Bone	1	0.25	1.08	0.57	0.00	0.00	4	1.91	4.23	1.68	0.15	0.15	C40-41
皮肤黑色素瘤 Melanoma of skin	1	0.25	1.08	0.51	0.00	0.09	0	0.00	0.00	0.00	0.00	0.00	C43
乳腺 Breast	0	0.00	0.00	0.00	0.00	0.00	4	1.91	4.23	1.94	0.05	0.34	C50
子宫颈 Cervix	–	–	–	–	–	–	12	5.74	12.68	6.12	0.51	0.72	C53
子宫体 Uterus	–	–	–	–	–	–	4	1.91	4.23	1.83	0.20	0.20	C54-55
卵巢 Ovary	–	–	–	–	–	–	5	2.39	5.28	2.67	0.23	0.30	C56
前列腺 Prostate	7	1.75	7.56	2.45	0.05	0.13	–	–	–	–	–	–	C61
睾丸 Testis	0	0.00	0.00	0.00	0.00	0.00	–	–	–	–	–	–	C62
肾 Kidney	7	1.75	7.56	3.44	0.06	0.30	3	1.44	3.17	1.53	0.00	0.34	C64-66,68
膀胱 Bladder	5	1.25	5.40	2.03	0.00	0.15	2	0.96	2.11	0.39	0.00	0.00	C67
脑 Brain	3	0.75	3.24	1.59	0.11	0.26	1	0.48	1.06	0.34	0.00	0.00	C70-C72,D32-33,D42-43
甲状腺 Thyroid	1	0.25	1.08	0.61	0.00	0.15	1	0.48	1.06	0.54	0.00	0.13	C73
淋巴瘤 Lymphoma	4	1.00	4.32	2.18	0.05	0.29	4	1.91	4.23	1.77	0.10	0.31	C81-85,88,90,96
白血病 Leukemia	4	1.00	4.32	2.51	0.09	0.33	2	0.96	2.11	1.63	0.10	0.17	C91-95, D45-47
其他 Other	7	1.75	7.56	3.17	0.21	0.45	6	2.87	6.34	2.75	0.16	0.43	O&U
所有部位合计 All sites	399	100.00	431.20	192.42	9.50	22.68	209	100.00	220.81	91.19	4.86	9.99	All
所有部位除外皮肤 All sites exc. C44	399	100.00	431.20	192.42	9.50	22.68	208	99.52	219.75	90.91	4.86	9.99	All sites exc. C44

附表 3-125　仙居县 2015 年癌症发病和死亡主要指标
Appendix Table 3-125　Incidence and mortality of cancer in Xianju Xian, 2015

部位 Sites		男性 Male						女性 Female						ICD10
		病例数 No. cases	构成比 Freq. /%	粗率 Crude rate/ 100 000⁻¹	世标率 ASR world/ 100 000⁻¹	累积率 Cum. Rate/%		病例数 No. cases	构成比 Freq. /%	粗率 Crude rate/ 100 000⁻¹	世标率 ASR world/ 100 000⁻¹	累积率 Cum. Rate/%		
						0~64	0~74					0~64	0~74	
发病 Incidence														
口腔	Oral cavity & pharynx	19	1.95	7.23	4.33	0.25	0.39	10	1.30	4.11	2.60	0.16	0.31	C00-10,C12-14
鼻咽	Nasopharynx	14	1.44	5.33	3.26	0.25	0.35	4	0.52	1.64	1.34	0.12	0.12	C11
食管	Esophagus	95	9.75	36.14	22.20	0.70	2.86	73	9.51	30.01	16.81	0.54	1.95	C15
胃	Stomach	260	26.69	98.92	61.37	2.79	7.65	119	15.49	48.93	29.67	1.61	3.41	C16
结直肠	Colon-rectum	70	7.19	26.63	17.73	1.02	2.37	52	6.77	21.38	13.09	0.79	1.53	C18-21
肝脏	Liver	146	14.99	55.55	35.83	2.91	4.00	37	4.82	15.21	8.83	0.56	0.91	C22
胆囊	Gallbladder etc.	9	0.92	3.42	2.40	0.07	0.32	12	1.56	4.93	2.52	0.11	0.20	C23-24
胰腺	Pancreas	19	1.95	7.23	4.15	0.22	0.39	17	2.21	6.99	4.47	0.29	0.57	C25
喉	Larynx	4	0.41	1.52	0.87	0.06	0.06	0	0.00	0.00	0.00	0.00	0.00	C32
肺	Lung	189	19.40	71.91	47.36	2.90	6.00	74	9.64	30.43	18.27	1.16	2.24	C33-34
其他胸腔器官	Other thoracic organs	5	0.51	1.90	1.31	0.09	0.09	4	0.52	1.64	0.77	0.05	0.05	C37-38
骨	Bone	4	0.41	1.52	1.26	0.08	0.12	1	0.13	0.41	0.31	0.00	0.05	C40-41
皮肤黑色素瘤	Melanoma of skin	1	0.10	0.38	0.18	0.00	0.00	3	0.39	1.23	0.80	0.05	0.10	C43
乳腺	Breast	1	0.10	0.38	0.23	0.03	0.03	97	12.63	39.88	26.58	2.24	2.76	C50
子宫颈	Cervix	–	–	–	–	–	–	61	7.94	25.08	16.82	1.33	1.85	C53
子宫体	Uterus	–	–	–	–	–	–	34	4.43	13.98	8.98	0.73	0.96	C54-55
卵巢	Ovary	–	–	–	–	–	–	15	1.95	6.17	3.92	0.21	0.58	C56
前列腺	Prostate	30	3.08	11.41	6.58	0.10	0.65	–	–	–	–	–	–	C61
睾丸	Testis	1	0.10	0.38	0.22	0.02	0.02	–	–	–	–	–	–	C62
肾	Kidney	6	0.62	2.28	1.52	0.12	0.21	9	1.17	3.70	3.05	0.19	0.33	C64-66,68
膀胱	Bladder	5	0.51	1.90	1.62	0.05	0.22	5	0.65	2.06	1.11	0.05	0.14	C67
脑	Brain	12	1.23	4.57	3.58	0.33	0.33	25	3.26	10.28	6.47	0.42	0.68	C70-C72,D32-33,D42-43
甲状腺	Thyroid	20	2.05	7.61	6.90	0.54	0.61	72	9.38	29.60	20.56	1.74	1.88	C73
淋巴瘤	Lymphoma	15	1.54	5.71	3.96	0.30	0.42	10	1.30	4.11	2.44	0.10	0.29	C81-85,88,90,96
白血病	Leukemia	15	1.54	5.71	7.05	0.38	0.58	13	1.69	5.35	4.13	0.29	0.29	C91-95,D45-47
其他	Other	34	3.49	12.94	8.34	0.39	1.01	21	2.73	8.63	6.01	0.29	0.68	O&U
所有部位合计	All sites	974	100.00	370.57	242.26	13.59	28.67	768	100.00	315.77	199.53	13.01	21.89	All
所有部位除外皮肤	All sites exc. C44	967	99.28	367.91	240.56	13.56	28.44	762	99.22	313.31	198.08	12.94	21.77	All sites exc. C44
死亡 Mortality														
口腔	Oral cavity & pharynx	7	1.11	2.66	1.43	0.04	0.04	2	0.60	0.82	0.41	0.02	0.02	C00-10,C12-14
鼻咽	Nasopharynx	5	0.79	1.90	1.05	0.02	0.11	1	0.30	0.41	0.35	0.00	0.09	C11
食管	Esophagus	76	12.08	28.92	15.95	0.45	1.62	44	13.13	18.09	11.02	0.23	1.57	C15
胃	Stomach	150	23.85	57.07	35.63	1.10	4.53	75	22.39	30.84	15.42	0.60	1.32	C16
结直肠	Colon-rectum	24	3.82	9.13	5.37	0.29	0.48	35	10.45	14.39	8.47	0.28	1.03	C18-21
肝脏	Liver	126	20.03	47.94	31.41	2.32	3.64	33	9.85	13.57	7.90	0.30	0.96	C22
胆囊	Gallbladder etc.	12	1.91	4.57	2.97	0.10	0.38	6	1.79	2.47	1.16	0.06	0.06	C23-24
胰腺	Pancreas	17	2.70	6.47	3.69	0.12	0.38	11	3.28	4.52	2.10	0.15	0.15	C25
喉	Larynx	1	0.16	0.38	0.13	0.00	0.00	0	0.00	0.00	0.00	0.00	0.00	C32
肺	Lung	134	21.30	50.98	32.94	1.30	4.39	47	14.03	19.32	10.55	0.44	1.28	C33-34
其他胸腔器官	Other thoracic organs	5	0.79	1.90	1.12	0.04	0.11	2	0.60	0.82	0.28	0.00	0.00	C37-38
骨	Bone	2	0.32	0.76	0.66	0.06	0.06	1	0.30	0.41	0.35	0.00	0.09	C40-41
皮肤黑色素瘤	Melanoma of skin	0	0.00	0.00	0.00	0.00	0.00	2	0.60	0.82	0.55	0.02	0.07	C43
乳腺	Breast	0	0.00	0.00	0.00	0.00	0.00	16	4.78	6.58	4.05	0.31	0.49	C50
子宫颈	Cervix	–	–	–	–	–	–	15	4.48	6.17	3.80	0.21	0.45	C53
子宫体	Uterus	–	–	–	–	–	–	6	1.79	2.47	1.47	0.10	0.19	C54-55
卵巢	Ovary	–	–	–	–	–	–	4	1.19	1.64	1.21	0.07	0.21	C56
前列腺	Prostate	15	2.38	5.71	3.00	0.00	0.25	–	–	–	–	–	–	C61
睾丸	Testis	0	0.00	0.00	0.00	0.00	0.00	–	–	–	–	–	–	C62
肾	Kidney	2	0.32	0.76	0.56	0.04	0.08	1	0.30	0.41	0.58	0.04	0.04	C64-66,68
膀胱	Bladder	4	0.64	1.52	0.74	0.00	0.08	2	0.60	0.82	0.35	0.00	0.00	C67
脑	Brain	7	1.11	2.66	1.65	0.07	0.15	10	2.99	4.11	2.06	0.04	0.23	C70-C72,D32-33,D42-43
甲状腺	Thyroid	0	0.00	0.00	0.00	0.00	0.00	1	0.30	0.41	0.11	0.00	0.00	C73
淋巴瘤	Lymphoma	10	1.59	3.80	2.16	0.13	0.18	4	1.19	1.64	1.05	0.07	0.12	C81-85,88,90,96
白血病	Leukemia	15	2.38	5.71	5.34	0.27	0.55	9	2.69	3.70	3.91	0.19	0.28	C91-95,D45-47
其他	Other	17	2.70	6.47	3.83	0.10	0.50	8	2.39	3.29	1.68	0.06	0.15	O&U
所有部位合计	All sites	629	100.00	239.31	149.64	6.44	17.50	335	100.00	137.74	78.84	3.19	8.81	All
所有部位除外皮肤	All sites exc. C44	627	99.68	238.55	149.16	6.44	17.43	334	99.70	137.33	78.73	3.19	8.81	All sites exc. C44

附表 3-126　龙泉市 2015 年癌症发病和死亡主要指标

Appendix Table 3-126　Incidence and mortality of cancer in Longquan Shi, 2015

部位 Sites		男性 Male						女性 Female						ICD10
		病例数 No. cases	构成比 Freq. /%	粗率 Crude rate/ 100 000⁻¹	世标率 ASR world/ 100 000⁻¹	累积率 Cum. Rate/%		病例数 No. cases	构成比 Freq. /%	粗率 Crude rate/ 100 000⁻¹	世标率 ASR world/ 100 000⁻¹	累积率 Cum. Rate/%		
						0~64	0~74					0~64	0~74	
发病 Incidence														
口腔	Oral cavity & pharynx	18	3.22	12.11	7.23	0.59	0.80	4	0.92	2.83	1.53	0.10	0.10	C00-10,C12-14
鼻咽	Nasopharynx	10	1.79	6.73	4.33	0.44	0.52	9	2.07	6.36	3.83	0.34	0.34	C11
食管	Esophagus	31	5.55	20.85	11.88	0.73	1.36	3	0.69	2.12	1.09	0.00	0.18	C15
胃	Stomach	67	11.99	45.06	27.11	1.25	3.66	25	5.75	17.67	10.93	0.59	1.24	C16
结直肠	Colon-rectum	71	12.70	47.75	31.16	1.87	3.99	50	11.49	35.34	21.28	0.89	2.55	C18-21
肝脏	Liver	82	14.67	55.15	33.81	2.49	3.92	37	8.51	26.15	15.41	0.58	1.70	C22
胆囊	Gallbladder etc.	5	0.89	3.36	1.47	0.00	0.13	4	0.92	2.83	1.14	0.06	0.06	C23-24
胰腺	Pancreas	11	1.97	7.40	4.21	0.19	0.52	4	0.92	2.83	0.86	0.00	0.00	C25
喉	Larynx	8	1.43	5.38	3.63	0.29	0.50	0	0.00	0.00	0.00	0.00	0.00	C32
肺	Lung	126	22.54	84.74	46.03	2.59	5.50	52	11.95	36.75	22.25	1.64	2.30	C33-34
其他胸腔器官	Other thoracic organs	0	0.00	0.00	0.00	0.00	0.00	3	0.69	2.12	1.18	0.03	0.13	C37-38
骨	Bone	1	0.18	0.67	0.27	0.00	0.00	1	0.23	0.71	0.19	0.00	0.00	C40-41
皮肤黑色素瘤	Melanoma of skin	1	0.18	0.67	0.46	0.06	0.06	0	0.00	0.00	0.00	0.00	0.00	C43
乳腺	Breast	1	0.18	0.67	0.51	0.00	0.13	58	13.33	40.99	25.61	2.20	2.47	C50
子宫颈	Cervix	–	–	–	–	–	–	39	8.97	27.56	17.48	1.31	2.04	C53
子宫体	Uterus	–	–	–	–	–	–	17	3.91	12.01	7.40	0.43	0.81	C54-55
卵巢	Ovary	–	–	–	–	–	–	9	2.07	6.36	3.73	0.38	0.38	C56
前列腺	Prostate	18	3.22	12.11	5.55	0.24	0.41	–	–	–	–	–	–	C61
睾丸	Testis	0	0.00	0.00	0.00	0.00	0.00	–	–	–	–	–	–	C62
肾	Kidney	5	0.89	3.36	2.21	0.12	0.37	8	1.84	5.65	3.13	0.24	0.24	C64-66,68
膀胱	Bladder	22	3.94	14.80	8.86	0.43	0.81	6	1.38	4.24	2.91	0.27	0.37	C67
脑	Brain	9	1.61	6.05	3.34	0.22	0.30	10	2.30	7.07	5.06	0.48	0.48	C70-C72,D32-33,D42-43
甲状腺	Thyroid	27	4.83	18.16	12.37	1.11	1.32	57	13.10	40.28	28.14	2.44	2.53	C73
淋巴瘤	Lymphoma	17	3.04	11.43	11.44	0.59	0.96	16	3.68	11.31	8.64	0.30	1.48	C81-85,88,90,96
白血病	Leukemia	16	2.86	10.76	9.42	0.53	0.72	11	2.53	7.77	4.78	0.29	0.39	C91-95, D45-47
其他	Other	13	2.33	8.74	4.93	0.27	0.56	12	2.76	8.48	5.74	0.30	0.75	O&U
所有部位合计	All sites	559	100.00	375.95	230.19	13.99	26.59	435	100.00	307.43	192.29	12.88	20.55	All
所有部位除外皮肤	All sites exc. C44	554	99.11	372.59	228.62	13.99	26.43	431	99.08	304.60	190.86	12.78	20.45	All sites exc. C44
死亡 Mortality														
口腔	Oral cavity & pharynx	5	1.46	3.36	1.32	0.00	0.13	0	0.00	0.00	0.00	0.00	0.00	C00-10,C12-14
鼻咽	Nasopharynx	5	1.46	3.36	1.38	0.10	0.10	1	0.63	0.71	1.06	0.06	0.06	C11
食管	Esophagus	24	7.00	16.14	8.54	0.40	0.99	3	1.90	2.12	0.95	0.00	0.10	C15
胃	Stomach	39	11.37	26.23	12.75	0.53	1.20	15	9.49	10.60	6.82	0.33	0.97	C16
结直肠	Colon-rectum	32	9.33	21.52	10.92	0.26	1.27	22	13.92	15.55	8.63	0.35	0.90	C18-21
肝脏	Liver	65	18.95	43.72	26.14	1.75	2.93	31	19.62	21.91	12.45	0.60	1.33	C22
胆囊	Gallbladder etc.	5	1.46	3.36	1.47	0.00	0.13	2	1.27	1.41	0.59	0.04	0.04	C23-24
胰腺	Pancreas	9	2.62	6.05	2.65	0.03	0.20	2	1.27	1.41	0.59	0.00	0.00	C25
喉	Larynx	1	0.29	0.67	0.50	0.00	0.08	0	0.00	0.00	0.00	0.00	0.00	C32
肺	Lung	107	31.20	71.96	37.42	1.50	4.49	35	22.15	24.74	13.26	0.43	1.26	C33-34
其他胸腔器官	Other thoracic organs	0	0.00	0.00	0.00	0.00	0.00	0	0.00	0.00	0.00	0.00	0.00	C37-38
骨	Bone	3	0.87	2.02	1.24	0.06	0.19	1	0.63	0.71	0.52	0.07	0.07	C40-41
皮肤黑色素瘤	Melanoma of skin	1	0.29	0.67	0.50	0.00	0.08	1	0.63	0.71	0.29	0.00	0.00	C43
乳腺	Breast	0	0.00	0.00	0.00	0.00	0.00	4	2.53	2.83	1.79	0.20	0.20	C50
子宫颈	Cervix	–	–	–	–	–	–	6	3.80	4.24	2.36	0.11	0.21	C53
子宫体	Uterus	–	–	–	–	–	–	9	5.70	6.36	4.25	0.20	0.57	C54-55
卵巢	Ovary	–	–	–	–	–	–	1	0.63	0.71	0.52	0.07	0.07	C56
前列腺	Prostate	7	2.04	4.71	1.74	0.00	0.13	–	–	–	–	–	–	C61
睾丸	Testis	0	0.00	0.00	0.00	0.00	0.00	–	–	–	–	–	–	C62
肾	Kidney	2	0.58	1.35	1.02	0.00	0.26	3	1.90	2.12	1.13	0.12	0.12	C64-66,68
膀胱	Bladder	6	1.75	4.04	1.98	0.00	0.26	1	0.63	0.71	0.47	0.06	0.06	C67
脑	Brain	11	3.21	7.40	3.97	0.37	0.37	4	2.53	2.83	1.41	0.07	0.07	C70-C72,D32-33,D42-43
甲状腺	Thyroid	1	0.29	0.67	0.50	0.00	0.08	0	0.00	0.00	0.00	0.00	0.00	C73
淋巴瘤	Lymphoma	8	2.33	5.38	5.81	0.33	0.46	6	3.80	4.24	2.45	0.08	0.26	C81-85,88,90,96
白血病	Leukemia	7	2.04	4.71	2.53	0.11	0.28	6	3.80	4.24	2.81	0.15	0.15	C91-95, D45-47
其他	Other	5	1.46	3.36	1.79	0.12	0.25	5	3.16	3.53	1.92	0.14	0.14	O&U
所有部位合计	All sites	343	100.00	230.68	124.16	5.58	13.87	158	100.00	111.66	64.28	3.05	6.54	All
所有部位除外皮肤	All sites exc. C44	342	99.71	230.01	124.00	5.58	13.87	157	99.37	110.96	63.88	3.01	6.50	All sites exc. C44

部位 Sites		男性 Male						女性 Female						ICD10
		病例数 No. cases	构成比 Freq./%	粗率 Crude rate/ 100 000⁻¹	世标率 ASR world/ 100 000⁻¹	累积率 Cum. Rate/%		病例数 No. cases	构成比 Freq./%	粗率 Crude rate/ 100 000⁻¹	世标率 ASR world/ 100 000⁻¹	累积率 Cum. Rate/%		
						0~64	0~74					0~64	0~74	
发病 Incidence														
口腔	Oral cavity & pharynx	54	1.37	4.25	3.83	0.25	0.47	28	0.93	2.31	1.68	0.07	0.14	C00-10,C12-14
鼻咽	Nasopharynx	43	1.09	3.38	2.88	0.24	0.29	21	0.70	1.73	1.51	0.10	0.16	C11
食管	Esophagus	423	10.74	33.29	29.20	1.41	3.42	132	4.39	10.90	8.15	0.23	0.97	C15
胃	Stomach	635	16.12	49.97	42.69	1.88	5.32	314	10.44	25.92	20.04	0.87	2.37	C16
结直肠	Colon-rectum	415	10.54	32.66	28.60	1.54	3.26	289	9.61	23.86	18.96	1.02	2.14	C18-21
肝脏	Liver	329	8.35	25.89	22.05	1.36	2.26	116	3.86	9.58	7.34	0.28	0.84	C22
胆囊	Gallbladder etc.	47	1.19	3.70	3.18	0.15	0.33	49	1.63	4.05	2.99	0.11	0.30	C23-24
胰腺	Pancreas	97	2.46	7.63	6.43	0.24	0.72	65	2.16	5.37	4.04	0.17	0.44	C25
喉	Larynx	31	0.79	2.44	2.31	0.17	0.26	2	0.07	0.17	0.12	0.00	0.01	C32
肺	Lung	892	22.65	70.19	59.70	2.32	6.80	385	12.80	31.78	24.41	1.28	2.65	C33-34
其他胸腔器官	Other thoracic organs	16	0.41	1.26	1.21	0.10	0.11	8	0.27	0.66	0.66	0.06	0.07	C37-38
骨	Bone	30	0.76	2.36	2.10	0.09	0.21	18	0.60	1.49	1.27	0.09	0.16	C40-41
皮肤黑色素瘤	Melanoma of skin	7	0.18	0.55	0.44	0.01	0.06	7	0.23	0.58	0.64	0.02	0.06	C43
乳腺	Breast	15	0.38	1.18	0.98	0.07	0.10	490	16.30	40.45	33.82	2.78	3.58	C50
子宫颈	Cervix	–	–	–	–	–	–	201	6.68	16.59	13.61	1.19	1.33	C53
子宫体	Uterus	–	–	–	–	–	–	92	3.06	7.60	6.57	0.55	0.74	C54-55
卵巢	Ovary	–	–	–	–	–	–	98	3.26	8.09	7.17	0.62	0.75	C56
前列腺	Prostate	184	4.67	14.48	11.90	0.35	1.33	–	–	–	–	–	–	C61
睾丸	Testis	5	0.13	0.39	0.28	0.02	0.02	–	–	–	–	–	–	C62
肾	Kidney	91	2.31	7.16	6.46	0.38	0.71	42	1.40	3.47	2.98	0.18	0.36	C64-66,68
膀胱	Bladder	87	2.21	6.85	6.04	0.26	0.64	22	0.73	1.82	1.35	0.07	0.08	C67
脑	Brain	84	2.13	6.61	6.41	0.40	0.71	94	3.13	7.76	6.61	0.47	0.73	C70-C72,D32-33,D42-43
甲状腺	Thyroid	76	1.93	5.98	4.79	0.37	0.46	226	7.52	18.66	15.07	1.30	1.46	C73
淋巴瘤	Lymphoma	94	2.39	7.40	6.50	0.31	0.69	69	2.29	5.70	4.49	0.28	0.50	C81-85,88,90,96
白血病	Leukemia	108	2.74	8.50	8.93	0.51	0.75	70	2.33	5.78	5.88	0.31	0.54	C91-95, D45-47
其他	Other	175	4.44	13.77	12.22	0.61	1.28	169	5.62	13.95	11.77	0.61	1.22	O&U
所有部位合计	All sites	3938	100.00	309.89	269.11	13.03	30.19	3007	100.00	248.25	201.13	12.65	21.60	All
所有部位除外皮肤	All sites exc. C44	3915	99.42	308.08	267.46	12.94	30.00	2981	99.14	246.10	199.63	12.61	21.48	All sites exc. C44
死亡 Mortality														
口腔	Oral cavity & pharynx	30	1.10	2.36	2.18	0.13	0.23	15	1.07	1.24	0.96	0.04	0.07	C00-10,C12-14
鼻咽	Nasopharynx	20	0.73	1.57	1.27	0.05	0.17	11	0.78	0.91	0.69	0.03	0.08	C11
食管	Esophagus	349	12.75	27.46	23.90	0.95	2.60	116	8.26	9.58	6.91	0.22	0.66	C15
胃	Stomach	477	17.42	37.54	31.67	1.13	3.49	203	14.46	16.76	12.27	0.49	1.20	C16
结直肠	Colon-rectum	210	7.67	16.53	13.46	0.50	1.26	131	9.33	10.81	7.74	0.30	0.66	C18-21
肝脏	Liver	258	9.42	20.30	17.26	0.89	1.73	111	7.91	9.16	7.25	0.30	0.79	C22
胆囊	Gallbladder etc.	39	1.42	3.07	2.42	0.11	0.19	39	2.78	3.22	2.37	0.10	0.21	C23-24
胰腺	Pancreas	102	3.73	8.03	6.75	0.26	0.75	77	5.48	6.36	4.56	0.15	0.43	C25
喉	Larynx	17	0.62	1.34	1.16	0.05	0.16	1	0.07	0.08	0.08	0.00	0.01	C32
肺	Lung	783	28.60	61.62	51.78	1.90	5.56	264	18.80	21.80	16.14	0.57	1.74	C33-34
其他胸腔器官	Other thoracic organs	3	0.11	0.24	0.16	0.01	0.01	5	0.36	0.41	0.32	0.02	0.04	C37-38
骨	Bone	21	0.77	1.65	1.50	0.05	0.17	14	1.00	1.16	0.88	0.01	0.12	C40-41
皮肤黑色素瘤	Melanoma of skin	1	0.04	0.08	0.08	0.00	0.01	1	0.07	0.08	0.08	0.00	0.01	C43
乳腺	Breast	1	0.04	0.08	0.04	0.00	0.00	105	7.48	8.67	6.74	0.41	0.71	C50
子宫颈	Cervix	–	–	–	–	–	–	38	2.71	3.14	2.43	0.18	0.25	C53
子宫体	Uterus	–	–	–	–	–	–	17	1.21	1.40	1.18	0.07	0.17	C54-55
卵巢	Ovary	–	–	–	–	–	–	40	2.85	3.30	2.76	0.19	0.36	C56
前列腺	Prostate	79	2.89	6.22	5.28	0.07	0.30	–	–	–	–	–	–	C61
睾丸	Testis	1	0.04	0.08	0.06	0.00	0.00	–	–	–	–	–	–	C62
肾	Kidney	33	1.21	2.60	2.28	0.06	0.20	21	1.50	1.73	1.45	0.07	0.12	C64-66,68
膀胱	Bladder	31	1.13	2.44	2.26	0.06	0.12	8	0.57	0.66	0.39	0.00	0.00	C67
脑	Brain	69	2.52	5.43	4.94	0.23	0.48	50	3.56	4.13	3.52	0.23	0.27	C70-C72,D32-33,D42-43
甲状腺	Thyroid	4	0.15	0.31	0.31	0.04	0.04	4	0.28	0.33	0.25	0.01	0.03	C73
淋巴瘤	Lymphoma	54	1.97	4.25	3.69	0.18	0.34	37	2.64	3.05	2.07	0.04	0.21	C81-85,88,90,96
白血病	Leukemia	60	2.19	4.72	4.75	0.23	0.40	40	2.85	3.30	3.05	0.19	0.30	C91-95, D45-47
其他	Other	96	3.51	7.55	6.81	0.30	0.62	56	3.99	4.62	3.69	0.19	0.35	O&U
所有部位合计	All sites	2738	100.00	215.46	184.00	7.26	18.83	1404	100.00	115.91	87.77	3.82	8.81	All
所有部位除外皮肤	All sites exc. C44	2731	99.74	214.91	183.50	7.25	18.77	1399	99.64	115.50	87.51	3.82	8.80	All sites exc. C44

部位 Sites		男性 Male						女性 Female						ICD10
		病例数 No. cases	构成比 Freq. /%	粗率 Crude rate/ 100 000⁻¹	世标率 ASR world/ 100 000⁻¹	累积率/% Cum. Rate/%		病例数 No. cases	构成比 Freq. /%	粗率 Crude rate/ 100 000⁻¹	世标率 ASR world/ 100 000⁻¹	累积率/% Cum. Rate/%		
						0~64	0~74					0~64	0~74	
发病 Incidence														
口腔	Oral cavity & pharynx	14	1.27	3.54	3.17	0.20	0.38	8	1.05	2.20	1.55	0.05	0.18	C00-10,C12-14
鼻咽	Nasopharynx	8	0.73	2.02	1.89	0.20	0.20	2	0.26	0.55	0.51	0.05	0.05	C11
食管	Esophagus	188	17.11	47.54	39.11	1.87	5.12	66	8.63	18.18	12.24	0.28	1.45	C15
胃	Stomach	177	16.11	44.75	35.73	1.44	4.32	65	8.50	17.90	14.36	0.55	2.11	C16
结直肠	Colon-rectum	67	6.10	16.94	12.41	0.66	1.48	45	5.88	12.39	11.13	0.61	1.50	C18-21
肝脏	Liver	114	10.37	28.82	25.15	1.72	2.60	38	4.97	10.47	8.53	0.40	1.05	C22
胆囊	Gallbladder etc.	11	1.00	2.78	2.17	0.16	0.21	19	2.48	5.23	4.05	0.16	0.46	C23-24
胰腺	Pancreas	19	1.73	4.80	4.42	0.28	0.43	21	2.75	5.78	4.02	0.11	0.47	C25
喉	Larynx	10	0.91	2.53	1.91	0.08	0.25	0	0.00	0.00	0.00	0.00	0.00	C32
肺	Lung	289	26.30	73.07	59.03	2.50	7.03	109	14.25	30.02	22.23	1.01	2.59	C33-34
其他胸腔器官	Other thoracic organs	2	0.18	0.51	0.35	0.04	0.04	1	0.13	0.28	0.21	0.03	0.03	C37-38
骨	Bone	3	0.27	0.76	0.58	0.03	0.08	7	0.92	1.93	1.63	0.10	0.14	C40-41
皮肤黑色素瘤	Melanoma of skin	5	0.45	1.26	0.94	0.06	0.09	3	0.39	0.83	0.80	0.04	0.12	C43
乳腺	Breast	4	0.36	1.01	0.83	0.06	0.10	99	12.94	27.27	24.95	2.17	2.62	C50
子宫颈	Cervix	–	–	–	–	–	–	47	6.14	12.94	11.26	0.90	1.18	C53
子宫体	Uterus	–	–	–	–	–	–	14	1.83	3.86	3.28	0.26	0.31	C54-55
卵巢	Ovary	–	–	–	–	–	–	26	3.40	7.16	6.21	0.49	0.71	C56
前列腺	Prostate	20	1.82	5.06	4.17	0.12	0.35	–	–	–	–	–	–	C61
睾丸	Testis	0	0.00	0.00	0.00	0.00	0.00	–	–	–	–	–	–	C62
肾	Kidney	15	1.36	3.79	3.28	0.19	0.43	9	1.18	2.48	2.21	0.23	0.23	C64-66,68
膀胱	Bladder	17	1.55	4.30	3.77	0.15	0.41	11	1.44	3.03	2.05	0.04	0.23	C67
脑	Brain	24	2.18	6.07	5.47	0.37	0.55	45	5.88	12.39	12.50	0.87	1.50	C70-C72,D32-33,D42-43
甲状腺	Thyroid	7	0.64	1.77	1.40	0.13	0.18	48	6.27	13.22	11.55	0.92	1.16	C73
淋巴瘤	Lymphoma	37	3.37	9.36	9.57	0.56	0.99	14	1.83	3.86	2.97	0.21	0.25	C81-85,88,90,96
白血病	Leukemia	22	2.00	5.56	5.02	0.26	0.41	25	3.27	6.89	6.66	0.41	0.64	C91-95, D45-47
其他	Other	46	4.19	11.63	10.71	0.58	1.11	43	5.62	11.84	11.38	0.79	1.19	O&U
所有部位合计	All sites	1099	100.00	277.88	231.09	11.66	26.75	765	100.00	210.69	176.26	10.66	20.07	All
所有部位除外皮肤	All sites exc. C44	1089	99.09	275.35	228.99	11.56	26.41	763	99.74	210.14	175.99	10.66	20.07	All sites exc. C44
死亡 Mortality														
口腔	Oral cavity & pharynx	5	0.59	1.26	1.17	0.07	0.14	5	1.25	1.38	0.95	0.06	0.13	C00-10,C12-14
鼻咽	Nasopharynx	2	0.24	0.51	0.41	0.00	0.09	1	0.25	0.28	0.23	0.02	0.02	C11
食管	Esophagus	150	17.63	37.93	29.82	1.16	3.51	58	14.54	15.97	10.79	0.33	1.24	C15
胃	Stomach	147	17.27	37.17	27.82	0.69	3.01	60	15.04	16.52	11.40	0.45	1.23	C16
结直肠	Colon-rectum	41	4.82	10.37	7.79	0.26	0.70	23	5.76	6.33	5.13	0.19	0.73	C18-21
肝脏	Liver	90	10.58	22.76	19.42	1.14	2.28	24	6.02	6.61	4.42	0.25	0.36	C22
胆囊	Gallbladder etc.	7	0.82	1.77	1.30	0.07	0.17	13	3.26	3.58	2.48	0.04	0.36	C23-24
胰腺	Pancreas	15	1.76	3.79	3.22	0.16	0.33	20	5.01	5.51	3.63	0.09	0.43	C25
喉	Larynx	3	0.35	0.76	0.57	0.02	0.05	1	0.25	0.28	0.26	0.00	0.07	C32
肺	Lung	260	30.55	65.74	51.68	1.71	6.35	82	20.55	22.58	15.56	0.55	1.79	C33-34
其他胸腔器官	Other thoracic organs	1	0.12	0.25	0.19	0.02	0.02	0	0.00	0.00	0.00	0.00	0.00	C37-38
骨	Bone	6	0.71	1.52	1.29	0.06	0.16	9	2.26	2.48	1.89	0.10	0.25	C40-41
皮肤黑色素瘤	Melanoma of skin	5	0.59	1.26	1.06	0.05	0.15	0	0.00	0.00	0.00	0.00	0.00	C43
乳腺	Breast	0	0.00	0.00	0.00	0.00	0.00	26	6.52	7.16	6.52	0.57	0.65	C50
子宫颈	Cervix	–	–	–	–	–	–	5	1.25	1.38	1.22	0.09	0.09	C53
子宫体	Uterus	–	–	–	–	–	–	2	0.50	0.55	0.37	0.02	0.02	C54-55
卵巢	Ovary	–	–	–	–	–	–	10	2.51	2.75	2.11	0.14	0.25	C56
前列腺	Prostate	20	2.35	5.06	3.88	0.02	0.35	–	–	–	–	–	–	C61
睾丸	Testis	0	0.00	0.00	0.00	0.00	0.00	–	–	–	–	–	–	C62
肾	Kidney	7	0.82	1.77	1.44	0.06	0.16	4	1.00	1.10	0.88	0.06	0.10	C64-66,68
膀胱	Bladder	9	1.06	2.28	1.87	0.02	0.18	3	0.75	0.83	0.34	0.00	0.00	C67
脑	Brain	17	2.00	4.30	3.55	0.24	0.42	10	2.51	2.75	2.57	0.18	0.24	C70-C72,D32-33,D42-43
甲状腺	Thyroid	0	0.00	0.00	0.00	0.00	0.00	0	0.00	0.00	0.00	0.00	0.00	C73
淋巴瘤	Lymphoma	12	1.41	3.03	2.54	0.07	0.43	7	1.75	1.93	1.51	0.09	0.20	C81-85,88,90,96
白血病	Leukemia	16	1.88	4.05	3.64	0.23	0.50	15	3.76	4.13	3.73	0.22	0.42	C91-95, D45-47
其他	Other	38	4.47	9.61	8.09	0.28	0.90	21	5.26	5.78	4.29	0.21	0.36	O&U
所有部位合计	All sites	851	100.00	215.17	170.78	6.32	19.89	399	100.00	109.89	80.30	3.65	8.95	All
所有部位除外皮肤	All sites exc. C44	848	99.65	214.41	170.08	6.29	19.83	396	99.25	109.06	79.88	3.65	8.95	All sites exc. C44

附表 3-129　肥东县 2015 年癌症发病和死亡主要指标
Appendix Table 3-129　Incidence and mortality of cancer in Feidong Xian, 2015

部位 Sites		男性 Male						女性 Female						ICD10
		病例数 No. cases	构成比 Freq./%	粗率 Crude rate/ 100 000⁻¹	世标率 ASR world/ 100 000⁻¹	累积率 Cum. Rate/% 0~64	0~74	病例数 No. cases	构成比 Freq./%	粗率 Crude rate/ 100 000⁻¹	世标率 ASR world/ 100 000⁻¹	累积率 Cum. Rate/% 0~64	0~74	
发病 Incidence														
口腔	Oral cavity & pharynx	15	0.73	2.70	1.92	0.10	0.23	7	0.51	1.41	0.91	0.07	0.12	C00-10,C12-14
鼻咽	Nasopharynx	17	0.83	3.06	2.29	0.19	0.21	13	0.95	2.61	2.34	0.14	0.27	C11
食管	Esophagus	335	16.27	60.37	41.07	1.43	5.36	106	7.72	21.30	12.19	0.41	1.20	C15
胃	Stomach	428	20.79	77.13	51.19	2.13	6.30	164	11.94	32.95	20.13	0.82	2.29	C16
结直肠	Colon-rectum	159	7.72	28.65	19.47	0.90	2.46	105	7.65	21.10	13.73	0.82	1.57	C18-21
肝脏	Liver	164	7.97	29.55	21.30	1.16	2.46	62	4.52	12.46	7.75	0.32	0.86	C22
胆囊	Gallbladder etc.	30	1.46	5.41	3.67	0.10	0.49	28	2.04	5.63	3.45	0.14	0.39	C23-24
胰腺	Pancreas	69	3.35	12.43	8.48	0.37	1.11	44	3.20	8.84	5.09	0.12	0.65	C25
喉	Larynx	8	0.39	1.44	1.04	0.08	0.13	1	0.07	0.20	0.08	0.00	0.00	C32
肺	Lung	457	22.20	82.35	53.77	1.96	6.30	219	15.95	44.01	27.01	1.24	3.04	C33-34
其他胸腔器官	Other thoracic organs	4	0.19	0.72	0.51	0.04	0.07	2	0.15	0.40	0.36	0.01	0.04	C37-38
骨	Bone	13	0.63	2.34	1.66	0.06	0.25	9	0.66	1.81	1.67	0.05	0.15	C40-41
皮肤黑色素瘤	Melanoma of skin	7	0.34	1.26	1.18	0.08	0.11	7	0.51	1.41	1.07	0.09	0.14	C43
乳腺	Breast	7	0.34	1.26	0.87	0.07	0.11	133	9.69	26.73	18.83	1.51	2.04	C50
子宫颈	Cervix	–	–	–	–	–	–	90	6.55	18.08	12.97	0.97	1.41	C53
子宫体	Uterus	–	–	–	–	–	–	34	2.48	6.83	4.87	0.37	0.51	C54-55
卵巢	Ovary	–	–	–	–	–	–	48	3.50	9.65	6.57	0.48	0.77	C56
前列腺	Prostate	44	2.14	7.93	4.98	0.08	0.61	–	–	–	–	–	–	C61
睾丸	Testis	5	0.24	0.90	0.72	0.05	0.05	–	–	–	–	–	–	C62
肾	Kidney	27	1.31	4.87	3.31	0.18	0.44	26	1.89	5.22	3.79	0.21	0.47	C64-66,68
膀胱	Bladder	28	1.36	5.05	3.33	0.12	0.33	6	0.44	1.21	0.81	0.06	0.09	C67
脑	Brain	44	2.14	7.93	5.98	0.29	0.54	55	4.01	11.05	7.54	0.54	0.85	C70-C72,D32-33,D42-43
甲状腺	Thyroid	23	1.12	4.14	3.26	0.26	0.29	56	4.08	11.25	9.24	0.73	0.88	C73
淋巴瘤	Lymphoma	40	1.94	7.21	4.94	0.25	0.59	44	3.20	8.84	5.75	0.27	0.55	C81-85,88,90,96
白血病	Leukemia	44	2.14	7.93	6.87	0.31	0.60	43	3.13	8.64	6.04	0.33	0.63	C91-95,D45-47
其他	Other	91	4.42	16.40	11.07	0.47	1.23	71	5.17	14.27	9.45	0.54	1.05	O&U
所有部位合计	All sites	2059	100.00	371.04	252.91	10.70	30.27	1373	100.00	275.90	181.66	10.25	19.95	All
所有部位除外皮肤	All sites exc. C44	2036	98.88	366.89	250.07	10.57	29.93	1356	98.76	272.48	179.58	10.14	19.72	All sites exc. C44
死亡 Mortality														
口腔	Oral cavity & pharynx	5	0.35	0.90	0.60	0.02	0.05	5	0.67	1.00	0.72	0.04	0.04	C00-10,C12-14
鼻咽	Nasopharynx	8	0.56	1.44	1.00	0.08	0.08	3	0.40	0.60	0.45	0.02	0.07	C11
食管	Esophagus	218	15.19	39.28	25.97	0.79	2.95	86	11.47	17.28	9.59	0.21	0.81	C15
胃	Stomach	318	22.16	57.30	37.34	1.23	4.28	117	15.60	23.51	12.99	0.25	1.31	C16
结直肠	Colon-rectum	73	5.09	13.15	8.41	0.39	0.80	54	7.20	10.85	6.78	0.24	0.74	C18-21
肝脏	Liver	161	11.22	29.01	20.31	1.04	2.45	67	8.93	13.46	8.16	0.26	0.79	C22
胆囊	Gallbladder etc.	19	1.32	3.42	2.25	0.10	0.21	23	3.07	4.62	3.00	0.14	0.30	C23-24
胰腺	Pancreas	54	3.76	9.73	6.46	0.23	0.80	33	4.40	6.63	3.70	0.10	0.40	C25
喉	Larynx	7	0.49	1.26	0.85	0.05	0.12	1	0.13	0.20	0.08	0.00	0.00	C32
肺	Lung	364	25.37	65.59	42.67	1.23	5.07	142	18.93	28.53	16.45	0.49	1.70	C33-34
其他胸腔器官	Other thoracic organs	2	0.14	0.36	0.19	0.01	0.01	0	0.00	0.00	0.00	0.00	0.00	C37-38
骨	Bone	9	0.63	1.62	1.30	0.07	0.20	10	1.33	2.01	1.57	0.07	0.14	C40-41
皮肤黑色素瘤	Melanoma of skin	3	0.21	0.54	0.42	0.03	0.05	4	0.53	0.80	0.61	0.05	0.07	C43
乳腺	Breast	2	0.14	0.36	0.17	0.00	0.00	31	4.13	6.23	4.16	0.30	0.43	C50
子宫颈	Cervix	–	–	–	–	–	–	20	2.67	4.02	2.71	0.16	0.31	C53
子宫体	Uterus	–	–	–	–	–	–	9	1.20	1.81	1.12	0.06	0.10	C54-55
卵巢	Ovary	–	–	–	–	–	–	20	2.67	4.02	2.70	0.17	0.32	C56
前列腺	Prostate	30	2.09	5.41	3.19	0.02	0.13	–	–	–	–	–	–	C61
睾丸	Testis	2	0.14	0.36	0.26	0.01	0.04	–	–	–	–	–	–	C62
肾	Kidney	9	0.63	1.62	0.97	0.01	0.12	11	1.47	2.21	1.63	0.06	0.13	C64-66,68
膀胱	Bladder	16	1.11	2.88	1.78	0.01	0.07	3	0.40	0.60	0.40	0.03	0.03	C67
脑	Brain	25	1.74	4.51	2.88	0.13	0.24	25	3.33	5.02	3.71	0.16	0.38	C70-C72,D32-33,D42-43
甲状腺	Thyroid	3	0.21	0.54	0.35	0.03	0.03	4	0.53	0.80	0.54	0.02	0.07	C73
淋巴瘤	Lymphoma	24	1.67	4.32	3.00	0.11	0.32	19	2.53	3.82	2.53	0.04	0.21	C81-85,88,90,96
白血病	Leukemia	34	2.37	6.13	5.49	0.24	0.49	22	2.93	4.42	3.55	0.22	0.26	C91-95,D45-47
其他	Other	49	3.41	8.83	5.75	0.17	0.61	41	5.47	8.24	5.04	0.26	0.43	O&U
所有部位合计	All sites	1435	100.00	258.59	171.63	6.02	19.12	750	100.00	150.71	92.21	3.35	9.05	All
所有部位除外皮肤	All sites exc. C44	1424	99.23	256.61	170.43	5.99	19.03	746	99.47	149.90	91.74	3.35	9.05	All sites exc. C44

部位 Sites		男性 Male						女性 Female						ICD10
		病例数 No. cases	构成比 Freq. /%	粗率 Crude rate/ 100 000^{-1}	世标率 ASR world/ 100 000^{-1}	累积率 Cum. Rate/% 0~64	0~74	病例数 No. cases	构成比 Freq. /%	粗率 Crude rate/ 100 000^{-1}	世标率 ASR world/ 100 000^{-1}	累积率 Cum. Rate/% 0~64	0~74	
发病 Incidence														
口腔	Oral cavity & pharynx	40	1.83	9.59	7.96	0.52	1.06	24	1.58	6.23	5.54	0.44	0.66	C00-10,C12-14
鼻咽	Nasopharynx	21	0.96	5.03	4.03	0.33	0.33	7	0.46	1.82	1.18	0.11	0.11	C11
食管	Esophagus	402	18.37	96.37	70.86	2.91	9.11	164	10.82	42.56	30.08	0.98	3.81	C15
胃	Stomach	642	29.34	153.90	112.83	4.88	14.11	263	17.35	68.25	53.62	2.28	7.27	C16
结直肠	Colon-rectum	107	4.89	25.65	19.35	1.08	2.36	103	6.79	26.73	20.16	1.17	2.27	C18-21
肝脏	Liver	122	5.58	29.25	21.79	1.09	2.42	51	3.36	13.23	9.82	0.52	1.20	C22
胆囊	Gallbladder etc.	21	0.96	5.03	3.81	0.13	0.53	23	1.52	5.97	4.23	0.19	0.45	C23-24
胰腺	Pancreas	34	1.55	8.15	6.07	0.23	0.69	33	2.18	8.56	6.14	0.34	0.71	C25
喉	Larynx	22	1.01	5.27	3.80	0.21	0.42	2	0.13	0.52	0.33	0.00	0.04	C32
肺	Lung	396	18.10	94.93	70.95	2.88	8.95	151	9.96	39.18	30.63	1.59	3.71	C33-34
其他胸腔器官	Other thoracic organs	3	0.14	0.72	0.60	0.02	0.10	2	0.13	0.52	0.37	0.03	0.03	C37-38
骨	Bone	23	1.05	5.51	4.54	0.25	0.50	12	0.79	3.11	3.17	0.21	0.28	C40-41
皮肤黑色素瘤	Melanoma of skin	5	0.23	1.20	0.90	0.03	0.06	6	0.40	1.56	1.39	0.09	0.15	C43
乳腺	Breast	3	0.14	0.72	0.62	0.04	0.04	155	10.22	40.22	32.93	2.71	3.44	C50
子宫颈	Cervix	–	–	–	–	–	–	96	6.33	24.91	21.29	1.84	2.18	C53
子宫体	Uterus	–	–	–	–	–	–	40	2.64	10.38	8.33	0.65	0.92	C54-55
卵巢	Ovary	–	–	–	–	–	–	60	3.96	15.57	13.57	1.04	1.34	C56
前列腺	Prostate	26	1.19	6.23	4.70	0.07	0.63	–	–	–	–	–	–	C61
睾丸	Testis	4	0.18	0.96	0.98	0.07	0.07	–	–	–	–	–	–	C62
肾	Kidney	23	1.05	5.51	4.60	0.30	0.42	11	0.73	2.85	2.32	0.20	0.24	C64-66,68
膀胱	Bladder	30	1.37	7.19	6.15	0.25	0.85	12	0.79	3.11	2.46	0.07	0.39	C67
脑	Brain	64	2.93	15.34	13.98	0.75	1.17	69	4.55	17.91	15.31	1.14	1.57	C70-C72,D32-33,D42-43
甲状腺	Thyroid	15	0.69	3.60	3.27	0.21	0.27	70	4.62	18.17	16.45	1.36	1.53	C73
淋巴瘤	Lymphoma	43	1.97	10.31	8.44	0.48	0.98	34	2.24	8.82	7.04	0.39	0.87	C81-85,88,90,96
白血病	Leukemia	67	3.06	16.06	16.54	0.94	1.38	42	2.77	10.90	10.46	0.71	0.91	C91-95, D45-47
其他	Other	75	3.43	17.98	14.09	0.74	1.39	86	5.67	22.32	19.21	1.23	1.81	O&U
所有部位合计	All sites	2188	100.00	524.52	400.84	18.41	47.84	1516	100.00	393.41	316.05	19.27	35.90	All
所有部位除外皮肤	All sites exc. C44	2176	99.45	521.64	398.34	18.32	47.59	1499	98.88	388.99	313.16	19.18	35.61	All sites exc. C44
死亡 Mortality														
口腔	Oral cavity & pharynx	7	0.53	1.68	1.30	0.07	0.14	5	0.83	1.30	1.00	0.04	0.09	C00-10,C12-14
鼻咽	Nasopharynx	10	0.76	2.40	2.16	0.13	0.25	1	0.17	0.26	0.19	0.02	0.02	C11
食管	Esophagus	266	20.18	63.77	46.88	1.31	5.18	93	15.45	24.13	16.73	0.44	1.89	C15
胃	Stomach	427	32.40	102.36	74.50	2.13	8.56	165	27.41	42.82	29.75	0.88	3.53	C16
结直肠	Colon-rectum	50	3.79	11.99	9.37	0.36	0.91	35	5.81	9.08	6.53	0.23	0.78	C18-21
肝脏	Liver	110	8.35	26.37	19.47	0.86	2.04	45	7.48	11.68	8.58	0.31	1.12	C22
胆囊	Gallbladder etc.	14	1.06	3.36	2.81	0.04	0.30	14	2.33	3.63	2.30	0.08	0.17	C23-24
胰腺	Pancreas	26	1.97	6.23	4.54	0.16	0.49	25	4.15	6.49	4.61	0.15	0.55	C25
喉	Larynx	5	0.38	1.20	0.82	0.02	0.05	1	0.17	0.26	0.14	0.00	0.00	C32
肺	Lung	275	20.86	65.92	49.08	1.68	6.05	93	15.45	24.13	17.88	0.75	2.00	C33-34
其他胸腔器官	Other thoracic organs	3	0.23	0.72	0.81	0.02	0.07	1	0.17	0.26	0.37	0.04	0.04	C37-38
骨	Bone	8	0.61	1.92	1.35	0.02	0.24	2	0.33	0.52	0.31	0.00	0.00	C40-41
皮肤黑色素瘤	Melanoma of skin	2	0.15	0.48	0.31	0.00	0.03	1	0.17	0.26	0.22	0.00	0.04	C43
乳腺	Breast	1	0.08	0.24	0.14	0.02	0.02	17	2.82	4.41	3.73	0.29	0.38	C50
子宫颈	Cervix	–	–	–	–	–	–	14	2.33	3.63	2.90	0.20	0.28	C53
子宫体	Uterus	–	–	–	–	–	–	8	1.33	2.08	1.42	0.09	0.13	C54-55
卵巢	Ovary	–	–	–	–	–	–	10	1.66	2.60	2.36	0.21	0.25	C56
前列腺	Prostate	11	0.83	2.64	2.12	0.04	0.18	–	–	–	–	–	–	C61
睾丸	Testis	2	0.15	0.48	0.47	0.00	0.00	–	–	–	–	–	–	C62
肾	Kidney	9	0.68	2.16	1.91	0.08	0.11	4	0.66	1.04	0.85	0.04	0.07	C64-66,68
膀胱	Bladder	7	0.53	1.68	1.08	0.02	0.10	3	0.50	0.78	0.49	0.03	0.03	C67
脑	Brain	27	2.05	6.47	5.57	0.29	0.48	13	2.16	3.37	3.24	0.23	0.23	C70-C72,D32-33,D42-43
甲状腺	Thyroid	4	0.30	0.96	0.76	0.04	0.07	3	0.50	0.78	0.53	0.00	0.06	C73
淋巴瘤	Lymphoma	18	1.37	4.32	3.06	0.12	0.24	13	2.16	3.37	2.64	0.17	0.24	C81-85,88,90,96
白血病	Leukemia	16	1.21	3.84	3.52	0.15	0.26	14	2.33	3.63	3.23	0.24	0.29	C91-95, D45-47
其他	Other	20	1.52	4.79	4.04	0.14	0.38	22	3.65	5.71	5.30	0.19	0.40	O&U
所有部位合计	All sites	1318	100.00	315.96	236.07	7.69	26.14	602	100.00	156.22	115.30	4.62	12.60	All
所有部位除外皮肤	All sites exc. C44	1316	99.85	315.48	235.79	7.69	26.14	600	99.67	155.70	115.05	4.62	12.60	All sites exc. C44

部位 Sites		男性 Male						女性 Female						ICD10
		病例数 No. cases	构成比 Freq. /%	粗率 Crude rate/ 100 000⁻¹	世标率 ASR world/ 100 000⁻¹	累积率 Cum. Rate/% 0~64	0~74	病例数 No. cases	构成比 Freq. /%	粗率 Crude rate/ 100 000⁻¹	世标率 ASR world/ 100 000⁻¹	累积率 Cum. Rate/% 0~64	0~74	
发病 Incidence														
口腔	Oral cavity & pharynx	24	0.82	3.87	3.44	0.20	0.39	14	0.84	2.42	1.98	0.17	0.23	C00-10,C12-14
鼻咽	Nasopharynx	20	0.68	3.22	2.73	0.18	0.32	14	0.84	2.42	1.97	0.14	0.22	C11
食管	Esophagus	537	18.38	86.55	76.69	3.50	9.97	197	11.79	34.11	25.58	1.12	3.07	C15
胃	Stomach	1031	35.28	166.18	145.62	6.71	18.86	368	22.02	63.72	49.18	2.49	6.15	C16
结直肠	Colon-rectum	231	7.91	37.23	32.16	1.86	3.72	148	8.86	25.63	20.27	1.32	2.56	C18-21
肝脏	Liver	254	8.69	40.94	35.03	1.92	4.14	110	6.58	19.05	14.90	0.86	1.72	C22
胆囊	Gallbladder etc.	16	0.55	2.58	2.07	0.09	0.19	31	1.86	5.37	4.11	0.20	0.45	C23-24
胰腺	Pancreas	53	1.81	8.54	7.06	0.34	0.75	28	1.68	4.85	3.76	0.25	0.40	C25
喉	Larynx	15	0.51	2.42	2.01	0.10	0.17	0	0.00	0.00	0.00	0.00	0.00	C32
肺	Lung	412	14.10	66.41	57.19	2.68	7.15	190	11.37	32.90	26.31	1.42	3.38	C33-34
其他胸腔器官	Other thoracic organs	3	0.10	0.48	0.42	0.02	0.05	1	0.06	0.17	0.18	0.02	0.02	C37-38
骨	Bone	14	0.48	2.26	2.10	0.14	0.21	13	0.78	2.25	1.66	0.12	0.15	C40-41
皮肤黑色素瘤	Melanoma of skin	5	0.17	0.81	0.69	0.04	0.09	5	0.30	0.87	0.85	0.07	0.10	C43
乳腺	Breast	5	0.17	0.81	0.77	0.09	0.09	179	10.71	30.99	25.86	2.16	2.74	C50
子宫颈	Cervix	–	–	–	–	–	–	77	4.61	13.33	10.74	0.91	1.02	C53
子宫体	Uterus	–	–	–	–	–	–	21	1.26	3.64	2.95	0.23	0.30	C54-55
卵巢	Ovary	–	–	–	–	–	–	35	2.09	6.06	5.12	0.39	0.61	C56
前列腺	Prostate	34	1.16	5.48	4.96	0.21	0.56	–	–	–	–	–	–	C61
睾丸	Testis	3	0.10	0.48	0.44	0.05	0.05	–	–	–	–	–	–	C62
肾	Kidney	20	0.68	3.22	2.67	0.17	0.28	14	0.84	2.42	1.89	0.11	0.23	C64-66,68
膀胱	Bladder	30	1.03	4.84	4.28	0.28	0.52	6	0.36	1.04	0.73	0.04	0.07	C67
脑	Brain	47	1.61	7.58	6.95	0.41	0.71	42	2.51	7.27	5.97	0.41	0.69	C70-C72,D32-33,D42-43
甲状腺	Thyroid	11	0.38	1.77	1.48	0.11	0.16	52	3.11	9.00	7.56	0.63	0.72	C73
淋巴瘤	Lymphoma	50	1.71	8.06	7.17	0.30	0.80	35	2.09	6.06	5.00	0.26	0.67	C81-85,88,90,96
白血病	Leukemia	40	1.37	6.45	6.30	0.33	0.59	31	1.86	5.37	5.21	0.35	0.46	C91-95, D45-47
其他	Other	67	2.29	10.80	9.45	0.54	0.95	60	3.59	10.39	8.03	0.37	0.90	O&U
所有部位合计	All sites	2922	100.00	470.96	411.67	20.28	50.71	1671	100.00	289.34	229.82	14.03	26.86	All
所有部位除外皮肤	All sites exc. C44	2904	99.38	468.06	409.17	20.20	50.49	1660	99.34	287.44	228.44	14.01	26.73	All sites exc. C44
死亡 Mortality														
口腔	Oral cavity & pharynx	14	0.69	2.26	1.79	0.07	0.19	5	0.53	0.87	0.70	0.05	0.08	C00-10,C12-14
鼻咽	Nasopharynx	12	0.60	1.93	1.62	0.11	0.19	4	0.42	0.69	0.50	0.03	0.06	C11
食管	Esophagus	384	19.05	61.89	54.24	2.12	6.47	149	15.67	25.80	19.03	0.80	2.34	C15
胃	Stomach	725	35.96	116.85	100.74	3.39	12.01	247	25.97	42.77	31.24	1.44	3.64	C16
结直肠	Colon-rectum	102	5.06	16.44	14.23	0.63	1.62	75	7.89	12.99	9.93	0.57	1.22	C18-21
肝脏	Liver	213	10.57	34.33	29.35	1.46	3.36	99	10.41	17.14	13.47	0.88	1.53	C22
胆囊	Gallbladder etc.	16	0.79	2.58	2.09	0.11	0.20	23	2.42	3.98	2.79	0.12	0.30	C23-24
胰腺	Pancreas	46	2.28	7.41	6.24	0.27	0.77	28	2.94	4.85	3.78	0.29	0.41	C25
喉	Larynx	5	0.25	0.81	0.69	0.02	0.10	2	0.21	0.35	0.27	0.02	0.02	C32
肺	Lung	328	16.27	52.87	45.25	1.85	5.44	122	12.83	21.13	16.04	0.74	1.93	C33-34
其他胸腔器官	Other thoracic organs	0	0.00	0.00	0.00	0.00	0.00	0	0.00	0.00	0.00	0.00	0.00	C37-38
骨	Bone	7	0.35	1.13	0.99	0.10	0.10	9	0.95	1.56	1.24	0.07	0.13	C40-41
皮肤黑色素瘤	Melanoma of skin	4	0.20	0.64	0.62	0.03	0.05	1	0.11	0.17	0.13	0.00	0.03	C43
乳腺	Breast	3	0.15	0.48	0.46	0.05	0.05	37	3.89	6.41	5.38	0.43	0.62	C50
子宫颈	Cervix	–	–	–	–	–	–	33	3.47	5.71	4.45	0.26	0.53	C53
子宫体	Uterus	–	–	–	–	–	–	8	0.84	1.39	1.16	0.06	0.15	C54-55
卵巢	Ovary	–	–	–	–	–	–	18	1.89	3.12	2.53	0.17	0.32	C56
前列腺	Prostate	16	0.79	2.58	2.07	0.03	0.15	–	–	–	–	–	–	C61
睾丸	Testis	0	0.00	0.00	0.00	0.00	0.00	–	–	–	–	–	–	C62
肾	Kidney	4	0.20	0.64	0.58	0.05	0.07	1	0.11	0.17	0.18	0.02	0.02	C64-66,68
膀胱	Bladder	8	0.40	1.29	1.23	0.01	0.19	2	0.21	0.35	0.20	0.00	0.00	C67
脑	Brain	42	2.08	6.77	6.06	0.35	0.61	21	2.21	3.64	3.21	0.18	0.35	C70-C72,D32-33,D42-43
甲状腺	Thyroid	0	0.00	0.00	0.00	0.00	0.00	3	0.32	0.52	0.39	0.02	0.02	C73
淋巴瘤	Lymphoma	38	1.88	6.12	5.48	0.25	0.53	26	2.73	4.50	3.81	0.26	0.46	C81-85,88,90,96
白血病	Leukemia	27	1.34	4.35	4.21	0.29	0.32	15	1.58	2.60	2.81	0.21	0.21	C91-95, D45-47
其他	Other	22	1.09	3.55	2.90	0.15	0.29	23	2.42	3.98	3.01	0.14	0.36	O&U
所有部位合计	All sites	2016	100.00	324.94	280.85	11.34	32.72	951	100.00	164.67	126.25	6.76	14.73	All
所有部位除外皮肤	All sites exc. C44	2015	99.95	324.78	280.73	11.33	32.71	950	99.89	164.50	126.12	6.76	14.70	All sites exc. C44

部位 Sites		男性 Male						女性 Female						ICD10
		病例数 No. cases	构成比 Freq. /%	粗率 Crude rate/ 100 000⁻¹	世标率 ASR world/ 100 000⁻¹	累积率 Cum. Rate/% 0~64	0~74	病例数 No. cases	构成比 Freq. /%	粗率 Crude rate/ 100 000⁻¹	世标率 ASR world/ 100 000⁻¹	累积率 Cum. Rate/% 0~64	0~74	
发病 Incidence														
口腔	Oral cavity & pharynx	15	1.05	3.40	3.38	0.22	0.28	14	1.52	3.38	3.42	0.19	0.28	C00-10,C12-14
鼻咽	Nasopharynx	13	0.91	2.95	2.78	0.23	0.35	3	0.33	0.72	0.74	0.02	0.11	C11
食管	Esophagus	191	13.34	43.28	47.33	1.58	5.83	72	7.80	17.38	16.09	0.48	2.09	C15
胃	Stomach	337	23.53	76.37	83.27	2.46	9.14	109	11.81	26.32	24.58	0.71	2.38	C16
结直肠	Colon-rectum	117	8.17	26.51	29.44	1.26	3.22	100	10.83	24.14	23.74	1.14	2.58	C18-21
肝脏	Liver	112	7.82	25.38	25.50	1.54	2.85	48	5.20	11.59	10.77	0.34	1.17	C22
胆囊	Gallbladder etc.	21	1.47	4.76	5.14	0.15	0.55	40	4.33	9.66	8.85	0.36	0.85	C23-24
胰腺	Pancreas	51	3.56	11.56	11.58	0.66	1.23	18	1.95	4.35	4.19	0.17	0.45	C25
喉	Larynx	14	0.98	3.17	3.29	0.19	0.38	0	0.00	0.00	0.00	0.00	0.00	C32
肺	Lung	318	22.21	72.06	80.08	2.53	7.89	98	10.62	23.66	22.88	1.11	2.35	C33-34
其他胸腔器官	Other thoracic organs	2	0.14	0.45	0.29	0.02	0.02	2	0.22	0.48	0.47	0.05	0.05	C37-38
骨	Bone	8	0.56	1.81	1.87	0.03	0.25	6	0.65	1.45	1.46	0.00	0.04	C40-41
皮肤黑色素瘤	Melanoma of skin	2	0.14	0.45	0.45	0.02	0.06	2	0.22	0.48	0.47	0.00	0.10	C43
乳腺	Breast	0	0.00	0.00	0.00	0.00	0.00	127	13.76	30.66	27.62	2.13	2.89	C50
子宫颈	Cervix	–	–	–	–	–	–	55	5.96	13.28	12.54	1.15	1.24	C53
子宫体	Uterus	–	–	–	–	–	–	30	3.25	7.24	7.20	0.64	0.75	C54-55
卵巢	Ovary	–	–	–	–	–	–	32	3.47	7.73	7.87	0.59	0.77	C56
前列腺	Prostate	44	3.07	9.97	11.06	0.23	1.10	–	–	–	–	–	–	C61
睾丸	Testis	1	0.07	0.23	0.23	0.00	0.00	–	–	–	–	–	–	C62
肾	Kidney	17	1.19	3.85	4.57	0.27	0.42	12	1.30	2.90	2.62	0.18	0.27	C64-66,68
膀胱	Bladder	31	2.16	7.02	7.85	0.22	0.80	8	0.87	1.93	2.12	0.02	0.21	C67
脑	Brain	23	1.61	5.21	5.82	0.29	0.60	29	3.14	7.00	6.95	0.53	0.76	C70-C72,D32-33,D42-43
甲状腺	Thyroid	3	0.21	0.68	0.64	0.03	0.03	34	3.68	8.21	7.50	0.59	0.68	C73
淋巴瘤	Lymphoma	41	2.86	9.29	10.10	0.40	1.21	26	2.82	6.28	6.38	0.44	0.75	C81-85,88,90,96
白血病	Leukemia	26	1.82	5.89	5.74	0.26	0.55	27	2.93	6.52	6.50	0.33	0.76	C91-95, D45-47
其他	Other	45	3.14	10.20	10.99	0.56	1.18	31	3.36	7.48	7.31	0.28	0.83	O&U
所有部位合计	All sites	1432	100.00	324.50	351.41	13.17	37.93	923	100.00	222.85	212.28	11.44	22.36	All
所有部位除外皮肤	All sites exc. C44	1424	99.44	322.69	349.54	13.09	37.70	914	99.02	220.67	210.11	11.42	22.29	All sites exc. C44
死亡 Mortality														
口腔	Oral cavity & pharynx	9	0.82	2.04	2.39	0.14	0.18	6	1.21	1.45	1.15	0.02	0.13	C00-10,C12-14
鼻咽	Nasopharynx	5	0.46	1.13	1.19	0.09	0.15	1	0.20	0.24	0.17	0.00	0.00	C11
食管	Esophagus	134	12.26	30.37	36.42	0.93	3.20	44	8.85	10.62	9.27	0.27	0.94	C15
胃	Stomach	266	24.34	60.28	66.00	1.57	6.84	75	15.09	18.11	16.99	0.56	1.38	C16
结直肠	Colon-rectum	70	6.40	15.86	17.22	0.44	1.66	40	8.05	9.66	9.52	0.32	0.90	C18-21
肝脏	Liver	111	10.16	25.15	25.27	1.22	2.96	33	6.64	7.97	7.57	0.21	0.75	C22
胆囊	Gallbladder etc.	17	1.56	3.85	4.85	0.10	0.40	31	6.24	7.48	7.18	0.29	0.70	C23-24
胰腺	Pancreas	34	3.11	7.70	7.71	0.29	0.85	27	5.43	6.52	5.49	0.10	0.56	C25
喉	Larynx	9	0.82	2.04	2.38	0.06	0.21	1	0.20	0.24	0.15	0.00	0.00	C32
肺	Lung	279	25.53	63.22	68.99	1.81	6.99	102	20.52	24.63	23.39	0.72	2.31	C33-34
其他胸腔器官	Other thoracic organs	3	0.27	0.68	0.71	0.05	0.09	3	0.60	0.72	0.82	0.10	0.10	C37-38
骨	Bone	10	0.91	2.27	2.88	0.04	0.20	1	0.20	0.24	0.17	0.00	0.00	C40-41
皮肤黑色素瘤	Melanoma of skin	2	0.18	0.45	0.40	0.02	0.02	0	0.00	0.00	0.00	0.00	0.00	C43
乳腺	Breast	1	0.09	0.23	0.23	0.00	0.00	26	5.23	6.28	5.99	0.46	0.66	C50
子宫颈	Cervix	–	–	–	–	–	–	16	3.22	3.86	3.42	0.18	0.34	C53
子宫体	Uterus	–	–	–	–	–	–	4	0.80	0.97	0.86	0.03	0.15	C54-55
卵巢	Ovary	–	–	–	–	–	–	16	3.22	3.86	3.79	0.31	0.48	C56
前列腺	Prostate	23	2.10	5.21	6.76	0.03	0.48	–	–	–	–	–	–	C61
睾丸	Testis	1	0.09	0.23	0.24	0.03	0.03	–	–	–	–	–	–	C62
肾	Kidney	5	0.46	1.13	1.19	0.07	0.11	2	0.40	0.48	0.47	0.00	0.10	C64-66,68
膀胱	Bladder	13	1.19	2.95	3.39	0.07	0.35	4	0.80	0.97	0.86	0.04	0.08	C67
脑	Brain	20	1.83	4.53	5.14	0.16	0.54	16	3.22	3.86	3.94	0.27	0.50	C70-C72,D32-33,D42-43
甲状腺	Thyroid	2	0.18	0.45	0.49	0.03	0.07	2	0.40	0.48	0.47	0.02	0.06	C73
淋巴瘤	Lymphoma	26	2.38	5.89	6.08	0.18	0.90	14	2.82	3.38	3.39	0.23	0.48	C81-85,88,90,96
白血病	Leukemia	27	2.47	6.12	5.95	0.31	0.60	15	3.02	3.62	3.59	0.16	0.41	C91-95, D45-47
其他	Other	26	2.38	5.89	6.88	0.19	0.47	18	3.62	4.35	4.67	0.11	0.34	O&U
所有部位合计	All sites	1093	100.00	247.68	272.73	7.82	27.30	497	100.00	119.99	113.34	4.39	11.37	All
所有部位除外皮肤	All sites exc. C44	1086	99.36	246.10	270.78	7.76	27.20	490	98.59	118.30	111.18	4.39	11.37	All sites exc. C44

部位 Sites		男性 Male						女性 Female						ICD10
		病例数 No. cases	构成比 Freq. /%	粗率 Crude rate/ 100 000⁻¹	世标率 ASR world/ 100 000⁻¹	累积率 Cum. Rate/%		病例数 No. cases	构成比 Freq. /%	粗率 Crude rate/ 100 000⁻¹	世标率 ASR world/ 100 000⁻¹	累积率 Cum. Rate/%		
						0~64	0~74					0~64	0~74	
发病 Incidence														
口腔	Oral cavity & pharynx	25	0.94	3.33	1.77	0.13	0.16	28	1.61	3.85	2.47	0.18	0.29	C00-10,C12-14
鼻咽	Nasopharynx	34	1.28	4.53	2.71	0.15	0.36	8	0.46	1.10	0.68	0.06	0.07	C11
食管	Esophagus	205	7.69	27.28	15.69	0.71	2.15	38	2.19	5.22	2.53	0.08	0.35	C15
胃	Stomach	582	21.84	77.46	43.84	2.04	5.76	190	10.95	26.12	14.92	0.86	1.96	C16
结直肠	Colon-rectum	269	10.09	35.80	21.79	1.27	2.72	153	8.82	21.04	11.67	0.75	1.45	C18-21
肝脏	Liver	199	7.47	26.49	16.28	1.02	1.89	84	4.84	11.55	6.07	0.32	0.72	C22
胆囊	Gallbladder etc.	31	1.16	4.13	2.25	0.09	0.26	56	3.23	7.70	4.20	0.20	0.52	C23-24
胰腺	Pancreas	84	3.15	11.18	6.40	0.36	0.74	55	3.17	7.56	3.93	0.18	0.49	C25
喉	Larynx	26	0.98	3.46	2.24	0.17	0.31	0	0.00	0.00	0.00	0.00	0.00	C32
肺	Lung	615	23.08	81.85	46.26	2.14	6.19	180	10.37	24.75	13.97	0.79	1.88	C33-34
其他胸腔器官	Other thoracic organs	3	0.11	0.40	0.32	0.04	0.04	3	0.17	0.41	0.21	0.02	0.02	C37-38
骨	Bone	13	0.49	1.73	1.13	0.09	0.12	7	0.40	0.96	0.53	0.03	0.08	C40-41
皮肤黑色素瘤	Melanoma of skin	10	0.38	1.33	0.88	0.04	0.08	3	0.17	0.41	0.21	0.01	0.01	C43
乳腺	Breast	2	0.08	0.27	0.14	0.01	0.01	258	14.87	35.47	23.41	2.00	2.55	C50
子宫颈	Cervix	–	–	–	–	–	–	145	8.36	19.94	12.80	1.16	1.41	C53
子宫体	Uterus	–	–	–	–	–	–	56	3.23	7.70	4.44	0.34	0.48	C54-55
卵巢	Ovary	–	–	–	–	–	–	58	3.34	7.97	5.53	0.43	0.61	C56
前列腺	Prostate	103	3.86	13.71	6.83	0.16	0.79	–	–	–	–	–	–	C61
睾丸	Testis	3	0.11	0.40	0.23	0.02	0.02	–	–	–	–	–	–	C62
肾	Kidney	54	2.03	7.19	4.30	0.23	0.54	37	2.13	5.09	2.92	0.17	0.42	C64-66,68
膀胱	Bladder	63	2.36	8.39	4.49	0.20	0.49	19	1.10	2.61	1.23	0.05	0.13	C67
脑	Brain	62	2.33	8.25	5.42	0.42	0.60	65	3.75	8.94	5.67	0.42	0.65	C70-C72,D32-33,D42-43
甲状腺	Thyroid	40	1.50	5.32	4.22	0.35	0.41	128	7.38	17.60	13.19	1.18	1.23	C73
淋巴瘤	Lymphoma	79	2.96	10.51	6.13	0.35	0.72	50	2.88	6.87	4.42	0.32	0.52	C81-85,88,90,96
白血病	Leukemia	48	1.80	6.39	5.28	0.26	0.49	29	1.67	3.99	2.96	0.16	0.26	C91-95, D45-47
其他	Other	115	4.32	15.31	9.27	0.54	1.16	85	4.90	11.69	6.73	0.40	0.82	O&U
所有部位合计	All sites	2665	100.00	354.70	207.87	10.76	26.01	1735	100.00	238.55	144.70	10.10	16.96	All
所有部位除外皮肤	All sites exc. C44	2634	98.84	350.58	205.42	10.64	25.68	1717	98.96	236.07	143.48	10.03	16.82	All sites exc. C44
死亡 Mortality														
口腔	Oral cavity & pharynx	9	0.50	1.20	0.59	0.03	0.06	10	1.21	1.37	0.56	0.03	0.05	C00-10,C12-14
鼻咽	Nasopharynx	13	0.72	1.73	1.01	0.06	0.11	3	0.36	0.41	0.21	0.00	0.03	C11
食管	Esophagus	175	9.72	23.29	12.97	0.54	1.67	43	5.19	5.91	2.71	0.06	0.30	C15
胃	Stomach	368	20.44	48.98	26.67	1.09	3.25	128	15.46	17.60	9.47	0.46	1.22	C16
结直肠	Colon-rectum	139	7.72	18.50	10.09	0.47	1.14	64	7.73	8.80	4.45	0.20	0.52	C18-21
肝脏	Liver	174	9.67	23.16	13.73	0.74	1.64	84	10.14	11.55	6.35	0.30	0.83	C22
胆囊	Gallbladder etc.	23	1.28	3.06	1.69	0.07	0.16	30	3.62	4.12	2.05	0.07	0.25	C23-24
胰腺	Pancreas	64	3.56	8.52	4.67	0.26	0.53	50	6.04	6.87	3.48	0.11	0.48	C25
喉	Larynx	20	1.11	2.66	1.63	0.09	0.23	0	0.00	0.00	0.00	0.00	0.00	C32
肺	Lung	528	29.33	70.27	38.26	1.52	4.89	162	19.57	22.27	11.87	0.63	1.45	C33-34
其他胸腔器官	Other thoracic organs	1	0.06	0.13	0.09	0.01	0.01	3	0.36	0.41	0.17	0.01	0.01	C37-38
骨	Bone	8	0.44	1.06	0.78	0.05	0.06	8	0.97	1.10	0.48	0.02	0.04	C40-41
皮肤黑色素瘤	Melanoma of skin	2	0.11	0.27	0.11	0.01	0.01	3	0.36	0.41	0.31	0.03	0.03	C43
乳腺	Breast	2	0.11	0.27	0.16	0.01	0.03	47	5.68	6.46	3.79	0.30	0.42	C50
子宫颈	Cervix	–	–	–	–	–	–	32	3.86	4.40	2.49	0.19	0.25	C53
子宫体	Uterus	–	–	–	–	–	–	8	0.97	1.10	0.48	0.00	0.05	C54-55
卵巢	Ovary	–	–	–	–	–	–	26	3.14	3.57	2.52	0.21	0.31	C56
前列腺	Prostate	53	2.94	7.05	3.39	0.06	0.29	–	–	–	–	–	–	C61
睾丸	Testis	1	0.06	0.13	0.08	0.01	0.01	–	–	–	–	–	–	C62
肾	Kidney	19	1.06	2.53	1.58	0.11	0.20	12	1.45	1.65	0.89	0.04	0.11	C64-66,68
膀胱	Bladder	27	1.50	3.59	1.89	0.07	0.15	8	0.97	1.10	0.42	0.00	0.04	C67
脑	Brain	32	1.78	4.26	2.36	0.11	0.25	23	2.78	3.16	2.33	0.15	0.20	C70-C72,D32-33,D42-43
甲状腺	Thyroid	1	0.06	0.13	0.08	0.00	0.00	2	0.24	0.27	0.19	0.01	0.02	C73
淋巴瘤	Lymphoma	42	2.33	5.59	3.19	0.15	0.34	30	3.62	4.12	2.05	0.06	0.30	C81-85,88,90,96
白血病	Leukemia	28	1.56	3.73	2.40	0.11	0.22	11	1.33	1.51	0.89	0.07	0.09	C91-95, D45-47
其他	Other	71	3.94	9.45	5.68	0.27	0.66	41	4.95	5.64	2.77	0.13	0.27	O&U
所有部位合计	All sites	1800	100.00	239.57	133.09	5.84	15.90	828	100.00	113.84	60.95	3.06	7.27	All
所有部位除外皮肤	All sites exc. C44	1793	99.61	238.64	132.63	5.83	15.87	824	99.52	113.29	60.78	3.06	7.27	All sites exc. C44

部位 Sites		男性 Male						女性 Female						ICD10
		病例数 No. cases	构成比 Freq. /%	粗率 Crude rate/ 100 000⁻¹	世标率 ASR world/ 100 000⁻¹	累积率 Cum. Rate/% 0~64	0~74	病例数 No. cases	构成比 Freq. /%	粗率 Crude rate/ 100 000⁻¹	世标率 ASR world/ 100 000⁻¹	累积率 Cum. Rate/% 0~64	0~74	
发病 Incidence														
口腔	Oral cavity & pharynx	22	1.57	4.44	3.07	0.16	0.36	6	0.65	1.24	1.30	0.10	0.10	C00-10,C12-14
鼻咽	Nasopharynx	12	0.85	2.42	1.87	0.17	0.20	2	0.22	0.41	0.20	0.00	0.00	C11
食管	Esophagus	77	5.48	15.56	11.00	0.55	1.33	26	2.82	5.37	3.29	0.06	0.31	C15
胃	Stomach	132	9.40	26.67	18.84	0.74	2.19	51	5.54	10.53	7.25	0.39	0.76	C16
结直肠	Colon-rectum	120	8.54	24.24	17.93	0.84	2.08	77	8.36	15.89	10.25	0.52	1.03	C18-21
肝脏	Liver	205	14.59	41.41	30.55	2.03	3.53	62	6.73	12.80	9.19	0.62	0.94	C22
胆囊	Gallbladder etc.	18	1.28	3.64	2.53	0.04	0.37	23	2.50	4.75	3.00	0.05	0.41	C23-24
胰腺	Pancreas	48	3.42	9.70	6.87	0.30	0.92	32	3.47	6.60	4.69	0.25	0.56	C25
喉	Larynx	18	1.28	3.64	2.71	0.07	0.29	0	0.00	0.00	0.00	0.00	0.00	C32
肺	Lung	401	28.54	81.01	57.35	2.25	6.58	139	15.09	28.69	18.73	0.95	1.96	C33-34
其他胸腔器官	Other thoracic organs	3	0.21	0.61	0.39	0.03	0.03	2	0.22	0.41	0.39	0.05	0.05	C37-38
骨	Bone	16	1.14	3.23	2.20	0.16	0.23	7	0.76	1.44	1.22	0.06	0.09	C40-41
皮肤黑色素瘤	Melanoma of skin	1	0.07	0.20	0.17	0.02	0.02	0	0.00	0.00	0.00	0.00	0.00	C43
乳腺	Breast	3	0.21	0.61	0.41	0.04	0.04	151	16.40	31.16	22.46	1.93	2.42	C50
子宫颈	Cervix	–	–	–	–	–	–	95	10.31	19.61	14.15	1.21	1.57	C53
子宫体	Uterus	–	–	–	–	–	–	25	2.71	5.16	3.68	0.26	0.43	C54-55
卵巢	Ovary	–	–	–	–	–	–	21	2.28	4.33	3.33	0.22	0.39	C56
前列腺	Prostate	77	5.48	15.56	9.92	0.32	0.89	–	–	–	–	–	–	C61
睾丸	Testis	2	0.14	0.40	0.28	0.01	0.01	–	–	–	–	–	–	C62
肾	Kidney	40	2.85	8.08	6.00	0.38	0.74	22	2.39	4.54	3.27	0.10	0.44	C64-66,68
膀胱	Bladder	41	2.92	8.28	6.15	0.20	0.73	14	1.52	2.89	2.29	0.12	0.20	C67
脑	Brain	24	1.71	4.85	4.04	0.19	0.42	31	3.37	6.40	4.87	0.36	0.53	C70-C72,D32-33,D42-43
甲状腺	Thyroid	20	1.42	4.04	3.17	0.28	0.35	48	5.21	9.91	7.80	0.60	0.79	C73
淋巴瘤	Lymphoma	12	0.85	2.42	1.85	0.08	0.23	8	0.87	1.65	1.11	0.00	0.16	C81-85,88,90,96
白血病	Leukemia	22	1.57	4.44	3.73	0.21	0.41	17	1.85	3.51	2.70	0.11	0.27	C91-95, D45-47
其他	Other	91	6.48	18.38	13.55	0.78	1.61	62	6.73	12.80	8.68	0.40	0.96	O&U
所有部位合计	All sites	1405	100.00	283.84	204.59	9.85	23.55	921	100.00	190.08	133.86	8.38	14.37	All
所有部位除外皮肤	All sites exc. C44	1391	99.00	281.02	202.43	9.78	23.22	913	99.13	188.42	132.93	8.38	14.37	All sites exc. C44
死亡 Mortality														
口腔	Oral cavity & pharynx	6	0.73	1.21	0.76	0.01	0.06	0	0.00	0.00	0.00	0.00	0.00	C00-10,C12-14
鼻咽	Nasopharynx	6	0.73	1.21	0.81	0.06	0.09	4	1.00	0.83	0.47	0.01	0.01	C11
食管	Esophagus	42	5.14	8.49	6.14	0.25	0.53	15	3.73	3.10	1.87	0.02	0.22	C15
胃	Stomach	80	9.79	16.16	11.84	0.49	1.32	35	8.71	7.22	4.52	0.24	0.32	C16
结直肠	Colon-rectum	67	8.20	13.54	10.39	0.35	1.26	30	7.46	6.19	3.94	0.20	0.31	C18-21
肝脏	Liver	156	19.09	31.52	22.69	1.47	2.47	54	13.43	11.14	7.65	0.34	0.81	C22
胆囊	Gallbladder etc.	7	0.86	1.41	0.97	0.01	0.14	15	3.73	3.10	2.04	0.02	0.26	C23-24
胰腺	Pancreas	23	2.82	4.65	3.13	0.13	0.30	21	5.22	4.33	2.68	0.05	0.33	C25
喉	Larynx	3	0.37	0.61	0.42	0.00	0.07	0	0.00	0.00	0.00	0.00	0.00	C32
肺	Lung	282	34.52	56.97	40.31	1.23	4.41	90	22.39	18.57	11.26	0.40	1.11	C33-34
其他胸腔器官	Other thoracic organs	0	0.00	0.00	0.00	0.00	0.00	1	0.25	0.21	0.16	0.00	0.04	C37-38
骨	Bone	10	1.22	2.02	1.44	0.10	0.19	3	0.75	0.62	0.74	0.05	0.05	C40-41
皮肤黑色素瘤	Melanoma of skin	1	0.12	0.20	0.12	0.02	0.02	0	0.00	0.00	0.00	0.00	0.00	C43
乳腺	Breast	1	0.12	0.20	0.11	0.00	0.00	29	7.21	5.99	4.16	0.33	0.47	C50
子宫颈	Cervix	–	–	–	–	–	–	17	4.23	3.51	2.46	0.21	0.31	C53
子宫体	Uterus	–	–	–	–	–	–	10	2.49	2.06	1.60	0.15	0.19	C54-55
卵巢	Ovary	–	–	–	–	–	–	8	1.99	1.65	1.25	0.11	0.15	C56
前列腺	Prostate	16	1.96	3.23	2.32	0.00	0.12	–	–	–	–	–	–	C61
睾丸	Testis	0	0.00	0.00	0.00	0.00	0.00	–	–	–	–	–	–	C62
肾	Kidney	10	1.22	2.02	1.32	0.02	0.16	9	2.24	1.86	1.15	0.03	0.09	C64-66,68
膀胱	Bladder	20	2.45	4.04	2.90	0.01	0.18	2	0.50	0.41	0.20	0.00	0.00	C67
脑	Brain	16	1.96	3.23	3.33	0.20	0.26	13	3.23	2.68	1.82	0.15	0.18	C70-C72,D32-33,D42-43
甲状腺	Thyroid	3	0.37	0.61	0.41	0.04	0.04	4	1.00	0.83	0.53	0.02	0.06	C73
淋巴瘤	Lymphoma	9	1.10	1.82	1.27	0.04	0.20	7	1.74	1.44	0.89	0.04	0.06	C81-85,88,90,96
白血病	Leukemia	13	1.59	2.63	2.01	0.11	0.29	13	3.23	2.68	2.48	0.15	0.26	C91-95, D45-47
其他	Other	46	5.63	9.29	6.59	0.36	0.67	22	5.47	4.54	3.04	0.16	0.29	O&U
所有部位合计	All sites	817	100.00	165.05	119.29	4.87	12.77	402	100.00	82.96	54.92	2.69	5.52	All
所有部位除外皮肤	All sites exc. C44	811	99.27	163.84	118.49	4.82	12.69	398	99.00	82.14	54.36	2.67	5.50	All sites exc. C44

部位 Sites		男性 Male						女性 Female						ICD10
		病例数 No. cases	构成比 Freq. /%	粗率 Crude rate/ 100 000⁻¹	世标率 ASR world/ 100 000⁻¹	累积率 Cum. Rate/%		病例数 No. cases	构成比 Freq. /%	粗率 Crude rate/ 100 000⁻¹	世标率 ASR world/ 100 000⁻¹	累积率 Cum. Rate/%		
						0~64	0~74					0~64	0~74	
发病 Incidence														
口腔	Oral cavity & pharynx	15	1.28	4.30	2.22	0.10	0.16	13	1.53	4.51	2.49	0.17	0.31	C00-10,C12-14
鼻咽	Nasopharynx	11	0.94	3.15	1.98	0.13	0.20	5	0.59	1.73	1.37	0.14	0.14	C11
食管	Esophagus	78	6.64	22.34	13.16	0.65	1.61	33	3.89	11.44	5.32	0.12	0.60	C15
胃	Stomach	217	18.48	62.14	35.24	1.70	4.11	85	10.01	29.47	15.37	0.65	1.87	C16
结直肠	Colon-rectum	173	14.74	49.54	29.49	1.62	3.49	100	11.78	34.67	18.13	0.87	2.22	C18-21
肝脏	Liver	89	7.58	25.49	15.16	0.87	1.77	33	3.89	11.44	5.47	0.21	0.61	C22
胆囊	Gallbladder etc.	18	1.53	5.15	3.06	0.14	0.39	16	1.88	5.55	2.82	0.20	0.29	C23-24
胰腺	Pancreas	37	3.15	10.60	6.37	0.41	0.78	15	1.77	5.20	2.55	0.08	0.33	C25
喉	Larynx	14	1.19	4.01	2.28	0.13	0.30	1	0.12	0.35	0.12	0.00	0.00	C32
肺	Lung	275	23.42	78.75	44.60	2.01	4.95	112	13.19	38.83	20.34	1.22	2.24	C33-34
其他胸腔器官	Other thoracic organs	1	0.09	0.29	0.15	0.01	0.01	4	0.47	1.39	0.88	0.07	0.12	C37-38
骨	Bone	2	0.17	0.57	0.28	0.00	0.03	1	0.12	0.35	0.22	0.03	0.03	C40-41
皮肤黑色素瘤	Melanoma of skin	3	0.26	0.86	0.61	0.03	0.07	8	0.94	2.77	1.75	0.13	0.21	C43
乳腺	Breast	4	0.34	1.15	0.75	0.08	0.08	129	15.19	44.73	27.99	2.27	2.87	C50
子宫颈	Cervix	–	–	–	–	–	–	68	8.01	23.58	15.21	1.18	1.68	C53
子宫体	Uterus	–	–	–	–	–	–	23	2.71	7.97	4.66	0.39	0.56	C54-55
卵巢	Ovary	–	–	–	–	–	–	27	3.18	9.36	5.70	0.48	0.59	C56
前列腺	Prostate	58	4.94	16.61	8.87	0.21	0.80	–	–	–	–	–	–	C61
睾丸	Testis	2	0.17	0.57	0.31	0.03	0.03	–	–	–	–	–	–	C62
肾	Kidney	16	1.36	4.58	2.96	0.19	0.39	11	1.30	3.81	1.82	0.07	0.22	C64-66,68
膀胱	Bladder	40	3.41	11.46	6.74	0.39	0.71	9	1.06	3.12	1.91	0.11	0.29	C67
脑	Brain	12	1.02	3.44	2.67	0.17	0.27	27	3.18	9.36	5.53	0.25	0.61	C70-C72,D32-33,D42-43
甲状腺	Thyroid	10	0.85	2.86	1.96	0.16	0.19	47	5.54	16.30	11.06	0.85	1.08	C73
淋巴瘤	Lymphoma	35	2.98	10.02	5.99	0.36	0.75	24	2.83	8.32	5.29	0.37	0.67	C81-85,88,90,96
白血病	Leukemia	24	2.04	6.87	4.28	0.27	0.48	18	2.12	6.24	5.26	0.29	0.47	C91-95, D45-47
其他	Other	40	3.41	11.46	7.89	0.51	0.83	40	4.71	13.87	7.26	0.37	0.72	O&U
所有部位合计	All sites	1174	100.00	336.21	197.02	10.15	22.40	849	100.00	294.38	168.52	10.51	18.74	All
所有部位除外皮肤	All sites exc. C44	1161	98.89	332.48	194.77	10.03	22.16	839	98.82	290.91	166.97	10.46	18.64	All sites exc. C44
死亡 Mortality														
口腔	Oral cavity & pharynx	10	1.22	2.86	1.36	0.07	0.10	7	1.67	2.43	1.23	0.05	0.15	C00-10,C12-14
鼻咽	Nasopharynx	5	0.61	1.43	0.89	0.05	0.09	4	0.95	1.39	0.82	0.06	0.10	C11
食管	Esophagus	76	9.30	21.76	12.74	0.51	1.60	20	4.76	6.93	2.71	0.05	0.23	C15
胃	Stomach	139	17.01	39.81	21.05	0.65	2.43	56	13.33	19.42	9.99	0.53	1.04	C16
结直肠	Colon-rectum	79	9.67	22.62	13.27	0.63	1.30	49	11.67	16.99	8.26	0.27	1.05	C18-21
肝脏	Liver	86	10.53	24.63	14.86	0.88	1.61	43	10.24	14.91	7.01	0.27	0.77	C22
胆囊	Gallbladder etc.	18	2.20	5.15	3.15	0.10	0.34	14	3.33	4.85	2.35	0.13	0.27	C23-24
胰腺	Pancreas	37	4.53	10.60	6.21	0.26	0.74	21	5.00	7.28	3.30	0.11	0.30	C25
喉	Larynx	7	0.86	2.00	1.07	0.05	0.14	0	0.00	0.00	0.00	0.00	0.00	C32
肺	Lung	235	28.76	67.30	36.21	1.23	3.53	78	18.57	27.05	13.72	0.66	1.48	C33-34
其他胸腔器官	Other thoracic organs	0	0.00	0.00	0.00	0.00	0.00	2	0.48	0.69	0.47	0.05	0.05	C37-38
骨	Bone	2	0.24	0.57	0.26	0.00	0.04	2	0.48	0.69	0.99	0.06	0.06	C40-41
皮肤黑色素瘤	Melanoma of skin	0	0.00	0.00	0.00	0.00	0.00	0	0.00	0.00	0.00	0.00	0.00	C43
乳腺	Breast	0	0.00	0.00	0.00	0.00	0.00	24	5.71	8.32	4.63	0.35	0.44	C50
子宫颈	Cervix	–	–	–	–	–	–	19	4.52	6.59	3.93	0.27	0.45	C53
子宫体	Uterus	–	–	–	–	–	–	3	0.71	1.04	0.73	0.06	0.09	C54-55
卵巢	Ovary	–	–	–	–	–	–	17	4.05	5.89	3.27	0.23	0.42	C56
前列腺	Prostate	22	2.69	6.30	3.39	0.05	0.28	–	–	–	–	–	–	C61
睾丸	Testis	1	0.12	0.29	0.41	0.02	0.02	–	–	–	–	–	–	C62
肾	Kidney	6	0.73	1.72	1.21	0.11	0.18	7	1.67	2.43	0.96	0.03	0.06	C64-66,68
膀胱	Bladder	17	2.08	4.87	2.55	0.04	0.14	2	0.48	0.69	0.34	0.00	0.04	C67
脑	Brain	15	1.84	4.30	3.04	0.14	0.28	9	2.14	3.12	2.19	0.12	0.12	C70-C72,D32-33,D42-43
甲状腺	Thyroid	0	0.00	0.00	0.00	0.00	0.00	4	0.95	1.39	0.65	0.00	0.07	C73
淋巴瘤	Lymphoma	20	2.45	5.73	2.70	0.04	0.24	13	3.10	4.51	2.91	0.22	0.30	C81-85,88,90,96
白血病	Leukemia	23	2.82	6.59	4.14	0.25	0.43	12	2.86	4.16	2.21	0.09	0.29	C91-95, D45-47
其他	Other	19	2.33	5.44	3.46	0.12	0.31	14	3.33	4.85	2.14	0.06	0.18	O&U
所有部位合计	All sites	817	100.00	233.97	131.98	5.20	13.78	420	100.00	145.63	74.78	3.68	7.97	All
所有部位除外皮肤	All sites exc. C44	812	99.39	232.54	131.27	5.20	13.74	416	99.05	144.24	74.31	3.68	7.97	All sites exc. C44

附表 3-136　铜陵市 2015 年癌症发病和死亡主要指标
Appendix Table 3-136　Incidence and mortality of cancer in Tongling Shi, 2015

部位 Sites	男性 Male						女性 Female						ICD10
	病例数 No. cases	构成比 Freq. /%	粗率 Crude rate/ 100 000⁻¹	世标率 ASR world/ 100 000⁻¹	累积率 Cum. Rate/% 0~64	0~74	病例数 No. cases	构成比 Freq. /%	粗率 Crude rate/ 100 000⁻¹	世标率 ASR world/ 100 000⁻¹	累积率 Cum. Rate/% 0~64	0~74	

部位 Sites	No. cases	Freq. /%	Crude rate/ $100\,000^{-1}$	ASR world/ $100\,000^{-1}$	0~64	0~74	No. cases	Freq. /%	Crude rate/ $100\,000^{-1}$	ASR world/ $100\,000^{-1}$	0~64	0~74	ICD10
发病 Incidence													
口腔 Oral cavity & pharynx	18	2.19	7.99	8.17	0.29	0.58	3	0.54	1.34	1.24	0.08	0.15	C00-10,C12-14
鼻咽 Nasopharynx	14	1.71	6.21	5.29	0.42	0.65	2	0.36	0.90	0.81	0.04	0.14	C11
食管 Esophagus	100	12.18	44.37	39.36	1.65	4.66	13	2.36	5.83	5.46	0.05	0.77	C15
胃 Stomach	125	15.23	55.47	50.58	1.79	5.62	71	12.86	31.83	27.41	0.93	3.14	C16
结直肠 Colon-rectum	99	12.06	43.93	39.47	1.61	4.98	70	12.68	31.38	26.23	0.85	2.89	C18-21
肝脏 Liver	70	8.53	31.06	33.18	1.03	2.15	26	4.71	11.66	9.84	0.52	0.76	C22
胆囊 Gallbladder etc.	14	1.71	6.21	5.17	0.23	0.53	10	1.81	4.48	4.53	0.24	0.44	C23-24
胰腺 Pancreas	27	3.29	11.98	11.63	0.32	0.91	20	3.62	8.97	7.37	0.21	1.07	C25
喉 Larynx	14	1.71	6.21	5.24	0.25	0.51	0	0.00	0.00	0.00	0.00	0.00	C32
肺 Lung	155	18.88	68.78	65.83	1.79	6.71	70	12.68	31.38	26.46	0.96	2.18	C33-34
其他胸腔器官 Other thoracic organs	2	0.24	0.89	0.63	0.06	0.06	2	0.36	0.90	0.72	0.04	0.04	C37-38
骨 Bone	2	0.24	0.89	1.07	0.04	0.04	5	0.91	2.24	2.21	0.04	0.14	C40-41
皮肤黑色素瘤 Melanoma of skin	0	0.00	0.00	0.00	0.00	0.00	1	0.18	0.45	0.31	0.00	0.00	C43
乳腺 Breast	0	0.00	0.00	0.00	0.00	0.00	90	16.30	40.35	31.80	2.75	3.53	C50
子宫颈 Cervix	–	–	–	–	–	–	54	9.78	24.21	18.64	1.29	2.24	C53
子宫体 Uterus	–	–	–	–	–	–	11	1.99	4.93	3.66	0.28	0.38	C54-55
卵巢 Ovary	–	–	–	–	–	–	16	2.90	7.17	5.69	0.54	0.54	C56
前列腺 Prostate	42	5.12	18.64	20.90	0.15	1.47	–	–	–	–	–	–	C61
睾丸 Testis	0	0.00	0.00	0.00	0.00	0.00	–	–	–	–	–	–	C62
肾 Kidney	12	1.46	5.32	4.70	0.15	0.68	15	2.72	6.72	5.42	0.34	0.68	C64-66,68
膀胱 Bladder	32	3.90	14.20	12.47	0.51	1.24	4	0.72	1.79	1.74	0.07	0.21	C67
脑 Brain	11	1.34	4.88	5.08	0.23	0.56	11	1.99	4.93	4.59	0.31	0.58	C70-C72,D32-33,D42-43
甲状腺 Thyroid	0	0.00	0.00	0.00	0.00	0.00	9	1.63	4.03	3.65	0.25	0.42	C73
淋巴瘤 Lymphoma	16	1.95	7.10	6.76	0.32	0.82	10	1.81	4.48	3.79	0.15	0.35	C81-85,88,90,96
白血病 Leukemia	6	0.73	2.66	2.48	0.10	0.33	2	0.36	0.90	0.84	0.10	0.10	C91-95,D45-47
其他 Other	62	7.55	27.51	24.99	1.34	2.63	37	6.70	16.59	13.50	0.61	1.19	O&U
所有部位合计 All sites	821	100.00	364.32	343.01	12.28	35.14	552	100.00	247.47	205.91	10.67	21.96	All
所有部位除外皮肤 All sites exc. C44	817	99.51	362.54	340.81	12.21	34.90	549	99.46	246.12	204.62	10.63	21.91	All sites exc. C44
死亡 Mortality													
口腔 Oral cavity & pharynx	7	1.11	3.11	4.13	0.12	0.19	1	0.30	0.45	0.42	0.05	0.05	C00-10,C12-14
鼻咽 Nasopharynx	3	0.47	1.33	1.24	0.05	0.15	3	0.91	1.34	1.22	0.00	0.27	C11
食管 Esophagus	84	13.29	37.27	34.81	1.20	3.18	21	6.36	9.41	8.60	0.26	0.43	C15
胃 Stomach	115	18.20	51.03	50.29	1.12	4.72	36	10.91	16.14	14.31	0.47	1.52	C16
结直肠 Colon-rectum	47	7.44	20.86	19.37	0.79	2.18	35	10.61	15.69	13.43	0.41	1.57	C18-21
肝脏 Liver	69	10.92	30.62	32.16	1.09	2.18	18	5.45	8.07	6.53	0.22	0.77	C22
胆囊 Gallbladder etc.	12	1.90	5.32	5.44	0.17	0.47	12	3.64	5.38	4.83	0.25	0.35	C23-24
胰腺 Pancreas	20	3.16	8.87	10.00	0.19	0.88	18	5.45	8.07	6.67	0.23	0.84	C25
喉 Larynx	6	0.95	2.66	2.25	0.04	0.30	0	0.00	0.00	0.00	0.00	0.00	C32
肺 Lung	170	26.90	75.44	73.98	1.97	7.09	63	19.09	28.24	23.85	0.61	2.00	C33-34
其他胸腔器官 Other thoracic organs	2	0.32	0.89	0.82	0.09	0.09	3	0.91	1.34	1.13	0.04	0.11	C37-38
骨 Bone	3	0.47	1.33	1.20	0.00	0.17	2	0.61	0.90	0.63	0.00	0.00	C40-41
皮肤黑色素瘤 Melanoma of skin	1	0.16	0.44	0.33	0.00	0.00	0	0.00	0.00	0.00	0.00	0.00	C43
乳腺 Breast	1	0.16	0.44	0.39	0.00	0.07	30	9.09	13.45	10.23	0.68	1.09	C50
子宫颈 Cervix	–	–	–	–	–	–	21	6.36	9.41	7.38	0.60	0.70	C53
子宫体 Uterus	–	–	–	–	–	–	5	1.52	2.24	1.75	0.09	0.16	C54-55
卵巢 Ovary	–	–	–	–	–	–	11	3.33	4.93	3.87	0.24	0.38	C56
前列腺 Prostate	16	2.53	7.10	8.54	0.00	0.43	–	–	–	–	–	–	C61
睾丸 Testis	0	0.00	0.00	0.00	0.00	0.00	–	–	–	–	–	–	C62
肾 Kidney	7	1.11	3.11	3.33	0.06	0.23	6	1.82	2.69	2.13	0.14	0.24	C64-66,68
膀胱 Bladder	12	1.90	5.32	5.37	0.15	0.21	0	0.00	0.00	0.00	0.00	0.00	C67
脑 Brain	15	2.37	6.66	6.41	0.28	0.81	7	2.12	3.14	3.59	0.18	0.25	C70-C72,D32-33,D42-43
甲状腺 Thyroid	0	0.00	0.00	0.00	0.00	0.00	4	1.21	1.79	1.25	0.05	0.05	C73
淋巴瘤 Lymphoma	10	1.58	4.44	4.55	0.08	0.58	8	2.42	3.59	2.96	0.19	0.36	C81-85,88,90,96
白血病 Leukemia	10	1.58	4.44	3.87	0.16	0.39	5	1.52	2.24	2.04	0.13	0.34	C91-95,D45-47
其他 Other	22	3.48	9.76	9.89	0.42	0.82	21	6.36	9.41	7.65	0.30	0.57	O&U
所有部位合计 All sites	632	100.00	280.45	278.35	8.00	25.15	330	100.00	147.94	124.45	5.05	12.05	All
所有部位除外皮肤 All sites exc. C44	630	99.68	279.56	276.07	7.95	25.10	327	99.09	146.60	123.39	5.00	11.91	All sites exc. C44

部位 Sites		男性 Male						女性 Female						ICD10
		病例数 No. cases	构成比 Freq./%	粗率 Crude rate/ 100 000⁻¹	世标率 ASR world/ 100 000⁻¹	累积率 Cum. Rate/% 0~64	0~74	病例数 No. cases	构成比 Freq./%	粗率 Crude rate/ 100 000⁻¹	世标率 ASR world/ 100 000⁻¹	累积率 Cum. Rate/% 0~64	0~74	
发病 Incidence														
口腔	Oral cavity & pharynx	8	1.52	5.42	5.83	0.19	0.54	2	0.71	1.41	1.44	0.07	0.07	C00-10,C12-14
鼻咽	Nasopharynx	5	0.95	3.39	2.96	0.26	0.41	3	1.06	2.11	1.34	0.11	0.11	C11
食管	Esophagus	80	15.18	54.21	51.59	2.32	6.31	21	7.42	14.80	13.02	0.49	1.40	C15
胃	Stomach	130	24.67	88.09	82.64	3.01	8.56	38	13.43	26.78	21.87	0.69	2.83	C16
结直肠	Colon-rectum	31	5.88	21.01	18.00	0.50	2.42	25	8.83	17.62	14.61	0.75	1.71	C18-21
肝脏	Liver	63	11.95	42.69	38.50	2.20	4.01	24	8.48	16.91	14.44	0.57	1.42	C22
胆囊	Gallbladder etc.	6	1.14	4.07	3.73	0.08	0.28	15	5.30	10.57	8.34	0.21	0.86	C23-24
胰腺	Pancreas	11	2.09	7.45	7.51	0.20	0.61	8	2.83	5.64	4.52	0.15	0.46	C25
喉	Larynx	5	0.95	3.39	2.80	0.06	0.36	1	0.35	0.70	0.47	0.04	0.04	C32
肺	Lung	109	20.68	73.86	66.64	1.99	7.19	41	14.49	28.89	24.12	0.78	2.49	C33-34
其他胸腔器官	Other thoracic organs	2	0.38	1.36	1.69	0.14	0.14	1	0.35	0.70	0.49	0.04	0.04	C37-38
骨	Bone	7	1.33	4.74	3.91	0.08	0.23	0	0.00	0.00	0.00	0.00	0.00	C40-41
皮肤黑色素瘤	Melanoma of skin	0	0.00	0.00	0.00	0.00	0.00	0	0.00	0.00	0.00	0.00	0.00	C43
乳腺	Breast	2	0.38	1.36	2.40	0.00	0.15	26	9.19	18.32	13.94	1.01	1.38	C50
子宫颈	Cervix	–	–	–	–	–	–	18	6.36	12.68	9.00	0.75	0.86	C53
子宫体	Uterus	–	–	–	–	–	–	4	1.41	2.82	2.17	0.23	0.23	C54-55
卵巢	Ovary	–	–	–	–	–	–	8	2.83	5.64	4.27	0.17	0.33	C56
前列腺	Prostate	9	1.71	6.10	5.22	0.08	0.79	–	–	–	–	–	–	C61
睾丸	Testis	0	0.00	0.00	0.00	0.00	0.00	–	–	–	–	–	–	C62
肾	Kidney	5	0.95	3.39	2.40	0.17	0.27	3	1.06	2.11	1.83	0.15	0.31	C64-66,68
膀胱	Bladder	8	1.52	5.42	5.64	0.12	0.37	3	1.06	2.11	1.64	0.08	0.08	C67
脑	Brain	9	1.71	6.10	5.67	0.22	0.78	2	0.71	1.41	1.12	0.04	0.15	C70-C72,D32-33,D42-43
甲状腺	Thyroid	0	0.00	0.00	0.00	0.00	0.00	11	3.89	7.75	6.20	0.53	0.69	C73
淋巴瘤	Lymphoma	8	1.52	5.42	5.73	0.36	0.46	7	2.47	4.93	3.87	0.21	0.43	C81-85,88,90,96
白血病	Leukemia	11	2.09	7.45	6.47	0.54	0.70	4	1.41	2.82	3.10	0.10	0.43	C91-95, D45-47
其他	Other	18	3.42	12.20	9.90	0.67	1.06	18	6.36	12.68	11.49	0.44	1.25	O&U
所有部位合计	All sites	527	100.00	357.12	329.23	13.20	35.64	283	100.00	199.41	163.31	7.62	17.23	All
所有部位除外皮肤	All sites exc. C44	524	99.43	355.08	327.59	13.08	35.51	278	98.23	195.88	160.52	7.62	17.01	All sites exc. C44
死亡 Mortality														
口腔	Oral cavity & pharynx	4	0.97	2.71	2.46	0.00	0.25	0	0.00	0.00	0.00	0.00	0.00	C00-10,C12-14
鼻咽	Nasopharynx	7	1.69	4.74	3.67	0.25	0.40	3	1.38	2.11	1.78	0.00	0.27	C11
食管	Esophagus	58	14.04	39.30	38.48	0.76	2.83	15	6.91	10.57	9.68	0.29	0.72	C15
胃	Stomach	92	22.28	62.34	55.50	1.63	6.48	32	14.75	22.55	18.55	0.71	1.94	C16
结直肠	Colon-rectum	24	5.81	16.26	14.54	0.44	1.46	27	12.44	19.02	16.43	0.64	1.65	C18-21
肝脏	Liver	47	11.38	31.85	30.62	1.27	3.04	24	11.06	16.91	14.58	0.50	1.40	C22
胆囊	Gallbladder etc.	1	0.24	0.68	0.63	0.00	0.00	11	5.07	7.75	6.60	0.08	0.62	C23-24
胰腺	Pancreas	12	2.91	8.13	8.12	0.14	0.80	8	3.69	5.64	4.53	0.15	0.46	C25
喉	Larynx	1	0.24	0.68	0.60	0.00	0.10	1	0.46	0.70	0.47	0.04	0.04	C32
肺	Lung	114	27.60	77.25	73.24	1.54	8.66	47	21.66	33.12	27.77	1.06	3.14	C33-34
其他胸腔器官	Other thoracic organs	0	0.00	0.00	0.00	0.00	0.00	1	0.46	0.70	0.64	0.06	0.06	C37-38
骨	Bone	3	0.73	2.03	1.65	0.00	0.11	1	0.46	0.70	0.65	0.00	0.11	C40-41
皮肤黑色素瘤	Melanoma of skin	0	0.00	0.00	0.00	0.00	0.00	2	0.92	1.41	1.13	0.00	0.16	C43
乳腺	Breast	0	0.00	0.00	0.00	0.00	0.00	6	2.76	4.23	3.18	0.26	0.26	C50
子宫颈	Cervix	–	–	–	–	–	–	8	3.69	5.64	4.61	0.34	0.61	C53
子宫体	Uterus	–	–	–	–	–	–	1	0.46	0.70	0.47	0.04	0.04	C54-55
卵巢	Ovary	–	–	–	–	–	–	4	1.84	2.82	2.32	0.19	0.35	C56
前列腺	Prostate	3	0.73	2.03	1.73	0.00	0.31	–	–	–	–	–	–	C61
睾丸	Testis	0	0.00	0.00	0.00	0.00	0.00	–	–	–	–	–	–	C62
肾	Kidney	1	0.24	0.68	0.51	0.04	0.19	0	0.00	0.00	0.00	0.00	0.00	C64-66,68
膀胱	Bladder	7	1.69	4.74	5.23	0.04	0.19	1	0.46	0.70	0.66	0.08	0.08	C67
脑	Brain	10	2.42	6.78	6.20	0.41	0.66	3	1.38	2.11	1.66	0.11	0.22	C70-C72,D32-33,D42-43
甲状腺	Thyroid	0	0.00	0.00	0.00	0.00	0.00	5	2.30	3.52	3.05	0.06	0.49	C73
淋巴瘤	Lymphoma	10	2.42	6.78	6.88	0.44	0.60	4	1.84	2.82	2.48	0.13	0.35	C81-85,88,90,96
白血病	Leukemia	9	2.18	6.10	5.40	0.43	0.68	4	1.84	2.82	2.85	0.15	0.26	C91-95, D45-47
其他	Other	10	2.42	6.78	5.56	0.22	0.38	9	4.15	6.34	5.39	0.45	0.71	O&U
所有部位合计	All sites	413	100.00	279.87	261.02	7.58	26.84	217	100.00	152.90	129.49	5.33	13.92	All
所有部位除外皮肤	All sites exc. C44	408	98.79	276.48	258.03	7.52	26.62	217	100.00	152.90	129.49	5.33	13.92	All sites exc. C44

附表 3-138　天长市 2015 年癌症发病和死亡主要指标
Appendix Table 3-138　Incidence and mortality of cancer in Tianchang Shi,2015

部位 Sites		男性 Male						女性 Female						ICD10
		病例数 No. cases	构成比 Freq. /%	粗率 Crude rate/ 100 000⁻¹	世标率 ASR world/ 100 000⁻¹	累积率 Cum. Rate/%		病例数 No. cases	构成比 Freq. /%	粗率 Crude rate/ 100 000⁻¹	世标率 ASR world/ 100 000⁻¹	累积率 Cum. Rate/%		
						0~64	0~74					0~64	0~74	
发病 Incidence														
口腔	Oral cavity & pharynx	6	0.67	1.97	2.37	0.10	0.28	5	0.86	1.66	1.58	0.12	0.17	C00-10,C12-14
鼻咽	Nasopharynx	8	0.89	2.63	2.46	0.08	0.34	3	0.52	1.00	0.93	0.09	0.09	C11
食管	Esophagus	165	18.31	54.23	54.34	2.39	7.35	66	11.36	21.96	18.01	0.83	2.10	C15
胃	Stomach	253	28.08	83.16	83.96	4.13	10.66	75	12.91	24.95	22.26	1.57	2.87	C16
结直肠	Colon-rectum	87	9.66	28.59	28.29	1.51	3.45	45	7.75	14.97	13.05	0.88	1.48	C18-21
肝脏	Liver	61	6.77	20.05	19.98	0.98	2.62	15	2.58	4.99	4.29	0.16	0.54	C22
胆囊	Gallbladder etc.	5	0.55	1.64	1.63	0.09	0.19	13	2.24	4.32	4.03	0.37	0.48	C23-24
胰腺	Pancreas	23	2.55	7.56	7.73	0.31	1.04	16	2.75	5.32	4.25	0.18	0.53	C25
喉	Larynx	1	0.11	0.33	0.31	0.00	0.08	0	0.00	0.00	0.00	0.00	0.00	C32
肺	Lung	149	16.54	48.97	49.23	1.82	6.05	72	12.39	23.95	20.22	1.07	2.23	C33-34
其他胸腔器官	Other thoracic organs	1	0.11	0.33	0.31	0.00	0.08	1	0.17	0.33	0.35	0.04	0.04	C37-38
骨	Bone	3	0.33	0.99	0.95	0.02	0.12	2	0.34	0.67	0.57	0.00	0.09	C40-41
皮肤黑色素瘤	Melanoma of skin	0	0.00	0.00	0.00	0.00	0.00	2	0.34	0.67	0.63	0.06	0.06	C43
乳腺	Breast	2	0.22	0.66	0.63	0.00	0.10	88	15.15	29.28	26.39	2.25	2.66	C50
子宫颈	Cervix	–	–	–	–	–	–	62	10.67	20.63	18.20	1.49	1.88	C53
子宫体	Uterus	–	–	–	–	–	–	24	4.13	7.98	7.75	0.69	0.95	C54-55
卵巢	Ovary	–	–	–	–	–	–	13	2.24	4.32	4.04	0.27	0.39	C56
前列腺	Prostate	25	2.77	8.22	9.80	0.09	0.55	–	–	–	–	–	–	C61
睾丸	Testis	0	0.00	0.00	0.00	0.00	0.00	–	–	–	–	–	–	C62
肾	Kidney	14	1.55	4.60	4.97	0.11	0.53	6	1.03	2.00	2.00	0.21	0.21	C64-66,68
膀胱	Bladder	17	1.89	5.59	6.16	0.36	0.69	7	1.20	2.33	2.13	0.15	0.25	C67
脑	Brain	18	2.00	5.92	5.24	0.25	0.56	16	2.75	5.32	4.72	0.35	0.62	C70-C72,D32-33,D42-43
甲状腺	Thyroid	4	0.44	1.31	0.95	0.08	0.08	13	2.24	4.32	4.23	0.28	0.50	C73
淋巴瘤	Lymphoma	17	1.89	5.59	5.41	0.33	0.64	13	2.24	4.32	3.35	0.17	0.40	C81-85,88,90,96
白血病	Leukemia	9	1.00	2.96	3.37	0.34	0.45	4	0.69	1.33	1.39	0.17	0.17	C91-95, D45-47
其他	Other	33	3.66	10.85	10.49	0.69	1.11	20	3.44	6.65	5.18	0.25	0.69	O&U
所有部位合计	All sites	901	100.00	296.14	298.56	13.70	36.98	581	100.00	193.29	169.54	11.65	19.42	All
所有部位除外皮肤	All sites exc. C44	896	99.45	294.49	297.06	13.60	36.84	577	99.31	191.96	168.68	11.63	19.28	All sites exc. C44
死亡 Mortality														
口腔	Oral cavity & pharynx	7	0.96	2.30	2.33	0.08	0.26	2	0.51	0.67	0.70	0.09	0.09	C00-10,C12-14
鼻咽	Nasopharynx	8	1.10	2.63	2.71	0.21	0.34	3	0.77	1.00	1.00	0.09	0.15	C11
食管	Esophagus	113	15.48	37.14	36.67	1.70	4.01	56	14.36	18.63	15.39	0.87	1.39	C15
胃	Stomach	201	27.53	66.06	65.50	2.91	8.07	99	25.38	32.94	27.07	1.42	3.19	C16
结直肠	Colon-rectum	27	3.70	8.87	9.27	0.56	0.76	18	4.62	5.99	5.29	0.39	0.55	C18-21
肝脏	Liver	92	12.60	30.24	30.28	1.29	3.44	43	11.03	14.31	11.43	0.39	0.98	C22
胆囊	Gallbladder etc.	4	0.55	1.31	1.28	0.07	0.22	2	0.51	0.67	0.42	0.00	0.06	C23-24
胰腺	Pancreas	23	3.15	7.56	7.61	0.37	0.97	6	1.54	2.00	1.62	0.09	0.25	C25
喉	Larynx	4	0.55	1.31	1.28	0.11	0.19	1	0.26	0.33	0.18	0.00	0.00	C32
肺	Lung	171	23.42	56.20	57.37	2.87	6.33	69	17.69	22.95	18.39	0.87	2.11	C33-34
其他胸腔器官	Other thoracic organs	0	0.00	0.00	0.00	0.00	0.00	0	0.00	0.00	0.00	0.00	0.00	C37-38
骨	Bone	6	0.82	1.97	2.12	0.00	0.18	9	2.31	2.99	2.64	0.18	0.35	C40-41
皮肤黑色素瘤	Melanoma of skin	2	0.27	0.66	0.69	0.05	0.05	0	0.00	0.00	0.00	0.00	0.00	C43
乳腺	Breast	0	0.00	0.00	0.00	0.00	0.00	17	4.36	5.66	5.20	0.37	0.57	C50
子宫颈	Cervix	–	–	–	–	–	–	17	4.36	5.66	5.30	0.43	0.58	C53
子宫体	Uterus	–	–	–	–	–	–	12	3.08	3.99	3.40	0.21	0.37	C54-55
卵巢	Ovary	–	–	–	–	–	–	3	0.77	1.00	0.69	0.00	0.11	C56
前列腺	Prostate	7	0.96	2.30	2.27	0.12	0.27	–	–	–	–	–	–	C61
睾丸	Testis	0	0.00	0.00	0.00	0.00	0.00	–	–	–	–	–	–	C62
肾	Kidney	4	0.55	1.31	1.66	0.05	0.16	1	0.26	0.33	0.17	0.00	0.00	C64-66,68
膀胱	Bladder	5	0.68	1.64	1.77	0.06	0.06	2	0.51	0.67	0.46	0.02	0.02	C67
脑	Brain	12	1.64	3.94	3.96	0.17	0.59	9	2.31	2.99	2.65	0.16	0.37	C70-C72,D32-33,D42-43
甲状腺	Thyroid	0	0.00	0.00	0.00	0.00	0.00	0	0.00	0.00	0.00	0.00	0.00	C73
淋巴瘤	Lymphoma	14	1.92	4.60	4.49	0.25	0.46	3	0.77	1.00	0.66	0.04	0.04	C81-85,88,90,96
白血病	Leukemia	17	2.33	5.59	5.59	0.20	0.80	11	2.82	3.66	3.05	0.17	0.28	C91-95, D45-47
其他	Other	13	1.78	4.27	4.39	0.30	0.48	7	1.79	2.33	2.30	0.20	0.31	O&U
所有部位合计	All sites	730	100.00	239.93	241.24	11.39	27.64	390	100.00	129.74	108.02	5.99	11.75	All
所有部位除外皮肤	All sites exc. C44	728	99.73	239.28	240.52	11.34	27.54	388	99.49	129.08	107.42	5.94	11.70	All sites exc. C44

部位 Sites		男性 Male						女性 Female						ICD10
		病例数 No. cases	构成比 Freq. /%	粗率 Crude rate/ 100 000⁻¹	世标率 ASR world/ 100 000⁻¹	累积率 Cum. Rate/%		病例数 No. cases	构成比 Freq. /%	粗率 Crude rate/ 100 000⁻¹	世标率 ASR world/ 100 000⁻¹	累积率 Cum. Rate/%		
						0~64	0~74					0~64	0~74	
发病 Incidence														
口腔	Oral cavity & pharynx	10	1.19	2.96	2.38	0.09	0.32	7	1.15	2.27	1.39	0.06	0.12	C00-10,C12-14
鼻咽	Nasopharynx	5	0.59	1.48	1.37	0.13	0.17	0	0.00	0.00	0.00	0.00	0.00	C11
食管	Esophagus	111	13.20	32.87	24.15	0.90	3.16	40	6.56	13.00	8.02	0.24	1.01	C15
胃	Stomach	89	10.58	26.35	19.70	0.85	2.45	34	5.57	11.05	7.24	0.32	0.83	C16
结直肠	Colon-rectum	59	7.02	17.47	14.21	1.14	1.66	30	4.92	9.75	6.71	0.35	0.81	C18-21
肝脏	Liver	175	20.81	51.82	40.73	2.68	4.89	60	9.84	19.50	13.63	0.95	1.56	C22
胆囊	Gallbladder etc.	15	1.78	4.44	3.16	0.12	0.36	21	3.44	6.82	4.98	0.36	0.68	C23-24
胰腺	Pancreas	16	1.90	4.74	4.02	0.30	0.48	11	1.80	3.57	2.75	0.19	0.37	C25
喉	Larynx	1	0.12	0.30	0.24	0.00	0.04	2	0.33	0.65	0.34	0.00	0.06	C32
肺	Lung	211	25.09	62.48	45.47	2.11	5.19	127	20.82	41.27	26.66	1.28	3.20	C33-34
其他胸腔器官	Other thoracic organs	1	0.12	0.30	0.38	0.05	0.05	1	0.16	0.32	0.27	0.03	0.03	C37-38
骨	Bone	9	1.07	2.66	2.05	0.11	0.25	9	1.48	2.92	2.58	0.16	0.26	C40-41
皮肤黑色素瘤	Melanoma of skin	4	0.48	1.18	0.95	0.07	0.07	2	0.33	0.65	0.52	0.00	0.09	C43
乳腺	Breast	0	0.00	0.00	0.00	0.00	0.00	77	12.62	25.02	19.11	1.62	1.98	C50
子宫颈	Cervix	–	–	–	–	–	–	50	8.20	16.25	12.99	1.13	1.46	C53
子宫体	Uterus	–	–	–	–	–	–	32	5.25	10.40	8.41	0.69	1.04	C54-55
卵巢	Ovary	–	–	–	–	–	–	5	0.82	1.62	1.28	0.08	0.17	C56
前列腺	Prostate	19	2.26	5.63	3.47	0.05	0.29	–	–	–	–	–	–	C61
睾丸	Testis	3	0.36	0.89	0.71	0.05	0.05	–	–	–	–	–	–	C62
肾	Kidney	11	1.31	3.26	2.49	0.14	0.28	7	1.15	2.27	1.79	0.12	0.22	C64-66,68
膀胱	Bladder	13	1.55	3.85	3.08	0.24	0.28	3	0.49	0.97	0.60	0.00	0.10	C67
脑	Brain	20	2.38	5.92	4.96	0.43	0.48	27	4.43	8.77	7.39	0.46	0.91	C70-C72,D32-33,D42-43
甲状腺	Thyroid	3	0.36	0.89	0.62	0.04	0.04	17	2.79	5.52	4.79	0.32	0.45	C73
淋巴瘤	Lymphoma	17	2.02	5.03	4.91	0.41	0.59	9	1.48	2.92	2.24	0.14	0.28	C81-85,88,90,96
白血病	Leukemia	20	2.38	5.92	5.27	0.27	0.56	15	2.46	4.87	4.18	0.15	0.52	C91-95, D45-47
其他	Other	29	3.45	8.59	6.88	0.36	0.56	24	3.93	7.80	5.59	0.34	0.47	O&U
所有部位合计	All sites	841	100.00	249.03	191.22	10.52	22.19	610	100.00	198.23	143.45	8.99	16.62	All
所有部位除外皮肤	All sites exc. C44	835	99.29	247.25	190.18	10.50	22.12	598	98.03	194.33	140.97	8.89	16.43	All sites exc. C44
死亡 Mortality														
口腔	Oral cavity & pharynx	3	0.46	0.89	0.71	0.03	0.12	2	0.56	0.65	0.34	0.00	0.06	C00-10,C12-14
鼻咽	Nasopharynx	6	0.92	1.78	1.45	0.10	0.20	1	0.28	0.32	0.18	0.00	0.00	C11
食管	Esophagus	89	13.67	26.35	18.66	0.68	2.24	40	11.24	13.00	8.03	0.14	1.13	C15
胃	Stomach	83	12.75	24.58	17.81	0.53	2.43	28	7.87	9.10	6.53	0.34	0.69	C16
结直肠	Colon-rectum	41	6.30	12.14	8.95	0.30	1.31	25	7.02	8.12	4.97	0.18	0.50	C18-21
肝脏	Liver	148	22.73	43.82	34.06	2.04	4.07	46	12.92	14.95	10.53	0.68	1.25	C22
胆囊	Gallbladder etc.	10	1.54	2.96	2.16	0.07	0.30	8	2.25	2.60	1.41	0.03	0.19	C23-24
胰腺	Pancreas	14	2.15	4.15	3.32	0.18	0.42	8	2.25	2.60	1.65	0.06	0.22	C25
喉	Larynx	3	0.46	0.89	0.59	0.00	0.04	2	0.56	0.65	0.29	0.00	0.00	C32
肺	Lung	172	26.42	50.93	37.59	1.96	4.08	93	26.12	30.22	20.00	0.86	2.57	C33-34
其他胸腔器官	Other thoracic organs	1	0.15	0.30	0.38	0.05	0.05	0	0.00	0.00	0.00	0.00	0.00	C37-38
骨	Bone	6	0.92	1.78	1.35	0.05	0.17	5	1.40	1.62	1.42	0.05	0.15	C40-41
皮肤黑色素瘤	Melanoma of skin	2	0.31	0.59	0.62	0.05	0.09	2	0.56	0.65	0.49	0.00	0.10	C43
乳腺	Breast	0	0.00	0.00	0.00	0.00	0.00	31	8.71	10.07	7.38	0.60	0.88	C50
子宫颈	Cervix	–	–	–	–	–	–	13	3.65	4.22	3.15	0.22	0.44	C53
子宫体	Uterus	–	–	–	–	–	–	10	2.81	3.25	2.40	0.21	0.27	C54-55
卵巢	Ovary	–	–	–	–	–	–	5	1.40	1.62	1.32	0.11	0.17	C56
前列腺	Prostate	13	2.00	3.85	2.15	0.00	0.08	–	–	–	–	–	–	C61
睾丸	Testis	1	0.15	0.30	0.38	0.02	0.02	–	–	–	–	–	–	C62
肾	Kidney	5	0.77	1.48	1.18	0.07	0.16	2	0.56	0.65	0.49	0.00	0.10	C64-66,68
膀胱	Bladder	9	1.38	2.66	1.88	0.07	0.17	2	0.56	0.65	0.21	0.00	0.00	C67
脑	Brain	14	2.15	4.15	3.14	0.20	0.31	10	2.81	3.25	2.78	0.16	0.32	C70-C72,D32-33,D42-43
甲状腺	Thyroid	4	0.61	1.18	0.93	0.03	0.11	1	0.28	0.32	0.27	0.03	0.03	C73
淋巴瘤	Lymphoma	8	1.23	2.37	2.02	0.15	0.25	6	1.69	1.95	1.83	0.21	0.21	C81-85,88,90,96
白血病	Leukemia	12	1.84	3.55	3.03	0.17	0.33	5	1.40	1.62	1.06	0.00	0.13	C91-95, D45-47
其他	Other	7	1.08	2.07	1.31	0.08	0.12	11	3.09	3.57	3.12	0.16	0.34	O&U
所有部位合计	All sites	651	100.00	192.76	143.68	6.84	17.06	356	100.00	115.69	79.86	4.05	9.75	All
所有部位除外皮肤	All sites exc. C44	648	99.54	191.88	143.11	6.80	17.01	354	99.44	115.04	79.39	4.01	9.71	All sites exc. C44

部位 Sites		男性 Male						女性 Female						ICD10
		病例数 No. cases	构成比 Freq. /%	粗率 Crude rate/ 100 000⁻¹	世标率 ASR world/ 100 000⁻¹	累积率 Cum. Rate/% 0~64	0~74	病例数 No. cases	构成比 Freq. /%	粗率 Crude rate/ 100 000⁻¹	世标率 ASR world/ 100 000⁻¹	累积率 Cum. Rate/% 0~64	0~74	
发病 Incidence														
口腔	Oral cavity & pharynx	16	0.71	1.93	1.94	0.13	0.19	9	0.59	1.06	0.99	0.08	0.11	C00-10,C12-14
鼻咽	Nasopharynx	13	0.58	1.57	1.16	0.09	0.11	8	0.52	0.94	0.70	0.04	0.06	C11
食管	Esophagus	171	7.59	20.65	16.21	0.77	1.82	64	4.19	7.56	4.39	0.11	0.36	C15
胃	Stomach	356	15.79	42.99	34.97	1.60	4.30	155	10.16	18.31	13.59	0.55	1.66	C16
结直肠	Colon-rectum	130	5.77	15.70	11.97	0.56	1.46	94	6.16	11.10	8.38	0.35	1.03	C18-21
肝脏	Liver	454	20.14	54.83	46.63	3.25	5.23	143	9.37	16.89	13.14	0.80	1.52	C22
胆囊	Gallbladder etc.	42	1.86	5.07	3.80	0.18	0.44	43	2.82	5.08	3.26	0.11	0.39	C23-24
胰腺	Pancreas	56	2.48	6.76	5.65	0.24	0.78	36	2.36	4.25	3.21	0.08	0.41	C25
喉	Larynx	18	0.80	2.17	1.75	0.10	0.24	4	0.26	0.47	0.21	0.00	0.00	C32
肺	Lung	584	25.91	70.53	55.63	2.17	6.58	249	16.32	29.41	21.51	0.94	2.43	C33-34
其他胸腔器官	Other thoracic organs	13	0.58	1.57	1.23	0.04	0.18	5	0.33	0.59	0.50	0.04	0.04	C37-38
骨	Bone	22	0.98	2.66	2.65	0.16	0.35	8	0.52	0.94	0.69	0.02	0.04	C40-41
皮肤黑色素瘤	Melanoma of skin	5	0.22	0.60	0.34	0.01	0.02	0	0.00	0.00	0.00	0.00	0.00	C43
乳腺	Breast	7	0.31	0.85	0.60	0.04	0.09	238	15.60	28.11	24.86	2.04	2.79	C50
子宫颈	Cervix	–	–	–	–	–	–	135	8.85	15.94	15.10	1.19	1.68	C53
子宫体	Uterus	–	–	–	–	–	–	27	1.77	3.19	2.56	0.15	0.36	C54-55
卵巢	Ovary	–	–	–	–	–	–	41	2.69	4.84	4.80	0.44	0.50	C56
前列腺	Prostate	43	1.91	5.19	3.81	0.12	0.47	–	–	–	–	–	–	C61
睾丸	Testis	5	0.22	0.60	0.62	0.05	0.05	–	–	–	–	–	–	C62
肾	Kidney	25	1.11	3.02	2.63	0.17	0.31	10	0.66	1.18	0.90	0.05	0.09	C64-66,68
膀胱	Bladder	38	1.69	4.59	3.44	0.11	0.33	9	0.59	1.06	0.75	0.06	0.06	C67
脑	Brain	53	2.35	6.40	6.27	0.40	0.69	45	2.95	5.31	4.19	0.29	0.47	C70-C72,D32-33,D42-43
甲状腺	Thyroid	19	0.84	2.29	2.01	0.12	0.21	76	4.98	8.98	8.19	0.71	0.80	C73
淋巴瘤	Lymphoma	48	2.13	5.80	4.97	0.28	0.54	27	1.77	3.19	2.82	0.23	0.27	C81-85,88,90,96
白血病	Leukemia	62	2.75	7.49	6.66	0.40	0.63	40	2.62	4.72	4.23	0.22	0.32	C91-95, D45-47
其他	Other	74	3.28	8.94	6.86	0.31	0.67	60	3.93	7.09	5.14	0.23	0.45	O&U
所有部位合计	All sites	2254	100.00	272.22	221.81	11.28	25.69	1526	100.00	180.22	144.12	8.73	15.86	All
所有部位除外皮肤	All sites exc. C44	2231	98.98	269.44	219.98	11.26	25.55	1510	98.95	178.33	143.12	8.71	15.84	All sites exc. C44
死亡 Mortality														
口腔	Oral cavity & pharynx	10	0.52	1.21	0.98	0.06	0.08	7	0.66	0.83	0.73	0.04	0.09	C00-10,C12-14
鼻咽	Nasopharynx	13	0.68	1.57	1.29	0.10	0.12	10	0.94	1.18	0.77	0.03	0.08	C11
食管	Esophagus	137	7.17	16.55	12.07	0.32	1.46	58	5.47	6.85	4.24	0.12	0.39	C15
胃	Stomach	312	16.33	37.68	29.14	1.12	3.61	123	11.60	14.53	11.00	0.46	1.30	C16
结直肠	Colon-rectum	81	4.24	9.78	7.33	0.26	0.91	59	5.57	6.97	4.68	0.15	0.59	C18-21
肝脏	Liver	439	22.97	53.02	44.43	2.94	5.02	133	12.55	15.71	12.50	0.70	1.52	C22
胆囊	Gallbladder etc.	36	1.88	4.35	3.32	0.14	0.38	34	3.21	4.02	2.66	0.09	0.30	C23-24
胰腺	Pancreas	56	2.93	6.76	5.44	0.21	0.66	32	3.02	3.78	2.84	0.11	0.34	C25
喉	Larynx	18	0.94	2.17	1.64	0.05	0.18	3	0.28	0.35	0.15	0.00	0.00	C32
肺	Lung	475	24.86	57.37	45.88	1.76	5.65	207	19.53	24.45	17.86	0.74	2.05	C33-34
其他胸腔器官	Other thoracic organs	14	0.73	1.69	1.36	0.05	0.16	1	0.09	0.12	0.12	0.01	0.01	C37-38
骨	Bone	23	1.20	2.78	2.48	0.08	0.33	8	0.75	0.94	0.76	0.05	0.07	C40-41
皮肤黑色素瘤	Melanoma of skin	2	0.10	0.24	0.17	0.00	0.03	2	0.19	0.24	0.19	0.01	0.03	C43
乳腺	Breast	1	0.05	0.12	0.05	0.00	0.00	105	9.91	12.40	11.08	0.95	1.18	C50
子宫颈	Cervix	–	–	–	–	–	–	61	5.75	7.20	6.83	0.50	0.75	C53
子宫体	Uterus	–	–	–	–	–	–	30	2.83	3.54	2.80	0.19	0.38	C54-55
卵巢	Ovary	–	–	–	–	–	–	29	2.74	3.42	3.22	0.27	0.34	C56
前列腺	Prostate	46	2.41	5.56	3.93	0.10	0.44	–	–	–	–	–	–	C61
睾丸	Testis	0	0.00	0.00	0.00	0.00	0.00	–	–	–	–	–	–	C62
肾	Kidney	20	1.05	2.42	2.06	0.10	0.23	6	0.57	0.71	0.90	0.08	0.08	C64-66,68
膀胱	Bladder	31	1.62	3.74	2.44	0.06	0.22	7	0.66	0.83	0.47	0.04	0.04	C67
脑	Brain	56	2.93	6.76	6.55	0.37	0.79	33	3.11	3.90	2.89	0.19	0.28	C70-C72,D32-33,D42-43
甲状腺	Thyroid	4	0.21	0.48	0.49	0.04	0.04	20	1.89	2.36	2.38	0.19	0.24	C73
淋巴瘤	Lymphoma	34	1.78	4.11	3.46	0.21	0.34	17	1.60	2.01	1.52	0.11	0.18	C81-85,88,90,96
白血病	Leukemia	48	2.51	5.80	5.12	0.27	0.50	27	2.55	3.19	2.41	0.10	0.18	C91-95, D45-47
其他	Other	55	2.88	6.64	5.06	0.21	0.47	48	4.53	5.67	4.36	0.14	0.43	O&U
所有部位合计	All sites	1911	100.00	230.79	184.68	8.44	21.62	1060	100.00	125.19	97.37	5.29	10.85	All
所有部位除外皮肤	All sites exc. C44	1893	99.06	228.62	182.84	8.38	21.44	1049	98.96	123.89	96.55	5.25	10.80	All sites exc. C44

| 部位 Sites | 男性 Male | | | | | | 女性 Female | | | | | | ICD10 |
	病例数 No. cases	构成比 Freq. /%	粗率 Crude rate/ 100 000	世标率 ASR world/ 100 000	累积率 Cum. Rate/% 0~64	0~74	病例数 No. cases	构成比 Freq. /%	粗率 Crude rate/ 100 000	世标率 ASR world/ 100 000	累积率 Cum. Rate/% 0~64	0~74	
发病 Incidence													
口腔　Oral cavity & pharynx	40	2.65	7.95	6.17	0.41	0.71	32	2.81	6.47	5.15	0.34	0.55	C00-10,C12-14
鼻咽　Nasopharynx	10	0.66	1.99	1.63	0.15	0.15	6	0.53	1.21	0.87	0.07	0.10	C11
食管　Esophagus	173	11.46	34.39	20.98	0.75	2.62	80	7.04	16.17	9.27	0.43	1.11	C15
胃　Stomach	193	12.79	38.36	24.25	1.06	2.86	69	6.07	13.95	8.21	0.40	0.99	C16
结直肠　Colon-rectum	94	6.23	18.68	12.43	0.68	1.59	63	5.54	12.74	8.09	0.45	1.05	C18-21
肝脏　Liver	305	20.21	60.62	43.88	3.15	5.26	127	11.17	25.68	15.15	0.94	1.63	C22
胆囊　Gallbladder etc.	16	1.06	3.18	2.03	0.14	0.19	17	1.50	3.44	2.10	0.08	0.32	C23-24
胰腺　Pancreas	31	2.05	6.16	4.20	0.27	0.54	21	1.85	4.25	2.45	0.13	0.24	C25
喉　Larynx	14	0.93	2.78	1.90	0.14	0.26	12	1.06	2.43	1.53	0.08	0.17	C32
肺　Lung	316	20.94	62.81	40.34	1.78	5.26	154	13.54	31.14	18.96	1.15	2.27	C33-34
其他胸腔器官　Other thoracic organs	6	0.40	1.19	0.75	0.05	0.05	7	0.62	1.42	0.88	0.04	0.10	C37-38
骨　Bone	15	0.99	2.98	2.10	0.12	0.23	8	0.70	1.62	1.11	0.08	0.13	C40-41
皮肤黑色素瘤　Melanoma of skin	5	0.33	0.99	0.66	0.04	0.10	3	0.26	0.61	0.36	0.02	0.05	C43
乳腺　Breast	6	0.40	1.19	0.99	0.08	0.10	154	13.54	31.14	23.16	1.98	2.26	C50
子宫颈　Cervix	–	–	–	–	–	–	76	6.68	15.37	11.24	0.95	1.16	C53
子宫体　Uterus	–	–	–	–	–	–	81	7.12	16.38	11.90	1.02	1.26	C54-55
卵巢　Ovary	–	–	–	–	–	–	19	1.67	3.84	2.92	0.22	0.32	C56
前列腺　Prostate	30	1.99	5.96	3.63	0.22	0.30	–	–	–	–	–	–	C61
睾丸　Testis	4	0.27	0.80	1.18	0.06	0.06	–	–	–	–	–	–	C62
肾　Kidney	19	1.26	3.78	2.84	0.19	0.29	18	1.58	3.64	2.76	0.19	0.37	C64-66,68
膀胱　Bladder	17	1.13	3.38	2.21	0.08	0.32	10	0.88	2.02	1.02	0.04	0.07	C67
脑　Brain	62	4.11	12.32	10.45	0.63	0.96	32	2.81	6.47	5.09	0.42	0.49	C70-C72,D32-33,D42-43
甲状腺　Thyroid	8	0.53	1.59	1.37	0.08	0.18	35	3.08	7.08	5.00	0.38	0.65	C73
淋巴瘤　Lymphoma	28	1.86	5.57	3.83	0.15	0.59	18	1.58	3.64	2.41	0.17	0.30	C81-85,88,90,96
白血病　Leukemia	55	3.64	10.93	11.43	0.68	0.86	41	3.61	8.29	9.27	0.53	0.61	C91-95, D45-47
其他　Other	62	4.11	12.32	9.60	0.54	1.00	54	4.75	10.92	7.43	0.48	0.85	O&U
所有部位合计　All sites	1509	100.00	299.93	208.84	11.44	24.48	1137	100.00	229.88	156.33	10.60	17.03	All
所有部位除外皮肤　All sites exc. C44	1498	99.27	297.74	207.55	11.37	24.38	1129	99.30	228.26	155.15	10.55	16.92	All sites exc. C44
死亡 Mortality													
口腔　Oral cavity & pharynx	16	1.51	3.18	2.04	0.11	0.25	4	0.68	0.81	0.50	0.03	0.06	C00-10,C12-14
鼻咽　Nasopharynx	3	0.28	0.60	0.46	0.05	0.05	3	0.51	0.61	0.48	0.04	0.04	C11
食管　Esophagus	108	10.19	21.47	12.61	0.38	1.47	43	7.26	8.69	4.57	0.23	0.48	C15
胃　Stomach	136	12.83	27.03	16.42	0.57	2.06	52	8.78	10.51	5.88	0.30	0.65	C16
结直肠　Colon-rectum	45	4.25	8.94	5.47	0.22	0.73	21	3.55	4.25	2.36	0.10	0.27	C18-21
肝脏　Liver	335	31.60	66.58	48.12	3.45	5.76	134	22.64	27.09	16.28	1.05	1.75	C22
胆囊　Gallbladder etc.	8	0.75	1.59	0.92	0.02	0.10	12	2.03	2.43	1.51	0.07	0.20	C23-24
胰腺　Pancreas	21	1.98	4.17	2.62	0.14	0.31	21	3.55	4.25	2.45	0.13	0.27	C25
喉　Larynx	8	0.75	1.59	1.14	0.08	0.15	1	0.17	0.20	0.24	0.01	0.01	C32
肺　Lung	231	21.79	45.91	28.23	1.02	3.54	124	20.95	25.07	14.77	0.89	1.64	C33-34
其他胸腔器官　Other thoracic organs	6	0.57	1.19	0.79	0.04	0.04	2	0.34	0.40	0.32	0.01	0.04	C37-38
骨　Bone	12	1.13	2.39	1.71	0.08	0.19	6	1.01	1.21	1.12	0.06	0.12	C40-41
皮肤黑色素瘤　Melanoma of skin	1	0.09	0.20	0.13	0.00	0.03	0	0.00	0.00	0.00	0.00	0.00	C43
乳腺　Breast	0	0.00	0.00	0.00	0.00	0.00	53	8.95	10.72	7.86	0.68	0.78	C50
子宫颈　Cervix	–	–	–	–	–	–	25	4.22	5.05	3.72	0.32	0.36	C53
子宫体　Uterus	–	–	–	–	–	–	18	3.04	3.64	2.47	0.20	0.28	C54-55
卵巢　Ovary	–	–	–	–	–	–	4	0.68	0.81	0.59	0.02	0.09	C56
前列腺　Prostate	8	0.75	1.59	0.77	0.01	0.07	–	–	–	–	–	–	C61
睾丸　Testis	0	0.00	0.00	0.00	0.00	0.00	–	–	–	–	–	–	C62
肾　Kidney	9	0.85	1.79	1.31	0.10	0.15	4	0.68	0.81	0.58	0.03	0.09	C64-66,68
膀胱　Bladder	16	1.51	3.18	1.73	0.04	0.15	5	0.84	1.01	0.51	0.01	0.04	C67
脑　Brain	30	2.83	5.96	4.57	0.24	0.49	16	2.70	3.23	2.18	0.17	0.22	C70-C72,D32-33,D42-43
甲状腺　Thyroid	2	0.19	0.40	0.32	0.03	0.03	5	0.84	1.01	0.67	0.06	0.06	C73
淋巴瘤　Lymphoma	7	0.66	1.39	1.07	0.06	0.13	3	0.51	0.61	0.43	0.02	0.08	C81-85,88,90,96
白血病　Leukemia	21	1.98	4.17	4.02	0.21	0.29	23	3.89	4.65	3.65	0.24	0.28	C91-95, D45-47
其他　Other	37	3.49	7.35	5.13	0.28	0.52	13	2.20	2.63	1.44	0.10	0.14	O&U
所有部位合计　All sites	1060	100.00	210.69	139.55	7.13	16.52	592	100.00	119.69	74.57	4.80	7.95	All
所有部位除外皮肤　All sites exc. C44	1050	99.06	208.70	138.52	7.08	16.44	586	98.99	118.48	74.01	4.78	7.90	All sites exc. C44

部位 Sites		男性 Male						女性 Female						ICD10
		病例数 No. cases	构成比 Freq./%	粗率 Crude rate/ 100 000⁻¹	世标率 ASR world/ 100 000⁻¹	累积率 Cum. Rate/%		病例数 No. cases	构成比 Freq./%	粗率 Crude rate/ 100 000⁻¹	世标率 ASR world/ 100 000⁻¹	累积率 Cum. Rate/%		
						0~64	0~74					0~64	0~74	
发病 Incidence														
口腔	Oral cavity & pharynx	23	1.18	3.71	2.05	0.08	0.24	11	0.89	1.88	1.05	0.07	0.14	C00-10,C12-14
鼻咽	Nasopharynx	19	0.97	3.06	2.33	0.16	0.25	11	0.89	1.88	1.18	0.07	0.15	C11
食管	Esophagus	241	12.36	38.85	22.33	0.77	2.81	63	5.08	10.74	6.55	0.21	0.78	C15
胃	Stomach	372	19.08	59.97	36.51	1.38	4.38	127	10.24	21.65	13.61	0.66	1.62	C16
结直肠	Colon-rectum	147	7.54	23.70	13.98	0.67	1.68	83	6.69	14.15	9.17	0.50	1.07	C18-21
肝脏	Liver	230	11.79	37.08	24.63	1.46	2.78	73	5.89	12.45	7.49	0.40	0.89	C22
胆囊	Gallbladder etc.	12	0.62	1.93	1.25	0.06	0.13	10	0.81	1.71	0.79	0.03	0.08	C23-24
胰腺	Pancreas	46	2.36	7.42	4.32	0.24	0.40	34	2.74	5.80	3.58	0.18	0.47	C25
喉	Larynx	13	0.67	2.10	1.45	0.04	0.19	2	0.16	0.34	0.19	0.01	0.03	C32
肺	Lung	476	24.41	76.74	44.82	1.47	5.25	169	13.63	28.82	17.40	0.82	2.22	C33-34
其他胸腔器官	Other thoracic organs	0	0.00	0.00	0.00	0.00	0.00	2	0.16	0.34	0.23	0.02	0.02	C37-38
骨	Bone	27	1.38	4.35	4.21	0.26	0.34	16	1.29	2.73	2.31	0.19	0.21	C40-41
皮肤黑色素瘤	Melanoma of skin	4	0.21	0.64	0.72	0.02	0.06	7	0.56	1.19	1.24	0.07	0.12	C43
乳腺	Breast	0	0.00	0.00	0.00	0.00	0.00	159	12.82	27.11	18.71	1.49	1.81	C50
子宫颈	Cervix	–	–	–	–	–	–	115	9.27	19.61	14.42	1.17	1.49	C53
子宫体	Uterus	–	–	–	–	–	–	68	5.48	11.59	8.47	0.66	0.90	C54-55
卵巢	Ovary	–	–	–	–	–	–	51	4.11	8.70	7.35	0.49	0.74	C56
前列腺	Prostate	48	2.46	7.74	4.41	0.06	0.50	–	–	–	–	–	–	C61
睾丸	Testis	2	0.10	0.32	0.41	0.02	0.04	–	–	–	–	–	–	C62
肾	Kidney	23	1.18	3.71	2.42	0.19	0.27	15	1.21	2.56	2.20	0.12	0.20	C64-66,68
膀胱	Bladder	47	2.41	7.58	4.37	0.11	0.42	9	0.73	1.53	0.97	0.05	0.07	C67
脑	Brain	61	3.13	9.83	8.68	0.57	0.70	61	4.92	10.40	8.29	0.58	0.87	C70-C72,D32-33,D42-43
甲状腺	Thyroid	12	0.62	1.93	1.13	0.09	0.11	60	4.84	10.23	8.80	0.73	0.78	C73
淋巴瘤	Lymphoma	38	1.95	6.13	5.50	0.34	0.53	17	1.37	2.90	2.91	0.19	0.24	C81-85,88,90,96
白血病	Leukemia	48	2.46	7.74	8.85	0.43	0.70	35	2.82	5.97	4.72	0.29	0.43	C91-95,D45-47
其他	Other	61	3.13	9.83	6.44	0.16	0.66	42	3.39	7.16	5.05	0.26	0.60	O&U
所有部位合计	All sites	1950	100.00	314.37	200.80	8.60	22.44	1240	100.00	211.42	146.66	9.25	15.94	All
所有部位除外皮肤	All sites exc. C44	1936	99.28	312.11	199.48	8.60	22.33	1234	99.52	210.40	145.87	9.21	15.85	All sites exc. C44
死亡 Mortality														
口腔	Oral cavity & pharynx	11	0.78	1.77	1.04	0.07	0.11	3	0.52	0.51	0.22	0.01	0.03	C00-10,C12-14
鼻咽	Nasopharynx	10	0.71	1.61	0.79	0.03	0.09	6	1.05	1.02	0.66	0.02	0.07	C11
食管	Esophagus	189	13.47	30.47	17.86	0.37	2.00	50	8.73	8.53	4.77	0.07	0.56	C15
胃	Stomach	263	18.75	42.40	25.17	0.77	2.73	79	13.79	13.47	8.25	0.28	0.90	C16
结直肠	Colon-rectum	74	5.27	11.93	6.60	0.29	0.73	40	6.98	6.82	4.57	0.13	0.62	C18-21
肝脏	Liver	195	13.90	31.44	20.15	1.21	2.30	62	10.82	10.57	6.17	0.28	0.65	C22
胆囊	Gallbladder etc.	19	1.35	3.06	1.75	0.06	0.17	11	1.92	1.88	0.89	0.03	0.08	C23-24
胰腺	Pancreas	40	2.85	6.45	3.65	0.21	0.44	25	4.36	4.26	2.61	0.10	0.32	C25
喉	Larynx	10	0.71	1.61	1.08	0.06	0.12	3	0.52	0.51	0.29	0.01	0.03	C32
肺	Lung	393	28.01	63.36	36.84	1.07	4.03	112	19.55	19.10	11.29	0.44	1.37	C33-34
其他胸腔器官	Other thoracic organs	3	0.21	0.48	0.38	0.02	0.02	0	0.00	0.00	0.00	0.00	0.00	C37-38
骨	Bone	15	1.07	2.42	1.56	0.11	0.13	6	1.05	1.02	0.75	0.04	0.07	C40-41
皮肤黑色素瘤	Melanoma of skin	0	0.00	0.00	0.00	0.00	0.00	1	0.17	0.17	0.10	0.00	0.00	C43
乳腺	Breast	0	0.00	0.00	0.00	0.00	0.00	29	5.06	4.94	3.14	0.26	0.33	C50
子宫颈	Cervix	–	–	–	–	–	–	16	2.79	2.73	1.67	0.09	0.21	C53
子宫体	Uterus	–	–	–	–	–	–	15	2.62	2.56	2.02	0.08	0.28	C54-55
卵巢	Ovary	–	–	–	–	–	–	19	3.32	3.24	2.01	0.13	0.22	C56
前列腺	Prostate	24	1.71	3.87	2.28	0.03	0.17	–	–	–	–	–	–	C61
睾丸	Testis	0	0.00	0.00	0.00	0.00	0.00	–	–	–	–	–	–	C62
肾	Kidney	10	0.71	1.61	1.05	0.09	0.15	3	0.52	0.51	0.31	0.00	0.02	C64-66,68
膀胱	Bladder	16	1.14	2.58	1.24	0.02	0.08	1	0.17	0.17	0.06	0.00	0.00	C67
脑	Brain	33	2.35	5.32	4.53	0.37	0.39	23	4.01	3.92	2.94	0.16	0.38	C70-C72,D32-33,D42-43
甲状腺	Thyroid	1	0.07	0.16	0.09	0.01	0.01	6	1.05	1.02	0.78	0.05	0.10	C73
淋巴瘤	Lymphoma	24	1.71	3.87	3.22	0.21	0.35	12	2.09	2.05	1.80	0.08	0.17	C81-85,88,90,96
白血病	Leukemia	26	1.85	4.19	3.38	0.17	0.35	19	3.32	3.24	2.92	0.19	0.24	C91-95,D45-47
其他	Other	47	3.35	7.58	4.40	0.13	0.60	32	5.58	5.46	4.00	0.23	0.40	O&U
所有部位合计	All sites	1403	100.00	226.19	137.06	5.30	14.99	573	100.00	97.70	62.22	2.65	7.05	All
所有部位除外皮肤	All sites exc. C44	1397	99.57	225.22	136.36	5.30	14.91	569	99.30	97.02	61.71	2.63	7.03	All sites exc. C44

附表 3-143 蒙城县 2015 年癌症发病和死亡主要指标
Appendix Table 3-143 Incidence and mortality of cancer in Mengcheng Xian, 2015

部位 Sites		男性 Male						女性 Female						ICD10
		病例数 No. cases	构成比 Freq. /%	粗率 Crude rate/ 100 000^{-1}	世标率 ASR world/ 100 000^{-1}	累积率 Cum. Rate/% 0~64	0~74	病例数 No. cases	构成比 Freq. /%	粗率 Crude rate/ 100 000^{-1}	世标率 ASR world/ 100 000^{-1}	累积率 Cum. Rate/% 0~64	0~74	
发病 Incidence														
口腔	Oral cavity & pharynx	5	0.36	0.93	0.81	0.04	0.15	3	0.36	0.57	0.39	0.01	0.04	C00-10,C12-14
鼻咽	Nasopharynx	8	0.58	1.49	1.67	0.13	0.16	5	0.59	0.94	0.72	0.05	0.09	C11
食管	Esophagus	178	12.98	33.15	26.86	1.15	3.08	60	7.11	11.32	7.98	0.21	1.02	C15
胃	Stomach	186	13.57	34.64	29.11	1.20	3.53	71	8.41	13.39	10.22	0.52	0.99	C16
结直肠	Colon-rectum	74	5.40	13.78	11.32	0.55	1.33	53	6.28	10.00	7.76	0.49	0.93	C18-21
肝脏	Liver	284	20.71	52.89	49.45	3.34	5.33	94	11.14	17.73	14.42	0.78	1.57	C22
胆囊	Gallbladder etc.	19	1.39	3.54	3.09	0.24	0.41	17	2.01	3.21	2.46	0.12	0.31	C23-24
胰腺	Pancreas	15	1.09	2.79	2.57	0.12	0.31	16	1.90	3.02	2.25	0.12	0.31	C25
喉	Larynx	10	0.73	1.86	1.64	0.06	0.20	1	0.12	0.19	0.19	0.00	0.03	C32
肺	Lung	388	28.30	72.26	62.66	3.06	6.98	177	20.97	33.39	27.13	1.37	3.14	C33-34
其他胸腔器官	Other thoracic organs	4	0.29	0.74	0.98	0.09	0.09	3	0.36	0.57	0.43	0.04	0.04	C37-38
骨	Bone	18	1.31	3.35	2.80	0.19	0.21	12	1.42	2.26	1.81	0.12	0.20	C40-41
皮肤黑色素瘤	Melanoma of skin	1	0.07	0.19	0.15	0.01	0.01	0	0.00	0.00	0.00	0.00	0.00	C43
乳腺	Breast	3	0.22	0.56	0.43	0.04	0.04	118	13.98	22.26	20.14	1.69	2.11	C50
子宫颈	Cervix	–	–	–	–	–	–	66	7.82	12.45	12.04	0.95	1.31	C53
子宫体	Uterus	–	–	–	–	–	–	33	3.91	6.23	6.40	0.59	0.65	C54-55
卵巢	Ovary	–	–	–	–	–	–	14	1.66	2.64	2.74	0.19	0.29	C56
前列腺	Prostate	12	0.88	2.23	1.66	0.04	0.18	–	–	–	–	–	–	C61
睾丸	Testis	4	0.29	0.74	0.60	0.04	0.08	–	–	–	–	–	–	C62
肾	Kidney	16	1.17	2.98	2.71	0.19	0.27	7	0.83	1.32	1.26	0.08	0.15	C64-66,68
膀胱	Bladder	25	1.82	4.66	3.35	0.08	0.40	4	0.47	0.75	0.56	0.01	0.10	C67
脑	Brain	41	2.99	7.64	7.05	0.41	0.66	26	3.08	4.91	4.60	0.34	0.41	C70-C72,D32-33,D42-43
甲状腺	Thyroid	3	0.22	0.56	0.69	0.07	0.07	11	1.30	2.08	1.83	0.14	0.20	C73
淋巴瘤	Lymphoma	10	0.73	1.86	1.62	0.14	0.18	8	0.95	1.51	1.55	0.11	0.18	C81-85,88,90,96
白血病	Leukemia	33	2.41	6.15	6.83	0.46	0.63	21	2.49	3.96	3.77	0.27	0.31	C91-95, D45-47
其他	Other	34	2.48	6.33	5.80	0.38	0.59	24	2.84	4.53	3.75	0.16	0.52	O&U
所有部位合计	All sites	1371	100.00	255.33	223.84	12.03	24.91	844	100.00	159.23	134.40	8.36	14.89	All
所有部位除外皮肤	All sites exc. C44	1362	99.34	253.66	222.53	11.96	24.74	836	99.05	157.72	133.32	8.33	14.73	All sites exc. C44
死亡 Mortality														
口腔	Oral cavity & pharynx	5	0.44	0.93	0.71	0.04	0.04	1	0.17	0.19	0.19	0.00	0.03	C00-10,C12-14
鼻咽	Nasopharynx	5	0.44	0.93	1.12	0.08	0.11	4	0.68	0.75	0.53	0.00	0.07	C11
食管	Esophagus	154	13.49	28.68	21.12	0.43	2.32	62	10.51	11.70	8.32	0.14	1.04	C15
胃	Stomach	160	14.01	29.80	24.17	0.95	2.55	60	10.17	11.32	8.12	0.37	0.89	C16
结直肠	Colon-rectum	42	3.68	7.82	5.68	0.16	0.53	34	5.76	6.41	4.78	0.22	0.52	C18-21
肝脏	Liver	242	21.19	45.07	43.27	2.78	4.85	71	12.03	13.39	11.03	0.65	1.18	C22
胆囊	Gallbladder etc.	17	1.49	3.17	2.66	0.13	0.37	10	1.69	1.89	1.70	0.09	0.22	C23-24
胰腺	Pancreas	20	1.75	3.72	3.10	0.13	0.36	15	2.54	2.83	2.18	0.18	0.22	C25
喉	Larynx	9	0.79	1.68	1.57	0.11	0.15	2	0.34	0.38	0.26	0.00	0.04	C32
肺	Lung	361	31.61	67.23	56.14	2.31	6.21	169	28.64	31.88	24.81	1.10	2.77	C33-34
其他胸腔器官	Other thoracic organs	1	0.09	0.19	0.15	0.01	0.01	0	0.00	0.00	0.00	0.00	0.00	C37-38
骨	Bone	15	1.31	2.79	2.20	0.13	0.19	9	1.53	1.70	1.44	0.08	0.15	C40-41
皮肤黑色素瘤	Melanoma of skin	0	0.00	0.00	0.00	0.00	0.00	0	0.00	0.00	0.00	0.00	0.00	C43
乳腺	Breast	1	0.09	0.19	0.17	0.00	0.03	48	8.14	9.06	7.48	0.45	0.92	C50
子宫颈	Cervix	–	–	–	–	–	–	27	4.58	5.09	5.15	0.37	0.55	C53
子宫体	Uterus	–	–	–	–	–	–	12	2.03	2.26	2.52	0.20	0.26	C54-55
卵巢	Ovary	–	–	–	–	–	–	6	1.02	1.13	1.22	0.11	0.11	C56
前列腺	Prostate	7	0.61	1.30	1.06	0.02	0.12	–	–	–	–	–	–	C61
睾丸	Testis	2	0.18	0.37	0.25	0.00	0.04	–	–	–	–	–	–	C62
肾	Kidney	8	0.70	1.49	1.39	0.07	0.13	1	0.17	0.19	0.17	0.00	0.04	C64-66,68
膀胱	Bladder	19	1.66	3.54	2.11	0.03	0.14	1	0.17	0.19	0.17	0.00	0.04	C67
脑	Brain	30	2.63	5.59	4.85	0.32	0.45	18	3.05	3.40	2.84	0.16	0.27	C70-C72,D32-33,D42-43
甲状腺	Thyroid	2	0.18	0.37	0.32	0.02	0.05	2	0.34	0.38	0.28	0.00	0.03	C73
淋巴瘤	Lymphoma	7	0.61	1.30	0.93	0.08	0.08	4	0.68	0.75	0.51	0.01	0.09	C81-85,88,90,96
白血病	Leukemia	18	1.58	3.35	3.29	0.21	0.35	17	2.88	3.21	2.94	0.22	0.22	C91-95, D45-47
其他	Other	17	1.49	3.17	2.64	0.08	0.23	17	2.88	3.21	2.07	0.05	0.20	O&U
所有部位合计	All sites	1142	100.00	212.68	178.91	8.09	19.30	590	100.00	111.31	88.71	4.39	9.88	All
所有部位除外皮肤	All sites exc. C44	1139	99.74	212.13	178.37	8.09	19.23	585	99.15	110.37	88.21	4.39	9.88	All sites exc. C44

部位 Sites		男性 Male						女性 Female						ICD10
		病例数 No. cases	构成比 Freq./%	粗率 Crude rate/ 100 000⁻¹	世标率 ASR world/ 100 000⁻¹	累积率 Cum. Rate/%		病例数 No. cases	构成比 Freq./%	粗率 Crude rate/ 100 000⁻¹	世标率 ASR world/ 100 000⁻¹	累积率 Cum. Rate/%		
						0~64	0~74					0~64	0~74	

部位	Sites	病例数	构成比	粗率	世标率	0~64	0~74	病例数	构成比	粗率	世标率	0~64	0~74	ICD10
发病 Incidence														
口腔	Oral cavity & pharynx	6	1.32	3.90	2.70	0.14	0.30	0	0.00	0.00	0.00	0.00	0.00	C00-10,C12-14
鼻咽	Nasopharynx	1	0.22	0.65	0.21	0.00	0.00	4	1.18	2.66	2.30	0.11	0.29	C11
食管	Esophagus	46	10.09	29.93	15.71	0.64	1.52	6	1.77	4.00	1.93	0.09	0.18	C15
胃	Stomach	96	21.05	62.45	36.42	1.80	4.50	42	12.39	27.98	16.87	0.97	2.12	C16
结直肠	Colon-rectum	40	8.77	26.02	13.96	0.70	1.75	32	9.44	21.32	13.51	0.80	1.56	C18-21
肝脏	Liver	52	11.40	33.83	18.45	1.18	2.22	23	6.78	15.32	8.75	0.33	0.98	C22
胆囊	Gallbladder etc.	3	0.66	1.95	1.16	0.00	0.16	12	3.54	7.99	3.75	0.16	0.33	C23-24
胰腺	Pancreas	13	2.85	8.46	4.17	0.18	0.51	13	3.83	8.66	4.11	0.05	0.43	C25
喉	Larynx	5	1.10	3.25	1.99	0.07	0.31	0	0.00	0.00	0.00	0.00	0.00	C32
肺	Lung	98	21.49	63.75	32.52	1.40	4.05	47	13.86	31.31	18.61	0.88	2.29	C33-34
其他胸腔器官	Other thoracic organs	0	0.00	0.00	0.00	0.00	0.00	4	1.18	2.66	2.07	0.07	0.07	C37-38
骨	Bone	5	1.10	3.25	1.48	0.03	0.11	5	1.47	3.33	1.66	0.04	0.23	C40-41
皮肤黑色素瘤	Melanoma of skin	1	0.22	0.65	0.23	0.00	0.00	2	0.59	1.33	1.14	0.09	0.09	C43
乳腺	Breast	0	0.00	0.00	0.00	0.00	0.00	34	10.03	22.65	14.08	1.08	1.34	C50
子宫颈	Cervix	–	–	–	–	–	–	42	12.39	27.98	19.30	1.60	1.87	C53
子宫体	Uterus	–	–	–	–	–	–	14	4.13	9.33	6.31	0.61	0.70	C54-55
卵巢	Ovary	–	–	–	–	–	–	9	2.65	6.00	5.59	0.41	0.51	C56
前列腺	Prostate	15	3.29	9.76	5.26	0.09	0.66	–	–	–	–	–	–	C61
睾丸	Testis	0	0.00	0.00	0.00	0.00	0.00	–	–	–	–	–	–	C62
肾	Kidney	5	1.10	3.25	2.42	0.13	0.21	2	0.59	1.33	0.85	0.04	0.13	C64-66,68
膀胱	Bladder	12	2.63	7.81	4.23	0.09	0.41	2	0.59	1.33	0.92	0.00	0.19	C67
脑	Brain	15	3.29	9.76	7.70	0.42	0.82	17	5.01	11.33	8.60	0.52	1.07	C70-C72,D32-33,D42-43
甲状腺	Thyroid	3	0.66	1.95	1.17	0.11	0.11	5	1.47	3.33	2.98	0.25	0.25	C73
淋巴瘤	Lymphoma	17	3.73	11.06	6.80	0.33	0.73	9	2.65	6.00	3.28	0.28	0.38	C81-85,88,90,96
白血病	Leukemia	10	2.19	6.51	4.58	0.22	0.54	5	1.47	3.33	3.34	0.17	0.36	C91-95, D45-47
其他	Other	13	2.85	8.46	4.65	0.16	0.55	10	2.95	6.66	3.87	0.26	0.45	O&U
所有部位合计	All sites	456	100.00	296.65	165.80	7.70	19.45	339	100.00	225.86	143.83	8.83	15.83	All
所有部位除外皮肤	All sites exc. C44	450	98.68	292.75	163.65	7.61	19.13	335	98.82	223.19	142.53	8.76	15.65	All sites exc. C44
死亡 Mortality														
口腔	Oral cavity & pharynx	1	0.31	0.65	0.47	0.00	0.08	1	0.61	0.67	0.40	0.00	0.10	C00-10,C12-14
鼻咽	Nasopharynx	1	0.31	0.65	0.26	0.02	0.02	0	0.00	0.00	0.00	0.00	0.00	C11
食管	Esophagus	44	13.75	28.62	14.03	0.49	1.20	3	1.84	2.00	0.84	0.05	0.05	C15
胃	Stomach	56	17.50	36.43	21.38	0.70	2.75	23	14.11	15.32	10.04	0.56	1.23	C16
结直肠	Colon-rectum	27	8.44	17.56	9.78	0.72	1.13	18	11.04	11.99	5.99	0.21	0.57	C18-21
肝脏	Liver	49	15.31	31.88	17.86	1.03	2.08	22	13.50	14.66	8.44	0.42	0.87	C22
胆囊	Gallbladder etc.	2	0.63	1.30	0.44	0.00	0.00	6	3.68	4.00	1.55	0.09	0.09	C23-24
胰腺	Pancreas	13	4.06	8.46	4.18	0.09	0.40	10	6.13	6.66	3.47	0.05	0.43	C25
喉	Larynx	0	0.00	0.00	0.00	0.00	0.00	0	0.00	0.00	0.00	0.00	0.00	C32
肺	Lung	84	26.25	54.65	30.11	1.42	3.66	39	23.93	25.98	14.51	0.57	1.97	C33-34
其他胸腔器官	Other thoracic organs	1	0.31	0.65	0.57	0.06	0.06	0	0.00	0.00	0.00	0.00	0.00	C37-38
骨	Bone	3	0.94	1.95	0.67	0.00	0.00	4	2.45	2.66	1.44	0.00	0.18	C40-41
皮肤黑色素瘤	Melanoma of skin	0	0.00	0.00	0.00	0.00	0.00	0	0.00	0.00	0.00	0.00	0.00	C43
乳腺	Breast	0	0.00	0.00	0.00	0.00	0.00	7	4.29	4.66	2.90	0.24	0.33	C50
子宫颈	Cervix	–	–	–	–	–	–	6	3.68	4.00	2.26	0.09	0.28	C53
子宫体	Uterus	–	–	–	–	–	–	2	1.23	1.33	0.77	0.05	0.05	C54-55
卵巢	Ovary	–	–	–	–	–	–	4	2.45	2.66	1.35	0.09	0.19	C56
前列腺	Prostate	8	2.50	5.20	2.20	0.00	0.08	–	–	–	–	–	–	C61
睾丸	Testis	0	0.00	0.00	0.00	0.00	0.00	–	–	–	–	–	–	C62
肾	Kidney	1	0.31	0.65	0.47	0.00	0.08	2	1.23	1.33	0.77	0.03	0.13	C64-66,68
膀胱	Bladder	2	0.63	1.30	0.80	0.00	0.16	0	0.00	0.00	0.00	0.00	0.00	C67
脑	Brain	8	2.50	5.20	2.91	0.26	0.34	4	2.45	2.66	1.16	0.09	0.09	C70-C72,D32-33,D42-43
甲状腺	Thyroid	0	0.00	0.00	0.00	0.00	0.00	1	0.61	0.67	0.22	0.00	0.00	C73
淋巴瘤	Lymphoma	7	2.19	4.55	2.32	0.02	0.25	4	2.45	2.66	1.53	0.10	0.20	C81-85,88,90,96
白血病	Leukemia	6	1.88	3.90	2.09	0.15	0.31	2	1.23	1.33	0.85	0.04	0.13	C91-95, D45-47
其他	Other	7	2.19	4.55	3.37	0.10	0.26	5	3.07	3.33	1.39	0.04	0.14	O&U
所有部位合计	All sites	320	100.00	208.18	113.89	5.06	12.87	163	100.00	108.60	59.88	2.74	7.05	All
所有部位除外皮肤	All sites exc. C44	317	99.06	206.23	112.83	5.03	12.83	162	99.39	107.93	59.48	2.74	6.95	All sites exc. C44

附表 3-145 福清市 2015 年癌症发病和死亡主要指标

Appendix Table 3-145 Incidence and mortality of cancer in Fuqing Shi, 2015

部位 Sites		男性 Male						女性 Female						ICD10
		病例数 No. cases	构成比 Freq./%	粗率 Crude rate/ 100 000⁻¹	世标率 ASR world/ 100 000⁻¹	累积率 Cum. Rate/% 0~64	0~74	病例数 No. cases	构成比 Freq./%	粗率 Crude rate/ 100 000⁻¹	世标率 ASR world/ 100 000⁻¹	累积率 Cum. Rate/% 0~64	0~74	
发病 Incidence														
口腔	Oral cavity & pharynx	26	1.29	3.76	2.74	0.15	0.31	22	1.22	3.40	2.33	0.08	0.26	C00-10,C12-14
鼻咽	Nasopharynx	64	3.18	9.26	7.40	0.56	0.82	25	1.39	3.86	2.95	0.23	0.33	C11
食管	Esophagus	128	6.35	18.52	13.40	0.56	1.67	94	5.23	14.51	10.06	0.44	1.37	C15
胃	Stomach	320	15.88	46.29	35.12	1.64	4.50	119	6.63	18.37	13.00	0.66	1.61	C16
结直肠	Colon-rectum	142	7.05	20.54	15.83	0.85	2.03	93	5.18	14.35	9.73	0.72	1.02	C18-21
肝脏	Liver	430	21.34	62.21	48.98	3.41	5.99	120	6.68	18.52	13.59	0.83	1.58	C22
胆囊	Gallbladder etc.	10	0.50	1.45	0.99	0.05	0.10	11	0.61	1.70	1.02	0.08	0.08	C23-24
胰腺	Pancreas	26	1.29	3.76	2.83	0.14	0.40	15	0.84	2.32	1.68	0.06	0.23	C25
喉	Larynx	9	0.45	1.30	0.93	0.04	0.13	1	0.06	0.15	0.11	0.01	0.01	C32
肺	Lung	376	18.66	54.40	41.49	2.35	5.12	195	10.86	30.10	21.76	1.33	2.62	C33-34
其他胸腔器官	Other thoracic organs	3	0.15	0.43	0.36	0.02	0.05	2	0.11	0.31	0.39	0.02	0.02	C37-38
骨	Bone	10	0.50	1.45	1.19	0.03	0.17	20	1.11	3.09	2.81	0.22	0.25	C40-41
皮肤黑色素瘤	Melanoma of skin	3	0.15	0.43	0.29	0.02	0.02	4	0.22	0.62	0.40	0.04	0.04	C43
乳腺	Breast	1	0.05	0.14	0.12	0.01	0.01	194	10.80	29.94	22.75	1.98	2.34	C50
子宫颈	Cervix	–	–	–	–	–	–	131	7.29	20.22	15.43	1.30	1.64	C53
子宫体	Uterus	–	–	–	–	–	–	56	3.12	8.64	6.53	0.56	0.70	C54-55
卵巢	Ovary	–	–	–	–	–	–	31	1.73	4.78	3.78	0.33	0.38	C56
前列腺	Prostate	49	2.43	7.09	5.05	0.10	0.62	–	–	–	–	–	–	C61
睾丸	Testis	2	0.10	0.29	0.32	0.02	0.02	–	–	–	–	–	–	C62
肾	Kidney	30	1.49	4.34	3.70	0.19	0.49	15	0.84	2.32	2.01	0.14	0.20	C64-66,68
膀胱	Bladder	36	1.79	5.21	3.77	0.23	0.40	10	0.56	1.54	1.01	0.07	0.11	C67
脑	Brain	48	2.38	6.94	5.70	0.37	0.50	68	3.79	10.49	8.83	0.58	0.91	C70-C72,D32-33,D42-43
甲状腺	Thyroid	116	5.76	16.78	13.70	1.19	1.31	425	23.66	65.59	50.51	4.34	5.01	C73
淋巴瘤	Lymphoma	48	2.38	6.94	5.10	0.28	0.54	27	1.50	4.17	3.07	0.27	0.37	C81-85,88,90,96
白血病	Leukemia	53	2.63	7.67	8.30	0.41	0.64	26	1.45	4.01	3.94	0.25	0.37	C91-95, D45-47
其他	Other	85	4.22	12.30	9.99	0.55	1.13	92	5.12	14.20	11.82	0.76	1.21	O&U
所有部位合计	All sites	2015	100.00	291.51	227.31	13.17	26.99	1796	100.00	277.19	209.51	15.30	22.70	All
所有部位除外皮肤	All sites exc. C44	2000	99.26	289.34	225.60	13.12	26.82	1787	99.50	275.80	208.61	15.24	22.60	All sites exc. C44
死亡 Mortality														
口腔	Oral cavity & pharynx	22	1.55	3.18	2.15	0.07	0.23	14	1.62	2.16	1.12	0.03	0.07	C00-10,C12-14
鼻咽	Nasopharynx	27	1.90	3.91	3.10	0.20	0.40	12	1.39	1.85	1.43	0.10	0.19	C11
食管	Esophagus	113	7.97	16.35	10.81	0.30	1.17	69	8.00	10.65	6.40	0.21	0.70	C15
胃	Stomach	227	16.01	32.84	23.30	0.73	2.71	87	10.08	13.43	8.45	0.34	0.92	C16
结直肠	Colon-rectum	76	5.36	10.99	7.53	0.20	0.86	59	6.84	9.11	5.87	0.26	0.66	C18-21
肝脏	Liver	368	25.95	53.24	41.79	2.81	5.17	104	12.05	16.05	10.94	0.63	1.18	C22
胆囊	Gallbladder etc.	6	0.42	0.87	0.56	0.01	0.07	7	0.81	1.08	0.52	0.02	0.02	C23-24
胰腺	Pancreas	27	1.90	3.91	2.82	0.07	0.40	15	1.74	2.32	1.65	0.04	0.25	C25
喉	Larynx	4	0.28	0.58	0.38	0.00	0.07	1	0.12	0.15	0.05	0.00	0.00	C32
肺	Lung	314	22.14	45.43	33.63	1.54	4.02	146	16.92	22.53	15.19	0.64	1.85	C33-34
其他胸腔器官	Other thoracic organs	6	0.42	0.87	0.67	0.05	0.08	4	0.46	0.62	0.47	0.06	0.06	C37-38
骨	Bone	9	0.63	1.30	1.09	0.03	0.09	18	2.09	2.78	2.38	0.16	0.26	C40-41
皮肤黑色素瘤	Melanoma of skin	0	0.00	0.00	0.00	0.00	0.00	0	0.00	0.00	0.00	0.00	0.00	C43
乳腺	Breast	1	0.07	0.14	0.13	0.00	0.02	103	11.94	15.90	12.08	0.98	1.32	C50
子宫颈	Cervix	–	–	–	–	–	–	35	4.06	5.40	4.04	0.35	0.44	C53
子宫体	Uterus	–	–	–	–	–	–	15	1.74	2.32	1.74	0.10	0.23	C54-55
卵巢	Ovary	–	–	–	–	–	–	16	1.85	2.47	2.00	0.15	0.18	C56
前列腺	Prostate	37	2.61	5.35	3.53	0.07	0.37	–	–	–	–	–	–	C61
睾丸	Testis	2	0.14	0.29	0.31	0.02	0.02	–	–	–	–	–	–	C62
肾	Kidney	12	0.85	1.74	1.51	0.06	0.24	5	0.58	0.77	0.68	0.03	0.11	C64-66,68
膀胱	Bladder	24	1.69	3.47	2.22	0.08	0.21	5	0.58	0.77	0.42	0.00	0.04	C67
脑	Brain	34	2.40	4.92	3.60	0.22	0.40	41	4.75	6.33	4.87	0.27	0.56	C70-C72,D32-33,D42-43
甲状腺	Thyroid	7	0.49	1.01	0.79	0.04	0.11	10	1.16	1.54	1.06	0.09	0.11	C73
淋巴瘤	Lymphoma	21	1.48	3.04	2.20	0.08	0.27	12	1.39	1.85	1.34	0.08	0.18	C81-85,88,90,96
白血病	Leukemia	31	2.19	4.48	3.69	0.17	0.34	15	1.74	2.32	2.12	0.14	0.19	C91-95, D45-47
其他	Other	50	3.53	7.23	5.17	0.18	0.58	70	8.11	10.80	8.23	0.41	0.88	O&U
所有部位合计	All sites	1418	100.00	205.14	151.01	6.95	17.84	863	100.00	133.19	93.03	5.08	10.39	All
所有部位除外皮肤	All sites exc. C44	1404	99.01	203.12	149.77	6.92	17.76	852	98.73	131.50	92.02	5.05	10.29	All sites exc. C44

部位 Sites		男性 Male						女性 Female						ICD10
		病例数 No. cases	构成比 Freq./%	粗率 Crude rate/ 100 000⁻¹	世标率 ASR world/ 100 000⁻¹	累积率 Cum. Rate/% 0~64	0~74	病例数 No. cases	构成比 Freq./%	粗率 Crude rate/ 100 000⁻¹	世标率 ASR world/ 100 000⁻¹	累积率 Cum. Rate/% 0~64	0~74	
发病 Incidence														
口腔	Oral cavity & pharynx	18	1.96	4.80	3.67	0.27	0.46	7	1.08	2.08	1.37	0.10	0.14	C00-10,C12-14
鼻咽	Nasopharynx	23	2.51	6.14	4.59	0.40	0.44	6	0.92	1.78	1.17	0.12	0.12	C11
食管	Esophagus	40	4.36	10.68	7.89	0.42	1.06	20	3.08	5.95	3.25	0.13	0.25	C15
胃	Stomach	258	28.14	68.86	50.63	2.15	6.84	62	9.55	18.43	11.60	0.47	1.64	C16
结直肠	Colon-rectum	65	7.09	17.35	12.48	0.65	1.60	51	7.86	15.16	10.05	0.54	1.31	C18-21
肝脏	Liver	136	14.83	36.30	27.11	1.74	3.29	37	5.70	11.00	7.06	0.37	0.90	C22
胆囊	Gallbladder etc.	6	0.65	1.60	1.21	0.02	0.20	9	1.39	2.68	1.79	0.07	0.28	C23-24
胰腺	Pancreas	18	1.96	4.80	3.47	0.11	0.45	9	1.39	2.68	1.83	0.09	0.28	C25
喉	Larynx	8	0.87	2.14	1.57	0.11	0.20	0	0.00	0.00	0.00	0.00	0.00	C32
肺	Lung	136	14.83	36.30	26.51	1.67	3.21	91	14.02	27.05	18.22	1.08	2.30	C33-34
其他胸腔器官	Other thoracic organs	3	0.33	0.80	0.60	0.06	0.06	1	0.15	0.30	0.24	0.02	0.02	C37-38
骨	Bone	3	0.33	0.80	0.64	0.00	0.14	2	0.31	0.59	0.43	0.02	0.06	C40-41
皮肤黑色素瘤	Melanoma of skin	2	0.22	0.53	0.39	0.02	0.02	0	0.00	0.00	0.00	0.00	0.00	C43
乳腺	Breast	1	0.11	0.27	0.19	0.02	0.02	68	10.48	20.21	13.93	1.21	1.51	C50
子宫颈	Cervix	–	–	–	–	–	–	43	6.63	12.78	8.59	0.86	0.92	C53
子宫体	Uterus	–	–	–	–	–	–	18	2.77	5.35	3.57	0.35	0.35	C54-55
卵巢	Ovary	–	–	–	–	–	–	13	2.00	3.86	3.24	0.24	0.31	C56
前列腺	Prostate	27	2.94	7.21	5.10	0.12	0.59	–	–	–	–	–	–	C61
睾丸	Testis	4	0.44	1.07	1.55	0.08	0.11	–	–	–	–	–	–	C62
肾	Kidney	16	1.74	4.27	3.03	0.19	0.37	11	1.69	3.27	2.52	0.12	0.37	C64-66,68
膀胱	Bladder	13	1.42	3.47	2.44	0.17	0.27	4	0.62	1.19	0.81	0.02	0.10	C67
脑	Brain	16	1.74	4.27	3.57	0.27	0.31	15	2.31	4.46	2.75	0.23	0.23	C70-C72,D32-33,D42-43
甲状腺	Thyroid	37	4.03	9.88	7.69	0.69	0.81	132	20.34	39.24	28.83	2.53	2.72	C73
淋巴瘤	Lymphoma	22	2.40	5.87	4.51	0.29	0.58	7	1.08	2.08	1.52	0.12	0.19	C81-85,88,90,96
白血病	Leukemia	20	2.18	5.34	5.64	0.27	0.50	15	2.31	4.46	6.02	0.31	0.48	C91-95, D45-47
其他	Other	45	4.91	12.01	9.03	0.40	0.91	28	4.31	8.32	5.88	0.43	0.59	O&U
所有部位合计	All sites	917	100.00	244.74	183.50	10.11	22.45	649	100.00	192.92	134.65	9.42	15.07	All
所有部位除外皮肤	All sites exc. C44	908	99.02	242.34	181.86	10.06	22.25	645	99.38	191.73	133.94	9.36	15.01	All sites exc. C44
死亡 Mortality														
口腔	Oral cavity & pharynx	9	1.35	2.40	1.79	0.13	0.22	1	0.31	0.30	0.10	0.00	0.00	C00-10,C12-14
鼻咽	Nasopharynx	7	1.05	1.87	1.45	0.12	0.15	4	1.23	1.19	0.79	0.09	0.09	C11
食管	Esophagus	41	6.14	10.94	7.62	0.35	0.83	19	5.85	5.65	3.43	0.13	0.36	C15
胃	Stomach	152	22.75	40.57	28.55	0.98	3.43	51	15.69	15.16	9.59	0.36	1.27	C16
结直肠	Colon-rectum	55	8.23	14.68	10.42	0.45	1.15	25	7.69	7.43	4.54	0.22	0.46	C18-21
肝脏	Liver	134	20.06	35.76	26.66	1.52	3.14	40	12.31	11.89	7.50	0.43	0.95	C22
胆囊	Gallbladder etc.	7	1.05	1.87	1.38	0.07	0.20	2	0.62	0.59	0.45	0.00	0.09	C23-24
胰腺	Pancreas	19	2.84	5.07	3.59	0.17	0.36	10	3.08	2.97	1.82	0.16	0.20	C25
喉	Larynx	5	0.75	1.33	0.93	0.05	0.08	0	0.00	0.00	0.00	0.00	0.00	C32
肺	Lung	131	19.61	34.96	25.59	1.28	3.23	76	23.38	22.59	15.63	0.63	2.25	C33-34
其他胸腔器官	Other thoracic organs	2	0.30	0.53	0.33	0.03	0.03	0	0.00	0.00	0.00	0.00	0.00	C37-38
骨	Bone	5	0.75	1.33	1.00	0.00	0.12	3	0.92	0.89	0.55	0.05	0.05	C40-41
皮肤黑色素瘤	Melanoma of skin	0	0.00	0.00	0.00	0.00	0.00	0	0.00	0.00	0.00	0.00	0.00	C43
乳腺	Breast	1	0.15	0.27	0.19	0.00	0.00	18	5.54	5.35	3.55	0.31	0.31	C50
子宫颈	Cervix	–	–	–	–	–	–	9	2.77	2.68	1.92	0.16	0.22	C53
子宫体	Uterus	–	–	–	–	–	–	12	3.69	3.57	2.34	0.17	0.28	C54-55
卵巢	Ovary	–	–	–	–	–	–	6	1.85	1.78	1.28	0.11	0.17	C56
前列腺	Prostate	9	1.35	2.40	1.65	0.00	0.14	–	–	–	–	–	–	C61
睾丸	Testis	1	0.15	0.27	0.47	0.03	0.03	–	–	–	–	–	–	C62
肾	Kidney	9	1.35	2.40	1.82	0.09	0.24	1	0.31	0.30	0.19	0.02	0.02	C64-66,68
膀胱	Bladder	9	1.35	2.40	1.65	0.02	0.22	4	1.23	1.19	0.84	0.00	0.08	C67
脑	Brain	15	2.25	4.00	3.25	0.24	0.29	7	2.15	2.08	1.16	0.00	0.09	C70-C72,D32-33,D42-43
甲状腺	Thyroid	4	0.60	1.07	0.69	0.00	0.09	8	2.46	2.38	1.67	0.08	0.23	C73
淋巴瘤	Lymphoma	9	1.35	2.40	1.69	0.08	0.24	1	0.31	0.30	0.24	0.00	0.04	C81-85,88,90,96
白血病	Leukemia	10	1.50	2.67	1.93	0.06	0.29	5	1.54	1.49	1.42	0.09	0.15	C91-95, D45-47
其他	Other	34	5.09	9.07	6.51	0.34	0.61	23	7.08	6.84	5.34	0.23	0.51	O&U
所有部位合计	All sites	668	100.00	178.29	129.18	5.99	15.08	325	100.00	96.61	64.34	3.35	7.82	All
所有部位除外皮肤	All sites exc. C44	665	99.55	177.48	128.62	5.96	15.06	323	99.38	96.01	64.00	3.33	7.80	All sites exc. C44

部位 Sites	男性 Male						女性 Female						ICD10
	病例数 No. cases	构成比 Freq. /%	粗率 Crude rate/ 100 000⁻¹	世标率 ASR world/ 100 000⁻¹	累积率 Cum. Rate/%		病例数 No. cases	构成比 Freq. /%	粗率 Crude rate/ 100 000⁻¹	世标率 ASR world/ 100 000⁻¹	累积率 Cum. Rate/%		
					0~64	0~74					0~64	0~74	
发病 Incidence													
口腔 Oral cavity & pharynx	42	1.70	5.84	4.76	0.34	0.57	20	1.00	2.70	1.91	0.10	0.21	C00-10,C12-14
鼻咽 Nasopharynx	65	2.63	9.04	7.00	0.55	0.81	20	1.00	2.70	1.74	0.13	0.16	C11
食管 Esophagus	212	8.56	29.48	23.62	1.72	3.03	69	3.47	9.31	6.21	0.22	0.70	C15
胃 Stomach	237	9.57	32.95	25.54	1.31	3.26	119	5.98	16.06	11.78	0.65	1.41	C16
结直肠 Colon-rectum	332	13.41	46.16	35.53	2.12	4.17	214	10.75	28.89	20.60	1.22	2.35	C18-21
肝脏 Liver	324	13.09	45.05	34.20	2.26	3.79	103	5.17	13.90	9.66	0.57	1.09	C22
胆囊 Gallbladder etc.	24	0.97	3.34	2.52	0.11	0.35	23	1.16	3.10	2.22	0.12	0.26	C23-24
胰腺 Pancreas	41	1.66	5.70	4.51	0.21	0.60	20	1.00	2.70	1.88	0.04	0.27	C25
喉 Larynx	25	1.01	3.48	2.75	0.19	0.33	2	0.10	0.27	0.19	0.00	0.03	C32
肺 Lung	528	21.32	73.42	56.36	3.11	7.00	217	10.90	29.29	20.60	1.12	2.42	C33-34
其他胸腔器官 Other thoracic organs	7	0.28	0.97	0.78	0.03	0.13	2	0.10	0.27	0.19	0.02	0.02	C37-38
骨 Bone	5	0.20	0.70	0.57	0.02	0.08	4	0.20	0.54	0.33	0.03	0.03	C40-41
皮肤黑色素瘤 Melanoma of skin	2	0.08	0.28	0.25	0.00	0.04	3	0.15	0.40	0.31	0.03	0.03	C43
乳腺 Breast	3	0.12	0.42	0.34	0.01	0.03	425	21.35	57.37	41.82	3.49	4.40	C50
子宫颈 Cervix	–	–	–	–	–	–	123	6.18	16.60	12.09	1.06	1.28	C53
子宫体 Uterus	–	–	–	–	–	–	96	4.82	12.96	9.97	0.78	1.22	C54-55
卵巢 Ovary	–	–	–	–	–	–	68	3.42	9.18	7.12	0.56	0.66	C56
前列腺 Prostate	99	4.00	13.77	10.60	0.27	1.42	–	–	–	–	–	–	C61
睾丸 Testis	2	0.08	0.28	0.32	0.02	0.02	–	–	–	–	–	–	C62
肾 Kidney	58	2.34	8.06	6.55	0.37	0.79	26	1.31	3.51	3.30	0.18	0.33	C64-66,68
膀胱 Bladder	53	2.14	7.37	5.56	0.23	0.71	11	0.55	1.48	1.04	0.08	0.10	C67
脑 Brain	68	2.75	9.46	7.15	0.47	0.62	82	4.12	11.07	8.17	0.53	0.82	C70-C72,D32-33,D42-43
甲状腺 Thyroid	38	1.53	5.28	4.19	0.31	0.50	133	6.68	17.95	13.08	1.06	1.30	C73
淋巴瘤 Lymphoma	78	3.15	10.85	9.09	0.50	1.00	50	2.51	6.75	5.16	0.38	0.55	C81-85,88,90,96
白血病 Leukemia	69	2.79	9.59	9.85	0.59	0.83	39	1.96	5.26	5.07	0.24	0.38	C91-95, D45-47
其他 Other	164	6.62	22.80	17.99	1.01	2.04	122	6.13	16.47	11.99	0.66	1.23	O&U
所有部位合计 All sites	2476	100.00	344.29	270.03	15.75	32.12	1991	100.00	268.76	196.44	13.30	21.24	All
所有部位除外皮肤 All sites exc. C44	2456	99.19	341.51	267.97	15.64	31.93	1980	99.45	267.28	195.46	13.25	21.17	All sites exc. C44
死亡 Mortality													
口腔 Oral cavity & pharynx	21	1.20	2.92	2.45	0.14	0.33	10	1.02	1.35	0.93	0.05	0.10	C00-10,C12-14
鼻咽 Nasopharynx	43	2.45	5.98	4.55	0.29	0.53	13	1.33	1.75	1.34	0.11	0.17	C11
食管 Esophagus	175	9.97	24.33	18.71	1.19	2.22	58	5.92	7.83	4.94	0.23	0.46	C15
胃 Stomach	177	10.08	24.61	18.36	0.89	1.87	80	8.17	10.80	7.39	0.32	0.67	C16
结直肠 Colon-rectum	191	10.88	26.56	20.13	0.92	2.35	133	13.59	17.95	11.29	0.49	0.99	C18-21
肝脏 Liver	289	16.46	40.19	30.46	2.03	3.37	86	8.78	11.61	8.00	0.38	0.95	C22
胆囊 Gallbladder etc.	19	1.08	2.64	1.97	0.08	0.26	17	1.74	2.29	1.39	0.02	0.14	C23-24
胰腺 Pancreas	42	2.39	5.84	4.71	0.22	0.64	18	1.84	2.43	1.67	0.06	0.20	C25
喉 Larynx	17	0.97	2.36	1.71	0.10	0.19	0	0.00	0.00	0.00	0.00	0.00	C32
肺 Lung	430	24.49	59.79	44.91	2.08	5.15	184	18.79	24.84	16.91	0.76	1.84	C33-34
其他胸腔器官 Other thoracic organs	2	0.11	0.28	0.20	0.02	0.02	1	0.10	0.13	0.12	0.00	0.02	C37-38
骨 Bone	6	0.34	0.83	0.79	0.02	0.07	3	0.31	0.40	0.21	0.00	0.00	C40-41
皮肤黑色素瘤 Melanoma of skin	4	0.23	0.56	0.47	0.02	0.07	3	0.31	0.40	0.28	0.00	0.04	C43
乳腺 Breast	1	0.06	0.14	0.13	0.02	0.02	95	9.70	12.82	9.15	0.66	1.01	C50
子宫颈 Cervix	–	–	–	–	–	–	33	3.37	4.45	3.26	0.24	0.38	C53
子宫体 Uterus	–	–	–	–	–	–	16	1.63	2.16	1.61	0.12	0.20	C54-55
卵巢 Ovary	–	–	–	–	–	–	25	2.55	3.37	2.39	0.16	0.25	C56
前列腺 Prostate	38	2.16	5.28	3.78	0.03	0.33	–	–	–	–	–	–	C61
睾丸 Testis	0	0.00	0.00	0.00	0.00	0.00	–	–	–	–	–	–	C62
肾 Kidney	20	1.14	2.78	2.23	0.05	0.25	20	2.04	2.70	2.09	0.07	0.26	C64-66,68
膀胱 Bladder	29	1.65	4.03	3.01	0.05	0.32	9	0.92	1.21	0.73	0.05	0.05	C67
脑 Brain	36	2.05	5.01	3.90	0.19	0.32	28	2.86	3.78	3.07	0.12	0.30	C70-C72,D32-33,D42-43
甲状腺 Thyroid	2	0.11	0.28	0.17	0.01	0.01	8	0.82	1.08	0.80	0.05	0.10	C73
淋巴瘤 Lymphoma	49	2.79	6.81	5.41	0.29	0.62	29	2.96	3.91	3.05	0.15	0.30	C81-85,88,90,96
白血病 Leukemia	44	2.51	6.12	5.22	0.24	0.51	23	2.35	3.10	3.42	0.17	0.31	C91-95, D45-47
其他 Other	121	6.89	16.83	12.54	0.49	1.20	87	8.89	11.74	7.82	0.37	0.78	O&U
所有部位合计 All sites	1756	100.00	244.17	185.81	9.35	20.65	979	100.00	132.15	91.85	4.57	9.54	All
所有部位除外皮肤 All sites exc. C44	1745	99.37	242.64	184.69	9.31	20.56	972	99.28	131.21	91.24	4.56	9.48	All sites exc. C44

附表 3-148　厦门市同安区 2015 年癌症发病和死亡主要指标

Appendix Table 3-148　Incidence and mortality of cancer in Tongan Qu, Xiamen Shi, 2015

部位 Sites		男性 Male						女性 Female						ICD10
		病例数 No. cases	构成比 Freq. /%	粗率 Crude rate/ 100 000⁻¹	世标率 ASR world/ 100 000⁻¹	累积率 Cum. Rate/%		病例数 No. cases	构成比 Freq. /%	粗率 Crude rate/ 100 000⁻¹	世标率 ASR world/ 100 000⁻¹	累积率 Cum. Rate/%		
						0~64	0~74					0~64	0~74	
发病 Incidence														
口腔	Oral cavity & pharynx	23	3.97	13.02	10.00	0.90	1.18	4	1.09	2.33	1.80	0.13	0.22	C00-10,C12-14
鼻咽	Nasopharynx	9	1.55	5.09	4.15	0.24	0.62	6	1.64	3.50	2.72	0.19	0.28	C11
食管	Esophagus	110	19.00	62.25	53.28	2.29	6.38	30	8.20	17.51	13.02	0.49	1.23	C15
胃	Stomach	42	7.25	23.77	20.08	0.98	2.31	22	6.01	12.84	9.93	0.64	1.38	C16
结直肠	Colon-rectum	55	9.50	31.12	26.27	1.17	2.92	42	11.48	24.51	20.44	0.90	2.35	C18-21
肝脏	Liver	97	16.75	54.89	43.21	3.09	4.24	40	10.93	23.34	19.41	0.85	2.19	C22
胆囊	Gallbladder etc.	3	0.52	1.70	1.57	0.04	0.13	4	1.09	2.33	1.31	0.06	0.06	C23-24
胰腺	Pancreas	3	0.52	1.70	1.41	0.03	0.03	7	1.91	4.09	3.09	0.14	0.14	C25
喉	Larynx	4	0.69	2.26	1.88	0.15	0.30	0	0.00	0.00	0.00	0.00	0.00	C32
肺	Lung	135	23.32	76.40	63.68	3.32	7.55	42	11.48	24.51	18.57	1.08	2.16	C33-34
其他胸腔器官	Other thoracic organs	0	0.00	0.00	0.00	0.00	0.00	1	0.27	0.58	0.42	0.03	0.03	C37-38
骨	Bone	3	0.52	1.70	1.43	0.03	0.12	2	0.55	1.17	0.94	0.04	0.13	C40-41
皮肤黑色素瘤	Melanoma of skin	1	0.17	0.57	0.43	0.05	0.05	2	0.55	1.17	0.87	0.03	0.12	C43
乳腺	Breast	1	0.17	0.57	0.57	0.00	0.14	46	12.57	26.85	19.29	1.58	2.04	C50
子宫颈	Cervix	-	-	-	-	-	-	22	6.01	12.84	9.24	0.75	0.75	C53
子宫体	Uterus	-	-	-	-	-	-	12	3.28	7.00	5.22	0.51	0.59	C54-55
卵巢	Ovary	-	-	-	-	-	-	12	3.28	7.00	5.41	0.52	0.52	C56
前列腺	Prostate	6	1.04	3.40	2.99	0.17	0.45	-	-	-	-	-	-	C61
睾丸	Testis	1	0.17	0.57	1.34	0.07	0.07	-	-	-	-	-	-	C62
肾	Kidney	8	1.38	4.53	3.66	0.20	0.43	5	1.37	2.92	3.47	0.18	0.41	C64-66,68
膀胱	Bladder	12	2.07	6.79	5.81	0.28	0.89	1	0.27	0.58	0.51	0.00	0.09	C67
脑	Brain	16	2.76	9.05	8.91	0.53	1.05	15	4.10	8.75	6.62	0.43	0.60	C70-C72,D32-33,D42-43
甲状腺	Thyroid	6	1.04	3.40	2.70	0.19	0.33	16	4.37	9.34	7.73	0.59	0.59	C73
淋巴瘤	Lymphoma	17	2.94	9.62	7.53	0.53	0.79	8	2.19	4.67	3.55	0.23	0.52	C81-85,88,90,96
白血病	Leukemia	12	2.07	6.79	5.82	0.24	0.70	11	3.01	6.42	7.08	0.51	0.59	C91-95, D45-47
其他	Other	15	2.59	8.49	7.24	0.38	0.64	16	4.37	9.34	7.64	0.41	0.81	O&U
所有部位合计	All sites	579	100.00	327.65	273.96	14.89	31.32	366	100.00	213.60	168.27	10.30	17.80	All
所有部位除外皮肤	All sites exc. C44	573	98.96	324.26	271.13	14.70	31.13	364	99.45	212.44	167.45	10.30	17.80	All sites exc. C44
死亡 Mortality														
口腔	Oral cavity & pharynx	13	2.80	7.36	6.11	0.41	0.73	2	1.00	1.17	0.93	0.03	0.12	C00-10,C12-14
鼻咽	Nasopharynx	9	1.94	5.09	3.95	0.37	0.46	2	1.00	1.17	0.93	0.12	0.12	C11
食管	Esophagus	89	19.14	50.36	43.62	1.46	5.27	24	12.00	14.01	9.54	0.43	0.75	C15
胃	Stomach	37	7.96	20.94	17.73	0.58	1.79	19	9.50	11.09	9.02	0.42	1.17	C16
结直肠	Colon-rectum	29	6.24	16.41	15.56	0.62	1.83	21	10.50	12.26	10.31	0.36	1.02	C18-21
肝脏	Liver	102	21.94	57.72	45.69	3.21	5.16	28	14.00	16.34	13.49	0.48	1.56	C22
胆囊	Gallbladder etc.	5	1.08	2.83	2.48	0.08	0.17	2	1.00	1.17	0.52	0.00	0.00	C23-24
胰腺	Pancreas	6	1.29	3.40	2.96	0.09	0.32	6	3.00	3.50	2.71	0.09	0.23	C25
喉	Larynx	1	0.22	0.57	0.45	0.06	0.06	0	0.00	0.00	0.00	0.00	0.00	C32
肺	Lung	110	23.66	62.25	53.98	1.83	6.65	40	20.00	23.34	17.50	0.84	2.23	C33-34
其他胸腔器官	Other thoracic organs	0	0.00	0.00	0.00	0.00	0.00	0	0.00	0.00	0.00	0.00	0.00	C37-38
骨	Bone	3	0.65	1.70	1.45	0.11	0.25	0	0.00	0.00	0.00	0.00	0.00	C40-41
皮肤黑色素瘤	Melanoma of skin	0	0.00	0.00	0.00	0.00	0.00	0	0.00	0.00	0.00	0.00	0.00	C43
乳腺	Breast	0	0.00	0.00	0.00	0.00	0.00	16	8.00	9.34	6.96	0.54	0.77	C50
子宫颈	Cervix	-	-	-	-	-	-	7	3.50	4.09	3.09	0.27	0.27	C53
子宫体	Uterus	-	-	-	-	-	-	1	0.50	0.58	0.51	0.00	0.09	C54-55
卵巢	Ovary	-	-	-	-	-	-	6	3.00	3.50	2.66	0.29	0.29	C56
前列腺	Prostate	8	1.72	4.53	4.32	0.11	0.20	-	-	-	-	-	-	C61
睾丸	Testis	1	0.22	0.57	0.64	0.00	0.00	-	-	-	-	-	-	C62
肾	Kidney	2	0.43	1.13	0.98	0.06	0.14	0	0.00	0.00	0.00	0.00	0.00	C64-66,68
膀胱	Bladder	1	0.22	0.57	0.50	0.00	0.00	2	1.00	1.17	0.52	0.00	0.00	C67
脑	Brain	12	2.58	6.79	6.46	0.46	0.60	7	3.50	4.09	2.71	0.18	0.18	C70-C72,D32-33,D42-43
甲状腺	Thyroid	1	0.22	0.57	0.45	0.06	0.06	1	0.50	0.58	0.57	0.00	0.14	C73
淋巴瘤	Lymphoma	14	3.01	7.92	6.67	0.36	0.62	4	2.00	2.33	2.85	0.12	0.35	C81-85,88,90,96
白血病	Leukemia	8	1.72	4.53	3.84	0.20	0.43	6	3.00	3.50	3.62	0.26	0.34	C91-95, D45-47
其他	Other	14	3.01	7.92	7.68	0.39	0.89	6	3.00	3.50	2.99	0.14	0.29	O&U
所有部位合计	All sites	465	100.00	263.14	225.52	10.47	25.63	200	100.00	116.72	91.41	4.57	9.90	All
所有部位除外皮肤	All sites exc. C44	463	99.57	262.01	224.63	10.36	25.52	199	99.50	116.14	91.10	4.57	9.90	All sites exc. C44

附表 3-149 莆田市涵江区 2015 年癌症发病和死亡主要指标
Appendix Table 3-149　Incidence and mortality of cancer in Hanjiang Qu，Putian Shi,2015

部位 Sites		男性 Male						女性 Female						ICD10
		病例数 No. cases	构成比 Freq./%	粗率 Crude rate/ 100000⁻¹	世标率 ASR world/ 100000⁻¹	累积率 Cum. Rate/% 0~64	0~74	病例数 No. cases	构成比 Freq./%	粗率 Crude rate/ 100000⁻¹	世标率 ASR world/ 100000⁻¹	累积率 Cum. Rate/% 0~64	0~74	
发病 Incidence														
口腔	Oral cavity & pharynx	13	1.45	5.90	3.88	0.26	0.50	4	0.73	1.79	1.09	0.07	0.12	C00-10,C12-14
鼻咽	Nasopharynx	22	2.45	9.99	6.63	0.43	0.86	8	1.47	3.58	2.59	0.15	0.21	C11
食管	Esophagus	98	10.90	44.51	28.28	1.59	3.47	50	9.16	22.40	12.19	0.46	1.67	C15
胃	Stomach	258	28.70	117.17	76.91	4.39	10.22	100	18.32	44.81	26.31	1.27	3.53	C16
结直肠	Colon-rectum	74	8.23	33.61	21.91	1.14	2.87	55	10.07	24.64	16.12	0.71	2.25	C18-21
肝脏	Liver	162	18.02	73.57	50.40	3.61	5.60	51	9.34	22.85	14.34	0.97	1.64	C22
胆囊	Gallbladder etc.	2	0.22	0.91	0.53	0.03	0.03	5	0.92	2.24	1.34	0.09	0.18	C23-24
胰腺	Pancreas	14	1.56	6.36	4.60	0.13	0.72	12	2.20	5.38	3.05	0.12	0.38	C25
喉	Larynx	0	0.00	0.00	0.00	0.00	0.00	1	0.18	0.45	0.27	0.03	0.03	C32
肺	Lung	136	15.13	61.76	40.89	2.19	5.19	62	11.36	27.78	16.46	1.00	2.01	C33-34
其他胸腔器官	Other thoracic organs	1	0.11	0.45	0.37	0.00	0.09	2	0.37	0.90	0.59	0.05	0.05	C37-38
骨	Bone	5	0.56	2.27	2.02	0.11	0.22	3	0.55	1.34	1.23	0.08	0.08	C40-41
皮肤黑色素瘤	Melanoma of skin	0	0.00	0.00	0.00	0.00	0.00	0	0.00	0.00	0.00	0.00	0.00	C43
乳腺	Breast	0	0.00	0.00	0.00	0.00	0.00	54	9.89	24.20	16.93	1.27	1.71	C50
子宫颈	Cervix	–	–	–	–	–	–	8	1.47	3.58	2.35	0.23	0.23	C53
子宫体	Uterus	–	–	–	–	–	–	27	4.95	12.10	7.55	0.65	0.71	C54-55
卵巢	Ovary	–	–	–	–	–	–	7	1.28	3.14	2.15	0.17	0.17	C56
前列腺	Prostate	16	1.78	7.27	5.08	0.10	0.87	–	–	–	–	–	–	C61
睾丸	Testis	2	0.22	0.91	0.63	0.06	0.06	–	–	–	–	–	–	C62
肾	Kidney	8	0.89	3.63	3.46	0.25	0.34	4	0.73	1.79	0.96	0.09	0.09	C64-66,68
膀胱	Bladder	13	1.45	5.90	4.14	0.29	0.49	5	0.92	2.24	2.00	0.08	0.26	C67
脑	Brain	12	1.33	5.45	3.38	0.26	0.38	12	2.20	5.38	3.70	0.25	0.33	C70-C72,D32-33,D42-43
甲状腺	Thyroid	10	1.11	4.54	3.23	0.21	0.40	32	5.86	14.34	10.21	0.85	0.97	C73
淋巴瘤	Lymphoma	12	1.33	5.45	3.88	0.31	0.46	5	0.92	2.24	1.90	0.15	0.15	C81-85,88,90,96
白血病	Leukemia	13	1.45	5.90	5.28	0.42	0.42	7	1.28	3.14	2.69	0.20	0.20	C91-95,D45-47
其他	Other	28	3.11	12.72	8.26	0.43	0.99	32	5.86	14.34	8.90	0.59	0.94	O&U
所有部位合计	All sites	899	100.00	408.28	273.75	16.22	34.18	546	100.00	244.64	154.92	9.54	17.92	All
所有部位除外皮肤	All sites exc. C44	896	99.67	406.92	272.82	16.19	34.05	542	99.27	242.85	153.80	9.46	17.84	All sites exc. C44
死亡 Mortality														
口腔	Oral cavity & pharynx	3	0.52	1.36	1.05	0.03	0.18	2	0.65	0.90	0.66	0.03	0.08	C00-10,C12-14
鼻咽	Nasopharynx	11	1.89	5.00	3.14	0.22	0.33	5	1.62	2.24	1.59	0.09	0.20	C11
食管	Esophagus	86	14.80	39.06	25.85	0.95	3.45	34	11.00	15.23	8.37	0.14	1.29	C15
胃	Stomach	152	26.16	69.03	44.90	1.71	5.84	69	22.33	30.92	17.31	0.79	2.10	C16
结直肠	Colon-rectum	35	6.02	15.90	9.89	0.41	1.14	29	9.39	12.99	7.26	0.30	0.88	C18-21
肝脏	Liver	124	21.34	56.31	39.27	2.64	4.75	49	15.86	21.95	12.08	0.63	1.29	C22
胆囊	Gallbladder etc.	1	0.17	0.45	0.28	0.03	0.03	3	0.97	1.34	0.82	0.00	0.15	C23-24
胰腺	Pancreas	9	1.55	4.09	2.69	0.06	0.30	8	2.59	3.58	1.83	0.06	0.21	C25
喉	Larynx	0	0.00	0.00	0.00	0.00	0.00	0	0.00	0.00	0.00	0.00	0.00	C32
肺	Lung	107	18.42	48.59	31.64	1.44	4.07	32	10.36	14.34	8.11	0.42	0.89	C33-34
其他胸腔器官	Other thoracic organs	0	0.00	0.00	0.00	0.00	0.00	0	0.00	0.00	0.00	0.00	0.00	C37-38
骨	Bone	2	0.34	0.91	0.61	0.03	0.09	1	0.32	0.45	0.27	0.03	0.03	C40-41
皮肤黑色素瘤	Melanoma of skin	0	0.00	0.00	0.00	0.00	0.00	0	0.00	0.00	0.00	0.00	0.00	C43
乳腺	Breast	0	0.00	0.00	0.00	0.00	0.00	11	3.56	4.93	3.05	0.17	0.38	C50
子宫颈	Cervix	–	–	–	–	–	–	3	0.97	1.34	0.90	0.09	0.09	C53
子宫体	Uterus	–	–	–	–	–	–	9	2.91	4.03	2.58	0.18	0.33	C54-55
卵巢	Ovary	–	–	–	–	–	–	2	0.65	0.90	0.58	0.06	0.06	C56
前列腺	Prostate	5	0.86	2.27	1.49	0.00	0.15	–	–	–	–	–	–	C61
睾丸	Testis	1	0.17	0.45	0.19	0.00	0.00	–	–	–	–	–	–	C62
肾	Kidney	0	0.00	0.00	0.00	0.00	0.00	0	0.00	0.00	0.00	0.00	0.00	C64-66,68
膀胱	Bladder	5	0.86	2.27	1.28	0.07	0.07	2	0.65	0.90	1.27	0.05	0.13	C67
脑	Brain	12	2.07	5.45	3.48	0.20	0.44	14	4.53	6.27	3.77	0.31	0.39	C70-C72,D32-33,D42-43
甲状腺	Thyroid	0	0.00	0.00	0.00	0.00	0.00	0	0.00	0.00	0.00	0.00	0.00	C73
淋巴瘤	Lymphoma	2	0.34	0.91	0.56	0.07	0.07	0	0.00	0.00	0.00	0.00	0.00	C81-85,88,90,96
白血病	Leukemia	2	0.34	0.91	0.88	0.06	0.06	4	1.29	1.79	1.51	0.05	0.10	C91-95,D45-47
其他	Other	24	4.13	10.90	6.85	0.33	0.85	32	10.36	14.34	8.87	0.29	0.99	O&U
所有部位合计	All sites	581	100.00	263.86	174.06	8.26	21.83	309	100.00	138.45	80.83	3.66	9.61	All
所有部位除外皮肤	All sites exc. C44	580	99.83	263.41	173.88	8.26	21.83	308	99.68	138.00	80.72	3.66	9.61	All sites exc. C44

附表 3-150　永安市 2015 年癌症发病和死亡主要指标

Appendix Table 3-150　Incidence and mortality of cancer in Yongan Shi,2015

部位 Sites		男性 Male						女性 Female						ICD10
		病例数 No. cases	构成比 Freq. /%	粗率 Crude rate/ 100 000⁻¹	世标率 ASR world/ 100 000⁻¹	累积率 Cum. Rate/%		病例数 No. cases	构成比 Freq. /%	粗率 Crude rate/ 100 000⁻¹	世标率 ASR world/ 100 000⁻¹	累积率 Cum. Rate/%		
						0~64	0~74					0~64	0~74	
发病 Incidence														
口腔	Oral cavity & pharynx	8	2.09	4.68	2.87	0.27	0.27	4	1.31	2.49	1.45	0.12	0.12	C00-10,C12-14
鼻咽	Nasopharynx	9	2.35	5.27	3.59	0.22	0.48	6	1.97	3.74	2.67	0.29	0.29	C11
食管	Esophagus	25	6.53	14.63	9.01	0.51	1.12	10	3.28	6.23	3.93	0.12	0.62	C15
胃	Stomach	43	11.23	25.16	15.80	0.99	2.07	29	9.51	18.06	10.40	0.55	1.14	C16
结直肠	Colon-rectum	46	12.01	26.92	16.48	1.11	1.74	34	11.15	21.18	12.14	0.70	1.31	C18-21
肝脏	Liver	56	14.62	32.77	21.62	1.37	2.79	15	4.92	9.34	5.47	0.26	0.63	C22
胆囊	Gallbladder etc.	3	0.78	1.76	0.88	0.03	0.03	7	2.30	4.36	2.96	0.20	0.40	C23-24
胰腺	Pancreas	5	1.31	2.93	1.83	0.05	0.23	7	2.30	4.36	2.71	0.09	0.40	C25
喉	Larynx	5	1.31	2.93	2.23	0.21	0.29	0	0.00	0.00	0.00	0.00	0.00	C32
肺	Lung	95	24.80	55.59	36.47	1.82	5.10	46	15.08	28.65	18.11	1.16	2.25	C33-34
其他胸腔器官	Other thoracic organs	3	0.78	1.76	1.16	0.09	0.19	2	0.66	1.25	0.81	0.03	0.14	C37-38
骨	Bone	0	0.00	0.00	0.00	0.00	0.00	2	0.66	1.25	0.91	0.09	0.09	C40-41
皮肤黑色素瘤	Melanoma of skin	0	0.00	0.00	0.00	0.00	0.00	1	0.33	0.62	0.44	0.06	0.06	C43
乳腺	Breast	1	0.26	0.59	0.33	0.03	0.03	45	14.75	28.03	17.99	1.56	1.84	C50
子宫颈	Cervix	–	–	–	–	–	–	38	12.46	23.67	16.20	1.37	1.85	C53
子宫体	Uterus	–	–	–	–	–	–	10	3.28	6.23	4.00	0.29	0.50	C54-55
卵巢	Ovary	–	–	–	–	–	–	8	2.62	4.98	3.34	0.25	0.36	C56
前列腺	Prostate	12	3.13	7.02	3.90	0.00	0.53	–	–	–	–	–	–	C61
睾丸	Testis	1	0.26	0.59	1.08	0.06	0.06	–	–	–	–	–	–	C62
肾	Kidney	11	2.87	6.44	4.80	0.32	0.73	2	0.66	1.25	1.42	0.09	0.09	C64-66,68
膀胱	Bladder	9	2.35	5.27	3.08	0.22	0.30	4	1.31	2.49	1.42	0.04	0.13	C67
脑	Brain	11	2.87	6.44	4.46	0.34	0.60	3	0.98	1.87	1.02	0.09	0.09	C70-C72,D32-33,D42-43
甲状腺	Thyroid	5	1.31	2.93	1.82	0.10	0.20	10	3.28	6.23	4.74	0.36	0.47	C73
淋巴瘤	Lymphoma	14	3.66	8.19	6.24	0.37	0.64	5	1.64	3.11	2.08	0.15	0.24	C81-85,88,90,96
白血病	Leukemia	12	3.13	7.02	5.51	0.28	0.53	8	2.62	4.98	4.99	0.36	0.36	C91-95, D45-47
其他	Other	9	2.35	5.27	3.61	0.27	0.56	9	2.95	5.61	4.40	0.17	0.46	O&U
所有部位合计	All sites	383	100.00	224.11	146.79	8.63	18.46	305	100.00	189.99	123.05	8.40	13.83	All
所有部位除外皮肤	All sites exc. C44	382	99.74	223.52	146.31	8.57	18.40	302	99.02	188.12	122.15	8.40	13.74	All sites exc. C44
死亡 Mortality														
口腔	Oral cavity & pharynx	5	1.41	2.93	1.82	0.18	0.18	3	1.70	1.87	1.08	0.04	0.15	C00-10,C12-14
鼻咽	Nasopharynx	3	0.85	1.76	1.53	0.11	0.11	3	1.70	1.87	1.11	0.03	0.12	C11
食管	Esophagus	29	8.17	16.97	10.76	0.70	1.33	6	3.41	3.74	2.01	0.09	0.20	C15
胃	Stomach	43	12.11	25.16	15.64	0.67	1.96	28	15.91	17.44	9.49	0.49	1.02	C16
结直肠	Colon-rectum	38	10.70	22.23	12.16	0.71	1.07	17	9.66	10.59	5.64	0.23	0.52	C18-21
肝脏	Liver	71	20.00	41.54	26.58	1.60	3.13	17	9.66	10.59	6.14	0.23	0.71	C22
胆囊	Gallbladder etc.	4	1.13	2.34	1.21	0.00	0.08	5	2.84	3.11	2.20	0.20	0.31	C23-24
胰腺	Pancreas	6	1.69	3.51	2.30	0.06	0.34	7	3.98	4.36	2.82	0.06	0.48	C25
喉	Larynx	2	0.56	1.17	0.62	0.00	0.10	0	0.00	0.00	0.00	0.00	0.00	C32
肺	Lung	107	30.14	62.61	37.08	1.64	4.71	30	17.05	18.69	11.18	0.46	1.48	C33-34
其他胸腔器官	Other thoracic organs	0	0.00	0.00	0.00	0.00	0.00	0	0.00	0.00	0.00	0.00	0.00	C37-38
骨	Bone	3	0.85	1.76	0.93	0.03	0.03	0	0.00	0.00	0.00	0.00	0.00	C40-41
皮肤黑色素瘤	Melanoma of skin	0	0.00	0.00	0.00	0.00	0.00	0	0.00	0.00	0.00	0.00	0.00	C43
乳腺	Breast	0	0.00	0.00	0.00	0.00	0.00	11	6.25	6.85	4.60	0.36	0.56	C50
子宫颈	Cervix	–	–	–	–	–	–	8	4.55	4.98	3.25	0.27	0.38	C53
子宫体	Uterus	–	–	–	–	–	–	11	6.25	6.85	4.61	0.15	0.77	C54-55
卵巢	Ovary	–	–	–	–	–	–	2	1.14	1.25	1.03	0.06	0.15	C56
前列腺	Prostate	7	1.97	4.10	2.11	0.00	0.30	–	–	–	–	–	–	C61
睾丸	Testis	0	0.00	0.00	0.00	0.00	0.00	–	–	–	–	–	–	C62
肾	Kidney	4	1.13	2.34	1.60	0.13	0.22	1	0.57	0.62	0.19	0.00	0.00	C64-66,68
膀胱	Bladder	3	0.85	1.76	0.74	0.00	0.00	1	0.57	0.62	0.23	0.00	0.00	C67
脑	Brain	6	1.69	3.51	3.09	0.19	0.27	1	0.57	0.62	0.19	0.00	0.00	C70-C72,D32-33,D42-43
甲状腺	Thyroid	1	0.28	0.59	0.19	0.00	0.00	0	0.00	0.00	0.00	0.00	0.00	C73
淋巴瘤	Lymphoma	11	3.10	6.44	4.57	0.30	0.48	8	4.55	4.98	2.87	0.10	0.28	C81-85,88,90,96
白血病	Leukemia	3	0.85	1.76	1.22	0.06	0.16	4	2.27	2.49	1.62	0.16	0.16	C91-95, D45-47
其他	Other	9	2.54	5.27	3.06	0.18	0.38	13	7.39	8.10	5.71	0.27	0.56	O&U
所有部位合计	All sites	355	100.00	207.72	127.20	6.51	14.84	176	100.00	109.63	65.95	3.22	7.83	All
所有部位除外皮肤	All sites exc. C44	354	99.72	207.14	127.01	6.51	14.84	175	99.43	109.01	65.76	3.22	7.83	All sites exc. C44

附表 3-151　惠安县 2015 年癌症发病和死亡主要指标
Appendix Table 3-151　Incidence and mortality of cancer in Huian Xian, 2015

部位 Sites		男性 Male						女性 Female						ICD10
		病例数 No. cases	构成比 Freq. /%	粗率 Crude rate/ 100 000^-1	世标率 ASR world/ 100 000^-1	累积率 Cum. Rate/% 0~64	0~74	病例数 No. cases	构成比 Freq. /%	粗率 Crude rate/ 100 000^-1	世标率 ASR world/ 100 000^-1	累积率 Cum. Rate/% 0~64	0~74	
发病 Incidence														
口腔	Oral cavity & pharynx	26	2.14	6.62	6.18	0.49	0.79	12	2.05	3.07	2.36	0.11	0.36	C00-10,C12-14
鼻咽	Nasopharynx	25	2.06	6.36	5.74	0.44	0.67	10	1.71	2.56	1.90	0.18	0.18	C11
食管	Esophagus	288	23.74	73.29	67.27	4.47	8.37	113	19.32	28.92	16.84	0.53	2.01	C15
胃	Stomach	109	8.99	27.74	24.82	1.57	2.84	38	6.50	9.72	6.26	0.29	0.64	C16
结直肠	Colon-rectum	80	6.60	20.36	18.52	0.84	2.08	51	8.72	13.05	9.20	0.37	1.16	C18-21
肝脏	Liver	253	20.86	64.38	57.74	3.80	7.26	58	9.91	14.84	10.76	0.67	1.31	C22
胆囊	Gallbladder etc.	10	0.82	2.54	2.19	0.19	0.24	7	1.20	1.79	1.26	0.06	0.16	C23-24
胰腺	Pancreas	12	0.99	3.05	3.16	0.17	0.53	5	0.85	1.28	1.04	0.05	0.16	C25
喉	Larynx	20	1.65	5.09	5.08	0.33	0.71	1	0.17	0.26	0.25	0.00	0.04	C32
肺	Lung	256	21.10	65.15	63.50	3.42	9.21	81	13.85	20.73	15.03	0.86	1.90	C33-34
其他胸腔器官	Other thoracic organs	2	0.16	0.51	0.57	0.03	0.11	0	0.00	0.00	0.00	0.00	0.00	C37-38
骨	Bone	5	0.41	1.27	1.06	0.11	0.11	4	0.68	1.02	1.09	0.04	0.08	C40-41
皮肤黑色素瘤	Melanoma of skin	1	0.08	0.25	0.18	0.02	0.02	2	0.34	0.51	0.36	0.00	0.06	C43
乳腺	Breast	0	0.00	0.00	0.00	0.00	0.00	50	8.55	12.80	9.57	0.90	1.00	C50
子宫颈	Cervix	–	–	–	–	–	–	28	4.79	7.17	5.17	0.47	0.47	C53
子宫体	Uterus	–	–	–	–	–	–	20	3.42	5.12	4.04	0.31	0.54	C54-55
卵巢	Ovary	–	–	–	–	–	–	16	2.74	4.09	2.87	0.24	0.28	C56
前列腺	Prostate	7	0.58	1.78	1.79	0.00	0.22	–	–	–	–	–	–	C61
睾丸	Testis	1	0.08	0.25	0.22	0.02	0.02	–	–	–	–	–	–	C62
肾	Kidney	6	0.49	1.53	1.36	0.06	0.14	4	0.68	1.02	0.82	0.10	0.10	C64-66,68
膀胱	Bladder	10	0.82	2.54	2.21	0.17	0.17	2	0.34	0.51	0.29	0.02	0.02	C67
脑	Brain	20	1.65	5.09	4.18	0.24	0.46	23	3.93	5.89	4.80	0.31	0.53	C70-C72,D32-33,D42-43
甲状腺	Thyroid	5	0.41	1.27	0.88	0.07	0.07	12	2.05	3.07	2.43	0.16	0.26	C73
淋巴瘤	Lymphoma	31	2.56	7.89	6.85	0.55	0.79	17	2.91	4.35	3.01	0.22	0.28	C81-85,88,90,96
白血病	Leukemia	25	2.06	6.36	7.20	0.41	0.57	21	3.59	5.37	4.73	0.29	0.42	C91-95, D45-47
其他	Other	21	1.73	5.34	4.75	0.31	0.44	10	1.71	2.56	1.66	0.08	0.18	O&U
所有部位合计	All sites	1213	100.00	308.68	285.43	17.69	35.84	585	100.00	149.70	105.73	6.27	12.16	All
所有部位除外皮肤	All sites exc. C44	1210	99.75	307.92	284.88	17.64	35.79	578	98.80	147.91	104.64	6.21	12.06	All sites exc. C44
死亡 Mortality														
口腔	Oral cavity & pharynx	20	1.88	5.09	4.42	0.37	0.45	5	1.18	1.28	0.94	0.03	0.15	C00-10,C12-14
鼻咽	Nasopharynx	21	1.97	5.34	4.86	0.30	0.55	5	1.18	1.28	1.09	0.08	0.12	C11
食管	Esophagus	299	28.05	76.09	68.69	4.40	7.86	111	26.12	28.41	15.90	0.40	1.79	C15
胃	Stomach	98	9.19	24.94	23.38	1.01	2.98	41	9.65	10.49	7.28	0.30	0.88	C16
结直肠	Colon-rectum	48	4.50	12.21	11.59	0.41	1.38	36	8.47	9.21	6.01	0.21	0.72	C18-21
肝脏	Liver	215	20.17	54.71	48.07	3.28	5.69	52	12.24	13.31	9.64	0.56	1.16	C22
胆囊	Gallbladder etc.	9	0.84	2.29	1.95	0.16	0.24	1	0.24	0.26	0.07	0.00	0.00	C23-24
胰腺	Pancreas	11	1.03	2.80	2.57	0.22	0.27	7	1.65	1.79	1.50	0.05	0.24	C25
喉	Larynx	11	1.03	2.80	3.04	0.15	0.51	1	0.24	0.26	0.07	0.00	0.00	C32
肺	Lung	235	22.05	59.80	57.17	2.92	7.78	58	13.65	14.84	9.65	0.44	1.14	C33-34
其他胸腔器官	Other thoracic organs	2	0.19	0.51	0.41	0.04	0.04	0	0.00	0.00	0.00	0.00	0.00	C37-38
骨	Bone	6	0.56	1.53	1.33	0.15	0.15	3	0.71	0.77	0.41	0.02	0.02	C40-41
皮肤黑色素瘤	Melanoma of skin	0	0.00	0.00	0.00	0.00	0.00	1	0.24	0.26	0.08	0.00	0.00	C43
乳腺	Breast	1	0.09	0.25	0.22	0.02	0.02	21	4.94	5.37	3.63	0.28	0.41	C50
子宫颈	Cervix	–	–	–	–	–	–	9	2.12	2.30	1.74	0.16	0.16	C53
子宫体	Uterus	–	–	–	–	–	–	13	3.06	3.33	2.39	0.21	0.25	C54-55
卵巢	Ovary	–	–	–	–	–	–	7	1.65	1.79	1.04	0.04	0.11	C56
前列腺	Prostate	5	0.47	1.27	1.06	0.00	0.00	–	–	–	–	–	–	C61
睾丸	Testis	1	0.09	0.25	0.18	0.01	0.01	–	–	–	–	–	–	C62
肾	Kidney	6	0.56	1.53	1.63	0.03	0.25	1	0.24	0.26	0.21	0.03	0.03	C64-66,68
膀胱	Bladder	7	0.66	1.78	1.76	0.03	0.21	1	0.24	0.26	0.12	0.00	0.00	C67
脑	Brain	16	1.50	4.07	3.48	0.22	0.37	18	4.24	4.61	3.55	0.19	0.44	C70-C72,D32-33,D42-43
甲状腺	Thyroid	0	0.00	0.00	0.00	0.00	0.00	2	0.47	0.51	0.50	0.00	0.10	C73
淋巴瘤	Lymphoma	33	3.10	8.40	7.51	0.50	0.88	15	3.53	3.84	2.70	0.16	0.29	C81-85,88,90,96
白血病	Leukemia	11	1.03	2.80	3.18	0.15	0.34	8	1.88	2.05	1.81	0.08	0.27	C91-95, D45-47
其他	Other	11	1.03	2.80	2.58	0.17	0.17	9	2.12	2.30	1.46	0.10	0.14	O&U
所有部位合计	All sites	1066	100.00	271.27	249.07	14.53	30.16	425	100.00	108.76	71.78	3.34	8.41	All
所有部位除外皮肤	All sites exc. C44	1063	99.72	270.51	248.51	14.49	30.12	422	99.29	107.99	71.42	3.32	8.39	All sites exc. C44

部位 Sites		男性 Male						女性 Female						ICD10
		病例数 No. cases	构成比 Freq. /%	粗率 Crude rate/ 100 000⁻¹	世标率 ASR world/ 100 000⁻¹	累积率 Cum. Rate/%		病例数 No. cases	构成比 Freq. /%	粗率 Crude rate/ 100 000⁻¹	世标率 ASR world/ 100 000⁻¹	累积率 Cum. Rate/%		
						0~64	0~74					0~64	0~74	
发病 Incidence														
口腔	Oral cavity & pharynx	3	1.10	2.88	1.56	0.09	0.09	0	0.00	0.00	0.00	0.00	0.00	C00-10,C12-14
鼻咽	Nasopharynx	4	1.47	3.84	3.21	0.15	0.49	1	0.64	0.99	0.71	0.06	0.06	C11
食管	Esophagus	25	9.19	24.03	16.24	0.69	2.13	16	10.26	15.84	10.71	0.15	1.50	C15
胃	Stomach	44	16.18	42.29	30.46	1.17	4.35	16	10.26	15.84	10.92	0.50	1.56	C16
结直肠	Colon-rectum	31	11.40	29.80	20.36	0.96	2.49	15	9.62	14.85	9.76	0.52	1.43	C18-21
肝脏	Liver	42	15.44	40.37	28.58	2.33	3.52	15	9.62	14.85	9.25	0.36	1.08	C22
胆囊	Gallbladder etc.	1	0.37	0.96	0.50	0.00	0.00	1	0.64	0.99	0.75	0.00	0.19	C23-24
胰腺	Pancreas	5	1.84	4.81	2.92	0.15	0.15	1	0.64	0.99	0.31	0.00	0.00	C25
喉	Larynx	3	1.10	2.88	2.33	0.14	0.14	0	0.00	0.00	0.00	0.00	0.00	C32
肺	Lung	63	23.16	60.55	42.47	2.49	5.36	16	10.26	15.84	9.49	0.47	1.00	C33-34
其他胸腔器官	Other thoracic organs	0	0.00	0.00	0.00	0.00	0.00	0	0.00	0.00	0.00	0.00	0.00	C37-38
骨	Bone	2	0.74	1.92	1.07	0.07	0.07	2	1.28	1.98	1.72	0.10	0.25	C40-41
皮肤黑色素瘤	Melanoma of skin	0	0.00	0.00	0.00	0.00	0.00	0	0.00	0.00	0.00	0.00	0.00	C43
乳腺	Breast	2	0.74	1.92	1.42	0.00	0.15	19	12.18	18.81	13.39	1.10	1.44	C50
子宫颈	Cervix	–	–	–	–	–	–	12	7.69	11.88	8.15	0.79	0.79	C53
子宫体	Uterus	–	–	–	–	–	–	5	3.21	4.95	3.53	0.26	0.42	C54-55
卵巢	Ovary	–	–	–	–	–	–	7	4.49	6.93	5.08	0.33	0.67	C56
前列腺	Prostate	10	3.68	9.61	6.93	0.25	1.14	–	–	–	–	–	–	C61
睾丸	Testis	0	0.00	0.00	0.00	0.00	0.00	–	–	–	–	–	–	C62
肾	Kidney	4	1.47	3.84	3.33	0.23	0.23	0	0.00	0.00	0.00	0.00	0.00	C64-66,68
膀胱	Bladder	6	2.21	5.77	3.62	0.16	0.35	2	1.28	1.98	0.93	0.06	0.06	C67
脑	Brain	2	0.74	1.92	1.16	0.13	0.13	6	3.85	5.94	4.21	0.36	0.54	C70-C72,D32-33,D42-43
甲状腺	Thyroid	1	0.37	0.96	0.57	0.07	0.07	2	1.28	1.98	1.64	0.06	0.22	C73
淋巴瘤	Lymphoma	12	4.41	11.53	8.10	0.39	1.06	5	3.21	4.95	3.15	0.22	0.41	C81-85,88,90,96
白血病	Leukemia	6	2.21	5.77	4.72	0.31	0.50	3	1.92	2.97	1.81	0.17	0.17	C91-95, D45-47
其他	Other	6	2.21	5.77	4.40	0.26	0.45	12	7.69	11.88	8.64	0.71	0.71	O&U
所有部位合计	All sites	272	100.00	261.44	183.97	10.06	22.89	156	100.00	154.47	104.16	6.22	12.49	All
所有部位除外皮肤	All sites exc. C44	270	99.26	259.51	182.66	9.99	22.63	153	98.08	151.50	102.50	6.08	12.35	All sites exc. C44
死亡 Mortality														
口腔	Oral cavity & pharynx	0	0.00	0.00	0.00	0.00	0.00	0	0.00	0.00	0.00	0.00	0.00	C00-10,C12-14
鼻咽	Nasopharynx	4	1.71	3.84	2.91	0.13	0.47	1	0.89	0.99	0.71	0.06	0.06	C11
食管	Esophagus	27	11.54	25.95	17.93	0.74	2.49	15	13.39	14.85	7.75	0.19	0.51	C15
胃	Stomach	43	18.38	41.33	29.88	1.45	3.96	11	9.82	10.89	6.90	0.12	0.97	C16
结直肠	Colon-rectum	14	5.98	13.46	8.07	0.31	0.65	8	7.14	7.92	3.83	0.06	0.25	C18-21
肝脏	Liver	39	16.67	37.49	27.17	1.92	3.30	14	12.50	13.86	8.63	0.17	1.26	C22
胆囊	Gallbladder etc.	0	0.00	0.00	0.00	0.00	0.00	1	0.89	0.99	0.61	0.08	0.08	C23-24
胰腺	Pancreas	2	0.85	1.92	1.07	0.05	0.05	2	1.79	1.98	1.15	0.06	0.06	C25
喉	Larynx	1	0.43	0.96	0.99	0.00	0.00	0	0.00	0.00	0.00	0.00	0.00	C32
肺	Lung	72	30.77	69.20	48.80	2.88	6.09	18	16.07	17.82	11.85	0.62	1.46	C33-34
其他胸腔器官	Other thoracic organs	0	0.00	0.00	0.00	0.00	0.00	0	0.00	0.00	0.00	0.00	0.00	C37-38
骨	Bone	6	2.56	5.77	3.99	0.10	0.65	3	2.68	2.97	1.86	0.08	0.23	C40-41
皮肤黑色素瘤	Melanoma of skin	0	0.00	0.00	0.00	0.00	0.00	1	0.89	0.99	0.60	0.05	0.05	C43
乳腺	Breast	2	0.85	1.92	1.42	0.00	0.15	9	8.04	8.91	6.09	0.37	0.71	C50
子宫颈	Cervix	–	–	–	–	–	–	4	3.57	3.96	2.45	0.25	0.25	C53
子宫体	Uterus	–	–	–	–	–	–	3	2.68	2.97	1.99	0.22	0.22	C54-55
卵巢	Ovary	–	–	–	–	–	–	4	3.57	3.96	3.24	0.08	0.58	C56
前列腺	Prostate	2	0.85	1.92	1.24	0.00	0.18	–	–	–	–	–	–	C61
睾丸	Testis	0	0.00	0.00	0.00	0.00	0.00	–	–	–	–	–	–	C62
肾	Kidney	1	0.43	0.96	0.57	0.05	0.05	0	0.00	0.00	0.00	0.00	0.00	C64-66,68
膀胱	Bladder	1	0.43	0.96	0.57	0.05	0.05	1	0.89	0.99	0.45	0.00	0.00	C67
脑	Brain	3	1.28	2.88	1.83	0.20	0.20	7	6.25	6.93	5.11	0.33	0.65	C70-C72,D32-33,D42-43
甲状腺	Thyroid	1	0.43	0.96	0.78	0.10	0.10	0	0.00	0.00	0.00	0.00	0.00	C73
淋巴瘤	Lymphoma	2	0.85	1.92	1.34	0.00	0.15	2	1.79	1.98	1.72	0.18	0.18	C81-85,88,90,96
白血病	Leukemia	1	0.43	0.96	0.77	0.05	0.05	1	0.89	0.99	0.42	0.00	0.00	C91-95, D45-47
其他	Other	13	5.56	12.50	9.84	0.38	1.18	7	6.25	6.93	4.32	0.15	0.49	O&U
所有部位合计	All sites	234	100.00	224.91	159.16	8.40	19.75	112	100.00	110.90	69.68	3.07	8.00	All
所有部位除外皮肤	All sites exc. C44	230	98.29	221.07	156.44	8.33	19.34	111	99.11	109.91	68.93	3.07	7.81	All sites exc. C44

附表 3-153　龙岩市新罗区 2015 年癌症发病和死亡主要指标
Appendix Table 3-153　Incidence and mortality of cancer in Xinluo Qu，Longyan Shi,2015

部位 Sites	男性 Male						女性 Female						ICD10
	病例数 No. cases	构成比 Freq./%	粗率 Crude rate/ 100 000⁻¹	世标率 ASR world/ 100 000⁻¹	累积率 Cum. Rate/% 0~64	0~74	病例数 No. cases	构成比 Freq./%	粗率 Crude rate/ 100 000⁻¹	世标率 ASR world/ 100 000⁻¹	累积率 Cum. Rate/% 0~64	0~74	
发病 Incidence													
口腔 Oral cavity & pharynx	7	1.30	2.73	1.84	0.12	0.24	3	0.54	1.19	0.81	0.06	0.13	C00-10,C12-14
鼻咽 Nasopharynx	18	3.35	7.03	4.85	0.46	0.46	7	1.26	2.77	2.02	0.12	0.25	C11
食管 Esophagus	13	2.42	5.07	3.40	0.21	0.42	3	0.54	1.19	0.59	0.00	0.07	C15
胃 Stomach	63	11.71	24.59	15.46	0.96	1.75	30	5.42	11.86	7.88	0.44	0.99	C16
结直肠 Colon-rectum	75	13.94	29.28	18.33	1.23	1.91	73	13.18	28.87	17.78	1.05	2.06	C18-21
肝脏 Liver	48	8.92	18.74	12.57	0.92	1.60	13	2.35	5.14	2.73	0.14	0.27	C22
胆囊 Gallbladder etc.	5	0.93	1.95	0.89	0.00	0.07	4	0.72	1.58	0.94	0.04	0.09	C23-24
胰腺 Pancreas	13	2.42	5.07	3.04	0.11	0.35	4	0.72	1.58	0.82	0.05	0.05	C25
喉 Larynx	7	1.30	2.73	1.76	0.14	0.19	0	0.00	0.00	0.00	0.00	0.00	C32
肺 Lung	126	23.42	49.18	32.73	1.86	4.56	56	10.11	22.14	14.36	0.84	1.72	C33-34
其他胸腔器官 Other thoracic organs	2	0.37	0.78	0.47	0.00	0.05	3	0.54	1.19	0.95	0.10	0.10	C37-38
骨 Bone	2	0.37	0.78	0.41	0.02	0.02	1	0.18	0.40	0.28	0.03	0.03	C40-41
皮肤黑色素瘤 Melanoma of skin	0	0.00	0.00	0.00	0.00	0.00	3	0.54	1.19	0.62	0.00	0.06	C43
乳腺 Breast	0	0.00	0.00	0.00	0.00	0.00	102	18.41	40.33	27.71	2.24	3.05	C50
子宫颈 Cervix	–	–	–	–	–	–	36	6.50	14.24	9.15	0.73	0.95	C53
子宫体 Uterus	–	–	–	–	–	–	18	3.25	7.12	5.09	0.41	0.59	C54-55
卵巢 Ovary	–	–	–	–	–	–	10	1.81	3.95	3.33	0.23	0.30	C56
前列腺 Prostate	31	5.76	12.10	7.29	0.23	0.90	–	–	–	–	–	–	C61
睾丸 Testis	5	0.93	1.95	2.46	0.14	0.14	–	–	–	–	–	–	C62
肾 Kidney	10	1.86	3.90	2.48	0.18	0.18	6	1.08	2.37	1.43	0.13	0.13	C64-66,68
膀胱 Bladder	14	2.60	5.46	3.43	0.19	0.44	4	0.72	1.58	0.68	0.04	0.04	C67
脑 Brain	10	1.86	3.90	3.92	0.26	0.33	10	1.81	3.95	2.60	0.22	0.27	C70-C72,D32-33,D42-43
甲状腺 Thyroid	24	4.46	9.37	6.38	0.53	0.71	106	19.13	41.92	29.48	2.54	2.72	C73
淋巴瘤 Lymphoma	18	3.35	7.03	5.06	0.32	0.67	14	2.53	5.54	3.70	0.23	0.37	C81-85,88,90,96
白血病 Leukemia	22	4.09	8.59	6.15	0.41	0.53	11	1.99	4.35	3.22	0.19	0.31	C91-95, D45-47
其他 Other	25	4.65	9.76	6.40	0.33	0.79	37	6.68	14.63	9.49	0.56	1.24	O&U
所有部位合计 All sites	538	100.00	210.00	139.31	8.62	16.30	554	100.00	219.07	145.66	10.37	15.80	All
所有部位除外皮肤 All sites exc. C44	534	99.26	208.44	138.32	8.60	16.22	544	98.19	215.12	142.88	10.27	15.31	All sites exc. C44
死亡 Mortality													
口腔 Oral cavity & pharynx	8	1.38	3.12	2.03	0.12	0.25	2	0.83	0.79	0.38	0.03	0.03	C00-10,C12-14
鼻咽 Nasopharynx	13	2.25	5.07	3.53	0.24	0.46	7	2.92	2.77	2.12	0.11	0.30	C11
食管 Esophagus	24	4.15	9.37	5.72	0.29	0.62	4	1.67	1.58	0.76	0.00	0.07	C15
胃 Stomach	77	13.32	30.06	17.94	0.60	2.26	26	10.83	10.28	5.55	0.32	0.52	C16
结直肠 Colon-rectum	51	8.82	19.91	12.75	0.54	1.66	30	12.50	11.86	6.98	0.35	0.72	C18-21
肝脏 Liver	80	13.84	31.23	19.97	1.03	2.54	21	8.75	8.30	4.63	0.20	0.54	C22
胆囊 Gallbladder etc.	13	2.25	5.07	2.88	0.07	0.37	3	1.25	1.19	0.59	0.00	0.07	C23-24
胰腺 Pancreas	11	1.90	4.29	2.54	0.09	0.24	7	2.92	2.77	1.57	0.07	0.21	C25
喉 Larynx	6	1.04	2.34	1.47	0.12	0.18	1	0.42	0.40	0.12	0.00	0.00	C32
肺 Lung	195	33.74	76.12	46.75	1.98	5.62	41	17.08	16.21	9.07	0.35	0.95	C33-34
其他胸腔器官 Other thoracic organs	1	0.17	0.39	0.31	0.03	0.03	0	0.00	0.00	0.00	0.00	0.00	C37-38
骨 Bone	3	0.52	1.17	0.78	0.00	0.10	3	1.25	1.19	0.68	0.06	0.06	C40-41
皮肤黑色素瘤 Melanoma of skin	0	0.00	0.00	0.00	0.00	0.00	1	0.42	0.40	0.34	0.00	0.06	C43
乳腺 Breast	0	0.00	0.00	0.00	0.00	0.00	20	8.33	7.91	5.21	0.38	0.55	C50
子宫颈 Cervix	–	–	–	–	–	–	17	7.08	6.72	3.83	0.23	0.35	C53
子宫体 Uterus	–	–	–	–	–	–	6	2.50	2.37	1.58	0.11	0.18	C54-55
卵巢 Ovary	–	–	–	–	–	–	11	4.58	4.35	3.15	0.26	0.39	C56
前列腺 Prostate	23	3.98	8.98	4.82	0.00	0.25	–	–	–	–	–	–	C61
睾丸 Testis	1	0.17	0.39	0.15	0.00	0.00	–	–	–	–	–	–	C62
肾 Kidney	3	0.52	1.17	0.69	0.06	0.06	4	1.67	1.58	0.85	0.03	0.11	C64-66,68
膀胱 Bladder	4	0.69	1.56	0.79	0.00	0.07	0	0.00	0.00	0.00	0.00	0.00	C67
脑 Brain	9	1.56	3.51	2.84	0.13	0.36	6	2.50	2.37	1.65	0.10	0.21	C70-C72,D32-33,D42-43
甲状腺 Thyroid	1	0.17	0.39	0.26	0.00	0.07	1	0.42	0.40	0.26	0.02	0.02	C73
淋巴瘤 Lymphoma	20	3.46	7.81	5.07	0.35	0.66	7	2.92	2.77	1.62	0.10	0.17	C81-85,88,90,96
白血病 Leukemia	16	2.77	6.25	5.73	0.37	0.44	11	4.58	4.35	3.47	0.22	0.28	C91-95, D45-47
其他 Other	19	3.29	7.42	4.39	0.13	0.46	11	4.58	4.35	2.98	0.09	0.28	O&U
所有部位合计 All sites	578	100.00	225.61	141.40	6.13	16.70	240	100.00	94.90	57.41	3.04	6.08	All
所有部位除外皮肤 All sites exc. C44	575	99.48	224.44	140.64	6.06	16.63	240	100.00	94.90	57.41	3.04	6.08	All sites exc. C44

部位 Sites		男性 Male						女性 Female						ICD10
		病例数 No. cases	构成比 Freq. /%	粗率 Crude rate/ $100\,000^{-1}$	世标率 ASR world/ $100\,000^{-1}$	累积率 Cum. Rate/%		病例数 No. cases	构成比 Freq. /%	粗率 Crude rate/ $100\,000^{-1}$	世标率 ASR world/ $100\,000^{-1}$	累积率 Cum. Rate/%		
						0~64	0~74					0~64	0~74	
发病 Incidence														
口腔	Oral cavity & pharynx	20	2.54	7.63	6.13	0.42	0.70	5	1.14	2.07	1.38	0.05	0.12	C00-10,C12-14
鼻咽	Nasopharynx	20	2.54	7.63	5.83	0.51	0.58	12	2.73	4.98	3.79	0.26	0.51	C11
食管	Esophagus	60	7.61	22.89	18.59	1.28	2.26	9	2.05	3.73	2.14	0.07	0.20	C15
胃	Stomach	72	9.14	27.46	21.94	1.04	2.69	29	6.61	12.03	7.13	0.30	0.66	C16
结直肠	Colon-rectum	112	14.21	42.72	34.04	1.88	4.21	55	12.53	22.82	14.31	0.77	1.49	C18-21
肝脏	Liver	123	15.61	46.92	37.53	2.30	4.71	31	7.06	12.86	9.42	0.36	1.32	C22
胆囊	Gallbladder etc.	11	1.40	4.20	3.23	0.08	0.32	12	2.73	4.98	2.72	0.14	0.23	C23-24
胰腺	Pancreas	7	0.89	2.67	2.21	0.05	0.38	6	1.37	2.49	1.37	0.06	0.15	C25
喉	Larynx	10	1.27	3.81	3.21	0.15	0.44	1	0.23	0.41	0.18	0.00	0.00	C32
肺	Lung	216	27.41	82.39	65.56	3.68	8.17	59	13.44	24.48	15.89	0.74	1.71	C33-34
其他胸腔器官	Other thoracic organs	2	0.25	0.76	0.55	0.05	0.05	0	0.00	0.00	0.00	0.00	0.00	C37-38
骨	Bone	4	0.51	1.53	1.24	0.00	0.26	4	0.91	1.66	1.14	0.05	0.14	C40-41
皮肤黑素瘤	Melanoma of skin	3	0.38	1.14	0.97	0.11	0.11	2	0.46	0.83	0.69	0.02	0.09	C43
乳腺	Breast	1	0.13	0.38	0.30	0.02	0.02	50	11.39	20.75	15.33	1.36	1.49	C50
子宫颈	Cervix	–	–	–	–	–	–	31	7.06	12.86	9.75	0.80	1.03	C53
子宫体	Uterus	–	–	–	–	–	–	20	4.56	8.30	6.05	0.47	0.70	C54-55
卵巢	Ovary	–	–	–	–	–	–	5	1.14	2.07	1.69	0.05	0.29	C56
前列腺	Prostate	17	2.16	6.48	4.87	0.09	0.59	–	–	–	–	–	–	C61
睾丸	Testis	1	0.13	0.38	0.30	0.02	0.02	–	–	–	–	–	–	C62
肾	Kidney	7	0.89	2.67	1.85	0.09	0.18	3	0.68	1.24	0.75	0.07	0.07	C64-66,68
膀胱	Bladder	13	1.65	4.96	3.48	0.09	0.30	4	0.91	1.66	0.85	0.00	0.09	C67
脑	Brain	14	1.78	5.34	3.83	0.21	0.38	13	2.96	5.39	4.33	0.37	0.37	C70-C72, D32-33, D42-43
甲状腺	Thyroid	11	1.40	4.20	3.01	0.26	0.26	31	7.06	12.86	9.35	0.89	0.89	C73
淋巴瘤	Lymphoma	15	1.90	5.72	4.78	0.24	0.52	9	2.05	3.73	3.03	0.22	0.31	C81-85,88,90,96
白血病	Leukemia	21	2.66	8.01	7.63	0.41	0.63	13	2.96	5.39	4.91	0.31	0.55	C91-95, D45-47
其他	Other	28	3.55	10.68	8.48	0.52	0.98	35	7.97	14.52	9.06	0.45	0.89	O&U
所有部位合计	All sites	788	100.00	300.57	239.57	13.51	28.78	439	100.00	182.15	125.27	7.79	13.29	All
所有部位除外皮肤	All sites exc. C44	785	99.62	299.43	238.71	13.47	28.74	425	96.81	176.34	122.44	7.69	13.10	All sites exc. C44
死亡 Mortality														
口腔	Oral cavity & pharynx	11	1.79	4.20	3.46	0.25	0.38	3	1.15	1.24	0.90	0.02	0.09	C00-10,C12-14
鼻咽	Nasopharynx	18	2.92	6.87	5.27	0.41	0.54	7	2.67	2.90	2.10	0.18	0.27	C11
食管	Esophagus	47	7.63	17.93	14.55	1.15	1.83	4	1.53	1.66	1.01	0.04	0.11	C15
胃	Stomach	47	7.63	17.93	13.96	0.72	1.68	22	8.40	9.13	5.37	0.09	0.65	C16
结直肠	Colon-rectum	70	11.36	26.70	20.53	1.13	2.37	34	12.98	14.11	8.43	0.30	0.86	C18-21
肝脏	Liver	118	19.16	45.01	35.66	2.08	4.31	30	11.45	12.45	9.04	0.33	1.28	C22
胆囊	Gallbladder etc.	11	1.79	4.20	3.21	0.14	0.21	7	2.67	2.90	1.66	0.08	0.17	C23-24
胰腺	Pancreas	8	1.30	3.05	2.36	0.03	0.36	5	1.91	2.07	1.11	0.04	0.13	C25
喉	Larynx	5	0.81	1.91	1.44	0.08	0.15	0	0.00	0.00	0.00	0.00	0.00	C32
肺	Lung	194	31.49	74.00	58.71	3.15	7.16	58	22.14	24.06	15.27	0.64	1.70	C33-34
其他胸腔器官	Other thoracic organs	3	0.49	1.14	0.94	0.10	0.10	0	0.00	0.00	0.00	0.00	0.00	C37-38
骨	Bone	6	0.97	2.29	1.84	0.07	0.33	0	0.00	0.00	0.00	0.00	0.00	C40-41
皮肤黑素瘤	Melanoma of skin	1	0.16	0.38	0.31	0.04	0.04	3	1.15	1.24	0.82	0.02	0.09	C43
乳腺	Breast	0	0.00	0.00	0.00	0.00	0.00	16	6.11	6.64	4.88	0.46	0.46	C50
子宫颈	Cervix	–	–	–	–	–	–	13	4.96	5.39	4.17	0.35	0.49	C53
子宫体	Uterus	–	–	–	–	–	–	11	4.20	4.56	3.17	0.12	0.43	C54-55
卵巢	Ovary	–	–	–	–	–	–	3	1.15	1.24	1.06	0.03	0.19	C56
前列腺	Prostate	11	1.79	4.20	3.04	0.00	0.30	–	–	–	–	–	–	C61
睾丸	Testis	0	0.00	0.00	0.00	0.00	0.00	–	–	–	–	–	–	C62
肾	Kidney	4	0.65	1.53	1.17	0.04	0.13	0	0.00	0.00	0.00	0.00	0.00	C64-66,68
膀胱	Bladder	8	1.30	3.05	2.25	0.00	0.17	2	0.76	0.83	0.27	0.00	0.00	C67
脑	Brain	12	1.95	4.58	3.32	0.19	0.19	11	4.20	4.56	3.10	0.18	0.31	C70-C72, D32-33, D42-43
甲状腺	Thyroid	2	0.32	0.76	0.50	0.03	0.03	3	1.15	1.24	0.90	0.09	0.09	C73
淋巴瘤	Lymphoma	9	1.46	3.43	3.39	0.14	0.36	5	1.91	2.07	1.53	0.06	0.24	C81-85,88,90,96
白血病	Leukemia	11	1.79	4.20	3.20	0.21	0.39	8	3.05	3.32	2.73	0.15	0.33	C91-95, D45-47
其他	Other	20	3.25	7.63	5.93	0.33	0.66	17	6.49	7.05	4.71	0.29	0.51	O&U
所有部位合计	All sites	616	100.00	234.96	185.03	10.31	21.67	262	100.00	108.71	72.23	3.48	8.40	All
所有部位除外皮肤	All sites exc. C44	614	99.68	234.20	184.42	10.28	21.64	258	98.47	107.05	71.42	3.44	8.35	All sites exc. C44

附表 3-155 南昌市湾里区 2015 年癌症发病和死亡主要指标

Appendix Table 3-155 Incidence and mortality of cancer in Wanli Qu, Nanchang Shi, 2015

部位 Sites		男性 Male						女性 Female						ICD10
		病例数 No. cases	构成比 Freq./%	粗率 Crude rate/ 100 000^{-1}	世标率 ASR world/ 100 000^{-1}	累积率 Cum. Rate/% 0~64	0~74	病例数 No. cases	构成比 Freq./%	粗率 Crude rate/ 100 000^{-1}	世标率 ASR world/ 100 000^{-1}	累积率 Cum. Rate/% 0~64	0~74	
发病 Incidence														
口腔	Oral cavity & pharynx	0	0.00	0.00	0.00	0.00	0.00	0	0.00	0.00	0.00	0.00	0.00	C00-10,C12-14
鼻咽	Nasopharynx	0	0.00	0.00	0.00	0.00	0.00	0	0.00	0.00	0.00	0.00	0.00	C11
食管	Esophagus	2	2.67	5.87	6.55	0.00	1.64	2	3.45	6.54	6.81	0.00	0.65	C15
胃	Stomach	11	14.67	32.31	28.44	1.23	4.50	5	8.62	16.36	14.63	0.93	1.58	C16
结直肠	Colon-rectum	8	10.67	23.50	19.32	1.41	1.41	10	17.24	32.71	32.31	1.02	4.47	C18-21
肝脏	Liver	12	16.00	35.25	34.95	2.03	4.45	2	3.45	6.54	2.80	0.00	0.00	C22
胆囊	Gallbladder etc.	4	5.33	11.75	9.76	0.95	0.95	1	1.72	3.27	3.39	0.00	0.85	C23-24
胰腺	Pancreas	0	0.00	0.00	0.00	0.00	0.00	0	0.00	0.00	0.00	0.00	0.00	C25
喉	Larynx	2	2.67	5.87	5.52	0.29	0.82	0	0.00	0.00	0.00	0.00	0.00	C32
肺	Lung	26	34.67	76.37	66.42	3.07	9.31	9	15.52	29.44	19.50	0.63	2.12	C33-34
其他胸腔器官	Other thoracic organs	1	1.33	2.94	3.87	0.22	0.22	1	1.72	3.27	3.14	0.26	0.26	C37-38
骨	Bone	0	0.00	0.00	0.00	0.00	0.00	1	1.72	3.27	2.18	0.27	0.27	C40-41
皮肤黑色素瘤	Melanoma of skin	0	0.00	0.00	0.00	0.00	0.00	0	0.00	0.00	0.00	0.00	0.00	C43
乳腺	Breast	0	0.00	0.00	0.00	0.00	0.00	11	18.97	35.98	32.92	2.97	3.62	C50
子宫颈	Cervix	–	–	–	–	–	–	4	6.90	13.09	10.94	1.12	1.12	C53
子宫体	Uterus	–	–	–	–	–	–	1	1.72	3.27	3.14	0.26	0.26	C54-55
卵巢	Ovary	–	–	–	–	–	–	1	1.72	3.27	3.14	0.26	0.26	C56
前列腺	Prostate	2	2.67	5.87	4.22	0.34	0.34	–	–	–	–	–	–	C61
睾丸	Testis	0	0.00	0.00	0.00	0.00	0.00	–	–	–	–	–	–	C62
肾	Kidney	0	0.00	0.00	0.00	0.00	0.00	1	1.72	3.27	3.17	0.32	0.32	C64-66,68
膀胱	Bladder	2	2.67	5.87	5.58	0.29	1.11	0	0.00	0.00	0.00	0.00	0.00	C67
脑	Brain	0	0.00	0.00	0.00	0.00	0.00	2	3.45	6.54	4.42	0.35	0.35	C70-C72,D32-33,D42-43
甲状腺	Thyroid	1	1.33	2.94	3.22	0.00	0.54	3	5.17	9.81	8.12	0.77	0.77	C73
淋巴瘤	Lymphoma	1	1.33	2.94	3.23	0.32	0.32	2	3.45	6.54	4.01	0.35	0.35	C81-85,88,90,96
白血病	Leukemia	1	1.33	2.94	3.23	0.32	0.32	0	0.00	0.00	0.00	0.00	0.00	C91-95, D45-47
其他	Other	2	2.67	5.87	4.41	0.25	0.25	2	3.45	6.54	5.00	0.63	0.63	O&U
所有部位合计	All sites	75	100.00	220.31	198.73	10.71	26.17	58	100.00	189.73	159.62	10.14	17.88	All
所有部位除外皮肤	All sites exc. C44	75	100.00	220.31	198.73	10.71	26.17	57	98.28	186.46	157.44	9.86	17.61	All sites exc. C44
死亡 Mortality														
口腔	Oral cavity & pharynx	0	0.00	0.00	0.00	0.00	0.00	0	0.00	0.00	0.00	0.00	0.00	C00-10,C12-14
鼻咽	Nasopharynx	1	1.82	2.94	3.27	0.00	0.82	0	0.00	0.00	0.00	0.00	0.00	C11
食管	Esophagus	3	5.45	8.81	9.82	0.00	2.45	0	0.00	0.00	0.00	0.00	0.00	C15
胃	Stomach	4	7.27	11.75	9.26	0.26	0.79	1	3.23	3.27	3.17	0.32	0.32	C16
结直肠	Colon-rectum	2	3.64	5.87	2.95	0.00	0.00	12	38.71	39.26	27.02	0.77	1.62	C18-21
肝脏	Liver	14	25.45	41.12	38.22	2.56	3.63	2	6.45	6.54	2.80	0.00	0.00	C22
胆囊	Gallbladder etc.	0	0.00	0.00	0.00	0.00	0.00	1	3.23	3.27	2.18	0.27	0.27	C23-24
胰腺	Pancreas	0	0.00	0.00	0.00	0.00	0.00	1	3.23	3.27	3.39	0.00	0.85	C25
喉	Larynx	1	1.82	2.94	3.22	0.00	0.54	0	0.00	0.00	0.00	0.00	0.00	C32
肺	Lung	29	52.73	85.19	68.29	3.02	7.37	8	25.81	26.17	17.25	0.32	1.81	C33-34
其他胸腔器官	Other thoracic organs	0	0.00	0.00	0.00	0.00	0.00	0	0.00	0.00	0.00	0.00	0.00	C37-38
骨	Bone	0	0.00	0.00	0.00	0.00	0.00	0	0.00	0.00	0.00	0.00	0.00	C40-41
皮肤黑色素瘤	Melanoma of skin	0	0.00	0.00	0.00	0.00	0.00	0	0.00	0.00	0.00	0.00	0.00	C43
乳腺	Breast	0	0.00	0.00	0.00	0.00	0.00	1	3.23	3.27	3.14	0.26	0.26	C50
子宫颈	Cervix	–	–	–	–	–	–	1	3.23	3.27	2.18	0.27	0.27	C53
子宫体	Uterus	–	–	–	–	–	–	0	0.00	0.00	0.00	0.00	0.00	C54-55
卵巢	Ovary	–	–	–	–	–	–	0	0.00	0.00	0.00	0.00	0.00	C56
前列腺	Prostate	0	0.00	0.00	0.00	0.00	0.00	–	–	–	–	–	–	C61
睾丸	Testis	0	0.00	0.00	0.00	0.00	0.00	–	–	–	–	–	–	C62
肾	Kidney	0	0.00	0.00	0.00	0.00	0.00	0	0.00	0.00	0.00	0.00	0.00	C64-66,68
膀胱	Bladder	1	1.82	2.94	3.22	0.00	0.54	0	0.00	0.00	0.00	0.00	0.00	C67
脑	Brain	0	0.00	0.00	0.00	0.00	0.00	1	3.23	3.27	1.61	0.00	0.00	C70-C72,D32-33,D42-43
甲状腺	Thyroid	0	0.00	0.00	0.00	0.00	0.00	0	0.00	0.00	0.00	0.00	0.00	C73
淋巴瘤	Lymphoma	0	0.00	0.00	0.00	0.00	0.00	1	3.23	3.27	2.82	0.35	0.35	C81-85,88,90,96
白血病	Leukemia	0	0.00	0.00	0.00	0.00	0.00	1	3.23	3.27	2.18	0.27	0.27	C91-95, D45-47
其他	Other	0	0.00	0.00	0.00	0.00	0.00	1	3.23	3.27	2.82	0.35	0.35	O&U
所有部位合计	All sites	55	100.00	161.56	138.24	5.84	16.14	31	100.00	101.41	70.56	3.19	6.38	All
所有部位除外皮肤	All sites exc. C44	55	100.00	161.56	138.24	5.84	16.14	31	100.00	101.41	70.56	3.19	6.38	All sites exc. C44

部位 Sites	男性 Male						女性 Female						ICD10
	病例数 No. cases	构成比 Freq. /%	粗率 Crude rate/ $100\,000^{-1}$	世标率 ASR world/ $100\,000^{-1}$	累积率 Cum. Rate/% 0~64	0~74	病例数 No. cases	构成比 Freq. /%	粗率 Crude rate/ $100\,000^{-1}$	世标率 ASR world/ $100\,000^{-1}$	累积率 Cum. Rate/% 0~64	0~74	
发病 Incidence													
口腔 Oral cavity & pharynx	3	0.35	0.86	0.61	0.04	0.04	2	0.43	0.63	0.45	0.05	0.05	C00-10, C12-14
鼻咽 Nasopharynx	10	1.17	2.87	2.79	0.15	0.26	7	1.49	2.20	1.52	0.10	0.10	C11
食管 Esophagus	33	3.86	9.47	9.00	0.29	1.18	13	2.77	4.08	3.16	0.06	0.31	C15
胃 Stomach	175	20.44	50.22	44.43	1.90	5.37	88	18.76	27.62	22.13	1.16	2.38	C16
结直肠 Colon-rectum	64	7.48	18.37	17.03	0.75	2.01	35	7.46	10.99	8.51	0.45	0.96	C18-21
肝脏 Liver	204	23.83	58.54	51.77	2.68	5.41	73	15.57	22.91	17.26	0.75	1.46	C22
胆囊 Gallbladder etc.	7	0.82	2.01	1.73	0.05	0.18	6	1.28	1.88	1.50	0.05	0.18	C23-24
胰腺 Pancreas	10	1.17	2.87	2.40	0.16	0.23	5	1.07	1.57	1.18	0.03	0.09	C25
喉 Larynx	5	0.58	1.43	1.24	0.08	0.14	2	0.43	0.63	0.29	0.00	0.00	C32
肺 Lung	240	28.04	68.87	60.33	2.13	7.42	96	20.47	30.13	23.86	0.95	2.64	C33-34
其他胸腔器官 Other thoracic organs	2	0.23	0.57	0.54	0.00	0.14	0	0.00	0.00	0.00	0.00	0.00	C37-38
骨 Bone	13	1.52	3.73	3.53	0.17	0.47	4	0.85	1.26	1.04	0.06	0.06	C40-41
皮肤黑色素瘤 Melanoma of skin	1	0.12	0.29	0.19	0.00	0.00	0	0.00	0.00	0.00	0.00	0.00	C43
乳腺 Breast	3	0.35	0.86	0.80	0.04	0.10	30	6.40	9.42	7.23	0.69	0.69	C50
子宫颈 Cervix	–	–	–	–	–	–	26	5.54	8.16	6.56	0.51	0.75	C53
子宫体 Uterus	–	–	–	–	–	–	27	5.76	8.48	7.16	0.60	0.66	C54-55
卵巢 Ovary	–	–	–	–	–	–	2	0.43	0.63	0.70	0.05	0.05	C56
前列腺 Prostate	11	1.29	3.16	3.22	0.00	0.56	–	–	–	–	–	–	C61
睾丸 Testis	0	0.00	0.00	0.00	0.00	0.00	–	–	–	–	–	–	C62
肾 Kidney	7	0.82	2.01	1.93	0.12	0.32	5	1.07	1.57	1.94	0.07	0.07	C64-66,68
膀胱 Bladder	13	1.52	3.73	3.09	0.08	0.26	2	0.43	0.63	0.29	0.00	0.00	C67
脑 Brain	13	1.52	3.73	3.35	0.16	0.35	16	3.41	5.02	4.13	0.17	0.40	C70-C72, D32-33, D42-43
甲状腺 Thyroid	2	0.23	0.57	0.41	0.03	0.03	3	0.64	0.94	0.67	0.02	0.02	C73
淋巴瘤 Lymphoma	4	0.47	1.15	1.10	0.09	0.15	2	0.43	0.63	0.48	0.03	0.03	C81-85,88,90,96
白血病 Leukemia	15	1.75	4.30	4.31	0.25	0.25	13	2.77	4.08	4.50	0.24	0.35	C91-95, D45-47
其他 Other	21	2.45	6.03	5.20	0.29	0.67	12	2.56	3.77	3.24	0.11	0.29	O&U
所有部位合计 All sites	856	100.00	245.65	219.00	9.46	25.51	469	100.00	147.22	117.80	6.16	11.63	All
所有部位除外皮肤 All sites exc. C44	854	99.77	245.08	218.58	9.41	25.47	467	99.57	146.59	117.22	6.16	11.57	All sites exc. C44
死亡 Mortality													
口腔 Oral cavity & pharynx	3	0.50	0.86	0.75	0.04	0.11	1	0.31	0.31	0.23	0.02	0.02	C00-10, C12-14
鼻咽 Nasopharynx	6	1.00	1.72	1.52	0.08	0.21	6	1.88	1.88	1.61	0.19	0.19	C11
食管 Esophagus	25	4.15	7.17	6.52	0.11	0.71	10	3.13	3.14	2.58	0.02	0.25	C15
胃 Stomach	104	17.28	29.85	26.17	0.95	2.92	67	21.00	21.03	15.72	0.88	1.66	C16
结直肠 Colon-rectum	32	5.32	9.18	8.01	0.41	0.70	25	7.84	7.85	6.46	0.27	0.76	C18-21
肝脏 Liver	157	26.08	45.06	38.69	2.48	3.82	48	15.05	15.07	11.41	0.51	0.94	C22
胆囊 Gallbladder etc.	3	0.50	0.86	0.75	0.02	0.15	2	0.63	0.63	0.42	0.03	0.03	C23-24
胰腺 Pancreas	10	1.66	2.87	2.70	0.08	0.33	2	0.63	0.63	0.32	0.00	0.00	C25
喉 Larynx	6	1.00	1.72	1.43	0.06	0.18	1	0.31	0.31	0.15	0.00	0.00	C32
肺 Lung	194	32.23	55.67	49.23	1.34	5.61	78	24.45	24.48	20.17	0.67	2.28	C33-34
其他胸腔器官 Other thoracic organs	0	0.00	0.00	0.00	0.00	0.00	0	0.00	0.00	0.00	0.00	0.00	C37-38
骨 Bone	6	1.00	1.72	1.51	0.06	0.25	5	1.57	1.57	1.28	0.11	0.18	C40-41
皮肤黑色素瘤 Melanoma of skin	0	0.00	0.00	0.00	0.00	0.00	0	0.00	0.00	0.00	0.00	0.00	C43
乳腺 Breast	1	0.17	0.29	0.33	0.00	0.06	13	4.08	4.08	3.49	0.18	0.41	C50
子宫颈 Cervix	–	–	–	–	–	–	15	4.70	4.71	3.88	0.22	0.39	C53
子宫体 Uterus	–	–	–	–	–	–	12	3.76	3.77	3.09	0.21	0.26	C54-55
卵巢 Ovary	–	–	–	–	–	–	1	0.31	0.31	0.23	0.02	0.02	C56
前列腺 Prostate	7	1.16	2.01	1.55	0.04	0.10	–	–	–	–	–	–	C61
睾丸 Testis	0	0.00	0.00	0.00	0.00	0.00	–	–	–	–	–	–	C62
肾 Kidney	4	0.66	1.15	1.13	0.03	0.22	3	0.94	0.94	0.52	0.00	0.00	C64-66,68
膀胱 Bladder	9	1.50	2.58	2.46	0.03	0.15	1	0.31	0.31	0.15	0.00	0.00	C67
脑 Brain	8	1.33	2.30	1.94	0.05	0.18	8	2.51	2.51	1.98	0.09	0.09	C70-C72, D32-33, D42-43
甲状腺 Thyroid	0	0.00	0.00	0.00	0.00	0.00	2	0.63	0.63	0.48	0.04	0.04	C73
淋巴瘤 Lymphoma	2	0.33	0.57	0.58	0.04	0.04	0	0.00	0.00	0.00	0.00	0.00	C81-85,88,90,96
白血病 Leukemia	9	1.50	2.58	2.31	0.15	0.20	9	2.82	2.83	2.71	0.18	0.23	C91-95, D45-47
其他 Other	16	2.66	4.59	4.01	0.13	0.51	10	3.13	3.14	2.53	0.15	0.28	O&U
所有部位合计 All sites	602	100.00	172.76	151.59	6.10	16.45	319	100.00	100.13	79.40	3.78	8.05	All
所有部位除外皮肤 All sites exc. C44	598	99.34	171.61	150.82	6.08	16.43	318	99.69	99.82	79.12	3.78	7.98	All sites exc. C44

部位 Sites		男性 Male						女性 Female						ICD10
		病例数 No. cases	构成比 Freq. /%	粗率 Crude rate/ 100 000⁻¹	世标率 ASR world/ 100 000⁻¹	累积率 Cum. Rate/% 0~64	0~74	病例数 No. cases	构成比 Freq. /%	粗率 Crude rate/ 100 000⁻¹	世标率 ASR world/ 100 000⁻¹	累积率 Cum. Rate/% 0~64	0~74	
发病 Incidence														
口腔	Oral cavity & pharynx	7	2.19	4.88	2.80	0.15	0.45	6	2.32	4.11	2.29	0.14	0.34	C00-10,C12-14
鼻咽	Nasopharynx	5	1.56	3.48	2.02	0.13	0.22	3	1.16	2.06	1.39	0.13	0.13	C11
食管	Esophagus	8	2.50	5.57	3.45	0.05	0.59	2	0.77	1.37	0.95	0.07	0.17	C15
胃	Stomach	35	10.94	24.38	14.27	0.80	1.88	14	5.41	9.60	5.37	0.32	0.68	C16
结直肠	Colon-rectum	44	13.75	30.65	18.79	1.08	2.32	33	12.74	22.62	15.15	0.84	2.06	C18-21
肝脏	Liver	37	11.56	25.77	14.06	0.76	1.50	15	5.79	10.28	6.14	0.30	0.73	C22
胆囊	Gallbladder etc.	2	0.63	1.39	1.01	0.04	0.13	2	0.77	1.37	0.91	0.07	0.07	C23-24
胰腺	Pancreas	10	3.13	6.97	4.13	0.16	0.51	11	4.25	7.54	3.90	0.09	0.55	C25
喉	Larynx	6	1.88	4.18	2.40	0.10	0.27	0	0.00	0.00	0.00	0.00	0.00	C32
肺	Lung	96	30.00	66.87	41.42	2.54	5.54	45	17.37	30.85	17.83	1.05	2.17	C33-34
其他胸腔器官	Other thoracic organs	0	0.00	0.00	0.00	0.00	0.00	1	0.39	0.69	0.39	0.05	0.05	C37-38
骨	Bone	0	0.00	0.00	0.00	0.00	0.00	0	0.00	0.00	0.00	0.00	0.00	C40-41
皮肤黑色素瘤	Melanoma of skin	0	0.00	0.00	0.00	0.00	0.00	0	0.00	0.00	0.00	0.00	0.00	C43
乳腺	Breast	2	0.63	1.39	0.95	0.09	0.09	46	17.76	31.53	21.50	1.77	2.39	C50
子宫颈	Cervix	–	–	–	–	–	–	28	10.81	19.19	12.81	1.09	1.25	C53
子宫体	Uterus	–	–	–	–	–	–	5	1.93	3.43	2.25	0.19	0.27	C54-55
卵巢	Ovary	–	–	–	–	–	–	9	3.47	6.17	3.62	0.26	0.34	C56
前列腺	Prostate	10	3.13	6.97	3.79	0.19	0.19	–	–	–	–	–	–	C61
睾丸	Testis	0	0.00	0.00	0.00	0.00	0.00	–	–	–	–	–	–	C62
肾	Kidney	6	1.88	4.18	3.91	0.19	0.37	6	2.32	4.11	2.35	0.07	0.33	C64-66,68
膀胱	Bladder	9	2.81	6.27	3.53	0.09	0.45	3	1.16	2.06	1.46	0.11	0.19	C67
脑	Brain	9	2.81	6.27	4.95	0.28	0.45	6	2.32	4.11	2.30	0.15	0.25	C70-C72,D32-33,D42-43
甲状腺	Thyroid	1	0.31	0.70	0.56	0.05	0.05	6	2.32	4.11	2.68	0.27	0.27	C73
淋巴瘤	Lymphoma	7	2.19	4.88	3.05	0.25	0.33	1	0.39	0.69	0.50	0.00	0.08	C81-85,88,90,96
白血病	Leukemia	7	2.19	4.88	3.70	0.12	0.31	6	2.32	4.11	2.38	0.13	0.31	C91-95, D45-47
其他	Other	19	5.94	13.24	8.49	0.54	1.13	11	4.25	7.54	5.98	0.41	0.58	O&U
所有部位合计	All sites	320	100.00	222.91	137.26	7.60	16.77	259	100.00	177.53	112.14	7.50	13.21	All
所有部位除外皮肤	All sites exc. C44	315	98.44	219.43	135.13	7.51	16.58	258	99.61	176.85	111.74	7.46	13.17	All sites exc. C44
死亡 Mortality														
口腔	Oral cavity & pharynx	5	2.20	3.48	2.48	0.16	0.33	1	0.74	0.69	0.35	0.00	0.00	C00-10,C12-14
鼻咽	Nasopharynx	4	1.76	2.79	2.10	0.07	0.33	0	0.00	0.00	0.00	0.00	0.00	C11
食管	Esophagus	10	4.41	6.97	3.84	0.15	0.32	0	0.00	0.00	0.00	0.00	0.00	C15
胃	Stomach	18	7.93	12.54	7.87	0.40	0.93	15	11.03	10.28	6.27	0.30	0.94	C16
结直肠	Colon-rectum	17	7.49	11.84	5.61	0.16	0.42	16	11.76	10.97	6.40	0.29	0.82	C18-21
肝脏	Liver	36	15.86	25.08	14.62	0.84	1.69	8	5.88	5.48	2.33	0.00	0.17	C22
胆囊	Gallbladder etc.	3	1.32	2.09	1.20	0.09	0.19	5	3.68	3.43	1.98	0.00	0.36	C23-24
胰腺	Pancreas	8	3.52	5.57	3.57	0.23	0.50	12	8.82	8.23	4.59	0.16	0.62	C25
喉	Larynx	1	0.44	0.70	0.23	0.00	0.00	1	0.74	0.69	0.35	0.00	0.00	C32
肺	Lung	87	38.33	60.60	37.78	2.22	4.60	34	25.00	23.31	12.68	0.69	1.12	C33-34
其他胸腔器官	Other thoracic organs	0	0.00	0.00	0.00	0.00	0.00	0	0.00	0.00	0.00	0.00	0.00	C37-38
骨	Bone	0	0.00	0.00	0.00	0.00	0.00	3	2.21	2.06	1.09	0.00	0.18	C40-41
皮肤黑色素瘤	Melanoma of skin	0	0.00	0.00	0.00	0.00	0.00	0	0.00	0.00	0.00	0.00	0.00	C43
乳腺	Breast	0	0.00	0.00	0.00	0.00	0.00	8	5.88	5.48	2.97	0.17	0.35	C50
子宫颈	Cervix	–	–	–	–	–	–	8	5.88	5.48	3.65	0.29	0.29	C53
子宫体	Uterus	–	–	–	–	–	–	1	0.74	0.69	0.39	0.00	0.10	C54-55
卵巢	Ovary	–	–	–	–	–	–	3	2.21	2.06	0.98	0.05	0.15	C56
前列腺	Prostate	8	3.52	5.57	2.67	0.12	0.12	–	–	–	–	–	–	C61
睾丸	Testis	0	0.00	0.00	0.00	0.00	0.00	–	–	–	–	–	–	C62
肾	Kidney	2	0.88	1.39	2.21	0.08	0.18	2	1.47	1.37	0.70	0.00	0.08	C64-66,68
膀胱	Bladder	5	2.20	3.48	2.02	0.05	0.15	3	2.21	2.06	1.59	0.11	0.20	C67
脑	Brain	6	2.64	4.18	3.25	0.17	0.25	3	2.21	2.06	0.79	0.00	0.10	C70-C72,D32-33,D42-43
甲状腺	Thyroid	0	0.00	0.00	0.00	0.00	0.00	1	0.74	0.69	0.40	0.04	0.04	C73
淋巴瘤	Lymphoma	2	0.88	1.39	1.14	0.14	0.14	0	0.00	0.00	0.00	0.00	0.00	C81-85,88,90,96
白血病	Leukemia	2	0.88	1.39	0.44	0.04	0.04	1	0.74	0.69	0.40	0.04	0.04	C91-95, D45-47
其他	Other	13	5.73	9.06	6.06	0.25	0.73	11	8.09	7.54	4.48	0.16	0.60	O&U
所有部位合计	All sites	227	100.00	158.13	97.09	5.14	10.87	136	100.00	93.22	52.41	2.31	6.16	All
所有部位除外皮肤	All sites exc. C44	227	100.00	158.13	97.09	5.14	10.87	136	100.00	93.22	52.41	2.31	6.16	All sites exc. C44

附表 3-158　武宁县 2015 年癌症发病和死亡主要指标

Appendix Table 3-158　Incidence and mortality of cancer in Wuning Xian, 2015

部位 Sites		男性 Male						女性 Female						ICD10
		病例数 No. cases	构成比 Freq./%	粗率 Crude rate/ 100 000⁻¹	世标率 ASR world/ 100 000⁻¹	累积率 Cum. Rate/% 0~64	0~74	病例数 No. cases	构成比 Freq./%	粗率 Crude rate/ 100 000⁻¹	世标率 ASR world/ 100 000⁻¹	累积率 Cum. Rate/% 0~64	0~74	
发病 Incidence														
口腔	Oral cavity & pharynx	8	1.69	4.00	3.77	0.14	0.58	0	0.00	0.00	0.00	0.00	0.00	C00-10,C12-14
鼻咽	Nasopharynx	11	2.32	5.50	6.80	0.63	0.70	6	2.09	3.23	3.26	0.24	0.32	C11
食管	Esophagus	23	4.85	11.50	9.43	0.31	1.05	3	1.05	1.62	1.72	0.07	0.32	C15
胃	Stomach	98	20.68	49.00	53.86	4.11	6.32	42	14.63	22.64	22.67	1.37	2.40	C16
结直肠	Colon-rectum	27	5.70	13.50	13.56	1.04	1.48	29	10.10	15.63	15.85	1.12	2.19	C18-21
肝脏	Liver	91	19.20	45.50	49.55	4.09	5.63	24	8.36	12.93	12.83	0.95	1.20	C22
胆囊	Gallbladder etc.	0	0.00	0.00	0.00	0.00	0.00	1	0.35	0.54	0.29	0.00	0.00	C23-24
胰腺	Pancreas	11	2.32	5.50	5.20	0.32	0.43	9	3.14	4.85	3.78	0.05	0.33	C25
喉	Larynx	1	0.21	0.50	0.44	0.00	0.07	0	0.00	0.00	0.00	0.00	0.00	C32
肺	Lung	146	30.80	73.00	75.42	5.33	9.62	44	15.33	23.71	23.20	1.35	2.59	C33-34
其他胸腔器官	Other thoracic organs	0	0.00	0.00	0.00	0.00	0.00	0	0.00	0.00	0.00	0.00	0.00	C37-38
骨	Bone	1	0.21	0.50	0.63	0.06	0.06	2	0.70	1.08	0.91	0.03	0.11	C40-41
皮肤黑色素瘤	Melanoma of skin	0	0.00	0.00	0.00	0.00	0.00	0	0.00	0.00	0.00	0.00	0.00	C43
乳腺	Breast	0	0.00	0.00	0.00	0.00	0.00	41	14.29	22.10	23.27	2.16	2.36	C50
子宫颈	Cervix	–	–	–	–	–	–	34	11.85	18.32	19.36	1.68	2.17	C53
子宫体	Uterus	–	–	–	–	–	–	13	4.53	7.01	8.32	0.77	0.93	C54-55
卵巢	Ovary	–	–	–	–	–	–	11	3.83	5.93	5.32	0.22	0.55	C56
前列腺	Prostate	7	1.48	3.50	2.49	0.09	0.20	–	–	–	–	–	–	C61
睾丸	Testis	0	0.00	0.00	0.00	0.00	0.00	–	–	–	–	–	–	C62
肾	Kidney	2	0.42	1.00	1.12	0.09	0.16	2	0.70	1.08	1.34	0.04	0.16	C64-66,68
膀胱	Bladder	13	2.74	6.50	5.90	0.38	0.63	3	1.05	1.62	1.68	0.09	0.29	C67
脑	Brain	16	3.38	8.00	8.48	0.53	0.97	6	2.09	3.23	3.08	0.28	0.28	C70-C72,D32-33,D42-43
甲状腺	Thyroid	0	0.00	0.00	0.00	0.00	0.00	4	1.39	2.16	2.83	0.32	0.32	C73
淋巴瘤	Lymphoma	0	0.00	0.00	0.00	0.00	0.00	0	0.00	0.00	0.00	0.00	0.00	C81-85,88,90,96
白血病	Leukemia	9	1.90	4.50	4.29	0.29	0.36	8	2.79	4.31	4.03	0.26	0.42	C91-95, D45-47
其他	Other	10	2.11	5.00	5.49	0.45	0.71	5	1.74	2.69	2.40	0.17	0.17	O&U
所有部位合计	All sites	474	100.00	236.99	246.42	17.85	28.98	287	100.00	154.68	156.14	11.14	17.11	All
所有部位除外皮肤	All sites exc. C44	471	99.37	235.49	245.28	17.85	28.79	286	99.65	154.14	155.88	11.14	17.11	All sites exc. C44
死亡 Mortality														
口腔	Oral cavity & pharynx	6	1.65	3.00	3.08	0.21	0.39	2	1.29	1.08	1.34	0.14	0.14	C00-10,C12-14
鼻咽	Nasopharynx	4	1.10	2.00	1.73	0.00	0.15	1	0.65	0.54	0.65	0.00	0.00	C11
食管	Esophagus	18	4.95	9.00	8.79	0.58	1.09	5	3.23	2.69	2.29	0.07	0.28	C15
胃	Stomach	53	14.56	26.50	27.64	2.00	3.47	32	20.65	17.25	17.91	1.14	1.63	C16
结直肠	Colon-rectum	22	6.04	11.00	10.84	0.62	1.10	12	7.74	6.47	4.84	0.11	0.52	C18-21
肝脏	Liver	73	20.05	36.50	39.77	3.22	4.66	15	9.68	8.08	7.25	0.49	0.82	C22
胆囊	Gallbladder etc.	0	0.00	0.00	0.00	0.00	0.00	1	0.65	0.54	0.49	0.00	0.08	C23-24
胰腺	Pancreas	6	1.65	3.00	2.81	0.16	0.39	7	4.52	3.77	3.26	0.05	0.54	C25
喉	Larynx	0	0.00	0.00	0.00	0.00	0.00	0	0.00	0.00	0.00	0.00	0.00	C32
肺	Lung	138	37.91	69.00	67.55	3.95	8.34	33	21.29	17.79	16.74	0.80	1.84	C33-34
其他胸腔器官	Other thoracic organs	1	0.27	0.50	0.58	0.00	0.00	1	0.65	0.54	0.80	0.10	0.10	C37-38
骨	Bone	2	0.55	1.00	1.11	0.09	0.09	0	0.00	0.00	0.00	0.00	0.00	C40-41
皮肤黑色素瘤	Melanoma of skin	0	0.00	0.00	0.00	0.00	0.00	0	0.00	0.00	0.00	0.00	0.00	C43
乳腺	Breast	0	0.00	0.00	0.00	0.00	0.00	4	2.58	2.16	1.87	0.07	0.27	C50
子宫颈	Cervix	–	–	–	–	–	–	12	7.74	6.47	5.76	0.45	0.45	C53
子宫体	Uterus	–	–	–	–	–	–	4	2.58	2.16	2.12	0.00	0.29	C54-55
卵巢	Ovary	–	–	–	–	–	–	6	3.87	3.23	3.37	0.13	0.46	C56
前列腺	Prostate	4	1.10	2.00	1.43	0.00	0.15	–	–	–	–	–	–	C61
睾丸	Testis	0	0.00	0.00	0.00	0.00	0.00	–	–	–	–	–	–	C62
肾	Kidney	3	0.82	1.50	1.62	0.17	0.17	1	0.65	0.54	0.84	0.04	0.04	C64-66,68
膀胱	Bladder	6	1.65	3.00	2.07	0.00	0.07	0	0.00	0.00	0.00	0.00	0.00	C67
脑	Brain	11	3.02	5.50	5.21	0.25	0.66	4	2.58	2.16	2.38	0.23	0.23	C70-C72,D32-33,D42-43
甲状腺	Thyroid	0	0.00	0.00	0.00	0.00	0.00	0	0.00	0.00	0.00	0.00	0.00	C73
淋巴瘤	Lymphoma	1	0.27	0.50	0.28	0.00	0.00	0	0.00	0.00	0.00	0.00	0.00	C81-85,88,90,96
白血病	Leukemia	9	2.47	4.50	4.19	0.23	0.23	8	5.16	4.31	4.05	0.30	0.38	C91-95, D45-47
其他	Other	7	1.92	3.50	3.25	0.08	0.41	7	4.52	3.77	4.09	0.35	0.35	O&U
所有部位合计	All sites	364	100.00	181.99	181.95	11.55	21.35	155	100.00	83.54	80.05	4.46	8.41	All
所有部位除外皮肤	All sites exc. C44	362	99.45	180.99	181.27	11.55	21.28	152	98.06	81.92	78.34	4.36	8.31	All sites exc. C44

附表 3-159　赣州市章贡区 2015 年癌症发病和死亡主要指标
Appendix Table 3-159　Incidence and mortality of cancer in Zhanggong Qu，Ganzhou Shi，2015

部位 Sites		男性 Male						女性 Female						ICD10
		病例数 No. cases	构成比 Freq. /%	粗率 Crude rate/ 100 000⁻¹	世标率 ASR world/ 100 000⁻¹	累积率 Cum. Rate/%		病例数 No. cases	构成比 Freq. /%	粗率 Crude rate/ 100 000⁻¹	世标率 ASR world/ 100 000⁻¹	累积率 Cum. Rate/%		
						0~64	0~74					0~64	0~74	
发病 Incidence														
口腔	Oral cavity & pharynx	8	1.25	3.26	2.25	0.15	0.23	3	0.66	1.26	0.97	0.04	0.19	C00-10,C12-14
鼻咽	Nasopharynx	12	1.88	4.89	3.67	0.32	0.40	10	2.21	4.19	3.15	0.27	0.33	C11
食管	Esophagus	34	5.31	13.85	11.34	0.54	1.37	2	0.44	0.84	0.50	0.00	0.00	C15
胃	Stomach	54	8.44	22.00	16.61	1.00	1.80	34	7.52	14.25	8.93	0.52	0.78	C16
结直肠	Colon-rectum	92	14.38	37.49	28.19	1.35	3.20	51	11.28	21.37	14.87	0.89	1.67	C18-21
肝脏	Liver	127	19.84	51.75	38.32	2.58	4.56	32	7.08	13.41	8.52	0.49	0.74	C22
胆囊	Gallbladder etc.	5	0.78	2.04	1.56	0.03	0.25	6	1.33	2.51	1.37	0.00	0.15	C23-24
胰腺	Pancreas	12	1.88	4.89	3.83	0.13	0.57	14	3.10	5.87	4.06	0.17	0.59	C25
喉	Larynx	12	1.88	4.89	3.59	0.25	0.46	1	0.22	0.42	0.20	0.00	0.00	C32
肺	Lung	145	22.66	59.09	44.31	2.17	4.87	56	12.39	23.47	16.78	0.97	1.69	C33-34
其他胸腔器官	Other thoracic organs	5	0.78	2.04	1.74	0.03	0.19	0	0.00	0.00	0.00	0.00	0.00	C37-38
骨	Bone	1	0.16	0.41	0.65	0.04	0.04	5	1.11	2.10	2.57	0.12	0.18	C40-41
皮肤黑色素瘤	Melanoma of skin	1	0.16	0.41	0.31	0.04	0.04	1	0.22	0.42	0.19	0.00	0.00	C43
乳腺	Breast	2	0.31	0.81	0.60	0.06	0.06	76	16.81	31.85	23.11	1.83	2.69	C50
子宫颈	Cervix	–	–	–	–	–	–	37	8.19	15.50	11.13	0.91	1.10	C53
子宫体	Uterus	–	–	–	–	–	–	18	3.98	7.54	5.88	0.51	0.57	C54-55
卵巢	Ovary	–	–	–	–	–	–	16	3.54	6.70	5.05	0.41	0.60	C56
前列腺	Prostate	25	3.91	10.19	8.30	0.11	0.79	–	–	–	–	–	–	C61
睾丸	Testis	1	0.16	0.41	0.34	0.03	0.03	–	–	–	–	–	–	C62
肾	Kidney	11	1.72	4.48	4.16	0.20	0.34	5	1.11	2.10	1.21	0.03	0.18	C64-66,68
膀胱	Bladder	19	2.97	7.74	5.72	0.40	0.62	5	1.11	2.10	1.41	0.08	0.15	C67
脑	Brain	15	2.34	6.11	5.43	0.34	0.40	19	4.20	7.96	5.64	0.39	0.59	C70-C72,D32-33,D42-43
甲状腺	Thyroid	6	0.94	2.44	1.95	0.12	0.12	10	2.21	4.19	2.88	0.27	0.27	C73
淋巴瘤	Lymphoma	14	2.19	5.70	4.66	0.17	0.32	20	4.42	8.38	6.28	0.46	0.81	C81-85,88,90,96
白血病	Leukemia	12	1.88	4.89	4.45	0.34	0.48	11	2.43	4.61	3.85	0.27	0.49	C91-95, D45-47
其他	Other	27	4.22	11.00	8.41	0.44	0.86	20	4.42	8.38	5.94	0.29	0.61	O&U
所有部位合计	All sites	640	100.00	260.79	200.39	10.85	21.99	452	100.00	189.40	134.48	8.92	14.41	All
所有部位除外皮肤	All sites exc. C44	632	98.75	257.53	198.04	10.75	21.67	449	99.34	188.14	133.80	8.92	14.33	All sites exc. C44
死亡 Mortality														
口腔	Oral cavity & pharynx	9	1.83	3.67	3.02	0.04	0.38	3	1.19	1.26	0.63	0.03	0.03	C00-10,C12-14
鼻咽	Nasopharynx	13	2.65	5.30	3.99	0.19	0.44	4	1.58	1.68	1.10	0.09	0.09	C11
食管	Esophagus	21	4.28	8.56	6.56	0.28	0.86	2	0.79	0.84	0.54	0.04	0.04	C15
胃	Stomach	35	7.13	14.26	10.29	0.52	1.07	19	7.51	7.96	5.54	0.32	0.51	C16
结直肠	Colon-rectum	49	9.98	19.97	15.62	0.62	1.29	31	12.25	12.99	8.81	0.27	1.08	C18-21
肝脏	Liver	115	23.42	46.86	35.05	2.12	4.09	23	9.09	9.64	6.86	0.36	0.61	C22
胆囊	Gallbladder etc.	5	1.02	2.04	1.85	0.04	0.26	5	1.98	2.10	1.37	0.11	0.11	C23-24
胰腺	Pancreas	7	1.43	2.85	2.42	0.03	0.41	13	5.14	5.45	3.42	0.08	0.44	C25
喉	Larynx	7	1.43	2.85	1.94	0.07	0.13	0	0.00	0.00	0.00	0.00	0.00	C32
肺	Lung	132	26.88	53.79	39.93	1.65	4.85	56	22.13	23.47	16.68	0.82	1.77	C33-34
其他胸腔器官	Other thoracic organs	2	0.41	0.81	0.65	0.02	0.09	1	0.40	0.42	0.35	0.04	0.04	C37-38
骨	Bone	2	0.41	0.81	0.85	0.06	0.06	3	1.19	1.26	1.01	0.00	0.19	C40-41
皮肤黑色素瘤	Melanoma of skin	1	0.20	0.41	0.23	0.00	0.00	0	0.00	0.00	0.00	0.00	0.00	C43
乳腺	Breast	0	0.00	0.00	0.00	0.00	0.00	30	11.86	12.57	9.40	0.68	0.97	C50
子宫颈	Cervix	–	–	–	–	–	–	10	3.95	4.19	2.98	0.16	0.37	C53
子宫体	Uterus	–	–	–	–	–	–	6	2.37	2.51	1.88	0.14	0.14	C54-55
卵巢	Ovary	–	–	–	–	–	–	13	5.14	5.45	4.00	0.28	0.41	C56
前列腺	Prostate	17	3.46	6.93	5.33	0.10	0.54	–	–	–	–	–	–	C61
睾丸	Testis	1	0.20	0.41	0.34	0.03	0.03	–	–	–	–	–	–	C62
肾	Kidney	8	1.63	3.26	2.47	0.04	0.16	2	0.79	0.84	0.61	0.03	0.03	C64-66,68
膀胱	Bladder	5	1.02	2.04	1.39	0.08	0.16	3	1.19	1.26	0.79	0.00	0.15	C67
脑	Brain	6	1.22	2.44	2.52	0.09	0.16	3	1.19	1.26	0.69	0.05	0.05	C70-C72,D32-33,D42-43
甲状腺	Thyroid	2	0.41	0.81	0.85	0.00	0.08	0	0.00	0.00	0.00	0.00	0.00	C73
淋巴瘤	Lymphoma	22	4.48	8.96	6.80	0.26	0.81	10	3.95	4.19	2.64	0.09	0.21	C81-85,88,90,96
白血病	Leukemia	15	3.05	6.11	5.26	0.43	0.57	7	2.77	2.93	1.92	0.06	0.35	C91-95, D45-47
其他	Other	17	3.46	6.93	5.33	0.15	0.62	9	3.56	3.77	2.57	0.11	0.11	O&U
所有部位合计	All sites	491	100.00	200.08	152.68	6.83	17.04	253	100.00	106.01	73.78	3.75	7.71	All
所有部位除外皮肤	All sites exc. C44	490	99.80	199.67	152.37	6.79	17.00	253	100.00	106.01	73.78	3.75	7.71	All sites exc. C44

部位 Sites		男性 Male						女性 Female						ICD10
		病例数 No. cases	构成比 Freq. /%	粗率 Crude rate/ 100 000⁻¹	世标率 ASR world/ 100 000⁻¹	累积率 Cum. Rate/% 0~64	0~74	病例数 No. cases	构成比 Freq. /%	粗率 Crude rate/ 100 000⁻¹	世标率 ASR world/ 100 000⁻¹	累积率 Cum. Rate/% 0~64	0~74	
发病 Incidence														
口腔	Oral cavity & pharynx	6	1.05	2.06	1.92	0.13	0.25	3	0.80	1.12	0.98	0.08	0.14	C00-10,C12-14
鼻咽	Nasopharynx	60	10.53	20.64	18.59	1.48	1.96	49	13.00	18.24	15.57	1.32	1.84	C11
食管	Esophagus	33	5.79	11.35	9.64	0.57	1.07	4	1.06	1.49	1.34	0.00	0.19	C15
胃	Stomach	46	8.07	15.83	14.48	0.79	1.71	25	6.63	9.31	7.93	0.52	1.11	C16
结直肠	Colon-rectum	42	7.37	14.45	12.51	0.87	1.60	36	9.55	13.40	10.33	0.60	0.92	C18-21
肝脏	Liver	137	24.04	47.13	40.89	3.27	5.01	30	7.96	11.17	8.98	0.69	1.08	C22
胆囊	Gallbladder etc.	2	0.35	0.69	0.54	0.03	0.10	2	0.53	0.74	0.55	0.00	0.06	C23-24
胰腺	Pancreas	12	2.11	4.13	3.67	0.27	0.39	10	2.65	3.72	3.12	0.11	0.36	C25
喉	Larynx	5	0.88	1.72	1.40	0.13	0.20	1	0.27	0.37	0.33	0.04	0.04	C32
肺	Lung	132	23.16	45.41	39.10	2.32	5.09	55	14.59	20.48	16.50	0.90	2.04	C33-34
其他胸腔器官	Other thoracic organs	2	0.35	0.69	0.71	0.00	0.12	0	0.00	0.00	0.00	0.00	0.00	C37-38
骨	Bone	4	0.70	1.38	1.53	0.10	0.10	4	1.06	1.49	1.31	0.14	0.14	C40-41
皮肤黑色素瘤	Melanoma of skin	1	0.18	0.34	0.36	0.04	0.04	0	0.00	0.00	0.00	0.00	0.00	C43
乳腺	Breast	1	0.18	0.34	0.27	0.03	0.03	33	8.75	12.29	9.42	0.91	0.98	C50
子宫颈	Cervix	–	–	–	–	–	–	41	10.88	15.26	12.07	1.01	1.33	C53
子宫体	Uterus	–	–	–	–	–	–	17	4.51	6.33	4.90	0.43	0.50	C54-55
卵巢	Ovary	–	–	–	–	–	–	8	2.12	2.98	2.43	0.11	0.30	C56
前列腺	Prostate	13	2.28	4.47	3.66	0.14	0.39	–	–	–	–		–	C61
睾丸	Testis	0	0.00	0.00	0.00	0.00	0.00	–	–	–	–		–	C62
肾	Kidney	9	1.58	3.10	2.72	0.17	0.23	4	1.06	1.49	1.00	0.02	0.09	C64-66,68
膀胱	Bladder	8	1.40	2.75	2.59	0.18	0.18	4	1.06	1.49	1.06	0.07	0.07	C67
脑	Brain	12	2.11	4.13	3.49	0.28	0.48	12	3.18	4.47	3.94	0.34	0.41	C70-C72,D32-33,D42-43
甲状腺	Thyroid	1	0.18	0.34	0.31	0.04	0.04	3	0.80	1.12	0.84	0.08	0.08	C73
淋巴瘤	Lymphoma	7	1.23	2.41	2.18	0.18	0.25	6	1.59	2.23	1.77	0.15	0.15	C81-85,88,90,96
白血病	Leukemia	11	1.93	3.78	3.29	0.23	0.36	10	2.65	3.72	3.72	0.25	0.31	C91-95, D45-47
其他	Other	26	4.56	8.95	7.86	0.62	0.88	20	5.31	7.45	5.61	0.35	0.48	O&U
所有部位合计	All sites	570	100.00	196.11	171.69	11.85	20.47	377	100.00	140.35	113.72	8.13	12.62	All
所有部位除外皮肤	All sites exc. C44	565	99.12	194.39	170.18	11.74	20.30	376	99.73	139.98	113.46	8.11	12.60	All sites exc. C44
死亡 Mortality														
口腔	Oral cavity & pharynx	4	1.04	1.38	1.37	0.11	0.17	0	0.00	0.00	0.00	0.00	0.00	C00-10,C12-14
鼻咽	Nasopharynx	13	3.39	4.47	3.70	0.32	0.39	10	4.90	3.72	2.92	0.30	0.30	C11
食管	Esophagus	22	5.74	7.57	6.39	0.30	0.66	4	1.96	1.49	1.20	0.04	0.17	C15
胃	Stomach	29	7.57	9.98	8.91	0.35	1.16	18	8.82	6.70	5.10	0.26	0.65	C16
结直肠	Colon-rectum	16	4.18	5.50	4.72	0.25	0.48	17	8.33	6.33	4.59	0.19	0.39	C18-21
肝脏	Liver	126	32.90	43.35	38.14	2.81	4.70	27	13.24	10.05	7.68	0.43	0.95	C22
胆囊	Gallbladder etc.	0	0.00	0.00	0.00	0.00	0.00	2	0.98	0.74	0.74	0.04	0.10	C23-24
胰腺	Pancreas	11	2.87	3.78	3.29	0.22	0.28	5	2.45	1.86	1.55	0.00	0.19	C25
喉	Larynx	2	0.52	0.69	0.62	0.03	0.09	0	0.00	0.00	0.00	0.00	0.00	C32
肺	Lung	103	26.89	35.44	30.83	1.89	3.72	44	21.57	16.38	12.92	0.70	1.60	C33-34
其他胸腔器官	Other thoracic organs	2	0.52	0.69	0.67	0.00	0.00	0	0.00	0.00	0.00	0.00	0.00	C37-38
骨	Bone	1	0.26	0.34	0.36	0.04	0.04	3	1.47	1.12	0.78	0.06	0.06	C40-41
皮肤黑色素瘤	Melanoma of skin	0	0.00	0.00	0.00	0.00	0.00	0	0.00	0.00	0.00	0.00	0.00	C43
乳腺	Breast	1	0.26	0.34	0.25	0.02	0.02	14	6.86	5.21	3.90	0.32	0.38	C50
子宫颈	Cervix	–	–	–	–	–	–	22	10.78	8.19	6.66	0.47	0.73	C53
子宫体	Uterus	–	–	–	–	–	–	6	2.94	2.23	1.66	0.12	0.18	C54-55
卵巢	Ovary	–	–	–	–	–	–	5	2.45	1.86	1.50	0.06	0.19	C56
前列腺	Prostate	5	1.31	1.72	1.33	0.00	0.20	–	–	–	–		–	C61
睾丸	Testis	0	0.00	0.00	0.00	0.00	0.00	–	–	–	–		–	C62
肾	Kidney	6	1.57	2.06	1.86	0.10	0.10	2	0.98	0.74	0.64	0.07	0.07	C64-66,68
膀胱	Bladder	6	1.57	2.06	2.12	0.10	0.10	4	1.96	1.49	1.02	0.06	0.06	C67
脑	Brain	12	3.13	4.13	3.48	0.22	0.43	7	3.43	2.61	2.41	0.14	0.27	C70-C72,D32-33,D42-43
甲状腺	Thyroid	1	0.26	0.34	0.31	0.04	0.04	0	0.00	0.00	0.00	0.00	0.00	C73
淋巴瘤	Lymphoma	3	0.78	1.03	0.88	0.08	0.14	2	0.98	0.74	0.74	0.04	0.10	C81-85,88,90,96
白血病	Leukemia	7	1.83	2.41	2.13	0.11	0.24	3	1.47	1.12	0.86	0.10	0.10	C91-95, D45-47
其他	Other	13	3.39	4.47	4.14	0.34	0.52	9	4.41	3.35	2.37	0.14	0.27	O&U
所有部位合计	All sites	383	100.00	131.77	115.49	7.33	13.47	204	100.00	75.95	59.24	3.53	6.76	All
所有部位除外皮肤	All sites exc. C44	382	99.74	131.43	115.21	7.31	13.44	203	99.51	75.57	58.97	3.53	6.70	All sites exc. C44

部位 Sites		男性 Male						女性 Female						ICD10
		病例数 No. cases	构成比 Freq. /%	粗率 Crude rate/ 100 000⁻¹	世标率 ASR world/ 100 000⁻¹	累积率 Cum. Rate/%		病例数 No. cases	构成比 Freq. /%	粗率 Crude rate/ 100 000⁻¹	世标率 ASR world/ 100 000⁻¹	累积率 Cum. Rate/%		
						0~64	0~74					0~64	0~74	
发病 Incidence														
口腔	Oral cavity & pharynx	7	2.16	4.61	4.02	0.36	0.50	3	1.58	2.11	1.44	0.08	0.21	C00-10,C12-14
鼻咽	Nasopharynx	21	6.48	13.82	12.59	0.70	1.44	5	2.63	3.51	2.40	0.26	0.26	C11
食管	Esophagus	10	3.09	6.58	4.81	0.29	0.70	2	1.05	1.41	0.62	0.00	0.00	C15
胃	Stomach	26	8.02	17.11	13.63	0.71	2.00	12	6.32	8.43	6.06	0.61	0.61	C16
结直肠	Colon-rectum	42	12.96	27.63	22.00	1.06	2.96	32	16.84	22.49	15.21	0.85	1.63	C18-21
肝脏	Liver	82	25.31	53.95	42.05	3.09	4.85	13	6.84	9.14	6.88	0.35	0.74	C22
胆囊	Gallbladder etc.	1	0.31	0.66	0.46	0.04	0.04	0	0.00	0.00	0.00	0.00	0.00	C23-24
胰腺	Pancreas	7	2.16	4.61	4.41	0.00	0.55	4	2.11	2.81	2.34	0.11	0.38	C25
喉	Larynx	3	0.93	1.97	1.53	0.05	0.33	0	0.00	0.00	0.00	0.00	0.00	C32
肺	Lung	64	19.75	42.11	33.59	1.62	4.68	27	14.21	18.98	14.71	0.95	1.72	C33-34
其他胸腔器官	Other thoracic organs	1	0.31	0.66	0.42	0.04	0.04	1	0.53	0.70	0.31	0.00	0.00	C37-38
骨	Bone	2	0.62	1.32	1.76	0.07	0.20	1	0.53	0.70	0.44	0.05	0.05	C40-41
皮肤黑色素瘤	Melanoma of skin	1	0.31	0.66	0.43	0.05	0.05	0	0.00	0.00	0.00	0.00	0.00	C43
乳腺	Breast	0	0.00	0.00	0.00	0.00	0.00	27	14.21	18.98	13.17	1.26	1.26	C50
子宫颈	Cervix	–	–	–	–	–	–	12	6.32	8.43	6.25	0.42	0.69	C53
子宫体	Uterus	–	–	–	–	–	–	7	3.68	4.92	3.43	0.32	0.32	C54-55
卵巢	Ovary	–	–	–	–	–	–	4	2.11	2.81	1.88	0.11	0.25	C56
前列腺	Prostate	8	2.47	5.26	3.47	0.00	0.41	–	–	–	–	–	–	C61
睾丸	Testis	2	0.62	1.32	1.00	0.04	0.17	–	–	–	–	–	–	C62
肾	Kidney	5	1.54	3.29	2.45	0.21	0.34	3	1.58	2.11	1.83	0.21	0.21	C64-66,68
膀胱	Bladder	15	4.63	9.87	7.81	0.29	0.95	4	2.11	2.81	2.58	0.11	0.37	C67
脑	Brain	8	2.47	5.26	4.16	0.39	0.39	10	5.26	7.03	5.78	0.35	0.74	C70-C72,D32-33,D42-43
甲状腺	Thyroid	2	0.62	1.32	0.89	0.09	0.09	1	0.53	0.70	0.58	0.06	0.06	C73
淋巴瘤	Lymphoma	6	1.85	3.95	3.32	0.24	0.50	10	5.26	7.03	5.23	0.41	0.68	C81-85,88,90,96
白血病	Leukemia	5	1.54	3.29	2.23	0.24	0.24	5	2.63	3.51	2.78	0.27	0.27	C91-95, D45-47
其他	Other	6	1.85	3.95	3.15	0.17	0.42	7	3.68	4.92	3.78	0.17	0.44	O&U
所有部位合计	All sites	324	100.00	213.18	170.19	9.75	21.86	190	100.00	133.55	97.69	6.95	10.89	All
所有部位除外皮肤	All sites exc. C44	320	98.77	210.54	168.25	9.64	21.61	189	99.47	132.85	97.38	6.95	10.89	All sites exc. C44
死亡 Mortality														
口腔	Oral cavity & pharynx	4	1.75	2.63	2.15	0.20	0.34	1	1.02	0.70	0.45	0.04	0.04	C00-10,C12-14
鼻咽	Nasopharynx	9	3.95	5.92	4.96	0.32	0.56	5	5.10	3.51	2.62	0.27	0.27	C11
食管	Esophagus	9	3.95	5.92	4.24	0.36	0.50	2	2.04	1.41	0.62	0.00	0.00	C15
胃	Stomach	21	9.21	13.82	11.36	0.45	1.89	6	6.12	4.22	3.07	0.34	0.34	C16
结直肠	Colon-rectum	20	8.77	13.16	10.17	0.29	1.16	7	7.14	4.92	3.14	0.15	0.28	C18-21
肝脏	Liver	80	35.09	52.64	41.65	3.09	4.57	10	10.20	7.03	6.48	0.32	0.84	C22
胆囊	Gallbladder etc.	0	0.00	0.00	0.00	0.00	0.00	0	0.00	0.00	0.00	0.00	0.00	C23-24
胰腺	Pancreas	4	1.75	2.63	2.57	0.00	0.41	2	2.04	1.41	1.02	0.11	0.11	C25
喉	Larynx	1	0.44	0.66	0.55	0.00	0.14	0	0.00	0.00	0.00	0.00	0.00	C32
肺	Lung	44	19.30	28.95	23.26	1.14	3.30	18	18.37	12.65	9.62	0.70	1.09	C33-34
其他胸腔器官	Other thoracic organs	1	0.44	0.66	0.42	0.04	0.04	1	1.02	0.70	0.31	0.00	0.00	C37-38
骨	Bone	1	0.44	0.66	0.55	0.00	0.14	0	0.00	0.00	0.00	0.00	0.00	C40-41
皮肤黑色素瘤	Melanoma of skin	0	0.00	0.00	0.00	0.00	0.00	0	0.00	0.00	0.00	0.00	0.00	C43
乳腺	Breast	0	0.00	0.00	0.00	0.00	0.00	19	19.39	13.35	9.46	0.79	0.92	C50
子宫颈	Cervix	–	–	–	–	–	–	6	6.12	4.22	3.22	0.18	0.31	C53
子宫体	Uterus	–	–	–	–	–	–	1	1.02	0.70	0.45	0.04	0.04	C54-55
卵巢	Ovary	–	–	–	–	–	–	3	3.06	2.11	1.67	0.07	0.20	C56
前列腺	Prostate	4	1.75	2.63	1.82	0.00	0.27	–	–	–	–	–	–	C61
睾丸	Testis	0	0.00	0.00	0.00	0.00	0.00	–	–	–	–	–	–	C62
肾	Kidney	2	0.88	1.32	1.04	0.05	0.19	2	2.04	1.41	1.40	0.08	0.21	C64-66,68
膀胱	Bladder	7	3.07	4.61	3.83	0.07	0.48	0	0.00	0.00	0.00	0.00	0.00	C67
脑	Brain	7	3.07	4.61	3.80	0.37	0.37	8	8.16	5.62	4.43	0.21	0.60	C70-C72,D32-33,D42-43
甲状腺	Thyroid	0	0.00	0.00	0.00	0.00	0.00	0	0.00	0.00	0.00	0.00	0.00	C73
淋巴瘤	Lymphoma	5	2.19	3.29	3.23	0.13	0.50	2	2.04	1.41	1.40	0.08	0.21	C81-85,88,90,96
白血病	Leukemia	2	0.88	1.32	0.96	0.12	0.12	2	2.04	1.41	0.93	0.08	0.08	C91-95, D45-47
其他	Other	7	3.07	4.61	3.41	0.22	0.49	3	3.06	2.11	1.69	0.05	0.18	O&U
所有部位合计	All sites	228	100.00	150.01	119.98	6.83	15.47	98	100.00	68.88	51.98	3.49	5.72	All
所有部位除外皮肤	All sites exc. C44	224	98.25	147.38	118.05	6.71	15.21	96	97.96	67.48	50.73	3.49	5.59	All sites exc. C44

部位 Sites		男性 Male						女性 Female						ICD10
		病例数 No. cases	构成比 Freq. /%	粗率 Crude rate/ 100 000⁻¹	世标率 ASR world/ 100 000⁻¹	累积率 Cum. Rate/%		病例数 No. cases	构成比 Freq. /%	粗率 Crude rate/ 100 000⁻¹	世标率 ASR world/ 100 000⁻¹	累积率 Cum. Rate/%		
						0~64	0~74					0~64	0~74	
发病 Incidence														
口腔	Oral cavity & pharynx	5	1.85	3.67	3.25	0.26	0.26	1	0.57	0.79	0.51	0.04	0.04	C00-10,C12-14
鼻咽	Nasopharynx	11	4.06	8.07	6.11	0.58	0.71	6	3.45	4.72	3.16	0.32	0.32	C11
食管	Esophagus	16	5.90	11.74	8.87	0.30	1.17	1	0.57	0.79	0.68	0.09	0.09	C15
胃	Stomach	24	8.86	17.61	13.20	0.44	1.54	8	4.60	6.30	3.68	0.25	0.36	C16
结直肠	Colon-rectum	25	9.23	18.34	14.18	0.71	2.10	21	12.07	16.53	11.55	0.84	1.11	C18-21
肝脏	Liver	61	22.51	44.75	36.84	2.46	3.09	12	6.90	9.45	7.43	0.61	0.88	C22
胆囊	Gallbladder etc.	2	0.74	1.47	0.84	0.04	0.04	0	0.00	0.00	0.00	0.00	0.00	C23-24
胰腺	Pancreas	3	1.11	2.20	2.20	0.15	0.27	4	2.30	3.15	2.02	0.17	0.17	C25
喉	Larynx	1	0.37	0.73	0.51	0.00	0.13	0	0.00	0.00	0.00	0.00	0.00	C32
肺	Lung	82	30.26	60.16	48.01	3.21	5.69	31	17.82	24.40	14.98	0.89	1.38	C33-34
其他胸腔器官	Other thoracic organs	0	0.00	0.00	0.00	0.00	0.00	0	0.00	0.00	0.00	0.00	0.00	C37-38
骨	Bone	2	0.74	1.47	1.46	0.04	0.16	0	0.00	0.00	0.00	0.00	0.00	C40-41
皮肤黑色素瘤	Melanoma of skin	0	0.00	0.00	0.00	0.00	0.00	1	0.57	0.79	0.86	0.04	0.04	C43
乳腺	Breast	1	0.37	0.73	0.73	0.00	0.12	29	16.67	22.83	16.47	1.42	1.66	C50
子宫颈	Cervix	–	–	–	–	–	–	17	9.77	13.38	9.16	0.75	1.00	C53
子宫体	Uterus	–	–	–	–	–	–	17	9.77	13.38	8.99	0.61	0.98	C54-55
卵巢	Ovary	–	–	–	–	–	–	8	4.60	6.30	4.98	0.44	0.44	C56
前列腺	Prostate	3	1.11	2.20	1.71	0.06	0.06	–	–	–	–	–	–	C61
睾丸	Testis	0	0.00	0.00	0.00	0.00	0.00	–	–	–	–	–	–	C62
肾	Kidney	1	0.37	0.73	0.51	0.04	0.04	2	1.15	1.57	0.80	0.06	0.06	C64-66,68
膀胱	Bladder	1	0.37	0.73	0.34	0.00	0.00	0	0.00	0.00	0.00	0.00	0.00	C67
脑	Brain	9	3.32	6.60	5.30	0.38	0.76	5	2.87	3.94	2.16	0.13	0.13	C70-C72,D32-33,D42-43
甲状腺	Thyroid	4	1.48	2.93	2.28	0.09	0.34	1	0.57	0.79	0.68	0.09	0.09	C73
淋巴瘤	Lymphoma	12	4.43	8.80	7.84	0.63	0.63	6	3.45	4.72	3.97	0.14	0.39	C81-85,88,90,96
白血病	Leukemia	0	0.00	0.00	0.00	0.00	0.00	0	0.00	0.00	0.00	0.00	0.00	C91-95, D45-47
其他	Other	8	2.95	5.87	4.37	0.33	0.46	4	2.30	3.15	2.16	0.23	0.23	O&U
所有部位合计	All sites	271	100.00	198.82	158.55	9.72	17.56	174	100.00	136.96	94.26	7.11	9.36	All
所有部位除外皮肤	All sites exc. C44	270	99.63	198.09	158.02	9.68	17.51	174	100.00	136.96	94.26	7.11	9.36	All sites exc. C44
死亡 Mortality														
口腔	Oral cavity & pharynx	0	0.00	0.00	0.00	0.00	0.00	1	1.30	0.79	0.27	0.00	0.00	C00-10,C12-14
鼻咽	Nasopharynx	5	2.63	3.67	2.91	0.18	0.43	4	5.19	3.15	2.52	0.31	0.31	C11
食管	Esophagus	12	6.32	8.80	7.24	0.27	1.14	1	1.30	0.79	0.68	0.09	0.09	C15
胃	Stomach	21	11.05	15.41	10.75	0.42	1.31	4	5.19	3.15	1.73	0.12	0.12	C16
结直肠	Colon-rectum	13	6.84	9.54	7.80	0.34	1.09	6	7.79	4.72	2.90	0.13	0.48	C18-21
肝脏	Liver	51	26.84	37.42	31.12	1.84	2.84	9	11.69	7.08	5.48	0.35	0.74	C22
胆囊	Gallbladder etc.	2	1.05	1.47	1.19	0.00	0.00	0	0.00	0.00	0.00	0.00	0.00	C23-24
胰腺	Pancreas	4	2.11	2.93	2.76	0.24	0.36	4	5.19	3.15	1.67	0.09	0.09	C25
喉	Larynx	0	0.00	0.00	0.00	0.00	0.00	0	0.00	0.00	0.00	0.00	0.00	C32
肺	Lung	55	28.95	40.35	30.84	1.63	3.61	22	28.57	17.32	10.36	0.57	0.94	C33-34
其他胸腔器官	Other thoracic organs	1	0.53	0.73	0.34	0.00	0.00	0	0.00	0.00	0.00	0.00	0.00	C37-38
骨	Bone	0	0.00	0.00	0.00	0.00	0.00	0	0.00	0.00	0.00	0.00	0.00	C40-41
皮肤黑色素瘤	Melanoma of skin	0	0.00	0.00	0.00	0.00	0.00	0	0.00	0.00	0.00	0.00	0.00	C43
乳腺	Breast	0	0.00	0.00	0.00	0.00	0.00	7	9.09	5.51	3.35	0.17	0.41	C50
子宫颈	Cervix	–	–	–	–	–	–	7	9.09	5.51	4.02	0.34	0.47	C53
子宫体	Uterus	–	–	–	–	–	–	5	6.49	3.94	2.27	0.17	0.17	C54-55
卵巢	Ovary	–	–	–	–	–	–	0	0.00	0.00	0.00	0.00	0.00	C56
前列腺	Prostate	1	0.53	0.73	0.38	0.00	0.00	–	–	–	–	–	–	C61
睾丸	Testis	0	0.00	0.00	0.00	0.00	0.00	–	–	–	–	–	–	C62
肾	Kidney	1	0.53	0.73	0.51	0.04	0.04	1	1.30	0.79	0.80	0.00	0.13	C64-66,68
膀胱	Bladder	0	0.00	0.00	0.00	0.00	0.00	0	0.00	0.00	0.00	0.00	0.00	C67
脑	Brain	9	4.74	6.60	5.81	0.40	0.90	1	1.30	0.79	0.33	0.00	0.00	C70-C72,D32-33,D42-43
甲状腺	Thyroid	0	0.00	0.00	0.00	0.00	0.00	0	0.00	0.00	0.00	0.00	0.00	C73
淋巴瘤	Lymphoma	4	2.11	2.93	2.12	0.16	0.16	3	3.90	2.36	1.48	0.04	0.28	C81-85,88,90,96
白血病	Leukemia	2	1.05	1.47	1.36	0.00	0.13	0	0.00	0.00	0.00	0.00	0.00	C91-95, D45-47
其他	Other	9	4.74	6.60	5.02	0.13	0.50	2	2.60	1.57	1.01	0.09	0.09	O&U
所有部位合计	All sites	190	100.00	139.40	110.14	5.64	12.49	77	100.00	60.61	38.88	2.46	4.31	All
所有部位除外皮肤	All sites exc. C44	189	99.47	138.66	109.60	5.59	12.45	77	100.00	60.61	38.88	2.46	4.31	All sites exc. C44

部位 Sites		男性 Male						女性 Female						ICD10
		病例数 No. cases	构成比 Freq. /%	粗率 Crude rate/ 100 000⁻¹	世标率 ASR world/ 100 000⁻¹	累积率 Cum. Rate/%		病例数 No. cases	构成比 Freq. /%	粗率 Crude rate/ 100 000⁻¹	世标率 ASR world/ 100 000⁻¹	累积率 Cum. Rate/%		
						0~64	0~74					0~64	0~74	
发病 Incidence														
口腔	Oral cavity & pharynx	2	1.05	2.03	1.18	0.06	0.06	1	0.78	1.07	0.52	0.00	0.00	C00-10,C12-14
鼻咽	Nasopharynx	14	7.33	14.18	11.51	0.72	1.47	3	2.33	3.22	2.53	0.26	0.26	C11
食管	Esophagus	7	3.66	7.09	6.78	0.32	1.06	2	1.55	2.15	1.47	0.18	0.18	C15
胃	Stomach	10	5.24	10.13	7.87	0.52	0.88	0	0.00	0.00	0.00	0.00	0.00	C16
结直肠	Colon-rectum	11	5.76	11.14	8.49	0.48	0.86	9	6.98	9.66	7.15	0.33	0.53	C18-21
肝脏	Liver	49	25.65	49.63	39.64	2.69	4.77	12	9.30	12.88	9.68	0.64	0.84	C22
胆囊	Gallbladder etc.	1	0.52	1.01	1.09	0.00	0.18	2	1.55	2.15	1.99	0.22	0.22	C23-24
胰腺	Pancreas	1	0.52	1.01	0.59	0.00	0.00	3	2.33	3.22	1.70	0.05	0.05	C25
喉	Larynx	3	1.57	3.04	2.15	0.14	0.34	0	0.00	0.00	0.00	0.00	0.00	C32
肺	Lung	63	32.98	63.81	53.23	2.52	6.84	18	13.95	19.31	15.82	1.04	1.99	C33-34
其他胸腔器官	Other thoracic organs	0	0.00	0.00	0.00	0.00	0.00	0	0.00	0.00	0.00	0.00	0.00	C37-38
骨	Bone	2	1.05	2.03	1.23	0.05	0.05	2	1.55	2.15	2.95	0.10	0.30	C40-41
皮肤黑色素瘤	Melanoma of skin	0	0.00	0.00	0.00	0.00	0.00	0	0.00	0.00	0.00	0.00	0.00	C43
乳腺	Breast	0	0.00	0.00	0.00	0.00	0.00	32	24.81	34.34	26.65	2.07	3.22	C50
子宫颈	Cervix	–	–	–	–	–	–	10	7.75	10.73	8.50	0.54	0.94	C53
子宫体	Uterus	–	–	–	–	–	–	10	7.75	10.73	9.10	0.97	0.97	C54-55
卵巢	Ovary	–	–	–	–	–	–	2	1.55	2.15	1.79	0.22	0.22	C56
前列腺	Prostate	6	3.14	6.08	5.95	0.24	0.42	–	–	–	–	–	–	C61
睾丸	Testis	0	0.00	0.00	0.00	0.00	0.00	–	–	–	–	–	–	C62
肾	Kidney	0	0.00	0.00	0.00	0.00	0.00	4	3.10	4.29	3.43	0.21	0.21	C64-66,68
膀胱	Bladder	2	1.05	2.03	1.78	0.09	0.27	1	0.78	1.07	0.74	0.09	0.09	C67
脑	Brain	6	3.14	6.08	4.34	0.28	0.46	4	3.10	4.29	3.80	0.15	0.55	C70-C72,D32-33,D42-43
甲状腺	Thyroid	0	0.00	0.00	0.00	0.00	0.00	2	1.55	2.15	1.66	0.09	0.28	C73
淋巴瘤	Lymphoma	6	3.14	6.08	4.90	0.20	0.79	1	0.78	1.07	1.04	0.09	0.09	C81-85,88,90,96
白血病	Leukemia	4	2.09	4.05	3.21	0.23	0.23	3	2.33	3.22	3.75	0.24	0.24	C91-95, D45-47
其他	Other	4	2.09	4.05	3.67	0.20	0.58	8	6.20	8.58	6.39	0.40	0.58	O&U
所有部位合计	All sites	191	100.00	193.45	157.61	8.74	19.24	129	100.00	138.42	110.66	7.92	11.78	All
所有部位除外皮肤	All sites exc. C44	190	99.48	192.44	156.52	8.74	19.06	128	99.22	137.35	109.93	7.92	11.60	All sites exc. C44
死亡 Mortality														
口腔	Oral cavity & pharynx	2	1.56	2.03	1.18	0.06	0.06	0	0.00	0.00	0.00	0.00	0.00	C00-10,C12-14
鼻咽	Nasopharynx	6	4.69	6.08	4.53	0.32	0.71	2	3.03	2.15	1.48	0.13	0.13	C11
食管	Esophagus	8	6.25	8.10	7.00	0.17	0.90	0	0.00	0.00	0.00	0.00	0.00	C15
胃	Stomach	8	6.25	8.10	6.34	0.40	0.76	0	0.00	0.00	0.00	0.00	0.00	C16
结直肠	Colon-rectum	5	3.91	5.06	4.05	0.28	0.28	4	6.06	4.29	2.29	0.11	0.11	C18-21
肝脏	Liver	35	27.34	35.45	29.03	2.25	3.38	10	15.15	10.73	7.76	0.49	0.69	C22
胆囊	Gallbladder etc.	0	0.00	0.00	0.00	0.00	0.00	2	3.03	2.15	1.87	0.19	0.19	C23-24
胰腺	Pancreas	1	0.78	1.01	0.59	0.00	0.00	2	3.03	2.15	1.18	0.05	0.05	C25
喉	Larynx	2	1.56	2.03	1.48	0.09	0.28	0	0.00	0.00	0.00	0.00	0.00	C32
肺	Lung	42	32.81	42.54	35.06	1.53	3.93	18	27.27	19.31	14.96	1.17	1.71	C33-34
其他胸腔器官	Other thoracic organs	1	0.78	1.01	0.59	0.00	0.00	0	0.00	0.00	0.00	0.00	0.00	C37-38
骨	Bone	1	0.78	1.01	0.64	0.05	0.05	2	3.03	2.15	2.95	0.10	0.30	C40-41
皮肤黑色素瘤	Melanoma of skin	0	0.00	0.00	0.00	0.00	0.00	0	0.00	0.00	0.00	0.00	0.00	C43
乳腺	Breast	0	0.00	0.00	0.00	0.00	0.00	9	13.64	9.66	7.90	0.56	1.12	C50
子宫颈	Cervix	–	–	–	–	–	–	4	6.06	4.29	3.67	0.09	0.49	C53
子宫体	Uterus	–	–	–	–	–	–	1	1.52	1.07	0.74	0.09	0.09	C54-55
卵巢	Ovary	–	–	–	–	–	–	2	3.03	2.15	1.79	0.22	0.22	C56
前列腺	Prostate	2	1.56	2.03	1.79	0.00	0.00	–	–	–	–	–	–	C61
睾丸	Testis	0	0.00	0.00	0.00	0.00	0.00	–	–	–	–	–	–	C62
肾	Kidney	0	0.00	0.00	0.00	0.00	0.00	2	3.03	2.15	1.17	0.09	0.09	C64-66,68
膀胱	Bladder	0	0.00	0.00	0.00	0.00	0.00	0	0.00	0.00	0.00	0.00	0.00	C67
脑	Brain	6	4.69	6.08	4.44	0.37	0.55	3	4.55	3.22	2.80	0.15	0.35	C70-C72,D32-33,D42-43
甲状腺	Thyroid	0	0.00	0.00	0.00	0.00	0.00	1	1.52	1.07	0.73	0.09	0.18	C73
淋巴瘤	Lymphoma	3	2.34	3.04	2.26	0.09	0.48	1	1.52	1.07	1.04	0.09	0.09	C81-85,88,90,96
白血病	Leukemia	3	2.34	3.04	2.54	0.17	0.17	0	0.00	0.00	0.00	0.00	0.00	C91-95, D45-47
其他	Other	3	2.34	3.04	2.42	0.20	0.40	3	4.55	3.22	3.35	0.26	0.26	O&U
所有部位合计	All sites	128	100.00	129.64	103.94	5.97	11.94	66	100.00	70.82	55.66	3.78	6.08	All
所有部位除外皮肤	All sites exc. C44	128	100.00	129.64	103.94	5.97	11.94	66	100.00	70.82	55.66	3.78	6.08	All sites exc. C44

部位 Sites	男性 Male						女性 Female						ICD10
	病例数 No. cases	构成比 Freq. /%	粗率 Crude rate/ 100 000⁻¹	世标率 ASR world/ 100 000⁻¹	累积率 Cum. Rate/% 0~64	0~74	病例数 No. cases	构成比 Freq. /%	粗率 Crude rate/ 100 000⁻¹	世标率 ASR world/ 100 000⁻¹	累积率 Cum. Rate/% 0~64	0~74	
发病 Incidence													
口腔　Oral cavity & pharynx	8	2.08	4.70	5.16	0.47	0.63	0	0.00	0.00	0.00	0.00	0.00	C00-10,C12-14
鼻咽　Nasopharynx	17	4.43	10.00	10.22	0.61	1.11	6	2.64	3.71	4.04	0.30	0.48	C11
食管　Esophagus	19	4.95	11.17	13.33	1.18	1.68	5	2.20	3.09	2.74	0.04	0.21	C15
胃　Stomach	24	6.25	14.11	16.11	0.62	2.50	18	7.93	11.13	10.72	0.34	0.75	C16
结直肠　Colon-rectum	35	9.11	20.58	22.56	1.34	2.84	23	10.13	14.22	15.61	0.67	2.18	C18-21
肝脏　Liver	108	28.13	63.51	69.45	5.52	8.18	21	9.25	12.99	14.02	0.63	1.74	C22
胆囊　Gallbladder etc.	2	0.52	1.18	1.13	0.00	0.11	1	0.44	0.62	0.76	0.09	0.09	C23-24
胰腺　Pancreas	4	1.04	2.35	2.20	0.09	0.09	5	2.20	3.09	3.43	0.24	0.42	C25
喉　Larynx	6	1.56	3.53	3.72	0.09	0.53	0	0.00	0.00	0.00	0.00	0.00	C32
肺　Lung	86	22.40	50.57	56.79	3.95	7.33	22	9.69	13.60	14.76	0.92	1.80	C33-34
其他胸腔器官　Other thoracic organs	2	0.52	1.18	1.19	0.04	0.21	0	0.00	0.00	0.00	0.00	0.00	C37-38
骨　Bone	0	0.00	0.00	0.00	0.00	0.00	1	0.44	0.62	0.53	0.00	0.00	C40-41
皮肤黑色素瘤　Melanoma of skin	1	0.26	0.59	0.53	0.04	0.04	2	0.88	1.24	1.27	0.07	0.07	C43
乳腺　Breast	0	0.00	0.00	0.00	0.00	0.00	38	16.74	23.50	21.86	1.91	1.91	C50
子宫颈　Cervix	–	–	–	–	–	–	18	7.93	11.13	11.33	0.89	1.18	C53
子宫体　Uterus	–	–	–	–	–	–	15	6.61	9.28	10.06	0.90	1.19	C54-55
卵巢　Ovary	–	–	–	–	–	–	8	3.52	4.95	5.05	0.37	0.49	C56
前列腺　Prostate	7	1.82	4.12	3.93	0.00	0.44	–	–	–	–	–	–	C61
睾丸　Testis	0	0.00	0.00	0.00	0.00	0.00	–	–	–	–	–	–	C62
肾　Kidney	3	0.78	1.76	1.96	0.21	0.21	2	0.88	1.24	1.46	0.10	0.27	C64-66,68
膀胱　Bladder	13	3.39	7.64	7.61	0.00	0.77	4	1.76	2.47	2.96	0.26	0.44	C67
脑　Brain	16	4.17	9.41	9.39	0.63	1.08	11	4.85	6.80	6.76	0.45	0.56	C70-C72,D32-33,D42-43
甲状腺　Thyroid	5	1.30	2.94	3.52	0.32	0.49	7	3.08	4.33	4.63	0.40	0.52	C73
淋巴瘤　Lymphoma	9	2.34	5.29	5.40	0.35	0.63	2	0.88	1.24	1.31	0.14	0.14	C81-85,88,90,96
白血病　Leukemia	12	3.13	7.06	7.55	0.47	0.86	11	4.85	6.80	8.24	0.48	0.71	C91-95, D45-47
其他　Other	7	1.82	4.12	4.72	0.49	0.66	7	3.08	4.33	4.55	0.24	0.41	O&U
所有部位合计　All sites	384	100.00	225.80	246.46	16.44	30.38	227	100.00	140.37	146.10	9.46	15.57	All
所有部位除外皮肤　All sites exc. C44	383	99.74	225.21	245.79	16.44	30.22	226	99.56	139.75	145.61	9.46	15.57	All sites exc. C44
死亡 Mortality													
口腔　Oral cavity & pharynx	6	2.40	3.53	4.26	0.43	0.54	0	0.00	0.00	0.00	0.00	0.00	C00-10,C12-14
鼻咽　Nasopharynx	5	2.00	2.94	3.45	0.14	0.42	2	1.71	1.24	1.24	0.10	0.10	C11
食管　Esophagus	11	4.40	6.47	7.45	0.46	1.01	4	3.42	2.47	2.28	0.00	0.17	C15
胃　Stomach	23	9.20	13.52	15.58	0.75	2.41	9	7.69	5.57	5.08	0.09	0.27	C16
结直肠　Colon-rectum	17	6.80	10.00	10.56	0.34	1.39	15	12.82	9.28	9.72	0.43	1.07	C18-21
肝脏　Liver	75	30.00	44.10	48.90	3.63	5.90	19	16.24	11.75	12.13	0.22	1.50	C22
胆囊　Gallbladder etc.	2	0.80	1.18	1.13	0.00	0.11	2	1.71	1.24	1.29	0.09	0.09	C23-24
胰腺　Pancreas	3	1.20	1.76	1.69	0.09	0.09	4	3.42	2.47	2.68	0.07	0.25	C25
喉　Larynx	0	0.00	0.00	0.00	0.00	0.00	0	0.00	0.00	0.00	0.00	0.00	C32
肺　Lung	69	27.60	40.57	43.47	2.03	5.19	21	17.95	12.99	13.74	0.65	1.35	C33-34
其他胸腔器官　Other thoracic organs	0	0.00	0.00	0.00	0.00	0.00	1	0.85	0.62	0.74	0.07	0.07	C37-38
骨　Bone	0	0.00	0.00	0.00	0.00	0.00	1	0.85	0.62	0.53	0.00	0.00	C40-41
皮肤黑色素瘤　Melanoma of skin	0	0.00	0.00	0.00	0.00	0.00	0	0.00	0.00	0.00	0.00	0.00	C43
乳腺　Breast	1	0.40	0.59	0.47	0.00	0.00	10	8.55	6.18	6.57	0.49	0.61	C50
子宫颈　Cervix	–	–	–	–	–	–	2	1.71	1.24	1.24	0.10	0.10	C53
子宫体　Uterus	–	–	–	–	–	–	2	1.71	1.24	1.44	0.07	0.19	C54-55
卵巢　Ovary	–	–	–	–	–	–	4	3.42	2.47	2.68	0.27	0.27	C56
前列腺　Prostate	5	2.00	2.94	3.02	0.09	0.42	–	–	–	–	–	–	C61
睾丸　Testis	1	0.40	0.59	0.72	0.09	0.09	–	–	–	–	–	–	C62
肾　Kidney	3	1.20	1.76	2.16	0.25	0.25	0	0.00	0.00	0.00	0.00	0.00	C64-66,68
膀胱　Bladder	5	2.00	2.94	3.02	0.00	0.33	0	0.00	0.00	0.00	0.00	0.00	C67
脑　Brain	12	4.80	7.06	6.85	0.44	0.71	10	8.55	6.18	6.37	0.41	0.64	C70-C72,D32-33,D42-43
甲状腺　Thyroid	2	0.80	1.18	1.42	0.16	0.16	0	0.00	0.00	0.00	0.00	0.00	C73
淋巴瘤　Lymphoma	0	0.00	0.00	0.00	0.00	0.00	3	2.56	1.86	2.15	0.00	0.35	C81-85,88,90,96
白血病　Leukemia	9	3.60	5.29	5.69	0.42	0.69	3	2.56	1.86	2.02	0.18	0.18	C91-95, D45-47
其他　Other	1	0.40	0.59	0.66	0.09	0.17	5	4.27	3.09	3.27	0.09	0.27	O&U
所有部位合计　All sites	250	100.00	147.00	160.50	9.32	19.89	117	100.00	72.35	75.16	3.35	7.49	All
所有部位除外皮肤　All sites exc. C44	249	99.60	146.42	159.83	9.32	19.72	116	99.15	71.73	74.46	3.35	7.31	All sites exc. C44

部位 Sites		男性 Male						女性 Female						ICD10
		病例数 No. cases	构成比 Freq. /%	粗率 Crude rate/ 100 000⁻¹	世标率 ASR world/ 100 000⁻¹	累积率 Cum. Rate/%		病例数 No. cases	构成比 Freq. /%	粗率 Crude rate/ 100 000⁻¹	世标率 ASR world/ 100 000⁻¹	累积率 Cum. Rate/%		
						0~64	0~74					0~64	0~74	
发病 Incidence														
口腔	Oral cavity & pharynx	1	0.50	0.99	1.10	0.14	0.14	0	0.00	0.00	0.00	0.00	0.00	C00-10,C12-14
鼻咽	Nasopharynx	10	4.95	9.94	10.10	0.74	1.16	3	2.21	3.45	3.56	0.07	0.53	C11
食管	Esophagus	4	1.98	3.97	4.44	0.00	0.64	0	0.00	0.00	0.00	0.00	0.00	C15
胃	Stomach	38	18.81	37.76	34.95	1.25	4.41	12	8.82	13.81	12.63	0.62	1.83	C16
结直肠	Colon-rectum	21	10.40	20.87	17.83	1.04	1.77	16	11.76	18.41	13.59	0.32	2.59	C18-21
肝脏	Liver	41	20.30	40.74	37.10	1.82	4.55	15	11.03	17.26	13.59	0.71	1.20	C22
胆囊	Gallbladder etc.	0	0.00	0.00	0.00	0.00	0.00	2	1.47	2.30	1.61	0.11	0.11	C23-24
胰腺	Pancreas	2	0.99	1.99	2.15	0.09	0.30	3	2.21	3.45	2.31	0.00	0.26	C25
喉	Larynx	3	1.49	2.98	3.25	0.23	0.44	0	0.00	0.00	0.00	0.00	0.00	C32
肺	Lung	64	31.68	63.59	59.34	2.30	7.68	30	22.06	34.51	26.03	1.04	2.82	C33-34
其他胸腔器官	Other thoracic organs	0	0.00	0.00	0.00	0.00	0.00	0	0.00	0.00	0.00	0.00	0.00	C37-38
骨	Bone	1	0.50	0.99	0.67	0.00	0.00	2	1.47	2.30	1.62	0.00	0.26	C40-41
皮肤黑色素瘤	Melanoma of skin	1	0.50	0.99	0.69	0.06	0.06	0	0.00	0.00	0.00	0.00	0.00	C43
乳腺	Breast	1	0.50	0.99	0.69	0.06	0.06	14	10.29	16.11	13.75	1.16	1.39	C50
子宫颈	Cervix	–	–	–	–	–	–	17	12.50	19.56	16.97	1.15	2.10	C53
子宫体	Uterus	–	–	–	–	–	–	5	3.68	5.75	4.29	0.17	0.69	C54-55
卵巢	Ovary	–	–	–	–	–	–	4	2.94	4.60	3.63	0.35	0.35	C56
前列腺	Prostate	2	0.99	1.99	1.72	0.00	0.00	–	–	–	–	–	–	C61
睾丸	Testis	0	0.00	0.00	0.00	0.00	0.00	–	–	–	–	–	–	C62
肾	Kidney	4	1.98	3.97	3.85	0.09	0.56	2	1.47	2.30	1.62	0.00	0.26	C64-66,68
膀胱	Bladder	0	0.00	0.00	0.00	0.00	0.00	0	0.00	0.00	0.00	0.00	0.00	C67
脑	Brain	4	1.98	3.97	3.43	0.25	0.50	2	1.47	2.30	1.41	0.06	0.06	C70-C72,D32-33,D42-43
甲状腺	Thyroid	0	0.00	0.00	0.00	0.00	0.00	1	0.74	1.15	1.19	0.15	0.15	C73
淋巴瘤	Lymphoma	1	0.50	0.99	1.03	0.00	0.26	2	1.47	2.30	1.70	0.21	0.21	C81-85,88,90,96
白血病	Leukemia	0	0.00	0.00	0.00	0.00	0.00	0	0.00	0.00	0.00	0.00	0.00	C91-95, D45-47
其他	Other	4	1.98	3.97	4.45	0.22	0.22	6	4.41	6.90	5.31	0.51	0.51	O&U
所有部位合计	All sites	202	100.00	200.72	186.80	8.26	22.74	136	100.00	156.46	126.53	6.63	15.30	All
所有部位除外皮肤	All sites exc. C44	201	99.50	199.73	186.13	8.26	22.74	134	98.53	154.16	125.15	6.57	15.24	All sites exc. C44
死亡 Mortality														
口腔	Oral cavity & pharynx	0	0.00	0.00	0.00	0.00	0.00	0	0.00	0.00	0.00	0.00	0.00	C00-10,C12-14
鼻咽	Nasopharynx	2	1.63	1.99	2.09	0.10	0.31	1	1.27	1.15	1.39	0.00	0.23	C11
食管	Esophagus	3	2.44	2.98	3.37	0.10	0.53	0	0.00	0.00	0.00	0.00	0.00	C15
胃	Stomach	26	21.14	25.84	24.50	0.62	2.85	9	11.39	10.35	8.14	0.32	0.81	C16
结直肠	Colon-rectum	9	7.32	8.94	8.84	0.27	0.96	5	6.33	5.75	6.07	0.40	0.66	C18-21
肝脏	Liver	27	21.95	26.83	23.67	1.44	2.55	12	15.19	13.81	10.68	0.36	1.14	C22
胆囊	Gallbladder etc.	1	0.81	0.99	1.03	0.00	0.26	0	0.00	0.00	0.00	0.00	0.00	C23-24
胰腺	Pancreas	2	1.63	1.99	1.60	0.15	0.15	2	2.53	2.30	1.71	0.00	0.26	C25
喉	Larynx	1	0.81	0.99	1.27	0.00	0.21	0	0.00	0.00	0.00	0.00	0.00	C32
肺	Lung	40	32.52	39.75	38.00	1.44	3.70	16	20.25	18.41	14.46	0.35	1.87	C33-34
其他胸腔器官	Other thoracic organs	0	0.00	0.00	0.00	0.00	0.00	0	0.00	0.00	0.00	0.00	0.00	C37-38
骨	Bone	1	0.81	0.99	1.38	0.09	0.09	2	2.53	2.30	2.06	0.00	0.51	C40-41
皮肤黑色素瘤	Melanoma of skin	0	0.00	0.00	0.00	0.00	0.00	0	0.00	0.00	0.00	0.00	0.00	C43
乳腺	Breast	0	0.00	0.00	0.00	0.00	0.00	9	11.39	10.35	8.66	0.99	0.99	C50
子宫颈	Cervix	–	–	–	–	–	–	10	12.66	11.50	9.08	0.69	1.21	C53
子宫体	Uterus	–	–	–	–	–	–	3	3.80	3.45	2.14	0.09	0.09	C54-55
卵巢	Ovary	–	–	–	–	–	–	1	1.27	1.15	0.95	0.09	0.09	C56
前列腺	Prostate	3	2.44	2.98	2.80	0.00	0.26	–	–	–	–	–	–	C61
睾丸	Testis	0	0.00	0.00	0.00	0.00	0.00	–	–	–	–	–	–	C62
肾	Kidney	0	0.00	0.00	0.00	0.00	0.00	0	0.00	0.00	0.00	0.00	0.00	C64-66,68
膀胱	Bladder	0	0.00	0.00	0.00	0.00	0.00	0	0.00	0.00	0.00	0.00	0.00	C67
脑	Brain	5	4.07	4.97	4.42	0.32	0.32	3	3.80	3.45	3.07	0.30	0.30	C70-C72,D32-33,D42-43
甲状腺	Thyroid	0	0.00	0.00	0.00	0.00	0.00	0	0.00	0.00	0.00	0.00	0.00	C73
淋巴瘤	Lymphoma	1	0.81	0.99	1.03	0.00	0.26	1	1.27	1.15	1.03	0.00	0.26	C81-85,88,90,96
白血病	Leukemia	0	0.00	0.00	0.00	0.00	0.00	0	0.00	0.00	0.00	0.00	0.00	C91-95, D45-47
其他	Other	2	1.63	1.99	1.82	0.06	0.06	5	6.33	5.75	5.32	0.24	0.73	O&U
所有部位合计	All sites	123	100.00	122.22	115.82	4.61	12.50	79	100.00	90.89	74.77	3.85	9.15	All
所有部位除外皮肤	All sites exc. C44	123	100.00	122.22	115.82	4.61	12.50	78	98.73	89.74	73.74	3.85	8.90	All sites exc. C44

部位 Sites		男性 Male						女性 Female						ICD10
		病例数 No. cases	构成比 Freq. /%	粗率 Crude rate/ 100 000⁻¹	世标率 ASR world/ 100 000⁻¹	累积率 Cum. Rate/% 0~64	0~74	病例数 No. cases	构成比 Freq. /%	粗率 Crude rate/ 100 000⁻¹	世标率 ASR world/ 100 000⁻¹	累积率 Cum. Rate/% 0~64	0~74	
发病 Incidence														
口腔	Oral cavity & pharynx	6	1.44	2.93	2.31	0.15	0.25	1	0.31	0.53	0.25	0.00	0.00	C00-10, C12-14
鼻咽	Nasopharynx	27	6.47	13.17	9.81	0.99	1.09	5	1.57	2.65	2.20	0.16	0.26	C11
食管	Esophagus	23	5.52	11.22	9.95	0.60	1.41	4	1.25	2.12	1.77	0.00	0.29	C15
胃	Stomach	49	11.75	23.90	19.09	1.11	2.31	29	9.09	15.39	10.96	0.75	1.13	C16
结直肠	Colon-rectum	50	11.99	24.38	19.49	1.17	2.59	32	10.03	16.99	12.12	0.72	1.39	C18-21
肝脏	Liver	46	11.03	22.43	17.34	1.19	1.93	19	5.96	10.09	7.75	0.37	1.12	C22
胆囊	Gallbladder etc.	8	1.92	3.90	3.65	0.26	0.34	6	1.88	3.18	2.31	0.14	0.23	C23-24
胰腺	Pancreas	5	1.20	2.44	1.57	0.10	0.10	8	2.51	4.25	2.34	0.04	0.14	C25
喉	Larynx	6	1.44	2.93	2.44	0.10	0.28	1	0.31	0.53	0.38	0.05	0.05	C32
肺	Lung	98	23.50	47.79	39.02	2.13	4.89	53	16.61	28.13	21.18	0.76	2.47	C33-34
其他胸腔器官	Other thoracic organs	3	0.72	1.46	1.71	0.14	0.14	0	0.00	0.00	0.00	0.00	0.00	C37-38
骨	Bone	1	0.24	0.49	0.33	0.03	0.03	1	0.31	0.53	0.57	0.00	0.10	C40-41
皮肤黑色素瘤	Melanoma of skin	0	0.00	0.00	0.00	0.00	0.00	2	0.63	1.06	0.87	0.06	0.16	C43
乳腺	Breast	2	0.48	0.98	0.79	0.07	0.07	48	15.05	25.48	18.37	1.58	1.77	C50
子宫颈	Cervix	–	–	–	–	–	–	34	10.66	18.05	13.87	1.20	1.39	C53
子宫体	Uterus	–	–	–	–	–	–	5	1.57	2.65	2.32	0.12	0.31	C54-55
卵巢	Ovary	–	–	–	–	–	–	13	4.08	6.90	5.78	0.53	0.62	C56
前列腺	Prostate	8	1.92	3.90	2.93	0.08	0.18	–	–	–	–	–	–	C61
睾丸	Testis	1	0.24	0.49	0.37	0.05	0.05	–	–	–	–	–	–	C62
肾	Kidney	6	1.44	2.93	2.37	0.13	0.33	2	0.63	1.06	0.95	0.05	0.14	C64-66, 68
膀胱	Bladder	11	2.64	5.36	4.08	0.27	0.36	3	0.94	1.59	1.01	0.06	0.06	C67
脑	Brain	13	3.12	6.34	5.26	0.26	0.72	8	2.51	4.25	3.37	0.24	0.43	C70-C72, D32-33, D42-43
甲状腺	Thyroid	0	0.00	0.00	0.00	0.00	0.00	7	2.19	3.72	2.45	0.23	0.23	C73
淋巴瘤	Lymphoma	21	5.04	10.24	9.24	0.53	0.90	16	5.02	8.49	6.80	0.40	0.78	C81-85, 88, 90, 96
白血病	Leukemia	15	3.60	7.32	6.61	0.36	0.74	6	1.88	3.18	2.70	0.21	0.21	C91-95, D45-47
其他	Other	18	4.32	8.78	6.97	0.33	1.01	16	5.02	8.49	6.74	0.43	0.71	O&U
所有部位合计	All sites	417	100.00	203.37	165.34	10.03	19.71	319	100.00	169.33	127.08	8.09	13.99	All
所有部位除外皮肤	All sites exc. C44	413	99.04	201.42	164.00	9.93	19.62	311	97.49	165.08	123.68	7.94	13.55	All sites exc. C44
死亡 Mortality														
口腔	Oral cavity & pharynx	3	0.91	1.46	1.17	0.09	0.19	1	0.63	0.53	0.35	0.03	0.03	C00-10, C12-14
鼻咽	Nasopharynx	11	3.34	5.36	3.84	0.33	0.43	4	2.52	2.12	1.39	0.10	0.10	C11
食管	Esophagus	17	5.17	8.29	7.05	0.40	1.06	3	1.89	1.59	1.22	0.09	0.18	C15
胃	Stomach	44	13.37	21.46	17.29	0.80	2.28	19	11.95	10.09	7.69	0.56	0.85	C16
结直肠	Colon-rectum	18	5.47	8.78	7.45	0.26	1.12	13	8.18	6.90	4.92	0.11	0.58	C18-21
肝脏	Liver	64	19.45	31.21	25.43	1.45	3.12	20	12.58	10.62	7.30	0.30	0.86	C22
胆囊	Gallbladder etc.	4	1.22	1.95	1.92	0.10	0.10	3	1.89	1.59	1.22	0.14	0.14	C23-24
胰腺	Pancreas	7	2.13	3.41	2.66	0.05	0.24	9	5.66	4.78	2.85	0.00	0.28	C25
喉	Larynx	2	0.61	0.98	0.57	0.00	0.00	1	0.63	0.53	0.38	0.05	0.05	C32
肺	Lung	104	31.61	50.72	40.96	1.93	5.32	38	23.90	20.17	15.77	0.65	2.17	C33-34
其他胸腔器官	Other thoracic organs	1	0.30	0.49	0.37	0.05	0.05	1	0.63	0.53	0.36	0.03	0.03	C37-38
骨	Bone	5	1.52	2.44	2.78	0.11	0.40	1	0.63	0.53	0.57	0.00	0.10	C40-41
皮肤黑色素瘤	Melanoma of skin	0	0.00	0.00	0.00	0.00	0.00	1	0.63	0.53	0.49	0.06	0.06	C43
乳腺	Breast	1	0.30	0.49	0.30	0.03	0.03	14	8.81	7.43	5.94	0.45	0.64	C50
子宫颈	Cervix	–	–	–	–	–	–	11	6.92	5.84	4.23	0.30	0.40	C53
子宫体	Uterus	–	–	–	–	–	–	2	1.26	1.06	0.60	0.03	0.03	C54-55
卵巢	Ovary	–	–	–	–	–	–	1	0.63	0.53	0.44	0.04	0.04	C56
前列腺	Prostate	5	1.52	2.44	1.82	0.05	0.05	–	–	–	–	–	–	C61
睾丸	Testis	0	0.00	0.00	0.00	0.00	0.00	–	–	–	–	–	–	C62
肾	Kidney	2	0.61	0.98	0.80	0.05	0.09	1	0.63	0.53	0.38	0.05	0.05	C64-66, 68
膀胱	Bladder	5	1.52	2.44	2.02	0.00	0.28	1	0.63	0.53	0.26	0.00	0.00	C67
脑	Brain	5	1.52	2.44	2.89	0.10	0.37	3	1.89	1.59	1.41	0.09	0.19	C70-C72, D32-33, D42-43
甲状腺	Thyroid	0	0.00	0.00	0.00	0.00	0.00	0	0.00	0.00	0.00	0.00	0.00	C73
淋巴瘤	Lymphoma	13	3.95	6.34	4.93	0.23	0.72	8	5.03	4.25	3.17	0.12	0.31	C81-85, 88, 90, 96
白血病	Leukemia	8	2.43	3.90	3.19	0.24	0.34	2	1.26	1.06	1.00	0.06	0.06	C91-95, D45-47
其他	Other	10	3.04	4.88	4.03	0.19	0.66	2	1.26	1.06	0.73	0.03	0.12	O&U
所有部位合计	All sites	329	100.00	160.45	131.46	6.41	16.83	159	100.00	84.40	62.65	3.29	7.28	All
所有部位除外皮肤	All sites exc. C44	328	99.70	159.96	131.09	6.36	16.79	159	100.00	84.40	62.65	3.29	7.28	All sites exc. C44

附表 3-167 万载县 2015 年癌症发病和死亡主要指标

Appendix Table 3-167 Incidence and mortality of cancer in Wanzai Xian, 2015

部位 Sites		男性 Male						女性 Female						ICD10
		病例数 No. cases	构成比 Freq. /%	粗率 Crude rate/ 100 000^{-1}	世标率 ASR world/ 100 000^{-1}	累积率 Cum. Rate/% 0~64	累积率 Cum. Rate/% 0~74	病例数 No. cases	构成比 Freq. /%	粗率 Crude rate/ 100 000^{-1}	世标率 ASR world/ 100 000^{-1}	累积率 Cum. Rate/% 0~64	累积率 Cum. Rate/% 0~74	
发病 Incidence														
口腔	Oral cavity & pharynx	10	1.74	4.05	3.70	0.13	0.43	1	0.26	0.42	0.31	0.00	0.08	C00-10, C12-14
鼻咽	Nasopharynx	14	2.43	5.68	5.37	0.33	0.71	4	1.02	1.67	1.49	0.09	0.17	C11
食管	Esophagus	13	2.26	5.27	4.15	0.26	0.49	4	1.02	1.67	1.18	0.09	0.09	C15
胃	Stomach	53	9.22	21.48	17.93	0.92	2.00	25	6.38	10.42	7.99	0.52	0.84	C16
结直肠	Colon-rectum	71	12.35	28.78	23.46	1.44	2.67	49	12.50	20.42	15.38	0.69	1.93	C18-21
肝脏	Liver	162	28.17	65.67	55.58	3.67	5.98	54	13.78	22.51	17.96	1.12	2.06	C22
胆囊	Gallbladder etc.	1	0.17	0.41	0.31	0.00	0.08	6	1.53	2.50	1.77	0.05	0.28	C23-24
胰腺	Pancreas	8	1.39	3.24	2.71	0.11	0.34	13	3.32	5.42	3.76	0.20	0.36	C25
喉	Larynx	5	0.87	2.03	1.63	0.19	0.19	4	1.02	1.67	0.97	0.00	0.08	C32
肺	Lung	164	28.52	66.48	56.18	3.54	6.54	59	15.05	24.59	19.41	0.76	2.46	C33-34
其他胸腔器官	Other thoracic organs	1	0.17	0.41	0.30	0.03	0.03	3	0.77	1.25	0.84	0.03	0.10	C37-38
骨	Bone	3	0.52	1.22	1.16	0.00	0.15	4	1.02	1.67	1.94	0.11	0.19	C40-41
皮肤黑色素瘤	Melanoma of skin	0	0.00	0.00	0.00	0.00	0.00	0	0.00	0.00	0.00	0.00	0.00	C43
乳腺	Breast	1	0.17	0.41	0.31	0.00	0.08	59	15.05	24.59	19.04	1.61	1.84	C50
子宫颈	Cervix	–	–	–	–	–	–	29	7.40	12.09	10.08	0.75	1.07	C53
子宫体	Uterus	–	–	–	–	–	–	27	6.89	11.25	8.82	0.60	1.06	C54-55
卵巢	Ovary	–	–	–	–	–	–	4	1.02	1.67	1.21	0.15	0.15	C56
前列腺	Prostate	6	1.04	2.43	2.21	0.04	0.11	–	–	–	–	–	–	C61
睾丸	Testis	1	0.17	0.41	0.31	0.03	0.03	–	–	–	–	–	–	C62
肾	Kidney	1	0.17	0.41	0.40	0.05	0.05	1	0.26	0.42	0.23	0.00	0.00	C64-66,68
膀胱	Bladder	8	1.39	3.24	2.78	0.15	0.38	2	0.51	0.83	0.61	0.04	0.04	C67
脑	Brain	12	2.09	4.86	4.32	0.34	0.41	11	2.81	4.58	3.90	0.25	0.41	C70-C72, D32-33, D42-43
甲状腺	Thyroid	2	0.35	0.81	1.02	0.03	0.03	5	1.28	2.08	1.80	0.15	0.15	C73
淋巴瘤	Lymphoma	19	3.30	7.70	7.61	0.49	0.49	8	2.04	3.33	3.40	0.17	0.33	C81-85,88,90,96
白血病	Leukemia	4	0.70	1.62	1.54	0.11	0.19	3	0.77	1.25	1.49	0.10	0.10	C91-95, D45-47
其他	Other	16	2.78	6.49	5.23	0.25	0.71	17	4.34	7.09	6.06	0.51	0.74	O&U
所有部位合计	All sites	575	100.00	233.08	198.18	12.11	22.09	392	100.00	163.39	129.66	8.01	14.54	All
所有部位除外皮肤	All sites exc. C44	573	99.65	232.27	197.58	12.07	21.98	388	98.98	161.72	128.00	7.87	14.32	All sites exc. C44
死亡 Mortality														
口腔	Oral cavity & pharynx	6	1.53	2.43	1.99	0.03	0.18	1	0.48	0.42	0.31	0.00	0.08	C00-10, C12-14
鼻咽	Nasopharynx	4	1.02	1.62	1.23	0.04	0.11	1	0.48	0.42	0.32	0.03	0.03	C11
食管	Esophagus	13	3.31	5.27	4.56	0.38	0.53	2	0.96	0.83	0.65	0.05	0.05	C15
胃	Stomach	40	10.18	16.21	13.25	0.74	1.58	16	7.66	6.67	4.83	0.39	0.47	C16
结直肠	Colon-rectum	35	8.91	14.19	11.00	0.62	1.24	20	9.57	8.34	6.37	0.28	0.67	C18-21
肝脏	Liver	124	31.55	50.26	42.41	2.89	4.65	38	18.18	15.84	11.83	0.77	1.09	C22
胆囊	Gallbladder etc.	0	0.00	0.00	0.00	0.00	0.00	3	1.44	1.25	1.02	0.00	0.16	C23-24
胰腺	Pancreas	7	1.78	2.84	2.24	0.09	0.24	8	3.83	3.33	2.36	0.12	0.27	C25
喉	Larynx	5	1.27	2.03	1.70	0.12	0.20	1	0.48	0.42	0.23	0.00	0.00	C32
肺	Lung	125	31.81	50.67	42.64	2.81	4.81	50	23.92	20.84	15.76	0.73	1.74	C33-34
其他胸腔器官	Other thoracic organs	0	0.00	0.00	0.00	0.00	0.00	0	0.00	0.00	0.00	0.00	0.00	C37-38
骨	Bone	4	1.02	1.62	1.45	0.04	0.19	2	0.96	0.83	0.54	0.00	0.00	C40-41
皮肤黑色素瘤	Melanoma of skin	0	0.00	0.00	0.00	0.00	0.00	0	0.00	0.00	0.00	0.00	0.00	C43
乳腺	Breast	0	0.00	0.00	0.00	0.00	0.00	22	10.53	9.17	6.82	0.58	0.74	C50
子宫颈	Cervix	–	–	–	–	–	–	10	4.78	4.17	3.53	0.19	0.42	C53
子宫体	Uterus	–	–	–	–	–	–	12	5.74	5.00	3.73	0.19	0.42	C54-55
卵巢	Ovary	–	–	–	–	–	–	1	0.48	0.42	0.30	0.04	0.04	C56
前列腺	Prostate	4	1.02	1.62	1.73	0.00	0.15	–	–	–	–	–	–	C61
睾丸	Testis	1	0.25	0.41	0.26	0.00	0.00	–	–	–	–	–	–	C62
肾	Kidney	1	0.25	0.41	0.40	0.05	0.05	3	1.44	1.25	1.12	0.05	0.13	C64-66,68
膀胱	Bladder	2	0.51	0.81	0.51	0.00	0.00	0	0.00	0.00	0.00	0.00	0.00	C67
脑	Brain	7	1.78	2.84	2.74	0.17	0.25	6	2.87	2.50	1.91	0.10	0.18	C70-C72, D32-33, D42-43
甲状腺	Thyroid	0	0.00	0.00	0.00	0.00	0.00	1	0.48	0.42	0.51	0.03	0.03	C73
淋巴瘤	Lymphoma	11	2.80	4.46	4.73	0.29	0.29	5	2.39	2.08	1.84	0.11	0.11	C81-85,88,90,96
白血病	Leukemia	1	0.25	0.41	0.31	0.00	0.08	2	0.96	0.83	0.92	0.07	0.07	C91-95, D45-47
其他	Other	3	0.76	1.22	1.07	0.03	0.03	5	2.39	2.08	1.74	0.17	0.17	O&U
所有部位合计	All sites	393	100.00	159.31	134.21	8.29	14.59	209	100.00	87.11	66.66	3.91	6.87	All
所有部位除外皮肤	All sites exc. C44	391	99.49	158.50	133.49	8.29	14.59	207	99.04	86.28	65.89	3.82	6.78	All sites exc. C44

部位 Sites		男性 Male						女性 Female						ICD10
		病例数 No. cases	构成比 Freq./%	粗率 Crude rate/ 100 000⁻¹	世标率 ASR world/ 100 000⁻¹	累积率 Cum. Rate/%		病例数 No. cases	构成比 Freq./%	粗率 Crude rate/ 100 000⁻¹	世标率 ASR world/ 100 000⁻¹	累积率 Cum. Rate/%		
						0~64	0~74					0~64	0~74	
发病 Incidence														
口腔	Oral cavity & pharynx	4	1.10	2.29	1.80	0.08	0.19	3	1.16	1.88	1.81	0.18	0.18	C00-10,C12-14
鼻咽	Nasopharynx	10	2.76	5.73	3.73	0.31	0.31	3	1.16	1.88	1.55	0.00	0.26	C11
食管	Esophagus	3	0.83	1.72	1.65	0.00	0.22	2	0.78	1.25	0.55	0.00	0.00	C15
胃	Stomach	41	11.33	23.49	19.43	0.86	2.73	18	6.98	11.29	8.69	0.41	1.20	C16
结直肠	Colon-rectum	31	8.56	17.76	13.58	0.78	1.41	21	8.14	13.17	10.25	0.67	1.43	C18-21
肝脏	Liver	58	16.02	33.23	25.64	1.60	3.14	12	4.65	7.53	5.28	0.32	0.74	C22
胆囊	Gallbladder etc.	6	1.66	3.44	3.18	0.08	0.57	10	3.88	6.27	3.96	0.22	0.33	C23-24
胰腺	Pancreas	7	1.93	4.01	3.16	0.18	0.31	5	1.94	3.14	2.63	0.09	0.51	C25
喉	Larynx	3	0.83	1.72	1.59	0.05	0.30	2	0.78	1.25	1.17	0.07	0.22	C32
肺	Lung	137	37.85	78.48	64.89	3.13	8.77	44	17.05	27.60	21.83	1.21	2.91	C33-34
其他胸腔器官	Other thoracic organs	2	0.55	1.15	1.11	0.03	0.17	1	0.39	0.63	0.70	0.00	0.12	C37-38
骨	Bone	1	0.28	0.57	0.55	0.00	0.14	1	0.39	0.63	0.26	0.00	0.00	C40-41
皮肤黑色素瘤	Melanoma of skin	0	0.00	0.00	0.00	0.00	0.00	3	1.16	1.88	1.25	0.00	0.12	C43
乳腺	Breast	0	0.00	0.00	0.00	0.00	0.00	40	15.50	25.09	17.22	1.48	1.74	C50
子宫颈	Cervix	–	–	–	–	–	–	23	8.91	14.43	9.94	0.94	1.06	C53
子宫体	Uterus	–	–	–	–	–	–	21	8.14	13.17	9.64	0.81	1.08	C54-55
卵巢	Ovary	–	–	–	–	–	–	14	5.43	8.78	6.09	0.51	0.65	C56
前列腺	Prostate	6	1.66	3.44	2.34	0.06	0.06	–	–	–	–	–	–	C61
睾丸	Testis	0	0.00	0.00	0.00	0.00	0.00	–	–	–	–	–	–	C62
肾	Kidney	4	1.10	2.29	1.57	0.15	0.15	0	0.00	0.00	0.00	0.00	0.00	C64-66,68
膀胱	Bladder	8	2.21	4.58	4.18	0.24	0.46	2	0.78	1.25	1.27	0.07	0.19	C67
脑	Brain	7	1.93	4.01	3.11	0.22	0.33	10	3.88	6.27	5.11	0.18	0.68	C70-C72,D32-33,D42-43
甲状腺	Thyroid	1	0.28	0.57	0.38	0.03	0.03	4	1.55	2.51	1.85	0.19	0.19	C73
淋巴瘤	Lymphoma	6	1.66	3.44	3.12	0.17	0.39	4	1.55	2.51	1.61	0.14	0.14	C81-85,88,90,96
白血病	Leukemia	18	4.97	10.31	8.29	0.63	0.63	4	1.55	2.51	1.97	0.17	0.17	C91-95, D45-47
其他	Other	9	2.49	5.16	3.62	0.25	0.25	11	4.26	6.90	4.29	0.25	0.40	O&U
所有部位合计	All sites	362	100.00	207.38	166.91	8.84	20.57	258	100.00	161.85	118.92	7.90	14.29	All
所有部位除外皮肤	All sites exc. C44	362	100.00	207.38	166.91	8.84	20.57	254	98.45	159.34	117.49	7.86	14.25	All sites exc. C44
死亡 Mortality														
口腔	Oral cavity & pharynx	4	1.43	2.29	1.66	0.06	0.20	0	0.00	0.00	0.00	0.00	0.00	C00-10,C12-14
鼻咽	Nasopharynx	8	2.86	4.58	3.48	0.14	0.36	0	0.00	0.00	0.00	0.00	0.00	C11
食管	Esophagus	2	0.71	1.15	0.98	0.00	0.11	2	1.89	1.25	0.55	0.00	0.00	C15
胃	Stomach	31	11.07	17.76	15.00	0.56	2.04	12	11.32	7.53	5.58	0.13	0.77	C16
结直肠	Colon-rectum	26	9.29	14.89	10.92	0.70	1.20	8	7.55	5.02	3.97	0.26	0.52	C18-21
肝脏	Liver	44	15.71	25.21	19.45	1.47	2.05	9	8.49	5.65	4.02	0.26	0.49	C22
胆囊	Gallbladder etc.	6	2.14	3.44	2.79	0.06	0.45	8	7.55	5.02	3.46	0.12	0.39	C23-24
胰腺	Pancreas	4	1.43	2.29	1.98	0.13	0.24	3	2.83	1.88	1.36	0.05	0.16	C25
喉	Larynx	0	0.00	0.00	0.00	0.00	0.00	2	1.89	1.25	0.86	0.07	0.07	C32
肺	Lung	112	40.00	64.16	52.20	2.15	7.02	18	16.98	11.29	9.18	0.51	1.15	C33-34
其他胸腔器官	Other thoracic organs	0	0.00	0.00	0.00	0.00	0.00	0	0.00	0.00	0.00	0.00	0.00	C37-38
骨	Bone	1	0.36	0.57	0.55	0.00	0.14	0	0.00	0.00	0.00	0.00	0.00	C40-41
皮肤黑色素瘤	Melanoma of skin	0	0.00	0.00	0.00	0.00	0.00	0	0.00	0.00	0.00	0.00	0.00	C43
乳腺	Breast	0	0.00	0.00	0.00	0.00	0.00	11	10.38	6.90	5.19	0.35	0.59	C50
子宫颈	Cervix	–	–	–	–	–	–	9	8.49	5.65	4.84	0.20	0.70	C53
子宫体	Uterus	–	–	–	–	–	–	4	3.77	2.51	2.09	0.16	0.27	C54-55
卵巢	Ovary	–	–	–	–	–	–	5	4.72	3.14	2.46	0.06	0.30	C56
前列腺	Prostate	4	1.43	2.29	1.94	0.06	0.20	–	–	–	–	–	–	C61
睾丸	Testis	0	0.00	0.00	0.00	0.00	0.00	–	–	–	–	–	–	C62
肾	Kidney	1	0.36	0.57	0.38	0.03	0.03	0	0.00	0.00	0.00	0.00	0.00	C64-66,68
膀胱	Bladder	4	1.43	2.29	2.16	0.06	0.29	1	0.94	0.63	0.57	0.07	0.07	C67
脑	Brain	7	2.50	4.01	3.21	0.27	0.38	7	6.60	4.39	2.97	0.15	0.26	C70-C72,D32-33,D42-43
甲状腺	Thyroid	0	0.00	0.00	0.00	0.00	0.00	1	0.94	0.63	0.40	0.03	0.03	C73
淋巴瘤	Lymphoma	4	1.43	2.29	1.90	0.13	0.27	1	0.94	0.63	0.59	0.00	0.15	C81-85,88,90,96
白血病	Leukemia	13	4.64	7.45	7.28	0.59	0.59	3	2.83	1.88	2.37	0.15	0.15	C91-95, D45-47
其他	Other	9	3.21	5.16	4.57	0.16	0.38	2	1.89	1.25	0.88	0.00	0.15	O&U
所有部位合计	All sites	280	100.00	160.41	130.45	6.59	15.95	106	100.00	66.50	51.34	2.57	6.23	All
所有部位除外皮肤	All sites exc. C44	277	98.93	158.69	128.52	6.59	15.73	105	99.06	65.87	50.75	2.57	6.08	All sites exc. C44

附表3-169 靖安县2015年癌症发病和死亡主要指标

Appendix Table 3-169 Incidence and mortality of cancer in Jingan Xian,2015

部位 Sites	男性 Male						女性 Female						ICD10
	病例数 No. cases	构成比 Freq./%	粗率 Crude rate/ 100 000^{-1}	世标率 ASR world/ 100 000^{-1}	累积率 Cum. Rate/% 0~64	0~74	病例数 No. cases	构成比 Freq./%	粗率 Crude rate/ 100 000^{-1}	世标率 ASR world/ 100 000^{-1}	累积率 Cum. Rate/% 0~64	0~74	
发病 Incidence													
口腔 Oral cavity & pharynx	1	0.61	1.27	1.00	0.10	0.10	0	0.00	0.00	0.00	0.00	0.00	C00-10,C12-14
鼻咽 Nasopharynx	4	2.44	5.08	3.96	0.20	0.44	1	0.92	1.38	0.82	0.07	0.07	C11
食管 Esophagus	3	1.83	3.81	3.44	0.41	0.41	1	0.92	1.38	0.59	0.00	0.00	C15
胃 Stomach	13	7.93	16.50	10.32	0.40	1.43	9	8.26	12.38	9.96	0.73	1.00	C16
结直肠 Colon-rectum	14	8.54	17.77	13.56	0.78	1.81	13	11.93	17.88	13.23	0.70	1.56	C18-21
肝脏 Liver	20	12.20	25.38	19.24	1.52	2.29	15	13.76	20.63	12.78	0.75	1.31	C22
胆囊 Gallbladder etc.	0	0.00	0.00	0.00	0.00	0.00	2	1.83	2.75	2.17	0.24	0.24	C23-24
胰腺 Pancreas	3	1.83	3.81	2.59	0.10	0.36	3	2.75	4.13	2.38	0.17	0.17	C25
喉 Larynx	0	0.00	0.00	0.00	0.00	0.00	1	0.92	1.38	1.06	0.11	0.11	C32
肺 Lung	58	35.37	73.60	56.51	3.31	7.06	11	10.09	15.13	10.25	0.25	1.08	C33-34
其他胸腔器官 Other thoracic organs	1	0.61	1.27	0.95	0.08	0.08	0	0.00	0.00	0.00	0.00	0.00	C37-38
骨 Bone	4	2.44	5.08	4.93	0.29	0.29	0	0.00	0.00	0.00	0.00	0.00	C40-41
皮肤黑色素瘤 Melanoma of skin	1	0.61	1.27	0.53	0.00	0.00	0	0.00	0.00	0.00	0.00	0.00	C43
乳腺 Breast	0	0.00	0.00	0.00	0.00	0.00	13	11.93	17.88	15.28	1.11	1.91	C50
子宫颈 Cervix	–	–	–	–	–	–	15	13.76	20.63	15.30	1.38	1.67	C53
子宫体 Uterus	–	–	–	–	–	–	5	4.59	6.88	5.21	0.50	0.50	C54-55
卵巢 Ovary	–	–	–	–	–	–	3	2.75	4.13	3.11	0.32	0.32	C56
前列腺 Prostate	6	3.66	7.61	5.81	0.15	0.63	–	–	–	–	–	–	C61
睾丸 Testis	1	0.61	1.27	2.09	0.12	0.12	–	–	–	–	–	–	C62
肾 Kidney	0	0.00	0.00	0.00	0.00	0.00	1	0.92	1.38	1.34	0.17	0.17	C64-66,68
膀胱 Bladder	10	6.10	12.69	11.05	0.81	1.29	1	0.92	1.38	0.45	0.00	0.00	C67
脑 Brain	4	2.44	5.08	6.49	0.39	0.65	2	1.83	2.75	2.94	0.17	0.43	C70-C72,D32-33,D42-43
甲状腺 Thyroid	0	0.00	0.00	0.00	0.00	0.00	2	1.83	2.75	1.53	0.09	0.09	C73
淋巴瘤 Lymphoma	5	3.05	6.34	3.62	0.23	0.23	5	4.59	6.88	6.57	0.17	0.97	C81-85,88,90,96
白血病 Leukemia	7	4.27	8.88	10.75	0.60	0.84	2	1.83	2.75	3.68	0.30	0.30	C91-95, D45-47
其他 Other	9	5.49	11.42	8.47	0.39	0.89	4	3.67	5.50	4.37	0.30	0.59	O&U
所有部位合计 All sites	164	100.00	208.11	165.31	9.88	18.91	109	100.00	149.94	113.03	7.52	12.47	All
所有部位除外皮肤 All sites exc. C44	162	98.78	205.58	163.36	9.88	18.67	108	99.08	148.56	111.98	7.39	12.34	All sites exc. C44
死亡 Mortality													
口腔 Oral cavity & pharynx	1	0.71	1.27	0.81	0.07	0.07	1	1.45	1.38	1.59	0.00	0.27	C00-10,C12-14
鼻咽 Nasopharynx	4	2.84	5.08	3.91	0.00	0.48	1	1.45	1.38	0.80	0.00	0.00	C11
食管 Esophagus	4	2.84	5.08	4.66	0.56	0.56	2	2.90	2.75	1.18	0.00	0.00	C15
胃 Stomach	11	7.80	13.96	9.91	0.43	1.46	6	8.70	8.25	5.92	0.25	0.52	C16
结直肠 Colon-rectum	7	4.96	8.88	5.89	0.25	0.75	10	14.49	13.76	10.08	0.52	1.08	C18-21
肝脏 Liver	21	14.89	26.65	19.95	1.52	2.55	11	15.94	15.13	10.23	0.59	1.15	C22
胆囊 Gallbladder etc.	0	0.00	0.00	0.00	0.00	0.00	1	1.45	1.38	1.59	0.00	0.27	C23-24
胰腺 Pancreas	3	2.13	3.81	2.75	0.25	0.25	2	2.90	2.75	1.79	0.17	0.17	C25
喉 Larynx	1	0.71	1.27	1.06	0.00	0.26	0	0.00	0.00	0.00	0.00	0.00	C32
肺 Lung	61	43.26	77.41	59.94	2.83	8.43	11	15.94	15.13	12.95	0.24	1.89	C33-34
其他胸腔器官 Other thoracic organs	1	0.71	1.27	0.95	0.08	0.08	0	0.00	0.00	0.00	0.00	0.00	C37-38
骨 Bone	6	4.26	7.61	6.53	0.32	0.32	2	2.90	2.75	2.18	0.00	0.27	C40-41
皮肤黑色素瘤 Melanoma of skin	2	1.42	2.54	1.58	0.00	0.26	0	0.00	0.00	0.00	0.00	0.00	C43
乳腺 Breast	0	0.00	0.00	0.00	0.00	0.00	1	1.45	1.38	1.06	0.11	0.11	C50
子宫颈 Cervix	–	–	–	–	–	–	6	8.70	8.25	6.43	0.51	0.81	C53
子宫体 Uterus	–	–	–	–	–	–	1	1.45	1.38	1.05	0.13	0.13	C54-55
卵巢 Ovary	–	–	–	–	–	–	1	1.45	1.38	1.06	0.11	0.11	C56
前列腺 Prostate	3	2.13	3.81	2.64	0.00	0.24	–	–	–	–	–	–	C61
睾丸 Testis	0	0.00	0.00	0.00	0.00	0.00	–	–	–	–	–	–	C62
肾 Kidney	1	0.71	1.27	0.40	0.00	0.00	0	0.00	0.00	0.00	0.00	0.00	C64-66,68
膀胱 Bladder	0	0.00	0.00	0.00	0.00	0.00	0	0.00	0.00	0.00	0.00	0.00	C67
脑 Brain	4	2.84	5.08	5.41	0.40	0.66	2	2.90	2.75	3.19	0.00	0.53	C70-C72,D32-33,D42-43
甲状腺 Thyroid	0	0.00	0.00	0.00	0.00	0.00	2	2.90	2.75	1.53	0.09	0.09	C73
淋巴瘤 Lymphoma	3	2.13	3.81	2.06	0.13	0.13	4	5.80	5.50	5.88	0.34	0.87	C81-85,88,90,96
白血病 Leukemia	6	4.26	7.61	9.60	0.67	0.67	3	4.35	4.13	4.13	0.30	0.30	C91-95, D45-47
其他 Other	2	1.42	2.54	2.44	0.30	0.30	2	2.90	2.75	1.85	0.13	0.13	O&U
所有部位合计 All sites	141	100.00	178.93	140.48	7.81	17.47	69	100.00	94.91	74.50	3.48	8.67	All
所有部位除外皮肤 All sites exc. C44	141	100.00	178.93	140.48	7.81	17.47	68	98.55	93.54	73.45	3.35	8.54	All sites exc. C44

部位 Sites		男性 Male						女性 Female						ICD10
		病例数 No. cases	构成比 Freq./%	粗率 Crude rate/ 100 000⁻¹	世标率 ASR world/ 100 000⁻¹	累积率 Cum. Rate/% 0~64	0~74	病例数 No. cases	构成比 Freq./%	粗率 Crude rate/ 100 000⁻¹	世标率 ASR world/ 100 000⁻¹	累积率 Cum. Rate/% 0~64	0~74	
发病 Incidence														
口腔	Oral cavity & pharynx	5	1.52	2.66	2.43	0.14	0.35	0	0.00	0.00	0.00	0.00	0.00	C00-10,C12-14
鼻咽	Nasopharynx	13	3.95	6.92	6.26	0.54	0.54	8	2.87	4.89	3.93	0.20	0.43	C11
食管	Esophagus	3	0.91	1.60	1.79	0.12	0.24	2	0.72	1.22	1.11	0.00	0.12	C15
胃	Stomach	67	20.36	35.69	34.36	2.31	4.04	34	12.19	20.78	17.60	1.15	1.85	C16
结直肠	Colon-rectum	28	8.51	14.91	13.61	0.54	1.77	27	9.68	16.50	12.85	0.73	1.31	C18-21
肝脏	Liver	79	24.01	42.08	42.11	2.57	5.20	26	9.32	15.89	14.47	0.64	1.83	C22
胆囊	Gallbladder etc.	3	0.91	1.60	1.33	0.12	0.12	1	0.36	0.61	0.46	0.00	0.11	C23-24
胰腺	Pancreas	2	0.61	1.07	0.73	0.00	0.00	5	1.79	3.06	2.59	0.15	0.15	C25
喉	Larynx	0	0.00	0.00	0.00	0.00	0.00	1	0.36	0.61	0.72	0.00	0.12	C32
肺	Lung	80	24.32	42.61	42.83	1.93	4.59	42	15.05	25.67	23.00	1.23	2.53	C33-34
其他胸腔器官	Other thoracic organs	1	0.30	0.53	0.39	0.03	0.03	0	0.00	0.00	0.00	0.00	0.00	C37-38
骨	Bone	5	1.52	2.66	3.12	0.14	0.39	4	1.43	2.44	2.48	0.20	0.20	C40-41
皮肤黑色素瘤	Melanoma of skin	0	0.00	0.00	0.00	0.00	0.00	0	0.00	0.00	0.00	0.00	0.00	C43
乳腺	Breast	4	1.22	2.13	1.80	0.18	0.18	47	16.85	28.72	23.01	1.66	2.93	C50
子宫颈	Cervix	–	–	–	–	–	–	37	13.26	22.61	18.82	1.61	2.08	C53
子宫体	Uterus	–	–	–	–	–	–	10	3.58	6.11	5.75	0.33	0.69	C54-55
卵巢	Ovary	–	–	–	–	–	–	4	1.43	2.44	1.83	0.11	0.23	C56
前列腺	Prostate	2	0.61	1.07	1.09	0.08	0.19	–	–	–	–	–	–	C61
睾丸	Testis	0	0.00	0.00	0.00	0.00	0.00	–	–	–	–	–	–	C62
肾	Kidney	2	0.61	1.07	1.41	0.08	0.21	2	0.72	1.22	1.44	0.00	0.24	C64-66,68
膀胱	Bladder	5	1.52	2.66	1.93	0.03	0.14	2	0.72	1.22	1.01	0.03	0.03	C67
脑	Brain	7	2.13	3.73	3.89	0.12	0.49	7	2.51	4.28	3.32	0.25	0.36	C70-C72,D32-33,D42-43
甲状腺	Thyroid	1	0.30	0.53	0.63	0.04	0.04	1	0.36	0.61	0.71	0.04	0.04	C73
淋巴瘤	Lymphoma	6	1.82	3.20	3.16	0.14	0.37	7	2.51	4.28	3.05	0.13	0.36	C81-85,88,90,96
白血病	Leukemia	7	2.13	3.73	3.80	0.29	0.29	2	0.72	1.22	0.93	0.04	0.04	C91-95, D45-47
其他	Other	9	2.74	4.79	4.31	0.23	0.57	10	3.58	6.11	5.94	0.44	0.68	O&U
所有部位合计	All sites	329	100.00	175.23	170.97	9.65	19.73	279	100.00	170.51	145.04	8.95	16.35	All
所有部位除外皮肤	All sites exc. C44	326	99.09	173.64	169.46	9.56	19.43	277	99.28	169.28	143.73	8.95	16.23	All sites exc. C44
死亡 Mortality														
口腔	Oral cavity & pharynx	0	0.00	0.00	0.00	0.00	0.00	1	0.98	0.61	0.59	0.00	0.00	C00-10,C12-14
鼻咽	Nasopharynx	3	1.19	1.60	1.22	0.09	0.09	5	4.90	3.06	2.27	0.10	0.21	C11
食管	Esophagus	4	1.59	2.13	2.25	0.20	0.30	1	0.98	0.61	0.72	0.00	0.12	C15
胃	Stomach	44	17.46	23.44	22.44	1.19	2.66	17	16.67	10.39	8.21	0.42	0.54	C16
结直肠	Colon-rectum	16	6.35	8.52	8.28	0.38	1.16	7	6.86	4.28	3.79	0.25	0.36	C18-21
肝脏	Liver	70	27.78	37.28	39.62	2.14	4.93	16	15.69	9.78	8.61	0.16	1.10	C22
胆囊	Gallbladder etc.	6	2.38	3.20	2.90	0.18	0.30	1	0.98	0.61	0.46	0.00	0.11	C23-24
胰腺	Pancreas	1	0.40	0.53	0.36	0.00	0.00	2	1.96	1.22	1.20	0.06	0.06	C25
喉	Larynx	0	0.00	0.00	0.00	0.00	0.00	0	0.00	0.00	0.00	0.00	0.00	C32
肺	Lung	83	32.94	44.21	42.76	2.01	4.50	25	24.51	15.28	13.32	0.54	1.24	C33-34
其他胸腔器官	Other thoracic organs	1	0.40	0.53	0.39	0.03	0.03	0	0.00	0.00	0.00	0.00	0.00	C37-38
骨	Bone	3	1.19	1.60	1.80	0.08	0.21	0	0.00	0.00	0.00	0.00	0.00	C40-41
皮肤黑色素瘤	Melanoma of skin	1	0.40	0.53	0.36	0.00	0.00	0	0.00	0.00	0.00	0.00	0.00	C43
乳腺	Breast	0	0.00	0.00	0.00	0.00	0.00	4	3.92	2.44	1.77	0.17	0.17	C50
子宫颈	Cervix	–	–	–	–	–	–	8	7.84	4.89	3.93	0.32	0.32	C53
子宫体	Uterus	–	–	–	–	–	–	2	1.96	1.22	1.33	0.06	0.18	C54-55
卵巢	Ovary	–	–	–	–	–	–	0	0.00	0.00	0.00	0.00	0.00	C56
前列腺	Prostate	1	0.40	0.53	0.42	0.00	0.10	–	–	–	–	–	–	C61
睾丸	Testis	0	0.00	0.00	0.00	0.00	0.00	–	–	–	–	–	–	C62
肾	Kidney	2	0.79	1.07	1.09	0.08	0.19	0	0.00	0.00	0.00	0.00	0.00	C64-66,68
膀胱	Bladder	1	0.40	0.53	0.36	0.00	0.00	0	0.00	0.00	0.00	0.00	0.00	C67
脑	Brain	5	1.98	2.66	2.86	0.23	0.36	3	2.94	1.83	1.88	0.09	0.32	C70-C72,D32-33,D42-43
甲状腺	Thyroid	0	0.00	0.00	0.00	0.00	0.00	0	0.00	0.00	0.00	0.00	0.00	C73
淋巴瘤	Lymphoma	4	1.59	2.13	2.10	0.21	0.21	4	3.92	2.44	1.86	0.06	0.18	C81-85,88,90,96
白血病	Leukemia	6	2.38	3.20	3.16	0.28	0.28	1	0.98	0.61	0.42	0.03	0.03	C91-95, D45-47
其他	Other	1	0.40	0.53	0.42	0.00	0.10	5	4.90	3.06	2.48	0.17	0.29	O&U
所有部位合计	All sites	252	100.00	134.22	132.79	7.11	15.45	102	100.00	62.34	52.85	2.42	5.23	All
所有部位除外皮肤	All sites exc. C44	251	99.60	133.69	132.37	7.11	15.34	101	99.02	61.72	52.13	2.42	5.11	All sites exc. C44

附表 3-171 宜黄县 2015 年癌症发病和死亡主要指标
Appendix Table 3-171 Incidence and mortality of cancer in Yihuang Xian, 2015

部位 Sites		男性 Male						女性 Female						ICD10
		病例数 No. cases	构成比 Freq. /%	粗率 Crude rate/ 100 000⁻¹	世标率 ASR world/ 100 000⁻¹	累积率 Cum. Rate/% 0~64	0~74	病例数 No. cases	构成比 Freq. /%	粗率 Crude rate/ 100 000⁻¹	世标率 ASR world/ 100 000⁻¹	累积率 Cum. Rate/% 0~64	0~74	
发病 Incidence														
口腔	Oral cavity & pharynx	3	1.33	2.54	2.72	0.17	0.37	0	0.00	0.00	0.00	0.00	0.00	C00-10,C12-14
鼻咽	Nasopharynx	8	3.54	6.78	5.30	0.51	0.51	9	5.70	8.25	7.81	0.44	0.82	C11
食管	Esophagus	4	1.77	3.39	2.80	0.22	0.22	2	1.27	1.83	1.85	0.00	0.20	C15
胃	Stomach	61	26.99	51.68	49.56	3.20	5.44	21	13.29	19.26	17.89	0.87	2.07	C16
结直肠	Colon-rectum	25	11.06	21.18	18.02	1.27	1.64	18	11.39	16.51	15.54	0.81	1.79	C18-21
肝脏	Liver	43	19.03	36.43	32.15	2.05	2.97	15	9.49	13.76	12.22	0.76	1.35	C22
胆囊	Gallbladder etc.	2	0.88	1.69	1.78	0.06	0.06	1	0.63	0.92	1.21	0.00	0.20	C23-24
胰腺	Pancreas	2	0.88	1.69	1.95	0.08	0.27	3	1.90	2.75	2.31	0.27	0.27	C25
喉	Larynx	0	0.00	0.00	0.00	0.00	0.00	0	0.00	0.00	0.00	0.00	0.00	C32
肺	Lung	43	19.03	36.43	35.37	1.86	4.28	16	10.13	14.68	13.18	0.86	1.63	C33-34
其他胸腔器官	Other thoracic organs	1	0.44	0.85	1.17	0.00	0.19	0	0.00	0.00	0.00	0.00	0.00	C37-38
骨	Bone	3	1.33	2.54	1.80	0.09	0.27	0	0.00	0.00	0.00	0.00	0.00	C40-41
皮肤黑色素瘤	Melanoma of skin	0	0.00	0.00	0.00	0.00	0.00	0	0.00	0.00	0.00	0.00	0.00	C43
乳腺	Breast	0	0.00	0.00	0.00	0.00	0.00	13	8.23	11.92	8.94	0.83	0.83	C50
子宫颈	Cervix	–	–	–	–	–	–	25	15.82	22.93	18.56	1.92	1.92	C53
子宫体	Uterus	–	–	–	–	–	–	10	6.33	9.17	7.18	0.80	0.80	C54-55
卵巢	Ovary	–	–	–	–	–	–	2	1.27	1.83	2.04	0.08	0.28	C56
前列腺	Prostate	3	1.33	2.54	2.10	0.00	0.53	–	–	–	–	–	–	C61
睾丸	Testis	0	0.00	0.00	0.00	0.00	0.00	–	–	–	–	–	–	C62
肾	Kidney	2	0.88	1.69	1.94	0.10	0.29	1	0.63	0.92	0.78	0.10	0.10	C64-66,68
膀胱	Bladder	1	0.44	0.85	1.17	0.00	0.19	0	0.00	0.00	0.00	0.00	0.00	C67
脑	Brain	6	2.65	5.08	5.56	0.36	0.36	4	2.53	3.67	3.00	0.31	0.31	C70-C72,D32-33,D42-43
甲状腺	Thyroid	2	0.88	1.69	1.95	0.08	0.27	2	1.27	1.83	1.19	0.00	0.10	C73
淋巴瘤	Lymphoma	4	1.77	3.39	3.02	0.19	0.36	2	1.27	1.83	1.25	0.05	0.05	C81-85,88,90,96
白血病	Leukemia	9	3.98	7.62	8.15	0.49	0.66	5	3.16	4.59	5.55	0.30	0.30	C91-95, D45-47
其他	Other	4	1.77	3.39	3.00	0.35	0.35	9	5.70	8.25	6.41	0.59	0.78	O&U
所有部位合计	All sites	226	100.00	191.46	179.52	11.08	19.23	158	100.00	144.92	126.90	9.09	13.80	All
所有部位除外皮肤	All sites exc. C44	226	100.00	191.46	179.52	11.08	19.23	158	100.00	144.92	126.90	9.09	13.80	All sites exc. C44
死亡 Mortality														
口腔	Oral cavity & pharynx	2	1.21	1.69	1.94	0.10	0.29	0	0.00	0.00	0.00	0.00	0.00	C00-10,C12-14
鼻咽	Nasopharynx	2	1.21	1.69	1.56	0.16	0.16	3	4.17	2.75	2.24	0.15	0.15	C11
食管	Esophagus	3	1.82	2.54	2.87	0.21	0.41	2	2.78	1.83	1.28	0.05	0.05	C15
胃	Stomach	39	23.64	33.04	32.66	1.44	3.27	13	18.06	11.92	9.45	0.56	0.76	C16
结直肠	Colon-rectum	14	8.48	11.86	10.75	0.49	1.04	5	6.94	4.59	4.73	0.33	0.71	C18-21
肝脏	Liver	38	23.03	32.19	29.51	2.14	3.42	13	18.06	11.92	9.34	0.52	1.08	C22
胆囊	Gallbladder etc.	2	1.21	1.69	1.78	0.06	0.06	0	0.00	0.00	0.00	0.00	0.00	C23-24
胰腺	Pancreas	2	1.21	1.69	1.49	0.08	0.08	2	2.78	1.83	1.75	0.22	0.22	C25
喉	Larynx	0	0.00	0.00	0.00	0.00	0.00	0	0.00	0.00	0.00	0.00	0.00	C32
肺	Lung	40	24.24	33.89	33.79	1.35	3.59	10	13.89	9.17	7.56	0.51	0.71	C33-34
其他胸腔器官	Other thoracic organs	0	0.00	0.00	0.00	0.00	0.00	0	0.00	0.00	0.00	0.00	0.00	C37-38
骨	Bone	1	0.61	0.85	0.93	0.12	0.12	0	0.00	0.00	0.00	0.00	0.00	C40-41
皮肤黑色素瘤	Melanoma of skin	0	0.00	0.00	0.00	0.00	0.00	0	0.00	0.00	0.00	0.00	0.00	C43
乳腺	Breast	0	0.00	0.00	0.00	0.00	0.00	2	2.78	1.83	1.47	0.08	0.08	C50
子宫颈	Cervix	–	–	–	–	–	–	8	11.11	7.34	6.32	0.64	0.64	C53
子宫体	Uterus	–	–	–	–	–	–	3	4.17	2.75	2.36	0.27	0.27	C54-55
卵巢	Ovary	–	–	–	–	–	–	1	1.39	0.92	0.83	0.08	0.08	C56
前列腺	Prostate	3	1.82	2.54	2.19	0.10	0.27	–	–	–	–	–	–	C61
睾丸	Testis	0	0.00	0.00	0.00	0.00	0.00	–	–	–	–	–	–	C62
肾	Kidney	1	0.61	0.85	1.17	0.00	0.19	0	0.00	0.00	0.00	0.00	0.00	C64-66,68
膀胱	Bladder	3	1.82	2.54	3.12	0.08	0.47	0	0.00	0.00	0.00	0.00	0.00	C67
脑	Brain	3	1.82	2.54	2.17	0.13	0.13	3	4.17	2.75	2.52	0.29	0.29	C70-C72,D32-33,D42-43
甲状腺	Thyroid	0	0.00	0.00	0.00	0.00	0.00	0	0.00	0.00	0.00	0.00	0.00	C73
淋巴瘤	Lymphoma	1	0.61	0.85	0.70	0.00	0.18	1	1.39	0.92	0.67	0.00	0.00	C81-85,88,90,96
白血病	Leukemia	5	3.03	4.24	4.04	0.16	0.53	3	4.17	2.75	2.02	0.19	0.19	C91-95, D45-47
其他	Other	6	3.64	5.08	4.96	0.28	0.65	3	4.17	2.75	2.82	0.18	0.38	O&U
所有部位合计	All sites	165	100.00	139.78	135.64	6.89	14.86	72	100.00	66.04	55.36	4.07	5.63	All
所有部位除外皮肤	All sites exc. C44	165	100.00	139.78	135.64	6.89	14.86	72	100.00	66.04	55.36	4.07	5.63	All sites exc. C44

附表 3-172　东乡县 2015 年癌症发病和死亡主要指标
Appendix Table 3-172　Incidence and mortality of cancer in Dongxiang Xian,2015

部位 Sites		男性 Male						女性 Female						ICD10
		病例数 No. cases	构成比 Freq. /%	粗率 Crude rate/ 100 000⁻¹	世标率 ASR world/ 100 000⁻¹	累积率 Cum. Rate/%		病例数 No. cases	构成比 Freq. /%	粗率 Crude rate/ 100 000⁻¹	世标率 ASR world/ 100 000⁻¹	累积率 Cum. Rate/%		
						0~64	0~74					0~64	0~74	
发病 Incidence														
口腔	Oral cavity & pharynx	3	0.68	1.27	1.45	0.00	0.09	1	0.35	0.48	0.42	0.04	0.04	C00-10,C12-14
鼻咽	Nasopharynx	3	0.68	1.27	1.68	0.00	0.11	2	0.69	0.96	0.59	0.04	0.04	C11
食管	Esophagus	8	1.81	3.38	3.25	0.08	0.48	6	2.08	2.89	2.25	0.13	0.25	C15
胃	Stomach	139	31.45	58.68	55.20	2.41	6.63	89	30.90	42.86	32.53	1.14	3.06	C16
结直肠	Colon-rectum	20	4.52	8.44	7.36	0.38	0.98	17	5.90	8.19	6.66	0.29	0.68	C18-21
肝脏	Liver	84	19.00	35.46	30.88	1.20	3.18	57	19.79	27.45	21.72	0.95	2.56	C22
胆囊	Gallbladder etc.	5	1.13	2.11	2.25	0.09	0.38	1	0.35	0.48	0.40	0.05	0.05	C23-24
胰腺	Pancreas	2	0.45	0.84	0.90	0.05	0.13	1	0.35	0.48	0.48	0.00	0.12	C25
喉	Larynx	1	0.23	0.42	0.38	0.04	0.04	0	0.00	0.00	0.00	0.00	0.00	C32
肺	Lung	124	28.05	52.35	46.70	2.12	5.01	61	21.18	29.38	23.62	0.84	2.40	C33-34
其他胸腔器官	Other thoracic organs	2	0.45	0.84	0.76	0.07	0.07	0	0.00	0.00	0.00	0.00	0.00	C37-38
骨	Bone	1	0.23	0.42	0.28	0.02	0.02	3	1.04	1.44	1.22	0.05	0.15	C40-41
皮肤黑色素瘤	Melanoma of skin	0	0.00	0.00	0.00	0.00	0.00	0	0.00	0.00	0.00	0.00	0.00	C43
乳腺	Breast	4	0.90	1.69	1.74	0.04	0.15	3	1.04	1.44	1.30	0.04	0.28	C50
子宫颈	Cervix	–	–	–	–	–	–	12	4.17	5.78	4.18	0.18	0.27	C53
子宫体	Uterus	–	–	–	–	–	–	7	2.43	3.37	3.27	0.04	0.43	C54-55
卵巢	Ovary	–	–	–	–	–	–	1	0.35	0.48	0.58	0.00	0.10	C56
前列腺	Prostate	0	0.00	0.00	0.00	0.00	0.00	–	–	–	–	–	–	C61
睾丸	Testis	0	0.00	0.00	0.00	0.00	0.00	–	–	–	–	–	–	C62
肾	Kidney	3	0.68	1.27	0.77	0.00	0.00	2	0.69	0.96	0.72	0.00	0.12	C64-66,68
膀胱	Bladder	5	1.13	2.11	1.79	0.05	0.05	3	1.04	1.44	0.95	0.03	0.03	C67
脑	Brain	13	2.94	5.49	4.23	0.21	0.30	5	1.74	2.41	1.70	0.09	0.09	C70-C72,D32-33,D42-43
甲状腺	Thyroid	1	0.23	0.42	0.28	0.02	0.02	0	0.00	0.00	0.00	0.00	0.00	C73
淋巴瘤	Lymphoma	0	0.00	0.00	0.00	0.00	0.00	0	0.00	0.00	0.00	0.00	0.00	C81-85,88,90,96
白血病	Leukemia	0	0.00	0.00	0.00	0.00	0.00	0	0.00	0.00	0.00	0.00	0.00	C91-95, D45-47
其他	Other	24	5.43	10.13	9.32	0.39	0.90	17	5.90	8.19	6.24	0.12	0.53	O&U
所有部位合计	All sites	442	100.00	186.59	169.22	7.16	18.54	288	100.00	138.71	108.82	4.03	11.20	All
所有部位除外皮肤	All sites exc. C44	442	100.00	186.59	169.22	7.16	18.54	287	99.65	138.23	108.24	4.03	11.10	All sites exc. C44
死亡 Mortality														
口腔	Oral cavity & pharynx	3	1.14	1.27	1.45	0.00	0.09	1	0.54	0.48	0.42	0.04	0.04	C00-10,C12-14
鼻咽	Nasopharynx	1	0.38	0.42	0.62	0.00	0.00	1	0.54	0.48	0.34	0.04	0.04	C11
食管	Esophagus	5	1.90	2.11	2.17	0.05	0.33	2	1.09	0.96	0.77	0.05	0.05	C15
胃	Stomach	87	33.08	36.73	34.15	1.46	4.13	58	31.52	27.93	21.77	0.74	1.82	C16
结直肠	Colon-rectum	10	3.80	4.22	3.85	0.25	0.54	11	5.98	5.30	4.22	0.23	0.42	C18-21
肝脏	Liver	52	19.77	21.95	18.66	0.88	1.77	37	20.11	17.82	14.16	0.68	1.65	C22
胆囊	Gallbladder etc.	2	0.76	0.84	0.98	0.00	0.20	0	0.00	0.00	0.00	0.00	0.00	C23-24
胰腺	Pancreas	2	0.76	0.84	0.90	0.05	0.13	1	0.54	0.48	0.48	0.00	0.12	C25
喉	Larynx	1	0.38	0.42	0.38	0.04	0.04	0	0.00	0.00	0.00	0.00	0.00	C32
肺	Lung	72	27.38	30.39	27.99	1.15	2.70	39	21.20	18.78	15.77	0.57	1.70	C33-34
其他胸腔器官	Other thoracic organs	1	0.38	0.42	0.37	0.05	0.05	0	0.00	0.00	0.00	0.00	0.00	C37-38
骨	Bone	1	0.38	0.42	0.26	0.00	0.00	0	0.00	0.00	0.00	0.00	0.00	C40-41
皮肤黑色素瘤	Melanoma of skin	0	0.00	0.00	0.00	0.00	0.00	0	0.00	0.00	0.00	0.00	0.00	C43
乳腺	Breast	1	0.38	0.42	0.45	0.00	0.11	2	1.09	0.96	0.82	0.04	0.16	C50
子宫颈	Cervix	–	–	–	–	–	–	8	4.35	3.85	2.91	0.11	0.20	C53
子宫体	Uterus	–	–	–	–	–	–	6	3.26	2.89	3.02	0.04	0.43	C54-55
卵巢	Ovary	–	–	–	–	–	–	0	0.00	0.00	0.00	0.00	0.00	C56
前列腺	Prostate	0	0.00	0.00	0.00	0.00	0.00	–	–	–	–	–	–	C61
睾丸	Testis	0	0.00	0.00	0.00	0.00	0.00	–	–	–	–	–	–	C62
肾	Kidney	1	0.38	0.42	0.26	0.00	0.00	2	1.09	0.96	0.72	0.00	0.12	C64-66,68
膀胱	Bladder	2	0.76	0.84	0.66	0.05	0.05	1	0.54	0.48	0.26	0.00	0.00	C67
脑	Brain	9	3.42	3.80	3.30	0.15	0.23	5	2.72	2.41	1.87	0.04	0.14	C70-C72,D32-33,D42-43
甲状腺	Thyroid	0	0.00	0.00	0.00	0.00	0.00	0	0.00	0.00	0.00	0.00	0.00	C73
淋巴瘤	Lymphoma	0	0.00	0.00	0.00	0.00	0.00	0	0.00	0.00	0.00	0.00	0.00	C81-85,88,90,96
白血病	Leukemia	0	0.00	0.00	0.00	0.00	0.00	0	0.00	0.00	0.00	0.00	0.00	C91-95, D45-47
其他	Other	13	4.94	5.49	4.47	0.18	0.49	10	5.43	4.82	4.24	0.03	0.43	O&U
所有部位合计	All sites	263	100.00	111.03	100.92	4.29	10.87	184	100.00	88.62	71.78	2.61	7.33	All
所有部位除外皮肤	All sites exc. C44	263	100.00	111.03	100.92	4.29	10.87	183	99.46	88.14	71.20	2.61	7.24	All sites exc. C44

部位 Sites		男性 Male						女性 Female						ICD10
		病例数 No. cases	构成比 Freq. /%	粗率 Crude rate/ 100 000⁻¹	世标率 ASR world/ 100 000⁻¹	累积率 Cum. Rate/% 0~64	0~74	病例数 No. cases	构成比 Freq. /%	粗率 Crude rate/ 100 000⁻¹	世标率 ASR world/ 100 000⁻¹	累积率 Cum. Rate/% 0~64	0~74	
发病 Incidence														
口腔	Oral cavity & pharynx	2	0.35	0.96	0.93	0.07	0.07	1	0.24	0.48	0.31	0.04	0.04	C00-10,C12-14
鼻咽	Nasopharynx	16	2.83	7.66	5.78	0.45	0.64	6	1.44	2.86	2.24	0.17	0.26	C11
食管	Esophagus	35	6.18	16.75	14.35	0.58	1.81	14	3.36	6.68	5.11	0.14	0.52	C15
胃	Stomach	90	15.90	43.07	34.14	1.31	4.48	36	8.63	17.18	13.13	0.60	1.55	C16
结直肠	Colon-rectum	56	9.89	26.80	20.79	1.02	2.38	52	12.47	24.82	19.37	1.13	2.62	C18-21
肝脏	Liver	76	13.43	36.37	28.21	1.72	2.88	21	5.04	10.02	7.38	0.49	0.77	C22
胆囊	Gallbladder etc.	10	1.77	4.79	4.50	0.13	0.38	17	4.08	8.11	6.63	0.29	0.76	C23-24
胰腺	Pancreas	9	1.59	4.31	3.03	0.10	0.27	9	2.16	4.30	3.56	0.20	0.57	C25
喉	Larynx	1	0.18	0.48	0.24	0.00	0.00	1	0.24	0.48	0.26	0.00	0.00	C32
肺	Lung	156	27.56	74.66	57.93	2.61	6.91	47	11.27	22.43	17.28	0.73	1.60	C33-34
其他胸腔器官	Other thoracic organs	0	0.00	0.00	0.00	0.00	0.00	0	0.00	0.00	0.00	0.00	0.00	C37-38
骨	Bone	2	0.35	0.96	0.69	0.00	0.10	6	1.44	2.86	2.15	0.13	0.23	C40-41
皮肤黑色素瘤	Melanoma of skin	3	0.53	1.44	1.01	0.09	0.09	0	0.00	0.00	0.00	0.00	0.00	C43
乳腺	Breast	2	0.35	0.96	0.69	0.06	0.06	76	18.23	36.27	28.26	2.39	3.15	C50
子宫颈	Cervix	–	–	–	–	–	–	28	6.71	13.36	9.94	0.83	1.02	C53
子宫体	Uterus	–	–	–	–	–	–	13	3.12	6.20	5.17	0.35	0.64	C54-55
卵巢	Ovary	–	–	–	–	–	–	17	4.08	8.11	7.22	0.56	0.66	C56
前列腺	Prostate	10	1.77	4.79	3.58	0.00	0.19	–	–	–	–	–	–	C61
睾丸	Testis	3	0.53	1.44	1.20	0.06	0.15	–	–	–	–	–	–	C62
肾	Kidney	12	2.12	5.74	4.58	0.21	0.47	3	0.72	1.43	1.15	0.13	0.13	C64-66,68
膀胱	Bladder	13	2.30	6.22	5.06	0.29	0.47	5	1.20	2.39	2.06	0.05	0.15	C67
脑	Brain	13	2.30	6.22	4.76	0.20	0.66	12	2.88	5.73	5.61	0.28	0.56	C70-C72,D32-33,D42-43
甲状腺	Thyroid	2	0.35	0.96	0.74	0.07	0.07	7	1.68	3.34	2.52	0.21	0.21	C73
淋巴瘤	Lymphoma	10	1.77	4.79	4.42	0.18	0.44	11	2.64	5.25	4.15	0.29	0.48	C81-85,88,90,96
白血病	Leukemia	19	3.36	9.09	7.69	0.53	0.71	17	4.08	8.11	8.02	0.56	0.74	C91-95, D45-47
其他	Other	26	4.59	12.44	9.67	0.58	0.84	18	4.32	8.59	6.86	0.52	0.80	O&U
所有部位合计	All sites	566	100.00	270.87	214.00	10.25	24.08	417	100.00	199.01	158.39	10.11	17.47	All
所有部位除外皮肤	All sites exc. C44	563	99.47	269.43	212.79	10.11	23.94	415	99.52	198.06	157.51	10.08	17.34	All sites exc. C44
死亡 Mortality														
口腔	Oral cavity & pharynx	2	0.48	0.96	0.77	0.08	0.08	0	0.00	0.00	0.00	0.00	0.00	C00-10,C12-14
鼻咽	Nasopharynx	13	3.11	6.22	4.47	0.37	0.46	4	1.72	1.91	1.34	0.03	0.12	C11
食管	Esophagus	31	7.42	14.84	12.26	0.49	1.13	16	6.90	7.64	5.20	0.21	0.40	C15
胃	Stomach	58	13.88	27.76	20.80	0.60	2.15	20	8.62	9.54	6.27	0.08	0.36	C16
结直肠	Colon-rectum	31	7.42	14.84	10.76	0.64	1.31	17	7.33	8.11	6.01	0.29	0.57	C18-21
肝脏	Liver	68	16.27	32.54	24.97	1.44	2.93	26	11.21	12.41	10.24	0.44	1.10	C22
胆囊	Gallbladder etc.	4	0.96	1.91	1.49	0.07	0.07	4	1.72	1.91	1.16	0.04	0.04	C23-24
胰腺	Pancreas	4	0.96	1.91	1.45	0.06	0.14	6	2.59	2.86	2.53	0.11	0.48	C25
喉	Larynx	1	0.24	0.48	0.24	0.00	0.00	1	0.43	0.48	0.26	0.00	0.00	C32
肺	Lung	129	30.86	61.73	45.69	1.83	4.77	41	17.67	19.57	14.64	0.64	1.40	C33-34
其他胸腔器官	Other thoracic organs	2	0.48	0.96	0.95	0.05	0.05	2	0.86	0.95	0.74	0.00	0.19	C37-38
骨	Bone	3	0.72	1.44	0.84	0.00	0.00	2	0.86	0.95	0.61	0.03	0.03	C40-41
皮肤黑色素瘤	Melanoma of skin	2	0.48	0.96	0.67	0.04	0.13	1	0.43	0.48	0.58	0.00	0.10	C43
乳腺	Breast	1	0.24	0.48	0.32	0.03	0.03	31	13.36	14.79	12.08	0.40	1.72	C50
子宫颈	Cervix	–	–	–	–	–	–	14	6.03	6.68	5.03	0.28	0.57	C53
子宫体	Uterus	–	–	–	–	–	–	2	0.86	0.95	0.94	0.03	0.13	C54-55
卵巢	Ovary	–	–	–	–	–	–	8	3.45	3.82	2.55	0.18	0.27	C56
前列腺	Prostate	10	2.39	4.79	4.24	0.05	0.23	–	–	–	–	–	–	C61
睾丸	Testis	1	0.24	0.48	0.37	0.04	0.04	–	–	–	–	–	–	C62
肾	Kidney	8	1.91	3.83	2.86	0.09	0.09	0	0.00	0.00	0.00	0.00	0.00	C64-66,68
膀胱	Bladder	6	1.44	2.87	2.02	0.10	0.20	0	0.00	0.00	0.00	0.00	0.00	C67
脑	Brain	11	2.63	5.26	4.30	0.16	0.52	7	3.02	3.34	2.73	0.13	0.23	C70-C72,D32-33,D42-43
甲状腺	Thyroid	3	0.72	1.44	1.30	0.09	0.17	1	0.43	0.48	0.58	0.00	0.10	C73
淋巴瘤	Lymphoma	5	1.20	2.39	1.89	0.12	0.20	5	2.16	2.39	2.10	0.11	0.30	C81-85,88,90,96
白血病	Leukemia	9	2.15	4.31	3.45	0.26	0.34	10	4.31	4.77	4.02	0.27	0.45	C91-95, D45-47
其他	Other	16	3.83	7.66	5.63	0.10	0.35	14	6.03	6.68	5.12	0.14	0.52	O&U
所有部位合计	All sites	418	100.00	200.04	151.75	6.71	15.41	232	100.00	110.72	84.74	3.40	9.05	All
所有部位除外皮肤	All sites exc. C44	418	100.00	200.04	151.75	6.71	15.41	231	99.57	110.24	84.48	3.40	9.05	All sites exc. C44

部位 Sites		男性 Male						女性 Female						ICD10
		病例数 No. cases	构成比 Freq. /%	粗率 Crude rate/ 100 000⁻¹	世标率 ASR world/ 100 000⁻¹	累积率 Cum. Rate/%		病例数 No. cases	构成比 Freq. /%	粗率 Crude rate/ 100 000⁻¹	世标率 ASR world/ 100 000⁻¹	累积率 Cum. Rate/%		
						0~64	0~74					0~64	0~74	
发病 Incidence														
口腔	Oral cavity & pharynx	8	1.07	2.06	1.81	0.11	0.22	4	0.80	1.06	0.68	0.03	0.03	C00-10,C12-14
鼻咽	Nasopharynx	11	1.47	2.83	2.60	0.15	0.27	6	1.19	1.59	1.36	0.13	0.13	C11
食管	Esophagus	111	14.84	28.58	27.11	1.50	3.45	52	10.34	13.77	11.12	0.40	1.04	C15
胃	Stomach	187	25.00	48.15	45.37	2.14	5.88	95	18.89	25.16	23.39	1.05	2.97	C16
结直肠	Colon-rectum	43	5.75	11.07	9.78	0.76	1.12	31	6.16	8.21	7.24	0.44	0.83	C18-21
肝脏	Liver	137	18.32	35.28	32.20	2.00	3.43	63	12.52	16.69	14.19	0.86	1.38	C22
胆囊	Gallbladder etc.	1	0.13	0.26	0.25	0.00	0.06	10	1.99	2.65	2.61	0.13	0.40	C23-24
胰腺	Pancreas	17	2.27	4.38	4.32	0.26	0.55	3	0.60	0.79	0.89	0.02	0.15	C25
喉	Larynx	0	0.00	0.00	0.00	0.00	0.00	0	0.00	0.00	0.00	0.00	0.00	C32
肺	Lung	152	20.32	39.14	35.94	1.87	4.75	56	11.13	14.83	13.56	0.45	1.80	C33-34
其他胸腔器官	Other thoracic organs	5	0.67	1.29	1.29	0.00	0.18	2	0.40	0.53	0.36	0.03	0.03	C37-38
骨	Bone	4	0.53	1.03	0.99	0.05	0.18	3	0.60	0.79	0.78	0.04	0.04	C40-41
皮肤黑色素瘤	Melanoma of skin	0	0.00	0.00	0.00	0.00	0.00	0	0.00	0.00	0.00	0.00	0.00	C43
乳腺	Breast	4	0.53	1.03	0.89	0.05	0.11	51	10.14	13.51	11.98	0.97	1.30	C50
子宫颈	Cervix	–	–	–	–	–	–	55	10.93	14.57	12.84	1.14	1.26	C53
子宫体	Uterus	–	–	–	–	–	–	9	1.79	2.38	2.12	0.23	0.23	C54-55
卵巢	Ovary	–	–	–	–	–	–	8	1.59	2.12	1.69	0.16	0.16	C56
前列腺	Prostate	12	1.60	3.09	2.42	0.06	0.12	–	–	–	–	–	–	C61
睾丸	Testis	1	0.13	0.26	0.19	0.02	0.02	–	–	–	–	–	–	C62
肾	Kidney	2	0.27	0.52	0.45	0.05	0.05	3	0.60	0.79	0.59	0.03	0.03	C64-66,68
膀胱	Bladder	5	0.67	1.29	1.23	0.00	0.06	1	0.20	0.26	0.36	0.00	0.06	C67
脑	Brain	11	1.47	2.83	2.83	0.16	0.34	10	1.99	2.65	2.27	0.08	0.22	C70-C72, D32-33, D42-43
甲状腺	Thyroid	1	0.13	0.26	0.34	0.00	0.06	8	1.59	2.12	1.97	0.17	0.23	C73
淋巴瘤	Lymphoma	2	0.27	0.52	0.34	0.02	0.02	0	0.00	0.00	0.00	0.00	0.00	C81-85,88,90,96
白血病	Leukemia	16	2.14	4.12	4.16	0.23	0.47	15	2.98	3.97	4.05	0.18	0.39	C91-95, D45-47
其他	Other	18	2.41	4.64	4.20	0.22	0.40	18	3.58	4.77	4.37	0.25	0.49	O&U
所有部位合计	All sites	748	100.00	192.61	178.69	9.65	21.74	503	100.00	133.23	118.44	6.80	13.17	All
所有部位除外皮肤	All sites exc. C44	746	99.73	192.10	178.12	9.65	21.74	499	99.20	132.17	117.54	6.75	13.07	All sites exc. C44
死亡 Mortality														
口腔	Oral cavity & pharynx	3	0.57	0.77	0.94	0.00	0.18	3	1.19	0.79	0.62	0.00	0.08	C00-10,C12-14
鼻咽	Nasopharynx	7	1.33	1.80	1.78	0.08	0.26	1	0.40	0.26	0.21	0.03	0.03	C11
食管	Esophagus	84	15.91	21.63	20.20	0.80	2.48	27	10.67	7.15	5.23	0.23	0.35	C15
胃	Stomach	128	24.24	32.96	29.27	1.18	3.44	53	20.95	14.04	11.69	0.60	1.09	C16
结直肠	Colon-rectum	17	3.22	4.38	3.86	0.14	0.50	15	5.93	3.97	3.84	0.19	0.51	C18-21
肝脏	Liver	121	22.92	31.16	28.69	1.70	3.06	37	14.62	9.80	8.11	0.48	0.68	C22
胆囊	Gallbladder etc.	2	0.38	0.52	0.38	0.00	0.06	7	2.77	1.85	1.63	0.07	0.22	C23-24
胰腺	Pancreas	15	2.84	3.86	3.76	0.22	0.45	6	2.37	1.59	1.67	0.04	0.24	C25
喉	Larynx	0	0.00	0.00	0.00	0.00	0.00	0	0.00	0.00	0.00	0.00	0.00	C32
肺	Lung	90	17.05	23.18	19.91	0.96	2.41	39	15.42	10.33	9.64	0.39	1.26	C33-34
其他胸腔器官	Other thoracic organs	1	0.19	0.26	0.25	0.00	0.06	0	0.00	0.00	0.00	0.00	0.00	C37-38
骨	Bone	8	1.52	2.06	1.95	0.13	0.26	4	1.58	1.06	0.86	0.04	0.11	C40-41
皮肤黑色素瘤	Melanoma of skin	0	0.00	0.00	0.00	0.00	0.00	0	0.00	0.00	0.00	0.00	0.00	C43
乳腺	Breast	0	0.00	0.00	0.00	0.00	0.00	13	5.14	3.44	2.96	0.25	0.31	C50
子宫颈	Cervix	–	–	–	–	–	–	11	4.35	2.91	2.69	0.13	0.32	C53
子宫体	Uterus	–	–	–	–	–	–	3	1.19	0.79	0.63	0.07	0.07	C54-55
卵巢	Ovary	–	–	–	–	–	–	1	0.40	0.26	0.22	0.02	0.02	C56
前列腺	Prostate	8	1.52	2.06	1.55	0.00	0.00	–	–	–	–	–	–	C61
睾丸	Testis	1	0.19	0.26	0.19	0.02	0.02	–	–	–	–	–	–	C62
肾	Kidney	1	0.19	0.26	0.02	0.00	0.02	5	1.98	1.32	1.00	0.07	0.07	C64-66,68
膀胱	Bladder	5	0.95	1.29	1.20	0.00	0.06	0	0.00	0.00	0.00	0.00	0.00	C67
脑	Brain	9	1.70	2.32	2.17	0.08	0.26	10	3.95	2.65	2.61	0.10	0.36	C70-C72, D32-33, D42-43
甲状腺	Thyroid	0	0.00	0.00	0.00	0.00	0.00	2	0.79	0.53	0.50	0.05	0.05	C73
淋巴瘤	Lymphoma	2	0.38	0.52	0.41	0.02	0.02	0	0.00	0.00	0.00	0.00	0.00	C81-85,88,90,96
白血病	Leukemia	11	2.08	2.83	2.72	0.21	0.26	4	1.58	1.06	1.17	0.08	0.08	C91-95, D45-47
其他	Other	15	2.84	3.86	3.43	0.18	0.36	12	4.74	3.18	2.69	0.16	0.29	O&U
所有部位合计	All sites	528	100.00	135.96	122.82	5.73	14.17	253	100.00	67.01	57.97	2.98	6.14	All
所有部位除外皮肤	All sites exc. C44	526	99.62	135.45	122.35	5.71	14.15	248	98.02	65.69	56.94	2.88	6.04	All sites exc. C44

附表 3-175　铅山县 2015 年癌症发病和死亡主要指标
Appendix Table 3-175　Incidence and mortality of cancer in Yanshan Xian,2015

部位 Sites		男性 Male						女性 Female						ICD10
		病例数 No. cases	构成比 Freq./%	粗率 Crude rate/ 100 000⁻¹	世标率 ASR world/ 100 000⁻¹	累积率 Cum. Rate/%		病例数 No. cases	构成比 Freq./%	粗率 Crude rate/ 100 000⁻¹	世标率 ASR world/ 100 000⁻¹	累积率 Cum. Rate/%		
						0~64	0~74					0~64	0~74	
发病 Incidence														
口腔	Oral cavity & pharynx	5	1.00	2.24	1.79	0.19	0.19	2	0.59	0.96	0.89	0.03	0.12	C00-10,C12-14
鼻咽	Nasopharynx	25	4.99	11.21	9.01	0.69	1.05	10	2.96	4.79	3.95	0.29	0.48	C11
食管	Esophagus	21	4.19	9.42	8.27	0.33	0.87	6	1.78	2.87	2.70	0.07	0.35	C15
胃	Stomach	97	19.36	43.49	37.28	1.98	4.76	32	9.47	15.33	12.69	0.63	1.40	C16
结直肠	Colon-rectum	53	10.58	23.76	20.31	1.51	2.22	39	11.54	18.68	15.51	1.05	1.42	C18-21
肝脏	Liver	75	14.97	33.63	27.12	2.01	2.63	32	9.47	15.33	12.90	0.66	1.24	C22
胆囊	Gallbladder etc.	4	0.80	1.79	1.68	0.05	0.14	5	1.48	2.39	1.86	0.08	0.28	C23-24
胰腺	Pancreas	4	0.80	1.79	1.60	0.11	0.19	4	1.18	1.92	1.53	0.15	0.15	C25
喉	Larynx	4	0.80	1.79	1.82	0.05	0.32	0	0.00	0.00	0.00	0.00	0.00	C32
肺	Lung	123	24.55	55.15	51.36	2.17	6.37	43	12.72	20.60	17.35	0.70	1.95	C33-34
其他胸腔器官	Other thoracic organs	0	0.00	0.00	0.00	0.00	0.00	1	0.30	0.48	0.36	0.03	0.03	C37-38
骨	Bone	8	1.60	3.59	2.82	0.23	0.23	4	1.18	1.92	2.35	0.11	0.30	C40-41
皮肤黑色素瘤	Melanoma of skin	1	0.20	0.45	0.35	0.00	0.00	1	0.30	0.48	0.45	0.00	0.00	C43
乳腺	Breast	0	0.00	0.00	0.00	0.00	0.00	49	14.50	23.47	18.01	1.58	1.77	C50
子宫颈	Cervix	–	–	–	–	–	–	43	12.72	20.60	16.51	1.33	1.91	C53
子宫体	Uterus	–	–	–	–	–	–	13	3.85	6.23	5.08	0.45	0.55	C54-55
卵巢	Ovary	–	–	–	–	–	–	10	2.96	4.79	3.76	0.22	0.41	C56
前列腺	Prostate	11	2.20	4.93	4.09	0.00	0.54	–	–	–	–	–	–	C61
睾丸	Testis	0	0.00	0.00	0.00	0.00	0.00	–	–	–	–	–	–	C62
肾	Kidney	5	1.00	2.24	2.02	0.13	0.31	4	1.18	1.92	2.08	0.04	0.32	C64-66,68
膀胱	Bladder	8	1.60	3.59	2.98	0.15	0.33	3	0.89	1.44	1.22	0.14	0.14	C67
脑	Brain	13	2.59	5.83	5.64	0.35	0.61	14	4.14	6.71	5.64	0.30	0.78	C70-C72,D32-33,D42-43
甲状腺	Thyroid	3	0.60	1.35	1.26	0.08	0.08	3	0.89	1.44	1.21	0.11	0.11	C73
淋巴瘤	Lymphoma	3	0.60	1.35	1.02	0.06	0.06	4	1.18	1.92	1.49	0.16	0.16	C81-85,88,90,96
白血病	Leukemia	17	3.39	7.62	7.67	0.34	0.70	7	2.07	3.35	2.81	0.22	0.22	C91-95, D45-47
其他	Other	21	4.19	9.42	8.07	0.48	0.75	9	2.66	4.31	3.54	0.34	0.44	O&U
所有部位合计	All sites	501	100.00	224.63	196.16	10.90	22.34	338	100.00	161.89	133.88	8.67	14.52	All
所有部位除外皮肤	All sites exc. C44	500	99.80	224.18	195.81	10.90	22.34	338	100.00	161.89	133.88	8.67	14.52	All sites exc. C44
死亡 Mortality														
口腔	Oral cavity & pharynx	5	1.41	2.24	1.76	0.18	0.18	1	0.46	0.48	0.43	0.05	0.05	C00-10,C12-14
鼻咽	Nasopharynx	18	5.08	8.07	6.48	0.53	0.71	5	2.31	2.39	2.24	0.20	0.29	C11
食管	Esophagus	16	4.52	7.17	6.60	0.10	0.73	1	0.46	0.48	0.56	0.00	0.09	C15
胃	Stomach	69	19.49	30.94	27.69	1.15	3.30	23	10.65	11.02	9.72	0.38	1.15	C16
结直肠	Colon-rectum	17	4.80	7.62	6.64	0.35	0.89	18	8.33	8.62	7.02	0.54	0.73	C18-21
肝脏	Liver	54	15.25	24.21	20.69	1.41	2.39	30	13.89	14.37	12.51	0.56	1.24	C22
胆囊	Gallbladder etc.	3	0.85	1.35	1.33	0.05	0.14	4	1.85	1.92	1.61	0.05	0.15	C23-24
胰腺	Pancreas	6	1.69	2.69	2.34	0.11	0.29	5	2.31	2.39	1.83	0.14	0.24	C25
喉	Larynx	2	0.56	0.90	0.76	0.05	0.14	0	0.00	0.00	0.00	0.00	0.00	C32
肺	Lung	88	24.86	39.46	37.10	1.75	4.51	36	16.67	17.24	15.14	0.80	2.03	C33-34
其他胸腔器官	Other thoracic organs	1	0.28	0.45	0.36	0.04	0.04	2	0.93	0.96	0.79	0.05	0.08	C37-38
骨	Bone	7	1.98	3.14	2.72	0.16	0.25	3	1.39	1.44	1.51	0.00	0.29	C40-41
皮肤黑色素瘤	Melanoma of skin	1	0.28	0.45	0.35	0.00	0.00	0	0.00	0.00	0.00	0.00	0.00	C43
乳腺	Breast	1	0.28	0.45	0.40	0.05	0.05	18	8.33	8.62	7.09	0.47	0.75	C50
子宫颈	Cervix	–	–	–	–	–	–	18	8.33	8.62	7.36	0.47	0.85	C53
子宫体	Uterus	–	–	–	–	–	–	6	2.78	2.87	2.34	0.18	0.28	C54-55
卵巢	Ovary	–	–	–	–	–	–	10	4.63	4.79	4.08	0.24	0.33	C56
前列腺	Prostate	7	1.98	3.14	2.46	0.00	0.18	–	–	–	–	–	–	C61
睾丸	Testis	0	0.00	0.00	0.00	0.00	0.00	–	–	–	–	–	–	C62
肾	Kidney	2	0.56	0.90	1.10	0.04	0.09	1	0.46	0.48	0.40	0.04	0.04	C64-66,68
膀胱	Bladder	4	1.13	1.79	1.78	0.04	0.13	3	1.39	1.44	1.32	0.00	0.19	C67
脑	Brain	16	4.52	7.17	6.43	0.38	0.65	10	4.63	4.79	3.98	0.19	0.58	C70-C72,D32-33,D42-43
甲状腺	Thyroid	1	0.28	0.45	0.45	0.03	0.03	1	0.46	0.48	0.43	0.05	0.05	C73
淋巴瘤	Lymphoma	3	0.85	1.35	1.02	0.06	0.06	4	1.85	1.92	1.84	0.07	0.25	C81-85,88,90,96
白血病	Leukemia	12	3.39	5.38	5.07	0.35	0.44	3	1.39	1.44	1.19	0.12	0.12	C91-95, D45-47
其他	Other	21	5.93	9.42	8.67	0.35	0.79	14	6.48	6.71	5.41	0.46	0.66	O&U
所有部位合计	All sites	354	100.00	158.72	142.20	7.14	15.98	216	100.00	103.46	88.80	5.10	10.44	All
所有部位除外皮肤	All sites exc. C44	353	99.72	158.27	141.85	7.14	15.98	216	100.00	103.46	88.80	5.10	10.44	All sites exc. C44

部位 Sites		男性 Male						女性 Female						ICD10
		病例数 No. cases	构成比 Freq. /%	粗率 Crude rate/ 100 000	世标率 ASR world/ 100 000	累积率 Cum. Rate/%		病例数 No. cases	构成比 Freq. /%	粗率 Crude rate/ 100 000	世标率 ASR world/ 100 000	累积率 Cum. Rate/%		
						0~64	0~74					0~64	0~74	
发病 Incidence														
口腔	Oral cavity & pharynx	4	1.80	4.07	3.18	0.06	0.06	1	0.55	1.12	0.79	0.07	0.07	C00-10,C12-14
鼻咽	Nasopharynx	7	3.15	7.12	5.50	0.39	0.55	3	1.66	3.35	2.40	0.21	0.21	C11
食管	Esophagus	11	4.95	11.19	8.51	0.16	1.30	1	0.55	1.12	0.64	0.00	0.16	C15
胃	Stomach	33	14.86	33.58	26.38	1.34	3.78	10	5.52	11.17	8.39	0.32	0.82	C16
结直肠	Colon-rectum	24	10.81	24.42	19.62	1.34	2.49	26	14.36	29.04	23.01	1.13	2.67	C18-21
肝脏	Liver	45	20.27	45.79	36.10	2.38	4.18	19	10.50	21.22	14.96	0.57	1.73	C22
胆囊	Gallbladder etc.	0	0.00	0.00	0.00	0.00	0.00	0	0.00	0.00	0.00	0.00	0.00	C23-24
胰腺	Pancreas	3	1.35	3.05	3.17	0.16	0.16	4	2.21	4.47	3.36	0.20	0.54	C25
喉	Larynx	0	0.00	0.00	0.00	0.00	0.00	0	0.00	0.00	0.00	0.00	0.00	C32
肺	Lung	48	21.62	48.85	39.59	1.76	4.02	15	8.29	16.75	12.76	0.57	1.25	C33-34
其他胸腔器官	Other thoracic organs	0	0.00	0.00	0.00	0.00	0.00	0	0.00	0.00	0.00	0.00	0.00	C37-38
骨	Bone	2	0.90	2.04	1.46	0.07	0.07	4	2.21	4.47	4.18	0.21	0.53	C40-41
皮肤黑色素瘤	Melanoma of skin	0	0.00	0.00	0.00	0.00	0.00	2	1.10	2.23	1.97	0.00	0.18	C43
乳腺	Breast	0	0.00	0.00	0.00	0.00	0.00	26	14.36	29.04	21.58	1.98	2.16	C50
子宫颈	Cervix	–	–	–	–	–	–	30	16.57	33.50	24.76	1.92	2.78	C53
子宫体	Uterus	–	–	–	–	–	–	12	6.63	13.40	9.70	0.82	1.16	C54-55
卵巢	Ovary	–	–	–	–	–	–	3	1.66	3.35	3.26	0.20	0.20	C56
前列腺	Prostate	3	1.35	3.05	2.00	0.00	0.33	–	–	–	–	–	–	C61
睾丸	Testis	1	0.45	1.02	0.73	0.07	0.07	–	–	–	–	–	–	C62
肾	Kidney	3	1.35	3.05	2.70	0.10	0.26	2	1.10	2.23	1.66	0.19	0.19	C64-66,68
膀胱	Bladder	8	3.60	8.14	6.84	0.32	0.96	1	0.55	1.12	0.64	0.00	0.16	C67
脑	Brain	3	1.35	3.05	3.26	0.28	0.28	5	2.76	5.58	4.28	0.41	0.41	C70-C72,D32-33,D42-43
甲状腺	Thyroid	0	0.00	0.00	0.00	0.00	0.00	2	1.10	2.23	1.65	0.08	0.24	C73
淋巴瘤	Lymphoma	5	2.25	5.09	5.17	0.24	0.24	0	0.00	0.00	0.00	0.00	0.00	C81-85,88,90,96
白血病	Leukemia	10	4.50	10.18	8.92	0.52	0.85	5	2.76	5.58	4.99	0.36	0.36	C91-95, D45-47
其他	Other	12	5.41	12.21	10.15	0.58	1.07	10	5.52	11.17	9.16	0.84	0.84	O&U
所有部位合计	All sites	222	100.00	225.91	183.28	9.78	20.67	181	100.00	202.14	154.14	10.09	16.68	All
所有部位除外皮肤	All sites exc. C44	221	99.55	224.89	182.46	9.67	20.57	181	100.00	202.14	154.14	10.09	16.68	All sites exc. C44
死亡 Mortality														
口腔	Oral cavity & pharynx	2	1.28	2.04	1.34	0.00	0.17	1	1.11	1.12	0.79	0.07	0.07	C00-10,C12-14
鼻咽	Nasopharynx	4	2.56	4.07	3.36	0.14	0.14	0	0.00	0.00	0.00	0.00	0.00	C11
食管	Esophagus	8	5.13	8.14	5.49	0.10	0.93	1	1.11	1.12	0.88	0.00	0.00	C15
胃	Stomach	24	15.38	24.42	20.21	0.46	2.40	12	13.33	13.40	10.09	0.44	1.44	C16
结直肠	Colon-rectum	11	7.05	11.19	9.39	0.34	0.84	11	12.22	12.28	10.23	0.32	1.39	C18-21
肝脏	Liver	35	22.44	35.62	28.27	1.78	3.74	20	22.22	22.34	17.24	0.52	1.91	C22
胆囊	Gallbladder etc.	0	0.00	0.00	0.00	0.00	0.00	0	0.00	0.00	0.00	0.00	0.00	C23-24
胰腺	Pancreas	3	1.92	3.05	2.82	0.19	0.19	4	4.44	4.47	3.29	0.22	0.38	C25
喉	Larynx	0	0.00	0.00	0.00	0.00	0.00	0	0.00	0.00	0.00	0.00	0.00	C32
肺	Lung	44	28.21	44.77	35.06	1.71	3.96	10	11.11	11.17	8.87	0.31	1.01	C33-34
其他胸腔器官	Other thoracic organs	0	0.00	0.00	0.00	0.00	0.00	0	0.00	0.00	0.00	0.00	0.00	C37-38
骨	Bone	3	1.92	3.05	2.24	0.13	0.13	3	3.33	3.35	3.54	0.21	0.37	C40-41
皮肤黑色素瘤	Melanoma of skin	0	0.00	0.00	0.00	0.00	0.00	1	1.11	1.12	1.09	0.00	0.18	C43
乳腺	Breast	0	0.00	0.00	0.00	0.00	0.00	3	3.33	3.35	2.77	0.15	0.15	C50
子宫颈	Cervix	–	–	–	–	–	–	10	11.11	11.17	8.60	0.62	0.98	C53
子宫体	Uterus	–	–	–	–	–	–	0	0.00	0.00	0.00	0.00	0.00	C54-55
卵巢	Ovary	–	–	–	–	–	–	2	2.22	2.23	1.77	0.11	0.11	C56
前列腺	Prostate	1	0.64	1.02	0.92	0.00	0.00	–	–	–	–	–	–	C61
睾丸	Testis	1	0.64	1.02	0.73	0.07	0.07	–	–	–	–	–	–	C62
肾	Kidney	1	0.64	1.02	0.92	0.00	0.00	1	1.11	1.12	0.78	0.08	0.08	C64-66,68
膀胱	Bladder	2	1.28	2.04	1.87	0.00	0.16	0	0.00	0.00	0.00	0.00	0.00	C67
脑	Brain	3	1.92	3.05	2.59	0.23	0.23	1	1.11	1.12	1.01	0.08	0.08	C70-C72,D32-33,D42-43
甲状腺	Thyroid	0	0.00	0.00	0.00	0.00	0.00	0	0.00	0.00	0.00	0.00	0.00	C73
淋巴瘤	Lymphoma	1	0.64	1.02	1.81	0.08	0.08	0	0.00	0.00	0.00	0.00	0.00	C81-85,88,90,96
白血病	Leukemia	7	4.49	7.12	6.35	0.33	0.33	4	4.44	4.47	3.22	0.35	0.35	C91-95, D45-47
其他	Other	6	3.85	6.11	5.01	0.32	0.48	6	6.67	6.70	4.81	0.33	0.65	O&U
所有部位合计	All sites	156	100.00	158.75	128.40	5.87	13.84	90	100.00	100.51	78.99	3.82	9.15	All
所有部位除外皮肤	All sites exc. C44	156	100.00	158.75	128.40	5.87	13.84	90	100.00	100.51	78.99	3.82	9.15	All sites exc. C44

部位 Sites		男性 Male						女性 Female						ICD10
		病例数 No. cases	构成比 Freq./%	粗率 Crude rate/ 100 000⁻¹	世标率 ASR world/ 100 000⁻¹	累积率 Cum. Rate/% 0~64	0~74	病例数 No. cases	构成比 Freq./%	粗率 Crude rate/ 100 000⁻¹	世标率 ASR world/ 100 000⁻¹	累积率 Cum. Rate/% 0~64	0~74	
发病 Incidence														
口腔	Oral cavity & pharynx	3	0.28	0.64	0.49	0.03	0.03	2	0.31	0.46	0.49	0.02	0.07	C00-10,C12-14
鼻咽	Nasopharynx	19	1.76	4.02	3.58	0.30	0.30	8	1.25	1.83	1.61	0.09	0.21	C11
食管	Esophagus	61	5.66	12.92	12.66	0.54	1.60	14	2.18	3.20	2.71	0.02	0.31	C15
胃	Stomach	181	16.81	38.32	36.48	1.77	4.47	88	13.73	20.10	16.57	0.89	1.85	C16
结直肠	Colon-rectum	73	6.78	15.46	15.09	0.66	1.76	56	8.74	12.79	10.31	0.50	1.03	C18-21
肝脏	Liver	274	25.44	58.02	56.75	3.42	6.16	119	18.56	27.18	22.70	1.25	2.05	C22
胆囊	Gallbladder etc.	4	0.37	0.85	0.92	0.02	0.13	5	0.78	1.14	1.19	0.02	0.19	C23-24
胰腺	Pancreas	16	1.49	3.39	3.51	0.11	0.36	15	2.34	3.43	2.83	0.14	0.25	C25
喉	Larynx	13	1.21	2.75	2.81	0.08	0.29	3	0.47	0.69	0.61	0.02	0.08	C32
肺	Lung	309	28.69	65.43	65.22	2.78	7.82	132	20.59	30.15	26.42	0.97	3.31	C33-34
其他胸腔器官	Other thoracic organs	0	0.00	0.00	0.00	0.00	0.00	0	0.00	0.00	0.00	0.00	0.00	C37-38
骨	Bone	1	0.09	0.21	0.30	0.00	0.21	3	0.47	0.69	0.49	0.02	0.02	C40-41
皮肤黑色素瘤	Melanoma of skin	6	0.56	1.27	1.39	0.00	0.21	4	0.62	0.91	0.69	0.02	0.08	C43
乳腺	Breast	5	0.46	1.06	0.99	0.08	0.08	56	8.74	12.79	11.10	0.95	1.06	C50
子宫颈	Cervix	–	–	–	–	–	–	33	5.15	7.54	6.28	0.49	0.54	C53
子宫体	Uterus	–	–	–	–	–	–	26	4.06	5.94	4.99	0.38	0.43	C54-55
卵巢	Ovary	–	–	–	–	–	–	6	0.94	1.37	1.36	0.08	0.20	C56
前列腺	Prostate	8	0.74	1.69	1.66	0.09	0.14	–	–	–	–	–	–	C61
睾丸	Testis	1	0.09	0.21	0.16	0.01	0.01	–	–	–	–	–	–	C62
肾	Kidney	7	0.65	1.48	1.61	0.06	0.12	3	0.47	0.69	0.47	0.02	0.02	C64-66,68
膀胱	Bladder	13	1.21	2.75	2.93	0.07	0.32	1	0.16	0.23	0.26	0.00	0.06	C67
脑	Brain	23	2.14	4.87	4.64	0.21	0.58	19	2.96	4.34	3.73	0.23	0.40	C70-C72,D32-33,D42-43
甲状腺	Thyroid	0	0.00	0.00	0.00	0.00	0.00	5	0.78	1.14	0.92	0.08	0.08	C73
淋巴瘤	Lymphoma	2	0.19	0.42	0.38	0.02	0.02	1	0.16	0.23	0.32	0.00	0.05	C81-85,88,90,96
白血病	Leukemia	23	2.14	4.87	4.68	0.25	0.49	16	2.50	3.65	3.71	0.19	0.29	C91-95, D45-47
其他	Other	35	3.25	7.41	7.21	0.50	0.88	26	4.06	5.94	5.89	0.28	0.57	O&U
所有部位合计	All sites	1077	100.00	228.04	223.46	11.01	25.79	641	100.00	146.42	125.65	6.66	13.17	All
所有部位除外皮肤	All sites exc. C44	1073	99.63	227.19	222.74	10.96	25.74	639	99.69	145.96	125.41	6.66	13.17	All sites exc. C44
死亡 Mortality														
口腔	Oral cavity & pharynx	2	0.28	0.42	0.44	0.03	0.09	0	0.00	0.00	0.00	0.00	0.00	C00-10,C12-14
鼻咽	Nasopharynx	10	1.39	2.12	1.97	0.14	0.19	4	0.98	0.91	0.77	0.02	0.07	C11
食管	Esophagus	35	4.87	7.41	7.57	0.25	0.99	12	2.95	2.74	1.96	0.02	0.14	C15
胃	Stomach	114	15.88	24.14	22.42	0.92	2.57	66	16.22	15.08	12.19	0.50	1.19	C16
结直肠	Colon-rectum	39	5.43	8.26	7.83	0.31	0.93	33	8.11	7.54	5.79	0.29	0.41	C18-21
肝脏	Liver	222	30.92	47.01	46.74	2.57	5.21	89	21.87	20.33	16.96	0.77	1.52	C22
胆囊	Gallbladder etc.	2	0.28	0.42	0.39	0.02	0.02	3	0.74	0.69	0.72	0.03	0.15	C23-24
胰腺	Pancreas	14	1.95	2.96	3.19	0.15	0.40	11	2.70	2.51	1.94	0.09	0.16	C25
喉	Larynx	11	1.53	2.33	2.30	0.03	0.18	2	0.49	0.46	0.28	0.00	0.00	C32
肺	Lung	196	27.30	41.50	41.23	1.55	4.53	94	23.10	21.47	18.42	0.54	2.14	C33-34
其他胸腔器官	Other thoracic organs	0	0.00	0.00	0.00	0.00	0.00	0	0.00	0.00	0.00	0.00	0.00	C37-38
骨	Bone	1	0.14	0.21	0.30	0.00	0.00	2	0.49	0.46	0.30	0.00	0.00	C40-41
皮肤黑色素瘤	Melanoma of skin	0	0.00	0.00	0.00	0.00	0.00	0	0.00	0.00	0.00	0.00	0.00	C43
乳腺	Breast	2	0.28	0.42	0.38	0.02	0.02	17	4.18	3.88	3.69	0.26	0.42	C50
子宫颈	Cervix	–	–	–	–	–	–	17	4.18	3.88	2.95	0.20	0.20	C53
子宫体	Uterus	–	–	–	–	–	–	10	2.46	2.28	1.94	0.10	0.15	C54-55
卵巢	Ovary	–	–	–	–	–	–	2	0.49	0.46	0.33	0.03	0.03	C56
前列腺	Prostate	6	0.84	1.27	1.23	0.06	0.12	–	–	–	–	–	–	C61
睾丸	Testis	1	0.14	0.21	0.16	0.01	0.01	–	–	–	–	–	–	C62
肾	Kidney	7	0.97	1.48	1.39	0.04	0.10	4	0.98	0.91	0.64	0.02	0.02	C64-66,68
膀胱	Bladder	9	1.25	1.91	1.92	0.03	0.17	1	0.25	0.23	0.26	0.00	0.06	C67
脑	Brain	17	2.37	3.60	3.43	0.22	0.44	17	4.18	3.88	3.35	0.20	0.30	C70-C72,D32-33,D42-43
甲状腺	Thyroid	0	0.00	0.00	0.00	0.00	0.00	0	0.00	0.00	0.00	0.00	0.00	C73
淋巴瘤	Lymphoma	3	0.42	0.64	0.60	0.02	0.07	1	0.25	0.23	0.32	0.00	0.05	C81-85,88,90,96
白血病	Leukemia	0	0.00	0.00	0.00	0.00	0.00	3	0.74	0.69	0.54	0.02	0.02	C91-95, D45-47
其他	Other	27	3.76	5.72	5.77	0.30	0.76	19	4.67	4.34	4.53	0.32	0.37	O&U
所有部位合计	All sites	718	100.00	152.03	149.27	6.68	16.83	407	100.00	92.97	77.89	3.41	7.41	All
所有部位除外皮肤	All sites exc. C44	711	99.03	150.54	147.74	6.58	16.62	404	99.26	92.28	77.47	3.39	7.39	All sites exc. C44

部位 Sites		男性 Male						女性 Female						ICD10
		病例数 No. cases	构成比 Freq. /%	粗率 Crude rate/ 100 000⁻¹	世标率 ASR world/ 100 000⁻¹	累积率 Cum. Rate/% 0~64	0~74	病例数 No. cases	构成比 Freq. /%	粗率 Crude rate/ 100 000⁻¹	世标率 ASR world/ 100 000⁻¹	累积率 Cum. Rate/% 0~64	0~74	
发病 Incidence														
口腔	Oral cavity & pharynx	3	0.21	0.44	0.41	0.03	0.07	1	0.12	0.16	0.18	0.00	0.05	C00-10,C12-14
鼻咽	Nasopharynx	29	2.05	4.30	3.81	0.29	0.45	11	1.37	1.76	1.60	0.11	0.22	C11
食管	Esophagus	79	5.59	11.72	10.30	0.42	1.39	29	3.62	4.64	3.90	0.06	0.56	C15
胃	Stomach	260	18.39	38.56	35.27	1.67	4.29	93	11.60	14.89	11.93	0.56	1.30	C16
结直肠	Colon-rectum	100	7.07	14.83	13.16	0.75	1.48	59	7.36	9.44	7.38	0.35	0.77	C18-21
肝脏	Liver	274	19.38	40.64	36.10	2.08	4.30	127	15.84	20.33	16.87	0.69	1.95	C22
胆囊	Gallbladder etc.	4	0.28	0.59	0.61	0.02	0.12	7	0.87	1.12	0.87	0.05	0.09	C23-24
胰腺	Pancreas	19	1.34	2.82	2.60	0.11	0.36	14	1.75	2.24	1.90	0.08	0.26	C25
喉	Larynx	16	1.13	2.37	2.05	0.14	0.29	9	1.12	1.44	1.21	0.04	0.16	C32
肺	Lung	421	29.77	62.45	55.49	2.55	6.62	168	20.95	26.89	21.31	0.93	2.24	C33-34
其他胸腔器官	Other thoracic organs	3	0.21	0.44	0.37	0.01	0.04	1	0.12	0.16	0.18	0.00	0.03	C37-38
骨	Bone	13	0.92	1.93	1.87	0.13	0.15	3	0.37	0.48	0.36	0.00	0.03	C40-41
皮肤黑色素瘤	Melanoma of skin	1	0.07	0.15	0.16	0.00	0.03	1	0.12	0.16	0.18	0.00	0.03	C43
乳腺	Breast	1	0.07	0.15	0.16	0.02	0.02	61	7.61	9.76	7.89	0.59	0.88	C50
子宫颈	Cervix	–	–	–	–	–	–	66	8.23	10.56	8.76	0.66	0.83	C53
子宫体	Uterus	–	–	–	–	–	–	27	3.37	4.32	3.65	0.26	0.42	C54-55
卵巢	Ovary	–	–	–	–	–	–	14	1.75	2.24	1.79	0.10	0.20	C56
前列腺	Prostate	19	1.34	2.82	2.25	0.05	0.25	–	–	–	–	–	–	C61
睾丸	Testis	3	0.21	0.44	0.51	0.04	0.04	–	–	–	–	–	–	C62
肾	Kidney	16	1.13	2.37	2.30	0.09	0.23	12	1.50	1.92	1.60	0.07	0.19	C64-66,68
膀胱	Bladder	21	1.49	3.11	2.92	0.09	0.36	4	0.50	0.64	0.65	0.02	0.12	C67
脑	Brain	59	4.17	8.75	7.87	0.43	0.93	42	5.24	6.72	5.75	0.27	0.63	C70-C72,D32-33,D42-43
甲状腺	Thyroid	1	0.07	0.15	0.17	0.00	0.04	8	1.00	1.28	1.10	0.07	0.10	C73
淋巴瘤	Lymphoma	32	2.26	4.75	4.21	0.27	0.53	21	2.62	3.36	2.98	0.12	0.43	C81-85,88,90,96
白血病	Leukemia	11	0.78	1.63	1.62	0.11	0.15	8	1.00	1.28	1.12	0.09	0.12	C91-95, D45-47
其他	Other	29	2.05	4.30	3.77	0.17	0.30	16	2.00	2.56	2.39	0.13	0.25	O&U
所有部位合计	All sites	1414	100.00	209.73	187.96	9.43	22.44	802	100.00	128.37	105.54	5.25	11.86	All
所有部位除外皮肤	All sites exc. C44	1405	99.36	208.40	186.73	9.37	22.36	797	99.38	127.57	104.67	5.23	11.75	All sites exc. C44
死亡 Mortality														
口腔	Oral cavity & pharynx	5	0.47	0.74	0.74	0.04	0.11	4	0.70	0.64	0.57	0.04	0.07	C00-10,C12-14
鼻咽	Nasopharynx	20	1.88	2.97	2.65	0.20	0.32	15	2.64	2.40	2.17	0.12	0.29	C11
食管	Esophagus	90	8.47	13.35	11.90	0.41	1.56	31	5.45	4.96	3.84	0.09	0.45	C15
胃	Stomach	209	19.66	31.00	28.08	1.39	3.79	67	11.78	10.72	9.17	0.49	1.20	C16
结直肠	Colon-rectum	66	6.21	9.79	8.97	0.55	1.15	43	7.56	6.88	5.65	0.38	0.58	C18-21
肝脏	Liver	173	16.27	25.66	22.78	1.38	2.46	68	11.95	10.88	9.06	0.42	1.17	C22
胆囊	Gallbladder etc.	3	0.28	0.44	0.45	0.03	0.05	8	1.41	1.28	1.01	0.08	0.12	C23-24
胰腺	Pancreas	18	1.69	2.67	2.37	0.09	0.29	7	1.23	1.12	0.95	0.02	0.12	C25
喉	Larynx	14	1.32	2.08	1.84	0.11	0.22	10	1.76	1.60	1.27	0.09	0.11	C32
肺	Lung	303	28.50	44.94	41.21	1.98	5.59	81	14.24	12.96	11.48	0.52	1.63	C33-34
其他胸腔器官	Other thoracic organs	6	0.56	0.89	0.80	0.07	0.09	1	0.18	0.16	0.09	0.00	0.00	C37-38
骨	Bone	6	0.56	0.89	0.89	0.06	0.12	1	0.18	0.16	0.07	0.00	0.00	C40-41
皮肤黑色素瘤	Melanoma of skin	0	0.00	0.00	0.00	0.00	0.00	1	0.18	0.16	0.11	0.01	0.01	C43
乳腺	Breast	4	0.38	0.59	0.53	0.06	0.06	76	13.36	12.16	10.00	0.86	1.01	C50
子宫颈	Cervix	–	–	–	–	–	–	37	6.50	5.92	5.25	0.41	0.69	C53
子宫体	Uterus	–	–	–	–	–	–	33	5.80	5.28	4.48	0.31	0.55	C54-55
卵巢	Ovary	–	–	–	–	–	–	17	2.99	2.72	2.52	0.20	0.34	C56
前列腺	Prostate	13	1.22	1.93	1.63	0.05	0.17	–	–	–	–	–	–	C61
睾丸	Testis	5	0.47	0.74	0.70	0.03	0.09	–	–	–	–	–	–	C62
肾	Kidney	7	0.66	1.04	0.96	0.04	0.09	5	0.88	0.80	0.69	0.02	0.07	C64-66,68
膀胱	Bladder	13	1.22	1.93	1.64	0.09	0.22	6	1.05	0.96	0.71	0.03	0.06	C67
脑	Brain	23	2.16	3.41	3.27	0.22	0.36	16	2.81	2.56	2.22	0.17	0.23	C70-C72,D32-33,D42-43
甲状腺	Thyroid	1	0.09	0.15	0.13	0.01	0.01	10	1.76	1.60	1.32	0.08	0.13	C73
淋巴瘤	Lymphoma	15	1.41	2.22	2.21	0.08	0.35	8	1.41	1.28	1.18	0.06	0.08	C81-85,88,90,96
白血病	Leukemia	12	1.13	1.78	1.82	0.09	0.24	9	1.58	1.44	1.28	0.09	0.09	C91-95, D45-47
其他	Other	57	5.36	8.45	7.84	0.40	0.94	15	2.64	2.40	2.18	0.15	0.30	O&U
所有部位合计	All sites	1063	100.00	157.67	143.40	7.36	18.28	569	100.00	91.07	77.30	4.63	9.41	All
所有部位除外皮肤	All sites exc. C44	1056	99.34	156.63	142.51	7.35	18.21	566	99.47	90.59	76.81	4.62	9.32	All sites exc. C44

| 部位 Sites | | 男性 Male | | | | | | 女性 Female | | | | | | ICD10 |
		病例数 No. cases	构成比 Freq./%	粗率 Crude rate/ 100 000⁻¹	世标率 ASR world/ 100 000⁻¹	累积率 Cum. Rate/% 0~64	0~74	病例数 No. cases	构成比 Freq./%	粗率 Crude rate/ 100 000⁻¹	世标率 ASR world/ 100 000⁻¹	累积率 Cum. Rate/% 0~64	0~74	
发病 Incidence														
口腔	Oral cavity & pharynx	1	0.21	0.53	0.63	0.00	0.10	1	0.38	0.57	0.43	0.05	0.05	C00-10,C12-14
鼻咽	Nasopharynx	12	2.57	6.35	5.25	0.41	0.64	0	0.00	0.00	0.00	0.00	0.00	C11
食管	Esophagus	24	5.14	12.71	11.02	0.49	1.47	6	2.27	3.44	3.11	0.05	0.40	C15
胃	Stomach	107	22.91	56.65	49.17	2.29	6.19	49	18.56	28.12	23.03	1.36	2.87	C16
结直肠	Colon-rectum	40	8.57	21.18	19.21	1.18	2.15	22	8.33	12.62	9.68	0.84	0.95	C18-21
肝脏	Liver	68	14.56	36.00	31.25	2.02	3.45	16	6.06	9.18	7.13	0.38	0.73	C22
胆囊	Gallbladder etc.	0	0.00	0.00	0.00	0.00	0.00	3	1.14	1.72	1.39	0.05	0.29	C23-24
胰腺	Pancreas	6	1.28	3.18	2.69	0.14	0.36	4	1.52	2.30	2.08	0.11	0.22	C25
喉	Larynx	3	0.64	1.59	1.08	0.05	0.05	3	1.14	1.72	1.58	0.05	0.29	C32
肺	Lung	141	30.19	74.65	64.61	3.51	8.08	42	15.91	24.10	19.07	0.86	2.24	C33-34
其他胸腔器官	Other thoracic organs	4	0.86	2.12	2.49	0.03	0.34	0	0.00	0.00	0.00	0.00	0.00	C37-38
骨	Bone	0	0.00	0.00	0.00	0.00	0.00	2	0.76	1.15	0.84	0.09	0.09	C40-41
皮肤黑色素瘤	Melanoma of skin	0	0.00	0.00	0.00	0.00	0.00	0	0.00	0.00	0.00	0.00	0.00	C43
乳腺	Breast	0	0.00	0.00	0.00	0.00	0.00	44	16.67	25.25	20.22	1.72	2.19	C50
子宫颈	Cervix	–	–	–	–	–	–	22	8.33	12.62	10.60	0.73	1.30	C53
子宫体	Uterus	–	–	–	–	–	–	9	3.41	5.16	4.46	0.33	0.56	C54-55
卵巢	Ovary	–	–	–	–	–	–	7	2.65	4.02	3.36	0.25	0.36	C56
前列腺	Prostate	2	0.43	1.06	1.09	0.00	0.22	–	–	–	–	–	–	C61
睾丸	Testis	0	0.00	0.00	0.00	0.00	0.00	–	–	–	–	–	–	C62
肾	Kidney	5	1.07	2.65	2.30	0.13	0.35	1	0.38	0.57	0.67	0.00	0.11	C64-66,68
膀胱	Bladder	8	1.71	4.24	3.66	0.23	0.45	0	0.00	0.00	0.00	0.00	0.00	C67
脑	Brain	8	1.71	4.24	3.92	0.34	0.44	4	1.52	2.30	1.91	0.19	0.19	C70-C72,D32-33,D42-43
甲状腺	Thyroid	2	0.43	1.06	0.82	0.07	0.07	1	0.38	0.57	0.65	0.04	0.04	C73
淋巴瘤	Lymphoma	9	1.93	4.76	4.40	0.19	0.61	6	2.27	3.44	3.06	0.23	0.35	C81-85,88,90,96
白血病	Leukemia	9	1.93	4.76	5.22	0.30	0.30	9	3.41	5.16	5.21	0.31	0.43	C91-95, D45-47
其他	Other	18	3.85	9.53	8.68	0.61	0.84	13	4.92	7.46	5.50	0.32	0.44	O&U
所有部位合计	All sites	467	100.00	247.23	217.48	11.97	26.12	264	100.00	151.48	123.99	7.98	14.09	All
所有部位除外皮肤	All sites exc. C44	460	98.50	243.52	214.45	11.80	25.84	261	98.86	149.76	122.54	7.94	13.94	All sites exc. C44
死亡 Mortality														
口腔	Oral cavity & pharynx	1	0.33	0.53	0.46	0.00	0.11	1	0.73	0.57	0.43	0.05	0.05	C00-10,C12-14
鼻咽	Nasopharynx	1	0.33	0.53	0.45	0.04	0.04	1	0.73	0.57	0.32	0.00	0.00	C11
食管	Esophagus	14	4.62	7.41	6.82	0.25	1.13	0	0.00	0.00	0.00	0.00	0.00	C15
胃	Stomach	70	23.10	37.06	31.96	1.22	3.54	26	18.98	14.92	11.68	0.33	1.37	C16
结直肠	Colon-rectum	12	3.96	6.35	5.80	0.30	0.74	19	13.87	10.90	8.68	0.63	0.75	C18-21
肝脏	Liver	52	17.16	27.53	24.46	1.47	3.01	20	14.60	11.48	10.26	0.30	1.46	C22
胆囊	Gallbladder etc.	0	0.00	0.00	0.00	0.00	0.00	1	0.73	0.57	0.43	0.05	0.05	C23-24
胰腺	Pancreas	7	2.31	3.71	3.06	0.10	0.56	1	0.73	0.57	0.32	0.00	0.00	C25
喉	Larynx	2	0.66	1.06	0.74	0.05	0.05	1	0.73	0.57	0.48	0.00	0.12	C32
肺	Lung	106	34.98	56.12	49.76	2.01	6.27	30	21.90	17.21	13.98	0.78	1.95	C33-34
其他胸腔器官	Other thoracic organs	0	0.00	0.00	0.00	0.00	0.00	0	0.00	0.00	0.00	0.00	0.00	C37-38
骨	Bone	3	0.99	1.59	1.54	0.04	0.14	1	0.73	0.57	0.43	0.05	0.05	C40-41
皮肤黑色素瘤	Melanoma of skin	0	0.00	0.00	0.00	0.00	0.00	0	0.00	0.00	0.00	0.00	0.00	C43
乳腺	Breast	0	0.00	0.00	0.00	0.00	0.00	8	5.84	4.59	3.59	0.34	0.34	C50
子宫颈	Cervix	–	–	–	–	–	–	6	4.38	3.44	2.94	0.22	0.34	C53
子宫体	Uterus	–	–	–	–	–	–	4	2.92	2.30	2.15	0.10	0.33	C54-55
卵巢	Ovary	–	–	–	–	–	–	1	0.73	0.57	0.50	0.05	0.05	C56
前列腺	Prostate	4	1.32	2.12	1.94	0.00	0.21	–	–	–	–	–	–	C61
睾丸	Testis	0	0.00	0.00	0.00	0.00	0.00	–	–	–	–	–	–	C62
肾	Kidney	1	0.33	0.53	0.41	0.03	0.03	1	0.73	0.57	0.41	0.03	0.03	C64-66,68
膀胱	Bladder	3	0.99	1.59	1.42	0.00	0.22	1	0.73	0.57	0.32	0.00	0.00	C67
脑	Brain	10	3.30	5.29	4.94	0.32	0.65	5	3.65	2.87	3.00	0.13	0.24	C70-C72,D32-33,D42-43
甲状腺	Thyroid	0	0.00	0.00	0.00	0.00	0.00	0	0.00	0.00	0.00	0.00	0.00	C73
淋巴瘤	Lymphoma	4	1.32	2.12	2.00	0.03	0.24	1	0.73	0.57	0.43	0.05	0.05	C81-85,88,90,96
白血病	Leukemia	7	2.31	3.71	3.67	0.23	0.23	3	2.19	1.72	1.82	0.09	0.20	C91-95, D45-47
其他	Other	6	1.98	3.18	2.64	0.19	0.29	6	4.38	3.44	2.47	0.18	0.18	O&U
所有部位合计	All sites	303	100.00	160.41	142.05	6.28	17.47	137	100.00	78.61	64.62	3.41	7.58	All
所有部位除外皮肤	All sites exc. C44	301	99.34	159.35	141.26	6.24	17.43	136	99.27	78.03	64.17	3.37	7.55	All sites exc. C44

附表 3-180 婺源县 2015 年癌症发病和死亡主要指标
Appendix Table 3-180 Incidence and mortality of cancer in Wuyuan Xian, 2015

部位 Sites		男性 Male						女性 Female						ICD10
		病例数 No. cases	构成比 Freq./%	粗率 Crude rate/ 100 000⁻¹	世标率 ASR world/ 100 000⁻¹	累积率 Cum. Rate/%		病例数 No. cases	构成比 Freq./%	粗率 Crude rate/ 100 000⁻¹	世标率 ASR world/ 100 000⁻¹	累积率 Cum. Rate/%		
						0~64	0~74					0~64	0~74	
发病 Incidence														
口腔	Oral cavity & pharynx	6	1.67	3.49	4.12	0.10	0.47	2	0.87	1.20	0.83	0.07	0.07	C00-10,C12-14
鼻咽	Nasopharynx	13	3.62	7.57	5.30	0.43	0.57	5	2.16	2.99	1.96	0.19	0.19	C11
食管	Esophagus	16	4.46	9.32	7.80	0.23	0.98	4	1.73	2.39	1.91	0.10	0.25	C15
胃	Stomach	61	16.99	35.52	26.93	1.64	3.87	30	12.99	17.93	12.85	0.68	1.53	C16
结直肠	Colon-rectum	34	9.47	19.80	15.58	0.67	1.82	26	11.26	15.54	11.32	0.61	1.15	C18-21
肝脏	Liver	40	11.14	23.29	17.49	1.13	2.00	13	5.63	7.77	5.70	0.08	0.82	C22
胆囊	Gallbladder etc.	2	0.56	1.16	0.68	0.03	0.03	3	1.30	1.79	1.49	0.04	0.16	C23-24
胰腺	Pancreas	9	2.51	5.24	3.75	0.31	0.31	8	3.46	4.78	3.02	0.20	0.35	C25
喉	Larynx	10	2.79	5.82	5.02	0.13	0.68	0	0.00	0.00	0.00	0.00	0.00	C32
肺	Lung	92	25.63	53.56	42.95	1.61	5.54	32	13.85	19.13	13.22	0.70	1.29	C33-34
其他胸腔器官	Other thoracic organs	3	0.84	1.75	2.14	0.12	0.12	0	0.00	0.00	0.00	0.00	0.00	C37-38
骨	Bone	3	0.84	1.75	1.36	0.03	0.15	2	0.87	1.20	1.19	0.04	0.16	C40-41
皮肤黑色素瘤	Melanoma of skin	1	0.28	0.58	0.57	0.00	0.14	0	0.00	0.00	0.00	0.00	0.00	C43
乳腺	Breast	0	0.00	0.00	0.00	0.00	0.00	30	12.99	17.93	13.75	1.04	1.62	C50
子宫颈	Cervix	–	–	–	–	–	–	23	9.96	13.75	10.15	0.87	1.15	C53
子宫体	Uterus	–	–	–	–	–	–	9	3.90	5.38	4.32	0.36	0.48	C54-55
卵巢	Ovary	–	–	–	–	–	–	9	3.90	5.38	4.05	0.39	0.39	C56
前列腺	Prostate	5	1.39	2.91	2.38	0.00	0.12	–	–	–	–	–	–	C61
睾丸	Testis	1	0.28	0.58	0.36	0.04	0.04	–	–	–	–	–	–	C62
肾	Kidney	4	1.11	2.33	1.91	0.12	0.23	2	0.87	1.20	0.87	0.08	0.08	C64-66,68
膀胱	Bladder	13	3.62	7.57	7.10	0.23	0.87	2	0.87	1.20	0.80	0.10	0.10	C67
脑	Brain	15	4.18	8.73	7.84	0.50	0.62	8	3.46	4.78	3.69	0.17	0.17	C70-C72,D32-33,D42-43
甲状腺	Thyroid	2	0.56	1.16	0.70	0.03	0.03	2	0.87	1.20	0.77	0.08	0.08	C73
淋巴瘤	Lymphoma	12	3.34	6.99	6.25	0.40	0.83	3	1.30	1.79	1.73	0.10	0.23	C81-85,88,90,96
白血病	Leukemia	9	2.51	5.24	5.22	0.31	0.42	8	3.46	4.78	4.09	0.36	0.36	C91-95, D45-47
其他	Other	8	2.23	4.66	4.15	0.12	0.64	10	4.33	5.98	7.44	0.28	0.67	O&U
所有部位合计	All sites	359	100.00	209.02	169.59	8.20	20.48	231	100.00	138.07	105.13	6.52	11.30	All
所有部位除外皮肤	All sites exc. C44	358	99.72	208.44	169.04	8.17	20.44	229	99.13	136.88	103.89	6.48	11.13	All sites exc. C44
死亡 Mortality														
口腔	Oral cavity & pharynx	5	2.02	2.91	2.25	0.09	0.37	0	0.00	0.00	0.00	0.00	0.00	C00-10,C12-14
鼻咽	Nasopharynx	3	1.21	1.75	1.44	0.08	0.22	3	2.33	1.79	1.06	0.08	0.08	C11
食管	Esophagus	12	4.84	6.99	5.16	0.12	0.35	3	2.33	1.79	1.14	0.05	0.05	C15
胃	Stomach	40	16.13	23.29	17.58	0.78	2.33	20	15.50	11.95	7.58	0.13	0.53	C16
结直肠	Colon-rectum	15	6.05	8.73	5.89	0.31	0.57	12	9.30	7.17	5.35	0.20	0.66	C18-21
肝脏	Liver	36	14.52	20.96	16.52	0.81	2.04	11	8.53	6.57	4.44	0.15	0.61	C22
胆囊	Gallbladder etc.	0	0.00	0.00	0.00	0.00	0.00	3	2.33	1.79	1.08	0.08	0.08	C23-24
胰腺	Pancreas	13	5.24	7.57	6.14	0.31	0.65	8	6.20	4.78	3.13	0.19	0.35	C25
喉	Larynx	4	1.61	2.33	2.29	0.00	0.28	0	0.00	0.00	0.00	0.00	0.00	C32
肺	Lung	85	34.27	49.49	39.46	1.55	4.65	23	17.83	13.75	8.88	0.52	0.77	C33-34
其他胸腔器官	Other thoracic organs	0	0.00	0.00	0.00	0.00	0.00	0	0.00	0.00	0.00	0.00	0.00	C37-38
骨	Bone	5	2.02	2.91	2.96	0.10	0.33	1	0.78	0.60	0.42	0.04	0.04	C40-41
皮肤黑色素瘤	Melanoma of skin	0	0.00	0.00	0.00	0.00	0.00	0	0.00	0.00	0.00	0.00	0.00	C43
乳腺	Breast	1	0.40	0.58	0.69	0.00	0.12	7	5.43	4.18	3.44	0.24	0.37	C50
子宫颈	Cervix	–	–	–	–	–	–	7	5.43	4.18	3.22	0.17	0.48	C53
子宫体	Uterus	–	–	–	–	–	–	3	2.33	1.79	1.39	0.08	0.08	C54-55
卵巢	Ovary	–	–	–	–	–	–	2	1.55	1.20	0.86	0.09	0.09	C56
前列腺	Prostate	2	0.81	1.16	1.42	0.00	0.14	–	–	–	–	–	–	C61
睾丸	Testis	0	0.00	0.00	0.00	0.00	0.00	–	–	–	–	–	–	C62
肾	Kidney	0	0.00	0.00	0.00	0.00	0.00	3	2.33	1.79	1.29	0.00	0.00	C64-66,68
膀胱	Bladder	2	0.81	1.16	0.70	0.05	0.05	0	0.00	0.00	0.00	0.00	0.00	C67
脑	Brain	9	3.63	5.24	4.84	0.23	0.47	9	6.98	5.38	4.96	0.19	0.31	C70-C72,D32-33,D42-43
甲状腺	Thyroid	0	0.00	0.00	0.00	0.00	0.00	0	0.00	0.00	0.00	0.00	0.00	C73
淋巴瘤	Lymphoma	5	2.02	2.91	2.17	0.15	0.29	2	1.55	1.20	1.18	0.03	0.16	C81-85,88,90,96
白血病	Leukemia	5	2.02	2.91	2.91	0.15	0.27	5	3.88	2.99	2.92	0.24	0.24	C91-95, D45-47
其他	Other	6	2.42	3.49	3.66	0.03	0.72	7	5.43	4.18	5.32	0.11	0.67	O&U
所有部位合计	All sites	248	100.00	144.39	116.09	4.76	13.86	129	100.00	77.11	57.66	2.59	5.58	All
所有部位除外皮肤	All sites exc. C44	247	99.60	143.81	115.52	4.76	13.72	129	100.00	77.11	57.66	2.59	5.58	All sites exc. C44

附表 3-181　济南市 2015 年癌症发病和死亡主要指标
Appendix Table 3-181　Incidence and mortality of cancer in Jinan Shi, 2015

部位 Sites	男性 Male 病例数 No. cases	构成比 Freq./%	粗率 Crude rate/ 100 000⁻¹	世标率 ASR world/ 100 000⁻¹	累积率 Cum. Rate/% 0~64	0~74	女性 Female 病例数 No. cases	构成比 Freq./%	粗率 Crude rate/ 100 000⁻¹	世标率 ASR world/ 100 000⁻¹	累积率 Cum. Rate/% 0~64	0~74	ICD10
发病 Incidence													
口腔 Oral cavity & pharynx	139	2.27	7.79	4.84	0.37	0.59	38	0.80	2.08	1.28	0.09	0.14	C00-10,C12-14
鼻咽 Nasopharynx	37	0.61	2.07	1.36	0.13	0.13	14	0.29	0.77	0.48	0.02	0.05	C11
食管 Esophagus	663	10.85	37.14	20.50	1.28	2.66	190	3.99	10.39	5.54	0.25	0.61	C15
胃 Stomach	972	15.91	54.45	30.66	1.94	4.05	355	7.45	19.40	11.24	0.54	1.27	C16
结直肠 Colon-rectum	687	11.24	38.48	21.13	1.35	2.62	400	8.40	21.86	12.64	0.71	1.47	C18-21
肝脏 Liver	696	11.39	38.99	23.20	1.83	2.66	208	4.37	11.37	6.53	0.38	0.76	C22
胆囊 Gallbladder etc.	72	1.18	4.03	1.95	0.09	0.23	33	0.69	1.80	0.97	0.04	0.11	C23-24
胰腺 Pancreas	127	2.08	7.11	3.72	0.21	0.44	97	2.04	5.30	2.94	0.14	0.34	C25
喉 Larynx	55	0.90	3.08	1.71	0.11	0.20	3	0.06	0.16	0.08	0.00	0.00	C32
肺 Lung	1420	23.24	79.54	42.80	2.64	5.49	782	16.42	42.75	23.95	1.24	2.66	C33-34
其他胸腔器官 Other thoracic organs	16	0.26	0.90	0.47	0.03	0.06	17	0.36	0.93	0.56	0.03	0.07	C37-38
骨 Bone	18	0.29	1.01	0.69	0.03	0.07	13	0.27	0.71	0.41	0.03	0.03	C40-41
皮肤黑色素瘤 Melanoma of skin	7	0.11	0.39	0.21	0.02	0.03	6	0.13	0.33	0.19	0.01	0.02	C43
乳腺 Breast	11	0.18	0.62	0.39	0.03	0.04	988	20.74	54.01	35.55	2.86	4.00	C50
子宫颈 Cervix	–	–	–	–	–	–	188	3.95	10.28	6.94	0.55	0.73	C53
子宫体 Uterus	–	–	–	–	–	–	184	3.86	10.06	6.40	0.58	0.74	C54-55
卵巢 Ovary	–	–	–	–	–	–	177	3.72	9.68	6.29	0.41	0.73	C56
前列腺 Prostate	208	3.40	11.65	5.25	0.13	0.67	–	–	–	–	–	–	C61
睾丸 Testis	5	0.08	0.28	0.23	0.02	0.02	–	–	–	–	–	–	C62
肾 Kidney	145	2.37	8.12	5.13	0.36	0.63	81	1.70	4.43	2.76	0.18	0.28	C64-66,68
膀胱 Bladder	187	3.06	10.47	5.44	0.30	0.69	52	1.09	2.84	1.56	0.06	0.15	C67
脑 Brain	106	1.73	5.94	4.61	0.33	0.43	126	2.65	6.89	4.84	0.35	0.49	C70-C72,D32-33,D42-43
甲状腺 Thyroid	161	2.64	9.02	6.83	0.56	0.63	541	11.36	29.57	21.44	1.82	2.01	C73
淋巴瘤 Lymphoma	112	1.83	6.27	3.88	0.25	0.40	68	1.43	3.72	2.23	0.13	0.25	C81-85,88,90,96
白血病 Leukemia	98	1.60	5.49	4.81	0.30	0.38	61	1.28	3.33	2.88	0.17	0.25	C91-95, D45-47
其他 Other	168	2.75	9.41	5.40	0.31	0.67	141	2.96	7.71	5.16	0.31	0.54	O&U
所有部位合计 All sites	6110	100.00	342.24	195.21	12.62	23.80	4763	100.00	260.35	162.88	10.93	17.68	All
所有部位除外皮肤 All sites exc. C44	6071	99.36	340.06	194.05	12.55	23.67	4736	99.43	258.88	162.01	10.88	17.60	All sites exc. C44
死亡 Mortality													
口腔 Oral cavity & pharynx	47	1.27	2.63	1.31	0.08	0.16	20	0.99	1.09	0.63	0.03	0.08	C00-10,C12-14
鼻咽 Nasopharynx	12	0.33	0.67	0.54	0.05	0.05	7	0.35	0.38	0.22	0.01	0.01	C11
食管 Esophagus	486	13.16	27.22	14.67	0.90	1.90	120	5.92	6.56	3.29	0.12	0.33	C15
胃 Stomach	626	16.96	35.06	18.39	0.98	2.36	239	11.79	13.06	7.19	0.32	0.74	C16
结直肠 Colon-rectum	252	6.83	14.12	6.84	0.37	0.83	180	8.88	9.84	5.22	0.21	0.52	C18-21
肝脏 Liver	589	15.95	32.99	19.31	1.48	2.24	168	8.29	9.18	5.23	0.28	0.58	C22
胆囊 Gallbladder etc.	43	1.16	2.41	1.16	0.06	0.13	33	1.63	1.80	1.00	0.04	0.13	C23-24
胰腺 Pancreas	101	2.74	5.66	2.95	0.16	0.34	81	4.00	4.43	2.37	0.10	0.25	C25
喉 Larynx	25	0.68	1.40	0.67	0.04	0.07	5	0.25	0.27	0.13	0.00	0.01	C32
肺 Lung	1057	28.63	59.21	30.19	1.66	3.79	534	26.34	29.19	15.65	0.56	1.65	C33-34
其他胸腔器官 Other thoracic organs	8	0.22	0.45	0.22	0.01	0.02	8	0.39	0.44	0.26	0.01	0.03	C37-38
骨 Bone	16	0.43	0.90	0.60	0.04	0.07	8	0.39	0.44	0.19	0.01	0.01	C40-41
皮肤黑色素瘤 Melanoma of skin	7	0.19	0.39	0.22	0.01	0.03	3	0.15	0.16	0.08	0.00	0.00	C43
乳腺 Breast	5	0.14	0.28	0.18	0.02	0.02	186	9.18	10.17	6.19	0.42	0.73	C50
子宫颈 Cervix	–	–	–	–	–	–	53	2.61	2.90	1.71	0.12	0.18	C53
子宫体 Uterus	–	–	–	–	–	–	20	0.99	1.09	0.69	0.05	0.08	C54-55
卵巢 Ovary	–	–	–	–	–	–	85	4.19	4.65	2.81	0.16	0.31	C56
前列腺 Prostate	62	1.68	3.47	1.36	0.01	0.16	–	–	–	–	–	–	C61
睾丸 Testis	1	0.03	0.06	0.04	0.00	0.00	–	–	–	–	–	–	C62
肾 Kidney	46	1.25	2.58	1.37	0.06	0.17	31	1.53	1.69	1.05	0.04	0.11	C64-66,68
膀胱 Bladder	48	1.30	2.69	1.24	0.05	0.14	22	1.09	1.20	0.58	0.02	0.04	C67
脑 Brain	41	1.11	2.30	1.60	0.11	0.16	40	1.97	2.19	1.30	0.10	0.13	C70-C72,D32-33,D42-43
甲状腺 Thyroid	5	0.14	0.28	0.09	0.00	0.01	13	0.64	0.71	0.39	0.02	0.04	C73
淋巴瘤 Lymphoma	68	1.84	3.81	2.27	0.14	0.25	54	2.66	2.95	1.61	0.08	0.15	C81-85,88,90,96
白血病 Leukemia	56	1.52	3.14	1.90	0.13	0.20	50	2.47	2.73	1.91	0.11	0.15	C91-95, D45-47
其他 Other	91	2.46	5.10	2.66	0.16	0.32	67	3.31	3.66	2.38	0.12	0.28	O&U
所有部位合计 All sites	3692	100.00	206.80	109.80	6.52	13.42	2027	100.00	110.80	62.10	2.92	6.55	All
所有部位除外皮肤 All sites exc. C44	3685	99.81	206.41	109.62	6.52	13.40	2019	99.61	110.36	61.87	2.92	6.53	All sites exc. C44

部位 Sites		男性 Male						女性 Female						ICD10
		病例数 No. cases	构成比 Freq. /%	粗率 Crude rate/ 100 000⁻¹	世标率 ASR world/ 100 000⁻¹	累积率 Cum. Rate/% 0~64	0~74	病例数 No. cases	构成比 Freq. /%	粗率 Crude rate/ 100 000⁻¹	世标率 ASR world/ 100 000⁻¹	累积率 Cum. Rate/% 0~64	0~74	
发病 Incidence														
口腔	Oral cavity & pharynx	26	1.42	5.12	3.09	0.23	0.42	7	0.56	1.35	0.86	0.06	0.09	C00-10,C12-14
鼻咽	Nasopharynx	9	0.49	1.77	1.23	0.08	0.11	5	0.40	0.96	0.54	0.02	0.06	C11
食管	Esophagus	211	11.52	41.59	22.31	1.15	2.80	58	4.61	11.19	4.98	0.10	0.41	C15
胃	Stomach	404	22.05	79.63	43.12	2.28	5.02	156	12.40	30.10	15.70	0.74	1.67	C16
结直肠	Colon-rectum	122	6.66	24.05	13.49	0.77	1.60	88	7.00	16.98	9.17	0.44	1.13	C18-21
肝脏	Liver	238	12.99	46.91	26.28	1.86	2.99	87	6.92	16.78	9.01	0.49	0.96	C22
胆囊	Gallbladder etc.	20	1.09	3.94	2.20	0.12	0.33	10	0.79	1.93	0.97	0.08	0.09	C23-24
胰腺	Pancreas	37	2.02	7.29	4.13	0.22	0.54	15	1.19	2.89	1.35	0.05	0.13	C25
喉	Larynx	20	1.09	3.94	1.99	0.10	0.23	2	0.16	0.39	0.21	0.01	0.03	C32
肺	Lung	461	25.16	90.87	49.46	2.29	6.35	240	19.08	46.30	23.63	1.35	2.63	C33-34
其他胸腔器官	Other thoracic organs	2	0.11	0.39	0.37	0.03	0.03	3	0.24	0.58	0.34	0.01	0.06	C37-38
骨	Bone	18	0.98	3.55	2.33	0.09	0.27	12	0.95	2.32	1.46	0.09	0.15	C40-41
皮肤黑色素瘤	Melanoma of skin	5	0.27	0.99	0.79	0.03	0.05	10	0.79	1.93	1.47	0.11	0.16	C43
乳腺	Breast	2	0.11	0.39	0.22	0.01	0.04	213	16.93	41.09	26.20	2.21	2.80	C50
子宫颈	Cervix	–	–	–	–	–	–	53	4.21	10.22	6.39	0.49	0.64	C53
子宫体	Uterus	–	–	–	–	–	–	44	3.50	8.49	5.15	0.50	0.57	C54-55
卵巢	Ovary	–	–	–	–	–	–	57	4.53	11.00	6.98	0.50	0.77	C56
前列腺	Prostate	25	1.36	4.93	2.69	0.09	0.33	–	–	–	–	–	–	C61
睾丸	Testis	2	0.11	0.39	0.18	0.00	0.02	–	–	–	–	–	–	C62
肾	Kidney	20	1.09	3.94	2.41	0.21	0.22	12	0.95	2.32	1.65	0.10	0.16	C64-66,68
膀胱	Bladder	31	1.69	6.11	3.31	0.16	0.30	8	0.64	1.54	0.73	0.01	0.08	C67
脑	Brain	52	2.84	10.25	6.88	0.47	0.71	49	3.90	9.45	5.53	0.46	0.62	C70-C72,D32-33,D42-43
甲状腺	Thyroid	23	1.26	4.53	3.49	0.27	0.31	36	2.86	6.95	4.86	0.40	0.45	C73
淋巴瘤	Lymphoma	38	2.07	7.49	5.51	0.34	0.56	28	2.23	5.40	3.47	0.24	0.38	C81-85,88,90,96
白血病	Leukemia	34	1.86	6.70	5.80	0.38	0.50	38	3.02	7.33	5.56	0.31	0.64	C91-95, D45-47
其他	Other	32	1.75	6.31	4.35	0.17	0.43	27	2.15	5.21	3.13	0.16	0.27	O&U
所有部位合计	All sites	1832	100.00	361.11	205.62	11.35	24.16	1258	100.00	242.69	139.35	8.94	14.99	All
所有部位除外皮肤	All sites exc. C44	1826	99.67	359.93	204.69	11.35	24.13	1250	99.36	241.15	138.72	8.92	14.96	All sites exc. C44
死亡 Mortality														
口腔	Oral cavity & pharynx	17	1.14	3.35	1.90	0.13	0.29	4	0.53	0.77	0.42	0.03	0.06	C00-10,C12-14
鼻咽	Nasopharynx	6	0.40	1.18	0.65	0.03	0.08	2	0.26	0.39	0.24	0.01	0.05	C11
食管	Esophagus	193	12.92	38.04	20.39	0.91	2.20	48	6.31	9.26	4.25	0.14	0.41	C15
胃	Stomach	353	23.63	69.58	37.83	1.80	4.38	127	16.69	24.50	12.43	0.61	1.37	C16
结直肠	Colon-rectum	87	5.82	17.15	9.38	0.38	1.02	49	6.44	9.45	4.94	0.17	0.57	C18-21
肝脏	Liver	230	15.39	45.34	25.24	1.59	2.82	84	11.04	16.21	7.91	0.43	0.79	C22
胆囊	Gallbladder etc.	10	0.67	1.97	1.02	0.06	0.13	11	1.45	2.12	1.11	0.04	0.12	C23-24
胰腺	Pancreas	40	2.68	7.88	4.29	0.23	0.58	16	2.10	3.09	1.49	0.08	0.16	C25
喉	Larynx	13	0.87	2.56	1.33	0.02	0.14	3	0.39	0.58	0.32	0.00	0.05	C32
肺	Lung	388	25.97	76.48	41.43	1.75	4.86	214	28.12	41.28	20.79	0.80	2.45	C33-34
其他胸腔器官	Other thoracic organs	3	0.20	0.59	0.34	0.01	0.06	2	0.26	0.39	0.18	0.00	0.03	C37-38
骨	Bone	12	0.80	2.37	1.52	0.08	0.16	4	0.53	0.77	0.36	0.00	0.05	C40-41
皮肤黑色素瘤	Melanoma of skin	0	0.00	0.00	0.00	0.00	0.00	3	0.39	0.58	0.45	0.04	0.04	C43
乳腺	Breast	1	0.07	0.20	0.10	0.01	0.01	52	6.83	10.03	6.10	0.49	0.64	C50
子宫颈	Cervix	–	–	–	–	–	–	14	1.84	2.70	1.54	0.11	0.19	C53
子宫体	Uterus	–	–	–	–	–	–	10	1.31	1.93	1.04	0.07	0.11	C54-55
卵巢	Ovary	–	–	–	–	–	–	19	2.50	3.67	1.88	0.08	0.23	C56
前列腺	Prostate	11	0.74	2.17	1.12	0.05	0.08	–	–	–	–	–	–	C61
睾丸	Testis	3	0.20	0.59	0.31	0.01	0.03	–	–	–	–	–	–	C62
肾	Kidney	3	0.20	0.59	0.32	0.02	0.02	10	1.31	1.93	0.88	0.03	0.08	C64-66,68
膀胱	Bladder	15	1.00	2.96	1.51	0.01	0.15	7	0.92	1.35	0.70	0.03	0.05	C67
脑	Brain	32	2.14	6.31	4.46	0.24	0.42	25	3.29	4.82	3.98	0.25	0.30	C70-C72,D32-33,D42-43
甲状腺	Thyroid	4	0.27	0.79	0.48	0.04	0.07	1	0.13	0.19	0.11	0.00	0.02	C73
淋巴瘤	Lymphoma	18	1.20	3.55	1.95	0.10	0.23	13	1.71	2.51	1.97	0.11	0.20	C81-85,88,90,96
白血病	Leukemia	29	1.94	5.72	4.32	0.24	0.41	26	3.42	5.02	3.53	0.21	0.36	C91-95, D45-47
其他	Other	26	1.74	5.12	3.20	0.15	0.38	17	2.23	3.28	1.81	0.07	0.18	O&U
所有部位合计	All sites	1494	100.00	294.48	163.09	7.90	18.52	761	100.00	146.81	78.42	3.81	8.51	All
所有部位除外皮肤	All sites exc. C44	1494	100.00	294.48	163.09	7.90	18.52	758	99.61	146.23	78.19	3.81	8.51	All sites exc. C44

附表 3-183 青岛市 2015 年癌症发病和死亡主要指标

Appendix Table 3-183 Incidence and mortality of cancer in Qingdao Shi, 2015

部位 Sites		男性 Male						女性 Female						ICD10
		病例数 No. cases	构成比 Freq. /%	粗率 Crude rate/ 100 000⁻¹	世标率 ASR world/ 100 000⁻¹	累积率 Cum. Rate/%		病例数 No. cases	构成比 Freq. /%	粗率 Crude rate/ 100 000⁻¹	世标率 ASR world/ 100 000⁻¹	累积率 Cum. Rate/%		
						0~64	0~74					0~64	0~74	
发病 Incidence														
口腔	Oral cavity & pharynx	49	1.74	5.65	2.86	0.21	0.33	21	1.10	2.34	1.08	0.07	0.07	C00-10,C12-14
鼻咽	Nasopharynx	18	0.64	2.07	1.16	0.07	0.15	10	0.52	1.11	0.55	0.04	0.06	C11
食管	Esophagus	122	4.32	14.06	7.06	0.42	0.85	12	0.63	1.34	0.41	0.01	0.02	C15
胃	Stomach	413	14.63	47.58	23.51	1.11	2.88	161	8.45	17.92	8.66	0.47	0.92	C16
结直肠	Colon-rectum	380	13.46	43.78	21.21	1.09	2.39	246	12.91	27.38	12.43	0.64	1.48	C18-21
肝脏	Liver	392	13.89	45.16	22.76	1.63	2.80	149	7.82	16.58	7.91	0.39	0.92	C22
胆囊	Gallbladder etc.	35	1.24	4.03	1.87	0.11	0.17	34	1.78	3.78	1.55	0.06	0.18	C23-24
胰腺	Pancreas	105	3.72	12.10	6.09	0.33	0.82	87	4.56	9.68	3.75	0.15	0.36	C25
喉	Larynx	15	0.53	1.73	0.95	0.06	0.13	1	0.05	0.11	0.02	0.00	0.00	C32
肺	Lung	798	28.27	91.94	44.66	2.12	5.32	377	19.78	41.96	18.10	0.87	1.87	C33-34
其他胸腔器官	Other thoracic organs	16	0.57	1.84	0.92	0.06	0.13	8	0.42	0.89	0.39	0.03	0.04	C37-38
骨	Bone	4	0.14	0.46	0.51	0.03	0.03	4	0.21	0.45	0.17	0.01	0.01	C40-41
皮肤黑色素瘤	Melanoma of skin	3	0.11	0.35	0.14	0.01	0.01	1	0.05	0.11	0.05	0.01	0.01	C43
乳腺	Breast	5	0.18	0.58	0.28	0.02	0.03	355	18.63	39.51	22.25	1.72	2.48	C50
子宫颈	Cervix	–	–	–	–	–	–	83	4.35	9.24	5.47	0.47	0.57	C53
子宫体	Uterus	–	–	–	–	–	–	52	2.73	5.79	3.24	0.25	0.36	C54-55
卵巢	Ovary	–	–	–	–	–	–	50	2.62	5.56	3.08	0.23	0.35	C56
前列腺	Prostate	94	3.33	10.83	4.68	0.08	0.44	–	–	–	–	–	–	C61
睾丸	Testis	2	0.07	0.23	0.11	0.01	0.01	–	–	–	–	–	–	C62
肾	Kidney	77	2.73	8.87	4.44	0.23	0.50	36	1.89	4.01	1.73	0.08	0.17	C64-66,68
膀胱	Bladder	71	2.52	8.18	3.91	0.14	0.44	17	0.89	1.89	0.82	0.02	0.08	C67
脑	Brain	36	1.28	4.15	2.31	0.13	0.29	31	1.63	3.45	1.65	0.11	0.16	C70-C72,D32-33,D42-43
甲状腺	Thyroid	15	0.53	1.73	1.15	0.08	0.11	65	3.41	7.23	4.38	0.37	0.43	C73
淋巴瘤	Lymphoma	0	0.00	0.00	0.00	0.00	0.00	0	0.00	0.00	0.00	0.00	0.00	C81-85,88,90,96
白血病	Leukemia	0	0.00	0.00	0.00	0.00	0.00	0	0.00	0.00	0.00	0.00	0.00	C91-95, D45-47
其他	Other	173	6.13	19.93	10.12	0.42	1.00	106	5.56	11.80	6.03	0.27	0.68	O&U
所有部位合计	All sites	2823	100.00	325.24	160.69	8.36	18.84	1906	100.00	212.13	103.71	6.27	11.20	All
所有部位除外皮肤	All sites exc. C44	2768	98.05	318.91	157.56	8.27	18.52	1871	98.16	208.24	101.57	6.16	10.99	All sites exc. C44
死亡 Mortality														
口腔	Oral cavity & pharynx	33	1.41	3.80	1.90	0.13	0.21	17	1.32	1.89	0.82	0.05	0.06	C00-10,C12-14
鼻咽	Nasopharynx	12	0.51	1.38	0.72	0.03	0.09	5	0.39	0.56	0.31	0.03	0.04	C11
食管	Esophagus	107	4.57	12.33	6.02	0.27	0.72	18	1.40	2.00	0.71	0.03	0.05	C15
胃	Stomach	340	14.54	39.17	18.70	0.73	2.06	145	11.27	16.14	7.18	0.32	0.70	C16
结直肠	Colon-rectum	250	10.69	28.80	12.96	0.53	1.24	152	11.81	16.92	6.79	0.30	0.69	C18-21
肝脏	Liver	318	13.60	36.64	17.69	1.07	2.08	142	11.03	15.80	6.52	0.29	0.67	C22
胆囊	Gallbladder etc.	28	1.20	3.23	1.46	0.04	0.14	27	2.10	3.01	1.07	0.04	0.09	C23-24
胰腺	Pancreas	110	4.70	12.67	6.19	0.34	0.75	67	5.21	7.46	2.89	0.13	0.27	C25
喉	Larynx	12	0.51	1.38	0.80	0.04	0.11	4	0.31	0.45	0.20	0.01	0.01	C32
肺	Lung	719	30.74	82.84	39.04	1.64	4.27	381	29.60	42.40	17.44	0.76	1.70	C33-34
其他胸腔器官	Other thoracic organs	8	0.34	0.92	0.44	0.03	0.04	3	0.23	0.33	0.14	0.01	0.01	C37-38
骨	Bone	1	0.04	0.12	0.04	0.00	0.00	4	0.31	0.45	0.17	0.01	0.01	C40-41
皮肤黑色素瘤	Melanoma of skin	8	0.34	0.92	0.48	0.03	0.06	4	0.31	0.45	0.17	0.01	0.01	C43
乳腺	Breast	27	1.15	3.11	1.54	0.07	0.15	84	6.53	9.35	4.54	0.25	0.53	C50
子宫颈	Cervix	–	–	–	–	–	–	22	1.71	2.45	1.20	0.10	0.12	C53
子宫体	Uterus	–	–	–	–	–	–	15	1.17	1.67	0.80	0.05	0.09	C54-55
卵巢	Ovary	–	–	–	–	–	–	28	2.18	3.12	1.40	0.08	0.15	C56
前列腺	Prostate	47	2.01	5.41	2.34	0.03	0.23	–	–	–	–	–	–	C61
睾丸	Testis	0	0.00	0.00	0.00	0.00	0.00	–	–	–	–	–	–	C62
肾	Kidney	35	1.50	4.03	1.77	0.07	0.16	16	1.24	1.78	0.65	0.01	0.06	C64-66,68
膀胱	Bladder	34	1.45	3.92	1.74	0.06	0.14	13	1.01	1.45	0.61	0.01	0.05	C67
脑	Brain	39	1.67	4.49	2.38	0.13	0.29	25	1.94	2.78	1.33	0.08	0.12	C70-C72,D32-33,D42-43
甲状腺	Thyroid	2	0.09	0.23	0.08	0.00	0.00	2	0.16	0.22	0.05	0.00	0.00	C73
淋巴瘤	Lymphoma	47	2.01	5.41	2.72	0.09	0.31	24	1.86	2.67	1.11	0.04	0.10	C81-85,88,90,96
白血病	Leukemia	49	2.09	5.65	2.80	0.10	0.29	30	2.33	3.34	1.99	0.10	0.20	C91-95, D45-47
其他	Other	113	4.83	13.02	6.44	0.31	0.55	59	4.58	6.57	2.78	0.11	0.28	O&U
所有部位合计	All sites	2339	100.00	269.48	128.26	5.79	13.89	1287	100.00	143.24	60.88	2.82	5.99	All
所有部位除外皮肤	All sites exc. C44	2333	99.74	268.79	127.95	5.77	13.87	1282	99.61	142.68	60.64	2.82	5.95	All sites exc. C44

附表 3-184 青岛市黄岛区 2015 年癌症发病和死亡主要指标
Appendix Table 3-184　Incidence and mortality of cancer in Huangdao Qu，Qingdao Shi，2015

部位 Sites		男性 Male						女性 Female						ICD10
		病例数 No. cases	构成比 Freq. /%	粗率 Crude rate/ 100 000⁻¹	世标率 ASR world/ 100 000⁻¹	累积率 Cum. Rate/% 0~64	0~74	病例数 No. cases	构成比 Freq. /%	粗率 Crude rate/ 100 000⁻¹	世标率 ASR world/ 100 000⁻¹	累积率 Cum. Rate/% 0~64	0~74	
发病 Incidence														
口腔	Oral cavity & pharynx	54	2.25	9.09	5.59	0.42	0.75	5	0.27	0.84	0.49	0.03	0.06	C00-10,C12-14
鼻咽	Nasopharynx	15	0.62	2.53	1.76	0.14	0.21	5	0.27	0.84	0.49	0.02	0.07	C11
食管	Esophagus	188	7.82	31.66	18.96	1.15	2.35	15	0.81	2.53	1.28	0.04	0.15	C15
胃	Stomach	370	15.38	62.30	37.08	1.99	4.57	160	8.68	27.02	14.79	0.78	1.64	C16
结直肠	Colon-rectum	236	9.81	39.74	22.74	1.16	2.61	179	9.71	30.23	16.47	0.89	1.78	C18-21
肝脏	Liver	328	13.64	55.23	34.17	2.48	4.09	114	6.18	19.26	11.31	0.48	1.54	C22
胆囊	Gallbladder etc.	44	1.83	7.41	4.36	0.17	0.50	23	1.25	3.88	2.11	0.11	0.21	C23-24
胰腺	Pancreas	54	2.25	9.09	5.37	0.27	0.62	41	2.22	6.93	3.66	0.16	0.38	C25
喉	Larynx	24	1.00	4.04	2.51	0.15	0.35	4	0.22	0.68	0.38	0.03	0.06	C32
肺	Lung	656	27.28	110.46	64.95	3.24	8.07	370	20.07	62.49	35.81	1.90	4.28	C33-34
其他胸腔器官	Other thoracic organs	4	0.17	0.67	0.39	0.02	0.04	2	0.11	0.34	0.22	0.01	0.04	C37-38
骨	Bone	15	0.62	2.53	1.70	0.07	0.23	15	0.81	2.53	1.75	0.08	0.19	C40-41
皮肤黑色素瘤	Melanoma of skin	3	0.12	0.51	0.35	0.02	0.05	2	0.11	0.34	0.22	0.01	0.04	C43
乳腺	Breast	2	0.08	0.34	0.24	0.00	0.04	233	12.64	39.35	25.69	2.14	2.73	C50
子宫颈	Cervix	–	–	–	–	–	–	68	3.69	11.49	7.42	0.64	0.70	C53
子宫体	Uterus	–	–	–	–	–	–	72	3.90	12.16	7.49	0.63	0.83	C54-55
卵巢	Ovary	–	–	–	–	–	–	65	3.52	10.98	7.22	0.52	0.93	C56
前列腺	Prostate	42	1.75	7.07	3.89	0.05	0.40	–	–	–	–	–	–	C61
睾丸	Testis	2	0.08	0.34	0.22	0.02	0.02	–	–	–	–	–	–	C62
肾	Kidney	35	1.46	5.89	3.51	0.18	0.42	20	1.08	3.38	2.05	0.11	0.22	C64-66,68
膀胱	Bladder	69	2.87	11.62	6.58	0.26	0.74	13	0.70	2.20	1.22	0.01	0.17	C67
脑	Brain	46	1.91	7.75	5.22	0.33	0.57	41	2.22	6.93	5.33	0.37	0.43	C70-C72,D32-33,D42-43
甲状腺	Thyroid	64	2.66	10.78	7.61	0.65	0.71	270	14.64	45.60	31.07	2.70	2.99	C73
淋巴瘤	Lymphoma	55	2.29	9.26	5.58	0.36	0.61	34	1.84	5.74	3.86	0.20	0.43	C81-85,88,90,96
白血病	Leukemia	49	2.04	8.25	6.51	0.42	0.70	35	1.90	5.91	5.93	0.38	0.48	C91-95, D45-47
其他	Other	50	2.08	8.42	5.17	0.25	0.52	58	3.15	9.80	6.34	0.33	0.77	O&U
所有部位合计	All sites	2405	100.00	404.96	244.46	13.81	29.17	1844	100.00	311.46	192.60	12.57	21.12	All
所有部位除外皮肤	All sites exc. C44	2392	99.46	402.77	243.29	13.79	29.05	1824	98.92	308.08	190.73	12.51	20.88	All sites exc. C44
死亡 Mortality														
口腔	Oral cavity & pharynx	12	0.68	2.02	1.20	0.04	0.15	4	0.44	0.68	0.44	0.00	0.08	C00-10,C12-14
鼻咽	Nasopharynx	7	0.39	1.18	0.77	0.05	0.11	3	0.33	0.51	0.24	0.00	0.03	C11
食管	Esophagus	156	8.79	26.27	15.27	0.74	1.74	10	1.10	1.69	0.79	0.02	0.08	C15
胃	Stomach	282	15.90	47.48	26.92	1.03	3.10	126	13.88	21.28	10.95	0.51	1.08	C16
结直肠	Colon-rectum	124	6.99	20.88	11.85	0.53	1.25	73	8.04	12.33	6.01	0.14	0.61	C18-21
肝脏	Liver	303	17.08	51.02	30.78	2.25	3.71	111	12.22	18.75	10.92	0.49	1.48	C22
胆囊	Gallbladder etc.	31	1.75	5.22	2.88	0.05	0.31	14	1.54	2.36	1.34	0.06	0.15	C23-24
胰腺	Pancreas	46	2.59	7.75	4.55	0.19	0.54	35	3.85	5.91	3.15	0.15	0.33	C25
喉	Larynx	11	0.62	1.85	1.01	0.06	0.11	1	0.11	0.17	0.12	0.01	0.01	C32
肺	Lung	577	32.53	97.16	55.39	2.34	6.34	288	31.72	48.64	26.03	1.13	3.04	C33-34
其他胸腔器官	Other thoracic organs	7	0.39	1.18	0.92	0.06	0.08	0	0.00	0.00	0.00	0.00	0.00	C37-38
骨	Bone	18	1.01	3.03	1.85	0.07	0.26	16	1.76	2.70	1.82	0.09	0.22	C40-41
皮肤黑色素瘤	Melanoma of skin	4	0.23	0.67	0.44	0.03	0.07	1	0.11	0.17	0.12	0.00	0.03	C43
乳腺	Breast	0	0.00	0.00	0.00	0.00	0.00	47	5.18	7.94	4.81	0.40	0.54	C50
子宫颈	Cervix	–	–	–	–	–	–	22	2.42	3.72	2.43	0.19	0.27	C53
子宫体	Uterus	–	–	–	–	–	–	22	2.42	3.72	2.11	0.15	0.26	C54-55
卵巢	Ovary	–	–	–	–	–	–	24	2.64	4.05	2.50	0.13	0.34	C56
前列腺	Prostate	25	1.41	4.21	2.02	0.01	0.12	–	–	–	–	–	–	C61
睾丸	Testis	0	0.00	0.00	0.00	0.00	0.00	–	–	–	–	–	–	C62
肾	Kidney	8	0.45	1.35	0.80	0.03	0.10	5	0.55	0.84	0.36	0.00	0.03	C64-66,68
膀胱	Bladder	30	1.69	5.05	2.67	0.04	0.23	4	0.44	0.68	0.23	0.00	0.00	C67
脑	Brain	38	2.14	6.40	4.28	0.28	0.43	33	3.63	5.57	4.56	0.25	0.44	C70-C72,D32-33,D42-43
甲状腺	Thyroid	1	0.06	0.17	0.08	0.00	0.00	4	0.44	0.68	0.29	0.00	0.02	C73
淋巴瘤	Lymphoma	31	1.75	5.22	3.17	0.12	0.34	16	1.76	2.70	1.63	0.05	0.22	C81-85,88,90,96
白血病	Leukemia	35	1.97	5.89	4.38	0.20	0.55	24	2.64	4.05	2.79	0.19	0.22	C91-95, D45-47
其他	Other	28	1.58	4.71	3.24	0.12	0.36	25	2.75	4.22	2.30	0.10	0.26	O&U
所有部位合计	All sites	1774	100.00	298.71	174.47	8.23	19.89	908	100.00	153.37	85.94	4.05	9.75	All
所有部位除外皮肤	All sites exc. C44	1771	99.83	298.21	174.23	8.23	19.86	902	99.34	152.35	85.56	4.05	9.73	All sites exc. C44

附表 3-185　淄博市临淄区 2015 年癌症发病和死亡主要指标
Appendix Table 3-185　Incidence and mortality of cancer in Linzi Qu，Zibo Shi，2015

部位 Sites		男性 Male						女性 Female						ICD10
		病例数 No. cases	构成比 Freq. /%	粗率 Crude rate/ 100 000⁻¹	世标率 ASR world/ 100 000⁻¹	累积率 Cum. Rate/% 0~64	0~74	病例数 No. cases	构成比 Freq. /%	粗率 Crude rate/ 100 000⁻¹	世标率 ASR world/ 100 000⁻¹	累积率 Cum. Rate/% 0~64	0~74	
发病 Incidence														
口腔	Oral cavity & pharynx	17	1.13	5.57	2.77	0.11	0.26	5	0.42	1.62	0.89	0.05	0.12	C00-10,C12-14
鼻咽	Nasopharynx	8	0.53	2.62	1.46	0.14	0.14	2	0.17	0.65	0.49	0.05	0.05	C11
食管	Esophagus	83	5.54	27.21	13.27	0.58	1.32	24	2.02	7.77	3.53	0.19	0.42	C15
胃	Stomach	234	15.62	76.71	39.00	1.92	5.03	99	8.35	32.04	14.70	0.73	1.65	C16
结直肠	Colon-rectum	158	10.55	51.80	26.24	1.23	2.81	118	9.95	38.19	18.77	0.98	2.26	C18-21
肝脏	Liver	165	11.01	54.09	28.96	1.75	3.56	60	5.06	19.42	9.33	0.42	1.26	C22
胆囊	Gallbladder etc.	30	2.00	9.84	4.61	0.20	0.50	14	1.18	4.53	2.12	0.13	0.23	C23-24
胰腺	Pancreas	36	2.40	11.80	6.13	0.26	0.61	24	2.02	7.77	3.48	0.16	0.43	C25
喉	Larynx	8	0.53	2.62	1.31	0.09	0.12	1	0.08	0.32	0.20	0.03	0.03	C32
肺	Lung	424	28.30	139.00	69.66	3.19	8.46	299	25.21	96.77	46.20	2.50	5.52	C33-34
其他胸腔器官	Other thoracic organs	5	0.33	1.64	0.89	0.02	0.14	2	0.17	0.65	0.36	0.04	0.04	C37-38
骨	Bone	9	0.60	2.95	2.80	0.12	0.23	6	0.51	1.94	0.89	0.00	0.16	C40-41
皮肤黑色素瘤	Melanoma of skin	3	0.20	0.98	0.55	0.03	0.06	2	0.17	0.65	0.45	0.04	0.04	C43
乳腺	Breast	3	0.20	0.98	0.76	0.05	0.09	200	16.86	64.73	38.27	3.36	4.02	C50
子宫颈	Cervix	–	–	–	–	–	–	73	6.16	23.63	13.41	1.03	1.39	C53
子宫体	Uterus	–	–	–	–	–	–	49	4.13	15.86	8.73	0.68	1.03	C54-55
卵巢	Ovary	–	–	–	–	–	–	34	2.87	11.00	6.37	0.48	0.64	C56
前列腺	Prostate	78	5.21	25.57	11.70	0.21	1.20	–	–	–	–	–	–	C61
睾丸	Testis	4	0.27	1.31	2.20	0.12	0.12	–	–	–	–	–	–	C62
肾	Kidney	42	2.80	13.77	7.10	0.39	0.62	18	1.52	5.83	2.88	0.23	0.28	C64-66,68
膀胱	Bladder	33	2.20	10.82	5.36	0.22	0.53	14	1.18	4.53	1.66	0.02	0.18	C67
脑	Brain	26	1.74	8.52	4.75	0.38	0.52	20	1.69	6.47	3.37	0.25	0.41	C70-C72,D32-33,D42-43
甲状腺	Thyroid	27	1.80	8.85	5.70	0.51	0.54	58	4.89	18.77	12.58	1.09	1.22	C73
淋巴瘤	Lymphoma	44	2.94	14.42	8.27	0.47	0.87	19	1.60	6.15	3.01	0.16	0.40	C81-85,88,90,96
白血病	Leukemia	28	1.87	9.18	7.19	0.46	0.60	20	1.69	6.47	4.70	0.27	0.53	C91-95, D45-47
其他	Other	33	2.20	10.82	5.94	0.32	0.59	25	2.11	8.09	4.56	0.37	0.48	O&U
所有部位合计	All sites	1498	100.00	491.10	256.66	12.78	28.94	1186	100.00	383.86	200.94	13.25	22.79	All
所有部位除外皮肤	All sites exc. C44	1493	99.67	489.46	255.80	12.73	28.82	1180	99.49	381.91	199.86	13.16	22.63	All sites exc. C44
死亡 Mortality														
口腔	Oral cavity & pharynx	5	0.60	1.64	0.71	0.03	0.08	2	0.39	0.65	0.30	0.02	0.02	C00-10,C12-14
鼻咽	Nasopharynx	3	0.36	0.98	0.53	0.06	0.06	1	0.19	0.32	0.11	0.00	0.00	C11
食管	Esophagus	67	8.02	21.97	11.03	0.41	1.13	15	2.92	4.85	1.72	0.04	0.09	C15
胃	Stomach	122	14.61	40.00	19.50	0.70	2.14	71	13.81	22.98	9.91	0.41	0.96	C16
结直肠	Colon-rectum	51	6.11	16.72	8.57	0.50	0.91	51	9.92	16.51	7.55	0.33	0.68	C18-21
肝脏	Liver	122	14.61	40.00	21.30	1.42	2.60	34	6.61	11.00	5.00	0.11	0.70	C22
胆囊	Gallbladder etc.	13	1.56	4.26	2.13	0.05	0.20	8	1.56	2.59	1.31	0.08	0.15	C23-24
胰腺	Pancreas	28	3.35	9.18	4.77	0.25	0.54	18	3.50	5.83	2.79	0.18	0.34	C25
喉	Larynx	4	0.48	1.31	0.61	0.00	0.03	1	0.19	0.32	0.11	0.00	0.00	C32
肺	Lung	313	37.49	102.61	50.15	1.98	5.62	164	31.91	53.08	23.55	1.05	2.61	C33-34
其他胸腔器官	Other thoracic organs	0	0.00	0.00	0.00	0.00	0.00	1	0.19	0.32	0.16	0.02	0.02	C37-38
骨	Bone	7	0.84	2.29	1.48	0.07	0.15	10	1.95	3.24	1.62	0.07	0.23	C40-41
皮肤黑色素瘤	Melanoma of skin	3	0.36	0.98	0.48	0.02	0.05	2	0.39	0.65	0.45	0.04	0.04	C43
乳腺	Breast	1	0.12	0.33	0.18	0.00	0.03	37	7.20	11.98	6.80	0.60	0.82	C50
子宫颈	Cervix	–	–	–	–	–	–	20	3.89	6.47	3.01	0.20	0.30	C53
子宫体	Uterus	–	–	–	–	–	–	11	2.14	3.56	1.79	0.16	0.19	C54-55
卵巢	Ovary	–	–	–	–	–	–	18	3.50	5.83	3.26	0.25	0.38	C56
前列腺	Prostate	16	1.92	5.25	2.17	0.00	0.19	–	–	–	–	–	–	C61
睾丸	Testis	1	0.12	0.33	0.16	0.02	0.02	–	–	–	–	–	–	C62
肾	Kidney	10	1.20	3.28	1.61	0.06	0.19	10	1.95	3.24	1.18	0.05	0.07	C64-66,68
膀胱	Bladder	10	1.20	3.28	1.73	0.02	0.15	6	1.17	1.94	0.83	0.00	0.14	C67
脑	Brain	12	1.44	3.93	1.90	0.09	0.19	8	1.56	2.59	1.55	0.15	0.15	C70-C72,D32-33,D42-43
甲状腺	Thyroid	0	0.00	0.00	0.00	0.00	0.00	0	0.00	0.00	0.00	0.00	0.00	C73
淋巴瘤	Lymphoma	16	1.92	5.25	3.05	0.14	0.36	9	1.75	2.91	1.17	0.06	0.09	C81-85,88,90,96
白血病	Leukemia	14	1.68	4.59	4.30	0.30	0.34	10	1.95	3.24	2.06	0.10	0.24	C91-95, D45-47
其他	Other	17	2.04	5.57	2.64	0.10	0.18	7	1.36	2.27	0.86	0.02	0.11	O&U
所有部位合计	All sites	835	100.00	273.75	139.01	6.21	15.16	514	100.00	166.36	77.08	3.92	8.34	All
所有部位除外皮肤	All sites exc. C44	834	99.88	273.42	138.82	6.21	15.12	514	100.00	166.36	77.08	3.92	8.34	All sites exc. C44

部位 Sites		男性 Male						女性 Female						ICD10
		病例数 No. cases	构成比 Freq. /%	粗率 Crude rate/ $100\,000^{-1}$	世标率 ASR world/ $100\,000^{-1}$	累积率 Cum. Rate/%		病例数 No. cases	构成比 Freq. /%	粗率 Crude rate/ $100\,000^{-1}$	世标率 ASR world/ $100\,000^{-1}$	累积率 Cum. Rate/%		
						0~64	0~74					0~64	0~74	
发病 Incidence														
口腔	Oral cavity & pharynx	16	1.42	5.56	3.20	0.17	0.34	3	0.45	1.07	0.69	0.04	0.08	C00-10,C12-14
鼻咽	Nasopharynx	7	0.62	2.43	1.38	0.10	0.10	3	0.45	1.07	1.13	0.08	0.08	C11
食管	Esophagus	99	8.80	34.39	19.63	1.12	2.32	10	1.51	3.57	1.72	0.02	0.21	C15
胃	Stomach	222	19.73	77.12	43.93	2.41	5.32	83	12.54	29.67	15.50	1.08	1.69	C16
结直肠	Colon-rectum	96	8.53	33.35	20.10	0.93	2.33	58	8.76	20.73	11.12	0.66	1.44	C18-21
肝脏	Liver	114	10.13	39.60	22.68	1.61	2.73	48	7.25	17.16	9.19	0.39	1.20	C22
胆囊	Gallbladder etc.	11	0.98	3.82	2.13	0.12	0.23	4	0.60	1.43	0.73	0.03	0.09	C23-24
胰腺	Pancreas	27	2.40	9.38	5.88	0.27	0.84	13	1.96	4.65	2.60	0.16	0.33	C25
喉	Larynx	4	0.36	1.39	0.92	0.04	0.15	0	0.00	0.00	0.00	0.00	0.00	C32
肺	Lung	374	33.24	129.91	73.93	4.27	8.73	143	21.60	51.12	26.25	1.31	2.88	C33-34
其他胸腔器官	Other thoracic organs	4	0.36	1.39	0.79	0.09	0.09	0	0.00	0.00	0.00	0.00	0.00	C37-38
骨	Bone	6	0.53	2.08	1.06	0.10	0.10	6	0.91	2.14	1.59	0.10	0.10	C40-41
皮肤黑色素瘤	Melanoma of skin	1	0.09	0.35	0.20	0.02	0.02	0	0.00	0.00	0.00	0.00	0.00	C43
乳腺	Breast	2	0.18	0.69	0.31	0.02	0.02	120	18.13	42.89	27.39	2.31	2.86	C50
子宫颈	Cervix	–	–	–	–	–	–	25	3.78	8.94	4.98	0.36	0.56	C53
子宫体	Uterus	–	–	–	–	–	–	20	3.02	7.15	4.02	0.32	0.46	C54-55
卵巢	Ovary	–	–	–	–	–	–	22	3.32	7.86	5.07	0.34	0.70	C56
前列腺	Prostate	17	1.51	5.91	3.01	0.04	0.20	–	–	–	–	–	–	C61
睾丸	Testis	0	0.00	0.00	0.00	0.00	0.00	–	–	–	–	–	–	C62
肾	Kidney	20	1.78	6.95	4.32	0.25	0.66	5	0.76	1.79	0.95	0.06	0.12	C64-66,68
膀胱	Bladder	34	3.02	11.81	6.53	0.22	0.48	11	1.66	3.93	1.80	0.15	0.15	C67
脑	Brain	18	1.60	6.25	4.07	0.31	0.42	18	2.72	6.43	4.81	0.31	0.41	C70-C72,D32-33,D42-43
甲状腺	Thyroid	10	0.89	3.47	2.41	0.20	0.24	26	3.93	9.29	6.79	0.60	0.64	C73
淋巴瘤	Lymphoma	12	1.07	4.17	3.01	0.21	0.29	14	2.11	5.00	3.67	0.14	0.35	C81-85,88,90,96
白血病	Leukemia	17	1.51	5.91	4.52	0.22	0.41	10	1.51	3.57	3.22	0.21	0.21	C91-95, D45-47
其他	Other	14	1.24	4.86	2.91	0.16	0.42	20	3.02	7.15	4.01	0.27	0.40	O&U
所有部位合计	All sites	1125	100.00	390.79	226.91	12.86	26.43	662	100.00	236.63	137.22	8.94	14.96	All
所有部位除外皮肤	All sites exc. C44	1121	99.64	389.40	226.20	12.80	26.38	657	99.24	234.84	136.51	8.94	14.96	All sites exc. C44
死亡 Mortality														
口腔	Oral cavity & pharynx	9	1.27	3.13	2.00	0.09	0.26	0	0.00	0.00	0.00	0.00	0.00	C00-10,C12-14
鼻咽	Nasopharynx	2	0.28	0.69	0.40	0.00	0.04	1	0.27	0.36	0.20	0.02	0.02	C11
食管	Esophagus	67	9.48	23.27	13.45	0.56	1.50	13	3.51	4.65	1.83	0.05	0.09	C15
胃	Stomach	137	19.38	47.59	27.06	0.97	3.13	47	12.70	16.80	9.31	0.57	1.11	C16
结直肠	Colon-rectum	42	5.94	14.59	8.19	0.30	0.69	22	5.95	7.86	3.99	0.20	0.53	C18-21
肝脏	Liver	85	12.02	29.53	17.45	1.08	2.25	41	11.08	14.66	7.58	0.35	1.03	C22
胆囊	Gallbladder etc.	6	0.85	2.08	1.07	0.07	0.07	4	1.08	1.43	0.56	0.00	0.00	C23-24
胰腺	Pancreas	19	2.69	6.60	4.29	0.14	0.56	13	3.51	4.65	2.26	0.16	0.22	C25
喉	Larynx	1	0.14	0.35	0.20	0.02	0.02	0	0.00	0.00	0.00	0.00	0.00	C32
肺	Lung	273	38.61	94.83	53.35	2.48	6.18	125	33.78	44.68	23.83	0.93	2.86	C33-34
其他胸腔器官	Other thoracic organs	0	0.00	0.00	0.00	0.00	0.00	1	0.27	0.36	0.20	0.02	0.02	C37-38
骨	Bone	5	0.71	1.74	1.02	0.08	0.15	5	1.35	1.79	1.58	0.10	0.10	C40-41
皮肤黑色素瘤	Melanoma of skin	0	0.00	0.00	0.00	0.00	0.00	1	0.27	0.36	0.23	0.00	0.04	C43
乳腺	Breast	1	0.14	0.35	0.12	0.00	0.00	21	5.68	7.51	4.31	0.31	0.51	C50
子宫颈	Cervix	–	–	–	–	–	–	13	3.51	4.65	2.59	0.18	0.29	C53
子宫体	Uterus	–	–	–	–	–	–	4	1.08	1.43	0.85	0.04	0.14	C54-55
卵巢	Ovary	–	–	–	–	–	–	12	3.24	4.29	2.18	0.11	0.25	C56
前列腺	Prostate	5	0.71	1.74	0.76	0.00	0.00	–	–	–	–	–	–	C61
睾丸	Testis	0	0.00	0.00	0.00	0.00	0.00	–	–	–	–	–	–	C62
肾	Kidney	7	0.99	2.43	2.25	0.11	0.25	2	0.54	0.71	0.29	0.00	0.00	C64-66,68
膀胱	Bladder	10	1.41	3.47	1.71	0.03	0.03	1	0.27	0.36	0.10	0.00	0.00	C67
脑	Brain	12	1.70	4.17	2.36	0.15	0.26	9	2.43	3.22	2.13	0.07	0.13	C70-C72,D32-33,D42-43
甲状腺	Thyroid	1	0.14	0.35	0.12	0.00	0.00	4	1.08	1.43	1.21	0.03	0.14	C73
淋巴瘤	Lymphoma	10	1.41	3.47	2.70	0.14	0.32	15	4.05	5.36	4.13	0.22	0.40	C81-85,88,90,96
白血病	Leukemia	10	1.41	3.47	2.38	0.12	0.20	9	2.43	3.22	2.60	0.18	0.22	C91-95, D45-47
其他	Other	5	0.71	1.74	0.99	0.05	0.12	7	1.89	2.50	1.11	0.09	0.09	O&U
所有部位合计	All sites	707	100.00	245.59	141.87	6.37	16.03	370	100.00	132.26	73.05	3.61	8.17	All
所有部位除外皮肤	All sites exc. C44	705	99.72	244.89	141.44	6.37	15.96	367	99.19	131.18	72.60	3.59	8.15	All sites exc. C44

部位 Sites		男性 Male						女性 Female						ICD10
		病例数 No. cases	构成比 Freq. /%	粗率 Crude rate/ 100 000^{-1}	世标率 ASR world/ 100 000^{-1}	累积率 Cum. Rate/% 0~64	0~74	病例数 No. cases	构成比 Freq. /%	粗率 Crude rate/ 100 000^{-1}	世标率 ASR world/ 100 000^{-1}	累积率 Cum. Rate/% 0~64	0~74	
发病 Incidence														
口腔	Oral cavity & pharynx	45	1.73	5.04	4.33	0.31	0.50	8	0.40	1.00	0.87	0.07	0.09	C00-10,C12-14
鼻咽	Nasopharynx	14	0.54	1.57	1.31	0.08	0.12	7	0.35	0.88	0.67	0.04	0.06	C11
食管	Esophagus	425	16.35	47.56	39.88	1.86	4.88	258	13.00	32.27	20.43	0.66	2.47	C15
胃	Stomach	284	10.93	31.78	26.65	1.11	3.36	123	6.20	15.39	9.72	0.36	1.04	C16
结直肠	Colon-rectum	175	6.73	19.58	16.12	0.80	1.81	131	6.60	16.39	11.09	0.66	1.20	C18-21
肝脏	Liver	270	10.39	30.21	24.76	1.82	2.98	102	5.14	12.76	8.27	0.39	0.87	C22
胆囊	Gallbladder etc.	38	1.46	4.25	3.77	0.15	0.49	18	0.91	2.25	1.59	0.08	0.22	C23-24
胰腺	Pancreas	34	1.31	3.80	3.28	0.16	0.47	36	1.81	4.50	3.20	0.20	0.41	C25
喉	Larynx	26	1.00	2.91	2.70	0.16	0.34	5	0.25	0.63	0.40	0.00	0.06	C32
肺	Lung	843	32.44	94.34	79.21	3.26	9.44	396	19.95	49.53	32.16	1.30	3.97	C33-34
其他胸腔器官	Other thoracic organs	4	0.15	0.45	0.42	0.00	0.09	4	0.20	0.50	0.41	0.05	0.05	C37-38
骨	Bone	18	0.69	2.01	1.80	0.09	0.17	12	0.60	1.50	0.98	0.04	0.11	C40-41
皮肤黑色素瘤	Melanoma of skin	5	0.19	0.56	0.42	0.02	0.02	6	0.30	0.75	0.66	0.04	0.06	C43
乳腺	Breast	2	0.08	0.22	0.23	0.03	0.03	357	17.98	44.65	32.38	2.69	3.54	C50
子宫颈	Cervix	–	–	–	–	–	–	129	6.50	16.14	11.36	0.87	1.21	C53
子宫体	Uterus	–	–	–	–	–	–	58	2.92	7.25	5.20	0.47	0.51	C54-55
卵巢	Ovary	–	–	–	–	–	–	50	2.52	6.25	4.78	0.41	0.51	C56
前列腺	Prostate	70	2.69	7.83	6.76	0.14	0.73	–	–	–	–	–	–	C61
睾丸	Testis	4	0.15	0.45	0.38	0.03	0.05	–	–	–	–	–	–	C62
肾	Kidney	50	1.92	5.60	4.49	0.21	0.58	33	1.66	4.13	3.04	0.18	0.35	C64-66,68
膀胱	Bladder	71	2.73	7.95	6.92	0.29	0.77	21	1.06	2.63	1.73	0.10	0.20	C67
脑	Brain	40	1.54	4.48	4.23	0.27	0.40	36	1.81	4.50	3.68	0.25	0.27	C70-C72,D32-33,D42-43
甲状腺	Thyroid	19	0.73	2.13	1.80	0.14	0.18	76	3.83	9.51	7.03	0.61	0.73	C73
淋巴瘤	Lymphoma	52	2.00	5.82	5.08	0.28	0.65	30	1.51	3.75	2.91	0.16	0.35	C81-85,88,90,96
白血病	Leukemia	53	2.04	5.93	6.12	0.36	0.54	36	1.81	4.50	3.98	0.28	0.38	C91-95, D45-47
其他	Other	57	2.19	6.38	5.44	0.27	0.59	53	2.67	6.63	4.26	0.16	0.43	O&U
所有部位合计	All sites	2599	100.00	290.85	246.11	11.85	29.19	1985	100.00	248.29	170.78	10.11	19.07	All
所有部位除外皮肤	All sites exc. C44	2575	99.08	288.16	243.71	11.76	28.96	1966	99.04	245.91	169.40	10.08	18.95	All sites exc. C44
死亡 Mortality														
口腔	Oral cavity & pharynx	12	0.60	1.34	1.18	0.09	0.15	3	0.24	0.38	0.26	0.02	0.02	C00-10,C12-14
鼻咽	Nasopharynx	4	0.20	0.45	0.39	0.02	0.06	4	0.32	0.50	0.32	0.01	0.04	C11
食管	Esophagus	335	16.89	37.49	31.27	1.34	3.68	206	16.72	25.77	15.73	0.43	1.65	C15
胃	Stomach	241	12.15	26.97	22.37	0.75	2.65	128	10.39	16.01	9.72	0.27	1.08	C16
结直肠	Colon-rectum	87	4.39	9.74	8.10	0.28	0.87	61	4.95	7.63	4.93	0.24	0.57	C18-21
肝脏	Liver	228	11.49	25.51	21.05	1.43	2.64	87	7.06	10.88	7.03	0.27	0.76	C22
胆囊	Gallbladder etc.	22	1.11	2.46	2.24	0.12	0.32	13	1.06	1.63	0.93	0.04	0.08	C23-24
胰腺	Pancreas	29	1.46	3.25	2.86	0.09	0.43	30	2.44	3.75	2.50	0.11	0.33	C25
喉	Larynx	18	0.91	2.01	1.88	0.08	0.27	3	0.24	0.38	0.25	0.00	0.04	C32
肺	Lung	759	38.26	84.94	71.53	2.65	8.36	357	28.98	44.65	27.93	0.89	3.22	C33-34
其他胸腔器官	Other thoracic organs	4	0.20	0.45	0.39	0.02	0.06	2	0.16	0.25	0.21	0.02	0.02	C37-38
骨	Bone	13	0.66	1.45	1.35	0.06	0.11	10	0.81	1.25	0.79	0.02	0.07	C40-41
皮肤黑色素瘤	Melanoma of skin	1	0.05	0.11	0.07	0.01	0.01	2	0.16	0.25	0.12	0.01	0.01	C43
乳腺	Breast	0	0.00	0.00	0.00	0.00	0.00	114	9.25	14.26	10.19	0.76	1.16	C50
子宫颈	Cervix	–	–	–	–	–	–	54	4.38	6.75	4.95	0.32	0.56	C53
子宫体	Uterus	–	–	–	–	–	–	4	0.32	0.50	0.40	0.01	0.08	C54-55
卵巢	Ovary	–	–	–	–	–	–	25	2.03	3.13	2.36	0.20	0.33	C56
前列腺	Prostate	28	1.41	3.13	2.52	0.05	0.15	–	–	–	–	–	–	C61
睾丸	Testis	1	0.05	0.11	0.07	0.01	0.01	–	–	–	–	–	–	C62
肾	Kidney	21	1.06	2.35	2.08	0.09	0.24	11	0.89	1.38	0.88	0.02	0.10	C64-66,68
膀胱	Bladder	37	1.86	4.14	3.63	0.09	0.35	8	0.65	1.00	0.60	0.02	0.05	C67
脑	Brain	31	1.56	3.47	3.43	0.22	0.37	27	2.19	3.38	2.57	0.17	0.25	C70-C72,D32-33,D42-43
甲状腺	Thyroid	2	0.10	0.22	0.21	0.02	0.02	7	0.57	0.88	0.66	0.03	0.09	C73
淋巴瘤	Lymphoma	51	2.57	5.71	4.93	0.34	0.63	17	1.38	2.13	1.44	0.05	0.17	C81-85,88,90,96
白血病	Leukemia	39	1.97	4.36	4.26	0.20	0.40	24	1.95	3.00	2.54	0.19	0.25	C91-95, D45-47
其他	Other	21	1.06	2.35	2.04	0.07	0.23	35	2.84	4.38	2.85	0.15	0.33	O&U
所有部位合计	All sites	1984	100.00	222.02	187.87	8.05	22.01	1232	100.00	154.10	100.16	4.26	11.24	All
所有部位除外皮肤	All sites exc. C44	1976	99.60	221.13	187.08	8.05	21.89	1222	99.19	152.85	99.45	4.21	11.20	All sites exc. C44

部位 Sites		男性 Male						女性 Female						ICD10
		病例数 No. cases	构成比 Freq./%	粗率 Crude rate/ 100 000⁻¹	世标率 ASR world/ 100 000⁻¹	累积率 Cum. Rate/% 0~64	0~74	病例数 No. cases	构成比 Freq./%	粗率 Crude rate/ 100 000⁻¹	世标率 ASR world/ 100 000⁻¹	累积率 Cum. Rate/% 0~64	0~74	
发病 Incidence														
口腔	Oral cavity & pharynx	11	1.31	4.25	2.21	0.11	0.24	3	0.43	1.16	0.54	0.00	0.11	C00-10,C12-14
鼻咽	Nasopharynx	3	0.36	1.16	0.94	0.08	0.08	0	0.00	0.00	0.00	0.00	0.00	C11
食管	Esophagus	64	7.63	24.75	13.39	0.57	1.86	28	4.00	10.83	4.44	0.11	0.50	C15
胃	Stomach	114	13.59	44.09	23.92	1.12	2.93	43	6.14	16.63	7.45	0.38	0.67	C16
结直肠	Colon-rectum	63	7.51	24.36	13.56	0.94	1.72	46	6.57	17.79	8.36	0.36	0.92	C18-21
肝脏	Liver	109	12.99	42.15	24.18	1.80	2.65	35	5.00	13.54	7.25	0.42	0.91	C22
胆囊	Gallbladder etc.	13	1.55	5.03	2.76	0.11	0.37	10	1.43	3.87	1.64	0.04	0.16	C23-24
胰腺	Pancreas	22	2.62	8.51	4.40	0.25	0.46	15	2.14	5.80	2.53	0.05	0.32	C25
喉	Larynx	7	0.83	2.71	1.22	0.00	0.13	2	0.29	0.77	0.30	0.00	0.05	C32
肺	Lung	297	35.40	114.86	60.54	2.71	7.55	152	21.71	58.80	30.57	1.96	3.73	C33-34
其他胸腔器官	Other thoracic organs	4	0.48	1.55	1.07	0.08	0.14	1	0.14	0.39	0.21	0.00	0.03	C37-38
骨	Bone	3	0.36	1.16	0.62	0.03	0.09	4	0.57	1.55	1.01	0.06	0.12	C40-41
皮肤黑色素瘤	Melanoma of skin	2	0.24	0.77	0.44	0.02	0.02	1	0.14	0.39	0.28	0.02	0.02	C43
乳腺	Breast	2	0.24	0.77	0.52	0.04	0.07	127	18.14	49.13	31.46	2.74	3.21	C50
子宫颈	Cervix	–	–	–	–	–	–	27	3.86	10.44	5.92	0.43	0.63	C53
子宫体	Uterus	–	–	–	–	–	–	32	4.57	12.38	7.93	0.74	0.92	C54-55
卵巢	Ovary	–	–	–	–	–	–	18	2.57	6.96	4.55	0.45	0.51	C56
前列腺	Prostate	9	1.07	3.48	1.74	0.05	0.23	–	–	–	–	–	–	C61
睾丸	Testis	0	0.00	0.00	0.00	0.00	0.00	–	–	–	–	–	–	C62
肾	Kidney	19	2.26	7.35	4.10	0.30	0.43	6	0.86	2.32	1.22	0.05	0.19	C64-66,68
膀胱	Bladder	19	2.26	7.35	3.86	0.22	0.38	2	0.29	0.77	0.30	0.02	0.02	C67
脑	Brain	22	2.62	8.51	5.16	0.32	0.54	35	5.00	13.54	8.13	0.72	0.82	C70-C72,D32-33,D42-43
甲状腺	Thyroid	8	0.95	3.09	2.17	0.21	0.21	58	8.29	22.44	16.94	1.43	1.59	C73
淋巴瘤	Lymphoma	16	1.91	6.19	4.17	0.23	0.49	17	2.43	6.58	3.82	0.30	0.44	C81-85,88,90,96
白血病	Leukemia	14	1.67	5.41	3.52	0.27	0.38	15	2.14	5.80	3.94	0.22	0.43	C91-95, D45-47
其他	Other	18	2.15	6.96	3.69	0.23	0.44	23	3.29	8.90	4.61	0.23	0.59	O&U
所有部位合计	All sites	839	100.00	324.46	178.17	9.72	21.42	700	100.00	270.78	153.40	10.76	16.90	All
所有部位除外皮肤	All sites exc. C44	835	99.52	322.91	177.37	9.67	21.32	692	98.86	267.69	151.97	10.69	16.73	All sites exc. C44
死亡 Mortality														
口腔	Oral cavity & pharynx	5	0.83	1.93	1.08	0.04	0.17	6	1.74	2.32	1.10	0.02	0.17	C00-10,C12-14
鼻咽	Nasopharynx	2	0.33	0.77	0.39	0.03	0.03	0	0.00	0.00	0.00	0.00	0.00	C11
食管	Esophagus	50	8.35	19.34	10.05	0.28	1.52	22	6.38	8.51	3.52	0.08	0.40	C15
胃	Stomach	92	15.36	35.58	18.93	0.69	2.36	29	8.41	11.22	4.96	0.21	0.52	C16
结直肠	Colon-rectum	31	5.18	11.99	6.08	0.34	0.64	21	6.09	8.12	3.42	0.13	0.26	C18-21
肝脏	Liver	78	13.02	30.16	17.21	1.17	1.83	26	7.54	10.06	5.09	0.29	0.52	C22
胆囊	Gallbladder etc.	12	2.00	4.64	2.28	0.05	0.31	16	4.64	6.19	2.65	0.10	0.23	C23-24
胰腺	Pancreas	17	2.84	6.57	3.25	0.07	0.41	14	4.06	5.42	2.51	0.11	0.29	C25
喉	Larynx	3	0.50	1.16	0.40	0.00	0.00	2	0.58	0.77	0.30	0.00	0.05	C32
肺	Lung	228	38.06	88.17	46.75	2.22	5.55	111	32.17	42.94	19.82	0.91	2.16	C33-34
其他胸腔器官	Other thoracic organs	0	0.00	0.00	0.00	0.00	0.00	1	0.29	0.39	0.21	0.00	0.03	C37-38
骨	Bone	3	0.50	1.16	1.13	0.07	0.11	2	0.58	0.77	0.49	0.02	0.02	C40-41
皮肤黑色素瘤	Melanoma of skin	0	0.00	0.00	0.00	0.00	0.00	0	0.00	0.00	0.00	0.00	0.00	C43
乳腺	Breast	0	0.00	0.00	0.00	0.00	0.00	20	5.80	7.74	4.38	0.36	0.45	C50
子宫颈	Cervix	–	–	–	–	–	–	12	3.48	4.64	1.90	0.06	0.13	C53
子宫体	Uterus	–	–	–	–	–	–	2	0.58	0.77	0.30	0.03	0.03	C54-55
卵巢	Ovary	–	–	–	–	–	–	6	1.74	2.32	1.49	0.11	0.23	C56
前列腺	Prostate	10	1.67	3.87	1.67	0.05	0.10	–	–	–	–	–	–	C61
睾丸	Testis	0	0.00	0.00	0.00	0.00	0.00	–	–	–	–	–	–	C62
肾	Kidney	5	0.83	1.93	0.94	0.04	0.10	2	0.58	0.77	0.44	0.00	0.11	C64-66,68
膀胱	Bladder	5	0.83	1.93	0.92	0.03	0.08	2	0.58	0.77	0.17	0.00	0.00	C67
脑	Brain	20	3.34	7.73	5.13	0.28	0.52	16	4.64	6.19	3.33	0.24	0.36	C70-C72,D32-33,D42-43
甲状腺	Thyroid	2	0.33	0.77	0.34	0.02	0.02	1	0.29	0.39	0.22	0.03	0.03	C73
淋巴瘤	Lymphoma	12	2.00	4.64	2.66	0.11	0.31	9	2.61	3.48	1.76	0.10	0.21	C81-85,88,90,96
白血病	Leukemia	7	1.17	2.71	1.45	0.04	0.22	9	2.61	3.48	1.74	0.04	0.25	C91-95, D45-47
其他	Other	17	2.84	6.57	4.25	0.16	0.47	16	4.64	6.19	2.64	0.13	0.27	O&U
所有部位合计	All sites	599	100.00	231.65	124.92	5.68	14.75	345	100.00	133.46	62.44	2.98	6.72	All
所有部位除外皮肤	All sites exc. C44	599	100.00	231.65	124.92	5.68	14.75	341	98.84	131.91	61.85	2.98	6.65	All sites exc. C44

附表 3-189 烟台市 2015 年癌症发病和死亡主要指标
Appendix Table 3-189　Incidence and mortality of cancer in Yantai Shi,2015

部位 Sites		男性 Male						女性 Female						ICD10
		病例数 No. cases	构成比 Freq. /%	粗率 Crude rate/ 100 000⁻¹	世标率 ASR world/ 100 000⁻¹	累积率 Cum. Rate/%		病例数 No. cases	构成比 Freq. /%	粗率 Crude rate/ 100 000⁻¹	世标率 ASR world/ 100 000⁻¹	累积率 Cum. Rate/%		
						0~64	0~74					0~64	0~74	
发病 Incidence														
口腔	Oral cavity & pharynx	49	1.41	5.43	3.35	0.19	0.36	17	0.65	1.87	1.01	0.07	0.11	C00-10,C12-14
鼻咽	Nasopharynx	19	0.55	2.11	1.24	0.09	0.15	12	0.46	1.32	0.92	0.05	0.09	C11
食管	Esophagus	144	4.14	15.96	9.25	0.62	1.07	14	0.54	1.54	0.87	0.03	0.09	C15
胃	Stomach	604	17.36	66.93	39.28	2.25	4.68	245	9.38	26.96	15.62	0.84	1.92	C16
结直肠	Colon-rectum	433	12.45	47.98	28.52	1.50	3.36	305	11.68	33.56	19.09	1.10	2.30	C18-21
肝脏	Liver	545	15.67	60.39	35.84	2.60	4.37	167	6.40	18.38	10.46	0.53	1.33	C22
胆囊	Gallbladder etc.	46	1.32	5.10	2.91	0.10	0.32	23	0.88	2.53	1.41	0.04	0.20	C23-24
胰腺	Pancreas	85	2.44	9.42	5.53	0.23	0.68	69	2.64	7.59	4.09	0.19	0.42	C25
喉	Larynx	37	1.06	4.10	2.41	0.16	0.31	2	0.08	0.22	0.12	0.01	0.01	C32
肺	Lung	781	22.45	86.54	50.96	2.57	6.15	432	16.55	47.54	26.26	1.32	3.12	C33-34
其他胸腔器官	Other thoracic organs	8	0.23	0.89	0.54	0.02	0.03	2	0.08	0.22	0.14	0.01	0.02	C37-38
骨	Bone	19	0.55	2.11	1.31	0.06	0.16	5	0.19	0.55	0.30	0.02	0.04	C40-41
皮肤黑色素瘤	Melanoma of skin	5	0.14	0.55	0.35	0.01	0.06	3	0.11	0.33	0.22	0.02	0.03	C43
乳腺	Breast	3	0.09	0.33	0.20	0.02	0.03	423	16.20	46.55	28.44	2.27	3.15	C50
子宫颈	Cervix	–	–	–	–	–	–	118	4.52	12.98	7.77	0.65	0.79	C53
子宫体	Uterus	–	–	–	–	–	–	155	5.94	17.06	10.32	0.83	1.26	C54-55
卵巢	Ovary	–	–	–	–	–	–	84	3.22	9.24	5.65	0.41	0.61	C56
前列腺	Prostate	92	2.64	10.19	5.76	0.11	0.61	–	–	–	–	–	–	C61
睾丸	Testis	4	0.11	0.44	0.28	0.03	0.03	–	–	–	–	–	–	C62
肾	Kidney	94	2.70	10.42	6.38	0.43	0.74	43	1.65	4.73	2.82	0.17	0.40	C64-66,68
膀胱	Bladder	126	3.62	13.96	8.50	0.32	1.04	30	1.15	3.30	1.79	0.05	0.22	C67
脑	Brain	44	1.26	4.88	3.71	0.21	0.34	69	2.64	7.59	5.01	0.31	0.50	C70-C72,D32-33,D42-43
甲状腺	Thyroid	77	2.21	8.53	5.76	0.48	0.53	213	8.16	23.44	15.85	1.32	1.51	C73
淋巴瘤	Lymphoma	81	2.33	8.98	5.79	0.39	0.65	50	1.91	5.50	3.46	0.23	0.42	C81-85,88,90,96
白血病	Leukemia	82	2.36	9.09	6.09	0.35	0.61	56	2.14	6.16	5.17	0.31	0.45	C91-95, D45-47
其他	Other	101	2.90	11.19	6.45	0.33	0.59	74	2.83	8.14	4.78	0.23	0.53	O&U
所有部位合计	All sites	3479	100.00	385.49	230.40	13.08	26.86	2611	100.00	287.32	171.55	11.01	19.53	All
所有部位除外皮肤	All sites exc. C44	3454	99.28	382.72	228.88	13.02	26.73	2595	99.39	285.56	170.60	10.99	19.41	All sites exc. C44
死亡 Mortality														
口腔	Oral cavity & pharynx	17	0.83	1.88	1.11	0.03	0.12	6	0.55	0.66	0.34	0.01	0.04	C00-10,C12-14
鼻咽	Nasopharynx	21	1.03	2.33	1.55	0.10	0.19	2	0.18	0.22	0.13	0.01	0.01	C11
食管	Esophagus	105	5.15	11.63	6.92	0.41	0.86	8	0.74	0.88	0.47	0.02	0.06	C15
胃	Stomach	361	17.72	40.00	23.30	1.06	2.66	143	13.20	15.74	8.75	0.47	0.98	C16
结直肠	Colon-rectum	157	7.71	17.40	9.82	0.27	1.02	109	10.06	11.99	6.60	0.29	0.70	C18-21
肝脏	Liver	415	20.37	45.98	27.24	1.83	3.24	137	12.65	15.08	8.44	0.47	1.04	C22
胆囊	Gallbladder etc.	26	1.28	2.88	1.59	0.06	0.13	16	1.48	1.76	0.85	0.01	0.09	C23-24
胰腺	Pancreas	73	3.58	8.09	4.89	0.24	0.62	54	4.99	5.94	3.18	0.12	0.35	C25
喉	Larynx	6	0.29	0.66	0.37	0.02	0.05	0	0.00	0.00	0.00	0.00	0.00	C32
肺	Lung	552	27.10	61.16	35.17	1.62	3.88	287	26.50	31.58	16.45	0.64	1.83	C33-34
其他胸腔器官	Other thoracic organs	4	0.20	0.44	0.24	0.01	0.01	2	0.18	0.22	0.14	0.01	0.01	C37-38
骨	Bone	21	1.03	2.33	1.29	0.04	0.11	6	0.55	0.66	0.54	0.04	0.05	C40-41
皮肤黑色素瘤	Melanoma of skin	2	0.10	0.22	0.14	0.00	0.03	0	0.00	0.00	0.00	0.00	0.00	C43
乳腺	Breast	0	0.00	0.00	0.00	0.00	0.00	78	7.20	8.58	4.95	0.39	0.55	C50
子宫颈	Cervix	–	–	–	–	–	–	35	3.23	3.85	2.18	0.14	0.24	C53
子宫体	Uterus	–	–	–	–	–	–	14	1.29	1.54	0.88	0.07	0.10	C54-55
卵巢	Ovary	–	–	–	–	–	–	27	2.49	2.97	1.82	0.12	0.23	C56
前列腺	Prostate	37	1.82	4.10	2.44	0.02	0.21	–	–	–	–	–	–	C61
睾丸	Testis	0	0.00	0.00	0.00	0.00	0.00	–	–	–	–	–	–	C62
肾	Kidney	29	1.42	3.21	1.95	0.06	0.24	13	1.20	1.43	0.83	0.02	0.11	C64-66,68
膀胱	Bladder	45	2.21	4.99	3.01	0.07	0.27	14	1.29	1.54	0.80	0.02	0.07	C67
脑	Brain	26	1.28	2.88	2.21	0.12	0.21	33	3.05	3.63	2.78	0.14	0.26	C70-C72,D32-33,D42-43
甲状腺	Thyroid	5	0.25	0.55	0.33	0.01	0.04	5	0.46	0.55	0.24	0.01	0.01	C73
淋巴瘤	Lymphoma	39	1.91	4.32	2.52	0.12	0.28	27	2.49	2.97	1.63	0.09	0.17	C81-85,88,90,96
白血病	Leukemia	38	1.87	4.21	2.84	0.09	0.29	28	2.59	3.08	2.35	0.15	0.20	C91-95, D45-47
其他	Other	58	2.85	6.43	3.74	0.21	0.41	39	3.60	4.29	2.17	0.07	0.24	O&U
所有部位合计	All sites	2037	100.00	225.71	132.68	6.38	14.83	1083	100.00	119.17	66.51	3.32	7.36	All
所有部位除外皮肤	All sites exc. C44	2031	99.71	225.04	132.37	6.38	14.82	1079	99.63	118.73	66.25	3.31	7.32	All sites exc. C44

部位 Sites		男性 Male						女性 Female						ICD10
		病例数 No. cases	构成比 Freq./%	粗率 Crude rate/ 100 000⁻¹	世标率 ASR world/ 100 000⁻¹	累积率 Cum. Rate/% 0~64	0~74	病例数 No. cases	构成比 Freq./%	粗率 Crude rate/ 100 000⁻¹	世标率 ASR world/ 100 000⁻¹	累积率 Cum. Rate/% 0~64	0~74	
发病 Incidence														
口腔	Oral cavity & pharynx	10	0.73	3.56	1.70	0.10	0.19	6	0.65	2.10	1.25	0.10	0.13	C00-10,C12-14
鼻咽	Nasopharynx	10	0.73	3.56	1.85	0.15	0.21	3	0.33	1.05	0.43	0.02	0.05	C11
食管	Esophagus	51	3.73	18.14	9.02	0.43	1.13	6	0.65	2.10	0.96	0.03	0.06	C15
胃	Stomach	254	18.57	90.37	42.99	2.15	5.10	105	11.43	36.78	15.78	0.75	1.60	C16
结直肠	Colon-rectum	129	9.43	45.90	22.75	1.07	2.73	104	11.32	36.43	17.60	1.20	1.85	C18-21
肝脏	Liver	208	15.20	74.00	39.26	3.12	4.38	79	8.60	27.68	12.59	0.65	1.42	C22
胆囊	Gallbladder etc.	18	1.32	6.40	3.12	0.13	0.40	10	1.09	3.50	1.45	0.05	0.15	C23-24
胰腺	Pancreas	40	2.92	14.23	6.88	0.23	0.79	26	2.83	9.11	3.78	0.13	0.42	C25
喉	Larynx	9	0.66	3.20	1.65	0.10	0.26	2	0.22	0.70	0.38	0.04	0.04	C32
肺	Lung	348	25.44	123.81	58.67	2.93	6.51	146	15.89	51.15	22.55	1.10	2.58	C33-34
其他胸腔器官	Other thoracic organs	3	0.22	1.07	0.52	0.04	0.04	1	0.11	0.35	0.17	0.02	0.02	C37-38
骨	Bone	9	0.66	3.20	2.48	0.10	0.16	7	0.76	2.45	1.21	0.08	0.16	C40-41
皮肤黑色素瘤	Melanoma of skin	1	0.07	0.36	0.18	0.02	0.02	4	0.44	1.40	0.71	0.04	0.07	C43
乳腺	Breast	1	0.07	0.36	0.18	0.00	0.03	146	15.89	51.15	29.02	2.42	2.96	C50
子宫颈	Cervix	–	–	–	–	–	–	45	4.90	15.76	9.40	0.77	0.94	C53
子宫体	Uterus	–	–	–	–	–	–	41	4.46	14.36	7.48	0.62	0.86	C54-55
卵巢	Ovary	–	–	–	–	–	–	31	3.37	10.86	5.79	0.44	0.67	C56
前列腺	Prostate	52	3.80	18.50	8.28	0.09	0.68	–	–	–	–	–	–	C61
睾丸	Testis	4	0.29	1.42	1.08	0.08	0.13	–	–	–	–	–	–	C62
肾	Kidney	29	2.12	10.32	5.26	0.28	0.70	13	1.41	4.55	2.42	0.15	0.26	C64-66,68
膀胱	Bladder	51	3.73	18.14	8.88	0.36	0.93	11	1.20	3.85	1.78	0.06	0.10	C67
脑	Brain	30	2.19	10.67	6.74	0.48	0.63	41	4.46	14.36	9.31	0.63	0.91	C70-C72,D32-33,D42-43
甲状腺	Thyroid	12	0.88	4.27	2.97	0.25	0.28	40	4.35	14.01	9.21	0.77	0.89	C73
淋巴瘤	Lymphoma	18	1.32	6.40	3.24	0.22	0.39	18	1.96	6.31	2.94	0.15	0.36	C81-85,88,90,96
白血病	Leukemia	38	2.78	13.52	8.45	0.64	0.77	11	1.20	3.85	3.84	0.18	0.37	C91-95, D45-47
其他	Other	43	3.14	15.30	8.32	0.47	1.00	23	2.50	8.06	4.43	0.26	0.51	O&U
所有部位合计	All sites	1368	100.00	486.71	244.49	13.43	27.46	919	100.00	321.95	164.49	10.64	17.48	All
所有部位除外皮肤	All sites exc. C44	1353	98.90	481.37	241.80	13.28	27.22	917	99.78	321.24	164.30	10.64	17.48	All sites exc. C44
死亡 Mortality														
口腔	Oral cavity & pharynx	8	0.78	2.85	1.30	0.10	0.13	3	0.53	1.05	0.70	0.04	0.07	C00-10,C12-14
鼻咽	Nasopharynx	7	0.68	2.49	1.34	0.10	0.15	3	0.53	1.05	0.43	0.02	0.05	C11
食管	Esophagus	43	4.20	15.30	7.41	0.43	0.91	6	1.06	2.10	0.69	0.02	0.02	C15
胃	Stomach	207	20.20	73.65	34.28	1.67	3.86	101	17.78	35.38	14.39	0.71	1.35	C16
结直肠	Colon-rectum	59	5.76	20.99	9.34	0.26	1.03	56	9.86	19.62	8.34	0.30	0.83	C18-21
肝脏	Liver	194	18.93	69.02	35.28	2.52	4.09	66	11.62	23.12	10.62	0.52	1.32	C22
胆囊	Gallbladder etc.	10	0.98	3.56	1.80	0.05	0.25	14	2.46	4.90	1.94	0.09	0.22	C23-24
胰腺	Pancreas	38	3.71	13.52	6.51	0.25	0.67	16	2.82	5.61	2.31	0.02	0.33	C25
喉	Larynx	4	0.39	1.42	0.65	0.04	0.09	1	0.18	0.35	0.17	0.02	0.02	C32
肺	Lung	315	30.73	112.07	54.18	2.25	6.54	126	22.18	44.14	18.02	0.83	2.00	C33-34
其他胸腔器官	Other thoracic organs	4	0.39	1.42	0.77	0.07	0.07	1	0.18	0.35	0.17	0.02	0.02	C37-38
骨	Bone	2	0.20	0.71	0.28	0.00	0.03	8	1.41	2.80	2.03	0.10	0.18	C40-41
皮肤黑色素瘤	Melanoma of skin	0	0.00	0.00	0.00	0.00	0.00	1	0.18	0.35	0.19	0.00	0.05	C43
乳腺	Breast	0	0.00	0.00	0.00	0.00	0.00	41	7.22	14.36	7.86	0.63	0.86	C50
子宫颈	Cervix	–	–	–	–	–	–	12	2.11	4.20	1.98	0.13	0.21	C53
子宫体	Uterus	–	–	–	–	–	–	17	2.99	5.96	2.89	0.24	0.33	C54-55
卵巢	Ovary	–	–	–	–	–	–	20	3.52	7.01	3.84	0.20	0.42	C56
前列腺	Prostate	19	1.85	6.76	2.93	0.00	0.05	–	–	–	–	–	–	C61
睾丸	Testis	0	0.00	0.00	0.00	0.00	0.00	–	–	–	–	–	–	C62
肾	Kidney	12	1.17	4.27	2.28	0.13	0.27	5	0.88	1.75	0.64	0.02	0.05	C64-66,68
膀胱	Bladder	23	2.24	8.18	3.36	0.00	0.09	5	0.88	1.75	0.77	0.05	0.05	C67
脑	Brain	19	1.85	6.76	4.03	0.27	0.41	26	4.58	9.11	5.27	0.33	0.45	C70-C72,D32-33,D42-43
甲状腺	Thyroid	2	0.20	0.71	0.34	0.02	0.02	1	0.18	0.35	0.12	0.00	0.00	C73
淋巴瘤	Lymphoma	18	1.76	6.40	3.10	0.14	0.35	8	1.41	2.80	1.27	0.10	0.13	C81-85,88,90,96
白血病	Leukemia	20	1.95	7.12	4.38	0.24	0.32	14	2.46	4.90	2.87	0.12	0.42	C91-95, D45-47
其他	Other	21	2.05	7.47	4.03	0.14	0.36	17	2.99	5.96	2.30	0.13	0.24	O&U
所有部位合计	All sites	1025	100.00	364.67	177.58	8.69	19.70	568	100.00	198.98	89.84	4.64	9.62	All
所有部位除外皮肤	All sites exc. C44	1020	99.51	362.90	176.63	8.69	19.67	564	99.30	197.58	89.40	4.62	9.60	All sites exc. C44

部位 Sites		男性 Male						女性 Female						ICD10
		病例数 No. cases	构成比 Freq./%	粗率 Crude rate/ 100 000	世标率 ASR world/ 100 000	累积率 Cum. Rate/%		病例数 No. cases	构成比 Freq./%	粗率 Crude rate/ 100 000	世标率 ASR world/ 100 000	累积率 Cum. Rate/%		
						0~64	0~74					0~64	0~74	
发病 Incidence														
口腔	Oral cavity & pharynx	14	0.87	3.04	2.12	0.15	0.27	4	0.36	0.92	0.48	0.04	0.04	C00-10,C12-14
鼻咽	Nasopharynx	5	0.31	1.08	0.77	0.06	0.09	4	0.36	0.92	0.69	0.06	0.06	C11
食管	Esophagus	93	5.78	20.17	12.67	0.54	1.49	22	1.96	5.07	2.16	0.03	0.11	C15
胃	Stomach	364	22.61	78.94	49.68	2.76	5.69	126	11.22	29.02	14.87	0.82	1.60	C16
结直肠	Colon-rectum	112	6.96	24.29	15.14	0.76	1.74	82	7.30	18.89	10.25	0.50	1.01	C18-21
肝脏	Liver	166	10.31	36.00	23.68	1.38	3.02	86	7.66	19.81	10.06	0.51	0.96	C22
胆囊	Gallbladder etc.	27	1.68	5.86	3.52	0.17	0.41	6	0.53	1.38	0.66	0.06	0.06	C23-24
胰腺	Pancreas	43	2.67	9.33	6.06	0.28	0.76	23	2.05	5.30	2.74	0.15	0.29	C25
喉	Larynx	10	0.62	2.17	1.39	0.05	0.20	0	0.00	0.00	0.00	0.00	0.00	C32
肺	Lung	512	31.80	111.04	69.80	3.22	8.31	264	23.51	60.81	31.16	1.54	3.11	C33-34
其他胸腔器官	Other thoracic organs	4	0.25	0.87	0.64	0.06	0.06	3	0.27	0.69	0.34	0.00	0.04	C37-38
骨	Bone	9	0.56	1.95	1.23	0.05	0.10	7	0.62	1.61	0.73	0.01	0.05	C40-41
皮肤黑色素瘤	Melanoma of skin	0	0.00	0.00	0.00	0.00	0.00	0	0.00	0.00	0.00	0.00	0.00	C43
乳腺	Breast	1	0.06	0.22	0.12	0.00	0.00	159	14.16	36.62	24.31	1.98	2.41	C50
子宫颈	Cervix	–	–	–	–	–	–	56	4.99	12.90	8.81	0.73	0.84	C53
子宫体	Uterus	–	–	–	–	–	–	39	3.47	8.98	5.23	0.45	0.61	C54-55
卵巢	Ovary	–	–	–	–	–	–	32	2.85	7.37	4.34	0.34	0.48	C56
前列腺	Prostate	36	2.24	7.81	4.67	0.10	0.42	–	–	–	–	–	–	C61
睾丸	Testis	1	0.06	0.22	0.13	0.01	0.01	–	–	–	–	–	–	C62
肾	Kidney	28	1.74	6.07	3.80	0.26	0.38	16	1.42	3.69	2.32	0.18	0.28	C64-66,68
膀胱	Bladder	40	2.48	8.67	5.42	0.20	0.49	7	0.62	1.61	0.80	0.00	0.10	C67
脑	Brain	39	2.42	8.46	5.66	0.39	0.58	45	4.01	10.37	6.42	0.38	0.79	C70-C72,D32-33,D42-43
甲状腺	Thyroid	14	0.87	3.04	2.03	0.16	0.21	60	5.34	13.82	9.83	0.85	0.89	C73
淋巴瘤	Lymphoma	23	1.43	4.99	3.27	0.14	0.44	25	2.23	5.76	3.23	0.21	0.39	C81-85,88,90,96
白血病	Leukemia	23	1.43	4.99	3.97	0.28	0.30	22	1.96	5.07	6.24	0.35	0.35	C91-95, D45-47
其他	Other	46	2.86	9.98	6.82	0.41	0.73	35	3.12	8.06	5.40	0.30	0.36	O&U
所有部位合计	All sites	1610	100.00	349.16	222.60	11.42	25.70	1123	100.00	258.67	151.06	9.50	14.92	All
所有部位除外皮肤	All sites exc. C44	1598	99.25	346.56	220.59	11.25	25.52	1111	98.93	255.91	149.82	9.45	14.86	All sites exc. C44
死亡 Mortality														
口腔	Oral cavity & pharynx	10	0.85	2.17	1.57	0.08	0.23	2	0.31	0.46	0.22	0.01	0.01	C00-10,C12-14
鼻咽	Nasopharynx	4	0.34	0.87	0.50	0.04	0.04	1	0.15	0.23	0.08	0.00	0.00	C11
食管	Esophagus	93	7.89	20.17	12.68	0.45	1.46	23	3.54	5.30	2.44	0.04	0.21	C15
胃	Stomach	254	21.54	55.09	34.25	1.60	3.79	104	16.00	23.96	11.94	0.46	1.33	C16
结直肠	Colon-rectum	49	4.16	10.63	6.69	0.33	0.67	39	6.00	8.98	4.28	0.10	0.36	C18-21
肝脏	Liver	166	14.08	36.00	23.39	1.22	3.01	69	10.62	15.89	7.93	0.32	0.70	C22
胆囊	Gallbladder etc.	15	1.27	3.25	2.15	0.09	0.29	10	1.54	2.30	1.40	0.07	0.19	C23-24
胰腺	Pancreas	33	2.80	7.16	4.36	0.24	0.54	20	3.08	4.61	2.36	0.13	0.26	C25
喉	Larynx	5	0.42	1.08	0.60	0.03	0.05	0	0.00	0.00	0.00	0.00	0.00	C32
肺	Lung	427	36.22	92.60	57.70	2.48	6.19	215	33.08	49.52	25.59	1.08	2.78	C33-34
其他胸腔器官	Other thoracic organs	1	0.08	0.22	0.19	0.02	0.02	3	0.46	0.69	0.38	0.01	0.05	C37-38
骨	Bone	3	0.25	0.65	0.36	0.02	0.02	5	0.77	1.15	0.57	0.03	0.05	C40-41
皮肤黑色素瘤	Melanoma of skin	0	0.00	0.00	0.00	0.00	0.00	1	0.15	0.23	0.09	0.00	0.00	C43
乳腺	Breast	2	0.17	0.43	0.22	0.02	0.02	38	5.85	8.75	4.90	0.38	0.56	C50
子宫颈	Cervix	–	–	–	–	–	–	11	1.69	2.53	1.43	0.12	0.12	C53
子宫体	Uterus	–	–	–	–	–	–	13	2.00	2.99	1.61	0.12	0.20	C54-55
卵巢	Ovary	–	–	–	–	–	–	18	2.77	4.15	2.39	0.16	0.28	C56
前列腺	Prostate	16	1.36	3.47	2.05	0.03	0.08	–	–	–	–	–	–	C61
睾丸	Testis	0	0.00	0.00	0.00	0.00	0.00	–	–	–	–	–	–	C62
肾	Kidney	16	1.36	3.47	2.05	0.11	0.15	6	0.92	1.38	0.84	0.05	0.11	C64-66,68
膀胱	Bladder	15	1.27	3.25	1.94	0.02	0.04	6	0.92	1.38	0.64	0.02	0.02	C67
脑	Brain	16	1.36	3.47	2.13	0.15	0.20	16	2.46	3.69	2.38	0.13	0.39	C70-C72,D32-33,D42-43
甲状腺	Thyroid	3	0.25	0.65	0.36	0.01	0.04	2	0.31	0.46	0.21	0.00	0.02	C73
淋巴瘤	Lymphoma	18	1.53	3.90	3.13	0.13	0.35	12	1.85	2.76	1.91	0.12	0.16	C81-85,88,90,96
白血病	Leukemia	16	1.36	3.47	3.06	0.21	0.28	19	2.92	4.38	4.37	0.19	0.35	C91-95, D45-47
其他	Other	17	1.44	3.69	2.42	0.12	0.26	17	2.62	3.92	2.26	0.15	0.17	O&U
所有部位合计	All sites	1179	100.00	255.69	161.79	7.40	17.72	650	100.00	149.72	80.21	3.68	8.34	All
所有部位除外皮肤	All sites exc. C44	1175	99.66	254.82	161.18	7.37	17.70	649	99.85	149.49	80.13	3.68	8.34	All sites exc. C44

部位 Sites		男性 Male						女性 Female						ICD10
		病例数 No. cases	构成比 Freq. /%	粗率 Crude rate/ 100 000⁻¹	世标率 ASR world/ 100 000⁻¹	累积率 Cum. Rate/%		病例数 No. cases	构成比 Freq. /%	粗率 Crude rate/ 100 000⁻¹	世标率 ASR world/ 100 000⁻¹	累积率 Cum. Rate/%		
						0~64	0~74					0~64	0~74	
发病 Incidence														
口腔	Oral cavity & pharynx	23	1.46	5.17	3.25	0.22	0.43	11	1.01	2.47	1.51	0.10	0.22	C00-10,C12-14
鼻咽	Nasopharynx	24	1.53	5.40	3.21	0.24	0.38	3	0.28	0.67	0.34	0.02	0.02	C11
食管	Esophagus	102	6.50	22.93	13.03	0.79	1.60	11	1.01	2.47	1.15	0.10	0.10	C15
胃	Stomach	255	16.24	57.33	34.12	1.82	4.52	88	8.11	19.77	10.36	0.49	1.17	C16
结直肠	Colon-rectum	146	9.30	32.83	18.55	0.98	2.20	93	8.57	20.89	11.15	0.70	1.30	C18-21
肝脏	Liver	211	13.44	47.44	28.42	2.06	3.36	75	6.91	16.85	9.09	0.50	1.11	C22
胆囊	Gallbladder etc.	52	3.31	11.69	6.33	0.27	0.78	30	2.76	6.74	3.42	0.14	0.41	C23-24
胰腺	Pancreas	21	1.34	4.72	2.93	0.15	0.40	20	1.84	4.49	2.42	0.14	0.30	C25
喉	Larynx	19	1.21	4.27	2.30	0.13	0.22	3	0.28	0.67	0.31	0.02	0.02	C32
肺	Lung	443	28.22	99.60	56.92	3.21	7.03	217	20.00	48.74	24.65	1.34	2.82	C33-34
其他胸腔器官	Other thoracic organs	4	0.25	0.90	0.53	0.05	0.05	4	0.37	0.90	0.68	0.05	0.05	C37-38
骨	Bone	8	0.51	1.80	0.92	0.03	0.13	5	0.46	1.12	0.57	0.03	0.06	C40-41
皮肤黑色素瘤	Melanoma of skin	2	0.13	0.45	0.29	0.03	0.03	3	0.28	0.67	0.42	0.05	0.05	C43
乳腺	Breast	4	0.25	0.90	0.58	0.03	0.10	210	19.35	47.17	29.80	2.50	3.06	C50
子宫颈	Cervix	–	–	–	–	–	–	93	8.57	20.89	13.46	1.10	1.29	C53
子宫体	Uterus	–	–	–	–	–	–	46	4.24	10.33	6.13	0.43	0.76	C54-55
卵巢	Ovary	–	–	–	–	–	–	27	2.49	6.06	3.61	0.30	0.40	C56
前列腺	Prostate	43	2.74	9.67	4.42	0.10	0.37	–	–	–	–	–	–	C61
睾丸	Testis	1	0.06	0.22	0.15	0.02	0.02	–	–	–	–	–	–	C62
肾	Kidney	17	1.08	3.82	1.83	0.09	0.14	20	1.84	4.49	2.57	0.17	0.25	C64-66,68
膀胱	Bladder	49	3.12	11.02	5.68	0.24	0.48	10	0.92	2.25	1.11	0.02	0.15	C67
脑	Brain	40	2.55	8.99	6.09	0.44	0.57	30	2.76	6.74	4.20	0.26	0.40	C70-C72,D32-33,D42-43
甲状腺	Thyroid	9	0.57	2.02	1.15	0.12	0.12	18	1.66	4.04	2.82	0.23	0.26	C73
淋巴瘤	Lymphoma	34	2.17	7.64	4.71	0.37	0.51	14	1.29	3.14	1.79	0.14	0.20	C81-85,88,90,96
白血病	Leukemia	40	2.55	8.99	7.10	0.38	0.80	33	3.04	7.41	6.38	0.38	0.51	C91-95, D45-47
其他	Other	23	1.46	5.17	2.96	0.16	0.36	21	1.94	4.72	2.62	0.13	0.27	O&U
所有部位合计	All sites	1570	100.00	352.99	205.48	11.92	24.59	1085	100.00	243.70	140.55	9.36	15.19	All
所有部位除外皮肤	All sites exc. C44	1566	99.75	352.09	204.94	11.87	24.50	1079	99.45	242.36	139.79	9.32	15.15	All sites exc. C44
死亡 Mortality														
口腔	Oral cavity & pharynx	6	0.46	1.35	0.87	0.05	0.13	6	0.87	1.35	0.64	0.03	0.09	C00-10,C12-14
鼻咽	Nasopharynx	13	1.00	2.92	1.73	0.09	0.18	2	0.29	0.45	0.26	0.01	0.01	C11
食管	Esophagus	92	7.08	20.68	11.54	0.74	1.27	13	1.89	2.92	1.22	0.07	0.11	C15
胃	Stomach	219	16.86	49.24	27.93	1.31	3.45	73	10.63	16.40	8.24	0.44	0.91	C16
结直肠	Colon-rectum	71	5.47	15.96	8.64	0.28	0.88	54	7.86	12.13	5.78	0.33	0.60	C18-21
肝脏	Liver	208	16.01	46.77	28.09	1.82	3.36	81	11.79	18.19	9.39	0.42	1.15	C22
胆囊	Gallbladder etc.	39	3.00	8.77	4.55	0.14	0.52	27	3.93	6.06	2.69	0.06	0.29	C23-24
胰腺	Pancreas	27	2.08	6.07	3.84	0.19	0.56	15	2.18	3.37	1.86	0.13	0.17	C25
喉	Larynx	15	1.15	3.37	1.67	0.05	0.13	3	0.44	0.67	0.30	0.02	0.02	C32
肺	Lung	422	32.49	94.88	52.45	2.76	6.49	191	27.80	42.90	20.99	0.98	2.41	C33-34
其他胸腔器官	Other thoracic organs	1	0.08	0.22	0.09	0.00	0.00	4	0.58	0.90	0.73	0.03	0.06	C37-38
骨	Bone	9	0.69	2.02	1.41	0.08	0.16	4	0.58	0.90	0.37	0.02	0.04	C40-41
皮肤黑色素瘤	Melanoma of skin	0	0.00	0.00	0.00	0.00	0.00	0	0.00	0.00	0.00	0.00	0.00	C43
乳腺	Breast	2	0.15	0.45	0.19	0.02	0.02	58	8.44	13.03	7.49	0.57	0.81	C50
子宫颈	Cervix	–	–	–	–	–	–	30	4.37	6.74	3.91	0.32	0.40	C53
子宫体	Uterus	–	–	–	–	–	–	16	2.33	3.59	2.20	0.16	0.28	C54-55
卵巢	Ovary	–	–	–	–	–	–	14	2.04	3.14	1.70	0.14	0.18	C56
前列腺	Prostate	23	1.77	5.17	2.28	0.04	0.12	–	–	–	–	–	–	C61
睾丸	Testis	2	0.15	0.45	0.28	0.03	0.03	–	–	–	–	–	–	C62
肾	Kidney	12	0.92	2.70	1.30	0.07	0.11	8	1.16	1.80	1.02	0.06	0.06	C64-66,68
膀胱	Bladder	29	2.23	6.52	2.95	0.07	0.14	6	0.87	1.35	0.96	0.03	0.08	C67
脑	Brain	31	2.39	6.97	5.48	0.30	0.53	20	2.91	4.49	2.54	0.20	0.28	C70-C72,D32-33,D42-43
甲状腺	Thyroid	1	0.08	0.22	0.12	0.02	0.02	6	0.87	1.35	0.76	0.05	0.09	C73
淋巴瘤	Lymphoma	27	2.08	6.07	3.60	0.20	0.43	16	2.33	3.59	1.87	0.14	0.17	C81-85,88,90,96
白血病	Leukemia	30	2.31	6.75	6.05	0.31	0.56	24	3.49	5.39	4.14	0.24	0.27	C91-95, D45-47
其他	Other	20	1.54	4.50	2.59	0.18	0.28	16	2.33	3.59	1.34	0.03	0.11	O&U
所有部位合计	All sites	1299	100.00	292.06	167.64	8.75	19.36	687	100.00	154.31	80.38	4.49	8.56	All
所有部位除外皮肤	All sites exc. C44	1296	99.77	291.39	167.25	8.73	19.29	679	98.84	152.51	79.90	4.49	8.56	All sites exc. C44

部位 Sites		男性 Male						女性 Female						ICD10
		病例数 No. cases	构成比 Freq. /%	粗率 Crude rate/ 100 000⁻¹	世标率 ASR world/ 100 000⁻¹	累积率 Cum. Rate/%		病例数 No. cases	构成比 Freq. /%	粗率 Crude rate/ 100 000⁻¹	世标率 ASR world/ 100 000⁻¹	累积率 Cum. Rate/%		
						0~64	0~74					0~64	0~74	
发病 Incidence														
口腔	Oral cavity & pharynx	10	0.84	2.41	2.25	0.04	0.23	4	0.45	1.05	0.63	0.04	0.08	C00-10, C12-14
鼻咽	Nasopharynx	4	0.34	0.96	0.58	0.05	0.05	0	0.00	0.00	0.00	0.00	0.00	C11
食管	Esophagus	299	25.08	71.99	55.88	2.43	6.80	193	21.76	50.44	35.88	1.20	3.80	C15
胃	Stomach	161	13.51	38.76	31.12	1.37	3.73	62	6.99	16.20	11.35	0.52	0.97	C16
结直肠	Colon-rectum	80	6.71	19.26	15.11	0.74	1.78	65	7.33	16.99	11.35	0.65	1.30	C18-21
肝脏	Liver	119	9.98	28.65	21.21	1.35	2.46	58	6.54	15.16	10.32	0.44	1.06	C22
胆囊	Gallbladder etc.	17	1.43	4.09	3.96	0.11	0.41	10	1.13	2.61	1.63	0.03	0.23	C23-24
胰腺	Pancreas	13	1.09	3.13	2.99	0.18	0.25	9	1.01	2.35	1.58	0.07	0.16	C25
喉	Larynx	9	0.76	2.17	1.52	0.06	0.23	1	0.11	0.26	0.19	0.02	0.02	C32
肺	Lung	280	23.49	67.42	52.12	2.54	6.19	140	15.78	36.59	25.18	1.15	2.61	C33-34
其他胸腔器官	Other thoracic organs	1	0.08	0.24	0.17	0.02	0.02	1	0.11	0.26	0.16	0.02	0.02	C37-38
骨	Bone	8	0.67	1.93	1.32	0.04	0.17	5	0.56	1.31	0.84	0.08	0.12	C40-41
皮肤黑色素瘤	Melanoma of skin	0	0.00	0.00	0.00	0.00	0.00	0	0.00	0.00	0.00	0.00	0.00	C43
乳腺	Breast	1	0.08	0.24	0.13	0.00	0.00	123	13.87	32.15	23.06	1.84	2.23	C50
子宫颈	Cervix	–	–	–	–	–	–	25	2.82	6.53	5.00	0.36	0.64	C53
子宫体	Uterus	–	–	–	–	–	–	36	4.06	9.41	6.99	0.64	0.72	C54-55
卵巢	Ovary	–	–	–	–	–	–	24	2.71	6.27	4.91	0.37	0.57	C56
前列腺	Prostate	12	1.01	2.89	2.48	0.03	0.36	–	–	–	–	–	–	C61
睾丸	Testis	0	0.00	0.00	0.00	0.00	0.00	–	–	–	–	–	–	C62
肾	Kidney	16	1.34	3.85	2.88	0.19	0.31	7	0.79	1.83	1.72	0.10	0.18	C64-66, 68
膀胱	Bladder	25	2.10	6.02	5.44	0.19	0.51	1	0.11	0.26	0.22	0.00	0.04	C67
脑	Brain	34	2.85	8.19	7.58	0.44	0.72	33	3.72	8.62	6.08	0.39	0.67	C70-C72, D32-33, D42-43
甲状腺	Thyroid	7	0.59	1.69	1.31	0.09	0.17	47	5.30	12.28	10.04	0.78	0.94	C73
淋巴瘤	Lymphoma	36	3.02	8.67	6.73	0.35	0.83	17	1.92	4.44	3.16	0.20	0.38	C81-85, 88, 90, 96
白血病	Leukemia	29	2.43	6.98	6.17	0.36	0.49	9	1.01	2.35	2.45	0.20	0.20	C91-95, D45-47
其他	Other	31	2.60	7.46	5.74	0.36	0.67	17	1.92	4.44	2.89	0.17	0.38	O&U
所有部位合计	All sites	1192	100.00	287.00	226.68	10.97	26.40	887	100.00	231.83	165.61	9.31	17.31	All
所有部位除外皮肤	All sites exc. C44	1189	99.75	286.28	226.12	10.92	26.31	885	99.77	231.31	165.34	9.31	17.26	All sites exc. C44
死亡 Mortality														
口腔	Oral cavity & pharynx	7	0.77	1.69	1.69	0.05	0.16	3	0.50	0.78	0.67	0.02	0.06	C00-10, C12-14
鼻咽	Nasopharynx	4	0.44	0.96	0.65	0.05	0.05	2	0.34	0.52	0.33	0.02	0.06	C11
食管	Esophagus	249	27.39	59.95	47.13	1.81	5.99	169	28.36	44.17	32.12	0.92	3.28	C15
胃	Stomach	116	12.76	27.93	21.87	0.73	2.52	62	10.40	16.20	11.69	0.40	1.23	C16
结直肠	Colon-rectum	41	4.51	9.87	8.14	0.35	0.79	41	6.88	10.72	7.49	0.32	0.60	C18-21
肝脏	Liver	110	12.10	26.48	19.39	1.33	2.13	63	10.57	16.47	10.99	0.53	0.99	C22
胆囊	Gallbladder etc.	11	1.21	2.65	2.63	0.09	0.26	11	1.85	2.87	1.90	0.04	0.20	C23-24
胰腺	Pancreas	16	1.76	3.85	3.62	0.21	0.32	7	1.17	1.83	1.11	0.02	0.19	C25
喉	Larynx	3	0.33	0.72	0.49	0.04	0.08	2	0.34	0.52	0.45	0.03	0.07	C32
肺	Lung	245	26.95	58.99	46.05	1.77	4.94	123	20.64	32.15	22.29	1.03	2.39	C33-34
其他胸腔器官	Other thoracic organs	2	0.22	0.48	0.40	0.04	0.04	0	0.00	0.00	0.00	0.00	0.00	C37-38
骨	Bone	8	0.88	1.93	1.37	0.07	0.21	6	1.01	1.57	1.13	0.09	0.17	C40-41
皮肤黑色素瘤	Melanoma of skin	0	0.00	0.00	0.00	0.00	0.00	0	0.00	0.00	0.00	0.00	0.00	C43
乳腺	Breast	1	0.11	0.24	0.21	0.03	0.03	33	5.54	8.62	6.42	0.42	0.63	C50
子宫颈	Cervix	–	–	–	–	–	–	15	2.52	3.92	3.11	0.22	0.39	C53
子宫体	Uterus	–	–	–	–	–	–	9	1.51	2.35	1.58	0.07	0.19	C54-55
卵巢	Ovary	–	–	–	–	–	–	8	1.34	2.09	1.54	0.12	0.12	C56
前列腺	Prostate	4	0.44	0.96	0.74	0.03	0.11	–	–	–	–	–	–	C61
睾丸	Testis	0	0.00	0.00	0.00	0.00	0.00	–	–	–	–	–	–	C62
肾	Kidney	6	0.66	1.44	1.04	0.02	0.13	2	0.34	0.52	0.36	0.03	0.03	C64-66, 68
膀胱	Bladder	7	0.77	1.69	1.41	0.02	0.05	0	0.00	0.00	0.00	0.00	0.00	C67
脑	Brain	17	1.87	4.09	3.67	0.17	0.34	15	2.52	3.92	2.75	0.19	0.24	C70-C72, D32-33, D42-43
甲状腺	Thyroid	2	0.22	0.48	0.69	0.02	0.02	2	0.34	0.52	0.30	0.02	0.02	C73
淋巴瘤	Lymphoma	13	1.43	3.13	2.31	0.07	0.35	5	0.84	1.31	1.07	0.05	0.13	C81-85, 88, 90, 96
白血病	Leukemia	28	3.08	6.74	5.79	0.32	0.60	15	2.52	3.92	4.04	0.25	0.25	C91-95, D45-47
其他	Other	19	2.09	4.57	3.37	0.16	0.44	3	0.50	0.78	0.58	0.03	0.12	O&U
所有部位合计	All sites	909	100.00	218.86	172.67	7.36	19.55	596	100.00	155.77	111.92	4.81	11.34	All
所有部位除外皮肤	All sites exc. C44	907	99.78	218.38	172.28	7.36	19.47	596	100.00	155.77	111.92	4.81	11.34	All sites exc. C44

部位 Sites		男性 Male						女性 Female						ICD10
		病例数 No. cases	构成比 Freq. /%	粗率 Crude rate/ 100 000⁻¹	世标率 ASR world/ 100 000⁻¹	累积率 Cum. Rate/%		病例数 No. cases	构成比 Freq. /%	粗率 Crude rate/ 100 000⁻¹	世标率 ASR world/ 100 000⁻¹	累积率 Cum. Rate/%		
						0~64	0~74					0~64	0~74	
发病 Incidence														
口腔	Oral cavity & pharynx	18	1.42	4.33	3.63	0.14	0.56	9	0.90	2.30	1.58	0.11	0.21	C00-10,C12-14
鼻咽	Nasopharynx	4	0.32	0.96	0.71	0.04	0.04	5	0.50	1.28	1.06	0.06	0.17	C11
食管	Esophagus	172	13.59	41.39	31.45	1.04	3.95	66	6.61	16.87	11.74	0.39	1.61	C15
胃	Stomach	138	10.90	33.21	26.07	0.95	3.57	49	4.91	12.52	8.95	0.46	0.98	C16
结直肠	Colon-rectum	108	8.53	25.99	21.14	1.28	2.43	53	5.31	13.55	10.19	0.50	1.37	C18-21
肝脏	Liver	162	12.80	38.98	31.54	2.16	3.95	43	4.31	10.99	8.33	0.25	1.21	C22
胆囊	Gallbladder etc.	13	1.03	3.13	2.60	0.13	0.37	6	0.60	1.53	1.12	0.04	0.14	C23-24
胰腺	Pancreas	29	2.29	6.98	5.56	0.38	0.71	17	1.70	4.35	3.45	0.18	0.50	C25
喉	Larynx	10	0.79	2.41	1.90	0.08	0.28	0	0.00	0.00	0.00	0.00	0.00	C32
肺	Lung	384	30.33	92.40	74.14	4.06	9.64	171	17.13	43.71	31.49	1.75	3.75	C33-34
其他胸腔器官	Other thoracic organs	2	0.16	0.48	0.35	0.00	0.04	1	0.10	0.26	0.08	0.00	0.00	C37-38
骨	Bone	7	0.55	1.68	1.88	0.13	0.18	1	0.10	0.26	0.24	0.00	0.04	C40-41
皮肤黑色素瘤	Melanoma of skin	0	0.00	0.00	0.00	0.00	0.00	3	0.30	0.77	0.56	0.02	0.06	C43
乳腺	Breast	0	0.00	0.00	0.00	0.00	0.00	252	25.25	64.41	49.40	4.03	5.32	C50
子宫颈	Cervix	−	−	−	−	−	−	42	4.21	10.74	8.65	0.67	0.99	C53
子宫体	Uterus	−	−	−	−	−	−	38	3.81	9.71	7.70	0.59	0.87	C54-55
卵巢	Ovary	−	−	−	−	−	−	31	3.11	7.92	5.96	0.52	0.63	C56
前列腺	Prostate	30	2.37	7.22	5.23	0.14	0.56	−	−	−	−	−	−	C61
睾丸	Testis	1	0.08	0.24	0.19	0.02	0.02	−	−	−	−	−	−	C62
肾	Kidney	23	1.82	5.53	4.20	0.28	0.47	12	1.20	3.07	2.37	0.19	0.27	C64-66,68
膀胱	Bladder	25	1.97	6.02	4.59	0.15	0.40	3	0.30	0.77	0.45	0.00	0.04	C67
脑	Brain	36	2.84	8.66	7.43	0.50	0.67	37	3.71	9.46	7.72	0.55	0.85	C70-C72,D32-33,D42-43
甲状腺	Thyroid	31	2.45	7.46	6.73	0.55	0.75	87	8.72	22.24	17.52	1.49	1.66	C73
淋巴瘤	Lymphoma	21	1.66	5.05	4.05	0.27	0.38	13	1.30	3.32	2.99	0.20	0.38	C81-85,88,90,96
白血病	Leukemia	30	2.37	7.22	7.73	0.44	0.58	39	3.91	9.97	9.36	0.56	0.82	C91-95, D45-47
其他	Other	22	1.74	5.29	4.39	0.15	0.46	20	2.00	5.11	3.97	0.20	0.43	O&U
所有部位合计	All sites	1266	100.00	304.65	245.52	12.91	29.98	998	100.00	255.08	194.88	12.76	22.29	All
所有部位除外皮肤	All sites exc. C44	1256	99.21	302.24	243.53	12.83	29.81	992	99.40	253.55	193.76	12.71	22.15	All sites exc. C44
死亡 Mortality														
口腔	Oral cavity & pharynx	7	0.86	1.68	1.37	0.09	0.20	3	0.61	0.77	0.54	0.03	0.08	C00-10,C12-14
鼻咽	Nasopharynx	1	0.12	0.24	0.21	0.00	0.04	1	0.20	0.26	0.15	0.01	0.01	C11
食管	Esophagus	121	14.92	29.12	22.16	0.71	2.61	57	11.63	14.57	9.93	0.39	1.23	C15
胃	Stomach	118	14.55	28.40	21.79	0.65	2.76	49	10.00	12.52	8.28	0.41	0.91	C16
结直肠	Colon-rectum	49	6.04	11.79	9.12	0.39	1.17	24	4.90	6.13	4.43	0.10	0.63	C18-21
肝脏	Liver	133	16.40	32.00	25.44	1.66	3.05	37	7.55	9.46	7.07	0.24	0.96	C22
胆囊	Gallbladder etc.	4	0.49	0.96	0.79	0.07	0.07	6	1.22	1.53	1.09	0.04	0.13	C23-24
胰腺	Pancreas	20	2.47	4.81	3.62	0.25	0.40	12	2.45	3.07	2.47	0.10	0.38	C25
喉	Larynx	2	0.25	0.48	0.33	0.00	0.04	0	0.00	0.00	0.00	0.00	0.00	C32
肺	Lung	269	33.17	64.73	50.37	2.19	6.45	128	26.12	32.72	23.32	1.09	2.94	C33-34
其他胸腔器官	Other thoracic organs	2	0.25	0.48	0.44	0.00	0.11	2	0.41	0.51	0.39	0.05	0.05	C37-38
骨	Bone	1	0.12	0.24	0.22	0.00	0.05	0	0.00	0.00	0.00	0.00	0.00	C40-41
皮肤黑色素瘤	Melanoma of skin	0	0.00	0.00	0.00	0.00	0.00	0	0.00	0.00	0.00	0.00	0.00	C43
乳腺	Breast	0	0.00	0.00	0.00	0.00	0.00	69	14.08	17.64	13.21	1.00	1.42	C50
子宫颈	Cervix	−	−	−	−	−	−	17	3.47	4.35	3.02	0.22	0.26	C53
子宫体	Uterus	−	−	−	−	−	−	10	2.04	2.56	1.89	0.07	0.28	C54-55
卵巢	Ovary	−	−	−	−	−	−	16	3.27	4.09	3.26	0.17	0.49	C56
前列腺	Prostate	12	1.48	2.89	1.96	0.05	0.25	−	−	−	−	−	−	C61
睾丸	Testis	0	0.00	0.00	0.00	0.00	0.00	−	−	−	−	−	−	C62
肾	Kidney	4	0.49	0.96	0.81	0.05	0.11	5	1.02	1.28	1.01	0.09	0.15	C64-66,68
膀胱	Bladder	17	2.10	4.09	3.34	0.07	0.32	3	0.61	0.77	0.38	0.00	0.05	C67
脑	Brain	15	1.85	3.61	2.74	0.13	0.22	11	2.24	2.81	2.26	0.10	0.23	C70-C72,D32-33,D42-43
甲状腺	Thyroid	4	0.49	0.96	0.86	0.02	0.18	4	0.82	1.02	0.76	0.07	0.07	C73
淋巴瘤	Lymphoma	9	1.11	2.17	1.79	0.05	0.18	7	1.43	1.79	1.36	0.08	0.17	C81-85,88,90,96
白血病	Leukemia	10	1.23	2.41	2.29	0.17	0.21	18	3.67	4.60	4.29	0.27	0.41	C91-95, D45-47
其他	Other	13	1.60	3.13	2.41	0.05	0.16	11	2.24	2.81	1.89	0.13	0.16	O&U
所有部位合计	All sites	811	100.00	195.16	152.07	6.59	18.55	490	100.00	125.24	90.99	4.65	11.02	All
所有部位除外皮肤	All sites exc. C44	806	99.38	193.95	151.24	6.57	18.49	490	100.00	125.24	90.99	4.65	11.02	All sites exc. C44

部位 Sites		男性 Male						女性 Female						ICD10
		病例数 No. cases	构成比 Freq. /%	粗率 Crude rate/ 100 000⁻¹	世标率 ASR world/ 100 000⁻¹	累积率 Cum. Rate/%		病例数 No. cases	构成比 Freq. /%	粗率 Crude rate/ 100 000⁻¹	世标率 ASR world/ 100 000⁻¹	累积率 Cum. Rate/%		
						0~64	0~74					0~64	0~74	
发病 Incidence														
口腔	Oral cavity & pharynx	31	1.80	7.31	5.62	0.32	0.85	9	0.93	2.21	1.53	0.05	0.22	C00-10,C12-14
鼻咽	Nasopharynx	2	0.12	0.47	0.39	0.02	0.07	2	0.21	0.49	0.39	0.03	0.03	C11
食管	Esophagus	562	32.67	132.54	104.34	5.52	13.77	224	23.14	55.00	35.06	1.75	4.30	C15
胃	Stomach	254	14.77	59.90	47.46	2.39	6.15	91	9.40	22.34	15.12	0.59	1.85	C16
结直肠	Colon-rectum	114	6.63	26.89	21.04	0.94	2.64	57	5.89	13.99	9.33	0.47	1.26	C18-21
肝脏	Liver	182	10.58	42.92	31.86	2.31	4.23	46	4.75	11.29	6.99	0.35	0.89	C22
胆囊	Gallbladder etc.	8	0.47	1.89	1.52	0.08	0.19	4	0.41	0.98	0.63	0.00	0.07	C23-24
胰腺	Pancreas	15	0.87	3.54	2.73	0.14	0.34	8	0.83	1.96	1.36	0.08	0.19	C25
喉	Larynx	20	1.16	4.72	3.64	0.22	0.47	2	0.21	0.49	0.31	0.00	0.03	C32
肺	Lung	338	19.65	79.72	62.85	2.87	8.15	134	13.84	32.90	21.29	1.24	2.54	C33-34
其他胸腔器官	Other thoracic organs	4	0.23	0.94	0.94	0.07	0.07	3	0.31	0.74	0.48	0.04	0.04	C37-38
骨	Bone	6	0.35	1.42	0.96	0.07	0.07	7	0.72	1.72	1.29	0.06	0.18	C40-41
皮肤黑色素瘤	Melanoma of skin	0	0.00	0.00	0.00	0.00	0.00	0	0.00	0.00	0.00	0.00	0.00	C43
乳腺	Breast	1	0.06	0.24	0.19	0.02	0.02	126	13.02	30.93	21.44	1.77	2.37	C50
子宫颈	Cervix	–	–	–	–	–	–	36	3.72	8.84	5.96	0.43	0.62	C53
子宫体	Uterus	–	–	–	–	–	–	43	4.44	10.56	7.37	0.66	0.76	C54-55
卵巢	Ovary	–	–	–	–	–	–	24	2.48	5.89	3.88	0.30	0.45	C56
前列腺	Prostate	20	1.16	4.72	3.53	0.11	0.34	–	–	–	–	–	–	C61
睾丸	Testis	0	0.00	0.00	0.00	0.00	0.00	–	–	–	–	–	–	C62
肾	Kidney	26	1.51	6.13	5.31	0.26	0.68	14	1.45	3.44	2.33	0.15	0.27	C64-66,68
膀胱	Bladder	39	2.27	9.20	7.46	0.21	0.87	3	0.31	0.74	0.54	0.04	0.07	C67
脑	Brain	24	1.40	5.66	5.96	0.29	0.49	31	3.20	7.61	5.40	0.40	0.61	C70-C72,D32-33,D42-43
甲状腺	Thyroid	9	0.52	2.12	1.53	0.13	0.13	40	4.13	9.82	6.81	0.54	0.66	C73
淋巴瘤	Lymphoma	15	0.87	3.54	3.19	0.19	0.36	12	1.24	2.95	2.12	0.15	0.29	C81-85,88,90,96
白血病	Leukemia	11	0.64	2.59	3.37	0.21	0.26	18	1.86	4.42	3.71	0.27	0.32	C91-95, D45-47
其他	Other	39	2.27	9.20	8.08	0.44	0.62	34	3.51	8.35	6.16	0.33	0.70	O&U
所有部位合计	All sites	1720	100.00	405.65	321.96	16.82	40.76	968	100.00	237.66	159.50	9.70	18.70	All
所有部位除外皮肤	All sites exc. C44	1708	99.30	402.82	319.57	16.72	40.60	954	98.55	234.22	157.48	9.62	18.49	All sites exc. C44
死亡 Mortality														
口腔	Oral cavity & pharynx	15	1.16	3.54	2.95	0.11	0.34	5	0.80	1.23	0.64	0.00	0.08	C00-10,C12-14
鼻咽	Nasopharynx	3	0.23	0.71	0.63	0.02	0.11	0	0.00	0.00	0.00	0.00	0.00	C11
食管	Esophagus	388	30.12	91.51	73.24	3.18	9.50	189	30.14	46.40	29.42	0.84	3.69	C15
胃	Stomach	231	17.93	54.48	43.81	2.09	5.13	93	14.83	22.83	14.13	0.52	1.63	C16
结直肠	Colon-rectum	60	4.66	14.15	11.07	0.38	1.10	31	4.94	7.61	4.75	0.27	0.62	C18-21
肝脏	Liver	148	11.49	34.90	27.17	1.70	3.45	50	7.97	12.28	7.58	0.30	0.77	C22
胆囊	Gallbladder etc.	3	0.23	0.71	0.51	0.02	0.07	8	1.28	1.96	1.27	0.08	0.13	C23-24
胰腺	Pancreas	17	1.32	4.01	3.15	0.10	0.47	6	0.96	1.47	1.09	0.04	0.14	C25
喉	Larynx	17	1.32	4.01	3.21	0.16	0.39	0	0.00	0.00	0.00	0.00	0.00	C32
肺	Lung	304	23.60	71.70	57.58	2.32	7.24	112	17.86	27.50	16.70	0.58	1.84	C33-34
其他胸腔器官	Other thoracic organs	3	0.23	0.71	1.04	0.02	0.08	1	0.16	0.25	0.20	0.02	0.02	C37-38
骨	Bone	5	0.39	1.18	0.88	0.06	0.06	3	0.48	0.74	0.45	0.02	0.05	C40-41
皮肤黑色素瘤	Melanoma of skin	0	0.00	0.00	0.00	0.00	0.00	1	0.16	0.25	0.15	0.00	0.00	C43
乳腺	Breast	0	0.00	0.00	0.00	0.00	0.00	43	6.86	10.56	7.32	0.67	0.84	C50
子宫颈	Cervix	–	–	–	–	–	–	16	2.55	3.93	2.73	0.23	0.36	C53
子宫体	Uterus	–	–	–	–	–	–	4	0.64	0.98	0.65	0.04	0.07	C54-55
卵巢	Ovary	–	–	–	–	–	–	13	2.07	3.19	2.19	0.14	0.28	C56
前列腺	Prostate	11	0.85	2.59	2.05	0.07	0.11	–	–	–	–	–	–	C61
睾丸	Testis	0	0.00	0.00	0.00	0.00	0.00	–	–	–	–	–	–	C62
肾	Kidney	4	0.31	0.94	0.70	0.04	0.09	9	1.44	2.21	1.30	0.08	0.13	C64-66,68
膀胱	Bladder	14	1.09	3.30	2.55	0.02	0.32	5	0.80	1.23	0.96	0.02	0.18	C67
脑	Brain	15	1.16	3.54	3.48	0.19	0.40	7	1.12	1.72	1.21	0.10	0.10	C70-C72,D32-33,D42-43
甲状腺	Thyroid	0	0.00	0.00	0.00	0.00	0.00	7	1.12	1.72	0.89	0.05	0.05	C73
淋巴瘤	Lymphoma	20	1.55	4.72	3.81	0.26	0.43	4	0.64	0.98	0.80	0.06	0.09	C81-85,88,90,96
白血病	Leukemia	5	0.39	1.18	0.97	0.05	0.14	6	0.96	1.47	0.97	0.10	0.10	C91-95, D45-47
其他	Other	25	1.94	5.90	5.09	0.29	0.61	14	2.23	3.44	2.26	0.16	0.24	O&U
所有部位合计	All sites	1288	100.00	303.77	243.88	11.08	30.05	627	100.00	153.94	97.67	4.32	11.42	All
所有部位除外皮肤	All sites exc. C44	1279	99.30	301.64	242.31	10.97	29.83	623	99.36	152.96	97.05	4.28	11.38	All sites exc. C44

部位 Sites		男性 Male						女性 Female						ICD10
		病例数 No. cases	构成比 Freq./%	粗率 Crude rate/ 100 000⁻¹	世标率 ASR world/ 100 000⁻¹	累积率 Cum. Rate/%		病例数 No. cases	构成比 Freq./%	粗率 Crude rate/ 100 000⁻¹	世标率 ASR world/ 100 000⁻¹	累积率 Cum. Rate/%		
						0~64	0~74					0~64	0~74	
发病 Incidence														
口腔	Oral cavity & pharynx	44	2.04	8.82	5.33	0.42	0.63	8	0.58	1.63	0.86	0.05	0.10	C00-10,C12-14
鼻咽	Nasopharynx	10	0.46	2.01	1.43	0.13	0.13	2	0.14	0.41	0.25	0.02	0.02	C11
食管	Esophagus	546	25.36	109.48	66.72	3.92	8.61	247	17.82	50.28	25.37	1.10	2.95	C15
胃	Stomach	417	19.37	83.61	51.37	2.74	6.43	128	9.24	26.06	13.91	0.82	1.73	C16
结直肠	Colon-rectum	146	6.78	29.27	18.18	0.99	2.24	108	7.79	21.99	11.78	0.66	1.26	C18-21
肝脏	Liver	205	9.52	41.10	25.31	1.53	3.12	53	3.82	10.79	5.89	0.28	0.75	C22
胆囊	Gallbladder etc.	18	0.84	3.61	2.16	0.09	0.25	13	0.94	2.65	1.39	0.05	0.18	C23-24
胰腺	Pancreas	20	0.93	4.01	2.44	0.15	0.34	20	1.44	4.07	2.23	0.16	0.31	C25
喉	Larynx	20	0.93	4.01	2.46	0.14	0.25	3	0.22	0.61	0.30	0.03	0.03	C32
肺	Lung	403	18.72	80.81	49.76	2.51	6.21	209	15.08	42.55	22.55	1.15	2.71	C33-34
其他胸腔器官	Other thoracic organs	4	0.19	0.80	0.50	0.01	0.07	2	0.14	0.41	0.24	0.01	0.03	C37-38
骨	Bone	10	0.46	2.01	1.44	0.07	0.13	12	0.87	2.44	1.35	0.06	0.20	C40-41
皮肤黑色素瘤	Melanoma of skin	2	0.09	0.40	0.22	0.03	0.03	0	0.00	0.00	0.00	0.00	0.00	C43
乳腺	Breast	2	0.09	0.40	0.26	0.03	0.03	229	16.52	46.62	29.55	2.50	3.17	C50
子宫颈	Cervix	-	-	-	-	-	-	31	2.24	6.31	4.27	0.38	0.41	C53
子宫体	Uterus	-	-	-	-	-	-	40	2.89	8.14	4.76	0.40	0.54	C54-55
卵巢	Ovary	-	-	-	-	-	-	47	3.39	9.57	5.45	0.41	0.60	C56
前列腺	Prostate	30	1.39	6.02	3.81	0.04	0.26	-	-	-	-	-	-	C61
睾丸	Testis	3	0.14	0.60	0.68	0.03	0.05	-	-	-	-	-	-	C62
肾	Kidney	46	2.14	9.22	6.04	0.40	0.71	25	1.80	5.09	2.96	0.22	0.34	C64-66,68
膀胱	Bladder	53	2.46	10.63	6.61	0.36	0.71	13	0.94	2.65	1.32	0.04	0.12	C67
脑	Brain	35	1.63	7.02	4.69	0.33	0.47	47	3.39	9.57	6.00	0.37	0.65	C70-C72,D32-33,D42-43
甲状腺	Thyroid	12	0.56	2.41	1.56	0.12	0.18	47	3.39	9.57	6.40	0.52	0.66	C73
淋巴瘤	Lymphoma	15	0.70	3.01	1.82	0.12	0.26	11	0.79	2.24	1.30	0.07	0.14	C81-85,88,90,96
白血病	Leukemia	36	1.67	7.22	5.66	0.37	0.50	29	2.09	5.90	4.40	0.27	0.44	C91-95, D45-47
其他	Other	76	3.53	15.24	10.57	0.71	1.14	62	4.47	12.62	8.70	0.54	0.86	O&U
所有部位合计	All sites	2153	100.00	431.70	268.99	15.23	32.76	1386	100.00	282.14	161.23	10.13	18.21	All
所有部位除外皮肤	All sites exc. C44	2143	99.54	429.69	267.79	15.17	32.61	1383	99.78	281.53	160.94	10.12	18.17	All sites exc. C44
死亡 Mortality														
口腔	Oral cavity & pharynx	13	0.81	2.61	1.58	0.06	0.17	6	0.71	1.22	0.65	0.05	0.07	C00-10,C12-14
鼻咽	Nasopharynx	1	0.06	0.20	0.13	0.00	0.02	1	0.12	0.20	0.11	0.01	0.01	C11
食管	Esophagus	407	25.47	81.61	50.45	2.48	6.55	183	21.68	37.25	17.86	0.54	1.77	C15
胃	Stomach	285	17.83	57.15	35.60	1.43	4.14	115	13.63	23.41	11.54	0.48	1.21	C16
结直肠	Colon-rectum	59	3.69	11.83	7.61	0.33	0.91	50	5.92	10.18	5.45	0.18	0.67	C18-21
肝脏	Liver	196	12.27	39.30	24.16	1.47	2.75	66	7.82	13.44	7.18	0.42	0.84	C22
胆囊	Gallbladder etc.	10	0.63	2.01	1.21	0.03	0.11	11	1.30	2.24	1.09	0.02	0.20	C23-24
胰腺	Pancreas	19	1.19	3.81	2.18	0.17	0.23	17	2.01	3.46	1.84	0.07	0.28	C25
喉	Larynx	24	1.50	4.81	2.87	0.17	0.38	2	0.24	0.41	0.19	0.00	0.03	C32
肺	Lung	389	24.34	78.00	48.52	2.04	5.67	184	21.80	37.46	19.88	0.76	2.11	C33-34
其他胸腔器官	Other thoracic organs	1	0.06	0.20	0.11	0.00	0.00	0	0.00	0.00	0.00	0.00	0.00	C37-38
骨	Bone	12	0.75	2.41	2.16	0.11	0.17	8	0.95	1.63	0.90	0.05	0.11	C40-41
皮肤黑色素瘤	Melanoma of skin	1	0.06	0.20	0.11	0.01	0.01	1	0.12	0.20	0.11	0.00	0.02	C43
乳腺	Breast	1	0.06	0.20	0.11	0.01	0.01	56	6.64	11.40	6.99	0.56	0.78	C50
子宫颈	Cervix	-	-	-	-	-	-	16	1.90	3.26	1.81	0.12	0.20	C53
子宫体	Uterus	-	-	-	-	-	-	10	1.18	2.04	1.17	0.09	0.15	C54-55
卵巢	Ovary	-	-	-	-	-	-	20	2.37	4.07	2.28	0.14	0.32	C56
前列腺	Prostate	25	1.56	5.01	3.33	0.01	0.33	-	-	-	-	-	-	C61
睾丸	Testis	0	0.00	0.00	0.00	0.00	0.00	-	-	-	-	-	-	C62
肾	Kidney	9	0.56	1.80	1.12	0.05	0.13	7	0.83	1.42	0.75	0.04	0.08	C64-66,68
膀胱	Bladder	22	1.38	4.41	2.91	0.05	0.34	6	0.71	1.22	0.51	0.01	0.03	C67
脑	Brain	24	1.50	4.81	3.49	0.23	0.43	26	3.08	5.29	3.17	0.14	0.31	C70-C72,D32-33,D42-43
甲状腺	Thyroid	3	0.19	0.60	0.45	0.00	0.11	3	0.36	0.61	0.36	0.00	0.08	C73
淋巴瘤	Lymphoma	28	1.75	5.61	3.65	0.24	0.37	12	1.42	2.44	1.41	0.08	0.20	C81-85,88,90,96
白血病	Leukemia	28	1.75	5.61	4.74	0.23	0.44	14	1.66	2.85	1.96	0.11	0.20	C91-95, D45-47
其他	Other	41	2.57	8.22	5.23	0.20	0.63	30	3.55	6.11	3.21	0.14	0.39	O&U
所有部位合计	All sites	1598	100.00	320.42	201.73	9.33	23.92	844	100.00	171.81	90.42	4.02	9.96	All
所有部位除外皮肤	All sites exc. C44	1596	99.87	320.02	201.47	9.33	23.88	838	99.29	170.59	89.86	4.02	9.91	All sites exc. C44

附表 3-197 乳山市 2015 年癌症发病和死亡主要指标

Appendix Table 3-197 Incidence and mortality of cancer in Rushan Shi,2015

部位 Sites		男性 Male						女性 Female						ICD10
		病例数 No. cases	构成比 Freq. /%	粗率 Crude rate/ 100 000⁻¹	世标率 ASR world/ 100 000⁻¹	累积率 Cum. Rate/%		病例数 No. cases	构成比 Freq. /%	粗率 Crude rate/ 100 000⁻¹	世标率 ASR world/ 100 000⁻¹	累积率 Cum. Rate/%		
						0~64	0~74					0~64	0~74	
发病 Incidence														
口腔	Oral cavity & pharynx	19	1.52	6.72	3.35	0.18	0.47	5	0.49	1.80	0.86	0.07	0.07	C00-10,C12-14
鼻咽	Nasopharynx	7	0.56	2.47	1.45	0.12	0.16	0	0.00	0.00	0.00	0.00	0.00	C11
食管	Esophagus	28	2.25	9.90	4.82	0.26	0.61	3	0.29	1.08	0.60	0.00	0.10	C15
胃	Stomach	228	18.30	80.59	39.44	2.04	4.68	92	9.03	33.20	16.56	0.93	2.07	C16
结直肠	Colon-rectum	116	9.31	41.00	20.67	1.01	2.77	102	10.01	36.81	17.79	0.88	2.12	C18-21
肝脏	Liver	192	15.41	67.87	34.74	2.55	4.13	62	6.08	22.37	11.71	0.66	1.42	C22
胆囊	Gallbladder etc.	22	1.77	7.78	3.91	0.27	0.46	22	2.16	7.94	3.86	0.19	0.54	C23-24
胰腺	Pancreas	42	3.37	14.85	7.16	0.27	0.90	28	2.75	10.10	5.15	0.21	0.69	C25
喉	Larynx	10	0.80	3.53	1.77	0.13	0.24	0	0.00	0.00	0.00	0.00	0.00	C32
肺	Lung	334	26.81	118.06	56.88	2.59	6.84	194	19.04	70.01	34.09	2.02	3.87	C33-34
其他胸腔器官	Other thoracic organs	5	0.40	1.77	0.90	0.06	0.14	3	0.29	1.08	0.58	0.04	0.08	C37-38
骨	Bone	5	0.40	1.77	0.81	0.02	0.06	3	0.29	1.08	1.43	0.05	0.15	C40-41
皮肤黑色素瘤	Melanoma of skin	3	0.24	1.06	0.54	0.07	0.07	3	0.29	1.08	0.37	0.02	0.02	C43
乳腺	Breast	1	0.08	0.35	0.11	0.00	0.00	184	18.06	66.40	37.42	2.94	4.26	C50
子宫颈	Cervix	–	–	–	–	–	–	42	4.12	15.16	9.11	0.74	0.93	C53
子宫体	Uterus	–	–	–	–	–	–	57	5.59	20.57	11.29	0.92	1.31	C54-55
卵巢	Ovary	–	–	–	–	–	–	27	2.65	9.74	5.60	0.39	0.70	C56
前列腺	Prostate	23	1.85	8.13	3.79	0.02	0.38	–	–	–	–	–	–	C61
睾丸	Testis	0	0.00	0.00	0.00	0.00	0.00	–	–	–	–	–	–	C62
肾	Kidney	32	2.57	11.31	5.69	0.39	0.56	15	1.47	5.41	2.83	0.11	0.39	C64-66,68
膀胱	Bladder	49	3.93	17.32	8.25	0.47	0.98	12	1.18	4.33	2.72	0.12	0.31	C67
脑	Brain	26	2.09	9.19	7.02	0.35	0.55	28	2.75	10.10	5.78	0.26	0.91	C70-C72,D32-33,D42-43
甲状腺	Thyroid	20	1.61	7.07	4.33	0.32	0.36	71	6.97	25.62	16.65	1.47	1.56	C73
淋巴瘤	Lymphoma	19	1.52	6.72	3.37	0.18	0.46	15	1.47	5.41	3.31	0.18	0.31	C81-85,88,90,96
白血病	Leukemia	22	1.77	7.78	4.54	0.23	0.41	16	1.57	5.77	4.33	0.27	0.41	C91-95, D45-47
其他	Other	43	3.45	15.20	8.81	0.45	0.80	35	3.43	12.63	5.97	0.29	0.68	O&U
所有部位合计	All sites	1246	100.00	440.43	222.38	11.96	26.04	1019	100.00	367.72	198.01	12.75	22.90	All
所有部位除外皮肤	All sites exc. C44	1235	99.12	436.54	220.38	11.86	25.86	1013	99.41	365.55	197.32	12.75	22.85	All sites exc. C44
死亡 Mortality														
口腔	Oral cavity & pharynx	14	1.84	4.95	2.37	0.09	0.30	1	0.20	0.36	0.20	0.02	0.02	C00-10,C12-14
鼻咽	Nasopharynx	3	0.39	1.06	0.56	0.04	0.08	1	0.20	0.36	0.09	0.00	0.00	C11
食管	Esophagus	28	3.68	9.90	5.07	0.25	0.69	3	0.60	1.08	0.43	0.00	0.05	C15
胃	Stomach	123	16.16	43.48	21.07	1.02	2.40	59	11.90	21.29	9.76	0.34	1.09	C16
结直肠	Colon-rectum	53	6.96	18.73	8.91	0.39	0.99	39	7.86	14.07	6.37	0.14	0.68	C18-21
肝脏	Liver	147	19.32	51.96	26.63	1.89	3.17	50	10.08	18.04	9.75	0.45	1.29	C22
胆囊	Gallbladder etc.	8	1.05	2.83	1.32	0.06	0.18	14	2.82	5.05	2.17	0.08	0.23	C23-24
胰腺	Pancreas	31	4.07	10.96	5.53	0.19	0.61	19	3.83	6.86	3.04	0.06	0.35	C25
喉	Larynx	5	0.66	1.77	0.89	0.04	0.12	0	0.00	0.00	0.00	0.00	0.00	C32
肺	Lung	247	32.46	87.31	41.52	1.83	4.90	140	28.23	50.52	23.85	1.35	2.56	C33-34
其他胸腔器官	Other thoracic organs	1	0.13	0.35	0.22	0.00	0.04	1	0.20	0.36	0.09	0.00	0.00	C37-38
骨	Bone	4	0.53	1.41	0.68	0.02	0.05	1	0.20	0.36	0.26	0.00	0.04	C40-41
皮肤黑色素瘤	Melanoma of skin	1	0.13	0.35	0.20	0.02	0.02	2	0.40	0.72	0.17	0.00	0.00	C43
乳腺	Breast	2	0.26	0.71	0.28	0.02	0.02	44	8.87	15.88	8.53	0.69	1.02	C50
子宫颈	Cervix	–	–	–	–	–	–	22	4.44	7.94	4.05	0.34	0.44	C53
子宫体	Uterus	–	–	–	–	–	–	11	2.22	3.97	2.20	0.16	0.30	C54-55
卵巢	Ovary	–	–	–	–	–	–	17	3.43	6.13	3.64	0.21	0.43	C56
前列腺	Prostate	10	1.31	3.53	1.68	0.00	0.08	–	–	–	–	–	–	C61
睾丸	Testis	0	0.00	0.00	0.00	0.00	0.00	–	–	–	–	–	–	C62
肾	Kidney	9	1.18	3.18	1.41	0.07	0.10	12	2.42	4.33	2.93	0.08	0.31	C64-66,68
膀胱	Bladder	22	2.89	7.78	3.40	0.12	0.28	2	0.40	0.72	0.21	0.00	0.00	C67
脑	Brain	12	1.58	4.24	2.06	0.09	0.17	12	2.42	4.33	2.21	0.05	0.36	C70-C72,D32-33,D42-43
甲状腺	Thyroid	1	0.13	0.35	0.21	0.00	0.00	1	0.20	0.36	0.12	0.00	0.00	C73
淋巴瘤	Lymphoma	9	1.18	3.18	1.73	0.09	0.30	9	1.81	3.25	2.23	0.08	0.26	C81-85,88,90,96
白血病	Leukemia	16	2.10	5.66	3.50	0.19	0.26	10	2.02	3.61	2.90	0.22	0.22	C91-95, D45-47
其他	Other	15	1.97	5.30	2.46	0.15	0.27	26	5.24	9.38	5.97	0.26	0.61	O&U
所有部位合计	All sites	761	100.00	268.99	131.70	6.57	15.02	496	100.00	178.99	91.17	4.51	10.26	All
所有部位除外皮肤	All sites exc. C44	759	99.74	268.29	131.39	6.56	15.00	490	98.79	176.82	90.32	4.51	10.15	All sites exc. C44

附表 3-198　莱芜市莱城区 2015 年癌症发病和死亡主要指标
Appendix Table 3-198　Incidence and mortality of cancer in Laicheng Qu，Laiwu Shi，2015

部位 Sites	男性 Male						女性 Female						ICD10
	病例数 No. cases	构成比 Freq./%	粗率 Crude rate/ 100 000⁻¹	世标率 ASR world/ 100 000⁻¹	累积率 Cum. Rate/% 0~64	0~74	病例数 No. cases	构成比 Freq./%	粗率 Crude rate/ 100 000⁻¹	世标率 ASR world/ 100 000⁻¹	累积率 Cum. Rate/% 0~64	0~74	
发病 Incidence													
口腔 Oral cavity & pharynx	31	1.54	6.32	3.98	0.32	0.50	12	0.84	2.47	1.28	0.07	0.16	C00-10,C12-14
鼻咽 Nasopharynx	12	0.59	2.45	1.63	0.13	0.19	7	0.49	1.44	0.73	0.04	0.06	C11
食管 Esophagus	185	9.17	37.73	22.70	1.40	2.49	28	1.95	5.76	3.11	0.14	0.43	C15
胃 Stomach	413	20.48	84.23	51.40	2.98	5.28	147	10.24	30.26	16.81	0.96	1.76	C16
结直肠 Colon-rectum	143	7.09	29.16	18.06	1.10	1.99	119	8.29	24.49	13.96	0.81	1.55	C18-21
肝脏 Liver	230	11.40	46.91	29.85	2.12	3.33	80	5.57	16.47	9.90	0.64	1.18	C22
胆囊 Gallbladder etc.	25	1.24	5.10	3.21	0.23	0.31	15	1.05	3.09	1.79	0.11	0.19	C23-24
胰腺 Pancreas	34	1.69	6.93	4.11	0.27	0.47	35	2.44	7.20	4.11	0.24	0.41	C25
喉 Larynx	16	0.79	3.26	2.06	0.20	0.22	1	0.07	0.21	0.06	0.00	0.00	C32
肺 Lung	581	28.81	118.49	70.14	3.76	7.34	355	24.74	73.07	42.87	2.80	4.70	C33-34
其他胸腔器官 Other thoracic organs	7	0.35	1.43	1.01	0.10	0.10	2	0.14	0.41	0.26	0.01	0.04	C37-38
骨 Bone	11	0.55	2.24	1.66	0.12	0.15	19	1.32	3.91	2.93	0.19	0.30	C40-41
皮肤黑色素瘤 Melanoma of skin	0	0.00	0.00	0.00	0.00	0.00	0	0.00	0.00	0.00	0.00	0.00	C43
乳腺 Breast	1	0.05	0.20	0.13	0.01	0.01	253	17.63	52.07	35.32	3.24	3.74	C50
子宫颈 Cervix	–	–	–	–	–	–	66	4.60	13.58	8.99	0.77	0.95	C53
子宫体 Uterus	–	–	–	–	–	–	47	3.28	9.67	6.31	0.56	0.73	C54-55
卵巢 Ovary	–	–	–	–	–	–	40	2.79	8.23	5.54	0.46	0.63	C56
前列腺 Prostate	28	1.39	5.71	3.28	0.12	0.33	–	–	–	–	–	–	C61
睾丸 Testis	2	0.10	0.41	0.50	0.03	0.03	–	–	–	–	–	–	C62
肾 Kidney	37	1.83	7.55	4.62	0.34	0.50	19	1.32	3.91	2.36	0.18	0.29	C64-66,68
膀胱 Bladder	61	3.02	12.44	6.80	0.27	0.72	14	0.98	2.88	1.44	0.07	0.15	C67
脑 Brain	41	2.03	8.36	5.49	0.41	0.59	30	2.09	6.17	4.58	0.27	0.48	C70-C72,D32-33,D42-43
甲状腺 Thyroid	25	1.24	5.10	3.39	0.26	0.32	71	4.95	14.61	11.15	1.00	1.08	C73
淋巴瘤 Lymphoma	37	1.83	7.55	5.44	0.30	0.48	11	0.77	2.26	1.43	0.07	0.13	C81-85,88,90,96
白血病 Leukemia	39	1.93	7.95	6.51	0.41	0.58	18	1.25	3.70	3.23	0.24	0.28	C91-95, D45-47
其他 Other	58	2.88	11.83	7.84	0.50	0.78	46	3.21	9.47	5.87	0.44	0.58	O&U
所有部位合计 All sites	2017	100.00	411.35	253.81	15.38	26.72	1435	100.00	295.36	184.03	13.30	19.82	All
所有部位除外皮肤 All sites exc. C44	2009	99.60	409.72	252.66	15.29	26.63	1424	99.23	293.09	182.70	13.20	19.69	All sites exc. C44
死亡 Mortality													
口腔 Oral cavity & pharynx	15	1.16	3.06	1.71	0.12	0.22	2	0.28	0.41	0.21	0.02	0.02	C00-10,C12-14
鼻咽 Nasopharynx	3	0.23	0.61	0.40	0.04	0.05	2	0.28	0.41	0.13	0.00	0.00	C11
食管 Esophagus	119	9.24	24.27	14.33	0.67	1.30	15	2.13	3.09	1.66	0.06	0.21	C15
胃 Stomach	241	18.71	49.15	31.48	1.62	2.71	98	13.90	20.17	10.21	0.37	0.82	C16
结直肠 Colon-rectum	73	5.67	14.89	9.89	0.50	0.79	49	6.95	10.09	4.91	0.14	0.38	C18-21
肝脏 Liver	208	16.15	42.42	26.09	1.67	2.74	93	13.19	19.14	10.66	0.59	1.29	C22
胆囊 Gallbladder etc.	19	1.48	3.87	2.35	0.17	0.25	10	1.42	2.06	1.21	0.07	0.11	C23-24
胰腺 Pancreas	25	1.94	5.10	3.05	0.20	0.40	27	3.83	5.56	3.00	0.15	0.31	C25
喉 Larynx	7	0.54	1.43	0.86	0.08	0.11	1	0.14	0.21	0.19	0.02	0.02	C32
肺 Lung	418	32.45	85.25	49.99	2.48	4.98	228	32.34	46.93	26.24	1.41	2.57	C33-34
其他胸腔器官 Other thoracic organs	2	0.16	0.41	0.30	0.03	0.03	0	0.00	0.00	0.00	0.00	0.00	C37-38
骨 Bone	13	1.01	2.65	1.85	0.14	0.17	12	1.70	2.47	1.85	0.10	0.18	C40-41
皮肤黑色素瘤 Melanoma of skin	0	0.00	0.00	0.00	0.00	0.00	1	0.14	0.21	0.09	0.00	0.02	C43
乳腺 Breast	0	0.00	0.00	0.00	0.00	0.00	56	7.94	11.53	7.30	0.65	0.79	C50
子宫颈 Cervix	–	–	–	–	–	–	16	2.27	3.29	1.94	0.15	0.19	C53
子宫体 Uterus	–	–	–	–	–	–	14	1.99	2.88	1.84	0.15	0.19	C54-55
卵巢 Ovary	–	–	–	–	–	–	10	1.42	2.06	1.26	0.10	0.14	C56
前列腺 Prostate	6	0.47	1.22	0.90	0.00	0.03	–	–	–	–	–	–	C61
睾丸 Testis	1	0.08	0.20	0.38	0.02	0.02	–	–	–	–	–	–	C62
肾 Kidney	16	1.24	3.26	1.89	0.14	0.18	5	0.71	1.03	0.70	0.07	0.08	C64-66,68
膀胱 Bladder	13	1.01	2.65	1.49	0.04	0.19	7	0.99	1.44	0.60	0.02	0.02	C67
脑 Brain	25	1.94	5.10	2.77	0.14	0.37	20	2.84	4.12	2.90	0.13	0.25	C70-C72,D32-33,D42-43
甲状腺 Thyroid	6	0.47	1.22	0.58	0.03	0.03	3	0.43	0.62	0.57	0.07	0.07	C73
淋巴瘤 Lymphoma	26	2.02	5.30	3.69	0.19	0.34	6	0.85	1.23	0.62	0.02	0.06	C81-85,88,90,96
白血病 Leukemia	23	1.79	4.69	3.36	0.24	0.35	13	1.84	2.68	1.76	0.12	0.19	C91-95, D45-47
其他 Other	29	2.25	5.91	3.81	0.16	0.36	17	2.41	3.50	2.29	0.14	0.24	O&U
所有部位合计 All sites	1288	100.00	262.68	161.19	8.67	15.64	705	100.00	145.10	82.15	4.55	8.15	All
所有部位除外皮肤 All sites exc. C44	1286	99.84	262.27	160.98	8.66	15.62	703	99.72	144.69	81.87	4.53	8.13	All sites exc. C44

Appendix Table 3-199　Incidence and mortality of cancer in Yinan Xian,2015

部位 Sites		男性 Male						女性 Female						ICD10
		病例数 No. cases	构成比 Freq. /%	粗率 Crude rate/ 100 000⁻¹	世标率 ASR world/ 100 000⁻¹	累积率 Cum. Rate/%		病例数 No. cases	构成比 Freq. /%	粗率 Crude rate/ 100 000⁻¹	世标率 ASR world/ 100 000⁻¹	累积率 Cum. Rate/%		
						0~64	0~74					0~64	0~74	
发病 Incidence														
口腔	Oral cavity & pharynx	33	2.30	6.83	4.15	0.21	0.55	9	0.83	1.98	1.33	0.10	0.17	C00-10,C12-14
鼻咽	Nasopharynx	11	0.77	2.28	1.50	0.12	0.12	3	0.28	0.66	0.47	0.06	0.06	C11
食管	Esophagus	147	10.24	30.43	18.31	0.83	2.27	13	1.20	2.86	1.25	0.04	0.07	C15
胃	Stomach	243	16.93	50.31	30.20	1.65	3.64	97	8.97	21.31	12.70	0.59	1.48	C16
结直肠	Colon-rectum	129	8.99	26.71	16.93	0.88	2.07	101	9.34	22.19	13.62	0.63	1.62	C18-21
肝脏	Liver	127	8.85	26.29	17.48	1.28	2.16	63	5.83	13.84	8.77	0.40	1.04	C22
胆囊	Gallbladder etc.	25	1.74	5.18	3.28	0.19	0.38	13	1.20	2.86	1.79	0.09	0.22	C23-24
胰腺	Pancreas	20	1.39	4.14	2.56	0.14	0.39	21	1.94	4.61	2.66	0.19	0.22	C25
喉	Larynx	20	1.39	4.14	2.35	0.15	0.26	1	0.09	0.22	0.18	0.01	0.01	C32
肺	Lung	391	27.25	80.95	50.56	2.95	5.96	186	17.21	40.87	24.88	1.54	2.81	C33-34
其他胸腔器官	Other thoracic organs	2	0.14	0.41	0.32	0.03	0.03	4	0.37	0.88	0.57	0.03	0.07	C37-38
骨	Bone	9	0.63	1.86	1.71	0.11	0.17	13	1.20	2.86	2.08	0.13	0.23	C40-41
皮肤黑色素瘤	Melanoma of skin	3	0.21	0.62	0.34	0.00	0.06	4	0.37	0.88	0.64	0.03	0.03	C43
乳腺	Breast	0	0.00	0.00	0.00	0.00	0.00	176	16.28	38.67	29.50	2.31	3.23	C50
子宫颈	Cervix	–	–	–	–	–	–	54	5.00	11.86	8.29	0.61	0.86	C53
子宫体	Uterus	–	–	–	–	–	–	28	2.59	6.15	4.68	0.40	0.52	C54-55
卵巢	Ovary	–	–	–	–	–	–	42	3.89	9.23	6.90	0.47	0.77	C56
前列腺	Prostate	19	1.32	3.93	1.89	0.05	0.14	–	–	–	–	–	–	C61
睾丸	Testis	1	0.07	0.21	0.17	0.01	0.01	–	–	–	–	–	–	C62
肾	Kidney	21	1.46	4.35	3.07	0.21	0.35	16	1.48	3.52	2.59	0.13	0.28	C64-66,68
膀胱	Bladder	54	3.76	11.18	6.60	0.28	0.62	13	1.20	2.86	1.89	0.08	0.17	C67
脑	Brain	35	2.44	7.25	5.42	0.35	0.59	49	4.53	10.77	8.09	0.63	0.84	C70-C72,D32-33,D42-43
甲状腺	Thyroid	25	1.74	5.18	4.01	0.31	0.40	77	7.12	16.92	13.43	1.13	1.31	C73
淋巴瘤	Lymphoma	32	2.23	6.62	5.45	0.29	0.51	27	2.50	5.93	4.71	0.35	0.51	C81-85,88,90,96
白血病	Leukemia	38	2.65	7.87	5.79	0.21	0.64	34	3.15	7.47	7.73	0.53	0.62	C91-95, D45-47
其他	Other	50	3.48	10.35	6.72	0.42	0.75	37	3.42	8.13	5.40	0.37	0.51	O&U
所有部位合计	All sites	1435	100.00	297.09	188.81	10.66	22.07	1081	100.00	237.51	164.16	10.85	17.67	All
所有部位除外皮肤	All sites exc. C44	1423	99.16	294.60	187.24	10.61	21.87	1070	98.98	235.10	163.09	10.83	17.60	All sites exc. C44
死亡 Mortality														
口腔	Oral cavity & pharynx	15	1.71	3.11	1.88	0.06	0.20	3	0.58	0.66	0.46	0.05	0.05	C00-10,C12-14
鼻咽	Nasopharynx	6	0.68	1.24	0.74	0.06	0.09	3	0.58	0.66	0.49	0.03	0.06	C11
食管	Esophagus	93	10.62	19.25	11.39	0.52	1.29	13	2.52	2.86	1.39	0.02	0.16	C15
胃	Stomach	160	18.26	33.12	19.74	0.93	2.27	72	13.95	15.82	8.81	0.45	0.89	C16
结直肠	Colon-rectum	46	5.25	9.52	5.66	0.24	0.49	45	8.72	9.89	4.99	0.13	0.55	C18-21
肝脏	Liver	116	13.24	24.02	16.24	1.24	1.90	51	9.88	11.21	6.49	0.36	0.81	C22
胆囊	Gallbladder etc.	17	1.94	3.52	2.05	0.10	0.21	8	1.55	1.76	1.11	0.07	0.13	C23-24
胰腺	Pancreas	9	1.03	1.86	1.22	0.08	0.14	12	2.33	2.64	1.29	0.06	0.13	C25
喉	Larynx	6	0.68	1.24	0.80	0.03	0.12	0	0.00	0.00	0.00	0.00	0.00	C32
肺	Lung	285	32.53	59.00	36.06	1.73	4.34	159	30.81	34.93	21.11	1.08	2.46	C33-34
其他胸腔器官	Other thoracic organs	3	0.34	0.62	0.45	0.03	0.06	0	0.00	0.00	0.00	0.00	0.00	C37-38
骨	Bone	3	0.34	0.62	0.41	0.03	0.06	5	0.97	1.10	0.65	0.02	0.09	C40-41
皮肤黑色素瘤	Melanoma of skin	2	0.23	0.41	0.25	0.03	0.03	0	0.00	0.00	0.00	0.00	0.00	C43
乳腺	Breast	0	0.00	0.00	0.00	0.00	0.00	34	6.59	7.47	5.35	0.39	0.58	C50
子宫颈	Cervix	–	–	–	–	–	–	19	3.68	4.17	2.73	0.22	0.32	C53
子宫体	Uterus	–	–	–	–	–	–	6	1.16	1.32	1.01	0.05	0.15	C54-55
卵巢	Ovary	–	–	–	–	–	–	16	3.10	3.52	2.60	0.13	0.39	C56
前列腺	Prostate	8	0.91	1.66	0.89	0.02	0.07	–	–	–	–	–	–	C61
睾丸	Testis	0	0.00	0.00	0.00	0.00	0.00	–	–	–	–	–	–	C62
肾	Kidney	8	0.91	1.66	1.18	0.08	0.16	7	1.36	1.54	0.95	0.04	0.14	C64-66,68
膀胱	Bladder	12	1.37	2.48	1.46	0.02	0.16	4	0.78	0.88	0.43	0.02	0.02	C67
脑	Brain	22	2.51	4.55	3.31	0.21	0.39	21	4.07	4.61	3.52	0.18	0.30	C70-C72,D32-33,D42-43
甲状腺	Thyroid	2	0.23	0.41	0.25	0.02	0.05	2	0.39	0.44	0.30	0.04	0.04	C73
淋巴瘤	Lymphoma	17	1.94	3.52	2.00	0.09	0.21	8	1.55	1.76	1.07	0.04	0.13	C81-85,88,90,96
白血病	Leukemia	23	2.63	4.76	3.60	0.20	0.31	15	2.91	3.30	3.21	0.22	0.25	C91-95, D45-47
其他	Other	23	2.63	4.76	3.09	0.21	0.29	13	2.52	2.86	1.56	0.07	0.20	O&U
所有部位合计	All sites	876	100.00	181.36	112.66	5.91	12.86	516	100.00	113.37	69.54	3.67	7.85	All
所有部位除外皮肤	All sites exc. C44	875	99.89	181.15	112.53	5.91	12.83	514	99.61	112.93	69.40	3.67	7.85	All sites exc. C44

部位 Sites		男性 Male						女性 Female						ICD10
		病例数 No. cases	构成比 Freq. /%	粗率 Crude rate/ 100 000⁻¹	世标率 ASR world/ 100 000⁻¹	累积率 Cum. Rate/% 0~64	0~74	病例数 No. cases	构成比 Freq. /%	粗率 Crude rate/ 100 000⁻¹	世标率 ASR world/ 100 000⁻¹	累积率 Cum. Rate/% 0~64	0~74	
发病 Incidence														
口腔	Oral cavity & pharynx	13	0.76	2.20	1.38	0.10	0.17	6	0.56	1.07	0.43	0.03	0.03	C00-10,C12-14
鼻咽	Nasopharynx	13	0.76	2.20	1.67	0.09	0.20	9	0.83	1.60	0.81	0.02	0.11	C11
食管	Esophagus	180	10.47	30.48	18.47	0.98	2.30	22	2.04	3.92	1.85	0.06	0.19	C15
胃	Stomach	356	20.71	60.29	37.02	1.89	4.29	158	14.66	28.17	15.22	0.78	1.52	C16
结直肠	Colon-rectum	192	11.17	32.51	20.19	1.15	2.44	132	12.24	23.54	12.90	0.56	1.42	C18-21
肝脏	Liver	194	11.29	32.85	20.94	1.38	2.46	67	6.22	11.95	6.35	0.25	0.75	C22
胆囊	Gallbladder etc.	11	0.64	1.86	1.13	0.07	0.11	16	1.48	2.85	1.47	0.09	0.14	C23-24
胰腺	Pancreas	26	1.51	4.40	2.71	0.16	0.32	16	1.48	2.85	1.60	0.10	0.18	C25
喉	Larynx	4	0.23	0.68	0.43	0.05	0.05	1	0.09	0.18	0.11	0.00	0.03	C32
肺	Lung	521	30.31	88.23	54.88	3.13	6.99	251	23.28	44.76	23.69	1.09	2.82	C33-34
其他胸腔器官	Other thoracic organs	3	0.17	0.51	0.34	0.02	0.05	4	0.37	0.71	0.51	0.04	0.07	C37-38
骨	Bone	9	0.52	1.52	1.03	0.06	0.16	3	0.28	0.53	0.33	0.02	0.05	C40-41
皮肤黑色素瘤	Melanoma of skin	0	0.00	0.00	0.00	0.00	0.00	1	0.09	0.18	0.11	0.01	0.01	C43
乳腺	Breast	3	0.17	0.51	0.41	0.04	0.04	178	16.51	31.74	21.03	1.78	2.32	C50
子宫颈	Cervix	–	–	–	–	–	–	46	4.27	8.20	5.20	0.41	0.54	C53
子宫体	Uterus	–	–	–	–	–	–	29	2.69	5.17	3.02	0.25	0.35	C54-55
卵巢	Ovary	–	–	–	–	–	–	24	2.23	4.28	2.88	0.18	0.37	C56
前列腺	Prostate	28	1.63	4.74	2.70	0.08	0.24	–	–	–	–	–	–	C61
睾丸	Testis	0	0.00	0.00	0.00	0.00	0.00	–	–	–	–	–	–	C62
肾	Kidney	22	1.28	3.73	2.39	0.19	0.32	10	0.93	1.78	1.30	0.09	0.09	C64-66,68
膀胱	Bladder	43	2.50	7.28	4.61	0.22	0.57	12	1.11	2.14	0.82	0.04	0.04	C67
脑	Brain	22	1.28	3.73	2.84	0.18	0.24	18	1.67	3.21	2.54	0.13	0.23	C70-C72,D32-33,D42-43
甲状腺	Thyroid	9	0.52	1.52	1.19	0.10	0.10	39	3.62	6.95	5.08	0.43	0.49	C73
淋巴瘤	Lymphoma	10	0.58	1.69	1.02	0.09	0.09	5	0.46	0.89	0.58	0.07	0.07	C81-85,88,90,96
白血病	Leukemia	10	0.58	1.69	1.22	0.10	0.10	10	0.93	1.78	1.37	0.10	0.13	C91-95, D45-47
其他	Other	50	2.91	8.47	5.39	0.32	0.55	21	1.95	3.74	2.07	0.10	0.20	O&U
所有部位合计	All sites	1719	100.00	291.10	181.95	10.39	21.79	1078	100.00	192.23	111.30	6.62	12.17	All
所有部位除外皮肤	All sites exc. C44	1705	99.19	288.73	180.25	10.32	21.63	1070	99.26	190.80	110.67	6.62	12.12	All sites exc. C44
死亡 Mortality														
口腔	Oral cavity & pharynx	8	0.70	1.35	0.86	0.09	0.09	6	1.04	1.07	0.54	0.03	0.08	C00-10,C12-14
鼻咽	Nasopharynx	11	0.96	1.86	1.38	0.09	0.16	8	1.38	1.43	0.66	0.01	0.07	C11
食管	Esophagus	138	12.09	23.37	13.96	0.66	1.66	21	3.63	3.74	1.55	0.01	0.11	C15
胃	Stomach	256	22.44	43.35	26.33	1.30	3.18	102	17.65	18.19	9.40	0.42	1.03	C16
结直肠	Colon-rectum	63	5.52	10.67	6.61	0.31	0.74	55	9.52	9.81	4.66	0.15	0.40	C18-21
肝脏	Liver	186	16.30	31.50	19.63	1.27	2.30	74	12.80	13.20	7.29	0.34	0.82	C22
胆囊	Gallbladder etc.	5	0.44	0.85	0.52	0.00	0.05	13	2.25	2.32	1.20	0.05	0.15	C23-24
胰腺	Pancreas	13	1.14	2.20	1.33	0.07	0.15	12	2.08	2.14	1.21	0.07	0.13	C25
喉	Larynx	3	0.26	0.51	0.27	0.03	0.03	1	0.17	0.18	0.07	0.00	0.00	C32
肺	Lung	362	31.73	61.30	37.45	1.78	4.71	172	29.76	30.67	15.65	0.53	1.72	C33-34
其他胸腔器官	Other thoracic organs	1	0.09	0.17	0.12	0.00	0.03	0	0.00	0.00	0.00	0.00	0.00	C37-38
骨	Bone	7	0.61	1.19	0.85	0.04	0.14	8	1.38	1.43	1.16	0.09	0.12	C40-41
皮肤黑色素瘤	Melanoma of skin	0	0.00	0.00	0.00	0.00	0.00	0	0.00	0.00	0.00	0.00	0.00	C43
乳腺	Breast	1	0.09	0.17	0.11	0.00	0.02	32	5.54	5.71	3.82	0.29	0.44	C50
子宫颈	Cervix	–	–	–	–	–	–	19	3.29	3.39	1.84	0.11	0.19	C53
子宫体	Uterus	–	–	–	–	–	–	2	0.35	0.36	0.22	0.01	0.04	C54-55
卵巢	Ovary	–	–	–	–	–	–	7	1.21	1.25	0.80	0.06	0.11	C56
前列腺	Prostate	10	0.88	1.69	0.83	0.00	0.05	–	–	–	–	–	–	C61
睾丸	Testis	0	0.00	0.00	0.00	0.00	0.00	–	–	–	–	–	–	C62
肾	Kidney	5	0.44	0.85	0.55	0.05	0.08	4	0.69	0.71	0.37	0.04	0.04	C64-66,68
膀胱	Bladder	10	0.88	1.69	1.04	0.01	0.15	5	0.87	0.89	0.34	0.01	0.01	C67
脑	Brain	22	1.93	3.73	3.14	0.16	0.26	10	1.73	1.78	1.32	0.07	0.11	C70-C72,D32-33,D42-43
甲状腺	Thyroid	0	0.00	0.00	0.00	0.00	0.00	2	0.35	0.36	0.25	0.01	0.04	C73
淋巴瘤	Lymphoma	8	0.70	1.35	0.80	0.07	0.07	4	0.69	0.71	0.44	0.03	0.08	C81-85,88,90,96
白血病	Leukemia	6	0.53	1.02	0.62	0.05	0.05	6	1.04	1.07	0.66	0.04	0.07	C91-95, D45-47
其他	Other	26	2.28	4.40	2.60	0.14	0.25	15	2.60	2.67	1.60	0.11	0.21	O&U
所有部位合计	All sites	1141	100.00	193.22	119.01	6.12	14.15	578	100.00	103.07	55.07	2.47	5.98	All
所有部位除外皮肤	All sites exc. C44	1132	99.21	191.70	118.11	6.08	14.05	574	99.31	102.36	54.67	2.45	5.94	All sites exc. C44

附表 3-201 莒南县 2015 年癌症发病和死亡主要指标
Appendix Table 3-201 Incidence and mortality of cancer in Junan Xian,2015

部位 Sites		男性 Male						女性 Female						ICD10
		病例数 No. cases	构成比 Freq. /%	粗率 Crude rate/ 100 000⁻¹	世标率 ASR world/ 100 000⁻¹	累积率 Cum. Rate/% 0~64	0~74	病例数 No. cases	构成比 Freq. /%	粗率 Crude rate/ 100 000⁻¹	世标率 ASR world/ 100 000⁻¹	累积率 Cum. Rate/% 0~64	0~74	
发病 Incidence														
口腔	Oral cavity & pharynx	18	1.60	4.16	2.89	0.23	0.36	9	1.14	2.21	1.61	0.13	0.13	C00-10,C12-14
鼻咽	Nasopharynx	4	0.35	0.92	0.71	0.08	0.08	7	0.89	1.72	1.25	0.11	0.11	C11
食管	Esophagus	112	9.94	25.88	14.84	0.82	1.75	16	2.03	3.93	1.93	0.05	0.23	C15
胃	Stomach	191	16.95	44.13	25.54	1.35	2.83	52	6.60	12.77	8.23	0.64	0.91	C16
结直肠	Colon-rectum	103	9.14	23.80	14.60	0.91	1.56	71	9.01	17.43	11.33	0.87	1.14	C18-21
肝脏	Liver	101	8.96	23.34	14.98	1.09	1.69	53	6.73	13.01	8.24	0.59	1.07	C22
胆囊	Gallbladder etc.	24	2.13	5.55	3.27	0.12	0.44	18	2.28	4.42	2.52	0.14	0.19	C23-24
胰腺	Pancreas	28	2.48	6.47	4.07	0.28	0.44	20	2.54	4.91	2.81	0.16	0.29	C25
喉	Larynx	17	1.51	3.93	2.46	0.16	0.35	0	0.00	0.00	0.00	0.00	0.00	C32
肺	Lung	316	28.04	73.01	45.40	2.81	5.21	197	25.00	48.37	30.17	1.99	3.50	C33-34
其他胸腔器官	Other thoracic organs	2	0.18	0.46	0.29	0.02	0.04	1	0.13	0.25	0.14	0.00	0.02	C37-38
骨	Bone	8	0.71	1.85	1.45	0.10	0.15	11	1.40	2.70	1.92	0.15	0.22	C40-41
皮肤黑色素瘤	Melanoma of skin	1	0.09	0.23	0.12	0.00	0.03	3	0.38	0.74	0.50	0.03	0.05	C43
乳腺	Breast	1	0.09	0.23	0.25	0.02	0.02	121	15.36	29.71	21.62	1.91	2.23	C50
子宫颈	Cervix	–	–	–	–	–	–	34	4.31	8.35	6.02	0.50	0.68	C53
子宫体	Uterus	–	–	–	–	–	–	31	3.93	7.61	5.51	0.49	0.63	C54-55
卵巢	Ovary	–	–	–	–	–	–	24	3.05	5.89	4.45	0.39	0.49	C56
前列腺	Prostate	8	0.71	1.85	0.95	0.00	0.14	–	–	–	–	–	–	C61
睾丸	Testis	1	0.09	0.23	0.12	0.00	0.03	–	–	–	–	–	–	C62
肾	Kidney	14	1.24	3.23	2.29	0.16	0.28	12	1.52	2.95	2.09	0.17	0.24	C64-66,68
膀胱	Bladder	41	3.64	9.47	5.66	0.25	0.66	7	0.89	1.72	0.83	0.00	0.10	C67
脑	Brain	28	2.48	6.47	3.98	0.25	0.42	22	2.79	5.40	3.90	0.26	0.39	C70-C72,D32-33,D42-43
甲状腺	Thyroid	8	0.71	1.85	1.34	0.11	0.11	30	3.81	7.37	5.50	0.44	0.56	C73
淋巴瘤	Lymphoma	32	2.84	7.39	5.04	0.37	0.61	10	1.27	2.46	1.78	0.17	0.19	C81-85,88,90,96
白血病	Leukemia	32	2.84	7.39	5.50	0.38	0.54	12	1.52	2.95	2.26	0.11	0.19	C91-95, D45-47
其他	Other	37	3.28	8.55	5.20	0.31	0.58	27	3.43	6.63	5.07	0.41	0.47	O&U
所有部位合计	All sites	1127	100.00	260.38	160.93	9.80	18.33	788	100.00	193.49	129.65	9.69	14.04	All
所有部位除外皮肤	All sites exc. C44	1111	98.58	256.69	158.84	9.73	18.21	782	99.24	192.02	128.82	9.64	13.96	All sites exc. C44
死亡 Mortality														
口腔	Oral cavity & pharynx	9	1.03	2.08	1.39	0.13	0.18	9	1.88	2.21	1.15	0.06	0.11	C00-10,C12-14
鼻咽	Nasopharynx	3	0.34	0.69	0.49	0.05	0.07	3	0.63	0.74	0.56	0.06	0.06	C11
食管	Esophagus	89	10.19	20.56	11.75	0.53	1.19	8	1.67	1.96	0.78	0.00	0.05	C15
胃	Stomach	140	16.04	32.35	18.28	0.85	1.95	51	10.63	12.52	7.38	0.46	0.76	C16
结直肠	Colon-rectum	54	6.19	12.48	7.42	0.32	0.70	36	7.50	8.84	5.06	0.29	0.53	C18-21
肝脏	Liver	107	12.26	24.72	16.40	1.28	1.83	40	8.33	9.82	5.65	0.31	0.64	C22
胆囊	Gallbladder etc.	15	1.72	3.47	2.15	0.10	0.29	9	1.88	2.21	1.34	0.08	0.11	C23-24
胰腺	Pancreas	18	2.06	4.16	2.43	0.13	0.30	23	4.79	5.65	3.40	0.22	0.32	C25
喉	Larynx	13	1.49	3.00	1.79	0.10	0.23	0	0.00	0.00	0.00	0.00	0.00	C32
肺	Lung	290	33.22	67.00	41.08	2.54	4.68	150	31.25	36.83	21.97	1.32	2.57	C33-34
其他胸腔器官	Other thoracic organs	3	0.34	0.69	0.46	0.03	0.06	0	0.00	0.00	0.00	0.00	0.00	C37-38
骨	Bone	13	1.49	3.00	2.23	0.17	0.25	13	2.71	3.19	2.19	0.13	0.31	C40-41
皮肤黑色素瘤	Melanoma of skin	3	0.34	0.69	0.47	0.01	0.03	0	0.00	0.00	0.00	0.00	0.00	C43
乳腺	Breast	1	0.11	0.23	0.09	0.00	0.00	32	6.67	7.86	5.66	0.46	0.60	C50
子宫颈	Cervix	–	–	–	–	–	–	11	2.29	2.70	2.04	0.20	0.22	C53
子宫体	Uterus	–	–	–	–	–	–	12	2.50	2.95	1.79	0.11	0.24	C54-55
卵巢	Ovary	–	–	–	–	–	–	18	3.75	4.42	2.83	0.22	0.30	C56
前列腺	Prostate	6	0.69	1.39	0.59	0.00	0.06	–	–	–	–	–	–	C61
睾丸	Testis	2	0.23	0.46	0.28	0.02	0.02	–	–	–	–	–	–	C62
肾	Kidney	8	0.92	1.85	1.27	0.13	0.18	5	1.04	1.23	0.76	0.05	0.07	C64-66,68
膀胱	Bladder	15	1.72	3.47	1.87	0.07	0.21	4	0.83	0.98	0.59	0.03	0.05	C67
脑	Brain	28	3.21	6.47	4.20	0.31	0.43	14	2.92	3.44	2.23	0.17	0.24	C70-C72,D32-33,D42-43
甲状腺	Thyroid	0	0.00	0.00	0.00	0.00	0.00	4	0.83	0.98	0.63	0.04	0.07	C73
淋巴瘤	Lymphoma	26	2.98	6.01	4.38	0.33	0.50	16	3.33	3.93	2.64	0.19	0.29	C81-85,88,90,96
白血病	Leukemia	19	2.18	4.39	2.93	0.19	0.29	14	2.92	3.44	2.87	0.26	0.26	C91-95, D45-47
其他	Other	11	1.26	2.54	1.39	0.02	0.11	8	1.67	1.96	1.12	0.04	0.10	O&U
所有部位合计	All sites	873	100.00	201.70	123.34	7.31	13.56	480	100.00	117.86	72.65	4.71	7.91	All
所有部位除外皮肤	All sites exc. C44	871	99.77	201.24	123.09	7.31	13.51	478	99.58	117.37	72.45	4.71	7.91	All sites exc. C44

部位 Sites		男性 Male						女性 Female						ICD10
		病例数 No. cases	构成比 Freq./%	粗率 Crude rate/ 100 000⁻¹	世标率 ASR world/ 100 000⁻¹	累积率 Cum. Rate/%		病例数 No. cases	构成比 Freq./%	粗率 Crude rate/ 100 000⁻¹	世标率 ASR world/ 100 000⁻¹	累积率 Cum. Rate/%		
						0~64	0~74					0~64	0~74	
发病 Incidence														
口腔	Oral cavity & pharynx	9	1.67	4.62	3.60	0.37	0.37	4	0.78	2.10	1.53	0.16	0.16	C00-10,C12-14
鼻咽	Nasopharynx	2	0.37	1.03	0.76	0.05	0.14	0	0.00	0.00	0.00	0.00	0.00	C11
食管	Esophagus	39	7.24	20.03	14.06	0.82	1.92	11	2.16	5.77	3.70	0.14	0.42	C15
胃	Stomach	72	13.36	36.99	26.24	1.66	3.36	20	3.92	10.49	7.35	0.62	0.84	C16
结直肠	Colon-rectum	60	11.13	30.82	21.55	1.31	2.69	38	7.45	19.94	14.27	0.63	1.94	C18-21
肝脏	Liver	58	10.76	29.80	22.64	2.03	2.64	15	2.94	7.87	5.69	0.30	0.64	C22
胆囊	Gallbladder etc.	6	1.11	3.08	1.82	0.15	0.15	0	0.00	0.00	0.00	0.00	0.00	C23-24
胰腺	Pancreas	11	2.04	5.65	3.98	0.08	0.62	13	2.55	6.82	4.54	0.31	0.48	C25
喉	Larynx	7	1.30	3.60	2.30	0.06	0.29	0	0.00	0.00	0.00	0.00	0.00	C32
肺	Lung	146	27.09	75.00	53.92	3.43	7.27	92	18.04	48.27	30.63	1.68	3.76	C33-34
其他胸腔器官	Other thoracic organs	2	0.37	1.03	0.92	0.08	0.08	2	0.39	1.05	0.94	0.05	0.12	C37-38
骨	Bone	1	0.19	0.51	0.42	0.05	0.05	2	0.39	1.05	0.90	0.05	0.15	C40-41
皮肤黑色素瘤	Melanoma of skin	1	0.19	0.51	0.37	0.00	0.09	2	0.39	1.05	0.87	0.08	0.08	C43
乳腺	Breast	1	0.19	0.51	0.39	0.05	0.05	93	18.24	48.80	35.70	3.10	3.81	C50
子宫颈	Cervix	–	–	–	–	–	–	16	3.14	8.40	6.16	0.55	0.72	C53
子宫体	Uterus	–	–	–	–	–	–	23	4.51	12.07	9.37	0.86	1.10	C54-55
卵巢	Ovary	–	–	–	–	–	–	19	3.73	9.97	7.14	0.55	0.79	C56
前列腺	Prostate	14	2.60	7.19	4.09	0.15	0.53	–	–	–	–	–	–	C61
睾丸	Testis	1	0.19	0.51	0.42	0.05	0.05	–	–	–	–	–	–	C62
肾	Kidney	12	2.23	6.16	4.94	0.25	0.70	6	1.18	3.15	1.67	0.03	0.20	C64-66,68
膀胱	Bladder	6	1.11	3.08	2.18	0.13	0.30	3	0.59	1.57	1.03	0.05	0.15	C67
脑	Brain	12	2.23	6.16	4.88	0.33	0.61	13	2.55	6.82	5.13	0.30	0.82	C70-C72,D32-33,D42-43
甲状腺	Thyroid	29	5.38	14.90	12.41	1.14	1.21	101	19.80	52.99	38.42	3.67	3.74	C73
淋巴瘤	Lymphoma	8	1.48	4.11	3.83	0.20	0.50	8	1.57	4.20	3.29	0.18	0.52	C81-85,88,90,96
白血病	Leukemia	17	3.15	8.73	8.99	0.42	0.96	11	2.16	5.77	6.20	0.42	0.52	C91-95, D45-47
其他	Other	25	4.64	12.84	9.16	0.67	0.81	18	3.53	9.44	6.93	0.67	0.75	O&U
所有部位合计	All sites	539	100.00	276.89	203.88	13.49	25.40	510	100.00	267.60	191.47	14.41	21.70	All
所有部位除外皮肤	All sites exc. C44	536	99.44	275.35	203.05	13.49	25.33	509	99.80	267.07	191.25	14.41	21.70	All sites exc. C44
死亡 Mortality														
口腔	Oral cavity & pharynx	4	1.18	2.05	1.01	0.00	0.09	2	0.85	1.05	0.48	0.03	0.03	C00-10,C12-14
鼻咽	Nasopharynx	0	0.00	0.00	0.00	0.00	0.00	0	0.00	0.00	0.00	0.00	0.00	C11
食管	Esophagus	32	9.47	16.44	11.45	0.64	1.53	12	5.13	6.30	3.27	0.08	0.32	C15
胃	Stomach	39	11.54	20.03	14.21	0.79	1.98	14	5.98	7.35	4.41	0.21	0.55	C16
结直肠	Colon-rectum	24	7.10	12.33	8.73	0.65	1.05	20	8.55	10.49	6.73	0.34	0.77	C18-21
肝脏	Liver	53	15.68	27.23	21.09	1.71	2.57	18	7.69	9.44	6.08	0.26	0.86	C22
胆囊	Gallbladder etc.	6	1.78	3.08	1.77	0.10	0.19	1	0.43	0.52	0.43	0.05	0.05	C23-24
胰腺	Pancreas	9	2.66	4.62	3.51	0.19	0.52	11	4.70	5.77	3.66	0.15	0.39	C25
喉	Larynx	3	0.89	1.54	0.98	0.05	0.15	0	0.00	0.00	0.00	0.00	0.00	C32
肺	Lung	114	33.73	58.56	39.98	1.84	5.30	77	32.91	40.40	25.77	1.18	3.38	C33-34
其他胸腔器官	Other thoracic organs	2	0.59	1.03	0.90	0.10	0.10	0	0.00	0.00	0.00	0.00	0.00	C37-38
骨	Bone	3	0.89	1.54	1.04	0.10	0.10	2	0.85	1.05	0.81	0.00	0.17	C40-41
皮肤黑色素瘤	Melanoma of skin	1	0.30	0.51	0.18	0.00	0.00	0	0.00	0.00	0.00	0.00	0.00	C43
乳腺	Breast	0	0.00	0.00	0.00	0.00	0.00	16	6.84	8.40	6.00	0.44	0.77	C50
子宫颈	Cervix	–	–	–	–	–	–	3	1.28	1.57	1.18	0.10	0.20	C53
子宫体	Uterus	–	–	–	–	–	–	3	1.28	1.57	1.06	0.05	0.12	C54-55
卵巢	Ovary	–	–	–	–	–	–	14	5.98	7.35	5.50	0.36	0.67	C56
前列腺	Prostate	6	1.78	3.08	1.76	0.00	0.28	–	–	–	–	–	–	C61
睾丸	Testis	0	0.00	0.00	0.00	0.00	0.00	–	–	–	–	–	–	C62
肾	Kidney	5	1.48	2.57	1.88	0.10	0.24	6	2.56	3.15	1.44	0.00	0.19	C64-66,68
膀胱	Bladder	5	1.48	2.57	1.68	0.08	0.17	1	0.43	0.52	0.17	0.00	0.00	C67
脑	Brain	3	0.89	1.54	1.46	0.10	0.10	9	3.85	4.72	3.45	0.23	0.49	C70-C72,D32-33,D42-43
甲状腺	Thyroid	1	0.30	0.51	0.39	0.05	0.05	4	1.71	2.10	1.38	0.10	0.10	C73
淋巴瘤	Lymphoma	5	1.48	2.57	1.83	0.05	0.31	6	2.56	3.15	2.00	0.11	0.20	C81-85,88,90,96
白血病	Leukemia	11	3.25	5.65	3.93	0.19	0.47	3	1.28	1.57	1.24	0.11	0.20	C91-95, D45-47
其他	Other	12	3.55	6.16	4.41	0.31	0.50	12	5.13	6.30	4.25	0.14	0.72	O&U
所有部位合计	All sites	338	100.00	173.64	122.18	7.05	15.71	234	100.00	122.78	79.31	3.94	10.19	All
所有部位除外皮肤	All sites exc. C44	338	100.00	173.64	122.18	7.05	15.71	234	100.00	122.78	79.31	3.94	10.19	All sites exc. C44

部位 Sites		男性 Male						女性 Female						ICD10
		病例数 No. cases	构成比 Freq./%	粗率 Crude rate/100 000⁻¹	世标率 ASR world/100 000⁻¹	累积率 Cum. Rate/% 0~64	0~74	病例数 No. cases	构成比 Freq./%	粗率 Crude rate/100 000⁻¹	世标率 ASR world/100 000⁻¹	累积率 Cum. Rate/% 0~64	0~74	
发病 Incidence														
口腔	Oral cavity & pharynx	14	1.50	5.51	3.60	0.25	0.49	10	1.35	4.17	2.98	0.19	0.24	C00-10,C12-14
鼻咽	Nasopharynx	7	0.75	2.76	1.98	0.15	0.28	1	0.13	0.42	0.35	0.03	0.03	C11
食管	Esophagus	140	14.97	55.14	34.63	1.90	3.59	60	8.08	25.02	14.18	0.79	1.88	C15
胃	Stomach	137	14.65	53.96	34.31	2.16	4.57	53	7.13	22.10	14.73	1.09	1.59	C16
结直肠	Colon-rectum	80	8.56	31.51	20.98	1.29	2.19	38	5.11	15.84	10.81	0.69	1.19	C18-21
肝脏	Liver	129	13.80	50.81	34.17	2.38	3.95	46	6.19	19.18	12.17	0.79	1.41	C22
胆囊	Gallbladder etc.	20	2.14	7.88	4.86	0.24	0.64	12	1.62	5.00	2.79	0.13	0.27	C23-24
胰腺	Pancreas	12	1.28	4.73	3.31	0.28	0.41	14	1.88	5.84	3.01	0.10	0.34	C25
喉	Larynx	7	0.75	2.76	1.86	0.13	0.28	0	0.00	0.00	0.00	0.00	0.00	C32
肺	Lung	220	23.53	86.65	52.71	2.45	6.36	139	18.71	57.95	31.71	1.64	3.63	C33-34
其他胸腔器官	Other thoracic organs	3	0.32	1.18	0.96	0.11	0.11	1	0.13	0.42	0.12	0.00	0.00	C37-38
骨	Bone	6	0.64	2.36	2.46	0.15	0.20	8	1.08	3.34	2.75	0.15	0.24	C40-41
皮肤黑色素瘤	Melanoma of skin	0	0.00	0.00	0.00	0.00	0.00	0	0.00	0.00	0.00	0.00	0.00	C43
乳腺	Breast	4	0.43	1.58	1.11	0.05	0.15	112	15.07	46.69	35.27	2.87	3.67	C50
子宫颈	Cervix	–	–	–	–	–	–	22	2.96	9.17	6.35	0.48	0.66	C53
子宫体	Uterus	–	–	–	–	–	–	23	3.10	9.59	6.49	0.51	0.79	C54-55
卵巢	Ovary	–	–	–	–	–	–	35	4.71	14.59	10.54	0.89	1.32	C56
前列腺	Prostate	13	1.39	5.12	3.17	0.03	0.17						–	C61
睾丸	Testis	2	0.21	0.79	0.61	0.06	0.06	–					–	C62
肾	Kidney	16	1.71	6.30	3.97	0.18	0.45	10	1.35	4.17	2.99	0.27	0.31	C64-66,68
膀胱	Bladder	22	2.35	8.67	5.90	0.29	0.64	7	0.94	2.92	1.36	0.04	0.18	C67
脑	Brain	30	3.21	11.82	8.27	0.51	0.83	42	5.65	17.51	12.74	1.12	1.45	C70-C72,D32-33,D42-43
甲状腺	Thyroid	6	0.64	2.36	1.64	0.15	0.15	42	5.65	17.51	13.48	1.15	1.43	C73
淋巴瘤	Lymphoma	12	1.28	4.73	3.44	0.18	0.41	8	1.08	3.34	2.17	0.18	0.18	C81-85,88,90,96
白血病	Leukemia	23	2.46	9.06	6.76	0.53	0.72	18	2.42	7.50	4.85	0.33	0.38	C91-95, D45-47
其他	Other	32	3.42	12.60	8.61	0.56	0.94	42	5.65	17.51	12.88	0.97	1.21	O&U
所有部位合计	All sites	935	100.00	368.28	239.32	14.03	27.58	743	100.00	309.77	204.71	14.38	22.39	All
所有部位除外皮肤	All sites exc. C44	931	99.57	366.70	238.38	13.96	27.51	737	99.19	307.27	202.41	14.22	22.13	All sites exc. C44
死亡 Mortality														
口腔	Oral cavity & pharynx	5	0.96	1.97	1.20	0.04	0.17	3	1.02	1.25	0.78	0.07	0.07	C00-10,C12-14
鼻咽	Nasopharynx	1	0.19	0.39	0.29	0.04	0.04	0	0.00	0.00	0.00	0.00	0.00	C11
食管	Esophagus	76	14.56	29.93	18.52	0.78	1.38	31	10.58	12.92	6.83	0.32	0.75	C15
胃	Stomach	105	20.11	41.36	24.09	1.21	2.73	36	12.29	15.01	8.33	0.37	0.98	C16
结直肠	Colon-rectum	28	5.36	11.03	8.00	0.46	0.72	17	5.80	7.09	5.10	0.32	0.41	C18-21
肝脏	Liver	116	22.22	45.69	30.87	2.17	3.62	38	12.97	15.84	9.21	0.49	1.16	C22
胆囊	Gallbladder etc.	6	1.15	2.36	1.34	0.08	0.17	4	1.37	1.67	0.94	0.04	0.09	C23-24
胰腺	Pancreas	10	1.92	3.94	2.80	0.14	0.28	5	1.71	2.08	1.17	0.04	0.09	C25
喉	Larynx	3	0.57	1.18	0.77	0.04	0.13	1	0.34	0.42	0.35	0.04	0.04	C32
肺	Lung	126	24.14	49.63	31.71	1.32	3.51	82	27.99	34.19	19.06	0.94	2.35	C33-34
其他胸腔器官	Other thoracic organs	2	0.38	0.79	0.63	0.08	0.08	0	0.00	0.00	0.00	0.00	0.00	C37-38
骨	Bone	2	0.38	0.79	0.51	0.00	0.08	3	1.02	1.25	0.77	0.03	0.03	C40-41
皮肤黑色素瘤	Melanoma of skin	0	0.00	0.00	0.00	0.00	0.00	0	0.00	0.00	0.00	0.00	0.00	C43
乳腺	Breast	0	0.00	0.00	0.00	0.00	0.00	20	6.83	8.34	5.38	0.31	0.68	C50
子宫颈	Cervix	–	–	–	–	–	–	5	1.71	2.08	1.24	0.12	0.17	C53
子宫体	Uterus	–	–	–	–	–	–	7	2.39	2.92	1.88	0.15	0.25	C54-55
卵巢	Ovary	–	–	–	–	–	–	5	1.71	2.08	1.18	0.07	0.17	C56
前列腺	Prostate	6	1.15	2.36	1.43	0.00	0.10						–	C61
睾丸	Testis	0	0.00	0.00	0.00	0.00	0.00	–					–	C62
肾	Kidney	3	0.57	1.18	0.53	0.00	0.10	3	1.02	1.25	0.73	0.04	0.04	C64-66,68
膀胱	Bladder	2	0.38	0.79	0.73	0.00	0.00	2	0.68	0.83	0.35	0.00	0.05	C67
脑	Brain	14	2.68	5.51	3.70	0.29	0.42	13	4.44	5.42	3.72	0.18	0.46	C70-C72,D32-33,D42-43
甲状腺	Thyroid	0	0.00	0.00	0.00	0.00	0.00	2	0.68	0.83	0.24	0.00	0.00	C73
淋巴瘤	Lymphoma	4	0.77	1.58	0.79	0.04	0.04	1	0.34	0.42	0.35	0.04	0.04	C81-85,88,90,96
白血病	Leukemia	8	1.53	3.15	2.74	0.21	0.25	6	2.05	2.50	1.76	0.10	0.15	C91-95, D45-47
其他	Other	5	0.96	1.97	1.04	0.04	0.08	9	3.07	3.75	2.49	0.16	0.30	O&U
所有部位合计	All sites	522	100.00	205.60	131.70	6.93	13.91	293	100.00	122.16	71.87	3.84	8.28	All
所有部位除外皮肤	All sites exc. C44	522	100.00	205.60	131.70	6.93	13.91	292	99.66	121.74	71.59	3.84	8.28	All sites exc. C44

附表 3-204　滨州市滨城区 2015 年癌症发病和死亡主要指标
Appendix Table 3-204　Incidence and mortality of cancer in Bincheng Qu, Binzhou Shi, 2015

部位 Sites		男性 Male						女性 Female						ICD10
		病例数 No. cases	构成比 Freq. /%	粗率 Crude rate/ 100 000⁻¹	世标率 ASR world/ 100 000⁻¹	累积率 Cum. Rate/%		病例数 No. cases	构成比 Freq. /%	粗率 Crude rate/ 100 000⁻¹	世标率 ASR world/ 100 000⁻¹	累积率 Cum. Rate/%		
						0~64	0~74					0~64	0~74	
发病 Incidence														
口腔	Oral cavity & pharynx	12	1.20	3.59	3.30	0.15	0.36	4	0.46	1.17	0.93	0.03	0.09	C00-10,C12-14
鼻咽	Nasopharynx	6	0.60	1.79	1.34	0.09	0.15	2	0.23	0.59	0.32	0.02	0.02	C11
食管	Esophagus	111	11.07	33.18	28.38	0.92	3.41	40	4.57	11.74	8.78	0.20	1.12	C15
胃	Stomach	188	18.74	56.20	45.36	1.87	5.84	67	7.66	19.66	14.34	0.87	1.95	C16
结直肠	Colon-rectum	75	7.48	22.42	17.87	0.91	2.01	66	7.54	19.37	14.02	0.60	1.69	C18-21
肝脏	Liver	126	12.56	37.66	30.25	1.54	3.65	34	3.89	9.98	6.82	0.29	0.70	C22
胆囊	Gallbladder etc.	22	2.19	6.58	5.82	0.19	0.80	12	1.37	3.52	2.41	0.07	0.26	C23-24
胰腺	Pancreas	23	2.29	6.88	6.39	0.20	0.63	16	1.83	4.70	3.06	0.15	0.25	C25
喉	Larynx	16	1.60	4.78	3.86	0.10	0.58	2	0.23	0.59	0.49	0.00	0.10	C32
肺	Lung	225	22.43	67.26	55.86	1.93	6.37	182	20.80	53.41	37.71	1.27	3.98	C33-34
其他胸腔器官	Other thoracic organs	1	0.10	0.30	0.77	0.03	0.03	0	0.00	0.00	0.00	0.00	0.00	C37-38
骨	Bone	2	0.20	0.60	0.42	0.04	0.04	2	0.23	0.59	0.45	0.00	0.11	C40-41
皮肤黑色素瘤	Melanoma of skin	0	0.00	0.00	0.00	0.00	0.00	0	0.00	0.00	0.00	0.00	0.00	C43
乳腺	Breast	2	0.20	0.60	0.41	0.04	0.04	150	17.14	44.02	32.92	2.56	3.55	C50
子宫颈	Cervix	–	–	–	–	–	–	29	3.31	8.51	6.20	0.51	0.61	C53
子宫体	Uterus	–	–	–	–	–	–	38	4.34	11.15	8.25	0.73	0.97	C54-55
卵巢	Ovary	–	–	–	–	–	–	28	3.20	8.22	5.84	0.46	0.59	C56
前列腺	Prostate	22	2.19	6.58	6.20	0.06	0.66	–	–	–	–	–	–	C61
睾丸	Testis	1	0.10	0.30	0.22	0.02	0.02	–	–	–	–	–	–	C62
肾	Kidney	24	2.39	7.17	5.92	0.37	0.64	11	1.26	3.23	2.42	0.12	0.26	C64-66,68
膀胱	Bladder	21	2.09	6.28	5.36	0.26	0.37	4	0.46	1.17	0.77	0.03	0.07	C67
脑	Brain	21	2.09	6.28	5.42	0.23	0.65	15	1.71	4.40	3.34	0.28	0.34	C70-C72,D32-33,D42-43
甲状腺	Thyroid	29	2.89	8.67	6.57	0.55	0.65	102	11.66	29.93	23.05	1.99	2.12	C73
淋巴瘤	Lymphoma	25	2.49	7.47	5.88	0.37	0.58	12	1.37	3.52	2.65	0.15	0.29	C81-85,88,90,96
白血病	Leukemia	20	1.99	5.98	6.16	0.36	0.63	21	2.40	6.16	5.64	0.24	0.62	C91-95, D45-47
其他	Other	31	3.09	9.27	6.88	0.27	0.76	38	4.34	11.15	8.85	0.41	0.86	O&U
所有部位合计	All sites	1003	100.00	299.82	248.65	10.49	28.87	875	100.00	256.79	189.27	10.96	20.54	All
所有部位除外皮肤	All sites exc. C44	994	99.10	297.13	246.48	10.45	28.61	861	98.40	252.68	186.08	10.80	20.23	All sites exc. C44
死亡 Mortality														
口腔	Oral cavity & pharynx	5	0.73	1.49	1.98	0.05	0.05	1	0.23	0.29	0.15	0.00	0.00	C00-10,C12-14
鼻咽	Nasopharynx	2	0.29	0.60	0.48	0.05	0.05	2	0.46	0.59	0.39	0.02	0.08	C11
食管	Esophagus	80	11.61	23.91	20.64	0.53	2.35	24	5.49	7.04	5.13	0.10	0.45	C15
胃	Stomach	137	19.88	40.95	33.64	1.10	4.26	54	12.36	15.85	11.58	0.59	1.24	C16
结直肠	Colon-rectum	31	4.50	9.27	7.69	0.29	0.76	25	5.72	7.34	4.62	0.13	0.39	C18-21
肝脏	Liver	119	17.27	35.57	29.06	1.54	3.33	47	10.76	13.79	10.02	0.56	1.14	C22
胆囊	Gallbladder etc.	9	1.31	2.69	2.78	0.06	0.38	4	0.92	1.17	0.72	0.00	0.04	C23-24
胰腺	Pancreas	18	2.61	5.38	3.95	0.19	0.43	11	2.52	3.23	1.97	0.10	0.16	C25
喉	Larynx	6	0.87	1.79	1.47	0.06	0.22	5	1.14	1.47	0.98	0.00	0.17	C32
肺	Lung	206	29.90	61.58	51.63	1.50	5.94	161	36.84	47.25	33.35	1.16	3.40	C33-34
其他胸腔器官	Other thoracic organs	2	0.29	0.60	0.49	0.05	0.05	0	0.00	0.00	0.00	0.00	0.00	C37-38
骨	Bone	5	0.73	1.49	1.09	0.08	0.15	2	0.46	0.59	0.53	0.02	0.07	C40-41
皮肤黑色素瘤	Melanoma of skin	1	0.15	0.30	0.19	0.00	0.00	0	0.00	0.00	0.00	0.00	0.00	C43
乳腺	Breast	0	0.00	0.00	0.00	0.00	0.00	32	7.32	9.39	6.53	0.54	0.58	C50
子宫颈	Cervix	–	–	–	–	–	–	6	1.37	1.76	1.35	0.08	0.12	C53
子宫体	Uterus	–	–	–	–	–	–	4	0.92	1.17	0.77	0.06	0.06	C54-55
卵巢	Ovary	–	–	–	–	–	–	14	3.20	4.11	2.82	0.11	0.20	C56
前列腺	Prostate	3	0.44	0.90	0.66	0.00	0.06	–	–	–	–	–	–	C61
睾丸	Testis	0	0.00	0.00	0.00	0.00	0.00	–	–	–	–	–	–	C62
肾	Kidney	5	0.73	1.49	1.14	0.06	0.10	1	0.23	0.29	0.15	0.00	0.00	C64-66,68
膀胱	Bladder	7	1.02	2.09	1.57	0.05	0.15	2	0.46	0.59	0.41	0.00	0.04	C67
脑	Brain	14	2.03	4.18	3.46	0.17	0.34	3	0.69	0.88	0.68	0.04	0.04	C70-C72,D32-33,D42-43
甲状腺	Thyroid	1	0.15	0.30	0.22	0.03	0.03	1	0.23	0.29	0.22	0.00	0.06	C73
淋巴瘤	Lymphoma	5	0.73	1.49	1.57	0.04	0.09	9	2.06	2.64	2.07	0.02	0.36	C81-85,88,90,96
白血病	Leukemia	6	0.87	1.79	1.75	0.06	0.11	12	2.75	3.52	3.54	0.14	0.37	C91-95, D45-47
其他	Other	27	3.92	8.07	6.34	0.28	0.73	17	3.89	4.99	3.97	0.11	0.30	O&U
所有部位合计	All sites	689	100.00	205.96	171.82	6.17	19.57	437	100.00	128.25	91.96	3.80	9.28	All
所有部位除外皮肤	All sites exc. C44	687	99.71	205.36	171.43	6.12	19.52	434	99.31	127.37	91.05	3.80	9.28	All sites exc. C44

附表 3-205　单县 2015 年癌症发病和死亡主要指标

Appendix Table 3-205　Incidence and mortality of cancer in Shan Xian, 2015

部位 Sites		男性 Male						女性 Female						ICD10
		病例数 No. cases	构成比 Freq. /%	粗率 Crude rate/ 100 000⁻¹	世标率 ASR world/ 100 000⁻¹	累积率 Cum. Rate/%		病例数 No. cases	构成比 Freq. /%	粗率 Crude rate/ 100 000⁻¹	世标率 ASR world/ 100 000⁻¹	累积率 Cum. Rate/%		
						0~64	0~74					0~64	0~74	
发病 Incidence														
口腔	Oral cavity & pharynx	12	0.62	1.84	1.30	0.05	0.17	11	0.77	1.83	0.85	0.06	0.06	C00-10,C12-14
鼻咽	Nasopharynx	13	0.67	1.99	1.55	0.09	0.21	7	0.49	1.16	0.70	0.03	0.11	C11
食管	Esophagus	148	7.62	22.69	15.31	0.67	1.98	106	7.40	17.59	8.88	0.40	1.06	C15
胃	Stomach	193	9.93	29.58	20.28	1.05	2.43	115	8.03	19.08	9.39	0.51	0.90	C16
结直肠	Colon-rectum	121	6.23	18.55	13.16	0.63	1.83	86	6.01	14.27	8.23	0.56	0.95	C18-21
肝脏	Liver	381	19.61	58.40	42.65	2.91	5.25	141	9.85	23.40	14.23	0.76	1.72	C22
胆囊	Gallbladder etc.	11	0.57	1.69	1.14	0.05	0.15	13	0.91	2.16	1.26	0.07	0.14	C23-24
胰腺	Pancreas	49	2.52	7.51	5.55	0.29	0.77	31	2.16	5.14	2.82	0.17	0.28	C25
喉	Larynx	30	1.54	4.60	3.53	0.25	0.38	3	0.21	0.50	0.21	0.01	0.01	C32
肺	Lung	700	36.03	107.30	74.81	3.88	9.50	283	19.76	46.96	26.96	1.38	3.44	C33-34
其他胸腔器官	Other thoracic organs	4	0.21	0.61	0.87	0.06	0.06	4	0.28	0.66	0.29	0.01	0.03	C37-38
骨	Bone	11	0.57	1.69	1.13	0.08	0.11	15	1.05	2.49	1.55	0.11	0.19	C40-41
皮肤黑色素瘤	Melanoma of skin	3	0.15	0.46	0.31	0.01	0.03	0	0.00	0.00	0.00	0.00	0.00	C43
乳腺	Breast	5	0.26	0.77	0.53	0.03	0.05	208	14.53	34.52	24.17	1.93	2.59	C50
子宫颈	Cervix	-	-	-	-	-	-	107	7.47	17.76	12.49	1.05	1.49	C53
子宫体	Uterus	-	-	-	-	-	-	38	2.65	6.31	4.32	0.32	0.52	C54-55
卵巢	Ovary	-	-	-	-	-	-	32	2.23	5.31	3.44	0.23	0.48	C56
前列腺	Prostate	29	1.49	4.45	2.55	0.02	0.24	-	-	-	-	-	-	C61
睾丸	Testis	0	0.00	0.00	0.00	0.00	0.00	-	-	-	-	-	-	C62
肾	Kidney	14	0.72	2.15	1.48	0.10	0.13	9	0.63	1.49	1.06	0.10	0.12	C64-66,68
膀胱	Bladder	27	1.39	4.14	2.89	0.16	0.35	4	0.28	0.66	0.24	0.01	0.01	C67
脑	Brain	34	1.75	5.21	3.92	0.23	0.48	34	2.37	5.64	4.18	0.29	0.43	C70-C72,D32-33,D42-43
甲状腺	Thyroid	13	0.67	1.99	1.68	0.09	0.19	71	4.96	11.78	8.58	0.74	0.83	C73
淋巴瘤	Lymphoma	42	2.16	6.44	5.15	0.33	0.63	20	1.40	3.32	2.76	0.19	0.30	C81-85,88,90,96
白血病	Leukemia	42	2.16	6.44	5.50	0.32	0.52	34	2.37	5.64	5.41	0.40	0.43	C91-95, D45-47
其他	Other	61	3.14	9.35	7.27	0.48	0.82	60	4.19	9.96	6.12	0.37	0.73	O&U
所有部位合计	All sites	1943	100.00	297.84	212.56	11.79	26.31	1432	100.00	237.63	148.15	9.70	16.80	All
所有部位除外皮肤	All sites exc. C44	1935	99.59	296.61	211.74	11.76	26.23	1426	99.58	236.64	147.72	9.70	16.73	All sites exc. C44
死亡 Mortality														
口腔	Oral cavity & pharynx	6	0.56	0.92	0.49	0.00	0.04	4	0.64	0.66	0.31	0.02	0.02	C00-10,C12-14
鼻咽	Nasopharynx	6	0.56	0.92	0.65	0.00	0.13	3	0.48	0.50	0.27	0.02	0.02	C11
食管	Esophagus	73	6.83	11.19	7.53	0.24	1.04	51	8.16	8.46	3.45	0.11	0.31	C15
胃	Stomach	112	10.48	17.17	11.05	0.48	1.18	87	13.92	14.44	6.52	0.25	0.67	C16
结直肠	Colon-rectum	39	3.65	5.98	3.92	0.16	0.50	26	4.16	4.31	2.05	0.11	0.20	C18-21
肝脏	Liver	217	20.30	33.26	24.16	1.55	3.08	75	12.00	12.45	7.02	0.32	0.87	C22
胆囊	Gallbladder etc.	6	0.56	0.92	0.58	0.01	0.06	4	0.64	0.66	0.40	0.02	0.02	C23-24
胰腺	Pancreas	25	2.34	3.83	2.90	0.17	0.41	14	2.24	2.32	1.30	0.07	0.13	C25
喉	Larynx	12	1.12	1.84	1.40	0.08	0.16	3	0.48	0.50	0.14	0.00	0.00	C32
肺	Lung	423	39.57	64.84	43.16	1.92	5.19	170	27.20	28.21	14.85	0.63	1.81	C33-34
其他胸腔器官	Other thoracic organs	0	0.00	0.00	0.00	0.00	0.00	1	0.16	0.17	0.11	0.00	0.02	C37-38
骨	Bone	3	0.28	0.46	0.33	0.02	0.05	4	0.64	0.66	0.32	0.01	0.04	C40-41
皮肤黑色素瘤	Melanoma of skin	1	0.09	0.15	0.07	0.00	0.00	0	0.00	0.00	0.00	0.00	0.00	C43
乳腺	Breast	3	0.28	0.46	0.29	0.01	0.04	58	9.28	9.62	6.62	0.57	0.74	C50
子宫颈	Cervix	-	-	-	-	-	-	28	4.48	4.65	3.09	0.21	0.40	C53
子宫体	Uterus	-	-	-	-	-	-	9	1.44	1.49	0.97	0.06	0.12	C54-55
卵巢	Ovary	-	-	-	-	-	-	5	0.80	0.83	0.48	0.04	0.04	C56
前列腺	Prostate	17	1.59	2.61	1.54	0.03	0.17	-	-	-	-	-	-	C61
睾丸	Testis	0	0.00	0.00	0.00	0.00	0.00	-	-	-	-	-	-	C62
肾	Kidney	3	0.28	0.46	0.39	0.03	0.06	3	0.48	0.50	0.37	0.03	0.05	C64-66,68
膀胱	Bladder	10	0.94	1.53	0.81	0.00	0.07	2	0.32	0.33	0.13	0.01	0.01	C67
脑	Brain	18	1.68	2.76	1.94	0.09	0.22	15	2.40	2.49	1.82	0.09	0.15	C70-C72,D32-33,D42-43
甲状腺	Thyroid	3	0.28	0.46	0.34	0.03	0.06	2	0.32	0.33	0.24	0.02	0.02	C73
淋巴瘤	Lymphoma	12	1.12	1.84	1.36	0.05	0.15	8	1.28	1.33	1.25	0.06	0.12	C81-85,88,90,96
白血病	Leukemia	26	2.43	3.99	3.33	0.19	0.28	18	2.88	2.99	3.17	0.23	0.25	C91-95, D45-47
其他	Other	54	5.05	8.28	5.80	0.34	0.66	35	5.60	5.81	3.72	0.17	0.38	O&U
所有部位合计	All sites	1069	100.00	163.86	112.05	5.39	13.55	625	100.00	103.72	58.61	3.04	6.39	All
所有部位除外皮肤	All sites exc. C44	1065	99.63	163.25	111.73	5.39	13.52	621	99.36	103.05	58.14	3.03	6.37	All sites exc. C44

附表 3-206 巨野县 2015 年癌症发病和死亡主要指标
Appendix Table 3-206 Incidence and mortality of cancer in Juye Xian, 2015

部位 Sites	男性 Male						女性 Female						ICD10
	病例数 No. cases	构成比 Freq./%	粗率 Crude rate/ 100 000⁻¹	世标率 ASR world/ 100 000⁻¹	累积率 Cum. Rate/% 0~64	0~74	病例数 No. cases	构成比 Freq./%	粗率 Crude rate/ 100 000⁻¹	世标率 ASR world/ 100 000⁻¹	累积率 Cum. Rate/% 0~64	0~74	
发病 Incidence													
口腔 Oral cavity & pharynx	19	1.36	3.37	2.48	0.16	0.30	5	0.51	0.98	0.67	0.07	0.07	C00-10,C12-14
鼻咽 Nasopharynx	7	0.50	1.24	1.02	0.08	0.15	5	0.51	0.98	0.85	0.10	0.10	C11
食管 Esophagus	146	10.47	25.90	18.41	0.89	2.36	55	5.56	10.76	5.73	0.21	0.66	C15
胃 Stomach	161	11.55	28.56	20.17	0.93	2.44	85	8.59	16.62	10.00	0.59	1.14	C16
结直肠 Colon-rectum	103	7.39	18.27	13.64	0.86	1.50	89	8.99	17.40	10.64	0.51	1.28	C18-21
肝脏 Liver	186	13.34	33.00	25.78	1.85	3.21	64	6.46	12.52	8.15	0.60	0.91	C22
胆囊 Gallbladder etc.	17	1.22	3.02	2.26	0.12	0.30	10	1.01	1.96	1.17	0.07	0.14	C23-24
胰腺 Pancreas	22	1.58	3.90	2.94	0.14	0.40	19	1.92	3.72	2.25	0.16	0.24	C25
喉 Larynx	9	0.65	1.60	1.22	0.07	0.15	2	0.20	0.39	0.30	0.04	0.04	C32
肺 Lung	472	33.86	83.73	61.65	3.48	7.93	187	18.89	36.57	21.90	1.22	2.60	C33-34
其他胸腔器官 Other thoracic organs	6	0.43	1.06	0.74	0.03	0.08	1	0.10	0.20	0.04	0.00	0.00	C37-38
骨 Bone	8	0.57	1.42	1.10	0.04	0.13	4	0.40	0.78	0.65	0.05	0.09	C40-41
皮肤黑色素瘤 Melanoma of skin	2	0.14	0.35	0.29	0.04	0.04	1	0.10	0.20	0.13	0.00	0.02	C43
乳腺 Breast	0	0.00	0.00	0.00	0.00	0.00	139	14.04	27.18	19.34	1.58	1.99	C50
子宫颈 Cervix	–	–	–	–	–	–	52	5.25	10.17	7.17	0.54	0.74	C53
子宫体 Uterus	–	–	–	–	–	–	46	4.65	9.00	6.38	0.48	0.76	C54-55
卵巢 Ovary	–	–	–	–	–	–	34	3.43	6.65	4.78	0.30	0.52	C56
前列腺 Prostate	18	1.29	3.19	1.86	0.04	0.16	–	–	–	–	–	–	C61
睾丸 Testis	4	0.29	0.71	0.60	0.05	0.05	–	–	–	–	–	–	C62
肾 Kidney	32	2.30	5.68	4.45	0.29	0.53	20	2.02	3.91	2.96	0.19	0.30	C64-66,68
膀胱 Bladder	36	2.58	6.39	4.62	0.20	0.53	8	0.81	1.56	1.03	0.08	0.12	C67
脑 Brain	34	2.44	6.03	4.85	0.27	0.55	38	3.84	7.43	6.15	0.41	0.70	C70-C72,D32-33,D42-43
甲状腺 Thyroid	18	1.29	3.19	2.59	0.21	0.30	51	5.15	9.97	7.32	0.62	0.72	C73
淋巴瘤 Lymphoma	21	1.51	3.73	3.04	0.22	0.34	18	1.82	3.52	2.84	0.19	0.26	C81-85,88,90,96
白血病 Leukemia	43	3.08	7.63	6.75	0.37	0.61	21	2.12	4.11	4.19	0.24	0.32	C91-95, D45-47
其他 Other	30	2.15	5.32	4.14	0.21	0.41	36	3.64	7.04	4.66	0.24	0.59	O&U
所有部位合计 All sites	1394	100.00	247.29	184.59	10.54	22.45	990	100.00	193.60	129.30	8.52	14.32	All
所有部位除外皮肤 All sites exc. C44	1388	99.57	246.23	183.82	10.49	22.40	980	98.99	191.65	128.40	8.48	14.24	All sites exc. C44
死亡 Mortality													
口腔 Oral cavity & pharynx	3	0.28	0.53	0.40	0.00	0.09	6	0.97	1.17	0.76	0.06	0.06	C00-10,C12-14
鼻咽 Nasopharynx	8	0.74	1.42	1.04	0.06	0.13	1	0.16	0.20	0.15	0.02	0.02	C11
食管 Esophagus	123	11.45	21.82	14.97	0.53	1.99	42	6.76	8.21	3.75	0.16	0.32	C15
胃 Stomach	125	11.64	22.17	15.21	0.52	1.89	72	11.59	14.08	7.64	0.34	0.84	C16
结直肠 Colon-rectum	52	4.84	9.22	6.45	0.28	0.81	32	5.15	6.26	3.31	0.10	0.43	C18-21
肝脏 Liver	161	14.99	28.56	22.42	1.50	2.88	64	10.31	12.52	7.92	0.53	0.92	C22
胆囊 Gallbladder etc.	15	1.40	2.66	1.91	0.12	0.20	8	1.29	1.56	0.85	0.04	0.12	C23-24
胰腺 Pancreas	23	2.14	4.08	3.02	0.15	0.41	11	1.77	2.15	1.20	0.05	0.11	C25
喉 Larynx	2	0.19	0.35	0.17	0.00	0.00	1	0.16	0.20	0.13	0.00	0.02	C32
肺 Lung	412	38.36	73.09	51.80	2.54	6.60	174	28.02	34.03	19.74	1.02	2.38	C33-34
其他胸腔器官 Other thoracic organs	2	0.19	0.35	0.23	0.00	0.03	1	0.16	0.20	0.04	0.00	0.00	C37-38
骨 Bone	11	1.02	1.95	1.77	0.11	0.20	4	0.64	0.78	0.55	0.04	0.06	C40-41
皮肤黑色素瘤 Melanoma of skin	0	0.00	0.00	0.00	0.00	0.00	0	0.00	0.00	0.00	0.00	0.00	C43
乳腺 Breast	1	0.09	0.18	0.09	0.00	0.00	53	8.53	10.36	6.93	0.54	0.73	C50
子宫颈 Cervix	–	–	–	–	–	–	20	3.22	3.91	2.74	0.21	0.30	C53
子宫体 Uterus	–	–	–	–	–	–	21	3.38	4.11	3.20	0.21	0.41	C54-55
卵巢 Ovary	–	–	–	–	–	–	22	3.54	4.30	2.90	0.21	0.40	C56
前列腺 Prostate	9	0.84	1.60	1.00	0.00	0.14	–	–	–	–	–	–	C61
睾丸 Testis	0	0.00	0.00	0.00	0.00	0.00	–	–	–	–	–	–	C62
肾 Kidney	14	1.30	2.48	1.93	0.10	0.25	5	0.81	0.98	1.14	0.07	0.10	C64-66,68
膀胱 Bladder	19	1.77	3.37	2.38	0.09	0.30	6	0.97	1.17	0.57	0.02	0.07	C67
脑 Brain	18	1.68	3.19	2.38	0.12	0.31	18	2.90	3.52	3.04	0.20	0.29	C70-C72,D32-33,D42-43
甲状腺 Thyroid	2	0.19	0.35	0.27	0.01	0.04	9	1.45	1.76	1.15	0.11	0.14	C73
淋巴瘤 Lymphoma	11	1.02	1.95	1.50	0.08	0.19	6	0.97	1.17	0.68	0.02	0.09	C81-85,88,90,96
白血病 Leukemia	24	2.23	4.26	3.36	0.18	0.32	22	3.54	4.30	3.71	0.19	0.33	C91-95, D45-47
其他 Other	39	3.63	6.92	4.88	0.24	0.53	23	3.70	4.50	2.94	0.11	0.47	O&U
所有部位合计 All sites	1074	100.00	190.53	137.19	6.64	17.31	621	100.00	121.44	75.03	4.23	8.63	All
所有部位除外皮肤 All sites exc. C44	1072	99.81	190.17	136.95	6.62	17.29	616	99.19	120.46	74.66	4.22	8.62	All sites exc. C44

部位 Sites		男性 Male				累积率 Cum. Rate/%		女性 Female				累积率 Cum. Rate/%		ICD10
		病例数 No. cases	构成比 Freq. /%	粗率 Crude rate/ 100 000⁻¹	世标率 ASR world/ 100 000⁻¹	0~64	0~74	病例数 No. cases	构成比 Freq. /%	粗率 Crude rate/ 100 000⁻¹	世标率 ASR world/ 100 000⁻¹	0~64	0~74	
发病 Incidence														
口腔	Oral cavity & pharynx	15	1.61	4.11	3.40	0.23	0.33	11	1.26	3.11	2.18	0.17	0.17	C00-10,C12-14
鼻咽	Nasopharynx	7	0.75	1.92	1.64	0.11	0.21	3	0.34	0.85	0.76	0.07	0.07	C11
食管	Esophagus	58	6.22	15.91	14.14	0.70	1.90	31	3.55	8.77	6.09	0.15	0.84	C15
胃	Stomach	81	8.69	22.22	20.38	1.06	2.70	24	2.75	6.79	4.97	0.21	0.51	C16
结直肠	Colon-rectum	96	10.30	26.33	24.23	1.28	2.78	52	5.95	14.70	11.58	0.56	1.48	C18-21
肝脏	Liver	112	12.02	30.72	27.05	1.95	3.40	48	5.49	13.57	11.60	0.60	1.45	C22
胆囊	Gallbladder etc.	12	1.29	3.29	2.95	0.20	0.40	14	1.60	3.96	3.22	0.15	0.42	C23-24
胰腺	Pancreas	24	2.58	6.58	5.44	0.40	0.62	20	2.29	5.66	4.44	0.25	0.60	C25
喉	Larynx	13	1.39	3.57	3.49	0.23	0.53	0	0.00	0.00	0.00	0.00	0.00	C32
肺	Lung	244	26.18	66.93	59.57	2.62	7.43	118	13.50	33.37	25.43	1.40	2.97	C33-34
其他胸腔器官	Other thoracic organs	2	0.21	0.55	0.46	0.02	0.07	3	0.34	0.85	0.66	0.04	0.04	C37-38
骨	Bone	17	1.82	4.66	4.87	0.24	0.49	9	1.03	2.54	2.26	0.14	0.24	C40-41
皮肤黑色素瘤	Melanoma of skin	6	0.64	1.65	1.48	0.13	0.13	10	1.14	2.83	2.79	0.20	0.20	C43
乳腺	Breast	5	0.54	1.37	1.27	0.07	0.07	159	18.19	44.96	37.45	2.94	3.59	C50
子宫颈	Cervix	–	–	–	–	–	–	46	5.26	13.01	10.98	0.90	1.13	C53
子宫体	Uterus	–	–	–	–	–	–	54	6.18	15.27	13.16	0.99	1.43	C54-55
卵巢	Ovary	–	–	–	–	–	–	37	4.23	10.46	9.34	0.64	0.90	C56
前列腺	Prostate	9	0.97	2.47	2.29	0.00	0.20	–	–	–	–	–	–	C61
睾丸	Testis	0	0.00	0.00	0.00	0.00	0.00	–	–	–	–	–	–	C62
肾	Kidney	22	2.36	6.03	5.81	0.32	0.71	9	1.03	2.54	2.12	0.17	0.22	C64-66,68
膀胱	Bladder	13	1.39	3.57	3.07	0.18	0.33	3	0.34	0.85	0.72	0.04	0.11	C67
脑	Brain	33	3.54	9.05	9.23	0.52	0.85	46	5.26	13.01	10.63	0.79	1.15	C70-C72,D32-33,D42-43
甲状腺	Thyroid	38	4.08	10.42	9.61	0.76	1.19	72	8.24	20.36	16.48	1.32	1.75	C73
淋巴瘤	Lymphoma	37	3.97	10.15	10.16	0.51	1.33	28	3.20	7.92	6.30	0.36	0.74	C81-85,88,90,96
白血病	Leukemia	35	3.76	9.60	9.52	0.58	0.86	32	3.66	9.05	8.40	0.50	0.79	C91-95, D45-47
其他	Other	53	5.69	14.54	12.67	0.87	1.30	45	5.15	12.72	10.46	0.68	1.15	O&U
所有部位合计	All sites	932	100.00	255.65	232.73	12.98	27.81	874	100.00	247.14	202.03	13.30	21.94	All
所有部位除外皮肤	All sites exc. C44	921	98.82	252.63	230.21	12.82	27.54	864	98.86	244.31	199.95	13.18	21.76	All sites exc. C44
死亡 Mortality														
口腔	Oral cavity & pharynx	5	0.80	1.37	1.07	0.13	0.13	5	1.32	1.41	0.76	0.00	0.07	C00-10,C12-14
鼻咽	Nasopharynx	4	0.64	1.10	1.03	0.09	0.09	1	0.26	0.28	0.16	0.02	0.02	C11
食管	Esophagus	49	7.80	13.44	11.62	0.42	1.34	14	3.68	3.96	3.02	0.09	0.39	C15
胃	Stomach	66	10.51	18.10	16.82	0.83	2.25	19	5.00	5.37	3.82	0.16	0.45	C16
结直肠	Colon-rectum	62	9.87	17.01	15.71	0.58	1.92	29	7.63	8.20	5.63	0.07	0.67	C18-21
肝脏	Liver	60	9.55	16.46	14.97	0.96	1.91	17	4.47	4.81	4.00	0.21	0.45	C22
胆囊	Gallbladder etc.	1	0.16	0.27	0.30	0.00	0.05	7	1.84	1.98	1.54	0.09	0.16	C23-24
胰腺	Pancreas	11	1.75	3.02	2.76	0.09	0.36	4	1.05	1.13	0.81	0.03	0.10	C25
喉	Larynx	7	1.11	1.92	1.60	0.08	0.18	0	0.00	0.00	0.00	0.00	0.00	C32
肺	Lung	215	34.24	58.97	53.43	1.88	6.39	116	30.53	32.80	23.45	0.93	2.77	C33-34
其他胸腔器官	Other thoracic organs	1	0.16	0.27	0.25	0.03	0.03	0	0.00	0.00	0.00	0.00	0.00	C37-38
骨	Bone	3	0.48	0.82	0.74	0.05	0.05	5	1.32	1.41	1.27	0.08	0.14	C40-41
皮肤黑色素瘤	Melanoma of skin	0	0.00	0.00	0.00	0.00	0.00	1	0.26	0.28	0.25	0.02	0.02	C43
乳腺	Breast	1	0.16	0.27	0.25	0.03	0.03	76	20.00	21.49	15.12	0.58	1.74	C50
子宫颈	Cervix	–	–	–	–	–	–	10	2.63	2.83	2.27	0.10	0.26	C53
子宫体	Uterus	–	–	–	–	–	–	10	2.63	2.83	2.28	0.11	0.28	C54-55
卵巢	Ovary	–	–	–	–	–	–	9	2.37	2.54	2.04	0.08	0.31	C56
前列腺	Prostate	6	0.96	1.65	1.51	0.02	0.17	–	–	–	–	–	–	C61
睾丸	Testis	0	0.00	0.00	0.00	0.00	0.00	–	–	–	–	–	–	C62
肾	Kidney	13	2.07	3.57	3.13	0.07	0.35	4	1.05	1.13	0.53	0.00	0.00	C64-66,68
膀胱	Bladder	8	1.27	2.19	1.90	0.00	0.25	0	0.00	0.00	0.00	0.00	0.00	C67
脑	Brain	30	4.78	8.23	7.07	0.35	0.67	9	2.37	2.54	2.16	0.12	0.29	C70-C72,D32-33,D42-43
甲状腺	Thyroid	24	3.82	6.58	5.33	0.25	0.30	6	1.58	1.70	1.19	0.02	0.16	C73
淋巴瘤	Lymphoma	22	3.50	6.03	5.65	0.11	0.76	10	2.63	2.83	2.26	0.06	0.36	C81-85,88,90,96
白血病	Leukemia	21	3.34	5.76	5.68	0.29	0.54	13	3.42	3.68	2.88	0.15	0.32	C91-95, D45-47
其他	Other	19	3.03	5.21	4.39	0.14	0.42	15	3.95	4.24	2.88	0.14	0.32	O&U
所有部位合计	All sites	628	100.00	172.26	155.22	6.39	18.17	380	100.00	107.45	78.32	3.06	9.29	All
所有部位除外皮肤	All sites exc. C44	625	99.52	171.44	154.49	6.37	18.08	375	98.68	106.04	77.43	3.04	9.19	All sites exc. C44

附表 3-208　洛阳市 2015 年癌症发病和死亡主要指标
Appendix Table 3-208　Incidence and mortality of cancer in Luoyang Shi, 2015

部位 Sites		男性 Male						女性 Female						ICD10
		病例数 No. cases	构成比 Freq./%	粗率 Crude rate/ $100\,000^{-1}$	世标率 ASR world/ $100\,000^{-1}$	累积率 Cum. Rate/% 0~64	0~74	病例数 No. cases	构成比 Freq./%	粗率 Crude rate/ $100\,000^{-1}$	世标率 ASR world/ $100\,000^{-1}$	累积率 Cum. Rate/% 0~64	0~74	
发病 Incidence														
口腔	Oral cavity & pharynx	28	1.57	4.93	5.09	0.23	0.37	16	1.15	2.87	2.72	0.15	0.17	C00-10,C12-14
鼻咽	Nasopharynx	15	0.84	2.64	2.28	0.15	0.33	1	0.07	0.18	0.13	0.00	0.03	C11
食管	Esophagus	131	7.32	23.07	21.30	0.72	2.33	85	6.12	15.24	12.78	0.24	1.32	C15
胃	Stomach	211	11.79	37.16	36.53	1.23	3.22	85	6.12	15.24	12.97	0.45	1.12	C16
结直肠	Colon-rectum	186	10.40	32.76	35.57	0.98	2.61	119	8.57	21.34	17.76	0.62	1.78	C18-21
肝脏	Liver	170	9.50	29.94	27.83	1.37	2.44	75	5.40	13.45	11.40	0.41	0.94	C22
胆囊	Gallbladder etc.	30	1.68	5.28	6.01	0.15	0.41	39	2.81	6.99	6.00	0.21	0.35	C23-24
胰腺	Pancreas	47	2.63	8.28	6.97	0.29	0.82	44	3.17	7.89	6.45	0.19	0.66	C25
喉	Larynx	16	0.89	2.82	2.06	0.07	0.16	1	0.07	0.18	0.14	0.00	0.02	C32
肺	Lung	475	26.55	83.66	84.12	2.88	6.72	185	13.33	33.18	28.56	0.91	2.14	C33-34
其他胸腔器官	Other thoracic organs	9	0.50	1.59	1.90	0.01	0.10	9	0.65	1.61	1.14	0.06	0.12	C37-38
骨	Bone	11	0.61	1.94	1.94	0.11	0.17	10	0.72	1.79	1.87	0.09	0.15	C40-41
皮肤黑色素瘤	Melanoma of skin	5	0.28	0.88	0.67	0.07	0.07	3	0.22	0.54	0.41	0.00	0.05	C43
乳腺	Breast	1	0.06	0.18	0.16	0.00	0.00	258	18.59	46.27	33.46	2.52	3.60	C50
子宫颈	Cervix	–	–	–	–	–	–	85	6.12	15.24	10.73	0.78	1.13	C53
子宫体	Uterus	–	–	–	–	–	–	46	3.31	8.25	5.78	0.48	0.65	C54-55
卵巢	Ovary	–	–	–	–	–	–	41	2.95	7.35	5.48	0.34	0.58	C56
前列腺	Prostate	69	3.86	12.15	14.00	0.11	0.61	–	–	–	–	–	–	C61
睾丸	Testis	2	0.11	0.35	0.23	0.02	0.02	–	–	–	–	–	–	C62
肾	Kidney	41	2.29	7.22	6.96	0.41	0.62	29	2.09	5.20	4.32	0.16	0.35	C64-66,68
膀胱	Bladder	68	3.80	11.98	11.36	0.29	0.84	15	1.08	2.69	2.06	0.07	0.21	C67
脑	Brain	38	2.12	6.69	6.71	0.31	0.53	43	3.10	7.71	6.01	0.34	0.60	C70-C72,D32-33,D42-43
甲状腺	Thyroid	46	2.57	8.10	5.88	0.49	0.63	75	5.40	13.45	9.68	0.80	0.99	C73
淋巴瘤	Lymphoma	54	3.02	9.51	9.20	0.31	0.71	24	1.73	4.30	3.80	0.20	0.31	C81-85,88,90,96
白血病	Leukemia	64	3.58	11.27	13.84	0.43	1.00	31	2.23	5.56	4.63	0.28	0.46	C91-95, D45-47
其他	Other	72	4.02	12.68	13.57	0.58	1.05	69	4.97	12.37	10.30	0.33	0.88	O&U
所有部位合计	All sites	1789	100.00	315.08	314.17	11.21	25.76	1388	100.00	248.93	198.57	9.62	18.64	All
所有部位除外皮肤	All sites exc. C44	1784	99.72	314.20	313.44	11.19	25.65	1376	99.14	246.77	197.04	9.55	18.55	All sites exc. C44
死亡 Mortality														
口腔	Oral cavity & pharynx	14	1.09	2.47	1.90	0.04	0.15	5	0.62	0.90	0.61	0.04	0.04	C00-10,C12-14
鼻咽	Nasopharynx	7	0.54	1.23	1.01	0.09	0.14	2	0.25	0.36	0.55	0.01	0.01	C11
食管	Esophagus	113	8.79	19.90	20.76	0.58	1.87	41	5.12	7.35	7.26	0.08	0.45	C15
胃	Stomach	140	10.89	24.66	26.29	0.53	1.80	55	6.87	9.86	9.12	0.18	0.73	C16
结直肠	Colon-rectum	101	7.85	17.79	23.33	0.35	1.08	86	10.74	15.42	14.41	0.34	0.79	C18-21
肝脏	Liver	162	12.60	28.53	28.35	1.20	2.23	70	8.74	12.55	11.10	0.34	0.83	C22
胆囊	Gallbladder etc.	28	2.18	4.93	6.38	0.14	0.34	37	4.62	6.64	6.08	0.18	0.24	C23-24
胰腺	Pancreas	40	3.11	7.04	6.05	0.25	0.64	30	3.75	5.38	4.57	0.07	0.44	C25
喉	Larynx	6	0.47	1.06	0.87	0.02	0.02	2	0.25	0.36	0.26	0.00	0.05	C32
肺	Lung	391	30.40	68.86	73.12	2.09	5.24	158	19.73	28.34	26.75	0.61	1.60	C33-34
其他胸腔器官	Other thoracic organs	9	0.70	1.59	1.86	0.05	0.10	8	1.00	1.43	1.44	0.05	0.07	C37-38
骨	Bone	4	0.31	0.70	0.58	0.05	0.05	7	0.87	1.26	1.04	0.03	0.11	C40-41
皮肤黑色素瘤	Melanoma of skin	2	0.16	0.35	0.30	0.02	0.02	4	0.50	0.72	0.50	0.01	0.06	C43
乳腺	Breast	2	0.16	0.35	0.27	0.00	0.03	95	11.86	17.04	13.63	0.78	1.18	C50
子宫颈	Cervix	–	–	–	–	–	–	14	1.75	2.51	2.07	0.10	0.20	C53
子宫体	Uterus	–	–	–	–	–	–	23	2.87	4.12	2.98	0.15	0.43	C54-55
卵巢	Ovary	–	–	–	–	–	–	25	3.12	4.48	3.51	0.18	0.34	C56
前列腺	Prostate	40	3.11	7.04	11.25	0.06	0.38	–	–	–	–	–	–	C61
睾丸	Testis	2	0.16	0.35	0.27	0.01	0.04	–	–	–	–	–	–	C62
肾	Kidney	36	2.80	6.34	6.87	0.25	0.55	13	1.62	2.33	1.97	0.04	0.14	C64-66,68
膀胱	Bladder	29	2.26	5.11	5.25	0.09	0.26	7	0.87	1.26	1.50	0.00	0.03	C67
脑	Brain	26	2.02	4.58	5.44	0.12	0.39	22	2.75	3.95	2.94	0.13	0.36	C70-C72,D32-33,D42-43
甲状腺	Thyroid	6	0.47	1.06	0.88	0.06	0.06	12	1.50	2.15	1.58	0.05	0.16	C73
淋巴瘤	Lymphoma	34	2.64	5.99	6.44	0.17	0.55	16	2.00	2.87	2.44	0.03	0.19	C81-85,88,90,96
白血病	Leukemia	48	3.73	8.45	11.07	0.29	0.62	27	3.37	4.84	4.45	0.16	0.38	C91-95, D45-47
其他	Other	46	3.58	8.10	7.61	0.38	0.61	42	5.24	7.53	7.31	0.13	0.42	O&U
所有部位合计	All sites	1286	100.00	226.49	246.16	6.83	17.17	801	100.00	143.65	128.07	3.71	9.27	All
所有部位除外皮肤	All sites exc. C44	1283	99.77	225.96	245.74	6.81	17.12	793	99.00	142.22	126.45	3.68	9.22	All sites exc. C44

附表 3-209　孟津县 2015 年癌症发病和死亡主要指标
Appendix Table 3-209　Incidence and mortality of cancer in Mengjin Xian,2015

部位 Sites		男性 Male 病例数 No. cases	构成比 Freq./%	粗率 Crude rate/ 100 000⁻¹	世标率 ASR world/ 100 000⁻¹	累积率 Cum. Rate/% 0~64	0~74	女性 Female 病例数 No. cases	构成比 Freq./%	粗率 Crude rate/ 100 000⁻¹	世标率 ASR world/ 100 000⁻¹	累积率 Cum. Rate/% 0~64	0~74	ICD10
发病 Incidence														
口腔	Oral cavity & pharynx	8	1.16	3.45	2.76	0.18	0.43	7	1.05	3.06	2.58	0.17	0.26	C00-10,C12-14
鼻咽	Nasopharynx	1	0.15	0.43	0.29	0.02	0.02	1	0.15	0.44	0.33	0.03	0.03	C11
食管	Esophagus	112	16.28	48.32	39.12	1.51	4.32	109	16.39	47.60	34.50	1.39	4.93	C15
胃	Stomach	148	21.51	63.85	51.34	2.34	6.82	60	9.02	26.20	17.99	0.69	2.25	C16
结直肠	Colon-rectum	44	6.40	18.98	14.83	0.85	1.95	46	6.92	20.09	14.91	0.71	2.01	C18-21
肝脏	Liver	65	9.45	28.04	21.78	1.24	2.86	28	4.21	12.23	7.25	0.38	0.71	C22
胆囊	Gallbladder etc.	16	2.33	6.90	5.50	0.24	0.56	27	4.06	11.79	7.74	0.25	0.84	C23-24
胰腺	Pancreas	12	1.74	5.18	3.95	0.27	0.56	12	1.80	5.24	3.45	0.11	0.29	C25
喉	Larynx	6	0.87	2.59	1.91	0.10	0.17	0	0.00	0.00	0.00	0.00	0.00	C32
肺	Lung	133	19.33	57.38	45.98	2.10	5.33	69	10.38	30.13	20.70	1.07	2.53	C33-34
其他胸腔器官	Other thoracic organs	6	0.87	2.59	2.46	0.09	0.28	2	0.30	0.87	0.61	0.03	0.12	C37-38
骨	Bone	10	1.45	4.31	3.53	0.32	0.32	3	0.45	1.31	1.01	0.10	0.10	C40-41
皮肤黑色素瘤	Melanoma of skin	3	0.44	1.29	1.02	0.06	0.13	2	0.30	0.87	0.55	0.03	0.03	C43
乳腺	Breast	1	0.15	0.43	0.25	0.03	0.03	83	12.48	36.25	26.75	2.31	2.91	C50
子宫颈	Cervix	–	–	–	–	–	–	45	6.77	19.65	14.92	1.16	1.66	C53
子宫体	Uterus	–	–	–	–	–	–	22	3.31	9.61	6.89	0.57	0.73	C54-55
卵巢	Ovary	–	–	–	–	–	–	22	3.31	9.61	7.66	0.56	0.81	C56
前列腺	Prostate	17	2.47	7.33	6.04	0.07	0.49	–	–	–	–	–	–	C61
睾丸	Testis	0	0.00	0.00	0.00	0.00	0.00	–	–	–	–	–	–	C62
肾	Kidney	8	1.16	3.45	2.54	0.26	0.26	2	0.30	0.87	0.51	0.04	0.04	C64-66,68
膀胱	Bladder	14	2.03	6.04	4.69	0.25	0.70	9	1.35	3.93	3.05	0.21	0.34	C67
脑	Brain	21	3.05	9.06	6.61	0.55	0.87	28	4.21	12.23	8.81	0.57	1.06	C70-C72,D32-33,D42-43
甲状腺	Thyroid	3	0.44	1.29	0.88	0.08	0.08	23	3.46	10.04	7.66	0.60	0.89	C73
淋巴瘤	Lymphoma	17	2.47	7.33	6.82	0.33	0.66	15	2.26	6.55	4.77	0.24	0.86	C81-85,88,90,96
白血病	Leukemia	17	2.47	7.33	6.44	0.38	0.67	22	3.31	9.61	7.69	0.46	0.90	C91-95, D45-47
其他	Other	26	3.78	11.22	8.75	0.55	1.00	28	4.21	12.23	9.70	0.71	1.02	O&U
所有部位合计	All sites	688	100.00	296.83	237.51	11.84	28.52	665	100.00	290.42	210.03	12.38	24.92	All
所有部位除外皮肤	All sites exc. C44	683	99.27	294.67	235.63	11.73	28.21	663	99.70	289.55	209.46	12.34	24.87	All sites exc. C44
死亡 Mortality														
口腔	Oral cavity & pharynx	3	0.69	1.29	1.16	0.00	0.23	5	1.68	2.18	1.28	0.02	0.09	C00-10,C12-14
鼻咽	Nasopharynx	0	0.00	0.00	0.00	0.00	0.00	1	0.34	0.44	0.33	0.03	0.03	C11
食管	Esophagus	86	19.82	37.10	30.57	0.68	3.91	60	20.20	26.20	17.70	0.46	2.30	C15
胃	Stomach	97	22.35	41.85	33.44	1.28	4.44	37	12.46	16.16	10.46	0.30	1.31	C16
结直肠	Colon-rectum	14	3.23	6.04	5.04	0.07	0.52	14	4.71	6.11	4.33	0.17	0.57	C18-21
肝脏	Liver	51	11.75	22.00	17.28	0.87	2.32	24	8.08	10.48	6.47	0.20	0.67	C22
胆囊	Gallbladder etc.	10	2.30	4.31	3.31	0.15	0.41	16	5.39	6.99	4.40	0.25	0.52	C23-24
胰腺	Pancreas	10	2.30	4.31	3.41	0.15	0.47	8	2.69	3.49	2.19	0.02	0.27	C25
喉	Larynx	3	0.69	1.29	0.84	0.03	0.03	1	0.34	0.44	0.35	0.04	0.04	C32
肺	Lung	94	21.66	40.55	33.95	1.01	3.78	43	14.48	18.78	13.00	0.55	1.58	C33-34
其他胸腔器官	Other thoracic organs	2	0.46	0.86	0.68	0.08	0.08	3	1.01	1.31	0.91	0.03	0.12	C37-38
骨	Bone	5	1.15	2.16	1.47	0.07	0.07	0	0.00	0.00	0.00	0.00	0.00	C40-41
皮肤黑色素瘤	Melanoma of skin	2	0.46	0.86	0.68	0.00	0.06	0	0.00	0.00	0.00	0.00	0.00	C43
乳腺	Breast	0	0.00	0.00	0.00	0.00	0.00	20	6.73	8.73	6.48	0.46	0.80	C50
子宫颈	Cervix	–	–	–	–	–	–	12	4.04	5.24	3.73	0.12	0.55	C53
子宫体	Uterus	–	–	–	–	–	–	8	2.69	3.49	2.24	0.08	0.23	C54-55
卵巢	Ovary	–	–	–	–	–	–	6	2.02	2.62	2.01	0.10	0.23	C56
前列腺	Prostate	8	1.84	3.45	2.83	0.00	0.13	–	–	–	–	–	–	C61
睾丸	Testis	0	0.00	0.00	0.00	0.00	0.00	–	–	–	–	–	–	C62
肾	Kidney	2	0.46	0.86	0.73	0.04	0.11	1	0.34	0.44	0.36	0.00	0.09	C64-66,68
膀胱	Bladder	7	1.61	3.02	2.29	0.11	0.27	2	0.67	0.87	0.57	0.00	0.09	C67
脑	Brain	8	1.84	3.45	2.51	0.28	0.28	9	3.03	3.93	2.98	0.19	0.34	C70-C72,D32-33,D42-43
甲状腺	Thyroid	1	0.23	0.43	0.39	0.00	0.06	3	1.01	1.31	0.93	0.06	0.12	C73
淋巴瘤	Lymphoma	8	1.84	3.45	3.10	0.13	0.36	10	3.37	4.37	3.34	0.17	0.30	C81-85,88,90,96
白血病	Leukemia	11	2.53	4.75	4.17	0.21	0.54	8	2.69	3.49	2.72	0.13	0.20	C91-95, D45-47
其他	Other	12	2.76	5.18	4.05	0.12	0.32	6	2.02	2.62	1.93	0.10	0.23	O&U
所有部位合计	All sites	434	100.00	187.24	151.90	5.28	18.39	297	100.00	129.71	88.70	3.50	10.68	All
所有部位除外皮肤	All sites exc. C44	434	100.00	187.24	151.90	5.28	18.39	296	99.66	129.27	88.36	3.46	10.64	All sites exc. C44

附表 3-210　新安县 2015 年癌症发病和死亡主要指标
Appendix Table 3-210　Incidence and mortality of cancer in Xinan Xian, 2015

部位 Sites		男性 Male						女性 Female						ICD10
		病例数 No. cases	构成比 Freq. /%	粗率 Crude rate/ 100 000⁻¹	世标率 ASR world/ 100 000⁻¹	累积率 Cum. Rate/% 0~64	0~74	病例数 No. cases	构成比 Freq. /%	粗率 Crude rate/ 100 000⁻¹	世标率 ASR world/ 100 000⁻¹	累积率 Cum. Rate/% 0~64	0~74	
发病 Incidence														
口腔	Oral cavity & pharynx	5	0.73	1.81	1.20	0.00	0.10	5	1.08	1.93	1.51	0.07	0.12	C00-10,C12-14
鼻咽	Nasopharynx	3	0.44	1.09	0.85	0.05	0.10	4	0.86	1.54	1.02	0.04	0.09	C11
食管	Esophagus	90	13.08	32.60	23.58	0.98	3.26	41	8.84	15.80	11.14	0.17	1.31	C15
胃	Stomach	155	22.53	56.15	40.40	2.07	4.91	56	12.07	21.58	15.49	0.44	1.66	C16
结直肠	Colon-rectum	34	4.94	12.32	9.09	0.39	1.10	29	6.25	11.18	8.22	0.43	0.95	C18-21
肝脏	Liver	93	13.52	33.69	24.62	1.40	2.89	32	6.90	12.33	9.34	0.39	1.14	C22
胆囊	Gallbladder etc.	6	0.87	2.17	1.78	0.07	0.35	12	2.59	4.62	3.08	0.17	0.33	C23-24
胰腺	Pancreas	11	1.60	3.99	2.98	0.08	0.34	5	1.08	1.93	1.48	0.07	0.21	C25
喉	Larynx	8	1.16	2.90	2.07	0.12	0.17	2	0.43	0.77	0.59	0.06	0.06	C32
肺	Lung	196	28.49	71.01	52.15	2.46	6.43	80	17.24	30.83	22.14	0.88	2.26	C33-34
其他胸腔器官	Other thoracic organs	1	0.15	0.36	0.28	0.04	0.04	2	0.43	0.77	0.57	0.06	0.06	C37-38
骨	Bone	8	1.16	2.90	2.43	0.15	0.28	3	0.65	1.16	0.88	0.10	0.10	C40-41
皮肤黑色素瘤	Melanoma of skin	0	0.00	0.00	0.00	0.00	0.00	0	0.00	0.00	0.00	0.00	0.00	C43
乳腺	Breast	0	0.00	0.00	0.00	0.00	0.00	44	9.48	16.96	12.93	1.04	1.39	C50
子宫颈	Cervix	–	–	–	–	–	–	51	10.99	19.65	14.91	1.05	1.73	C53
子宫体	Uterus	–	–	–	–	–	–	31	6.68	11.95	8.94	0.70	0.92	C54-55
卵巢	Ovary	–	–	–	–	–	–	9	1.94	3.47	2.63	0.22	0.28	C56
前列腺	Prostate	8	1.16	2.90	1.99	0.00	0.15	–	–	–	–	–	–	C61
睾丸	Testis	1	0.15	0.36	0.31	0.03	0.03	–	–	–	–	–	–	C62
肾	Kidney	7	1.02	2.54	1.96	0.19	0.24	3	0.65	1.16	0.92	0.08	0.08	C64-66,68
膀胱	Bladder	3	0.44	1.09	0.65	0.03	0.03	0	0.00	0.00	0.00	0.00	0.00	C67
脑	Brain	18	2.62	6.52	4.94	0.15	0.58	23	4.96	8.86	7.12	0.52	0.95	C70-C72,D32-33,D42-43
甲状腺	Thyroid	4	0.58	1.45	1.13	0.09	0.17	7	1.51	2.70	2.10	0.16	0.22	C73
淋巴瘤	Lymphoma	4	0.58	1.45	1.11	0.02	0.14	1	0.22	0.39	0.29	0.04	0.04	C81-85,88,90,96
白血病	Leukemia	9	1.31	3.26	2.55	0.16	0.29	7	1.51	2.70	2.39	0.08	0.35	C91-95, D45-47
其他	Other	24	3.49	8.69	6.61	0.32	0.83	17	3.66	6.55	4.73	0.31	0.45	O&U
所有部位合计	All sites	688	100.00	249.24	182.66	8.78	22.41	464	100.00	178.81	132.43	7.10	14.68	All
所有部位除外皮肤	All sites exc. C44	686	99.71	248.52	182.08	8.76	22.31	463	99.78	178.43	132.27	7.10	14.68	All sites exc. C44
死亡 Mortality														
口腔	Oral cavity & pharynx	3	0.56	1.09	0.68	0.00	0.05	4	1.26	1.54	1.24	0.00	0.16	C00-10,C12-14
鼻咽	Nasopharynx	3	0.56	1.09	0.80	0.02	0.07	4	1.26	1.54	1.02	0.04	0.09	C11
食管	Esophagus	71	13.35	25.72	17.81	0.64	2.06	24	7.57	9.25	6.71	0.10	0.69	C15
胃	Stomach	126	23.68	45.65	32.59	1.26	3.89	57	17.98	21.97	15.39	0.53	1.72	C16
结直肠	Colon-rectum	23	4.32	8.33	5.88	0.41	0.56	9	2.84	3.47	2.46	0.07	0.17	C18-21
肝脏	Liver	95	17.86	34.42	25.18	1.30	2.95	41	12.93	15.80	11.78	0.48	1.28	C22
胆囊	Gallbladder etc.	1	0.19	0.36	0.31	0.00	0.08	12	3.79	4.62	2.89	0.18	0.18	C23-24
胰腺	Pancreas	8	1.50	2.90	2.14	0.06	0.28	4	1.26	1.54	1.20	0.10	0.15	C25
喉	Larynx	6	1.13	2.17	1.68	0.06	0.23	0	0.00	0.00	0.00	0.00	0.00	C32
肺	Lung	142	26.69	51.44	37.32	1.88	4.39	69	21.77	26.59	18.72	0.81	1.92	C33-34
其他胸腔器官	Other thoracic organs	0	0.00	0.00	0.00	0.00	0.00	0	0.00	0.00	0.00	0.00	0.00	C37-38
骨	Bone	5	0.94	1.81	1.45	0.04	0.22	1	0.32	0.39	0.33	0.00	0.08	C40-41
皮肤黑色素瘤	Melanoma of skin	0	0.00	0.00	0.00	0.00	0.00	0	0.00	0.00	0.00	0.00	0.00	C43
乳腺	Breast	0	0.00	0.00	0.00	0.00	0.00	17	5.36	6.55	4.94	0.27	0.65	C50
子宫颈	Cervix	–	–	–	–	–	–	26	8.20	10.02	7.58	0.54	0.84	C53
子宫体	Uterus	–	–	–	–	–	–	12	3.79	4.62	3.41	0.21	0.40	C54-55
卵巢	Ovary	–	–	–	–	–	–	4	1.26	1.54	1.13	0.11	0.11	C56
前列腺	Prostate	5	0.94	1.81	1.16	0.04	0.11	–	–	–	–	–	–	C61
睾丸	Testis	0	0.00	0.00	0.00	0.00	0.00	–	–	–	–	–	–	C62
肾	Kidney	8	1.50	2.90	2.29	0.15	0.33	6	1.89	2.31	1.60	0.10	0.15	C64-66,68
膀胱	Bladder	3	0.56	1.09	0.68	0.00	0.05	1	0.32	0.39	0.33	0.00	0.08	C67
脑	Brain	9	1.69	3.26	2.26	0.11	0.19	9	2.84	3.47	2.84	0.16	0.43	C70-C72,D32-33,D42-43
甲状腺	Thyroid	1	0.19	0.36	0.28	0.03	0.03	1	0.32	0.39	0.16	0.00	0.00	C73
淋巴瘤	Lymphoma	3	0.56	1.09	0.88	0.02	0.14	0	0.00	0.00	0.00	0.00	0.00	C81-85,88,90,96
白血病	Leukemia	3	0.56	1.09	0.85	0.05	0.10	6	1.89	2.31	2.12	0.08	0.24	C91-95, D45-47
其他	Other	17	3.20	6.16	5.03	0.26	0.59	10	3.15	3.85	2.69	0.19	0.19	O&U
所有部位合计	All sites	532	100.00	192.73	139.25	6.31	16.33	317	100.00	122.16	88.54	3.96	9.54	All
所有部位除外皮肤	All sites exc. C44	531	99.81	192.37	138.94	6.31	16.25	316	99.68	121.78	88.30	3.96	9.54	All sites exc. C44

部位 Sites		男性 Male						女性 Female						ICD10
		病例数 No. cases	构成比 Freq. /%	粗率 Crude rate/ 100 000⁻¹	世标率 ASR world/ 100 000⁻¹	累积率 Cum. Rate/%		病例数 No. cases	构成比 Freq. /%	粗率 Crude rate/ 100 000⁻¹	世标率 ASR world/ 100 000⁻¹	累积率 Cum. Rate/%		
						0~64	0~74					0~64	0~74	
发病 Incidence														
口腔	Oral cavity & pharynx	5	0.86	2.66	1.74	0.13	0.19	2	0.54	1.23	0.82	0.10	0.10	C00-10, C12-14
鼻咽	Nasopharynx	2	0.34	1.06	0.85	0.04	0.14	0	0.00	0.00	0.00	0.00	0.00	C11
食管	Esophagus	111	19.14	59.02	39.68	2.02	4.79	44	11.89	26.97	16.80	0.72	1.69	C15
胃	Stomach	168	28.97	89.33	59.41	3.01	7.35	47	12.70	28.81	18.82	1.21	2.34	C16
结直肠	Colon-rectum	33	5.69	17.55	12.25	0.67	1.37	23	6.22	14.10	9.89	0.64	1.02	C18-21
肝脏	Liver	73	12.59	38.81	27.74	1.88	2.99	47	12.70	28.81	17.95	1.18	1.60	C22
胆囊	Gallbladder etc.	6	1.03	3.19	2.04	0.12	0.29	5	1.35	3.06	2.04	0.17	0.17	C23-24
胰腺	Pancreas	6	1.03	3.19	2.47	0.17	0.34	6	1.62	3.68	2.50	0.17	0.24	C25
喉	Larynx	1	0.17	0.53	0.38	0.05	0.05	0	0.00	0.00	0.00	0.00	0.00	C32
肺	Lung	93	16.03	49.45	33.83	1.89	4.68	46	12.43	28.20	18.07	0.83	2.09	C33-34
其他胸腔器官	Other thoracic organs	1	0.17	0.53	0.46	0.03	0.03	1	0.27	0.61	0.37	0.04	0.04	C37-38
骨	Bone	5	0.86	2.66	2.06	0.08	0.28	4	1.08	2.45	1.61	0.04	0.19	C40-41
皮肤黑色素瘤	Melanoma of skin	0	0.00	0.00	0.00	0.00	0.00	0	0.00	0.00	0.00	0.00	0.00	C43
乳腺	Breast	1	0.17	0.53	0.39	0.03	0.03	31	8.38	19.00	14.04	1.12	1.47	C50
子宫颈	Cervix	–	–	–	–	–	–	25	6.76	15.32	10.53	0.59	1.21	C53
子宫体	Uterus	–	–	–	–	–	–	21	5.68	12.87	9.50	0.77	0.85	C54-55
卵巢	Ovary	–	–	–	–	–	–	7	1.89	4.29	3.19	0.25	0.25	C56
前列腺	Prostate	5	0.86	2.66	1.68	0.00	0.17	–	–	–	–	–	–	C61
睾丸	Testis	3	0.52	1.60	1.09	0.09	0.09	–	–	–	–	–	–	C62
肾	Kidney	4	0.69	2.13	1.37	0.11	0.18	3	0.81	1.84	1.86	0.09	0.09	C64-66, 68
膀胱	Bladder	6	1.03	3.19	2.19	0.09	0.30	5	1.35	3.06	1.77	0.05	0.05	C67
脑	Brain	18	3.10	9.57	7.60	0.48	0.78	13	3.51	7.97	5.69	0.54	0.74	C70-C72, D32-33, D42-43
甲状腺	Thyroid	4	0.69	2.13	1.67	0.12	0.22	12	3.24	7.36	5.02	0.37	0.56	C73
淋巴瘤	Lymphoma	4	0.69	2.13	1.41	0.12	0.19	2	0.54	1.23	0.90	0.04	0.11	C81-85, 88, 90, 96
白血病	Leukemia	16	2.76	8.51	6.48	0.39	0.56	7	1.89	4.29	3.81	0.19	0.19	C91-95, D45-47
其他	Other	15	2.59	7.98	5.86	0.41	0.60	19	5.14	11.65	9.70	0.63	0.94	O&U
所有部位合计	All sites	580	100.00	308.39	212.63	11.91	25.59	370	100.00	226.81	154.88	9.73	15.93	All
所有部位除外皮肤	All sites exc. C44	578	99.66	307.33	211.91	11.87	25.49	365	98.65	223.74	152.48	9.63	15.63	All sites exc. C44
死亡 Mortality														
口腔	Oral cavity & pharynx	3	0.86	1.60	0.92	0.00	0.07	1	0.57	0.61	0.38	0.05	0.05	C00-10, C12-14
鼻咽	Nasopharynx	1	0.29	0.53	0.31	0.00	0.00	0	0.00	0.00	0.00	0.00	0.00	C11
食管	Esophagus	70	20.17	37.22	24.79	1.02	2.93	33	18.86	20.23	12.36	0.35	1.13	C15
胃	Stomach	105	30.26	55.83	36.39	1.71	4.66	24	13.71	14.71	9.14	0.42	0.97	C16
结直肠	Colon-rectum	15	4.32	7.98	5.47	0.15	0.51	12	6.86	7.36	4.95	0.26	0.53	C18-21
肝脏	Liver	44	12.68	23.40	16.25	1.12	1.82	26	14.86	15.94	9.97	0.48	0.86	C22
胆囊	Gallbladder etc.	3	0.86	1.60	1.18	0.05	0.21	2	1.14	1.23	0.89	0.09	0.09	C23-24
胰腺	Pancreas	4	1.15	2.13	1.49	0.08	0.25	6	3.43	3.68	2.62	0.18	0.25	C25
喉	Larynx	2	0.58	1.06	0.68	0.05	0.05	0	0.00	0.00	0.00	0.00	0.00	C32
肺	Lung	60	17.29	31.90	21.10	1.03	2.75	21	12.00	12.87	8.39	0.34	1.09	C33-34
其他胸腔器官	Other thoracic organs	1	0.29	0.53	0.46	0.03	0.03	0	0.00	0.00	0.00	0.00	0.00	C37-38
骨	Bone	4	1.15	2.13	1.65	0.08	0.18	0	0.00	0.00	0.00	0.00	0.00	C40-41
皮肤黑色素瘤	Melanoma of skin	0	0.00	0.00	0.00	0.00	0.00	0	0.00	0.00	0.00	0.00	0.00	C43
乳腺	Breast	0	0.00	0.00	0.00	0.00	0.00	5	2.86	3.06	2.06	0.07	0.27	C50
子宫颈	Cervix	–	–	–	–	–	–	16	9.14	9.81	6.43	0.18	0.75	C53
子宫体	Uterus	–	–	–	–	–	–	4	2.29	2.45	1.59	0.13	0.13	C54-55
卵巢	Ovary	–	–	–	–	–	–	4	2.29	2.45	1.66	0.12	0.12	C56
前列腺	Prostate	2	0.58	1.06	0.63	0.00	0.10	–	–	–	–	–	–	C61
睾丸	Testis	0	0.00	0.00	0.00	0.00	0.00	–	–	–	–	–	–	C62
肾	Kidney	4	1.15	2.13	1.40	0.17	0.17	0	0.00	0.00	0.00	0.00	0.00	C64-66, 68
膀胱	Bladder	1	0.29	0.53	0.31	0.00	0.00	2	1.14	1.23	0.72	0.00	0.00	C67
脑	Brain	9	2.59	4.79	3.78	0.16	0.42	5	2.86	3.06	2.23	0.22	0.34	C70-C72, D32-33, D42-43
甲状腺	Thyroid	0	0.00	0.00	0.00	0.00	0.00	3	1.71	1.84	1.10	0.11	0.11	C73
淋巴瘤	Lymphoma	2	0.58	1.06	0.68	0.05	0.05	1	0.57	0.61	0.45	0.04	0.04	C81-85, 88, 90, 96
白血病	Leukemia	12	3.46	6.38	4.90	0.23	0.30	4	2.29	2.45	1.63	0.04	0.11	C91-95, D45-47
其他	Other	5	1.44	2.66	1.95	0.09	0.33	6	3.43	3.68	2.35	0.09	0.29	O&U
所有部位合计	All sites	347	100.00	184.50	124.31	6.02	14.82	175	100.00	107.27	68.92	3.17	7.13	All
所有部位除外皮肤	All sites exc. C44	346	99.71	183.97	123.90	6.02	14.72	173	98.86	106.05	68.07	3.17	7.05	All sites exc. C44

部位 Sites		男性 Male						女性 Female						ICD10
		病例数 No. cases	构成比 Freq. /%	粗率 Crude rate/ 100 000^{-1}	世标率 ASR world/ 100 000^{-1}	累积率 Cum. Rate/%		病例数 No. cases	构成比 Freq. /%	粗率 Crude rate/ 100 000^{-1}	世标率 ASR world/ 100 000^{-1}	累积率 Cum. Rate/%		
						0~64	0~74					0~64	0~74	
发病 Incidence														
口腔	Oral cavity & pharynx	5	0.58	1.59	1.36	0.05	0.23	3	0.60	1.05	0.64	0.03	0.03	C00-10,C12-14
鼻咽	Nasopharynx	2	0.23	0.63	0.47	0.04	0.04	0	0.00	0.00	0.00	0.00	0.00	C11
食管	Esophagus	277	31.91	87.94	71.26	3.30	8.85	145	28.83	50.63	37.40	1.78	4.49	C15
胃	Stomach	255	29.38	80.95	65.88	3.00	8.11	113	22.47	39.46	28.34	0.79	3.45	C16
结直肠	Colon-rectum	26	3.00	8.25	6.38	0.44	0.73	22	4.37	7.68	5.78	0.39	0.70	C18-21
肝脏	Liver	98	11.29	31.11	23.79	1.33	2.32	43	8.55	15.02	10.02	0.50	0.88	C22
胆囊	Gallbladder etc.	1	0.12	0.32	0.16	0.00	0.00	7	1.39	2.44	2.07	0.15	0.31	C23-24
胰腺	Pancreas	5	0.58	1.59	1.35	0.07	0.13	7	1.39	2.44	1.47	0.11	0.11	C25
喉	Larynx	5	0.58	1.59	1.19	0.05	0.14	0	0.00	0.00	0.00	0.00	0.00	C32
肺	Lung	130	14.98	41.27	33.30	1.80	3.82	55	10.93	19.21	13.64	0.59	1.43	C33-34
其他胸腔器官	Other thoracic organs	2	0.23	0.63	0.63	0.02	0.11	0	0.00	0.00	0.00	0.00	0.00	C37-38
骨	Bone	5	0.58	1.59	1.67	0.09	0.14	8	1.59	2.79	2.42	0.03	0.37	C40-41
皮肤黑色素瘤	Melanoma of skin	0	0.00	0.00	0.00	0.00	0.00	0	0.00	0.00	0.00	0.00	0.00	C43
乳腺	Breast	0	0.00	0.00	0.00	0.00	0.00	33	6.56	11.52	9.21	0.82	1.04	C50
子宫颈	Cervix	–	–	–	–	–	–	28	5.57	9.78	7.91	0.51	1.13	C53
子宫体	Uterus	–	–	–	–	–	–	2	0.40	0.70	0.52	0.05	0.05	C54-55
卵巢	Ovary	–	–	–	–	–	–	4	0.80	1.40	0.91	0.08	0.08	C56
前列腺	Prostate	10	1.15	3.17	2.40	0.14	0.29							C61
睾丸	Testis	0	0.00	0.00	0.00	0.00	0.00						–	C62
肾	Kidney	3	0.35	0.95	0.75	0.03	0.08	0	0.00	0.00	0.00	0.00	0.00	C64-66,68
膀胱	Bladder	7	0.81	2.22	1.70	0.12	0.21	1	0.20	0.35	0.19	0.00	0.00	C67
脑	Brain	21	2.42	6.67	5.60	0.43	0.58	15	2.98	5.24	4.75	0.27	0.49	C70-C72,D32-33,D42-43
甲状腺	Thyroid	0	0.00	0.00	0.00	0.00	0.00	0	0.00	0.00	0.00	0.00	0.00	C73
淋巴瘤	Lymphoma	0	0.00	0.00	0.00	0.00	0.00	1	0.20	0.35	0.38	0.00	0.09	C81-85,88,90,96
白血病	Leukemia	4	0.46	1.27	1.06	0.07	0.07	2	0.40	0.70	0.56	0.04	0.04	C91-95, D45-47
其他	Other	12	1.38	3.81	2.99	0.18	0.27	14	2.78	4.89	4.23	0.07	0.57	O&U
所有部位合计	All sites	868	100.00	275.56	221.94	11.15	26.11	503	100.00	175.64	130.43	6.21	15.25	All
所有部位除外皮肤	All sites exc. C44	865	99.65	274.60	221.37	11.12	26.07	501	99.60	174.94	129.89	6.21	15.19	All sites exc. C44
死亡 Mortality														
口腔	Oral cavity & pharynx	2	0.31	0.63	0.72	0.00	0.18	1	0.28	0.35	0.13	0.00	0.00	C00-10,C12-14
鼻咽	Nasopharynx	1	0.15	0.32	0.23	0.02	0.02	1	0.28	0.35	0.25	0.03	0.03	C11
食管	Esophagus	191	29.16	60.63	49.24	1.81	5.73	102	28.65	35.62	25.86	1.08	3.21	C15
胃	Stomach	217	33.13	68.89	57.14	2.47	7.50	77	21.63	26.89	17.99	0.63	1.79	C16
结直肠	Colon-rectum	20	3.05	6.35	4.60	0.34	0.45	19	5.34	6.63	4.89	0.34	0.56	C18-21
肝脏	Liver	81	12.37	25.71	20.14	1.21	2.07	32	8.99	11.17	6.63	0.36	0.42	C22
胆囊	Gallbladder etc.	4	0.61	1.27	0.88	0.00	0.09	4	1.12	1.40	1.26	0.06	0.21	C23-24
胰腺	Pancreas	4	0.61	1.27	1.12	0.05	0.11	7	1.97	2.44	1.62	0.10	0.19	C25
喉	Larynx	1	0.15	0.32	0.36	0.00	0.09	0	0.00	0.00	0.00	0.00	0.00	C32
肺	Lung	82	12.52	26.03	21.54	0.93	2.58	45	12.64	15.71	11.46	0.46	1.30	C33-34
其他胸腔器官	Other thoracic organs	1	0.15	0.32	0.36	0.00	0.09	0	0.00	0.00	0.00	0.00	0.00	C37-38
骨	Bone	3	0.46	0.95	0.85	0.05	0.10	4	1.12	1.40	1.18	0.03	0.18	C40-41
皮肤黑色素瘤	Melanoma of skin	0	0.00	0.00	0.00	0.00	0.00	0	0.00	0.00	0.00	0.00	0.00	C43
乳腺	Breast	0	0.00	0.00	0.00	0.00	0.00	13	3.65	4.54	3.51	0.30	0.46	C50
子宫颈	Cervix	–	–	–	–	–	–	19	5.34	6.63	5.49	0.29	0.82	C53
子宫体	Uterus	–	–	–	–	–	–	1	0.28	0.35	0.28	0.03	0.03	C54-55
卵巢	Ovary	–	–	–	–	–	–	2	0.56	0.70	0.63	0.03	0.13	C56
前列腺	Prostate	6	0.92	1.90	1.35	0.02	0.07	–	–	–	–	–	–	C61
睾丸	Testis	2	0.31	0.63	0.67	0.03	0.08	–	–	–	–	–	–	C62
肾	Kidney	1	0.15	0.32	0.33	0.00	0.06	2	0.56	0.70	0.66	0.03	0.13	C64-66,68
膀胱	Bladder	5	0.76	1.59	1.22	0.08	0.17	1	0.28	0.35	0.37	0.00	0.06	C67
脑	Brain	15	2.29	4.76	3.80	0.31	0.36	14	3.93	4.89	4.58	0.25	0.53	C70-C72,D32-33,D42-43
甲状腺	Thyroid	0	0.00	0.00	0.00	0.00	0.00	1	0.28	0.35	0.38	0.00	0.09	C73
淋巴瘤	Lymphoma	0	0.00	0.00	0.00	0.00	0.00	1	0.28	0.35	0.38	0.00	0.09	C81-85,88,90,96
白血病	Leukemia	9	1.37	2.86	2.30	0.11	0.20	0	0.00	0.00	0.00	0.00	0.00	C91-95, D45-47
其他	Other	10	1.53	3.17	2.77	0.18	0.27	10	2.81	3.49	2.64	0.05	0.33	O&U
所有部位合计	All sites	655	100.00	207.94	169.60	7.61	20.23	356	100.00	124.31	90.18	4.08	10.58	All
所有部位除外皮肤	All sites exc. C44	654	99.85	207.62	169.35	7.58	20.20	355	99.72	123.96	89.81	4.08	10.51	All sites exc. C44

部位 Sites	男性 Male						女性 Female						ICD10
	病例数 No. cases	构成比 Freq. /%	粗率 Crude rate/ 100 000⁻¹	世标率 ASR world/ 100 000⁻¹	累积率 Cum. Rate/%		病例数 No. cases	构成比 Freq. /%	粗率 Crude rate/ 100 000⁻¹	世标率 ASR world/ 100 000⁻¹	累积率 Cum. Rate/%		
					0~64	0~74					0~64	0~74	
发病 Incidence													
口腔 Oral cavity & pharynx	4	0.63	1.50	1.45	0.06	0.23	4	0.85	1.61	1.18	0.11	0.11	C00-10, C12-14
鼻咽 Nasopharynx	6	0.94	2.24	2.00	0.20	0.20	1	0.21	0.40	0.37	0.02	0.02	C11
食管 Esophagus	116	18.15	43.38	39.40	1.44	5.14	60	12.82	24.11	19.40	0.72	2.54	C15
胃 Stomach	156	24.41	58.34	51.12	2.79	5.94	54	11.54	21.70	15.77	0.72	1.54	C16
结直肠 Colon-rectum	34	5.32	12.72	10.84	0.69	1.36	29	6.20	11.65	10.48	0.50	1.45	C18-21
肝脏 Liver	48	7.51	17.95	15.50	1.06	1.56	21	4.49	8.44	8.04	0.36	1.22	C22
胆囊 Gallbladder etc.	9	1.41	3.37	3.14	0.21	0.36	7	1.50	2.81	2.00	0.04	0.23	C23-24
胰腺 Pancreas	8	1.25	2.99	2.54	0.13	0.23	7	1.50	2.81	2.68	0.11	0.36	C25
喉 Larynx	3	0.47	1.12	1.19	0.00	0.30	1	0.21	0.40	0.42	0.00	0.11	C32
肺 Lung	153	23.94	57.22	51.00	2.86	5.98	66	14.10	26.52	21.38	1.11	2.36	C33-34
其他胸腔器官 Other thoracic organs	2	0.31	0.75	0.69	0.02	0.12	3	0.64	1.21	1.31	0.05	0.24	C37-38
骨 Bone	3	0.47	1.12	1.41	0.08	0.15	6	1.28	2.41	2.44	0.17	0.28	C40-41
皮肤黑色素瘤 Melanoma of skin	0	0.00	0.00	0.00	0.00	0.00	1	0.21	0.40	0.31	0.03	0.03	C43
乳腺 Breast	0	0.00	0.00	0.00	0.00	0.00	69	14.74	27.73	24.29	1.97	2.58	C50
子宫颈 Cervix	–	–	–	–	–	–	42	8.97	16.88	14.22	1.06	1.62	C53
子宫体 Uterus	–	–	–	–	–	–	10	2.14	4.02	3.68	0.34	0.43	C54-55
卵巢 Ovary	–	–	–	–	–	–	14	2.99	5.63	5.78	0.26	0.78	C56
前列腺 Prostate	12	1.88	4.49	3.61	0.09	0.27	–	–	–	–	–	–	C61
睾丸 Testis	0	0.00	0.00	0.00	0.00	0.00	–	–	–	–	–	–	C62
肾 Kidney	3	0.47	1.12	1.04	0.08	0.18	3	0.64	1.21	1.08	0.07	0.18	C64-66, 68
膀胱 Bladder	9	1.41	3.37	3.28	0.06	0.46	2	0.43	0.80	0.71	0.00	0.08	C67
脑 Brain	22	3.44	8.23	7.41	0.56	0.88	9	1.92	3.62	2.84	0.30	0.30	C70-C72, D32-33, D42-43
甲状腺 Thyroid	6	0.94	2.24	1.96	0.12	0.19	23	4.91	9.24	8.01	0.66	0.95	C73
淋巴瘤 Lymphoma	11	1.72	4.11	3.82	0.22	0.49	3	0.64	1.21	1.20	0.07	0.16	C81-85, 88, 90, 96
白血病 Leukemia	13	2.03	4.86	4.50	0.29	0.46	14	2.99	5.63	5.07	0.38	0.54	C91-95, D45-47
其他 Other	21	3.29	7.85	7.46	0.31	0.93	19	4.06	7.64	6.29	0.35	0.62	O&U
所有部位合计 All sites	639	100.00	238.98	213.36	11.26	25.45	468	100.00	188.08	158.94	9.40	18.73	All
所有部位除外皮肤 All sites exc. C44	635	99.37	237.48	212.05	11.26	25.27	464	99.15	186.47	157.75	9.37	18.62	All sites exc. C44
死亡 Mortality													
口腔 Oral cavity & pharynx	1	0.22	0.37	0.40	0.00	0.10	2	0.71	0.80	0.81	0.03	0.11	C00-10, C12-14
鼻咽 Nasopharynx	1	0.22	0.37	0.31	0.03	0.03	2	0.71	0.80	0.85	0.03	0.12	C11
食管 Esophagus	92	20.00	34.41	30.79	0.72	3.29	56	19.79	22.51	15.92	0.54	1.46	C15
胃 Stomach	129	28.04	48.24	41.92	1.55	4.82	54	19.08	21.70	14.80	0.30	1.28	C16
结直肠 Colon-rectum	15	3.26	5.61	4.84	0.17	0.45	17	6.01	6.83	5.03	0.24	0.52	C18-21
肝脏 Liver	49	10.65	18.33	16.43	1.01	2.01	12	4.24	4.82	4.83	0.17	0.84	C22
胆囊 Gallbladder etc.	1	0.22	0.37	0.23	0.00	0.00	5	1.77	2.01	1.48	0.00	0.19	C23-24
胰腺 Pancreas	6	1.30	2.24	1.91	0.05	0.22	3	1.06	1.21	1.20	0.09	0.17	C25
喉 Larynx	1	0.22	0.37	0.27	0.03	0.03	1	0.35	0.40	0.17	0.00	0.00	C32
肺 Lung	110	23.91	41.14	36.99	1.37	4.46	54	19.08	21.70	15.96	0.63	1.68	C33-34
其他胸腔器官 Other thoracic organs	1	0.22	0.37	0.27	0.03	0.03	2	0.71	0.80	0.42	0.00	0.00	C37-38
骨 Bone	2	0.43	0.75	0.82	0.05	0.12	2	0.71	0.80	0.73	0.03	0.13	C40-41
皮肤黑色素瘤 Melanoma of skin	0	0.00	0.00	0.00	0.00	0.00	1	0.35	0.40	0.39	0.05	0.05	C43
乳腺 Breast	0	0.00	0.00	0.00	0.00	0.00	15	5.30	6.03	4.81	0.46	0.46	C50
子宫颈 Cervix	–	–	–	–	–	–	21	7.42	8.44	7.29	0.40	0.84	C53
子宫体 Uterus	–	–	–	–	–	–	3	1.06	1.21	0.83	0.07	0.07	C54-55
卵巢 Ovary	–	–	–	–	–	–	9	3.18	3.62	3.16	0.23	0.31	C56
前列腺 Prostate	6	1.30	2.24	2.34	0.00	0.35	–	–	–	–	–	–	C61
睾丸 Testis	0	0.00	0.00	0.00	0.00	0.00	–	–	–	–	–	–	C62
肾 Kidney	0	0.00	0.00	0.00	0.00	0.00	2	0.71	0.80	0.65	0.07	0.07	C64-66, 68
膀胱 Bladder	5	1.09	1.87	1.55	0.02	0.22	1	0.35	0.40	0.35	0.03	0.03	C67
脑 Brain	14	3.04	5.24	4.87	0.20	0.63	9	3.18	3.62	3.23	0.27	0.35	C70-C72, D32-33, D42-43
甲状腺 Thyroid	1	0.22	0.37	0.45	0.00	0.08	1	0.35	0.40	0.21	0.00	0.00	C73
淋巴瘤 Lymphoma	5	1.09	1.87	1.85	0.08	0.18	1	0.35	0.40	0.17	0.00	0.00	C81-85, 88, 90, 96
白血病 Leukemia	19	4.13	7.11	6.88	0.33	0.76	5	1.77	2.01	2.04	0.09	0.38	C91-95, D45-47
其他 Other	2	0.43	0.75	0.79	0.00	0.20	5	1.77	2.01	1.50	0.09	0.19	O&U
所有部位合计 All sites	460	100.00	172.03	153.91	5.65	17.98	283	100.00	113.73	86.82	3.81	9.26	All
所有部位除外皮肤 All sites exc. C44	459	99.78	171.66	153.52	5.65	17.88	282	99.65	113.33	86.51	3.77	9.22	All sites exc. C44

附表 3-214 宜阳县 2015 年癌症发病和死亡主要指标
Appendix Table 3-214 Incidence and mortality of cancer in Yiyang Xian, 2015

部位 Sites	男性 Male						女性 Female						ICD10
	病例数 No. cases	构成比 Freq./%	粗率 Crude rate/ $100\,000^{-1}$	世标率 ASR world/ $100\,000^{-1}$	累积率 Cum. Rate/% 0~64	0~74	病例数 No. cases	构成比 Freq./%	粗率 Crude rate/ $100\,000^{-1}$	世标率 ASR world/ $100\,000^{-1}$	累积率 Cum. Rate/% 0~64	0~74	
发病 Incidence													
口腔 Oral cavity & pharynx	9	1.03	2.48	2.30	0.16	0.23	8	1.19	2.33	2.00	0.15	0.15	C00-10,C12-14
鼻咽 Nasopharynx	2	0.23	0.55	0.51	0.00	0.13	2	0.30	0.58	0.45	0.02	0.02	C11
食管 Esophagus	207	23.74	56.98	49.94	1.64	6.85	149	22.21	43.45	32.43	1.25	4.14	C15
胃 Stomach	226	25.92	62.21	56.85	2.20	6.72	92	13.71	26.83	20.17	0.84	2.26	C16
结直肠 Colon-rectum	50	5.73	13.76	12.86	0.75	1.44	30	4.47	8.75	6.64	0.48	0.77	C18-21
肝脏 Liver	74	8.49	20.37	17.54	1.01	1.96	46	6.86	13.41	9.76	0.50	0.98	C22
胆囊 Gallbladder etc.	19	2.18	5.23	4.38	0.23	0.65	35	5.22	10.21	7.44	0.32	0.96	C23-24
胰腺 Pancreas	9	1.03	2.48	2.34	0.13	0.23	10	1.49	2.92	2.33	0.12	0.23	C25
喉 Larynx	6	0.69	1.65	1.54	0.09	0.20	0	0.00	0.00	0.00	0.00	0.00	C32
肺 Lung	154	17.66	42.39	36.36	1.80	4.16	69	10.28	20.12	15.12	0.80	1.42	C33-34
其他胸腔器官 Other thoracic organs	4	0.46	1.10	1.08	0.09	0.15	2	0.30	0.58	0.28	0.00	0.00	C37-38
骨 Bone	13	1.49	3.58	3.97	0.20	0.27	6	0.89	1.75	1.54	0.05	0.23	C40-41
皮肤黑色素瘤 Melanoma of skin	0	0.00	0.00	0.00	0.00	0.00	0	0.00	0.00	0.00	0.00	0.00	C43
乳腺 Breast	0	0.00	0.00	0.00	0.00	0.00	78	11.62	22.75	18.77	1.46	2.13	C50
子宫颈 Cervix	–	–	–	–	–	–	47	7.00	13.71	11.45	0.77	1.35	C53
子宫体 Uterus	–	–	–	–	–	–	20	2.98	5.83	4.72	0.38	0.55	C54-55
卵巢 Ovary	–	–	–	–	–	–	14	2.09	4.08	3.64	0.32	0.32	C56
前列腺 Prostate	6	0.69	1.65	1.46	0.00	0.06	–	–	–	–	–	–	C61
睾丸 Testis	2	0.23	0.55	0.52	0.05	0.05	–	–	–	–	–	–	C62
肾 Kidney	9	1.03	2.48	2.13	0.15	0.28	3	0.45	0.87	0.77	0.05	0.11	C64-66,68
膀胱 Bladder	21	2.41	5.78	5.23	0.25	0.59	4	0.60	1.17	0.63	0.00	0.00	C67
脑 Brain	22	2.52	6.06	5.22	0.37	0.50	19	2.83	5.54	4.30	0.31	0.44	C70-C72,D32-33,D42-43
甲状腺 Thyroid	2	0.23	0.55	0.52	0.04	0.04	9	1.34	2.62	2.20	0.19	0.19	C73
淋巴瘤 Lymphoma	5	0.57	1.38	1.36	0.10	0.10	4	0.60	1.17	0.92	0.05	0.10	C81-85,88,90,96
白血病 Leukemia	18	2.06	4.95	5.10	0.26	0.43	7	1.04	2.04	1.90	0.13	0.13	C91-95, D45-47
其他 Other	14	1.61	3.85	3.32	0.23	0.38	17	2.53	4.96	4.17	0.27	0.48	O&U
所有部位合计 All sites	872	100.00	240.04	214.54	9.72	25.39	671	100.00	195.67	151.62	8.44	16.94	All
所有部位除外皮肤 All sites exc. C44	870	99.77	239.49	214.13	9.71	25.37	668	99.55	194.79	150.96	8.41	16.91	All sites exc. C44
死亡 Mortality													
口腔 Oral cavity & pharynx	2	0.27	0.55	0.47	0.01	0.08	0	0.00	0.00	0.00	0.00	0.00	C00-10,C12-14
鼻咽 Nasopharynx	1	0.14	0.28	0.19	0.02	0.02	0	0.00	0.00	0.00	0.00	0.00	C11
食管 Esophagus	188	25.75	51.75	45.73	1.71	5.72	95	20.39	27.70	19.45	0.42	2.24	C15
胃 Stomach	207	28.36	56.98	49.92	1.60	5.50	87	18.67	25.37	18.96	0.61	2.28	C16
结直肠 Colon-rectum	19	2.60	5.23	4.50	0.11	0.68	14	3.00	4.08	2.93	0.09	0.26	C18-21
肝脏 Liver	82	11.23	22.57	20.26	0.89	2.29	64	13.73	18.66	14.06	0.66	1.37	C22
胆囊 Gallbladder etc.	16	2.19	4.40	3.94	0.19	0.53	27	5.79	7.87	5.64	0.28	0.64	C23-24
胰腺 Pancreas	7	0.96	1.93	1.55	0.13	0.20	11	2.36	3.21	2.28	0.13	0.19	C25
喉 Larynx	1	0.14	0.28	0.16	0.00	0.00	1	0.21	0.29	0.13	0.00	0.00	C32
肺 Lung	137	18.77	37.71	33.47	1.56	3.86	81	17.38	23.62	17.58	0.79	1.61	C33-34
其他胸腔器官 Other thoracic organs	1	0.14	0.28	0.32	0.03	0.03	0	0.00	0.00	0.00	0.00	0.00	C37-38
骨 Bone	6	0.82	1.65	1.63	0.07	0.17	4	0.86	1.17	0.65	0.03	0.03	C40-41
皮肤黑色素瘤 Melanoma of skin	0	0.00	0.00	0.00	0.00	0.00	0	0.00	0.00	0.00	0.00	0.00	C43
乳腺 Breast	4	0.55	1.10	1.14	0.00	0.21	38	8.15	11.08	9.08	0.52	1.14	C50
子宫颈 Cervix	–	–	–	–	–	–	12	2.58	3.50	2.46	0.09	0.27	C53
子宫体 Uterus	–	–	–	–	–	–	4	0.86	1.17	1.05	0.08	0.08	C54-55
卵巢 Ovary	–	–	–	–	–	–	6	1.29	1.75	1.39	0.16	0.16	C56
前列腺 Prostate	7	0.96	1.93	1.32	0.02	0.02	–	–	–	–	–	–	C61
睾丸 Testis	1	0.14	0.28	0.23	0.03	0.03	–	–	–	–	–	–	C62
肾 Kidney	5	0.68	1.38	1.20	0.06	0.17	0	0.00	0.00	0.00	0.00	0.00	C64-66,68
膀胱 Bladder	9	1.23	2.48	2.19	0.05	0.35	1	0.21	0.29	0.21	0.00	0.00	C67
脑 Brain	15	2.05	4.13	3.55	0.24	0.34	6	1.29	1.75	1.13	0.04	0.10	C70-C72,D32-33,D42-43
甲状腺 Thyroid	0	0.00	0.00	0.00	0.00	0.00	1	0.21	0.29	0.24	0.03	0.03	C73
淋巴瘤 Lymphoma	2	0.27	0.55	0.60	0.05	0.05	0	0.00	0.00	0.00	0.00	0.00	C81-85,88,90,96
白血病 Leukemia	12	1.64	3.30	4.02	0.15	0.25	7	1.50	2.04	1.68	0.12	0.12	C91-95, D45-47
其他 Other	8	1.10	2.20	2.01	0.12	0.19	7	1.50	2.04	1.85	0.09	0.20	O&U
所有部位合计 All sites	730	100.00	200.95	178.40	7.06	20.69	466	100.00	135.89	100.79	4.15	10.71	All
所有部位除外皮肤 All sites exc. C44	729	99.86	200.68	178.19	7.06	20.69	465	99.79	135.60	100.48	4.15	10.66	All sites exc. C44

附表 3-215 洛宁县 2015 年癌症发病和死亡主要指标
Appendix Table 3-215 Incidence and mortality of cancer in Luoning Xian,2015

部位 Sites		男性 Male						女性 Female						ICD10
		病例数 No. cases	构成比 Freq. /%	粗率 Crude rate/ 100 000⁻¹	世标率 ASR world/ 100 000⁻¹	累积率 Cum. Rate/% 0~64	0~74	病例数 No. cases	构成比 Freq. /%	粗率 Crude rate/ 100 000⁻¹	世标率 ASR world/ 100 000⁻¹	累积率 Cum. Rate/% 0~64	0~74	

部位 Sites		病例数 No. cases	构成比 Freq./%	粗率 Crude rate/	世标率 ASR world/	Cum. Rate/% 0~64	0~74	病例数 No. cases	构成比 Freq./%	粗率 Crude rate/	世标率 ASR world/	Cum. Rate/% 0~64	0~74	ICD10
发病 Incidence														
口腔	Oral cavity & pharynx	3	0.47	1.31	0.72	0.04	0.12	3	0.72	1.31	1.28	0.10	0.10	C00-10,C12-14
鼻咽	Nasopharynx	0	0.00	0.00	0.00	0.00	0.00	0	0.00	0.00	0.00	0.00	0.00	C11
食管	Esophagus	198	31.08	86.40	59.40	3.63	5.86	129	31.16	56.36	39.14	1.88	3.43	C15
胃	Stomach	230	36.11	100.37	67.77	4.08	6.72	100	24.15	43.69	31.22	1.33	2.29	C16
结直肠	Colon-rectum	18	2.83	7.85	5.62	0.39	0.58	11	2.66	4.81	3.13	0.18	0.27	C18-21
肝脏	Liver	84	13.19	36.66	25.12	1.76	2.62	53	12.80	23.15	17.57	0.95	1.57	C22
胆囊	Gallbladder etc.	2	0.31	0.87	0.82	0.00	0.05	8	1.93	3.49	2.16	0.15	0.23	C23-24
胰腺	Pancreas	4	0.63	1.75	1.01	0.07	0.16	1	0.24	0.44	0.40	0.00	0.00	C25
喉	Larynx	1	0.16	0.44	0.41	0.03	0.03	0	0.00	0.00	0.00	0.00	0.00	C32
肺	Lung	65	10.20	28.37	19.01	1.25	2.02	38	9.18	16.60	13.08	0.62	0.96	C33-34
其他胸腔器官	Other thoracic organs	0	0.00	0.00	0.00	0.00	0.00	1	0.24	0.44	0.18	0.00	0.05	C37-38
骨	Bone	8	1.26	3.49	2.90	0.28	0.28	5	1.21	2.18	1.41	0.11	0.19	C40-41
皮肤黑色素瘤	Melanoma of skin	0	0.00	0.00	0.00	0.00	0.00	0	0.00	0.00	0.00	0.00	0.00	C43
乳腺	Breast	0	0.00	0.00	0.00	0.00	0.00	20	4.83	8.74	6.37	0.53	0.65	C50
子宫颈	Cervix	-	-	-	-	-	-	8	1.93	3.49	2.51	0.26	0.30	C53
子宫体	Uterus	-	-	-	-	-	-	11	2.66	4.81	3.87	0.32	0.40	C54-55
卵巢	Ovary	-	-	-	-	-	-	6	1.45	2.62	2.67	0.20	0.20	C56
前列腺	Prostate	1	0.16	0.44	0.29	0.04	0.04	-	-	-	-	-	-	C61
睾丸	Testis	0	0.00	0.00	0.00	0.00	0.00	-	-	-	-	-	-	C62
肾	Kidney	4	0.63	1.75	0.98	0.07	0.11	0	0.00	0.00	0.00	0.00	0.00	C64-66,68
膀胱	Bladder	1	0.16	0.44	0.17	0.00	0.00	1	0.24	0.44	0.30	0.04	0.04	C67
脑	Brain	5	0.78	2.18	2.00	0.14	0.19	5	1.21	2.18	1.60	0.07	0.12	C70-C72,D32-33,D42-43
甲状腺	Thyroid	1	0.16	0.44	0.37	0.04	0.04	0	0.00	0.00	0.00	0.00	0.00	C73
淋巴瘤	Lymphoma	0	0.00	0.00	0.00	0.00	0.00	5	1.21	2.18	1.59	0.14	0.19	C81-85,88,90,96
白血病	Leukemia	2	0.31	0.87	0.76	0.03	0.07	3	0.72	1.31	1.09	0.04	0.08	C91-95, D45-47
其他	Other	10	1.57	4.36	3.46	0.14	0.26	6	1.45	2.62	2.25	0.21	0.21	O&U
所有部位合计	All sites	637	100.00	277.98	190.82	12.00	19.16	414	100.00	180.86	131.80	7.10	11.27	All
所有部位除外皮肤	All sites exc. C44	637	100.00	277.98	190.82	12.00	19.16	414	100.00	180.86	131.80	7.10	11.27	All sites exc. C44
死亡 Mortality														
口腔	Oral cavity & pharynx	1	0.23	0.44	0.20	0.00	0.05	1	0.41	0.44	0.30	0.04	0.04	C00-10,C12-14
鼻咽	Nasopharynx	0	0.00	0.00	0.00	0.00	0.00	0	0.00	0.00	0.00	0.00	0.00	C11
食管	Esophagus	122	27.48	53.24	35.55	2.01	3.66	81	33.47	35.39	23.47	1.23	2.08	C15
胃	Stomach	168	37.84	73.31	47.17	3.13	5.25	49	20.25	21.41	14.52	0.77	1.31	C16
结直肠	Colon-rectum	2	0.45	0.87	0.40	0.00	0.04	6	2.48	2.62	1.78	0.11	0.15	C18-21
肝脏	Liver	71	15.99	30.98	22.28	1.52	2.36	37	15.29	16.16	12.44	0.51	0.92	C22
胆囊	Gallbladder etc.	1	0.23	0.44	0.20	0.00	0.05	8	3.31	3.49	2.48	0.11	0.24	C23-24
胰腺	Pancreas	3	0.68	1.31	0.69	0.04	0.08	1	0.41	0.44	0.39	0.03	0.03	C25
喉	Larynx	0	0.00	0.00	0.00	0.00	0.00	0	0.00	0.00	0.00	0.00	0.00	C32
肺	Lung	50	11.26	21.82	14.91	0.88	1.53	24	9.92	10.48	7.08	0.29	0.73	C33-34
其他胸腔器官	Other thoracic organs	3	0.68	1.31	0.57	0.00	0.04	2	0.83	0.87	0.48	0.04	0.08	C37-38
骨	Bone	3	0.68	1.31	1.01	0.07	0.11	1	0.41	0.44	0.30	0.04	0.04	C40-41
皮肤黑色素瘤	Melanoma of skin	0	0.00	0.00	0.00	0.00	0.00	0	0.00	0.00	0.00	0.00	0.00	C43
乳腺	Breast	0	0.00	0.00	0.00	0.00	0.00	4	1.65	1.75	0.62	0.00	0.05	C50
子宫颈	Cervix	-	-	-	-	-	-	2	0.83	0.87	0.78	0.07	0.07	C53
子宫体	Uterus	-	-	-	-	-	-	5	2.07	2.18	1.56	0.15	0.19	C54-55
卵巢	Ovary	-	-	-	-	-	-	1	0.41	0.44	0.30	0.04	0.04	C56
前列腺	Prostate	0	0.00	0.00	0.00	0.00	0.00	-	-	-	-	-	-	C61
睾丸	Testis	0	0.00	0.00	0.00	0.00	0.00	-	-	-	-	-	-	C62
肾	Kidney	2	0.45	0.87	0.52	0.04	0.07	1	0.41	0.44	0.18	0.00	0.05	C64-66,68
膀胱	Bladder	1	0.23	0.44	0.20	0.00	0.05	1	0.41	0.44	0.15	0.00	0.00	C67
脑	Brain	6	1.35	2.62	2.07	0.13	0.18	8	3.31	3.49	1.85	0.11	0.24	C70-C72,D32-33,D42-43
甲状腺	Thyroid	0	0.00	0.00	0.00	0.00	0.00	0	0.00	0.00	0.00	0.00	0.00	C73
淋巴瘤	Lymphoma	4	0.90	1.75	1.36	0.14	0.14	5	2.07	2.18	1.59	0.14	0.18	C81-85,88,90,96
白血病	Leukemia	0	0.00	0.00	0.00	0.00	0.00	2	0.83	0.87	0.60	0.04	0.08	C91-95, D45-47
其他	Other	7	1.58	3.05	2.58	0.14	0.19	3	1.24	1.31	0.65	0.04	0.04	O&U
所有部位合计	All sites	444	100.00	193.76	129.71	8.11	13.80	242	100.00	105.72	71.50	3.74	6.53	All
所有部位除外皮肤	All sites exc. C44	443	99.77	193.32	129.29	8.11	13.80	241	99.59	105.28	71.35	3.74	6.53	All sites exc. C44

部位 Sites		男性 Male						女性 Female						ICD10
		病例数 No. cases	构成比 Freq. /%	粗率 Crude rate/ 100 000⁻¹	世标率 ASR world/ 100 000⁻¹	累积率 Cum. Rate/%		病例数 No. cases	构成比 Freq. /%	粗率 Crude rate/ 100 000⁻¹	世标率 ASR world/ 100 000⁻¹	累积率 Cum. Rate/%		
						0~64	0~74					0~64	0~74	
发病 Incidence														
口腔	Oral cavity & pharynx	8	1.05	2.54	2.04	0.16	0.28	7	0.94	2.27	1.67	0.05	0.21	C00-10,C12-14
鼻咽	Nasopharynx	1	0.13	0.32	0.27	0.02	0.02	2	0.27	0.65	0.31	0.00	0.00	C11
食管	Esophagus	120	15.69	38.12	31.32	1.07	3.91	94	12.67	30.45	18.99	0.57	2.08	C15
胃	Stomach	149	19.48	47.33	38.11	1.38	4.65	55	7.41	17.82	11.35	0.44	1.31	C16
结直肠	Colon-rectum	41	5.36	13.02	10.23	0.49	1.29	60	8.09	19.44	13.62	0.53	1.96	C18-21
肝脏	Liver	108	14.12	34.31	26.82	1.71	2.95	44	5.93	14.25	10.28	0.46	1.20	C22
胆囊	Gallbladder etc.	9	1.18	2.86	2.43	0.10	0.27	23	3.10	7.45	4.78	0.21	0.48	C23-24
胰腺	Pancreas	13	1.70	4.13	3.13	0.07	0.28	16	2.16	5.18	3.38	0.16	0.32	C25
喉	Larynx	3	0.39	0.95	0.75	0.05	0.10	1	0.13	0.32	0.30	0.00	0.05	C32
肺	Lung	147	19.22	46.70	36.77	1.63	3.95	92	12.40	29.80	19.50	1.00	2.12	C33-34
其他胸腔器官	Other thoracic organs	5	0.65	1.59	1.34	0.02	0.14	1	0.13	0.32	0.18	0.02	0.02	C37-38
骨	Bone	9	1.18	2.86	2.48	0.18	0.28	4	0.54	1.30	0.66	0.02	0.02	C40-41
皮肤黑色素瘤	Melanoma of skin	2	0.26	0.64	0.40	0.02	0.02	5	0.67	1.62	1.09	0.06	0.12	C43
乳腺	Breast	1	0.13	0.32	0.18	0.02	0.02	94	12.67	30.45	22.11	1.81	2.47	C50
子宫颈	Cervix	–	–	–	–	–	–	49	6.60	15.87	11.97	0.98	1.37	C53
子宫体	Uterus	–	–	–	–	–	–	30	4.04	9.72	6.93	0.58	0.75	C54-55
卵巢	Ovary	–	–	–	–	–	–	25	3.37	8.10	6.61	0.49	0.76	C56
前列腺	Prostate	20	2.61	6.35	5.26	0.06	0.54	–	–	–	–	–	–	C61
睾丸	Testis	1	0.13	0.32	0.44	0.03	0.03	–	–	–	–	–	–	C62
肾	Kidney	13	1.70	4.13	3.46	0.17	0.36	7	0.94	2.27	1.80	0.12	0.24	C64-66,68
膀胱	Bladder	18	2.35	5.72	4.70	0.13	0.46	7	0.94	2.27	1.62	0.08	0.20	C67
脑	Brain	32	4.18	10.17	8.61	0.34	1.01	37	4.99	11.99	8.95	0.54	1.04	C70-C72,D32-33,D42-43
甲状腺	Thyroid	13	1.70	4.13	3.11	0.29	0.29	24	3.23	7.78	5.95	0.45	0.61	C73
淋巴瘤	Lymphoma	8	1.05	2.54	2.46	0.12	0.19	9	1.21	2.92	1.99	0.11	0.23	C81-85,88,90,96
白血病	Leukemia	10	1.31	3.18	2.67	0.09	0.33	12	1.62	3.89	3.84	0.24	0.35	C91-95, D45-47
其他	Other	34	4.44	10.80	9.18	0.41	0.81	44	5.93	14.25	9.72	0.57	1.09	O&U
所有部位合计	All sites	765	100.00	243.02	196.15	8.57	22.18	742	100.00	240.38	167.59	9.50	19.00	All
所有部位除外皮肤	All sites exc. C44	759	99.22	241.11	194.67	8.57	22.11	734	98.92	237.79	166.00	9.44	18.90	All sites exc. C44
死亡 Mortality														
口腔	Oral cavity & pharynx	4	0.73	1.27	0.93	0.06	0.12	1	0.27	0.32	0.15	0.00	0.00	C00-10,C12-14
鼻咽	Nasopharynx	0	0.00	0.00	0.00	0.00	0.00	2	0.54	0.65	0.26	0.00	0.00	C11
食管	Esophagus	107	19.53	33.99	27.38	0.59	2.97	74	20.00	23.97	14.03	0.34	1.29	C15
胃	Stomach	106	19.34	33.67	27.49	1.03	3.50	41	11.08	13.28	8.23	0.26	0.87	C16
结直肠	Colon-rectum	24	4.38	7.62	6.09	0.32	0.65	21	5.68	6.80	4.57	0.10	0.66	C18-21
肝脏	Liver	67	12.23	21.28	16.80	1.09	1.89	38	10.27	12.31	8.25	0.39	0.95	C22
胆囊	Gallbladder etc.	10	1.82	3.18	2.42	0.10	0.17	11	2.97	3.56	2.33	0.02	0.23	C23-24
胰腺	Pancreas	9	1.64	2.86	2.27	0.05	0.10	7	1.89	2.27	1.44	0.10	0.10	C25
喉	Larynx	2	0.36	0.64	0.53	0.02	0.07	1	0.27	0.32	0.30	0.00	0.05	C32
肺	Lung	116	21.17	36.85	29.02	1.09	3.20	73	19.73	23.65	14.33	0.48	1.51	C33-34
其他胸腔器官	Other thoracic organs	3	0.55	0.95	0.70	0.02	0.07	1	0.27	0.32	0.30	0.00	0.05	C37-38
骨	Bone	6	1.09	1.91	1.60	0.12	0.24	3	0.81	0.97	0.52	0.00	0.06	C40-41
皮肤黑色素瘤	Melanoma of skin	1	0.18	0.32	0.18	0.02	0.02	0	0.00	0.00	0.00	0.00	0.00	C43
乳腺	Breast	0	0.00	0.00	0.00	0.00	0.00	14	3.78	4.54	3.27	0.16	0.53	C50
子宫颈	Cervix	–	–	–	–	–	–	12	3.24	3.89	2.60	0.11	0.35	C53
子宫体	Uterus	–	–	–	–	–	–	9	2.43	2.92	1.81	0.15	0.15	C54-55
卵巢	Ovary	–	–	–	–	–	–	11	2.97	3.56	2.90	0.16	0.44	C56
前列腺	Prostate	6	1.09	1.91	1.55	0.03	0.18	–	–	–	–	–	–	C61
睾丸	Testis	0	0.00	0.00	0.00	0.00	0.00	–	–	–	–	–	–	C62
肾	Kidney	2	0.36	0.64	0.48	0.02	0.07	3	0.81	0.97	0.81	0.00	0.18	C64-66,68
膀胱	Bladder	9	1.64	2.86	2.13	0.02	0.21	3	0.81	0.97	0.61	0.00	0.05	C67
脑	Brain	25	4.56	7.94	6.31	0.28	0.66	13	3.51	4.21	3.53	0.28	0.38	C70-C72,D32-33,D42-43
甲状腺	Thyroid	1	0.18	0.32	0.21	0.00	0.00	4	1.08	1.30	0.82	0.03	0.08	C73
淋巴瘤	Lymphoma	5	0.91	1.59	1.17	0.05	0.10	5	1.35	1.62	0.97	0.04	0.10	C81-85,88,90,96
白血病	Leukemia	8	1.46	2.54	2.41	0.10	0.29	4	1.08	1.30	0.91	0.06	0.13	C91-95, D45-47
其他	Other	37	6.75	11.75	10.07	0.46	1.02	19	5.14	6.16	4.23	0.13	0.61	O&U
所有部位合计	All sites	548	100.00	174.08	139.74	5.45	15.52	370	100.00	119.87	77.21	2.82	8.76	All
所有部位除外皮肤	All sites exc. C44	545	99.45	173.13	138.91	5.42	15.49	368	99.46	119.22	76.83	2.80	8.75	All sites exc. C44

部位 Sites		男性 Male						女性 Female						ICD10
		病例数 No. cases	构成比 Freq. /%	粗率 Crude rate/ 100 000⁻¹	世标率 ASR world/ 100 000⁻¹	累积率 Cum. Rate/%		病例数 No. cases	构成比 Freq. /%	粗率 Crude rate/ 100 000⁻¹	世标率 ASR world/ 100 000⁻¹	累积率 Cum. Rate/%		
						0~64	0~74					0~64	0~74	
发病 Incidence														
口腔	Oral cavity & pharynx	13	0.96	2.82	2.61	0.12	0.37	3	0.29	0.64	0.55	0.03	0.07	C00-10, C12-14
鼻咽	Nasopharynx	7	0.52	1.52	1.41	0.10	0.14	5	0.49	1.07	0.85	0.05	0.09	C11
食管	Esophagus	187	13.76	40.63	41.31	1.42	4.22	118	11.60	25.35	22.74	0.85	2.05	C15
胃	Stomach	323	23.77	70.17	68.59	2.61	6.91	128	12.59	27.50	25.46	1.12	2.31	C16
结直肠	Colon-rectum	86	6.33	18.68	19.71	0.97	1.75	66	6.49	14.18	12.88	0.65	1.41	C18-21
肝脏	Liver	201	14.79	43.67	44.21	2.52	4.31	83	8.16	17.83	16.07	0.74	1.53	C22
胆囊	Gallbladder etc.	13	0.96	2.82	3.13	0.19	0.28	16	1.57	3.44	2.80	0.14	0.25	C23-24
胰腺	Pancreas	28	2.06	6.08	6.29	0.29	0.50	13	1.28	2.79	2.19	0.12	0.20	C25
喉	Larynx	6	0.44	1.30	2.30	0.03	0.15	0	0.00	0.00	0.00	0.00	0.00	C32
肺	Lung	336	24.72	73.00	71.66	2.83	6.80	125	12.29	26.85	24.44	1.12	2.23	C33-34
其他胸腔器官	Other thoracic organs	2	0.15	0.43	0.53	0.04	0.04	2	0.20	0.43	0.43	0.05	0.05	C37-38
骨	Bone	13	0.96	2.82	2.49	0.14	0.31	5	0.49	1.07	1.01	0.03	0.07	C40-41
皮肤黑色素瘤	Melanoma of skin	0	0.00	0.00	0.00	0.00	0.00	0	0.00	0.00	0.00	0.00	0.00	C43
乳腺	Breast	1	0.07	0.22	0.18	0.02	0.02	125	12.29	26.85	24.45	2.11	2.53	C50
子宫颈	Cervix	–	–	–	–	–	–	91	8.95	19.55	17.29	1.39	1.84	C53
子宫体	Uterus	–	–	–	–	–	–	82	8.06	17.62	15.54	1.16	1.59	C54-55
卵巢	Ovary	–	–	–	–	–	–	17	1.67	3.65	3.20	0.24	0.36	C56
前列腺	Prostate	16	1.18	3.48	4.91	0.03	0.16	–	–	–	–	–	–	C61
睾丸	Testis	1	0.07	0.22	0.18	0.02	0.02	–	–	–	–	–	–	C62
肾	Kidney	12	0.88	2.61	2.92	0.10	0.35	6	0.59	1.29	1.08	0.11	0.11	C64-66, 68
膀胱	Bladder	24	1.77	5.21	5.42	0.26	0.34	7	0.69	1.50	1.41	0.06	0.10	C67
脑	Brain	31	2.28	6.73	7.15	0.44	0.60	50	4.92	10.74	9.57	0.78	1.01	C70-C72, D32-33, D42-43
甲状腺	Thyroid	5	0.37	1.09	0.96	0.05	0.09	22	2.16	4.73	4.27	0.32	0.40	C73
淋巴瘤	Lymphoma	8	0.59	1.74	1.61	0.06	0.18	6	0.59	1.29	1.19	0.03	0.19	C81-85, 88, 90, 96
白血病	Leukemia	19	1.40	4.13	4.20	0.22	0.38	13	1.28	2.79	2.74	0.16	0.29	C91-95, D45-47
其他	Other	27	1.99	5.87	5.52	0.35	0.60	34	3.34	7.30	6.67	0.44	0.64	O&U
所有部位合计	All sites	1359	100.00	295.24	297.27	12.79	28.52	1017	100.00	218.48	196.84	11.71	19.30	All
所有部位除外皮肤	All sites exc. C44	1354	99.63	294.16	296.19	12.76	28.41	1011	99.41	217.19	195.62	11.62	19.17	All sites exc. C44
死亡 Mortality														
口腔	Oral cavity & pharynx	4	0.52	0.87	0.83	0.05	0.14	1	0.23	0.21	0.10	0.00	0.00	C00-10, C12-14
鼻咽	Nasopharynx	4	0.52	0.87	0.90	0.03	0.11	2	0.46	0.43	0.29	0.02	0.02	C11
食管	Esophagus	101	13.12	21.94	27.03	0.78	1.92	66	15.21	14.18	13.48	0.37	1.00	C15
胃	Stomach	182	23.64	39.54	40.10	1.53	3.58	76	17.51	16.33	14.74	0.55	1.11	C16
结直肠	Colon-rectum	28	3.64	6.08	6.76	0.26	0.38	20	4.61	4.30	3.81	0.17	0.42	C18-21
肝脏	Liver	126	16.36	27.37	27.13	1.59	2.72	58	13.36	12.46	11.29	0.40	0.85	C22
胆囊	Gallbladder etc.	5	0.65	1.09	0.93	0.07	0.07	11	2.53	2.36	1.89	0.14	0.18	C23-24
胰腺	Pancreas	17	2.21	3.69	3.75	0.18	0.35	6	1.38	1.29	1.05	0.04	0.11	C25
喉	Larynx	2	0.26	0.43	0.88	0.02	0.02	0	0.00	0.00	0.00	0.00	0.00	C32
肺	Lung	228	29.61	49.53	50.82	1.76	4.19	90	20.74	19.33	19.39	0.66	1.58	C33-34
其他胸腔器官	Other thoracic organs	0	0.00	0.00	0.00	0.00	0.00	0	0.00	0.00	0.00	0.00	0.00	C37-38
骨	Bone	6	0.78	1.30	1.22	0.04	0.17	3	0.69	0.64	0.57	0.03	0.03	C40-41
皮肤黑色素瘤	Melanoma of skin	0	0.00	0.00	0.00	0.00	0.00	0	0.00	0.00	0.00	0.00	0.00	C43
乳腺	Breast	0	0.00	0.00	0.00	0.00	0.00	20	4.61	4.30	3.88	0.31	0.39	C50
子宫颈	Cervix	–	–	–	–	–	–	27	6.22	5.80	5.19	0.35	0.59	C53
子宫体	Uterus	–	–	–	–	–	–	15	3.46	3.22	2.85	0.20	0.36	C54-55
卵巢	Ovary	–	–	–	–	–	–	4	0.92	0.86	0.74	0.07	0.07	C56
前列腺	Prostate	8	1.04	1.74	2.44	0.00	0.08	–	–	–	–	–	–	C61
睾丸	Testis	0	0.00	0.00	0.00	0.00	0.00	–	–	–	–	–	–	C62
肾	Kidney	6	0.78	1.30	1.14	0.10	0.15	1	0.23	0.21	0.29	0.01	0.01	C64-66, 68
膀胱	Bladder	11	1.43	2.39	2.34	0.05	0.14	0	0.00	0.00	0.00	0.00	0.00	C67
脑	Brain	17	2.21	3.69	3.27	0.23	0.30	19	4.38	4.08	3.55	0.26	0.42	C70-C72, D32-33, D42-43
甲状腺	Thyroid	1	0.13	0.22	0.23	0.03	0.03	3	0.69	0.64	0.51	0.00	0.08	C73
淋巴瘤	Lymphoma	4	0.52	0.87	0.78	0.04	0.08	2	0.46	0.43	0.38	0.03	0.03	C81-85, 88, 90, 96
白血病	Leukemia	7	0.91	1.52	1.52	0.10	0.14	6	1.38	1.29	1.24	0.09	0.13	C91-95, D45-47
其他	Other	13	1.69	2.82	3.12	0.12	0.20	4	0.92	0.86	0.97	0.06	0.06	O&U
所有部位合计	All sites	770	100.00	167.28	175.19	6.99	14.76	434	100.00	93.23	86.22	3.77	7.47	All
所有部位除外皮肤	All sites exc. C44	767	99.61	166.63	174.11	6.99	14.72	433	99.77	93.02	86.03	3.75	7.45	All sites exc. C44

部位 Sites		男性 Male						女性 Female						ICD10
		病例数 No. cases	构成比 Freq. /%	粗率 Crude rate/ $100\,000^{-1}$	世标率 ASR world/ $100\,000^{-1}$	累积率 Cum. Rate/%		病例数 No. cases	构成比 Freq. /%	粗率 Crude rate/ $100\,000^{-1}$	世标率 ASR world/ $100\,000^{-1}$	累积率 Cum. Rate/%		
						0~64	0~74					0~64	0~74	
发病 Incidence														
口腔	Oral cavity & pharynx	21	1.27	3.72	3.09	0.17	0.42	12	0.79	2.22	1.45	0.07	0.11	C00-10,C12-14
鼻咽	Nasopharynx	2	0.12	0.35	0.32	0.02	0.06	5	0.33	0.92	0.73	0.06	0.06	C11
食管	Esophagus	456	27.60	80.81	64.44	3.41	8.04	331	21.72	61.13	39.78	2.22	4.79	C15
胃	Stomach	537	32.51	95.16	76.40	4.56	9.57	274	17.98	50.60	33.41	1.93	4.48	C16
结直肠	Colon-rectum	103	6.23	18.25	15.03	0.89	1.80	95	6.23	17.54	11.96	0.77	1.37	C18-21
肝脏	Liver	130	7.87	23.04	19.07	1.13	2.05	74	4.86	13.67	9.04	0.44	1.09	C22
胆囊	Gallbladder etc.	16	0.97	2.84	2.32	0.06	0.24	21	1.38	3.88	2.32	0.13	0.23	C23-24
胰腺	Pancreas	15	0.91	2.66	2.12	0.12	0.24	13	0.85	2.40	1.59	0.07	0.15	C25
喉	Larynx	8	0.48	1.42	1.19	0.06	0.17	1	0.07	0.18	0.14	0.01	0.01	C32
肺	Lung	168	10.17	29.77	24.25	1.23	2.98	124	8.14	22.90	15.07	0.87	1.80	C33-34
其他胸腔器官	Other thoracic organs	9	0.54	1.59	1.20	0.09	0.15	3	0.20	0.55	0.47	0.03	0.05	C37-38
骨	Bone	10	0.61	1.77	1.67	0.09	0.13	11	0.72	2.03	1.61	0.10	0.14	C40-41
皮肤黑色素瘤	Melanoma of skin	4	0.24	0.71	0.60	0.06	0.06	3	0.20	0.55	0.41	0.04	0.04	C43
乳腺	Breast	2	0.12	0.35	0.38	0.02	0.06	154	10.10	28.44	21.45	1.71	2.23	C50
子宫颈	Cervix	−	−	−	−	−	−	99	6.50	18.28	14.13	1.13	1.46	C53
子宫体	Uterus	−	−	−	−	−	−	44	2.89	8.13	5.91	0.47	0.71	C54-55
卵巢	Ovary	−	−	−	−	−	−	35	2.30	6.46	4.75	0.44	0.50	C56
前列腺	Prostate	8	0.48	1.42	1.24	0.02	0.13	−	−	−	−	−	−	C61
睾丸	Testis	1	0.06	0.18	0.13	0.02	0.02	−	−	−	−	−	−	C62
肾	Kidney	12	0.73	2.13	1.73	0.10	0.26	5	0.33	0.92	0.69	0.05	0.09	C64-66,68
膀胱	Bladder	14	0.85	2.48	2.10	0.09	0.27	12	0.79	2.22	1.46	0.10	0.16	C67
脑	Brain	38	2.30	6.73	5.97	0.39	0.61	62	4.07	11.45	8.82	0.58	0.79	C70-C72,D32-33,D42-43
甲状腺	Thyroid	1	0.06	0.18	0.13	0.02	0.02	39	2.56	7.20	5.45	0.44	0.56	C73
淋巴瘤	Lymphoma	19	1.15	3.37	2.77	0.19	0.37	17	1.12	3.14	2.82	0.20	0.22	C81-85,88,90,96
白血病	Leukemia	38	2.30	6.73	6.40	0.38	0.49	28	1.84	5.17	4.54	0.28	0.46	C91-95, D45-47
其他	Other	40	2.42	7.09	6.00	0.33	0.69	62	4.07	11.45	7.85	0.37	0.83	O&U
所有部位合计	All sites	1652	100.00	292.74	238.56	13.42	28.82	1524	100.00	281.44	195.84	12.53	22.34	All
所有部位除外皮肤	All sites exc. C44	1644	99.52	291.33	237.26	13.38	28.74	1513	99.28	279.40	194.65	12.50	22.31	All sites exc. C44
死亡 Mortality														
口腔	Oral cavity & pharynx	7	0.57	1.24	1.03	0.03	0.15	10	1.14	1.85	1.09	0.04	0.10	C00-10,C12-14
鼻咽	Nasopharynx	2	0.16	0.35	0.32	0.00	0.07	2	0.23	0.37	0.25	0.03	0.03	C11
食管	Esophagus	336	27.14	59.54	48.75	1.92	5.89	251	28.56	46.35	29.75	1.15	3.52	C15
胃	Stomach	443	35.78	78.50	64.31	2.92	7.96	170	19.34	31.39	20.25	0.90	2.40	C16
结直肠	Colon-rectum	49	3.96	8.68	7.13	0.37	0.77	56	6.37	10.34	6.68	0.40	0.75	C18-21
肝脏	Liver	102	8.24	18.08	14.92	0.71	1.72	59	6.71	10.90	6.87	0.26	0.80	C22
胆囊	Gallbladder etc.	12	0.97	2.13	1.74	0.03	0.17	14	1.59	2.59	1.48	0.07	0.13	C23-24
胰腺	Pancreas	11	0.89	1.95	1.54	0.10	0.19	14	1.59	2.59	1.75	0.07	0.21	C25
喉	Larynx	9	0.73	1.59	1.36	0.03	0.25	0	0.00	0.00	0.00	0.00	0.00	C32
肺	Lung	151	12.20	26.76	21.21	1.04	2.61	105	11.95	19.39	12.54	0.57	1.35	C33-34
其他胸腔器官	Other thoracic organs	3	0.24	0.53	0.45	0.03	0.08	2	0.23	0.37	0.29	0.02	0.02	C37-38
骨	Bone	5	0.40	0.89	0.73	0.05	0.10	10	1.14	1.85	1.18	0.03	0.14	C40-41
皮肤黑色素瘤	Melanoma of skin	2	0.16	0.35	0.28	0.02	0.02	1	0.11	0.18	0.08	0.00	0.00	C43
乳腺	Breast	1	0.08	0.18	0.13	0.02	0.02	45	5.12	8.31	5.81	0.40	0.63	C50
子宫颈	Cervix	−	−	−	−	−	−	33	3.75	6.09	4.46	0.37	0.50	C53
子宫体	Uterus	−	−	−	−	−	−	7	0.80	1.29	0.89	0.05	0.09	C54-55
卵巢	Ovary	−	−	−	−	−	−	17	1.93	3.14	2.12	0.17	0.29	C56
前列腺	Prostate	7	0.57	1.24	0.99	0.02	0.06	−	−	−	−	−	−	C61
睾丸	Testis	0	0.00	0.00	0.00	0.00	0.00	−	−	−	−	−	−	C62
肾	Kidney	9	0.73	1.59	1.45	0.02	0.31	3	0.34	0.55	0.39	0.04	0.04	C64-66,68
膀胱	Bladder	11	0.89	1.95	1.53	0.08	0.17	1	0.11	0.18	0.08	0.00	0.00	C67
脑	Brain	22	1.78	3.90	3.30	0.23	0.29	24	2.73	4.43	3.44	0.19	0.34	C70-C72,D32-33,D42-43
甲状腺	Thyroid	1	0.08	0.18	0.15	0.00	0.00	4	0.46	0.74	0.58	0.03	0.11	C73
淋巴瘤	Lymphoma	17	1.37	3.01	2.55	0.16	0.30	11	1.25	2.03	1.60	0.12	0.16	C81-85,88,90,96
白血病	Leukemia	23	1.86	4.08	3.40	0.23	0.27	21	2.39	3.88	2.90	0.22	0.35	C91-95, D45-47
其他	Other	15	1.21	2.66	2.14	0.06	0.19	19	2.16	3.51	2.56	0.05	0.20	O&U
所有部位合计	All sites	1238	100.00	219.38	179.38	8.06	21.59	879	100.00	162.32	107.05	5.17	12.15	All
所有部位除外皮肤	All sites exc. C44	1236	99.84	219.03	179.03	8.06	21.59	872	99.20	161.03	106.32	5.17	12.13	All sites exc. C44

部位 Sites		男性 Male						女性 Female						ICD10
		病例数 No. cases	构成比 Freq. /%	粗率 Crude rate/ 100 000^{-1}	世标率 ASR world/ 100 000^{-1}	累积率 Cum. Rate/% 0~64	0~74	病例数 No. cases	构成比 Freq. /%	粗率 Crude rate/ 100 000^{-1}	世标率 ASR world/ 100 000^{-1}	累积率 Cum. Rate/% 0~64	0~74	
发病 Incidence														
口腔	Oral cavity & pharynx	20	2.02	6.10	4.61	0.29	0.53	11	1.38	3.51	2.47	0.15	0.24	C00-10,C12-14
鼻咽	Nasopharynx	4	0.40	1.22	1.12	0.05	0.18	4	0.50	1.28	0.92	0.03	0.09	C11
食管	Esophagus	217	21.96	66.22	54.00	2.29	6.82	150	18.77	47.85	35.19	1.73	4.51	C15
胃	Stomach	171	17.31	52.18	42.06	2.17	5.31	59	7.38	18.82	13.73	0.81	1.72	C16
结直肠	Colon-rectum	51	5.16	15.56	12.02	0.61	1.17	37	4.63	11.80	8.57	0.49	1.22	C18-21
肝脏	Liver	104	10.53	31.74	26.23	1.68	2.81	41	5.13	13.08	10.03	0.57	1.17	C22
胆囊	Gallbladder etc.	13	1.32	3.97	3.04	0.14	0.37	15	1.88	4.79	3.41	0.16	0.51	C23-24
胰腺	Pancreas	14	1.42	4.27	3.18	0.09	0.36	18	2.25	5.74	4.19	0.26	0.55	C25
喉	Larynx	3	0.30	0.92	0.70	0.04	0.11	0	0.00	0.00	0.00	0.00	0.00	C32
肺	Lung	241	24.39	73.55	59.61	2.72	7.29	117	14.64	37.32	25.93	1.36	2.94	C33-34
其他胸腔器官	Other thoracic organs	9	0.91	2.75	2.22	0.13	0.33	4	0.50	1.28	1.00	0.07	0.07	C37-38
骨	Bone	8	0.81	2.44	2.26	0.16	0.21	4	0.50	1.28	1.35	0.09	0.09	C40-41
皮肤黑色素瘤	Melanoma of skin	2	0.20	0.61	0.45	0.03	0.03	0	0.00	0.00	0.00	0.00	0.00	C43
乳腺	Breast	0	0.00	0.00	0.00	0.00	0.00	142	17.77	45.30	33.55	2.98	3.53	C50
子宫颈	Cervix	–	–	–	–	–	–	33	4.13	10.53	7.62	0.66	0.83	C53
子宫体	Uterus	–	–	–	–	–	–	12	1.50	3.83	2.94	0.26	0.35	C54-55
卵巢	Ovary	–	–	–	–	–	–	21	2.63	6.70	5.30	0.47	0.58	C56
前列腺	Prostate	15	1.52	4.58	4.07	0.14	0.46	–	–	–	–	–	–	C61
睾丸	Testis	5	0.51	1.53	1.30	0.09	0.14	–	–	–	–	–	–	C62
肾	Kidney	15	1.52	4.58	3.85	0.23	0.40	14	1.75	4.47	3.42	0.23	0.49	C64-66,68
膀胱	Bladder	9	0.91	2.75	1.94	0.08	0.15	4	0.50	1.28	0.92	0.07	0.13	C67
脑	Brain	13	1.32	3.97	3.34	0.22	0.47	16	2.00	5.10	4.79	0.27	0.46	C70-C72,D32-33,D42-43
甲状腺	Thyroid	7	0.71	2.14	1.63	0.10	0.22	32	4.01	10.21	7.68	0.69	0.74	C73
淋巴瘤	Lymphoma	12	1.21	3.66	3.10	0.13	0.28	9	1.13	2.87	2.39	0.21	0.27	C81-85,88,90,96
白血病	Leukemia	21	2.13	6.41	5.72	0.32	0.54	21	2.63	6.70	5.91	0.37	0.65	C91-95, D45-47
其他	Other	34	3.44	10.38	9.27	0.69	0.82	35	4.38	11.17	9.34	0.57	1.03	O&U
所有部位合计	All sites	988	100.00	301.51	245.70	12.41	29.00	799	100.00	254.88	190.66	12.50	22.16	All
所有部位除外皮肤	All sites exc. C44	986	99.80	300.90	245.17	12.36	28.95	795	99.50	253.61	189.72	12.46	22.02	All sites exc. C44
死亡 Mortality														
口腔	Oral cavity & pharynx	11	1.54	3.36	2.67	0.13	0.30	4	0.97	1.28	0.72	0.02	0.02	C00-10,C12-14
鼻咽	Nasopharynx	2	0.28	0.61	0.59	0.00	0.12	2	0.48	0.64	0.42	0.02	0.02	C11
食管	Esophagus	184	25.70	56.15	46.26	1.39	4.49	99	23.91	31.58	22.46	0.86	2.67	C15
胃	Stomach	127	17.74	38.76	30.64	1.06	3.02	57	13.77	18.18	12.35	0.47	1.47	C16
结直肠	Colon-rectum	30	4.19	9.16	7.24	0.34	0.61	21	5.07	6.70	3.99	0.17	0.36	C18-21
肝脏	Liver	95	13.27	28.99	23.47	1.54	2.28	35	8.45	11.17	8.17	0.43	0.86	C22
胆囊	Gallbladder etc.	11	1.54	3.36	2.71	0.09	0.21	13	3.14	4.15	2.70	0.08	0.29	C23-24
胰腺	Pancreas	12	1.68	3.66	2.72	0.08	0.30	16	3.86	5.10	3.29	0.17	0.29	C25
喉	Larynx	1	0.14	0.31	0.30	0.00	0.07	0	0.00	0.00	0.00	0.00	0.00	C32
肺	Lung	152	21.23	46.39	37.97	1.57	4.44	68	16.43	21.69	14.68	0.62	1.54	C33-34
其他胸腔器官	Other thoracic organs	8	1.12	2.44	2.25	0.06	0.19	2	0.48	0.64	0.42	0.03	0.03	C37-38
骨	Bone	3	0.42	0.92	0.74	0.05	0.10	0	0.00	0.00	0.00	0.00	0.00	C40-41
皮肤黑色素瘤	Melanoma of skin	1	0.14	0.31	0.25	0.03	0.03	0	0.00	0.00	0.00	0.00	0.00	C43
乳腺	Breast	0	0.00	0.00	0.00	0.00	0.00	23	5.56	7.34	5.31	0.43	0.55	C50
子宫颈	Cervix	–	–	–	–	–	–	13	3.14	4.15	3.21	0.23	0.39	C53
子宫体	Uterus	–	–	–	–	–	–	3	0.72	0.96	0.77	0.00	0.17	C54-55
卵巢	Ovary	–	–	–	–	–	–	8	1.93	2.55	1.85	0.05	0.25	C56
前列腺	Prostate	10	1.40	3.05	2.56	0.06	0.13	–	–	–	–	–	–	C61
睾丸	Testis	2	0.28	0.61	0.50	0.05	0.05	–	–	–	–	–	–	C62
肾	Kidney	5	0.70	1.53	1.32	0.09	0.09	7	1.69	2.23	1.54	0.02	0.19	C64-66,68
膀胱	Bladder	8	1.12	2.44	1.89	0.03	0.11	2	0.48	0.64	0.49	0.00	0.12	C67
脑	Brain	11	1.54	3.36	2.52	0.14	0.21	8	1.93	2.55	2.79	0.18	0.29	C70-C72,D32-33,D42-43
甲状腺	Thyroid	1	0.14	0.31	0.29	0.00	0.05	3	0.72	0.96	0.65	0.00	0.05	C73
淋巴瘤	Lymphoma	6	0.84	1.83	1.43	0.09	0.17	6	1.45	1.91	1.46	0.10	0.10	C81-85,88,90,96
白血病	Leukemia	17	2.37	5.19	5.20	0.30	0.53	11	2.66	3.51	2.58	0.15	0.39	C91-95, D45-47
其他	Other	19	2.65	5.80	5.27	0.22	0.54	13	3.14	4.15	2.64	0.12	0.31	O&U
所有部位合计	All sites	716	100.00	218.50	178.80	7.32	18.04	414	100.00	132.07	92.48	4.14	10.34	All
所有部位除外皮肤	All sites exc. C44	715	99.86	218.20	178.62	7.32	18.04	412	99.52	131.43	92.09	4.11	10.30	All sites exc. C44

部位 Sites		男性 Male						女性 Female						ICD10
		病例数 No. cases	构成比 Freq./%	粗率 Crude rate/ 100 000⁻¹	世标率 ASR world/ 100 000⁻¹	累积率 Cum. Rate/%		病例数 No. cases	构成比 Freq./%	粗率 Crude rate/ 100 000⁻¹	世标率 ASR world/ 100 000⁻¹	累积率 Cum. Rate/%		
						0~64	0~74					0~64	0~74	
发病 Incidence														
口腔	Oral cavity & pharynx	16	1.23	3.71	2.94	0.09	0.32	9	0.78	2.10	1.53	0.03	0.24	C00-10,C12-14
鼻咽	Nasopharynx	4	0.31	0.93	0.79	0.04	0.08	1	0.09	0.23	0.17	0.01	0.01	C11
食管	Esophagus	391	30.03	90.74	73.45	3.22	9.54	252	21.93	58.86	40.80	1.74	5.25	C15
胃	Stomach	267	20.51	61.96	49.48	2.55	6.28	99	8.62	23.12	15.35	0.60	1.63	C16
结直肠	Colon-rectum	77	5.91	17.87	13.93	0.81	1.64	88	7.66	20.55	14.56	0.77	1.73	C18-21
肝脏	Liver	153	11.75	35.51	28.03	1.66	3.60	53	4.61	12.38	8.65	0.44	1.00	C22
胆囊	Gallbladder etc.	15	1.15	3.48	2.77	0.15	0.34	17	1.48	3.97	2.62	0.17	0.31	C23-24
胰腺	Pancreas	21	1.61	4.87	3.82	0.22	0.43	18	1.57	4.20	3.01	0.13	0.37	C25
喉	Larynx	5	0.38	1.16	0.91	0.09	0.12	2	0.17	0.47	0.35	0.02	0.07	C32
肺	Lung	175	13.44	40.61	32.04	1.74	3.97	103	8.96	24.06	16.30	1.15	1.57	C33-34
其他胸腔器官	Other thoracic organs	3	0.23	0.70	0.52	0.04	0.04	0	0.00	0.00	0.00	0.00	0.00	C37-38
骨	Bone	6	0.46	1.39	1.35	0.09	0.15	9	0.78	2.10	1.64	0.12	0.22	C40-41
皮肤黑色素瘤	Melanoma of skin	2	0.15	0.46	0.55	0.01	0.07	1	0.09	0.23	0.21	0.00	0.05	C43
乳腺	Breast	0	0.00	0.00	0.00	0.00	0.00	166	14.45	38.77	29.11	2.22	3.20	C50
子宫颈	Cervix	–	–	–	–	–	–	112	9.75	26.16	19.09	1.59	1.93	C53
子宫体	Uterus	–	–	–	–	–	–	48	4.18	11.21	8.07	0.65	0.91	C54-55
卵巢	Ovary	–	–	–	–	–	–	31	2.70	7.24	5.61	0.41	0.63	C56
前列腺	Prostate	16	1.23	3.71	3.21	0.03	0.30	–	–	–	–	–	–	C61
睾丸	Testis	2	0.15	0.46	0.43	0.04	0.04	–	–	–	–	–	–	C62
肾	Kidney	13	1.00	3.02	2.76	0.12	0.45	7	0.61	1.64	1.49	0.08	0.13	C64-66,68
膀胱	Bladder	8	0.61	1.86	1.41	0.08	0.17	4	0.35	0.93	0.61	0.03	0.09	C67
脑	Brain	37	2.84	8.59	7.29	0.48	0.83	32	2.79	7.47	5.82	0.42	0.52	C70-C72,D32-33,D42-43
甲状腺	Thyroid	7	0.54	1.62	1.30	0.14	0.14	26	2.26	6.07	4.86	0.34	0.45	C73
淋巴瘤	Lymphoma	15	1.15	3.48	2.84	0.19	0.31	12	1.04	2.80	2.37	0.14	0.29	C81-85,88,90,96
白血病	Leukemia	29	2.23	6.73	6.39	0.30	0.54	28	2.44	6.54	6.32	0.40	0.50	C91-95, D45-47
其他	Other	40	3.07	9.28	7.09	0.41	0.72	31	2.70	7.24	5.53	0.34	0.55	O&U
所有部位合计	All sites	1302	100.00	302.15	243.30	12.52	30.10	1149	100.00	268.38	194.07	11.80	21.66	All
所有部位除外皮肤	All sites exc. C44	1298	99.69	301.22	242.46	12.49	30.01	1143	99.48	266.97	193.28	11.76	21.59	All sites exc. C44
死亡 Mortality														
口腔	Oral cavity & pharynx	8	0.92	1.86	1.51	0.05	0.09	1	0.17	0.23	0.14	0.02	0.02	C00-10,C12-14
鼻咽	Nasopharynx	4	0.46	0.93	0.84	0.07	0.10	0	0.00	0.00	0.00	0.00	0.00	C11
食管	Esophagus	278	31.84	64.51	52.55	1.60	6.24	178	29.72	41.58	28.12	0.82	3.18	C15
胃	Stomach	191	21.88	44.32	36.39	0.91	4.12	69	11.52	16.12	11.33	0.35	1.33	C16
结直肠	Colon-rectum	42	4.81	9.75	7.74	0.29	0.83	46	7.68	10.74	7.00	0.25	0.57	C18-21
肝脏	Liver	122	13.97	28.31	22.38	1.30	2.48	49	8.18	11.45	7.61	0.39	0.75	C22
胆囊	Gallbladder etc.	8	0.92	1.86	1.53	0.10	0.22	15	2.50	3.50	2.11	0.13	0.23	C23-24
胰腺	Pancreas	16	1.83	3.71	2.79	0.20	0.27	9	1.50	2.10	1.55	0.03	0.16	C25
喉	Larynx	1	0.11	0.23	0.14	0.02	0.02	2	0.33	0.47	0.22	0.00	0.07	C32
肺	Lung	122	13.97	28.31	22.29	0.87	2.82	94	15.69	21.96	15.43	0.81	1.70	C33-34
其他胸腔器官	Other thoracic organs	3	0.34	0.70	0.49	0.05	0.05	0	0.00	0.00	0.00	0.00	0.00	C37-38
骨	Bone	3	0.34	0.70	0.68	0.04	0.10	5	0.83	1.17	0.82	0.03	0.12	C40-41
皮肤黑色素瘤	Melanoma of skin	0	0.00	0.00	0.00	0.00	0.00	1	0.17	0.23	0.21	0.00	0.05	C43
乳腺	Breast	0	0.00	0.00	0.00	0.00	0.00	46	7.68	10.74	7.70	0.51	0.95	C50
子宫颈	Cervix	–	–	–	–	–	–	11	1.84	2.57	1.70	0.09	0.20	C53
子宫体	Uterus	–	–	–	–	–	–	10	1.67	2.34	1.73	0.10	0.25	C54-55
卵巢	Ovary	–	–	–	–	–	–	11	1.84	2.57	1.73	0.17	0.17	C56
前列腺	Prostate	5	0.57	1.16	0.95	0.05	0.05	–	–	–	–	–	–	C61
睾丸	Testis	0	0.00	0.00	0.00	0.00	0.00	–	–	–	–	–	–	C62
肾	Kidney	9	1.03	2.09	1.70	0.04	0.21	8	1.34	1.87	1.35	0.07	0.10	C64-66,68
膀胱	Bladder	6	0.69	1.39	1.16	0.06	0.10	1	0.17	0.23	0.21	0.00	0.05	C67
脑	Brain	28	3.21	6.50	5.04	0.33	0.55	18	3.01	4.20	3.53	0.19	0.29	C70-C72,D32-33,D42-43
甲状腺	Thyroid	1	0.11	0.23	0.14	0.02	0.02	1	0.17	0.23	0.15	0.01	0.01	C73
淋巴瘤	Lymphoma	8	0.92	1.86	1.69	0.08	0.22	6	1.00	1.40	1.03	0.07	0.07	C81-85,88,90,96
白血病	Leukemia	12	1.37	2.78	2.29	0.10	0.14	12	2.00	2.80	2.95	0.16	0.22	C91-95, D45-47
其他	Other	6	0.69	1.39	1.06	0.08	0.11	6	1.00	1.40	1.08	0.08	0.08	O&U
所有部位合计	All sites	873	100.00	202.59	163.35	6.27	18.74	599	100.00	139.91	97.70	4.26	10.52	All
所有部位除外皮肤	All sites exc. C44	873	100.00	202.59	163.35	6.27	18.74	597	99.67	139.44	97.38	4.26	10.52	All sites exc. C44

部位 Sites		男性 Male						女性 Female						ICD10
		病例数 No. cases	构成比 Freq./%	粗率 Crude rate/ 100 000⁻¹	世标率 ASR world/ 100 000⁻¹	累积率 Cum. Rate/% 0~64	0~74	病例数 No. cases	构成比 Freq./%	粗率 Crude rate/ 100 000⁻¹	世标率 ASR world/ 100 000⁻¹	累积率 Cum. Rate/% 0~64	0~74	
发病 Incidence														
口腔	Oral cavity & pharynx	9	1.27	3.91	3.43	0.27	0.44	3	0.52	1.28	0.85	0.06	0.06	C00-10,C12-14
鼻咽	Nasopharynx	10	1.41	4.34	3.95	0.28	0.48	3	0.52	1.28	1.22	0.05	0.12	C11
食管	Esophagus	51	7.20	22.16	22.24	0.62	2.67	22	3.79	9.36	8.50	0.26	1.27	C15
胃	Stomach	68	9.60	29.54	30.28	1.16	3.64	24	4.13	10.21	9.01	0.16	1.03	C16
结直肠	Colon-rectum	67	9.46	29.11	27.32	0.99	3.69	27	4.65	11.48	9.79	0.55	0.97	C18-21
肝脏	Liver	117	16.53	50.83	48.67	2.52	5.63	37	6.37	15.74	14.25	0.56	1.88	C22
胆囊	Gallbladder etc.	5	0.71	2.17	1.99	0.11	0.32	9	1.55	3.83	3.76	0.09	0.61	C23-24
胰腺	Pancreas	16	2.26	6.95	6.00	0.31	0.60	13	2.24	5.53	4.79	0.22	0.74	C25
喉	Larynx	3	0.42	1.30	1.29	0.00	0.00	0	0.00	0.00	0.00	0.00	0.00	C32
肺	Lung	180	25.42	78.20	76.21	2.55	10.25	71	12.22	30.20	26.84	1.11	3.27	C33-34
其他胸腔器官	Other thoracic organs	1	0.14	0.43	0.47	0.00	0.12	2	0.34	0.85	0.72	0.06	0.06	C37-38
骨	Bone	3	0.42	1.30	1.16	0.08	0.08	5	0.86	2.13	2.19	0.10	0.29	C40-41
皮肤黑色素瘤	Melanoma of skin	0	0.00	0.00	0.00	0.00	0.00	0	0.00	0.00	0.00	0.00	0.00	C43
乳腺	Breast	3	0.42	1.30	0.93	0.09	0.09	102	17.56	43.38	33.73	2.64	3.51	C50
子宫颈	Cervix	–	–	–	–	–	–	49	8.43	20.84	17.18	1.25	1.87	C53
子宫体	Uterus	–	–	–	–	–	–	28	4.82	11.91	10.34	0.86	1.23	C54-55
卵巢	Ovary	–	–	–	–	–	–	17	2.93	7.23	6.25	0.29	0.86	C56
前列腺	Prostate	22	3.11	9.56	10.20	0.08	1.15	–	–	–	–	–	–	C61
睾丸	Testis	0	0.00	0.00	0.00	0.00	0.00	–	–	–	–	–	–	C62
肾	Kidney	14	1.98	6.08	5.31	0.22	0.74	5	0.86	2.13	2.33	0.00	0.58	C64-66,68
膀胱	Bladder	20	2.82	8.69	8.73	0.18	0.86	5	0.86	2.13	1.75	0.07	0.22	C67
脑	Brain	17	2.40	7.39	6.65	0.28	0.57	14	2.41	5.95	5.99	0.36	0.67	C70-C72,D32-33,D42-43
甲状腺	Thyroid	36	5.08	15.64	12.39	1.03	1.29	85	14.63	36.15	28.14	2.41	2.86	C73
淋巴瘤	Lymphoma	8	1.13	3.48	3.75	0.14	0.48	9	1.55	3.83	3.49	0.10	0.64	C81-85,88,90,96
白血病	Leukemia	6	0.85	2.61	2.34	0.24	0.24	10	1.72	4.25	3.48	0.25	0.44	C91-95, D45-47
其他	Other	52	7.34	22.59	22.81	0.95	2.66	41	7.06	17.44	16.78	0.63	1.88	O&U
所有部位合计	All sites	708	100.00	307.59	296.12	12.11	36.20	581	100.00	247.10	211.39	12.09	25.05	All
所有部位除外皮肤	All sites exc. C44	707	99.86	307.16	295.81	12.08	36.17	581	100.00	247.10	211.39	12.09	25.05	All sites exc. C44
死亡 Mortality														
口腔	Oral cavity & pharynx	1	0.23	0.43	0.48	0.00	0.00	1	0.43	0.43	0.30	0.00	0.00	C00-10,C12-14
鼻咽	Nasopharynx	4	0.93	1.74	2.07	0.16	0.28	1	0.43	0.43	0.50	0.05	0.05	C11
食管	Esophagus	39	9.09	16.94	18.33	0.46	2.42	15	6.44	6.38	6.05	0.10	0.93	C15
胃	Stomach	39	9.09	16.94	15.41	0.89	1.67	22	9.44	9.36	8.18	0.28	0.89	C16
结直肠	Colon-rectum	23	5.36	9.99	11.05	0.24	1.05	13	5.58	5.53	5.25	0.16	0.69	C18-21
肝脏	Liver	91	21.21	39.54	37.56	1.76	4.38	39	16.74	16.59	15.20	0.37	2.37	C22
胆囊	Gallbladder etc.	4	0.93	1.74	1.58	0.07	0.30	10	4.29	4.25	4.26	0.07	0.69	C23-24
胰腺	Pancreas	11	2.56	4.78	3.99	0.17	0.40	11	4.72	4.68	4.08	0.23	0.56	C25
喉	Larynx	3	0.70	1.30	1.33	0.00	0.17	0	0.00	0.00	0.00	0.00	0.00	C32
肺	Lung	141	32.87	61.26	58.61	2.04	7.45	40	17.17	17.01	14.93	0.48	1.75	C33-34
其他胸腔器官	Other thoracic organs	2	0.47	0.87	1.05	0.05	0.14	0	0.00	0.00	0.00	0.00	0.00	C37-38
骨	Bone	2	0.47	0.87	0.94	0.04	0.04	4	1.72	1.70	1.82	0.05	0.31	C40-41
皮肤黑色素瘤	Melanoma of skin	0	0.00	0.00	0.00	0.00	0.00	0	0.00	0.00	0.00	0.00	0.00	C43
乳腺	Breast	2	0.47	0.87	0.75	0.02	0.14	25	10.73	10.63	8.95	0.47	0.97	C50
子宫颈	Cervix	–	–	–	–	–	–	13	5.58	5.53	4.36	0.33	0.47	C53
子宫体	Uterus	–	–	–	–	–	–	1	0.43	0.43	0.30	0.04	0.04	C54-55
卵巢	Ovary	–	–	–	–	–	–	3	1.29	1.28	1.17	0.00	0.07	C56
前列腺	Prostate	9	2.10	3.91	3.95	0.05	0.42	–	–	–	–	–	–	C61
睾丸	Testis	1	0.23	0.43	0.25	0.02	0.02	–	–	–	–	–	–	C62
肾	Kidney	4	0.93	1.74	1.79	0.00	0.09	0	0.00	0.00	0.00	0.00	0.00	C64-66,68
膀胱	Bladder	9	2.10	3.91	4.32	0.05	0.05	3	1.29	1.28	1.33	0.00	0.26	C67
脑	Brain	12	2.80	5.21	4.87	0.30	0.66	9	3.86	3.83	3.02	0.16	0.39	C70-C72,D32-33,D42-43
甲状腺	Thyroid	0	0.00	0.00	0.00	0.00	0.00	1	0.43	0.43	0.43	0.00	0.07	C73
淋巴瘤	Lymphoma	0	0.00	0.00	0.00	0.00	0.00	3	1.29	1.28	1.05	0.02	0.14	C81-85,88,90,96
白血病	Leukemia	2	0.47	0.87	0.61	0.07	0.07	0	0.00	0.00	0.00	0.00	0.00	C91-95, D45-47
其他	Other	30	6.99	13.03	14.35	0.58	1.60	19	8.15	8.08	7.41	0.33	0.76	O&U
所有部位合计	All sites	429	100.00	186.38	183.28	6.97	21.34	233	100.00	99.09	88.58	3.14	11.41	All
所有部位除外皮肤	All sites exc. C44	428	99.77	185.95	182.81	6.97	21.23	233	100.00	99.09	88.58	3.14	11.41	All sites exc. C44

附表 3-222　濮阳县 2015 年癌症发病和死亡主要指标

Appendix Table 3-222　Incidence and mortality of cancer in Puyang Xian, 2015

部位 Sites		男性 Male						女性 Female						ICD10
		病例数 No. cases	构成比 Freq. /%	粗率 Crude rate/ 100 000⁻¹	世标率 ASR world/ 100 000⁻¹	累积率 Cum. Rate/%		病例数 No. cases	构成比 Freq. /%	粗率 Crude rate/ 100 000⁻¹	世标率 ASR world/ 100 000⁻¹	累积率 Cum. Rate/%		
						0~64	0~74					0~64	0~74	
发病 Incidence														
口腔	Oral cavity & pharynx	31	1.76	5.59	4.80	0.32	0.60	20	1.39	3.66	3.18	0.20	0.23	C00-10, C12-14
鼻咽	Nasopharynx	10	0.57	1.80	1.27	0.13	0.13	4	0.28	0.73	0.77	0.04	0.07	C11
食管	Esophagus	284	16.11	51.25	48.46	2.21	6.54	178	12.39	32.56	27.29	0.81	3.13	C15
胃	Stomach	213	12.08	38.44	36.18	1.59	4.56	109	7.59	19.94	16.00	0.59	1.93	C16
结直肠	Colon-rectum	101	5.73	18.23	15.17	0.90	1.90	64	4.45	11.71	9.13	0.48	1.03	C18-21
肝脏	Liver	176	9.98	31.76	28.10	1.84	3.55	74	5.15	13.54	11.23	0.56	1.45	C22
胆囊	Gallbladder etc.	14	0.79	2.53	2.35	0.13	0.36	22	1.53	4.02	3.14	0.11	0.35	C23-24
胰腺	Pancreas	29	1.64	5.23	4.55	0.28	0.52	24	1.67	4.39	3.78	0.07	0.60	C25
喉	Larynx	15	0.85	2.71	2.38	0.11	0.33	1	0.07	0.18	0.13	0.01	0.01	C32
肺	Lung	600	34.03	108.28	99.09	4.94	13.30	207	14.41	37.87	30.99	1.37	3.47	C33-34
其他胸腔器官	Other thoracic organs	7	0.40	1.26	1.00	0.08	0.11	1	0.07	0.18	0.14	0.01	0.01	C37-38
骨	Bone	13	0.74	2.35	2.13	0.12	0.22	14	0.97	2.56	2.05	0.13	0.30	C40-41
皮肤黑色素瘤	Melanoma of skin	2	0.11	0.36	0.32	0.02	0.02	0	0.00	0.00	0.00	0.00	0.00	C43
乳腺	Breast	4	0.23	0.72	0.59	0.04	0.07	243	16.91	44.45	33.55	2.63	3.52	C50
子宫颈	Cervix	–	–	–	–	–	–	135	9.39	24.70	18.56	1.54	1.99	C53
子宫体	Uterus	–	–	–	–	–	–	64	4.45	11.71	8.65	0.78	0.89	C54-55
卵巢	Ovary	–	–	–	–	–	–	33	2.30	6.04	4.88	0.33	0.60	C56
前列腺	Prostate	27	1.53	4.87	7.24	0.16	0.54	–	–	–	–	–	–	C61
睾丸	Testis	4	0.23	0.72	0.48	0.04	0.04	–	–	–	–	–	–	C62
肾	Kidney	22	1.25	3.97	3.59	0.28	0.41	11	0.77	2.01	1.87	0.14	0.18	C64-66, 68
膀胱	Bladder	31	1.76	5.59	5.31	0.23	0.53	11	0.77	2.01	1.89	0.07	0.10	C67
脑	Brain	47	2.67	8.48	7.75	0.59	0.74	45	3.13	8.23	6.81	0.48	0.79	C70-C72, D32-33, D42-43
甲状腺	Thyroid	31	1.76	5.59	4.25	0.33	0.45	109	7.59	19.94	15.16	1.19	1.52	C73
淋巴瘤	Lymphoma	9	0.51	1.62	1.49	0.05	0.22	10	0.70	1.83	1.82	0.06	0.19	C81-85, 88, 90, 96
白血病	Leukemia	27	1.53	4.87	5.63	0.29	0.49	20	1.39	3.66	3.89	0.20	0.33	C91-95, D45-47
其他	Other	66	3.74	11.91	11.99	0.61	1.37	38	2.64	6.95	6.61	0.36	0.66	O&U
所有部位合计	All sites	1763	100.00	318.15	291.30	15.29	37.01	1437	100.00	262.87	211.54	12.18	23.34	All
所有部位除外皮肤	All sites exc. C44	1760	99.83	317.61	290.77	15.27	36.92	1433	99.72	262.14	210.92	12.14	23.27	All sites exc. C44
死亡 Mortality														
口腔	Oral cavity & pharynx	7	0.59	1.26	1.03	0.09	0.12	3	0.49	0.55	0.41	0.04	0.04	C00-10, C12-14
鼻咽	Nasopharynx	1	0.08	0.18	0.12	0.01	0.01	0	0.00	0.00	0.00	0.00	0.00	C11
食管	Esophagus	208	17.41	37.54	37.03	1.28	4.35	91	14.92	16.65	14.08	0.27	1.45	C15
胃	Stomach	201	16.82	36.27	35.55	1.19	4.21	107	17.54	19.57	16.96	0.35	1.47	C16
结直肠	Colon-rectum	29	2.43	5.23	4.95	0.23	0.67	27	4.43	4.94	4.26	0.13	0.29	C18-21
肝脏	Liver	139	11.63	25.08	22.11	1.30	2.97	45	7.38	8.23	6.90	0.33	0.84	C22
胆囊	Gallbladder etc.	9	0.75	1.62	1.48	0.06	0.22	13	2.13	2.38	2.06	0.03	0.17	C23-24
胰腺	Pancreas	11	0.92	1.99	1.85	0.08	0.21	13	2.13	2.38	1.80	0.05	0.24	C25
喉	Larynx	3	0.25	0.54	0.54	0.02	0.10	0	0.00	0.00	0.00	0.00	0.00	C32
肺	Lung	456	38.16	82.29	79.41	3.06	9.73	180	29.51	32.93	28.17	0.75	2.50	C33-34
其他胸腔器官	Other thoracic organs	1	0.08	0.18	0.12	0.01	0.01	1	0.16	0.18	0.12	0.01	0.01	C37-38
骨	Bone	6	0.50	1.08	0.93	0.05	0.12	6	0.98	1.10	0.91	0.04	0.13	C40-41
皮肤黑色素瘤	Melanoma of skin	0	0.00	0.00	0.00	0.00	0.00	0	0.00	0.00	0.00	0.00	0.00	C43
乳腺	Breast	1	0.08	0.18	0.12	0.01	0.01	35	5.74	6.40	4.97	0.36	0.61	C50
子宫颈	Cervix	–	–	–	–	–	–	14	2.30	2.56	2.00	0.13	0.24	C53
子宫体	Uterus	–	–	–	–	–	–	10	1.64	1.83	1.53	0.08	0.23	C54-55
卵巢	Ovary	–	–	–	–	–	–	5	0.82	0.91	0.82	0.02	0.16	C56
前列腺	Prostate	13	1.09	2.35	2.56	0.02	0.16	–	–	–	–	–	–	C61
睾丸	Testis	0	0.00	0.00	0.00	0.00	0.00	–	–	–	–	–	–	C62
肾	Kidney	4	0.33	0.72	0.95	0.00	0.06	0	0.00	0.00	0.00	0.00	0.00	C64-66, 68
膀胱	Bladder	6	0.50	1.08	0.99	0.03	0.13	4	0.66	0.73	0.71	0.00	0.07	C67
脑	Brain	24	2.01	4.33	4.44	0.29	0.41	15	2.46	2.74	2.02	0.09	0.20	C70-C72, D32-33, D42-43
甲状腺	Thyroid	4	0.33	0.72	0.65	0.04	0.08	2	0.33	0.37	0.28	0.00	0.04	C73
淋巴瘤	Lymphoma	5	0.42	0.90	0.70	0.04	0.09	3	0.49	0.55	0.45	0.02	0.06	C81-85, 88, 90, 96
白血病	Leukemia	24	2.01	4.33	4.33	0.25	0.39	11	1.80	2.01	1.59	0.09	0.19	C91-95, D45-47
其他	Other	43	3.60	7.76	7.25	0.39	0.92	25	4.10	4.57	4.13	0.17	0.39	O&U
所有部位合计	All sites	1195	100.00	215.65	207.09	8.44	24.99	610	100.00	111.59	94.15	2.96	9.33	All
所有部位除外皮肤	All sites exc. C44	1192	99.75	215.11	206.61	8.41	24.92	610	100.00	111.59	94.15	2.96	9.33	All sites exc. C44

部位 Sites		男性 Male						女性 Female						ICD10
		病例数 No. cases	构成比 Freq. /%	粗率 Crude rate/ 100 000⁻¹	世标率 ASR world/ 100 000⁻¹	累积率 Cum. Rate/% 0~64	0~74	病例数 No. cases	构成比 Freq. /%	粗率 Crude rate/ 100 000⁻¹	世标率 ASR world/ 100 000⁻¹	累积率 Cum. Rate/% 0~64	0~74	
发病 Incidence														
口腔	Oral cavity & pharynx	18	1.11	2.69	2.06	0.07	0.16	12	0.86	2.00	2.04	0.13	0.19	C00-10,C12-14
鼻咽	Nasopharynx	12	0.74	1.79	1.30	0.12	0.12	4	0.29	0.67	0.44	0.04	0.04	C11
食管	Esophagus	129	7.95	19.26	13.92	0.54	1.62	58	4.17	9.67	5.98	0.21	0.71	C15
胃	Stomach	125	7.70	18.66	13.63	0.57	1.54	54	3.88	9.00	5.64	0.32	0.47	C16
结直肠	Colon-rectum	87	5.36	12.99	9.82	0.47	1.15	83	5.97	13.83	9.01	0.53	1.10	C18-21
肝脏	Liver	218	13.43	32.54	24.41	1.21	3.05	85	6.11	14.17	9.59	0.44	1.30	C22
胆囊	Gallbladder etc.	17	1.05	2.54	1.72	0.07	0.17	9	0.65	1.50	0.98	0.07	0.11	C23-24
胰腺	Pancreas	37	2.28	5.52	4.53	0.29	0.70	11	0.79	1.83	1.25	0.06	0.19	C25
喉	Larynx	10	0.62	1.49	0.98	0.04	0.09	0	0.00	0.00	0.00	0.00	0.00	C32
肺	Lung	723	44.55	107.93	77.89	3.44	9.09	252	18.12	42.00	26.57	1.51	2.92	C33-34
其他胸腔器官	Other thoracic organs	0	0.00	0.00	0.00	0.00	0.00	4	0.29	0.67	0.49	0.01	0.08	C37-38
骨	Bone	24	1.48	3.58	3.18	0.18	0.37	8	0.58	1.33	1.24	0.07	0.09	C40-41
皮肤黑色素瘤	Melanoma of skin	1	0.06	0.15	0.08	0.00	0.00	0	0.00	0.00	0.00	0.00	0.00	C43
乳腺	Breast	7	0.43	1.04	0.78	0.05	0.07	258	18.55	43.00	31.07	2.50	3.49	C50
子宫颈	Cervix	–	–	–	–	–	–	182	13.08	30.33	22.27	1.94	2.27	C53
子宫体	Uterus	–	–	–	–	–	–	159	11.43	26.50	19.34	1.43	2.25	C54-55
卵巢	Ovary	–	–	–	–	–	–	35	2.52	5.83	4.21	0.33	0.48	C56
前列腺	Prostate	15	0.92	2.24	1.37	0.05	0.12	–	–	–	–	–	–	C61
睾丸	Testis	1	0.06	0.15	0.08	0.00	0.00	–	–	–	–	–	–	C62
肾	Kidney	14	0.86	2.09	1.71	0.10	0.19	5	0.36	0.83	0.56	0.04	0.04	C64-66,68
膀胱	Bladder	19	1.17	2.84	1.86	0.09	0.16	1	0.07	0.17	0.12	0.00	0.02	C67
脑	Brain	52	3.20	7.76	6.34	0.38	0.57	53	3.81	8.83	6.65	0.42	0.76	C70-C72,D32-33,D42-43
甲状腺	Thyroid	19	1.17	2.84	2.28	0.15	0.27	33	2.37	5.50	4.06	0.27	0.40	C73
淋巴瘤	Lymphoma	31	1.91	4.63	3.77	0.22	0.34	26	1.87	4.33	3.12	0.23	0.40	C81-85,88,90,96
白血病	Leukemia	21	1.29	3.13	3.11	0.17	0.32	18	1.29	3.00	3.47	0.16	0.31	C91-95, D45-47
其他	Other	43	2.65	6.42	5.03	0.30	0.58	41	2.95	6.83	4.83	0.35	0.54	O&U
所有部位合计	All sites	1623	100.00	242.29	179.88	8.51	20.69	1391	100.00	231.84	162.93	11.06	18.17	All
所有部位除外皮肤	All sites exc. C44	1614	99.45	240.95	178.85	8.43	20.57	1381	99.28	230.17	161.74	10.97	18.02	All sites exc. C44
死亡 Mortality														
口腔	Oral cavity & pharynx	7	0.58	1.04	0.89	0.01	0.05	2	0.27	0.33	0.40	0.02	0.04	C00-10,C12-14
鼻咽	Nasopharynx	8	0.67	1.19	0.85	0.08	0.08	2	0.27	0.33	0.18	0.01	0.01	C11
食管	Esophagus	98	8.17	14.63	10.55	0.32	1.16	43	5.76	7.17	4.16	0.12	0.47	C15
胃	Stomach	89	7.42	13.29	9.31	0.33	0.98	37	4.95	6.17	3.64	0.18	0.31	C16
结直肠	Colon-rectum	36	3.00	5.37	4.17	0.16	0.44	31	4.15	5.17	2.79	0.11	0.25	C18-21
肝脏	Liver	192	16.00	28.66	21.41	1.04	2.66	76	10.17	12.67	8.59	0.38	1.20	C22
胆囊	Gallbladder etc.	7	0.58	1.04	0.57	0.02	0.03	6	0.80	1.00	0.57	0.04	0.04	C23-24
胰腺	Pancreas	14	1.17	2.09	1.75	0.07	0.31	4	0.54	0.67	0.39	0.01	0.05	C25
喉	Larynx	7	0.58	1.04	0.65	0.00	0.05	0	0.00	0.00	0.00	0.00	0.00	C32
肺	Lung	644	53.67	96.14	70.06	3.43	8.12	217	29.05	36.17	23.05	1.42	2.56	C33-34
其他胸腔器官	Other thoracic organs	0	0.00	0.00	0.00	0.00	0.00	1	0.13	0.17	0.12	0.00	0.02	C37-38
骨	Bone	8	0.67	1.19	1.02	0.02	0.15	6	0.80	1.00	0.98	0.05	0.07	C40-41
皮肤黑色素瘤	Melanoma of skin	0	0.00	0.00	0.00	0.00	0.00	0	0.00	0.00	0.00	0.00	0.00	C43
乳腺	Breast	0	0.00	0.00	0.00	0.00	0.00	119	15.93	19.83	13.90	1.11	1.53	C50
子宫颈	Cervix	–	–	–	–	–	–	82	10.98	13.67	9.52	0.81	0.94	C53
子宫体	Uterus	–	–	–	–	–	–	40	5.35	6.67	4.73	0.22	0.66	C54-55
卵巢	Ovary	–	–	–	–	–	–	9	1.20	1.50	0.94	0.04	0.13	C56
前列腺	Prostate	7	0.58	1.04	0.55	0.01	0.03	–	–	–	–	–	–	C61
睾丸	Testis	0	0.00	0.00	0.00	0.00	0.00	–	–	–	–	–	–	C62
肾	Kidney	6	0.50	0.90	0.72	0.03	0.05	2	0.27	0.33	0.20	0.01	0.01	C64-66,68
膀胱	Bladder	9	0.75	1.34	0.88	0.04	0.07	0	0.00	0.00	0.00	0.00	0.00	C67
脑	Brain	21	1.75	3.13	2.54	0.11	0.12	23	3.08	3.83	3.09	0.19	0.34	C70-C72,D32-33,D42-43
甲状腺	Thyroid	9	0.75	1.34	1.13	0.06	0.16	9	1.20	1.50	0.68	0.04	0.04	C73
淋巴瘤	Lymphoma	16	1.33	2.39	1.82	0.07	0.14	13	1.74	2.17	1.47	0.12	0.16	C81-85,88,90,96
白血病	Leukemia	4	0.33	0.60	0.47	0.03	0.03	4	0.54	0.67	0.80	0.06	0.06	C91-95, D45-47
其他	Other	18	1.50	2.69	2.06	0.09	0.23	21	2.81	3.50	2.18	0.14	0.21	O&U
所有部位合计	All sites	1200	100.00	179.14	131.39	5.92	14.87	747	100.00	124.50	82.39	5.08	9.09	All
所有部位除外皮肤	All sites exc. C44	1197	99.75	178.69	131.05	5.91	14.82	742	99.33	123.67	81.82	5.04	9.04	All sites exc. C44

部位 Sites		男性 Male						女性 Female						ICD10
		病例数 No. cases	构成比 Freq./%	粗率 Crude rate/ 100 000⁻¹	世标率 ASR world/ 100 000⁻¹	累积率 Cum. Rate/%		病例数 No. cases	构成比 Freq./%	粗率 Crude rate/ 100 000⁻¹	世标率 ASR world/ 100 000⁻¹	累积率 Cum. Rate/%		
						0~64	0~74					0~64	0~74	
发病 Incidence														
口腔	Oral cavity & pharynx	4	0.87	2.40	1.65	0.19	0.19	3	0.90	1.87	1.49	0.16	0.16	C00-10,C12-14
鼻咽	Nasopharynx	8	1.75	4.79	4.19	0.24	0.62	2	0.60	1.25	0.88	0.09	0.09	C11
食管	Esophagus	52	11.35	31.15	24.69	1.37	3.22	27	8.11	16.84	11.30	0.38	1.51	C15
胃	Stomach	60	13.10	35.95	29.01	1.35	3.62	33	9.91	20.59	14.12	0.84	1.74	C16
结直肠	Colon-rectum	33	7.21	19.77	16.61	0.48	2.33	31	9.31	19.34	14.40	0.83	2.13	C18-21
肝脏	Liver	95	20.74	56.92	43.41	2.59	5.02	31	9.31	19.34	13.95	0.83	1.73	C22
胆囊	Gallbladder etc.	11	2.40	6.59	4.59	0.29	0.73	10	3.00	6.24	3.98	0.10	0.43	C23-24
胰腺	Pancreas	9	1.97	5.39	5.20	0.21	0.68	4	1.20	2.50	2.30	0.19	0.33	C25
喉	Larynx	7	1.53	4.19	3.30	0.00	0.58	2	0.60	1.25	0.82	0.10	0.10	C32
肺	Lung	102	22.27	61.11	47.79	2.01	5.67	45	13.51	28.07	19.19	0.88	2.40	C33-34
其他胸腔器官	Other thoracic organs	1	0.22	0.60	0.48	0.06	0.06	0	0.00	0.00	0.00	0.00	0.00	C37-38
骨	Bone	11	2.40	6.59	5.53	0.12	0.76	8	2.40	4.99	3.18	0.23	0.37	C40-41
皮肤黑色素瘤	Melanoma of skin	0	0.00	0.00	0.00	0.00	0.00	0	0.00	0.00	0.00	0.00	0.00	C43
乳腺	Breast	2	0.44	1.20	1.05	0.12	0.12	48	14.41	29.94	24.51	1.78	3.23	C50
子宫颈	Cervix	-	-	-	-	-	-	37	11.11	23.08	16.08	1.30	1.63	C53
子宫体	Uterus	-	-	-	-	-	-	12	3.60	7.49	5.56	0.49	0.75	C54-55
卵巢	Ovary	-	-	-	-	-	-	10	3.00	6.24	5.16	0.40	0.66	C56
前列腺	Prostate	11	2.40	6.59	4.85	0.00	0.41	-	-	-	-	-	-	C61
睾丸	Testis	0	0.00	0.00	0.00	0.00	0.00	-	-	-	-	-	-	C62
肾	Kidney	6	1.31	3.59	2.71	0.23	0.23	3	0.90	1.87	1.27	0.13	0.13	C64-66,68
膀胱	Bladder	5	1.09	3.00	2.20	0.18	0.18	4	1.20	2.50	2.10	0.16	0.27	C67
脑	Brain	12	2.62	7.19	6.47	0.22	0.81	3	0.90	1.87	1.38	0.16	0.16	C70-C72,D32-33,D42-43
甲状腺	Thyroid	2	0.44	1.20	0.96	0.12	0.12	8	2.40	4.99	4.00	0.36	0.51	C73
淋巴瘤	Lymphoma	2	0.44	1.20	1.19	0.06	0.18	1	0.30	0.62	0.61	0.06	0.06	C81-85,88,90,96
白血病	Leukemia	6	1.31	3.59	3.41	0.17	0.17	5	1.50	3.12	2.16	0.11	0.25	C91-95, D45-47
其他	Other	19	4.15	11.38	9.09	0.66	1.07	6	1.80	3.74	2.60	0.15	0.41	O&U
所有部位合计	All sites	458	100.00	274.39	218.39	10.67	26.78	333	100.00	207.73	151.05	9.74	19.06	All
所有部位除外皮肤	All sites exc. C44	456	99.56	273.19	217.69	10.60	26.71	332	99.70	207.10	150.73	9.70	19.02	All sites exc. C44
死亡 Mortality														
口腔	Oral cavity & pharynx	4	1.06	2.40	1.83	0.21	0.21	3	1.09	1.87	1.73	0.19	0.19	C00-10,C12-14
鼻咽	Nasopharynx	5	1.33	3.00	2.72	0.09	0.50	2	0.73	1.25	0.76	0.06	0.06	C11
食管	Esophagus	46	12.23	27.56	24.65	0.59	3.73	26	9.49	16.22	9.78	0.27	1.21	C15
胃	Stomach	52	13.83	31.15	25.42	0.93	3.25	28	10.22	17.47	11.80	0.74	1.18	C16
结直肠	Colon-rectum	25	6.65	14.98	11.71	0.41	1.61	27	9.85	16.84	12.71	0.79	1.73	C18-21
肝脏	Liver	64	17.02	38.34	29.35	1.69	3.37	22	8.03	13.72	9.25	0.57	1.15	C22
胆囊	Gallbladder etc.	6	1.60	3.59	2.98	0.10	0.51	10	3.65	6.24	4.42	0.19	0.52	C23-24
胰腺	Pancreas	7	1.86	4.19	3.38	0.24	0.36	5	1.82	3.12	2.18	0.16	0.16	C25
喉	Larynx	7	1.86	4.19	3.05	0.00	0.43	1	0.36	0.62	0.51	0.06	0.06	C32
肺	Lung	105	27.93	62.91	50.11	2.08	6.22	37	13.50	23.08	15.22	0.95	2.10	C33-34
其他胸腔器官	Other thoracic organs	0	0.00	0.00	0.00	0.00	0.00	0	0.00	0.00	0.00	0.00	0.00	C37-38
骨	Bone	11	2.93	6.59	5.53	0.12	0.76	8	2.92	4.99	3.33	0.16	0.42	C40-41
皮肤黑色素瘤	Melanoma of skin	0	0.00	0.00	0.00	0.00	0.00	1	0.36	0.62	0.51	0.06	0.06	C43
乳腺	Breast	2	0.53	1.20	0.69	0.07	0.07	27	9.85	16.84	13.79	0.86	1.78	C50
子宫颈	Cervix	-	-	-	-	-	-	32	11.68	19.96	14.51	0.73	1.64	C53
子宫体	Uterus	-	-	-	-	-	-	9	3.28	5.61	4.21	0.28	0.57	C54-55
卵巢	Ovary	-	-	-	-	-	-	7	2.55	4.37	3.40	0.22	0.48	C56
前列腺	Prostate	8	2.13	4.79	3.66	0.00	0.41	-	-	-	-	-	-	C61
睾丸	Testis	0	0.00	0.00	0.00	0.00	0.00	-	-	-	-	-	-	C62
肾	Kidney	5	1.33	3.00	2.46	0.17	0.32	3	1.09	1.87	1.37	0.12	0.12	C64-66,68
膀胱	Bladder	3	0.80	1.80	1.38	0.12	0.12	4	1.46	2.50	1.08	0.04	0.04	C67
脑	Brain	3	0.80	1.80	1.25	0.07	0.21	4	1.46	2.50	1.86	0.13	0.24	C70-C72,D32-33,D42-43
甲状腺	Thyroid	0	0.00	0.00	0.00	0.00	0.00	7	2.55	4.37	3.54	0.31	0.31	C73
淋巴瘤	Lymphoma	2	0.53	1.20	0.96	0.12	0.12	0	0.00	0.00	0.00	0.00	0.00	C81-85,88,90,96
白血病	Leukemia	11	2.93	6.59	5.67	0.41	0.53	6	2.19	3.74	2.65	0.17	0.17	C91-95, D45-47
其他	Other	10	2.66	5.99	5.28	0.21	0.71	5	1.82	3.12	2.34	0.03	0.46	O&U
所有部位合计	All sites	376	100.00	225.27	182.10	7.63	23.45	274	100.00	170.92	120.94	7.11	14.65	All
所有部位除外皮肤	All sites exc. C44	375	99.73	224.67	181.62	7.57	23.39	274	100.00	170.92	120.94	7.11	14.65	All sites exc. C44

部位 Sites		男性 Male						女性 Female						ICD10
		病例数 No. cases	构成比 Freq. /%	粗率 Crude rate/ 100 000⁻¹	世标率 ASR world/ 100 000⁻¹	累积率 Cum. Rate/% 0~64	0~74	病例数 No. cases	构成比 Freq. /%	粗率 Crude rate/ 100 000⁻¹	世标率 ASR world/ 100 000⁻¹	累积率 Cum. Rate/% 0~64	0~74	
发病 Incidence														
口腔	Oral cavity & pharynx	9	1.45	3.51	3.29	0.17	0.38	3	0.51	1.26	0.52	0.00	0.00	C00-10,C12-14
鼻咽	Nasopharynx	1	0.16	0.39	0.34	0.03	0.03	2	0.34	0.84	0.58	0.04	0.04	C11
食管	Esophagus	94	15.11	36.65	34.74	1.36	4.21	54	9.22	22.71	15.22	0.80	1.81	C15
胃	Stomach	108	17.36	42.11	40.11	1.85	5.51	49	8.36	20.60	13.03	0.54	1.03	C16
结直肠	Colon-rectum	40	6.43	15.60	14.06	0.65	1.45	37	6.31	15.56	10.56	0.41	1.22	C18-21
肝脏	Liver	91	14.63	35.48	32.16	2.39	3.53	51	8.70	21.45	15.52	0.68	2.17	C22
胆囊	Gallbladder etc.	13	2.09	5.07	4.39	0.06	0.23	12	2.05	5.05	3.42	0.20	0.39	C23-24
胰腺	Pancreas	10	1.61	3.90	3.65	0.06	0.37	5	0.85	2.10	1.40	0.03	0.14	C25
喉	Larynx	4	0.64	1.56	1.29	0.04	0.04	1	0.17	0.42	0.21	0.00	0.00	C32
肺	Lung	161	25.88	62.77	59.92	2.44	8.01	79	13.48	33.22	23.30	1.28	2.76	C33-34
其他胸腔器官	Other thoracic organs	0	0.00	0.00	0.00	0.00	0.00	2	0.34	0.84	0.34	0.00	0.00	C37-38
骨	Bone	6	0.96	2.34	2.34	0.14	0.31	5	0.85	2.10	1.56	0.04	0.25	C40-41
皮肤黑色素瘤	Melanoma of skin	0	0.00	0.00	0.00	0.00	0.00	0	0.00	0.00	0.00	0.00	0.00	C43
乳腺	Breast	1	0.16	0.39	0.39	0.00	0.10	113	19.28	47.52	36.14	2.31	4.30	C50
子宫颈	Cervix	–	–	–	–	–	–	41	7.00	17.24	13.57	1.14	1.41	C53
子宫体	Uterus	–	–	–	–	–	–	32	5.46	13.46	9.54	0.62	1.06	C54-55
卵巢	Ovary	–	–	–	–	–	–	16	2.73	6.73	4.77	0.35	0.35	C56
前列腺	Prostate	11	1.77	4.29	3.97	0.04	0.37	–	–	–	–	–	–	C61
睾丸	Testis	0	0.00	0.00	0.00	0.00	0.00	–	–	–	–	–	–	C62
肾	Kidney	5	0.80	1.95	1.88	0.16	0.23	4	0.68	1.68	1.34	0.08	0.22	C64-66,68
膀胱	Bladder	14	2.25	5.46	5.17	0.20	0.60	0	0.00	0.00	0.00	0.00	0.00	C67
脑	Brain	13	2.09	5.07	4.90	0.26	0.50	19	3.24	7.99	5.72	0.36	0.55	C70-C72,D32-33,D42-43
甲状腺	Thyroid	2	0.32	0.78	0.60	0.06	0.06	18	3.07	7.57	5.42	0.30	0.57	C73
淋巴瘤	Lymphoma	14	2.25	5.46	5.23	0.35	0.65	7	1.19	2.94	2.30	0.15	0.29	C81-85,88,90,96
白血病	Leukemia	12	1.93	4.68	4.55	0.32	0.42	20	3.41	8.41	7.63	0.59	0.89	C91-95, D45-47
其他	Other	13	2.09	5.07	4.75	0.37	0.50	16	2.73	6.73	5.43	0.41	0.55	O&U
所有部位合计	All sites	622	100.00	242.52	227.72	10.93	27.48	586	100.00	246.41	177.52	10.33	20.01	All
所有部位除外皮肤	All sites exc. C44	621	99.84	242.13	227.37	10.90	27.45	583	99.49	245.15	176.46	10.22	19.91	All sites exc. C44
死亡 Mortality														
口腔	Oral cavity & pharynx	1	0.22	0.39	0.42	0.05	0.05	1	0.28	0.42	0.21	0.00	0.00	C00-10,C12-14
鼻咽	Nasopharynx	0	0.00	0.00	0.00	0.00	0.00	1	0.28	0.42	0.16	0.00	0.00	C11
食管	Esophagus	75	16.85	29.24	26.54	1.22	3.03	42	11.70	17.66	12.21	0.61	1.58	C15
胃	Stomach	81	18.20	31.58	29.27	1.06	3.66	35	9.75	14.72	9.68	0.42	1.06	C16
结直肠	Colon-rectum	20	4.49	7.80	6.97	0.38	0.62	26	7.24	10.93	8.07	0.27	1.24	C18-21
肝脏	Liver	69	15.51	26.90	25.16	1.88	2.92	48	13.37	20.18	15.02	0.77	2.00	C22
胆囊	Gallbladder etc.	6	1.35	2.34	1.98	0.15	0.15	8	2.23	3.36	2.46	0.18	0.31	C23-24
胰腺	Pancreas	6	1.35	2.34	2.30	0.04	0.27	4	1.11	1.68	0.93	0.00	0.06	C25
喉	Larynx	1	0.22	0.39	0.29	0.04	0.04	1	0.28	0.42	0.21	0.00	0.00	C32
肺	Lung	137	30.79	53.42	48.58	2.30	5.40	69	19.22	29.01	21.10	1.07	2.71	C33-34
其他胸腔器官	Other thoracic organs	1	0.22	0.39	0.39	0.00	0.10	0	0.00	0.00	0.00	0.00	0.00	C37-38
骨	Bone	5	1.12	1.95	1.78	0.11	0.21	1	0.28	0.42	0.21	0.00	0.00	C40-41
皮肤黑色素瘤	Melanoma of skin	1	0.22	0.39	0.39	0.00	0.10	0	0.00	0.00	0.00	0.00	0.00	C43
乳腺	Breast	1	0.22	0.39	0.41	0.00	0.07	47	13.09	19.76	15.00	1.05	1.87	C50
子宫颈	Cervix	–	–	–	–	–	–	23	6.41	9.67	7.53	0.59	0.79	C53
子宫体	Uterus	–	–	–	–	–	–	17	4.74	7.15	4.87	0.20	0.57	C54-55
卵巢	Ovary	–	–	–	–	–	–	10	2.79	4.20	3.27	0.20	0.45	C56
前列腺	Prostate	5	1.12	1.95	1.64	0.00	0.07	–	–	–	–	–	–	C61
睾丸	Testis	0	0.00	0.00	0.00	0.00	0.00	–	–	–	–	–	–	C62
肾	Kidney	4	0.90	1.56	1.51	0.03	0.17	0	0.00	0.00	0.00	0.00	0.00	C64-66,68
膀胱	Bladder	9	2.02	3.51	3.30	0.10	0.27	0	0.00	0.00	0.00	0.00	0.00	C67
脑	Brain	6	1.35	2.34	2.23	0.10	0.27	8	2.23	3.36	2.47	0.13	0.24	C70-C72,D32-33,D42-43
甲状腺	Thyroid	1	0.22	0.39	0.34	0.00	0.00	3	0.84	1.26	1.01	0.05	0.11	C73
淋巴瘤	Lymphoma	3	0.67	1.17	1.23	0.10	0.10	2	0.56	0.84	0.63	0.00	0.16	C81-85,88,90,96
白血病	Leukemia	6	1.35	2.34	2.51	0.19	0.26	9	2.51	3.78	3.48	0.23	0.37	C91-95, D45-47
其他	Other	7	1.57	2.73	2.45	0.14	0.27	4	1.11	1.68	1.62	0.12	0.12	O&U
所有部位合计	All sites	445	100.00	173.51	159.69	7.88	18.02	359	100.00	150.96	110.15	5.89	13.64	All
所有部位除外皮肤	All sites exc. C44	445	100.00	173.51	159.69	7.88	18.02	358	99.72	150.54	109.96	5.89	13.64	All sites exc. C44

部位 Sites		男性 Male						女性 Female						ICD10
		病例数 No. cases	构成比 Freq./%	粗率 Crude rate/ $100\ 000^{-1}$	世标率 ASR world/ $100\ 000^{-1}$	累积率 Cum. Rate/% 0~64	0~74	病例数 No. cases	构成比 Freq./%	粗率 Crude rate/ $100\ 000^{-1}$	世标率 ASR world/ $100\ 000^{-1}$	累积率 Cum. Rate/% 0~64	0~74	
发病 Incidence														
口腔	Oral cavity & pharynx	2	0.33	0.82	0.67	0.06	0.06	3	0.50	1.29	1.23	0.05	0.13	C00-10,C12-14
鼻咽	Nasopharynx	5	0.83	2.04	2.01	0.18	0.25	2	0.33	0.86	0.35	0.00	0.00	C11
食管	Esophagus	42	6.98	17.12	14.94	0.53	1.90	21	3.48	9.06	6.43	0.28	0.75	C15
胃	Stomach	66	10.96	26.90	25.11	1.10	2.77	55	9.12	23.73	17.40	1.15	1.78	C16
结直肠	Colon-rectum	42	6.98	17.12	15.14	0.53	1.76	30	4.98	12.94	9.22	0.62	0.86	C18-21
肝脏	Liver	107	17.77	43.61	36.18	2.13	3.53	54	8.96	23.30	19.51	0.86	2.28	C22
胆囊	Gallbladder etc.	9	1.50	3.67	3.09	0.15	0.40	16	2.65	6.90	4.91	0.21	0.53	C23-24
胰腺	Pancreas	7	1.16	2.85	3.37	0.04	0.11	3	0.50	1.29	0.94	0.05	0.05	C25
喉	Larynx	7	1.16	2.85	2.30	0.15	0.22	0	0.00	0.00	0.00	0.00	0.00	C32
肺	Lung	198	32.89	80.70	73.95	3.41	7.93	88	14.59	37.97	26.35	1.53	2.51	C33-34
其他胸腔器官	Other thoracic organs	3	0.50	1.22	1.27	0.03	0.18	0	0.00	0.00	0.00	0.00	0.00	C37-38
骨	Bone	6	1.00	2.45	2.33	0.21	0.28	1	0.17	0.43	0.38	0.05	0.05	C40-41
皮肤黑色素瘤	Melanoma of skin	2	0.33	0.82	0.48	0.00	0.00	0	0.00	0.00	0.00	0.00	0.00	C43
乳腺	Breast	0	0.00	0.00	0.00	0.00	0.00	175	29.02	75.51	60.36	3.85	7.08	C50
子宫颈	Cervix	–	–	–	–	–	–	42	6.97	18.12	14.57	1.11	1.60	C53
子宫体	Uterus	–	–	–	–	–	–	10	1.66	4.31	3.33	0.31	0.40	C54-55
卵巢	Ovary	–	–	–	–	–	–	16	2.65	6.90	5.17	0.40	0.57	C56
前列腺	Prostate	9	1.50	3.67	3.38	0.05	0.33	–	–	–	–	–	–	C61
睾丸	Testis	0	0.00	0.00	0.00	0.00	0.00	–	–	–	–	–	–	C62
肾	Kidney	5	0.83	2.04	2.11	0.09	0.31	4	0.66	1.73	1.16	0.06	0.13	C64-66,68
膀胱	Bladder	7	1.16	2.85	2.96	0.13	0.32	5	0.83	2.16	1.61	0.06	0.24	C67
脑	Brain	28	4.65	11.41	9.61	0.61	1.15	17	2.82	7.34	6.05	0.24	0.88	C70-C72,D32-33,D42-43
甲状腺	Thyroid	4	0.66	1.63	1.41	0.10	0.10	11	1.82	4.75	3.36	0.31	0.31	C73
淋巴瘤	Lymphoma	18	2.99	7.34	6.76	0.41	0.68	8	1.33	3.45	3.07	0.22	0.38	C81-85,88,90,96
白血病	Leukemia	21	3.49	8.56	7.39	0.35	0.76	19	3.15	8.20	6.71	0.27	0.35	C91-95, D45-47
其他	Other	14	2.33	5.71	5.77	0.18	0.44	23	3.81	9.92	7.59	0.51	0.92	O&U
所有部位合计	All sites	602	100.00	245.36	220.23	10.42	23.49	603	100.00	260.18	199.69	12.14	21.80	All
所有部位除外皮肤	All sites exc. C44	599	99.50	244.13	219.11	10.36	23.32	603	100.00	260.18	199.69	12.14	21.80	All sites exc. C44
死亡 Mortality														
口腔	Oral cavity & pharynx	4	0.81	1.63	1.39	0.12	0.21	2	0.70	0.86	0.39	0.03	0.03	C00-10,C12-14
鼻咽	Nasopharynx	2	0.41	0.82	0.77	0.10	0.10	2	0.70	0.86	0.32	0.00	0.00	C11
食管	Esophagus	37	7.54	15.08	12.18	0.19	1.20	22	7.75	9.49	6.70	0.33	0.42	C15
胃	Stomach	57	11.61	23.23	22.14	0.53	2.22	34	11.97	14.67	10.08	0.32	0.82	C16
结直肠	Colon-rectum	11	2.24	4.48	3.11	0.13	0.13	9	3.17	3.88	2.63	0.17	0.34	C18-21
肝脏	Liver	102	20.77	41.57	36.47	1.58	4.16	52	18.31	22.44	17.65	0.61	2.24	C22
胆囊	Gallbladder etc.	9	1.83	3.67	2.76	0.08	0.35	11	3.87	4.75	3.19	0.00	0.33	C23-24
胰腺	Pancreas	7	1.43	2.85	2.51	0.09	0.33	2	0.70	0.86	0.82	0.00	0.00	C25
喉	Larynx	3	0.61	1.22	1.12	0.07	0.17	0	0.00	0.00	0.00	0.00	0.00	C32
肺	Lung	199	40.53	81.11	78.65	2.09	7.68	89	31.34	38.40	26.98	0.57	2.28	C33-34
其他胸腔器官	Other thoracic organs	2	0.41	0.82	0.77	0.05	0.14	1	0.35	0.43	0.24	0.03	0.03	C37-38
骨	Bone	2	0.41	0.82	0.69	0.00	0.07	1	0.35	0.43	0.36	0.00	0.09	C40-41
皮肤黑色素瘤	Melanoma of skin	0	0.00	0.00	0.00	0.00	0.00	0	0.00	0.00	0.00	0.00	0.00	C43
乳腺	Breast	0	0.00	0.00	0.00	0.00	0.00	21	7.39	9.06	6.71	0.61	0.70	C50
子宫颈	Cervix	–	–	–	–	–	–	8	2.82	3.45	2.57	0.19	0.27	C53
子宫体	Uterus	–	–	–	–	–	–	0	0.00	0.00	0.00	0.00	0.00	C54-55
卵巢	Ovary	–	–	–	–	–	–	4	1.41	1.73	1.55	0.02	0.26	C56
前列腺	Prostate	1	0.20	0.41	0.23	0.00	0.00	–	–	–	–	–	–	C61
睾丸	Testis	0	0.00	0.00	0.00	0.00	0.00	–	–	–	–	–	–	C62
肾	Kidney	2	0.41	0.82	0.46	0.00	0.00	0	0.00	0.00	0.00	0.00	0.00	C64-66,68
膀胱	Bladder	4	0.81	1.63	1.54	0.10	0.29	1	0.35	0.43	0.15	0.00	0.00	C67
脑	Brain	13	2.65	5.30	4.12	0.27	0.44	6	2.11	2.59	2.23	0.10	0.35	C70-C72,D32-33,D42-43
甲状腺	Thyroid	0	0.00	0.00	0.00	0.00	0.00	0	0.00	0.00	0.00	0.00	0.00	C73
淋巴瘤	Lymphoma	3	0.61	1.22	1.35	0.06	0.06	2	0.70	0.86	0.54	0.06	0.06	C81-85,88,90,96
白血病	Leukemia	20	4.07	8.15	7.36	0.51	0.61	11	3.87	4.75	4.72	0.25	0.43	C91-95, D45-47
其他	Other	13	2.65	5.30	5.67	0.20	0.78	6	2.11	2.59	2.54	0.04	0.26	O&U
所有部位合计	All sites	491	100.00	200.12	183.28	6.16	18.94	284	100.00	122.54	90.36	3.41	8.91	All
所有部位除外皮肤	All sites exc. C44	490	99.80	199.71	182.91	6.12	18.91	284	100.00	122.54	90.36	3.41	8.91	All sites exc. C44

部位 Sites		男性 Male						女性 Female						ICD10
		病例数 No. cases	构成比 Freq. /%	粗率 Crude rate/ 100 000⁻¹	世标率 ASR world/ 100 000⁻¹	累积率 Cum. Rate/% 0~64	0~74	病例数 No. cases	构成比 Freq. /%	粗率 Crude rate/ 100 000⁻¹	世标率 ASR world/ 100 000⁻¹	累积率 Cum. Rate/% 0~64	0~74	
发病 Incidence														
口腔	Oral cavity & pharynx	1	0.24	0.68	0.55	0.00	0.14	2	0.45	1.36	0.70	0.00	0.12	C00-10,C12-14
鼻咽	Nasopharynx	2	0.49	1.37	0.78	0.07	0.07	1	0.22	0.68	0.43	0.05	0.05	C11
食管	Esophagus	33	8.03	22.54	15.79	0.52	2.28	13	2.91	8.86	5.45	0.23	0.65	C15
胃	Stomach	42	10.22	28.69	17.78	0.91	1.93	23	5.16	15.68	9.24	0.62	0.95	C16
结直肠	Colon-rectum	35	8.52	23.91	16.50	1.19	1.75	25	5.61	17.04	10.99	0.64	1.02	C18-21
肝脏	Liver	49	11.92	33.47	21.72	1.32	2.29	23	5.16	15.68	8.65	0.29	1.05	C22
胆囊	Gallbladder etc.	6	1.46	4.10	2.54	0.05	0.15	6	1.35	4.09	2.81	0.03	0.31	C23-24
胰腺	Pancreas	6	1.46	4.10	2.91	0.10	0.29	11	2.47	7.50	4.02	0.23	0.35	C25
喉	Larynx	6	1.46	4.10	2.71	0.08	0.45	0	0.00	0.00	0.00	0.00	0.00	C32
肺	Lung	86	20.92	58.75	39.16	2.14	4.83	54	12.11	36.81	23.25	1.14	2.75	C33-34
其他胸腔器官	Other thoracic organs	0	0.00	0.00	0.00	0.00	0.00	1	0.22	0.68	0.42	0.04	0.04	C37-38
骨	Bone	2	0.49	1.37	1.84	0.12	0.12	2	0.45	1.36	0.73	0.00	0.12	C40-41
皮肤黑色素瘤	Melanoma of skin	0	0.00	0.00	0.00	0.00	0.00	0	0.00	0.00	0.00	0.00	0.00	C43
乳腺	Breast	1	0.24	0.68	0.38	0.03	0.03	65	14.57	44.31	29.22	2.39	3.00	C50
子宫颈	Cervix	–	–	–	–	–	–	33	7.40	22.50	14.53	1.35	1.56	C53
子宫体	Uterus	–	–	–	–	–	–	17	3.81	11.59	7.35	0.59	0.92	C54-55
卵巢	Ovary	–	–	–	–	–	–	17	3.81	11.59	7.37	0.64	0.76	C56
前列腺	Prostate	21	5.11	14.34	9.08	0.00	1.20	–	–	–	–	–	–	C61
睾丸	Testis	0	0.00	0.00	0.00	0.00	0.00	–	–	–	–	–	–	C62
肾	Kidney	8	1.95	5.46	3.63	0.27	0.55	8	1.79	5.45	4.35	0.24	0.46	C64-66,68
膀胱	Bladder	12	2.92	8.20	4.59	0.25	0.52	6	1.35	4.09	2.23	0.07	0.19	C67
脑	Brain	26	6.33	17.76	13.51	0.74	1.53	23	5.16	15.68	11.42	0.97	1.33	C70-C72,D32-33,D42-43
甲状腺	Thyroid	27	6.57	18.44	12.23	1.04	1.04	62	13.90	42.27	28.56	2.44	2.84	C73
淋巴瘤	Lymphoma	13	3.16	8.88	5.57	0.38	0.38	13	2.91	8.86	5.36	0.19	0.71	C81-85,88,90,96
白血病	Leukemia	15	3.65	10.25	10.80	0.63	0.77	23	5.16	15.68	10.43	0.71	1.28	C91-95, D45-47
其他	Other	20	4.87	13.66	9.02	0.52	0.75	18	4.04	12.27	8.52	0.34	0.62	O&U
所有部位合计	All sites	411	100.00	280.75	191.07	10.37	21.05	446	100.00	304.05	196.01	13.22	21.08	All
所有部位除外皮肤	All sites exc. C44	408	99.27	278.70	189.37	10.30	20.98	441	98.88	300.65	193.77	13.10	20.96	All sites exc. C44
死亡 Mortality														
口腔	Oral cavity & pharynx	4	1.59	2.73	1.75	0.00	0.27	2	1.06	1.36	0.48	0.00	0.00	C00-10,C12-14
鼻咽	Nasopharynx	1	0.40	0.68	0.41	0.05	0.05	0	0.00	0.00	0.00	0.00	0.00	C11
食管	Esophagus	27	10.71	18.44	13.39	0.22	1.66	11	5.82	7.50	3.73	0.07	0.40	C15
胃	Stomach	25	9.92	17.08	10.81	0.32	1.01	15	7.94	10.23	5.81	0.30	0.52	C16
结直肠	Colon-rectum	18	7.14	12.30	7.91	0.23	0.84	8	4.23	5.45	3.47	0.30	0.42	C18-21
肝脏	Liver	37	14.68	25.27	17.06	0.83	2.04	29	15.34	19.77	11.54	0.44	1.41	C22
胆囊	Gallbladder etc.	3	1.19	2.05	1.51	0.04	0.13	3	1.59	2.05	1.28	0.00	0.09	C23-24
胰腺	Pancreas	6	2.38	4.10	3.13	0.14	0.33	5	2.65	3.41	2.19	0.12	0.36	C25
喉	Larynx	3	1.19	2.05	1.21	0.04	0.13	0	0.00	0.00	0.00	0.00	0.00	C32
肺	Lung	92	36.51	62.84	39.97	1.77	4.21	33	17.46	22.50	12.19	0.60	1.00	C33-34
其他胸腔器官	Other thoracic organs	0	0.00	0.00	0.00	0.00	0.00	0	0.00	0.00	0.00	0.00	0.00	C37-38
骨	Bone	2	0.79	1.37	1.13	0.00	0.19	1	0.53	0.68	0.48	0.00	0.12	C40-41
皮肤黑色素瘤	Melanoma of skin	0	0.00	0.00	0.00	0.00	0.00	0	0.00	0.00	0.00	0.00	0.00	C43
乳腺	Breast	0	0.00	0.00	0.00	0.00	0.00	19	10.05	12.95	8.28	0.73	0.94	C50
子宫颈	Cervix	–	–	–	–	–	–	17	8.99	11.59	7.61	0.57	0.97	C53
子宫体	Uterus	–	–	–	–	–	–	6	3.17	4.09	2.60	0.16	0.40	C54-55
卵巢	Ovary	–	–	–	–	–	–	3	1.59	2.05	1.40	0.16	0.16	C56
前列腺	Prostate	6	2.38	4.10	2.76	0.00	0.23	–	–	–	–	–	–	C61
睾丸	Testis	0	0.00	0.00	0.00	0.00	0.00	–	–	–	–	–	–	C62
肾	Kidney	2	0.79	1.37	0.74	0.03	0.03	1	0.53	0.68	0.56	0.07	0.07	C64-66,68
膀胱	Bladder	3	1.19	2.05	1.33	0.08	0.22	0	0.00	0.00	0.00	0.00	0.00	C67
脑	Brain	6	2.38	4.10	2.85	0.17	0.40	11	5.82	7.50	4.56	0.24	0.57	C70-C72,D32-33,D42-43
甲状腺	Thyroid	0	0.00	0.00	0.00	0.00	0.00	5	2.65	3.41	2.14	0.21	0.21	C73
淋巴瘤	Lymphoma	5	1.98	3.42	2.21	0.04	0.13	2	1.06	1.36	1.12	0.07	0.16	C81-85,88,90,96
白血病	Leukemia	6	2.38	4.10	2.72	0.08	0.17	7	3.70	4.77	4.37	0.22	0.34	C91-95, D45-47
其他	Other	6	2.38	4.10	2.69	0.07	0.07	11	5.82	7.50	5.55	0.29	0.41	O&U
所有部位合计	All sites	252	100.00	172.14	113.57	4.11	12.12	189	100.00	128.85	79.35	4.57	8.56	All
所有部位除外皮肤	All sites exc. C44	251	99.60	171.45	113.23	4.11	12.12	187	98.94	127.48	78.14	4.51	8.50	All sites exc. C44

附表 3-228　方城县 2015 年癌症发病和死亡主要指标
Appendix Table 3-228　Incidence and mortality of cancer in Fangcheng Xian, 2015

| 部位 Sites | 男性 Male | | | | | | 女性 Female | | | | | | ICD10 |
	病例数 No. cases	构成比 Freq./%	粗率 Crude rate/ 100 000⁻¹	世标率 ASR world/ 100 000⁻¹	累积率 Cum. Rate/% 0~64	0~74	病例数 No. cases	构成比 Freq./%	粗率 Crude rate/ 100 000⁻¹	世标率 ASR world/ 100 000⁻¹	累积率 Cum. Rate/% 0~64	0~74	
发病 Incidence													
口腔 Oral cavity & pharynx	19	1.15	3.16	2.49	0.15	0.33	18	1.33	3.33	2.33	0.19	0.22	C00-10,C12-14
鼻咽 Nasopharynx	7	0.42	1.16	0.95	0.08	0.10	4	0.30	0.74	0.57	0.06	0.06	C11
食管 Esophagus	190	11.52	31.58	23.03	1.19	2.66	86	6.35	15.91	12.11	0.59	1.48	C15
胃 Stomach	317	19.22	52.69	39.79	2.13	4.87	101	7.46	18.68	13.78	0.67	1.59	C16
结直肠 Colon-rectum	111	6.73	18.45	14.42	0.87	1.87	98	7.24	18.13	13.89	1.00	1.55	C18-21
肝脏 Liver	196	11.89	32.58	25.71	1.79	3.08	71	5.24	13.13	9.33	0.46	1.02	C22
胆囊 Gallbladder etc.	19	1.15	3.16	2.23	0.10	0.22	14	1.03	2.59	2.09	0.08	0.32	C23-24
胰腺 Pancreas	39	2.37	6.48	4.80	0.25	0.62	15	1.11	2.77	2.17	0.12	0.28	C25
喉 Larynx	22	1.33	3.66	2.83	0.17	0.29	10	0.74	1.85	1.65	0.10	0.23	C32
肺 Lung	349	21.16	58.01	43.60	2.32	5.35	145	10.71	26.82	20.03	1.23	2.33	C33-34
其他胸腔器官 Other thoracic organs	7	0.42	1.16	1.11	0.07	0.12	7	0.52	1.29	1.10	0.08	0.11	C37-38
骨 Bone	26	1.58	4.32	3.90	0.26	0.40	21	1.55	3.88	3.47	0.21	0.30	C40-41
皮肤黑色素瘤 Melanoma of skin	2	0.12	0.33	0.34	0.03	0.03	0	0.00	0.00	0.00	0.00	0.00	C43
乳腺 Breast	3	0.18	0.50	0.43	0.05	0.05	221	16.32	40.88	32.98	2.71	3.52	C50
子宫颈 Cervix	–	–	–	–	–	–	144	10.64	26.64	21.04	1.84	2.11	C53
子宫体 Uterus	–	–	–	–	–	–	71	5.24	13.13	10.50	0.92	1.20	C54-55
卵巢 Ovary	–	–	–	–	–	–	38	2.81	7.03	6.51	0.44	0.62	C56
前列腺 Prostate	14	0.85	2.33	1.79	0.09	0.29	–	–	–	–	–	–	C61
睾丸 Testis	2	0.12	0.33	0.38	0.03	0.03	–	–	–	–	–	–	C62
肾 Kidney	20	1.21	3.32	2.55	0.19	0.29	9	0.66	1.66	1.50	0.07	0.16	C64-66,68
膀胱 Bladder	11	0.67	1.83	1.40	0.11	0.13	3	0.22	0.55	0.34	0.00	0.03	C67
脑 Brain	27	1.64	4.49	3.52	0.25	0.37	29	2.14	5.36	4.15	0.37	0.37	C70-C72,D32-33,D42-43
甲状腺 Thyroid	22	1.33	3.66	2.95	0.19	0.38	42	3.10	7.77	6.27	0.46	0.56	C73
淋巴瘤 Lymphoma	15	0.91	2.49	2.80	0.18	0.24	14	1.03	2.59	2.53	0.15	0.26	C81-85,88,90,96
白血病 Leukemia	46	2.79	7.65	6.81	0.40	0.63	22	1.62	4.07	3.89	0.24	0.36	C91-95, D45-47
其他 Other	185	11.22	30.75	25.63	1.47	2.77	171	12.63	31.63	25.55	1.72	2.80	O&U
所有部位合计 All sites	1649	100.00	274.07	213.46	12.35	25.09	1354	100.00	250.47	197.77	13.71	21.45	All
所有部位除外皮肤 All sites exc. C44	1642	99.58	272.91	212.48	12.27	24.97	1350	99.70	249.73	196.95	13.65	21.39	All sites exc. C44
死亡 Mortality													
口腔 Oral cavity & pharynx	7	0.65	1.16	0.91	0.05	0.15	12	1.78	2.22	1.30	0.07	0.07	C00-10,C12-14
鼻咽 Nasopharynx	5	0.47	0.83	0.68	0.04	0.11	0	0.00	0.00	0.00	0.00	0.00	C11
食管 Esophagus	119	11.10	19.78	14.61	0.69	1.72	41	6.07	7.58	5.41	0.15	0.62	C15
胃 Stomach	196	18.28	32.58	24.60	1.24	3.04	66	9.78	12.21	8.92	0.27	1.07	C16
结直肠 Colon-rectum	63	5.88	10.47	7.91	0.29	0.88	46	6.81	8.51	6.25	0.33	0.71	C18-21
肝脏 Liver	125	11.66	20.78	16.19	1.05	1.90	39	5.78	7.21	5.42	0.18	0.74	C22
胆囊 Gallbladder etc.	9	0.84	1.50	1.06	0.03	0.16	7	1.04	1.29	1.03	0.09	0.12	C23-24
胰腺 Pancreas	32	2.99	5.32	3.76	0.19	0.42	20	2.96	3.70	2.51	0.14	0.21	C25
喉 Larynx	21	1.96	3.49	2.76	0.23	0.33	4	0.59	0.74	0.67	0.02	0.14	C32
肺 Lung	266	24.81	44.21	32.86	1.60	4.08	117	17.33	21.64	16.44	0.94	1.98	C33-34
其他胸腔器官 Other thoracic organs	9	0.84	1.50	1.40	0.10	0.15	1	0.15	0.18	0.14	0.02	0.02	C37-38
骨 Bone	13	1.21	2.16	1.80	0.13	0.25	12	1.78	2.22	1.70	0.08	0.21	C40-41
皮肤黑色素瘤 Melanoma of skin	1	0.09	0.17	0.14	0.02	0.02	0	0.00	0.00	0.00	0.00	0.00	C43
乳腺 Breast	2	0.19	0.33	0.29	0.02	0.02	87	12.89	16.09	12.78	1.04	1.49	C50
子宫颈 Cervix	–	–	–	–	–	–	31	4.59	5.73	4.56	0.39	0.52	C53
子宫体 Uterus	–	–	–	–	–	–	27	4.00	4.99	3.97	0.36	0.44	C54-55
卵巢 Ovary	–	–	–	–	–	–	14	2.07	2.59	1.93	0.16	0.20	C56
前列腺 Prostate	7	0.65	1.16	0.90	0.02	0.14	–	–	–	–	–	–	C61
睾丸 Testis	0	0.00	0.00	0.00	0.00	0.00	–	–	–	–	–	–	C62
肾 Kidney	6	0.56	1.00	0.71	0.05	0.07	6	0.89	1.11	0.95	0.07	0.13	C64-66,68
膀胱 Bladder	11	1.03	1.83	1.32	0.01	0.20	1	0.15	0.18	0.07	0.00	0.00	C67
脑 Brain	14	1.31	2.33	1.73	0.13	0.17	15	2.22	2.77	2.11	0.18	0.21	C70-C72,D32-33,D42-43
甲状腺 Thyroid	7	0.65	1.16	0.87	0.05	0.12	11	1.63	2.03	1.47	0.09	0.12	C73
淋巴瘤 Lymphoma	8	0.75	1.33	1.75	0.10	0.10	6	0.89	1.11	1.24	0.05	0.08	C81-85,88,90,96
白血病 Leukemia	28	2.61	4.65	4.30	0.28	0.38	27	4.00	4.99	4.16	0.31	0.39	C91-95, D45-47
其他 Other	123	11.47	20.44	15.47	0.83	1.89	85	12.59	15.72	11.96	0.64	1.34	O&U
所有部位合计 All sites	1072	100.00	178.17	136.03	7.16	16.28	675	100.00	124.86	95.30	5.58	10.81	All
所有部位除外皮肤 All sites exc. C44	1068	99.63	177.51	135.56	7.14	16.22	674	99.85	124.68	95.16	5.57	10.80	All sites exc. C44

部位 Sites		男性 Male						女性 Female						ICD10
		病例数 No. cases	构成比 Freq. /%	粗率 Crude rate/ 100 000⁻¹	世标率 ASR world/ 100 000⁻¹	累积率 Cum. Rate/%		病例数 No. cases	构成比 Freq. /%	粗率 Crude rate/ 100 000⁻¹	世标率 ASR world/ 100 000⁻¹	累积率 Cum. Rate/%		
						0~64	0~74					0~64	0~74	
发病 Incidence														
口腔	Oral cavity & pharynx	14	1.15	3.80	2.93	0.16	0.39	3	0.38	0.85	0.62	0.04	0.10	C00-10,C12-14
鼻咽	Nasopharynx	3	0.25	0.81	0.73	0.06	0.06	2	0.25	0.57	0.53	0.05	0.05	C11
食管	Esophagus	337	27.58	91.43	70.81	4.32	9.30	180	22.90	51.12	35.38	1.43	4.71	C15
胃	Stomach	315	25.78	85.46	66.33	3.89	8.80	119	15.14	33.80	23.78	1.03	3.28	C16
结直肠	Colon-rectum	56	4.58	15.19	11.41	0.74	1.27	40	5.09	11.36	8.84	0.66	1.17	C18-21
肝脏	Liver	99	8.10	26.86	20.82	1.47	2.72	35	4.45	9.94	6.66	0.41	0.64	C22
胆囊	Gallbladder etc.	6	0.49	1.63	1.28	0.05	0.17	3	0.38	0.85	0.68	0.00	0.15	C23-24
胰腺	Pancreas	11	0.90	2.98	2.29	0.08	0.31	11	1.40	3.12	2.24	0.19	0.19	C25
喉	Larynx	8	0.65	2.17	1.66	0.11	0.26	0	0.00	0.00	0.00	0.00	0.00	C32
肺	Lung	224	18.33	60.77	47.55	2.66	6.18	69	8.78	19.60	14.60	0.83	1.97	C33-34
其他胸腔器官	Other thoracic organs	7	0.57	1.90	1.39	0.06	0.16	0	0.00	0.00	0.00	0.00	0.00	C37-38
骨	Bone	12	0.98	3.26	2.80	0.12	0.27	3	0.38	0.85	0.97	0.06	0.10	C40-41
皮肤黑色素瘤	Melanoma of skin	2	0.16	0.54	0.64	0.05	0.05	0	0.00	0.00	0.00	0.00	0.00	C43
乳腺	Breast	3	0.25	0.81	0.64	0.02	0.12	116	14.76	32.94	24.64	2.12	2.64	C50
子宫颈	Cervix	–	–	–	–	–	–	41	5.22	11.64	8.43	0.68	0.86	C53
子宫体	Uterus	–	–	–	–	–	–	32	4.07	9.09	6.80	0.58	0.81	C54-55
卵巢	Ovary	–	–	–	–	–	–	16	2.04	4.54	3.47	0.29	0.39	C56
前列腺	Prostate	7	0.57	1.90	1.48	0.02	0.23	–	–	–	–	–	–	C61
睾丸	Testis	1	0.08	0.27	0.18	0.02	0.02	–	–	–	–	–	–	C62
肾	Kidney	10	0.82	2.71	2.27	0.16	0.20	7	0.89	1.99	1.59	0.11	0.26	C64-66,68
膀胱	Bladder	10	0.82	2.71	1.90	0.16	0.16	1	0.13	0.28	0.11	0.00	0.00	C67
脑	Brain	21	1.72	5.70	5.31	0.32	0.59	15	1.91	4.26	3.55	0.28	0.39	C70-C72,D32-33,D42-43
甲状腺	Thyroid	7	0.57	1.90	1.59	0.14	0.14	39	4.96	11.08	8.75	0.71	0.82	C73
淋巴瘤	Lymphoma	18	1.47	4.88	4.45	0.21	0.53	13	1.65	3.69	3.28	0.25	0.29	C81-85,88,90,96
白血病	Leukemia	13	1.06	3.53	3.81	0.22	0.36	10	1.27	2.84	2.99	0.21	0.21	C91-95, D45-47
其他	Other	38	3.11	10.31	8.22	0.55	0.94	31	3.94	8.80	7.11	0.56	0.65	O&U
所有部位合计	All sites	1222	100.00	331.54	260.48	15.60	33.21	786	100.00	223.23	165.01	10.51	19.69	All
所有部位除外皮肤	All sites exc. C44	1213	99.26	329.10	258.39	15.46	32.92	783	99.62	222.37	164.40	10.49	19.61	All sites exc. C44
死亡 Mortality														
口腔	Oral cavity & pharynx	4	0.48	1.09	0.96	0.00	0.13	4	0.96	1.14	0.79	0.02	0.13	C00-10,C12-14
鼻咽	Nasopharynx	0	0.00	0.00	0.00	0.00	0.00	2	0.48	0.57	0.43	0.05	0.05	C11
食管	Esophagus	259	30.91	70.27	54.05	2.76	6.83	117	28.19	33.23	22.56	0.83	2.94	C15
胃	Stomach	267	31.86	72.44	56.54	2.75	8.01	75	18.07	21.30	14.73	0.61	1.95	C16
结直肠	Colon-rectum	31	3.70	8.41	6.34	0.37	0.64	23	5.54	6.53	4.16	0.24	0.39	C18-21
肝脏	Liver	78	9.31	21.16	16.28	1.07	1.92	32	7.71	9.09	6.19	0.41	0.66	C22
胆囊	Gallbladder etc.	3	0.36	0.81	0.72	0.06	0.10	4	0.96	1.14	0.83	0.05	0.09	C23-24
胰腺	Pancreas	7	0.84	1.90	1.51	0.10	0.19	8	1.93	2.27	1.50	0.13	0.13	C25
喉	Larynx	2	0.24	0.54	0.46	0.05	0.05	1	0.24	0.28	0.11	0.00	0.00	C32
肺	Lung	122	14.56	33.10	25.53	1.41	3.08	44	10.60	12.50	8.60	0.48	1.07	C33-34
其他胸腔器官	Other thoracic organs	2	0.24	0.54	0.37	0.02	0.02	1	0.24	0.28	0.24	0.00	0.04	C37-38
骨	Bone	6	0.72	1.63	1.19	0.03	0.18	4	0.96	1.14	0.82	0.05	0.09	C40-41
皮肤黑色素瘤	Melanoma of skin	1	0.12	0.27	0.22	0.02	0.02	0	0.00	0.00	0.00	0.00	0.00	C43
乳腺	Breast	0	0.00	0.00	0.00	0.00	0.00	38	9.16	10.79	8.02	0.63	0.88	C50
子宫颈	Cervix	–	–	–	–	–	–	11	2.65	3.12	2.43	0.14	0.37	C53
子宫体	Uterus	–	–	–	–	–	–	7	1.69	1.99	1.38	0.09	0.13	C54-55
卵巢	Ovary	–	–	–	–	–	–	12	2.89	3.41	2.35	0.20	0.26	C56
前列腺	Prostate	1	0.12	0.27	0.13	0.00	0.00	–	–	–	–	–	–	C61
睾丸	Testis	1	0.12	0.27	0.28	0.02	0.02	–	–	–	–	–	–	C62
肾	Kidney	5	0.60	1.36	1.15	0.07	0.12	0	0.00	0.00	0.00	0.00	0.00	C64-66,68
膀胱	Bladder	5	0.60	1.36	0.76	0.02	0.02	0	0.00	0.00	0.00	0.00	0.00	C67
脑	Brain	8	0.95	2.17	1.82	0.10	0.20	10	2.41	2.84	2.18	0.15	0.21	C70-C72,D32-33,D42-43
甲状腺	Thyroid	1	0.12	0.27	0.18	0.01	0.01	5	1.20	1.42	1.03	0.09	0.09	C73
淋巴瘤	Lymphoma	11	1.31	2.98	2.45	0.05	0.43	4	0.96	1.14	0.86	0.08	0.12	C81-85,88,90,96
白血病	Leukemia	11	1.31	2.98	2.59	0.20	0.24	5	1.20	1.42	1.02	0.07	0.07	C91-95, D45-47
其他	Other	13	1.55	3.53	2.85	0.13	0.34	8	1.93	2.27	1.65	0.11	0.15	O&U
所有部位合计	All sites	838	100.00	227.36	176.40	9.26	22.57	415	100.00	117.86	81.90	4.43	9.79	All
所有部位除外皮肤	All sites exc. C44	835	99.64	226.54	175.72	9.23	22.43	413	99.52	117.29	81.52	4.43	9.75	All sites exc. C44

部位 Sites		男性 Male						女性 Female						ICD10
		病例数 No. cases	构成比 Freq. /%	粗率 Crude rate/ 100 000⁻¹	世标率 ASR world/ 100 000⁻¹	累积率 Cum. Rate/%		病例数 No. cases	构成比 Freq. /%	粗率 Crude rate/ 100 000⁻¹	世标率 ASR world/ 100 000⁻¹	累积率 Cum. Rate/%		
						0~64	0~74					0~64	0~74	
发病 Incidence														
口腔	Oral cavity & pharynx	4	0.32	0.90	0.76	0.07	0.10	1	0.09	0.25	0.20	0.00	0.03	C00-10,C12-14
鼻咽	Nasopharynx	6	0.48	1.35	1.21	0.10	0.10	5	0.45	1.24	1.13	0.10	0.14	C11
食管	Esophagus	63	5.00	14.17	12.02	0.58	1.44	53	4.76	13.19	9.00	0.44	1.18	C15
胃	Stomach	149	11.83	33.51	28.59	1.86	3.48	77	6.91	19.17	14.06	0.92	1.56	C16
结直肠	Colon-rectum	102	8.10	22.94	19.01	1.13	2.08	98	8.80	24.40	18.34	1.15	1.84	C18-21
肝脏	Liver	313	24.84	70.39	59.33	4.63	6.83	111	9.96	27.63	21.67	1.59	2.52	C22
胆囊	Gallbladder etc.	16	1.27	3.60	2.97	0.23	0.40	26	2.33	6.47	4.35	0.20	0.43	C23-24
胰腺	Pancreas	29	2.30	6.52	5.25	0.29	0.67	15	1.35	3.73	2.89	0.24	0.34	C25
喉	Larynx	11	0.87	2.47	1.90	0.10	0.23	1	0.09	0.25	0.16	0.00	0.04	C32
肺	Lung	365	28.97	82.08	67.54	3.91	8.73	211	18.94	52.53	37.56	2.04	4.39	C33-34
其他胸腔器官	Other thoracic organs	3	0.24	0.67	0.50	0.04	0.04	2	0.18	0.50	0.34	0.04	0.04	C37-38
骨	Bone	2	0.16	0.45	0.41	0.01	0.06	4	0.36	1.00	0.69	0.04	0.08	C40-41
皮肤黑色素瘤	Melanoma of skin	0	0.00	0.00	0.00	0.00	0.00	0	0.00	0.00	0.00	0.00	0.00	C43
乳腺	Breast	1	0.08	0.22	0.17	0.02	0.02	159	14.27	39.58	32.99	2.74	3.35	C50
子宫颈	Cervix	–	–	–	–	–	–	59	5.30	14.69	11.42	0.85	1.19	C53
子宫体	Uterus	–	–	–	–	–	–	58	5.21	14.44	11.67	1.00	1.28	C54-55
卵巢	Ovary	–	–	–	–	–	–	26	2.33	6.47	5.32	0.38	0.62	C56
前列腺	Prostate	10	0.79	2.25	1.69	0.06	0.14	–	–	–	–	–	–	C61
睾丸	Testis	0	0.00	0.00	0.00	0.00	0.00	–	–	–	–	–	–	C62
肾	Kidney	13	1.03	2.92	2.41	0.17	0.32	8	0.72	1.99	1.83	0.15	0.19	C64-66,68
膀胱	Bladder	15	1.19	3.37	2.63	0.11	0.27	13	1.17	3.24	2.30	0.10	0.24	C67
脑	Brain	83	6.59	18.67	16.91	1.10	1.61	74	6.64	18.42	15.29	0.99	1.56	C70-C72,D32-33,D42-43
甲状腺	Thyroid	15	1.19	3.37	2.76	0.21	0.25	56	5.03	13.94	11.50	0.89	1.06	C73
淋巴瘤	Lymphoma	6	0.48	1.35	1.23	0.11	0.14	6	0.54	1.49	1.19	0.07	0.17	C81-85,88,90,96
白血病	Leukemia	33	2.62	7.42	7.20	0.41	0.59	36	3.23	8.96	8.50	0.53	0.71	C91-95, D45-47
其他	Other	21	1.67	4.72	4.00	0.27	0.44	15	1.35	3.73	3.31	0.25	0.35	O&U
所有部位合计	All sites	1260	100.00	283.36	238.48	15.41	27.94	1114	100.00	277.32	215.70	14.69	23.29	All
所有部位除外皮肤	All sites exc. C44	1260	100.00	283.36	238.48	15.41	27.94	1111	99.73	276.57	215.10	14.66	23.23	All sites exc. C44
死亡 Mortality														
口腔	Oral cavity & pharynx	5	0.61	1.12	0.87	0.01	0.09	4	0.82	1.00	0.68	0.00	0.03	C00-10,C12-14
鼻咽	Nasopharynx	7	0.86	1.57	1.41	0.09	0.19	2	0.41	0.50	0.25	0.02	0.02	C11
食管	Esophagus	51	6.25	11.47	9.48	0.59	1.29	38	7.80	9.46	5.85	0.18	0.56	C15
胃	Stomach	75	9.19	16.87	13.81	0.57	1.66	38	7.80	9.46	5.84	0.25	0.50	C16
结直肠	Colon-rectum	33	4.04	7.42	6.02	0.35	0.61	34	6.98	8.46	5.31	0.27	0.45	C18-21
肝脏	Liver	207	25.37	46.55	38.74	3.02	4.76	73	14.99	18.17	13.36	0.90	1.44	C22
胆囊	Gallbladder etc.	13	1.59	2.92	2.34	0.15	0.23	17	3.49	4.23	3.29	0.22	0.37	C23-24
胰腺	Pancreas	11	1.35	2.47	2.00	0.07	0.25	18	3.70	4.48	2.53	0.09	0.19	C25
喉	Larynx	4	0.49	0.90	0.68	0.03	0.06	0	0.00	0.00	0.00	0.00	0.00	C32
肺	Lung	294	36.03	66.12	53.87	2.95	6.62	125	25.67	31.12	21.16	1.09	2.29	C33-34
其他胸腔器官	Other thoracic organs	1	0.12	0.22	0.12	0.00	0.00	1	0.21	0.25	0.17	0.01	0.01	C37-38
骨	Bone	18	2.21	4.05	2.82	0.07	0.18	3	0.62	0.75	0.60	0.07	0.07	C40-41
皮肤黑色素瘤	Melanoma of skin	0	0.00	0.00	0.00	0.00	0.00	0	0.00	0.00	0.00	0.00	0.00	C43
乳腺	Breast	2	0.25	0.45	0.32	0.00	0.03	36	7.39	8.96	7.42	0.59	0.83	C50
子宫颈	Cervix	–	–	–	–	–	–	19	3.90	4.73	3.66	0.25	0.42	C53
子宫体	Uterus	–	–	–	–	–	–	10	2.05	2.49	1.81	0.15	0.22	C54-55
卵巢	Ovary	–	–	–	–	–	–	11	2.26	2.74	2.57	0.20	0.28	C56
前列腺	Prostate	7	0.86	1.57	1.15	0.00	0.14	–	–	–	–	–	–	C61
睾丸	Testis	1	0.12	0.22	0.18	0.00	0.05	–	–	–	–	–	–	C62
肾	Kidney	7	0.86	1.57	1.28	0.12	0.15	3	0.62	0.75	0.35	0.02	0.02	C64-66,68
膀胱	Bladder	17	2.08	3.82	2.73	0.11	0.18	4	0.82	1.00	0.62	0.02	0.06	C67
脑	Brain	24	2.94	5.40	4.98	0.27	0.67	17	3.49	4.23	3.43	0.23	0.36	C70-C72,D32-33,D42-43
甲状腺	Thyroid	1	0.12	0.22	0.24	0.03	0.03	1	0.21	0.25	0.16	0.00	0.04	C73
淋巴瘤	Lymphoma	2	0.25	0.45	0.35	0.02	0.07	5	1.03	1.24	0.79	0.02	0.14	C81-85,88,90,96
白血病	Leukemia	20	2.45	4.50	4.69	0.33	0.48	19	3.90	4.73	4.34	0.33	0.37	C91-95, D45-47
其他	Other	16	1.96	3.60	2.85	0.20	0.28	9	1.85	2.24	1.63	0.09	0.13	O&U
所有部位合计	All sites	816	100.00	183.51	150.92	8.98	18.03	487	100.00	121.23	85.81	4.98	8.81	All
所有部位除外皮肤	All sites exc. C44	811	99.39	182.39	150.11	8.95	17.97	485	99.59	120.74	85.60	4.98	8.81	All sites exc. C44

| 部位 Sites | | 男性 Male | | | | | | 女性 Female | | | | | | ICD10 |
		病例数 No. cases	构成比 Freq./%	粗率 Crude rate/ 100 000⁻¹	世标率 ASR world/ 100 000⁻¹	累积率 Cum. Rate/% 0~64	0~74	病例数 No. cases	构成比 Freq./%	粗率 Crude rate/ 100 000⁻¹	世标率 ASR world/ 100 000⁻¹	累积率 Cum. Rate/% 0~64	0~74	
发病 Incidence														
口腔	Oral cavity & pharynx	17	1.26	2.95	2.56	0.12	0.31	13	0.86	2.42	2.04	0.11	0.28	C00-10,C12-14
鼻咽	Nasopharynx	9	0.67	1.56	1.29	0.06	0.13	5	0.33	0.93	0.58	0.02	0.06	C11
食管	Esophagus	200	14.78	34.68	30.79	1.10	3.74	214	14.16	39.89	29.38	1.65	3.54	C15
胃	Stomach	239	17.66	41.45	36.96	1.73	4.49	222	14.69	41.38	29.85	1.60	3.08	C16
结直肠	Colon-rectum	95	7.02	16.47	14.85	0.60	1.64	76	5.03	14.17	9.52	0.48	0.89	C18-21
肝脏	Liver	194	14.34	33.64	29.50	1.09	3.37	176	11.65	32.81	23.60	1.07	2.83	C22
胆囊	Gallbladder etc.	25	1.85	4.34	3.61	0.21	0.31	21	1.39	3.91	2.69	0.11	0.29	C23-24
胰腺	Pancreas	23	1.70	3.99	3.34	0.18	0.45	17	1.13	3.17	1.87	0.10	0.14	C25
喉	Larynx	10	0.74	1.73	1.55	0.08	0.30	8	0.53	1.49	0.76	0.04	0.04	C32
肺	Lung	322	23.80	55.84	48.52	2.07	5.59	238	15.75	44.37	31.90	1.68	3.77	C33-34
其他胸腔器官	Other thoracic organs	0	0.00	0.00	0.00	0.00	0.00	0	0.00	0.00	0.00	0.00	0.00	C37-38
骨	Bone	5	0.37	0.87	0.81	0.04	0.09	1	0.20	0.56	0.51	0.03	0.06	C40-41
皮肤黑色素瘤	Melanoma of skin	0	0.00	0.00	0.00	0.00	0.00	0	0.00	0.00	0.00	0.00	0.00	C43
乳腺	Breast	0	0.00	0.00	0.00	0.00	0.00	193	12.77	35.98	28.90	2.26	3.08	C50
子宫颈	Cervix	–	–	–	–	–	–	103	6.82	19.20	14.31	0.65	1.80	C53
子宫体	Uterus	–	–	–	–	–	–	30	1.99	5.59	4.46	0.26	0.49	C54-55
卵巢	Ovary	–	–	–	–	–	–	39	2.58	7.27	5.51	0.25	0.69	C56
前列腺	Prostate	23	1.70	3.99	3.31	0.08	0.36	–	–	–	–	–	–	C61
睾丸	Testis	6	0.44	1.04	0.86	0.04	0.04	–	–	–	–	–	–	C62
肾	Kidney	16	1.18	2.77	2.28	0.10	0.29	4	0.26	0.75	0.58	0.04	0.07	C64-66,68
膀胱	Bladder	23	1.70	3.99	3.38	0.11	0.35	13	0.86	2.42	1.57	0.00	0.21	C67
脑	Brain	36	2.66	6.24	5.72	0.34	0.64	28	1.85	5.22	3.81	0.15	0.47	C70-C72,D32-33,D42-43
甲状腺	Thyroid	13	0.96	2.25	2.03	0.10	0.28	14	0.93	2.61	2.12	0.15	0.28	C73
淋巴瘤	Lymphoma	14	1.03	2.43	2.23	0.12	0.15	4	0.26	0.75	0.57	0.00	0.06	C81-85,88,90,96
白血病	Leukemia	19	1.40	3.29	3.04	0.18	0.34	37	2.45	6.90	6.04	0.45	0.68	C91-95, D45-47
其他	Other	64	4.73	11.10	10.13	0.48	1.28	53	3.51	9.88	7.69	0.46	1.00	O&U
所有部位合计	All sites	1353	100.00	234.64	206.77	8.83	24.14	1511	100.00	281.67	208.26	11.55	23.77	All
所有部位除外皮肤	All sites exc. C44	1353	100.00	234.64	206.77	8.83	24.14	1511	100.00	281.67	208.26	11.55	23.77	All sites exc. C44
死亡 Mortality														
口腔	Oral cavity & pharynx	16	1.67	2.77	2.45	0.11	0.20	8	1.01	1.49	1.00	0.06	0.13	C00-10,C12-14
鼻咽	Nasopharynx	7	0.73	1.21	1.03	0.04	0.08	4	0.51	0.75	0.43	0.00	0.04	C11
食管	Esophagus	129	13.45	22.37	19.52	0.53	2.27	113	14.27	21.06	13.82	0.56	1.67	C15
胃	Stomach	190	19.81	32.95	29.13	0.94	3.24	127	16.04	23.67	14.35	0.50	1.14	C16
结直肠	Colon-rectum	79	8.24	13.70	12.13	0.47	1.14	65	8.21	12.12	7.68	0.28	0.62	C18-21
肝脏	Liver	164	17.10	28.44	25.00	0.81	2.68	115	14.52	21.44	14.63	0.59	1.65	C22
胆囊	Gallbladder etc.	19	1.98	3.29	2.56	0.15	0.25	14	1.77	2.61	1.53	0.06	0.13	C23-24
胰腺	Pancreas	16	1.67	2.77	2.41	0.14	0.31	11	1.39	2.05	1.25	0.05	0.09	C25
喉	Larynx	7	0.73	1.21	1.08	0.06	0.13	4	0.51	0.75	0.41	0.02	0.02	C32
肺	Lung	195	20.33	33.82	29.07	0.83	2.80	132	16.67	24.61	15.69	0.65	1.66	C33-34
其他胸腔器官	Other thoracic organs	0	0.00	0.00	0.00	0.00	0.00	0	0.00	0.00	0.00	0.00	0.00	C37-38
骨	Bone	2	0.21	0.35	0.41	0.01	0.05	0	0.00	0.00	0.00	0.00	0.00	C40-41
皮肤黑色素瘤	Melanoma of skin	0	0.00	0.00	0.00	0.00	0.00	0	0.00	0.00	0.00	0.00	0.00	C43
乳腺	Breast	0	0.00	0.00	0.00	0.00	0.00	38	4.80	7.08	4.55	0.21	0.49	C50
子宫颈	Cervix	–	–	–	–	–	–	57	7.20	10.63	7.30	0.19	0.82	C53
子宫体	Uterus	–	–	–	–	–	–	6	0.76	1.12	0.88	0.02	0.16	C54-55
卵巢	Ovary	–	–	–	–	–	–	13	1.64	2.42	1.62	0.04	0.18	C56
前列腺	Prostate	12	1.25	2.08	1.70	0.00	0.11	–	–	–	–	–	–	C61
睾丸	Testis	3	0.31	0.52	0.40	0.00	0.03	–	–	–	–	–	–	C62
肾	Kidney	8	0.83	1.39	1.13	0.05	0.12	1	0.13	0.19	0.08	0.00	0.00	C64-66,68
膀胱	Bladder	15	1.56	2.60	2.17	0.05	0.20	9	1.14	1.68	0.99	0.01	0.08	C67
脑	Brain	21	2.19	3.64	3.38	0.16	0.36	20	2.53	3.73	2.77	0.11	0.34	C70-C72,D32-33,D42-43
甲状腺	Thyroid	7	0.73	1.21	1.11	0.04	0.11	1	0.13	0.19	0.08	0.00	0.00	C73
淋巴瘤	Lymphoma	12	1.25	2.08	1.94	0.07	0.11	2	0.25	0.37	0.27	0.00	0.03	C81-85,88,90,96
白血病	Leukemia	16	1.67	2.77	2.48	0.14	0.24	23	2.90	4.29	3.49	0.26	0.39	C91-95, D45-47
其他	Other	41	4.28	7.11	6.20	0.24	0.71	29	3.66	5.41	4.01	0.18	0.56	O&U
所有部位合计	All sites	959	100.00	166.31	145.31	4.84	15.11	792	100.00	147.64	96.83	3.77	10.20	All
所有部位除外皮肤	All sites exc. C44	959	100.00	166.31	145.31	4.84	15.11	791	99.87	147.45	96.65	3.77	10.17	All sites exc. C44

部位 Sites	男性 Male						女性 Female						ICD10
	病例数 No. cases	构成比 Freq. /%	粗率 Crude rate/ 100 000⁻¹	世标率 ASR world/ 100 000⁻¹	累积率 Cum. Rate/% 0~64	0~74	病例数 No. cases	构成比 Freq. /%	粗率 Crude rate/ 100 000⁻¹	世标率 ASR world/ 100 000⁻¹	累积率 Cum. Rate/% 0~64	0~74	
发病 Incidence													
口腔　Oral cavity & pharynx	5	0.61	1.50	1.00	0.10	0.10	9	1.46	2.90	1.57	0.08	0.16	C00-10,C12-14
鼻咽　Nasopharynx	6	0.73	1.80	1.38	0.08	0.20	2	0.32	0.64	0.39	0.03	0.03	C11
食管　Esophagus	42	5.08	12.60	9.89	0.56	1.09	10	1.62	3.22	2.08	0.06	0.32	C15
胃　Stomach	123	14.89	36.91	28.72	1.60	3.54	43	6.98	13.84	9.58	0.85	0.96	C16
结直肠　Colon-rectum	83	10.05	24.91	20.52	0.95	2.40	74	12.01	23.81	15.65	0.98	1.74	C18-21
肝脏　Liver	117	14.16	35.11	26.99	1.62	3.12	49	7.95	15.77	11.02	0.45	1.27	C22
胆囊　Gallbladder etc.	8	0.97	2.40	2.08	0.03	0.23	8	1.30	2.57	1.92	0.06	0.25	C23-24
胰腺　Pancreas	29	3.51	8.70	7.40	0.28	0.80	16	2.60	5.15	2.93	0.17	0.33	C25
喉　Larynx	5	0.61	1.50	1.26	0.05	0.19	0	0.00	0.00	0.00	0.00	0.00	C32
肺　Lung	290	35.11	87.03	73.65	2.92	8.15	125	20.29	40.22	26.14	1.38	2.94	C33-34
其他胸腔器官　Other thoracic organs	4	0.48	1.20	1.20	0.08	0.08	0	0.00	0.00	0.00	0.00	0.00	C37-38
骨　Bone	10	1.21	3.00	2.57	0.07	0.28	3	0.49	0.97	0.61	0.05	0.08	C40-41
皮肤黑色素瘤　Melanoma of skin	3	0.36	0.90	0.66	0.02	0.08	0	0.00	0.00	0.00	0.00	0.00	C43
乳腺　Breast	6	0.73	1.80	1.44	0.09	0.18	123	19.97	39.58	26.78	2.38	2.65	C50
子宫颈　Cervix	–	–	–	–	–	–	42	6.82	13.51	9.30	0.76	0.95	C53
子宫体　Uterus	–	–	–	–	–	–	7	1.14	2.25	1.41	0.10	0.17	C54-55
卵巢　Ovary	–	–	–	–	–	–	31	5.03	9.97	6.61	0.59	0.74	C56
前列腺　Prostate	10	1.21	3.00	2.69	0.04	0.23	–	–	–	–	–	–	C61
睾丸　Testis	1	0.12	0.30	0.21	0.01	0.01	–	–	–	–	–	–	C62
肾　Kidney	10	1.21	3.00	2.70	0.12	0.23	6	0.97	1.93	1.21	0.06	0.06	C64-66,68
膀胱　Bladder	10	1.21	3.00	2.86	0.04	0.11	1	0.16	0.32	0.26	0.03	0.03	C67
脑　Brain	13	1.57	3.90	3.08	0.19	0.40	15	2.44	4.83	3.11	0.20	0.49	C70-C72,D32-33,D42-43
甲状腺　Thyroid	10	1.21	3.00	2.87	0.12	0.16	19	3.08	6.11	4.14	0.36	0.36	C73
淋巴瘤　Lymphoma	4	0.48	1.20	0.84	0.07	0.07	7	1.14	2.25	1.60	0.04	0.15	C81-85,88,90,96
白血病　Leukemia	5	0.61	1.50	3.47	0.14	0.21	5	0.81	1.61	3.43	0.12	0.19	C91-95, D45-47
其他　Other	32	3.87	9.60	9.66	0.45	1.02	21	3.41	6.76	4.90	0.35	0.54	O&U
所有部位合计　All sites	826	100.00	247.88	207.12	9.62	22.88	616	100.00	198.21	134.65	9.09	14.40	All
所有部位除外皮肤　All sites exc. C44	817	98.91	245.18	204.75	9.55	22.59	614	99.68	197.56	134.24	9.09	14.31	All sites exc. C44
死亡 Mortality													
口腔　Oral cavity & pharynx	1	0.20	0.30	0.21	0.02	0.02	4	1.43	1.29	0.59	0.02	0.05	C00-10,C12-14
鼻咽　Nasopharynx	4	0.79	1.20	0.83	0.08	0.08	1	0.36	0.32	0.19	0.02	0.02	C11
食管　Esophagus	26	5.14	7.80	6.98	0.18	0.70	1	0.36	0.32	0.22	0.00	0.00	C15
胃　Stomach	95	18.77	28.51	23.85	0.79	3.10	40	14.29	12.87	8.74	0.41	0.84	C16
结直肠　Colon-rectum	50	9.88	15.00	12.29	0.47	1.43	31	11.07	9.97	6.21	0.44	0.75	C18-21
肝脏　Liver	85	16.80	25.51	20.33	1.08	2.03	38	13.57	12.23	8.93	0.41	1.04	C22
胆囊　Gallbladder etc.	5	0.99	1.50	1.51	0.03	0.19	6	2.14	1.93	1.49	0.03	0.13	C23-24
胰腺　Pancreas	18	3.56	5.40	4.60	0.13	0.58	5	1.79	1.61	0.98	0.03	0.13	C25
喉　Larynx	4	0.79	1.20	0.98	0.05	0.19	0	0.00	0.00	0.00	0.00	0.00	C32
肺　Lung	152	30.04	45.61	40.53	1.21	4.00	48	17.14	15.44	9.57	0.38	1.10	C33-34
其他胸腔器官　Other thoracic organs	0	0.00	0.00	0.00	0.00	0.00	0	0.00	0.00	0.00	0.00	0.00	C37-38
骨　Bone	6	1.19	1.80	1.63	0.03	0.30	3	1.07	0.97	0.50	0.02	0.05	C40-41
皮肤黑色素瘤　Melanoma of skin	1	0.20	0.30	0.28	0.00	0.07	0	0.00	0.00	0.00	0.00	0.00	C43
乳腺　Breast	1	0.20	0.30	0.21	0.02	0.02	22	7.86	7.08	4.84	0.36	0.48	C50
子宫颈　Cervix	–	–	–	–	–	–	17	6.07	5.47	3.63	0.21	0.42	C53
子宫体　Uterus	–	–	–	–	–	–	3	1.07	0.97	0.67	0.05	0.09	C54-55
卵巢　Ovary	–	–	–	–	–	–	18	6.43	5.79	3.96	0.34	0.39	C56
前列腺　Prostate	8	1.58	2.40	2.63	0.00	0.00	–	–	–	–	–	–	C61
睾丸　Testis	1	0.20	0.30	0.20	0.00	0.00	–	–	–	–	–	–	C62
肾　Kidney	5	0.99	1.50	1.23	0.07	0.12	7	2.50	2.25	1.50	0.04	0.09	C64-66,68
膀胱　Bladder	7	1.38	2.10	1.91	0.05	0.16	0	0.00	0.00	0.00	0.00	0.00	C67
脑　Brain	12	2.37	3.60	3.09	0.20	0.25	12	4.29	3.86	2.40	0.10	0.42	C70-C72,D32-33,D42-43
甲状腺　Thyroid	1	0.20	0.30	0.45	0.00	0.00	2	0.71	0.64	0.55	0.03	0.03	C73
淋巴瘤　Lymphoma	0	0.00	0.00	0.00	0.00	0.00	1	0.36	0.32	0.21	0.00	0.03	C81-85,88,90,96
白血病　Leukemia	13	2.57	3.90	5.44	0.28	0.40	15	5.36	4.83	5.93	0.32	0.40	C91-95, D45-47
其他　Other	11	2.17	3.30	4.52	0.23	0.39	6	2.14	1.93	1.54	0.10	0.14	O&U
所有部位合计　All sites	506	100.00	151.85	133.68	4.93	14.05	280	100.00	90.09	62.65	3.29	6.61	All
所有部位除外皮肤　All sites exc. C44	506	100.00	151.85	133.68	4.93	14.05	280	100.00	90.09	62.65	3.29	6.61	All sites exc. C44

附表 3-233 罗山县 2015 年癌症发病和死亡主要指标
Appendix Table 3-233 Incidence and mortality of cancer in Luoshan Xian, 2015

部位 Sites		男性 Male				累积率 Cum. Rate/%		女性 Female				累积率 Cum. Rate/%		ICD10
		病例数 No. cases	构成比 Freq./%	粗率 Crude rate/ 100 000⁻¹	世标率 ASR world/ 100 000⁻¹	0~64	0~74	病例数 No. cases	构成比 Freq./%	粗率 Crude rate/ 100 000⁻¹	世标率 ASR world/ 100 000⁻¹	0~64	0~74	
发病 Incidence														
口腔	Oral cavity & pharynx	13	1.11	3.30	4.59	0.11	0.50	4	0.51	1.12	1.52	0.02	0.02	C00-10,C12-14
鼻咽	Nasopharynx	32	2.73	8.13	8.19	0.56	1.05	7	0.90	1.96	1.65	0.14	0.20	C11
食管	Esophagus	86	7.33	21.86	23.21	0.94	2.93	32	4.11	8.98	8.39	0.28	1.02	C15
胃	Stomach	270	23.00	68.62	77.16	3.74	8.40	92	11.81	25.80	23.27	1.23	2.66	C16
结直肠	Colon-rectum	113	9.63	28.72	29.82	1.36	3.45	55	7.06	15.43	14.28	0.83	1.59	C18-21
肝脏	Liver	196	16.70	49.81	51.04	2.97	5.46	86	11.04	24.12	22.27	1.15	2.38	C22
胆囊	Gallbladder etc.	2	0.17	0.51	0.52	0.06	0.06	4	0.51	1.12	1.03	0.00	0.12	C23-24
胰腺	Pancreas	19	1.62	4.83	5.19	0.18	0.74	23	2.95	6.45	6.42	0.38	0.78	C25
喉	Larynx	8	0.68	2.03	1.97	0.09	0.21	0	0.00	0.00	0.00	0.00	0.00	C32
肺	Lung	280	23.85	71.16	80.48	3.35	9.25	97	12.45	27.21	25.76	1.09	2.78	C33-34
其他胸腔器官	Other thoracic organs	5	0.43	1.27	1.21	0.13	0.13	1	0.13	0.28	0.30	0.00	0.05	C37-38
骨	Bone	12	1.02	3.05	3.00	0.15	0.40	6	0.77	1.68	1.97	0.11	0.20	C40-41
皮肤黑色素瘤	Melanoma of skin	0	0.00	0.00	0.00	0.00	0.00	0	0.00	0.00	0.00	0.00	0.00	C43
乳腺	Breast	2	0.17	0.51	0.63	0.04	0.09	127	16.30	35.62	29.21	2.66	2.87	C50
子宫颈	Cervix	–	–	–	–	–	–	90	11.55	25.24	21.46	1.41	2.55	C53
子宫体	Uterus	–	–	–	–	–	–	8	1.03	2.24	2.06	0.15	0.25	C54-55
卵巢	Ovary	–	–	–	–	–	–	23	2.95	6.45	5.50	0.38	0.60	C56
前列腺	Prostate	14	1.19	3.56	3.88	0.12	0.65	–	–	–	–	–	–	C61
睾丸	Testis	0	0.00	0.00	0.00	0.00	0.00	–	–	–	–	–	–	C62
肾	Kidney	7	0.60	1.78	1.91	0.12	0.24	7	0.90	1.96	1.48	0.09	0.09	C64-66,68
膀胱	Bladder	16	1.36	4.07	6.07	0.12	0.49	9	1.16	2.52	2.53	0.18	0.23	C67
脑	Brain	38	3.24	9.66	12.15	0.63	0.95	26	3.34	7.29	6.65	0.45	0.78	C70-C72,D32-33,D42-43
甲状腺	Thyroid	12	1.02	3.05	2.55	0.20	0.32	42	5.39	11.78	9.58	0.75	0.92	C73
淋巴瘤	Lymphoma	18	1.53	4.57	4.53	0.29	0.49	18	2.31	5.05	4.58	0.33	0.53	C81-85,88,90,96
白血病	Leukemia	21	1.79	5.34	8.31	0.23	0.63	8	1.03	2.24	2.04	0.14	0.19	C91-95, D45-47
其他	Other	10	0.85	2.54	2.73	0.22	0.28	14	1.80	3.93	3.15	0.15	0.34	O&U
所有部位合计	All sites	1174	100.00	298.36	329.14	15.61	36.70	779	100.00	218.49	195.09	11.91	21.15	All
所有部位除外皮肤	All sites exc. C44	1171	99.74	297.59	328.45	15.57	36.62	773	99.23	216.81	193.73	11.88	20.98	All sites exc. C44
死亡 Mortality														
口腔	Oral cavity & pharynx	4	0.42	1.02	1.00	0.09	0.09	0	0.00	0.00	0.00	0.00	0.00	C00-10,C12-14
鼻咽	Nasopharynx	24	2.54	6.10	5.55	0.37	0.60	6	1.20	1.68	1.40	0.06	0.17	C11
食管	Esophagus	70	7.42	17.79	19.69	0.71	2.17	23	4.59	6.45	5.61	0.17	0.52	C15
胃	Stomach	216	22.88	54.89	66.21	2.09	6.40	68	13.57	19.07	17.82	1.13	1.65	C16
结直肠	Colon-rectum	78	8.26	19.82	23.20	0.77	2.55	43	8.58	12.06	11.70	0.71	1.34	C18-21
肝脏	Liver	169	17.90	42.95	45.42	2.24	4.77	90	17.96	25.24	24.01	1.16	2.23	C22
胆囊	Gallbladder etc.	3	0.32	0.76	0.89	0.08	0.15	3	0.60	0.84	0.76	0.00	0.13	C23-24
胰腺	Pancreas	15	1.59	3.81	4.05	0.14	0.58	12	2.40	3.37	3.14	0.11	0.48	C25
喉	Larynx	4	0.42	1.02	1.09	0.00	0.11	0	0.00	0.00	0.00	0.00	0.00	C32
肺	Lung	243	25.74	61.76	71.81	2.44	8.60	86	17.17	24.12	23.98	1.11	2.44	C33-34
其他胸腔器官	Other thoracic organs	1	0.11	0.25	0.17	0.02	0.02	0	0.00	0.00	0.00	0.00	0.00	C37-38
骨	Bone	10	1.06	2.54	2.35	0.13	0.26	2	0.40	0.56	0.53	0.07	0.07	C40-41
皮肤黑色素瘤	Melanoma of skin	0	0.00	0.00	0.00	0.00	0.00	0	0.00	0.00	0.00	0.00	0.00	C43
乳腺	Breast	3	0.32	0.76	0.80	0.05	0.11	49	9.78	13.74	11.27	0.98	1.18	C50
子宫颈	Cervix	–	–	–	–	–	–	38	7.58	10.66	8.63	0.67	0.95	C53
子宫体	Uterus	–	–	–	–	–	–	5	1.00	1.40	1.16	0.10	0.15	C54-55
卵巢	Ovary	–	–	–	–	–	–	9	1.80	2.52	2.19	0.12	0.24	C56
前列腺	Prostate	5	0.53	1.27	1.51	0.08	0.20	–	–	–	–	–	–	C61
睾丸	Testis	0	0.00	0.00	0.00	0.00	0.00	–	–	–	–	–	–	C62
肾	Kidney	9	0.95	2.29	2.50	0.19	0.36	4	0.80	1.12	0.94	0.06	0.11	C64-66,68
膀胱	Bladder	11	1.17	2.80	2.93	0.10	0.38	3	0.60	0.84	0.86	0.10	0.10	C67
脑	Brain	36	3.81	9.15	11.33	0.56	0.81	26	5.19	7.29	6.70	0.42	0.76	C70-C72,D32-33,D42-43
甲状腺	Thyroid	6	0.64	1.52	1.17	0.09	0.15	7	1.40	1.96	1.64	0.17	0.17	C73
淋巴瘤	Lymphoma	15	1.59	3.81	3.71	0.24	0.44	8	1.60	2.24	1.92	0.10	0.15	C81-85,88,90,96
白血病	Leukemia	16	1.69	4.07	3.99	0.14	0.54	9	1.80	2.52	2.21	0.13	0.31	C91-95, D45-47
其他	Other	6	0.64	1.52	1.72	0.11	0.17	10	2.00	2.80	2.80	0.13	0.24	O&U
所有部位合计	All sites	944	100.00	239.91	271.09	10.63	29.46	501	100.00	140.52	129.28	7.48	13.38	All
所有部位除外皮肤	All sites exc. C44	942	99.79	239.40	270.59	10.63	29.39	498	99.40	139.68	128.23	7.47	13.32	All sites exc. C44

附表 3-234　沈丘县 2015 年癌症发病和死亡主要指标
Appendix Table 3-234　Incidence and mortality of cancer in Shenqiu Xian, 2015

部位 Sites		男性 Male						女性 Female						ICD10
		病例数 No. cases	构成比 Freq. /%	粗率 Crude rate/ 100 000^{-1}	世标率 ASR world/ 100 000^{-1}	累积率 Cum. Rate/%		病例数 No. cases	构成比 Freq. /%	粗率 Crude rate/ 100 000^{-1}	世标率 ASR world/ 100 000^{-1}	累积率 Cum. Rate/%		
						0~64	0~74					0~64	0~74	
发病 Incidence														
口腔	Oral cavity & pharynx	19	1.07	3.11	2.60	0.20	0.27	12	0.81	2.09	1.43	0.06	0.16	C00-10,C12-14
鼻咽	Nasopharynx	11	0.62	1.80	1.50	0.05	0.17	11	0.74	1.92	1.19	0.05	0.08	C11
食管	Esophagus	186	10.44	30.43	24.04	1.10	3.11	151	10.20	26.33	16.52	0.78	2.14	C15
胃	Stomach	222	12.46	36.32	28.71	1.36	3.52	129	8.72	22.50	13.98	0.71	1.73	C16
结直肠	Colon-rectum	112	6.29	18.32	14.96	0.92	1.81	108	7.30	18.84	12.79	0.77	1.47	C18-21
肝脏	Liver	362	20.33	59.22	49.13	3.19	6.01	122	8.24	21.28	13.07	0.62	1.61	C22
胆囊	Gallbladder etc.	16	0.90	2.62	2.12	0.10	0.23	20	1.35	3.49	1.90	0.08	0.16	C23-24
胰腺	Pancreas	22	1.24	3.60	2.95	0.19	0.37	16	1.08	2.79	1.75	0.08	0.29	C25
喉	Larynx	14	0.79	2.29	1.94	0.05	0.32	4	0.27	0.70	0.32	0.00	0.02	C32
肺	Lung	554	31.11	90.63	70.72	3.18	8.39	278	18.78	48.48	29.13	1.37	3.18	C33-34
其他胸腔器官	Other thoracic organs	4	0.22	0.65	0.57	0.05	0.05	3	0.20	0.52	0.44	0.04	0.04	C37-38
骨	Bone	21	1.18	3.44	3.05	0.16	0.32	26	1.76	4.53	3.70	0.25	0.37	C40-41
皮肤黑色素瘤	Melanoma of skin	3	0.17	0.49	0.36	0.01	0.04	3	0.20	0.52	0.32	0.02	0.02	C43
乳腺	Breast	1	0.06	0.16	0.14	0.00	0.03	212	14.32	36.97	28.56	2.53	2.95	C50
子宫颈	Cervix	–	–	–	–	–	–	84	5.68	14.65	11.47	1.07	1.23	C53
子宫体	Uterus	–	–	–	–	–	–	20	1.35	3.49	2.75	0.21	0.29	C54-55
卵巢	Ovary	–	–	–	–	–	–	37	2.50	6.45	5.03	0.42	0.54	C56
前列腺	Prostate	22	1.24	3.60	2.69	0.08	0.32	–	–	–	–	–	–	C61
睾丸	Testis	3	0.17	0.49	0.40	0.02	0.06	–	–	–	–	–	–	C62
肾	Kidney	14	0.79	2.29	1.93	0.16	0.20	16	1.08	2.79	2.09	0.16	0.21	C64-66,68
膀胱	Bladder	26	1.46	4.25	3.17	0.11	0.36	14	0.95	2.44	1.92	0.16	0.20	C67
脑	Brain	49	2.75	8.02	7.07	0.46	0.70	62	4.19	10.81	8.10	0.60	0.86	C70-C72,D32-33,D42-43
甲状腺	Thyroid	9	0.51	1.47	1.32	0.09	0.12	29	1.96	5.06	4.12	0.37	0.40	C73
淋巴瘤	Lymphoma	29	1.63	4.74	4.07	0.24	0.47	28	1.89	4.88	3.89	0.24	0.44	C81-85,88,90,96
白血病	Leukemia	53	2.98	8.67	9.21	0.50	0.67	51	3.45	8.89	9.34	0.57	0.82	C91-95, D45-47
其他	Other	29	1.63	4.74	3.87	0.16	0.36	44	2.97	7.67	5.61	0.39	0.53	O&U
所有部位合计	All sites	1781	100.00	291.36	236.51	12.37	27.90	1480	100.00	258.11	179.44	11.53	19.71	All
所有部位除外皮肤	All sites exc. C44	1772	99.49	289.89	235.46	12.33	27.80	1465	98.99	255.50	177.96	11.45	19.58	All sites exc. C44
死亡 Mortality														
口腔	Oral cavity & pharynx	10	0.66	1.64	1.39	0.11	0.16	8	0.80	1.40	0.90	0.07	0.10	C00-10,C12-14
鼻咽	Nasopharynx	9	0.59	1.47	1.23	0.06	0.15	2	0.20	0.35	0.23	0.02	0.02	C11
食管	Esophagus	162	10.66	26.50	20.11	0.72	2.36	130	13.05	22.67	12.71	0.47	1.50	C15
胃	Stomach	184	12.11	30.10	23.32	0.96	2.80	124	12.45	21.63	12.22	0.47	1.48	C16
结直肠	Colon-rectum	84	5.53	13.74	10.79	0.48	1.13	78	7.83	13.60	7.58	0.25	0.83	C18-21
肝脏	Liver	330	21.72	53.99	43.73	2.76	5.26	104	10.44	18.14	10.67	0.51	1.31	C22
胆囊	Gallbladder etc.	15	0.99	2.45	2.05	0.08	0.31	17	1.71	2.96	1.62	0.04	0.16	C23-24
胰腺	Pancreas	17	1.12	2.78	2.28	0.12	0.31	12	1.20	2.09	1.29	0.09	0.16	C25
喉	Larynx	14	0.92	2.29	1.81	0.01	0.25	0	0.00	0.00	0.00	0.00	0.00	C32
肺	Lung	541	35.62	88.51	67.81	2.84	8.27	254	25.50	44.30	25.20	1.19	2.95	C33-34
其他胸腔器官	Other thoracic organs	1	0.07	0.16	0.13	0.01	0.01	3	0.30	0.52	0.37	0.02	0.05	C37-38
骨	Bone	12	0.79	1.96	1.62	0.04	0.18	9	0.90	1.57	0.99	0.05	0.10	C40-41
皮肤黑色素瘤	Melanoma of skin	0	0.00	0.00	0.00	0.00	0.00	0	0.00	0.00	0.00	0.00	0.00	C43
乳腺	Breast	0	0.00	0.00	0.00	0.00	0.00	66	6.63	11.51	8.07	0.61	0.83	C50
子宫颈	Cervix	–	–	–	–	–	–	53	5.32	9.24	6.64	0.49	0.81	C53
子宫体	Uterus	–	–	–	–	–	–	4	0.40	0.70	0.51	0.03	0.07	C54-55
卵巢	Ovary	–	–	–	–	–	–	14	1.41	2.44	1.89	0.16	0.25	C56
前列腺	Prostate	10	0.66	1.64	1.09	0.00	0.07	–	–	–	–	–	–	C61
睾丸	Testis	2	0.13	0.33	0.28	0.02	0.02	–	–	–	–	–	–	C62
肾	Kidney	7	0.46	1.15	1.00	0.07	0.14	8	0.80	1.40	0.93	0.07	0.09	C64-66,68
膀胱	Bladder	17	1.12	2.78	2.07	0.04	0.23	9	0.90	1.57	0.84	0.02	0.09	C67
脑	Brain	35	2.30	5.73	4.93	0.24	0.58	37	3.71	6.45	4.43	0.35	0.51	C70-C72,D32-33,D42-43
甲状腺	Thyroid	1	0.07	0.16	0.14	0.00	0.03	1	0.10	0.17	0.11	0.00	0.03	C73
淋巴瘤	Lymphoma	15	0.99	2.45	2.03	0.09	0.30	20	2.01	3.49	2.26	0.10	0.29	C81-85,88,90,96
白血病	Leukemia	36	2.37	5.89	5.36	0.28	0.44	28	2.81	4.88	4.53	0.26	0.44	C91-95, D45-47
其他	Other	17	1.12	2.78	2.16	0.07	0.29	15	1.51	2.62	1.71	0.12	0.17	O&U
所有部位合计	All sites	1519	100.00	248.50	195.34	9.00	23.32	996	100.00	173.70	105.71	5.39	12.23	All
所有部位除外皮肤	All sites exc. C44	1512	99.54	247.36	194.47	8.97	23.23	989	99.30	172.48	105.08	5.35	12.16	All sites exc. C44

部位 Sites		男性 Male						女性 Female						ICD10
		病例数 No. cases	构成比 Freq. /%	粗率 Crude rate/ 100 000⁻¹	世标率 ASR world/ 100 000⁻¹	累积率 Cum. Rate/% 0~64	0~74	病例数 No. cases	构成比 Freq. /%	粗率 Crude rate/ 100 000⁻¹	世标率 ASR world/ 100 000⁻¹	累积率 Cum. Rate/% 0~64	0~74	
发病 Incidence														
口腔	Oral cavity & pharynx	38	2.17	5.34	5.64	0.26	0.67	33	1.90	4.95	4.54	0.21	0.70	C00-10,C12-14
鼻咽	Nasopharynx	11	0.63	1.55	1.31	0.10	0.16	8	0.46	1.20	1.03	0.08	0.11	C11
食管	Esophagus	253	14.44	35.56	39.74	2.16	5.61	211	12.16	31.65	30.61	2.13	4.09	C15
胃	Stomach	257	14.67	36.13	37.31	1.96	5.44	200	11.53	30.00	26.68	1.90	3.27	C16
结直肠	Colon-rectum	129	7.36	18.13	16.97	1.17	2.15	125	7.20	18.75	16.30	1.46	1.81	C18-21
肝脏	Liver	238	13.58	33.46	32.23	2.42	3.87	181	10.43	27.15	23.23	1.71	2.68	C22
胆囊	Gallbladder etc.	10	0.57	1.41	1.66	0.12	0.21	12	0.69	1.80	1.62	0.07	0.24	C23-24
胰腺	Pancreas	19	1.08	2.67	3.19	0.19	0.47	17	0.98	2.55	2.11	0.19	0.22	C25
喉	Larynx	19	1.08	2.67	3.13	0.25	0.41	11	0.63	1.65	1.35	0.09	0.14	C32
肺	Lung	530	30.25	74.50	76.44	4.94	10.59	196	11.30	29.40	25.53	1.96	3.12	C33-34
其他胸腔器官	Other thoracic organs	3	0.17	0.42	0.37	0.04	0.04	5	0.29	0.75	0.56	0.05	0.05	C37-38
骨	Bone	9	0.51	1.27	1.65	0.10	0.16	6	0.35	0.90	0.84	0.05	0.08	C40-41
皮肤黑色素瘤	Melanoma of skin	5	0.29	0.70	0.54	0.02	0.02	1	0.06	0.15	0.10	0.01	0.01	C43
乳腺	Breast	0	0.00	0.00	0.00	0.00	0.00	369	21.27	55.34	45.02	3.97	4.59	C50
子宫颈	Cervix	–	–	–	–	–	–	76	4.38	11.40	9.14	0.77	0.98	C53
子宫体	Uterus	–	–	–	–	–	–	49	2.82	7.35	5.70	0.45	0.71	C54-55
卵巢	Ovary	–	–	–	–	–	–	49	2.82	7.35	5.90	0.45	0.67	C56
前列腺	Prostate	12	0.68	1.69	1.91	0.01	0.30	–	–	–	–	–	–	C61
睾丸	Testis	2	0.11	0.28	0.20	0.01	0.01	–	–	–	–	–	–	C62
肾	Kidney	17	0.97	2.39	2.35	0.16	0.28	11	0.63	1.65	1.17	0.08	0.12	C64-66,68
膀胱	Bladder	13	0.74	1.83	2.07	0.10	0.26	8	0.46	1.20	0.87	0.08	0.08	C67
脑	Brain	38	2.17	5.34	5.06	0.36	0.46	32	1.84	4.80	4.60	0.35	0.41	C70-C72,D32-33,D42-43
甲状腺	Thyroid	8	0.46	1.12	0.97	0.11	0.11	19	1.10	2.85	2.38	0.15	0.27	C73
淋巴瘤	Lymphoma	21	1.20	2.95	3.24	0.15	0.52	16	0.92	2.40	2.26	0.14	0.26	C81-85,88,90,96
白血病	Leukemia	45	2.57	6.33	8.20	0.42	0.61	41	2.36	6.15	6.07	0.37	0.71	C91-95, D45-47
其他	Other	75	4.28	10.54	9.88	0.57	1.33	59	3.40	8.85	7.42	0.58	0.86	O&U
所有部位合计	All sites	1752	100.00	246.28	254.06	15.61	33.66	1735	100.00	260.22	225.02	17.29	26.19	All
所有部位除外皮肤	All sites exc. C44	1735	99.03	243.89	251.83	15.47	33.39	1723	99.31	258.42	223.39	17.12	25.99	All sites exc. C44
死亡 Mortality														
口腔	Oral cavity & pharynx	17	1.25	2.39	2.09	0.10	0.20	18	1.57	2.70	2.26	0.11	0.30	C00-10,C12-14
鼻咽	Nasopharynx	6	0.44	0.84	0.77	0.09	0.09	4	0.35	0.60	0.41	0.03	0.03	C11
食管	Esophagus	199	14.61	27.97	28.88	1.16	3.19	176	15.38	26.40	25.39	1.47	3.56	C15
胃	Stomach	226	16.59	31.77	32.72	1.69	4.04	166	14.51	24.90	22.36	1.51	2.70	C16
结直肠	Colon-rectum	78	5.73	10.96	10.58	0.75	1.04	83	7.26	12.45	11.90	0.83	1.56	C18-21
肝脏	Liver	214	15.71	30.08	30.52	1.56	3.54	159	13.90	23.85	21.98	1.15	2.61	C22
胆囊	Gallbladder etc.	9	0.66	1.27	1.46	0.04	0.23	9	0.79	1.35	1.15	0.04	0.17	C23-24
胰腺	Pancreas	18	1.32	2.53	2.70	0.17	0.43	14	1.22	2.10	1.96	0.15	0.21	C25
喉	Larynx	15	1.10	2.11	2.26	0.15	0.28	8	0.70	1.20	1.17	0.05	0.14	C32
肺	Lung	446	32.75	62.69	62.45	3.84	7.08	178	15.56	26.70	24.60	1.58	3.07	C33-34
其他胸腔器官	Other thoracic organs	2	0.15	0.28	0.24	0.00	0.03	3	0.26	0.45	0.41	0.03	0.03	C37-38
骨	Bone	4	0.29	0.56	0.49	0.05	0.05	4	0.35	0.60	0.49	0.03	0.06	C40-41
皮肤黑色素瘤	Melanoma of skin	2	0.15	0.28	0.22	0.01	0.01	0	0.00	0.00	0.00	0.00	0.00	C43
乳腺	Breast	0	0.00	0.00	0.00	0.00	0.00	118	10.31	17.70	16.53	1.54	1.92	C50
子宫颈	Cervix	–	–	–	–	–	–	41	3.58	6.15	5.02	0.37	0.58	C53
子宫体	Uterus	–	–	–	–	–	–	23	2.01	3.45	2.98	0.26	0.38	C54-55
卵巢	Ovary	–	–	–	–	–	–	25	2.19	3.75	3.22	0.19	0.28	C56
前列腺	Prostate	7	0.51	0.98	0.98	0.01	0.04	–	–	–	–	–	–	C61
睾丸	Testis	1	0.07	0.14	0.19	0.02	0.02	–	–	–	–	–	–	C62
肾	Kidney	11	0.81	1.55	1.42	0.06	0.16	7	0.61	1.05	0.89	0.07	0.10	C64-66,68
膀胱	Bladder	5	0.37	0.70	0.66	0.02	0.09	6	0.52	0.90	0.73	0.06	0.06	C67
脑	Brain	29	2.13	4.08	3.42	0.27	0.40	27	2.36	4.05	3.95	0.23	0.36	C70-C72,D32-33,D42-43
甲状腺	Thyroid	3	0.22	0.42	0.37	0.04	0.04	8	0.70	1.20	0.88	0.08	0.08	C73
淋巴瘤	Lymphoma	9	0.66	1.27	1.38	0.10	0.20	11	0.96	1.65	1.37	0.07	0.20	C81-85,88,90,96
白血病	Leukemia	19	1.40	2.67	2.94	0.17	0.31	16	1.40	2.40	2.59	0.12	0.31	C91-95, D45-47
其他	Other	42	3.08	5.90	5.92	0.33	0.72	40	3.50	6.00	5.05	0.37	0.62	O&U
所有部位合计	All sites	1362	100.00	191.45	192.66	10.63	22.21	1144	100.00	171.58	157.29	10.34	19.32	All
所有部位除外皮肤	All sites exc. C44	1353	99.34	190.19	191.50	10.58	22.09	1138	99.48	170.68	156.49	10.29	19.21	All sites exc. C44

部位 Sites		男性 Male						女性 Female						ICD10
		病例数 No. cases	构成比 Freq./%	粗率 Crude rate/ 100 000⁻¹	世标率 ASR world/ 100 000⁻¹	累积率 Cum. Rate/%		病例数 No. cases	构成比 Freq./%	粗率 Crude rate/ 100 000⁻¹	世标率 ASR world/ 100 000⁻¹	累积率 Cum. Rate/%		
						0~64	0~74					0~64	0~74	
发病 Incidence														
口腔	Oral cavity & pharynx	17	1.51	3.75	3.11	0.10	0.40	6	0.61	1.41	1.22	0.08	0.12	C00-10,C12-14
鼻咽	Nasopharynx	5	0.44	1.10	0.81	0.07	0.07	4	0.40	0.94	0.66	0.04	0.08	C11
食管	Esophagus	126	11.17	27.79	23.28	1.16	2.45	73	7.37	17.13	11.17	0.36	1.21	C15
胃	Stomach	118	10.46	26.02	20.62	1.01	2.26	44	4.44	10.32	7.56	0.42	0.84	C16
结直肠	Colon-rectum	79	7.00	17.42	14.63	0.72	1.56	73	7.37	17.13	12.17	0.79	1.29	C18-21
肝脏	Liver	186	16.49	41.02	32.27	2.16	3.21	61	6.16	14.31	9.92	0.42	1.12	C22
胆囊	Gallbladder etc.	16	1.42	3.53	2.56	0.11	0.29	28	2.83	6.57	4.34	0.21	0.40	C23-24
胰腺	Pancreas	23	2.04	5.07	4.44	0.21	0.51	23	2.32	5.40	3.68	0.23	0.31	C25
喉	Larynx	10	0.89	2.21	1.67	0.08	0.19	3	0.30	0.70	0.49	0.00	0.04	C32
肺	Lung	312	27.66	68.80	53.45	2.24	6.03	133	13.43	31.20	21.80	1.00	2.34	C33-34
其他胸腔器官	Other thoracic organs	4	0.35	0.88	0.91	0.07	0.07	1	0.10	0.23	0.20	0.03	0.03	C37-38
骨	Bone	9	0.80	1.98	1.60	0.05	0.12	11	1.11	2.58	2.39	0.12	0.27	C40-41
皮肤黑色素瘤	Melanoma of skin	2	0.18	0.44	0.40	0.05	0.05	0	0.00	0.00	0.00	0.00	0.00	C43
乳腺	Breast	1	0.09	0.22	0.20	0.02	0.02	163	16.46	38.24	29.13	2.57	3.10	C50
子宫颈	Cervix	–	–	–	–	–	–	96	9.70	22.52	17.09	1.58	1.77	C53
子宫体	Uterus	–	–	–	–	–	–	30	3.03	7.04	5.39	0.50	0.58	C54-55
卵巢	Ovary	–	–	–	–	–	–	30	3.03	7.04	5.69	0.41	0.61	C56
前列腺	Prostate	14	1.24	3.09	2.14	0.05	0.20	–	–	–	–	–	–	C61
睾丸	Testis	1	0.09	0.22	0.17	0.02	0.02	–	–	–	–	–	–	C62
肾	Kidney	15	1.33	3.31	3.17	0.17	0.28	12	1.21	2.82	2.57	0.18	0.26	C64-66,68
膀胱	Bladder	33	2.93	7.28	6.34	0.33	0.54	7	0.71	1.64	1.12	0.06	0.10	C67
脑	Brain	36	3.19	7.94	6.33	0.39	0.69	49	4.95	11.50	8.32	0.61	0.84	C70-C72,D32-33,D42-43
甲状腺	Thyroid	3	0.27	0.66	0.52	0.05	0.05	37	3.74	8.68	6.57	0.49	0.68	C73
淋巴瘤	Lymphoma	52	4.61	11.47	9.76	0.57	0.83	36	3.64	8.45	5.86	0.34	0.69	C81-85,88,90,96
白血病	Leukemia	35	3.10	7.72	7.32	0.44	0.58	27	2.73	6.33	5.22	0.34	0.61	C91-95, D45-47
其他	Other	31	2.75	6.84	5.96	0.26	0.51	43	4.34	10.09	7.42	0.45	0.76	O&U
所有部位合计	All sites	1128	100.00	248.74	201.64	10.35	20.92	990	100.00	232.26	169.98	11.23	18.05	All
所有部位除外皮肤	All sites exc. C44	1120	99.29	246.98	199.69	10.33	20.83	975	98.48	228.74	167.82	11.10	17.88	All sites exc. C44
死亡 Mortality														
口腔	Oral cavity & pharynx	11	1.22	2.43	1.96	0.03	0.26	1	0.20	0.23	0.22	0.00	0.04	C00-10,C12-14
鼻咽	Nasopharynx	1	0.11	0.22	0.17	0.00	0.04	1	0.20	0.23	0.16	0.00	0.04	C11
食管	Esophagus	102	11.30	22.49	18.31	0.58	1.62	59	11.82	13.84	9.62	0.19	1.16	C15
胃	Stomach	94	10.41	20.73	16.10	0.72	1.42	37	7.41	8.68	6.31	0.27	0.72	C16
结直肠	Colon-rectum	48	5.32	10.58	8.33	0.32	0.87	33	6.61	7.74	5.28	0.29	0.37	C18-21
肝脏	Liver	178	19.71	39.25	31.54	1.95	3.14	60	12.02	14.08	9.17	0.37	0.95	C22
胆囊	Gallbladder etc.	16	1.77	3.53	2.42	0.02	0.22	20	4.01	4.69	3.45	0.16	0.43	C23-24
胰腺	Pancreas	22	2.44	4.85	4.27	0.19	0.48	22	4.41	5.16	3.59	0.23	0.31	C25
喉	Larynx	7	0.78	1.54	1.13	0.07	0.09	1	0.20	0.23	0.18	0.00	0.00	C32
肺	Lung	301	33.33	66.38	51.62	1.68	5.30	112	22.44	26.28	18.15	0.58	1.92	C33-34
其他胸腔器官	Other thoracic organs	5	0.55	1.10	0.77	0.02	0.09	0	0.00	0.00	0.00	0.00	0.00	C37-38
骨	Bone	5	0.55	1.10	0.77	0.02	0.07	3	0.60	0.70	0.54	0.06	0.06	C40-41
皮肤黑色素瘤	Melanoma of skin	0	0.00	0.00	0.00	0.00	0.00	0	0.00	0.00	0.00	0.00	0.00	C43
乳腺	Breast	0	0.00	0.00	0.00	0.00	0.00	27	5.41	6.33	4.79	0.37	0.60	C50
子宫颈	Cervix	–	–	–	–	–	–	18	3.61	4.22	2.89	0.25	0.29	C53
子宫体	Uterus	–	–	–	–	–	–	6	1.20	1.41	1.00	0.10	0.10	C54-55
卵巢	Ovary	–	–	–	–	–	–	9	1.80	2.11	1.74	0.11	0.22	C56
前列腺	Prostate	7	0.78	1.54	1.00	0.00	0.08	–	–	–	–	–	–	C61
睾丸	Testis	0	0.00	0.00	0.00	0.00	0.00	–	–	–	–	–	–	C62
肾	Kidney	8	0.89	1.76	1.96	0.09	0.16	6	1.20	1.41	0.81	0.04	0.08	C64-66,68
膀胱	Bladder	8	0.89	1.76	1.69	0.05	0.05	3	0.60	0.70	0.45	0.00	0.00	C67
脑	Brain	23	2.55	5.07	4.30	0.20	0.40	22	4.41	5.16	4.11	0.24	0.35	C70-C72,D32-33,D42-43
甲状腺	Thyroid	0	0.00	0.00	0.00	0.00	0.00	3	0.60	0.70	0.48	0.03	0.03	C73
淋巴瘤	Lymphoma	26	2.88	5.73	4.72	0.28	0.46	19	3.81	4.46	2.81	0.17	0.25	C81-85,88,90,96
白血病	Leukemia	24	2.66	5.29	4.41	0.22	0.44	18	3.61	4.22	3.41	0.14	0.41	C91-95, D45-47
其他	Other	17	1.88	3.75	3.64	0.13	0.24	19	3.81	4.46	3.06	0.15	0.27	O&U
所有部位合计	All sites	903	100.00	199.13	159.12	6.57	15.42	499	100.00	117.07	82.21	3.76	8.60	All
所有部位除外皮肤	All sites exc. C44	897	99.34	197.80	157.53	6.57	15.39	496	99.40	116.37	81.85	3.76	8.60	All sites exc. C44

附表 3-237　济源市 2015 年癌症发病和死亡主要指标
Appendix Table 3-237　Incidence and mortality of cancer in Jiyuan Shi, 2015

部位 Sites		男性 Male						女性 Female						ICD10
		病例数 No. cases	构成比 Freq. /%	粗率 Crude rate/ 100 000⁻¹	世标率 ASR world/ 100 000⁻¹	累积率 Cum. Rate/% 0~64	0~74	病例数 No. cases	构成比 Freq. /%	粗率 Crude rate/ 100 000⁻¹	世标率 ASR world/ 100 000⁻¹	累积率 Cum. Rate/% 0~64	0~74	
发病 Incidence														
口腔	Oral cavity & pharynx	12	1.29	3.32	3.38	0.25	0.37	10	1.14	2.90	2.84	0.25	0.30	C00-10,C12-14
鼻咽	Nasopharynx	2	0.22	0.55	0.58	0.04	0.04	2	0.23	0.58	0.65	0.04	0.09	C11
食管	Esophagus	140	15.10	38.74	45.41	2.28	5.29	83	9.50	24.03	22.07	1.08	2.11	C15
胃	Stomach	309	33.33	85.50	95.53	5.66	11.28	118	13.50	34.17	32.36	1.74	3.93	C16
结直肠	Colon-rectum	50	5.39	13.84	15.27	0.87	1.48	56	6.41	16.22	15.28	0.86	1.93	C18-21
肝脏	Liver	85	9.17	23.52	25.93	1.81	2.69	39	4.46	11.29	10.50	0.46	0.86	C22
胆囊	Gallbladder etc.	13	1.40	3.60	3.99	0.25	0.52	25	2.86	7.24	6.66	0.39	0.72	C23-24
胰腺	Pancreas	17	1.83	4.70	5.57	0.46	0.63	18	2.06	5.21	4.85	0.19	0.75	C25
喉	Larynx	5	0.54	1.38	1.44	0.09	0.16	1	0.11	0.29	0.17	0.00	0.00	C32
肺	Lung	123	13.27	34.03	37.51	2.06	4.51	80	9.15	23.19	22.21	1.40	2.58	C33-34
其他胸腔器官	Other thoracic organs	0	0.00	0.00	0.00	0.00	0.00	2	0.23	0.58	0.43	0.02	0.02	C37-38
骨	Bone	14	1.51	3.87	3.76	0.20	0.47	6	0.69	1.74	1.79	0.15	0.20	C40-41
皮肤黑色素瘤	Melanoma of skin	3	0.32	0.83	0.89	0.04	0.16	2	0.23	0.58	0.57	0.02	0.02	C43
乳腺	Breast	3	0.32	0.83	0.71	0.03	0.08	99	11.33	28.67	27.95	2.43	3.13	C50
子宫颈	Cervix	–	–	–	–	–	–	131	14.99	37.93	36.00	3.23	3.90	C53
子宫体	Uterus	–	–	–	–	–	–	31	3.55	8.98	8.98	0.55	1.27	C54-55
卵巢	Ovary	–	–	–	–	–	–	24	2.75	6.95	6.84	0.64	0.76	C56
前列腺	Prostate	12	1.29	3.32	3.41	0.08	0.47	–	–	–	–	–	–	C61
睾丸	Testis	2	0.22	0.55	0.84	0.05	0.05	–	–	–	–	–	–	C62
肾	Kidney	18	1.94	4.98	5.69	0.42	0.62	8	0.92	2.32	2.63	0.20	0.26	C64-66,68
膀胱	Bladder	11	1.19	3.04	3.24	0.27	0.42	11	1.26	3.19	2.89	0.12	0.43	C67
脑	Brain	29	3.13	8.02	8.80	0.62	0.91	19	2.17	5.50	4.92	0.46	0.51	C70-C72,D32-33,D42-43
甲状腺	Thyroid	15	1.62	4.15	4.89	0.27	0.32	34	3.89	9.84	9.96	0.85	1.16	C73
淋巴瘤	Lymphoma	20	2.16	5.53	7.02	0.41	0.56	20	2.29	5.79	5.70	0.41	0.63	C81-85,88,90,96
白血病	Leukemia	20	2.16	5.53	5.94	0.48	0.75	20	2.29	5.79	6.18	0.49	0.66	C91-95, D45-47
其他	Other	24	2.59	6.64	6.74	0.48	0.65	35	4.00	10.13	10.26	0.78	1.11	O&U
所有部位合计	All sites	927	100.00	256.51	286.56	17.13	32.44	874	100.00	253.07	242.70	16.78	27.34	All
所有部位除外皮肤	All sites exc. C44	924	99.68	255.68	285.76	17.06	32.37	866	99.08	250.75	240.29	16.61	27.05	All sites exc. C44
死亡 Mortality														
口腔	Oral cavity & pharynx	5	0.66	1.38	1.39	0.16	0.16	2	0.40	0.58	0.55	0.02	0.07	C00-10,C12-14
鼻咽	Nasopharynx	3	0.40	0.83	0.80	0.05	0.05	2	0.40	0.58	0.65	0.04	0.04	C11
食管	Esophagus	102	13.55	28.22	32.50	1.06	3.72	67	13.24	19.40	15.86	0.44	1.19	C15
胃	Stomach	262	34.79	72.50	84.09	3.73	8.48	104	20.55	30.11	27.22	1.02	2.74	C16
结直肠	Colon-rectum	38	5.05	10.51	11.98	0.63	1.21	26	5.14	7.53	7.11	0.13	0.70	C18-21
肝脏	Liver	76	10.09	21.03	22.73	1.14	2.42	37	7.31	10.71	9.96	0.52	1.02	C22
胆囊	Gallbladder etc.	9	1.20	2.49	3.18	0.08	0.32	15	2.96	4.34	3.83	0.12	0.38	C23-24
胰腺	Pancreas	16	2.12	4.43	4.89	0.37	0.64	17	3.36	4.92	4.44	0.17	0.67	C25
喉	Larynx	5	0.66	1.38	1.42	0.12	0.12	0	0.00	0.00	0.00	0.00	0.00	C32
肺	Lung	117	15.54	32.37	37.28	1.44	4.27	77	15.22	22.30	21.52	1.23	2.42	C33-34
其他胸腔器官	Other thoracic organs	1	0.13	0.28	0.33	0.04	0.04	1	0.20	0.29	0.17	0.00	0.00	C37-38
骨	Bone	10	1.33	2.77	2.87	0.23	0.45	6	1.19	1.74	1.78	0.13	0.25	C40-41
皮肤黑色素瘤	Melanoma of skin	0	0.00	0.00	0.00	0.00	0.00	1	0.20	0.29	0.30	0.00	0.00	C43
乳腺	Breast	1	0.13	0.28	0.31	0.00	0.05	37	7.31	10.71	10.40	0.78	1.16	C50
子宫颈	Cervix	–	–	–	–	–	–	33	6.52	9.56	9.07	0.50	0.83	C53
子宫体	Uterus	–	–	–	–	–	–	7	1.38	2.03	1.96	0.09	0.19	C54-55
卵巢	Ovary	–	–	–	–	–	–	14	2.77	4.05	3.77	0.29	0.41	C56
前列腺	Prostate	12	1.59	3.32	3.90	0.12	0.17	–	–	–	–	–	–	C61
睾丸	Testis	1	0.13	0.28	0.24	0.02	0.02	–	–	–	–	–	–	C62
肾	Kidney	12	1.59	3.32	3.42	0.18	0.33	7	1.38	2.03	2.01	0.15	0.27	C64-66,68
膀胱	Bladder	11	1.46	3.04	3.61	0.12	0.25	6	1.19	1.74	1.54	0.07	0.14	C67
脑	Brain	21	2.79	5.81	6.14	0.31	0.54	14	2.77	4.05	3.59	0.18	0.39	C70-C72,D32-33,D42-43
甲状腺	Thyroid	4	0.53	1.11	1.61	0.05	0.10	3	0.59	0.87	0.78	0.00	0.10	C73
淋巴瘤	Lymphoma	10	1.33	2.77	3.50	0.21	0.39	10	1.98	2.90	2.69	0.14	0.24	C81-85,88,90,96
白血病	Leukemia	15	1.99	4.15	4.52	0.30	0.37	9	1.78	2.61	2.27	0.12	0.24	C91-95, D45-47
其他	Other	22	2.92	6.09	6.93	0.39	0.88	11	2.17	3.19	3.05	0.20	0.40	O&U
所有部位合计	All sites	753	100.00	208.36	237.64	10.76	24.98	506	100.00	146.51	134.52	6.36	13.84	All
所有部位除外皮肤	All sites exc. C44	751	99.73	207.81	237.01	10.72	24.89	504	99.60	145.94	133.91	6.32	13.80	All sites exc. C44

附表 3-238　武汉市 2015 年癌症发病和死亡主要指标
Appendix Table 3-238　Incidence and mortality of cancer in Wuhan Shi, 2015

| 部位 Sites | 男性 Male | | | | | | 女性 Female | | | | | | ICD10 |
	病例数 No. cases	构成比 Freq. /%	粗率 Crude rate/ $100\,000^{-1}$	世标率 ASR world/ $100\,000^{-1}$	累积率 Cum. Rate/% 0~64	累积率 Cum. Rate/% 0~74	病例数 No. cases	构成比 Freq. /%	粗率 Crude rate/ $100\,000^{-1}$	世标率 ASR world/ $100\,000^{-1}$	累积率 Cum. Rate/% 0~64	累积率 Cum. Rate/% 0~74	
发病 Incidence													
口腔 Oral cavity & pharynx	146	1.62	6.29	3.49	0.22	0.44	78	0.92	3.43	1.71	0.10	0.19	C00-10, C12-14
鼻咽 Nasopharynx	118	1.31	5.08	3.09	0.22	0.36	57	0.68	2.50	1.60	0.13	0.16	C11
食管 Esophagus	346	3.85	14.90	7.78	0.49	0.89	104	1.23	4.57	2.08	0.05	0.25	C15
胃 Stomach	831	9.25	35.79	19.08	1.01	2.35	426	5.05	18.72	9.07	0.53	0.97	C16
结直肠 Colon-rectum	1035	11.52	44.58	24.39	1.28	2.99	818	9.69	35.94	17.74	0.95	2.11	C18-21
肝脏 Liver	916	10.19	39.45	22.00	1.39	2.55	305	3.61	13.40	6.42	0.29	0.68	C22
胆囊 Gallbladder etc.	132	1.47	5.68	2.95	0.15	0.29	136	1.61	5.98	2.87	0.10	0.36	C23-24
胰腺 Pancreas	228	2.54	9.82	5.27	0.24	0.65	201	2.38	8.83	4.05	0.15	0.48	C25
喉 Larynx	136	1.51	5.86	3.07	0.22	0.38	9	0.11	0.40	0.16	0.00	0.02	C32
肺 Lung	2391	26.61	102.98	54.38	2.62	6.79	1025	12.14	45.04	21.43	1.12	2.50	C33-34
其他胸腔器官 Other thoracic organs	40	0.45	1.72	0.96	0.06	0.10	32	0.38	1.41	0.73	0.05	0.08	C37-38
骨 Bone	37	0.41	1.59	1.18	0.07	0.12	39	0.46	1.71	1.32	0.08	0.10	C40-41
皮肤黑色素瘤 Melanoma of skin	21	0.23	0.90	0.45	0.03	0.03	31	0.37	1.36	0.71	0.04	0.10	C43
乳腺 Breast	14	0.16	0.60	0.30	0.02	0.03	1476	17.49	64.85	37.13	3.03	4.05	C50
子宫颈 Cervix	–	–	–	–	–	–	464	5.50	20.39	12.32	1.05	1.24	C53
子宫体 Uterus	–	–	–	–	–	–	274	3.25	12.04	6.83	0.56	0.79	C54-55
卵巢 Ovary	–	–	–	–	–	–	243	2.88	10.68	6.15	0.48	0.66	C56
前列腺 Prostate	404	4.50	17.40	8.62	0.17	0.90	–	–	–	–	–	–	C61
睾丸 Testis	6	0.07	0.26	0.17	0.01	0.01	–	–	–	–	–	–	C62
肾 Kidney	266	2.96	11.46	6.69	0.39	0.81	144	1.71	6.33	3.58	0.18	0.43	C64-66,68
膀胱 Bladder	363	4.04	15.63	8.28	0.37	0.97	98	1.16	4.31	1.84	0.06	0.19	C67
脑 Brain	167	1.86	7.19	5.17	0.32	0.51	191	2.26	8.39	4.80	0.30	0.46	C70-C72, D32-33, D42-43
甲状腺 Thyroid	530	5.90	22.83	16.19	1.34	1.43	1535	18.19	67.44	46.06	3.91	4.25	C73
淋巴瘤 Lymphoma	295	3.28	12.71	8.05	0.45	0.84	241	2.86	10.59	6.27	0.39	0.69	C81-85,88,90,96
白血病 Leukemia	192	2.14	8.27	7.01	0.37	0.60	139	1.65	6.11	6.00	0.32	0.45	C91-95, D45-47
其他 Other	373	4.15	16.06	9.10	0.49	0.97	375	4.44	16.48	9.26	0.51	0.95	O&U
所有部位合计 All sites	8987	100.00	387.05	217.66	11.91	25.03	8441	100.00	370.87	210.12	14.38	22.15	All
所有部位除外皮肤 All sites exc. C44	8939	99.47	384.98	216.43	11.84	24.94	8386	99.35	368.45	208.95	14.33	22.03	All sites exc. C44
死亡 Mortality													
口腔 Oral cavity & pharynx	99	1.64	4.26	2.26	0.14	0.27	39	1.13	1.71	0.74	0.02	0.07	C00-10, C12-14
鼻咽 Nasopharynx	64	1.06	2.76	1.67	0.12	0.20	25	0.73	1.10	0.56	0.04	0.07	C11
食管 Esophagus	317	5.26	13.65	7.01	0.38	0.81	84	2.44	3.69	1.55	0.01	0.17	C15
胃 Stomach	613	10.18	26.40	13.66	0.60	1.60	310	9.00	13.62	6.23	0.27	0.65	C16
结直肠 Colon-rectum	516	8.57	22.22	11.46	0.43	1.20	384	11.15	16.87	7.76	0.33	0.84	C18-21
肝脏 Liver	805	13.37	34.67	18.98	1.14	2.22	271	7.87	11.91	5.48	0.21	0.59	C22
胆囊 Gallbladder etc.	97	1.61	4.18	2.09	0.10	0.21	118	3.43	5.18	2.41	0.09	0.29	C23-24
胰腺 Pancreas	232	3.85	9.99	5.28	0.21	0.65	179	5.20	7.86	3.54	0.11	0.40	C25
喉 Larynx	80	1.33	3.45	1.78	0.11	0.21	4	0.12	0.18	0.05	0.00	0.00	C32
肺 Lung	2045	33.95	88.07	45.99	1.96	5.61	737	21.40	32.38	14.24	0.58	1.50	C33-34
其他胸腔器官 Other thoracic organs	29	0.48	1.25	0.68	0.05	0.07	16	0.46	0.70	0.53	0.03	0.06	C37-38
骨 Bone	24	0.40	1.03	0.62	0.04	0.07	21	0.61	0.92	0.72	0.03	0.05	C40-41
皮肤黑色素瘤 Melanoma of skin	14	0.23	0.60	0.32	0.02	0.03	9	0.26	0.40	0.22	0.01	0.02	C43
乳腺 Breast	5	0.08	0.22	0.09	0.01	0.01	296	8.59	13.01	6.66	0.46	0.74	C50
子宫颈 Cervix	–	–	–	–	–	–	114	3.31	5.01	2.60	0.19	0.27	C53
子宫体 Uterus	–	–	–	–	–	–	62	1.80	2.72	1.33	0.08	0.17	C54-55
卵巢 Ovary	–	–	–	–	–	–	128	3.72	5.62	2.90	0.22	0.34	C56
前列腺 Prostate	184	3.05	7.92	3.56	0.02	0.20	–	–	–	–	–	–	C61
睾丸 Testis	3	0.05	0.13	0.09	0.00	0.01	–	–	–	–	–	–	C62
肾 Kidney	93	1.54	4.01	2.21	0.08	0.26	72	2.09	3.16	1.51	0.07	0.15	C64-66,68
膀胱 Bladder	141	2.34	6.07	3.03	0.05	0.31	49	1.42	2.15	0.80	0.01	0.06	C67
脑 Brain	127	2.11	5.47	3.41	0.15	0.38	120	3.48	5.27	3.18	0.16	0.26	C70-C72, D32-33, D42-43
甲状腺 Thyroid	10	0.17	0.43	0.21	0.01	0.02	20	0.58	0.88	0.37	0.02	0.04	C73
淋巴瘤 Lymphoma	181	3.01	7.80	4.47	0.21	0.51	114	3.31	5.01	2.55	0.11	0.28	C81-85,88,90,96
白血病 Leukemia	129	2.14	5.56	4.38	0.22	0.41	97	2.82	4.26	2.60	0.14	0.24	C91-95, D45-47
其他 Other	215	3.57	9.26	5.00	0.23	0.54	175	5.08	7.69	3.55	0.12	0.34	O&U
所有部位合计 All sites	6023	100.00	259.40	138.28	6.28	15.78	3444	100.00	151.32	72.07	3.32	7.60	All
所有部位除外皮肤 All sites exc. C44	6013	99.83	258.97	138.08	6.27	15.77	3431	99.62	150.75	71.84	3.31	7.59	All sites exc. C44

部位 Sites		男性 Male						女性 Female						ICD10
		病例数 No. cases	构成比 Freq. /%	粗率 Crude rate/ 100 000⁻¹	世标率 ASR world/ 100 000⁻¹	累积率 Cum. Rate/% 0~64	0~74	病例数 No. cases	构成比 Freq. /%	粗率 Crude rate/ 100 000⁻¹	世标率 ASR world/ 100 000⁻¹	累积率 Cum. Rate/% 0~64	0~74	
发病 Incidence														
口腔	Oral cavity & pharynx	18	1.25	3.89	3.70	0.27	0.35	9	0.88	2.17	1.55	0.11	0.17	C00-10, C12-14
鼻咽	Nasopharynx	37	2.58	7.99	6.95	0.64	0.72	11	1.08	2.65	2.33	0.22	0.22	C11
食管	Esophagus	111	7.74	23.97	24.47	1.04	3.36	41	4.02	9.89	8.13	0.13	1.18	C15
胃	Stomach	212	14.77	45.77	45.03	2.10	5.73	119	11.68	28.70	22.59	0.96	2.29	C16
结直肠	Colon-rectum	103	7.18	22.24	21.49	1.16	2.48	71	6.97	17.13	14.36	0.74	1.89	C18-21
肝脏	Liver	221	15.40	47.71	46.12	2.68	5.62	89	8.73	21.47	17.83	0.96	2.01	C22
胆囊	Gallbladder etc.	13	0.91	2.81	2.75	0.13	0.33	12	1.18	2.89	2.47	0.16	0.33	C23-24
胰腺	Pancreas	19	1.32	4.10	3.68	0.28	0.37	14	1.37	3.38	2.61	0.20	0.25	C25
喉	Larynx	17	1.18	3.67	3.66	0.19	0.54	1	0.10	0.24	0.16	0.01	0.01	C32
肺	Lung	416	28.99	89.82	89.09	3.73	11.14	160	15.70	38.59	30.75	1.40	3.45	C33-34
其他胸腔器官	Other thoracic organs	11	0.77	2.37	2.17	0.15	0.25	4	0.39	0.96	0.74	0.06	0.06	C37-38
骨	Bone	13	0.91	2.81	2.90	0.13	0.35	6	0.59	1.45	1.25	0.03	0.15	C40-41
皮肤黑色素瘤	Melanoma of skin	5	0.35	1.08	1.33	0.05	0.05	1	0.10	0.24	0.17	0.00	0.00	C43
乳腺	Breast	2	0.14	0.43	0.38	0.05	0.05	130	12.76	31.36	26.17	2.16	2.61	C50
子宫颈	Cervix	–	–	–	–	–	–	108	10.60	26.05	21.75	1.88	2.37	C53
子宫体	Uterus	–	–	–	–	–	–	36	3.53	8.68	7.09	0.63	0.72	C54-55
卵巢	Ovary	–	–	–	–	–	–	22	2.16	5.31	4.83	0.34	0.60	C56
前列腺	Prostate	44	3.07	9.50	10.30	0.28	0.96	–	–	–	–	–	–	C61
睾丸	Testis	1	0.07	0.22	0.17	0.02	0.02	–	–	–	–	–	–	C62
肾	Kidney	7	0.49	1.51	1.46	0.11	0.23	13	1.28	3.14	2.92	0.21	0.26	C64-66, 68
膀胱	Bladder	22	1.53	4.75	4.90	0.22	0.67	3	0.29	0.72	0.57	0.01	0.06	C67
脑	Brain	23	1.60	4.97	4.39	0.35	0.44	22	2.16	5.31	4.37	0.25	0.42	C70-C72, D32-33, D42-43
甲状腺	Thyroid	18	1.25	3.89	3.42	0.26	0.36	48	4.71	11.58	9.27	0.79	0.88	C73
淋巴瘤	Lymphoma	40	2.79	8.64	8.17	0.55	0.91	30	2.94	7.24	6.58	0.39	0.82	C81-85, 88, 90, 96
白血病	Leukemia	31	2.16	6.69	7.18	0.40	0.63	16	1.57	3.86	3.54	0.18	0.33	C91-95, D45-47
其他	Other	51	3.55	11.01	10.92	0.54	1.29	53	5.20	12.78	11.74	0.66	1.33	O&U
所有部位合计	All sites	1435	100.00	309.82	304.61	15.34	36.84	1019	100.00	245.79	203.76	12.49	22.40	All
所有部位除外皮肤	All sites exc. C44	1424	99.23	307.44	302.02	15.21	36.57	1013	99.41	244.34	202.83	12.46	22.38	All sites exc. C44
死亡 Mortality														
口腔	Oral cavity & pharynx	16	1.65	3.45	3.25	0.25	0.25	1	0.19	0.24	0.14	0.00	0.00	C00-10, C12-14
鼻咽	Nasopharynx	15	1.54	3.24	2.91	0.25	0.36	3	0.57	0.72	0.63	0.04	0.10	C11
食管	Esophagus	85	8.75	18.35	18.77	0.44	2.37	27	5.12	6.51	5.13	0.05	0.63	C15
胃	Stomach	156	16.07	33.68	34.40	1.30	4.42	87	16.51	20.98	16.18	0.44	1.58	C16
结直肠	Colon-rectum	49	5.05	10.58	10.65	0.52	1.10	48	9.11	11.58	9.84	0.46	1.22	C18-21
肝脏	Liver	168	17.30	36.27	35.24	2.04	4.29	66	12.52	15.92	12.89	0.52	1.50	C22
胆囊	Gallbladder etc.	7	0.72	1.51	1.54	0.05	0.20	10	1.90	2.41	2.06	0.11	0.26	C23-24
胰腺	Pancreas	12	1.24	2.59	2.34	0.16	0.27	13	2.47	3.14	2.32	0.12	0.22	C25
喉	Larynx	7	0.72	1.51	1.42	0.07	0.17	0	0.00	0.00	0.00	0.00	0.00	C32
肺	Lung	317	32.65	68.44	68.78	2.41	8.20	122	23.15	29.43	22.80	0.82	2.18	C33-34
其他胸腔器官	Other thoracic organs	3	0.31	0.65	0.57	0.04	0.04	4	0.76	0.96	0.76	0.08	0.08	C37-38
骨	Bone	7	0.72	1.51	1.52	0.07	0.21	5	0.95	1.21	0.91	0.02	0.08	C40-41
皮肤黑色素瘤	Melanoma of skin	2	0.21	0.43	0.62	0.00	0.00	1	0.19	0.24	0.17	0.00	0.00	C43
乳腺	Breast	0	0.00	0.00	0.00	0.00	0.00	18	3.42	4.34	3.78	0.25	0.43	C50
子宫颈	Cervix	–	–	–	–	–	–	32	6.07	7.72	6.39	0.45	0.74	C53
子宫体	Uterus	–	–	–	–	–	–	7	1.33	1.69	1.26	0.04	0.12	C54-55
卵巢	Ovary	–	–	–	–	–	–	10	1.90	2.41	2.16	0.12	0.30	C56
前列腺	Prostate	28	2.88	6.05	7.07	0.06	0.48	–	–	–	–	–	–	C61
睾丸	Testis	0	0.00	0.00	0.00	0.00	0.00	–	–	–	–	–	–	C62
肾	Kidney	4	0.41	0.86	1.07	0.03	0.07	5	0.95	1.21	1.17	0.07	0.15	C64-66, 68
膀胱	Bladder	9	0.93	1.94	2.55	0.09	0.15	0	0.00	0.00	0.00	0.00	0.00	C67
脑	Brain	14	1.44	3.02	2.66	0.22	0.26	18	3.42	4.34	3.67	0.23	0.33	C70-C72, D32-33, D42-43
甲状腺	Thyroid	2	0.21	0.43	0.38	0.05	0.05	4	0.76	0.96	0.79	0.01	0.09	C73
淋巴瘤	Lymphoma	11	1.13	2.37	2.29	0.14	0.28	7	1.33	1.69	1.39	0.03	0.22	C81-85, 88, 90, 96
白血病	Leukemia	22	2.27	4.75	4.48	0.32	0.44	14	2.66	3.38	2.59	0.15	0.32	C91-95, D45-47
其他	Other	37	3.81	7.99	8.16	0.25	0.94	25	4.74	6.03	5.23	0.17	0.66	O&U
所有部位合计	All sites	971	100.00	209.64	210.65	8.77	24.54	527	100.00	127.11	102.26	4.21	11.22	All
所有部位除外皮肤	All sites exc. C44	961	98.97	207.48	208.17	8.72	24.32	525	99.62	126.63	101.93	4.19	11.21	All sites exc. C44

附表 3-240 十堰市郧阳区 2015 年癌症发病和死亡主要指标

Appendix Table 3-240 Incidence and mortality of cancer in Yunyang Qu，Shiyan Shi,2015

部位 Sites		男性 Male						女性 Female						ICD10
		病例数 No. cases	构成比 Freq. /%	粗率 Crude rate/ 100 000⁻¹	世标率 ASR world/ 100 000⁻¹	累积率 Cum. Rate/%		病例数 No. cases	构成比 Freq. /%	粗率 Crude rate/ 100 000⁻¹	世标率 ASR world/ 100 000⁻¹	累积率 Cum. Rate/%		
						0~64	0~74					0~64	0~74	
发病 Incidence														
口腔	Oral cavity & pharynx	10	1.17	3.40	2.46	0.13	0.29	2	0.37	0.74	0.76	0.04	0.13	C00-10,C12-14
鼻咽	Nasopharynx	13	1.52	4.42	3.39	0.21	0.37	4	0.75	1.48	1.09	0.09	0.13	C11
食管	Esophagus	200	23.39	68.04	53.02	2.42	7.33	96	17.98	35.63	27.49	1.09	3.95	C15
胃	Stomach	194	22.69	66.00	51.56	2.42	7.19	72	13.48	26.73	20.02	0.98	2.45	C16
结直肠	Colon-rectum	56	6.55	19.05	15.51	0.95	1.95	41	7.68	15.22	11.54	0.61	1.41	C18-21
肝脏	Liver	118	13.80	40.15	31.48	1.84	4.36	42	7.87	15.59	11.73	0.53	1.40	C22
胆囊	Gallbladder etc.	10	1.17	3.40	2.62	0.17	0.40	6	1.12	2.23	1.65	0.00	0.31	C23-24
胰腺	Pancreas	4	0.47	1.36	1.21	0.07	0.16	2	0.37	0.74	0.69	0.08	0.08	C25
喉	Larynx	6	0.70	2.04	1.85	0.10	0.28	0	0.00	0.00	0.00	0.00	0.00	C32
肺	Lung	157	18.36	53.41	41.53	1.93	5.73	61	11.42	22.64	16.99	0.69	2.18	C33-34
其他胸腔器官	Other thoracic organs	2	0.23	0.68	0.57	0.02	0.11	3	0.56	1.11	0.62	0.05	0.05	C37-38
骨	Bone	7	0.82	2.38	1.90	0.10	0.14	5	0.94	1.86	1.57	0.06	0.20	C40-41
皮肤黑色素瘤	Melanoma of skin	0	0.00	0.00	0.00	0.00	0.00	0	0.00	0.00	0.00	0.00	0.00	C43
乳腺	Breast	0	0.00	0.00	0.00	0.00	0.00	65	12.17	24.13	18.73	1.56	1.90	C50
子宫颈	Cervix	–	–	–	–	–	–	38	7.12	14.11	11.07	1.04	1.12	C53
子宫体	Uterus	–	–	–	–	–	–	13	2.43	4.83	3.78	0.34	0.42	C54-55
卵巢	Ovary	–	–	–	–	–	–	9	1.69	3.34	2.45	0.17	0.25	C56
前列腺	Prostate	6	0.70	2.04	1.56	0.05	0.18	–	–	–	–	–	–	C61
睾丸	Testis	1	0.12	0.34	0.23	0.02	0.02	–	–	–	–	–	–	C62
肾	Kidney	3	0.35	1.02	0.72	0.07	0.07	7	1.31	2.60	1.79	0.10	0.14	C64-66,68
膀胱	Bladder	3	0.35	1.02	0.79	0.00	0.13	5	0.94	1.86	1.40	0.12	0.12	C67
脑	Brain	14	1.64	4.76	4.02	0.18	0.55	12	2.25	4.45	3.35	0.19	0.42	C70-C72,D32-33,D42-43
甲状腺	Thyroid	2	0.23	0.68	0.52	0.04	0.04	11	2.06	4.08	3.59	0.27	0.37	C73
淋巴瘤	Lymphoma	14	1.64	4.76	3.81	0.24	0.41	5	0.94	1.86	1.69	0.09	0.23	C81-85,88,90,96
白血病	Leukemia	9	1.05	3.06	3.66	0.21	0.30	9	1.69	3.34	3.01	0.16	0.34	C91-95, D45-47
其他	Other	26	3.04	8.85	7.69	0.48	0.98	26	4.87	9.65	7.52	0.45	1.04	O&U
所有部位合计	All sites	855	100.00	290.88	230.10	11.67	30.99	534	100.00	198.22	152.53	8.69	18.63	All
所有部位除外皮肤	All sites exc. C44	849	99.30	288.84	228.15	11.59	30.75	533	99.81	197.85	152.29	8.69	18.63	All sites exc. C44
死亡 Mortality														
口腔	Oral cavity & pharynx	4	0.77	1.36	1.12	0.02	0.21	2	0.71	0.74	0.48	0.03	0.03	C00-10,C12-14
鼻咽	Nasopharynx	1	0.19	0.34	0.37	0.00	0.09	0	0.00	0.00	0.00	0.00	0.00	C11
食管	Esophagus	117	22.50	39.81	31.53	0.85	3.83	59	20.92	21.90	16.90	0.35	2.23	C15
胃	Stomach	103	19.81	35.04	27.30	0.97	3.47	43	15.25	15.96	11.62	0.34	1.07	C16
结直肠	Colon-rectum	47	9.04	15.99	13.59	0.70	1.58	21	7.45	7.80	5.68	0.15	0.77	C18-21
肝脏	Liver	87	16.73	29.60	24.25	0.90	3.04	41	14.54	15.22	11.53	0.22	1.50	C22
胆囊	Gallbladder etc.	4	0.77	1.36	1.06	0.03	0.16	3	1.06	1.11	0.75	0.02	0.11	C23-24
胰腺	Pancreas	3	0.58	1.02	0.98	0.00	0.18	1	0.35	0.37	0.31	0.04	0.04	C25
喉	Larynx	2	0.38	0.68	0.52	0.03	0.03	0	0.00	0.00	0.00	0.00	0.00	C32
肺	Lung	119	22.88	40.49	33.00	0.89	4.27	49	17.38	18.19	13.85	0.41	1.69	C33-34
其他胸腔器官	Other thoracic organs	0	0.00	0.00	0.00	0.00	0.00	1	0.35	0.37	0.24	0.03	0.03	C37-38
骨	Bone	3	0.58	1.02	0.96	0.00	0.22	0	0.00	0.00	0.00	0.00	0.00	C40-41
皮肤黑色素瘤	Melanoma of skin	0	0.00	0.00	0.00	0.00	0.00	0	0.00	0.00	0.00	0.00	0.00	C43
乳腺	Breast	1	0.19	0.34	0.38	0.00	0.00	20	7.09	7.42	5.20	0.47	0.61	C50
子宫颈	Cervix	–	–	–	–	–	–	6	2.13	2.23	1.40	0.05	0.18	C53
子宫体	Uterus	–	–	–	–	–	–	2	0.71	0.74	0.62	0.08	0.08	C54-55
卵巢	Ovary	–	–	–	–	–	–	5	1.77	1.86	1.25	0.09	0.13	C56
前列腺	Prostate	3	0.58	1.02	0.72	0.05	0.05	–	–	–	–	–	–	C61
睾丸	Testis	0	0.00	0.00	0.00	0.00	0.00	–	–	–	–	–	–	C62
肾	Kidney	1	0.19	0.34	0.23	0.00	0.04	5	1.77	1.86	1.16	0.06	0.06	C64-66,68
膀胱	Bladder	3	0.58	1.02	0.67	0.00	0.04	3	1.06	1.11	1.13	0.00	0.28	C67
脑	Brain	1	0.19	0.34	0.25	0.00	0.00	7	2.48	2.60	1.88	0.11	0.24	C70-C72,D32-33,D42-43
甲状腺	Thyroid	0	0.00	0.00	0.00	0.00	0.00	1	0.35	0.37	0.38	0.00	0.09	C73
淋巴瘤	Lymphoma	4	0.77	1.36	1.24	0.13	0.13	0	0.00	0.00	0.00	0.00	0.00	C81-85,88,90,96
白血病	Leukemia	3	0.58	1.02	1.16	0.07	0.07	6	2.13	2.23	1.66	0.11	0.15	C91-95, D45-47
其他	Other	14	2.69	4.76	3.79	0.16	0.53	7	2.48	2.60	2.16	0.06	0.34	O&U
所有部位合计	All sites	520	100.00	176.91	143.11	4.81	17.94	282	100.00	104.68	78.20	2.59	9.62	All
所有部位除外皮肤	All sites exc. C44	519	99.81	176.57	142.89	4.81	17.91	281	99.65	104.31	77.97	2.59	9.62	All sites exc. C44

部位 Sites		男性 Male						女性 Female						ICD10
		病例数 No. cases	构成比 Freq. /%	粗率 Crude rate/ 100 000⁻¹	世标率 ASR world/ 100 000⁻¹	累积率 Cum. Rate/%		病例数 No. cases	构成比 Freq. /%	粗率 Crude rate/ 100 000⁻¹	世标率 ASR world/ 100 000⁻¹	累积率 Cum. Rate/%		
						0~64	0~74					0~64	0~74	
发病 Incidence														
口腔	Oral cavity & pharynx	33	1.98	4.90	3.32	0.14	0.47	16	1.49	2.47	1.47	0.08	0.15	C00-10, C12-14
鼻咽	Nasopharynx	24	1.44	3.56	2.32	0.18	0.24	10	0.93	1.54	1.01	0.08	0.12	C11
食管	Esophagus	109	6.54	16.19	10.72	0.58	1.41	13	1.21	2.00	1.22	0.01	0.12	C15
胃	Stomach	109	6.54	16.19	10.26	0.48	1.21	42	3.92	6.47	4.10	0.20	0.50	C16
结直肠	Colon-rectum	167	10.02	24.81	16.08	0.69	2.04	66	6.16	10.17	6.36	0.29	0.83	C18-21
肝脏	Liver	215	12.91	31.93	21.08	1.18	2.69	64	5.98	9.86	6.59	0.37	0.81	C22
胆囊	Gallbladder etc.	8	0.48	1.19	0.67	0.04	0.06	13	1.21	2.00	1.36	0.02	0.22	C23-24
胰腺	Pancreas	35	2.10	5.20	3.41	0.13	0.46	34	3.17	5.24	3.15	0.11	0.28	C25
喉	Larynx	22	1.32	3.27	2.03	0.08	0.25	1	0.09	0.15	0.08	0.00	0.00	C32
肺	Lung	522	31.33	77.53	50.11	2.37	6.26	171	15.97	26.35	16.35	0.74	2.00	C33-34
其他胸腔器官	Other thoracic organs	12	0.72	1.78	1.19	0.05	0.15	8	0.75	1.23	0.82	0.07	0.10	C37-38
骨	Bone	11	0.66	1.63	1.03	0.08	0.13	11	1.03	1.69	1.17	0.04	0.20	C40-41
皮肤黑色素瘤	Melanoma of skin	7	0.42	1.04	0.66	0.05	0.07	1	0.09	0.15	0.08	0.00	0.00	C43
乳腺	Breast	3	0.18	0.45	0.27	0.03	0.03	188	17.55	28.97	18.97	1.55	2.04	C50
子宫颈	Cervix	–	–	–	–	–	–	76	7.10	11.71	7.73	0.50	0.91	C53
子宫体	Uterus	–	–	–	–	–	–	19	1.77	2.93	1.98	0.13	0.26	C54-55
卵巢	Ovary	–	–	–	–	–	–	29	2.71	4.47	3.07	0.26	0.39	C56
前列腺	Prostate	65	3.90	9.65	6.06	0.13	0.65	–	–	–	–	–	–	C61
睾丸	Testis	0	0.00	0.00	0.00	0.00	0.00	–	–	–	–	–	–	C62
肾	Kidney	34	2.04	5.05	3.35	0.17	0.39	11	1.03	1.69	1.15	0.08	0.15	C64-66, 68
膀胱	Bladder	59	3.54	8.76	5.68	0.20	0.68	12	1.12	1.85	1.10	0.06	0.11	C67
脑	Brain	36	2.16	5.35	3.63	0.21	0.34	50	4.67	7.70	5.38	0.29	0.55	C70-C72, D32-33, D42-43
甲状腺	Thyroid	51	3.06	7.58	5.45	0.42	0.48	146	13.63	22.50	15.30	1.29	1.50	C73
淋巴瘤	Lymphoma	53	3.18	7.87	5.23	0.28	0.73	33	3.08	5.08	3.39	0.20	0.41	C81-85, 88, 90, 96
白血病	Leukemia	38	2.28	5.64	4.54	0.29	0.44	22	2.05	3.39	3.54	0.15	0.30	C91-95, D45-47
其他	Other	53	3.18	7.87	5.56	0.26	0.73	35	3.27	5.39	3.41	0.17	0.44	O&U
所有部位合计	All sites	1666	100.00	247.46	162.65	8.01	19.94	1071	100.00	165.03	108.78	6.69	12.41	All
所有部位除外皮肤	All sites exc. C44	1652	99.16	245.38	161.24	7.97	19.76	1065	99.44	164.11	108.17	6.68	12.29	All sites exc. C44
死亡 Mortality														
口腔	Oral cavity & pharynx	17	1.25	2.53	1.62	0.08	0.20	3	0.47	0.46	0.28	0.01	0.03	C00-10, C12-14
鼻咽	Nasopharynx	19	1.40	2.82	1.91	0.10	0.22	4	0.62	0.62	0.45	0.01	0.08	C11
食管	Esophagus	99	7.27	14.70	9.73	0.35	1.29	17	2.65	2.62	1.57	0.01	0.42	C15
胃	Stomach	98	7.20	14.56	8.84	0.28	0.87	49	7.64	7.55	4.43	0.12	0.42	C16
结直肠	Colon-rectum	114	8.37	16.93	10.88	0.38	1.16	50	7.80	7.70	4.35	0.13	0.41	C18-21
肝脏	Liver	274	20.12	40.70	26.50	1.49	3.12	100	15.60	15.41	9.40	0.48	1.15	C22
胆囊	Gallbladder etc.	11	0.81	1.63	0.96	0.05	0.10	9	1.40	1.39	0.87	0.04	0.12	C23-24
胰腺	Pancreas	28	2.06	4.16	2.76	0.08	0.36	37	5.77	5.70	3.44	0.10	0.36	C25
喉	Larynx	20	1.47	2.97	1.84	0.07	0.24	0	0.00	0.00	0.00	0.00	0.00	C32
肺	Lung	519	38.11	77.09	48.95	2.06	5.85	180	28.08	27.74	16.51	0.61	1.97	C33-34
其他胸腔器官	Other thoracic organs	5	0.37	0.74	0.50	0.02	0.08	4	0.62	0.62	0.40	0.03	0.07	C37-38
骨	Bone	6	0.44	0.89	0.58	0.03	0.08	4	0.62	0.62	0.30	0.00	0.03	C40-41
皮肤黑色素瘤	Melanoma of skin	1	0.07	0.15	0.12	0.00	0.00	2	0.31	0.31	0.20	0.01	0.04	C43
乳腺	Breast	2	0.15	0.30	0.21	0.01	0.03	48	7.49	7.40	4.92	0.38	0.62	C50
子宫颈	Cervix	–	–	–	–	–	–	45	7.02	6.93	4.06	0.22	0.46	C53
子宫体	Uterus	–	–	–	–	–	–	4	0.62	0.62	0.38	0.01	0.07	C54-55
卵巢	Ovary	–	–	–	–	–	–	23	3.59	3.54	2.31	0.13	0.31	C56
前列腺	Prostate	26	1.91	3.86	2.46	0.02	0.18	–	–	–	–	–	–	C61
睾丸	Testis	0	0.00	0.00	0.00	0.00	0.00	–	–	–	–	–	–	C62
肾	Kidney	13	0.95	1.93	1.14	0.03	0.09	5	0.78	0.77	0.53	0.01	0.09	C64-66, 68
膀胱	Bladder	28	2.06	4.16	2.47	0.05	0.23	5	0.78	0.77	0.39	0.00	0.00	C67
脑	Brain	17	1.25	2.53	1.50	0.04	0.14	12	1.87	1.85	1.28	0.08	0.11	C70-C72, D32-33, D42-43
甲状腺	Thyroid	2	0.15	0.30	0.19	0.02	0.02	2	0.31	0.31	0.18	0.01	0.01	C73
淋巴瘤	Lymphoma	18	1.32	2.67	2.05	0.12	0.27	12	1.87	1.85	1.19	0.06	0.17	C81-85, 88, 90, 96
白血病	Leukemia	17	1.25	2.53	2.59	0.12	0.21	9	1.40	1.39	0.86	0.02	0.12	C91-95, D45-47
其他	Other	28	2.06	4.16	2.80	0.10	0.34	17	2.65	2.62	1.46	0.08	0.10	O&U
所有部位合计	All sites	1362	100.00	202.30	130.60	5.50	15.05	641	100.00	98.77	59.76	2.57	6.95	All
所有部位除外皮肤	All sites exc. C44	1358	99.71	201.71	130.23	5.50	15.03	640	99.84	98.62	59.70	2.57	6.95	All sites exc. C44

部位 Sites	男性 Male						女性 Female						ICD10
	病例数 No. cases	构成比 Freq. /%	粗率 Crude rate/ 100 000⁻¹	世标率 ASR world/ 100 000⁻¹	累积率 Cum. Rate/% 0~64	0~74	病例数 No. cases	构成比 Freq. /%	粗率 Crude rate/ 100 000⁻¹	世标率 ASR world/ 100 000⁻¹	累积率 Cum. Rate/% 0~64	0~74	
发病 Incidence													
口腔　Oral cavity & pharynx	5	2.04	4.74	2.75	0.20	0.39	1	0.53	1.04	0.61	0.08	0.08	C00-10,C12-14
鼻咽　Nasopharynx	7	2.86	6.63	3.56	0.23	0.47	1	0.53	1.04	0.61	0.08	0.08	C11
食管　Esophagus	13	5.31	12.31	6.53	0.40	0.91	6	3.17	6.22	3.25	0.15	0.37	C15
胃　Stomach	9	3.67	8.52	4.92	0.24	0.68	7	3.70	7.25	3.88	0.38	0.52	C16
结直肠　Colon-rectum	25	10.20	23.68	12.56	0.82	1.35	22	11.64	22.79	12.45	0.88	1.52	C18-21
肝脏　Liver	66	26.94	62.52	35.54	2.18	4.52	21	11.11	21.76	12.23	0.79	1.79	C22
胆囊　Gallbladder etc.	1	0.41	0.95	0.59	0.00	0.10	1	0.53	1.04	0.26	0.00	0.00	C23-24
胰腺　Pancreas	8	3.27	7.58	3.98	0.09	0.43	4	2.12	4.14	2.13	0.13	0.27	C25
喉　Larynx	3	1.22	2.84	1.73	0.00	0.33	2	1.06	2.07	0.87	0.00	0.08	C32
肺　Lung	63	25.71	59.67	32.30	1.59	4.02	37	19.58	38.33	20.69	1.27	2.49	C33-34
其他胸腔器官　Other thoracic organs	1	0.41	0.95	0.27	0.00	0.00	0	0.00	0.00	0.00	0.00	0.00	C37-38
骨　Bone	1	0.41	0.95	0.52	0.07	0.07	0	0.00	0.00	0.00	0.00	0.00	C40-41
皮肤黑色素瘤　Melanoma of skin	1	0.41	0.95	0.52	0.07	0.07	0	0.00	0.00	0.00	0.00	0.00	C43
乳腺　Breast	0	0.00	0.00	0.00	0.00	0.00	17	8.99	17.61	11.02	0.84	1.31	C50
子宫颈　Cervix	–	–	–	–	–	–	22	11.64	22.79	13.25	0.90	1.33	C53
子宫体　Uterus	–	–	–	–	–	–	5	2.65	5.18	2.75	0.13	0.38	C54-55
卵巢　Ovary	–	–	–	–	–	–	8	4.23	8.29	7.58	0.59	0.73	C56
前列腺　Prostate	7	2.86	6.63	3.60	0.13	0.43						–	C61
睾丸　Testis	0	0.00	0.00	0.00	0.00	0.00						–	C62
肾　Kidney	1	0.41	0.95	0.55	0.07	0.07	4	2.12	4.14	1.92	0.06	0.20	C64-66,68
膀胱　Bladder	9	3.67	8.52	4.39	0.33	0.46	3	1.59	3.11	1.58	0.00	0.25	C67
脑　Brain	5	2.04	4.74	2.62	0.21	0.35	5	2.65	5.18	2.91	0.24	0.38	C70-C72,D32-33,D42-43
甲状腺　Thyroid	2	0.82	1.89	1.45	0.07	0.17	6	3.17	6.22	5.84	0.46	0.46	C73
淋巴瘤　Lymphoma	8	3.27	7.58	4.18	0.32	0.42	5	2.65	5.18	2.94	0.18	0.46	C81-85,88,90,96
白血病　Leukemia	3	1.22	2.84	1.59	0.20	0.20	2	1.06	2.07	3.78	0.19	0.19	C91-95, D45-47
其他　Other	7	2.86	6.63	3.26	0.25	0.25	10	5.29	10.36	5.68	0.12	0.83	O&U
所有部位合计　All sites	245	100.00	232.07	127.42	7.48	15.67	189	100.00	195.81	116.22	7.54	13.71	All
所有部位除外皮肤　All sites exc. C44	239	97.55	226.39	124.43	7.23	15.42	186	98.41	192.71	114.94	7.54	13.60	All sites exc. C44
死亡 Mortality													
口腔　Oral cavity & pharynx	5	2.14	4.74	2.72	0.20	0.43	0	0.00	0.00	0.00	0.00	0.00	C00-10,C12-14
鼻咽　Nasopharynx	2	0.85	1.89	1.04	0.05	0.18	1	0.77	1.04	0.60	0.05	0.05	C11
食管　Esophagus	18	7.69	17.05	9.33	0.37	1.47	9	6.92	9.32	4.32	0.00	0.61	C15
胃　Stomach	8	3.42	7.58	4.65	0.19	0.72	4	3.08	4.14	2.40	0.29	0.29	C16
结直肠　Colon-rectum	19	8.12	18.00	8.59	0.36	0.93	6	4.62	6.22	3.02	0.11	0.39	C18-21
肝脏　Liver	58	24.79	54.94	30.68	1.89	3.85	20	15.38	20.72	11.80	0.62	1.66	C22
胆囊　Gallbladder etc.	3	1.28	2.84	1.41	0.00	0.23	1	0.77	1.04	0.61	0.08	0.08	C23-24
胰腺　Pancreas	9	3.85	8.52	4.59	0.16	0.46	4	3.08	4.14	1.83	0.13	0.13	C25
喉　Larynx	2	0.85	1.89	1.13	0.00	0.23	0	0.00	0.00	0.00	0.00	0.00	C32
肺　Lung	57	24.36	53.99	27.59	1.55	3.15	31	23.85	32.12	14.99	0.67	1.52	C33-34
其他胸腔器官　Other thoracic organs	1	0.43	0.95	0.27	0.00	0.00	0	0.00	0.00	0.00	0.00	0.00	C37-38
骨　Bone	3	1.28	2.84	1.54	0.18	0.18	0	0.00	0.00	0.00	0.00	0.00	C40-41
皮肤黑色素瘤　Melanoma of skin	0	0.00	0.00	0.00	0.00	0.00	0	0.00	0.00	0.00	0.00	0.00	C43
乳腺　Breast	0	0.00	0.00	0.00	0.00	0.00	7	5.38	7.25	3.87	0.29	0.43	C50
子宫颈　Cervix	–	–	–	–	–	–	14	10.77	14.50	7.68	0.22	0.94	C53
子宫体　Uterus	–	–	–	–	–	–	2	1.54	2.07	1.20	0.10	0.10	C54-55
卵巢　Ovary	–	–	–	–	–	–	8	6.15	8.29	4.47	0.31	0.56	C56
前列腺　Prostate	6	2.56	5.68	3.32	0.07	0.50	–	–	–	–	–	–	C61
睾丸　Testis	0	0.00	0.00	0.00	0.00	0.00	–	–	–	–	–	–	C62
肾　Kidney	1	0.43	0.95	0.27	0.00	0.00	4	3.08	4.14	1.83	0.00	0.28	C64-66,68
膀胱　Bladder	8	3.42	7.58	3.81	0.18	0.42	4	3.08	4.14	2.13	0.00	0.39	C67
脑　Brain	8	3.42	7.58	4.26	0.28	0.52	5	3.85	5.18	4.72	0.23	0.48	C70-C72,D32-33,D42-43
甲状腺　Thyroid	1	0.43	0.95	0.59	0.00	0.10	0	0.00	0.00	0.00	0.00	0.00	C73
淋巴瘤　Lymphoma	9	3.85	8.52	4.88	0.30	0.64	1	0.77	1.04	0.56	0.00	0.14	C81-85,88,90,96
白血病　Leukemia	5	2.14	4.74	4.77	0.33	0.47	2	1.54	2.07	4.21	0.22	0.22	C91-95, D45-47
其他　Other	11	4.70	10.42	7.55	0.40	0.63	7	5.38	7.25	3.87	0.19	0.47	O&U
所有部位合计　All sites	234	100.00	221.65	122.98	6.52	15.12	130	100.00	134.69	74.11	3.49	8.72	All
所有部位除外皮肤　All sites exc. C44	226	96.58	214.07	119.12	6.29	14.79	128	98.46	132.62	73.25	3.44	8.67	All sites exc. C44

部位 Sites		男性 Male						女性 Female						ICD10
		病例数 No. cases	构成比 Freq. /%	粗率 Crude rate/ 100 000⁻¹	世标率 ASR world/ 100 000⁻¹	累积率 Cum. Rate/% 0~64	0~74	病例数 No. cases	构成比 Freq. /%	粗率 Crude rate/ 100 000⁻¹	世标率 ASR world/ 100 000⁻¹	累积率 Cum. Rate/% 0~64	0~74	
发病 Incidence														
口腔	Oral cavity & pharynx	8	1.41	3.04	1.90	0.14	0.19	5	1.13	1.92	1.45	0.11	0.16	C00-10, C12-14
鼻咽	Nasopharynx	12	2.11	4.56	3.00	0.29	0.36	3	0.68	1.15	0.73	0.04	0.11	C11
食管	Esophagus	37	6.51	14.07	9.56	0.48	1.29	3	0.68	1.15	0.72	0.03	0.08	C15
胃	Stomach	30	5.28	11.41	7.92	0.38	1.15	21	4.74	8.05	4.94	0.28	0.51	C16
结直肠	Colon-rectum	66	11.62	25.10	16.16	1.04	1.81	41	9.26	15.71	9.41	0.47	1.09	C18-21
肝脏	Liver	85	14.96	32.33	22.21	1.61	2.76	31	7.00	11.88	7.47	0.39	1.01	C22
胆囊	Gallbladder etc.	6	1.06	2.28	1.53	0.00	0.23	2	0.45	0.77	0.38	0.03	0.03	C23-24
胰腺	Pancreas	6	1.06	2.28	1.70	0.11	0.24	8	1.81	3.07	2.08	0.14	0.24	C25
喉	Larynx	4	0.70	1.52	1.10	0.09	0.17	0	0.00	0.00	0.00	0.00	0.00	C32
肺	Lung	204	35.92	77.59	51.69	2.51	7.27	79	17.83	30.27	19.69	1.16	2.46	C33-34
其他胸腔器官	Other thoracic organs	2	0.35	0.76	0.97	0.07	0.07	0	0.00	0.00	0.00	0.00	0.00	C37-38
骨	Bone	4	0.70	1.52	1.08	0.02	0.20	1	0.23	0.38	0.27	0.02	0.02	C40-41
皮肤黑色素瘤	Melanoma of skin	0	0.00	0.00	0.00	0.00	0.00	2	0.45	0.77	0.57	0.03	0.11	C43
乳腺	Breast	1	0.18	0.38	0.26	0.03	0.03	89	20.09	34.10	22.96	2.03	2.39	C50
子宫颈	Cervix	–	–	–	–	–	–	31	7.00	11.88	8.03	0.67	0.88	C53
子宫体	Uterus	–	–	–	–	–	–	23	5.19	8.81	5.89	0.47	0.69	C54-55
卵巢	Ovary	–	–	–	–	–	–	20	4.51	7.66	5.18	0.37	0.59	C56
前列腺	Prostate	13	2.29	4.94	3.19	0.06	0.47	–	–	–	–	–	–	C61
睾丸	Testis	1	0.18	0.38	0.39	0.03	0.03	–	–	–	–	–	–	C62
肾	Kidney	12	2.11	4.56	3.33	0.22	0.42	7	1.58	2.68	1.89	0.14	0.26	C64-66, 68
膀胱	Bladder	22	3.87	8.37	5.76	0.41	0.72	3	0.68	1.15	0.59	0.05	0.05	C67
脑	Brain	14	2.46	5.32	4.37	0.34	0.41	22	4.97	8.43	6.51	0.48	0.57	C70-C72, D32-33, D42-43
甲状腺	Thyroid	2	0.35	0.76	0.67	0.03	0.11	7	1.58	2.68	1.66	0.11	0.21	C73
淋巴瘤	Lymphoma	11	1.94	4.18	2.84	0.18	0.30	6	1.35	2.30	1.26	0.12	0.12	C81-85, 88, 90, 96
白血病	Leukemia	8	1.41	3.04	2.64	0.16	0.29	13	2.93	4.98	3.47	0.19	0.40	C91-95, D45-47
其他	Other	20	3.52	7.61	5.99	0.35	0.57	26	5.87	9.96	6.73	0.37	0.66	O&U
所有部位合计	All sites	568	100.00	216.04	148.28	8.57	19.08	443	100.00	169.73	111.90	7.71	12.67	All
所有部位除外皮肤	All sites exc. C44	566	99.65	215.28	147.77	8.54	19.05	440	99.32	168.58	111.22	7.71	12.59	All sites exc. C44
死亡 Mortality														
口腔	Oral cavity & pharynx	2	0.40	0.76	0.59	0.00	0.12	3	1.03	1.15	0.85	0.03	0.16	C00-10, C12-14
鼻咽	Nasopharynx	5	1.00	1.90	0.94	0.07	0.07	2	0.69	0.77	0.33	0.02	0.02	C11
食管	Esophagus	28	5.62	10.65	7.57	0.15	1.28	6	2.06	2.30	1.36	0.05	0.18	C15
胃	Stomach	40	8.03	15.21	9.89	0.40	1.35	34	11.68	13.03	7.36	0.14	0.74	C16
结直肠	Colon-rectum	34	6.83	12.93	8.61	0.30	0.96	26	8.93	9.96	5.75	0.26	0.45	C18-21
肝脏	Liver	116	23.29	44.12	28.93	2.06	3.28	54	18.56	20.69	12.36	0.62	1.39	C22
胆囊	Gallbladder etc.	3	0.60	1.14	0.67	0.00	0.00	1	0.34	0.38	0.12	0.00	0.00	C23-24
胰腺	Pancreas	9	1.81	3.42	2.32	0.19	0.28	7	2.41	2.68	1.67	0.11	0.19	C25
喉	Larynx	2	0.40	0.76	0.49	0.00	0.05	0	0.00	0.00	0.00	0.00	0.00	C32
肺	Lung	201	40.36	76.45	49.38	2.31	6.05	66	22.68	25.29	15.06	0.69	1.54	C33-34
其他胸腔器官	Other thoracic organs	1	0.20	0.38	0.31	0.00	0.08	0	0.00	0.00	0.00	0.00	0.00	C37-38
骨	Bone	3	0.60	1.14	0.79	0.02	0.11	3	1.03	1.15	0.69	0.02	0.02	C40-41
皮肤黑色素瘤	Melanoma of skin	1	0.20	0.38	0.28	0.00	0.00	1	0.34	0.38	0.18	0.00	0.00	C43
乳腺	Breast	1	0.20	0.38	0.29	0.00	0.05	16	5.50	6.13	3.96	0.34	0.49	C50
子宫颈	Cervix	–	–	–	–	–	–	15	5.15	5.75	3.83	0.27	0.44	C53
子宫体	Uterus	–	–	–	–	–	–	11	3.78	4.21	2.73	0.17	0.32	C54-55
卵巢	Ovary	–	–	–	–	–	–	4	1.37	1.53	0.91	0.08	0.08	C56
前列腺	Prostate	15	3.01	5.71	3.45	0.00	0.28	–	–	–	–	–	–	C61
睾丸	Testis	0	0.00	0.00	0.00	0.00	0.00	–	–	–	–	–	–	C62
肾	Kidney	1	0.20	0.38	0.26	0.02	0.02	1	0.34	0.38	0.21	0.02	0.02	C64-66, 68
膀胱	Bladder	9	1.81	3.42	2.36	0.06	0.37	1	0.34	0.38	0.20	0.03	0.03	C67
脑	Brain	7	1.41	2.66	2.03	0.05	0.27	17	5.84	6.51	5.68	0.41	0.58	C70-C72, D32-33, D42-43
甲状腺	Thyroid	0	0.00	0.00	0.00	0.00	0.00	1	0.34	0.38	0.28	0.00	0.05	C73
淋巴瘤	Lymphoma	5	1.00	1.90	1.18	0.14	0.14	3	1.03	1.15	0.70	0.02	0.09	C81-85, 88, 90, 96
白血病	Leukemia	5	1.00	1.90	1.30	0.09	0.17	3	1.03	1.15	1.26	0.03	0.11	C91-95, D45-47
其他	Other	10	2.01	3.80	2.47	0.09	0.29	16	5.50	6.13	4.06	0.10	0.37	O&U
所有部位合计	All sites	498	100.00	189.42	124.11	5.96	15.23	291	100.00	111.49	69.56	3.42	7.26	All
所有部位除外皮肤	All sites exc. C44	497	99.80	189.04	123.81	5.96	15.16	288	98.97	110.34	68.88	3.42	7.18	All sites exc. C44

部位 Sites		男性 Male						女性 Female						ICD10
		病例数 No. cases	构成比 Freq. /%	粗率 Crude rate/ 100 000⁻¹	世标率 ASR world/ 100 000⁻¹	累积率 Cum. Rate/% 0~64	0~74	病例数 No. cases	构成比 Freq. /%	粗率 Crude rate/ 100 000⁻¹	世标率 ASR world/ 100 000⁻¹	累积率 Cum. Rate/% 0~64	0~74	
发病 Incidence														
口腔	Oral cavity & pharynx	8	1.00	2.44	1.58	0.12	0.22	4	0.61	1.29	0.82	0.04	0.13	C00-10,C12-14
鼻咽	Nasopharynx	23	2.87	7.01	4.39	0.34	0.55	8	1.23	2.59	1.75	0.16	0.16	C11
食管	Esophagus	53	6.62	16.15	10.68	0.61	1.39	6	0.92	1.94	1.09	0.02	0.12	C15
胃	Stomach	47	5.87	14.32	9.52	0.50	1.34	27	4.15	8.73	5.34	0.32	0.56	C16
结直肠	Colon-rectum	73	9.11	22.24	14.71	0.97	1.87	50	7.68	16.16	9.82	0.59	1.35	C18-21
肝脏	Liver	120	14.98	36.56	23.94	1.48	2.99	36	5.53	11.63	7.26	0.37	1.03	C22
胆囊	Gallbladder etc.	7	0.87	2.13	1.34	0.03	0.16	5	0.77	1.62	0.94	0.02	0.13	C23-24
胰腺	Pancreas	14	1.75	4.26	2.87	0.19	0.38	12	1.84	3.88	2.27	0.05	0.26	C25
喉	Larynx	5	0.62	1.52	1.15	0.00	0.21	0	0.00	0.00	0.00	0.00	0.00	C32
肺	Lung	229	28.59	69.76	44.94	1.97	6.13	89	13.67	28.76	17.29	0.99	2.28	C33-34
其他胸腔器官	Other thoracic organs	6	0.75	1.83	1.13	0.13	0.13	3	0.46	0.97	0.54	0.06	0.06	C37-38
骨	Bone	5	0.62	1.52	0.94	0.05	0.09	4	0.61	1.29	1.45	0.08	0.08	C40-41
皮肤黑色素瘤	Melanoma of skin	1	0.12	0.30	0.19	0.02	0.02	2	0.31	0.65	0.43	0.04	0.04	C43
乳腺	Breast	3	0.37	0.91	0.52	0.05	0.05	110	16.90	35.55	21.98	1.93	2.21	C50
子宫颈	Cervix	–	–	–	–	–	–	59	9.06	19.07	11.69	0.94	1.29	C53
子宫体	Uterus	–	–	–	–	–	–	23	3.53	7.43	4.57	0.43	0.58	C54-55
卵巢	Ovary	–	–	–	–	–	–	13	2.00	4.20	2.61	0.26	0.26	C56
前列腺	Prostate	28	3.50	8.53	5.39	0.27	0.58	–	–	–	–	–	–	C61
睾丸	Testis	2	0.25	0.61	0.33	0.03	0.03	–	–	–	–	–	–	C62
肾	Kidney	18	2.25	5.48	3.49	0.17	0.53	5	0.77	1.62	1.08	0.04	0.15	C64-66,68
膀胱	Bladder	37	4.62	11.27	7.51	0.36	1.06	5	0.77	1.62	0.97	0.03	0.13	C67
脑	Brain	28	3.50	8.53	5.49	0.37	0.71	39	5.99	12.60	7.97	0.57	0.78	C70-C72,D32-33,D42-43
甲状腺	Thyroid	17	2.12	5.18	3.49	0.27	0.31	92	14.13	29.73	19.25	1.69	1.88	C73
淋巴瘤	Lymphoma	31	3.87	9.44	5.95	0.42	0.76	10	1.54	3.23	2.17	0.15	0.20	C81-85,88,90,96
白血病	Leukemia	19	2.37	5.79	5.13	0.24	0.51	15	2.30	4.85	4.12	0.30	0.35	C91-95, D45-47
其他	Other	27	3.37	8.23	5.98	0.40	0.55	34	5.22	10.99	6.33	0.47	0.62	O&U
所有部位合计	All sites	801	100.00	244.01	160.64	8.99	20.56	651	100.00	210.37	131.73	9.57	14.67	All
所有部位除外皮肤	All sites exc. C44	797	99.50	242.79	160.04	8.95	20.52	643	98.77	207.79	130.35	9.48	14.58	All sites exc. C44
死亡 Mortality														
口腔	Oral cavity & pharynx	6	1.03	1.83	1.25	0.08	0.17	2	0.76	0.65	0.37	0.00	0.05	C00-10,C12-14
鼻咽	Nasopharynx	10	1.71	3.05	2.08	0.08	0.38	2	0.76	0.65	0.36	0.02	0.02	C11
食管	Esophagus	40	6.85	12.19	8.16	0.38	1.14	4	1.52	1.29	0.66	0.00	0.05	C15
胃	Stomach	39	6.68	11.88	7.54	0.33	0.96	16	6.08	5.17	2.97	0.09	0.30	C16
结直肠	Colon-rectum	30	5.14	9.14	5.96	0.40	0.68	20	7.60	6.46	3.87	0.14	0.56	C18-21
肝脏	Liver	100	17.12	30.46	19.87	1.28	2.54	42	15.97	13.57	8.51	0.39	1.32	C22
胆囊	Gallbladder etc.	4	0.68	1.22	0.71	0.02	0.05	8	3.04	2.59	1.59	0.05	0.27	C23-24
胰腺	Pancreas	11	1.88	3.35	2.32	0.11	0.36	11	4.18	3.55	2.08	0.04	0.28	C25
喉	Larynx	6	1.03	1.83	1.09	0.00	0.11	0	0.00	0.00	0.00	0.00	0.00	C32
肺	Lung	229	39.21	69.76	45.19	1.77	5.86	70	26.62	22.62	13.09	0.74	1.63	C33-34
其他胸腔器官	Other thoracic organs	2	0.34	0.61	0.39	0.04	0.04	0	0.00	0.00	0.00	0.00	0.00	C37-38
骨	Bone	10	1.71	3.05	2.78	0.16	0.20	2	0.76	0.65	0.32	0.03	0.03	C40-41
皮肤黑色素瘤	Melanoma of skin	1	0.17	0.30	0.23	0.00	0.06	0	0.00	0.00	0.00	0.00	0.00	C43
乳腺	Breast	0	0.00	0.00	0.00	0.00	0.00	19	7.22	6.14	3.87	0.35	0.44	C50
子宫颈	Cervix	–	–	–	–	–	–	9	3.42	2.91	1.55	0.05	0.19	C53
子宫体	Uterus	–	–	–	–	–	–	9	3.42	2.91	1.81	0.18	0.22	C54-55
卵巢	Ovary	–	–	–	–	–	–	8	3.04	2.59	1.55	0.13	0.17	C56
前列腺	Prostate	10	1.71	3.05	1.88	0.02	0.07	–	–	–	–	–	–	C61
睾丸	Testis	0	0.00	0.00	0.00	0.00	0.00	–	–	–	–	–	–	C62
肾	Kidney	8	1.37	2.44	1.70	0.05	0.30	0	0.00	0.00	0.00	0.00	0.00	C64-66,68
膀胱	Bladder	12	2.05	3.66	2.48	0.02	0.34	1	0.38	0.32	0.20	0.02	0.02	C67
脑	Brain	14	2.40	4.26	2.67	0.14	0.37	11	4.18	3.55	1.88	0.03	0.24	C70-C72,D32-33,D42-43
甲状腺	Thyroid	0	0.00	0.00	0.00	0.00	0.00	1	0.38	0.32	0.20	0.02	0.02	C73
淋巴瘤	Lymphoma	22	3.77	6.70	4.38	0.24	0.66	9	3.42	2.91	1.97	0.13	0.18	C81-85,88,90,96
白血病	Leukemia	14	2.40	4.26	2.60	0.11	0.34	8	3.04	2.59	1.89	0.11	0.11	C91-95, D45-47
其他	Other	16	2.74	4.87	3.78	0.18	0.35	11	4.18	3.55	2.17	0.13	0.24	O&U
所有部位合计	All sites	584	100.00	177.91	117.05	5.39	14.97	263	100.00	84.99	50.91	2.61	6.36	All
所有部位除外皮肤	All sites exc. C44	584	100.00	177.91	117.05	5.39	14.97	262	99.62	84.67	50.69	2.61	6.30	All sites exc. C44

附表 3-245 钟祥市 2015 年癌症发病和死亡主要指标
Appendix Table 3-245　Incidence and mortality of cancer in Zhongxiang Shi, 2015

部位 Sites	男性 Male						女性 Female						ICD10
	病例数 No. cases	构成比 Freq. /%	粗率 Crude rate/ 100 000⁻¹	世标率 ASR world/ 100 000⁻¹	累积率 Cum. Rate/% 0~64	0~74	病例数 No. cases	构成比 Freq. /%	粗率 Crude rate/ 100 000⁻¹	世标率 ASR world/ 100 000⁻¹	累积率 Cum. Rate/% 0~64	0~74	
发病 Incidence													
口腔 Oral cavity & pharynx	20	1.69	3.92	2.90	0.26	0.36	20	1.96	3.96	3.02	0.26	0.32	C00-10,C12-14
鼻咽 Nasopharynx	17	1.44	3.33	2.39	0.16	0.32	12	1.18	2.38	1.91	0.10	0.28	C11
食管 Esophagus	86	7.28	16.84	12.90	0.56	1.61	23	2.25	4.56	3.18	0.08	0.35	C15
胃 Stomach	61	5.16	11.95	9.25	0.41	1.09	31	3.04	6.14	4.48	0.24	0.60	C16
结直肠 Colon-rectum	106	8.97	20.76	15.49	0.91	2.00	60	5.88	11.88	8.90	0.65	1.10	C18-21
肝脏 Liver	209	17.68	40.93	29.17	1.83	3.21	70	6.86	13.86	9.88	0.42	1.20	C22
胆囊 Gallbladder etc.	2	0.17	0.39	0.35	0.00	0.07	4	0.39	0.79	0.47	0.02	0.02	C23-24
胰腺 Pancreas	29	2.45	5.68	4.52	0.18	0.58	23	2.25	4.56	3.51	0.16	0.54	C25
喉 Larynx	9	0.76	1.76	1.29	0.08	0.18	2	0.20	0.40	0.29	0.01	0.04	C32
肺 Lung	324	27.41	63.46	48.71	2.03	6.37	140	13.71	27.73	20.31	1.15	2.73	C33-34
其他胸腔器官 Other thoracic organs	5	0.42	0.98	0.92	0.05	0.07	3	0.29	0.59	0.45	0.05	0.05	C37-38
骨 Bone	27	2.28	5.29	4.17	0.23	0.59	14	1.37	2.77	1.84	0.13	0.16	C40-41
皮肤黑色素瘤 Melanoma of skin	6	0.51	1.18	0.77	0.06	0.06	7	0.69	1.39	0.88	0.04	0.09	C43
乳腺 Breast	1	0.08	0.20	0.16	0.02	0.02	184	18.02	36.44	24.82	2.11	2.65	C50
子宫颈 Cervix	–	–	–	–	–	–	157	15.38	31.09	22.02	1.76	2.45	C53
子宫体 Uterus	–	–	–	–	–	–	0	0.00	0.00	0.00	0.00	0.00	C54-55
卵巢 Ovary	–	–	–	–	–	–	33	3.23	6.54	4.56	0.38	0.46	C56
前列腺 Prostate	34	2.88	6.66	5.46	0.10	0.58	–	–	–	–	–	–	C61
睾丸 Testis	2	0.17	0.39	0.22	0.02	0.02	–	–	–	–	–	–	C62
肾 Kidney	23	1.95	4.50	3.31	0.22	0.43	12	1.18	2.38	1.65	0.07	0.19	C64-66,68
膀胱 Bladder	47	3.98	9.21	6.94	0.30	0.84	13	1.27	2.57	1.76	0.11	0.19	C67
脑 Brain	36	3.05	7.05	5.84	0.36	0.54	44	4.31	8.71	7.18	0.64	0.79	C70-C72,D32-33,D42-43
甲状腺 Thyroid	14	1.18	2.74	2.10	0.13	0.26	52	5.09	10.30	7.40	0.61	0.71	C73
淋巴瘤 Lymphoma	35	2.96	6.86	5.27	0.34	0.66	39	3.82	7.72	6.59	0.47	0.79	C81-85,88,90,96
白血病 Leukemia	40	3.38	7.83	7.83	0.46	0.80	28	2.74	5.55	4.96	0.31	0.55	C91-95, D45-47
其他 Other	49	4.15	9.60	7.67	0.35	0.73	50	4.90	9.90	8.06	0.49	0.84	O&U
所有部位合计 All sites	1182	100.00	231.50	177.64	9.07	21.39	1021	100.00	202.21	148.14	10.27	17.09	All
所有部位除外皮肤 All sites exc. C44	1170	98.98	229.15	175.73	9.02	21.22	1010	98.92	200.03	146.35	10.21	16.89	All sites exc. C44
死亡 Mortality													
口腔 Oral cavity & pharynx	11	1.16	2.15	1.69	0.08	0.27	6	1.20	1.19	0.81	0.02	0.11	C00-10,C12-14
鼻咽 Nasopharynx	13	1.37	2.55	2.01	0.05	0.33	3	0.60	0.59	0.34	0.02	0.02	C11
食管 Esophagus	85	8.97	16.65	12.73	0.47	1.80	24	4.78	4.75	3.58	0.12	0.44	C15
胃 Stomach	52	5.49	10.18	7.95	0.29	0.94	15	2.99	2.97	2.24	0.06	0.35	C16
结直肠 Colon-rectum	63	6.65	12.34	9.60	0.31	1.25	28	5.58	5.55	4.06	0.22	0.55	C18-21
肝脏 Liver	209	22.05	40.93	29.41	1.75	3.40	73	14.54	14.46	9.98	0.39	1.22	C22
胆囊 Gallbladder etc.	6	0.63	1.18	0.91	0.01	0.11	3	0.60	0.59	0.37	0.00	0.05	C23-24
胰腺 Pancreas	19	2.00	3.72	3.06	0.09	0.49	17	3.39	3.37	2.61	0.09	0.45	C25
喉 Larynx	2	0.21	0.39	0.30	0.03	0.03	0	0.00	0.00	0.00	0.00	0.00	C32
肺 Lung	306	32.28	59.93	45.61	1.63	5.43	120	23.90	23.77	17.66	0.85	2.25	C33-34
其他胸腔器官 Other thoracic organs	6	0.63	1.18	0.96	0.02	0.10	1	0.20	0.20	0.17	0.02	0.02	C37-38
骨 Bone	13	1.37	2.55	1.97	0.11	0.30	8	1.59	1.58	1.89	0.13	0.20	C40-41
皮肤黑色素瘤 Melanoma of skin	1	0.11	0.20	0.18	0.00	0.04	2	0.40	0.40	0.22	0.01	0.01	C43
乳腺 Breast	2	0.21	0.39	0.34	0.02	0.05	58	11.55	11.49	8.07	0.70	0.91	C50
子宫颈 Cervix	–	–	–	–	–	–	32	6.37	6.34	4.48	0.29	0.51	C53
子宫体 Uterus	–	–	–	–	–	–	11	2.19	2.18	1.58	0.09	0.21	C54-55
卵巢 Ovary	–	–	–	–	–	–	18	3.59	3.56	2.42	0.21	0.26	C56
前列腺 Prostate	25	2.64	4.90	3.89	0.05	0.22	–	–	–	–	–	–	C61
睾丸 Testis	0	0.00	0.00	0.00	0.00	0.00	–	–	–	–	–	–	C62
肾 Kidney	9	0.95	1.76	1.68	0.14	0.14	2	0.40	0.40	0.23	0.01	0.01	C64-66,68
膀胱 Bladder	18	1.90	3.53	2.61	0.01	0.13	5	1.00	0.99	0.66	0.04	0.07	C67
脑 Brain	27	2.85	5.29	4.20	0.26	0.44	17	3.39	3.37	2.91	0.20	0.27	C70-C72,D32-33,D42-43
甲状腺 Thyroid	2	0.21	0.39	0.28	0.01	0.05	5	1.00	0.99	0.70	0.02	0.10	C73
淋巴瘤 Lymphoma	29	3.06	5.68	4.80	0.23	0.62	13	2.59	2.57	2.46	0.12	0.31	C81-85,88,90,96
白血病 Leukemia	27	2.85	5.29	5.40	0.27	0.55	20	3.98	3.96	3.60	0.24	0.47	C91-95, D45-47
其他 Other	23	2.43	4.50	3.40	0.11	0.37	21	4.18	4.16	3.02	0.08	0.41	O&U
所有部位合计 All sites	948	100.00	185.67	143.00	5.94	17.04	502	100.00	99.42	74.06	3.94	9.19	All
所有部位除外皮肤 All sites exc. C44	941	99.26	184.30	142.09	5.89	16.97	496	98.80	98.23	73.22	3.93	9.05	All sites exc. C44

附表 3-246 云梦县 2015 年癌症发病和死亡主要指标
Appendix Table 3-246　Incidence and mortality of cancer in Yunmeng Xian,2015

部位 Sites		男性 Male						女性 Female						ICD10
		病例数 No. cases	构成比 Freq. /%	粗率 Crude rate/ 100 000⁻¹	世标率 ASR world/ 100 000⁻¹	累积率 Cum. Rate/%		病例数 No. cases	构成比 Freq. /%	粗率 Crude rate/ 100 000⁻¹	世标率 ASR world/ 100 000⁻¹	累积率 Cum. Rate/%		
						0~64	0~74					0~64	0~74	
发病 Incidence														
口腔	Oral cavity & pharynx	12	1.51	4.52	3.84	0.23	0.52	7	0.93	2.61	1.92	0.17	0.23	C00-10,C12-14
鼻咽	Nasopharynx	11	1.38	4.14	3.59	0.30	0.38	7	0.93	2.61	2.44	0.18	0.18	C11
食管	Esophagus	38	4.77	14.31	11.87	0.58	1.60	14	1.86	5.23	3.95	0.09	0.42	C15
胃	Stomach	91	11.43	34.28	31.45	1.91	3.14	73	9.69	27.26	20.23	0.99	1.99	C16
结直肠	Colon-rectum	59	7.41	22.23	17.97	0.83	2.27	51	6.77	19.04	14.95	0.91	1.97	C18-21
肝脏	Liver	209	26.26	78.73	70.92	4.16	7.89	102	13.55	38.08	28.96	1.76	3.58	C22
胆囊	Gallbladder etc.	2	0.25	0.75	0.62	0.00	0.10	0	0.00	0.00	0.00	0.00	0.00	C23-24
胰腺	Pancreas	16	2.01	6.03	5.10	0.25	0.70	11	1.46	4.11	3.66	0.33	0.40	C25
喉	Larynx	9	1.13	3.39	3.01	0.22	0.35	4	0.53	1.49	1.18	0.10	0.10	C32
肺	Lung	201	25.25	75.72	77.81	2.86	7.69	98	13.01	36.59	28.24	1.42	2.83	C33-34
其他胸腔器官	Other thoracic organs	1	0.13	0.38	0.21	0.00	0.00	2	0.27	0.75	0.52	0.00	0.13	C37-38
骨	Bone	9	1.13	3.39	2.92	0.27	0.38	21	2.79	7.84	6.35	0.58	0.63	C40-41
皮肤黑色素瘤	Melanoma of skin	4	0.50	1.51	1.22	0.13	0.13	4	0.53	1.49	1.73	0.16	0.16	C43
乳腺	Breast	1	0.13	0.38	0.31	0.03	0.03	103	13.68	38.46	28.90	2.64	2.98	C50
子宫颈	Cervix	–	–	–	–	–	–	79	10.49	29.50	22.01	1.88	2.34	C53
子宫体	Uterus	–	–	–	–	–	–	32	4.25	11.95	9.03	0.84	1.00	C54-55
卵巢	Ovary	–	–	–	–	–	–	20	2.66	7.47	5.89	0.46	0.56	C56
前列腺	Prostate	12	1.51	4.52	4.79	0.08	0.45	–	–	–	–	–	–	C61
睾丸	Testis	0	0.00	0.00	0.00	0.00	0.00	–	–	–	–	–	–	C62
肾	Kidney	10	1.26	3.77	4.18	0.08	0.39	6	0.80	2.24	1.76	0.13	0.24	C64-66,68
膀胱	Bladder	25	3.14	9.42	8.74	0.22	0.91	2	0.27	0.75	0.54	0.03	0.09	C67
脑	Brain	20	2.51	7.53	6.63	0.49	0.67	18	2.39	6.72	5.04	0.42	0.56	C70-C72,D32-33,D42-43
甲状腺	Thyroid	12	1.51	4.52	3.59	0.30	0.36	59	7.84	22.03	16.55	1.54	1.64	C73
淋巴瘤	Lymphoma	24	3.02	9.04	7.69	0.50	0.97	14	1.86	5.23	4.13	0.32	0.50	C81-85,88,90,96
白血病	Leukemia	15	1.88	5.65	6.83	0.46	0.46	5	0.66	1.87	1.30	0.07	0.18	C91-95, D45-47
其他	Other	15	1.88	5.65	5.81	0.24	0.53	21	2.79	7.84	5.80	0.46	0.67	O&U
所有部位合计	All sites	796	100.00	299.86	279.08	14.16	29.92	753	100.00	281.15	215.09	15.49	23.38	All
所有部位除外皮肤	All sites exc. C44	795	99.87	299.48	278.87	14.16	29.92	753	100.00	281.15	215.09	15.49	23.38	All sites exc. C44
死亡 Mortality														
口腔	Oral cavity & pharynx	2	0.38	0.75	0.61	0.04	0.09	3	0.92	1.12	1.18	0.00	0.11	C00-10,C12-14
鼻咽	Nasopharynx	5	0.94	1.88	1.62	0.14	0.14	4	1.23	1.49	1.15	0.10	0.10	C11
食管	Esophagus	25	4.70	9.42	8.50	0.29	0.79	9	2.76	3.36	2.72	0.04	0.24	C15
胃	Stomach	72	13.53	27.12	27.01	0.91	2.35	57	17.48	21.28	16.57	0.57	1.52	C16
结直肠	Colon-rectum	36	6.77	13.56	10.84	0.49	1.41	25	7.67	9.33	7.45	0.24	0.87	C18-21
肝脏	Liver	156	29.32	58.77	49.08	3.28	5.86	83	25.46	30.99	23.61	1.26	2.58	C22
胆囊	Gallbladder etc.	0	0.00	0.00	0.00	0.00	0.00	1	0.31	0.37	0.28	0.03	0.03	C23-24
胰腺	Pancreas	6	1.13	2.26	1.92	0.12	0.27	4	1.23	1.49	0.93	0.05	0.11	C25
喉	Larynx	4	0.75	1.51	1.25	0.07	0.07	1	0.31	0.37	0.20	0.00	0.00	C32
肺	Lung	154	28.95	58.01	63.24	2.03	5.45	74	22.70	27.63	21.72	0.74	1.88	C33-34
其他胸腔器官	Other thoracic organs	0	0.00	0.00	0.00	0.00	0.00	1	0.31	0.37	0.26	0.00	0.06	C37-38
骨	Bone	3	0.56	1.13	0.98	0.12	0.12	5	1.53	1.87	1.49	0.11	0.22	C40-41
皮肤黑色素瘤	Melanoma of skin	2	0.38	0.75	0.53	0.00	0.08	1	0.31	0.37	0.26	0.00	0.06	C43
乳腺	Breast	0	0.00	0.00	0.00	0.00	0.00	15	4.60	5.60	4.13	0.35	0.41	C50
子宫颈	Cervix	–	–	–	–	–	–	9	2.76	3.36	2.71	0.24	0.24	C53
子宫体	Uterus	–	–	–	–	–	–	4	1.23	1.49	1.02	0.04	0.15	C54-55
卵巢	Ovary	–	–	–	–	–	–	1	0.31	0.37	0.28	0.03	0.03	C56
前列腺	Prostate	4	0.75	1.51	2.33	0.00	0.05	–	–	–	–	–	–	C61
睾丸	Testis	0	0.00	0.00	0.00	0.00	0.00	–	–	–	–	–	–	C62
肾	Kidney	3	0.56	1.13	0.93	0.04	0.17	1	0.31	0.37	0.23	0.02	0.02	C64-66,68
膀胱	Bladder	9	1.69	3.39	2.54	0.06	0.27	2	0.61	0.75	0.36	0.00	0.00	C67
脑	Brain	10	1.88	3.77	3.06	0.20	0.38	9	2.76	3.36	2.54	0.22	0.27	C70-C72,D32-33,D42-43
甲状腺	Thyroid	0	0.00	0.00	0.00	0.00	0.00	2	0.61	0.75	0.52	0.00	0.07	C73
淋巴瘤	Lymphoma	24	4.51	9.04	7.58	0.49	0.91	9	2.76	3.36	2.67	0.24	0.37	C81-85,88,90,96
白血病	Leukemia	12	2.26	4.52	4.66	0.29	0.42	4	1.23	1.49	1.10	0.07	0.07	C91-95, D45-47
其他	Other	5	0.94	1.88	1.40	0.00	0.10	2	0.61	0.75	0.54	0.03	0.09	O&U
所有部位合计	All sites	532	100.00	200.41	188.05	8.57	18.94	326	100.00	121.72	93.94	4.40	9.53	All
所有部位除外皮肤	All sites exc. C44	531	99.81	200.03	187.85	8.57	18.94	326	100.00	121.72	93.94	4.40	9.53	All sites exc. C44

部位 Sites		男性 Male						女性 Female						ICD10
		病例数 No. cases	构成比 Freq. /%	粗率 Crude rate/ 100 000⁻¹	世标率 ASR world/ 100 000⁻¹	累积率 Cum. Rate/%		病例数 No. cases	构成比 Freq. /%	粗率 Crude rate/ 100 000⁻¹	世标率 ASR world/ 100 000⁻¹	累积率 Cum. Rate/%		
						0~64	0~74					0~64	0~74	
发病 Incidence														
口腔	Oral cavity & pharynx	24	1.50	5.47	3.58	0.21	0.51	13	1.08	2.92	1.59	0.08	0.16	C00-10,C12-14
鼻咽	Nasopharynx	40	2.51	9.12	6.15	0.44	0.74	16	1.33	3.59	2.31	0.20	0.23	C11
食管	Esophagus	93	5.83	21.21	14.16	1.02	1.87	16	1.33	3.59	2.14	0.10	0.24	C15
胃	Stomach	91	5.71	20.76	13.83	0.83	1.92	44	3.65	9.87	6.33	0.33	0.81	C16
结直肠	Colon-rectum	134	8.40	30.56	20.04	1.00	2.70	81	6.72	18.17	11.56	0.65	1.35	C18-21
肝脏	Liver	235	14.73	53.60	36.04	1.96	4.32	80	6.64	17.95	11.22	0.54	1.38	C22
胆囊	Gallbladder etc.	6	0.38	1.37	0.86	0.04	0.13	25	2.07	5.61	3.53	0.21	0.44	C23-24
胰腺	Pancreas	33	2.07	7.53	5.08	0.28	0.65	19	1.58	4.26	2.82	0.14	0.35	C25
喉	Larynx	24	1.50	5.47	3.54	0.28	0.43	2	0.17	0.45	0.30	0.04	0.04	C32
肺	Lung	544	34.11	124.07	83.55	3.46	11.49	196	16.27	43.97	26.16	1.43	3.13	C33-34
其他胸腔器官	Other thoracic organs	8	0.50	1.82	1.11	0.09	0.12	4	0.33	0.90	0.55	0.06	0.06	C37-38
骨	Bone	4	0.25	0.91	0.68	0.02	0.11	8	0.66	1.79	2.44	0.13	0.19	C40-41
皮肤黑色素瘤	Melanoma of skin	5	0.31	1.14	0.89	0.03	0.08	1	0.08	0.22	0.12	0.01	0.01	C43
乳腺	Breast	7	0.44	1.60	0.88	0.08	0.08	154	12.78	34.55	21.95	1.86	2.25	C50
子宫颈	Cervix	–	–	–	–	–	–	192	15.93	43.07	27.16	2.27	2.89	C53
子宫体	Uterus	–	–	–	–	–	–	34	2.82	7.63	4.76	0.43	0.56	C54-55
卵巢	Ovary	–	–	–	–	–	–	48	3.98	10.77	7.74	0.59	0.84	C56
前列腺	Prostate	41	2.57	9.35	5.81	0.20	0.49	–	–	–	–	–	–	C61
睾丸	Testis	2	0.13	0.46	0.31	0.02	0.06	–	–	–	–	–	–	C62
肾	Kidney	28	1.76	6.39	4.14	0.31	0.58	7	0.58	1.57	0.91	0.08	0.12	C64-66,68
膀胱	Bladder	62	3.89	14.14	9.42	0.31	1.11	17	1.41	3.81	2.23	0.11	0.24	C67
脑	Brain	47	2.95	10.72	7.77	0.54	0.76	52	4.32	11.67	8.54	0.56	0.91	C70-C72,D32-33,D42-43
甲状腺	Thyroid	17	1.07	3.88	3.10	0.23	0.28	72	5.98	16.15	10.69	0.93	1.11	C73
淋巴瘤	Lymphoma	52	3.26	11.86	8.06	0.44	0.89	38	3.15	8.52	6.13	0.43	0.70	C81-85,88,90,96
白血病	Leukemia	38	2.38	8.67	7.25	0.41	0.69	35	2.90	7.85	6.72	0.39	0.59	C91-95, D45-47
其他	Other	60	3.76	13.68	9.36	0.58	1.03	51	4.23	11.44	7.08	0.52	0.70	O&U
所有部位合计	All sites	1595	100.00	363.78	245.60	12.77	31.04	1205	100.00	270.33	174.96	12.07	19.27	All
所有部位除外皮肤	All sites exc. C44	1574	98.68	358.99	242.61	12.61	30.72	1196	99.25	268.31	173.96	12.02	19.18	All sites exc. C44
死亡 Mortality														
口腔	Oral cavity & pharynx	15	1.30	3.42	2.48	0.10	0.45	5	0.84	1.12	0.50	0.00	0.04	C00-10,C12-14
鼻咽	Nasopharynx	22	1.91	5.02	3.34	0.21	0.44	8	1.34	1.79	1.06	0.10	0.10	C11
食管	Esophagus	82	7.11	18.70	12.87	0.49	1.83	5	0.84	1.12	0.65	0.02	0.09	C15
胃	Stomach	61	5.29	13.91	9.09	0.42	1.24	36	6.02	8.08	4.89	0.24	0.62	C16
结直肠	Colon-rectum	82	7.11	18.70	12.54	0.40	1.72	58	9.70	13.01	7.86	0.42	0.95	C18-21
肝脏	Liver	205	17.76	46.76	31.22	1.46	3.99	74	12.37	16.60	10.38	0.48	1.31	C22
胆囊	Gallbladder etc.	6	0.52	1.37	0.93	0.06	0.06	14	2.34	3.14	2.13	0.09	0.28	C23-24
胰腺	Pancreas	24	2.08	5.47	3.47	0.20	0.43	24	4.01	5.38	3.28	0.13	0.40	C25
喉	Larynx	15	1.30	3.42	2.47	0.13	0.31	1	0.17	0.22	0.08	0.00	0.00	C32
肺	Lung	461	39.95	105.14	71.00	2.84	9.54	134	22.41	30.06	18.10	0.78	2.23	C33-34
其他胸腔器官	Other thoracic organs	2	0.17	0.46	0.33	0.01	0.05	2	0.33	0.45	0.27	0.03	0.03	C37-38
骨	Bone	2	0.17	0.46	0.41	0.02	0.05	6	1.00	1.35	1.13	0.07	0.14	C40-41
皮肤黑色素瘤	Melanoma of skin	3	0.26	0.68	0.48	0.00	0.00	0	0.00	0.00	0.00	0.00	0.00	C43
乳腺	Breast	0	0.00	0.00	0.00	0.00	0.00	48	8.03	10.77	6.66	0.56	0.73	C50
子宫颈	Cervix	–	–	–	–	–	–	44	7.36	9.87	5.66	0.31	0.56	C53
子宫体	Uterus	–	–	–	–	–	–	7	1.17	1.57	0.90	0.05	0.08	C54-55
卵巢	Ovary	–	–	–	–	–	–	21	3.51	4.71	3.16	0.25	0.35	C56
前列腺	Prostate	17	1.47	3.88	2.39	0.03	0.11	–	–	–	–	–	–	C61
睾丸	Testis	0	0.00	0.00	0.00	0.00	0.00	–	–	–	–	–	–	C62
肾	Kidney	8	0.69	1.82	1.19	0.09	0.17	2	0.33	0.45	0.27	0.01	0.01	C64-66,68
膀胱	Bladder	28	2.43	6.39	4.36	0.05	0.38	10	1.67	2.24	1.34	0.08	0.15	C67
脑	Brain	34	2.95	7.75	5.73	0.31	0.60	23	3.85	5.16	3.83	0.28	0.39	C70-C72,D32-33,D42-43
甲状腺	Thyroid	4	0.35	0.91	0.62	0.02	0.10	3	0.50	0.67	0.42	0.01	0.05	C73
淋巴瘤	Lymphoma	34	2.95	7.75	6.04	0.22	0.74	26	4.35	5.83	4.17	0.19	0.54	C81-85,88,90,96
白血病	Leukemia	23	1.99	5.25	5.22	0.31	0.46	15	2.51	3.37	2.60	0.13	0.26	C91-95, D45-47
其他	Other	26	2.25	5.93	4.05	0.18	0.50	32	5.35	7.18	4.30	0.22	0.56	O&U
所有部位合计	All sites	1154	100.00	263.20	180.21	7.55	23.16	598	100.00	134.15	83.61	4.45	9.88	All
所有部位除外皮肤	All sites exc. C44	1146	99.31	261.38	179.02	7.50	22.99	592	99.00	132.81	82.94	4.41	9.81	All sites exc. C44

部位 Sites		男性 Male						女性 Female						ICD10
		病例数 No. cases	构成比 Freq. /%	粗率 Crude rate/ 100 000⁻¹	世标率 ASR world/ 100 000⁻¹	累积率 Cum. Rate/%		病例数 No. cases	构成比 Freq. /%	粗率 Crude rate/ 100 000⁻¹	世标率 ASR world/ 100 000⁻¹	累积率 Cum. Rate/%		
						0~64	0~74					0~64	0~74	
发病 Incidence														
口腔	Oral cavity & pharynx	11	1.03	2.56	1.84	0.10	0.23	6	0.68	1.51	0.87	0.01	0.11	C00-10,C12-14
鼻咽	Nasopharynx	23	2.16	5.36	4.05	0.32	0.45	6	0.68	1.51	1.10	0.07	0.13	C11
食管	Esophagus	25	2.35	5.82	4.32	0.21	0.58	7	0.80	1.77	1.10	0.08	0.12	C15
胃	Stomach	95	8.91	22.13	16.45	0.89	2.01	66	7.52	16.65	10.06	0.63	1.14	C16
结直肠	Colon-rectum	78	7.32	18.17	13.36	0.90	1.49	77	8.77	19.43	12.41	0.72	1.45	C18-21
肝脏	Liver	193	18.11	44.95	33.50	2.18	3.81	90	10.25	22.71	13.30	0.70	1.58	C22
胆囊	Gallbladder etc.	12	1.13	2.80	1.70	0.07	0.21	7	0.80	1.77	1.32	0.10	0.23	C23-24
胰腺	Pancreas	31	2.91	7.22	5.50	0.32	0.86	26	2.96	6.56	4.43	0.26	0.60	C25
喉	Larynx	14	1.31	3.26	2.39	0.03	0.39	4	0.46	1.01	0.60	0.01	0.06	C32
肺	Lung	329	30.86	76.63	57.36	2.85	7.55	118	13.44	29.77	18.78	1.18	2.24	C33-34
其他胸腔器官	Other thoracic organs	10	0.94	2.33	1.98	0.15	0.22	2	0.23	0.50	0.30	0.03	0.03	C37-38
骨	Bone	11	1.03	2.56	1.84	0.16	0.19	7	0.80	1.77	2.04	0.08	0.18	C40-41
皮肤黑色素瘤	Melanoma of skin	2	0.19	0.47	0.32	0.03	0.03	4	0.46	1.01	0.75	0.05	0.08	C43
乳腺	Breast	1	0.09	0.23	0.14	0.01	0.01	117	13.33	29.52	19.89	1.74	2.10	C50
子宫颈	Cervix	–	–	–	–	–	–	91	10.36	22.96	15.14	1.33	1.66	C53
子宫体	Uterus	–	–	–	–	–	–	9	1.03	2.27	1.53	0.12	0.15	C54-55
卵巢	Ovary	–	–	–	–	–	–	21	2.39	5.30	3.73	0.30	0.47	C56
前列腺	Prostate	21	1.97	4.89	3.63	0.04	0.39	–	–	–	–	–	–	C61
睾丸	Testis	1	0.09	0.23	0.15	0.00	0.00	–	–	–	–	–	–	C62
肾	Kidney	29	2.72	6.75	5.02	0.29	0.67	6	0.68	1.51	1.04	0.08	0.16	C64-66,68
膀胱	Bladder	36	3.38	8.39	5.73	0.31	0.51	8	0.91	2.02	1.36	0.08	0.18	C67
脑	Brain	26	2.44	6.06	5.04	0.45	0.49	43	4.90	10.85	7.77	0.58	0.82	C70-C72,D32-33,D42-43
甲状腺	Thyroid	13	1.22	3.03	2.16	0.20	0.20	88	10.02	22.20	15.49	1.35	1.52	C73
淋巴瘤	Lymphoma	48	4.50	11.18	8.74	0.41	1.08	25	2.85	6.31	4.01	0.17	0.57	C81-85,88,90,96
白血病	Leukemia	26	2.44	6.06	5.91	0.36	0.44	18	2.05	4.54	4.97	0.34	0.40	C91-95, D45-47
其他	Other	31	2.91	7.22	5.60	0.38	0.61	32	3.64	8.07	5.57	0.36	0.77	O&U
所有部位合计	All sites	1066	100.00	248.29	186.74	10.66	22.42	878	100.00	221.54	147.56	10.37	16.75	All
所有部位除外皮肤	All sites exc. C44	1057	99.16	246.20	184.83	10.58	22.23	870	99.09	219.52	146.10	10.30	16.57	All sites exc. C44
死亡 Mortality														
口腔	Oral cavity & pharynx	6	0.73	1.40	0.99	0.05	0.13	2	0.44	0.50	0.28	0.00	0.04	C00-10,C12-14
鼻咽	Nasopharynx	13	1.58	3.03	2.51	0.16	0.35	7	1.53	1.77	1.10	0.09	0.13	C11
食管	Esophagus	18	2.19	4.19	3.32	0.09	0.57	3	0.65	0.76	0.52	0.05	0.05	C15
胃	Stomach	86	10.46	20.03	15.37	0.60	1.96	37	8.06	9.34	5.64	0.28	0.58	C16
结直肠	Colon-rectum	55	6.69	12.81	9.75	0.46	0.92	44	9.59	11.10	6.76	0.37	0.70	C18-21
肝脏	Liver	173	21.05	40.30	30.10	2.09	3.41	73	15.90	18.42	11.17	0.66	1.30	C22
胆囊	Gallbladder etc.	6	0.73	1.40	1.04	0.04	0.09	13	2.83	3.28	2.19	0.11	0.36	C23-24
胰腺	Pancreas	28	3.41	6.52	4.61	0.30	0.59	16	3.49	4.04	2.44	0.10	0.33	C25
喉	Larynx	13	1.58	3.03	2.30	0.05	0.35	7	1.53	1.77	1.02	0.01	0.10	C32
肺	Lung	307	37.35	71.51	52.77	2.01	6.80	110	23.97	27.76	17.12	0.95	1.99	C33-34
其他胸腔器官	Other thoracic organs	3	0.36	0.70	0.47	0.04	0.04	2	0.44	0.50	0.35	0.03	0.03	C37-38
骨	Bone	3	0.36	0.70	0.65	0.02	0.07	5	1.09	1.26	0.84	0.04	0.10	C40-41
皮肤黑色素瘤	Melanoma of skin	2	0.24	0.47	0.33	0.01	0.06	3	0.65	0.76	0.41	0.04	0.04	C43
乳腺	Breast	0	0.00	0.00	0.00	0.00	0.00	34	7.41	8.58	5.91	0.46	0.70	C50
子宫颈	Cervix	–	–	–	–	–	–	28	6.10	7.06	4.40	0.31	0.53	C53
子宫体	Uterus	–	–	–	–	–	–	0	0.00	0.00	0.00	0.00	0.00	C54-55
卵巢	Ovary	–	–	–	–	–	–	9	1.96	2.27	1.53	0.11	0.22	C56
前列腺	Prostate	16	1.95	3.73	2.87	0.11	0.32	–	–	–	–	–	–	C61
睾丸	Testis	0	0.00	0.00	0.00	0.00	0.00	–	–	–	–	–	–	C62
肾	Kidney	5	0.61	1.16	0.70	0.05	0.05	5	1.09	1.26	0.88	0.04	0.17	C64-66,68
膀胱	Bladder	17	2.07	3.96	2.67	0.08	0.24	1	0.22	0.25	0.17	0.00	0.04	C67
脑	Brain	21	2.55	4.89	4.39	0.29	0.49	18	3.92	4.54	3.24	0.24	0.31	C70-C72,D32-33,D42-43
甲状腺	Thyroid	2	0.24	0.47	0.37	0.04	0.04	3	0.65	0.76	0.50	0.03	0.07	C73
淋巴瘤	Lymphoma	28	3.41	6.52	4.93	0.31	0.58	20	4.36	5.05	3.40	0.18	0.42	C81-85,88,90,96
白血病	Leukemia	15	1.82	3.49	2.61	0.16	0.29	6	1.31	1.51	0.95	0.06	0.09	C91-95, D45-47
其他	Other	5	0.61	1.16	0.86	0.01	0.14	13	2.83	3.28	1.95	0.05	0.24	O&U
所有部位合计	All sites	822	100.00	191.46	143.60	6.99	17.46	459	100.00	115.81	72.76	4.21	8.56	All
所有部位除外皮肤	All sites exc. C44	821	99.88	191.23	143.45	6.99	17.46	455	99.13	114.81	72.18	4.21	8.52	All sites exc. C44

Appendix Table 3-249　Incidence and mortality of cancer in Macheng Shi,2015

部位 Sites		男性 Male				累积率 Cum. Rate/%		女性 Female				累积率 Cum. Rate/%		ICD10
		病例数 No. cases	构成比 Freq./%	粗率 Crude rate/100 000⁻¹	世标率 ASR world/100 000⁻¹	0~64	0~74	病例数 No. cases	构成比 Freq./%	粗率 Crude rate/100 000⁻¹	世标率 ASR world/100 000⁻¹	0~64	0~74	
发病 Incidence														
口腔	Oral cavity & pharynx	25	1.40	4.07	3.03	0.23	0.34	12	1.04	2.22	1.64	0.10	0.19	C00-10,C12-14
鼻咽	Nasopharynx	38	2.13	6.19	4.63	0.40	0.53	23	1.99	4.25	2.86	0.23	0.32	C11
食管	Esophagus	152	8.51	24.77	18.84	0.96	2.27	74	6.42	13.67	9.49	0.55	1.32	C15
胃	Stomach	376	21.05	61.28	47.03	2.59	6.17	149	12.92	27.52	19.15	0.99	2.53	C16
结直肠	Colon-rectum	121	6.77	19.72	15.16	0.84	1.86	83	7.20	15.33	11.60	0.66	1.47	C18-21
肝脏	Liver	262	14.67	42.70	32.65	2.17	3.79	77	6.68	14.22	10.21	0.60	1.33	C22
胆囊	Gallbladder etc.	8	0.45	1.30	1.02	0.08	0.15	11	0.95	2.03	1.50	0.11	0.21	C23-24
胰腺	Pancreas	31	1.74	5.05	3.68	0.23	0.43	19	1.65	3.51	2.39	0.13	0.29	C25
喉	Larynx	26	1.46	4.24	3.15	0.17	0.45	4	0.35	0.74	0.49	0.04	0.04	C32
肺	Lung	470	26.32	76.60	59.32	3.22	7.86	171	14.83	31.58	21.69	1.11	2.69	C33-34
其他胸腔器官	Other thoracic organs	7	0.39	1.14	0.84	0.05	0.08	2	0.17	0.37	0.26	0.03	0.03	C37-38
骨	Bone	10	0.56	1.63	1.18	0.07	0.12	6	0.52	1.11	0.76	0.05	0.11	C40-41
皮肤黑色素瘤	Melanoma of skin	2	0.11	0.33	0.22	0.03	0.03	3	0.26	0.55	0.39	0.04	0.04	C43
乳腺	Breast	2	0.11	0.33	0.26	0.03	0.03	160	13.88	29.55	20.31	1.78	2.17	C50
子宫颈	Cervix	–	–	–	–	–	–	81	7.03	14.96	10.54	0.89	1.24	C53
子宫体	Uterus	–	–	–	–	–	–	39	3.38	7.20	5.05	0.43	0.60	C54-55
卵巢	Ovary	–	–	–	–	–	–	28	2.43	5.17	3.68	0.29	0.50	C56
前列腺	Prostate	20	1.12	3.26	2.64	0.10	0.32	–	–	–	–	–	–	C61
睾丸	Testis	1	0.06	0.16	0.13	0.01	0.01	–	–	–	–	–	–	C62
肾	Kidney	24	1.34	3.91	3.36	0.20	0.38	4	0.35	0.74	0.60	0.04	0.09	C64-66,68
膀胱	Bladder	35	1.96	5.70	4.34	0.26	0.55	9	0.78	1.66	1.05	0.05	0.11	C67
脑	Brain	46	2.58	7.50	6.80	0.34	0.74	46	3.99	8.50	6.11	0.47	0.77	C70-C72,D32-33,D42-43
甲状腺	Thyroid	12	0.67	1.96	1.44	0.09	0.18	45	3.90	8.31	5.78	0.44	0.64	C73
淋巴瘤	Lymphoma	49	2.74	7.99	6.68	0.51	0.74	34	2.95	6.28	4.93	0.29	0.63	C81-85,88,90,96
白血病	Leukemia	29	1.62	4.73	5.03	0.32	0.43	37	3.21	6.83	6.60	0.40	0.62	C91-95, D45-47
其他	Other	40	2.24	6.52	5.28	0.35	0.64	36	3.12	6.65	5.15	0.29	0.45	O&U
所有部位合计	All sites	1786	100.00	291.07	226.71	13.24	28.09	1153	100.00	212.97	152.23	9.97	18.36	All
所有部位除外皮肤	All sites exc. C44	1776	99.44	289.44	225.46	13.17	27.92	1143	99.13	211.12	150.92	9.89	18.28	All sites exc. C44
死亡 Mortality														
口腔	Oral cavity & pharynx	7	0.51	1.14	0.79	0.05	0.05	1	0.15	0.18	0.10	0.01	0.01	C00-10,C12-14
鼻咽	Nasopharynx	33	2.39	5.38	3.96	0.28	0.48	8	1.20	1.48	1.07	0.05	0.14	C11
食管	Esophagus	147	10.64	23.96	18.29	0.85	2.33	64	9.62	11.82	8.37	0.42	1.29	C15
胃	Stomach	294	21.27	47.91	37.38	1.93	5.08	120	18.05	22.16	15.76	0.85	2.10	C16
结直肠	Colon-rectum	73	5.28	11.90	9.01	0.50	1.07	48	7.22	8.87	6.34	0.40	0.68	C18-21
肝脏	Liver	227	16.43	36.99	28.08	1.86	3.33	78	11.73	14.41	10.67	0.57	1.42	C22
胆囊	Gallbladder etc.	7	0.51	1.14	0.91	0.05	0.12	5	0.75	0.92	0.67	0.06	0.10	C23-24
胰腺	Pancreas	22	1.59	3.59	2.62	0.16	0.30	14	2.11	2.59	1.75	0.10	0.23	C25
喉	Larynx	14	1.01	2.28	1.75	0.09	0.27	2	0.30	0.37	0.20	0.01	0.01	C32
肺	Lung	404	29.23	65.84	50.55	2.42	7.06	134	20.15	24.75	17.01	0.85	2.05	C33-34
其他胸腔器官	Other thoracic organs	2	0.14	0.33	0.23	0.02	0.02	1	0.15	0.18	0.13	0.01	0.01	C37-38
骨	Bone	9	0.65	1.47	1.13	0.06	0.15	1	0.15	0.18	0.11	0.01	0.01	C40-41
皮肤黑色素瘤	Melanoma of skin	0	0.00	0.00	0.00	0.00	0.00	2	0.30	0.37	0.27	0.03	0.03	C43
乳腺	Breast	1	0.07	0.16	0.14	0.00	0.02	40	6.02	7.39	5.18	0.37	0.56	C50
子宫颈	Cervix	–	–	–	–	–	–	36	5.41	6.65	4.80	0.30	0.65	C53
子宫体	Uterus	–	–	–	–	–	–	6	0.90	1.11	0.78	0.06	0.10	C54-55
卵巢	Ovary	–	–	–	–	–	–	15	2.26	2.77	1.95	0.11	0.27	C56
前列腺	Prostate	16	1.16	2.61	2.02	0.07	0.23	–	–	–	–	–	–	C61
睾丸	Testis	0	0.00	0.00	0.00	0.00	0.00	–	–	–	–	–	–	C62
肾	Kidney	9	0.65	1.47	1.30	0.05	0.14	3	0.45	0.55	0.42	0.00	0.05	C64-66,68
膀胱	Bladder	12	0.87	1.96	1.48	0.08	0.18	6	0.90	1.11	0.75	0.00	0.09	C67
脑	Brain	32	2.32	5.22	4.70	0.32	0.50	15	2.26	2.77	2.00	0.13	0.27	C70-C72,D32-33,D42-43
甲状腺	Thyroid	1	0.07	0.16	0.11	0.00	0.00	8	1.20	1.48	1.18	0.05	0.19	C73
淋巴瘤	Lymphoma	30	2.17	4.89	3.94	0.25	0.55	17	2.56	3.14	2.32	0.13	0.30	C81-85,88,90,96
白血病	Leukemia	27	1.95	4.40	3.97	0.29	0.37	20	3.01	3.69	3.47	0.22	0.31	C91-95, D45-47
其他	Other	15	1.09	2.44	1.77	0.10	0.21	21	3.16	3.88	3.00	0.18	0.39	O&U
所有部位合计	All sites	1382	100.00	225.23	174.15	9.47	22.44	665	100.00	122.83	88.31	4.93	11.25	All
所有部位除外皮肤	All sites exc. C44	1380	99.86	224.90	173.87	9.45	22.40	659	99.10	121.72	87.55	4.90	11.13	All sites exc. C44

部位 Sites		男性 Male						女性 Female						ICD10
		病例数 No. cases	构成比 Freq./%	粗率 Crude rate/ 100 000⁻¹	世标率 ASR world/ 100 000⁻¹	累积率 Cum. Rate/%		病例数 No. cases	构成比 Freq./%	粗率 Crude rate/ 100 000⁻¹	世标率 ASR world/ 100 000⁻¹	累积率 Cum. Rate/%		
						0~64	0~74					0~64	0~74	
发病 Incidence														
口腔	Oral cavity & pharynx	8	1.72	4.16	3.46	0.20	0.51	4	1.20	2.24	1.70	0.13	0.21	C00-10,C12-14
鼻咽	Nasopharynx	5	1.07	2.60	1.96	0.21	0.21	4	1.20	2.24	2.51	0.15	0.23	C11
食管	Esophagus	25	5.36	12.99	11.44	0.41	1.42	5	1.51	2.81	1.98	0.06	0.22	C15
胃	Stomach	46	9.87	23.90	19.92	1.00	2.37	19	5.72	10.66	7.41	0.44	0.85	C16
结直肠	Colon-rectum	31	6.65	16.11	13.16	0.65	1.74	24	7.23	13.46	9.84	0.80	1.15	C18-21
肝脏	Liver	86	18.45	44.68	34.53	2.18	3.80	24	7.23	13.46	9.94	0.67	1.18	C22
胆囊	Gallbladder etc.	4	0.86	2.08	1.67	0.08	0.17	1	0.30	0.56	0.26	0.00	0.00	C23-24
胰腺	Pancreas	9	1.93	4.68	3.84	0.07	0.54	6	1.81	3.37	1.96	0.09	0.19	C25
喉	Larynx	3	0.64	1.56	1.33	0.00	0.33	0	0.00	0.00	0.00	0.00	0.00	C32
肺	Lung	152	32.62	78.97	64.89	3.34	8.28	44	13.25	24.68	16.63	0.80	1.88	C33-34
其他胸腔器官	Other thoracic organs	1	0.21	0.52	0.46	0.06	0.06	1	0.30	0.56	0.33	0.03	0.03	C37-38
骨	Bone	12	2.58	6.23	4.73	0.25	0.53	5	1.51	2.81	2.17	0.13	0.30	C40-41
皮肤黑色素瘤	Melanoma of skin	2	0.43	1.04	0.62	0.03	0.03	0	0.00	0.00	0.00	0.00	0.00	C43
乳腺	Breast	0	0.00	0.00	0.00	0.00	0.00	51	15.36	28.61	20.01	1.82	1.99	C50
子宫颈	Cervix	–	–	–	–	–	–	49	14.76	27.49	18.65	1.61	1.80	C53
子宫体	Uterus	–	–	–	–	–	–	14	4.22	7.85	5.54	0.47	0.65	C54-55
卵巢	Ovary	–	–	–	–	–	–	14	4.22	7.85	5.57	0.52	0.63	C56
前列腺	Prostate	11	2.36	5.71	4.58	0.22	0.52	–	–	–	–	–	–	C61
睾丸	Testis	0	0.00	0.00	0.00	0.00	0.00	–	–	–	–	–	–	C62
肾	Kidney	6	1.29	3.12	2.52	0.20	0.29	4	1.20	2.24	1.56	0.06	0.27	C64-66,68
膀胱	Bladder	11	2.36	5.71	4.65	0.21	0.61	1	0.30	0.56	0.63	0.04	0.04	C67
脑	Brain	11	2.36	5.71	5.69	0.34	0.60	13	3.92	7.29	5.17	0.36	0.55	C70-C72,D32-33,D42-43
甲状腺	Thyroid	4	0.86	2.08	1.53	0.14	0.14	23	6.93	12.90	9.90	0.85	0.85	C73
淋巴瘤	Lymphoma	10	2.15	5.20	4.30	0.34	0.42	3	0.90	1.68	1.23	0.07	0.15	C81-85,88,90,96
白血病	Leukemia	11	2.36	5.71	4.62	0.40	0.40	9	2.71	5.05	5.35	0.33	0.42	C91-95, D45-47
其他	Other	18	3.86	9.35	7.68	0.34	1.07	14	4.22	7.85	6.39	0.52	0.71	O&U
所有部位合计	All sites	466	100.00	242.10	197.58	10.65	24.04	332	100.00	186.25	134.75	9.95	14.27	All
所有部位除外皮肤	All sites exc. C44	461	98.93	239.50	195.34	10.51	23.73	330	99.40	185.13	133.86	9.89	14.11	All sites exc. C44
死亡 Mortality														
口腔	Oral cavity & pharynx	3	0.84	1.56	1.29	0.08	0.08	2	1.38	1.12	0.74	0.06	0.06	C00-10,C12-14
鼻咽	Nasopharynx	5	1.39	2.60	2.00	0.19	0.19	3	2.07	1.68	1.10	0.10	0.10	C11
食管	Esophagus	14	3.90	7.27	6.24	0.38	0.85	2	1.38	1.12	0.67	0.00	0.10	C15
胃	Stomach	39	10.86	20.26	16.70	0.90	1.85	20	13.79	11.22	7.85	0.47	1.05	C16
结直肠	Colon-rectum	17	4.74	8.83	7.17	0.40	0.96	5	3.45	2.81	1.83	0.06	0.24	C18-21
肝脏	Liver	81	22.56	42.08	32.80	2.11	3.77	17	11.72	9.54	7.33	0.60	0.95	C22
胆囊	Gallbladder etc.	3	0.84	1.56	1.37	0.06	0.14	0	0.00	0.00	0.00	0.00	0.00	C23-24
胰腺	Pancreas	7	1.95	3.64	3.20	0.08	0.42	6	4.14	3.37	2.05	0.05	0.23	C25
喉	Larynx	1	0.28	0.52	0.40	0.00	0.00	0	0.00	0.00	0.00	0.00	0.00	C32
肺	Lung	140	39.00	72.73	59.51	2.72	7.88	32	22.07	17.95	12.72	0.64	1.44	C33-34
其他胸腔器官	Other thoracic organs	1	0.28	0.52	0.46	0.06	0.06	1	0.69	0.56	0.26	0.00	0.00	C37-38
骨	Bone	14	3.90	7.27	5.57	0.25	0.62	3	2.07	1.68	1.23	0.08	0.16	C40-41
皮肤黑色素瘤	Melanoma of skin	0	0.00	0.00	0.00	0.00	0.00	0	0.00	0.00	0.00	0.00	0.00	C43
乳腺	Breast	0	0.00	0.00	0.00	0.00	0.00	14	9.66	7.85	5.36	0.49	0.57	C50
子宫颈	Cervix	–	–	–	–	–	–	11	7.59	6.17	4.34	0.35	0.43	C53
子宫体	Uterus	–	–	–	–	–	–	4	2.76	2.24	1.66	0.15	0.25	C54-55
卵巢	Ovary	–	–	–	–	–	–	3	2.07	1.68	1.12	0.03	0.11	C56
前列腺	Prostate	6	1.67	3.12	2.46	0.00	0.17	–	–	–	–	–	–	C61
睾丸	Testis	0	0.00	0.00	0.00	0.00	0.00	–	–	–	–	–	–	C62
肾	Kidney	0	0.00	0.00	0.00	0.00	0.00	2	1.38	1.12	0.67	0.00	0.10	C64-66,68
膀胱	Bladder	3	0.84	1.56	1.37	0.12	0.23	1	0.69	0.56	0.26	0.00	0.00	C67
脑	Brain	9	2.51	4.68	3.67	0.13	0.52	6	4.14	3.37	2.16	0.12	0.20	C70-C72,D32-33,D42-43
甲状腺	Thyroid	0	0.00	0.00	0.00	0.00	0.00	0	0.00	0.00	0.00	0.00	0.00	C73
淋巴瘤	Lymphoma	3	0.84	1.56	1.24	0.04	0.13	0	0.00	0.00	0.00	0.00	0.00	C81-85,88,90,96
白血病	Leukemia	4	1.11	2.08	1.57	0.13	0.24	6	4.14	3.37	3.41	0.23	0.33	C91-95, D45-47
其他	Other	9	2.51	4.68	4.52	0.17	0.54	7	4.83	3.93	2.26	0.16	0.16	O&U
所有部位合计	All sites	359	100.00	186.51	151.53	7.81	18.64	145	100.00	81.35	57.01	3.57	6.48	All
所有部位除外皮肤	All sites exc. C44	358	99.72	185.99	151.02	7.81	18.55	144	99.31	80.78	56.75	3.57	6.48	All sites exc. C44

部位 Sites		男性 Male						女性 Female						ICD10
		病例数 No. cases	构成比 Freq. /%	粗率 Crude rate/ 100 000⁻¹	世标率 ASR world/ 100 000⁻¹	累积率 Cum. Rate/% 0~64	0~74	病例数 No. cases	构成比 Freq. /%	粗率 Crude rate/ 100 000⁻¹	世标率 ASR world/ 100 000⁻¹	累积率 Cum. Rate/% 0~64	0~74	
发病 Incidence														
口腔	Oral cavity & pharynx	9	1.75	4.51	4.14	0.25	0.52	3	0.64	1.59	1.36	0.10	0.10	C00-10,C12-14
鼻咽	Nasopharynx	20	3.88	10.02	8.55	0.74	0.92	8	1.71	4.24	3.49	0.29	0.39	C11
食管	Esophagus	25	4.85	12.53	11.03	0.73	1.44	8	1.71	4.24	3.84	0.12	0.53	C15
胃	Stomach	79	15.34	39.59	34.35	2.69	4.30	35	7.49	18.54	15.61	0.71	2.04	C16
结直肠	Colon-rectum	63	12.23	31.57	26.83	1.77	2.91	45	9.64	23.83	19.50	1.38	2.20	C18-21
肝脏	Liver	58	11.26	29.07	25.74	1.64	3.62	11	2.36	5.83	4.56	0.22	0.44	C22
胆囊	Gallbladder etc.	5	0.97	2.51	1.97	0.11	0.11	9	1.93	4.77	3.98	0.38	0.38	C23-24
胰腺	Pancreas	6	1.17	3.01	2.41	0.14	0.27	1	0.21	0.53	0.48	0.05	0.05	C25
喉	Larynx	3	0.58	1.50	1.25	0.14	0.14	0	0.00	0.00	0.00	0.00	0.00	C32
肺	Lung	144	27.96	72.17	63.92	3.89	8.08	42	8.99	22.24	17.83	1.14	2.08	C33-34
其他胸腔器官	Other thoracic organs	2	0.39	1.00	0.88	0.10	0.10	2	0.43	1.06	0.98	0.06	0.18	C37-38
骨	Bone	4	0.78	2.00	1.73	0.03	0.24	4	0.86	2.12	2.09	0.16	0.16	C40-41
皮肤黑色素瘤	Melanoma of skin	0	0.00	0.00	0.00	0.00	0.00	0	0.00	0.00	0.00	0.00	0.00	C43
乳腺	Breast	0	0.00	0.00	0.00	0.00	0.00	73	15.63	38.66	30.41	2.55	3.05	C50
子宫颈	Cervix	–	–	–	–	–	–	135	28.91	71.50	57.44	5.39	6.04	C53
子宫体	Uterus	–	–	–	–	–	–	15	3.21	7.94	6.26	0.66	0.66	C54-55
卵巢	Ovary	–	–	–	–	–	–	22	4.71	11.65	9.01	0.92	0.92	C56
前列腺	Prostate	21	4.08	10.52	9.36	0.18	1.38						–	C61
睾丸	Testis	0	0.00	0.00	0.00	0.00	0.00	–					–	C62
肾	Kidney	3	0.58	1.50	1.34	0.10	0.10	5	1.07	2.65	2.42	0.20	0.20	C64-66,68
膀胱	Bladder	6	1.17	3.01	1.90	0.05	0.05	1	0.21	0.53	0.57	0.00	0.10	C67
脑	Brain	12	2.33	6.01	5.38	0.45	0.54	11	2.36	5.83	4.72	0.31	0.53	C70-C72,D32-33,D42-43
甲状腺	Thyroid	4	0.78	2.00	1.73	0.13	0.13	9	1.93	4.77	4.20	0.36	0.48	C73
淋巴瘤	Lymphoma	12	2.33	6.01	5.43	0.47	0.69	9	1.93	4.77	4.46	0.24	0.48	C81-85,88,90,96
白血病	Leukemia	18	3.50	9.02	8.84	0.59	0.93	8	1.71	4.24	3.88	0.32	0.32	C91-95, D45-47
其他	Other	21	4.08	10.52	9.49	0.43	1.17	11	2.36	5.83	5.56	0.34	0.73	O&U
所有部位合计	All sites	515	100.00	258.10	226.25	14.61	27.64	467	100.00	247.33	202.65	15.91	22.04	All
所有部位除外皮肤	All sites exc. C44	507	98.45	254.09	223.21	14.47	27.40	467	100.00	247.33	202.65	15.91	22.04	All sites exc. C44
死亡 Mortality														
口腔	Oral cavity & pharynx	6	1.99	3.01	2.47	0.18	0.28	1	0.56	0.53	0.49	0.06	0.06	C00-10,C12-14
鼻咽	Nasopharynx	6	1.99	3.01	2.39	0.24	0.24	3	1.68	1.59	1.26	0.08	0.20	C11
食管	Esophagus	26	8.64	13.03	11.23	0.63	1.19	7	3.91	3.71	3.19	0.00	0.38	C15
胃	Stomach	33	10.96	16.54	14.11	0.83	1.70	28	15.64	14.83	11.74	0.55	1.29	C16
结直肠	Colon-rectum	19	6.31	9.52	7.52	0.32	0.72	17	9.50	9.00	7.32	0.29	0.91	C18-21
肝脏	Liver	51	16.94	25.56	21.80	1.57	2.96	18	10.06	9.53	8.40	0.39	1.14	C22
胆囊	Gallbladder etc.	2	0.66	1.00	0.88	0.10	0.10	7	3.91	3.71	2.94	0.22	0.34	C23-24
胰腺	Pancreas	4	1.33	2.00	1.52	0.05	0.17	1	0.56	0.53	0.48	0.05	0.05	C25
喉	Larynx	3	1.00	1.50	1.15	0.10	0.10	0	0.00	0.00	0.00	0.00	0.00	C32
肺	Lung	110	36.54	55.13	50.27	2.83	6.75	23	12.85	12.18	9.25	0.53	1.08	C33-34
其他胸腔器官	Other thoracic organs	1	0.33	0.50	0.37	0.05	0.05	2	1.12	1.06	0.98	0.06	0.18	C37-38
骨	Bone	1	0.33	0.50	0.55	0.00	0.09	2	1.12	1.06	0.88	0.05	0.17	C40-41
皮肤黑色素瘤	Melanoma of skin	0	0.00	0.00	0.00	0.00	0.00	0	0.00	0.00	0.00	0.00	0.00	C43
乳腺	Breast	0	0.00	0.00	0.00	0.00	0.00	16	8.94	8.47	6.78	0.57	0.81	C50
子宫颈	Cervix	–	–	–	–	–	–	28	15.64	14.83	12.91	0.76	1.60	C53
子宫体	Uterus	–	–	–	–	–	–	5	2.79	2.65	1.97	0.20	0.20	C54-55
卵巢	Ovary	–	–	–	–	–	–	2	1.12	1.06	0.79	0.05	0.05	C56
前列腺	Prostate	5	1.66	2.51	2.49	0.00	0.40	–	–	–	–		–	C61
睾丸	Testis	0	0.00	0.00	0.00	0.00	0.00	–	–	–	–		–	C62
肾	Kidney	0	0.00	0.00	0.00	0.00	0.00	0	0.00	0.00	0.00	0.00	0.00	C64-66,68
膀胱	Bladder	7	2.33	3.51	2.83	0.11	0.36	1	0.56	0.53	0.49	0.00	0.12	C67
脑	Brain	7	2.33	3.51	3.40	0.24	0.34	8	4.47	4.24	3.83	0.21	0.52	C70-C72,D32-33,D42-43
甲状腺	Thyroid	0	0.00	0.00	0.00	0.00	0.00	0	0.00	0.00	0.00	0.00	0.00	C73
淋巴瘤	Lymphoma	3	1.00	1.50	1.31	0.11	0.11	2	1.12	1.06	0.98	0.06	0.18	C81-85,88,90,96
白血病	Leukemia	8	2.66	4.01	3.89	0.29	0.38	4	2.23	2.12	1.35	0.07	0.07	C91-95, D45-47
其他	Other	9	2.99	4.51	3.88	0.30	0.55	4	2.23	2.12	1.75	0.14	0.26	O&U
所有部位合计	All sites	301	100.00	150.85	132.05	7.96	16.48	179	100.00	94.80	77.76	4.33	9.63	All
所有部位除外皮肤	All sites exc. C44	297	98.67	148.85	130.42	7.84	16.23	177	98.88	93.74	76.99	4.25	9.54	All sites exc. C44

附表 3-252 恩施市 2015 年癌症发病和死亡主要指标
Appendix Table 3-252 Incidence and mortality of cancer in Enshi Shi, 2015

部位 Sites		男性 Male					女性 Female					ICD10
		病例数 No. cases	构成比 Freq. /%	粗率 Crude rate/ 100 000^{-1}	世标率 ASR world/ 100 000^{-1}	累积率 Cum. Rate/% 0~64	0~74	病例数 No. cases	构成比 Freq. /%	粗率 Crude rate/ 100 000^{-1}	世标率 ASR world/ 100 000^{-1}	累积率 Cum. Rate/% 0~64	0~74	

发病 Incidence

部位	Sites	病例数	构成比	粗率	世标率	0~64	0~74	病例数	构成比	粗率	世标率	0~64	0~74	ICD10
口腔	Oral cavity & pharynx	25	2.73	5.92	3.99	0.27	0.52	13	1.75	3.26	2.23	0.13	0.29	C00-10,C12-14
鼻咽	Nasopharynx	28	3.06	6.63	4.50	0.45	0.47	9	1.21	2.26	1.54	0.14	0.17	C11
食管	Esophagus	116	12.66	27.46	17.77	1.10	2.24	18	2.42	4.52	2.88	0.16	0.39	C15
胃	Stomach	40	4.37	9.47	6.57	0.35	0.89	21	2.83	5.27	3.53	0.16	0.46	C16
结直肠	Colon-rectum	103	11.24	24.38	16.28	0.82	2.14	55	7.40	13.80	9.48	0.49	1.17	C18-21
肝脏	Liver	153	16.70	36.22	24.09	1.71	2.77	40	5.38	10.04	7.01	0.38	0.87	C22
胆囊	Gallbladder etc.	5	0.55	1.18	0.77	0.03	0.07	20	2.69	5.02	3.34	0.26	0.39	C23-24
胰腺	Pancreas	15	1.64	3.55	2.36	0.10	0.35	13	1.75	3.26	1.96	0.09	0.19	C25
喉	Larynx	7	0.76	1.66	1.00	0.05	0.08	3	0.40	0.75	0.41	0.00	0.00	C32
肺	Lung	199	21.72	47.10	31.81	2.04	3.87	100	13.46	25.10	16.54	0.83	2.04	C33-34
其他胸腔器官	Other thoracic organs	3	0.33	0.71	0.52	0.04	0.08	6	0.81	1.51	1.07	0.05	0.18	C37-38
骨	Bone	3	0.33	0.71	0.55	0.04	0.08	2	0.27	0.50	0.33	0.04	0.04	C40-41
皮肤黑色素瘤	Melanoma of skin	2	0.22	0.47	0.32	0.02	0.05	1	0.13	0.25	0.10	0.00	0.00	C43
乳腺	Breast	0	0.00	0.00	0.00	0.00	0.00	114	15.34	28.61	20.63	1.85	2.17	C50
子宫颈	Cervix	–	–	–	–	–	–	108	14.54	27.10	19.77	1.53	2.28	C53
子宫体	Uterus	–	–	–	–	–	–	57	7.67	14.30	10.07	0.90	1.12	C54-55
卵巢	Ovary	–	–	–	–	–	–	20	2.69	5.02	4.17	0.37	0.40	C56
前列腺	Prostate	23	2.51	5.44	3.37	0.16	0.49	–	–	–	–	–	–	C61
睾丸	Testis	3	0.33	0.71	0.67	0.05	0.05	–	–	–	–	–	–	C62
肾	Kidney	8	0.87	1.89	1.30	0.08	0.18	8	1.08	2.01	1.45	0.09	0.20	C64-66,68
膀胱	Bladder	46	5.02	10.89	6.93	0.35	0.81	4	0.54	1.00	0.66	0.02	0.13	C67
脑	Brain	20	2.18	4.73	3.87	0.29	0.40	18	2.42	4.52	3.50	0.32	0.36	C70-C72,D32-33,D42-43
甲状腺	Thyroid	4	0.44	0.95	0.84	0.07	0.07	28	3.77	7.03	5.70	0.38	0.52	C73
淋巴瘤	Lymphoma	21	2.29	4.97	3.74	0.22	0.42	10	1.35	2.51	2.30	0.17	0.20	C81-85,88,90,96
白血病	Leukemia	20	2.18	4.73	4.14	0.30	0.41	25	3.36	6.27	6.06	0.39	0.54	C91-95, D45-47
其他	Other	72	7.86	17.04	11.74	0.73	1.48	50	6.73	12.55	9.12	0.52	0.97	O&U
所有部位合计	All sites	916	100.00	216.82	147.14	9.28	17.89	743	100.00	186.47	133.83	9.25	15.07	All
所有部位除外皮肤	All sites exc. C44	897	97.93	212.33	144.27	9.12	17.55	726	97.71	182.20	130.39	9.07	14.76	All sites exc. C44

死亡 Mortality

部位	Sites	病例数	构成比	粗率	世标率	0~64	0~74	病例数	构成比	粗率	世标率	0~64	0~74	ICD10
口腔	Oral cavity & pharynx	15	2.49	3.55	2.26	0.06	0.35	6	1.90	1.51	0.96	0.03	0.11	C00-10,C12-14
鼻咽	Nasopharynx	12	1.99	2.84	1.70	0.12	0.17	5	1.58	1.25	0.77	0.06	0.08	C11
食管	Esophagus	93	15.45	22.01	13.88	0.67	1.76	11	3.48	2.76	1.55	0.00	0.14	C15
胃	Stomach	32	5.32	7.57	4.89	0.26	0.56	12	3.80	3.01	1.83	0.03	0.21	C16
结直肠	Colon-rectum	54	8.97	12.78	8.33	0.28	1.29	30	9.49	7.53	4.76	0.22	0.45	C18-21
肝脏	Liver	129	21.43	30.54	20.82	1.25	2.47	38	12.03	9.54	6.71	0.35	0.89	C22
胆囊	Gallbladder etc.	6	1.00	1.42	0.88	0.03	0.09	9	2.85	2.26	1.70	0.15	0.18	C23-24
胰腺	Pancreas	15	2.49	3.55	2.12	0.06	0.26	6	1.90	1.51	0.95	0.07	0.10	C25
喉	Larynx	10	1.66	2.37	1.24	0.03	0.11	1	0.32	0.25	0.15	0.02	0.02	C32
肺	Lung	139	23.09	32.90	21.74	1.26	2.39	65	20.57	16.31	10.43	0.58	1.16	C33-34
其他胸腔器官	Other thoracic organs	1	0.17	0.24	0.17	0.00	0.04	0	0.00	0.00	0.00	0.00	0.00	C37-38
骨	Bone	4	0.66	0.95	0.60	0.03	0.10	5	1.58	1.25	0.86	0.07	0.09	C40-41
皮肤黑色素瘤	Melanoma of skin	1	0.17	0.24	0.17	0.02	0.02	0	0.00	0.00	0.00	0.00	0.00	C43
乳腺	Breast	0	0.00	0.00	0.00	0.00	0.00	18	5.70	4.52	3.26	0.27	0.30	C50
子宫颈	Cervix	–	–	–	–	–	–	36	11.39	9.03	6.52	0.46	0.80	C53
子宫体	Uterus	–	–	–	–	–	–	16	5.06	4.02	2.97	0.19	0.44	C54-55
卵巢	Ovary	–	–	–	–	–	–	7	2.22	1.76	1.40	0.11	0.16	C56
前列腺	Prostate	17	2.82	4.02	2.41	0.10	0.33	–	–	–	–	–	–	C61
睾丸	Testis	0	0.00	0.00	0.00	0.00	0.00	–	–	–	–	–	–	C62
肾	Kidney	7	1.16	1.66	1.08	0.04	0.19	3	0.95	0.75	0.48	0.02	0.07	C64-66,68
膀胱	Bladder	9	1.50	2.13	1.40	0.06	0.14	3	0.95	0.75	0.44	0.00	0.07	C67
脑	Brain	6	1.00	1.42	0.90	0.03	0.14	9	2.85	2.26	2.55	0.14	0.19	C70-C72,D32-33,D42-43
甲状腺	Thyroid	1	0.17	0.24	0.17	0.00	0.04	2	0.63	0.50	0.37	0.02	0.07	C73
淋巴瘤	Lymphoma	10	1.66	2.37	1.92	0.16	0.24	7	2.22	1.76	1.36	0.07	0.14	C81-85,88,90,96
白血病	Leukemia	14	2.33	3.31	2.43	0.18	0.28	13	4.11	3.26	2.94	0.13	0.37	C91-95, D45-47
其他	Other	27	4.49	6.39	4.24	0.29	0.52	14	4.43	3.51	2.27	0.13	0.27	O&U
所有部位合计	All sites	602	100.00	142.50	93.34	4.95	11.47	316	100.00	79.30	55.22	3.11	6.32	All
所有部位除外皮肤	All sites exc. C44	595	98.84	140.84	92.28	4.88	11.38	312	98.73	78.30	54.52	3.06	6.28	All sites exc. C44

附表 3-253 天门市 2015 年癌症发病和死亡主要指标
Appendix Table 3-253 Incidence and mortality of cancer in Tianmen Shi,2015

部位 Sites		男性 Male						女性 Female						ICD10
		病例数 No. cases	构成比 Freq. /%	粗率 Crude rate/ 100 000⁻¹	世标率 ASR world/ 100 000⁻¹	累积率 Cum. Rate/% 0~64	0~74	病例数 No. cases	构成比 Freq. /%	粗率 Crude rate/ 100 000⁻¹	世标率 ASR world/ 100 000⁻¹	累积率 Cum. Rate/% 0~64	0~74	
发病 Incidence														
口腔	Oral cavity & pharynx	19	1.09	2.84	3.14	0.20	0.24	14	1.12	2.24	2.04	0.16	0.22	C00-10,C12-14
鼻咽	Nasopharynx	3	0.17	0.45	0.32	0.01	0.05	0	0.00	0.00	0.00	0.00	0.00	C11
食管	Esophagus	101	5.81	15.12	16.13	0.78	1.43	41	3.27	6.57	6.92	0.16	0.41	C15
胃	Stomach	243	13.98	36.38	36.06	1.90	3.77	133	10.61	21.31	18.68	1.04	2.12	C16
结直肠	Colon-rectum	175	10.07	26.20	24.33	1.58	2.85	108	8.61	17.30	15.74	1.13	1.89	C18-21
肝脏	Liver	199	11.45	29.80	28.28	2.20	3.38	60	4.78	9.61	8.57	0.53	0.97	C22
胆囊	Gallbladder etc.	21	1.21	3.14	3.05	0.20	0.34	16	1.28	2.56	2.51	0.23	0.28	C23-24
胰腺	Pancreas	37	2.13	5.54	5.38	0.39	0.59	31	2.47	4.97	4.32	0.27	0.49	C25
喉	Larynx	26	1.50	3.89	3.49	0.27	0.54	2	0.16	0.32	0.25	0.00	0.03	C32
肺	Lung	539	31.01	80.70	80.76	4.15	8.52	226	18.02	36.21	34.79	1.94	3.51	C33-34
其他胸腔器官	Other thoracic organs	2	0.12	0.30	0.30	0.04	0.04	2	0.16	0.32	0.21	0.00	0.04	C37-38
骨	Bone	8	0.46	1.20	0.97	0.06	0.13	5	0.40	0.80	0.74	0.07	0.09	C40-41
皮肤黑色素瘤	Melanoma of skin	0	0.00	0.00	0.00	0.00	0.00	0	0.00	0.00	0.00	0.00	0.00	C43
乳腺	Breast	2	0.12	0.30	0.23	0.01	0.01	217	17.30	34.77	31.89	2.75	3.30	C50
子宫颈	Cervix	–	–	–	–	–	–	77	6.14	12.34	11.52	1.00	1.33	C53
子宫体	Uterus	–	–	–	–	–	–	34	2.71	5.45	5.11	0.46	0.60	C54-55
卵巢	Ovary	–	–	–	–	–	–	31	2.47	4.97	4.63	0.42	0.49	C56
前列腺	Prostate	66	3.80	9.88	11.53	0.17	0.86	–	–	–	–	–	–	C61
睾丸	Testis	2	0.12	0.30	0.28	0.02	0.02	–	–	–	–	–	–	C62
肾	Kidney	2	0.12	0.30	0.28	0.02	0.04	3	0.24	0.48	0.48	0.04	0.04	C64-66,68
膀胱	Bladder	89	5.12	13.33	13.27	0.69	1.34	18	1.44	2.88	2.46	0.12	0.29	C67
脑	Brain	43	2.47	6.44	5.75	0.40	0.60	45	3.59	7.21	7.02	0.40	0.67	C70-C72,D32-33,D42-43
甲状腺	Thyroid	9	0.52	1.35	1.25	0.11	0.14	57	4.55	9.13	8.53	0.83	0.94	C73
淋巴瘤	Lymphoma	59	3.39	8.83	8.25	0.60	1.01	52	4.15	8.33	7.76	0.63	0.92	C81-85,88,90,96
白血病	Leukemia	42	2.42	6.29	6.17	0.44	0.65	35	2.79	5.61	5.40	0.37	0.54	C91-95, D45-47
其他	Other	51	2.93	7.64	7.48	0.43	0.75	47	3.75	7.53	7.32	0.43	0.62	O&U
所有部位合计	All sites	1738	100.00	260.23	256.68	14.65	27.29	1254	100.00	200.92	186.91	13.00	19.79	All
所有部位除外皮肤	All sites exc. C44	1726	99.31	258.43	254.75	14.57	27.13	1241	98.96	198.84	184.55	12.88	19.62	All sites exc. C44
死亡 Mortality														
口腔	Oral cavity & pharynx	10	0.80	1.50	1.79	0.04	0.08	1	0.14	0.16	0.16	0.02	0.02	C00-10,C12-14
鼻咽	Nasopharynx	12	0.96	1.80	1.63	0.14	0.22	7	0.99	1.12	1.02	0.07	0.12	C11
食管	Esophagus	63	5.04	9.43	10.97	0.33	0.75	39	5.51	6.25	7.02	0.10	0.26	C15
胃	Stomach	143	11.44	21.41	22.26	0.86	1.95	95	13.42	15.22	13.41	0.59	1.44	C16
结直肠	Colon-rectum	63	5.04	9.43	9.95	0.48	0.98	41	5.79	6.57	5.90	0.36	0.61	C18-21
肝脏	Liver	312	24.96	46.72	44.74	3.15	4.95	104	14.69	16.66	15.39	0.70	1.63	C22
胆囊	Gallbladder etc.	12	0.96	1.80	1.68	0.10	0.21	8	1.13	1.28	1.32	0.13	0.15	C23-24
胰腺	Pancreas	27	2.16	4.04	3.78	0.25	0.45	22	3.11	3.52	3.20	0.20	0.35	C25
喉	Larynx	5	0.40	0.75	0.57	0.02	0.11	3	0.42	0.48	0.36	0.00	0.05	C32
肺	Lung	403	32.24	60.34	61.85	2.83	5.98	180	25.42	28.84	28.29	1.32	2.55	C33-34
其他胸腔器官	Other thoracic organs	1	0.08	0.15	0.15	0.02	0.02	1	0.14	0.16	0.11	0.00	0.02	C37-38
骨	Bone	9	0.72	1.35	1.49	0.06	0.14	3	0.42	0.48	0.51	0.06	0.06	C40-41
皮肤黑色素瘤	Melanoma of skin	3	0.24	0.45	0.79	0.02	0.04	0	0.00	0.00	0.00	0.00	0.00	C43
乳腺	Breast	0	0.00	0.00	0.00	0.00	0.00	52	7.34	8.33	7.80	0.56	0.78	C50
子宫颈	Cervix	–	–	–	–	–	–	45	6.36	7.21	7.04	0.57	0.78	C53
子宫体	Uterus	–	–	–	–	–	–	2	0.28	0.32	0.31	0.04	0.04	C54-55
卵巢	Ovary	–	–	–	–	–	–	1	0.14	0.16	0.11	0.00	0.02	C56
前列腺	Prostate	20	1.60	2.99	4.41	0.02	0.09	–	–	–	–	–	–	C61
睾丸	Testis	0	0.00	0.00	0.00	0.00	0.00	–	–	–	–	–	–	C62
肾	Kidney	9	0.72	1.35	1.21	0.08	0.14	2	0.28	0.32	0.35	0.04	0.04	C64-66,68
膀胱	Bladder	23	1.84	3.44	3.98	0.09	0.23	3	0.42	0.48	0.37	0.00	0.04	C67
脑	Brain	30	2.40	4.49	4.09	0.30	0.44	23	3.25	3.69	3.88	0.19	0.34	C70-C72,D32-33,D42-43
甲状腺	Thyroid	0	0.00	0.00	0.00	0.00	0.00	2	0.28	0.32	0.30	0.02	0.04	C73
淋巴瘤	Lymphoma	31	2.48	4.64	4.17	0.27	0.56	23	3.25	3.69	3.51	0.29	0.39	C81-85,88,90,96
白血病	Leukemia	40	3.20	5.99	6.09	0.44	0.58	28	3.95	4.49	4.25	0.25	0.44	C91-95, D45-47
其他	Other	34	2.72	5.09	4.98	0.24	0.41	23	3.25	3.69	3.40	0.19	0.32	O&U
所有部位合计	All sites	1250	100.00	187.16	190.57	9.73	18.31	708	100.00	113.44	107.99	5.70	10.46	All
所有部位除外皮肤	All sites exc. C44	1246	99.68	186.56	189.99	9.73	18.28	705	99.58	112.96	107.40	5.70	10.43	All sites exc. C44

附表 3-254　长沙市芙蓉区 2015 年癌症发病和死亡主要指标
Appendix Table 3-254　Incidence and mortality of cancer in Furong Qu, Changsha Shi, 2015

部位 Sites		男性 Male						女性 Female						ICD10
		病例数 No. cases	构成比 Crude Freq./%	粗率 Crude rate/ $100\,000^{-1}$	世标率 ASR world/ $100\,000^{-1}$	累积率 Cum. Rate/%		病例数 No. cases	构成比 Freq./%	粗率 Crude rate/ $100\,000^{-1}$	世标率 ASR world/ $100\,000^{-1}$	累积率 Cum. Rate/%		
						0~64	0~74					0~64	0~74	
发病 Incidence														
口腔	Oral cavity & pharynx	22	3.43	11.02	6.16	0.43	0.58	12	2.11	5.89	3.72	0.18	0.55	C00-10,C12-14
鼻咽	Nasopharynx	21	3.28	10.52	7.14	0.43	0.84	8	1.40	3.93	2.55	0.22	0.22	C11
食管	Esophagus	25	3.90	12.52	7.77	0.53	1.00	0	0.00	0.00	0.00	0.00	0.00	C15
胃	Stomach	26	4.06	13.02	8.66	0.63	1.13	22	3.86	10.80	5.96	0.33	0.62	C16
结直肠	Colon-rectum	88	13.73	44.07	26.02	1.58	3.25	52	9.12	25.52	14.79	0.93	1.77	C18-21
肝脏	Liver	70	10.92	35.05	21.56	1.61	2.35	26	4.56	12.76	8.99	0.52	1.00	C22
胆囊	Gallbladder etc.	8	1.25	4.01	2.32	0.10	0.31	14	2.46	6.87	3.56	0.22	0.36	C23-24
胰腺	Pancreas	9	1.40	4.51	2.72	0.16	0.34	8	1.40	3.93	2.43	0.12	0.43	C25
喉	Larynx	7	1.09	3.51	2.18	0.17	0.23	0	0.00	0.00	0.00	0.00	0.00	C32
肺	Lung	152	23.71	76.12	45.88	2.58	6.05	73	12.81	35.82	21.32	1.37	2.65	C33-34
其他胸腔器官	Other thoracic organs	0	0.00	0.00	0.00	0.00	0.00	3	0.53	1.47	0.82	0.04	0.12	C37-38
骨	Bone	2	0.31	1.00	0.67	0.03	0.09	0	0.00	0.00	0.00	0.00	0.00	C40-41
皮肤黑色素瘤	Melanoma of skin	0	0.00	0.00	0.00	0.00	0.00	0	0.00	0.00	0.00	0.00	0.00	C43
乳腺	Breast	0	0.00	0.00	0.00	0.00	0.00	138	24.21	67.72	45.62	3.81	5.11	C50
子宫颈	Cervix	–	–	–	–	–	–	34	5.96	16.69	10.76	0.96	1.11	C53
子宫体	Uterus	–	–	–	–	–	–	22	3.86	10.80	7.00	0.61	0.83	C54-55
卵巢	Ovary	–	–	–	–	–	–	28	4.91	13.74	9.05	0.79	0.94	C56
前列腺	Prostate	44	6.86	22.03	12.39	0.54	1.66	–	–	–	–	–	–	C61
睾丸	Testis	1	0.16	0.50	0.30	0.03	0.03	–	–	–	–	–	–	C62
肾	Kidney	18	2.81	9.01	5.59	0.32	0.71	11	1.93	5.40	3.23	0.24	0.41	C64-66,68
膀胱	Bladder	39	6.08	19.53	11.92	0.64	1.58	5	0.88	2.45	1.17	0.07	0.07	C67
脑	Brain	15	2.34	7.51	5.81	0.47	0.47	14	2.46	6.87	4.38	0.38	0.52	C70-C72,D32-33,D42-43
甲状腺	Thyroid	11	1.72	5.51	4.31	0.38	0.38	37	6.49	18.16	14.37	1.12	1.18	C73
淋巴瘤	Lymphoma	26	4.06	13.02	8.23	0.49	0.82	13	2.28	6.38	4.14	0.25	0.44	C81-85,88,90,96
白血病	Leukemia	11	1.72	5.51	3.79	0.25	0.46	4	0.70	1.96	1.28	0.13	0.13	C91-95,D45-47
其他	Other	46	7.18	23.04	15.23	0.83	1.95	46	8.07	22.57	14.61	1.12	1.66	O&U
所有部位合计	All sites	641	100.00	321.00	198.67	12.19	24.22	570	100.00	279.72	179.76	13.39	20.11	All
所有部位除外皮肤	All sites exc. C44	634	98.91	317.49	196.44	12.05	23.91	563	98.77	276.29	177.75	13.30	19.90	All sites exc. C44
死亡 Mortality														
口腔	Oral cavity & pharynx	15	2.88	7.51	4.74	0.28	0.66	6	1.55	2.94	1.68	0.10	0.18	C00-10,C12-14
鼻咽	Nasopharynx	16	3.08	8.01	5.26	0.32	0.71	3	0.77	1.47	0.93	0.06	0.14	C11
食管	Esophagus	23	4.42	11.52	7.00	0.42	0.92	0	0.00	0.00	0.00	0.00	0.00	C15
胃	Stomach	27	5.19	13.52	7.43	0.59	0.83	22	5.67	10.80	6.38	0.34	0.76	C16
结直肠	Colon-rectum	56	10.77	28.04	16.67	0.80	2.22	35	9.02	17.18	9.43	0.56	1.02	C18-21
肝脏	Liver	68	13.08	34.05	21.01	1.41	2.36	24	6.19	11.78	6.65	0.36	0.72	C22
胆囊	Gallbladder etc.	8	1.54	4.01	2.11	0.13	0.22	8	2.06	3.93	1.71	0.07	0.07	C23-24
胰腺	Pancreas	11	2.12	5.51	3.51	0.19	0.45	11	2.84	5.40	3.37	0.14	0.49	C25
喉	Larynx	3	0.58	1.50	0.98	0.07	0.13	1	0.26	0.49	0.13	0.00	0.00	C32
肺	Lung	168	32.31	84.13	48.11	2.60	6.09	71	18.30	34.84	17.11	0.83	1.64	C33-34
其他胸腔器官	Other thoracic organs	1	0.19	0.50	0.33	0.04	0.04	0	0.00	0.00	0.00	0.00	0.00	C37-38
骨	Bone	1	0.19	0.50	0.31	0.04	0.04	0	0.00	0.00	0.00	0.00	0.00	C40-41
皮肤黑色素瘤	Melanoma of skin	2	0.38	1.00	0.51	0.03	0.03	1	0.26	0.49	0.37	0.03	0.03	C43
乳腺	Breast	1	0.19	0.50	0.13	0.00	0.00	73	18.81	35.82	22.52	1.71	2.36	C50
子宫颈	Cervix	–	–	–	–	–	–	17	4.38	8.34	5.44	0.47	0.53	C53
子宫体	Uterus	–	–	–	–	–	–	6	1.55	2.94	1.75	0.06	0.21	C54-55
卵巢	Ovary	–	–	–	–	–	–	22	5.67	10.80	6.95	0.60	0.81	C56
前列腺	Prostate	11	2.12	5.51	2.09	0.00	0.15	–	–	–	–	–	–	C61
睾丸	Testis	0	0.00	0.00	0.00	0.00	0.00	–	–	–	–	–	–	C62
肾	Kidney	9	1.73	4.51	3.40	0.15	0.42	4	1.03	1.96	1.16	0.03	0.18	C64-66,68
膀胱	Bladder	12	2.31	6.01	3.21	0.20	0.26	3	0.77	1.47	0.88	0.03	0.09	C67
脑	Brain	12	2.31	6.01	4.27	0.29	0.44	14	3.61	6.87	4.72	0.21	0.75	C70-C72,D32-33,D42-43
甲状腺	Thyroid	5	0.96	2.50	1.68	0.14	0.23	8	2.06	3.93	2.43	0.21	0.21	C73
淋巴瘤	Lymphoma	22	4.23	11.02	6.20	0.30	0.63	23	5.93	11.29	6.62	0.47	0.78	C81-85,88,90,96
白血病	Leukemia	16	3.08	8.01	5.64	0.25	0.63	10	2.58	4.91	5.39	0.24	0.47	C91-95,D45-47
其他	Other	33	6.35	16.53	9.21	0.29	1.12	26	6.70	12.76	7.47	0.48	0.82	O&U
所有部位合计	All sites	520	100.00	260.40	153.76	8.54	18.58	388	100.00	190.41	113.11	7.01	12.26	All
所有部位除外皮肤	All sites exc. C44	518	99.62	259.40	153.21	8.54	18.52	386	99.48	189.43	112.47	6.97	12.14	All sites exc. C44

部位 Sites		男性 Male						女性 Female						ICD10
		病例数 No. cases	构成比 Freq. /%	粗率 Crude rate/ 100 000⁻¹	世标率 ASR world/ 100 000⁻¹	累积率 Cum. Rate/%		病例数 No. cases	构成比 Freq. /%	粗率 Crude rate/ 100 000⁻¹	世标率 ASR world/ 100 000⁻¹	累积率 Cum. Rate/%		
						0~64	0~74					0~64	0~74	
发病 Incidence														
口腔	Oral cavity & pharynx	30	4.10	13.40	10.44	0.81	1.18	11	1.99	4.95	3.67	0.24	0.34	C00-10,C12-14
鼻咽	Nasopharynx	33	4.51	14.74	11.30	0.87	1.34	8	1.45	3.60	2.91	0.20	0.39	C11
食管	Esophagus	36	4.92	16.08	12.77	1.01	1.77	2	0.36	0.90	0.67	0.00	0.00	C15
胃	Stomach	36	4.92	16.08	13.49	0.84	1.69	18	3.26	8.10	5.59	0.38	0.55	C16
结直肠	Colon-rectum	92	12.59	41.10	32.59	1.59	3.84	55	9.96	24.74	19.81	0.90	2.37	C18-21
肝脏	Liver	78	10.67	34.84	27.43	1.61	2.83	24	4.35	10.79	8.38	0.27	1.10	C22
胆囊	Gallbladder etc.	7	0.96	3.13	2.51	0.04	0.22	16	2.90	7.20	6.01	0.31	0.77	C23-24
胰腺	Pancreas	25	3.42	11.17	8.47	0.38	0.95	6	1.09	2.70	1.90	0.04	0.22	C25
喉	Larynx	14	1.92	6.25	5.38	0.38	0.76	1	0.18	0.45	0.22	0.00	0.00	C32
肺	Lung	231	31.60	103.19	88.19	4.39	11.34	79	14.31	35.53	26.66	1.30	3.04	C33-34
其他胸腔器官	Other thoracic organs	5	0.68	2.23	1.53	0.11	0.11	1	0.18	0.45	0.28	0.04	0.04	C37-38
骨	Bone	0	0.00	0.00	0.00	0.00	0.00	2	0.36	0.90	0.73	0.05	0.13	C40-41
皮肤黑色素瘤	Melanoma of skin	2	0.27	0.89	0.81	0.00	0.09	3	0.54	1.35	0.91	0.07	0.07	C43
乳腺	Breast	0	0.00	0.00	0.00	0.00	0.00	117	21.20	52.62	42.66	2.62	5.23	C50
子宫颈	Cervix	–	–	–	–	–	–	49	8.88	22.04	16.88	1.55	1.73	C53
子宫体	Uterus	–	–	–	–	–	–	18	3.26	8.10	6.09	0.52	0.70	C54-55
卵巢	Ovary	–	–	–	–	–	–	15	2.72	6.75	5.57	0.37	0.65	C56
前列腺	Prostate	19	2.60	8.49	7.60	0.20	0.77	–	–	–	–	–	–	C61
睾丸	Testis	0	0.00	0.00	0.00	0.00	0.00	–	–	–	–	–	–	C62
肾	Kidney	17	2.33	7.59	6.40	0.31	0.78	9	1.63	4.05	2.53	0.08	0.26	C64-66,68
膀胱	Bladder	23	3.15	10.27	8.11	0.43	0.90	9	1.63	4.05	2.79	0.04	0.30	C67
脑	Brain	20	2.74	8.93	7.54	0.57	0.76	30	5.43	13.49	12.00	0.81	1.34	C70-C72,D32-33,D42-43
甲状腺	Thyroid	8	1.09	3.57	2.48	0.20	0.20	27	4.89	12.14	9.12	0.87	0.87	C73
淋巴瘤	Lymphoma	13	1.78	5.81	4.52	0.26	0.46	8	1.45	3.60	2.58	0.12	0.39	C81-85,88,90,96
白血病	Leukemia	11	1.50	4.91	5.79	0.29	0.57	9	1.63	4.05	4.74	0.22	0.50	C91-95, D45-47
其他	Other	31	4.24	13.85	11.17	0.62	1.28	35	6.34	15.74	12.07	0.74	1.48	O&U
所有部位合计	All sites	731	100.00	326.56	268.54	14.92	31.84	552	100.00	248.26	194.79	11.74	22.47	All
所有部位除外皮肤	All sites exc. C44	725	99.18	323.88	266.18	14.88	31.61	547	99.09	246.01	193.06	11.67	22.31	All sites exc. C44
死亡 Mortality														
口腔	Oral cavity & pharynx	15	2.26	6.70	5.31	0.40	0.59	4	1.31	1.80	0.95	0.04	0.04	C00-10,C12-14
鼻咽	Nasopharynx	18	2.71	8.04	7.20	0.44	0.90	2	0.65	0.90	0.75	0.04	0.13	C11
食管	Esophagus	39	5.87	17.42	13.55	0.91	1.76	3	0.98	1.35	0.89	0.00	0.00	C15
胃	Stomach	21	3.16	9.38	8.23	0.40	1.06	17	5.56	7.65	5.50	0.27	0.54	C16
结直肠	Colon-rectum	56	8.43	25.02	19.54	0.62	1.85	33	10.78	14.84	10.85	0.47	1.03	C18-21
肝脏	Liver	66	9.94	29.48	23.70	1.02	2.62	24	7.84	10.79	8.32	0.36	0.93	C22
胆囊	Gallbladder etc.	12	1.81	5.36	4.52	0.04	0.50	17	5.56	7.65	6.50	0.30	0.85	C23-24
胰腺	Pancreas	23	3.46	10.27	8.17	0.42	0.80	11	3.59	4.95	3.48	0.12	0.39	C25
喉	Larynx	12	1.81	5.36	5.03	0.24	0.70	1	0.33	0.45	0.34	0.00	0.00	C32
肺	Lung	324	48.80	144.74	119.99	4.92	14.12	84	27.45	37.78	26.77	0.86	2.16	C33-34
其他胸腔器官	Other thoracic organs	6	0.90	2.68	2.09	0.06	0.25	0	0.00	0.00	0.00	0.00	0.00	C37-38
骨	Bone	2	0.30	0.89	0.78	0.00	0.00	0	0.00	0.00	0.00	0.00	0.00	C40-41
皮肤黑色素瘤	Melanoma of skin	2	0.30	0.89	0.92	0.05	0.14	1	0.33	0.45	0.22	0.00	0.00	C43
乳腺	Breast	3	0.45	1.34	1.14	0.05	0.05	37	12.09	16.64	13.00	0.76	1.41	C50
子宫颈	Cervix	–	–	–	–	–	–	16	5.23	7.20	4.89	0.37	0.37	C53
子宫体	Uterus	–	–	–	–	–	–	8	2.61	3.60	3.15	0.22	0.41	C54-55
卵巢	Ovary	–	–	–	–	–	–	9	2.94	4.05	3.28	0.20	0.47	C56
前列腺	Prostate	6	0.90	2.68	2.52	0.00	0.28	–	–	–	–	–	–	C61
睾丸	Testis	0	0.00	0.00	0.00	0.00	0.00	–	–	–	–	–	–	C62
肾	Kidney	9	1.36	4.02	3.27	0.08	0.36	4	1.31	1.80	1.16	0.00	0.09	C64-66,68
膀胱	Bladder	6	0.90	2.68	2.23	0.00	0.19	2	0.65	0.90	0.57	0.00	0.09	C67
脑	Brain	9	1.36	4.02	3.12	0.22	0.22	6	1.96	2.70	2.16	0.04	0.32	C70-C72,D32-33,D42-43
甲状腺	Thyroid	1	0.15	0.45	0.26	0.00	0.00	1	0.33	0.45	0.34	0.00	0.00	C73
淋巴瘤	Lymphoma	6	0.90	2.68	2.18	0.09	0.28	5	1.63	2.25	1.69	0.09	0.27	C81-85,88,90,96
白血病	Leukemia	8	1.20	3.57	3.41	0.20	0.30	11	3.59	4.95	5.12	0.14	0.51	C91-95, D45-47
其他	Other	20	3.01	8.93	7.98	0.23	0.80	10	3.27	4.50	3.36	0.16	0.43	O&U
所有部位合计	All sites	664	100.00	296.63	245.14	10.38	27.76	306	100.00	137.62	103.28	4.45	10.43	All
所有部位除外皮肤	All sites exc. C44	659	99.25	294.39	242.70	10.32	27.70	305	99.67	137.17	102.70	4.45	10.33	All sites exc. C44

部位 Sites		男性 Male						女性 Female						ICD10
		病例数 No. cases	构成比 Freq./%	粗率 Crude rate/ 100 000⁻¹	世标率 ASR world/ 100 000⁻¹	累积率 Cum. Rate/% 0~64	0~74	病例数 No. cases	构成比 Freq./%	粗率 Crude rate/ 100 000⁻¹	世标率 ASR world/ 100 000⁻¹	累积率 Cum. Rate/% 0~64	0~74	
发病 Incidence														
口腔	Oral cavity & pharynx	45	5.52	13.90	10.05	0.85	1.12	14	1.96	4.28	3.11	0.22	0.34	C00-10,C12-14
鼻咽	Nasopharynx	24	2.94	7.41	5.22	0.48	0.52	17	2.37	5.20	3.70	0.29	0.41	C11
食管	Esophagus	52	6.38	16.06	11.34	0.84	1.51	3	0.42	0.92	0.50	0.00	0.06	C15
胃	Stomach	36	4.42	11.12	7.27	0.39	0.82	22	3.07	6.73	4.66	0.38	0.46	C16
结直肠	Colon-rectum	112	13.74	34.60	23.48	1.56	2.76	95	13.27	29.04	20.16	1.34	2.41	C18-21
肝脏	Liver	66	8.10	20.39	13.75	0.82	1.59	18	2.51	5.50	3.71	0.21	0.40	C22
胆囊	Gallbladder etc.	3	0.37	0.93	0.69	0.05	0.09	15	2.09	4.59	3.21	0.15	0.45	C23-24
胰腺	Pancreas	18	2.21	5.56	3.48	0.27	0.31	9	1.26	2.75	1.86	0.06	0.26	C25
喉	Larynx	13	1.60	4.02	2.93	0.26	0.34	0	0.00	0.00	0.00	0.00	0.00	C32
肺	Lung	239	29.33	73.83	50.56	3.30	6.49	105	14.66	32.10	21.58	1.23	2.66	C33-34
其他胸腔器官	Other thoracic organs	4	0.49	1.24	0.92	0.08	0.12	1	0.14	0.31	0.22	0.02	0.02	C37-38
骨	Bone	7	0.86	2.16	1.96	0.11	0.21	2	0.28	0.61	0.37	0.00	0.06	C40-41
皮肤黑色素瘤	Melanoma of skin	0	0.00	0.00	0.00	0.00	0.00	2	0.28	0.61	0.46	0.02	0.06	C43
乳腺	Breast	2	0.25	0.62	0.36	0.02	0.02	163	22.77	49.83	36.19	2.94	4.14	C50
子宫颈	Cervix	–	–	–	–	–	–	49	6.84	14.98	10.80	0.91	1.15	C53
子宫体	Uterus	–	–	–	–	–	–	32	4.47	9.78	7.33	0.64	0.80	C54-55
卵巢	Ovary	–	–	–	–	–	–	22	3.07	6.73	5.60	0.40	0.63	C56
前列腺	Prostate	37	4.54	11.43	6.34	0.09	0.74	–	–	–	–	–	–	C61
睾丸	Testis	3	0.37	0.93	0.67	0.06	0.06	–	–	–	–	–	–	C62
肾	Kidney	10	1.23	3.09	2.14	0.16	0.24	8	1.12	2.45	1.84	0.11	0.23	C64-66,68
膀胱	Bladder	21	2.58	6.49	4.06	0.24	0.44	12	1.68	3.67	2.28	0.11	0.29	C67
脑	Brain	19	2.33	5.87	5.03	0.32	0.40	16	2.23	4.89	3.57	0.27	0.39	C70-C72,D32-33,D42-43
甲状腺	Thyroid	16	1.96	4.94	3.37	0.26	0.32	40	5.59	12.23	9.47	0.78	0.86	C73
淋巴瘤	Lymphoma	39	4.79	12.05	8.22	0.43	1.16	14	1.96	4.28	2.98	0.14	0.42	C81-85,88,90,96
白血病	Leukemia	15	1.84	4.63	4.05	0.23	0.39	11	1.54	3.36	2.67	0.21	0.27	C91-95, D45-47
其他	Other	34	4.17	10.50	7.43	0.60	0.79	46	6.42	14.06	9.65	0.59	1.14	O&U
所有部位合计	All sites	815	100.00	251.77	173.32	11.48	20.42	716	100.00	218.88	155.89	11.00	17.92	All
所有部位除外皮肤	All sites exc. C44	808	99.14	249.61	171.78	11.39	20.23	707	98.74	216.12	154.06	10.94	17.64	All sites exc. C44
死亡 Mortality														
口腔	Oral cavity & pharynx	15	2.41	4.63	3.17	0.29	0.35	6	1.57	1.83	1.10	0.05	0.09	C00-10,C12-14
鼻咽	Nasopharynx	16	2.57	4.94	3.66	0.31	0.49	7	1.84	2.14	1.49	0.10	0.20	C11
食管	Esophagus	44	7.07	13.59	9.60	0.68	1.19	4	1.05	1.22	0.80	0.02	0.12	C15
胃	Stomach	29	4.66	8.96	5.79	0.36	0.59	17	4.46	5.20	3.04	0.20	0.26	C16
结直肠	Colon-rectum	61	9.81	18.84	11.29	0.56	1.07	57	14.96	17.42	11.01	0.60	1.22	C18-21
肝脏	Liver	64	10.29	19.77	13.30	0.80	1.53	20	5.25	6.11	4.18	0.19	0.53	C22
胆囊	Gallbladder etc.	10	1.61	3.09	2.09	0.08	0.30	8	2.10	2.45	1.52	0.05	0.21	C23-24
胰腺	Pancreas	13	2.09	4.02	2.80	0.16	0.37	11	2.89	3.36	2.34	0.11	0.25	C25
喉	Larynx	12	1.93	3.71	2.56	0.15	0.34	0	0.00	0.00	0.00	0.00	0.00	C32
肺	Lung	246	39.55	76.00	49.36	2.77	6.11	87	22.83	26.60	17.07	0.75	2.01	C33-34
其他胸腔器官	Other thoracic organs	1	0.16	0.31	0.23	0.00	0.04	1	0.26	0.31	0.23	0.03	0.03	C37-38
骨	Bone	2	0.32	0.62	0.48	0.04	0.04	0	0.00	0.00	0.00	0.00	0.00	C40-41
皮肤黑色素瘤	Melanoma of skin	2	0.32	0.62	0.43	0.02	0.06	1	0.26	0.31	0.22	0.02	0.02	C43
乳腺	Breast	1	0.16	0.31	0.22	0.02	0.02	42	11.02	12.84	9.07	0.69	1.05	C50
子宫颈	Cervix	–	–	–	–	–	–	25	6.56	7.64	5.40	0.45	0.59	C53
子宫体	Uterus	–	–	–	–	–	–	14	3.67	4.28	3.00	0.25	0.35	C54-55
卵巢	Ovary	–	–	–	–	–	–	13	3.41	3.97	2.85	0.22	0.35	C56
前列腺	Prostate	13	2.09	4.02	2.54	0.09	0.36	–	–	–	–	–	–	C61
睾丸	Testis	1	0.16	0.31	0.22	0.02	0.02	–	–	–	–	–	–	C62
肾	Kidney	7	1.13	2.16	1.36	0.09	0.13	3	0.79	0.92	1.14	0.06	0.10	C64-66,68
膀胱	Bladder	10	1.61	3.09	1.86	0.00	0.29	3	0.79	0.92	0.60	0.03	0.09	C67
脑	Brain	13	2.09	4.02	3.20	0.19	0.37	10	2.62	3.06	2.20	0.18	0.22	C70-C72,D32-33,D42-43
甲状腺	Thyroid	1	0.16	0.31	0.11	0.00	0.00	5	1.31	1.53	1.03	0.04	0.14	C73
淋巴瘤	Lymphoma	29	4.66	8.96	6.04	0.39	0.78	12	3.15	3.67	2.50	0.08	0.38	C81-85,88,90,96
白血病	Leukemia	8	1.29	2.47	1.46	0.06	0.16	11	2.89	3.36	3.41	0.23	0.31	C91-95, D45-47
其他	Other	24	3.86	7.41	4.36	0.28	0.38	24	6.30	7.34	5.27	0.26	0.58	O&U
所有部位合计	All sites	622	100.00	192.15	126.13	7.35	14.99	381	100.00	116.47	79.47	4.61	9.10	All
所有部位除外皮肤	All sites exc. C44	620	99.68	191.53	125.80	7.32	14.96	378	99.21	115.55	78.91	4.58	9.06	All sites exc. C44

附表 3-257　长沙市开福区 2015 年癌症发病和死亡主要指标

Appendix Table 3-257　Incidence and mortality of cancer in Kaifu Qu，Changsha Shi，2015

部位 Sites		男性 Male						女性 Female						ICD10
		病例数 No. cases	构成比 Freq. /%	粗率 Crude rate/ 100 000⁻¹	世标率 ASR world/ 100 000⁻¹	累积率 Cum. Rate/% 0~64	0~74	病例数 No. cases	构成比 Freq. /%	粗率 Crude rate/ 100 000⁻¹	世标率 ASR world/ 100 000⁻¹	累积率 Cum. Rate/% 0~64	0~74	
发病 Incidence														
口腔	Oral cavity & pharynx	19	2.71	8.51	5.19	0.41	0.63	6	0.90	2.57	1.29	0.08	0.15	C00-10, C12-14
鼻咽	Nasopharynx	14	1.99	6.27	3.82	0.22	0.51	10	1.51	4.28	2.65	0.18	0.38	C11
食管	Esophagus	31	4.42	13.89	7.74	0.40	1.12	5	0.75	2.14	1.00	0.06	0.11	C15
胃	Stomach	34	4.84	15.23	8.03	0.52	0.95	17	2.56	7.27	3.97	0.24	0.46	C16
结直肠	Colon-rectum	77	10.97	34.49	19.47	1.10	2.51	79	11.90	33.79	18.25	0.79	2.56	C18-21
肝脏	Liver	58	8.26	25.98	15.04	0.90	1.85	21	3.16	8.98	5.14	0.24	0.76	C22
胆囊	Gallbladder etc.	5	0.71	2.24	1.15	0.03	0.12	16	2.41	6.84	3.66	0.17	0.52	C23-24
胰腺	Pancreas	10	1.42	4.48	2.37	0.06	0.29	8	1.20	3.42	2.11	0.06	0.38	C25
喉	Larynx	10	1.42	4.48	2.46	0.20	0.32	1	0.15	0.43	0.15	0.00	0.00	C32
肺	Lung	224	31.91	100.33	54.50	3.32	6.77	81	12.20	34.65	17.82	1.10	2.13	C33-34
其他胸腔器官	Other thoracic organs	0	0.00	0.00	0.00	0.00	0.00	3	0.45	1.28	0.90	0.08	0.08	C37-38
骨	Bone	3	0.43	1.34	0.60	0.06	0.06	2	0.30	0.86	0.41	0.03	0.03	C40-41
皮肤黑色素瘤	Melanoma of skin	0	0.00	0.00	0.00	0.00	0.00	0	0.00	0.00	0.00	0.00	0.00	C43
乳腺	Breast	0	0.00	0.00	0.00	0.00	0.00	162	24.40	69.30	43.55	3.63	4.82	C50
子宫颈	Cervix	–	–	–	–	–	–	44	6.63	18.82	12.35	0.91	1.45	C53
子宫体	Uterus	–	–	–	–	–	–	15	2.26	6.42	4.05	0.39	0.52	C54-55
卵巢	Ovary	–	–	–	–	–	–	20	3.01	8.56	5.31	0.43	0.62	C56
前列腺	Prostate	30	4.27	13.44	5.77	0.03	0.57	–	–	–	–	–	–	C61
睾丸	Testis	0	0.00	0.00	0.00	0.00	0.00	–	–	–	–	–	–	C62
肾	Kidney	15	2.14	6.72	3.83	0.27	0.48	8	1.20	3.42	1.38	0.05	0.10	C64-66, 68
膀胱	Bladder	20	2.85	8.96	4.77	0.17	0.67	6	0.90	2.57	1.07	0.03	0.10	C67
脑	Brain	16	2.28	7.17	4.44	0.33	0.57	18	2.71	7.70	5.19	0.35	0.55	C70-C72,D32-33,D42-43
甲状腺	Thyroid	13	1.85	5.82	4.56	0.36	0.41	22	3.31	9.41	6.17	0.41	0.63	C73
淋巴瘤	Lymphoma	29	4.13	12.99	8.83	0.53	0.92	21	3.16	8.98	6.20	0.36	0.68	C81-85,88,90,96
白血病	Leukemia	15	2.14	6.72	4.52	0.23	0.55	14	2.11	5.99	4.01	0.23	0.40	C91-95, D45-47
其他	Other	79	11.25	35.39	19.40	1.05	2.23	85	12.80	36.36	21.01	1.26	2.59	O&U
所有部位合计	All sites	702	100.00	314.43	176.50	10.21	21.55	664	100.00	284.03	167.62	11.08	20.02	All
所有部位除外皮肤	All sites exc. C44	699	99.57	313.09	175.67	10.12	21.46	656	98.80	280.61	165.42	10.96	19.70	All sites exc. C44
死亡 Mortality														
口腔	Oral cavity & pharynx	17	3.25	7.61	5.49	0.40	0.62	2	0.66	0.86	0.39	0.00	0.07	C00-10, C12-14
鼻咽	Nasopharynx	12	2.29	5.37	2.95	0.17	0.31	1	0.33	0.43	0.29	0.00	0.07	C11
食管	Esophagus	30	5.74	13.44	7.45	0.40	1.08	3	0.99	1.28	0.51	0.03	0.03	C15
胃	Stomach	25	4.78	11.20	6.16	0.34	0.77	11	3.63	4.71	2.61	0.08	0.43	C16
结直肠	Colon-rectum	39	7.46	17.47	8.69	0.40	1.00	36	11.88	15.40	6.55	0.14	0.73	C18-21
肝脏	Liver	55	10.52	24.64	13.51	0.88	1.56	30	9.90	12.83	6.53	0.30	0.82	C22
胆囊	Gallbladder etc.	5	0.96	2.24	1.12	0.09	0.16	10	3.30	4.28	2.00	0.08	0.20	C23-24
胰腺	Pancreas	18	3.44	8.06	4.15	0.18	0.46	8	2.64	3.42	1.93	0.09	0.27	C25
喉	Larynx	8	1.53	3.58	1.97	0.18	0.22	1	0.33	0.43	0.10	0.00	0.00	C32
肺	Lung	170	32.50	76.15	40.19	2.03	5.26	57	18.81	24.38	11.50	0.51	1.42	C33-34
其他胸腔器官	Other thoracic organs	3	0.57	1.34	1.08	0.06	0.10	0	0.00	0.00	0.00	0.00	0.00	C37-38
骨	Bone	4	0.76	1.79	0.85	0.03	0.10	4	1.32	1.71	0.88	0.06	0.11	C40-41
皮肤黑色素瘤	Melanoma of skin	1	0.19	0.45	0.17	0.00	0.00	0	0.00	0.00	0.00	0.00	0.00	C43
乳腺	Breast	0	0.00	0.00	0.00	0.00	0.00	38	12.54	16.25	8.65	0.63	0.88	C50
子宫颈	Cervix	–	–	–	–	–	–	12	3.96	5.13	3.00	0.29	0.29	C53
子宫体	Uterus	–	–	–	–	–	–	2	0.66	0.86	0.51	0.06	0.06	C54-55
卵巢	Ovary	–	–	–	–	–	–	18	5.94	7.70	4.54	0.21	0.68	C56
前列腺	Prostate	25	4.78	11.20	4.30	0.03	0.27	–	–	–	–	–	–	C61
睾丸	Testis	0	0.00	0.00	0.00	0.00	0.00	–	–	–	–	–	–	C62
肾	Kidney	9	1.72	4.03	1.84	0.15	0.15	2	0.66	0.86	0.40	0.00	0.05	C64-66, 68
膀胱	Bladder	11	2.10	4.93	2.09	0.05	0.20	4	1.32	1.71	0.65	0.03	0.03	C67
脑	Brain	8	1.53	3.58	1.84	0.17	0.17	7	2.31	2.99	1.60	0.11	0.16	C70-C72,D32-33,D42-43
甲状腺	Thyroid	1	0.19	0.45	0.28	0.00	0.05	6	1.98	2.57	1.09	0.00	0.10	C73
淋巴瘤	Lymphoma	14	2.68	6.27	3.29	0.20	0.39	8	2.64	3.42	2.05	0.08	0.33	C81-85,88,90,96
白血病	Leukemia	14	2.68	6.27	4.14	0.17	0.51	6	1.98	2.57	2.20	0.07	0.24	C91-95, D45-47
其他	Other	54	10.33	24.19	12.91	0.67	1.49	37	12.21	15.83	8.14	0.51	0.90	O&U
所有部位合计	All sites	523	100.00	234.26	124.46	6.59	14.89	303	100.00	129.61	66.11	3.29	7.87	All
所有部位除外皮肤	All sites exc. C44	520	99.43	232.91	123.63	6.56	14.74	301	99.34	128.76	65.70	3.26	7.84	All sites exc. C44

| 部位 Sites | 男性 Male | | | | | | 女性 Female | | | | | | ICD10 |
	病例数 No. cases	构成比 Freq. /%	粗率 Crude rate/ 100 000⁻¹	世标率 ASR world/ 100 000⁻¹	累积率 Cum. Rate/% 0~64	0~74	病例数 No. cases	构成比 Freq. /%	粗率 Crude rate/ 100 000⁻¹	世标率 ASR world/ 100 000⁻¹	累积率 Cum. Rate/% 0~64	0~74	
发病 Incidence													
口腔 Oral cavity & pharynx	27	3.21	8.23	5.49	0.55	0.55	7	1.16	2.18	1.47	0.07	0.20	C00-10,C12-14
鼻咽 Nasopharynx	28	3.33	8.53	5.93	0.50	0.61	13	2.16	4.05	2.44	0.15	0.26	C11
食管 Esophagus	38	4.52	11.58	7.73	0.51	1.10	8	1.33	2.50	1.54	0.05	0.25	C15
胃 Stomach	43	5.12	13.10	8.02	0.50	0.89	39	6.47	12.16	7.85	0.44	1.08	C16
结直肠 Colon-rectum	88	10.48	26.82	15.94	0.68	1.91	71	11.77	22.14	14.27	0.85	1.44	C18-21
肝脏 Liver	110	13.10	33.52	21.89	1.41	2.56	44	7.30	13.72	8.70	0.49	1.09	C22
胆囊 Gallbladder etc.	9	1.07	2.74	1.80	0.11	0.24	8	1.33	2.50	1.40	0.07	0.18	C23-24
胰腺 Pancreas	21	2.50	6.40	4.30	0.38	0.54	6	1.00	1.87	1.14	0.03	0.16	C25
喉 Larynx	10	1.19	3.05	2.02	0.16	0.23	1	0.17	0.31	0.21	0.03	0.03	C32
肺 Lung	308	36.67	93.86	60.42	3.61	8.10	103	17.08	32.12	19.70	1.18	2.12	C33-34
其他胸腔器官 Other thoracic organs	3	0.36	0.91	0.52	0.00	0.09	3	0.50	0.94	0.57	0.05	0.05	C37-38
骨 Bone	4	0.48	1.22	0.75	0.06	0.11	3	0.50	0.94	0.55	0.05	0.05	C40-41
皮肤黑色素瘤 Melanoma of skin	0	0.00	0.00	0.00	0.00	0.00	0	0.00	0.00	0.00	0.00	0.00	C43
乳腺 Breast	1	0.12	0.30	0.20	0.02	0.02	104	17.25	32.44	21.74	1.70	2.52	C50
子宫颈 Cervix	–	–	–	–	–	–	46	7.63	14.35	9.84	0.91	1.00	C53
子宫体 Uterus	–	–	–	–	–	–	25	4.15	7.80	5.17	0.35	0.58	C54-55
卵巢 Ovary	–	–	–	–	–	–	30	4.98	9.36	6.45	0.44	0.65	C56
前列腺 Prostate	38	4.52	11.58	5.89	0.14	0.71	–	–	–	–	–	–	C61
睾丸 Testis	1	0.12	0.30	0.22	0.02	0.02	–	–	–	–	–	–	C62
肾 Kidney	8	0.95	2.44	1.35	0.07	0.11	5	0.83	1.56	0.97	0.05	0.15	C64-66,68
膀胱 Bladder	17	2.02	5.18	2.95	0.10	0.36	4	0.66	1.25	0.73	0.04	0.10	C67
脑 Brain	18	2.14	5.49	4.20	0.26	0.44	11	1.82	3.43	2.55	0.15	0.20	C70-C72,D32-33,D42-43
甲状腺 Thyroid	10	1.19	3.05	1.87	0.17	0.17	15	2.49	4.68	3.04	0.23	0.27	C73
淋巴瘤 Lymphoma	16	1.90	4.88	3.25	0.16	0.31	15	2.49	4.68	3.05	0.21	0.33	C81-85,88,90,96
白血病 Leukemia	13	1.55	3.96	3.75	0.17	0.30	9	1.49	2.81	2.65	0.12	0.26	C91-95, D45-47
其他 Other	29	3.45	8.84	6.64	0.38	0.72	33	5.47	10.29	7.17	0.45	0.80	O&U
所有部位合计 All sites	840	100.00	255.97	165.13	9.95	20.07	603	100.00	188.06	123.21	8.09	13.75	All
所有部位除外皮肤 All sites exc. C44	834	99.29	254.14	163.55	9.90	19.91	603	100.00	188.06	123.21	8.09	13.75	All sites exc. C44
死亡 Mortality													
口腔 Oral cavity & pharynx	14	1.83	4.27	2.53	0.17	0.24	2	0.52	0.62	0.43	0.02	0.07	C00-10,C12-14
鼻咽 Nasopharynx	18	2.36	5.49	3.91	0.33	0.47	3	0.78	0.94	0.59	0.02	0.06	C11
食管 Esophagus	25	3.27	7.62	5.10	0.31	0.78	6	1.56	1.87	1.18	0.06	0.10	C15
胃 Stomach	44	5.76	13.41	7.64	0.43	0.69	32	8.31	9.98	5.93	0.29	0.70	C16
结直肠 Colon-rectum	71	9.29	21.64	12.74	0.58	1.52	51	13.25	15.91	9.27	0.24	1.18	C18-21
肝脏 Liver	112	14.66	34.13	21.27	1.33	2.37	47	12.21	14.66	8.60	0.50	0.87	C22
胆囊 Gallbladder etc.	2	0.26	0.61	0.31	0.00	0.04	5	1.30	1.56	0.89	0.07	0.07	C23-24
胰腺 Pancreas	16	2.09	4.88	3.08	0.16	0.40	7	1.82	2.18	1.15	0.05	0.09	C25
喉 Larynx	4	0.52	1.22	0.69	0.05	0.05	2	0.52	0.62	0.43	0.05	0.05	C32
肺 Lung	346	45.29	105.44	65.11	3.53	8.00	87	22.60	27.13	16.48	0.74	1.70	C33-34
其他胸腔器官 Other thoracic organs	1	0.13	0.30	0.09	0.00	0.00	3	0.78	0.94	0.57	0.03	0.07	C37-38
骨 Bone	4	0.52	1.22	0.57	0.03	0.03	0	0.00	0.00	0.00	0.00	0.00	C40-41
皮肤黑色素瘤 Melanoma of skin	0	0.00	0.00	0.00	0.00	0.00	1	0.26	0.31	0.21	0.03	0.03	C43
乳腺 Breast	1	0.13	0.30	0.21	0.00	0.05	56	14.55	17.47	11.34	0.87	1.21	C50
子宫颈 Cervix	–	–	–	–	–	–	16	4.16	4.99	3.25	0.24	0.40	C53
子宫体 Uterus	–	–	–	–	–	–	4	1.04	1.25	0.86	0.04	0.13	C54-55
卵巢 Ovary	–	–	–	–	–	–	8	2.08	2.50	1.64	0.05	0.29	C56
前列腺 Prostate	24	3.14	7.31	3.57	0.03	0.36	–	–	–	–	–	–	C61
睾丸 Testis	0	0.00	0.00	0.00	0.00	0.00	–	–	–	–	–	–	C62
肾 Kidney	7	0.92	2.13	1.32	0.00	0.22	5	1.30	1.56	0.91	0.00	0.14	C64-66,68
膀胱 Bladder	7	0.92	2.13	1.13	0.03	0.17	7	1.82	2.18	1.21	0.00	0.20	C67
脑 Brain	10	1.31	3.05	2.74	0.17	0.23	6	1.56	1.87	1.10	0.07	0.13	C70-C72,D32-33,D42-43
甲状腺 Thyroid	2	0.26	0.61	0.43	0.05	0.05	2	0.52	0.62	0.47	0.00	0.08	C73
淋巴瘤 Lymphoma	20	2.62	6.09	3.19	0.13	0.29	6	1.56	1.87	1.18	0.10	0.15	C81-85,88,90,96
白血病 Leukemia	12	1.57	3.66	2.62	0.15	0.21	5	1.30	1.56	0.83	0.02	0.06	C91-95, D45-47
其他 Other	24	3.14	7.31	5.08	0.27	0.67	24	6.23	7.49	4.38	0.27	0.47	O&U
所有部位合计 All sites	764	100.00	232.81	143.30	7.77	16.82	385	100.00	120.07	72.88	3.78	8.25	All
所有部位除外皮肤 All sites exc. C44	761	99.61	231.90	142.30	7.71	16.72	384	99.74	119.76	72.67	3.75	8.22	All sites exc. C44

部位 Sites		男性 Male						女性 Female						ICD10
		病例数 No. cases	构成比 Freq./%	粗率 Crude rate/ $100\,000^{-1}$	世标率 ASR world/ $100\,000^{-1}$	累积率 Cum. Rate/% 0~64	0~74	病例数 No. cases	构成比 Freq./%	粗率 Crude rate/ $100\,000^{-1}$	世标率 ASR world/ $100\,000^{-1}$	累积率 Cum. Rate/% 0~64	0~74	
发病 Incidence														
口腔	Oral cavity & pharynx	24	4.19	9.05	5.55	0.47	0.55	4	1.04	1.51	0.88	0.02	0.12	C00-10,C12-14
鼻咽	Nasopharynx	23	4.01	8.68	5.91	0.45	0.63	9	2.35	3.40	1.98	0.11	0.21	C11
食管	Esophagus	89	15.53	33.58	20.28	1.37	2.50	19	4.96	7.18	4.76	0.26	0.55	C15
胃	Stomach	22	3.84	8.30	4.76	0.23	0.60	14	3.66	5.29	3.13	0.24	0.35	C16
结直肠	Colon-rectum	72	12.57	27.16	15.81	0.86	1.91	39	10.18	14.74	9.00	0.48	1.14	C18-21
肝脏	Liver	52	9.08	19.62	12.36	0.83	1.44	26	6.79	9.83	5.65	0.18	0.72	C22
胆囊	Gallbladder etc.	9	1.57	3.40	2.27	0.12	0.34	7	1.83	2.65	1.67	0.07	0.22	C23-24
胰腺	Pancreas	6	1.05	2.26	1.44	0.07	0.19	7	1.83	2.65	1.71	0.14	0.18	C25
喉	Larynx	9	1.57	3.40	2.11	0.14	0.28	4	1.04	1.51	0.94	0.06	0.12	C32
肺	Lung	186	32.46	70.17	42.07	2.12	5.25	55	14.36	20.79	13.20	0.66	1.59	C33-34
其他胸腔器官	Other thoracic organs	0	0.00	0.00	0.00	0.00	0.00	0	0.00	0.00	0.00	0.00	0.00	C37-38
骨	Bone	3	0.52	1.13	0.74	0.09	0.09	1	0.26	0.38	0.26	0.03	0.03	C40-41
皮肤黑色素瘤	Melanoma of skin	8	1.40	3.02	1.67	0.08	0.08	3	0.78	1.13	0.62	0.06	0.06	C43
乳腺	Breast	0	0.00	0.00	0.00	0.00	0.00	87	22.72	32.88	22.53	1.97	2.19	C50
子宫颈	Cervix	–	–	–	–	–	–	49	12.79	18.52	12.13	0.93	1.33	C53
子宫体	Uterus	–	–	–	–	–	–	7	1.83	2.65	1.83	0.14	0.21	C54-55
卵巢	Ovary	–	–	–	–	–	–	9	2.35	3.40	2.31	0.19	0.31	C56
前列腺	Prostate	5	0.87	1.89	1.13	0.00	0.18	–	–	–	–	–	–	C61
睾丸	Testis	0	0.00	0.00	0.00	0.00	0.00	–	–	–	–	–	–	C62
肾	Kidney	5	0.87	1.89	1.13	0.08	0.12	1	0.26	0.38	0.24	0.02	0.02	C64-66,68
膀胱	Bladder	7	1.22	2.64	1.47	0.08	0.18	1	0.26	0.38	0.25	0.00	0.06	C67
脑	Brain	7	1.22	2.64	2.48	0.18	0.18	14	3.66	5.29	3.32	0.21	0.33	C70-C72,D32-33,D42-43
甲状腺	Thyroid	0	0.00	0.00	0.00	0.00	0.00	5	1.31	1.89	1.36	0.12	0.12	C73
淋巴瘤	Lymphoma	29	5.06	10.94	6.88	0.42	0.87	12	3.13	4.54	2.23	0.09	0.14	C81-85,88,90,96
白血病	Leukemia	8	1.40	3.02	1.97	0.06	0.32	6	1.57	2.27	1.50	0.08	0.21	C91-95, D45-47
其他	Other	9	1.57	3.40	2.03	0.11	0.25	4	1.04	1.51	1.08	0.07	0.13	O&U
所有部位合计	All sites	573	100.00	216.17	132.05	7.76	15.97	383	100.00	144.76	92.61	6.13	10.35	All
所有部位除外皮肤	All sites exc. C44	572	99.83	215.80	131.90	7.76	15.97	383	100.00	144.76	92.61	6.13	10.35	All sites exc. C44
死亡 Mortality														
口腔	Oral cavity & pharynx	16	3.82	6.04	3.66	0.28	0.37	2	0.85	0.76	0.28	0.00	0.00	C00-10,C12-14
鼻咽	Nasopharynx	6	1.43	2.26	1.46	0.03	0.25	2	0.85	0.76	0.41	0.00	0.06	C11
食管	Esophagus	35	8.35	13.20	7.68	0.29	0.92	6	2.54	2.27	1.26	0.03	0.13	C15
胃	Stomach	27	6.44	10.19	5.93	0.37	0.65	11	4.66	4.16	2.47	0.13	0.30	C16
结直肠	Colon-rectum	25	5.97	9.43	5.86	0.27	0.61	34	14.41	12.85	7.49	0.36	0.89	C18-21
肝脏	Liver	50	11.93	18.86	12.06	0.70	1.45	22	9.32	8.32	4.83	0.24	0.49	C22
胆囊	Gallbladder etc.	9	2.15	3.40	2.23	0.13	0.37	10	4.24	3.78	2.26	0.07	0.30	C23-24
胰腺	Pancreas	5	1.19	1.89	1.24	0.06	0.16	5	2.12	1.89	1.09	0.06	0.10	C25
喉	Larynx	6	1.43	2.26	1.43	0.10	0.18	3	1.27	1.13	0.69	0.06	0.06	C32
肺	Lung	185	44.15	69.79	41.37	2.16	4.90	65	27.54	24.57	14.24	0.71	1.65	C33-34
其他胸腔器官	Other thoracic organs	0	0.00	0.00	0.00	0.00	0.00	0	0.00	0.00	0.00	0.00	0.00	C37-38
骨	Bone	2	0.48	0.75	0.50	0.06	0.06	1	0.42	0.38	0.31	0.04	0.04	C40-41
皮肤黑色素瘤	Melanoma of skin	1	0.24	0.38	0.27	0.03	0.03	0	0.00	0.00	0.00	0.00	0.00	C43
乳腺	Breast	0	0.00	0.00	0.00	0.00	0.00	17	7.20	6.43	4.21	0.37	0.37	C50
子宫颈	Cervix	–	–	–	–	–	–	13	5.51	4.91	3.00	0.19	0.30	C53
子宫体	Uterus	–	–	–	–	–	–	1	0.42	0.38	0.28	0.02	0.02	C54-55
卵巢	Ovary	–	–	–	–	–	–	13	5.51	4.91	3.21	0.26	0.43	C56
前列腺	Prostate	9	2.15	3.40	1.85	0.03	0.09	–	–	–	–	–	–	C61
睾丸	Testis	0	0.00	0.00	0.00	0.00	0.00	–	–	–	–	–	–	C62
肾	Kidney	7	1.67	2.64	1.59	0.11	0.21	0	0.00	0.00	0.00	0.00	0.00	C64-66,68
膀胱	Bladder	1	0.24	0.38	0.13	0.00	0.00	0	0.00	0.00	0.00	0.00	0.00	C67
脑	Brain	7	1.67	2.64	1.74	0.17	0.17	9	3.81	3.40	2.21	0.13	0.22	C70-C72,D32-33,D42-43
甲状腺	Thyroid	0	0.00	0.00	0.00	0.00	0.00	0	0.00	0.00	0.00	0.00	0.00	C73
淋巴瘤	Lymphoma	14	3.34	5.28	3.25	0.15	0.44	8	3.39	3.02	1.61	0.09	0.13	C81-85,88,90,96
白血病	Leukemia	8	1.91	3.02	2.55	0.10	0.30	8	3.39	3.02	2.68	0.16	0.34	C91-95, D45-47
其他	Other	6	1.43	2.26	1.36	0.08	0.18	6	2.54	2.27	1.29	0.03	0.20	O&U
所有部位合计	All sites	419	100.00	158.07	96.16	5.12	11.34	236	100.00	89.20	53.81	2.95	6.03	All
所有部位除外皮肤	All sites exc. C44	419	100.00	158.07	96.16	5.12	11.34	236	100.00	89.20	53.81	2.95	6.03	All sites exc. C44

部位 Sites		男性 Male						女性 Female						ICD10
		病例数 No. cases	构成比 Freq. /%	粗率 Crude rate/ 100 000⁻¹	世标率 ASR world/ 100 000⁻¹	累积率 Cum. Rate/%		病例数 No. cases	构成比 Freq. /%	粗率 Crude rate/ 100 000⁻¹	世标率 ASR world/ 100 000⁻¹	累积率 Cum. Rate/%		
						0~64	0~74					0~64	0~74	
发病 Incidence														
口腔	Oral cavity & pharynx	17	4.72	13.54	7.91	0.70	0.86	3	1.11	2.54	1.22	0.12	0.12	C00-10,C12-14
鼻咽	Nasopharynx	9	2.50	7.17	4.29	0.33	0.50	1	0.37	0.85	0.54	0.05	0.05	C11
食管	Esophagus	14	3.89	11.15	6.10	0.45	0.64	6	2.22	5.07	2.51	0.23	0.23	C15
胃	Stomach	13	3.61	10.35	5.23	0.37	0.54	17	6.30	14.37	7.82	0.56	0.85	C16
结直肠	Colon-rectum	30	8.33	23.89	12.20	0.75	1.42	34	12.59	28.75	15.11	0.92	1.79	C18-21
肝脏	Liver	43	11.94	34.25	19.79	1.59	2.20	24	8.89	20.29	11.28	0.62	1.17	C22
胆囊	Gallbladder etc.	4	1.11	3.19	1.31	0.11	0.11	4	1.48	3.38	1.67	0.06	0.25	C23-24
胰腺	Pancreas	4	1.11	3.19	1.38	0.00	0.22	4	1.48	3.38	1.36	0.00	0.19	C25
喉	Larynx	1	0.28	0.80	0.17	0.00	0.00	1	0.37	0.85	0.22	0.00	0.00	C32
肺	Lung	120	33.33	95.58	50.10	2.98	6.21	43	15.93	36.36	18.70	1.17	2.19	C33-34
其他胸腔器官	Other thoracic organs	2	0.56	1.59	0.73	0.06	0.06	0	0.00	0.00	0.00	0.00	0.00	C37-38
骨	Bone	2	0.56	1.59	0.69	0.07	0.07	3	1.11	2.54	1.47	0.04	0.23	C40-41
皮肤黑色素瘤	Melanoma of skin	1	0.28	0.80	0.50	0.00	0.08	1	0.37	0.85	0.22	0.00	0.00	C43
乳腺	Breast	0	0.00	0.00	0.00	0.00	0.00	38	14.07	32.13	19.30	1.45	2.08	C50
子宫颈	Cervix	–	–	–	–	–	–	25	9.26	21.14	14.38	1.19	1.38	C53
子宫体	Uterus	–	–	–	–	–	–	2	0.74	1.69	1.08	0.09	0.09	C54-55
卵巢	Ovary	–	–	–	–	–	–	19	7.04	16.07	9.57	0.69	0.88	C56
前列腺	Prostate	17	4.72	13.54	5.31	0.06	0.67	–	–	–	–	–	–	C61
睾丸	Testis	0	0.00	0.00	0.00	0.00	0.00	–	–	–	–	–	–	C62
肾	Kidney	6	1.67	4.78	2.51	0.20	0.31	3	1.11	2.54	1.04	0.00	0.21	C64-66,68
膀胱	Bladder	8	2.22	6.37	3.27	0.11	0.55	0	0.00	0.00	0.00	0.00	0.00	C67
脑	Brain	7	1.94	5.58	3.73	0.32	0.44	5	1.85	4.23	3.34	0.20	0.41	C70-C72,D32-33,D42-43
甲状腺	Thyroid	4	1.11	3.19	2.87	0.19	0.19	6	2.22	5.07	4.01	0.33	0.33	C73
淋巴瘤	Lymphoma	14	3.89	11.15	5.08	0.19	0.55	3	1.11	2.54	2.55	0.15	0.25	C81-85,88,90,96
白血病	Leukemia	14	3.89	11.15	10.34	0.55	0.66	11	4.07	9.30	5.55	0.29	0.59	C91-95, D45-47
其他	Other	30	8.33	23.89	12.15	0.81	1.42	17	6.30	14.37	10.21	0.72	0.81	O&U
所有部位合计	All sites	360	100.00	286.73	155.67	9.84	17.70	270	100.00	228.30	133.17	8.89	14.10	All
所有部位除外皮肤	All sites exc. C44	356	98.89	283.54	154.30	9.73	17.60	267	98.89	225.76	131.64	8.77	13.89	All sites exc. C44
死亡 Mortality														
口腔	Oral cavity & pharynx	6	2.35	4.78	1.76	0.00	0.19	2	1.49	1.69	0.45	0.00	0.00	C00-10,C12-14
鼻咽	Nasopharynx	5	1.96	3.98	2.45	0.21	0.30	1	0.75	0.85	0.52	0.04	0.04	C11
食管	Esophagus	11	4.31	8.76	5.23	0.35	0.71	2	1.49	1.69	0.73	0.05	0.05	C15
胃	Stomach	9	3.53	7.17	3.41	0.07	0.40	12	8.96	10.15	5.10	0.40	0.50	C16
结直肠	Colon-rectum	16	6.27	12.74	5.95	0.37	0.65	8	5.97	6.76	2.24	0.00	0.19	C18-21
肝脏	Liver	38	14.90	30.27	17.70	1.39	2.17	24	17.91	20.29	9.46	0.46	1.01	C22
胆囊	Gallbladder etc.	3	1.18	2.39	1.72	0.17	0.17	3	2.24	2.54	1.13	0.00	0.17	C23-24
胰腺	Pancreas	3	1.18	2.39	0.93	0.00	0.11	4	2.99	3.38	1.45	0.06	0.15	C25
喉	Larynx	1	0.39	0.80	0.17	0.00	0.00	1	0.75	0.85	0.22	0.00	0.00	C32
肺	Lung	99	38.82	78.85	39.15	2.01	4.93	27	20.15	22.83	11.50	0.55	1.36	C33-34
其他胸腔器官	Other thoracic organs	1	0.39	0.80	0.22	0.00	0.00	0	0.00	0.00	0.00	0.00	0.00	C37-38
骨	Bone	2	0.78	1.59	0.69	0.07	0.07	0	0.00	0.00	0.00	0.00	0.00	C40-41
皮肤黑色素瘤	Melanoma of skin	1	0.39	0.80	0.50	0.00	0.08	0	0.00	0.00	0.00	0.00	0.00	C43
乳腺	Breast	0	0.00	0.00	0.00	0.00	0.00	7	5.22	5.92	3.15	0.18	0.37	C50
子宫颈	Cervix	–	–	–	–	–	–	4	2.99	3.38	2.00	0.04	0.32	C53
子宫体	Uterus	–	–	–	–	–	–	1	0.75	0.85	0.54	0.05	0.05	C54-55
卵巢	Ovary	–	–	–	–	–	–	11	8.21	9.30	4.59	0.34	0.54	C56
前列腺	Prostate	9	3.53	7.17	3.11	0.06	0.33	–	–	–	–	–	–	C61
睾丸	Testis	0	0.00	0.00	0.00	0.00	0.00	–	–	–	–	–	–	C62
肾	Kidney	0	0.00	0.00	0.00	0.00	0.00	3	2.24	2.54	1.04	0.00	0.21	C64-66,68
膀胱	Bladder	3	1.18	2.39	2.79	0.15	0.26	1	0.75	0.85	0.50	0.06	0.06	C67
脑	Brain	6	2.35	4.78	2.88	0.20	0.31	3	2.24	2.54	3.11	0.10	0.30	C70-C72,D32-33,D42-43
甲状腺	Thyroid	1	0.39	0.80	0.22	0.00	0.00	1	0.75	0.85	0.50	0.06	0.06	C73
淋巴瘤	Lymphoma	7	2.75	5.58	2.22	0.05	0.24	3	2.24	2.54	1.61	0.12	0.22	C81-85,88,90,96
白血病	Leukemia	14	5.49	11.15	9.20	0.47	0.58	9	6.72	7.61	3.55	0.17	0.46	C91-95, D45-47
其他	Other	20	7.84	15.93	7.11	0.39	0.69	7	5.22	5.92	2.14	0.00	0.18	O&U
所有部位合计	All sites	255	100.00	203.10	107.41	5.94	12.19	134	100.00	113.30	55.54	2.75	6.25	All
所有部位除外皮肤	All sites exc. C44	250	98.04	199.12	105.52	5.77	12.02	134	100.00	113.30	55.54	2.75	6.25	All sites exc. C44

部位 Sites		男性 Male						女性 Female						ICD10
		病例数 No. cases	构成比 Freq. /%	粗率 Crude rate/ 100 000⁻¹	世标率 ASR world/ 100 000⁻¹	累积率 Cum. Rate/%		病例数 No. cases	构成比 Freq. /%	粗率 Crude rate/ 100 000⁻¹	世标率 ASR world/ 100 000⁻¹	累积率 Cum. Rate/%		
						0~64	0~74					0~64	0~74	
发病 Incidence														
口腔	Oral cavity & pharynx	18	5.25	14.10	8.53	0.83	0.93	2	0.89	1.63	0.97	0.04	0.12	C00-10,C12-14
鼻咽	Nasopharynx	5	1.46	3.92	2.48	0.20	0.30	1	0.44	0.82	0.27	0.00	0.00	C11
食管	Esophagus	3	0.87	2.35	1.15	0.06	0.16	4	1.78	3.26	1.30	0.05	0.05	C15
胃	Stomach	19	5.54	14.88	7.63	0.53	0.88	7	3.11	5.71	3.06	0.20	0.39	C16
结直肠	Colon-rectum	44	12.83	34.47	17.51	0.78	2.28	22	9.78	17.93	9.92	0.52	1.14	C18-21
肝脏	Liver	34	9.91	26.63	15.56	1.12	1.85	16	7.11	13.04	6.65	0.38	0.78	C22
胆囊	Gallbladder etc.	7	2.04	5.48	2.49	0.12	0.29	2	0.89	1.63	1.00	0.06	0.15	C23-24
胰腺	Pancreas	5	1.46	3.92	2.06	0.06	0.21	4	1.78	3.26	1.85	0.06	0.36	C25
喉	Larynx	3	0.87	2.35	1.10	0.06	0.16	0	0.00	0.00	0.00	0.00	0.00	C32
肺	Lung	123	35.86	96.35	49.67	3.25	5.92	51	22.67	41.58	21.83	1.15	2.71	C33-34
其他胸腔器官	Other thoracic organs	5	1.46	3.92	2.39	0.19	0.27	1	0.44	0.82	0.52	0.05	0.05	C37-38
骨	Bone	2	0.58	1.57	2.29	0.10	0.10	1	0.44	0.82	0.27	0.00	0.00	C40-41
皮肤黑色素瘤	Melanoma of skin	0	0.00	0.00	0.00	0.00	0.00	0	0.00	0.00	0.00	0.00	0.00	C43
乳腺	Breast	3	0.87	2.35	1.43	0.17	0.17	41	18.22	33.42	19.75	1.50	2.10	C50
子宫颈	Cervix	–	–	–	–	–	–	18	8.00	14.67	8.81	0.80	1.01	C53
子宫体	Uterus	–	–	–	–	–	–	9	4.00	7.34	3.79	0.28	0.36	C54-55
卵巢	Ovary	–	–	–	–	–	–	7	3.11	5.71	3.84	0.32	0.40	C56
前列腺	Prostate	15	4.37	11.75	5.06	0.09	0.43	–	–	–	–	–	–	C61
睾丸	Testis	0	0.00	0.00	0.00	0.00	0.00	–	–	–	–	–	–	C62
肾	Kidney	4	1.17	3.13	1.73	0.06	0.33	3	1.33	2.45	1.23	0.10	0.10	C64-66,68
膀胱	Bladder	7	2.04	5.48	2.51	0.12	0.29	2	0.89	1.63	0.90	0.06	0.17	C67
脑	Brain	4	1.17	3.13	2.17	0.20	0.20	6	2.67	4.89	2.84	0.17	0.25	C70-C72,D32-33,D42-43
甲状腺	Thyroid	2	0.58	1.57	1.17	0.11	0.11	1	0.44	0.82	1.29	0.08	0.08	C73
淋巴瘤	Lymphoma	3	0.87	2.35	1.50	0.09	0.09	7	3.11	5.71	2.75	0.06	0.46	C81-85,88,90,96
白血病	Leukemia	12	3.50	9.40	6.65	0.37	0.45	7	3.11	5.71	3.09	0.10	0.48	C91-95, D45-47
其他	Other	25	7.29	19.58	11.23	0.61	1.67	13	5.78	10.60	6.10	0.48	0.83	O&U
所有部位合计	All sites	343	100.00	268.68	146.28	9.10	17.09	225	100.00	183.42	102.03	6.47	11.98	All
所有部位除外皮肤	All sites exc. C44	340	99.13	266.33	145.11	9.04	16.94	223	99.11	181.79	101.07	6.41	11.84	All sites exc. C44
死亡 Mortality														
口腔	Oral cavity & pharynx	9	3.31	7.05	3.86	0.25	0.53	1	0.81	0.82	0.27	0.00	0.00	C00-10,C12-14
鼻咽	Nasopharynx	4	1.47	3.13	1.79	0.10	0.27	3	2.44	2.45	1.24	0.04	0.12	C11
食管	Esophagus	9	3.31	7.05	3.59	0.23	0.51	2	1.63	1.63	0.51	0.00	0.00	C15
胃	Stomach	14	5.15	10.97	5.19	0.25	0.63	4	3.25	3.26	1.74	0.15	0.15	C16
结直肠	Colon-rectum	27	9.93	21.15	10.94	0.74	1.17	10	8.13	8.15	3.96	0.14	0.39	C18-21
肝脏	Liver	26	9.56	20.37	10.52	0.72	1.09	17	13.82	13.86	6.17	0.15	0.63	C22
胆囊	Gallbladder etc.	5	1.84	3.92	1.77	0.12	0.22	7	5.69	5.71	2.98	0.17	0.49	C23-24
胰腺	Pancreas	2	0.74	1.57	1.18	0.10	0.10	3	2.44	2.45	1.26	0.12	0.12	C25
喉	Larynx	2	0.74	1.57	0.71	0.00	0.10	0	0.00	0.00	0.00	0.00	0.00	C32
肺	Lung	119	43.75	93.21	44.64	2.17	5.30	26	21.14	21.20	9.87	0.44	1.00	C33-34
其他胸腔器官	Other thoracic organs	1	0.37	0.78	0.23	0.00	0.00	0	0.00	0.00	0.00	0.00	0.00	C37-38
骨	Bone	2	0.74	1.57	0.72	0.05	0.05	3	2.44	2.45	1.44	0.06	0.14	C40-41
皮肤黑色素瘤	Melanoma of skin	0	0.00	0.00	0.00	0.00	0.00	0	0.00	0.00	0.00	0.00	0.00	C43
乳腺	Breast	0	0.00	0.00	0.00	0.00	0.00	6	4.88	4.89	2.78	0.22	0.30	C50
子宫颈	Cervix	–	–	–	–	–	–	4	3.25	3.26	1.81	0.10	0.31	C53
子宫体	Uterus	–	–	–	–	–	–	6	4.88	4.89	2.69	0.19	0.29	C54-55
卵巢	Ovary	–	–	–	–	–	–	5	4.07	4.08	2.42	0.16	0.34	C56
前列腺	Prostate	10	3.68	7.83	3.25	0.06	0.32	–	–	–	–	–	–	C61
睾丸	Testis	1	0.37	0.78	0.23	0.00	0.00	–	–	–	–	–	–	C62
肾	Kidney	10	3.68	7.83	3.88	0.24	0.53	0	0.00	0.00	0.00	0.00	0.00	C64-66,68
膀胱	Bladder	9	3.31	7.05	3.14	0.17	0.26	1	0.81	0.82	0.47	0.06	0.06	C67
脑	Brain	5	1.84	3.92	1.99	0.18	0.18	5	4.07	4.08	1.82	0.05	0.13	C70-C72,D32-33,D42-43
甲状腺	Thyroid	0	0.00	0.00	0.00	0.00	0.00	1	0.81	0.82	0.65	0.05	0.05	C73
淋巴瘤	Lymphoma	4	1.47	3.13	1.89	0.09	0.19	8	6.50	6.52	3.36	0.18	0.45	C81-85,88,90,96
白血病	Leukemia	4	1.47	3.13	3.37	0.19	0.27	1	0.81	0.82	0.48	0.04	0.04	C91-95, D45-47
其他	Other	9	3.31	7.05	3.73	0.17	0.53	10	8.13	8.15	4.40	0.18	0.64	O&U
所有部位合计	All sites	272	100.00	213.06	106.62	5.81	12.24	123	100.00	100.27	50.34	2.48	5.65	All
所有部位除外皮肤	All sites exc. C44	272	100.00	213.06	106.62	5.81	12.24	122	99.19	99.45	49.91	2.48	5.54	All sites exc. C44

附表 3-262 湘潭市雨湖区 2015 年癌症发病和死亡主要指标
Appendix Table 3-262 Incidence and mortality of cancer in Yuhu Qu, Xiangtan Shi, 2015

部位 Sites		男性 Male						女性 Female						ICD10
		病例数 No. cases	构成比 Freq./%	粗率 Crude rate/ 100 000⁻¹	世标率 ASR world/ 100 000⁻¹	累积率 Cum. Rate/% 0~64	0~74	病例数 No. cases	构成比 Freq./%	粗率 Crude rate/ 100 000⁻¹	世标率 ASR world/ 100 000⁻¹	累积率 Cum. Rate/% 0~64	0~74	
发病 Incidence														
口腔	Oral cavity & pharynx	35	4.88	13.32	8.18	0.67	0.92	6	1.22	2.30	1.17	0.09	0.09	C00-10,C12-14
鼻咽	Nasopharynx	21	2.93	7.99	4.89	0.35	0.51	6	1.22	2.30	1.41	0.10	0.14	C11
食管	Esophagus	47	6.56	17.88	10.45	0.71	1.23	8	1.63	3.07	1.36	0.06	0.17	C15
胃	Stomach	33	4.60	12.56	7.16	0.48	0.89	20	4.08	7.67	4.11	0.31	0.41	C16
结直肠	Colon-rectum	83	11.58	31.58	17.58	1.03	2.28	70	14.29	26.84	14.28	0.86	1.64	C18-21
肝脏	Liver	68	9.48	25.87	14.62	0.95	1.68	20	4.08	7.67	4.09	0.23	0.52	C22
胆囊	Gallbladder etc.	7	0.98	2.66	1.33	0.04	0.12	9	1.84	3.45	1.60	0.07	0.17	C23-24
胰腺	Pancreas	9	1.26	3.42	1.88	0.08	0.27	6	1.22	2.30	0.95	0.03	0.09	C25
喉	Larynx	10	1.39	3.81	2.35	0.17	0.36	4	0.82	1.53	0.62	0.00	0.04	C32
肺	Lung	253	35.29	96.27	53.75	3.03	7.02	72	14.69	27.60	14.66	0.72	1.91	C33-34
其他胸腔器官	Other thoracic organs	0	0.00	0.00	0.00	0.00	0.00	0	0.00	0.00	0.00	0.00	0.00	C37-38
骨	Bone	0	0.00	0.00	0.00	0.00	0.00	0	0.00	0.00	0.00	0.00	0.00	C40-41
皮肤黑色素瘤	Melanoma of skin	4	0.56	1.52	0.82	0.05	0.09	0	0.00	0.00	0.00	0.00	0.00	C43
乳腺	Breast	0	0.00	0.00	0.00	0.00	0.00	87	17.76	33.35	20.83	1.70	2.32	C50
子宫颈	Cervix	–	–	–	–	–	–	50	10.20	19.17	11.44	0.92	1.10	C53
子宫体	Uterus	–	–	–	–	–	–	17	3.47	6.52	4.18	0.33	0.41	C54-55
卵巢	Ovary	–	–	–	–	–	–	19	3.88	7.28	4.43	0.40	0.50	C56
前列腺	Prostate	23	3.21	8.75	3.62	0.06	0.27	–	–	–	–	–	–	C61
睾丸	Testis	2	0.28	0.76	0.47	0.05	0.05	–	–	–	–	–	–	C62
肾	Kidney	4	0.56	1.52	0.94	0.07	0.11	3	0.61	1.15	1.00	0.08	0.08	C64-66,68
膀胱	Bladder	24	3.35	9.13	4.24	0.21	0.33	2	0.41	0.77	0.47	0.00	0.10	C67
脑	Brain	15	2.09	5.71	3.80	0.27	0.44	18	3.67	6.90	4.26	0.31	0.47	C70-C72,D32-33,D42-43
甲状腺	Thyroid	5	0.70	1.90	1.47	0.11	0.15	30	6.12	11.50	8.50	0.66	0.78	C73
淋巴瘤	Lymphoma	23	3.21	8.75	4.59	0.25	0.47	15	3.06	5.75	3.78	0.28	0.47	C81-85,88,90,96
白血病	Leukemia	15	2.09	5.71	4.82	0.27	0.31	8	1.63	3.07	2.56	0.12	0.25	C91-95, D45-47
其他	Other	36	5.02	13.70	8.52	0.59	1.16	20	4.08	7.67	4.19	0.32	0.36	O&U
所有部位合计	All sites	717	100.00	272.83	155.49	9.42	18.64	490	100.00	187.86	109.91	7.59	12.01	All
所有部位除外皮肤	All sites exc. C44	715	99.72	272.07	154.97	9.37	18.59	487	99.39	186.71	109.18	7.54	11.93	All sites exc. C44
死亡 Mortality														
口腔	Oral cavity & pharynx	12	2.51	4.57	2.65	0.21	0.30	5	1.94	1.92	0.81	0.02	0.08	C00-10,C12-14
鼻咽	Nasopharynx	5	1.05	1.90	0.92	0.02	0.12	4	1.55	1.53	0.83	0.03	0.13	C11
食管	Esophagus	36	7.53	13.70	8.01	0.57	0.96	8	3.10	3.07	1.26	0.00	0.14	C15
胃	Stomach	27	5.65	10.27	5.84	0.38	0.80	14	5.43	5.37	2.58	0.13	0.25	C16
结直肠	Colon-rectum	35	7.32	13.32	6.65	0.34	0.74	33	12.79	12.65	6.04	0.25	0.60	C18-21
肝脏	Liver	74	15.48	28.16	16.56	1.04	2.03	17	6.59	6.52	3.59	0.22	0.53	C22
胆囊	Gallbladder etc.	3	0.63	1.14	0.59	0.02	0.06	5	1.94	1.92	0.82	0.02	0.06	C23-24
胰腺	Pancreas	3	0.63	1.14	0.70	0.03	0.13	4	1.55	1.53	0.70	0.00	0.11	C25
喉	Larynx	7	1.46	2.66	1.56	0.11	0.21	2	0.78	0.77	0.37	0.00	0.04	C32
肺	Lung	191	39.96	72.68	39.04	1.78	4.97	53	20.54	20.32	10.45	0.39	1.33	C33-34
其他胸腔器官	Other thoracic organs	1	0.21	0.38	0.24	0.03	0.03	0	0.00	0.00	0.00	0.00	0.00	C37-38
骨	Bone	1	0.21	0.38	0.22	0.00	0.06	3	1.16	1.15	0.60	0.00	0.08	C40-41
皮肤黑色素瘤	Melanoma of skin	1	0.21	0.38	0.11	0.00	0.00	0	0.00	0.00	0.00	0.00	0.00	C43
乳腺	Breast	1	0.21	0.38	0.22	0.02	0.02	25	9.69	9.58	5.54	0.43	0.69	C50
子宫颈	Cervix	–	–	–	–	–	–	28	10.85	10.73	5.72	0.31	0.58	C53
子宫体	Uterus	–	–	–	–	–	–	6	2.33	2.30	1.55	0.09	0.17	C54-55
卵巢	Ovary	–	–	–	–	–	–	5	1.94	1.92	0.85	0.03	0.09	C56
前列腺	Prostate	10	2.09	3.81	1.48	0.06	0.06	–	–	–	–	–	–	C61
睾丸	Testis	0	0.00	0.00	0.00	0.00	0.00	–	–	–	–	–	–	C62
肾	Kidney	3	0.63	1.14	0.61	0.03	0.07	0	0.00	0.00	0.00	0.00	0.00	C64-66,68
膀胱	Bladder	19	3.97	7.23	3.43	0.17	0.33	2	0.78	0.77	0.37	0.00	0.04	C67
脑	Brain	6	1.26	2.28	1.48	0.07	0.22	8	3.10	3.07	1.75	0.09	0.17	C70-C72,D32-33,D42-43
甲状腺	Thyroid	1	0.21	0.38	0.11	0.00	0.00	1	0.39	0.38	0.23	0.03	0.03	C73
淋巴瘤	Lymphoma	19	3.97	7.23	4.12	0.29	0.47	16	6.20	6.13	3.45	0.21	0.51	C81-85,88,90,96
白血病	Leukemia	14	2.93	5.33	3.64	0.22	0.26	10	3.88	3.83	2.78	0.14	0.28	C91-95, D45-47
其他	Other	9	1.88	3.42	2.00	0.11	0.30	9	3.49	3.45	1.52	0.08	0.14	O&U
所有部位合计	All sites	478	100.00	181.89	100.17	5.49	12.12	258	100.00	98.91	51.80	2.47	6.07	All
所有部位除外皮肤	All sites exc. C44	478	100.00	181.89	100.17	5.49	12.12	258	100.00	98.91	51.80	2.47	6.07	All sites exc. C44

附表 3-263　衡东县 2015 年癌症发病和死亡主要指标
Appendix Table 3-263　Incidence and mortality of cancer in Hengdong Xian, 2015

部位 Sites		男性 Male				累积率 Cum. Rate/%		女性 Female				累积率 Cum. Rate/%		ICD10
		病例数 No. cases	构成比 Freq./%	粗率 Crude rate/ $100\,000^{-1}$	世标率 ASR world/ $100\,000^{-1}$	0~64	0~74	病例数 No. cases	构成比 Freq./%	粗率 Crude rate/ $100\,000^{-1}$	世标率 ASR world/ $100\,000^{-1}$	0~64	0~74	
发病 Incidence														
口腔	Oral cavity & pharynx	14	1.61	3.60	2.60	0.27	0.27	6	0.96	1.66	1.24	0.10	0.10	C00-10,C12-14
鼻咽	Nasopharynx	34	3.90	8.73	6.65	0.57	0.71	15	2.40	4.15	2.72	0.20	0.25	C11
食管	Esophagus	26	2.99	6.68	4.72	0.31	0.69	6	0.96	1.66	0.99	0.00	0.14	C15
胃	Stomach	86	9.87	22.09	16.55	0.71	2.55	41	6.56	11.35	7.52	0.45	0.84	C16
结直肠	Colon-rectum	93	10.68	23.89	17.18	1.03	1.96	59	9.44	16.33	10.74	0.67	1.18	C18-21
肝脏	Liver	154	17.68	39.56	29.51	2.27	3.42	37	5.92	10.24	6.96	0.37	0.94	C22
胆囊	Gallbladder etc.	5	0.57	1.28	0.95	0.05	0.10	12	1.92	3.32	2.18	0.11	0.26	C23-24
胰腺	Pancreas	13	1.49	3.34	2.40	0.15	0.30	7	1.12	1.94	1.35	0.06	0.18	C25
喉	Larynx	9	1.03	2.31	1.84	0.09	0.29	3	0.48	0.83	0.40	0.02	0.02	C32
肺	Lung	272	31.23	69.88	48.55	2.75	6.05	83	13.28	22.97	15.80	0.77	2.01	C33-34
其他胸腔器官	Other thoracic organs	2	0.23	0.51	0.41	0.04	0.04	1	0.16	0.28	0.34	0.02	0.02	C37-38
骨	Bone	3	0.34	0.77	0.61	0.03	0.06	11	1.76	3.04	1.90	0.12	0.16	C40-41
皮肤黑色素瘤	Melanoma of skin	0	0.00	0.00	0.00	0.00	0.00	1	0.16	0.28	0.23	0.00	0.00	C43
乳腺	Breast	3	0.34	0.77	0.55	0.06	0.06	89	14.24	24.63	18.49	1.59	1.86	C50
子宫颈	Cervix	–	–	–	–	–	–	80	12.80	22.14	15.87	1.25	1.66	C53
子宫体	Uterus	–	–	–	–	–	–	29	4.64	8.03	5.73	0.52	0.62	C54-55
卵巢	Ovary	–	–	–	–	–	–	18	2.88	4.98	3.60	0.30	0.38	C56
前列腺	Prostate	15	1.72	3.85	2.61	0.07	0.27	–	–	–	–	–	–	C61
睾丸	Testis	3	0.34	0.77	0.50	0.04	0.04	–	–	–	–	–	–	C62
肾	Kidney	14	1.61	3.60	2.51	0.15	0.33	5	0.80	1.38	0.92	0.06	0.12	C64-66,68
膀胱	Bladder	15	1.72	3.85	2.66	0.12	0.33	2	0.32	0.55	0.29	0.01	0.01	C67
脑	Brain	22	2.53	5.65	4.74	0.34	0.55	32	5.12	8.86	6.36	0.47	0.78	C70-C72,D32-33,D42-43
甲状腺	Thyroid	6	0.69	1.54	1.24	0.09	0.15	17	2.72	4.70	4.11	0.29	0.37	C73
淋巴瘤	Lymphoma	17	1.95	4.37	2.89	0.19	0.24	15	2.40	4.15	3.01	0.23	0.37	C81-85,88,90,96
白血病	Leukemia	33	3.79	8.48	8.54	0.46	0.60	17	2.72	4.70	4.95	0.28	0.41	C91-95, D45-47
其他	Other	32	3.67	8.22	6.19	0.40	0.75	39	6.24	10.79	7.44	0.57	0.76	O&U
所有部位合计	All sites	871	100.00	223.76	164.36	10.18	19.78	625	100.00	172.96	123.15	8.49	13.50	All
所有部位除外皮肤	All sites exc. C44	867	99.54	222.73	163.53	10.15	19.64	620	99.20	171.58	122.37	8.46	13.47	All sites exc. C44
死亡 Mortality														
口腔	Oral cavity & pharynx	4	0.53	1.03	0.51	0.01	0.01	2	0.54	0.55	0.40	0.01	0.05	C00-10,C12-14
鼻咽	Nasopharynx	22	2.93	5.65	4.27	0.32	0.50	7	1.89	1.94	1.23	0.08	0.11	C11
食管	Esophagus	24	3.19	6.17	4.43	0.15	0.66	7	1.89	1.94	1.18	0.09	0.13	C15
胃	Stomach	101	13.43	25.95	18.37	0.92	2.50	31	8.36	8.58	5.82	0.36	0.65	C16
结直肠	Colon-rectum	60	7.98	15.41	10.79	0.63	1.25	37	9.97	10.24	6.36	0.29	0.76	C18-21
肝脏	Liver	153	20.35	39.31	28.82	1.83	3.36	39	10.51	10.79	7.41	0.43	0.95	C22
胆囊	Gallbladder etc.	4	0.53	1.03	0.66	0.02	0.06	13	3.50	3.60	2.26	0.11	0.26	C23-24
胰腺	Pancreas	13	1.73	3.34	2.15	0.13	0.24	6	1.62	1.66	1.29	0.04	0.21	C25
喉	Larynx	17	2.26	4.37	3.24	0.10	0.46	3	0.81	0.83	0.55	0.02	0.08	C32
肺	Lung	249	33.11	63.97	45.08	2.44	5.79	69	18.60	19.10	12.62	0.60	1.55	C33-34
其他胸腔器官	Other thoracic organs	2	0.27	0.51	0.40	0.02	0.08	2	0.54	0.55	0.53	0.05	0.05	C37-38
骨	Bone	3	0.40	0.77	0.57	0.04	0.07	2	0.54	0.55	0.32	0.00	0.04	C40-41
皮肤黑色素瘤	Melanoma of skin	1	0.13	0.26	0.10	0.00	0.00	1	0.27	0.28	0.23	0.00	0.06	C43
乳腺	Breast	1	0.13	0.26	0.19	0.02	0.02	34	9.16	9.41	6.72	0.55	0.63	C50
子宫颈	Cervix	–	–	–	–	–	–	40	10.78	11.07	7.75	0.48	0.97	C53
子宫体	Uterus	–	–	–	–	–	–	15	4.04	4.15	2.82	0.21	0.25	C54-55
卵巢	Ovary	–	–	–	–	–	–	10	2.70	2.77	1.89	0.21	0.21	C56
前列腺	Prostate	9	1.20	2.31	1.37	0.05	0.15	–	–	–	–	–	–	C61
睾丸	Testis	1	0.13	0.26	0.38	0.02	0.02	–	–	–	–	–	–	C62
肾	Kidney	11	1.46	2.83	1.93	0.07	0.25	1	0.27	0.28	0.23	0.00	0.04	C64-66,68
膀胱	Bladder	10	1.33	2.57	1.57	0.07	0.11	6	1.62	1.66	0.95	0.04	0.08	C67
脑	Brain	12	1.60	3.08	2.67	0.19	0.31	10	2.70	2.77	1.99	0.12	0.26	C70-C72,D32-33,D42-43
甲状腺	Thyroid	2	0.27	0.51	0.31	0.02	0.02	2	0.54	0.55	0.25	0.00	0.00	C73
淋巴瘤	Lymphoma	11	1.46	2.83	2.04	0.10	0.19	13	3.50	3.60	2.43	0.20	0.24	C81-85,88,90,96
白血病	Leukemia	21	2.79	5.39	4.57	0.26	0.34	10	2.70	2.77	2.37	0.09	0.36	C91-95, D45-47
其他	Other	21	2.79	5.39	4.23	0.17	0.61	11	2.96	3.04	2.21	0.14	0.19	O&U
所有部位合计	All sites	752	100.00	193.19	138.65	7.59	17.00	371	100.00	102.67	69.83	4.13	8.15	All
所有部位除外皮肤	All sites exc. C44	745	99.07	191.39	137.18	7.56	16.74	369	99.46	102.12	69.47	4.12	8.13	All sites exc. C44

部位 Sites		男性 Male						女性 Female						ICD10
		病例数 No. cases	构成比 Freq. /%	粗率 Crude rate/ 100 000⁻¹	世标率 ASR world/ 100 000⁻¹	累积率 Cum. Rate/%		病例数 No. cases	构成比 Freq. /%	粗率 Crude rate/ 100 000⁻¹	世标率 ASR world/ 100 000⁻¹	累积率 Cum. Rate/%		
						0~64	0~74					0~64	0~74	
发病 Incidence														
口腔	Oral cavity & pharynx	42	2.88	5.96	4.67	0.39	0.52	13	1.13	2.06	1.59	0.09	0.20	C00-10, C12-14
鼻咽	Nasopharynx	67	4.60	9.51	7.53	0.66	0.80	28	2.44	4.44	3.36	0.27	0.36	C11
食管	Esophagus	8	0.55	1.14	0.86	0.06	0.12	2	0.17	0.32	0.17	0.01	0.01	C15
胃	Stomach	119	8.16	16.89	11.91	0.73	1.45	69	6.02	10.93	7.21	0.49	0.83	C16
结直肠	Colon-rectum	137	9.40	19.45	14.20	0.93	1.73	115	10.03	18.22	12.89	0.94	1.52	C18-21
肝脏	Liver	196	13.44	27.83	21.37	1.46	2.68	77	6.72	12.20	7.72	0.55	0.85	C22
胆囊	Gallbladder etc.	16	1.10	2.27	1.70	0.14	0.22	17	1.48	2.69	1.95	0.12	0.29	C23-24
胰腺	Pancreas	22	1.51	3.12	2.26	0.13	0.29	11	0.96	1.74	1.27	0.09	0.17	C25
喉	Larynx	25	1.71	3.55	2.66	0.17	0.37	4	0.35	0.63	0.45	0.02	0.07	C32
肺	Lung	492	33.74	69.85	50.90	3.30	6.75	164	14.31	25.98	17.14	1.06	2.13	C33-34
其他胸腔器官	Other thoracic organs	5	0.34	0.71	0.57	0.04	0.04	1	0.09	0.16	0.12	0.01	0.01	C37-38
骨	Bone	16	1.10	2.27	1.55	0.08	0.14	13	1.13	2.06	1.72	0.09	0.19	C40-41
皮肤黑色素瘤	Melanoma of skin	2	0.14	0.28	0.41	0.02	0.02	5	0.44	0.79	0.63	0.04	0.11	C43
乳腺	Breast	2	0.14	0.28	0.24	0.02	0.04	138	12.04	21.86	15.94	1.38	1.54	C50
子宫颈	Cervix	–	–	–	–	–	–	107	9.34	16.95	12.14	1.08	1.33	C53
子宫体	Uterus	–	–	–	–	–	–	98	8.55	15.52	10.87	0.91	1.16	C54-55
卵巢	Ovary	–	–	–	–	–	–	45	3.93	7.13	5.20	0.36	0.60	C56
前列腺	Prostate	20	1.37	2.84	2.19	0.10	0.37	–	–	–	–	–	–	C61
睾丸	Testis	4	0.27	0.57	0.52	0.03	0.03	–	–	–	–	–	–	C62
肾	Kidney	30	2.06	4.26	3.56	0.31	0.40	11	0.96	1.74	1.16	0.10	0.12	C64-66, 68
膀胱	Bladder	27	1.85	3.83	2.85	0.17	0.41	7	0.61	1.11	0.78	0.03	0.12	C67
脑	Brain	46	3.16	6.53	5.61	0.42	0.57	43	3.75	6.81	5.07	0.35	0.50	C70-C72, D32-33, D42-43
甲状腺	Thyroid	12	0.82	1.70	1.38	0.11	0.11	37	3.23	5.86	4.37	0.38	0.42	C73
淋巴瘤	Lymphoma	53	3.64	7.52	5.71	0.38	0.64	38	3.32	6.02	4.33	0.30	0.64	C81-85, 88, 90, 96
白血病	Leukemia	46	3.16	6.53	6.33	0.39	0.52	35	3.05	5.54	5.93	0.34	0.49	C91-95, D45-47
其他	Other	71	4.87	10.08	7.46	0.46	0.80	68	5.93	10.77	7.42	0.53	0.72	O&U
所有部位合计	All sites	1458	100.00	206.99	156.44	10.52	19.04	1146	100.00	181.53	129.42	9.55	14.21	All
所有部位除外皮肤	All sites exc. C44	1445	99.11	205.14	155.23	10.45	18.90	1129	98.52	178.83	127.85	9.49	14.07	All sites exc. C44
死亡 Mortality														
口腔	Oral cavity & pharynx	11	1.05	1.56	1.26	0.10	0.17	3	0.51	0.48	0.39	0.04	0.04	C00-10, C12-14
鼻咽	Nasopharynx	28	2.68	3.98	2.86	0.18	0.35	12	2.05	1.90	1.42	0.07	0.16	C11
食管	Esophagus	9	0.86	1.28	1.00	0.07	0.15	4	0.68	0.63	0.34	0.01	0.04	C15
胃	Stomach	90	8.61	12.78	9.15	0.50	1.15	64	10.92	10.14	6.46	0.41	0.75	C16
结直肠	Colon-rectum	69	6.60	9.80	6.79	0.36	0.86	53	9.04	8.40	5.33	0.34	0.60	C18-21
肝脏	Liver	196	18.76	27.83	20.41	1.32	2.56	64	10.92	10.14	6.66	0.31	0.89	C22
胆囊	Gallbladder etc.	8	0.77	1.14	0.90	0.08	0.11	16	2.73	2.54	1.78	0.11	0.23	C23-24
胰腺	Pancreas	14	1.34	1.99	1.38	0.05	0.18	10	1.71	1.58	1.10	0.07	0.14	C25
喉	Larynx	11	1.05	1.56	1.12	0.09	0.14	4	0.68	0.63	0.45	0.02	0.07	C32
肺	Lung	417	39.90	59.20	41.30	2.23	5.38	133	22.70	21.07	13.47	0.72	1.71	C33-34
其他胸腔器官	Other thoracic organs	1	0.10	0.14	0.10	0.01	0.01	0	0.00	0.00	0.00	0.00	0.00	C37-38
骨	Bone	9	0.86	1.28	0.97	0.06	0.14	6	1.02	0.95	0.52	0.00	0.07	C40-41
皮肤黑色素瘤	Melanoma of skin	1	0.10	0.14	0.13	0.02	0.02	0	0.00	0.00	0.00	0.00	0.00	C43
乳腺	Breast	0	0.00	0.00	0.00	0.00	0.00	32	5.46	5.07	3.38	0.25	0.40	C50
子宫颈	Cervix	–	–	–	–	–	–	26	4.44	4.12	2.73	0.20	0.30	C53
子宫体	Uterus	–	–	–	–	–	–	26	4.44	4.12	2.77	0.17	0.36	C54-55
卵巢	Ovary	–	–	–	–	–	–	18	3.07	2.85	1.93	0.14	0.24	C56
前列腺	Prostate	7	0.67	0.99	0.59	0.00	0.05	–	–	–	–	–	–	C61
睾丸	Testis	1	0.10	0.14	0.14	0.01	0.01	–	–	–	–	–	–	C62
肾	Kidney	11	1.05	1.56	1.22	0.09	0.18	2	0.34	0.32	0.22	0.03	0.03	C64-66, 68
膀胱	Bladder	17	1.63	2.41	1.29	0.01	0.09	3	0.51	0.48	0.22	0.01	0.01	C67
脑	Brain	27	2.58	3.83	2.85	0.20	0.31	26	4.44	4.12	3.43	0.22	0.31	C70-C72, D32-33, D42-43
甲状腺	Thyroid	0	0.00	0.00	0.00	0.00	0.00	2	0.34	0.32	0.22	0.02	0.02	C73
淋巴瘤	Lymphoma	42	4.02	5.96	4.37	0.32	0.46	22	3.75	3.48	2.31	0.14	0.24	C81-85, 88, 90, 96
白血病	Leukemia	42	4.02	5.96	5.14	0.30	0.49	24	4.10	3.80	3.38	0.19	0.36	C91-95, D45-47
其他	Other	34	3.25	4.83	3.15	0.13	0.33	36	6.14	5.70	3.62	0.24	0.37	O&U
所有部位合计	All sites	1045	100.00	148.36	106.12	6.13	13.15	586	100.00	92.82	62.12	3.71	7.36	All
所有部位除外皮肤	All sites exc. C44	1037	99.23	147.22	105.28	6.10	13.02	582	99.32	92.19	61.82	3.70	7.34	All sites exc. C44

附表 3-265 新宁县 2015 年癌症发病和死亡主要指标
Appendix Table 3-265 Incidence and mortality of cancer in Xinning Xian, 2015

部位 Sites	男性 Male						女性 Female						ICD10
	病例数 No. cases	构成比 Freq./%	粗率 Crude rate/ 100 000⁻¹	世标率 ASR world/ 100 000⁻¹	累积率 Cum. Rate/% 0~64	累积率 0~74	病例数 No. cases	构成比 Freq./%	粗率 Crude rate/ 100 000⁻¹	世标率 ASR world/ 100 000⁻¹	累积率 Cum. Rate/% 0~64	累积率 0~74	

发病 Incidence

口腔 Oral cavity & pharynx	9	1.52	2.68	2.00	0.18	0.18	3	0.73	0.98	0.77	0.02	0.13	C00-10,C12-14
鼻咽 Nasopharynx	33	5.58	9.84	6.70	0.43	0.61	14	3.41	4.58	2.96	0.23	0.28	C11
食管 Esophagus	2	0.34	0.60	0.48	0.03	0.07	1	0.24	0.33	0.13	0.00	0.00	C15
胃 Stomach	51	8.63	15.21	10.81	0.53	1.38	22	5.35	7.20	4.07	0.23	0.37	C16
结直肠 Colon-rectum	68	11.51	20.28	14.65	1.06	1.66	42	10.22	13.75	7.59	0.41	0.79	C18-21
肝脏 Liver	117	19.80	34.89	24.98	1.46	3.24	47	11.44	15.39	8.19	0.30	0.86	C22
胆囊 Gallbladder etc.	3	0.51	0.89	0.68	0.08	0.08	2	0.49	0.65	0.49	0.05	0.05	C23-24
胰腺 Pancreas	7	1.18	2.09	1.59	0.12	0.23	2	0.49	0.65	0.41	0.00	0.05	C25
喉 Larynx	7	1.18	2.09	1.57	0.13	0.18	1	0.24	0.33	0.24	0.03	0.03	C32
肺 Lung	184	31.13	54.87	38.50	2.22	5.08	71	17.27	23.25	14.41	0.81	1.64	C33-34
其他胸腔器官 Other thoracic organs	0	0.00	0.00	0.00	0.00	0.00	0	0.00	0.00	0.00	0.00	0.00	C37-38
骨 Bone	6	1.02	1.79	1.44	0.08	0.22	7	1.70	2.29	1.91	0.13	0.18	C40-41
皮肤黑色素瘤 Melanoma of skin	0	0.00	0.00	0.00	0.00	0.00	0	0.00	0.00	0.00	0.00	0.00	C43
乳腺 Breast	0	0.00	0.00	0.00	0.00	0.00	49	11.92	16.05	11.50	0.99	1.19	C50
子宫颈 Cervix	–	–	–	–	–	–	53	12.90	17.36	12.68	1.09	1.44	C53
子宫体 Uterus	–	–	–	–	–	–	35	8.52	11.46	7.59	0.52	0.81	C54-55
卵巢 Ovary	–	–	–	–	–	–	4	0.97	1.31	0.97	0.10	0.10	C56
前列腺 Prostate	11	1.86	3.28	2.05	0.14	0.19	–	–	–	–	–	–	C61
睾丸 Testis	0	0.00	0.00	0.00	0.00	0.00	–	–	–	–	–	–	C62
肾 Kidney	4	0.68	1.19	1.08	0.03	0.08	2	0.49	0.65	0.23	0.00	0.00	C64-66,68
膀胱 Bladder	3	0.51	0.89	0.33	0.00	0.00	2	0.49	0.65	0.34	0.03	0.03	C67
脑 Brain	17	2.88	5.07	3.38	0.19	0.42	7	1.70	2.29	1.50	0.10	0.15	C70-C72,D32-33,D42-43
甲状腺 Thyroid	2	0.34	0.60	0.45	0.00	0.11	7	1.70	2.29	1.52	0.16	0.16	C73
淋巴瘤 Lymphoma	36	6.09	10.74	6.74	0.38	0.62	19	4.62	6.22	3.98	0.26	0.41	C81-85,88,90,96
白血病 Leukemia	19	3.21	5.67	4.01	0.34	0.45	13	3.16	4.26	3.22	0.10	0.28	C91-95, D45-47
其他 Other	12	2.03	3.58	2.54	0.13	0.33	8	1.95	2.62	1.80	0.12	0.22	O&U
所有部位合计 All sites	591	100.00	176.24	123.96	7.53	15.13	411	100.00	134.60	86.49	5.68	9.17	All
所有部位除外皮肤 All sites exc. C44	586	99.15	174.75	122.86	7.47	14.97	410	99.76	134.27	86.21	5.68	9.12	All sites exc. C44

死亡 Mortality

口腔 Oral cavity & pharynx	4	0.85	1.19	0.91	0.09	0.09	2	0.68	0.65	0.52	0.00	0.11	C00-10,C12-14
鼻咽 Nasopharynx	15	3.20	4.47	2.87	0.18	0.26	6	2.05	1.96	0.96	0.04	0.04	C11
食管 Esophagus	0	0.00	0.00	0.00	0.00	0.00	1	0.34	0.33	0.13	0.00	0.00	C15
胃 Stomach	56	11.94	16.70	10.35	0.50	1.13	23	7.88	7.53	3.93	0.20	0.34	C16
结直肠 Colon-rectum	42	8.96	12.52	8.44	0.43	0.96	37	12.67	12.12	6.24	0.31	0.59	C18-21
肝脏 Liver	99	21.11	29.52	20.66	1.13	2.54	47	16.10	15.39	8.26	0.33	0.79	C22
胆囊 Gallbladder etc.	1	0.21	0.30	0.22	0.03	0.03	1	0.34	0.33	0.24	0.03	0.03	C23-24
胰腺 Pancreas	5	1.07	1.49	1.15	0.09	0.15	1	0.34	0.33	0.28	0.00	0.05	C25
喉 Larynx	4	0.85	1.19	0.81	0.09	0.09	1	0.34	0.33	0.13	0.00	0.00	C32
肺 Lung	175	37.31	52.19	35.68	2.08	4.50	72	24.66	23.58	13.65	0.64	1.54	C33-34
其他胸腔器官 Other thoracic organs	0	0.00	0.00	0.00	0.00	0.00	0	0.00	0.00	0.00	0.00	0.00	C37-38
骨 Bone	4	0.85	1.19	0.94	0.05	0.15	5	1.71	1.64	1.13	0.08	0.12	C40-41
皮肤黑色素瘤 Melanoma of skin	0	0.00	0.00	0.00	0.00	0.00	0	0.00	0.00	0.00	0.00	0.00	C43
乳腺 Breast	0	0.00	0.00	0.00	0.00	0.00	18	6.16	5.89	3.86	0.26	0.47	C50
子宫颈 Cervix	–	–	–	–	–	–	16	5.48	5.24	3.46	0.22	0.43	C53
子宫体 Uterus	–	–	–	–	–	–	21	7.19	6.88	4.40	0.19	0.49	C54-55
卵巢 Ovary	–	–	–	–	–	–	3	1.03	0.98	0.71	0.07	0.07	C56
前列腺 Prostate	7	1.49	2.09	1.25	0.06	0.10	–	–	–	–	–	–	C61
睾丸 Testis	0	0.00	0.00	0.00	0.00	0.00	–	–	–	–	–	–	C62
肾 Kidney	4	0.85	1.19	0.68	0.01	0.06	3	1.03	0.98	0.47	0.03	0.03	C64-66,68
膀胱 Bladder	1	0.21	0.30	0.10	0.00	0.00	1	0.34	0.33	0.26	0.00	0.03	C67
脑 Brain	12	2.56	3.58	2.18	0.13	0.24	4	1.37	1.31	0.70	0.02	0.08	C70-C72,D32-33,D42-43
甲状腺 Thyroid	2	0.43	0.60	0.36	0.00	0.06	2	0.68	0.65	0.34	0.03	0.03	C73
淋巴瘤 Lymphoma	21	4.48	6.26	3.91	0.15	0.46	14	4.79	4.58	2.58	0.09	0.29	C81-85,88,90,96
白血病 Leukemia	13	2.77	3.88	2.42	0.16	0.26	11	3.77	3.60	1.93	0.06	0.23	C91-95, D45-47
其他 Other	4	0.85	1.19	0.74	0.05	0.05	3	1.03	0.98	0.60	0.00	0.11	O&U
所有部位合计 All sites	469	100.00	139.86	93.65	5.22	11.12	292	100.00	95.63	54.78	2.63	5.87	All
所有部位除外皮肤 All sites exc. C44	467	99.57	139.26	93.28	5.19	11.09	290	99.32	94.97	54.42	2.63	5.82	All sites exc. C44

部位 Sites		男性 Male						女性 Female						ICD10
		病例数 No. cases	构成比 Freq. /%	粗率 Crude rate/ 100 000⁻¹	世标率 ASR world/ 100 000⁻¹	累积率 Cum. Rate/% 0~64	0~74	病例数 No. cases	构成比 Freq. /%	粗率 Crude rate/ 100 000⁻¹	世标率 ASR world/ 100 000⁻¹	累积率 Cum. Rate/% 0~64	0~74	
发病 Incidence														
口腔	Oral cavity & pharynx	42	5.02	15.83	11.15	1.10	1.17	5	0.75	1.98	1.27	0.05	0.13	C00-10,C12-14
鼻咽	Nasopharynx	27	3.23	10.17	6.79	0.55	0.68	10	1.50	3.95	2.83	0.12	0.38	C11
食管	Esophagus	31	3.71	11.68	8.61	0.58	1.09	2	0.30	0.79	0.42	0.02	0.02	C15
胃	Stomach	46	5.50	17.33	12.69	0.63	1.62	25	3.76	9.88	6.60	0.38	0.69	C16
结直肠	Colon-rectum	121	14.47	45.60	33.64	1.88	4.39	74	11.13	29.24	19.65	1.13	1.93	C18-21
肝脏	Liver	116	13.88	43.71	30.55	1.71	3.53	36	5.41	14.23	10.21	0.41	1.39	C22
胆囊	Gallbladder etc.	9	1.08	3.39	2.53	0.04	0.29	12	1.80	4.74	3.36	0.23	0.42	C23-24
胰腺	Pancreas	23	2.75	8.67	6.20	0.37	0.70	6	0.90	2.37	1.79	0.08	0.28	C25
喉	Larynx	24	2.87	9.04	6.78	0.56	0.87	1	0.15	0.40	0.22	0.00	0.00	C32
肺	Lung	214	25.60	80.64	58.23	2.84	7.09	76	11.43	30.03	21.61	1.21	2.73	C33-34
其他胸腔器官	Other thoracic organs	1	0.12	0.38	0.23	0.02	0.02	0	0.00	0.00	0.00	0.00	0.00	C37-38
骨	Bone	2	0.24	0.75	0.52	0.02	0.07	6	0.90	2.37	1.43	0.06	0.06	C40-41
皮肤黑色素瘤	Melanoma of skin	3	0.36	1.13	0.72	0.05	0.05	4	0.60	1.58	1.05	0.09	0.09	C43
乳腺	Breast	2	0.24	0.75	0.54	0.06	0.06	124	18.65	49.00	33.11	2.68	3.67	C50
子宫颈	Cervix	–	–	–	–	–	–	92	13.83	36.36	25.57	2.16	3.10	C53
子宫体	Uterus	–	–	–	–	–	–	36	5.41	14.23	10.25	0.78	1.22	C54-55
卵巢	Ovary	–	–	–	–	–	–	33	4.96	13.04	8.92	0.61	1.05	C56
前列腺	Prostate	28	3.35	10.55	7.57	0.30	0.99	–	–	–	–	–	–	C61
睾丸	Testis	1	0.12	0.38	0.23	0.02	0.02	–	–	–	–	–	–	C62
肾	Kidney	12	1.44	4.52	3.09	0.22	0.29	14	2.11	5.53	4.38	0.19	0.66	C64-66,68
膀胱	Bladder	35	4.19	13.19	9.24	0.38	1.05	2	0.30	0.79	0.55	0.00	0.08	C67
脑	Brain	17	2.03	6.41	5.13	0.26	0.51	23	3.46	9.09	7.48	0.50	0.75	C70-C72,D32-33,D42-43
甲状腺	Thyroid	14	1.67	5.28	4.01	0.34	0.39	29	4.36	11.46	9.71	0.73	0.84	C73
淋巴瘤	Lymphoma	29	3.47	10.93	7.82	0.58	0.92	21	3.16	8.30	6.19	0.36	0.57	C81-85,88,90,96
白血病	Leukemia	18	2.15	6.78	6.73	0.35	0.58	9	1.35	3.56	2.88	0.18	0.29	C91-95, D45-47
其他	Other	21	2.51	7.91	5.76	0.34	0.73	25	3.76	9.88	7.15	0.53	0.86	O&U
所有部位合计	All sites	836	100.00	315.02	228.72	13.18	27.12	665	100.00	262.80	186.62	12.49	21.22	All
所有部位除外皮肤	All sites exc. C44	828	99.04	312.01	226.74	13.04	26.93	654	98.35	258.45	183.52	12.31	20.88	All sites exc. C44
死亡 Mortality														
口腔	Oral cavity & pharynx	14	2.34	5.28	3.38	0.24	0.31	1	0.33	0.40	0.30	0.04	0.04	C00-10,C12-14
鼻咽	Nasopharynx	19	3.17	7.16	5.22	0.28	0.67	3	0.99	1.19	0.72	0.05	0.05	C11
食管	Esophagus	21	3.51	7.91	6.14	0.34	0.85	1	0.33	0.40	0.34	0.00	0.00	C15
胃	Stomach	40	6.68	15.07	10.85	0.57	1.21	30	9.90	11.86	7.72	0.39	0.81	C16
结直肠	Colon-rectum	55	9.18	20.73	15.34	0.67	2.05	28	9.24	11.07	8.06	0.37	1.06	C18-21
肝脏	Liver	115	19.20	43.33	29.72	1.53	3.30	39	12.87	15.41	11.21	0.62	1.49	C22
胆囊	Gallbladder etc.	7	1.17	2.64	1.93	0.00	0.18	4	1.32	1.58	1.11	0.06	0.12	C23-24
胰腺	Pancreas	22	3.67	8.29	6.06	0.38	0.68	7	2.31	2.77	2.04	0.10	0.33	C25
喉	Larynx	11	1.84	4.15	3.00	0.22	0.35	1	0.33	0.40	0.30	0.04	0.04	C32
肺	Lung	206	34.39	77.62	55.44	2.36	6.86	55	18.15	21.74	15.71	0.44	2.37	C33-34
其他胸腔器官	Other thoracic organs	0	0.00	0.00	0.00	0.00	0.00	1	0.33	0.40	0.21	0.02	0.02	C37-38
骨	Bone	1	0.17	0.38	0.31	0.00	0.05	4	1.32	1.58	0.87	0.06	0.06	C40-41
皮肤黑色素瘤	Melanoma of skin	1	0.17	0.38	0.21	0.02	0.02	2	0.66	0.79	0.57	0.02	0.10	C43
乳腺	Breast	0	0.00	0.00	0.00	0.00	0.00	33	10.89	13.04	9.13	0.78	1.11	C50
子宫颈	Cervix	–	–	–	–	–	–	35	11.55	13.83	10.37	0.69	1.53	C53
子宫体	Uterus	–	–	–	–	–	–	3	0.99	1.19	0.86	0.06	0.11	C54-55
卵巢	Ovary	–	–	–	–	–	–	9	2.97	3.56	2.53	0.11	0.36	C56
前列腺	Prostate	15	2.50	5.65	3.50	0.08	0.28	–	–	–	–	–	–	C61
睾丸	Testis	0	0.00	0.00	0.00	0.00	0.00	–	–	–	–	–	–	C62
肾	Kidney	4	0.67	1.51	1.12	0.11	0.11	7	2.31	2.77	1.92	0.09	0.20	C64-66,68
膀胱	Bladder	13	2.17	4.90	3.49	0.04	0.52	2	0.66	0.79	0.61	0.00	0.05	C67
脑	Brain	12	2.00	4.52	3.67	0.22	0.27	7	2.31	2.77	1.75	0.08	0.16	C70-C72,D32-33,D42-43
甲状腺	Thyroid	1	0.17	0.38	0.31	0.00	0.08	1	0.33	0.40	0.30	0.04	0.04	C73
淋巴瘤	Lymphoma	19	3.17	7.16	4.90	0.20	0.58	15	4.95	5.93	4.40	0.21	0.63	C81-85,88,90,96
白血病	Leukemia	14	2.34	5.28	4.84	0.23	0.41	8	2.64	3.16	2.70	0.12	0.34	C91-95, D45-47
其他	Other	9	1.50	3.39	2.37	0.09	0.29	7	2.31	2.77	1.91	0.18	0.18	O&U
所有部位合计	All sites	599	100.00	225.71	161.79	7.57	19.09	303	100.00	119.74	85.63	4.57	11.28	All
所有部位除外皮肤	All sites exc. C44	593	99.00	223.45	160.28	7.50	18.89	299	98.68	118.16	84.51	4.46	11.17	All sites exc. C44

部位 Sites		男性 Male						女性 Female						ICD10
		病例数 No. cases	构成比 Freq. /%	粗率 Crude rate/ 100 000⁻¹	世标率 ASR world/ 100 000⁻¹	累积率 Cum. Rate/% 0~64	0~74	病例数 No. cases	构成比 Freq. /%	粗率 Crude rate/ 100 000⁻¹	世标率 ASR world/ 100 000⁻¹	累积率 Cum. Rate/% 0~64	0~74	
发病 Incidence														
口腔	Oral cavity & pharynx	25	5.20	11.95	6.88	0.52	0.83	2	0.46	0.93	0.53	0.03	0.03	C00-10,C12-14
鼻咽	Nasopharynx	29	6.03	13.87	9.50	0.87	0.99	13	3.01	6.02	3.81	0.34	0.39	C11
食管	Esophagus	18	3.74	8.61	5.01	0.43	0.62	1	0.23	0.46	0.31	0.00	0.05	C15
胃	Stomach	35	7.28	16.73	9.94	0.64	1.38	23	5.32	10.66	6.49	0.55	0.60	C16
结直肠	Colon-rectum	87	18.09	41.60	24.27	1.54	3.14	57	13.19	26.41	17.49	1.39	2.15	C18-21
肝脏	Liver	29	6.03	13.87	8.14	0.56	0.92	15	3.47	6.95	3.75	0.25	0.32	C22
胆囊	Gallbladder etc.	2	0.42	0.96	0.46	0.00	0.07	7	1.62	3.24	1.81	0.05	0.21	C23-24
胰腺	Pancreas	6	1.25	2.87	1.70	0.15	0.19	8	1.85	3.71	2.19	0.04	0.35	C25
喉	Larynx	4	0.83	1.91	1.06	0.03	0.13	1	0.23	0.46	0.32	0.04	0.04	C32
肺	Lung	138	28.69	65.98	37.23	2.33	4.77	53	12.27	24.55	14.74	1.04	1.97	C33-34
其他胸腔器官	Other thoracic organs	0	0.00	0.00	0.00	0.00	0.00	3	0.69	1.39	0.75	0.03	0.10	C37-38
骨	Bone	3	0.62	1.43	1.39	0.08	0.08	1	0.23	0.46	0.32	0.04	0.04	C40-41
皮肤黑色素瘤	Melanoma of skin	5	1.04	2.39	1.63	0.10	0.20	2	0.46	0.93	0.59	0.03	0.09	C43
乳腺	Breast	1	0.21	0.48	0.28	0.03	0.03	89	20.60	41.23	25.81	2.29	2.77	C50
子宫颈	Cervix	–	–	–	–	–	–	57	13.19	26.41	16.89	1.40	1.81	C53
子宫体	Uterus	–	–	–	–	–	–	8	1.85	3.71	2.27	0.23	0.28	C54-55
卵巢	Ovary	–	–	–	–	–	–	14	3.24	6.49	3.99	0.34	0.41	C56
前列腺	Prostate	9	1.87	4.30	2.33	0.03	0.35	–	–	–	–	–	–	C61
睾丸	Testis	1	0.21	0.48	0.28	0.03	0.03	–	–	–	–	–	–	C62
肾	Kidney	11	2.29	5.26	3.28	0.19	0.39	6	1.39	2.78	1.68	0.14	0.19	C64-66,68
膀胱	Bladder	9	1.87	4.30	2.35	0.15	0.22	3	0.69	1.39	1.09	0.10	0.10	C67
脑	Brain	10	2.08	4.78	4.08	0.28	0.33	13	3.01	6.02	4.93	0.28	0.51	C70-C72,D32-33,D42-43
甲状腺	Thyroid	6	1.25	2.87	2.31	0.18	0.18	18	4.17	8.34	6.76	0.51	0.51	C73
淋巴瘤	Lymphoma	28	5.82	13.39	8.96	0.45	1.24	18	4.17	8.34	5.28	0.37	0.63	C81-85,88,90,96
白血病	Leukemia	11	2.29	5.26	3.00	0.20	0.25	9	2.08	4.17	2.39	0.18	0.23	C91-95, D45-47
其他	Other	14	2.91	6.69	3.89	0.23	0.52	11	2.55	5.10	3.11	0.34	0.34	O&U
所有部位合计	All sites	481	100.00	229.98	137.97	9.03	16.88	432	100.00	200.13	127.29	10.01	14.13	All
所有部位除外皮肤	All sites exc. C44	480	99.79	229.50	137.76	9.03	16.88	431	99.77	199.67	126.92	9.98	14.10	All sites exc. C44
死亡 Mortality														
口腔	Oral cavity & pharynx	14	3.87	6.69	4.20	0.36	0.51	2	1.08	0.93	0.33	0.00	0.00	C00-10,C12-14
鼻咽	Nasopharynx	10	2.76	4.78	3.31	0.32	0.32	6	3.24	2.78	1.61	0.11	0.11	C11
食管	Esophagus	11	3.04	5.26	3.03	0.22	0.44	1	0.54	0.46	0.30	0.00	0.07	C15
胃	Stomach	18	4.97	8.61	4.88	0.12	0.70	16	8.65	7.41	3.72	0.18	0.31	C16
结直肠	Colon-rectum	31	8.56	14.82	7.83	0.25	0.99	19	10.27	8.80	5.31	0.36	0.57	C18-21
肝脏	Liver	51	14.09	24.38	14.11	0.92	1.67	25	13.51	11.58	6.31	0.32	0.65	C22
胆囊	Gallbladder etc.	5	1.38	2.39	1.37	0.04	0.21	4	2.16	1.85	1.19	0.07	0.19	C23-24
胰腺	Pancreas	6	1.66	2.87	1.72	0.14	0.22	5	2.70	2.32	1.40	0.08	0.21	C25
喉	Larynx	5	1.38	2.39	1.04	0.00	0.05	1	0.54	0.46	0.30	0.00	0.07	C32
肺	Lung	157	43.37	75.07	40.81	1.69	5.06	39	21.08	18.07	9.91	0.48	1.11	C33-34
其他胸腔器官	Other thoracic organs	0	0.00	0.00	0.00	0.00	0.00	1	0.54	0.46	0.27	0.02	0.02	C37-38
骨	Bone	4	1.10	1.91	0.93	0.05	0.05	4	2.16	1.85	1.11	0.08	0.08	C40-41
皮肤黑色素瘤	Melanoma of skin	2	0.55	0.96	0.78	0.08	0.08	0	0.00	0.00	0.00	0.00	0.00	C43
乳腺	Breast	0	0.00	0.00	0.00	0.00	0.00	18	9.73	8.34	4.94	0.45	0.52	C50
子宫颈	Cervix	–	–	–	–	–	–	8	4.32	3.71	1.76	0.13	0.13	C53
子宫体	Uterus	–	–	–	–	–	–	3	1.62	1.39	0.82	0.08	0.08	C54-55
卵巢	Ovary	–	–	–	–	–	–	5	2.70	2.32	1.38	0.12	0.20	C56
前列腺	Prostate	7	1.93	3.35	1.76	0.00	0.29	–	–	–	–	–	–	C61
睾丸	Testis	1	0.28	0.48	0.28	0.03	0.03	–	–	–	–	–	–	C62
肾	Kidney	2	0.55	0.96	0.58	0.00	0.12	2	1.08	0.93	0.48	0.00	0.07	C64-66,68
膀胱	Bladder	5	1.38	2.39	1.32	0.10	0.14	1	0.54	0.46	0.30	0.00	0.07	C67
脑	Brain	6	1.66	2.87	2.33	0.20	0.20	7	3.78	3.24	1.62	0.00	0.20	C70-C72,D32-33,D42-43
甲状腺	Thyroid	0	0.00	0.00	0.00	0.00	0.00	1	0.54	0.46	0.27	0.02	0.02	C73
淋巴瘤	Lymphoma	13	3.59	6.22	3.48	0.20	0.42	6	3.24	2.78	1.68	0.02	0.28	C81-85,88,90,96
白血病	Leukemia	4	1.10	1.91	1.03	0.06	0.11	5	2.70	2.32	1.21	0.04	0.12	C91-95, D45-47
其他	Other	10	2.76	4.78	2.46	0.12	0.19	6	3.24	2.78	1.59	0.12	0.18	O&U
所有部位合计	All sites	362	100.00	173.08	97.25	4.90	11.78	185	100.00	85.70	47.83	2.68	5.26	All
所有部位除外皮肤	All sites exc. C44	362	100.00	173.08	97.25	4.90	11.78	185	100.00	85.70	47.83	2.68	5.26	All sites exc. C44

附表 3-268 慈利县 2015 年癌症发病和死亡主要指标
Appendix Table 3-268 Incidence and mortality of cancer in Cili Xian, 2015

部位 Sites		男性 Male						女性 Female						ICD10
		病例数 No. cases	构成比 Freq. /%	粗率 Crude rate/ 100 000⁻¹	世标率 ASR world/ 100 000⁻¹	累积率 Cum. Rate/% 0~64	0~74	病例数 No. cases	构成比 Freq. /%	粗率 Crude rate/ 100 000⁻¹	世标率 ASR world/ 100 000⁻¹	累积率 Cum. Rate/% 0~64	0~74	
发病 Incidence														
口腔	Oral cavity & pharynx	26	3.16	7.18	4.57	0.36	0.57	5	0.80	1.45	0.85	0.03	0.13	C00-10,C12-14
鼻咽	Nasopharynx	27	3.28	7.46	5.45	0.45	0.51	11	1.76	3.19	1.87	0.17	0.17	C11
食管	Esophagus	39	4.74	10.77	6.12	0.38	0.92	12	1.92	3.48	1.93	0.08	0.33	C15
胃	Stomach	43	5.22	11.88	6.77	0.43	0.85	25	4.00	7.25	3.83	0.20	0.40	C16
结直肠	Colon-rectum	62	7.53	17.13	9.94	0.63	1.18	51	8.16	14.80	7.94	0.51	0.91	C18-21
肝脏	Liver	138	16.77	38.13	22.88	1.52	2.84	53	8.48	15.38	7.61	0.39	0.87	C22
胆囊	Gallbladder etc.	6	0.73	1.66	0.94	0.05	0.11	3	0.48	0.87	0.44	0.02	0.06	C23-24
胰腺	Pancreas	23	2.79	6.35	3.54	0.15	0.46	9	1.44	2.61	1.62	0.08	0.28	C25
喉	Larynx	13	1.58	3.59	2.17	0.12	0.27	3	0.48	0.87	0.43	0.02	0.05	C32
肺	Lung	272	33.05	75.14	41.88	2.63	5.37	80	12.80	23.21	12.47	0.72	1.53	C33-34
其他胸腔器官	Other thoracic organs	3	0.36	0.83	0.64	0.05	0.07	4	0.64	1.16	0.56	0.04	0.04	C37-38
骨	Bone	4	0.49	1.11	0.81	0.07	0.07	7	1.12	2.03	1.22	0.02	0.21	C40-41
皮肤黑色素瘤	Melanoma of skin	3	0.36	0.83	0.44	0.02	0.06	0	0.00	0.00	0.00	0.00	0.00	C43
乳腺	Breast	2	0.24	0.55	0.52	0.04	0.04	81	12.96	23.50	15.94	1.39	1.57	C50
子宫颈	Cervix	–	–	–	–	–	–	104	16.64	30.17	19.76	1.67	2.05	C53
子宫体	Uterus	–	–	–	–	–	–	27	4.32	7.83	4.61	0.42	0.52	C54-55
卵巢	Ovary	–	–	–	–	–	–	17	2.72	4.93	4.10	0.34	0.37	C56
前列腺	Prostate	18	2.19	4.97	2.43	0.07	0.28	–	–	–	–	–	–	C61
睾丸	Testis	1	0.12	0.28	1.13	0.05	0.05	–	–	–	–	–	–	C62
肾	Kidney	9	1.09	2.49	1.71	0.10	0.21	11	1.76	3.19	2.66	0.18	0.25	C64-66,68
膀胱	Bladder	18	2.19	4.97	2.65	0.14	0.32	4	0.64	1.16	0.54	0.00	0.07	C67
脑	Brain	31	3.77	8.56	7.13	0.45	0.65	26	4.16	7.54	6.15	0.40	0.61	C70-C72,D32-33,D42-43
甲状腺	Thyroid	1	0.12	0.28	0.35	0.02	0.02	10	1.60	2.90	2.27	0.20	0.20	C73
淋巴瘤	Lymphoma	28	3.40	7.74	5.05	0.32	0.54	20	3.20	5.80	4.35	0.32	0.50	C81-85,88,90,96
白血病	Leukemia	20	2.43	5.53	5.08	0.32	0.43	21	3.36	6.09	5.25	0.37	0.40	C91-95,D45-47
其他	Other	36	4.37	9.95	5.83	0.41	0.73	41	6.56	11.89	7.98	0.61	0.85	O&U
所有部位合计	All sites	823	100.00	227.37	138.03	8.78	16.54	625	100.00	181.32	114.37	8.17	12.36	All
所有部位除外皮肤	All sites exc. C44	816	99.15	225.43	136.91	8.70	16.39	618	98.88	179.29	113.35	8.13	12.23	All sites exc. C44
死亡 Mortality														
口腔	Oral cavity & pharynx	8	1.21	2.21	1.26	0.11	0.13	2	0.57	0.58	0.35	0.02	0.06	C00-10,C12-14
鼻咽	Nasopharynx	27	4.08	7.46	4.34	0.29	0.60	6	1.71	1.74	0.88	0.07	0.11	C11
食管	Esophagus	26	3.93	7.18	4.16	0.22	0.61	9	2.57	2.61	1.20	0.02	0.16	C15
胃	Stomach	28	4.24	7.74	4.46	0.21	0.61	28	8.00	8.12	4.53	0.28	0.59	C16
结直肠	Colon-rectum	40	6.05	11.05	5.84	0.22	0.78	24	6.86	6.96	3.60	0.25	0.35	C18-21
肝脏	Liver	133	20.12	36.74	21.60	1.49	2.55	48	13.71	13.93	6.72	0.24	0.87	C22
胆囊	Gallbladder etc.	9	1.36	2.49	1.36	0.07	0.17	5	1.43	1.45	0.86	0.06	0.13	C23-24
胰腺	Pancreas	15	2.27	4.14	2.24	0.10	0.31	8	2.29	2.32	1.99	0.10	0.23	C25
喉	Larynx	12	1.82	3.32	1.87	0.11	0.26	2	0.57	0.58	0.25	0.00	0.03	C32
肺	Lung	259	39.18	71.55	38.90	2.15	5.02	77	22.00	22.34	11.45	0.57	1.34	C33-34
其他胸腔器官	Other thoracic organs	1	0.15	0.28	0.28	0.02	0.02	0	0.00	0.00	0.00	0.00	0.00	C37-38
骨	Bone	2	0.30	0.55	0.36	0.05	0.05	2	0.57	0.58	0.35	0.02	0.05	C40-41
皮肤黑色素瘤	Melanoma of skin	1	0.15	0.28	0.35	0.02	0.02	1	0.29	0.29	0.16	0.00	0.04	C43
乳腺	Breast	0	0.00	0.00	0.00	0.00	0.00	19	5.43	5.51	3.68	0.30	0.40	C50
子宫颈	Cervix	–	–	–	–	–	–	36	10.29	10.44	6.06	0.39	0.74	C53
子宫体	Uterus	–	–	–	–	–	–	15	4.29	4.35	2.19	0.10	0.27	C54-55
卵巢	Ovary	–	–	–	–	–	–	5	1.43	1.45	0.87	0.08	0.08	C56
前列腺	Prostate	2	0.30	0.55	0.33	0.02	0.05	–	–	–	–	–	–	C61
睾丸	Testis	0	0.00	0.00	0.00	0.00	0.00	–	–	–	–	–	–	C62
肾	Kidney	0	0.00	0.00	0.00	0.00	0.00	2	0.57	0.58	0.34	0.02	0.06	C64-66,68
膀胱	Bladder	9	1.36	2.49	1.35	0.04	0.17	1	0.29	0.29	0.07	0.00	0.00	C67
脑	Brain	15	2.27	4.14	2.62	0.19	0.27	15	4.29	4.35	2.33	0.17	0.28	C70-C72,D32-33,D42-43
甲状腺	Thyroid	1	0.15	0.28	0.10	0.00	0.00	1	0.29	0.29	0.18	0.02	0.02	C73
淋巴瘤	Lymphoma	29	4.39	8.01	4.91	0.26	0.69	14	4.00	4.06	2.83	0.20	0.35	C81-85,88,90,96
白血病	Leukemia	21	3.18	5.80	4.50	0.27	0.47	12	3.43	3.48	3.33	0.21	0.31	C91-95,D45-47
其他	Other	23	3.48	6.35	4.35	0.35	0.48	18	5.14	5.22	2.52	0.11	0.29	O&U
所有部位合计	All sites	661	100.00	182.61	105.20	6.20	13.27	350	100.00	101.54	56.73	3.25	6.77	All
所有部位除外皮肤	All sites exc. C44	655	99.09	180.96	104.28	6.16	13.14	342	97.71	99.22	55.85	3.25	6.67	All sites exc. C44

附表 3-269　益阳市资阳区 2015 年癌症发病和死亡主要指标
Appendix Table 3-269　Incidence and mortality of cancer in Ziyang Qu，Yiyang Shi,2015

部位 Sites		男性 Male						女性 Female						ICD10
		病例数 No. cases	构成比 Freq. /%	粗率 Crude rate/ 100 000⁻¹	世标率 ASR world/ 100 000⁻¹	累积率 Cum. Rate/% 0~64	0~74	病例数 No. cases	构成比 Freq. /%	粗率 Crude rate/ 100 000⁻¹	世标率 ASR world/ 100 000⁻¹	累积率 Cum. Rate/% 0~64	0~74	
发病 Incidence														
口腔	Oral cavity & pharynx	20	3.91	9.14	5.82	0.33	0.73	3	0.78	1.44	1.00	0.08	0.16	C00-10,C12-14
鼻咽	Nasopharynx	8	1.57	3.66	2.46	0.20	0.28	3	0.78	1.44	0.92	0.09	0.09	C11
食管	Esophagus	26	5.09	11.88	6.94	0.41	0.75	2	0.52	0.96	0.41	0.00	0.08	C15
胃	Stomach	31	6.07	14.17	8.54	0.53	0.98	20	5.17	9.62	5.98	0.51	0.67	C16
结直肠	Colon-rectum	47	9.20	21.48	13.45	0.87	1.67	45	11.63	21.64	12.93	0.85	1.57	C18-21
肝脏	Liver	62	12.13	28.34	18.26	1.30	2.01	29	7.49	13.94	7.97	0.51	0.94	C22
胆囊	Gallbladder etc.	4	0.78	1.83	1.24	0.08	0.13	10	2.58	4.81	2.08	0.11	0.19	C23-24
胰腺	Pancreas	7	1.37	3.20	2.21	0.16	0.35	0	0.00	0.00	0.00	0.00	0.00	C25
喉	Larynx	5	0.98	2.29	1.37	0.04	0.24	1	0.26	0.48	0.09	0.00	0.00	C32
肺	Lung	178	34.83	81.36	48.08	2.99	5.89	85	21.96	40.87	22.68	1.38	2.94	C33-34
其他胸腔器官	Other thoracic organs	1	0.20	0.46	0.13	0.00	0.00	0	0.00	0.00	0.00	0.00	0.00	C37-38
骨	Bone	4	0.78	1.83	0.92	0.02	0.10	3	0.78	1.44	0.59	0.00	0.08	C40-41
皮肤黑色素瘤	Melanoma of skin	3	0.59	1.37	0.77	0.00	0.15	1	0.26	0.48	0.00	0.00	0.00	C43
乳腺	Breast	0	0.00	0.00	0.00	0.00	0.00	48	12.40	23.08	15.38	1.35	1.60	C50
子宫颈	Cervix	–	–	–	–	–	–	53	13.70	25.48	17.18	1.36	1.80	C53
子宫体	Uterus	–	–	–	–	–	–	9	2.33	4.33	2.67	0.21	0.36	C54-55
卵巢	Ovary	–	–	–	–	–	–	15	3.88	7.21	4.90	0.38	0.60	C56
前列腺	Prostate	21	4.11	9.60	4.71	0.12	0.57	–	–	–	–	–	–	C61
睾丸	Testis	2	0.39	0.91	0.71	0.05	0.05	–	–	–	–	–	–	C62
肾	Kidney	4	0.78	1.83	1.24	0.10	0.18	3	0.78	1.44	0.82	0.05	0.10	C64-66,68
膀胱	Bladder	15	2.94	6.86	3.82	0.09	0.50	3	0.78	1.44	0.91	0.06	0.13	C67
脑	Brain	13	2.54	5.94	3.90	0.28	0.46	6	1.55	2.88	2.69	0.25	0.25	C70-C72,D32-33,D42-43
甲状腺	Thyroid	2	0.39	0.91	0.80	0.06	0.06	11	2.84	5.29	4.68	0.37	0.37	C73
淋巴瘤	Lymphoma	23	4.50	10.51	7.70	0.40	0.85	13	3.36	6.25	5.06	0.37	0.48	C81-85,88,90,96
白血病	Leukemia	12	2.35	5.49	3.92	0.30	0.30	6	1.55	2.88	4.08	0.23	0.23	C91-95, D45-47
其他	Other	23	4.50	10.51	7.05	0.40	0.79	18	4.65	8.65	4.42	0.29	0.43	O&U
所有部位合计	All sites	511	100.00	233.57	144.02	8.75	17.04	387	100.00	186.08	117.53	8.45	13.07	All
所有部位除外皮肤	All sites exc. C44	509	99.61	232.66	143.58	8.75	16.97	387	100.00	186.08	117.53	8.45	13.07	All sites exc. C44
死亡 Mortality														
口腔	Oral cavity & pharynx	18	4.65	8.23	5.41	0.44	0.73	1	0.50	0.48	0.34	0.04	0.04	C00-10,C12-14
鼻咽	Nasopharynx	9	2.33	4.11	2.95	0.29	0.29	1	0.50	0.48	0.42	0.03	0.03	C11
食管	Esophagus	21	5.43	9.60	5.92	0.40	0.78	2	1.00	0.96	0.45	0.04	0.04	C15
胃	Stomach	29	7.49	13.26	7.53	0.28	1.05	11	5.50	5.29	3.21	0.23	0.42	C16
结直肠	Colon-rectum	31	8.01	14.17	7.41	0.33	0.78	29	14.50	13.94	7.69	0.49	0.91	C18-21
肝脏	Liver	55	14.21	25.14	16.18	1.11	2.12	17	8.50	8.17	4.52	0.29	0.56	C22
胆囊	Gallbladder etc.	2	0.52	0.91	0.58	0.03	0.03	7	3.50	3.37	1.86	0.11	0.26	C23-24
胰腺	Pancreas	6	1.55	2.74	1.85	0.04	0.34	1	0.50	0.48	0.11	0.00	0.00	C25
喉	Larynx	0	0.00	0.00	0.00	0.00	0.00	0	0.00	0.00	0.00	0.00	0.00	C32
肺	Lung	162	41.86	74.05	43.01	2.38	5.19	64	32.00	30.77	16.84	1.04	2.11	C33-34
其他胸腔器官	Other thoracic organs	2	0.52	0.91	0.44	0.00	0.05	0	0.00	0.00	0.00	0.00	0.00	C37-38
骨	Bone	2	0.52	0.91	0.60	0.03	0.03	0	0.00	0.00	0.00	0.00	0.00	C40-41
皮肤黑色素瘤	Melanoma of skin	0	0.00	0.00	0.00	0.00	0.00	0	0.00	0.00	0.00	0.00	0.00	C43
乳腺	Breast	0	0.00	0.00	0.00	0.00	0.00	12	6.00	5.77	3.79	0.34	0.39	C50
子宫颈	Cervix	–	–	–	–	–	–	17	8.50	8.17	5.49	0.54	0.59	C53
子宫体	Uterus	–	–	–	–	–	–	6	3.00	2.88	1.88	0.12	0.26	C54-55
卵巢	Ovary	–	–	–	–	–	–	8	4.00	3.85	2.80	0.25	0.37	C56
前列腺	Prostate	7	1.81	3.20	1.51	0.00	0.20	–	–	–	–	–	–	C61
睾丸	Testis	2	0.52	0.91	1.22	0.08	0.08	–	–	–	–	–	–	C62
肾	Kidney	0	0.00	0.00	0.00	0.00	0.00	2	1.00	0.96	0.45	0.04	0.04	C64-66,68
膀胱	Bladder	5	1.29	2.29	1.08	0.00	0.15	2	1.00	0.96	0.65	0.04	0.12	C67
脑	Brain	8	2.07	3.66	2.47	0.13	0.20	2	1.00	0.96	0.68	0.09	0.09	C70-C72,D32-33,D42-43
甲状腺	Thyroid	0	0.00	0.00	0.00	0.00	0.00	2	1.00	0.96	0.63	0.02	0.08	C73
淋巴瘤	Lymphoma	12	3.10	5.49	3.90	0.27	0.39	5	2.50	2.40	2.07	0.15	0.15	C81-85,88,90,96
白血病	Leukemia	4	1.03	1.83	1.08	0.07	0.12	5	2.50	2.40	2.29	0.12	0.18	C91-95, D45-47
其他	Other	12	3.10	5.49	3.89	0.18	0.39	6	3.00	2.88	2.71	0.14	0.28	O&U
所有部位合计	All sites	387	100.00	176.89	107.02	6.04	12.92	200	100.00	96.16	58.89	4.12	6.92	All
所有部位除外皮肤	All sites exc. C44	386	99.74	176.44	106.87	6.04	12.92	200	100.00	96.16	58.89	4.12	6.92	All sites exc. C44

部位 Sites		男性 Male						女性 Female						ICD10
		病例数 No. cases	构成比 Freq./%	粗率 Crude rate/ 100 000⁻¹	世标率 ASR world/ 100 000⁻¹	累积率 Cum. Rate/% 0~64	0~74	病例数 No. cases	构成比 Freq./%	粗率 Crude rate/ 100 000⁻¹	世标率 ASR world/ 100 000⁻¹	累积率 Cum. Rate/% 0~64	0~74	
发病 Incidence														
口腔	Oral cavity & pharynx	10	2.62	4.80	4.25	0.30	0.51	3	0.94	1.61	1.36	0.08	0.18	C00-10,C12-14
鼻咽	Nasopharynx	28	7.33	13.44	12.23	0.88	1.24	9	2.81	4.84	3.94	0.27	0.37	C11
食管	Esophagus	4	1.05	1.92	1.76	0.08	0.29	0	0.00	0.00	0.00	0.00	0.00	C15
胃	Stomach	49	12.83	23.51	19.25	1.31	2.10	24	7.50	12.89	9.37	0.62	1.15	C16
结直肠	Colon-rectum	32	8.38	15.35	12.11	0.91	1.32	24	7.50	12.89	10.35	0.66	1.27	C18-21
肝脏	Liver	65	17.02	31.19	26.20	1.90	3.00	16	5.00	8.60	6.55	0.35	0.77	C22
胆囊	Gallbladder etc.	1	0.26	0.48	0.41	0.04	0.04	0	0.00	0.00	0.00	0.00	0.00	C23-24
胰腺	Pancreas	7	1.83	3.36	2.98	0.11	0.43	2	0.63	1.07	0.79	0.10	0.10	C25
喉	Larynx	5	1.31	2.40	1.95	0.21	0.21	0	0.00	0.00	0.00	0.00	0.00	C32
肺	Lung	96	25.13	46.06	39.25	2.70	5.51	39	12.19	20.95	14.84	0.95	1.58	C33-34
其他胸腔器官	Other thoracic organs	0	0.00	0.00	0.00	0.00	0.00	0	0.00	0.00	0.00	0.00	0.00	C37-38
骨	Bone	9	2.36	4.32	3.61	0.22	0.22	8	2.50	4.30	3.66	0.29	0.40	C40-41
皮肤黑色素瘤	Melanoma of skin	0	0.00	0.00	0.00	0.00	0.00	1	0.31	0.54	0.20	0.00	0.00	C43
乳腺	Breast	2	0.52	0.96	0.93	0.05	0.14	69	21.56	37.07	30.55	2.48	3.27	C50
子宫颈	Cervix	–	–	–	–	–	–	53	16.56	28.47	23.33	1.86	2.46	C53
子宫体	Uterus	–	–	–	–	–	–	12	3.75	6.45	4.87	0.44	0.44	C54-55
卵巢	Ovary	–	–	–	–	–	–	6	1.88	3.22	2.95	0.21	0.30	C56
前列腺	Prostate	7	1.83	3.36	1.90	0.05	0.16	–	–	–	–	–	–	C61
睾丸	Testis	2	0.52	0.96	0.91	0.04	0.15	–	–	–	–	–	–	C62
肾	Kidney	4	1.05	1.92	1.49	0.12	0.12	3	0.94	1.61	1.45	0.11	0.21	C64-66,68
膀胱	Bladder	3	0.79	1.44	1.19	0.13	0.13	0	0.00	0.00	0.00	0.00	0.00	C67
脑	Brain	18	4.71	8.64	7.83	0.55	0.79	11	3.44	5.91	4.80	0.34	0.55	C70-C72,D32-33,D42-43
甲状腺	Thyroid	6	1.57	2.88	2.47	0.19	0.30	18	5.63	9.67	7.67	0.65	0.76	C73
淋巴瘤	Lymphoma	7	1.83	3.36	2.98	0.21	0.30	7	2.19	3.76	3.32	0.30	0.30	C81-85,88,90,96
白血病	Leukemia	15	3.93	7.20	6.09	0.44	0.53	9	2.81	4.84	4.83	0.20	0.53	C91-95, D45-47
其他	Other	12	3.14	5.76	4.82	0.33	0.42	6	1.88	3.22	2.35	0.18	0.29	O&U
所有部位合计	All sites	382	100.00	183.30	154.60	10.76	17.92	320	100.00	171.91	137.18	10.10	14.93	All
所有部位除外皮肤	All sites exc. C44	376	98.43	180.42	152.37	10.67	17.74	317	99.06	170.30	135.92	9.98	14.81	All sites exc. C44
死亡 Mortality														
口腔	Oral cavity & pharynx	2	0.60	0.96	0.80	0.09	0.09	1	0.69	0.54	0.42	0.04	0.04	C00-10,C12-14
鼻咽	Nasopharynx	23	6.95	11.04	9.43	0.78	1.08	3	2.07	1.61	1.04	0.00	0.10	C11
食管	Esophagus	3	0.91	1.44	1.12	0.05	0.16	1	0.69	0.54	0.39	0.05	0.05	C15
胃	Stomach	59	17.82	28.31	21.39	1.37	2.04	27	18.62	14.51	10.32	0.79	1.12	C16
结直肠	Colon-rectum	19	5.74	9.12	8.55	0.39	1.17	16	11.03	8.60	6.56	0.46	0.77	C18-21
肝脏	Liver	77	23.26	36.95	31.03	2.22	3.56	26	17.93	13.97	9.85	0.59	1.01	C22
胆囊	Gallbladder etc.	0	0.00	0.00	0.00	0.00	0.00	0	0.00	0.00	0.00	0.00	0.00	C23-24
胰腺	Pancreas	1	0.30	0.48	0.38	0.05	0.05	2	1.38	1.07	0.60	0.04	0.04	C25
喉	Larynx	1	0.30	0.48	0.38	0.05	0.05	0	0.00	0.00	0.00	0.00	0.00	C32
肺	Lung	98	29.61	47.02	37.83	2.00	4.83	15	10.34	8.06	6.51	0.53	0.72	C33-34
其他胸腔器官	Other thoracic organs	1	0.30	0.48	0.46	0.00	0.12	0	0.00	0.00	0.00	0.00	0.00	C37-38
骨	Bone	5	1.51	2.40	2.20	0.21	0.32	3	2.07	1.61	1.49	0.10	0.20	C40-41
皮肤黑色素瘤	Melanoma of skin	0	0.00	0.00	0.00	0.00	0.00	0	0.00	0.00	0.00	0.00	0.00	C43
乳腺	Breast	0	0.00	0.00	0.00	0.00	0.00	13	8.97	6.98	5.11	0.36	0.58	C50
子宫颈	Cervix	–	–	–	–	–	–	20	13.79	10.74	8.15	0.65	0.96	C53
子宫体	Uterus	–	–	–	–	–	–	3	2.07	1.61	1.12	0.10	0.10	C54-55
卵巢	Ovary	–	–	–	–	–	–	1	0.69	0.54	0.58	0.00	0.10	C56
前列腺	Prostate	1	0.30	0.48	0.29	0.00	0.00	–	–	–	–	–	–	C61
睾丸	Testis	1	0.30	0.48	1.00	0.06	0.06	–	–	–	–	–	–	C62
肾	Kidney	1	0.30	0.48	0.38	0.05	0.05	0	0.00	0.00	0.00	0.00	0.00	C64-66,68
膀胱	Bladder	4	1.21	1.92	0.95	0.00	0.00	0	0.00	0.00	0.00	0.00	0.00	C67
脑	Brain	7	2.11	3.36	3.41	0.23	0.23	4	2.76	2.15	1.61	0.12	0.12	C70-C72,D32-33,D42-43
甲状腺	Thyroid	0	0.00	0.00	0.00	0.00	0.00	0	0.00	0.00	0.00	0.00	0.00	C73
淋巴瘤	Lymphoma	8	2.42	3.84	3.14	0.22	0.31	1	0.69	0.54	0.39	0.05	0.05	C81-85,88,90,96
白血病	Leukemia	13	3.93	6.24	5.30	0.41	0.50	7	4.83	3.76	3.30	0.22	0.34	C91-95, D45-47
其他	Other	7	2.11	3.36	2.70	0.09	0.18	2	1.38	1.07	0.92	0.06	0.17	O&U
所有部位合计	All sites	331	100.00	158.82	130.76	8.25	14.78	145	100.00	77.90	58.37	4.18	6.47	All
所有部位除外皮肤	All sites exc. C44	328	99.09	157.38	129.63	8.25	14.69	145	100.00	77.90	58.37	4.18	6.47	All sites exc. C44

附表 3-271 资兴市 2015 年癌症发病和死亡主要指标
Appendix Table 3-271　Incidence and mortality of cancer in Zixing Shi,2015

部位 Sites		男性 Male						女性 Female						ICD10
		病例数 No. cases	构成比 Freq./%	粗率 Crude rate/ 100 000⁻¹	世标率 ASR world/ 100 000⁻¹	累积率 Cum. Rate/% 0~64	0~74	病例数 No. cases	构成比 Freq./%	粗率 Crude rate/ 100 000⁻¹	世标率 ASR world/ 100 000⁻¹	累积率 Cum. Rate/% 0~64	0~74	
发病 Incidence														
口腔	Oral cavity & pharynx	7	1.75	3.62	2.23	0.24	0.24	2	0.74	1.08	0.34	0.00	0.00	C00-10,C12-14
鼻咽	Nasopharynx	27	6.75	13.96	8.93	0.62	0.99	6	2.23	3.25	2.07	0.10	0.18	C11
食管	Esophagus	22	5.50	11.38	6.21	0.15	0.79	6	2.23	3.25	1.59	0.07	0.16	C15
胃	Stomach	41	10.25	21.20	12.00	0.56	1.25	21	7.81	11.38	6.26	0.46	0.53	C16
结直肠	Colon-rectum	42	10.50	21.72	13.45	0.85	1.62	25	9.29	13.55	8.01	0.72	0.86	C18-21
肝脏	Liver	57	14.25	29.48	18.55	1.31	2.05	19	7.06	10.30	6.10	0.35	0.74	C22
胆囊	Gallbladder etc.	1	0.25	0.52	0.28	0.00	0.00	3	1.12	1.63	0.53	0.00	0.00	C23-24
胰腺	Pancreas	5	1.25	2.59	1.59	0.10	0.16	2	0.74	1.08	0.52	0.00	0.09	C25
喉	Larynx	5	1.25	2.59	1.72	0.12	0.18	0	0.00	0.00	0.00	0.00	0.00	C32
肺	Lung	136	34.00	70.33	42.82	2.36	4.68	49	18.22	26.56	15.62	0.73	2.19	C33-34
其他胸腔器官	Other thoracic organs	0	0.00	0.00	0.00	0.00	0.00	1	0.37	0.54	0.33	0.03	0.03	C37-38
骨	Bone	6	1.50	3.10	1.72	0.11	0.19	2	0.74	1.08	1.37	0.10	0.10	C40-41
皮肤黑色素瘤	Melanoma of skin	0	0.00	0.00	0.00	0.00	0.00	0	0.00	0.00	0.00	0.00	0.00	C43
乳腺	Breast	1	0.25	0.52	0.39	0.00	0.06	50	18.59	27.10	18.43	1.51	1.77	C50
子宫颈	Cervix	–	–	–	–	–	–	31	11.52	16.80	10.91	0.88	1.14	C53
子宫体	Uterus	–	–	–	–	–	–	8	2.97	4.34	2.13	0.14	0.24	C54-55
卵巢	Ovary	–	–	–	–	–	–	10	3.72	5.42	3.36	0.24	0.40	C56
前列腺	Prostate	5	1.25	2.59	1.36	0.05	0.13	–	–	–	–	–	–	C61
睾丸	Testis	0	0.00	0.00	0.00	0.00	0.00	–	–	–	–	–	–	C62
肾	Kidney	4	1.00	2.07	2.13	0.16	0.16	1	0.37	0.54	0.33	0.03	0.03	C64-66,68
膀胱	Bladder	5	1.25	2.59	1.58	0.09	0.16	2	0.74	1.08	0.55	0.04	0.04	C67
脑	Brain	10	2.50	5.17	4.55	0.33	0.42	5	1.86	2.71	1.93	0.19	0.19	C70-C72,D32-33,D42-43
甲状腺	Thyroid	1	0.25	0.52	0.39	0.03	0.03	8	2.97	4.34	2.70	0.23	0.23	C73
淋巴瘤	Lymphoma	12	3.00	6.21	4.40	0.29	0.42	6	2.23	3.25	2.97	0.20	0.20	C81-85,88,90,96
白血病	Leukemia	5	1.25	2.59	1.67	0.03	0.27	7	2.60	3.79	3.62	0.22	0.32	C91-95, D45-47
其他	Other	8	2.00	4.14	2.49	0.20	0.29	5	1.86	2.71	1.57	0.08	0.18	O&U
所有部位合计	All sites	400	100.00	206.86	128.48	7.59	14.11	269	100.00	145.81	91.22	6.33	9.63	All
所有部位除外皮肤	All sites exc. C44	399	99.75	206.35	128.16	7.57	14.08	268	99.63	145.27	90.89	6.30	9.60	All sites exc. C44
死亡 Mortality														
口腔	Oral cavity & pharynx	1	0.30	0.52	0.37	0.05	0.05	1	0.54	0.54	0.14	0.00	0.00	C00-10,C12-14
鼻咽	Nasopharynx	19	5.69	9.83	6.28	0.37	0.83	7	3.76	3.79	2.25	0.10	0.24	C11
食管	Esophagus	18	5.39	9.31	5.11	0.16	0.62	6	3.23	3.25	1.82	0.08	0.26	C15
胃	Stomach	36	10.78	18.62	10.75	0.37	1.21	15	8.06	8.13	4.33	0.32	0.41	C16
结直肠	Colon-rectum	24	7.19	12.41	7.92	0.46	0.94	16	8.60	8.67	4.88	0.34	0.51	C18-21
肝脏	Liver	66	19.76	34.13	21.65	1.51	2.56	23	12.37	12.47	6.74	0.36	0.79	C22
胆囊	Gallbladder etc.	1	0.30	0.52	0.28	0.00	0.00	3	1.61	1.63	0.58	0.00	0.00	C23-24
胰腺	Pancreas	8	2.40	4.14	2.63	0.09	0.40	1	0.54	0.54	0.14	0.00	0.00	C25
喉	Larynx	4	1.20	2.07	1.23	0.05	0.13	0	0.00	0.00	0.00	0.00	0.00	C32
肺	Lung	125	37.43	64.65	38.56	2.06	4.21	52	27.96	28.19	16.73	0.74	2.33	C33-34
其他胸腔器官	Other thoracic organs	2	0.60	1.03	0.76	0.03	0.03	0	0.00	0.00	0.00	0.00	0.00	C37-38
骨	Bone	2	0.60	1.03	1.41	0.06	0.15	2	1.08	1.08	0.66	0.08	0.08	C40-41
皮肤黑色素瘤	Melanoma of skin	0	0.00	0.00	0.00	0.00	0.00	0	0.00	0.00	0.00	0.00	0.00	C43
乳腺	Breast	0	0.00	0.00	0.00	0.00	0.00	17	9.14	9.21	5.96	0.48	0.64	C50
子宫颈	Cervix	–	–	–	–	–	–	12	6.45	6.50	3.90	0.29	0.45	C53
子宫体	Uterus	–	–	–	–	–	–	4	2.15	2.17	0.99	0.07	0.07	C54-55
卵巢	Ovary	–	–	–	–	–	–	5	2.69	2.71	1.59	0.07	0.24	C56
前列腺	Prostate	1	0.30	0.52	0.18	0.00	0.00	–	–	–	–	–	–	C61
睾丸	Testis	0	0.00	0.00	0.00	0.00	0.00	–	–	–	–	–	–	C62
肾	Kidney	2	0.60	1.03	0.88	0.03	0.12	3	1.61	1.63	0.88	0.07	0.07	C64-66,68
膀胱	Bladder	4	1.20	2.07	1.01	0.03	0.03	0	0.00	0.00	0.00	0.00	0.00	C67
脑	Brain	3	0.90	1.55	1.07	0.09	0.09	3	1.61	1.63	1.14	0.09	0.16	C70-C72,D32-33,D42-43
甲状腺	Thyroid	1	0.30	0.52	0.34	0.03	0.03	1	0.54	0.54	0.35	0.04	0.04	C73
淋巴瘤	Lymphoma	5	1.50	2.59	1.81	0.08	0.30	3	1.61	1.63	0.94	0.03	0.13	C81-85,88,90,96
白血病	Leukemia	6	1.80	3.10	2.52	0.13	0.31	6	3.23	3.25	2.82	0.16	0.26	C91-95, D45-47
其他	Other	6	1.80	3.10	2.01	0.14	0.32	6	3.23	3.25	2.10	0.15	0.34	O&U
所有部位合计	All sites	334	100.00	172.73	106.76	5.74	12.34	186	100.00	100.82	58.96	3.48	7.04	All
所有部位除外皮肤	All sites exc. C44	332	99.40	171.70	106.09	5.71	12.22	185	99.46	100.28	58.58	3.48	6.95	All sites exc. C44

部位 Sites		男性 Male						女性 Female						ICD10
		病例数 No. cases	构成比 Freq. /%	粗率 Crude rate/ 100 000⁻¹	世标率 ASR world/ 100 000⁻¹	累积率 Cum. Rate/%		病例数 No. cases	构成比 Freq. /%	粗率 Crude rate/ 100 000⁻¹	世标率 ASR world/ 100 000⁻¹	累积率 Cum. Rate/%		
						0~64	0~74					0~64	0~74	
发病 Incidence														
口腔	Oral cavity & pharynx	12	1.28	2.72	2.31	0.17	0.25	5	0.79	1.39	0.93	0.10	0.10	C00-10, C12-14
鼻咽	Nasopharynx	61	6.52	13.84	11.63	0.98	1.19	26	4.11	7.22	5.46	0.50	0.55	C11
食管	Esophagus	10	1.07	2.27	1.84	0.09	0.24	3	0.47	0.83	0.45	0.00	0.06	C15
胃	Stomach	116	12.39	26.32	22.15	1.41	2.97	61	9.64	16.94	12.43	0.86	1.55	C16
结直肠	Colon-rectum	68	7.26	15.43	12.97	0.88	1.57	37	5.85	10.28	7.83	0.50	0.95	C18-21
肝脏	Liver	217	23.18	49.24	41.79	3.15	5.22	58	9.16	16.11	11.34	0.83	1.24	C22
胆囊	Gallbladder etc.	10	1.07	2.27	1.76	0.06	0.23	18	2.84	5.00	3.56	0.22	0.43	C23-24
胰腺	Pancreas	14	1.50	3.18	2.65	0.11	0.35	3	0.47	0.83	0.69	0.05	0.10	C25
喉	Larynx	9	0.96	2.04	1.81	0.12	0.28	0	0.00	0.00	0.00	0.00	0.00	C32
肺	Lung	257	27.46	58.32	49.17	3.16	6.41	72	11.37	19.99	15.06	0.90	1.98	C33-34
其他胸腔器官	Other thoracic organs	4	0.43	0.91	0.87	0.06	0.10	3	0.47	0.83	0.53	0.04	0.04	C37-38
骨	Bone	3	0.32	0.68	0.66	0.05	0.05	6	0.95	1.67	1.26	0.10	0.10	C40-41
皮肤黑色素瘤	Melanoma of skin	5	0.53	1.13	0.94	0.05	0.08	0	0.00	0.00	0.00	0.00	0.00	C43
乳腺	Breast	0	0.00	0.00	0.00	0.00	0.00	100	15.80	27.77	21.43	1.89	2.13	C50
子宫颈	Cervix	–	–	–	–	–	–	99	15.64	27.49	21.22	1.79	2.15	C53
子宫体	Uterus	–	–	–	–	–	–	33	5.21	9.16	6.89	0.62	0.71	C54-55
卵巢	Ovary	–	–	–	–	–	–	18	2.84	5.00	4.22	0.31	0.45	C56
前列腺	Prostate	7	0.75	1.59	1.42	0.10	0.23	–	–	–	–	–	–	C61
睾丸	Testis	2	0.21	0.45	0.39	0.03	0.03	–	–	–	–	–	–	C62
肾	Kidney	12	1.28	2.72	2.25	0.21	0.26	7	1.11	1.94	1.63	0.08	0.23	C64-66,68
膀胱	Bladder	19	2.03	4.31	3.62	0.25	0.45	2	0.32	0.56	0.41	0.03	0.03	C67
脑	Brain	15	1.60	3.40	3.29	0.25	0.29	15	2.37	4.17	3.31	0.29	0.33	C70-C72, D32-33, D42-43
甲状腺	Thyroid	6	0.64	1.36	1.11	0.08	0.12	13	2.05	3.61	2.88	0.22	0.31	C73
淋巴瘤	Lymphoma	27	2.88	6.13	5.57	0.35	0.62	13	2.05	3.61	3.05	0.19	0.38	C81-85,88,90,96
白血病	Leukemia	24	2.56	5.45	5.51	0.35	0.49	20	3.16	5.55	4.90	0.30	0.41	C91-95, D45-47
其他	Other	38	4.06	8.62	7.40	0.51	0.83	21	3.32	5.83	4.53	0.36	0.42	O&U
所有部位合计	All sites	936	100.00	212.39	181.09	12.41	22.26	633	100.00	175.79	134.01	10.18	14.65	All
所有部位除外皮肤	All sites exc. C44	918	98.08	208.30	177.58	12.14	21.86	620	97.95	172.18	131.53	9.98	14.38	All sites exc. C44
死亡 Mortality														
口腔	Oral cavity & pharynx	4	0.63	0.91	0.75	0.05	0.10	1	0.32	0.28	0.09	0.00	0.00	C00-10, C12-14
鼻咽	Nasopharynx	28	4.40	6.35	5.36	0.37	0.63	9	2.86	2.50	1.97	0.20	0.20	C11
食管	Esophagus	13	2.04	2.95	2.67	0.12	0.44	4	1.27	1.11	0.76	0.05	0.11	C15
胃	Stomach	74	11.62	16.79	13.17	0.52	1.71	30	9.52	8.33	5.59	0.23	0.71	C16
结直肠	Colon-rectum	41	6.44	9.30	7.63	0.41	1.01	24	7.62	6.66	5.11	0.25	0.69	C18-21
肝脏	Liver	169	26.53	38.35	32.49	2.26	3.99	48	15.24	13.33	9.16	0.67	1.01	C22
胆囊	Gallbladder etc.	10	1.57	2.27	1.91	0.14	0.27	8	2.54	2.22	1.62	0.10	0.21	C23-24
胰腺	Pancreas	7	1.10	1.59	1.25	0.04	0.16	3	0.95	0.83	0.68	0.04	0.09	C25
喉	Larynx	3	0.47	0.68	0.60	0.05	0.10	0	0.00	0.00	0.00	0.00	0.00	C32
肺	Lung	211	33.12	47.88	39.39	2.38	5.08	64	20.32	17.77	13.08	0.82	1.78	C33-34
其他胸腔器官	Other thoracic organs	2	0.31	0.45	0.38	0.02	0.07	0	0.00	0.00	0.00	0.00	0.00	C37-38
骨	Bone	5	0.78	1.13	1.02	0.07	0.15	3	0.95	0.83	0.91	0.05	0.10	C40-41
皮肤黑色素瘤	Melanoma of skin	2	0.31	0.45	0.39	0.04	0.04	1	0.32	0.28	0.20	0.02	0.02	C43
乳腺	Breast	0	0.00	0.00	0.00	0.00	0.00	30	9.52	8.33	6.05	0.49	0.66	C50
子宫颈	Cervix	–	–	–	–	–	–	28	8.89	7.78	6.10	0.43	0.80	C53
子宫体	Uterus	–	–	–	–	–	–	11	3.49	3.05	2.10	0.21	0.21	C54-55
卵巢	Ovary	–	–	–	–	–	–	9	2.86	2.50	1.87	0.18	0.22	C56
前列腺	Prostate	3	0.47	0.68	0.71	0.04	0.08	–	–	–	–	–	–	C61
睾丸	Testis	1	0.16	0.23	0.10	0.00	0.00	–	–	–	–	–	–	C62
肾	Kidney	3	0.47	0.68	0.42	0.00	0.05	3	0.95	0.83	0.60	0.00	0.12	C64-66,68
膀胱	Bladder	2	0.31	0.45	0.42	0.03	0.06	2	0.63	0.56	0.48	0.03	0.07	C67
脑	Brain	8	1.26	1.82	1.64	0.15	0.15	5	1.59	1.39	1.02	0.07	0.13	C70-C72, D32-33, D42-43
甲状腺	Thyroid	1	0.16	0.23	0.19	0.02	0.02	3	0.95	0.83	0.72	0.03	0.13	C73
淋巴瘤	Lymphoma	14	2.20	3.18	2.81	0.23	0.23	7	2.22	1.94	1.53	0.10	0.19	C81-85,88,90,96
白血病	Leukemia	16	2.51	3.63	3.60	0.27	0.30	9	2.86	2.50	1.73	0.14	0.14	C91-95, D45-47
其他	Other	20	3.14	4.54	3.73	0.23	0.48	13	4.13	3.61	2.36	0.18	0.18	O&U
所有部位合计	All sites	637	100.00	144.54	120.64	7.44	15.12	315	100.00	87.48	63.73	4.29	7.77	All
所有部位除外皮肤	All sites exc. C44	633	99.37	143.63	120.04	7.44	15.07	312	99.05	86.64	63.45	4.29	7.77	All sites exc. C44

附表 3-273　新田县 2015 年癌症发病和死亡主要指标

Appendix Table 3-273　Incidence and mortality of cancer in Xintian Xian,2015

部位 Sites		男性 Male						女性 Female						ICD10
		病例数 No. cases	构成比 Freq. /%	粗率 Crude rate/ 100 000⁻¹	世标率 ASR world/ 100 000⁻¹	累积率 Cum. Rate/%		病例数 No. cases	构成比 Freq. /%	粗率 Crude rate/ 100 000⁻¹	世标率 ASR world/ 100 000⁻¹	累积率 Cum. Rate/%		
						0~64	0~74					0~64	0~74	
发病 Incidence														
口腔	Oral cavity & pharynx	5	1.10	2.18	1.93	0.11	0.28	2	0.77	0.99	0.83	0.03	0.11	C00-10,C12-14
鼻咽	Nasopharynx	39	8.59	17.01	13.13	1.23	1.40	18	6.90	8.92	6.29	0.51	0.68	C11
食管	Esophagus	21	4.63	9.16	7.11	0.58	0.79	3	1.15	1.49	1.13	0.10	0.10	C15
胃	Stomach	45	9.91	19.63	15.73	0.94	2.03	28	10.73	13.87	9.58	0.47	1.14	C16
结直肠	Colon-rectum	36	7.93	15.70	11.97	0.97	1.40	27	10.34	13.38	9.33	0.75	0.93	C18-21
肝脏	Liver	85	18.72	37.07	29.25	2.18	3.34	18	6.90	8.92	5.92	0.34	0.68	C22
胆囊	Gallbladder etc.	1	0.22	0.44	0.38	0.05	0.05	4	1.53	1.98	1.59	0.09	0.27	C23-24
胰腺	Pancreas	3	0.66	1.31	0.97	0.03	0.13	2	0.77	0.99	0.58	0.04	0.04	C25
喉	Larynx	5	1.10	2.18	1.91	0.13	0.30	1	0.38	0.50	0.38	0.00	0.10	C32
肺	Lung	122	26.87	53.21	40.49	2.89	4.75	31	11.88	15.36	10.10	0.63	1.26	C33-34
其他胸腔器官	Other thoracic organs	0	0.00	0.00	0.00	0.00	0.00	0	0.00	0.00	0.00	0.00	0.00	C37-38
骨	Bone	2	0.44	0.87	1.11	0.09	0.09	1	0.38	0.50	0.43	0.03	0.03	C40-41
皮肤黑色素瘤	Melanoma of skin	1	0.22	0.44	0.38	0.03	0.03	0	0.00	0.00	0.00	0.00	0.00	C43
乳腺	Breast	1	0.22	0.44	0.38	0.03	0.03	35	13.41	17.34	13.04	1.08	1.24	C50
子宫颈	Cervix	–	–	–	–	–	–	34	13.03	16.85	12.62	1.14	1.22	C53
子宫体	Uterus	–	–	–	–	–	–	7	2.68	3.47	2.59	0.24	0.24	C54-55
卵巢	Ovary	–	–	–	–	–	–	7	2.68	3.47	2.75	0.24	0.24	C56
前列腺	Prostate	5	1.10	2.18	1.36	0.04	0.14	–	–	–	–	–	–	C61
睾丸	Testis	0	0.00	0.00	0.00	0.00	0.00	–	–	–	–	–	–	C62
肾	Kidney	2	0.44	0.87	0.77	0.03	0.10	0	0.00	0.00	0.00	0.00	0.00	C64-66,68
膀胱	Bladder	9	1.98	3.93	3.04	0.15	0.35	2	0.77	0.99	0.58	0.04	0.04	C67
脑	Brain	16	3.52	6.98	5.85	0.44	0.71	10	3.83	4.96	4.08	0.22	0.39	C70-C72,D32-33,D42-43
甲状腺	Thyroid	4	0.88	1.74	1.07	0.09	0.09	9	3.45	4.46	3.36	0.22	0.32	C73
淋巴瘤	Lymphoma	17	3.74	7.41	6.03	0.51	0.65	3	1.15	1.49	1.17	0.09	0.09	C81-85,88,90,96
白血病	Leukemia	14	3.08	6.11	10.73	0.51	0.58	12	4.60	5.95	5.91	0.31	0.58	C91-95, D45-47
其他	Other	21	4.63	9.16	8.16	0.66	0.83	7	2.68	3.47	2.61	0.23	0.23	O&U
所有部位合计	All sites	454	100.00	198.00	161.74	11.69	18.09	261	100.00	129.33	94.84	6.83	9.92	All
所有部位除外皮肤	All sites exc. C44	454	100.00	198.00	161.74	11.69	18.09	259	99.23	128.34	94.19	6.80	9.89	All sites exc. C44
死亡 Mortality														
口腔	Oral cavity & pharynx	1	0.27	0.44	0.38	0.05	0.05	0	0.00	0.00	0.00	0.00	0.00	C00-10,C12-14
鼻咽	Nasopharynx	38	10.44	16.57	13.39	1.11	1.60	17	9.24	8.42	6.39	0.56	0.73	C11
食管	Esophagus	13	3.57	5.67	4.12	0.42	0.42	3	1.63	1.49	0.94	0.07	0.07	C15
胃	Stomach	47	12.91	20.50	16.43	1.21	1.99	27	14.67	13.38	9.05	0.58	1.09	C16
结直肠	Colon-rectum	28	7.69	12.21	9.54	0.75	1.22	17	9.24	8.42	5.96	0.43	0.68	C18-21
肝脏	Liver	71	19.51	30.96	24.96	1.84	2.97	13	7.07	6.44	4.18	0.27	0.44	C22
胆囊	Gallbladder etc.	1	0.27	0.44	0.33	0.03	0.03	5	2.72	2.48	1.79	0.12	0.20	C23-24
胰腺	Pancreas	0	0.00	0.00	0.00	0.00	0.00	1	0.54	0.50	0.40	0.03	0.03	C25
喉	Larynx	6	1.65	2.62	2.11	0.08	0.35	0	0.00	0.00	0.00	0.00	0.00	C32
肺	Lung	101	27.75	44.05	32.92	2.46	3.72	25	13.59	12.39	8.34	0.56	1.00	C33-34
其他胸腔器官	Other thoracic organs	0	0.00	0.00	0.00	0.00	0.00	0	0.00	0.00	0.00	0.00	0.00	C37-38
骨	Bone	2	0.55	0.87	1.11	0.09	0.09	1	0.54	0.50	0.46	0.00	0.08	C40-41
皮肤黑色素瘤	Melanoma of skin	0	0.00	0.00	0.00	0.00	0.00	1	0.54	0.50	0.29	0.02	0.02	C43
乳腺	Breast	0	0.00	0.00	0.00	0.00	0.00	25	13.59	12.39	9.64	0.76	1.14	C50
子宫颈	Cervix	–	–	–	–	–	–	18	9.78	8.92	6.76	0.56	0.71	C53
子宫体	Uterus	–	–	–	–	–	–	3	1.63	1.49	1.14	0.11	0.11	C54-55
卵巢	Ovary	–	–	–	–	–	–	2	1.09	0.99	0.73	0.07	0.07	C56
前列腺	Prostate	2	0.55	0.87	0.47	0.00	0.00	–	–	–	–	–	–	C61
睾丸	Testis	1	0.27	0.44	0.38	0.03	0.03	–	–	–	–	–	–	C62
肾	Kidney	1	0.27	0.44	0.38	0.05	0.05	0	0.00	0.00	0.00	0.00	0.00	C64-66,68
膀胱	Bladder	4	1.10	1.74	1.26	0.03	0.13	0	0.00	0.00	0.00	0.00	0.00	C67
脑	Brain	11	3.02	4.80	3.74	0.35	0.52	8	4.35	3.96	2.63	0.12	0.27	C70-C72,D32-33,D42-43
甲状腺	Thyroid	3	0.82	1.31	1.02	0.12	0.12	2	1.09	0.99	0.89	0.03	0.13	C73
淋巴瘤	Lymphoma	12	3.30	5.23	4.38	0.37	0.51	3	1.63	1.49	1.18	0.06	0.16	C81-85,88,90,96
白血病	Leukemia	9	2.47	3.93	4.01	0.24	0.31	8	4.35	3.96	3.64	0.25	0.35	C91-95, D45-47
其他	Other	13	3.57	5.67	4.39	0.38	0.48	5	2.72	2.48	1.89	0.18	0.28	O&U
所有部位合计	All sites	364	100.00	158.75	125.29	9.60	14.58	184	100.00	91.18	66.31	4.78	7.55	All
所有部位除外皮肤	All sites exc. C44	364	100.00	158.75	125.29	9.60	14.58	184	100.00	91.18	66.31	4.78	7.55	All sites exc. C44

部位 Sites		男性 Male						女性 Female						ICD10
		病例数 No. cases	构成比 Freq. /%	粗率 Crude rate/ 100 000⁻¹	世标率 ASR world/ 100 000⁻¹	累积率 Cum. Rate/%		病例数 No. cases	构成比 Freq. /%	粗率 Crude rate/ 100 000⁻¹	世标率 ASR world/ 100 000⁻¹	累积率 Cum. Rate/%		
						0~64	0~74					0~64	0~74	
发病 Incidence														
口腔	Oral cavity & pharynx	5	1.20	2.36	1.49	0.07	0.14	2	0.63	1.05	0.80	0.04	0.12	C00-10,C12-14
鼻咽	Nasopharynx	44	10.58	20.77	15.66	1.47	1.75	17	5.33	8.88	6.19	0.44	0.71	C11
食管	Esophagus	2	0.48	0.94	0.75	0.04	0.11	1	0.31	0.52	0.35	0.03	0.03	C15
胃	Stomach	42	10.10	19.82	12.54	0.58	1.21	22	6.90	11.50	7.82	0.53	0.87	C16
结直肠	Colon-rectum	29	6.97	13.69	9.35	0.50	1.15	21	6.58	10.98	7.04	0.35	0.86	C18-21
肝脏	Liver	90	21.63	42.48	29.87	1.59	3.70	45	14.11	23.52	14.59	0.82	1.57	C22
胆囊	Gallbladder etc.	3	0.72	1.42	0.88	0.07	0.07	5	1.57	2.61	1.63	0.04	0.21	C23-24
胰腺	Pancreas	5	1.20	2.36	1.69	0.12	0.18	9	2.82	4.70	2.63	0.26	0.26	C25
喉	Larynx	1	0.24	0.47	0.35	0.04	0.04	2	0.63	1.05	0.74	0.04	0.14	C32
肺	Lung	144	34.62	67.96	46.44	1.87	5.96	52	16.30	27.18	15.29	0.71	1.83	C33-34
其他胸腔器官	Other thoracic organs	0	0.00	0.00	0.00	0.00	0.00	0	0.00	0.00	0.00	0.00	0.00	C37-38
骨	Bone	1	0.24	0.47	0.32	0.03	0.03	4	1.25	2.09	1.26	0.09	0.19	C40-41
皮肤黑色素瘤	Melanoma of skin	0	0.00	0.00	0.00	0.00	0.00	0	0.00	0.00	0.00	0.00	0.00	C43
乳腺	Breast	1	0.24	0.47	0.40	0.00	0.07	36	11.29	18.81	13.53	1.18	1.28	C50
子宫颈	Cervix	–	–	–	–	–	–	34	10.66	17.77	14.09	1.29	1.37	C53
子宫体	Uterus	–	–	–	–	–	–	28	8.78	14.63	10.24	0.75	1.18	C54-55
卵巢	Ovary	–	–	–	–	–	–	9	2.82	4.70	3.97	0.36	0.36	C56
前列腺	Prostate	8	1.92	3.78	2.12	0.04	0.29	–	–	–	–	–	–	C61
睾丸	Testis	0	0.00	0.00	0.00	0.00	0.00	–	–	–	–	–	–	C62
肾	Kidney	3	0.72	1.42	1.07	0.04	0.22	3	0.94	1.57	0.84	0.07	0.07	C64-66,68
膀胱	Bladder	9	2.16	4.25	2.72	0.17	0.31	0	0.00	0.00	0.00	0.00	0.00	C67
脑	Brain	13	3.13	6.14	4.06	0.19	0.41	11	3.45	5.75	4.30	0.25	0.54	C70-C72,D32-33,D42-43
甲状腺	Thyroid	0	0.00	0.00	0.00	0.00	0.00	1	0.31	0.52	0.40	0.00	0.00	C73
淋巴瘤	Lymphoma	8	1.92	3.78	2.82	0.22	0.29	8	2.51	4.18	2.56	0.16	0.23	C81-85,88,90,96
白血病	Leukemia	5	1.20	2.36	2.43	0.16	0.16	4	1.25	2.09	2.60	0.14	0.23	C91-95, D45-47
其他	Other	3	0.72	1.42	0.82	0.03	0.12	5	1.57	2.61	1.51	0.12	0.12	O&U
所有部位合计	All sites	416	100.00	196.34	135.81	7.24	16.20	319	100.00	166.72	112.15	7.69	12.16	All
所有部位除外皮肤	All sites exc. C44	415	99.76	195.87	135.67	7.24	16.20	317	99.37	165.67	111.89	7.69	12.16	All sites exc. C44
死亡 Mortality														
口腔	Oral cavity & pharynx	2	0.65	0.94	0.79	0.07	0.07	0	0.00	0.00	0.00	0.00	0.00	C00-10,C12-14
鼻咽	Nasopharynx	16	5.21	7.55	5.38	0.37	0.66	7	3.85	3.66	1.82	0.07	0.15	C11
食管	Esophagus	2	0.65	0.94	0.75	0.04	0.11	0	0.00	0.00	0.00	0.00	0.00	C15
胃	Stomach	30	9.77	14.16	9.33	0.50	1.18	17	9.34	8.88	6.05	0.31	0.82	C16
结直肠	Colon-rectum	14	4.56	6.61	4.53	0.27	0.54	11	6.04	5.75	4.05	0.19	0.52	C18-21
肝脏	Liver	70	22.80	33.04	23.73	1.31	2.99	35	19.23	18.29	11.86	0.64	1.34	C22
胆囊	Gallbladder etc.	1	0.33	0.47	0.32	0.03	0.03	3	1.65	1.57	1.02	0.04	0.17	C23-24
胰腺	Pancreas	1	0.33	0.47	0.40	0.00	0.07	2	1.10	1.05	0.71	0.09	0.09	C25
喉	Larynx	1	0.33	0.47	0.35	0.04	0.04	1	0.55	0.52	0.38	0.00	0.09	C32
肺	Lung	131	42.67	61.83	40.27	1.55	5.13	52	28.57	27.18	14.47	0.48	1.74	C33-34
其他胸腔器官	Other thoracic organs	0	0.00	0.00	0.00	0.00	0.00	0	0.00	0.00	0.00	0.00	0.00	C37-38
骨	Bone	0	0.00	0.00	0.00	0.00	0.00	1	0.55	0.52	0.44	0.04	0.04	C40-41
皮肤黑色素瘤	Melanoma of skin	0	0.00	0.00	0.00	0.00	0.00	0	0.00	0.00	0.00	0.00	0.00	C43
乳腺	Breast	1	0.33	0.47	0.40	0.00	0.07	9	4.95	4.70	3.04	0.25	0.32	C50
子宫颈	Cervix	–	–	–	–	–	–	23	12.64	12.02	8.21	0.69	0.76	C53
子宫体	Uterus	–	–	–	–	–	–	9	4.95	4.70	2.90	0.16	0.30	C54-55
卵巢	Ovary	–	–	–	–	–	–	1	0.55	0.52	0.37	0.05	0.05	C56
前列腺	Prostate	8	2.61	3.78	2.25	0.04	0.27	–	–	–	–	–	–	C61
睾丸	Testis	0	0.00	0.00	0.00	0.00	0.00	–	–	–	–	–	–	C62
肾	Kidney	1	0.33	0.47	0.36	0.03	0.09	1	0.55	0.52	0.35	0.03	0.03	C64-66,68
膀胱	Bladder	4	1.30	1.89	1.53	0.13	0.20	0	0.00	0.00	0.00	0.00	0.00	C67
脑	Brain	10	3.26	4.72	3.04	0.11	0.34	6	3.30	3.14	2.41	0.12	0.22	C70-C72,D32-33,D42-43
甲状腺	Thyroid	1	0.33	0.47	0.32	0.03	0.03	0	0.00	0.00	0.00	0.00	0.00	C73
淋巴瘤	Lymphoma	5	1.63	2.36	1.80	0.13	0.20	2	1.10	1.05	0.72	0.05	0.05	C81-85,88,90,96
白血病	Leukemia	4	1.30	1.89	2.13	0.16	0.16	1	0.55	0.52	0.44	0.04	0.04	C91-95, D45-47
其他	Other	5	1.63	2.36	1.63	0.06	0.22	1	0.55	0.52	0.38	0.00	0.09	O&U
所有部位合计	All sites	307	100.00	144.89	99.32	4.86	12.39	182	100.00	95.12	59.64	3.20	6.82	All
所有部位除外皮肤	All sites exc. C44	305	99.35	143.95	98.86	4.83	12.36	182	100.00	95.12	59.64	3.20	6.82	All sites exc. C44

部位 Sites		男性 Male						女性 Female						ICD10
		病例数 No. cases	构成比 Freq. /%	粗率 Crude rate/ 100 000⁻¹	世标率 ASR world/ 100 000⁻¹	累积率 Cum. Rate/%		病例数 No. cases	构成比 Freq. /%	粗率 Crude rate/ 100 000⁻¹	世标率 ASR world/ 100 000⁻¹	累积率 Cum. Rate/%		
						0~64	0~74					0~64	0~74	
发病 Incidence														
口腔	Oral cavity & pharynx	4	1.01	1.81	1.10	0.04	0.11	2	0.52	0.95	0.46	0.00	0.05	C00-10,C12-14
鼻咽	Nasopharynx	13	3.28	5.87	3.15	0.19	0.29	8	2.09	3.81	2.88	0.22	0.29	C11
食管	Esophagus	2	0.51	0.90	0.57	0.03	0.08	1	0.26	0.48	0.30	0.04	0.04	C15
胃	Stomach	23	5.81	10.39	5.71	0.36	0.62	20	5.24	9.54	5.00	0.23	0.57	C16
结直肠	Colon-rectum	44	11.11	19.88	11.67	0.60	1.56	44	11.52	20.98	11.50	0.61	1.60	C18-21
肝脏	Liver	56	14.14	25.30	15.72	0.96	1.96	34	8.90	16.21	8.56	0.48	1.02	C22
胆囊	Gallbladder etc.	1	0.25	0.45	0.29	0.03	0.03	2	0.52	0.95	0.41	0.04	0.04	C23-24
胰腺	Pancreas	12	3.03	5.42	2.96	0.19	0.36	7	1.83	3.34	1.90	0.10	0.27	C25
喉	Larynx	4	1.01	1.81	1.05	0.11	0.11	1	0.26	0.48	0.15	0.00	0.00	C32
肺	Lung	136	34.34	61.43	34.53	1.87	4.33	48	12.57	22.89	12.88	0.92	1.55	C33-34
其他胸腔器官	Other thoracic organs	0	0.00	0.00	0.00	0.00	0.00	1	0.26	0.48	0.30	0.03	0.03	C37-38
骨	Bone	3	0.76	1.36	0.78	0.00	0.05	2	0.52	0.95	0.61	0.04	0.09	C40-41
皮肤黑色素瘤	Melanoma of skin	0	0.00	0.00	0.00	0.00	0.00	0	0.00	0.00	0.00	0.00	0.00	C43
乳腺	Breast	1	0.25	0.45	0.49	0.04	0.04	65	17.02	31.00	19.78	1.58	1.98	C50
子宫颈	Cervix	–	–	–	–	–	–	42	10.99	20.03	12.42	1.15	1.43	C53
子宫体	Uterus	–	–	–	–	–	–	35	9.16	16.69	10.10	0.82	1.10	C54-55
卵巢	Ovary	–	–	–	–	–	–	16	4.19	7.63	5.71	0.48	0.58	C56
前列腺	Prostate	9	2.27	4.07	2.30	0.07	0.36	–	–	–	–	–	–	C61
睾丸	Testis	0	0.00	0.00	0.00	0.00	0.00	–	–	–	–	–	–	C62
肾	Kidney	4	1.01	1.81	0.97	0.10	0.10	3	0.79	1.43	0.91	0.08	0.13	C64-66,68
膀胱	Bladder	18	4.55	8.13	4.25	0.12	0.45	2	0.52	0.95	0.76	0.04	0.09	C67
脑	Brain	12	3.03	5.42	4.33	0.22	0.53	7	1.83	3.34	2.08	0.17	0.29	C70-C72,D32-33,D42-43
甲状腺	Thyroid	2	0.51	0.90	1.06	0.07	0.07	7	1.83	3.34	2.24	0.20	0.25	C73
淋巴瘤	Lymphoma	12	3.03	5.42	4.45	0.23	0.38	11	2.88	5.25	3.32	0.24	0.34	C81-85,88,90,96
白血病	Leukemia	16	4.04	7.23	4.74	0.36	0.47	7	1.83	3.34	2.84	0.17	0.29	C91-95, D45-47
其他	Other	24	6.06	10.84	6.53	0.32	0.73	17	4.45	8.11	4.15	0.25	0.52	O&U
所有部位合计	All sites	396	100.00	178.88	106.65	5.93	12.62	382	100.00	182.16	109.27	7.88	12.55	All
所有部位除外皮肤	All sites exc. C44	386	97.47	174.36	104.27	5.84	12.37	376	98.43	179.30	108.26	7.85	12.45	All sites exc. C44
死亡 Mortality														
口腔	Oral cavity & pharynx	2	0.70	0.90	0.60	0.04	0.09	1	0.56	0.48	0.15	0.00	0.00	C00-10,C12-14
鼻咽	Nasopharynx	6	2.11	2.71	1.65	0.10	0.20	1	0.56	0.48	0.15	0.00	0.00	C11
食管	Esophagus	2	0.70	0.90	0.57	0.04	0.11	1	0.56	0.48	0.30	0.04	0.04	C15
胃	Stomach	19	6.67	8.58	4.58	0.25	0.57	11	6.18	5.25	2.42	0.13	0.25	C16
结直肠	Colon-rectum	15	5.26	6.78	3.52	0.16	0.39	22	12.36	10.49	5.50	0.27	0.67	C18-21
肝脏	Liver	46	16.14	20.78	12.59	0.87	1.37	28	15.73	13.35	7.44	0.44	0.98	C22
胆囊	Gallbladder etc.	0	0.00	0.00	0.00	0.00	0.00	2	1.12	0.95	0.59	0.07	0.07	C23-24
胰腺	Pancreas	13	4.56	5.87	3.12	0.24	0.34	6	3.37	2.86	1.61	0.10	0.20	C25
喉	Larynx	4	1.40	1.81	1.05	0.11	0.11	1	0.56	0.48	0.15	0.00	0.00	C32
肺	Lung	127	44.56	57.37	32.00	1.57	4.20	38	21.35	18.12	9.78	0.64	1.15	C33-34
其他胸腔器官	Other thoracic organs	0	0.00	0.00	0.00	0.00	0.00	0	0.00	0.00	0.00	0.00	0.00	C37-38
骨	Bone	3	1.05	1.36	0.78	0.00	0.05	2	1.12	0.95	0.61	0.04	0.09	C40-41
皮肤黑色素瘤	Melanoma of skin	0	0.00	0.00	0.00	0.00	0.00	0	0.00	0.00	0.00	0.00	0.00	C43
乳腺	Breast	1	0.35	0.45	0.49	0.04	0.04	14	7.87	6.68	3.94	0.35	0.41	C50
子宫颈	Cervix	–	–	–	–	–	–	17	9.55	8.11	4.93	0.48	0.54	C53
子宫体	Uterus	–	–	–	–	–	–	7	3.93	3.34	1.85	0.12	0.26	C54-55
卵巢	Ovary	–	–	–	–	–	–	4	2.25	1.91	0.97	0.04	0.18	C56
前列腺	Prostate	2	0.70	0.90	0.41	0.03	0.03	–	–	–	–	–	–	C61
睾丸	Testis	0	0.00	0.00	0.00	0.00	0.00	–	–	–	–	–	–	C62
肾	Kidney	0	0.00	0.00	0.00	0.00	0.00	0	0.00	0.00	0.00	0.00	0.00	C64-66,68
膀胱	Bladder	6	2.11	2.71	1.25	0.00	0.07	0	0.00	0.00	0.00	0.00	0.00	C67
脑	Brain	9	3.16	4.07	2.82	0.17	0.34	3	1.69	1.43	0.87	0.07	0.14	C70-C72,D32-33,D42-43
甲状腺	Thyroid	0	0.00	0.00	0.00	0.00	0.00	1	0.56	0.48	0.31	0.00	0.05	C73
淋巴瘤	Lymphoma	6	2.11	2.71	2.45	0.11	0.16	4	2.25	1.91	0.99	0.04	0.09	C81-85,88,90,96
白血病	Leukemia	11	3.86	4.97	4.39	0.29	0.34	8	4.49	3.81	2.03	0.11	0.23	C91-95, D45-47
其他	Other	13	4.56	5.87	3.12	0.08	0.44	7	3.93	3.34	1.36	0.03	0.15	O&U
所有部位合计	All sites	285	100.00	128.74	75.37	4.08	8.84	178	100.00	84.88	45.98	2.97	5.49	All
所有部位除外皮肤	All sites exc. C44	280	98.25	126.48	74.20	4.05	8.69	173	97.19	82.50	45.20	2.94	5.46	All sites exc. C44

部位 Sites		男性 Male						女性 Female						ICD10
		病例数 No. cases	构成比 Freq. /%	粗率 Crude rate/ 100 000⁻¹	世标率 ASR world/ 100 000⁻¹	累积率 Cum. Rate/% 0~64	0~74	病例数 No. cases	构成比 Freq. /%	粗率 Crude rate/ 100 000⁻¹	世标率 ASR world/ 100 000⁻¹	累积率 Cum. Rate/% 0~64	0~74	
发病 Incidence														
口腔	Oral cavity & pharynx	45	2.84	7.34	5.67	0.50	0.62	6	0.55	1.08	0.67	0.05	0.08	C00-10,C12-14
鼻咽	Nasopharynx	67	4.23	10.93	8.37	0.73	0.80	26	2.37	4.66	3.48	0.29	0.34	C11
食管	Esophagus	53	3.35	8.65	6.56	0.50	0.89	3	0.27	0.54	0.33	0.03	0.03	C15
胃	Stomach	79	4.99	12.89	8.56	0.49	0.90	49	4.47	8.79	5.22	0.27	0.66	C16
结直肠	Colon-rectum	176	11.12	28.71	19.89	1.14	2.43	108	9.86	19.38	12.84	0.86	1.57	C18-21
肝脏	Liver	292	18.45	47.63	34.23	2.33	4.03	73	6.67	13.10	8.26	0.58	0.92	C22
胆囊	Gallbladder etc.	3	0.19	0.49	0.39	0.03	0.05	9	0.82	1.61	1.08	0.10	0.12	C23-24
胰腺	Pancreas	19	1.20	3.10	2.16	0.12	0.26	11	1.00	1.97	1.46	0.12	0.23	C25
喉	Larynx	44	2.78	7.18	6.32	0.40	0.72	8	0.73	1.44	0.81	0.03	0.11	C32
肺	Lung	473	29.88	77.16	53.95	3.34	6.79	176	16.07	31.57	19.17	1.03	2.36	C33-34
其他胸腔器官	Other thoracic organs	9	0.57	1.47	0.90	0.04	0.09	4	0.37	0.72	0.51	0.03	0.09	C37-38
骨	Bone	6	0.38	0.98	0.80	0.05	0.10	2	0.18	0.36	0.39	0.01	0.04	C40-41
皮肤黑色素瘤	Melanoma of skin	4	0.25	0.65	0.51	0.04	0.06	2	0.18	0.36	0.27	0.02	0.02	C43
乳腺	Breast	2	0.13	0.33	0.26	0.02	0.04	148	13.52	26.55	19.05	1.57	1.90	C50
子宫颈	Cervix	–	–	–	–	–	–	142	12.97	25.48	18.14	1.47	1.97	C53
子宫体	Uterus	–	–	–	–	–	–	84	7.67	15.07	10.52	0.84	1.18	C54-55
卵巢	Ovary	–	–	–	–	–	–	30	2.74	5.38	3.92	0.31	0.42	C56
前列腺	Prostate	32	2.02	5.22	3.31	0.11	0.43	–	–	–	–	–	–	C61
睾丸	Testis	5	0.32	0.82	0.69	0.06	0.06	–	–	–	–	–	–	C62
肾	Kidney	26	1.64	4.24	3.34	0.20	0.34	16	1.46	2.87	2.16	0.15	0.22	C64-66,68
膀胱	Bladder	25	1.58	4.08	2.57	0.12	0.25	6	0.55	1.08	0.76	0.03	0.09	C67
脑	Brain	66	4.17	10.77	8.28	0.51	0.84	48	4.38	8.61	6.18	0.48	0.69	C70-C72,D32-33,D42-43
甲状腺	Thyroid	14	0.88	2.28	1.85	0.15	0.19	52	4.75	9.33	7.55	0.58	0.69	C73
淋巴瘤	Lymphoma	53	3.35	8.65	6.16	0.38	0.75	27	2.47	4.84	3.43	0.24	0.39	C81-85,88,90,96
白血病	Leukemia	49	3.10	7.99	7.16	0.50	0.70	32	2.92	5.74	7.31	0.43	0.52	C91-95, D45-47
其他	Other	41	2.59	6.69	4.67	0.34	0.48	33	3.01	5.92	4.46	0.26	0.59	O&U
所有部位合计	All sites	1583	100.00	258.23	186.60	12.11	21.81	1095	100.00	196.45	137.98	9.79	15.22	All
所有部位除外皮肤	All sites exc. C44	1575	99.49	256.93	185.53	12.01	21.70	1086	99.18	194.83	136.68	9.72	15.07	All sites exc. C44
死亡 Mortality														
口腔	Oral cavity & pharynx	21	1.90	3.43	2.40	0.13	0.33	5	0.91	0.90	0.63	0.03	0.11	C00-10,C12-14
鼻咽	Nasopharynx	32	2.90	5.22	3.63	0.29	0.32	15	2.74	2.69	1.90	0.18	0.20	C11
食管	Esophagus	36	3.26	5.87	4.33	0.32	0.56	1	0.18	0.18	0.13	0.02	0.02	C15
胃	Stomach	56	5.07	9.14	5.77	0.27	0.56	41	7.50	7.36	3.88	0.14	0.45	C16
结直肠	Colon-rectum	89	8.05	14.52	9.15	0.46	0.97	47	8.59	8.43	4.90	0.32	0.49	C18-21
肝脏	Liver	227	20.54	37.03	26.38	1.65	3.19	71	12.98	12.74	7.98	0.54	0.88	C22
胆囊	Gallbladder etc.	1	0.09	0.16	0.13	0.02	0.02	6	1.10	1.08	0.67	0.07	0.07	C23-24
胰腺	Pancreas	17	1.54	2.77	1.91	0.11	0.22	6	1.10	1.08	0.76	0.05	0.14	C25
喉	Larynx	30	2.71	4.89	4.60	0.30	0.47	7	1.28	1.26	0.59	0.00	0.08	C32
肺	Lung	406	36.74	66.23	45.62	2.58	5.62	136	24.86	24.40	13.62	0.74	1.52	C33-34
其他胸腔器官	Other thoracic organs	7	0.63	1.14	0.73	0.03	0.07	2	0.37	0.36	0.26	0.00	0.05	C37-38
骨	Bone	5	0.45	0.82	0.58	0.02	0.07	0	0.00	0.00	0.00	0.00	0.00	C40-41
皮肤黑色素瘤	Melanoma of skin	0	0.00	0.00	0.00	0.00	0.00	0	0.00	0.00	0.00	0.00	0.00	C43
乳腺	Breast	3	0.27	0.49	0.39	0.01	0.06	42	7.68	7.53	4.78	0.30	0.52	C50
子宫颈	Cervix	–	–	–	–	–	–	29	5.30	5.20	3.23	0.20	0.35	C53
子宫体	Uterus	–	–	–	–	–	–	36	6.58	6.46	4.20	0.23	0.57	C54-55
卵巢	Ovary	–	–	–	–	–	–	3	0.55	0.54	0.30	0.01	0.04	C56
前列腺	Prostate	10	0.90	1.63	0.95	0.04	0.06	–	–	–	–	–	–	C61
睾丸	Testis	0	0.00	0.00	0.00	0.00	0.00	–	–	–	–	–	–	C62
肾	Kidney	4	0.36	0.65	0.41	0.01	0.04	4	0.73	0.72	0.45	0.01	0.06	C64-66,68
膀胱	Bladder	15	1.36	2.45	1.43	0.04	0.11	5	0.91	0.90	0.52	0.02	0.05	C67
脑	Brain	47	4.25	7.67	5.52	0.32	0.61	24	4.39	4.31	2.74	0.17	0.30	C70-C72,D32-33,D42-43
甲状腺	Thyroid	5	0.45	0.82	0.66	0.07	0.07	8	1.46	1.44	0.78	0.05	0.08	C73
淋巴瘤	Lymphoma	42	3.80	6.85	4.60	0.23	0.58	18	3.29	3.23	2.09	0.12	0.25	C81-85,88,90,96
白血病	Leukemia	30	2.71	4.89	4.20	0.28	0.46	19	3.47	3.41	4.35	0.25	0.30	C91-95, D45-47
其他	Other	22	1.99	3.59	2.37	0.16	0.25	22	4.02	3.95	2.78	0.12	0.44	O&U
所有部位合计	All sites	1105	100.00	180.26	125.76	7.34	14.62	547	100.00	98.13	61.53	3.56	6.97	All
所有部位除外皮肤	All sites exc. C44	1103	99.82	179.93	125.51	7.32	14.59	543	99.27	97.42	61.09	3.55	6.90	All sites exc. C44

部位 Sites		男性 Male						女性 Female						ICD10
		病例数 No. cases	构成比 Freq. /%	粗率 Crude rate/ 100 000⁻¹	世标率 ASR world/ 100 000⁻¹	累积率 Cum. Rate/%		病例数 No. cases	构成比 Freq. /%	粗率 Crude rate/ 100 000⁻¹	世标率 ASR world/ 100 000⁻¹	累积率 Cum. Rate/%		
						0~64	0~74					0~64	0~74	
发病 Incidence														
口腔	Oral cavity & pharynx	188	2.35	8.81	5.19	0.35	0.58	88	1.22	4.13	2.26	0.15	0.27	C00-10,C12-14
鼻咽	Nasopharynx	351	4.38	16.45	10.71	0.88	1.14	123	1.70	5.77	3.67	0.30	0.37	C11
食管	Esophagus	192	2.39	9.00	5.01	0.38	0.62	34	0.47	1.59	0.69	0.03	0.08	C15
胃	Stomach	383	4.78	17.95	10.08	0.54	1.18	204	2.83	9.56	4.77	0.31	0.54	C16
结直肠	Colon-rectum	1268	15.82	59.44	32.78	1.62	3.81	985	13.65	46.17	23.24	1.22	2.79	C18-21
肝脏	Liver	1067	13.31	50.02	28.92	2.03	3.22	316	4.38	14.81	7.10	0.33	0.79	C22
胆囊	Gallbladder etc.	105	1.31	4.92	2.64	0.13	0.29	91	1.26	4.27	1.93	0.10	0.20	C23-24
胰腺	Pancreas	158	1.97	7.41	4.17	0.24	0.52	125	1.73	5.86	2.73	0.11	0.32	C25
喉	Larynx	116	1.45	5.44	2.99	0.18	0.36	8	0.11	0.38	0.15	0.01	0.01	C32
肺	Lung	1900	23.70	89.07	48.32	2.42	5.77	1029	14.26	48.24	23.69	1.26	2.75	C33-34
其他胸腔器官	Other thoracic organs	33	0.41	1.55	1.03	0.07	0.10	18	0.25	0.84	0.56	0.04	0.04	C37-38
骨	Bone	28	0.35	1.31	1.14	0.07	0.10	22	0.30	1.03	0.77	0.05	0.07	C40-41
皮肤黑色素瘤	Melanoma of skin	13	0.16	0.61	0.34	0.02	0.04	10	0.14	0.47	0.27	0.02	0.03	C43
乳腺	Breast	13	0.16	0.61	0.35	0.02	0.04	1471	20.39	68.96	42.42	3.45	4.57	C50
子宫颈	Cervix	–	–	–	–	–	–	289	4.00	13.55	8.65	0.72	0.92	C53
子宫体	Uterus	–	–	–	–	–	–	348	4.82	16.31	10.03	0.86	1.10	C54-55
卵巢	Ovary	–	–	–	–	–	–	214	2.97	10.03	6.32	0.48	0.68	C56
前列腺	Prostate	520	6.49	24.38	12.08	0.23	1.27	–	–	–	–	–	–	C61
睾丸	Testis	33	0.41	1.55	1.51	0.10	0.10	–	–	–	–	–	–	C62
肾	Kidney	164	2.05	7.69	4.64	0.28	0.51	97	1.34	4.55	2.57	0.15	0.25	C64-66,68
膀胱	Bladder	219	2.73	10.27	5.43	0.24	0.54	58	0.80	2.72	1.26	0.05	0.13	C67
脑	Brain	225	2.81	10.55	7.01	0.44	0.65	332	4.60	15.56	9.33	0.57	0.97	C70-C72,D32-33,D42-43
甲状腺	Thyroid	221	2.76	10.36	7.72	0.60	0.70	648	8.98	30.38	22.02	1.80	2.04	C73
淋巴瘤	Lymphoma	281	3.51	13.17	7.94	0.45	0.95	221	3.06	10.36	6.23	0.37	0.68	C81-85,88,90,96
白血病	Leukemia	181	2.26	8.48	7.30	0.40	0.56	143	1.98	6.70	5.83	0.32	0.47	C91-95, D45-47
其他	Other	358	4.47	16.78	10.36	0.47	1.08	342	4.74	16.03	8.40	0.46	0.82	O&U
所有部位合计	All sites	8017	100.00	375.81	217.67	12.18	24.12	7216	100.00	338.26	194.90	13.17	20.89	All
所有部位除外皮肤	All sites exc. C44	7936	98.99	372.01	215.58	12.11	23.91	7125	98.74	333.99	192.83	13.07	20.67	All sites exc. C44
死亡 Mortality														
口腔	Oral cavity & pharynx	74	1.47	3.47	2.00	0.12	0.24	34	1.09	1.59	0.75	0.04	0.08	C00-10,C12-14
鼻咽	Nasopharynx	221	4.38	10.36	6.29	0.47	0.76	73	2.34	3.42	1.93	0.14	0.21	C11
食管	Esophagus	154	3.05	7.22	4.13	0.27	0.54	33	1.06	1.55	0.62	0.01	0.06	C15
胃	Stomach	246	4.88	11.53	6.15	0.26	0.68	150	4.81	7.03	3.37	0.19	0.36	C16
结直肠	Colon-rectum	615	12.19	28.83	14.97	0.68	1.57	464	14.89	21.75	9.96	0.45	1.05	C18-21
肝脏	Liver	873	17.30	40.92	23.23	1.58	2.60	263	8.44	12.33	5.52	0.21	0.57	C22
胆囊	Gallbladder etc.	64	1.27	3.00	1.62	0.07	0.18	87	2.79	4.08	1.66	0.06	0.16	C23-24
胰腺	Pancreas	133	2.64	6.23	3.22	0.18	0.36	121	3.88	5.67	2.69	0.11	0.32	C25
喉	Larynx	58	1.15	2.72	1.48	0.09	0.18	6	0.19	0.28	0.13	0.01	0.01	C32
肺	Lung	1654	32.78	77.53	41.04	1.89	4.80	778	24.97	36.47	16.16	0.68	1.69	C33-34
其他胸腔器官	Other thoracic organs	18	0.36	0.84	0.47	0.03	0.05	8	0.26	0.38	0.21	0.02	0.02	C37-38
骨	Bone	17	0.34	0.80	0.51	0.03	0.04	18	0.58	0.84	0.63	0.04	0.05	C40-41
皮肤黑色素瘤	Melanoma of skin	12	0.24	0.56	0.30	0.02	0.02	8	0.26	0.38	0.24	0.02	0.03	C43
乳腺	Breast	4	0.08	0.19	0.07	0.00	0.00	330	10.59	15.47	8.52	0.64	0.95	C50
子宫颈	Cervix	–	–	–	–	–	–	89	2.86	4.17	2.34	0.19	0.25	C53
子宫体	Uterus	–	–	–	–	–	–	53	1.70	2.48	1.26	0.08	0.14	C54-55
卵巢	Ovary	–	–	–	–	–	–	108	3.47	5.06	2.66	0.18	0.33	C56
前列腺	Prostate	198	3.92	9.28	4.25	0.05	0.38	–	–	–	–	–	–	C61
睾丸	Testis	2	0.04	0.09	0.08	0.01	0.01	–	–	–	–	–	–	C62
肾	Kidney	61	1.21	2.86	1.61	0.06	0.18	32	1.03	1.50	0.70	0.02	0.08	C64-66,68
膀胱	Bladder	74	1.47	3.47	1.70	0.05	0.17	24	0.77	1.13	0.41	0.01	0.03	C67
脑	Brain	78	1.55	3.66	2.46	0.15	0.28	78	2.50	3.66	2.27	0.11	0.23	C70-C72,D32-33,D42-43
甲状腺	Thyroid	12	0.24	0.56	0.33	0.02	0.04	16	0.51	0.75	0.35	0.01	0.03	C73
淋巴瘤	Lymphoma	140	2.78	6.56	3.70	0.21	0.43	101	3.24	4.73	2.57	0.11	0.29	C81-85,88,90,96
白血病	Leukemia	131	2.60	6.14	3.73	0.16	0.38	104	3.34	4.88	3.55	0.17	0.33	C91-95, D45-47
其他	Other	206	4.08	9.66	5.16	0.20	0.52	138	4.43	6.47	3.21	0.13	0.33	O&U
所有部位合计	All sites	5045	100.00	236.49	128.53	6.59	14.40	3116	100.00	146.07	71.70	3.62	7.61	All
所有部位除外皮肤	All sites exc. C44	5037	99.84	236.12	128.37	6.59	14.39	3108	99.74	145.69	71.58	3.62	7.61	All sites exc. C44

部位 Sites		男性 Male						女性 Female						ICD10
		病例数 No. cases	构成比 Freq./%	粗率 Crude rate/ $100\,000^{-1}$	世标率 ASR world/ $100\,000^{-1}$	累积率 Cum. Rate/%		病例数 No. cases	构成比 Freq./%	粗率 Crude rate/ $100\,000^{-1}$	世标率 ASR world/ $100\,000^{-1}$	累积率 Cum. Rate/%		
						0~64	0~74					0~64	0~74	
发病 Incidence														
口腔	Oral cavity & pharynx	134	2.22	6.19	5.13	0.35	0.60	60	1.16	2.84	2.06	0.13	0.23	C00-10,C12-14
鼻咽	Nasopharynx	342	5.66	15.81	12.77	1.02	1.38	147	2.83	6.95	5.30	0.42	0.57	C11
食管	Esophagus	209	3.46	9.66	8.18	0.63	1.05	30	0.58	1.42	1.03	0.05	0.14	C15
胃	Stomach	278	4.60	12.85	10.79	0.62	1.35	127	2.45	6.00	4.43	0.29	0.54	C16
结直肠	Colon-rectum	783	12.97	36.20	29.32	1.55	3.58	576	11.09	27.23	19.39	1.04	2.29	C18-21
肝脏	Liver	1026	16.99	47.43	38.65	2.82	4.47	246	4.74	11.63	8.10	0.43	0.90	C22
胆囊	Gallbladder etc.	56	0.93	2.59	2.12	0.10	0.25	48	0.92	2.27	1.54	0.08	0.17	C23-24
胰腺	Pancreas	90	1.49	4.16	3.40	0.17	0.42	75	1.44	3.55	2.60	0.12	0.33	C25
喉	Larynx	87	1.44	4.02	3.20	0.19	0.38	7	0.13	0.33	0.20	0.01	0.02	C32
肺	Lung	1351	22.37	62.46	51.11	2.51	6.32	674	12.98	31.86	22.33	1.21	2.60	C33-34
其他胸腔器官	Other thoracic organs	23	0.38	1.06	0.84	0.06	0.08	15	0.29	0.71	0.47	0.03	0.04	C37-38
骨	Bone	19	0.31	0.88	0.83	0.06	0.06	29	0.56	1.37	1.28	0.09	0.12	C40-41
皮肤黑色素瘤	Melanoma of skin	11	0.18	0.51	0.44	0.04	0.04	10	0.19	0.47	0.32	0.03	0.03	C43
乳腺	Breast	3	0.05	0.14	0.11	0.00	0.01	952	18.34	45.00	33.64	2.79	3.52	C50
子宫颈	Cervix	–	–	–	–	–	–	331	6.38	15.65	11.92	1.02	1.29	C53
子宫体	Uterus	–	–	–	–	–	–	325	6.26	15.36	11.78	1.02	1.25	C54-55
卵巢	Ovary	–	–	–	–	–	–	148	2.85	7.00	5.39	0.41	0.57	C56
前列腺	Prostate	259	4.29	11.97	8.97	0.18	0.99	–	–	–	–	–	–	C61
睾丸	Testis	17	0.28	0.79	0.65	0.04	0.06	–	–	–	–	–	–	C62
肾	Kidney	98	1.62	4.53	3.81	0.22	0.42	68	1.31	3.21	2.37	0.16	0.27	C64-66,68
膀胱	Bladder	182	3.01	8.41	6.75	0.21	0.83	28	0.54	1.32	0.93	0.03	0.11	C67
脑	Brain	188	3.11	8.69	7.61	0.45	0.78	240	4.62	11.35	8.76	0.56	0.93	C70-C72,D32-33,D42-43
甲状腺	Thyroid	181	3.00	8.37	6.60	0.52	0.61	551	10.61	26.05	19.81	1.57	1.87	C73
淋巴瘤	Lymphoma	201	3.33	9.29	7.76	0.50	0.81	129	2.48	6.10	4.81	0.28	0.55	C81-85,88,90,96
白血病	Leukemia	175	2.90	8.09	7.82	0.42	0.68	102	1.96	4.82	4.09	0.26	0.34	C91-95, D45-47
其他	Other	326	5.40	15.07	12.91	0.64	1.36	274	5.28	12.95	9.69	0.53	0.95	O&U
所有部位合计	All sites	6039	100.00	279.18	229.76	13.27	26.53	5192	100.00	245.44	182.23	12.55	19.66	All
所有部位除外皮肤	All sites exc. C44	5945	98.44	274.84	226.18	13.16	26.16	5118	98.57	241.95	179.92	12.45	19.44	All sites exc. C44
死亡 Mortality														
口腔	Oral cavity & pharynx	76	1.87	3.51	2.80	0.21	0.31	17	0.78	0.80	0.53	0.02	0.07	C00-10,C12-14
鼻咽	Nasopharynx	248	6.09	11.47	9.62	0.66	1.22	75	3.46	3.55	2.66	0.20	0.32	C11
食管	Esophagus	207	5.08	9.57	8.17	0.56	1.08	20	0.92	0.95	0.64	0.02	0.08	C15
胃	Stomach	188	4.62	8.69	7.20	0.33	0.92	117	5.40	5.53	3.94	0.26	0.46	C16
结直肠	Colon-rectum	371	9.11	17.15	13.84	0.56	1.56	258	11.91	12.20	8.05	0.28	0.88	C18-21
肝脏	Liver	895	21.97	41.38	33.67	2.36	3.83	213	9.83	10.07	7.00	0.31	0.78	C22
胆囊	Gallbladder etc.	35	0.86	1.62	1.30	0.06	0.13	31	1.43	1.47	0.90	0.04	0.09	C23-24
胰腺	Pancreas	92	2.26	4.25	3.48	0.17	0.41	66	3.05	3.12	2.20	0.08	0.28	C25
喉	Larynx	53	1.30	2.45	1.97	0.10	0.23	4	0.18	0.19	0.08	0.00	0.00	C32
肺	Lung	1179	28.95	54.51	44.13	2.06	5.23	556	25.66	26.28	18.02	0.89	2.12	C33-34
其他胸腔器官	Other thoracic organs	9	0.22	0.42	0.44	0.02	0.04	5	0.23	0.24	0.17	0.01	0.01	C37-38
骨	Bone	18	0.44	0.83	0.73	0.03	0.08	19	0.88	0.90	0.71	0.04	0.07	C40-41
皮肤黑色素瘤	Melanoma of skin	10	0.25	0.46	0.33	0.02	0.02	5	0.23	0.24	0.15	0.01	0.02	C43
乳腺	Breast	5	0.12	0.23	0.18	0.02	0.02	195	9.00	9.22	6.94	0.57	0.79	C50
子宫颈	Cervix	–	–	–	–	–	–	89	4.11	4.21	3.15	0.23	0.36	C53
子宫体	Uterus	–	–	–	–	–	–	56	2.58	2.65	1.99	0.15	0.24	C54-55
卵巢	Ovary	–	–	–	–	–	–	58	2.68	2.74	2.02	0.14	0.23	C56
前列腺	Prostate	101	2.48	4.67	3.37	0.02	0.27	–	–	–	–	–	–	C61
睾丸	Testis	5	0.12	0.23	0.16	0.01	0.01	–	–	–	–	–	–	C62
肾	Kidney	41	1.01	1.90	1.60	0.10	0.17	17	0.78	0.80	0.54	0.02	0.06	C64-66,68
膀胱	Bladder	78	1.92	3.61	2.57	0.05	0.16	15	0.69	0.71	0.42	0.03	0.03	C67
脑	Brain	83	2.04	3.84	3.35	0.19	0.36	67	3.09	3.17	2.58	0.13	0.27	C70-C72,D32-33,D42-43
甲状腺	Thyroid	8	0.20	0.37	0.28	0.02	0.02	18	0.83	0.85	0.59	0.03	0.06	C73
淋巴瘤	Lymphoma	94	2.31	4.35	3.42	0.14	0.40	77	3.55	3.64	2.58	0.13	0.30	C81-85,88,90,96
白血病	Leukemia	117	2.87	5.41	4.75	0.24	0.51	62	2.86	2.93	2.21	0.14	0.21	C91-95, D45-47
其他	Other	160	3.93	7.40	6.11	0.30	0.73	127	5.86	6.00	4.11	0.21	0.42	O&U
所有部位合计	All sites	4073	100.00	188.30	153.48	8.23	17.69	2167	100.00	102.44	72.19	3.92	8.15	All
所有部位除外皮肤	All sites exc. C44	4060	99.68	187.70	153.00	8.21	17.66	2157	99.54	101.97	71.96	3.92	8.14	All sites exc. C44

Appendix Table 3-279　Incidence and mortality of cancer in Nanxiong Shi,2015

部位 Sites		男性 Male						女性 Female						ICD10
		病例数 No. cases	构成比 Freq. /%	粗率 Crude rate/ 100 000^{-1}	世标率 ASR world/ 100 000^{-1}	累积率 Cum. Rate/% 0~64	0~74	病例数 No. cases	构成比 Freq. /%	粗率 Crude rate/ 100 000^{-1}	世标率 ASR world/ 100 000^{-1}	累积率 Cum. Rate/% 0~64	0~74	
发病 Incidence														
口腔	Oral cavity & pharynx	12	1.77	4.84	4.47	0.25	0.42	3	0.60	1.29	1.07	0.10	0.17	C00-10,C12-14
鼻咽	Nasopharynx	50	7.37	20.16	15.81	1.34	1.64	23	4.63	9.86	7.32	0.58	0.69	C11
食管	Esophagus	26	3.83	10.49	10.24	0.61	1.28	4	0.80	1.71	0.83	0.03	0.03	C15
胃	Stomach	65	9.59	26.21	24.40	1.62	2.72	32	6.44	13.72	9.30	0.62	1.04	C16
结直肠	Colon-rectum	54	7.96	21.78	19.31	1.10	2.18	45	9.05	19.29	13.94	0.95	1.63	C18-21
肝脏	Liver	177	26.11	71.38	63.52	4.46	7.22	30	6.04	12.86	9.99	0.65	1.24	C22
胆囊	Gallbladder etc.	6	0.88	2.42	2.12	0.07	0.26	4	0.80	1.71	1.05	0.05	0.05	C23-24
胰腺	Pancreas	7	1.03	2.82	2.40	0.11	0.34	8	1.61	3.43	2.37	0.13	0.31	C25
喉	Larynx	9	1.33	3.63	3.38	0.30	0.52	0	0.00	0.00	0.00	0.00	0.00	C32
肺	Lung	150	22.12	60.49	57.51	3.14	6.61	69	13.88	29.58	20.93	1.53	2.32	C33-34
其他胸腔器官	Other thoracic organs	1	0.15	0.40	0.38	0.02	0.02	2	0.40	0.86	0.63	0.05	0.05	C37-38
骨	Bone	4	0.59	1.61	1.39	0.10	0.10	5	1.01	2.14	1.57	0.11	0.17	C40-41
皮肤黑色素瘤	Melanoma of skin	3	0.44	1.21	1.21	0.02	0.08	1	0.20	0.43	0.40	0.03	0.03	C43
乳腺	Breast	0	0.00	0.00	0.00	0.00	0.00	76	15.29	32.58	24.80	2.12	2.65	C50
子宫颈	Cervix	–	–	–	–	–	–	30	6.04	12.86	9.78	0.90	1.02	C53
子宫体	Uterus	–	–	–	–	–	–	22	4.43	9.43	7.71	0.68	0.85	C54-55
卵巢	Ovary	–	–	–	–	–	–	31	6.24	13.29	10.23	0.86	1.10	C56
前列腺	Prostate	18	2.65	7.26	7.32	0.06	0.73	–	–	–	–	–	–	C61
睾丸	Testis	0	0.00	0.00	0.00	0.00	0.00	–	–	–	–	–	–	C62
肾	Kidney	11	1.62	4.44	3.69	0.24	0.42	1	0.20	0.43	0.41	0.05	0.05	C64-66,68
膀胱	Bladder	9	1.33	3.63	3.48	0.05	0.40	6	1.21	2.57	1.69	0.08	0.21	C67
脑	Brain	24	3.54	9.68	8.52	0.70	0.96	23	4.63	9.86	7.60	0.48	0.60	C70-C72,D32-33,D42-43
甲状腺	Thyroid	1	0.15	0.40	0.35	0.02	0.02	18	3.62	7.72	5.90	0.47	0.59	C73
淋巴瘤	Lymphoma	15	2.21	6.05	5.90	0.32	0.73	15	3.02	6.43	5.21	0.35	0.41	C81-85,88,90,96
白血病	Leukemia	17	2.51	6.86	7.71	0.51	0.62	15	3.02	6.43	5.63	0.42	0.55	C91-95, D45-47
其他	Other	19	2.80	7.66	6.84	0.23	0.77	34	6.84	14.57	9.54	0.34	1.02	O&U
所有部位合计	All sites	678	100.00	273.42	249.95	15.27	28.06	497	100.00	213.05	157.90	11.61	16.77	All
所有部位除外皮肤	All sites exc. C44	672	99.12	271.00	247.95	15.23	27.79	487	97.99	208.76	155.54	11.55	16.59	All sites exc. C44
死亡 Mortality														
口腔	Oral cavity & pharynx	11	2.36	4.44	4.15	0.14	0.33	0	0.00	0.00	0.00	0.00	0.00	C00-10,C12-14
鼻咽	Nasopharynx	17	3.65	6.86	6.10	0.54	0.73	8	3.24	3.43	2.51	0.23	0.29	C11
食管	Esophagus	19	4.08	7.66	7.40	0.44	1.00	3	1.21	1.29	0.69	0.03	0.03	C15
胃	Stomach	49	10.52	19.76	19.27	1.04	2.19	30	12.15	12.86	8.48	0.58	0.87	C16
结直肠	Colon-rectum	34	7.30	13.71	12.53	0.52	1.32	23	9.31	9.86	7.28	0.55	0.78	C18-21
肝脏	Liver	142	30.47	57.27	49.64	3.48	5.37	35	14.17	15.00	11.24	0.81	1.30	C22
胆囊	Gallbladder etc.	3	0.64	1.21	1.16	0.09	0.15	4	1.62	1.71	1.00	0.03	0.10	C23-24
胰腺	Pancreas	6	1.29	2.42	1.92	0.10	0.23	7	2.83	3.00	2.04	0.13	0.24	C25
喉	Larynx	6	1.29	2.42	2.19	0.21	0.21	0	0.00	0.00	0.00	0.00	0.00	C32
肺	Lung	109	23.39	43.96	43.00	1.98	4.58	49	19.84	21.00	13.64	0.77	1.37	C33-34
其他胸腔器官	Other thoracic organs	1	0.21	0.40	0.44	0.00	0.11	0	0.00	0.00	0.00	0.00	0.00	C37-38
骨	Bone	0	0.00	0.00	0.00	0.00	0.00	2	0.81	0.86	0.61	0.03	0.03	C40-41
皮肤黑色素瘤	Melanoma of skin	1	0.21	0.40	0.32	0.03	0.03	0	0.00	0.00	0.00	0.00	0.00	C43
乳腺	Breast	0	0.00	0.00	0.00	0.00	0.00	19	7.69	8.14	6.31	0.62	0.69	C50
子宫颈	Cervix	–	–	–	–	–	–	8	3.24	3.43	2.84	0.27	0.32	C53
子宫体	Uterus	–	–	–	–	–	–	2	0.81	0.86	0.66	0.05	0.11	C54-55
卵巢	Ovary	–	–	–	–	–	–	15	6.07	6.43	4.69	0.22	0.58	C56
前列腺	Prostate	11	2.36	4.44	4.27	0.11	0.33	–	–	–	–	–	–	C61
睾丸	Testis	0	0.00	0.00	0.00	0.00	0.00	–	–	–	–	–	–	C62
肾	Kidney	6	1.29	2.42	2.09	0.13	0.24	3	1.21	1.29	0.80	0.04	0.10	C64-66,68
膀胱	Bladder	2	0.43	0.81	0.59	0.00	0.00	1	0.40	0.43	0.34	0.03	0.03	C67
脑	Brain	11	2.36	4.44	4.39	0.28	0.39	9	3.64	3.86	2.77	0.15	0.15	C70-C72,D32-33,D42-43
甲状腺	Thyroid	1	0.21	0.40	0.38	0.00	0.00	0	0.00	0.00	0.00	0.00	0.00	C73
淋巴瘤	Lymphoma	20	4.29	8.07	7.41	0.47	0.77	6	2.43	2.57	1.90	0.17	0.17	C81-85,88,90,96
白血病	Leukemia	4	0.86	1.61	1.50	0.06	0.12	11	4.45	4.72	4.56	0.36	0.48	C91-95, D45-47
其他	Other	13	2.79	5.24	4.69	0.26	0.32	12	4.86	5.14	2.64	0.08	0.26	O&U
所有部位合计	All sites	466	100.00	187.93	173.44	9.88	18.42	247	100.00	105.88	75.00	5.15	7.92	All
所有部位除外皮肤	All sites exc. C44	464	99.57	187.12	172.87	9.85	18.40	247	100.00	105.88	75.00	5.15	7.92	All sites exc. C44

部位 Sites		男性 Male						女性 Female						ICD10
		病例数 No. cases	构成比 Freq. /%	粗率 Crude rate/ 100 000⁻¹	世标率 ASR world/ 100 000⁻¹	累积率 Cum. Rate/%		病例数 No. cases	构成比 Freq. /%	粗率 Crude rate/ 100 000⁻¹	世标率 ASR world/ 100 000⁻¹	累积率 Cum. Rate/%		
						0~64	0~74					0~64	0~74	
发病 Incidence														
口腔	Oral cavity & pharynx	68	2.11	3.53	9.68	0.32	0.95	357	9.58	21.95	23.31	1.83	2.32	C00-10,C12-14
鼻咽	Nasopharynx	150	4.66	7.80	13.84	0.99	1.74	67	1.80	4.12	6.90	0.43	0.67	C11
食管	Esophagus	64	1.99	3.33	10.46	0.44	1.23	23	0.62	1.41	4.01	0.07	0.40	C15
胃	Stomach	205	6.36	10.66	31.44	1.48	3.50	132	3.54	8.12	17.45	0.82	1.69	C16
结直肠	Colon-rectum	431	13.38	22.40	67.80	2.54	7.37	324	8.70	19.93	45.90	2.33	5.34	C18-21
肝脏	Liver	379	11.77	19.70	50.11	2.64	5.38	117	3.14	7.20	17.59	0.61	1.66	C22
胆囊	Gallbladder etc.	19	0.59	0.99	3.35	0.12	0.25	22	0.59	1.35	3.46	0.12	0.39	C23-24
胰腺	Pancreas	38	1.18	1.98	5.31	0.26	0.63	38	1.02	2.34	5.87	0.24	0.52	C25
喉	Larynx	57	1.77	2.96	8.44	0.24	0.91	89	2.39	5.47	13.51	0.54	1.69	C32
肺	Lung	605	18.78	31.45	103.08	4.06	10.92	361	9.69	22.20	53.80	2.49	6.14	C33-34
其他胸腔器官	Other thoracic organs	16	0.50	0.83	1.56	0.09	0.19	16	0.43	0.98	2.38	0.15	0.32	C37-38
骨	Bone	28	0.87	1.46	3.79	0.16	0.39	18	0.48	1.11	2.04	0.12	0.12	C40-41
皮肤黑色素瘤	Melanoma of skin	7	0.22	0.36	1.27	0.09	0.09	4	0.11	0.25	0.50	0.00	0.04	C43
乳腺	Breast	8	0.25	0.42	0.93	0.08	0.08	725	19.46	44.59	69.81	5.41	8.18	C50
子宫颈	Cervix	–	–	–	–	–	–	142	3.81	8.73	14.36	1.05	1.77	C53
子宫体	Uterus	–	–	–	–	–	–	137	3.68	8.43	15.06	1.20	1.64	C54-55
卵巢	Ovary	–	–	–	–	–	–	115	3.09	7.07	10.87	0.68	1.21	C56
前列腺	Prostate	162	5.03	8.42	34.87	0.61	3.04	–	–	–	–	–	–	C61
睾丸	Testis	19	0.59	0.99	1.49	0.08	0.13							C62
肾	Kidney	82	2.55	4.26	10.81	0.48	1.33	43	1.15	2.64	6.15	0.30	0.74	C64-66,68
膀胱	Bladder	92	2.86	4.78	15.51	0.51	1.57	17	0.46	1.05	3.19	0.03	0.31	C67
脑	Brain	64	1.99	3.33	6.22	0.37	0.62	53	1.42	3.26	6.02	0.33	0.47	C70-C72,D32-33,D42-43
甲状腺	Thyroid	269	8.35	13.98	13.62	1.11	1.32	601	16.13	36.96	36.00	3.15	3.50	C73
淋巴瘤	Lymphoma	129	4.00	6.71	16.76	0.74	1.86	91	2.44	5.60	10.86	0.59	1.04	C81-85,88,90,96
白血病	Leukemia	140	4.35	7.28	16.42	0.78	1.47	66	1.77	4.06	8.39	0.44	0.72	C91-95,D45-47
其他	Other	189	5.87	9.82	27.97	1.04	2.41	168	4.51	10.33	22.00	1.08	2.14	O&U
所有部位合计	All sites	3221	100.00	167.43	454.76	19.21	47.38	3726	100.00	229.14	399.43	24.01	43.01	All
所有部位除外皮肤	All sites exc. C44	3172	98.48	164.88	447.39	19.03	46.73	3676	98.66	226.06	391.98	23.77	42.27	All sites exc. C44
死亡 Mortality														
口腔	Oral cavity & pharynx	16	1.88	0.83	1.72	0.09	0.19	6	1.23	0.37	1.05	0.02	0.23	C00-10,C12-14
鼻咽	Nasopharynx	33	3.88	1.72	3.82	0.18	0.51	13	2.67	0.80	1.29	0.06	0.16	C11
食管	Esophagus	28	3.29	1.46	4.76	0.29	0.64	8	1.64	0.49	1.41	0.05	0.14	C15
胃	Stomach	42	4.94	2.18	6.85	0.29	0.53	44	9.03	2.71	5.91	0.19	0.45	C16
结直肠	Colon-rectum	97	11.41	5.04	17.71	0.49	1.68	54	11.09	3.32	8.25	0.24	0.53	C18-21
肝脏	Liver	196	23.06	10.19	27.25	1.44	2.79	35	7.19	2.15	5.57	0.09	0.40	C22
胆囊	Gallbladder etc.	11	1.29	0.57	2.44	0.00	0.33	6	1.23	0.37	0.96	0.08	0.08	C23-24
胰腺	Pancreas	23	2.71	1.20	3.28	0.18	0.38	15	3.08	0.92	2.26	0.08	0.16	C25
喉	Larynx	2	0.24	0.10	0.33	0.01	0.01	1	0.21	0.06	0.21	0.00	0.05	C32
肺	Lung	251	29.53	13.05	45.87	1.40	4.61	113	23.20	6.95	18.73	0.81	2.28	C33-34
其他胸腔器官	Other thoracic organs	3	0.35	0.16	0.45	0.00	0.11	2	0.41	0.12	0.16	0.02	0.02	C37-38
骨	Bone	6	0.71	0.31	0.58	0.01	0.07	3	0.62	0.18	0.40	0.00	0.00	C40-41
皮肤黑色素瘤	Melanoma of skin	7	0.82	0.36	1.59	0.08	0.08	4	0.82	0.25	0.50	0.00	0.04	C43
乳腺	Breast	1	0.12	0.05	0.11	0.01	0.01	41	8.42	2.52	4.86	0.29	0.59	C50
子宫颈	Cervix	–	–	–	–	–	–	21	4.31	1.29	2.17	0.16	0.21	C53
子宫体	Uterus	–	–	–	–	–	–	10	2.05	0.61	1.42	0.09	0.17	C54-55
卵巢	Ovary	–	–	–	–	–	–	27	5.54	1.66	3.67	0.20	0.43	C56
前列腺	Prostate	26	3.06	1.35	6.18	0.01	0.29	–	–	–	–	–	–	C61
睾丸	Testis	0	0.00	0.00	0.00	0.00	0.00	–	–	–	–	–	–	C62
肾	Kidney	9	1.06	0.47	1.61	0.08	0.13	9	1.85	0.55	1.38	0.08	0.13	C64-66,68
膀胱	Bladder	10	1.18	0.52	2.03	0.00	0.20	4	0.82	0.25	0.83	0.00	0.09	C67
脑	Brain	13	1.53	0.68	1.09	0.06	0.17	6	1.23	0.37	0.78	0.05	0.05	C70-C72,D32-33,D42-43
甲状腺	Thyroid	0	0.00	0.00	0.00	0.00	0.00	2	0.41	0.12	0.41	0.00	0.04	C73
淋巴瘤	Lymphoma	24	2.82	1.25	3.63	0.19	0.38	18	3.70	1.11	2.95	0.06	0.30	C81-85,88,90,96
白血病	Leukemia	29	3.41	1.51	4.77	0.20	0.20	19	3.90	1.17	2.82	0.14	0.25	C91-95,D45-47
其他	Other	23	2.71	1.20	2.85	0.12	0.26	26	5.34	1.60	3.86	0.10	0.31	O&U
所有部位合计	All sites	850	100.00	44.18	138.91	5.18	13.56	487	100.00	29.95	71.84	2.81	7.12	All
所有部位除外皮肤	All sites exc. C44	849	99.88	44.13	138.69	5.18	13.50	485	99.59	29.83	71.68	2.79	7.11	All sites exc. C44

部位 Sites		男性 Male						女性 Female						ICD10
		病例数 No. cases	构成比 Freq. /%	粗率 Crude rate/ 100 000⁻¹	世标率 ASR world/ 100 000⁻¹	累积率 Cum. Rate/%		病例数 No. cases	构成比 Freq. /%	粗率 Crude rate/ 100 000⁻¹	世标率 ASR world/ 100 000⁻¹	累积率 Cum. Rate/%		
						0~64	0~74					0~64	0~74	
发病 Incidence														
口腔	Oral cavity & pharynx	30	1.95	5.28	4.15	0.30	0.53	12	0.80	2.20	1.72	0.11	0.22	C00-10, C12-14
鼻咽	Nasopharynx	133	8.65	23.40	17.28	1.49	1.87	47	3.14	8.60	6.64	0.57	0.71	C11
食管	Esophagus	49	3.19	8.62	6.83	0.41	0.83	11	0.73	2.01	1.58	0.07	0.24	C15
胃	Stomach	81	5.27	14.25	11.02	0.62	1.26	53	3.54	9.70	7.38	0.44	0.97	C16
结直肠	Colon-rectum	207	13.46	36.41	28.49	1.60	3.38	151	10.08	27.63	21.04	1.23	2.50	C18-21
肝脏	Liver	259	16.84	45.56	35.56	2.41	4.12	63	4.21	11.53	9.01	0.40	1.08	C22
胆囊	Gallbladder etc.	11	0.72	1.94	1.56	0.07	0.18	15	1.00	2.74	2.03	0.16	0.25	C23-24
胰腺	Pancreas	28	1.82	4.93	3.98	0.17	0.49	19	1.27	3.48	2.69	0.17	0.33	C25
喉	Larynx	18	1.17	3.17	2.70	0.17	0.37	0	0.00	0.00	0.00	0.00	0.00	C32
肺	Lung	261	16.97	45.91	38.07	1.84	5.08	176	11.75	32.20	24.67	1.26	3.13	C33-34
其他胸腔器官	Other thoracic organs	7	0.46	1.23	1.02	0.06	0.09	4	0.27	0.73	0.48	0.04	0.04	C37-38
骨	Bone	12	0.78	2.11	1.66	0.10	0.13	9	0.60	1.65	1.45	0.08	0.16	C40-41
皮肤黑色素瘤	Melanoma of skin	6	0.39	1.06	0.82	0.07	0.12	7	0.47	1.28	1.05	0.08	0.13	C43
乳腺	Breast	1	0.07	0.18	0.19	0.00	0.05	295	19.69	53.97	37.11	3.00	3.92	C50
子宫颈	Cervix	–	–	–	–	–	–	108	7.21	19.76	14.14	1.11	1.60	C53
子宫体	Uterus	–	–	–	–	–	–	95	6.34	17.38	12.12	1.11	1.30	C54-55
卵巢	Ovary	–	–	–	–	–	–	51	3.40	9.33	7.17	0.52	0.69	C56
前列腺	Prostate	55	3.58	9.68	7.59	0.21	0.86	–	–	–	–	–	–	C61
睾丸	Testis	3	0.20	0.53	0.45	0.03	0.06	–	–	–	–	–	–	C62
肾	Kidney	48	3.12	8.44	7.18	0.45	0.76	13	0.87	2.38	1.58	0.08	0.16	C64-66, 68
膀胱	Bladder	49	3.19	8.62	7.03	0.29	0.92	13	0.87	2.38	1.67	0.07	0.17	C67
脑	Brain	39	2.54	6.86	6.73	0.44	0.66	65	4.34	11.89	9.85	0.59	1.05	C70-C72, D32-33, D42-43
甲状腺	Thyroid	49	3.19	8.62	6.12	0.50	0.55	127	8.48	23.24	16.73	1.44	1.52	C73
淋巴瘤	Lymphoma	48	3.12	8.44	7.25	0.43	0.86	42	2.80	7.68	5.96	0.32	0.64	C81-85, 88, 90, 96
白血病	Leukemia	56	3.64	9.85	8.79	0.48	0.78	42	2.80	7.68	7.78	0.48	0.69	C91-95, D45-47
其他	Other	88	5.72	15.48	13.23	0.69	1.49	80	5.34	14.64	11.70	0.63	1.11	O&U
所有部位合计	All sites	1538	100.00	270.56	217.71	12.83	25.43	1498	100.00	274.08	205.55	13.96	22.61	All
所有部位除外皮肤	All sites exc. C44	1516	98.57	266.69	214.73	12.74	25.06	1475	98.46	269.87	202.55	13.83	22.29	All sites exc. C44
死亡 Mortality														
口腔	Oral cavity & pharynx	6	0.74	1.06	1.01	0.07	0.15	7	1.39	1.28	0.81	0.03	0.06	C00-10, C12-14
鼻咽	Nasopharynx	61	7.49	10.73	8.45	0.67	0.97	17	3.39	3.11	2.33	0.17	0.28	C11
食管	Esophagus	35	4.30	6.16	4.62	0.28	0.54	6	1.20	1.10	0.84	0.06	0.09	C15
胃	Stomach	41	5.04	7.21	5.76	0.29	0.69	21	4.18	3.84	2.86	0.21	0.36	C16
结直肠	Colon-rectum	90	11.06	15.83	12.54	0.50	1.50	51	10.16	9.33	6.47	0.28	0.63	C18-21
肝脏	Liver	176	21.62	30.96	24.07	1.59	2.94	40	7.97	7.32	5.78	0.35	0.76	C22
胆囊	Gallbladder etc.	4	0.49	0.70	0.67	0.00	0.11	8	1.59	1.46	1.02	0.04	0.13	C23-24
胰腺	Pancreas	29	3.56	5.10	3.96	0.18	0.43	22	4.38	4.03	3.10	0.19	0.37	C25
喉	Larynx	5	0.61	0.88	0.71	0.04	0.09	0	0.00	0.00	0.00	0.00	0.00	C32
肺	Lung	209	25.68	36.77	30.09	1.32	3.76	122	24.30	22.32	16.08	0.80	1.61	C33-34
其他胸腔器官	Other thoracic organs	2	0.25	0.35	0.29	0.01	0.01	2	0.40	0.37	0.27	0.01	0.01	C37-38
骨	Bone	7	0.86	1.23	1.07	0.03	0.09	5	1.00	0.91	0.93	0.05	0.08	C40-41
皮肤黑色素瘤	Melanoma of skin	3	0.37	0.53	0.40	0.02	0.05	1	0.20	0.18	0.19	0.00	0.05	C43
乳腺	Breast	0	0.00	0.00	0.00	0.00	0.00	67	13.35	12.26	8.97	0.63	1.08	C50
子宫颈	Cervix	–	–	–	–	–	–	17	3.39	3.11	2.40	0.17	0.31	C53
子宫体	Uterus	–	–	–	–	–	–	10	1.99	1.83	1.43	0.11	0.17	C54-55
卵巢	Ovary	–	–	–	–	–	–	13	2.59	2.38	1.63	0.13	0.16	C56
前列腺	Prostate	12	1.47	2.11	1.54	0.02	0.15	–	–	–	–	–	–	C61
睾丸	Testis	1	0.12	0.18	0.11	0.01	0.01	–	–	–	–	–	–	C62
肾	Kidney	9	1.11	1.58	1.46	0.08	0.26	5	1.00	0.91	0.80	0.03	0.03	C64-66, 68
膀胱	Bladder	8	0.98	1.41	1.03	0.02	0.10	5	1.00	0.91	0.50	0.00	0.00	C67
脑	Brain	20	2.46	3.52	3.25	0.11	0.43	18	3.59	3.29	2.83	0.18	0.32	C70-C72, D32-33, D42-43
甲状腺	Thyroid	2	0.25	0.35	0.29	0.01	0.04	2	0.40	0.37	0.23	0.02	0.02	C73
淋巴瘤	Lymphoma	15	1.84	2.64	2.20	0.11	0.32	10	1.99	1.83	1.28	0.12	0.12	C81-85, 88, 90, 96
白血病	Leukemia	29	3.56	5.10	4.19	0.27	0.35	21	4.18	3.84	3.22	0.18	0.29	C91-95, D45-47
其他	Other	50	6.14	8.80	7.07	0.45	0.70	32	6.37	5.85	4.69	0.23	0.35	O&U
所有部位合计	All sites	814	100.00	143.19	114.78	6.10	13.68	502	100.00	91.85	68.65	3.99	7.28	All
所有部位除外皮肤	All sites exc. C44	811	99.63	142.67	114.39	6.10	13.68	501	99.80	91.66	68.56	3.99	7.28	All sites exc. C44

附表 3-282　佛山市南海区 2015 年癌症发病和死亡主要指标
Appendix Table 3-282　Incidence and mortality of cancer in Nanhai Qu, Foshan Shi, 2015

部位 Sites		男性 Male 病例数 No. cases	构成比 Freq./%	粗率 Crude rate/100 000⁻¹	世标率 ASR world/100 000⁻¹	累积率 Cum. Rate/% 0~64	0~74	女性 Female 病例数 No. cases	构成比 Freq./%	粗率 Crude rate/100 000⁻¹	世标率 ASR world/100 000⁻¹	累积率 Cum. Rate/% 0~64	0~74	ICD10
发病 Incidence														
口腔	Oral cavity & pharynx	52	2.55	8.26	6.12	0.44	0.64	26	1.43	4.00	2.53	0.14	0.26	C00-10,C12-14
鼻咽	Nasopharynx	161	7.90	25.56	19.15	1.45	2.00	65	3.58	10.00	7.55	0.57	0.71	C11
食管	Esophagus	75	3.68	11.91	8.22	0.50	0.89	11	0.61	1.69	0.87	0.02	0.09	C15
胃	Stomach	77	3.78	12.22	8.34	0.48	0.88	49	2.70	7.54	4.88	0.31	0.51	C16
结直肠	Colon-rectum	252	12.37	40.01	27.62	1.46	3.28	186	10.24	28.61	17.44	0.88	2.19	C18-21
肝脏	Liver	377	18.51	59.85	42.87	2.89	4.85	90	4.96	13.84	8.51	0.42	0.94	C22
胆囊	Gallbladder etc.	21	1.03	3.33	2.15	0.04	0.23	17	0.94	2.61	1.47	0.08	0.14	C23-24
胰腺	Pancreas	34	1.67	5.40	3.64	0.19	0.38	31	1.71	4.77	2.81	0.11	0.36	C25
喉	Larynx	40	1.96	6.35	4.43	0.24	0.62	6	0.33	0.92	0.61	0.03	0.10	C32
肺	Lung	478	23.47	75.88	51.81	2.53	6.17	280	15.42	43.07	25.60	1.47	2.89	C33-34
其他胸腔器官	Other thoracic organs	7	0.34	1.11	0.77	0.05	0.08	6	0.33	0.92	0.74	0.04	0.05	C37-38
骨	Bone	12	0.59	1.91	1.47	0.05	0.15	9	0.50	1.38	1.15	0.08	0.08	C40-41
皮肤黑色素瘤	Melanoma of skin	4	0.20	0.64	0.43	0.03	0.03	2	0.11	0.31	0.14	0.00	0.02	C43
乳腺	Breast	9	0.44	1.43	0.96	0.04	0.09	338	18.61	51.99	36.31	3.01	3.68	C50
子宫颈	Cervix	–	–	–	–	–	–	87	4.79	13.38	9.30	0.77	0.98	C53
子宫体	Uterus	–	–	–	–	–	–	99	5.45	15.23	10.88	1.00	1.18	C54-55
卵巢	Ovary	–	–	–	–	–	–	55	3.03	8.46	6.26	0.52	0.61	C56
前列腺	Prostate	67	3.29	10.64	6.69	0.10	0.70	–	–	–	–	–	–	C61
睾丸	Testis	6	0.29	0.95	0.90	0.05	0.05	–	–	–	–	–	–	C62
肾	Kidney	31	1.52	4.92	3.71	0.24	0.42	22	1.21	3.38	2.44	0.14	0.26	C64-66,68
膀胱	Bladder	49	2.41	7.78	5.40	0.22	0.62	14	0.77	2.15	1.18	0.07	0.09	C67
脑	Brain	43	2.11	6.83	5.40	0.34	0.56	74	4.07	11.38	8.87	0.53	0.83	C70-C72,D32-33, D42-43
甲状腺	Thyroid	31	1.52	4.92	3.82	0.30	0.38	148	8.15	22.77	17.37	1.36	1.55	C73
淋巴瘤	Lymphoma	50	2.45	7.94	6.39	0.43	0.67	46	2.53	7.08	4.82	0.33	0.58	C81-85,88,90,96
白血病	Leukemia	67	3.29	10.64	9.35	0.50	0.81	60	3.30	9.23	6.90	0.46	0.64	C91-95, D45-47
其他	Other	94	4.61	14.92	11.89	0.65	1.05	95	5.23	14.61	9.17	0.47	0.92	O&U
所有部位合计	All sites	2037	100.00	323.38	231.56	13.23	25.56	1816	100.00	279.33	187.80	12.81	19.64	All
所有部位除外皮肤	All sites exc. C44	2005	98.43	318.30	228.14	13.06	25.21	1780	98.02	273.80	184.82	12.67	19.29	All sites exc. C44
死亡 Mortality														
口腔	Oral cavity & pharynx	21	1.57	3.33	2.38	0.16	0.33	8	1.12	1.23	0.73	0.02	0.09	C00-10,C12-14
鼻咽	Nasopharynx	78	5.84	12.38	8.95	0.61	1.00	35	4.90	5.38	3.33	0.20	0.35	C11
食管	Esophagus	74	5.54	11.75	7.90	0.40	0.84	11	1.54	1.69	0.83	0.00	0.07	C15
胃	Stomach	51	3.82	8.10	5.47	0.26	0.62	38	5.32	5.85	3.55	0.18	0.36	C16
结直肠	Colon-rectum	120	8.99	19.05	12.71	0.48	1.48	66	9.24	10.15	5.70	0.24	0.63	C18-21
肝脏	Liver	296	22.17	46.99	33.38	2.12	3.95	79	11.06	12.15	6.93	0.32	0.71	C22
胆囊	Gallbladder etc.	10	0.75	1.59	1.02	0.04	0.09	10	1.40	1.54	0.67	0.00	0.05	C23-24
胰腺	Pancreas	28	2.10	4.45	2.98	0.16	0.35	25	3.50	3.85	2.15	0.08	0.26	C25
喉	Larynx	22	1.65	3.49	2.26	0.10	0.21	0	0.00	0.00	0.00	0.00	0.00	C32
肺	Lung	432	32.36	68.58	46.86	2.39	5.65	211	29.55	32.46	18.60	0.87	2.12	C33-34
其他胸腔器官	Other thoracic organs	4	0.30	0.64	0.50	0.03	0.06	0	0.00	0.00	0.00	0.00	0.00	C37-38
骨	Bone	7	0.52	1.11	1.13	0.06	0.12	2	0.28	0.31	0.18	0.00	0.03	C40-41
皮肤黑色素瘤	Melanoma of skin	4	0.30	0.64	0.46	0.04	0.04	2	0.28	0.31	0.20	0.01	0.04	C43
乳腺	Breast	3	0.22	0.48	0.31	0.01	0.03	70	9.80	10.77	7.10	0.54	0.84	C50
子宫颈	Cervix	–	–	–	–	–	–	35	4.90	5.38	3.49	0.25	0.44	C53
子宫体	Uterus	–	–	–	–	–	–	8	1.12	1.23	0.79	0.06	0.06	C54-55
卵巢	Ovary	–	–	–	–	–	–	19	2.66	2.92	2.03	0.17	0.22	C56
前列腺	Prostate	43	3.22	6.83	4.08	0.05	0.23	–	–	–	–	–	–	C61
睾丸	Testis	1	0.07	0.16	0.15	0.01	0.01	–	–	–	–	–	–	C62
肾	Kidney	9	0.67	1.43	0.97	0.05	0.11	8	1.12	1.23	0.78	0.05	0.12	C64-66,68
膀胱	Bladder	18	1.35	2.86	1.81	0.04	0.18	7	0.98	1.08	0.53	0.00	0.07	C67
脑	Brain	24	1.80	3.81	2.73	0.17	0.30	15	2.10	2.31	2.00	0.10	0.21	C70-C72,D32-33, D42-43
甲状腺	Thyroid	2	0.15	0.32	0.24	0.03	0.03	1	0.14	0.15	0.10	0.00	0.03	C73
淋巴瘤	Lymphoma	26	1.95	4.13	2.86	0.14	0.39	18	2.52	2.77	1.80	0.09	0.27	C81-85,88,90,96
白血病	Leukemia	27	2.02	4.29	3.19	0.13	0.32	16	2.24	2.46	1.58	0.09	0.19	C91-95, D45-47
其他	Other	35	2.62	5.56	3.86	0.14	0.33	30	4.20	4.61	2.60	0.10	0.27	O&U
所有部位合计	All sites	1335	100.00	211.94	146.20	7.64	16.68	714	100.00	109.83	65.68	3.37	7.38	All
所有部位除外皮肤	All sites exc. C44	1333	99.85	211.62	146.01	7.64	16.68	709	99.30	109.06	65.35	3.37	7.36	All sites exc. C44

附表 3-283　佛山市顺德区 2015 年癌症发病和死亡主要指标
Appendix Table 3-283　Incidence and mortality of cancer in Shunde Qu，Foshan Shi，2015

部位 Sites		男性 Male						女性 Female						ICD10
		病例数 No. cases	构成比 Freq./%	粗率 Crude rate/ 100 000⁻¹	世标率 ASR world/ 100 000⁻¹	累积率 Cum. Rate/% 0~64	0~74	病例数 No. cases	构成比 Freq./%	粗率 Crude rate/ 100 000⁻¹	世标率 ASR world/ 100 000⁻¹	累积率 Cum. Rate/% 0~64	0~74	
发病 Incidence														
口腔	Oral cavity & pharynx	67	2.98	10.51	7.94	0.58	0.95	21	1.17	3.24	2.03	0.11	0.20	C00-10,C12-14
鼻咽	Nasopharynx	123	5.46	19.30	14.61	1.29	1.56	61	3.41	9.42	6.37	0.49	0.67	C11
食管	Esophagus	143	6.35	22.43	16.79	1.18	2.13	9	0.50	1.39	0.85	0.07	0.10	C15
胃	Stomach	94	4.18	14.75	11.21	0.57	1.53	43	2.40	6.64	4.07	0.27	0.43	C16
结直肠	Colon-rectum	246	10.93	38.59	29.37	1.62	3.63	210	11.73	32.44	19.60	1.09	2.21	C18-21
肝脏	Liver	496	22.03	77.81	57.46	4.30	6.74	87	4.86	13.44	8.00	0.44	0.96	C22
胆囊	Gallbladder etc.	55	2.44	8.63	6.35	0.26	0.71	32	1.79	4.94	2.68	0.12	0.25	C23-24
胰腺	Pancreas	32	1.42	5.02	3.80	0.22	0.51	36	2.01	5.56	3.17	0.15	0.37	C25
喉	Larynx	34	1.51	5.33	4.04	0.18	0.53	2	0.11	0.31	0.19	0.01	0.03	C32
肺	Lung	451	20.04	70.75	53.22	2.74	6.38	267	14.92	41.24	24.07	1.27	2.75	C33-34
其他胸腔器官	Other thoracic organs	4	0.18	0.63	0.50	0.02	0.08	2	0.11	0.31	0.18	0.01	0.01	C37-38
骨	Bone	10	0.44	1.57	1.52	0.10	0.13	3	0.17	0.46	0.53	0.03	0.04	C40-41
皮肤黑色素瘤	Melanoma of skin	5	0.22	0.78	0.58	0.02	0.08	4	0.22	0.62	0.33	0.02	0.02	C43
乳腺	Breast	2	0.09	0.31	0.21	0.02	0.02	322	17.99	49.74	33.88	2.88	3.59	C50
子宫颈	Cervix	–	–	–	–	–	–	88	4.92	13.59	9.35	0.82	0.99	C53
子宫体	Uterus	–	–	–	–	–	–	127	7.09	19.62	13.27	1.16	1.41	C54-55
卵巢	Ovary	–	–	–	–	–	–	54	3.02	8.34	5.61	0.42	0.58	C56
前列腺	Prostate	66	2.93	10.35	7.90	0.11	1.00	–	–	–	–	–	–	C61
睾丸	Testis	5	0.22	0.78	0.80	0.05	0.05	–	–	–	–	–	–	C62
肾	Kidney	37	1.64	5.80	4.39	0.31	0.49	20	1.12	3.09	1.85	0.15	0.19	C64-66,68
膀胱	Bladder	65	2.89	10.20	7.55	0.29	0.83	14	0.78	2.16	1.17	0.03	0.15	C67
脑	Brain	60	2.67	9.41	7.52	0.50	0.81	115	6.42	17.76	11.85	0.77	1.30	C70-C72,D32-33,D42-43
甲状腺	Thyroid	36	1.60	5.65	4.34	0.35	0.43	98	5.47	15.14	11.50	0.97	1.03	C73
淋巴瘤	Lymphoma	56	2.49	8.78	6.54	0.45	0.68	50	2.79	7.72	5.56	0.35	0.66	C81-85,88,90,96
白血病	Leukemia	70	3.11	10.98	9.60	0.41	0.99	44	2.46	6.80	6.67	0.34	0.53	C91-95,D45-47
其他	Other	94	4.18	14.75	11.50	0.58	1.24	81	4.53	12.51	7.87	0.45	0.80	O&U
所有部位合计	All sites	2251	100.00	353.13	267.76	16.17	31.50	1790	100.00	276.48	180.64	12.42	19.26	All
所有部位除外皮肤	All sites exc. C44	2232	99.16	350.14	265.64	16.08	31.32	1769	98.83	273.24	178.70	12.33	19.10	All sites exc. C44
死亡 Mortality														
口腔	Oral cavity & pharynx	51	3.14	8.00	5.80	0.42	0.62	9	1.10	1.39	0.74	0.02	0.08	C00-10,C12-14
鼻咽	Nasopharynx	81	4.99	12.71	9.28	0.71	1.04	22	2.70	3.40	2.21	0.15	0.20	C11
食管	Esophagus	128	7.88	20.08	15.10	1.09	1.99	11	1.35	1.70	0.94	0.02	0.11	C15
胃	Stomach	66	4.06	10.35	7.87	0.31	1.03	36	4.41	5.56	3.28	0.20	0.32	C16
结直肠	Colon-rectum	89	5.48	13.96	10.26	0.53	1.09	92	11.27	14.21	7.96	0.34	0.83	C18-21
肝脏	Liver	475	29.25	74.52	55.01	3.56	6.26	93	11.40	14.36	8.24	0.42	0.92	C22
胆囊	Gallbladder etc.	20	1.23	3.14	2.23	0.08	0.20	11	1.35	1.70	0.89	0.04	0.08	C23-24
胰腺	Pancreas	28	1.72	4.39	3.32	0.16	0.39	34	4.17	5.25	2.98	0.14	0.33	C25
喉	Larynx	23	1.42	3.61	2.59	0.18	0.31	2	0.25	0.31	0.15	0.01	0.01	C32
肺	Lung	441	27.16	69.18	52.15	2.31	6.43	216	26.47	33.36	19.33	0.95	2.18	C33-34
其他胸腔器官	Other thoracic organs	2	0.12	0.31	0.22	0.01	0.03	4	0.49	0.62	0.29	0.01	0.01	C37-38
骨	Bone	9	0.55	1.41	1.06	0.04	0.14	5	0.61	0.77	0.70	0.06	0.06	C40-41
皮肤黑色素瘤	Melanoma of skin	2	0.12	0.31	0.21	0.02	0.02	4	0.49	0.62	0.34	0.01	0.04	C43
乳腺	Breast	0	0.00	0.00	0.00	0.00	0.00	86	10.54	13.28	8.61	0.70	1.00	C50
子宫颈	Cervix	–	–	–	–	–	–	24	2.94	3.71	2.44	0.17	0.31	C53
子宫体	Uterus	–	–	–	–	–	–	15	1.84	2.32	1.42	0.11	0.16	C54-55
卵巢	Ovary	–	–	–	–	–	–	25	3.06	3.86	2.35	0.17	0.23	C56
前列腺	Prostate	30	1.85	4.71	3.93	0.02	0.51	–	–	–	–	–	–	C61
睾丸	Testis	1	0.06	0.16	0.15	0.01	0.01	–	–	–	–	–	–	C62
肾	Kidney	11	0.68	1.73	1.20	0.05	0.07	6	0.74	0.93	0.53	0.05	0.05	C64-66,68
膀胱	Bladder	12	0.74	1.88	1.27	0.05	0.08	6	0.74	0.93	0.38	0.00	0.02	C67
脑	Brain	34	2.09	5.33	3.97	0.23	0.36	22	2.70	3.40	2.41	0.12	0.15	C70-C72,D32-33,D42-43
甲状腺	Thyroid	2	0.12	0.31	0.23	0.03	0.03	5	0.61	0.77	0.46	0.01	0.07	C73
淋巴瘤	Lymphoma	35	2.16	5.49	4.27	0.28	0.55	31	3.80	4.79	3.16	0.19	0.43	C81-85,88,90,96
白血病	Leukemia	28	1.72	4.39	3.60	0.14	0.43	25	3.06	3.86	3.21	0.18	0.27	C91-95,D45-47
其他	Other	56	3.45	8.78	6.40	0.40	0.63	32	3.92	4.94	2.80	0.14	0.31	O&U
所有部位合计	All sites	1624	100.00	254.76	190.13	10.63	22.21	816	100.00	126.04	75.84	4.24	8.15	All
所有部位除外皮肤	All sites exc. C44	1623	99.94	254.61	190.02	10.62	22.20	814	99.75	125.73	75.67	4.24	8.12	All sites exc. C44

附表 3-284 江门市 2015 年癌症发病和死亡主要指标
Appendix Table 3-284 Incidence and mortality of cancer in Jiangmen Shi, 2015

部位 Sites		男性 Male						女性 Female						ICD10
		病例数 No. cases	构成比 Freq./%	粗率 Crude rate/ 100 000⁻¹	世标率 ASR world/ 100 000⁻¹	累积率 Cum. Rate/% 0~64	0~74	病例数 No. cases	构成比 Freq./%	粗率 Crude rate/ 100 000⁻¹	世标率 ASR world/ 100 000⁻¹	累积率 Cum. Rate/% 0~64	0~74	
发病 Incidence														
口腔	Oral cavity & pharynx	32	2.91	9.94	6.78	0.44	0.95	19	1.88	5.81	3.68	0.22	0.36	C00-10,C12-14
鼻咽	Nasopharynx	56	5.10	17.40	12.27	0.84	1.28	34	3.36	10.39	7.11	0.55	0.76	C11
食管	Esophagus	42	3.83	13.05	8.59	0.44	1.19	3	0.30	0.92	0.51	0.02	0.08	C15
胃	Stomach	47	4.28	14.60	9.56	0.60	1.12	33	3.26	10.09	6.09	0.34	0.73	C16
结直肠	Colon-rectum	150	13.66	46.61	30.84	1.54	3.70	125	12.36	38.22	22.78	1.32	2.51	C18-21
肝脏	Liver	189	17.21	58.72	40.50	2.99	4.81	49	4.85	14.98	8.86	0.46	1.11	C22
胆囊	Gallbladder etc.	14	1.28	4.35	2.75	0.10	0.37	15	1.48	4.59	2.80	0.11	0.40	C23-24
胰腺	Pancreas	16	1.46	4.97	2.92	0.09	0.22	6	0.59	1.83	0.94	0.03	0.03	C25
喉	Larynx	19	1.73	5.90	3.90	0.35	0.49	2	0.20	0.61	0.28	0.02	0.02	C32
肺	Lung	234	21.31	72.71	47.51	2.30	5.58	141	13.95	43.11	26.16	1.47	3.13	C33-34
其他胸腔器官	Other thoracic organs	6	0.55	1.86	1.37	0.11	0.11	3	0.30	0.92	0.54	0.03	0.03	C37-38
骨	Bone	1	0.09	0.31	0.21	0.02	0.02	4	0.40	1.22	0.67	0.02	0.05	C40-41
皮肤黑色素瘤	Melanoma of skin	4	0.36	1.24	0.79	0.08	0.08	4	0.40	1.22	0.73	0.05	0.08	C43
乳腺	Breast	0	0.00	0.00	0.00	0.00	0.00	209	20.67	63.90	41.82	3.49	4.57	C50
子宫颈	Cervix	–	–	–	–	–	–	53	5.24	16.20	11.26	0.91	1.19	C53
子宫体	Uterus	–	–	–	–	–	–	55	5.44	16.82	11.36	0.99	1.18	C54-55
卵巢	Ovary	–	–	–	–	–	–	33	3.26	10.09	6.72	0.48	0.73	C56
前列腺	Prostate	43	3.92	13.36	8.30	0.11	0.83	–	–	–	–	–	–	C61
睾丸	Testis	2	0.18	0.62	1.04	0.05	0.05	–	–	–	–	–	–	C62
肾	Kidney	24	2.19	7.46	5.21	0.28	0.62	16	1.58	4.89	3.16	0.22	0.40	C64-66,68
膀胱	Bladder	47	4.28	14.60	9.57	0.32	0.91	9	0.89	2.75	1.54	0.03	0.20	C67
脑	Brain	28	2.55	8.70	5.59	0.27	0.60	34	3.36	10.39	6.35	0.34	0.70	C70-C72,D32-33,D42-43
甲状腺	Thyroid	15	1.37	4.66	3.54	0.27	0.27	66	6.53	20.18	14.45	1.19	1.41	C73
淋巴瘤	Lymphoma	42	3.83	13.05	9.51	0.53	1.21	19	1.88	5.81	4.57	0.32	0.43	C81-85,88,90,96
白血病	Leukemia	32	2.91	9.94	7.25	0.36	0.80	24	2.37	7.34	6.68	0.40	0.59	C91-95, D45-47
其他	Other	55	5.01	17.09	11.61	0.70	1.34	55	5.44	16.82	10.83	0.55	1.17	O&U
所有部位合计	All sites	1098	100.00	341.16	229.61	12.78	26.55	1011	100.00	309.10	199.93	13.56	21.87	All
所有部位除外皮肤	All sites exc. C44	1084	98.72	336.81	226.43	12.65	26.12	996	98.52	304.51	197.06	13.41	21.52	All sites exc. C44
死亡 Mortality														
口腔	Oral cavity & pharynx	28	3.51	8.70	5.90	0.34	0.85	6	1.35	1.83	1.39	0.05	0.05	C00-10,C12-14
鼻咽	Nasopharynx	41	5.14	12.74	9.02	0.65	1.13	18	4.04	5.50	3.61	0.26	0.44	C11
食管	Esophagus	40	5.01	12.43	7.79	0.49	0.93	4	0.90	1.22	0.51	0.00	0.06	C15
胃	Stomach	39	4.89	12.12	7.90	0.40	0.91	23	5.16	7.03	4.14	0.20	0.41	C16
结直肠	Colon-rectum	101	12.66	31.38	20.90	0.68	2.12	64	14.35	19.57	11.18	0.57	1.16	C18-21
肝脏	Liver	168	21.05	52.20	35.29	2.67	4.01	49	10.99	14.98	8.71	0.46	1.03	C22
胆囊	Gallbladder etc.	15	1.88	4.66	3.00	0.09	0.40	9	2.02	2.75	1.60	0.04	0.21	C23-24
胰腺	Pancreas	18	2.26	5.59	3.30	0.14	0.24	9	2.02	2.75	1.36	0.09	0.09	C25
喉	Larynx	8	1.00	2.49	1.83	0.00	0.27	0	0.00	0.00	0.00	0.00	0.00	C32
肺	Lung	190	23.81	59.03	38.65	1.47	4.24	99	22.20	30.27	17.11	0.66	1.91	C33-34
其他胸腔器官	Other thoracic organs	3	0.38	0.93	0.83	0.04	0.11	5	1.12	1.53	1.08	0.06	0.06	C37-38
骨	Bone	2	0.25	0.62	0.38	0.03	0.03	1	0.22	0.31	0.15	0.00	0.00	C40-41
皮肤黑色素瘤	Melanoma of skin	1	0.13	0.31	0.18	0.02	0.02	0	0.00	0.00	0.00	0.00	0.00	C43
乳腺	Breast	0	0.00	0.00	0.00	0.00	0.00	50	11.21	15.29	9.18	0.70	0.96	C50
子宫颈	Cervix	–	–	–	–	–	–	18	4.04	5.50	3.62	0.35	0.41	C53
子宫体	Uterus	–	–	–	–	–	–	11	2.47	3.36	2.06	0.12	0.24	C54-55
卵巢	Ovary	–	–	–	–	–	–	8	1.79	2.45	1.63	0.10	0.16	C56
前列腺	Prostate	30	3.76	9.32	6.50	0.05	0.53	–	–	–	–	–	–	C61
睾丸	Testis	0	0.00	0.00	0.00	0.00	0.00	–	–	–	–	–	–	C62
肾	Kidney	5	0.63	1.55	1.06	0.03	0.14	6	1.35	1.83	1.10	0.04	0.13	C64-66,68
膀胱	Bladder	13	1.63	4.04	2.21	0.03	0.06	6	1.35	1.83	0.96	0.00	0.09	C67
脑	Brain	15	1.88	4.66	2.99	0.22	0.25	10	2.24	3.06	1.87	0.08	0.08	C70-C72,D32-33,D42-43
甲状腺	Thyroid	2	0.25	0.62	0.49	0.00	0.04	1	0.22	0.31	0.21	0.03	0.03	C73
淋巴瘤	Lymphoma	24	3.01	7.46	5.19	0.29	0.73	11	2.47	3.36	2.00	0.14	0.17	C81-85,88,90,96
白血病	Leukemia	21	2.63	6.52	4.80	0.27	0.54	16	3.59	4.89	3.31	0.18	0.37	C91-95, D45-47
其他	Other	34	4.26	10.56	6.82	0.28	0.66	22	4.93	6.73	3.71	0.18	0.24	O&U
所有部位合计	All sites	798	100.00	247.95	165.02	8.18	18.20	446	100.00	136.36	80.49	4.30	8.28	All
所有部位除外皮肤	All sites exc. C44	795	99.62	247.01	164.47	8.18	18.13	441	98.88	134.83	79.67	4.25	8.23	All sites exc. C44

附表 3-285　肇庆市端州区 2015 年癌症发病和死亡主要指标
Appendix Table 3-285　Incidence and mortality of cancer in Duanzhou Qu, Zhaoqing Shi, 2015

部位 Sites		男性 Male						女性 Female						ICD10
		病例数 No. cases	构成比 Freq./%	粗率 Crude rate/ 100 000⁻¹	世标率 ASR world/ 100 000⁻¹	累积率 Cum. Rate/% 0~64	0~74	病例数 No. cases	构成比 Freq./%	粗率 Crude rate/ 100 000⁻¹	世标率 ASR world/ 100 000⁻¹	累积率 Cum. Rate/% 0~64	0~74	
发病 Incidence														
口腔	Oral cavity & pharynx	19	2.89	9.96	6.67	0.52	0.87	10	1.64	5.39	3.03	0.28	0.28	C00-10,C12-14
鼻咽	Nasopharynx	47	7.15	24.65	16.52	1.38	1.68	20	3.29	10.79	6.93	0.63	0.72	C11
食管	Esophagus	17	2.59	8.92	5.68	0.49	0.70	2	0.33	1.08	0.61	0.05	0.05	C15
胃	Stomach	26	3.96	13.64	7.81	0.38	0.83	21	3.45	11.32	7.29	0.50	1.02	C16
结直肠	Colon-rectum	105	15.98	55.07	34.91	2.62	4.19	76	12.50	40.98	25.17	1.40	3.32	C18-21
肝脏	Liver	98	14.92	51.40	33.72	2.70	3.71	30	4.93	16.18	9.47	0.59	1.12	C22
胆囊	Gallbladder etc.	10	1.52	5.24	2.89	0.13	0.36	2	0.33	1.08	0.79	0.10	0.10	C23-24
胰腺	Pancreas	21	3.20	11.01	6.77	0.34	0.89	16	2.63	8.63	5.02	0.25	0.67	C25
喉	Larynx	9	1.37	4.72	3.15	0.25	0.38	0	0.00	0.00	0.00	0.00	0.00	C32
肺	Lung	124	18.87	65.03	37.67	2.00	4.24	82	13.49	44.22	24.80	1.58	2.63	C33-34
其他胸腔器官	Other thoracic organs	4	0.61	2.10	1.51	0.04	0.18	1	0.16	0.54	0.38	0.00	0.06	C37-38
骨	Bone	2	0.30	1.05	0.75	0.05	0.13	2	0.33	1.08	0.98	0.04	0.13	C40-41
皮肤黑色素瘤	Melanoma of skin	1	0.15	0.52	0.34	0.03	0.03	0	0.00	0.00	0.00	0.00	0.00	C43
乳腺	Breast	0	0.00	0.00	0.00	0.00	0.00	146	24.01	78.73	48.93	4.24	5.28	C50
子宫颈	Cervix	–	–	–	–	–	–	26	4.28	14.02	8.83	0.87	0.93	C53
子宫体	Uterus	–	–	–	–	–	–	21	3.45	11.32	7.18	0.61	0.83	C54-55
卵巢	Ovary	–	–	–	–	–	–	22	3.62	11.86	7.30	0.64	0.77	C56
前列腺	Prostate	35	5.33	18.36	8.71	0.10	1.07	–	–	–	–	–	–	C61
睾丸	Testis	4	0.61	2.10	1.93	0.11	0.11	–	–	–	–	–	–	C62
肾	Kidney	9	1.37	4.72	2.76	0.19	0.32	8	1.32	4.31	2.59	0.09	0.33	C64-66,68
膀胱	Bladder	20	3.04	10.49	6.26	0.32	0.63	7	1.15	3.77	2.22	0.16	0.25	C67
脑	Brain	12	1.83	6.29	4.86	0.31	0.39	24	3.95	12.94	7.30	0.51	0.72	C70-C72,D32-33,D42-43
甲状腺	Thyroid	12	1.83	6.29	4.96	0.43	0.51	25	4.11	13.48	9.52	0.69	0.82	C73
淋巴瘤	Lymphoma	14	2.13	7.34	5.16	0.40	0.52	18	2.96	9.71	8.03	0.34	1.10	C81-85,88,90,96
白血病	Leukemia	24	3.65	12.59	8.51	0.62	0.74	12	1.97	6.47	3.43	0.18	0.34	C91-95, D45-47
其他	Other	44	6.70	23.08	15.52	1.01	1.56	37	6.09	19.95	11.86	0.67	1.47	O&U
所有部位合计	All sites	657	100.00	344.57	217.05	14.42	24.06	608	100.00	327.87	201.67	14.40	22.94	All
所有部位除外皮肤	All sites exc. C44	652	99.24	341.94	215.34	14.24	23.88	598	98.36	322.48	198.42	14.30	22.44	All sites exc. C44
死亡 Mortality														
口腔	Oral cavity & pharynx	9	2.11	4.72	3.26	0.29	0.43	1	0.43	0.54	0.38	0.00	0.06	C00-10,C12-14
鼻咽	Nasopharynx	32	7.49	16.78	11.01	0.79	1.28	9	3.88	4.85	3.22	0.23	0.47	C11
食管	Esophagus	16	3.75	8.39	5.04	0.31	0.69	3	1.29	1.62	1.16	0.05	0.18	C15
胃	Stomach	16	3.75	8.39	4.76	0.29	0.51	14	6.03	7.55	4.25	0.15	0.58	C16
结直肠	Colon-rectum	41	9.60	21.50	11.32	0.46	1.12	29	12.50	15.64	8.78	0.36	0.95	C18-21
肝脏	Liver	103	24.12	54.02	34.28	2.53	3.77	23	9.91	12.40	6.49	0.33	0.69	C22
胆囊	Gallbladder etc.	4	0.94	2.10	1.21	0.03	0.15	4	1.72	2.16	1.32	0.14	0.14	C23-24
胰腺	Pancreas	9	2.11	4.72	2.88	0.18	0.32	7	3.02	3.77	1.98	0.00	0.25	C25
喉	Larynx	4	0.94	2.10	1.29	0.05	0.20	0	0.00	0.00	0.00	0.00	0.00	C32
肺	Lung	122	28.57	63.98	36.22	1.42	4.65	50	21.55	26.96	14.17	0.56	1.43	C33-34
其他胸腔器官	Other thoracic organs	0	0.00	0.00	0.00	0.00	0.00	1	0.43	0.54	0.36	0.05	0.05	C37-38
骨	Bone	2	0.47	1.05	0.78	0.05	0.11	3	1.29	1.62	1.37	0.13	0.13	C40-41
皮肤黑色素瘤	Melanoma of skin	0	0.00	0.00	0.00	0.00	0.00	0	0.00	0.00	0.00	0.00	0.00	C43
乳腺	Breast	0	0.00	0.00	0.00	0.00	0.00	31	13.36	16.72	10.12	0.87	1.11	C50
子宫颈	Cervix	–	–	–	–	–	–	10	4.31	5.39	3.42	0.28	0.37	C53
子宫体	Uterus	–	–	–	–	–	–	3	1.29	1.62	1.12	0.05	0.23	C54-55
卵巢	Ovary	–	–	–	–	–	–	11	4.74	5.93	3.67	0.20	0.48	C56
前列腺	Prostate	13	3.04	6.82	3.14	0.03	0.17	–	–	–	–	–	–	C61
睾丸	Testis	0	0.00	0.00	0.00	0.00	0.00	–	–	–	–	–	–	C62
肾	Kidney	3	0.70	1.57	1.04	0.08	0.14	2	0.86	1.08	0.58	0.00	0.09	C64-66,68
膀胱	Bladder	7	1.64	3.67	1.75	0.05	0.05	0	0.00	0.00	0.00	0.00	0.00	C67
脑	Brain	9	2.11	4.72	3.17	0.20	0.48	3	1.29	1.62	0.99	0.09	0.09	C70-C72,D32-33,D42-43
甲状腺	Thyroid	0	0.00	0.00	0.00	0.00	0.00	0	0.00	0.00	0.00	0.00	0.00	C73
淋巴瘤	Lymphoma	6	1.41	3.15	1.89	0.12	0.12	7	3.02	3.77	2.35	0.08	0.42	C81-85,88,90,96
白血病	Leukemia	16	3.75	8.39	6.26	0.40	0.46	7	3.02	3.77	2.16	0.12	0.28	C91-95, D45-47
其他	Other	15	3.51	7.87	4.55	0.20	0.34	14	6.03	7.55	3.77	0.15	0.24	O&U
所有部位合计	All sites	427	100.00	223.94	133.87	7.48	14.98	232	100.00	125.11	71.67	3.84	8.25	All
所有部位除外皮肤	All sites exc. C44	424	99.30	222.37	133.04	7.44	14.94	231	99.57	124.57	71.43	3.84	8.25	All sites exc. C44

部位 Sites		男性 Male						女性 Female						ICD10
		病例数 No. cases	构成比 Freq. /%	粗率 Crude rate/ 100 000⁻¹	世标率 ASR world/ 100 000⁻¹	累积率 Cum. Rate/%		病例数 No. cases	构成比 Freq. /%	粗率 Crude rate/ 100 000⁻¹	世标率 ASR world/ 100 000⁻¹	累积率 Cum. Rate/%		
						0~64	0~74					0~64	0~74	
发病 Incidence														
口腔	Oral cavity & pharynx	17	2.76	7.82	5.95	0.40	0.73	6	1.23	2.89	2.01	0.11	0.29	C00-10,C12-14
鼻咽	Nasopharynx	59	9.59	27.13	19.56	1.70	1.92	29	5.94	13.97	9.43	0.55	1.00	C11
食管	Esophagus	17	2.76	7.82	5.76	0.58	0.67	5	1.02	2.41	0.65	0.00	0.00	C15
胃	Stomach	24	3.90	11.04	8.07	0.46	1.04	20	4.10	9.63	6.02	0.24	0.67	C16
结直肠	Colon-rectum	70	11.38	32.19	23.12	1.37	2.70	66	13.52	31.79	19.48	1.02	2.42	C18-21
肝脏	Liver	135	21.95	62.09	47.58	3.40	5.39	33	6.76	15.90	10.59	0.42	1.31	C22
胆囊	Gallbladder etc.	3	0.49	1.38	0.81	0.00	0.09	5	1.02	2.41	1.55	0.03	0.21	C23-24
胰腺	Pancreas	3	0.49	1.38	1.00	0.04	0.13	8	1.64	3.85	2.32	0.16	0.25	C25
喉	Larynx	13	2.11	5.98	4.32	0.25	0.57	1	0.20	0.48	0.16	0.00	0.00	C32
肺	Lung	150	24.39	68.99	52.27	2.99	7.06	71	14.55	34.20	21.22	1.07	2.45	C33-34
其他胸腔器官	Other thoracic organs	1	0.16	0.46	0.40	0.05	0.05	2	0.41	0.96	0.50	0.05	0.05	C37-38
骨	Bone	3	0.49	1.38	1.23	0.07	0.16	1	0.20	0.48	0.39	0.00	0.10	C40-41
皮肤黑色素瘤	Melanoma of skin	0	0.00	0.00	0.00	0.00	0.00	1	0.20	0.48	0.17	0.00	0.00	C43
乳腺	Breast	0	0.00	0.00	0.00	0.00	0.00	70	14.34	33.72	21.17	1.85	2.02	C50
子宫颈	Cervix	–	–	–	–	–	–	39	7.99	18.79	13.23	1.21	1.39	C53
子宫体	Uterus	–	–	–	–	–	–	19	3.89	9.15	5.76	0.54	0.64	C54-55
卵巢	Ovary	–	–	–	–	–	–	8	1.64	3.85	3.06	0.23	0.32	C56
前列腺	Prostate	11	1.79	5.06	3.77	0.15	0.66	–	–	–	–	–	–	C61
睾丸	Testis	3	0.49	1.38	1.39	0.11	0.11	–	–	–	–	–	–	C62
肾	Kidney	5	0.81	2.30	1.76	0.16	0.16	3	0.61	1.45	0.65	0.04	0.04	C64-66,68
膀胱	Bladder	11	1.79	5.06	3.66	0.18	0.34	4	0.82	1.93	1.34	0.00	0.30	C67
脑	Brain	14	2.28	6.44	5.48	0.30	0.54	20	4.10	9.63	6.95	0.61	0.71	C70-C72,D32-33,D42-43
甲状腺	Thyroid	13	2.11	5.98	4.55	0.39	0.39	29	5.94	13.97	10.69	0.71	1.07	C73
淋巴瘤	Lymphoma	23	3.74	10.58	8.17	0.61	0.88	15	3.07	7.23	5.37	0.38	0.78	C81-85,88,90,96
白血病	Leukemia	20	3.25	9.20	8.60	0.42	0.74	11	2.25	5.30	5.57	0.34	0.52	C91-95, D45-47
其他	Other	20	3.25	9.20	7.39	0.46	0.78	22	4.51	10.60	9.81	0.42	1.15	O&U
所有部位合计	All sites	615	100.00	282.84	214.83	14.06	25.09	488	100.00	235.09	158.10	10.00	17.67	All
所有部位除外皮肤	All sites exc. C44	609	99.02	280.08	212.44	13.87	24.83	483	98.98	232.68	156.29	9.95	17.34	All sites exc. C44
死亡 Mortality														
口腔	Oral cavity & pharynx	11	2.12	5.06	3.67	0.33	0.33	0	0.00	0.00	0.00	0.00	0.00	C00-10,C12-14
鼻咽	Nasopharynx	62	11.92	28.51	20.47	1.66	2.41	16	6.30	7.71	5.13	0.19	0.63	C11
食管	Esophagus	19	3.65	8.74	6.51	0.56	0.87	7	2.76	3.37	1.57	0.05	0.13	C15
胃	Stomach	17	3.27	7.82	5.73	0.25	0.75	13	5.12	6.26	3.74	0.15	0.42	C16
结直肠	Colon-rectum	41	7.88	18.86	13.63	0.75	1.47	36	14.17	17.34	9.73	0.62	1.00	C18-21
肝脏	Liver	131	25.19	60.25	45.09	3.09	5.26	31	12.20	14.93	9.88	0.45	1.28	C22
胆囊	Gallbladder etc.	5	0.96	2.30	1.36	0.07	0.07	1	0.39	0.48	0.16	0.00	0.00	C23-24
胰腺	Pancreas	5	0.96	2.30	1.82	0.10	0.26	5	1.97	2.41	1.17	0.08	0.08	C25
喉	Larynx	9	1.73	4.14	3.16	0.16	0.42	1	0.39	0.48	0.16	0.00	0.00	C32
肺	Lung	140	26.92	64.39	49.65	2.79	6.35	50	19.69	24.09	14.38	0.67	1.79	C33-34
其他胸腔器官	Other thoracic organs	0	0.00	0.00	0.00	0.00	0.00	1	0.39	0.48	0.25	0.03	0.03	C37-38
骨	Bone	4	0.77	1.84	1.29	0.06	0.06	2	0.79	0.96	0.78	0.05	0.15	C40-41
皮肤黑色素瘤	Melanoma of skin	3	0.58	1.38	1.26	0.06	0.14	2	0.79	0.96	0.40	0.03	0.03	C43
乳腺	Breast	0	0.00	0.00	0.00	0.00	0.00	25	9.84	12.04	7.26	0.74	0.74	C50
子宫颈	Cervix	–	–	–	–	–	–	10	3.94	4.82	3.03	0.19	0.28	C53
子宫体	Uterus	–	–	–	–	–	–	4	1.57	1.93	1.46	0.09	0.19	C54-55
卵巢	Ovary	–	–	–	–	–	–	8	3.15	3.85	2.94	0.13	0.38	C56
前列腺	Prostate	5	0.96	2.30	1.40	0.00	0.16	–	–	–	–	–	–	C61
睾丸	Testis	0	0.00	0.00	0.00	0.00	0.00	–	–	–	–	–	–	C62
肾	Kidney	3	0.58	1.38	0.95	0.06	0.06	3	1.18	1.45	0.47	0.00	0.00	C64-66,68
膀胱	Bladder	8	1.54	3.68	2.57	0.05	0.30	0	0.00	0.00	0.00	0.00	0.00	C67
脑	Brain	11	2.12	5.06	3.79	0.23	0.47	7	2.76	3.37	2.61	0.25	0.35	C70-C72,D32-33,D42-43
甲状腺	Thyroid	2	0.38	0.92	0.64	0.04	0.04	2	0.79	0.96	0.50	0.03	0.03	C73
淋巴瘤	Lymphoma	13	2.50	5.98	4.27	0.22	0.57	9	3.54	4.34	3.19	0.19	0.59	C81-85,88,90,96
白血病	Leukemia	14	2.69	6.44	6.30	0.25	0.56	5	1.97	2.41	2.30	0.19	0.19	C91-95, D45-47
其他	Other	17	3.27	7.82	5.83	0.30	0.37	16	6.30	7.71	6.20	0.24	0.60	O&U
所有部位合计	All sites	520	100.00	239.15	179.39	11.04	20.93	254	100.00	122.36	77.30	4.37	8.89	All
所有部位除外皮肤	All sites exc. C44	515	99.04	236.85	177.76	10.96	20.77	252	99.21	121.40	76.62	4.37	8.80	All sites exc. C44

部位 Sites		男性 Male						女性 Female						ICD10
		病例数 No. cases	构成比 Freq. /%	粗率 Crude rate/ 100 000⁻¹	世标率 ASR world/ 100 000⁻¹	累积率 Cum. Rate/%		病例数 No. cases	构成比 Freq. /%	粗率 Crude rate/ 100 000⁻¹	世标率 ASR world/ 100 000⁻¹	累积率 Cum. Rate/%		
						0~64	0~74					0~64	0~74	
发病 Incidence														
口腔	Oral cavity & pharynx	62	2.27	6.28	5.14	0.37	0.64	32	1.20	3.32	2.26	0.14	0.25	C00-10,C12-14
鼻咽	Nasopharynx	199	7.28	20.16	16.14	1.24	1.93	82	3.08	8.52	6.10	0.50	0.69	C11
食管	Esophagus	62	2.27	6.28	4.88	0.35	0.55	11	0.41	1.14	0.65	0.01	0.08	C15
胃	Stomach	134	4.90	13.58	10.56	0.60	1.25	82	3.08	8.52	5.48	0.34	0.60	C16
结直肠	Colon-rectum	373	13.64	37.79	29.25	1.65	3.42	371	13.94	38.53	24.58	1.31	2.89	C18-21
肝脏	Liver	394	14.41	39.92	31.56	2.34	3.67	116	4.36	12.05	7.20	0.32	0.81	C22
胆囊	Gallbladder etc.	42	1.54	4.25	3.25	0.19	0.36	33	1.24	3.43	1.97	0.05	0.26	C23-24
胰腺	Pancreas	43	1.57	4.36	3.38	0.12	0.44	52	1.95	5.40	3.36	0.09	0.47	C25
喉	Larynx	37	1.35	3.75	3.12	0.18	0.40	5	0.19	0.52	0.32	0.01	0.04	C32
肺	Lung	589	21.54	59.67	46.65	2.34	5.75	366	13.75	38.01	23.82	1.21	2.87	C33-34
其他胸腔器官	Other thoracic organs	10	0.37	1.01	0.88	0.08	0.08	5	0.19	0.52	0.35	0.03	0.03	C37-38
骨	Bone	10	0.37	1.01	0.94	0.05	0.08	10	0.38	1.04	0.91	0.06	0.08	C40-41
皮肤黑色素瘤	Melanoma of skin	8	0.29	0.81	0.55	0.04	0.05	3	0.11	0.31	0.23	0.01	0.03	C43
乳腺	Breast	3	0.11	0.30	0.28	0.02	0.04	424	15.93	44.03	31.54	2.66	3.31	C50
子宫颈	Cervix	–	–	–	–	–	–	147	5.52	15.26	10.88	0.91	1.25	C53
子宫体	Uterus	–	–	–	–	–	–	112	4.21	11.63	8.49	0.77	0.92	C54-55
卵巢	Ovary	–	–	–	–	–	–	66	2.48	6.85	5.02	0.36	0.60	C56
前列腺	Prostate	109	3.99	11.04	8.02	0.13	0.81	–	–	–	–	–	–	C61
睾丸	Testis	11	0.40	1.11	0.90	0.07	0.07	–	–	–	–	–	–	C62
肾	Kidney	60	2.19	6.08	5.15	0.39	0.53	31	1.16	3.22	2.38	0.15	0.22	C64-66,68
膀胱	Bladder	77	2.82	7.80	5.95	0.26	0.66	25	0.94	2.60	1.60	0.05	0.22	C67
脑	Brain	95	3.47	9.62	8.40	0.52	0.73	146	5.49	15.16	10.27	0.61	1.11	C70-C72,D32-33,D42-43
甲状腺	Thyroid	65	2.38	6.58	5.38	0.45	0.57	211	7.93	21.91	16.38	1.38	1.58	C73
淋巴瘤	Lymphoma	99	3.62	10.03	8.15	0.39	1.01	83	3.12	8.62	5.93	0.34	0.68	C81-85,88,90,96
白血病	Leukemia	99	3.62	10.03	9.04	0.47	0.94	78	2.93	8.10	5.96	0.35	0.60	C91-95, D45-47
其他	Other	154	5.63	15.60	12.22	0.63	1.11	170	6.39	17.65	11.51	0.64	1.15	O&U
所有部位合计	All sites	2735	100.00	277.08	219.79	12.87	25.09	2661	100.00	276.33	187.22	12.32	20.72	All
所有部位除外皮肤	All sites exc. C44	2687	98.24	272.21	216.22	12.70	24.77	2601	97.75	270.10	183.49	12.14	20.35	All sites exc. C44
死亡 Mortality														
口腔	Oral cavity & pharynx	15	0.89	1.52	1.24	0.04	0.17	5	0.45	0.52	0.38	0.02	0.05	C00-10,C12-14
鼻咽	Nasopharynx	102	6.08	10.33	8.21	0.55	1.03	26	2.32	2.70	1.93	0.11	0.25	C11
食管	Esophagus	39	2.33	3.95	3.18	0.17	0.45	19	1.69	1.97	0.95	0.01	0.08	C15
胃	Stomach	91	5.43	9.22	7.11	0.29	0.83	61	5.43	6.33	3.71	0.17	0.35	C16
结直肠	Colon-rectum	149	8.88	15.09	11.19	0.52	1.12	140	12.47	14.54	8.12	0.33	0.85	C18-21
肝脏	Liver	393	23.43	39.81	31.08	2.04	3.61	116	10.33	12.05	7.58	0.37	0.82	C22
胆囊	Gallbladder etc.	13	0.78	1.32	0.88	0.01	0.08	24	2.14	2.49	1.32	0.03	0.13	C23-24
胰腺	Pancreas	40	2.39	4.05	3.11	0.15	0.38	47	4.19	4.88	2.95	0.09	0.33	C25
喉	Larynx	13	0.78	1.32	1.07	0.04	0.14	4	0.36	0.42	0.18	0.00	0.00	C32
肺	Lung	487	29.04	49.34	37.60	1.64	4.37	274	24.40	28.45	16.67	0.70	1.87	C33-34
其他胸腔器官	Other thoracic organs	5	0.30	0.51	0.41	0.03	0.05	3	0.27	0.31	0.10	0.00	0.00	C37-38
骨	Bone	7	0.42	0.71	0.58	0.02	0.06	7	0.62	0.73	0.54	0.01	0.04	C40-41
皮肤黑色素瘤	Melanoma of skin	4	0.24	0.41	0.30	0.00	0.05	6	0.53	0.62	0.38	0.02	0.04	C43
乳腺	Breast	1	0.06	0.10	0.09	0.00	0.01	80	7.12	8.31	5.86	0.44	0.70	C50
子宫颈	Cervix	–	–	–	–	–	–	49	4.36	5.09	3.45	0.21	0.40	C53
子宫体	Uterus	–	–	–	–	–	–	17	1.51	1.77	1.24	0.12	0.13	C54-55
卵巢	Ovary	–	–	–	–	–	–	36	3.21	3.74	2.59	0.12	0.36	C56
前列腺	Prostate	41	2.44	4.15	2.68	0.00	0.19	–	–	–	–	–	–	C61
睾丸	Testis	0	0.00	0.00	0.00	0.00	0.00	–	–	–	–	–	–	C62
肾	Kidney	25	1.49	2.53	1.80	0.09	0.16	6	0.53	0.62	0.31	0.01	0.02	C64-66,68
膀胱	Bladder	26	1.55	2.63	1.64	0.02	0.08	9	0.80	0.93	0.47	0.00	0.05	C67
脑	Brain	44	2.62	4.46	3.65	0.18	0.35	40	3.56	4.15	2.80	0.14	0.25	C70-C72,D32-33, D42-43
甲状腺	Thyroid	4	0.24	0.41	0.25	0.01	0.01	9	0.80	0.93	0.68	0.06	0.08	C73
淋巴瘤	Lymphoma	40	2.39	4.05	3.04	0.13	0.34	37	3.29	3.84	2.50	0.14	0.29	C81-85,88,90,96
白血病	Leukemia	39	2.33	3.95	3.55	0.19	0.32	32	2.85	3.32	2.24	0.12	0.29	C91-95, D45-47
其他	Other	99	5.90	10.03	7.66	0.33	0.67	76	6.77	7.89	4.43	0.21	0.40	O&U
所有部位合计	All sites	1677	100.00	169.89	130.31	6.47	14.48	1123	100.00	116.62	71.39	3.43	7.76	All
所有部位除外皮肤	All sites exc. C44	1675	99.88	169.69	130.17	6.47	14.48	1118	99.55	116.10	71.14	3.41	7.75	All sites exc. C44

部位 Sites		男性 Male						女性 Female						ICD10
		病例数 No. cases	构成比 Freq./%	粗率 Crude rate/ 100 000^{-1}	世标率 ASR world/ 100 000^{-1}	累积率 Cum. Rate/%		病例数 No. cases	构成比 Freq./%	粗率 Crude rate/ 100 000^{-1}	世标率 ASR world/ 100 000^{-1}	累积率 Cum. Rate/%		
						0~64	0~74					0~64	0~74	
发病 Incidence														
口腔	Oral cavity & pharynx	104	3.96	13.34	9.64	0.82	0.99	29	1.43	3.65	2.59	0.16	0.26	C00-10,C12-14
鼻咽	Nasopharynx	192	7.32	24.64	18.51	1.51	2.01	70	3.46	8.81	6.50	0.46	0.74	C11
食管	Esophagus	138	5.26	17.71	13.24	1.02	1.61	8	0.40	1.01	0.67	0.03	0.09	C15
胃	Stomach	102	3.89	13.09	9.76	0.65	1.26	45	2.22	5.66	3.82	0.25	0.47	C16
结直肠	Colon-rectum	296	11.28	37.98	28.53	1.57	3.63	213	10.52	26.79	18.02	1.02	2.22	C18-21
肝脏	Liver	489	18.64	62.75	46.42	3.65	5.40	88	4.35	11.07	7.38	0.41	0.95	C22
胆囊	Gallbladder etc.	38	1.45	4.88	3.29	0.13	0.29	36	1.78	4.53	2.94	0.11	0.35	C23-24
胰腺	Pancreas	38	1.45	4.88	3.62	0.18	0.38	34	1.68	4.28	2.73	0.10	0.35	C25
喉	Larynx	52	1.98	6.67	5.01	0.35	0.64	1	0.05	0.13	0.09	0.01	0.01	C32
肺	Lung	637	24.28	81.74	62.01	3.27	7.87	387	19.12	48.68	32.87	1.66	4.25	C33-34
其他胸腔器官	Other thoracic organs	11	0.42	1.41	1.16	0.08	0.10	8	0.40	1.01	0.66	0.06	0.07	C37-38
骨	Bone	6	0.23	0.77	0.66	0.04	0.04	3	0.15	0.38	0.32	0.03	0.03	C40-41
皮肤黑色素瘤	Melanoma of skin	3	0.11	0.38	0.41	0.02	0.04	3	0.15	0.38	0.24	0.01	0.03	C43
乳腺	Breast	2	0.08	0.26	0.18	0.02	0.02	306	15.12	38.49	26.95	2.31	2.87	C50
子宫颈	Cervix	–	–	–	–	–	–	100	4.94	12.58	8.89	0.73	1.09	C53
子宫体	Uterus	–	–	–	–	–	–	188	9.29	23.65	16.71	1.50	1.83	C54-55
卵巢	Ovary	–	–	–	–	–	–	53	2.62	6.67	4.86	0.39	0.51	C56
前列腺	Prostate	83	3.16	10.65	7.80	0.19	0.77	–	–	–	–	–	–	C61
睾丸	Testis	7	0.27	0.90	0.76	0.06	0.06	–	–	–	–	–	–	C62
肾	Kidney	39	1.49	5.00	3.60	0.17	0.30	28	1.38	3.52	2.27	0.10	0.27	C64-66,68
膀胱	Bladder	66	2.52	8.47	6.49	0.30	0.90	22	1.09	2.77	1.62	0.03	0.19	C67
脑	Brain	48	1.83	6.16	5.33	0.33	0.50	84	4.15	10.57	7.43	0.52	0.85	C70-C72,D32-33, D42-43
甲状腺	Thyroid	39	1.49	5.00	3.87	0.33	0.36	142	7.02	17.86	13.24	1.06	1.23	C73
淋巴瘤	Lymphoma	69	2.63	8.85	7.28	0.42	0.74	43	2.12	5.41	3.97	0.28	0.47	C81-85,88,90,96
白血病	Leukemia	58	2.21	7.44	7.22	0.36	0.61	38	1.88	4.78	4.73	0.22	0.38	C91-95, D45-47
其他	Other	107	4.08	13.73	10.38	0.56	1.21	95	4.69	11.95	8.10	0.43	0.92	O&U
所有部位合计	All sites	2624	100.00	336.70	255.18	16.04	29.74	2024	100.00	254.60	177.60	11.87	20.41	All
所有部位除外皮肤	All sites exc. C44	2581	98.36	331.18	251.06	15.83	29.23	1983	97.97	249.44	174.21	11.74	20.03	All sites exc. C44
死亡 Mortality														
口腔	Oral cavity & pharynx	63	3.43	8.08	5.83	0.46	0.61	8	0.90	1.01	0.64	0.05	0.05	C00-10,C12-14
鼻咽	Nasopharynx	119	6.48	15.27	11.30	0.83	1.29	39	4.40	4.91	3.32	0.19	0.39	C11
食管	Esophagus	128	6.97	16.42	12.22	0.86	1.51	5	0.56	0.63	0.34	0.02	0.02	C15
胃	Stomach	58	3.16	7.44	5.57	0.26	0.68	27	3.05	3.40	2.17	0.10	0.26	C16
结直肠	Colon-rectum	137	7.46	17.58	12.51	0.41	1.13	119	13.43	14.97	8.83	0.33	0.92	C18-21
肝脏	Liver	405	22.05	51.97	39.03	2.81	4.80	68	7.67	8.55	5.53	0.28	0.65	C22
胆囊	Gallbladder etc.	32	1.74	4.11	2.78	0.11	0.23	31	3.50	3.90	2.34	0.05	0.24	C23-24
胰腺	Pancreas	44	2.40	5.65	4.13	0.17	0.42	27	3.05	3.40	2.09	0.10	0.23	C25
喉	Larynx	32	1.74	4.11	3.17	0.10	0.44	1	0.11	0.13	0.11	0.00	0.03	C32
肺	Lung	507	27.60	65.06	49.18	2.23	6.21	246	27.77	30.94	20.19	1.01	2.47	C33-34
其他胸腔器官	Other thoracic organs	4	0.22	0.51	0.37	0.02	0.04	4	0.45	0.50	0.30	0.02	0.02	C37-38
骨	Bone	4	0.22	0.51	0.40	0.02	0.02	2	0.23	0.25	0.28	0.02	0.02	C40-41
皮肤黑色素瘤	Melanoma of skin	3	0.16	0.38	0.29	0.02	0.04	2	0.23	0.25	0.13	0.01	0.01	C43
乳腺	Breast	3	0.16	0.38	0.25	0.00	0.00	69	7.79	8.68	5.66	0.45	0.55	C50
子宫颈	Cervix	–	–	–	–	–	–	36	4.06	4.53	3.08	0.21	0.35	C53
子宫体	Uterus	–	–	–	–	–	–	31	3.50	3.90	2.66	0.24	0.28	C54-55
卵巢	Ovary	–	–	–	–	–	–	23	2.60	2.89	1.93	0.10	0.25	C56
前列腺	Prostate	51	2.78	6.54	4.78	0.07	0.35	–	–	–	–	–	–	C61
睾丸	Testis	0	0.00	0.00	0.00	0.00	0.00	–	–	–	–	–	–	C62
肾	Kidney	21	1.14	2.69	1.94	0.06	0.13	17	1.92	2.14	1.13	0.04	0.09	C64-66,68
膀胱	Bladder	43	2.34	5.52	4.19	0.14	0.48	6	0.68	0.75	0.37	0.01	0.01	C67
脑	Brain	26	1.42	3.34	2.63	0.14	0.22	20	2.26	2.52	1.68	0.11	0.11	C70-C72,D32-33, D42-43
甲状腺	Thyroid	3	0.16	0.38	0.27	0.02	0.02	4	0.45	0.50	0.30	0.02	0.02	C73
淋巴瘤	Lymphoma	49	2.67	6.29	5.17	0.26	0.64	28	3.16	3.52	2.42	0.17	0.27	C81-85,88,90,96
白血病	Leukemia	42	2.29	5.39	4.50	0.25	0.41	30	3.39	3.77	3.20	0.13	0.31	C91-95, D45-47
其他	Other	63	3.43	8.08	6.09	0.28	0.65	43	4.85	5.41	4.05	0.22	0.40	O&U
所有部位合计	All sites	1837	100.00	235.71	176.60	9.54	20.34	886	100.00	111.45	72.76	3.89	7.97	All
所有部位除外皮肤	All sites exc. C44	1824	99.29	234.05	175.46	9.47	20.25	875	98.76	110.07	72.08	3.89	7.92	All sites exc. C44

附表 3-289　罗定市 2015 年癌症发病和死亡主要指标

Appendix Table 3-289　Incidence and mortality of cancer in Luoding Shi, 2015

部位 Sites		男性 Male						女性 Female						ICD10
		病例数 No. cases	构成比 Freq. /%	粗率 Crude rate/ 100 000⁻¹	世标率 ASR world/ 100 000⁻¹	累积率/% Cum. Rate/%		病例数 No. cases	构成比 Freq. /%	粗率 Crude rate/ 100 000⁻¹	世标率 ASR world/ 100 000⁻¹	累积率/% Cum. Rate/%		
						0~64	0~74					0~64	0~74	
发病 Incidence														
口腔	Oral cavity & pharynx	19	1.37	2.80	2.48	0.17	0.29	13	1.40	2.16	1.84	0.15	0.27	C00-10,C12-14
鼻咽	Nasopharynx	147	10.59	21.63	20.29	1.72	2.09	54	5.80	8.98	7.58	0.68	0.75	C11
食管	Esophagus	98	7.06	14.42	12.55	0.72	1.58	38	4.08	6.32	4.63	0.21	0.54	C15
胃	Stomach	101	7.28	14.86	13.14	0.76	1.60	48	5.16	7.99	6.09	0.28	0.76	C16
结直肠	Colon-rectum	137	9.87	20.15	17.52	0.87	2.23	73	7.84	12.15	9.59	0.66	1.07	C18-21
肝脏	Liver	274	19.74	40.31	36.84	2.78	4.30	62	6.66	10.32	8.49	0.54	0.96	C22
胆囊	Gallbladder etc.	11	0.79	1.62	1.18	0.06	0.08	13	1.40	2.16	1.63	0.06	0.25	C23-24
胰腺	Pancreas	11	0.79	1.62	1.46	0.13	0.16	10	1.07	1.66	1.42	0.09	0.16	C25
喉	Larynx	13	0.94	1.91	1.65	0.08	0.24	2	0.21	0.33	0.32	0.02	0.06	C32
肺	Lung	271	19.52	39.87	35.01	1.96	4.57	131	14.07	21.80	17.05	1.03	1.99	C33-34
其他胸腔器官	Other thoracic organs	8	0.58	1.18	1.11	0.07	0.09	1	0.11	0.17	0.14	0.01	0.01	C37-38
骨	Bone	8	0.58	1.18	1.11	0.05	0.11	4	0.43	0.67	0.73	0.04	0.08	C40-41
皮肤黑色素瘤	Melanoma of skin	1	0.07	0.15	0.12	0.01	0.01	5	0.54	0.83	0.61	0.03	0.07	C43
乳腺	Breast	0	0.00	0.00	0.00	0.00	0.00	110	11.82	18.30	16.12	1.31	1.63	C50
子宫颈	Cervix	–	–	–	–	–	–	87	9.34	14.48	12.04	1.02	1.26	C53
子宫体	Uterus	–	–	–	–	–	–	35	3.76	5.82	4.88	0.42	0.53	C54-55
卵巢	Ovary	–	–	–	–	–	–	33	3.54	5.49	4.67	0.43	0.47	C56
前列腺	Prostate	56	4.03	8.24	6.66	0.11	0.74	–	–	–	–	–	–	C61
睾丸	Testis	4	0.29	0.59	0.61	0.05	0.05	–	–	–	–	–	–	C62
肾	Kidney	9	0.65	1.32	1.16	0.08	0.08	5	0.54	0.83	0.73	0.05	0.08	C64-66,68
膀胱	Bladder	32	2.31	4.71	4.12	0.21	0.48	3	0.32	0.50	0.50	0.02	0.06	C67
脑	Brain	31	2.23	4.56	4.64	0.31	0.49	38	4.08	6.32	5.62	0.41	0.63	C70-C72,D32-33,D42-43
甲状腺	Thyroid	6	0.43	0.88	0.79	0.07	0.07	46	4.94	7.65	7.02	0.53	0.60	C73
淋巴瘤	Lymphoma	29	2.09	4.27	3.97	0.27	0.48	27	2.90	4.49	3.94	0.31	0.50	C81-85,88,90,96
白血病	Leukemia	47	3.39	6.91	6.94	0.48	0.64	27	2.90	4.49	3.99	0.22	0.44	C91-95,D45-47
其他	Other	75	5.40	11.03	9.21	0.57	0.87	66	7.09	10.98	8.79	0.46	0.98	O&U
所有部位合计	All sites	1388	100.00	204.20	182.54	11.53	21.27	931	100.00	154.91	128.42	9.01	14.17	All
所有部位除外皮肤	All sites exc. C44	1372	98.85	201.84	180.59	11.37	21.11	915	98.28	152.25	126.81	8.98	13.98	All sites exc. C44
死亡 Mortality														
口腔	Oral cavity & pharynx	3	0.31	0.44	0.39	0.03	0.06	4	0.88	0.67	0.54	0.01	0.09	C00-10,C12-14
鼻咽	Nasopharynx	78	8.09	11.47	10.59	0.91	1.18	25	5.48	4.16	3.55	0.32	0.39	C11
食管	Esophagus	70	7.26	10.30	8.78	0.38	1.09	33	7.24	5.49	3.72	0.16	0.38	C15
胃	Stomach	72	7.47	10.59	9.23	0.46	1.15	32	7.02	5.32	3.87	0.17	0.47	C16
结直肠	Colon-rectum	45	4.67	6.62	5.25	0.25	0.60	21	4.61	3.49	2.38	0.12	0.23	C18-21
肝脏	Liver	290	30.08	42.66	38.79	2.85	4.50	68	14.91	11.31	8.80	0.57	0.97	C22
胆囊	Gallbladder etc.	5	0.52	0.74	0.54	0.04	0.04	5	1.10	0.83	0.55	0.01	0.09	C23-24
胰腺	Pancreas	6	0.62	0.88	0.79	0.08	0.08	4	0.88	0.67	0.53	0.05	0.05	C25
喉	Larynx	4	0.41	0.59	0.49	0.04	0.07	4	0.88	0.67	0.43	0.02	0.06	C32
肺	Lung	252	26.14	37.07	32.51	1.89	4.00	109	23.90	18.14	13.61	0.70	1.63	C33-34
其他胸腔器官	Other thoracic organs	4	0.41	0.59	0.54	0.04	0.04	1	0.22	0.17	0.14	0.01	0.01	C37-38
骨	Bone	9	0.93	1.32	1.15	0.04	0.17	6	1.32	1.00	0.78	0.04	0.08	C40-41
皮肤黑色素瘤	Melanoma of skin	0	0.00	0.00	0.00	0.00	0.00	0	0.00	0.00	0.00	0.00	0.00	C43
乳腺	Breast	0	0.00	0.00	0.00	0.00	0.00	21	4.61	3.49	3.08	0.19	0.33	C50
子宫颈	Cervix	–	–	–	–	–	–	23	5.04	3.83	3.40	0.20	0.46	C53
子宫体	Uterus	–	–	–	–	–	–	16	3.51	2.66	2.14	0.15	0.22	C54-55
卵巢	Ovary	–	–	–	–	–	–	10	2.19	1.66	1.43	0.11	0.19	C56
前列腺	Prostate	15	1.56	2.21	1.54	0.04	0.13	–	–	–	–	–	–	C61
睾丸	Testis	0	0.00	0.00	0.00	0.00	0.00	–	–	–	–	–	–	C62
肾	Kidney	6	0.62	0.88	0.65	0.04	0.04	4	0.88	0.67	0.67	0.02	0.13	C64-66,68
膀胱	Bladder	5	0.52	0.74	0.65	0.02	0.07	3	0.66	0.50	0.42	0.03	0.07	C67
脑	Brain	20	2.07	2.94	3.03	0.19	0.36	13	2.85	2.16	2.01	0.13	0.20	C70-C72,D32-33,D42-43
甲状腺	Thyroid	0	0.00	0.00	0.00	0.00	0.00	4	0.88	0.67	0.48	0.04	0.04	C73
淋巴瘤	Lymphoma	23	2.39	3.38	3.20	0.15	0.43	12	2.63	2.00	1.66	0.11	0.22	C81-85,88,90,96
白血病	Leukemia	16	1.66	2.35	2.32	0.15	0.25	15	3.29	2.50	2.13	0.09	0.23	C91-95,D45-47
其他	Other	41	4.25	6.03	5.00	0.34	0.50	23	5.04	3.83	3.13	0.11	0.35	O&U
所有部位合计	All sites	964	100.00	141.82	125.44	7.93	14.76	456	100.00	75.87	59.45	3.35	6.88	All
所有部位除外皮肤	All sites exc. C44	962	99.79	141.52	125.16	7.91	14.71	453	99.34	75.37	59.24	3.35	6.88	All sites exc. C44

附表 3-290 南宁市江南区 2015 年癌症发病和死亡主要指标

Appendix Table 3-290 Incidence and mortality of cancer in Jiangnan Qu, Nanning Shi, 2015

部位 Sites		男性 Male						女性 Female						ICD10
		病例数 No. cases	构成比 Freq./%	粗率 Crude rate/ 100 000⁻¹	世标率 ASR world/ 100 000⁻¹	累积率 Cum. Rate/% 0~64	0~74	病例数 No. cases	构成比 Freq./%	粗率 Crude rate/ 100 000⁻¹	世标率 ASR world/ 100 000⁻¹	累积率 Cum. Rate/% 0~64	0~74	
发病 Incidence														
口腔	Oral cavity & pharynx	21	3.20	8.25	6.91	0.62	0.70	3	0.72	1.24	0.81	0.03	0.03	C00-10,C12-14
鼻咽	Nasopharynx	42	6.39	16.50	13.21	1.17	1.55	11	2.65	4.53	3.73	0.26	0.33	C11
食管	Esophagus	14	2.13	5.50	4.05	0.28	0.53	4	0.96	1.65	1.20	0.05	0.21	C15
胃	Stomach	64	9.74	25.15	19.97	1.22	2.10	31	7.47	12.76	9.42	0.43	1.13	C16
结直肠	Colon-rectum	67	10.20	26.33	20.48	1.03	2.25	38	9.16	15.64	12.21	0.66	1.56	C18-21
肝脏	Liver	166	25.27	65.23	51.64	3.70	5.86	31	7.47	12.76	10.56	0.62	1.43	C22
胆囊	Gallbladder etc.	5	0.76	1.96	1.43	0.11	0.11	1	0.24	0.41	0.28	0.00	0.00	C23-24
胰腺	Pancreas	12	1.83	4.72	3.64	0.11	0.39	6	1.45	2.47	1.81	0.15	0.15	C25
喉	Larynx	4	0.61	1.57	1.04	0.13	0.13	0	0.00	0.00	0.00	0.00	0.00	C32
肺	Lung	137	20.85	53.83	44.17	2.28	5.54	70	16.87	28.82	21.34	1.13	2.50	C33-34
其他胸腔器官	Other thoracic organs	1	0.15	0.39	0.24	0.00	0.00	0	0.00	0.00	0.00	0.00	0.00	C37-38
骨	Bone	1	0.15	0.39	0.33	0.00	0.08	4	0.96	1.65	1.33	0.03	0.16	C40-41
皮肤黑色素瘤	Melanoma of skin	0	0.00	0.00	0.00	0.00	0.00	2	0.48	0.82	0.69	0.05	0.13	C43
乳腺	Breast	3	0.46	1.18	0.97	0.02	0.17	77	18.55	31.70	23.71	2.07	2.61	C50
子宫颈	Cervix	–	–	–	–	–	–	25	6.02	10.29	7.86	0.52	0.86	C53
子宫体	Uterus	–	–	–	–	–	–	17	4.10	7.00	5.68	0.50	0.71	C54-55
卵巢	Ovary	–	–	–	–	–	–	18	4.34	7.41	5.75	0.48	0.64	C56
前列腺	Prostate	20	3.04	7.86	6.14	0.04	0.57	–	–	–	–	–	–	C61
睾丸	Testis	2	0.30	0.79	1.09	0.04	0.04	–	–	–	–	–	–	C62
肾	Kidney	6	0.91	2.36	2.40	0.17	0.25	3	0.72	1.24	0.96	0.00	0.13	C64-66,68
膀胱	Bladder	7	1.07	2.75	2.20	0.07	0.21	1	0.24	0.41	0.39	0.00	0.07	C67
脑	Brain	10	1.52	3.93	3.68	0.24	0.37	14	3.37	5.76	4.52	0.23	0.37	C70-C72,D32-33,D42-43
甲状腺	Thyroid	3	0.46	1.18	0.96	0.06	0.14	15	3.61	6.18	4.93	0.34	0.55	C73
淋巴瘤	Lymphoma	20	3.04	7.86	7.03	0.36	0.80	6	1.45	2.47	1.95	0.11	0.26	C81-85,88,90,96
白血病	Leukemia	24	3.65	9.43	8.76	0.37	0.58	11	2.65	4.53	4.01	0.18	0.41	C91-95, D45-47
其他	Other	28	4.26	11.00	8.79	0.77	0.90	27	6.51	11.12	9.51	0.58	0.97	O&U
所有部位合计	All sites	657	100.00	258.17	209.13	12.78	23.25	415	100.00	170.86	132.65	8.42	15.20	All
所有部位除外皮肤	All sites exc. C44	653	99.39	256.60	207.92	12.67	23.14	410	98.80	168.80	131.14	8.28	15.06	All sites exc. C44
死亡 Mortality														
口腔	Oral cavity & pharynx	3	0.72	1.18	0.95	0.09	0.09	0	0.00	0.00	0.00	0.00	0.00	C00-10,C12-14
鼻咽	Nasopharynx	16	3.86	6.29	5.36	0.41	0.79	11	5.42	4.53	3.52	0.27	0.41	C11
食管	Esophagus	9	2.17	3.54	2.83	0.16	0.37	2	0.99	0.82	0.50	0.00	0.08	C15
胃	Stomach	35	8.45	13.75	10.84	0.70	1.14	20	9.85	8.23	5.96	0.19	0.79	C16
结直肠	Colon-rectum	30	7.25	11.79	9.46	0.45	1.05	14	6.90	5.76	4.43	0.29	0.45	C18-21
肝脏	Liver	117	28.26	45.98	36.49	2.29	4.08	32	15.76	13.17	9.55	0.57	1.19	C22
胆囊	Gallbladder etc.	1	0.24	0.39	0.36	0.04	0.04	1	0.49	0.41	0.28	0.00	0.00	C23-24
胰腺	Pancreas	11	2.66	4.32	3.48	0.13	0.39	1	0.49	0.41	0.18	0.00	0.00	C25
喉	Larynx	1	0.24	0.39	0.36	0.04	0.04	0	0.00	0.00	0.00	0.00	0.00	C32
肺	Lung	125	30.19	49.12	40.32	1.87	5.17	44	21.67	18.12	12.68	0.65	1.40	C33-34
其他胸腔器官	Other thoracic organs	1	0.24	0.39	0.24	0.00	0.00	0	0.00	0.00	0.00	0.00	0.00	C37-38
骨	Bone	0	0.00	0.00	0.00	0.00	0.00	1	0.49	0.41	0.21	0.00	0.00	C40-41
皮肤黑色素瘤	Melanoma of skin	0	0.00	0.00	0.00	0.00	0.00	0	0.00	0.00	0.00	0.00	0.00	C43
乳腺	Breast	9	2.17	3.54	2.91	0.19	0.34	30	14.78	12.35	9.77	0.62	1.21	C50
子宫颈	Cervix	–	–	–	–	–	–	11	5.42	4.53	3.53	0.22	0.42	C53
子宫体	Uterus	–	–	–	–	–	–	8	3.94	3.29	2.73	0.16	0.36	C54-55
卵巢	Ovary	–	–	–	–	–	–	7	3.45	2.88	2.34	0.16	0.32	C56
前列腺	Prostate	12	2.90	4.72	4.18	0.02	0.40	–	–	–	–	–	–	C61
睾丸	Testis	0	0.00	0.00	0.00	0.00	0.00	–	–	–	–	–	–	C62
肾	Kidney	1	0.24	0.39	0.26	0.03	0.03	1	0.49	0.41	0.35	0.03	0.03	C64-66,68
膀胱	Bladder	4	0.97	1.57	0.98	0.05	0.05	0	0.00	0.00	0.00	0.00	0.00	C67
脑	Brain	4	0.97	1.57	1.24	0.02	0.17	4	1.97	1.65	1.11	0.05	0.05	C70-C72,D32-33,D42-43
甲状腺	Thyroid	0	0.00	0.00	0.00	0.00	0.00	1	0.49	0.41	0.18	0.00	0.00	C73
淋巴瘤	Lymphoma	12	2.90	4.72	4.31	0.15	0.57	4	1.97	1.65	1.03	0.08	0.08	C81-85,88,90,96
白血病	Leukemia	10	2.42	3.93	3.11	0.15	0.36	4	1.97	1.65	1.48	0.05	0.26	C91-95, D45-47
其他	Other	13	3.14	5.11	3.87	0.30	0.39	7	3.45	2.88	1.93	0.10	0.17	O&U
所有部位合计	All sites	414	100.00	162.68	131.56	7.12	15.48	203	100.00	83.58	61.75	3.43	7.20	All
所有部位除外皮肤	All sites exc. C44	414	100.00	162.68	131.56	7.12	15.48	203	100.00	83.58	61.75	3.43	7.20	All sites exc. C44

部位 Sites		男性 Male						女性 Female						ICD10
		病例数 No. cases	构成比 Freq./%	粗率 Crude rate/ $100\,000^{-1}$	世标率 ASR world/ $100\,000^{-1}$	累积率 Cum. Rate/% 0~64	0~74	病例数 No. cases	构成比 Freq./%	粗率 Crude rate/ $100\,000^{-1}$	世标率 ASR world/ $100\,000^{-1}$	累积率 Cum. Rate/% 0~64	0~74	
发病 Incidence														
口腔	Oral cavity & pharynx	28	2.10	7.04	5.83	0.48	0.67	9	0.99	2.37	1.61	0.06	0.14	C00-10,C12-14
鼻咽	Nasopharynx	77	5.78	19.35	15.29	1.10	1.72	34	3.74	8.96	6.93	0.55	0.73	C11
食管	Esophagus	38	2.85	9.55	7.72	0.51	0.96	9	0.99	2.37	1.51	0.04	0.20	C15
胃	Stomach	105	7.88	26.38	20.90	1.09	2.24	59	6.49	15.55	11.30	0.55	1.16	C16
结直肠	Colon-rectum	198	14.85	49.75	40.62	1.80	4.14	115	12.65	30.31	20.86	0.99	2.15	C18-21
肝脏	Liver	290	21.76	72.87	57.98	4.07	6.40	71	7.81	18.71	13.50	0.67	1.50	C22
胆囊	Gallbladder etc.	9	0.68	2.26	1.56	0.07	0.07	6	0.66	1.58	1.16	0.02	0.17	C23-24
胰腺	Pancreas	10	0.75	2.51	2.06	0.07	0.12	6	0.66	1.58	1.06	0.02	0.12	C25
喉	Larynx	14	1.05	3.52	2.85	0.16	0.32	3	0.33	0.79	0.52	0.00	0.05	C32
肺	Lung	281	21.08	70.61	56.82	2.38	6.43	136	14.96	35.84	24.86	1.18	2.39	C33-34
其他胸腔器官	Other thoracic organs	3	0.23	0.75	0.54	0.04	0.04	0	0.00	0.00	0.00	0.00	0.00	C37-38
骨	Bone	12	0.90	3.02	3.11	0.20	0.25	3	0.33	0.79	0.70	0.02	0.10	C40-41
皮肤黑色素瘤	Melanoma of skin	0	0.00	0.00	0.00	0.00	0.00	3	0.33	0.79	0.61	0.02	0.06	C43
乳腺	Breast	0	0.00	0.00	0.00	0.00	0.00	151	16.61	39.80	29.56	2.22	3.45	C50
子宫颈	Cervix	–	–	–	–	–	–	44	4.84	11.60	8.73	0.71	0.85	C53
子宫体	Uterus	–	–	–	–	–	–	37	4.07	9.75	7.66	0.65	0.87	C54-55
卵巢	Ovary	–	–	–	–	–	–	31	3.41	8.17	6.33	0.54	0.62	C56
前列腺	Prostate	55	4.13	13.82	11.27	0.11	1.02	–	–	–	–	–	–	C61
睾丸	Testis	1	0.08	0.25	0.49	0.02	0.02	–	–	–	–	–	–	C62
肾	Kidney	12	0.90	3.02	2.48	0.08	0.27	5	0.55	1.32	1.04	0.08	0.12	C64-66,68
膀胱	Bladder	17	1.28	4.27	3.75	0.14	0.35	3	0.33	0.79	0.48	0.02	0.02	C67
脑	Brain	26	1.95	6.53	5.39	0.41	0.59	41	4.51	10.81	8.22	0.51	0.93	C70-C72,D32-33,D42-43
甲状腺	Thyroid	5	0.38	1.26	1.00	0.05	0.10	26	2.86	6.85	5.38	0.41	0.52	C73
淋巴瘤	Lymphoma	46	3.45	11.56	10.05	0.69	1.02	26	2.86	6.85	5.94	0.31	0.71	C81-85,88,90,96
白血病	Leukemia	26	1.95	6.53	5.85	0.38	0.56	29	3.19	7.64	7.82	0.48	0.73	C91-95,D45-47
其他	Other	80	6.00	20.10	16.49	0.84	1.75	62	6.82	16.34	13.00	0.72	1.52	O&U
所有部位合计	All sites	1333	100.00	334.94	272.05	14.72	29.04	909	100.00	239.58	178.79	10.78	19.11	All
所有部位除外皮肤	All sites exc. C44	1322	99.17	332.18	269.57	14.62	28.75	905	99.56	238.52	177.91	10.77	18.96	All sites exc. C44
死亡 Mortality														
口腔	Oral cavity & pharynx	8	1.07	2.01	1.70	0.12	0.21	4	0.96	1.05	0.66	0.00	0.04	C00-10,C12-14
鼻咽	Nasopharynx	32	4.27	8.04	6.44	0.38	0.79	6	1.44	1.58	1.37	0.11	0.15	C11
食管	Esophagus	22	2.93	5.53	4.45	0.20	0.62	7	1.68	1.84	1.03	0.04	0.09	C15
胃	Stomach	58	7.73	14.57	11.75	0.47	1.42	34	8.17	8.96	6.64	0.30	0.67	C16
结直肠	Colon-rectum	90	12.00	22.61	18.74	0.62	1.98	48	11.54	12.65	8.24	0.40	0.59	C18-21
肝脏	Liver	198	26.40	49.75	39.36	2.85	4.27	50	12.02	13.18	9.56	0.40	1.20	C22
胆囊	Gallbladder etc.	9	1.20	2.26	1.61	0.07	0.11	3	0.72	0.79	0.55	0.00	0.10	C23-24
胰腺	Pancreas	8	1.07	2.01	1.58	0.06	0.10	5	1.20	1.32	0.90	0.02	0.12	C25
喉	Larynx	6	0.80	1.51	1.32	0.08	0.16	3	0.72	0.79	0.52	0.00	0.05	C32
肺	Lung	194	25.87	48.75	38.62	1.64	4.20	91	21.88	23.98	16.40	0.68	1.48	C33-34
其他胸腔器官	Other thoracic organs	1	0.13	0.25	0.15	0.00	0.00	0	0.00	0.00	0.00	0.00	0.00	C37-38
骨	Bone	6	0.80	1.51	1.22	0.09	0.15	3	0.72	0.79	0.76	0.00	0.13	C40-41
皮肤黑色素瘤	Melanoma of skin	0	0.00	0.00	0.00	0.00	0.00	1	0.24	0.26	0.25	0.00	0.04	C43
乳腺	Breast	0	0.00	0.00	0.00	0.00	0.00	33	7.93	8.70	6.18	0.37	0.70	C50
子宫颈	Cervix	–	–	–	–	–	–	21	5.05	5.53	4.24	0.23	0.55	C53
子宫体	Uterus	–	–	–	–	–	–	13	3.13	3.43	2.68	0.20	0.37	C54-55
卵巢	Ovary	–	–	–	–	–	–	16	3.85	4.22	3.00	0.20	0.28	C56
前列腺	Prostate	17	2.27	4.27	3.68	0.00	0.23	–	–	–	–	–	–	C61
睾丸	Testis	1	0.13	0.25	0.21	0.00	0.05	–	–	–	–	–	–	C62
肾	Kidney	5	0.67	1.26	0.98	0.03	0.12	3	0.72	0.79	0.59	0.07	0.07	C64-66,68
膀胱	Bladder	6	0.80	1.51	1.34	0.05	0.13	0	0.00	0.00	0.00	0.00	0.00	C67
脑	Brain	13	1.73	3.27	2.78	0.20	0.35	12	2.88	3.16	2.23	0.14	0.23	C70-C72,D32-33,D42-43
甲状腺	Thyroid	0	0.00	0.00	0.00	0.00	0.00	3	0.72	0.79	0.52	0.00	0.05	C73
淋巴瘤	Lymphoma	24	3.20	6.03	4.96	0.31	0.50	11	2.64	2.90	2.61	0.11	0.29	C81-85,88,90,96
白血病	Leukemia	16	2.13	4.02	3.42	0.21	0.34	19	4.57	5.01	4.95	0.31	0.51	C91-95,D45-47
其他	Other	36	4.80	9.05	6.77	0.29	0.73	30	7.21	7.91	6.05	0.25	0.73	O&U
所有部位合计	All sites	750	100.00	188.45	151.08	7.68	16.46	416	100.00	109.64	79.93	3.82	8.46	All
所有部位除外皮肤	All sites exc. C44	750	100.00	188.45	151.08	7.68	16.46	414	99.52	109.11	79.55	3.82	8.41	All sites exc. C44

部位 Sites		男性 Male						女性 Female						ICD10
		病例数 No. cases	构成比 Freq. /%	粗率 Crude rate/ 100 000⁻¹	世标率 ASR world/ 100 000⁻¹	累积率 Cum. Rate/%		病例数 No. cases	构成比 Freq. /%	粗率 Crude rate/ 100 000⁻¹	世标率 ASR world/ 100 000⁻¹	累积率 Cum. Rate/%		
						0~64	0~74					0~64	0~74	
发病 Incidence														
口腔	Oral cavity & pharynx	7	1.70	5.11	4.91	0.29	0.69	2	0.86	1.58	1.34	0.07	0.20	C00-10,C12-14
鼻咽	Nasopharynx	22	5.35	16.06	13.75	1.04	1.45	6	2.58	4.74	4.52	0.38	0.50	C11
食管	Esophagus	8	1.95	5.84	5.32	0.30	0.70	3	1.29	2.37	1.47	0.00	0.29	C15
胃	Stomach	25	6.08	18.25	16.03	0.87	1.83	10	4.29	7.90	7.13	0.55	0.92	C16
结直肠	Colon-rectum	43	10.46	31.39	26.79	1.43	3.17	17	7.30	13.43	9.78	0.53	0.92	C18-21
肝脏	Liver	126	30.66	91.97	77.13	6.02	8.12	41	17.60	32.40	26.82	2.10	3.44	C22
胆囊	Gallbladder etc.	2	0.49	1.46	1.33	0.07	0.22	0	0.00	0.00	0.00	0.00	0.00	C23-24
胰腺	Pancreas	8	1.95	5.84	4.49	0.12	0.37	1	0.43	0.79	0.76	0.08	0.08	C25
喉	Larynx	4	0.97	2.92	2.36	0.14	0.29	2	0.86	1.58	1.16	0.05	0.19	C32
肺	Lung	85	20.68	62.04	54.73	2.96	7.23	25	10.73	19.76	16.16	0.83	2.46	C33-34
其他胸腔器官	Other thoracic organs	0	0.00	0.00	0.00	0.00	0.00	0	0.00	0.00	0.00	0.00	0.00	C37-38
骨	Bone	3	0.73	2.19	1.78	0.00	0.28	1	0.43	0.79	0.58	0.00	0.15	C40-41
皮肤黑色素瘤	Melanoma of skin	0	0.00	0.00	0.00	0.00	0.00	0	0.00	0.00	0.00	0.00	0.00	C43
乳腺	Breast	2	0.49	1.46	1.30	0.04	0.04	31	13.30	24.50	20.93	1.78	2.17	C50
子宫颈	Cervix	–	–	–	–	–	–	25	10.73	19.76	17.39	1.46	2.14	C53
子宫体	Uterus	–	–	–	–	–	–	16	6.87	12.64	10.30	0.82	1.11	C54-55
卵巢	Ovary	–	–	–	–	–	–	9	3.86	7.11	6.02	0.51	0.51	C56
前列腺	Prostate	9	2.19	6.57	5.19	0.00	0.25	–	–	–	–	–	–	C61
睾丸	Testis	1	0.24	0.73	0.52	0.04	0.04	–	–	–	–	–	–	C62
肾	Kidney	3	0.73	2.19	1.97	0.10	0.10	1	0.43	0.79	0.75	0.05	0.05	C64-66,68
膀胱	Bladder	1	0.24	0.73	0.75	0.00	0.13	2	0.86	1.58	0.98	0.06	0.06	C67
脑	Brain	13	3.16	9.49	8.84	0.56	0.81	8	3.43	6.32	6.35	0.36	0.63	C70-C72,D32-33, D42-43
甲状腺	Thyroid	0	0.00	0.00	0.00	0.00	0.00	7	3.00	5.53	3.79	0.26	0.26	C73
淋巴瘤	Lymphoma	9	2.19	6.57	6.33	0.36	0.61	4	1.72	3.16	2.79	0.18	0.33	C81-85,88,90,96
白血病	Leukemia	11	2.68	8.03	7.60	0.50	0.66	6	2.58	4.74	4.28	0.36	0.36	C91-95, D45-47
其他	Other	29	7.06	21.17	19.62	1.15	2.28	16	6.87	12.64	9.04	0.61	0.73	O&U
所有部位合计	All sites	411	100.00	300.00	260.74	16.00	29.27	233	100.00	184.12	152.33	11.02	17.49	All
所有部位除外皮肤	All sites exc. C44	407	99.03	297.08	258.26	15.93	28.95	230	98.71	181.75	150.56	10.87	17.34	All sites exc. C44
死亡 Mortality														
口腔	Oral cavity & pharynx	4	1.48	2.92	2.93	0.14	0.39	1	1.00	0.79	0.80	0.10	0.10	C00-10,C12-14
鼻咽	Nasopharynx	12	4.44	8.76	7.87	0.46	0.99	0	0.00	0.00	0.00	0.00	0.00	C11
食管	Esophagus	4	1.48	2.92	2.25	0.15	0.15	2	2.00	1.58	1.16	0.00	0.29	C15
胃	Stomach	16	5.93	11.68	10.73	0.56	1.18	5	5.00	3.95	3.43	0.22	0.47	C16
结直肠	Colon-rectum	14	5.19	10.22	8.07	0.39	0.64	6	6.00	4.74	3.53	0.25	0.25	C18-21
肝脏	Liver	111	41.11	81.02	67.95	5.01	7.39	28	28.00	22.13	17.37	1.34	2.15	C22
胆囊	Gallbladder etc.	0	0.00	0.00	0.00	0.00	0.00	0	0.00	0.00	0.00	0.00	0.00	C23-24
胰腺	Pancreas	6	2.22	4.38	3.05	0.04	0.17	1	1.00	0.79	0.76	0.08	0.08	C25
喉	Larynx	1	0.37	0.73	0.45	0.00	0.00	1	1.00	0.79	0.58	0.05	0.05	C32
肺	Lung	64	23.70	46.72	40.86	2.13	5.19	27	27.00	21.34	17.17	0.53	2.85	C33-34
其他胸腔器官	Other thoracic organs	0	0.00	0.00	0.00	0.00	0.00	0	0.00	0.00	0.00	0.00	0.00	C37-38
骨	Bone	2	0.74	1.46	1.05	0.05	0.05	0	0.00	0.00	0.00	0.00	0.00	C40-41
皮肤黑色素瘤	Melanoma of skin	1	0.37	0.73	0.42	0.00	0.00	0	0.00	0.00	0.00	0.00	0.00	C43
乳腺	Breast	0	0.00	0.00	0.00	0.00	0.00	4	4.00	3.16	2.47	0.21	0.21	C50
子宫颈	Cervix	–	–	–	–	–	–	7	7.00	5.53	5.18	0.58	0.58	C53
子宫体	Uterus	–	–	–	–	–	–	5	5.00	3.95	3.01	0.21	0.21	C54-55
卵巢	Ovary	–	–	–	–	–	–	0	0.00	0.00	0.00	0.00	0.00	C56
前列腺	Prostate	6	2.22	4.38	3.47	0.00	0.15	–	–	–	–	–	–	C61
睾丸	Testis	0	0.00	0.00	0.00	0.00	0.00	–	–	–	–	–	–	C62
肾	Kidney	1	0.37	0.73	0.45	0.00	0.00	0	0.00	0.00	0.00	0.00	0.00	C64-66,68
膀胱	Bladder	0	0.00	0.00	0.00	0.00	0.00	1	1.00	0.79	0.31	0.00	0.00	C67
脑	Brain	2	0.74	1.46	1.18	0.10	0.10	2	2.00	1.58	2.63	0.11	0.11	C70-C72,D32-33, D42-43
甲状腺	Thyroid	0	0.00	0.00	0.00	0.00	0.00	2	2.00	1.58	0.83	0.00	0.00	C73
淋巴瘤	Lymphoma	7	2.59	5.11	4.51	0.20	0.35	1	1.00	0.79	1.09	0.06	0.06	C81-85,88,90,96
白血病	Leukemia	4	1.48	2.92	3.10	0.19	0.32	2	2.00	1.58	1.18	0.10	0.10	C91-95, D45-47
其他	Other	15	5.56	10.95	10.78	0.84	1.12	5	5.00	3.95	2.96	0.22	0.22	O&U
所有部位合计	All sites	270	100.00	197.08	169.11	10.27	18.20	100	100.00	79.02	64.47	4.06	7.72	All
所有部位除外皮肤	All sites exc. C44	270	100.00	197.08	169.11	10.27	18.20	100	100.00	79.02	64.47	4.06	7.72	All sites exc. C44

附表 3-293 隆安县 2015 年癌症发病和死亡主要指标

Appendix Table 3-293 Incidence and mortality of cancer in Longan Xian, 2015

部位	Sites	男性 Male 病例数 No. cases	男性 Male 构成比 Freq./%	男性 Male 粗率 Crude rate/100 000⁻¹	男性 Male 世标率 ASR world/100 000⁻¹	男性 Male 累积率 Cum. Rate/% 0~64	男性 Male 累积率 Cum. Rate/% 0~74	女性 Female 病例数 No. cases	女性 Female 构成比 Freq./%	女性 Female 粗率 Crude rate/100 000⁻¹	女性 Female 世标率 ASR world/100 000⁻¹	女性 Female 累积率 Cum. Rate/% 0~64	女性 Female 累积率 Cum. Rate/% 0~74	ICD10
发病 Incidence														
口腔	Oral cavity & pharynx	4	0.87	1.83	1.10	0.10	0.10	8	2.62	4.10	3.44	0.18	0.45	C00-10, C12-14
鼻咽	Nasopharynx	40	8.66	18.31	14.16	0.92	1.75	17	5.57	8.72	7.58	0.55	0.82	C11
食管	Esophagus	8	1.73	3.66	2.57	0.23	0.30	20	6.56	10.26	5.65	0.27	0.45	C15
胃	Stomach	42	9.09	19.22	14.03	1.12	1.75	20	6.56	10.26	8.94	0.54	1.09	C16
结直肠	Colon-rectum	17	3.68	7.78	4.64	0.32	0.53	6	1.97	3.08	2.17	0.11	0.29	C18-21
肝脏	Liver	177	38.31	81.01	58.36	4.53	6.63	69	22.62	35.40	25.91	1.70	3.24	C22
胆囊	Gallbladder etc.	1	0.22	0.46	0.40	0.03	0.03	0	0.00	0.00	0.00	0.00	0.00	C23-24
胰腺	Pancreas	2	0.43	0.92	0.47	0.00	0.06	8	2.62	4.10	2.92	0.04	0.58	C25
喉	Larynx	1	0.22	0.46	0.27	0.03	0.03	0	0.00	0.00	0.00	0.00	0.00	C32
肺	Lung	73	15.80	33.41	21.07	1.40	2.59	29	9.51	14.88	11.56	0.91	1.27	C33-34
其他胸腔器官	Other thoracic organs	1	0.22	0.46	0.13	0.00	0.00	1	0.33	0.51	0.43	0.04	0.04	C37-38
骨	Bone	4	0.87	1.83	1.66	0.13	0.19	0	0.00	0.00	0.00	0.00	0.00	C40-41
皮肤黑色素瘤	Melanoma of skin	2	0.43	0.92	0.43	0.00	0.08	0	0.00	0.00	0.00	0.00	0.00	C43
乳腺	Breast	5	1.08	2.29	1.58	0.10	0.24	51	16.72	26.16	24.11	2.16	2.70	C50
子宫颈	Cervix	–	–	–	–	–	–	14	4.59	7.18	5.66	0.41	0.59	C53
子宫体	Uterus	–	–	–	–	–	–	3	0.98	1.54	0.93	0.04	0.13	C54-55
卵巢	Ovary	–	–	–	–	–	–	7	2.30	3.59	2.79	0.20	0.29	C56
前列腺	Prostate	7	1.52	3.20	2.47	0.07	0.42	–	–	–	–	–	–	C61
睾丸	Testis	0	0.00	0.00	0.00	0.00	0.00	–	–	–	–	–	–	C62
肾	Kidney	4	0.87	1.83	1.23	0.07	0.22	6	1.97	3.08	1.30	0.03	0.03	C64-66, 68
膀胱	Bladder	5	1.08	2.29	1.46	0.14	0.14	2	0.66	1.03	0.63	0.04	0.04	C67
脑	Brain	6	1.30	2.75	3.36	0.24	0.24	9	2.95	4.62	4.31	0.34	0.43	C70-C72, D32-33, D42-43
甲状腺	Thyroid	1	0.22	0.46	0.35	0.04	0.04	4	1.31	2.05	1.59	0.14	0.14	C73
淋巴瘤	Lymphoma	8	1.73	3.66	2.50	0.23	0.30	0	0.00	0.00	0.00	0.00	0.00	C81-85, 88, 90, 96
白血病	Leukemia	4	0.87	1.83	1.18	0.09	0.09	6	1.97	3.08	2.83	0.12	0.39	C91-95, D45-47
其他	Other	50	10.82	22.88	16.62	1.23	1.94	25	8.20	12.83	9.23	0.54	1.18	O&U
所有部位合计	All sites	462	100.00	211.46	150.05	11.02	17.68	305	100.00	156.47	121.98	8.31	14.13	All
所有部位除外皮肤	All sites exc. C44	459	99.35	210.08	148.79	10.89	17.55	305	100.00	156.47	121.98	8.31	14.13	All sites exc. C44
死亡 Mortality														
口腔	Oral cavity & pharynx	1	0.32	0.46	0.51	0.06	0.06	2	1.68	1.03	0.65	0.00	0.09	C00-10, C12-14
鼻咽	Nasopharynx	6	1.90	2.75	2.60	0.28	0.28	2	1.68	1.03	0.83	0.07	0.07	C11
食管	Esophagus	10	3.17	4.58	2.39	0.13	0.27	6	5.04	3.08	2.45	0.12	0.39	C15
胃	Stomach	20	6.35	9.15	6.54	0.52	0.86	11	9.24	5.64	4.22	0.20	0.65	C16
结直肠	Colon-rectum	5	1.59	2.29	1.62	0.09	0.24	1	0.84	0.51	0.10	0.00	0.00	C18-21
肝脏	Liver	174	55.24	79.64	62.22	4.70	7.29	42	35.29	21.55	16.16	1.24	1.97	C22
胆囊	Gallbladder etc.	0	0.00	0.00	0.00	0.00	0.00	0	0.00	0.00	0.00	0.00	0.00	C23-24
胰腺	Pancreas	1	0.32	0.46	0.51	0.06	0.06	0	0.00	0.00	0.00	0.00	0.00	C25
喉	Larynx	1	0.32	0.46	0.09	0.00	0.00	0	0.00	0.00	0.00	0.00	0.00	C32
肺	Lung	36	11.43	16.48	12.09	0.87	1.41	15	12.61	7.70	5.61	0.43	0.61	C33-34
其他胸腔器官	Other thoracic organs	1	0.32	0.46	0.09	0.00	0.00	0	0.00	0.00	0.00	0.00	0.00	C37-38
骨	Bone	5	1.59	2.29	1.65	0.13	0.19	1	0.84	0.51	0.72	0.09	0.09	C40-41
皮肤黑色素瘤	Melanoma of skin	0	0.00	0.00	0.00	0.00	0.00	0	0.00	0.00	0.00	0.00	0.00	C43
乳腺	Breast	0	0.00	0.00	0.00	0.00	0.00	3	2.52	1.54	1.11	0.10	0.10	C50
子宫颈	Cervix	–	–	–	–	–	–	4	3.36	2.05	1.48	0.14	0.14	C53
子宫体	Uterus	–	–	–	–	–	–	5	4.20	2.57	2.29	0.07	0.34	C54-55
卵巢	Ovary	–	–	–	–	–	–	1	0.84	0.51	0.42	0.03	0.03	C56
前列腺	Prostate	2	0.63	0.92	0.69	0.00	0.14	–	–	–	–	–	–	C61
睾丸	Testis	0	0.00	0.00	0.00	0.00	0.00	–	–	–	–	–	–	C62
肾	Kidney	0	0.00	0.00	0.00	0.00	0.00	0	0.00	0.00	0.00	0.00	0.00	C64-66, 68
膀胱	Bladder	1	0.32	0.46	0.51	0.06	0.06	0	0.00	0.00	0.00	0.00	0.00	C67
脑	Brain	6	1.90	2.75	2.48	0.18	0.24	3	2.52	1.54	1.57	0.16	0.16	C70-C72, D32-33, D42-43
甲状腺	Thyroid	0	0.00	0.00	0.00	0.00	0.00	0	0.00	0.00	0.00	0.00	0.00	C73
淋巴瘤	Lymphoma	6	1.90	2.75	1.64	0.10	0.24	1	0.84	0.51	0.72	0.09	0.09	C81-85, 88, 90, 96
白血病	Leukemia	4	1.27	1.83	2.71	0.19	0.19	4	3.36	2.05	2.11	0.10	0.19	C91-95, D45-47
其他	Other	36	11.43	16.48	12.66	1.06	1.27	18	15.13	9.23	6.94	0.48	0.85	O&U
所有部位合计	All sites	315	100.00	144.18	110.98	8.44	12.84	119	100.00	61.05	47.38	3.33	5.78	All
所有部位除外皮肤	All sites exc. C44	315	100.00	144.18	110.98	8.44	12.84	119	100.00	61.05	47.38	3.33	5.78	All sites exc. C44

部位 Sites		男性 Male						女性 Female						ICD10
		病例数 No. cases	构成比 Freq. /%	粗率 Crude rate/ 100 000⁻¹	世标率 ASR world/ 100 000⁻¹	累积率 Cum. Rate/%		病例数 No. cases	构成比 Freq. /%	粗率 Crude rate/ 100 000⁻¹	世标率 ASR world/ 100 000⁻¹	累积率 Cum. Rate/%		
						0~64	0~74					0~64	0~74	
发病 Incidence														
口腔	Oral cavity & pharynx	9	0.81	1.63	1.57	0.10	0.17	10	1.46	2.03	1.32	0.07	0.12	C00-10, C12-14
鼻咽	Nasopharynx	80	7.16	14.52	11.67	0.97	1.21	34	4.96	6.91	5.79	0.45	0.60	C11
食管	Esophagus	35	3.13	6.35	5.47	0.28	0.61	10	1.46	2.03	1.25	0.04	0.17	C15
胃	Stomach	93	8.32	16.87	14.12	0.84	1.61	40	5.84	8.13	5.98	0.32	0.69	C16
结直肠	Colon-rectum	99	8.86	17.96	15.41	0.77	1.96	59	8.61	11.98	9.19	0.64	1.10	C18-21
肝脏	Liver	339	30.32	61.51	51.29	3.68	5.70	70	10.22	14.22	10.53	0.77	1.11	C22
胆囊	Gallbladder etc.	11	0.98	2.00	1.59	0.08	0.19	5	0.73	1.02	0.56	0.02	0.08	C23-24
胰腺	Pancreas	10	0.89	1.81	1.56	0.11	0.15	5	0.73	1.02	0.56	0.03	0.06	C25
喉	Larynx	5	0.45	0.91	0.81	0.02	0.12	1	0.15	0.20	0.09	0.00	0.00	C32
肺	Lung	258	23.08	46.81	39.97	2.04	4.87	101	14.74	20.52	13.78	0.79	1.60	C33-34
其他胸腔器官	Other thoracic organs	3	0.27	0.54	0.37	0.04	0.04	0	0.00	0.00	0.00	0.00	0.00	C37-38
骨	Bone	9	0.81	1.63	1.44	0.09	0.12	5	0.73	1.02	0.60	0.02	0.09	C40-41
皮肤黑色素瘤	Melanoma of skin	1	0.09	0.18	0.19	0.00	0.03	0	0.00	0.00	0.00	0.00	0.00	C43
乳腺	Breast	5	0.45	0.91	0.71	0.07	0.07	127	18.54	25.80	21.30	1.78	2.15	C50
子宫颈	Cervix	–	–	–	–	–	–	59	8.61	11.98	9.81	0.79	0.98	C53
子宫体	Uterus	–	–	–	–	–	–	18	2.63	3.66	2.92	0.30	0.30	C54-55
卵巢	Ovary	–	–	–	–	–	–	18	2.63	3.66	2.85	0.22	0.31	C56
前列腺	Prostate	22	1.97	3.99	3.42	0.05	0.26	–	–	–	–	–	–	C61
睾丸	Testis	0	0.00	0.00	0.00	0.00	0.00	–	–	–	–	–	–	C62
肾	Kidney	8	0.72	1.45	1.24	0.07	0.13	2	0.29	0.41	0.25	0.01	0.01	C64-66, 68
膀胱	Bladder	16	1.43	2.90	2.36	0.08	0.29	6	0.88	1.22	0.83	0.04	0.13	C67
脑	Brain	13	1.16	2.36	1.93	0.16	0.24	22	3.21	4.47	3.81	0.24	0.43	C70-C72, D32-33, D42-43
甲状腺	Thyroid	10	0.89	1.81	1.43	0.09	0.12	22	3.21	4.47	3.65	0.30	0.34	C73
淋巴瘤	Lymphoma	8	0.72	1.45	1.22	0.10	0.13	7	1.02	1.42	1.36	0.11	0.11	C81-85, 88, 90, 96
白血病	Leukemia	20	1.79	3.63	3.67	0.17	0.34	14	2.04	2.84	2.26	0.11	0.24	C91-95, D45-47
其他	Other	64	5.72	11.61	10.17	0.55	1.25	50	7.30	10.16	6.80	0.44	0.76	O&U
所有部位合计	All sites	1118	100.00	202.85	171.61	10.36	19.61	685	100.00	139.15	105.49	7.47	11.38	All
所有部位除外皮肤	All sites exc. C44	1113	99.55	201.95	170.68	10.33	19.58	683	99.71	138.74	105.31	7.47	11.38	All sites exc. C44
死亡 Mortality														
口腔	Oral cavity & pharynx	3	0.34	0.54	0.49	0.03	0.03	6	1.92	1.22	0.77	0.02	0.08	C00-10, C12-14
鼻咽	Nasopharynx	27	3.08	4.90	3.95	0.29	0.44	11	3.51	2.23	1.81	0.14	0.17	C11
食管	Esophagus	29	3.30	5.26	4.37	0.22	0.41	4	1.28	0.81	0.33	0.00	0.00	C15
胃	Stomach	92	10.48	16.69	13.98	0.67	1.39	38	12.14	7.72	4.59	0.17	0.39	C16
结直肠	Colon-rectum	37	4.21	6.71	5.30	0.17	0.59	7	2.24	1.42	1.05	0.04	0.13	C18-21
肝脏	Liver	330	37.59	59.88	49.41	3.43	5.52	53	16.93	10.77	8.40	0.64	0.89	C22
胆囊	Gallbladder etc.	10	1.14	1.81	1.41	0.05	0.12	5	1.60	1.02	0.62	0.02	0.12	C23-24
胰腺	Pancreas	5	0.57	0.91	0.85	0.04	0.08	3	0.96	0.61	0.27	0.00	0.03	C25
喉	Larynx	7	0.80	1.27	1.13	0.04	0.10	5	1.60	1.02	0.60	0.03	0.06	C32
肺	Lung	220	25.06	39.92	33.15	1.62	3.98	74	23.64	15.03	10.02	0.57	1.08	C33-34
其他胸腔器官	Other thoracic organs	1	0.11	0.18	0.11	0.01	0.01	0	0.00	0.00	0.00	0.00	0.00	C37-38
骨	Bone	15	1.71	2.72	2.26	0.15	0.21	6	1.92	1.22	0.77	0.05	0.08	C40-41
皮肤黑色素瘤	Melanoma of skin	0	0.00	0.00	0.00	0.00	0.00	0	0.00	0.00	0.00	0.00	0.00	C43
乳腺	Breast	2	0.23	0.36	0.38	0.00	0.06	27	8.63	5.48	4.41	0.37	0.49	C50
子宫颈	Cervix	–	–	–	–	–	–	9	2.88	1.83	1.43	0.14	0.14	C53
子宫体	Uterus	–	–	–	–	–	–	10	3.19	2.03	1.58	0.14	0.17	C54-55
卵巢	Ovary	–	–	–	–	–	–	8	2.56	1.63	1.30	0.07	0.16	C56
前列腺	Prostate	10	1.14	1.81	1.30	0.05	0.12	–	–	–	–	–	–	C61
睾丸	Testis	0	0.00	0.00	0.00	0.00	0.00	–	–	–	–	–	–	C62
肾	Kidney	4	0.46	0.73	0.64	0.05	0.08	0	0.00	0.00	0.00	0.00	0.00	C64-66, 68
膀胱	Bladder	7	0.80	1.27	1.13	0.03	0.10	0	0.00	0.00	0.00	0.00	0.00	C67
脑	Brain	12	1.37	2.18	1.80	0.10	0.17	15	4.79	3.05	2.58	0.13	0.35	C70-C72, D32-33, D42-43
甲状腺	Thyroid	1	0.11	0.18	0.11	0.01	0.01	0	0.00	0.00	0.00	0.00	0.00	C73
淋巴瘤	Lymphoma	2	0.23	0.36	0.27	0.03	0.03	1	0.32	0.20	0.07	0.00	0.00	C81-85, 88, 90, 96
白血病	Leukemia	24	2.73	4.35	4.15	0.22	0.39	11	3.51	2.23	1.52	0.03	0.19	C91-95, D45-47
其他	Other	40	4.56	7.26	6.48	0.34	0.79	20	6.39	4.06	2.81	0.17	0.26	O&U
所有部位合计	All sites	878	100.00	159.31	132.68	7.54	14.64	313	100.00	63.58	44.96	2.73	4.80	All
所有部位除外皮肤	All sites exc. C44	878	100.00	159.31	132.68	7.54	14.64	313	100.00	63.58	44.96	2.73	4.80	All sites exc. C44

部位 Sites		男性 Male						女性 Female						ICD10
		病例数 No. cases	构成比 Freq. /%	粗率 Crude rate/ 100 000⁻¹	世标率 ASR world/ 100 000⁻¹	累积率 Cum. Rate/% 0~64	0~74	病例数 No. cases	构成比 Freq. /%	粗率 Crude rate/ 100 000⁻¹	世标率 ASR world/ 100 000⁻¹	累积率 Cum. Rate/% 0~64	0~74	
发病 Incidence														
口腔	Oral cavity & pharynx	33	1.99	5.37	4.82	0.31	0.58	17	1.17	2.93	2.43	0.19	0.33	C00-10,C12-14
鼻咽	Nasopharynx	83	5.00	13.50	10.56	0.84	1.23	35	2.41	6.03	4.73	0.30	0.60	C11
食管	Esophagus	45	2.71	7.32	6.47	0.40	0.81	11	0.76	1.90	1.25	0.01	0.12	C15
胃	Stomach	125	7.53	20.33	17.95	0.73	2.12	60	4.13	10.34	8.28	0.43	0.93	C16
结直肠	Colon-rectum	241	14.52	39.20	34.82	1.78	3.95	181	12.47	31.19	25.00	1.37	3.06	C18-21
肝脏	Liver	288	17.35	46.85	40.32	2.69	4.68	69	4.75	11.89	9.02	0.42	1.08	C22
胆囊	Gallbladder etc.	14	0.84	2.28	2.12	0.07	0.14	18	1.24	3.10	2.43	0.17	0.27	C23-24
胰腺	Pancreas	28	1.69	4.55	4.14	0.18	0.31	16	1.10	2.76	2.13	0.05	0.25	C25
喉	Larynx	24	1.45	3.90	3.42	0.25	0.46	3	0.21	0.52	0.32	0.00	0.03	C32
肺	Lung	376	22.65	61.16	54.88	2.66	6.72	172	11.85	29.64	23.62	1.33	2.77	C33-34
其他胸腔器官	Other thoracic organs	5	0.30	0.81	0.60	0.03	0.07	3	0.21	0.52	0.45	0.04	0.04	C37-38
骨	Bone	11	0.66	1.79	1.76	0.13	0.20	6	0.41	1.03	0.92	0.03	0.10	C40-41
皮肤黑色素瘤	Melanoma of skin	3	0.18	0.49	0.39	0.03	0.03	3	0.21	0.52	0.31	0.01	0.01	C43
乳腺	Breast	4	0.24	0.65	0.61	0.03	0.07	340	23.42	58.60	45.86	3.79	5.25	C50
子宫颈	Cervix	–	–	–	–	–	–	110	7.58	18.96	14.67	1.19	1.55	C53
子宫体	Uterus	–	–	–	–	–	–	82	5.65	14.13	11.03	0.93	1.22	C54-55
卵巢	Ovary	–	–	–	–	–	–	42	2.89	7.24	5.67	0.46	0.55	C56
前列腺	Prostate	74	4.46	12.04	10.22	0.15	0.98	–	–	–	–	–	–	C61
睾丸	Testis	4	0.24	0.65	0.90	0.05	0.08	–	–	–	–	–	–	C62
肾	Kidney	24	1.45	3.90	3.55	0.22	0.42	14	0.96	2.41	2.30	0.12	0.22	C64-66,68
膀胱	Bladder	47	2.83	7.65	7.15	0.25	0.78	10	0.69	1.72	1.56	0.03	0.12	C67
脑	Brain	23	1.39	3.74	3.34	0.20	0.40	38	2.62	6.55	4.82	0.35	0.52	C70-72,D32-33, D42-43
甲状腺	Thyroid	19	1.14	3.09	2.49	0.20	0.24	74	5.10	12.75	10.02	0.79	0.92	C73
淋巴瘤	Lymphoma	55	3.31	8.95	8.07	0.36	0.91	33	2.27	5.69	4.03	0.20	0.36	C81-85,88,90,96
白血病	Leukemia	59	3.55	9.60	9.49	0.45	0.79	37	2.55	6.38	6.60	0.35	0.74	C91-95, D45-47
其他	Other	75	4.52	12.20	10.90	0.55	1.06	78	5.37	13.44	10.30	0.48	0.98	O&U
所有部位合计	All sites	1660	100.00	270.02	238.97	12.57	27.01	1452	100.00	250.25	197.75	13.04	22.02	All
所有部位除外皮肤	All sites exc. C44	1650	99.40	268.39	237.49	12.49	26.88	1439	99.10	248.01	196.22	12.96	21.91	All sites exc. C44
死亡 Mortality														
口腔	Oral cavity & pharynx	18	1.46	2.93	2.60	0.15	0.36	7	1.01	1.21	0.90	0.04	0.11	C00-10,C12-14
鼻咽	Nasopharynx	41	3.32	6.67	5.47	0.36	0.61	15	2.17	2.59	1.99	0.14	0.24	C11
食管	Esophagus	43	3.48	6.99	6.36	0.34	0.64	16	2.32	2.76	2.14	0.02	0.22	C15
胃	Stomach	86	6.96	13.99	12.90	0.42	1.40	43	6.22	7.41	5.72	0.27	0.68	C16
结直肠	Colon-rectum	132	10.68	21.47	19.62	0.85	2.07	82	11.87	14.13	10.87	0.42	1.15	C18-21
肝脏	Liver	261	21.12	42.45	37.67	2.16	4.35	70	10.13	12.06	9.23	0.34	1.21	C22
胆囊	Gallbladder etc.	16	1.29	2.60	2.32	0.06	0.17	8	1.16	1.38	0.92	0.05	0.08	C23-24
胰腺	Pancreas	29	2.35	4.72	4.06	0.21	0.35	10	1.45	1.72	1.40	0.06	0.09	C25
喉	Larynx	13	1.05	2.11	1.86	0.10	0.28	1	0.14	0.17	0.09	0.00	0.00	C32
肺	Lung	330	26.70	53.68	48.03	1.78	5.19	147	21.27	25.33	19.71	0.79	2.13	C33-34
其他胸腔器官	Other thoracic organs	6	0.49	0.98	0.76	0.05	0.09	1	0.14	0.17	0.14	0.00	0.00	C37-38
骨	Bone	8	0.65	1.30	1.14	0.08	0.15	4	0.58	0.69	0.43	0.02	0.02	C40-41
皮肤黑色素瘤	Melanoma of skin	4	0.32	0.65	0.58	0.02	0.05	3	0.43	0.52	0.32	0.00	0.00	C43
乳腺	Breast	0	0.00	0.00	0.00	0.00	0.00	77	11.14	13.27	10.47	0.77	1.19	C50
子宫颈	Cervix	–	–	–	–	–	–	34	4.92	5.86	4.44	0.34	0.54	C53
子宫体	Uterus	–	–	–	–	–	–	18	2.60	3.10	2.30	0.15	0.26	C54-55
卵巢	Ovary	–	–	–	–	–	–	24	3.47	4.14	3.39	0.25	0.41	C56
前列腺	Prostate	44	3.56	7.16	6.76	0.03	0.46	–	–	–	–	–	–	C61
睾丸	Testis	1	0.08	0.16	0.16	0.02	0.02	–	–	–	–	–	–	C62
肾	Kidney	18	1.46	2.93	2.59	0.15	0.25	7	1.01	1.21	1.03	0.01	0.14	C64-66,68
膀胱	Bladder	24	1.94	3.90	3.43	0.11	0.25	2	0.29	0.34	0.27	0.00	0.00	C67
脑	Brain	22	1.78	3.58	3.27	0.18	0.39	15	2.17	2.59	1.81	0.12	0.19	C70-72,D32-33, D42-43
甲状腺	Thyroid	2	0.16	0.33	0.26	0.00	0.04	4	0.58	0.69	0.67	0.00	0.10	C73
淋巴瘤	Lymphoma	34	2.75	5.53	4.80	0.17	0.63	35	5.07	6.03	4.67	0.15	0.51	C81-85,88,90,96
白血病	Leukemia	38	3.07	6.18	6.12	0.30	0.47	22	3.18	3.79	3.01	0.22	0.35	C91-95, D45-47
其他	Other	66	5.34	10.74	9.92	0.47	0.92	46	6.66	7.93	6.46	0.24	0.57	O&U
所有部位合计	All sites	1236	100.00	201.05	180.69	8.03	19.15	691	100.00	119.09	92.38	4.39	10.18	All
所有部位除外皮肤	All sites exc. C44	1229	99.43	199.91	179.64	8.02	19.07	689	99.71	118.75	92.15	4.39	10.18	All sites exc. C44

部位 Sites		男性 Male						女性 Female						ICD10
		病例数 No. cases	构成比 Freq. /%	粗率 Crude rate/ 100 000⁻¹	世标率 ASR world/ 100 000⁻¹	累积率 Cum. Rate/%		病例数 No. cases	构成比 Freq. /%	粗率 Crude rate/ 100 000⁻¹	世标率 ASR world/ 100 000⁻¹	累积率 Cum. Rate/%		
						0~64	0~74					0~64	0~74	
发病 Incidence														
口腔	Oral cavity & pharynx	23	2.15	5.94	5.40	0.30	0.67	14	1.52	3.60	2.53	0.13	0.18	C00-10,C12-14
鼻咽	Nasopharynx	36	3.36	9.29	7.72	0.60	0.91	14	1.52	3.60	2.94	0.22	0.37	C11
食管	Esophagus	47	4.39	12.13	10.59	0.74	1.27	1	0.11	0.26	0.30	0.00	0.05	C15
胃	Stomach	92	8.59	23.74	21.01	0.84	2.20	49	5.31	12.60	9.65	0.40	1.13	C16
结直肠	Colon-rectum	176	16.43	45.42	39.86	1.85	4.94	134	14.52	34.45	27.07	1.30	2.99	C18-21
肝脏	Liver	145	13.54	37.42	32.28	2.00	3.83	41	4.44	10.54	8.50	0.30	1.02	C22
胆囊	Gallbladder etc.	11	1.03	2.84	2.45	0.15	0.26	11	1.19	2.83	2.39	0.08	0.33	C23-24
胰腺	Pancreas	31	2.89	8.00	7.12	0.29	0.92	20	2.17	5.14	4.18	0.22	0.47	C25
喉	Larynx	19	1.77	4.90	3.84	0.24	0.46	0	0.00	0.00	0.00	0.00	0.00	C32
肺	Lung	254	23.72	65.55	57.97	2.50	6.43	115	12.46	29.57	23.99	1.02	2.71	C33-34
其他胸腔器官	Other thoracic organs	3	0.28	0.77	0.80	0.06	0.11	2	0.22	0.51	0.38	0.03	0.03	C37-38
骨	Bone	10	0.93	2.58	2.67	0.10	0.27	4	0.43	1.03	0.74	0.03	0.09	C40-41
皮肤黑色素瘤	Melanoma of skin	0	0.00	0.00	0.00	0.00	0.00	3	0.33	0.77	0.61	0.03	0.09	C43
乳腺	Breast	5	0.47	1.29	1.11	0.07	0.13	211	22.86	54.25	42.15	3.33	4.51	C50
子宫颈	Cervix	–	–	–	–	–	–	65	7.04	16.71	13.62	1.04	1.44	C53
子宫体	Uterus	–	–	–	–	–	–	55	5.96	14.14	11.27	0.86	1.23	C54-55
卵巢	Ovary	–	–	–	–	–	–	29	3.14	7.46	6.47	0.46	0.67	C56
前列腺	Prostate	47	4.39	12.13	10.79	0.17	1.02	–	–	–	–	–	–	C61
睾丸	Testis	1	0.09	0.26	0.17	0.01	0.01	–	–	–	–	–	–	C62
肾	Kidney	16	1.49	4.13	3.52	0.21	0.38	8	0.87	2.06	1.47	0.08	0.13	C64-66,68
膀胱	Bladder	27	2.52	6.97	5.91	0.33	0.49	7	0.76	1.80	1.57	0.12	0.17	C67
脑	Brain	17	1.59	4.39	4.38	0.17	0.48	18	1.95	4.63	3.59	0.20	0.41	C70-C72,D32-33,D42-43
甲状腺	Thyroid	8	0.75	2.06	1.54	0.12	0.17	27	2.93	6.94	5.70	0.53	0.63	C73
淋巴瘤	Lymphoma	27	2.52	6.97	6.89	0.37	0.74	24	2.60	6.17	4.91	0.34	0.60	C81-85,88,90,96
白血病	Leukemia	13	1.21	3.36	3.78	0.15	0.42	14	1.52	3.60	3.43	0.20	0.36	C91-95,D45-47
其他	Other	63	5.88	16.26	14.86	0.65	1.47	57	6.18	14.66	12.87	0.70	1.44	O&U
所有部位合计	All sites	1071	100.00	276.41	244.68	11.92	27.58	923	100.00	237.32	190.34	11.62	21.04	All
所有部位除外皮肤	All sites exc. C44	1064	99.35	274.61	243.13	11.86	27.35	914	99.02	235.01	188.05	11.53	20.79	All sites exc. C44
死亡 Mortality														
口腔	Oral cavity & pharynx	7	0.91	1.81	1.28	0.09	0.09	1	0.24	0.26	0.14	0.00	0.00	C00-10,C12-14
鼻咽	Nasopharynx	26	3.38	6.71	5.75	0.47	0.74	4	0.96	1.03	0.96	0.04	0.15	C11
食管	Esophagus	27	3.51	6.97	6.16	0.33	0.61	1	0.24	0.26	0.17	0.02	0.02	C15
胃	Stomach	60	7.79	15.49	13.05	0.47	1.37	41	9.86	10.54	7.91	0.43	0.96	C16
结直肠	Colon-rectum	78	10.13	20.13	17.54	0.80	2.19	50	12.02	12.86	10.14	0.45	1.01	C18-21
肝脏	Liver	136	17.66	35.10	30.23	1.80	3.30	42	10.10	10.80	8.47	0.30	0.96	C22
胆囊	Gallbladder etc.	9	1.17	2.32	1.98	0.09	0.25	5	1.20	1.29	0.97	0.04	0.09	C23-24
胰腺	Pancreas	22	2.86	5.68	5.12	0.16	0.67	15	3.61	3.86	3.22	0.07	0.38	C25
喉	Larynx	12	1.56	3.10	2.52	0.14	0.20	0	0.00	0.00	0.00	0.00	0.00	C32
肺	Lung	254	32.99	65.55	58.18	2.19	6.38	96	23.08	24.68	19.35	0.70	2.03	C33-34
其他胸腔器官	Other thoracic organs	3	0.39	0.77	0.69	0.02	0.07	2	0.48	0.51	0.43	0.04	0.04	C37-38
骨	Bone	10	1.30	2.58	2.65	0.07	0.29	4	0.96	1.03	0.77	0.02	0.08	C40-41
皮肤黑色素瘤	Melanoma of skin	0	0.00	0.00	0.00	0.00	0.00	1	0.24	0.26	0.17	0.02	0.02	C43
乳腺	Breast	1	0.13	0.26	0.31	0.00	0.05	51	12.26	13.11	10.52	0.82	1.18	C50
子宫颈	Cervix	–	–	–	–	–	–	18	4.33	4.63	3.56	0.32	0.37	C53
子宫体	Uterus	–	–	–	–	–	–	16	3.85	4.11	3.52	0.33	0.39	C54-55
卵巢	Ovary	–	–	–	–	–	–	9	2.16	2.31	1.82	0.13	0.19	C56
前列腺	Prostate	29	3.77	7.48	7.03	0.08	0.37	–	–	–	–	–	–	C61
睾丸	Testis	0	0.00	0.00	0.00	0.00	0.00	–	–	–	–	–	–	C62
肾	Kidney	7	0.91	1.81	1.32	0.02	0.08	3	0.72	0.77	0.52	0.02	0.08	C64-66,68
膀胱	Bladder	8	1.04	2.06	2.27	0.02	0.20	1	0.24	0.26	0.22	0.02	0.02	C67
脑	Brain	11	1.43	2.84	2.57	0.12	0.38	11	2.64	2.83	2.22	0.11	0.27	C70-C72,D32-33,D42-43
甲状腺	Thyroid	0	0.00	0.00	0.00	0.00	0.00	1	0.24	0.26	0.22	0.00	0.05	C73
淋巴瘤	Lymphoma	18	2.34	4.65	4.21	0.30	0.30	9	2.16	2.31	1.95	0.08	0.29	C81-85,88,90,96
白血病	Leukemia	13	1.69	3.36	2.93	0.12	0.45	6	1.44	1.54	1.77	0.08	0.18	C91-95,D45-47
其他	Other	39	5.06	10.07	9.73	0.37	0.92	29	6.97	7.46	6.76	0.30	0.88	O&U
所有部位合计	All sites	770	100.00	198.73	175.50	7.67	18.91	416	100.00	106.96	85.76	4.34	9.64	All
所有部位除外皮肤	All sites exc. C44	770	100.00	198.73	175.50	7.67	18.91	412	99.04	105.93	84.50	4.30	9.55	All sites exc. C44

部位 Sites		男性 Male						女性 Female						ICD10
		病例数 No. cases	构成比 Freq./%	粗率 Crude rate/ 100 000⁻¹	世标率 ASR world/ 100 000⁻¹	累积率 Cum. Rate/% 0~64	0~74	病例数 No. cases	构成比 Freq./%	粗率 Crude rate/ 100 000⁻¹	世标率 ASR world/ 100 000⁻¹	累积率 Cum. Rate/% 0~64	0~74	
发病 Incidence														
口腔	Oral cavity & pharynx	22	1.96	5.39	4.03	0.28	0.51	9	1.14	2.32	1.89	0.16	0.19	C00-10,C12-14
鼻咽	Nasopharynx	120	10.71	29.40	22.32	1.94	2.50	51	6.46	13.17	9.51	0.74	1.08	C11
食管	Esophagus	47	4.20	11.51	8.15	0.59	0.99	13	1.65	3.36	1.33	0.00	0.08	C15
胃	Stomach	56	5.00	13.72	9.63	0.61	1.09	15	1.90	3.87	2.55	0.13	0.32	C16
结直肠	Colon-rectum	135	12.05	33.07	21.70	1.12	2.49	83	10.52	21.43	13.80	1.00	1.63	C18-21
肝脏	Liver	228	20.36	55.85	40.47	3.04	4.49	53	6.72	13.68	7.86	0.42	0.76	C22
胆囊	Gallbladder etc.	9	0.80	2.20	1.42	0.06	0.16	11	1.39	2.84	1.86	0.07	0.28	C23-24
胰腺	Pancreas	12	1.07	2.94	2.01	0.13	0.28	8	1.01	2.07	1.07	0.03	0.06	C25
喉	Larynx	13	1.16	3.18	2.15	0.13	0.28	1	0.13	0.26	0.23	0.03	0.03	C32
肺	Lung	246	21.96	60.26	39.70	2.13	4.98	116	14.70	29.95	18.15	1.01	2.11	C33-34
其他胸腔器官	Other thoracic organs	0	0.00	0.00	0.00	0.00	0.00	1	0.13	0.26	0.19	0.02	0.02	C37-38
骨	Bone	8	0.71	1.96	1.59	0.10	0.14	8	1.01	2.07	1.17	0.02	0.07	C40-41
皮肤黑色素瘤	Melanoma of skin	3	0.27	0.73	0.46	0.03	0.03	0	0.00	0.00	0.00	0.00	0.00	C43
乳腺	Breast	1	0.09	0.24	0.18	0.02	0.02	146	18.50	37.69	27.30	2.12	2.93	C50
子宫颈	Cervix	–	–	–	–	–	–	47	5.96	12.13	9.50	0.77	1.08	C53
子宫体	Uterus	–	–	–	–	–	–	39	4.94	10.07	7.04	0.64	0.76	C54-55
卵巢	Ovary	–	–	–	–	–	–	34	4.31	8.78	6.73	0.54	0.69	C56
前列腺	Prostate	32	2.86	7.84	4.89	0.12	0.62	–	–	–	–	–	–	C61
睾丸	Testis	0	0.00	0.00	0.00	0.00	0.00	–	–	–	–	–	–	C62
肾	Kidney	10	0.89	2.45	1.79	0.10	0.23	7	0.89	1.81	1.17	0.11	0.14	C64-66,68
膀胱	Bladder	47	4.20	11.51	6.90	0.19	0.77	14	1.77	3.61	2.32	0.09	0.33	C67
脑	Brain	36	3.21	8.82	7.61	0.55	0.72	38	4.82	9.81	7.30	0.56	0.88	C70-C72,D32-33,D42-43
甲状腺	Thyroid	7	0.63	1.71	1.20	0.11	0.14	24	3.04	6.20	4.85	0.32	0.45	C73
淋巴瘤	Lymphoma	29	2.59	7.10	5.30	0.36	0.47	14	1.77	3.61	2.57	0.18	0.34	C81-85,88,90,96
白血病	Leukemia	23	2.05	5.63	5.62	0.31	0.51	25	3.17	6.45	5.53	0.34	0.44	C91-95,D45-47
其他	Other	36	3.21	8.82	5.86	0.29	0.63	32	4.06	8.26	5.64	0.31	0.53	O&U
所有部位合计	All sites	1120	100.00	274.37	193.00	12.20	22.06	789	100.00	203.70	139.55	9.60	15.20	All
所有部位除外皮肤	All sites exc. C44	1114	99.46	272.90	192.08	12.16	21.97	783	99.24	202.15	138.91	9.60	15.15	All sites exc. C44
死亡 Mortality														
口腔	Oral cavity & pharynx	10	1.24	2.45	1.74	0.15	0.20	6	1.49	1.55	0.93	0.05	0.10	C00-10,C12-14
鼻咽	Nasopharynx	87	10.81	21.31	15.81	1.21	1.86	23	5.69	5.94	3.81	0.23	0.47	C11
食管	Esophagus	43	5.34	10.53	7.05	0.38	0.89	8	1.98	2.07	0.84	0.00	0.03	C15
胃	Stomach	44	5.47	10.78	7.30	0.37	0.93	18	4.46	4.65	2.73	0.15	0.31	C16
结直肠	Colon-rectum	78	9.69	19.11	11.87	0.54	1.28	39	9.65	10.07	5.84	0.42	0.58	C18-21
肝脏	Liver	194	24.10	47.52	33.55	2.40	3.73	65	16.09	16.78	9.52	0.32	1.05	C22
胆囊	Gallbladder etc.	7	0.87	1.71	1.11	0.07	0.12	11	2.72	2.84	2.34	0.17	0.28	C23-24
胰腺	Pancreas	5	0.62	1.22	0.76	0.04	0.09	9	2.23	2.32	1.32	0.04	0.10	C25
喉	Larynx	12	1.49	2.94	1.85	0.07	0.23	1	0.25	0.26	0.11	0.00	0.00	C32
肺	Lung	219	27.20	53.65	34.76	1.76	4.12	88	21.78	22.72	12.61	0.60	1.40	C33-34
其他胸腔器官	Other thoracic organs	2	0.25	0.49	0.48	0.02	0.02	1	0.25	0.26	0.19	0.00	0.02	C37-38
骨	Bone	8	0.99	1.96	1.32	0.06	0.10	4	0.99	1.03	0.41	0.00	0.05	C40-41
皮肤黑色素瘤	Melanoma of skin	2	0.25	0.49	0.29	0.02	0.0	20	0.00	0.00	0.00	0.00	0.00	C43
乳腺	Breast	0	0.00	0.00	0.00	0.00	0.00	33	8.17	8.52	5.97	0.42	0.75	C50
子宫颈	Cervix	–	–	–	–	–	–	14	3.47	3.61	2.74	0.20	0.33	C53
子宫体	Uterus	–	–	–	–	–	–	8	1.98	2.07	1.45	0.09	0.18	C54-55
卵巢	Ovary	–	–	–	–	–	–	8	1.98	2.07	1.50	0.12	0.15	C56
前列腺	Prostate	22	2.73	5.39	2.75	0.02	0.18	–	–	–	–	–	–	C61
睾丸	Testis	0	0.00	0.00	0.00	0.00	0.00	–	–	–	–	–	–	C62
肾	Kidney	1	0.12	0.24	0.19	0.00	0.05	5	1.24	1.29	0.73	0.05	0.08	C64-66,68
膀胱	Bladder	15	1.86	3.67	2.12	0.04	0.21	3	0.74	0.77	0.26	0.00	0.00	C67
脑	Brain	13	1.61	3.18	2.48	0.18	0.26	17	4.21	4.39	3.66	0.21	0.39	C70-C72,D32-33,D42-43
甲状腺	Thyroid	1	0.12	0.24	0.09	0.00	0.00	2	0.50	0.52	0.19	0.00	0.00	C73
淋巴瘤	Lymphoma	11	1.37	2.69	1.89	0.10	0.23	7	1.73	1.81	1.08	0.06	0.14	C81-85,88,90,96
白血病	Leukemia	14	1.74	3.43	3.49	0.15	0.23	16	3.96	4.13	3.13	0.17	0.30	C91-95,D45-47
其他	Other	17	2.11	4.16	2.22	0.02	0.20	18	4.46	4.65	3.47	0.18	0.34	O&U
所有部位合计	All sites	805	100.00	197.20	133.11	7.62	14.94	404	100.00	104.30	64.83	3.48	7.03	All
所有部位除外皮肤	All sites exc. C44	803	99.75	196.71	132.91	7.62	14.94	403	99.75	104.04	64.76	3.48	7.03	All sites exc. C44

附表 3-298 苍梧县 2015 年癌症发病和死亡主要指标
Appendix Table 3-298 Incidence and mortality of cancer in Cangwu Xian, 2015

部位 Sites		男性 Male						女性 Female						ICD10
		病例数 No. cases	构成比 Freq./%	粗率 Crude rate/ 100 000⁻¹	世标率 ASR world/ 100 000⁻¹	累积率 Cum. Rate/% 0~64	0~74	病例数 No. cases	构成比 Freq./%	粗率 Crude rate/ 100 000⁻¹	世标率 ASR world/ 100 000⁻¹	累积率 Cum. Rate/% 0~64	0~74	
发病 Incidence														
口腔	Oral cavity & pharynx	3	0.49	1.40	1.31	0.07	0.15	2	0.59	1.07	0.88	0.06	0.16	C00-10,C12-14
鼻咽	Nasopharynx	79	12.80	36.74	32.42	2.61	3.43	34	9.97	18.17	18.23	1.65	1.91	C11
食管	Esophagus	20	3.24	9.30	8.84	0.42	1.22	5	1.47	2.67	2.08	0.12	0.20	C15
胃	Stomach	37	6.00	17.21	15.22	0.92	1.83	14	4.11	7.48	5.72	0.22	0.86	C16
结直肠	Colon-rectum	63	10.21	29.30	26.94	1.78	2.99	39	11.44	20.85	19.82	1.73	2.34	C18-21
肝脏	Liver	158	25.61	73.48	69.27	5.60	7.57	32	9.38	17.10	15.76	1.23	1.66	C22
胆囊	Gallbladder etc.	6	0.97	2.79	2.15	0.05	0.14	7	2.05	3.74	3.86	0.35	0.43	C23-24
胰腺	Pancreas	6	0.97	2.79	2.36	0.14	0.14	5	1.47	2.67	2.64	0.26	0.36	C25
喉	Larynx	7	1.13	3.26	3.23	0.33	0.41	0	0.00	0.00	0.00	0.00	0.00	C32
肺	Lung	127	20.58	59.06	52.28	3.23	6.47	33	9.68	17.64	14.31	0.89	1.69	C33-34
其他胸腔器官	Other thoracic organs	0	0.00	0.00	0.00	0.00	0.00	1	0.29	0.53	0.56	0.05	0.05	C37-38
骨	Bone	6	0.97	2.79	2.71	0.16	0.16	5	1.47	2.67	2.05	0.10	0.19	C40-41
皮肤黑色素瘤	Melanoma of skin	1	0.16	0.47	0.38	0.05	0.05	1	0.29	0.53	0.37	0.00	0.09	C43
乳腺	Breast	0	0.00	0.00	0.00	0.00	0.00	42	12.32	22.45	21.55	1.89	2.24	C50
子宫颈	Cervix	–	–	–	–	–	–	35	10.26	18.71	17.86	1.56	1.91	C53
子宫体	Uterus	–	–	–	–	–	–	11	3.23	5.88	5.57	0.47	0.47	C54-55
卵巢	Ovary	–	–	–	–	–	–	13	3.81	6.95	6.15	0.56	0.65	C56
前列腺	Prostate	10	1.62	4.65	3.78	0.07	0.51	–	–	–	–	–	–	C61
睾丸	Testis	2	0.32	0.93	1.12	0.08	0.08	–	–	–	–	–	–	C62
肾	Kidney	6	0.97	2.79	2.79	0.17	0.25	2	0.59	1.07	1.24	0.07	0.07	C64-66,68
膀胱	Bladder	15	2.43	6.98	7.03	0.34	0.69	2	0.59	1.07	0.87	0.00	0.18	C67
脑	Brain	10	1.62	4.65	4.49	0.33	0.49	9	2.64	4.81	4.50	0.40	0.40	C70-C72,D32-33,D42-43
甲状腺	Thyroid	2	0.32	0.93	0.97	0.07	0.07	10	2.93	5.35	5.11	0.40	0.50	C73
淋巴瘤	Lymphoma	14	2.27	6.51	6.01	0.41	0.68	8	2.35	4.28	3.43	0.16	0.33	C81-85,88,90,96
白血病	Leukemia	14	2.27	6.51	6.85	0.48	0.48	13	3.81	6.95	6.85	0.46	0.63	C91-95, D45-47
其他	Other	31	5.02	14.42	13.75	0.95	1.39	18	5.28	9.62	7.90	0.52	0.79	O&U
所有部位合计	All sites	617	100.00	286.94	263.91	18.23	29.21	341	100.00	182.27	167.32	13.14	18.11	All
所有部位除外皮肤	All sites exc. C44	609	98.70	283.22	260.73	18.09	28.98	340	99.71	181.73	167.12	13.14	18.11	All sites exc. C44
死亡 Mortality														
口腔	Oral cavity & pharynx	6	1.53	2.79	2.38	0.15	0.23	1	0.52	0.53	0.63	0.08	0.08	C00-10,C12-14
鼻咽	Nasopharynx	53	13.55	24.65	23.20	1.83	2.81	17	8.76	9.09	8.33	0.68	1.05	C11
食管	Esophagus	14	3.58	6.51	6.23	0.23	0.85	5	2.58	2.67	2.39	0.06	0.41	C15
胃	Stomach	28	7.16	13.02	11.45	0.59	1.38	9	4.64	4.81	4.41	0.28	0.63	C16
结直肠	Colon-rectum	34	8.70	15.81	14.00	0.74	1.55	18	9.28	9.62	6.82	0.23	0.85	C18-21
肝脏	Liver	113	28.90	52.55	49.60	3.82	5.35	29	14.95	15.50	12.62	0.66	1.36	C22
胆囊	Gallbladder etc.	4	1.02	1.86	1.83	0.06	0.22	4	2.06	2.14	2.00	0.16	0.34	C23-24
胰腺	Pancreas	4	1.02	1.86	1.61	0.10	0.10	3	1.55	1.60	1.37	0.14	0.14	C25
喉	Larynx	3	0.77	1.40	1.25	0.05	0.22	0	0.00	0.00	0.00	0.00	0.00	C32
肺	Lung	92	23.53	42.79	38.06	2.36	4.63	38	19.59	20.31	16.34	1.08	1.87	C33-34
其他胸腔器官	Other thoracic organs	0	0.00	0.00	0.00	0.00	0.00	0	0.00	0.00	0.00	0.00	0.00	C37-38
骨	Bone	6	1.53	2.79	2.23	0.15	0.24	1	0.52	0.53	0.70	0.07	0.07	C40-41
皮肤黑色素瘤	Melanoma of skin	1	0.26	0.47	0.28	0.00	0.00	1	0.52	0.53	0.37	0.00	0.09	C43
乳腺	Breast	0	0.00	0.00	0.00	0.00	0.00	16	8.25	8.55	8.62	0.66	1.00	C50
子宫颈	Cervix	–	–	–	–	–	–	25	12.89	13.36	11.98	0.97	1.23	C53
子宫体	Uterus	–	–	–	–	–	–	3	1.55	1.60	1.01	0.00	0.08	C54-55
卵巢	Ovary	–	–	–	–	–	–	3	1.55	1.60	1.33	0.14	0.14	C56
前列腺	Prostate	2	0.51	0.93	0.82	0.07	0.07	–	–	–	–	–	–	C61
睾丸	Testis	0	0.00	0.00	0.00	0.00	0.00	–	–	–	–	–	–	C62
肾	Kidney	3	0.77	1.40	1.16	0.05	0.13	2	1.03	1.07	1.34	0.03	0.12	C64-66,68
膀胱	Bladder	2	0.51	0.93	0.86	0.00	0.00	0	0.00	0.00	0.00	0.00	0.00	C67
脑	Brain	4	1.02	1.86	1.52	0.07	0.17	1	0.52	0.53	0.51	0.06	0.06	C70-C72,D32-33,D42-43
甲状腺	Thyroid	0	0.00	0.00	0.00	0.00	0.00	1	0.52	0.53	0.70	0.07	0.07	C73
淋巴瘤	Lymphoma	4	1.02	1.86	1.61	0.05	0.23	4	2.06	2.14	1.89	0.11	0.19	C81-85,88,90,96
白血病	Leukemia	4	1.02	1.86	1.99	0.14	0.14	8	4.12	4.28	4.15	0.24	0.41	C91-95, D45-47
其他	Other	14	3.58	6.51	5.16	0.27	0.54	5	2.58	2.67	1.46	0.03	0.13	O&U
所有部位合计	All sites	391	100.00	181.84	165.24	10.73	18.86	194	100.00	103.69	88.96	5.75	10.33	All
所有部位除外皮肤	All sites exc. C44	389	99.49	180.91	164.69	10.73	18.86	194	100.00	103.69	88.96	5.75	10.33	All sites exc. C44

附表 3-299　北海市 2015 年癌症发病和死亡主要指标
Appendix Table 3-299　Incidence and mortality of cancer in Beihai Shi, 2015

部位 Sites		男性 Male						女性 Female						ICD10
		病例数 No. cases	构成比 Freq. /%	粗率 Crude rate/ 100 000⁻¹	世标率 ASR world/ 100 000⁻¹	累积率 Cum. Rate/% 0~64	0~74	病例数 No. cases	构成比 Freq. /%	粗率 Crude rate/ 100 000⁻¹	世标率 ASR world/ 100 000⁻¹	累积率 Cum. Rate/% 0~64	0~74	
发病 Incidence														
口腔	Oral cavity & pharynx	30	2.59	8.45	7.01	0.51	0.81	10	1.05	3.00	2.33	0.11	0.29	C00-10,C12-14
鼻咽	Nasopharynx	61	5.27	17.19	13.57	1.03	1.46	32	3.35	9.61	7.21	0.54	0.84	C11
食管	Esophagus	56	4.84	15.78	13.42	0.68	1.69	8	0.84	2.40	1.97	0.18	0.24	C15
胃	Stomach	63	5.44	17.75	15.44	1.23	1.72	46	4.81	13.82	9.65	0.37	0.96	C16
结直肠	Colon-rectum	102	8.81	28.74	26.07	1.30	3.20	79	8.26	23.73	18.36	0.84	2.08	C18-21
肝脏	Liver	299	25.82	84.25	70.84	4.83	8.14	85	8.89	25.53	20.53	1.24	2.41	C22
胆囊	Gallbladder etc.	3	0.26	0.85	0.78	0.05	0.05	4	0.42	1.20	0.86	0.05	0.12	C23-24
胰腺	Pancreas	6	0.52	1.69	1.50	0.09	0.21	13	1.36	3.90	3.05	0.17	0.41	C25
喉	Larynx	23	1.99	6.48	5.46	0.37	0.55	2	0.21	0.60	0.44	0.02	0.08	C32
肺	Lung	285	24.61	80.31	69.74	3.49	8.29	184	19.25	55.27	42.61	1.61	5.47	C33-34
其他胸腔器官	Other thoracic organs	8	0.69	2.25	1.71	0.15	0.15	9	0.94	2.70	2.27	0.14	0.20	C37-38
骨	Bone	11	0.95	3.10	2.38	0.17	0.17	7	0.73	2.10	1.97	0.08	0.14	C40-41
皮肤黑色素瘤	Melanoma of skin	2	0.17	0.56	0.35	0.02	0.02	2	0.21	0.60	0.48	0.02	0.08	C43
乳腺	Breast	4	0.35	1.13	1.03	0.09	0.15	144	15.06	43.25	34.15	3.04	3.57	C50
子宫颈	Cervix	–	–	–	–	–	–	83	8.68	24.93	19.59	1.45	2.16	C53
子宫体	Uterus	–	–	–	–	–	–	27	2.82	8.11	7.11	0.55	0.84	C54-55
卵巢	Ovary	–	–	–	–	–	–	23	2.41	6.91	5.74	0.45	0.50	C56
前列腺	Prostate	27	2.33	7.61	6.41	0.18	0.75	–	–	–	–	–	–	C61
睾丸	Testis	3	0.26	0.85	0.66	0.05	0.05	–	–	–	–	–	–	C62
肾	Kidney	3	0.26	0.85	0.71	0.07	0.07	10	1.05	3.00	2.74	0.16	0.22	C64-66,68
膀胱	Bladder	21	1.81	5.92	5.27	0.18	0.55	11	1.15	3.30	2.62	0.17	0.29	C67
脑	Brain	40	3.45	11.27	10.11	0.41	1.18	47	4.92	14.12	11.23	0.76	1.18	C70-C72,D32-33,D42-43
甲状腺	Thyroid	9	0.78	2.54	2.51	0.18	0.24	29	3.03	8.71	7.17	0.48	0.77	C73
淋巴瘤	Lymphoma	22	1.90	6.20	5.69	0.33	0.74	18	1.88	5.41	4.43	0.31	0.55	C81-85,88,90,96
白血病	Leukemia	26	2.25	7.33	7.14	0.46	0.58	14	1.46	4.21	4.26	0.24	0.42	C91-95, D45-47
其他	Other	54	4.66	15.22	13.45	0.64	1.53	69	7.22	20.73	16.32	0.79	1.74	O&U
所有部位合计	All sites	1158	100.00	326.29	281.24	16.50	32.30	956	100.00	287.15	227.12	13.77	25.55	All
所有部位除外皮肤	All sites exc. C44	1146	98.96	322.91	278.61	16.39	32.01	924	96.65	277.54	220.28	13.43	24.85	All sites exc. C44
死亡 Mortality														
口腔	Oral cavity & pharynx	9	1.30	2.54	1.94	0.11	0.24	0	0.00	0.00	0.00	0.00	0.00	C00-10,C12-14
鼻咽	Nasopharynx	7	1.01	1.97	1.50	0.15	0.15	5	1.40	1.50	1.12	0.09	0.09	C11
食管	Esophagus	36	5.21	10.14	8.71	0.47	1.21	2	0.56	0.60	0.41	0.00	0.06	C15
胃	Stomach	42	6.08	11.83	10.45	0.64	1.06	25	6.98	7.51	5.38	0.18	0.54	C16
结直肠	Colon-rectum	41	5.93	11.55	10.22	0.46	1.11	31	8.66	9.31	6.25	0.20	0.55	C18-21
肝脏	Liver	218	31.55	61.43	51.47	3.65	5.98	49	13.69	14.72	10.98	0.46	1.29	C22
胆囊	Gallbladder etc.	2	0.29	0.56	0.56	0.03	0.03	1	0.28	0.30	0.27	0.03	0.03	C23-24
胰腺	Pancreas	6	0.87	1.69	1.47	0.10	0.22	5	1.40	1.50	1.19	0.08	0.14	C25
喉	Larynx	19	2.75	5.35	4.28	0.26	0.38	2	0.56	0.60	0.37	0.00	0.06	C32
肺	Lung	195	28.22	54.95	47.82	2.21	5.46	108	30.17	32.44	23.65	0.82	2.72	C33-34
其他胸腔器官	Other thoracic organs	2	0.29	0.56	0.42	0.04	0.04	3	0.84	0.90	0.83	0.00	0.18	C37-38
骨	Bone	10	1.45	2.82	2.85	0.15	0.26	6	1.68	1.80	1.85	0.04	0.28	C40-41
皮肤黑色素瘤	Melanoma of skin	1	0.14	0.28	0.18	0.01	0.01	1	0.28	0.30	0.24	0.02	0.02	C43
乳腺	Breast	3	0.43	0.85	0.84	0.00	0.13	32	8.94	9.61	7.81	0.51	0.92	C50
子宫颈	Cervix	–	–	–	–	–	–	24	6.70	7.21	5.55	0.34	0.63	C53
子宫体	Uterus	–	–	–	–	–	–	4	1.12	1.20	1.03	0.04	0.10	C54-55
卵巢	Ovary	–	–	–	–	–	–	5	1.40	1.50	1.03	0.08	0.08	C56
前列腺	Prostate	15	2.17	4.23	3.43	0.09	0.29	–	–	–	–	–	–	C61
睾丸	Testis	2	0.29	0.56	0.41	0.03	0.03	–	–	–	–	–	–	C62
肾	Kidney	1	0.14	0.28	0.17	0.00	0.00	2	0.56	0.60	0.30	0.00	0.00	C64-66,68
膀胱	Bladder	6	0.87	1.69	1.66	0.00	0.19	2	0.56	0.60	0.45	0.04	0.04	C67
脑	Brain	21	3.04	5.92	5.58	0.23	0.61	15	4.19	4.51	3.58	0.21	0.39	C70-C72,D32-33,D42-43
甲状腺	Thyroid	4	0.58	1.13	0.95	0.02	0.14	0	0.00	0.00	0.00	0.00	0.00	C73
淋巴瘤	Lymphoma	18	2.60	5.07	4.75	0.20	0.49	15	4.19	4.51	3.95	0.23	0.53	C81-85,88,90,96
白血病	Leukemia	20	2.89	5.64	5.31	0.28	0.44	13	3.63	3.90	4.31	0.20	0.44	C91-95, D45-47
其他	Other	13	1.88	3.66	3.11	0.14	0.45	8	2.23	2.40	1.63	0.08	0.08	O&U
所有部位合计	All sites	691	100.00	194.71	168.06	9.25	18.93	358	100.00	107.53	82.18	3.65	9.16	All
所有部位除外皮肤	All sites exc. C44	686	99.28	193.30	166.72	9.19	18.69	353	98.60	106.03	81.10	3.58	9.09	All sites exc. C44

部位 Sites		男性 Male						女性 Female						ICD10
		病例数 No. cases	构成比 Freq. /%	粗率 Crude rate/ 100 000⁻¹	世标率 ASR world/ 100 000⁻¹	累积率 Cum. Rate/%		病例数 No. cases	构成比 Freq. /%	粗率 Crude rate/ 100 000⁻¹	世标率 ASR world/ 100 000⁻¹	累积率 Cum. Rate/%		
						0~64	0~74					0~64	0~74	
发病 Incidence														
口腔	Oral cavity & pharynx	26	1.71	5.54	4.58	0.25	0.53	3	0.33	0.67	0.51	0.03	0.07	C00-10,C12-14
鼻咽	Nasopharynx	89	5.85	18.96	15.06	1.03	1.64	21	2.34	4.69	3.60	0.26	0.38	C11
食管	Esophagus	62	4.08	13.21	10.22	0.80	1.12	6	0.67	1.34	0.84	0.03	0.07	C15
胃	Stomach	100	6.57	21.31	17.38	0.72	1.70	57	6.35	12.74	9.38	0.43	1.05	C16
结直肠	Colon-rectum	124	8.15	26.42	21.32	0.83	2.29	78	8.70	17.43	13.02	0.75	1.58	C18-21
肝脏	Liver	397	26.10	84.59	66.42	4.15	7.35	75	8.36	16.76	11.76	0.69	1.29	C22
胆囊	Gallbladder etc.	3	0.20	0.64	0.43	0.00	0.04	3	0.33	0.67	0.51	0.03	0.06	C23-24
胰腺	Pancreas	19	1.25	4.05	3.27	0.14	0.42	6	0.67	1.34	0.84	0.03	0.06	C25
喉	Larynx	17	1.12	3.62	3.24	0.18	0.35	2	0.22	0.45	0.30	0.03	0.03	C32
肺	Lung	437	28.73	93.12	74.98	2.81	8.20	163	18.17	36.43	25.64	1.15	2.89	C33-34
其他胸腔器官	Other thoracic organs	1	0.07	0.21	0.14	0.01	0.01	4	0.45	0.89	0.82	0.06	0.06	C37-38
骨	Bone	8	0.53	1.70	1.23	0.04	0.13	7	0.78	1.56	1.26	0.07	0.07	C40-41
皮肤黑色素瘤	Melanoma of skin	1	0.07	0.21	0.25	0.00	0.00	0	0.00	0.00	0.00	0.00	0.00	C43
乳腺	Breast	2	0.13	0.43	0.39	0.01	0.05	137	15.27	30.62	23.41	1.94	2.46	C50
子宫颈	Cervix	–	–	–	–	–	–	146	16.28	32.63	24.73	1.91	2.80	C53
子宫体	Uterus	–	–	–	–	–	–	21	2.34	4.69	3.57	0.31	0.36	C54-55
卵巢	Ovary	–	–	–	–	–	–	16	1.78	3.58	2.82	0.24	0.27	C56
前列腺	Prostate	32	2.10	6.82	5.36	0.11	0.37	–	–	–	–	–	–	C61
睾丸	Testis	4	0.26	0.85	0.75	0.05	0.05	–	–	–	–	–	–	C62
肾	Kidney	12	0.79	2.56	2.05	0.12	0.17	8	0.89	1.79	1.37	0.09	0.18	C64-66,68
膀胱	Bladder	22	1.45	4.69	3.67	0.17	0.40	12	1.34	2.68	1.98	0.14	0.18	C67
脑	Brain	43	2.83	9.16	7.63	0.40	0.76	32	3.57	7.15	5.21	0.32	0.53	C70-C72,D32-33, D42-43
甲状腺	Thyroid	11	0.72	2.34	1.97	0.17	0.22	23	2.56	5.14	4.20	0.32	0.40	C73
淋巴瘤	Lymphoma	11	0.72	2.34	1.98	0.09	0.20	3	0.33	0.67	0.58	0.05	0.05	C81-85,88,90,96
白血病	Leukemia	48	3.16	10.23	9.23	0.56	1.00	35	3.90	7.82	7.31	0.44	0.64	C91-95, D45-47
其他	Other	52	3.42	11.08	9.16	0.54	0.94	39	4.35	8.72	6.24	0.31	0.62	O&U
所有部位合计	All sites	1521	100.00	324.09	260.69	13.20	27.93	897	100.00	200.45	149.90	9.61	16.05	All
所有部位除外皮肤	All sites exc. C44	1500	98.62	319.62	257.23	13.01	27.55	879	97.99	196.43	147.21	9.50	15.78	All sites exc. C44
死亡 Mortality														
口腔	Oral cavity & pharynx	10	0.83	2.13	1.60	0.09	0.12	3	0.56	0.67	0.48	0.00	0.04	C00-10,C12-14
鼻咽	Nasopharynx	53	4.41	11.29	8.83	0.68	1.06	6	1.12	1.34	0.96	0.04	0.12	C11
食管	Esophagus	42	3.50	8.95	7.07	0.52	0.76	5	0.94	1.12	0.61	0.00	0.00	C15
胃	Stomach	96	7.99	20.46	16.06	0.50	1.53	54	10.11	12.07	8.33	0.40	0.87	C16
结直肠	Colon-rectum	78	6.49	16.62	14.14	0.35	0.86	46	8.61	10.28	6.78	0.26	0.68	C18-21
肝脏	Liver	364	30.31	77.56	61.29	3.73	6.92	67	12.55	14.97	10.39	0.46	1.20	C22
胆囊	Gallbladder etc.	5	0.42	1.07	0.79	0.00	0.13	4	0.75	0.89	0.58	0.00	0.08	C23-24
胰腺	Pancreas	15	1.25	3.20	2.56	0.11	0.35	11	2.06	2.46	1.58	0.07	0.16	C25
喉	Larynx	13	1.08	2.77	2.38	0.15	0.21	2	0.37	0.45	0.19	0.00	0.00	C32
肺	Lung	383	31.89	81.61	66.16	2.09	6.81	153	28.65	34.19	23.63	0.72	2.34	C33-34
其他胸腔器官	Other thoracic organs	0	0.00	0.00	0.00	0.00	0.00	1	0.19	0.22	0.15	0.00	0.00	C37-38
骨	Bone	10	0.83	2.13	1.73	0.12	0.21	6	1.12	1.34	0.83	0.05	0.05	C40-41
皮肤黑色素瘤	Melanoma of skin	0	0.00	0.00	0.00	0.00	0.00	0	0.00	0.00	0.00	0.00	0.00	C43
乳腺	Breast	0	0.00	0.00	0.00	0.00	0.00	42	7.87	9.39	6.99	0.58	0.74	C50
子宫颈	Cervix	–	–	–	–	–	–	45	8.43	10.06	7.70	0.59	0.85	C53
子宫体	Uterus	–	–	–	–	–	–	8	1.50	1.79	1.34	0.08	0.17	C54-55
卵巢	Ovary	–	–	–	–	–	–	9	1.69	2.01	1.49	0.11	0.14	C56
前列腺	Prostate	14	1.17	2.98	2.55	0.00	0.04	–	–	–	–	–	–	C61
睾丸	Testis	0	0.00	0.00	0.00	0.00	0.00	–	–	–	–	–	–	C62
肾	Kidney	7	0.58	1.49	1.28	0.04	0.08	2	0.37	0.45	0.33	0.00	0.04	C64-66,68
膀胱	Bladder	18	1.50	3.84	3.38	0.16	0.34	4	0.75	0.89	0.76	0.03	0.10	C67
脑	Brain	24	2.00	5.11	4.20	0.20	0.44	20	3.75	4.47	3.55	0.18	0.38	C70-C72,D32-33, D42-43
甲状腺	Thyroid	3	0.25	0.64	0.46	0.05	0.05	4	0.75	0.89	0.64	0.04	0.04	C73
淋巴瘤	Lymphoma	11	0.92	2.34	1.96	0.13	0.21	4	0.75	0.89	0.71	0.04	0.08	C81-85,88,90,96
白血病	Leukemia	36	3.00	7.67	7.18	0.37	0.65	22	4.12	4.92	4.22	0.27	0.38	C91-95, D45-47
其他	Other	19	1.58	4.05	3.44	0.20	0.39	16	3.00	3.58	2.63	0.16	0.28	O&U
所有部位合计	All sites	1201	100.00	255.91	207.07	9.48	21.20	534	100.00	119.33	84.89	4.07	8.74	All
所有部位除外皮肤	All sites exc. C44	1196	99.58	254.84	206.23	9.44	21.08	532	99.63	118.89	84.64	4.07	8.74	All sites exc. C44

附表 3-301 贵港市港北区 2015 年癌症发病和死亡主要指标
Appendix Table 3-301 Incidence and mortality of cancer in Gangbei Qu，Guigang Shi，2015

部位 Sites		男性 Male						女性 Female						ICD10
		病例数 No. cases	构成比 Freq. /%	粗率 Crude rate/ 100 000^{-1}	世标率 ASR world/ 100 000^{-1}	累积率 Cum. Rate/% 0~64	0~74	病例数 No. cases	构成比 Freq. /%	粗率 Crude rate/ 100 000^{-1}	世标率 ASR world/ 100 000^{-1}	累积率 Cum. Rate/% 0~64	0~74	
发病 Incidence														
口腔	Oral cavity & pharynx	14	1.70	3.94	2.82	0.24	0.24	5	0.95	1.51	1.18	0.13	0.13	C00-10,C12-14
鼻咽	Nasopharynx	64	7.76	17.99	15.31	1.18	1.53	24	4.58	7.25	5.72	0.34	0.63	C11
食管	Esophagus	25	3.03	7.03	6.09	0.40	0.75	13	2.48	3.93	3.32	0.10	0.15	C15
胃	Stomach	46	5.58	12.93	10.90	0.65	1.16	13	2.48	3.93	3.07	0.13	0.43	C16
结直肠	Colon-rectum	67	8.12	18.83	15.87	0.91	1.53	60	11.45	18.13	16.05	0.69	1.14	C18-21
肝脏	Liver	283	34.30	79.54	67.33	4.91	7.15	73	13.93	22.06	18.73	1.21	1.85	C22
胆囊	Gallbladder etc.	4	0.48	1.12	0.83	0.02	0.11	3	0.57	0.91	0.73	0.06	0.06	C23-24
胰腺	Pancreas	5	0.61	1.41	1.31	0.06	0.11	7	1.34	2.12	1.42	0.09	0.09	C25
喉	Larynx	4	0.48	1.12	1.33	0.06	0.06	0	0.00	0.00	0.00	0.00	0.00	C32
肺	Lung	146	17.70	41.04	33.31	1.82	3.79	39	7.44	11.79	9.77	0.43	1.03	C33-34
其他胸腔器官	Other thoracic organs	5	0.61	1.41	1.05	0.08	0.08	0	0.00	0.00	0.00	0.00	0.00	C37-38
骨	Bone	9	1.09	2.53	2.75	0.19	0.24	5	0.95	1.51	1.43	0.09	0.09	C40-41
皮肤黑色素瘤	Melanoma of skin	1	0.12	0.28	0.32	0.02	0.02	0	0.00	0.00	0.00	0.00	0.00	C43
乳腺	Breast	1	0.12	0.28	0.25	0.02	0.02	76	14.50	22.97	19.51	1.61	1.89	C50
子宫颈	Cervix	–	–	–	–	–	–	63	12.02	19.04	14.84	1.08	1.54	C53
子宫体	Uterus	–	–	–	–	–	–	21	4.01	6.35	5.24	0.51	0.51	C54-55
卵巢	Ovary	–	–	–	–	–	–	21	4.01	6.35	5.18	0.42	0.57	C56
前列腺	Prostate	31	3.76	8.71	7.55	0.20	0.67	–	–	–	–	–	–	C61
睾丸	Testis	1	0.12	0.28	0.25	0.02	0.02	–	–	–	–	–	–	C62
肾	Kidney	0	0.00	0.00	0.00	0.00	0.00	5	0.95	1.51	1.23	0.11	0.15	C64-66,68
膀胱	Bladder	14	1.70	3.94	3.30	0.06	0.29	1	0.19	0.30	0.22	0.00	0.05	C67
脑	Brain	27	3.27	7.59	6.46	0.49	0.73	17	3.24	5.14	4.59	0.32	0.47	C70-C72,D32-33, D42-43
甲状腺	Thyroid	3	0.36	0.84	0.66	0.04	0.09	19	3.63	5.74	5.63	0.42	0.47	C73
淋巴瘤	Lymphoma	16	1.94	4.50	3.86	0.21	0.34	8	1.53	2.42	2.22	0.13	0.17	C81-85,88,90,96
白血病	Leukemia	19	2.30	5.34	5.58	0.34	0.34	16	3.05	4.84	5.10	0.29	0.33	C91-95, D45-47
其他	Other	40	4.85	11.24	9.11	0.70	0.94	35	6.68	10.58	9.55	0.48	0.72	O&U
所有部位合计	All sites	825	100.00	231.88	196.22	12.61	20.23	524	100.00	158.35	134.72	8.65	12.49	All
所有部位除外皮肤	All sites exc. C44	818	99.15	229.92	194.60	12.49	20.11	513	97.90	155.02	131.69	8.54	12.28	All sites exc. C44
死亡 Mortality														
口腔	Oral cavity & pharynx	3	0.55	0.84	0.58	0.04	0.04	1	0.40	0.30	0.33	0.04	0.04	C00-10,C12-14
鼻咽	Nasopharynx	38	7.01	10.68	8.98	0.67	0.85	13	5.14	3.93	2.99	0.13	0.33	C11
食管	Esophagus	20	3.69	5.62	4.72	0.32	0.55	6	2.37	1.81	1.60	0.06	0.12	C15
胃	Stomach	27	4.98	7.59	5.97	0.23	0.62	7	2.77	2.12	1.53	0.09	0.24	C16
结直肠	Colon-rectum	35	6.46	9.84	8.12	0.39	0.71	40	15.81	12.09	10.89	0.28	0.64	C18-21
肝脏	Liver	204	37.64	57.34	48.23	3.61	5.28	51	20.16	15.41	13.17	0.85	1.25	C22
胆囊	Gallbladder etc.	3	0.55	0.84	0.62	0.00	0.09	3	1.19	0.91	0.67	0.04	0.04	C23-24
胰腺	Pancreas	4	0.74	1.12	1.05	0.04	0.09	2	0.79	0.60	0.50	0.04	0.04	C25
喉	Larynx	3	0.55	0.84	0.89	0.04	0.09	0	0.00	0.00	0.00	0.00	0.00	C32
肺	Lung	107	19.74	30.07	24.43	1.24	2.58	27	10.67	8.16	6.60	0.16	0.71	C33-34
其他胸腔器官	Other thoracic organs	4	0.74	1.12	0.68	0.02	0.02	0	0.00	0.00	0.00	0.00	0.00	C37-38
骨	Bone	8	1.48	2.25	2.31	0.16	0.26	5	1.98	1.51	1.43	0.09	0.09	C40-41
皮肤黑色素瘤	Melanoma of skin	2	0.37	0.56	0.50	0.04	0.04	0	0.00	0.00	0.00	0.00	0.00	C43
乳腺	Breast	0	0.00	0.00	0.00	0.00	0.00	21	8.30	6.35	5.47	0.35	0.53	C50
子宫颈	Cervix	–	–	–	–	–	–	30	11.86	9.07	6.86	0.53	0.64	C53
子宫体	Uterus	–	–	–	–	–	–	3	1.19	0.91	0.71	0.04	0.04	C54-55
卵巢	Ovary	–	–	–	–	–	–	10	3.95	3.02	2.34	0.18	0.27	C56
前列腺	Prostate	15	2.77	4.22	3.32	0.08	0.37	–	–	–	–	–	–	C61
睾丸	Testis	1	0.18	0.28	0.25	0.02	0.02	–	–	–	–	–	–	C62
肾	Kidney	0	0.00	0.00	0.00	0.00	0.00	3	1.19	0.91	0.78	0.06	0.11	C64-66,68
膀胱	Bladder	12	2.21	3.37	2.93	0.04	0.19	0	0.00	0.00	0.00	0.00	0.00	C67
脑	Brain	12	2.21	3.37	2.98	0.22	0.36	5	1.98	1.51	1.32	0.04	0.09	C70-C72,D32-33, D42-43
甲状腺	Thyroid	1	0.18	0.28	0.20	0.00	0.05	0	0.00	0.00	0.00	0.00	0.00	C73
淋巴瘤	Lymphoma	6	1.11	1.69	1.47	0.10	0.14	3	1.19	0.91	0.91	0.04	0.04	C81-85,88,90,96
白血病	Leukemia	14	2.58	3.94	3.74	0.25	0.25	7	2.77	2.12	2.24	0.12	0.12	C91-95, D45-47
其他	Other	23	4.24	6.46	4.87	0.32	0.52	16	6.32	4.84	4.52	0.20	0.33	O&U
所有部位合计	All sites	542	100.00	152.34	126.85	7.82	13.10	253	100.00	76.45	64.86	3.37	5.68	All
所有部位除外皮肤	All sites exc. C44	541	99.82	152.06	126.68	7.80	13.08	251	99.21	75.85	64.17	3.37	5.64	All sites exc. C44

部位 Sites		男性 Male						女性 Female						ICD10
		病例数 No. cases	构成比 Freq. /%	粗率 Crude rate/ 100 000⁻¹	世标率 ASR world/ 100 000⁻¹	累积率 Cum. Rate/%		病例数 No. cases	构成比 Freq. /%	粗率 Crude rate/ 100 000⁻¹	世标率 ASR world/ 100 000⁻¹	累积率 Cum. Rate/%		
						0~64	0~74					0~64	0~74	
发病 Incidence														
口腔	Oral cavity & pharynx	8	2.01	4.08	3.55	0.24	0.34	3	1.14	1.60	2.05	0.08	0.18	C00-10,C12-14
鼻咽	Nasopharynx	27	6.77	13.76	11.27	0.91	1.10	13	4.94	6.95	5.47	0.41	0.50	C11
食管	Esophagus	24	6.02	12.23	10.00	0.67	1.11	7	2.66	3.74	2.88	0.12	0.42	C15
胃	Stomach	49	12.28	24.97	21.44	0.84	2.83	30	11.41	16.04	11.93	0.66	1.44	C16
结直肠	Colon-rectum	23	5.76	11.72	9.73	0.35	0.92	8	3.04	4.28	2.73	0.13	0.24	C18-21
肝脏	Liver	79	19.80	40.26	31.75	1.95	3.97	29	11.03	15.51	11.78	0.69	1.45	C22
胆囊	Gallbladder etc.	0	0.00	0.00	0.00	0.00	0.00	2	0.76	1.07	0.72	0.06	0.06	C23-24
胰腺	Pancreas	5	1.25	2.55	1.84	0.08	0.18	4	1.52	2.14	2.00	0.12	0.29	C25
喉	Larynx	4	1.00	2.04	1.73	0.12	0.12	0	0.00	0.00	0.00	0.00	0.00	C32
肺	Lung	79	19.80	40.26	32.37	1.85	4.29	38	14.45	20.32	14.55	0.80	1.27	C33-34
其他胸腔器官	Other thoracic organs	0	0.00	0.00	0.00	0.00	0.00	0	0.00	0.00	0.00	0.00	0.00	C37-38
骨	Bone	0	0.00	0.00	0.00	0.00	0.00	0	0.00	0.00	0.00	0.00	0.00	C40-41
皮肤黑色素瘤	Melanoma of skin	1	0.25	0.51	0.34	0.04	0.04	1	0.38	0.53	0.48	0.06	0.06	C43
乳腺	Breast	1	0.25	0.51	0.47	0.06	0.06	25	9.51	13.37	9.84	0.74	1.04	C50
子宫颈	Cervix	–	–	–	–	–	–	24	9.13	12.84	9.66	0.64	1.02	C53
子宫体	Uterus	–	–	–	–	–	–	8	3.04	4.28	3.13	0.30	0.30	C54-55
卵巢	Ovary	–	–	–	–	–	–	3	1.14	1.60	1.26	0.06	0.15	C56
前列腺	Prostate	4	1.00	2.04	1.47	0.04	0.15	–	–	–	–	–	–	C61
睾丸	Testis	1	0.25	0.51	0.42	0.04	0.04	–	–	–	–	–	–	C62
肾	Kidney	2	0.50	1.02	0.77	0.09	0.09	2	0.76	1.07	0.89	0.06	0.09	C64-66,68
膀胱	Bladder	3	0.75	1.53	1.26	0.06	0.14	0	0.00	0.00	0.00	0.00	0.00	C67
脑	Brain	6	1.50	3.06	2.38	0.15	0.36	3	1.14	1.60	0.96	0.06	0.06	C70-C72,D32-33,D42-43
甲状腺	Thyroid	6	1.50	3.06	2.81	0.07	0.23	4	1.52	2.14	2.30	0.18	0.18	C73
淋巴瘤	Lymphoma	0	0.00	0.00	0.00	0.00	0.00	0	0.00	0.00	0.00	0.00	0.00	C81-85,88,90,96
白血病	Leukemia	19	4.76	9.68	9.21	0.63	0.93	14	5.32	7.49	6.51	0.44	0.65	C91-95, D45-47
其他	Other	58	14.54	29.56	23.98	1.54	2.61	45	17.11	24.07	19.08	1.09	1.85	O&U
所有部位合计	All sites	399	100.00	203.34	166.79	9.70	19.50	263	100.00	140.65	108.21	6.73	11.25	All
所有部位除外皮肤	All sites exc. C44	398	99.75	202.83	166.45	9.66	19.45	262	99.62	140.12	107.94	6.73	11.25	All sites exc. C44
死亡 Mortality														
口腔	Oral cavity & pharynx	4	1.62	2.04	1.63	0.14	0.14	2	0.83	0.53	0.42	0.00	0.11	C00-10,C12-14
鼻咽	Nasopharynx	6	2.43	3.06	2.35	0.14	0.33	4	3.31	2.14	1.57	0.14	0.14	C11
食管	Esophagus	14	5.67	7.13	5.81	0.34	0.59	3	2.48	1.60	1.18	0.06	0.17	C15
胃	Stomach	31	12.55	15.80	13.71	0.42	1.81	18	14.88	9.63	7.15	0.37	0.88	C16
结直肠	Colon-rectum	17	6.88	8.66	6.75	0.20	0.57	6	4.96	3.21	2.20	0.12	0.22	C18-21
肝脏	Liver	63	25.51	32.11	25.48	1.62	3.05	21	17.36	11.23	8.60	0.50	1.08	C22
胆囊	Gallbladder etc.	0	0.00	0.00	0.00	0.00	0.00	1	0.83	0.53	0.48	0.06	0.06	C23-24
胰腺	Pancreas	4	1.62	2.04	1.41	0.03	0.14	3	2.48	1.60	1.48	0.12	0.21	C25
喉	Larynx	3	1.21	1.53	1.34	0.09	0.09	0	0.00	0.00	0.00	0.00	0.00	C32
肺	Lung	58	23.48	29.56	23.86	1.40	3.22	20	16.53	10.70	7.73	0.33	0.61	C33-34
其他胸腔器官	Other thoracic organs	0	0.00	0.00	0.00	0.00	0.00	0	0.00	0.00	0.00	0.00	0.00	C37-38
骨	Bone	0	0.00	0.00	0.00	0.00	0.00	0	0.00	0.00	0.00	0.00	0.00	C40-41
皮肤黑色素瘤	Melanoma of skin	0	0.00	0.00	0.00	0.00	0.00	0	0.00	0.00	0.00	0.00	0.00	C43
乳腺	Breast	0	0.00	0.00	0.00	0.00	0.00	5	4.13	2.67	2.11	0.18	0.29	C50
子宫颈	Cervix	–	–	–	–	–	–	7	5.79	3.74	2.78	0.23	0.23	C53
子宫体	Uterus	–	–	–	–	–	–	2	1.65	1.07	0.94	0.11	0.11	C54-55
卵巢	Ovary	–	–	–	–	–	–	1	0.83	0.53	0.34	0.03	0.03	C56
前列腺	Prostate	2	0.81	1.02	0.61	0.00	0.00	–	–	–	–	–	–	C61
睾丸	Testis	0	0.00	0.00	0.00	0.00	0.00	–	–	–	–	–	–	C62
肾	Kidney	0	0.00	0.00	0.00	0.00	0.00	1	0.83	0.53	0.48	0.06	0.06	C64-66,68
膀胱	Bladder	2	0.81	1.02	0.97	0.06	0.14	0	0.00	0.00	0.00	0.00	0.00	C67
脑	Brain	4	1.62	2.04	1.66	0.12	0.23	1	0.83	0.53	0.34	0.03	0.03	C70-C72,D32-33,D42-43
甲状腺	Thyroid	0	0.00	0.00	0.00	0.00	0.00	0	0.00	0.00	0.00	0.00	0.00	C73
淋巴瘤	Lymphoma	0	0.00	0.00	0.00	0.00	0.00	0	0.00	0.00	0.00	0.00	0.00	C81-85,88,90,96
白血病	Leukemia	10	4.05	5.10	4.07	0.25	0.55	5	4.13	2.67	1.96	0.09	0.30	C91-95, D45-47
其他	Other	29	11.74	14.78	12.29	0.75	1.36	22	18.18	11.77	8.43	0.45	0.85	O&U
所有部位合计	All sites	247	100.00	125.88	101.93	5.56	12.21	121	100.00	64.71	48.21	2.88	5.35	All
所有部位除外皮肤	All sites exc. C44	247	100.00	125.88	101.93	5.56	12.21	120	99.17	64.18	47.93	2.88	5.35	All sites exc. C44

部位 Sites		男性 Male						女性 Female						ICD10
		病例数 No. cases	构成比 Freq. /%	粗率 Crude rate/ 100 000⁻¹	世标率 ASR world/ 100 000⁻¹	累积率 Cum. Rate/%		病例数 No. cases	构成比 Freq. /%	粗率 Crude rate/ 100 000⁻¹	世标率 ASR world/ 100 000⁻¹	累积率 Cum. Rate/%		
						0~64	0~74					0~64	0~74	
发病 Incidence														
口腔	Oral cavity & pharynx	3	1.04	4.93	3.70	0.22	0.55	2	1.14	3.54	2.41	0.11	0.37	C00-10, C12-14
鼻咽	Nasopharynx	24	8.33	39.48	28.11	2.12	2.63	5	2.84	8.84	5.43	0.29	0.55	C11
食管	Esophagus	9	3.13	14.80	10.18	0.37	0.88	3	1.70	5.30	3.55	0.15	0.42	C15
胃	Stomach	28	9.72	46.06	32.67	2.17	3.98	11	6.25	19.45	14.44	0.63	1.89	C16
结直肠	Colon-rectum	24	8.33	39.48	31.54	0.77	4.51	9	5.11	15.91	11.18	0.59	1.48	C18-21
肝脏	Liver	96	33.33	157.92	112.10	8.47	11.80	17	9.66	30.06	20.87	1.47	2.36	C22
胆囊	Gallbladder etc.	1	0.35	1.64	1.31	0.00	0.33	0	0.00	0.00	0.00	0.00	0.00	C23-24
胰腺	Pancreas	1	0.35	1.64	1.52	0.00	0.25	2	1.14	3.54	2.30	0.11	0.47	C25
喉	Larynx	3	1.04	4.93	3.68	0.09	0.35	0	0.00	0.00	0.00	0.00	0.00	C32
肺	Lung	54	18.75	88.83	64.02	3.25	7.49	28	15.91	49.51	32.31	1.85	2.84	C33-34
其他胸腔器官	Other thoracic organs	0	0.00	0.00	0.00	0.00	0.00	0	0.00	0.00	0.00	0.00	0.00	C37-38
骨	Bone	6	2.08	9.87	6.84	0.33	0.98	1	0.57	1.77	0.77	0.00	0.00	C40-41
皮肤黑色素瘤	Melanoma of skin	1	0.35	1.64	1.52	0.00	0.25	0	0.00	0.00	0.00	0.00	0.00	C43
乳腺	Breast	0	0.00	0.00	0.00	0.00	0.00	46	26.14	81.33	57.33	5.06	5.95	C50
子宫颈	Cervix	–	–	–	–	–	–	18	10.23	31.83	23.13	1.68	2.57	C53
子宫体	Uterus	–	–	–	–	–	–	12	6.82	21.22	13.35	1.32	1.58	C54-55
卵巢	Ovary	–	–	–	–	–	–	3	1.70	5.30	3.75	0.22	0.48	C56
前列腺	Prostate	2	0.69	3.29	2.14	0.00	0.33	–	–	–	–	–	–	C61
睾丸	Testis	0	0.00	0.00	0.00	0.00	0.00	–	–	–	–	–	–	C62
肾	Kidney	2	0.69	3.29	2.49	0.10	0.43	1	0.57	1.77	1.35	0.13	0.13	C64-66, 68
膀胱	Bladder	6	2.08	9.87	6.16	0.37	0.70	2	1.14	3.54	2.23	0.00	0.36	C67
脑	Brain	5	1.74	8.22	6.00	0.33	0.98	3	1.70	5.30	3.42	0.32	0.32	C70-C72, D32-33, D42-43
甲状腺	Thyroid	1	0.35	1.64	0.91	0.11	0.11	3	1.70	5.30	5.06	0.40	0.40	C73
淋巴瘤	Lymphoma	7	2.43	11.51	8.61	0.44	0.70	4	2.27	7.07	5.82	0.38	0.74	C81-85, 88, 90, 96
白血病	Leukemia	5	1.74	8.22	8.00	0.38	0.96	3	1.70	5.30	5.05	0.37	0.37	C91-95, D45-47
其他	Other	10	3.47	16.45	10.93	1.04	1.04	3	1.70	5.30	3.14	0.21	0.58	O&U
所有部位合计	All sites	288	100.00	473.75	342.41	20.56	39.24	176	100.00	311.19	216.88	15.29	23.86	All
所有部位除外皮肤	All sites exc. C44	287	99.65	472.10	341.41	20.48	39.16	176	100.00	311.19	216.88	15.29	23.86	All sites exc. C44
死亡 Mortality														
口腔	Oral cavity & pharynx	1	0.55	1.64	1.04	0.00	0.00	1	1.30	1.77	1.57	0.00	0.26	C00-10, C12-14
鼻咽	Nasopharynx	5	2.75	8.22	5.99	0.45	0.71	1	1.30	1.77	1.46	0.00	0.36	C11
食管	Esophagus	8	4.40	13.16	9.38	0.34	1.10	4	5.19	7.07	3.83	0.00	0.26	C15
胃	Stomach	25	13.74	41.12	29.91	1.82	4.55	10	12.99	17.68	12.18	0.23	1.38	C16
结直肠	Colon-rectum	9	4.95	14.80	11.63	0.35	1.26	5	6.49	8.84	5.75	0.15	0.78	C18-21
肝脏	Liver	65	35.71	106.92	79.46	5.49	8.75	10	12.99	17.68	11.13	0.76	1.12	C22
胆囊	Gallbladder etc.	1	0.55	1.64	1.31	0.00	0.33	0	0.00	0.00	0.00	0.00	0.00	C23-24
胰腺	Pancreas	1	0.55	1.64	1.52	0.00	0.25	2	2.60	3.54	2.30	0.11	0.47	C25
喉	Larynx	5	2.75	8.22	5.60	0.29	0.54	0	0.00	0.00	0.00	0.00	0.00	C32
肺	Lung	38	20.88	62.51	42.87	2.41	4.47	21	27.27	37.13	24.01	1.14	2.65	C33-34
其他胸腔器官	Other thoracic organs	0	0.00	0.00	0.00	0.00	0.00	0	0.00	0.00	0.00	0.00	0.00	C37-38
骨	Bone	5	2.75	8.22	5.57	0.24	0.57	2	2.60	3.54	1.62	0.11	0.11	C40-41
皮肤黑色素瘤	Melanoma of skin	0	0.00	0.00	0.00	0.00	0.00	1	1.30	1.77	1.23	0.15	0.15	C43
乳腺	Breast	2	1.10	3.29	2.07	0.26	0.26	10	12.99	17.68	12.84	1.17	1.43	C50
子宫颈	Cervix	–	–	–	–	–	–	1	1.30	1.77	1.57	0.00	0.26	C53
子宫体	Uterus	–	–	–	–	–	–	3	3.90	5.30	3.14	0.33	0.33	C54-55
卵巢	Ovary	–	–	–	–	–	–	1	1.30	1.77	0.84	0.11	0.11	C56
前列腺	Prostate	1	0.55	1.64	1.04	0.00	0.00	–	–	–	–	–	–	C61
睾丸	Testis	0	0.00	0.00	0.00	0.00	0.00	–	–	–	–	–	–	C62
肾	Kidney	2	1.10	3.29	2.61	0.00	0.65	0	0.00	0.00	0.00	0.00	0.00	C64-66, 68
膀胱	Bladder	0	0.00	0.00	0.00	0.00	0.00	0	0.00	0.00	0.00	0.00	0.00	C67
脑	Brain	3	1.65	4.93	4.01	0.10	0.68	2	2.60	3.54	2.69	0.28	0.28	C70-C72, D32-33, D42-43
甲状腺	Thyroid	1	0.55	1.64	0.91	0.11	0.11	0	0.00	0.00	0.00	0.00	0.00	C73
淋巴瘤	Lymphoma	2	1.10	3.29	1.95	0.11	0.11	1	1.30	1.77	1.46	0.00	0.36	C81-85, 88, 90, 96
白血病	Leukemia	3	1.65	4.93	4.47	0.25	0.25	2	2.60	3.54	3.71	0.26	0.26	C91-95, D45-47
其他	Other	5	2.75	8.22	5.50	0.45	0.70	0	0.00	0.00	0.00	0.00	0.00	O&U
所有部位合计	All sites	182	100.00	299.38	216.84	12.68	25.31	77	100.00	136.15	91.34	4.80	10.60	All
所有部位除外皮肤	All sites exc. C44	182	100.00	299.38	216.84	12.68	25.31	77	100.00	136.15	91.34	4.80	10.60	All sites exc. C44

附表 3-304 扶绥县 2015 年癌症发病和死亡主要指标

Appendix Table 3-304 Incidence and mortality of cancer in Fusui Xian, 2015

部位 Sites		男性 Male						女性 Female						ICD10
		病例数 No. cases	构成比 Freq. /%	粗率 Crude rate/ 100 000^{-1}	世标率 ASR world/ 100 000^{-1}	累积率 Cum. Rate/%		病例数 No. cases	构成比 Freq. /%	粗率 Crude rate/ 100 000^{-1}	世标率 ASR world/ 100 000^{-1}	累积率 Cum. Rate/%		
						0~64	0~74					0~64	0~74	
发病 Incidence														
口腔	Oral cavity & pharynx	7	0.91	2.88	2.89	0.30	0.30	2	0.54	0.93	0.75	0.00	0.19	C00-10, C12-14
鼻咽	Nasopharynx	40	5.20	16.44	15.23	1.07	1.84	11	3.00	5.12	4.67	0.38	0.55	C11
食管	Esophagus	8	1.04	3.29	3.31	0.23	0.54	4	1.09	1.86	1.32	0.06	0.14	C15
胃	Stomach	89	11.57	36.57	35.40	2.13	4.88	31	8.45	14.43	9.71	0.45	1.15	C16
结直肠	Colon-rectum	51	6.63	20.96	20.13	0.94	2.91	29	7.90	13.49	10.45	0.85	1.11	C18-21
肝脏	Liver	294	38.23	120.82	111.62	8.49	12.37	79	21.53	36.76	28.95	1.98	3.28	C22
胆囊	Gallbladder etc.	4	0.52	1.64	1.76	0.21	0.21	2	0.54	0.93	0.99	0.10	0.10	C23-24
胰腺	Pancreas	12	1.56	4.93	4.32	0.24	0.53	4	1.09	1.86	1.45	0.04	0.21	C25
喉	Larynx	5	0.65	2.05	1.68	0.10	0.17	1	0.27	0.47	0.21	0.00	0.00	C32
肺	Lung	159	20.68	65.34	62.78	3.63	8.73	54	14.71	25.13	17.42	0.87	2.17	C33-34
其他胸腔器官	Other thoracic organs	2	0.26	0.82	0.73	0.06	0.06	1	0.27	0.47	0.45	0.00	0.08	C37-38
骨	Bone	2	0.26	0.82	0.61	0.04	0.04	1	0.27	0.47	0.15	0.00	0.00	C40-41
皮肤黑色素瘤	Melanoma of skin	0	0.00	0.00	0.00	0.00	0.00	0	0.00	0.00	0.00	0.00	0.00	C43
乳腺	Breast	0	0.00	0.00	0.00	0.00	0.00	37	10.08	17.22	15.93	1.46	1.56	C50
子宫颈	Cervix	–	–	–	–	–	–	23	6.27	10.70	9.13	0.78	1.03	C53
子宫体	Uterus	–	–	–	–	–	–	13	3.54	6.05	5.49	0.41	0.57	C54-55
卵巢	Ovary	–	–	–	–	–	–	17	4.63	7.91	6.97	0.54	0.78	C56
前列腺	Prostate	2	0.26	0.82	0.91	0.06	0.17	–	–	–	–	–	–	C61
睾丸	Testis	0	0.00	0.00	0.00	0.00	0.00	–	–	–	–	–	–	C62
肾	Kidney	10	1.30	4.11	4.19	0.28	0.56	3	0.82	1.40	0.99	0.03	0.10	C64-66,68
膀胱	Bladder	8	1.04	3.29	2.70	0.00	0.39	3	0.82	1.40	0.86	0.06	0.06	C67
脑	Brain	23	2.99	9.45	9.73	0.70	0.99	20	5.45	9.31	7.29	0.34	0.81	C70-C72, D32-33, D42-43
甲状腺	Thyroid	0	0.00	0.00	0.00	0.00	0.00	5	1.36	2.33	2.08	0.15	0.33	C73
淋巴瘤	Lymphoma	18	2.34	7.40	6.73	0.40	0.92	5	1.36	2.33	1.83	0.13	0.22	C81-85,88,90,96
白血病	Leukemia	6	0.78	2.47	2.82	0.23	0.23	3	0.82	1.40	1.51	0.15	0.15	C91-95, D45-47
其他	Other	29	3.77	11.92	11.52	0.68	1.40	19	5.18	8.84	7.29	0.44	0.69	O&U
所有部位合计	All sites	769	100.00	316.02	299.04	19.79	37.24	367	100.00	170.78	135.90	9.25	15.28	All
所有部位除外皮肤	All sites exc. C44	761	98.96	312.73	296.11	19.66	36.96	361	98.37	167.99	133.68	9.10	15.05	All sites exc. C44
死亡 Mortality														
口腔	Oral cavity & pharynx	9	1.43	3.70	3.44	0.12	0.46	0	0.00	0.00	0.00	0.00	0.00	C00-10, C12-14
鼻咽	Nasopharynx	24	3.81	9.86	9.91	0.78	1.27	5	2.31	2.33	1.77	0.18	0.18	C11
食管	Esophagus	11	1.75	4.52	4.57	0.34	0.63	5	2.31	2.33	1.72	0.00	0.23	C15
胃	Stomach	63	10.00	25.89	24.83	1.49	3.33	21	9.72	9.77	5.89	0.34	0.62	C16
结直肠	Colon-rectum	33	5.24	13.56	11.96	0.73	1.36	19	8.80	8.84	5.16	0.22	0.59	C18-21
肝脏	Liver	264	41.90	108.49	102.45	7.37	12.00	46	21.30	21.41	15.67	1.01	1.89	C22
胆囊	Gallbladder etc.	4	0.63	1.64	1.95	0.16	0.24	1	0.46	0.47	0.59	0.05	0.05	C23-24
胰腺	Pancreas	7	1.11	2.88	2.81	0.15	0.43	5	2.31	2.33	1.99	0.16	0.23	C25
喉	Larynx	7	1.11	2.88	2.35	0.15	0.25	0	0.00	0.00	0.00	0.00	0.00	C32
肺	Lung	139	22.06	57.12	51.76	2.80	7.00	47	21.76	21.87	14.19	0.63	1.68	C33-34
其他胸腔器官	Other thoracic organs	1	0.16	0.41	0.42	0.00	0.10	0	0.00	0.00	0.00	0.00	0.00	C37-38
骨	Bone	1	0.16	0.41	0.27	0.02	0.02	1	0.46	0.47	0.15	0.00	0.00	C40-41
皮肤黑色素瘤	Melanoma of skin	0	0.00	0.00	0.00	0.00	0.00	0	0.00	0.00	0.00	0.00	0.00	C43
乳腺	Breast	0	0.00	0.00	0.00	0.00	0.00	15	6.94	6.98	6.53	0.63	0.81	C50
子宫颈	Cervix	–	–	–	–	–	–	10	4.63	4.65	3.98	0.16	0.56	C53
子宫体	Uterus	–	–	–	–	–	–	5	2.31	2.33	2.00	0.05	0.31	C54-55
卵巢	Ovary	–	–	–	–	–	–	7	3.24	3.26	3.09	0.26	0.35	C56
前列腺	Prostate	4	0.63	1.64	1.15	0.00	0.10	–	–	–	–	–	–	C61
睾丸	Testis	0	0.00	0.00	0.00	0.00	0.00	–	–	–	–	–	–	C62
肾	Kidney	6	0.95	2.47	2.26	0.09	0.27	2	0.93	0.93	0.72	0.06	0.06	C64-66,68
膀胱	Bladder	8	1.27	3.29	2.94	0.11	0.39	1	0.46	0.47	0.14	0.00	0.00	C67
脑	Brain	10	1.59	4.11	3.94	0.36	0.44	7	3.24	3.26	3.45	0.14	0.37	C70-C72, D32-33, D42-43
甲状腺	Thyroid	1	0.16	0.41	0.24	0.00	0.00	1	0.46	0.47	0.37	0.00	0.09	C73
淋巴瘤	Lymphoma	12	1.90	4.93	4.47	0.34	0.63	3	1.39	1.40	1.23	0.13	0.13	C81-85,88,90,96
白血病	Leukemia	3	0.48	1.23	0.85	0.06	0.06	2	0.93	0.93	0.62	0.04	0.04	C91-95, D45-47
其他	Other	23	3.65	9.45	8.71	0.50	1.10	13	6.02	6.05	4.15	0.14	0.46	O&U
所有部位合计	All sites	630	100.00	258.90	241.27	15.59	30.09	216	100.00	100.51	73.42	4.19	8.65	All
所有部位除外皮肤	All sites exc. C44	624	99.05	256.43	239.15	15.54	29.73	209	96.76	97.26	71.50	4.10	8.48	All sites exc. C44

| 部位 Sites | | 男性 Male | | | | | | 女性 Female | | | | | | ICD10 |
		病例数 No. cases	构成比 Freq. /%	粗率 Crude rate/ 100 000⁻¹	世标率 ASR world/ 100 000⁻¹	累积率 Cum. Rate/% 0~64	0~74	病例数 No. cases	构成比 Freq. /%	粗率 Crude rate/ 100 000⁻¹	世标率 ASR world/ 100 000⁻¹	累积率 Cum. Rate/% 0~64	0~74	
发病 Incidence														
口腔	Oral cavity & pharynx	2	1.68	3.73	3.87	0.25	0.72	0	0.00	0.00	0.00	0.00	0.00	C00-10,C12-14
鼻咽	Nasopharynx	4	3.36	7.45	8.04	0.90	0.90	0	0.00	0.00	0.00	0.00	0.00	C11
食管	Esophagus	4	3.36	7.45	6.93	0.10	1.01	0	0.00	0.00	0.00	0.00	0.00	C15
胃	Stomach	7	5.88	13.04	13.61	0.69	1.60	6	9.23	11.69	8.72	0.45	0.89	C16
结直肠	Colon-rectum	9	7.56	16.77	17.61	1.09	1.96	11	16.92	21.43	21.39	1.23	2.48	C18-21
肝脏	Liver	46	38.66	85.69	87.40	5.35	10.77	8	12.31	15.59	16.00	0.56	2.27	C22
胆囊	Gallbladder etc.	0	0.00	0.00	0.00	0.00	0.00	1	1.54	1.95	2.41	0.00	0.40	C23-24
胰腺	Pancreas	2	1.68	3.73	2.50	0.21	0.21	0	0.00	0.00	0.00	0.00	0.00	C25
喉	Larynx	0	0.00	0.00	0.00	0.00	0.00	0	0.00	0.00	0.00	0.00	0.00	C32
肺	Lung	29	24.37	54.02	52.39	2.86	6.50	10	15.38	19.49	19.46	1.78	2.66	C33-34
其他胸腔器官	Other thoracic organs	0	0.00	0.00	0.00	0.00	0.00	0	0.00	0.00	0.00	0.00	0.00	C37-38
骨	Bone	1	0.84	1.86	2.61	0.00	0.44	1	1.54	1.95	2.63	0.33	0.33	C40-41
皮肤黑色素瘤	Melanoma of skin	0	0.00	0.00	0.00	0.00	0.00	0	0.00	0.00	0.00	0.00	0.00	C43
乳腺	Breast	1	0.84	1.86	2.04	0.00	0.00	8	12.31	15.59	13.29	1.26	1.26	C50
子宫颈	Cervix	–	–	–	–	–	–	2	3.08	3.90	3.19	0.23	0.23	C53
子宫体	Uterus	–	–	–	–	–	–	6	9.23	11.69	9.62	0.65	1.09	C54-55
卵巢	Ovary	–	–	–	–	–	–	3	4.62	5.85	5.38	0.41	0.85	C56
前列腺	Prostate	1	0.84	1.86	1.17	0.00	0.00	–	–	–	–	–	–	C61
睾丸	Testis	1	0.84	1.86	1.94	0.19	0.19	–	–	–	–	–	–	C62
肾	Kidney	0	0.00	0.00	0.00	0.00	0.00	1	1.54	1.95	1.40	0.12	0.12	C64-66,68
膀胱	Bladder	1	0.84	1.86	1.17	0.00	0.00	1	1.54	1.95	1.29	0.00	0.00	C67
脑	Brain	3	2.52	5.59	4.99	0.50	0.50	2	3.08	3.90	2.90	0.13	0.13	C70-C72,D32-33,D42-43
甲状腺	Thyroid	0	0.00	0.00	0.00	0.00	0.00	1	1.54	1.95	1.40	0.12	0.12	C73
淋巴瘤	Lymphoma	2	1.68	3.73	3.62	0.35	0.35	2	3.08	3.90	3.94	0.44	0.44	C81-85,88,90,96
白血病	Leukemia	0	0.00	0.00	0.00	0.00	0.00	1	1.54	1.95	1.31	0.11	0.11	C91-95, D45-47
其他	Other	6	5.04	11.18	10.71	0.94	0.94	1	1.54	1.95	1.40	0.12	0.12	O&U
所有部位合计	All sites	119	100.00	221.68	220.61	13.43	26.09	65	100.00	126.66	115.74	7.92	13.48	All
所有部位除外皮肤	All sites exc. C44	116	97.48	216.10	215.50	12.94	25.60	65	100.00	126.66	115.74	7.92	13.48	All sites exc. C44
死亡 Mortality														
口腔	Oral cavity & pharynx	1	1.75	1.86	1.90	0.00	0.47	0	0.00	0.00	0.00	0.00	0.00	C00-10,C12-14
鼻咽	Nasopharynx	0	0.00	0.00	0.00	0.00	0.00	0	0.00	0.00	0.00	0.00	0.00	C11
食管	Esophagus	3	5.26	5.59	5.73	0.19	0.63	0	0.00	0.00	0.00	0.00	0.00	C15
胃	Stomach	4	7.02	7.45	7.49	0.13	0.60	3	11.11	5.85	4.31	0.18	0.18	C16
结直肠	Colon-rectum	7	12.28	13.04	13.00	0.55	1.42	1	3.70	1.95	2.63	0.33	0.33	C18-21
肝脏	Liver	19	33.33	35.39	37.32	2.05	4.23	4	14.81	7.79	8.84	0.89	1.32	C22
胆囊	Gallbladder etc.	0	0.00	0.00	0.00	0.00	0.00	0	0.00	0.00	0.00	0.00	0.00	C23-24
胰腺	Pancreas	0	0.00	0.00	0.00	0.00	0.00	2	7.41	3.90	3.51	0.00	0.88	C25
喉	Larynx	0	0.00	0.00	0.00	0.00	0.00	0	0.00	0.00	0.00	0.00	0.00	C32
肺	Lung	17	29.82	31.67	32.78	1.77	4.50	6	22.22	11.69	11.79	1.07	1.47	C33-34
其他胸腔器官	Other thoracic organs	0	0.00	0.00	0.00	0.00	0.00	0	0.00	0.00	0.00	0.00	0.00	C37-38
骨	Bone	0	0.00	0.00	0.00	0.00	0.00	1	3.70	1.95	2.63	0.33	0.33	C40-41
皮肤黑色素瘤	Melanoma of skin	1	1.75	1.86	1.23	0.10	0.10	0	0.00	0.00	0.00	0.00	0.00	C43
乳腺	Breast	0	0.00	0.00	0.00	0.00	0.00	2	7.41	3.90	3.12	0.34	0.34	C50
子宫颈	Cervix	–	–	–	–	–	–	1	3.70	1.95	1.40	0.12	0.12	C53
子宫体	Uterus	–	–	–	–	–	–	4	14.81	7.79	5.63	0.00	0.44	C54-55
卵巢	Ovary	–	–	–	–	–	–	1	3.70	1.95	1.81	0.23	0.23	C56
前列腺	Prostate	1	1.75	1.86	1.17	0.00	0.00	–	–	–	–	–	–	C61
睾丸	Testis	1	1.75	1.86	1.94	0.19	0.19	–	–	–	–	–	–	C62
肾	Kidney	0	0.00	0.00	0.00	0.00	0.00	0	0.00	0.00	0.00	0.00	0.00	C64-66,68
膀胱	Bladder	0	0.00	0.00	0.00	0.00	0.00	0	0.00	0.00	0.00	0.00	0.00	C67
脑	Brain	2	3.51	3.73	3.20	0.35	0.35	1	3.70	1.95	1.60	0.13	0.13	C70-C72,D32-33,D42-43
甲状腺	Thyroid	0	0.00	0.00	0.00	0.00	0.00	0	0.00	0.00	0.00	0.00	0.00	C73
淋巴瘤	Lymphoma	1	1.75	1.86	1.23	0.10	0.10	0	0.00	0.00	0.00	0.00	0.00	C81-85,88,90,96
白血病	Leukemia	0	0.00	0.00	0.00	0.00	0.00	1	3.70	1.95	1.31	0.11	0.11	C91-95, D45-47
其他	Other	0	0.00	0.00	0.00	0.00	0.00	0	0.00	0.00	0.00	0.00	0.00	O&U
所有部位合计	All sites	57	100.00	106.18	106.99	5.44	12.60	27	100.00	52.61	48.59	3.72	5.88	All
所有部位除外皮肤	All sites exc. C44	57	100.00	106.18	106.99	5.44	12.60	27	100.00	52.61	48.59	3.72	5.88	All sites exc. C44

附表 3-306　琼海市 2015 年癌症发病和死亡主要指标
Appendix Table 3-306　Incidence and mortality of cancer in Qionghai Shi, 2015

| 部位
Sites | | 男性 Male | | | | 累积率
Cum. Rate/% | | 女性 Female | | | | 累积率
Cum. Rate/% | | ICD10 |
		病例数 No. cases	构成比 Freq. /%	粗率 Crude rate/ 100 000⁻¹	世标率 ASR world/ 100 000⁻¹	0~64	0~74	病例数 No. cases	构成比 Freq. /%	粗率 Crude rate/ 100 000⁻¹	世标率 ASR world/ 100 000⁻¹	0~64	0~74	
发病 Incidence														
口腔	Oral cavity & pharynx	10	1.55	3.92	3.00	0.13	0.31	2	0.47	0.81	0.40	0.00	0.00	C00-10,C12-14
鼻咽	Nasopharynx	28	4.33	10.98	8.73	0.60	1.09	14	3.28	5.69	4.54	0.24	0.59	C11
食管	Esophagus	11	1.70	4.31	3.21	0.18	0.23	2	0.47	0.81	0.70	0.00	0.12	C15
胃	Stomach	57	8.82	22.35	16.14	0.60	1.62	25	5.85	10.16	6.55	0.39	0.67	C16
结直肠	Colon-rectum	86	13.31	33.73	23.77	0.88	2.43	47	11.01	19.10	12.50	0.49	1.19	C18-21
肝脏	Liver	166	25.70	65.10	49.32	2.96	5.26	24	5.62	9.75	5.76	0.25	0.47	C22
胆囊	Gallbladder etc.	3	0.46	1.18	0.77	0.03	0.10	4	0.94	1.63	0.93	0.07	0.07	C23-24
胰腺	Pancreas	9	1.39	3.53	2.91	0.04	0.16	7	1.64	2.84	1.75	0.09	0.15	C25
喉	Larynx	5	0.77	1.96	1.41	0.10	0.24	0	0.00	0.00	0.00	0.00	0.00	C32
肺	Lung	139	21.52	54.51	40.28	1.84	4.25	56	13.11	22.76	14.71	0.58	1.33	C33-34
其他胸腔器官	Other thoracic organs	5	0.77	1.96	2.17	0.06	0.17	0	0.00	0.00	0.00	0.00	0.00	C37-38
骨	Bone	4	0.62	1.57	1.49	0.03	0.09	6	1.41	2.44	2.33	0.14	0.20	C40-41
皮肤黑色素瘤	Melanoma of skin	2	0.31	0.78	0.63	0.00	0.13	1	0.23	0.41	0.29	0.00	0.07	C43
乳腺	Breast	0	0.00	0.00	0.00	0.00	0.00	55	12.88	22.35	15.89	1.40	1.68	C50
子宫颈	Cervix	–	–	–	–	–	–	30	7.03	12.19	8.24	0.66	0.79	C53
子宫体	Uterus	–	–	–	–	–	–	37	8.67	15.04	10.91	0.94	1.18	C54-55
卵巢	Ovary	–	–	–	–	–	–	15	3.51	6.10	4.60	0.26	0.52	C56
前列腺	Prostate	25	3.87	9.80	7.63	0.14	0.58	–	–	–	–	–	–	C61
睾丸	Testis	1	0.15	0.39	0.56	0.03	0.03	–	–	–	–	–	–	C62
肾	Kidney	9	1.39	3.53	2.89	0.03	0.41	3	0.70	1.22	0.71	0.06	0.06	C64-66,68
膀胱	Bladder	7	1.08	2.75	2.24	0.00	0.24	5	1.17	2.03	1.25	0.03	0.16	C67
脑	Brain	25	3.87	9.80	8.05	0.57	0.68	25	5.85	10.16	7.70	0.43	0.80	C70-C72,D32-33,D42-43
甲状腺	Thyroid	5	0.77	1.96	1.35	0.06	0.19	23	5.39	9.35	7.52	0.51	0.76	C73
淋巴瘤	Lymphoma	15	2.32	5.88	4.52	0.21	0.34	12	2.81	4.88	3.95	0.29	0.40	C81-85,88,90,96
白血病	Leukemia	10	1.55	3.92	3.07	0.24	0.31	15	3.51	6.10	5.38	0.36	0.43	C91-95, D45-47
其他	Other	24	3.72	9.41	6.94	0.33	0.66	19	4.45	7.72	5.33	0.30	0.56	O&U
所有部位合计	All sites	646	100.00	253.34	191.07	9.04	19.51	427	100.00	173.52	121.95	7.49	12.19	All
所有部位除外皮肤	All sites exc. C44	639	98.92	250.60	189.13	8.99	19.18	425	99.53	172.71	121.42	7.49	12.13	All sites exc. C44
死亡 Mortality														
口腔	Oral cavity & pharynx	7	1.44	2.75	2.13	0.09	0.26	2	0.80	0.81	0.54	0.04	0.04	C00-10,C12-14
鼻咽	Nasopharynx	12	2.47	4.71	3.35	0.26	0.38	11	4.40	4.47	3.06	0.20	0.33	C11
食管	Esophagus	8	1.65	3.14	2.46	0.10	0.21	3	1.20	1.22	0.85	0.03	0.17	C15
胃	Stomach	45	9.28	17.65	12.29	0.39	1.09	19	7.60	7.72	4.76	0.34	0.49	C16
结直肠	Colon-rectum	55	11.34	21.57	15.74	0.51	1.57	38	15.20	15.44	10.72	0.63	0.88	C18-21
肝脏	Liver	121	24.95	47.45	35.99	2.18	3.65	20	8.00	8.13	5.12	0.31	0.38	C22
胆囊	Gallbladder etc.	2	0.41	0.78	0.56	0.03	0.10	3	1.20	1.22	0.70	0.03	0.10	C23-24
胰腺	Pancreas	6	1.24	2.35	1.76	0.04	0.23	1	0.40	0.41	0.34	0.04	0.04	C25
喉	Larynx	8	1.65	3.14	2.15	0.16	0.16	1	0.40	0.41	0.35	0.00	0.06	C32
肺	Lung	129	26.60	50.59	36.57	1.18	3.08	30	12.00	12.19	7.54	0.27	0.65	C33-34
其他胸腔器官	Other thoracic organs	1	0.21	0.39	0.34	0.00	0.06	0	0.00	0.00	0.00	0.00	0.00	C37-38
骨	Bone	3	0.62	1.18	0.85	0.07	0.07	6	2.40	2.44	1.81	0.11	0.17	C40-41
皮肤黑色素瘤	Melanoma of skin	0	0.00	0.00	0.00	0.00	0.00	0	0.00	0.00	0.00	0.00	0.00	C43
乳腺	Breast	1	0.21	0.39	0.36	0.03	0.03	37	14.80	15.04	10.85	0.78	1.16	C50
子宫颈	Cervix	–	–	–	–	–	–	13	5.20	5.28	3.88	0.32	0.45	C53
子宫体	Uterus	–	–	–	–	–	–	17	6.80	6.91	4.94	0.37	0.57	C54-55
卵巢	Ovary	–	–	–	–	–	–	10	4.00	4.06	2.85	0.23	0.23	C56
前列腺	Prostate	19	3.92	7.45	5.29	0.10	0.51	–	–	–	–	–	–	C61
睾丸	Testis	0	0.00	0.00	0.00	0.00	0.00	–	–	–	–	–	–	C62
肾	Kidney	3	0.62	1.18	0.90	0.00	0.11	2	0.80	0.81	0.54	0.04	0.04	C64-66,68
膀胱	Bladder	10	2.06	3.92	3.08	0.14	0.14	2	0.80	0.81	0.35	0.00	0.00	C67
脑	Brain	20	4.12	7.84	6.82	0.30	0.48	9	3.60	3.66	3.30	0.21	0.28	C70-C72,D32-33,D42-43
甲状腺	Thyroid	1	0.21	0.39	0.29	0.00	0.07	2	0.80	0.81	0.44	0.03	0.03	C73
淋巴瘤	Lymphoma	12	2.47	4.71	3.84	0.12	0.47	7	2.80	2.84	2.22	0.12	0.19	C81-85,88,90,96
白血病	Leukemia	10	2.06	3.92	3.00	0.20	0.34	9	3.60	3.66	2.57	0.19	0.27	C91-95, D45-47
其他	Other	12	2.47	4.71	3.85	0.12	0.26	8	3.20	3.25	2.06	0.07	0.20	O&U
所有部位合计	All sites	485	100.00	190.20	141.61	6.00	13.28	250	100.00	101.59	69.79	4.38	6.74	All
所有部位除外皮肤	All sites exc. C44	483	99.59	189.42	140.89	6.00	13.28	247	98.80	100.38	69.20	4.35	6.71	All sites exc. C44

Appendix Table 3-307 Incidence and mortality of cancer in Dingan Xian, 2015

部位 Sites		男性 Male						女性 Female						ICD10
		病例数 No. cases	构成比 Freq. /%	粗率 Crude rate/ 100 000⁻¹	世标率 ASR world/ 100 000⁻¹	累积率 Cum. Rate/%		病例数 No. cases	构成比 Freq. /%	粗率 Crude rate/ 100 000⁻¹	世标率 ASR world/ 100 000⁻¹	累积率 Cum. Rate/%		
						0~64	0~74					0~64	0~74	
发病 Incidence														
口腔	Oral cavity & pharynx	6	2.01	3.80	2.98	0.08	0.45	2	1.04	1.48	1.32	0.06	0.20	C00-10,C12-14
鼻咽	Nasopharynx	23	7.69	14.56	10.98	1.01	1.25	10	5.18	7.38	5.58	0.44	0.59	C11
食管	Esophagus	6	2.01	3.80	3.02	0.29	0.41	2	1.04	1.48	0.55	0.00	0.00	C15
胃	Stomach	30	10.03	18.99	14.51	0.84	1.82	20	10.36	14.77	10.35	0.76	1.17	C16
结直肠	Colon-rectum	28	9.36	17.73	12.12	0.45	1.06	16	8.29	11.81	8.56	0.58	0.99	C18-21
肝脏	Liver	73	24.41	46.22	37.68	2.36	4.45	17	8.81	12.55	7.66	0.22	0.78	C22
胆囊	Gallbladder etc.	2	0.67	1.27	1.04	0.00	0.12	4	2.07	2.95	1.86	0.06	0.20	C23-24
胰腺	Pancreas	2	0.67	1.27	1.22	0.00	0.24	4	2.07	2.95	1.56	0.13	0.13	C25
喉	Larynx	1	0.33	0.63	0.48	0.05	0.05	2	1.04	1.48	0.75	0.00	0.12	C32
肺	Lung	64	21.40	40.52	29.23	1.38	3.94	21	10.88	15.50	11.56	0.80	1.58	C33-34
其他胸腔器官	Other thoracic organs	1	0.33	0.63	0.49	0.06	0.06	0	0.00	0.00	0.00	0.00	0.00	C37-38
骨	Bone	4	1.34	2.53	2.37	0.16	0.16	3	1.55	2.21	1.16	0.05	0.05	C40-41
皮肤黑色素瘤	Melanoma of skin	1	0.33	0.63	0.71	0.04	0.04	0	0.00	0.00	0.00	0.00	0.00	C43
乳腺	Breast	1	0.33	0.63	0.66	0.05	0.05	17	8.81	12.55	10.32	0.85	1.00	C50
子宫颈	Cervix	–	–	–	–	–	–	24	12.44	17.72	13.23	1.25	1.25	C53
子宫体	Uterus	–	–	–	–	–	–	11	5.70	8.12	6.88	0.56	0.70	C54-55
卵巢	Ovary	–	–	–	–	–	–	5	2.59	3.69	2.86	0.27	0.27	C56
前列腺	Prostate	6	2.01	3.80	2.59	0.16	0.29	–	–	–	–	–	–	C61
睾丸	Testis	0	0.00	0.00	0.00	0.00	0.00	–	–	–	–	–	–	C62
肾	Kidney	2	0.67	1.27	0.96	0.10	0.10	1	0.52	0.74	0.87	0.00	0.15	C64-66,68
膀胱	Bladder	5	1.67	3.17	2.02	0.12	0.24	3	1.55	2.21	1.47	0.16	0.16	C67
脑	Brain	3	1.00	1.90	1.64	0.11	0.24	12	6.22	8.86	8.18	0.56	0.56	C70-C72,D32-33,D42-43
甲状腺	Thyroid	2	0.67	1.27	0.72	0.05	0.05	4	2.07	2.95	2.31	0.20	0.20	C73
淋巴瘤	Lymphoma	14	4.68	8.86	6.93	0.49	0.86	5	2.59	3.69	2.52	0.20	0.32	C81-85,88,90,96
白血病	Leukemia	11	3.68	6.96	5.96	0.44	0.44	3	1.55	2.21	2.36	0.14	0.14	C91-95, D45-47
其他	Other	14	4.68	8.86	6.94	0.58	0.83	7	3.63	5.17	3.17	0.27	0.39	O&U
所有部位合计	All sites	299	100.00	189.31	145.27	8.82	17.13	193	100.00	142.50	105.07	7.55	10.94	All
所有部位除外皮肤	All sites exc. C44	293	97.99	185.51	142.40	8.62	16.81	190	98.45	140.28	103.74	7.43	10.82	All sites exc. C44
死亡 Mortality														
口腔	Oral cavity & pharynx	5	2.12	3.17	2.25	0.11	0.23	1	0.85	0.74	0.45	0.06	0.06	C00-10,C12-14
鼻咽	Nasopharynx	17	7.20	10.76	8.38	0.58	0.94	5	4.27	3.69	2.10	0.04	0.19	C11
食管	Esophagus	5	2.12	3.17	2.28	0.22	0.35	1	0.85	0.74	0.27	0.00	0.00	C15
胃	Stomach	32	13.56	20.26	14.76	0.75	1.84	22	18.80	16.24	10.64	0.88	1.12	C16
结直肠	Colon-rectum	8	3.39	5.07	3.02	0.10	0.22	10	8.55	7.38	5.11	0.20	0.62	C18-21
肝脏	Liver	60	25.42	37.99	30.08	1.55	3.27	13	11.11	9.60	5.65	0.29	0.44	C22
胆囊	Gallbladder etc.	1	0.42	0.63	0.31	0.00	0.00	2	1.71	1.48	0.72	0.06	0.06	C23-24
胰腺	Pancreas	2	0.85	1.27	1.22	0.00	0.24	4	3.42	2.95	1.74	0.13	0.13	C25
喉	Larynx	1	0.42	0.63	0.48	0.05	0.05	1	0.85	0.74	0.27	0.00	0.00	C32
肺	Lung	67	28.39	42.42	30.39	1.00	3.80	18	15.38	13.29	8.38	0.43	0.94	C33-34
其他胸腔器官	Other thoracic organs	0	0.00	0.00	0.00	0.00	0.00	0	0.00	0.00	0.00	0.00	0.00	C37-38
骨	Bone	2	0.85	1.27	1.06	0.11	0.11	0	0.00	0.00	0.00	0.00	0.00	C40-41
皮肤黑色素瘤	Melanoma of skin	0	0.00	0.00	0.00	0.00	0.00	0	0.00	0.00	0.00	0.00	0.00	C43
乳腺	Breast	0	0.00	0.00	0.00	0.00	0.00	4	3.42	2.95	1.75	0.11	0.23	C50
子宫颈	Cervix	–	–	–	–	–	–	11	9.40	8.12	4.55	0.25	0.37	C53
子宫体	Uterus	–	–	–	–	–	–	6	5.13	4.43	2.99	0.25	0.25	C54-55
卵巢	Ovary	–	–	–	–	–	–	3	2.56	2.21	1.50	0.13	0.13	C56
前列腺	Prostate	4	1.69	2.53	1.43	0.05	0.05	–	–	–	–	–	–	C61
睾丸	Testis	0	0.00	0.00	0.00	0.00	0.00	–	–	–	–	–	–	C62
肾	Kidney	1	0.42	0.63	0.48	0.00	0.12	0	0.00	0.00	0.00	0.00	0.00	C64-66,68
膀胱	Bladder	2	0.85	1.27	0.73	0.00	0.12	0	0.00	0.00	0.00	0.00	0.00	C67
脑	Brain	6	2.54	3.80	3.84	0.19	0.44	2	1.71	1.48	2.40	0.16	0.16	C70-C72,D32-33,D42-43
甲状腺	Thyroid	0	0.00	0.00	0.00	0.00	0.00	2	1.71	1.48	1.16	0.08	0.08	C73
淋巴瘤	Lymphoma	7	2.97	4.43	3.79	0.17	0.42	3	2.56	2.21	1.45	0.06	0.18	C81-85,88,90,96
白血病	Leukemia	5	2.12	3.17	2.36	0.14	0.27	0	0.00	0.00	0.00	0.00	0.00	C91-95, D45-47
其他	Other	11	4.66	6.96	4.92	0.27	0.52	9	7.69	6.64	3.54	0.21	0.33	O&U
所有部位合计	All sites	236	100.00	149.42	111.77	5.29	12.98	117	100.00	86.38	54.66	3.35	5.29	All
所有部位除外皮肤	All sites exc. C44	233	98.73	147.52	110.92	5.29	12.98	116	99.15	85.64	54.04	3.27	5.21	All sites exc. C44

部位 Sites		男性 Male						女性 Female						ICD10
		病例数 No. cases	构成比 Freq./%	粗率 Crude rate/ 100 000⁻¹	世标率 ASR world/ 100 000⁻¹	累积率 Cum. Rate/% 0~64	0~74	病例数 No. cases	构成比 Freq./%	粗率 Crude rate/ 100 000⁻¹	世标率 ASR world/ 100 000⁻¹	累积率 Cum. Rate/% 0~64	0~74	
发病 Incidence														
口腔	Oral cavity & pharynx	6	1.60	4.86	4.79	0.54	0.54	2	0.84	1.91	1.99	0.20	0.20	C00-10, C12-14
鼻咽	Nasopharynx	19	5.07	15.38	14.60	1.27	1.69	7	2.94	6.67	6.01	0.51	0.69	C11
食管	Esophagus	12	3.20	9.72	10.04	0.81	1.02	2	0.84	1.91	1.13	0.00	0.17	C15
胃	Stomach	29	7.73	23.48	21.81	1.30	2.51	22	9.24	20.96	13.22	0.67	1.00	C16
结直肠	Colon-rectum	33	8.80	26.72	25.28	1.06	3.09	16	6.72	15.24	11.41	0.34	1.37	C18-21
肝脏	Liver	103	27.47	83.40	78.09	4.06	8.96	19	7.98	18.10	15.61	1.16	1.85	C22
胆囊	Gallbladder etc.	5	1.33	4.05	4.24	0.18	0.39	9	3.78	8.58	6.51	0.27	0.95	C23-24
胰腺	Pancreas	6	1.60	4.86	3.87	0.33	0.33	4	1.68	3.81	3.55	0.24	0.42	C25
喉	Larynx	12	3.20	9.72	7.02	0.48	0.68	0	0.00	0.00	0.00	0.00	0.00	C32
肺	Lung	75	20.00	60.73	57.20	3.91	6.32	21	8.82	20.01	14.96	0.69	1.38	C33-34
其他胸腔器官	Other thoracic organs	1	0.27	0.81	0.80	0.08	0.08	0	0.00	0.00	0.00	0.00	0.00	C37-38
骨	Bone	3	0.80	2.43	2.36	0.10	0.10	3	1.26	2.86	2.18	0.19	0.19	C40-41
皮肤黑色素瘤	Melanoma of skin	0	0.00	0.00	0.00	0.00	0.00	0	0.00	0.00	0.00	0.00	0.00	C43
乳腺	Breast	0	0.00	0.00	0.00	0.00	0.00	48	20.17	45.73	36.41	3.21	3.39	C50
子宫颈	Cervix	–	–	–	–	–	–	10	4.20	9.53	8.85	0.80	0.98	C53
子宫体	Uterus	–	–	–	–	–	–	7	2.94	6.67	5.84	0.51	0.68	C54-55
卵巢	Ovary	–	–	–	–	–	–	11	4.62	10.48	8.19	0.66	0.83	C56
前列腺	Prostate	8	2.13	6.48	4.70	0.00	0.40	–	–	–	–	–	–	C61
睾丸	Testis	1	0.27	0.81	0.77	0.05	0.05	–	–	–	–	–	–	C62
肾	Kidney	3	0.80	2.43	2.31	0.24	0.24	2	0.84	1.91	1.99	0.20	0.20	C64-66, 68
膀胱	Bladder	11	2.93	8.91	9.18	0.46	1.08	3	1.26	2.86	2.13	0.12	0.29	C67
脑	Brain	11	2.93	8.91	10.00	0.65	0.86	10	4.20	9.53	8.69	0.71	0.71	C70-C72, D32-33, D42-43
甲状腺	Thyroid	7	1.87	5.67	4.02	0.33	0.33	18	7.56	17.15	13.42	1.12	1.28	C73
淋巴瘤	Lymphoma	10	2.67	8.10	9.94	0.58	1.38	6	2.52	5.72	4.01	0.15	0.49	C81-85, 88, 90, 96
白血病	Leukemia	8	2.13	6.48	6.55	0.40	0.60	9	3.78	8.58	8.08	0.49	0.49	C91-95, D45-47
其他	Other	12	3.20	9.72	7.83	0.28	0.47	9	3.78	8.58	6.99	0.51	0.86	O&U
所有部位合计	All sites	375	100.00	303.64	285.42	17.10	31.11	238	100.00	226.76	181.15	12.76	18.42	All
所有部位除外皮肤	All sites exc. C44	371	98.93	300.40	283.22	17.02	31.03	235	98.74	223.90	179.23	12.65	18.15	All sites exc. C44
死亡 Mortality														
口腔	Oral cavity & pharynx	0	0.00	0.00	0.00	0.00	0.00	1	0.88	0.95	1.08	0.00	0.18	C00-10, C12-14
鼻咽	Nasopharynx	7	3.14	5.67	6.07	0.39	0.60	9	7.96	8.58	7.16	0.63	0.81	C11
食管	Esophagus	10	4.48	8.10	6.28	0.12	0.72	5	4.42	4.76	3.34	0.00	0.51	C15
胃	Stomach	33	14.80	26.72	25.75	1.23	2.65	14	12.39	13.34	8.88	0.54	0.54	C16
结直肠	Colon-rectum	9	4.04	7.29	5.21	0.31	0.31	10	8.85	9.53	8.28	0.20	1.24	C18-21
肝脏	Liver	66	29.60	53.44	46.13	3.37	4.95	14	12.39	13.34	10.44	0.45	1.14	C22
胆囊	Gallbladder etc.	2	0.90	1.62	1.68	0.00	0.21	0	0.00	0.00	0.00	0.00	0.00	C23-24
胰腺	Pancreas	4	1.79	3.24	2.95	0.10	0.31	5	4.42	4.76	4.74	0.50	0.50	C25
喉	Larynx	5	2.24	4.05	2.69	0.22	0.22	0	0.00	0.00	0.00	0.00	0.00	C32
肺	Lung	60	26.91	48.58	45.41	2.39	5.22	23	20.35	21.91	15.89	0.57	1.94	C33-34
其他胸腔器官	Other thoracic organs	1	0.45	0.81	0.92	0.05	0.05	0	0.00	0.00	0.00	0.00	0.00	C37-38
骨	Bone	1	0.45	0.81	0.95	0.00	0.00	1	0.88	0.95	0.58	0.00	0.00	C40-41
皮肤黑色素瘤	Melanoma of skin	1	0.45	0.81	1.26	0.00	0.21	0	0.00	0.00	0.00	0.00	0.00	C43
乳腺	Breast	0	0.00	0.00	0.00	0.00	0.00	10	8.85	9.53	8.01	0.52	0.87	C50
子宫颈	Cervix	–	–	–	–	–	–	5	4.42	4.76	4.67	0.34	0.52	C53
子宫体	Uterus	–	–	–	–	–	–	3	2.65	2.86	2.13	0.10	0.26	C54-55
卵巢	Ovary	–	–	–	–	–	–	1	0.88	0.95	0.99	0.10	0.10	C56
前列腺	Prostate	1	0.45	0.81	0.47	0.00	0.00	–	–	–	–	–	–	C61
睾丸	Testis	0	0.00	0.00	0.00	0.00	0.00	–	–	–	–	–	–	C62
肾	Kidney	1	0.45	0.81	0.42	0.00	0.00	0	0.00	0.00	0.00	0.00	0.00	C64-66, 68
膀胱	Bladder	1	0.45	0.81	1.08	0.14	0.14	0	0.00	0.00	0.00	0.00	0.00	C67
脑	Brain	10	4.48	8.10	7.97	0.60	0.60	2	1.77	1.91	1.74	0.00	0.35	C70-C72, D32-33, D42-43
甲状腺	Thyroid	0	0.00	0.00	0.00	0.00	0.00	1	0.88	0.95	0.58	0.05	0.05	C73
淋巴瘤	Lymphoma	6	2.69	4.86	5.83	0.46	0.65	3	2.65	2.86	2.40	0.00	0.51	C81-85, 88, 90, 96
白血病	Leukemia	1	0.45	0.81	1.08	0.14	0.14	3	2.65	2.86	3.09	0.19	0.19	C91-95, D45-47
其他	Other	4	1.79	3.24	2.68	0.08	0.08	3	2.65	2.86	2.32	0.05	0.39	O&U
所有部位合计	All sites	223	100.00	180.56	164.82	9.59	17.05	113	100.00	107.66	86.34	4.24	10.10	All
所有部位除外皮肤	All sites exc. C44	222	99.55	179.75	164.02	9.51	16.97	112	99.12	106.71	85.68	4.24	9.93	All sites exc. C44

部位 Sites		男性 Male					女性 Female					ICD10
		病例数 No. cases	构成比 Freq. /%	粗率 Crude rate/ 100 000⁻¹	世标率 ASR world/ 100 000⁻¹	累积率 Cum. Rate/%	病例数 No. cases	构成比 Freq. /%	粗率 Crude rate/ 100 000⁻¹	世标率 ASR world/ 100 000⁻¹	累积率 Cum. Rate/%	
						0~64 　0~74					0~64 　0~74	

部位 Sites		No. cases	Freq. /%	Crude rate/10^5	ASR world/10^5	0~64	0~74	No. cases	Freq. /%	Crude rate/10^5	ASR world/10^5	0~64	0~74	ICD10
发病 Incidence														
口腔	Oral cavity & pharynx	42	8.92	21.60	19.65	1.54	2.29	9	3.17	5.34	4.56	0.40	0.55	C00-10,C12-14
鼻咽	Nasopharynx	24	5.10	12.34	11.24	0.77	1.28	8	2.82	4.75	3.92	0.34	0.50	C11
食管	Esophagus	49	10.40	25.20	22.34	1.88	2.64	4	1.41	2.37	1.56	0.11	0.11	C15
胃	Stomach	44	9.34	22.63	20.64	1.43	2.43	19	6.69	11.27	9.15	0.57	1.02	C16
结直肠	Colon-rectum	26	5.52	13.37	12.30	0.89	1.58	10	3.52	5.93	4.21	0.37	0.37	C18-21
肝脏	Liver	131	27.81	67.37	60.05	4.76	7.02	19	6.69	11.27	9.76	0.46	1.56	C22
胆囊	Gallbladder etc.	0	0.00	0.00	0.00	0.00	0.00	3	1.06	1.78	1.39	0.07	0.17	C23-24
胰腺	Pancreas	4	0.85	2.06	2.43	0.05	0.50	4	1.41	2.37	1.94	0.12	0.22	C25
喉	Larynx	28	5.94	14.40	13.46	1.11	1.61	0	0.00	0.00	0.00	0.00	0.00	C32
肺	Lung	63	13.38	32.40	31.65	1.95	4.43	32	11.27	18.98	15.34	0.97	2.03	C33-34
其他胸腔器官	Other thoracic organs	1	0.21	0.51	0.38	0.00	0.00	1	0.35	0.59	0.48	0.03	0.03	C37-38
骨	Bone	3	0.64	1.54	1.20	0.11	0.11	2	0.70	1.19	1.05	0.04	0.14	C40-41
皮肤黑色素瘤	Melanoma of skin	0	0.00	0.00	0.00	0.00	0.00	0	0.00	0.00	0.00	0.00	0.00	C43
乳腺	Breast	0	0.00	0.00	0.00	0.00	0.00	56	19.72	33.22	27.88	2.30	2.85	C50
子宫颈	Cervix	–	–	–	–	–	–	19	6.69	11.27	9.71	0.68	1.08	C53
子宫体	Uterus	–	–	–	–	–	–	12	4.23	7.12	5.96	0.60	0.60	C54-55
卵巢	Ovary	–	–	–	–	–	–	15	5.28	8.90	8.55	0.69	0.69	C56
前列腺	Prostate	5	1.06	2.57	2.32	0.05	0.23	–	–	–	–	–	–	C61
睾丸	Testis	1	0.21	0.51	0.39	0.04	0.04	–	–	–	–	–	–	C62
肾	Kidney	5	1.06	2.57	2.51	0.18	0.18	1	0.35	0.59	0.23	0.00	0.00	C64-66,68
膀胱	Bladder	6	1.27	3.09	2.98	0.15	0.32	0	0.00	0.00	0.00	0.00	0.00	C67
脑	Brain	7	1.49	3.60	3.00	0.18	0.28	17	5.99	10.09	8.22	0.63	0.99	C70-C72,D32-33,D42-43
甲状腺	Thyroid	6	1.27	3.09	2.60	0.22	0.22	34	11.97	20.17	17.79	1.45	1.45	C73
淋巴瘤	Lymphoma	9	1.91	4.63	4.50	0.33	0.43	8	2.82	4.75	3.80	0.09	0.39	C81-85,88,90,96
白血病	Leukemia	6	1.27	3.09	2.32	0.18	0.18	4	1.41	2.37	2.62	0.11	0.11	C91-95, D45-47
其他	Other	11	2.34	5.66	5.10	0.25	0.43	7	2.46	4.15	3.22	0.19	0.35	O&U
所有部位合计	All sites	471	100.00	242.21	221.04	16.08	26.20	284	100.00	168.48	141.32	10.24	15.21	All
所有部位除外皮肤	All sites exc. C44	469	99.58	241.18	220.27	16.08	26.20	283	99.65	167.89	140.76	10.17	15.14	All sites exc. C44
死亡 Mortality														
口腔	Oral cavity & pharynx	10	3.19	5.14	4.24	0.23	0.44	2	2.02	1.19	1.06	0.11	0.11	C00-10,C12-14
鼻咽	Nasopharynx	17	5.43	8.74	8.11	0.56	1.00	1	1.01	0.59	0.40	0.03	0.03	C11
食管	Esophagus	30	9.58	15.43	14.09	1.22	1.77	4	4.04	2.37	1.57	0.11	0.11	C15
胃	Stomach	29	9.27	14.91	13.24	0.85	1.50	6	6.06	3.56	3.07	0.26	0.41	C16
结直肠	Colon-rectum	8	2.56	4.11	3.86	0.27	0.45	4	4.04	2.37	1.93	0.04	0.29	C18-21
肝脏	Liver	105	33.55	54.00	50.34	3.65	6.14	16	16.16	9.49	7.87	0.30	1.21	C22
胆囊	Gallbladder etc.	0	0.00	0.00	0.00	0.00	0.00	0	0.00	0.00	0.00	0.00	0.00	C23-24
胰腺	Pancreas	5	1.60	2.57	2.90	0.20	0.47	1	1.01	0.59	0.58	0.05	0.05	C25
喉	Larynx	27	8.63	13.88	12.49	1.02	1.50	0	0.00	0.00	0.00	0.00	0.00	C32
肺	Lung	47	15.02	24.17	22.65	1.32	2.73	19	19.19	11.27	9.28	0.43	1.38	C33-34
其他胸腔器官	Other thoracic organs	0	0.00	0.00	0.00	0.00	0.00	0	0.00	0.00	0.00	0.00	0.00	C37-38
骨	Bone	1	0.32	0.51	0.58	0.07	0.07	1	1.01	0.59	0.45	0.04	0.04	C40-41
皮肤黑色素瘤	Melanoma of skin	0	0.00	0.00	0.00	0.00	0.00	0	0.00	0.00	0.00	0.00	0.00	C43
乳腺	Breast	0	0.00	0.00	0.00	0.00	0.00	12	12.12	7.12	6.12	0.50	0.60	C50
子宫颈	Cervix	–	–	–	–	–	–	6	6.06	3.56	3.01	0.24	0.34	C53
子宫体	Uterus	–	–	–	–	–	–	5	5.05	2.97	2.35	0.21	0.21	C54-55
卵巢	Ovary	–	–	–	–	–	–	1	1.01	0.59	0.61	0.00	0.15	C56
前列腺	Prostate	3	0.96	1.54	1.73	0.05	0.33	–	–	–	–	–	–	C61
睾丸	Testis	0	0.00	0.00	0.00	0.00	0.00	–	–	–	–	–	–	C62
肾	Kidney	0	0.00	0.00	0.00	0.00	0.00	1	1.01	0.59	0.22	0.00	0.00	C64-66,68
膀胱	Bladder	4	1.28	2.06	1.71	0.17	0.17	0	0.00	0.00	0.00	0.00	0.00	C67
脑	Brain	8	2.56	4.11	3.29	0.27	0.27	12	12.12	7.12	5.74	0.44	0.75	C70-C72,D32-33,D42-43
甲状腺	Thyroid	1	0.32	0.51	0.42	0.03	0.03	2	2.02	1.19	0.78	0.05	0.05	C73
淋巴瘤	Lymphoma	8	2.56	4.11	4.07	0.25	0.56	2	2.02	1.19	0.79	0.07	0.07	C81-85,88,90,96
白血病	Leukemia	7	2.24	3.60	2.65	0.21	0.21	1	1.01	0.59	0.48	0.03	0.03	C91-95, D45-47
其他	Other	3	0.96	1.54	1.38	0.11	0.11	3	3.03	1.78	1.60	0.08	0.23	O&U
所有部位合计	All sites	313	100.00	160.96	147.75	10.49	17.75	99	100.00	58.73	47.90	3.01	6.08	All
所有部位除外皮肤	All sites exc. C44	312	99.68	160.44	147.36	10.49	17.75	99	100.00	58.73	47.90	3.01	6.08	All sites exc. C44

附表 3-310 重庆市万州区 2015 年癌症发病和死亡主要指标
Appendix Table 3-310 Incidence and mortality of cancer in Wanzhou Qu, Chongqing Shi, 2015

部位 Sites		男性 Male						女性 Female						ICD10
		病例数 No. cases	构成比 Freq. /%	粗率 Crude rate/ 100 000⁻¹	世标率 ASR world/ 100 000⁻¹	累积率 Cum. Rate/% 0~64	0~74	病例数 No. cases	构成比 Freq. /%	粗率 Crude rate/ 100 000⁻¹	世标率 ASR world/ 100 000⁻¹	累积率 Cum. Rate/% 0~64	0~74	
发病 Incidence														
口腔	Oral cavity & pharynx	64	2.45	7.84	4.91	0.32	0.57	55	2.33	6.93	4.49	0.26	0.60	C00-10,C12-14
鼻咽	Nasopharynx	47	1.80	5.76	4.09	0.31	0.47	41	1.74	5.17	3.77	0.30	0.39	C11
食管	Esophagus	447	17.11	54.78	33.53	1.73	4.43	283	11.98	35.68	22.10	1.08	3.08	C15
胃	Stomach	227	8.69	27.82	17.25	0.99	2.33	133	5.63	16.77	10.55	0.58	1.44	C16
结直肠	Colon-rectum	238	9.11	29.17	18.33	1.04	2.27	219	9.27	27.61	18.08	1.05	2.24	C18-21
肝脏	Liver	324	12.40	39.71	25.75	1.98	2.96	177	7.49	22.32	14.85	1.01	1.66	C22
胆囊	Gallbladder etc.	40	1.53	4.90	2.97	0.14	0.34	27	1.14	3.40	2.24	0.11	0.26	C23-24
胰腺	Pancreas	72	2.76	8.82	5.38	0.28	0.70	42	1.78	5.30	3.00	0.15	0.36	C25
喉	Larynx	20	0.77	2.45	1.62	0.10	0.22	9	0.38	1.13	0.78	0.07	0.07	C32
肺	Lung	639	24.45	78.31	49.35	3.05	6.27	408	17.27	51.44	34.21	2.08	4.40	C33-34
其他胸腔器官	Other thoracic organs	11	0.42	1.35	0.90	0.05	0.11	6	0.25	0.76	0.47	0.02	0.06	C37-38
骨	Bone	22	0.84	2.70	1.75	0.07	0.18	21	0.89	2.65	1.55	0.10	0.17	C40-41
皮肤黑色素瘤	Melanoma of skin	3	0.11	0.37	0.23	0.02	0.04	7	0.30	0.88	0.52	0.02	0.07	C43
乳腺	Breast	0	0.00	0.00	0.00	0.00	0.00	281	11.89	35.43	25.34	2.20	2.54	C50
子宫颈	Cervix	–	–	–	–	–	–	180	7.62	22.70	16.69	1.39	1.78	C53
子宫体	Uterus	–	–	–	–	–	–	62	2.62	7.82	6.20	0.53	0.71	C54-55
卵巢	Ovary	–	–	–	–	–	–	73	3.09	9.20	6.56	0.53	0.75	C56
前列腺	Prostate	65	2.49	7.97	4.67	0.07	0.48	–	–	–	–	–	–	C61
睾丸	Testis	5	0.19	0.61	0.54	0.04	0.04	–	–	–	–	–	–	C62
肾	Kidney	19	0.73	2.33	1.36	0.07	0.15	22	0.93	2.77	1.78	0.13	0.20	C64-66,68
膀胱	Bladder	87	3.33	10.66	6.46	0.30	0.77	41	1.74	5.17	3.34	0.09	0.45	C67
脑	Brain	34	1.30	4.17	2.95	0.21	0.31	28	1.18	3.53	2.60	0.18	0.28	C70-C72,D32-33,D42-43
甲状腺	Thyroid	17	0.65	2.08	1.83	0.13	0.16	27	1.14	3.40	3.03	0.21	0.28	C73
淋巴瘤	Lymphoma	62	2.37	7.60	5.74	0.35	0.67	68	2.88	8.57	6.38	0.42	0.82	C81-85,88,90,96
白血病	Leukemia	88	3.37	10.78	10.88	0.64	0.94	82	3.47	10.34	9.28	0.52	0.78	C91-95, D45-47
其他	Other	82	3.14	10.05	6.44	0.37	0.69	71	3.00	8.95	6.05	0.32	0.65	O&U
所有部位合计	All sites	2613	100.00	320.22	206.92	12.26	25.13	2363	100.00	297.94	203.87	13.35	24.02	All
所有部位除外皮肤	All sites exc. C44	2589	99.08	317.28	205.19	12.16	24.97	2342	99.11	295.29	202.32	13.28	23.83	All sites exc. C44
死亡 Mortality														
口腔	Oral cavity & pharynx	25	1.12	3.06	1.79	0.06	0.22	13	1.18	1.64	1.04	0.06	0.13	C00-10,C12-14
鼻咽	Nasopharynx	22	0.99	2.70	1.68	0.12	0.22	8	0.73	1.01	0.65	0.05	0.08	C11
食管	Esophagus	394	17.68	48.28	28.59	1.08	3.39	165	15.03	20.80	11.95	0.35	1.38	C15
胃	Stomach	200	8.97	24.51	14.71	0.65	1.79	114	10.38	14.37	8.32	0.31	0.81	C16
结直肠	Colon-rectum	120	5.38	14.71	8.85	0.34	0.99	93	8.47	11.73	7.18	0.35	0.72	C18-21
肝脏	Liver	394	17.68	48.28	30.71	1.96	3.40	118	10.75	14.88	9.65	0.51	1.06	C22
胆囊	Gallbladder etc.	6	0.27	0.74	0.57	0.03	0.05	4	0.36	0.50	0.22	0.01	0.01	C23-24
胰腺	Pancreas	78	3.50	9.56	5.67	0.27	0.69	36	3.28	4.54	2.95	0.16	0.33	C25
喉	Larynx	11	0.49	1.35	0.85	0.04	0.14	1	0.09	0.13	0.08	0.00	0.00	C32
肺	Lung	711	31.90	87.13	52.73	2.74	6.11	260	23.68	32.78	19.58	0.81	2.24	C33-34
其他胸腔器官	Other thoracic organs	4	0.18	0.49	0.40	0.02	0.04	2	0.18	0.25	0.30	0.02	0.02	C37-38
骨	Bone	18	0.81	2.21	1.48	0.07	0.17	11	1.00	1.39	0.81	0.03	0.08	C40-41
皮肤黑色素瘤	Melanoma of skin	1	0.04	0.12	0.06	0.00	0.00	0	0.00	0.00	0.00	0.00	0.00	C43
乳腺	Breast	2	0.09	0.25	0.13	0.01	0.01	69	6.28	8.70	6.10	0.44	0.67	C50
子宫颈	Cervix	–	–	–	–	–	–	31	2.82	3.91	2.39	0.19	0.26	C53
子宫体	Uterus	–	–	–	–	–	–	21	1.91	2.65	1.67	0.09	0.18	C54-55
卵巢	Ovary	–	–	–	–	–	–	17	1.55	2.14	1.25	0.08	0.17	C56
前列腺	Prostate	33	1.48	4.04	2.36	0.03	0.21	–	–	–	–	–	–	C61
睾丸	Testis	0	0.00	0.00	0.00	0.00	0.00	–	–	–	–	–	–	C62
肾	Kidney	6	0.27	0.74	0.42	0.02	0.05	4	0.36	0.50	0.24	0.00	0.01	C64-66,68
膀胱	Bladder	29	1.30	3.55	2.10	0.03	0.20	7	0.64	0.88	0.48	0.03	0.03	C67
脑	Brain	55	2.47	6.74	4.75	0.27	0.47	28	2.55	3.53	2.16	0.11	0.23	C70-C72,D32-33, D42-43
甲状腺	Thyroid	2	0.09	0.25	0.15	0.00	0.03	4	0.36	0.50	0.37	0.04	0.04	C73
淋巴瘤	Lymphoma	45	2.02	5.51	3.97	0.23	0.42	35	3.19	4.41	3.45	0.17	0.29	C81-85,88,90,96
白血病	Leukemia	38	1.70	4.66	4.75	0.28	0.37	27	2.46	3.40	2.96	0.19	0.26	C91-95, D45-47
其他	Other	35	1.57	4.29	3.31	0.17	0.30	30	2.73	3.78	2.66	0.12	0.23	O&U
所有部位合计	All sites	2229	100.00	273.16	170.04	8.42	19.28	1098	100.00	138.44	86.44	4.11	9.23	All
所有部位除外皮肤	All sites exc. C44	2224	99.78	272.55	169.63	8.41	19.24	1092	99.45	137.69	86.02	4.08	9.17	All sites exc. C44

附表 3-311　重庆市渝中区 2015 年癌症发病和死亡主要指标

Appendix Table 3-311　Incidence and mortality of cancer in Yuzhong Qu, Chongqing Shi, 2015

部位 Sites		男性 Male						女性 Female						ICD10
		病例数 No. cases	构成比 Freq. /%	粗率 Crude rate/ 100 000⁻¹	世标率 ASR world/ 100 000⁻¹	累积率 Cum. Rate/%		病例数 No. cases	构成比 Freq. /%	粗率 Crude rate/ 100 000⁻¹	世标率 ASR world/ 100 000⁻¹	累积率 Cum. Rate/%		
						0~64	0~74					0~64	0~74	
发病 Incidence														
口腔	Oral cavity & pharynx	19	1.64	5.81	3.96	0.29	0.48	9	1.03	2.79	1.75	0.09	0.16	C00-10,C12-14
鼻咽	Nasopharynx	16	1.38	4.89	3.61	0.25	0.44	9	1.03	2.79	2.50	0.15	0.33	C11
食管	Esophagus	45	3.89	13.75	9.49	0.51	1.21	4	0.46	1.24	0.67	0.04	0.04	C15
胃	Stomach	62	5.35	18.95	13.99	0.55	1.79	40	4.58	12.39	8.33	0.57	1.05	C16
结直肠	Colon-rectum	168	14.51	51.34	37.65	1.86	4.93	100	11.45	30.97	20.69	1.09	2.60	C18-21
肝脏	Liver	119	10.28	36.37	25.68	1.63	3.24	30	3.44	9.29	6.11	0.28	0.76	C22
胆囊	Gallbladder etc.	19	1.64	5.81	4.32	0.20	0.68	14	1.60	4.34	2.50	0.15	0.27	C23-24
胰腺	Pancreas	23	1.99	7.03	5.51	0.23	0.77	23	2.63	7.12	3.61	0.17	0.34	C25
喉	Larynx	28	2.42	8.56	6.34	0.34	0.82	0	0.00	0.00	0.00	0.00	0.00	C32
肺	Lung	330	28.50	100.85	75.02	3.93	10.00	118	13.52	36.55	22.08	1.05	2.70	C33-34
其他胸腔器官	Other thoracic organs	9	0.78	2.75	1.94	0.09	0.20	1	0.11	0.31	0.26	0.03	0.03	C37-38
骨	Bone	1	0.09	0.31	0.16	0.00	0.00	2	0.23	0.62	0.33	0.02	0.02	C40-41
皮肤黑色素瘤	Melanoma of skin	4	0.35	1.22	1.01	0.08	0.08	3	0.34	0.93	0.86	0.03	0.15	C43
乳腺	Breast	1	0.09	0.31	0.27	0.03	0.03	172	19.70	53.28	38.53	3.03	4.41	C50
子宫颈	Cervix	–	–	–	–	–	–	63	7.22	19.51	13.27	1.17	1.36	C53
子宫体	Uterus	–	–	–	–	–	–	23	2.63	7.12	4.84	0.38	0.63	C54-55
卵巢	Ovary	–	–	–	–	–	–	27	3.09	8.36	6.48	0.52	0.70	C56
前列腺	Prostate	61	5.27	18.64	12.22	0.42	1.34	–	–	–	–	–	–	C61
睾丸	Testis	3	0.26	0.92	0.87	0.07	0.07	–	–	–	–	–	–	C62
肾	Kidney	40	3.45	12.22	8.19	0.51	0.94	30	3.44	9.29	6.62	0.50	0.87	C64-66,68
膀胱	Bladder	47	4.06	14.36	10.82	0.48	1.51	14	1.60	4.34	2.85	0.16	0.41	C67
脑	Brain	9	0.78	2.75	2.26	0.16	0.30	19	2.18	5.89	3.36	0.23	0.35	C70-C72,D32-33,D42-43
甲状腺	Thyroid	33	2.85	10.08	8.39	0.63	0.82	71	8.13	21.99	17.57	1.42	1.83	C73
淋巴瘤	Lymphoma	50	4.32	15.28	11.57	0.65	1.33	34	3.89	10.53	8.14	0.42	0.84	C81-85,88,90,96
白血病	Leukemia	37	3.20	11.31	9.07	0.49	0.95	31	3.55	9.60	9.01	0.53	0.89	C91-95, D45-47
其他	Other	34	2.94	10.39	7.48	0.46	0.89	36	4.12	11.15	7.52	0.46	0.94	O&U
所有部位合计	All sites	1158	100.00	353.89	259.83	13.86	32.80	873	100.00	270.41	187.90	12.48	21.67	All
所有部位除外皮肤	All sites exc. C44	1150	99.31	351.44	258.42	13.77	32.71	868	99.43	268.86	186.57	12.47	21.41	All sites exc. C44
死亡 Mortality														
口腔	Oral cavity & pharynx	12	1.41	3.67	2.57	0.17	0.30	4	0.92	1.24	0.74	0.04	0.10	C00-10,C12-14
鼻咽	Nasopharynx	12	1.41	3.67	2.47	0.23	0.23	5	1.15	1.55	0.85	0.04	0.10	C11
食管	Esophagus	36	4.22	11.00	7.88	0.34	1.10	9	2.07	2.79	1.18	0.03	0.09	C15
胃	Stomach	45	5.28	13.75	9.12	0.40	0.91	22	5.07	6.81	3.84	0.22	0.33	C16
结直肠	Colon-rectum	83	9.73	25.37	17.92	0.75	2.31	52	11.98	16.11	8.63	0.32	0.80	C18-21
肝脏	Liver	109	12.78	33.31	22.77	1.54	2.51	48	11.06	14.87	7.80	0.37	0.72	C22
胆囊	Gallbladder etc.	17	1.99	5.20	3.65	0.11	0.46	9	2.07	2.79	1.11	0.00	0.06	C23-24
胰腺	Pancreas	35	4.10	10.70	7.26	0.30	0.89	20	4.61	6.81	2.58	0.02	0.20	C25
喉	Larynx	6	0.70	1.83	1.30	0.02	0.26	0	0.00	0.00	0.00	0.00	0.00	C32
肺	Lung	343	40.21	104.82	73.48	3.53	9.07	106	24.42	32.83	17.63	0.77	1.81	C33-34
其他胸腔器官	Other thoracic organs	1	0.12	0.31	0.27	0.03	0.03	1	0.23	0.31	0.26	0.03	0.03	C37-38
骨	Bone	4	0.47	1.22	0.65	0.02	0.02	5	1.15	1.55	0.85	0.05	0.05	C40-41
皮肤黑色素瘤	Melanoma of skin	1	0.12	0.31	0.33	0.00	0.05	1	0.23	0.31	0.07	0.00	0.00	C43
乳腺	Breast	0	0.00	0.00	0.00	0.00	0.00	39	8.99	12.08	8.21	0.72	0.85	C50
子宫颈	Cervix	–	–	–	–	–	–	9	2.07	2.79	1.94	0.20	0.20	C53
子宫体	Uterus	–	–	–	–	–	–	6	1.38	1.86	1.41	0.06	0.24	C54-55
卵巢	Ovary	–	–	–	–	–	–	22	5.07	6.81	5.12	0.40	0.71	C56
前列腺	Prostate	27	3.17	8.25	4.78	0.07	0.31	–	–	–	–	–	–	C61
睾丸	Testis	0	0.00	0.00	0.00	0.00	0.00	–	–	–	–	–	–	C62
肾	Kidney	9	1.06	2.75	1.96	0.02	0.26	11	2.53	3.41	2.22	0.06	0.30	C64-66,68
膀胱	Bladder	20	2.34	6.11	4.18	0.10	0.42	4	0.92	1.24	0.58	0.04	0.04	C67
脑	Brain	11	1.29	3.36	1.89	0.10	0.16	9	2.07	2.79	2.51	0.18	0.30	C70-C72,D32-33, D42-43
甲状腺	Thyroid	1	0.12	0.31	0.27	0.03	0.03	1	0.23	0.31	0.10	0.00	0.00	C73
淋巴瘤	Lymphoma	20	2.34	6.11	4.11	0.22	0.41	15	3.46	4.65	2.53	0.10	0.22	C81-85,88,90,96
白血病	Leukemia	31	3.63	9.47	7.53	0.39	0.74	15	3.46	4.65	4.01	0.26	0.38	C91-95, D45-47
其他	Other	30	3.52	9.17	6.79	0.31	0.88	21	4.84	6.50	3.28	0.16	0.28	O&U
所有部位合计	All sites	853	100.00	260.68	181.16	8.68	21.37	434	100.00	134.43	77.44	4.04	7.79	All
所有部位除外皮肤	All sites exc. C44	852	99.88	260.37	181.00	8.68	21.37	433	99.77	134.12	77.32	4.04	7.79	All sites exc. C44

部位 Sites		男性 Male						女性 Female						ICD10
		病例数 No. cases	构成比 Freq. /%	粗率 Crude rate/ $100\,000^{-1}$	世标率 ASR world/ $100\,000^{-1}$	累积率 Cum. Rate/% 0~64	0~74	病例数 No. cases	构成比 Freq. /%	粗率 Crude rate/ $100\,000^{-1}$	世标率 ASR world/ $100\,000^{-1}$	累积率 Cum. Rate/% 0~64	0~74	
发病 Incidence														
口腔	Oral cavity & pharynx	26	1.62	4.98	4.06	0.20	0.58	13	1.08	2.64	2.10	0.14	0.22	C00-10,C12-14
鼻咽	Nasopharynx	21	1.31	4.03	3.57	0.26	0.41	16	1.33	3.26	2.93	0.18	0.39	C11
食管	Esophagus	101	6.28	19.36	16.40	0.60	2.25	24	1.99	4.88	3.64	0.06	0.44	C15
胃	Stomach	96	5.97	18.40	14.70	0.86	1.81	55	4.56	11.19	8.15	0.44	0.95	C16
结直肠	Colon-rectum	169	10.50	32.39	26.08	1.29	3.12	116	9.63	23.60	17.70	1.03	2.14	C18-21
肝脏	Liver	182	11.31	34.89	27.47	1.97	2.99	67	5.56	13.63	9.29	0.37	0.84	C22
胆囊	Gallbladder etc.	19	1.18	3.64	2.98	0.10	0.31	16	1.33	3.26	2.07	0.02	0.26	C23-24
胰腺	Pancreas	39	2.42	7.48	5.89	0.34	0.65	27	2.24	5.49	3.99	0.15	0.53	C25
喉	Larynx	32	1.99	6.13	5.15	0.25	0.68	5	0.41	1.02	0.77	0.01	0.14	C32
肺	Lung	546	33.93	104.66	84.49	4.66	10.84	209	17.34	42.52	31.56	1.59	3.66	C33-34
其他胸腔器官	Other thoracic organs	5	0.31	0.96	0.81	0.07	0.11	1	0.08	0.20	0.10	0.01	0.01	C37-38
骨	Bone	16	0.99	3.07	2.68	0.18	0.24	8	0.66	1.63	1.71	0.12	0.12	C40-41
皮肤黑色素瘤	Melanoma of skin	9	0.56	1.73	1.38	0.09	0.15	2	0.17	0.41	0.30	0.01	0.06	C43
乳腺	Breast	3	0.19	0.58	0.41	0.04	0.04	210	17.43	42.72	33.14	2.74	3.54	C50
子宫颈	Cervix	–	–	–	–	–	–	69	5.73	14.04	10.30	0.87	1.07	C53
子宫体	Uterus	–	–	–	–	–	–	34	2.82	6.92	5.03	0.43	0.60	C54-55
卵巢	Ovary	–	–	–	–	–	–	49	4.07	9.97	8.10	0.65	0.78	C56
前列腺	Prostate	58	3.60	11.12	8.52	0.10	0.99	–	–	–	–	–	–	C61
睾丸	Testis	1	0.06	0.19	0.13	0.01	0.01	–	–	–	–	–	–	C62
肾	Kidney	40	2.49	7.67	6.43	0.46	0.79	25	2.07	5.09	3.61	0.22	0.38	C64-66,68
膀胱	Bladder	39	2.42	7.48	6.14	0.35	0.60	16	1.33	3.26	2.40	0.15	0.27	C67
脑	Brain	32	1.99	6.13	5.32	0.35	0.52	44	3.65	8.95	7.39	0.66	0.83	C70-C72,D32-33,D42-43
甲状腺	Thyroid	31	1.93	5.94	4.62	0.34	0.46	69	5.73	14.04	12.38	1.01	1.20	C73
淋巴瘤	Lymphoma	66	4.10	12.65	11.22	0.64	1.33	58	4.81	11.80	10.49	0.59	1.19	C81-85,88,90,96
白血病	Leukemia	20	1.24	3.83	5.89	0.29	0.42	18	1.49	3.66	2.79	0.09	0.40	C91-95, D45-47
其他	Other	58	3.60	11.12	10.48	0.70	1.06	54	4.48	10.99	10.36	0.50	1.18	O&U
所有部位合计	All sites	1609	100.00	308.42	254.82	14.15	30.34	1205	100.00	245.15	190.33	12.02	21.17	All
所有部位除外皮肤	All sites exc. C44	1590	98.82	304.77	251.90	13.97	29.95	1192	98.92	242.50	188.65	11.97	20.99	All sites exc. C44
死亡 Mortality														
口腔	Oral cavity & pharynx	19	1.45	3.64	2.86	0.13	0.34	8	1.29	1.63	1.07	0.02	0.10	C00-10,C12-14
鼻咽	Nasopharynx	12	0.91	2.30	1.73	0.13	0.23	6	0.97	1.22	0.93	0.02	0.12	C11
食管	Esophagus	93	7.08	17.83	14.78	0.53	1.89	27	4.37	5.49	3.90	0.19	0.39	C15
胃	Stomach	76	5.78	14.57	11.44	0.46	1.29	37	5.99	7.53	4.89	0.15	0.46	C16
结直肠	Colon-rectum	124	9.44	23.77	18.75	0.74	2.22	63	10.19	12.82	8.58	0.34	0.72	C18-21
肝脏	Liver	156	11.87	29.90	23.45	1.66	2.56	68	11.00	13.83	8.90	0.32	0.78	C22
胆囊	Gallbladder etc.	10	0.76	1.92	1.53	0.03	0.17	14	2.27	2.85	1.78	0.04	0.23	C23-24
胰腺	Pancreas	36	2.74	6.90	5.25	0.22	0.50	28	4.53	5.70	4.10	0.15	0.51	C25
喉	Larynx	21	1.60	4.03	2.94	0.17	0.24	2	0.32	0.41	0.34	0.00	0.03	C32
肺	Lung	562	42.77	107.73	87.28	4.01	10.48	167	27.02	33.97	22.72	1.02	2.13	C33-34
其他胸腔器官	Other thoracic organs	4	0.30	0.77	0.60	0.05	0.09	2	0.32	0.41	0.40	0.00	0.08	C37-38
骨	Bone	7	0.53	1.34	1.13	0.04	0.12	7	1.13	1.42	1.46	0.06	0.11	C40-41
皮肤黑色素瘤	Melanoma of skin	6	0.46	1.15	0.87	0.06	0.09	2	0.32	0.41	0.29	0.00	0.03	C43
乳腺	Breast	2	0.15	0.38	0.29	0.00	0.03	51	8.25	10.38	7.96	0.59	0.99	C50
子宫颈	Cervix	–	–	–	–	–	–	32	5.18	6.51	5.19	0.37	0.62	C53
子宫体	Uterus	–	–	–	–	–	–	4	0.65	0.81	0.78	0.07	0.11	C54-55
卵巢	Ovary	–	–	–	–	–	–	18	2.91	3.66	2.76	0.20	0.29	C56
前列腺	Prostate	38	2.89	7.28	5.80	0.05	0.36	–	–	–	–	–	–	C61
睾丸	Testis	0	0.00	0.00	0.00	0.00	0.00	–	–	–	–	–	–	C62
肾	Kidney	14	1.07	2.68	2.85	0.17	0.30	3	0.49	0.61	0.37	0.02	0.02	C64-66,68
膀胱	Bladder	29	2.21	5.56	4.86	0.11	0.45	4	0.65	0.81	0.46	0.00	0.03	C67
脑	Brain	21	1.60	4.03	2.84	0.11	0.21	11	1.78	2.24	1.72	0.14	0.14	C70-C72,D32-33, D42-43
甲状腺	Thyroid	2	0.15	0.38	0.36	0.00	0.03	1	0.16	0.20	0.08	0.00	0.00	C73
淋巴瘤	Lymphoma	39	2.97	7.48	6.26	0.27	0.92	25	4.05	5.09	3.53	0.07	0.39	C81-85,88,90,96
白血病	Leukemia	19	1.45	3.64	3.21	0.20	0.34	18	2.91	3.66	2.54	0.08	0.35	C91-95, D45-47
其他	Other	24	1.83	4.60	4.24	0.12	0.43	20	3.24	4.07	3.49	0.15	0.34	O&U
所有部位合计	All sites	1314	100.00	251.87	203.31	9.28	23.30	618	100.00	125.73	88.26	4.00	8.97	All
所有部位除外皮肤	All sites exc. C44	1308	99.54	250.72	202.30	9.28	23.12	615	99.51	125.12	87.98	4.00	8.97	All sites exc. C44

附表 3-313　重庆市九龙坡区 2015 年癌症发病和死亡主要指标
Appendix Table 3-313　Incidence and mortality of cancer in Jiulongpo Qu，Chongqing Shi，2015

部位 Sites		男性 Male						女性 Female						ICD10
		病例数 No. cases	构成比 Freq. /%	粗率 Crude rate/ 100 000⁻¹	世标率 ASR world/ 100 000⁻¹	累积率 Cum. Rate/% 0~64	0~74	病例数 No. cases	构成比 Freq. /%	粗率 Crude rate/ 100 000⁻¹	世标率 ASR world/ 100 000⁻¹	累积率 Cum. Rate/% 0~64	0~74	
发病 Incidence														
口腔	Oral cavity & pharynx	33	2.06	7.39	3.94	0.16	0.46	9	0.88	1.98	1.28	0.10	0.12	C00-10,C12-14
鼻咽	Nasopharynx	25	1.56	5.60	3.16	0.27	0.35	12	1.17	2.65	1.47	0.15	0.15	C11
食管	Esophagus	96	6.00	21.50	11.64	0.64	1.61	12	1.17	2.65	1.34	0.03	0.18	C15
胃	Stomach	108	6.75	24.19	13.44	0.93	1.55	36	3.51	7.94	4.52	0.26	0.52	C16
结直肠	Colon-rectum	160	9.99	35.83	19.18	1.07	2.21	102	9.93	22.50	11.50	0.66	1.30	C18-21
肝脏	Liver	195	12.18	43.67	25.81	1.84	2.80	52	5.06	11.47	5.78	0.30	0.68	C22
胆囊	Gallbladder etc.	16	1.00	3.58	1.85	0.08	0.24	21	2.04	4.63	2.31	0.05	0.31	C23-24
胰腺	Pancreas	50	3.12	11.20	5.97	0.32	0.74	29	2.82	6.40	3.02	0.16	0.31	C25
喉	Larynx	21	1.31	4.70	2.41	0.12	0.27	0	0.00	0.00	0.00	0.00	0.00	C32
肺	Lung	539	33.67	120.70	64.10	3.81	8.00	203	19.77	44.77	21.86	0.92	2.61	C33-34
其他胸腔器官	Other thoracic organs	13	0.81	2.91	1.98	0.14	0.20	0	0.00	0.00	0.00	0.00	0.00	C37-38
骨	Bone	11	0.69	2.46	2.26	0.13	0.19	10	0.97	2.21	1.23	0.09	0.14	C40-41
皮肤黑色素瘤	Melanoma of skin	4	0.25	0.90	0.55	0.04	0.08	4	0.39	0.88	0.52	0.01	0.10	C43
乳腺	Breast	2	0.12	0.45	0.25	0.00	0.06	168	16.36	37.05	22.38	1.85	2.34	C50
子宫颈	Cervix	–	–	–	–	–	–	89	8.67	19.63	12.63	1.07	1.31	C53
子宫体	Uterus	–	–	–	–	–	–	28	2.73	6.18	3.78	0.30	0.42	C54-55
卵巢	Ovary	–	–	–	–	–	–	36	3.51	7.94	5.60	0.44	0.53	C56
前列腺	Prostate	62	3.87	13.88	5.98	0.09	0.52	–	–	–	–	–	–	C61
睾丸	Testis	2	0.12	0.45	0.28	0.03	0.03	–	–	–	–	–	–	C62
肾	Kidney	39	2.44	8.73	4.83	0.38	0.58	16	1.56	3.53	1.76	0.04	0.23	C64-66,68
膀胱	Bladder	51	3.19	11.42	5.74	0.29	0.65	13	1.27	2.87	1.30	0.06	0.10	C67
脑	Brain	25	1.56	5.60	3.37	0.26	0.38	27	2.63	5.95	3.49	0.22	0.33	C70-C72,D32-33,D42-43
甲状腺	Thyroid	21	1.31	4.70	3.14	0.29	0.29	56	5.45	12.35	8.60	0.69	0.79	C73
淋巴瘤	Lymphoma	46	2.87	10.30	6.39	0.42	0.66	29	2.82	6.40	3.31	0.15	0.47	C81-85,88,90,96
白血病	Leukemia	35	2.19	7.84	6.24	0.35	0.62	18	1.75	3.97	3.37	0.20	0.31	C91-95,D45-47
其他	Other	47	2.94	10.53	6.11	0.28	0.66	57	5.55	12.57	8.38	0.53	0.71	O&U
所有部位合计	All sites	1601	100.00	358.53	198.59	11.97	23.16	1027	100.00	226.50	129.44	8.28	13.96	All
所有部位除外皮肤	All sites exc. C44	1588	99.19	355.62	196.93	11.89	22.96	1017	99.03	224.30	128.14	8.17	13.83	All sites exc. C44
死亡 Mortality														
口腔	Oral cavity & pharynx	14	1.18	3.14	1.66	0.06	0.22	6	1.17	1.32	0.96	0.04	0.04	C00-10,C12-14
鼻咽	Nasopharynx	13	1.10	2.91	1.81	0.16	0.19	5	0.97	1.10	0.61	0.03	0.07	C11
食管	Esophagus	87	7.35	19.48	10.31	0.45	1.32	16	3.12	3.53	1.66	0.04	0.21	C15
胃	Stomach	71	6.00	15.90	8.22	0.45	1.00	24	4.68	5.29	2.80	0.11	0.38	C16
结直肠	Colon-rectum	97	8.20	21.72	11.03	0.49	1.32	41	7.99	9.04	3.85	0.13	0.31	C18-21
肝脏	Liver	157	13.27	35.16	19.10	1.20	2.14	54	10.53	11.91	5.82	0.28	0.71	C22
胆囊	Gallbladder etc.	13	1.10	2.91	1.54	0.11	0.18	15	2.92	3.31	1.61	0.06	0.19	C23-24
胰腺	Pancreas	44	3.72	9.85	4.96	0.19	0.62	21	4.09	4.63	2.02	0.03	0.21	C25
喉	Larynx	9	0.76	2.02	0.93	0.03	0.08	1	0.19	0.22	0.07	0.00	0.00	C32
肺	Lung	507	42.86	113.54	59.15	3.25	7.17	156	30.41	34.41	16.44	0.50	1.92	C33-34
其他胸腔器官	Other thoracic organs	9	0.76	2.02	1.15	0.10	0.16	1	0.19	0.22	0.05	0.00	0.00	C37-38
骨	Bone	3	0.25	0.67	0.38	0.02	0.07	5	0.97	1.10	0.66	0.03	0.12	C40-41
皮肤黑色素瘤	Melanoma of skin	7	0.59	1.57	0.85	0.06	0.10	2	0.39	0.44	0.26	0.00	0.06	C43
乳腺	Breast	1	0.08	0.22	0.13	0.00	0.02	26	5.07	5.73	3.11	0.23	0.33	C50
子宫颈	Cervix	–	–	–	–	–	–	22	4.29	4.85	2.83	0.23	0.28	C53
子宫体	Uterus	–	–	–	–	–	–	7	1.36	1.54	0.81	0.05	0.11	C54-55
卵巢	Ovary	–	–	–	–	–	–	26	5.07	5.73	3.14	0.21	0.29	C56
前列腺	Prostate	30	2.54	6.72	2.79	0.02	0.19	–	–	–	–	–	–	C61
睾丸	Testis	1	0.08	0.22	0.12	0.02	0.02	–	–	–	–	–	–	C62
肾	Kidney	7	0.59	1.57	0.81	0.03	0.11	9	1.75	1.98	1.05	0.06	0.11	C64-66,68
膀胱	Bladder	13	1.10	2.91	1.42	0.03	0.15	1	0.19	0.22	0.08	0.00	0.00	C67
脑	Brain	15	1.27	3.36	2.25	0.15	0.18	14	2.73	3.09	2.41	0.14	0.14	C70-C72,D32-33,D42-43
甲状腺	Thyroid	0	0.00	0.00	0.00	0.00	0.00	2	0.39	0.44	0.19	0.01	0.01	C73
淋巴瘤	Lymphoma	34	2.87	7.61	4.37	0.30	0.55	19	3.70	4.19	2.21	0.08	0.27	C81-85,88,90,96
白血病	Leukemia	23	1.94	5.15	3.49	0.15	0.36	13	2.53	2.87	1.91	0.08	0.15	C91-95,D45-47
其他	Other	28	2.37	6.27	3.59	0.16	0.32	27	5.26	5.95	3.79	0.20	0.33	O&U
所有部位合计	All sites	1183	100.00	264.92	140.07	7.42	16.46	513	100.00	113.14	58.37	2.53	6.24	All
所有部位除外皮肤	All sites exc. C44	1183	100.00	264.92	140.07	7.42	16.46	513	100.00	113.14	58.37	2.53	6.24	All sites exc. C44

附表 3-314　重庆市江津区 2015 年癌症发病和死亡主要指标

Appendix Table 3-314　Incidence and mortality of cancer in Jiangjin Qu，Chongqing Shi，2015

部位 Sites		男性 Male						女性 Female						ICD10
		病例数 No. cases	构成比 Freq./%	粗率 Crude rate/ 100 000⁻¹	世标率 ASR world/ 100 000⁻¹	累积率 Cum. Rate/% 0~64	0~74	病例数 No. cases	构成比 Freq./%	粗率 Crude rate/ 100 000⁻¹	世标率 ASR world/ 100 000⁻¹	累积率 Cum. Rate/% 0~64	0~74	
发病 Incidence														
口腔	Oral cavity & pharynx	23	1.15	3.49	1.95	0.10	0.31	15	1.17	2.38	1.51	0.11	0.17	C00-10,C12-14
鼻咽	Nasopharynx	28	1.39	4.25	3.04	0.20	0.36	9	0.70	1.43	1.03	0.09	0.11	C11
食管	Esophagus	224	11.16	33.98	20.40	0.89	2.84	63	4.91	10.00	6.20	0.22	0.80	C15
胃	Stomach	130	6.47	19.72	12.20	0.50	1.61	63	4.91	10.00	6.30	0.36	0.83	C16
结直肠	Colon-rectum	236	11.75	35.80	21.46	1.02	2.80	161	12.54	25.56	16.26	0.84	2.19	C18-21
肝脏	Liver	334	16.63	50.67	31.72	2.34	3.66	96	7.48	15.24	9.65	0.53	1.11	C22
胆囊	Gallbladder etc.	8	0.40	1.21	0.73	0.02	0.15	14	1.09	2.22	1.42	0.11	0.16	C23-24
胰腺	Pancreas	19	0.95	2.88	1.81	0.13	0.21	17	1.32	2.70	1.60	0.10	0.21	C25
喉	Larynx	29	1.44	4.40	2.35	0.15	0.30	1	0.08	0.16	0.12	0.01	0.01	C32
肺	Lung	626	31.18	94.97	57.41	3.24	7.52	214	16.67	33.98	21.08	1.09	2.84	C33-34
其他胸腔器官	Other thoracic organs	5	0.25	0.76	0.47	0.03	0.05	1	0.08	0.16	0.15	0.01	0.01	C37-38
骨	Bone	19	0.95	2.88	2.00	0.09	0.24	17	1.32	2.70	1.77	0.11	0.16	C40-41
皮肤黑色素瘤	Melanoma of skin	9	0.45	1.37	0.71	0.04	0.06	6	0.47	0.95	0.61	0.04	0.09	C43
乳腺	Breast	1	0.05	0.15	0.07	0.00	0.00	195	15.19	30.96	21.91	1.79	2.25	C50
子宫颈	Cervix	–	–	–	–	–	–	137	10.67	21.75	15.21	1.10	1.59	C53
子宫体	Uterus	–	–	–	–	–	–	51	3.97	8.10	5.41	0.47	0.60	C54-55
卵巢	Ovary	–	–	–	–	–	–	30	2.34	4.76	3.58	0.28	0.38	C56
前列腺	Prostate	44	2.19	6.68	3.49	0.03	0.47	–	–	–	–	–	–	C61
睾丸	Testis	2	0.10	0.30	0.25	0.01	0.04	–	–	–	–	–	–	C62
肾	Kidney	21	1.05	3.19	1.97	0.17	0.24	17	1.32	2.70	2.42	0.17	0.25	C64-66,68
膀胱	Bladder	51	2.54	7.74	4.51	0.09	0.60	13	1.01	2.06	1.34	0.05	0.18	C67
脑	Brain	32	1.59	4.85	3.11	0.24	0.31	38	2.96	6.03	4.59	0.31	0.39	C70-C72,D32-33, D42-43
甲状腺	Thyroid	11	0.55	1.67	1.34	0.09	0.11	23	1.79	3.65	3.27	0.26	0.29	C73
淋巴瘤	Lymphoma	35	1.74	5.31	3.44	0.28	0.37	21	1.64	3.33	2.35	0.16	0.24	C81-85,88,90,96
白血病	Leukemia	51	2.54	7.74	7.71	0.49	0.63	35	2.73	5.56	4.35	0.31	0.39	C91-95, D45-47
其他	Other	70	3.49	10.62	7.03	0.36	0.98	47	3.66	7.46	4.81	0.31	0.39	O&U
所有部位合计	All sites	2008	100.00	304.63	189.18	10.49	23.87	1284	100.00	203.88	136.94	8.83	15.64	All
所有部位除外皮肤	All sites exc. C44	1986	98.90	301.29	187.00	10.39	23.58	1269	98.83	201.50	135.58	8.75	15.49	All sites exc. C44
死亡 Mortality														
口腔	Oral cavity & pharynx	11	0.78	1.67	1.07	0.02	0.16	3	0.45	0.48	0.24	0.01	0.04	C00-10,C12-14
鼻咽	Nasopharynx	11	0.78	1.67	1.18	0.05	0.19	1	0.15	0.16	0.12	0.01	0.01	C11
食管	Esophagus	131	9.30	19.87	12.31	0.40	1.74	37	5.55	5.87	3.65	0.13	0.43	C15
胃	Stomach	102	7.24	15.47	9.04	0.34	1.20	59	8.85	9.37	5.38	0.25	0.65	C16
结直肠	Colon-rectum	108	7.67	16.38	9.46	0.39	1.21	54	8.10	8.57	4.87	0.23	0.57	C18-21
肝脏	Liver	330	23.44	50.06	31.17	2.00	3.54	98	14.69	15.56	9.63	0.41	1.14	C22
胆囊	Gallbladder etc.	3	0.21	0.46	0.25	0.01	0.02	7	1.05	1.11	0.57	0.01	0.07	C23-24
胰腺	Pancreas	19	1.35	2.88	1.59	0.07	0.17	7	1.05	1.11	0.64	0.04	0.07	C25
喉	Larynx	12	0.85	1.82	0.97	0.01	0.13	0	0.00	0.00	0.00	0.00	0.00	C32
肺	Lung	504	35.80	76.46	44.61	2.13	5.45	181	27.14	28.74	16.73	0.72	2.24	C33-34
其他胸腔器官	Other thoracic organs	1	0.07	0.15	0.10	0.00	0.03	0	0.00	0.00	0.00	0.00	0.00	C37-38
骨	Bone	13	0.92	1.97	1.16	0.01	0.18	10	1.50	1.59	0.87	0.03	0.08	C40-41
皮肤黑色素瘤	Melanoma of skin	2	0.14	0.30	0.11	0.01	0.01	0	0.00	0.00	0.00	0.00	0.00	C43
乳腺	Breast	0	0.00	0.00	0.00	0.00	0.00	62	9.30	9.84	6.20	0.48	0.67	C50
子宫颈	Cervix	–	–	–	–	–	–	66	9.90	10.48	6.65	0.45	0.78	C53
子宫体	Uterus	–	–	–	–	–	–	10	1.50	1.59	1.03	0.08	0.15	C54-55
卵巢	Ovary	–	–	–	–	–	–	7	1.05	1.11	0.85	0.06	0.06	C56
前列腺	Prostate	15	1.07	2.28	0.97	0.01	0.03	–	–	–	–	–	–	C61
睾丸	Testis	0	0.00	0.00	0.00	0.00	0.00	–	–	–	–	–	–	C62
肾	Kidney	0	0.00	0.00	0.00	0.00	0.00	0	0.00	0.00	0.00	0.00	0.00	C64-66,68
膀胱	Bladder	31	2.20	4.70	2.42	0.07	0.29	5	0.75	0.79	0.42	0.00	0.04	C67
脑	Brain	20	1.42	3.03	1.97	0.11	0.17	15	2.25	2.38	1.74	0.09	0.17	C70-C72,D32-33, D42-43
甲状腺	Thyroid	1	0.07	0.15	0.10	0.00	0.03	0	0.00	0.00	0.00	0.00	0.00	C73
淋巴瘤	Lymphoma	11	0.78	1.67	1.08	0.05	0.18	4	0.60	0.64	0.37	0.02	0.04	C81-85,88,90,96
白血病	Leukemia	28	1.99	4.25	3.86	0.24	0.28	17	2.55	2.70	2.39	0.13	0.28	C91-95, D45-47
其他	Other	55	3.91	8.34	5.05	0.18	0.53	24	3.60	3.81	2.06	0.10	0.20	O&U
所有部位合计	All sites	1408	100.00	213.60	128.48	6.10	15.57	667	100.00	105.91	64.40	3.26	7.69	All
所有部位除外皮肤	All sites exc. C44	1403	99.64	212.84	128.09	6.09	15.53	665	99.70	105.59	64.28	3.26	7.69	All sites exc. C44

附表 3-315　丰都县 2015 年癌症发病和死亡主要指标

Appendix Table 3-315　Incidence and mortality of cancer in Fengdu Xian,2015

部位 Sites		男性 Male						女性 Female						ICD10
		病例数 No. cases	构成比 Freq. /%	粗率 Crude rate/ 100 000⁻¹	世标率 ASR world/ 100 000⁻¹	累积率 Cum. Rate/%		病例数 No. cases	构成比 Freq. /%	粗率 Crude rate/ 100 000⁻¹	世标率 ASR world/ 100 000⁻¹	累积率 Cum. Rate/%		
						0~64	0~74					0~64	0~74	
发病 Incidence														
口腔	Oral cavity & pharynx	22	1.55	6.38	3.36	0.16	0.34	8	0.88	2.35	1.45	0.10	0.20	C00-10,C12-14
鼻咽	Nasopharynx	21	1.48	6.09	5.09	0.40	0.54	9	0.99	2.65	1.90	0.14	0.23	C11
食管	Esophagus	160	11.29	46.41	25.81	0.96	3.12	71	7.82	20.89	10.23	0.28	1.38	C15
胃	Stomach	106	7.48	30.75	17.43	0.75	2.19	48	5.29	14.12	7.80	0.36	0.80	C16
结直肠	Colon-rectum	143	10.09	41.48	26.61	1.50	3.09	77	8.48	22.65	13.44	0.67	1.49	C18-21
肝脏	Liver	250	17.64	72.52	49.97	3.53	5.47	73	8.04	21.48	13.57	0.79	1.67	C22
胆囊	Gallbladder etc.	15	1.06	4.35	2.71	0.19	0.26	11	1.21	3.24	1.61	0.05	0.15	C23-24
胰腺	Pancreas	26	1.83	7.54	4.83	0.27	0.50	17	1.87	5.00	3.97	0.27	0.52	C25
喉	Larynx	13	0.92	3.77	2.63	0.21	0.34	0	0.00	0.00	0.00	0.00	0.00	C32
肺	Lung	449	31.69	130.24	82.91	5.36	9.55	252	27.75	74.14	44.37	2.41	4.95	C33-34
其他胸腔器官	Other thoracic organs	3	0.21	0.87	0.54	0.05	0.05	2	0.22	0.59	0.70	0.06	0.06	C37-38
骨	Bone	8	0.56	2.32	1.32	0.09	0.13	10	1.10	2.94	2.23	0.16	0.20	C40-41
皮肤黑色素瘤	Melanoma of skin	2	0.14	0.58	0.29	0.02	0.02	0	0.00	0.00	0.00	0.00	0.00	C43
乳腺	Breast	2	0.14	0.58	0.25	0.01	0.01	94	10.35	27.65	20.78	1.81	2.17	C50
子宫颈	Cervix	–	–	–	–	–	–	69	7.60	20.30	16.83	1.38	1.81	C53
子宫体	Uterus	–	–	–	–	–	–	18	1.98	5.30	4.30	0.36	0.51	C54-55
卵巢	Ovary	–	–	–	–	–	–	15	1.65	4.41	3.66	0.30	0.37	C56
前列腺	Prostate	26	1.83	7.54	3.95	0.08	0.42	–	–	–	–	–	–	C61
睾丸	Testis	1	0.07	0.29	0.33	0.02	0.02	–	–	–	–	–	–	C62
肾	Kidney	10	0.71	2.90	1.67	0.06	0.20	2	0.22	0.59	0.32	0.01	0.04	C64-66,68
膀胱	Bladder	27	1.91	7.83	4.60	0.14	0.44	6	0.66	1.77	0.82	0.04	0.07	C67
脑	Brain	32	2.26	9.28	7.11	0.54	0.71	38	4.19	11.18	12.17	0.80	1.05	C70-C72,D32-33,D42-43
甲状腺	Thyroid	7	0.49	2.03	2.69	0.22	0.22	21	2.31	6.18	5.80	0.45	0.48	C73
淋巴瘤	Lymphoma	18	1.27	5.22	3.79	0.25	0.41	9	0.99	2.65	1.66	0.12	0.19	C81-85,88,90,96
白血病	Leukemia	16	1.13	4.64	4.08	0.27	0.39	9	0.99	2.65	2.21	0.19	0.19	C91-95,D45-47
其他	Other	60	4.23	17.40	12.05	0.72	1.44	49	5.40	14.42	11.61	0.91	1.25	O&U
所有部位合计	All sites	1417	100.00	411.04	264.02	15.82	29.86	908	100.00	267.13	181.44	11.66	19.78	All
所有部位除外皮肤	All sites exc. C44	1398	98.66	405.52	260.51	15.63	29.42	897	98.79	263.89	179.32	11.51	19.52	All sites exc. C44
死亡 Mortality														
口腔	Oral cavity & pharynx	7	0.83	2.03	1.08	0.03	0.10	2	0.46	0.59	0.62	0.07	0.07	C00-10,C12-14
鼻咽	Nasopharynx	7	0.83	2.03	1.92	0.09	0.18	3	0.68	0.88	0.82	0.08	0.08	C11
食管	Esophagus	83	9.79	24.08	12.26	0.33	1.42	32	7.31	9.41	3.88	0.05	0.34	C15
胃	Stomach	85	10.02	24.66	13.59	0.49	1.63	33	7.53	9.71	4.43	0.15	0.29	C16
结直肠	Colon-rectum	41	4.83	11.89	7.18	0.33	0.94	28	6.39	8.24	3.87	0.11	0.43	C18-21
肝脏	Liver	189	22.29	54.82	36.50	2.68	3.93	53	12.10	15.59	8.80	0.45	1.07	C22
胆囊	Gallbladder etc.	2	0.24	0.58	0.20	0.00	0.00	3	0.68	0.88	0.46	0.02	0.02	C23-24
胰腺	Pancreas	14	1.65	4.06	2.66	0.16	0.25	9	2.05	2.65	1.81	0.13	0.24	C25
喉	Larynx	5	0.59	1.45	0.69	0.02	0.10	0	0.00	0.00	0.00	0.00	0.00	C32
肺	Lung	245	28.89	71.07	43.18	2.40	4.84	121	27.63	35.60	20.67	1.02	2.53	C33-34
其他胸腔器官	Other thoracic organs	1	0.12	0.29	0.20	0.03	0.03	2	0.46	0.59	0.38	0.03	0.07	C37-38
骨	Bone	4	0.47	1.16	0.63	0.03	0.11	5	1.14	1.47	0.95	0.05	0.09	C40-41
皮肤黑色素瘤	Melanoma of skin	1	0.12	0.29	0.15	0.01	0.01	0	0.00	0.00	0.00	0.00	0.00	C43
乳腺	Breast	0	0.00	0.00	0.00	0.00	0.00	12	2.74	3.53	2.11	0.13	0.24	C50
子宫颈	Cervix	–	–	–	–	–	–	14	3.20	4.12	2.55	0.19	0.30	C53
子宫体	Uterus	–	–	–	–	–	–	8	1.83	2.35	1.51	0.08	0.25	C54-55
卵巢	Ovary	–	–	–	–	–	–	2	0.46	0.59	0.34	0.00	0.07	C56
前列腺	Prostate	7	0.83	2.03	1.15	0.00	0.11	–	–	–	–	–	–	C61
睾丸	Testis	1	0.12	0.29	0.18	0.00	0.03	–	–	–	–	–	–	C62
肾	Kidney	3	0.35	0.87	0.53	0.03	0.11	0	0.00	0.00	0.00	0.00	0.00	C64-66,68
膀胱	Bladder	9	1.06	2.61	1.80	0.04	0.16	2	0.46	0.59	0.20	0.00	0.00	C67
脑	Brain	16	1.89	4.64	3.04	0.19	0.37	14	3.20	4.12	5.64	0.38	0.42	C70-C72,D32-33,D42-43
甲状腺	Thyroid	0	0.00	0.00	0.00	0.00	0.00	0	0.00	0.00	0.00	0.00	0.00	C73
淋巴瘤	Lymphoma	18	2.12	5.22	3.92	0.18	0.35	5	1.14	1.47	1.02	0.04	0.11	C81-85,88,90,96
白血病	Leukemia	12	1.42	3.48	2.48	0.21	0.25	7	1.60	2.06	2.12	0.17	0.20	C91-95,D45-47
其他	Other	98	11.56	28.43	18.24	0.95	1.80	83	18.95	24.42	14.34	0.71	1.36	O&U
所有部位合计	All sites	848	100.00	245.98	151.56	8.19	16.71	438	100.00	128.86	76.51	3.86	8.19	All
所有部位除外皮肤	All sites exc. C44	843	99.41	244.53	150.58	8.13	16.57	435	99.32	127.97	75.82	3.80	8.13	All sites exc. C44

部位 Sites		男性 Male						女性 Female						ICD10
		病例数 No. cases	构成比 Freq. /%	粗率 Crude rate/ 100 000⁻¹	世标率 ASR world/ 100 000⁻¹	累积率 Cum. Rate/%		病例数 No. cases	构成比 Freq. /%	粗率 Crude rate/ 100 000⁻¹	世标率 ASR world/ 100 000⁻¹	累积率 Cum. Rate/%		
						0~64	0~74					0~64	0~74	
发病 Incidence														
口腔	Oral cavity & pharynx	12	1.02	3.76	1.99	0.14	0.21	5	0.51	1.52	0.88	0.07	0.07	C00-10,C12-14
鼻咽	Nasopharynx	21	1.79	6.58	4.60	0.38	0.52	10	1.02	3.04	2.09	0.20	0.20	C11
食管	Esophagus	60	5.11	18.81	10.91	0.77	1.25	19	1.94	5.77	2.05	0.02	0.19	C15
胃	Stomach	66	5.62	20.69	11.70	0.62	1.39	46	4.69	13.97	8.15	0.56	0.93	C16
结直肠	Colon-rectum	157	13.36	49.21	24.56	1.04	2.75	127	12.95	38.57	17.23	0.83	1.59	C18-21
肝脏	Liver	136	11.57	42.63	26.26	2.01	3.04	59	6.01	17.92	9.24	0.50	1.07	C22
胆囊	Gallbladder etc.	12	1.02	3.76	1.85	0.09	0.23	16	1.63	4.86	2.37	0.12	0.28	C23-24
胰腺	Pancreas	40	3.40	12.54	7.06	0.46	0.86	41	4.18	12.45	5.67	0.29	0.62	C25
喉	Larynx	10	0.85	3.13	1.46	0.06	0.17	4	0.41	1.21	0.71	0.03	0.10	C32
肺	Lung	326	27.74	102.19	52.94	2.61	6.07	161	16.41	48.90	21.86	0.93	2.07	C33-34
其他胸腔器官	Other thoracic organs	6	0.51	1.88	0.94	0.07	0.10	2	0.20	0.61	0.28	0.00	0.03	C37-38
骨	Bone	7	0.60	2.19	1.02	0.05	0.12	2	0.20	0.61	0.53	0.07	0.07	C40-41
皮肤黑色素瘤	Melanoma of skin	1	0.09	0.31	0.00	0.00	0.00	4	0.41	1.21	0.47	0.02	0.02	C43
乳腺	Breast	0	0.00	0.00	0.00	0.00	0.00	109	11.11	33.11	22.63	1.88	2.45	C50
子宫颈	Cervix	–	–	–	–	–	–	51	5.20	15.49	10.77	0.94	1.15	C53
子宫体	Uterus	–	–	–	–	–	–	38	3.87	11.54	8.24	0.68	0.91	C54-55
卵巢	Ovary	–	–	–	–	–	–	38	3.87	11.54	7.36	0.56	0.89	C56
前列腺	Prostate	69	5.87	21.63	8.80	0.26	0.74	–	–	–	–	–	–	C61
睾丸	Testis	1	0.09	0.31	0.28	0.03	0.03	–	–	–	–	–	–	C62
肾	Kidney	20	1.70	6.27	3.95	0.29	0.44	21	2.14	6.38	3.22	0.17	0.30	C64-66,68
膀胱	Bladder	43	3.66	13.48	7.19	0.41	0.70	31	3.16	9.42	4.70	0.26	0.46	C67
脑	Brain	16	1.36	5.02	3.09	0.19	0.30	21	2.14	6.38	4.94	0.27	0.44	C70-C72,D32-33,D42-43
甲状腺	Thyroid	35	2.98	10.97	7.14	0.54	0.72	60	6.12	18.22	12.86	1.06	1.23	C73
淋巴瘤	Lymphoma	43	3.66	13.48	8.08	0.48	0.88	41	4.18	12.45	8.07	0.51	0.91	C81-85,88,90,96
白血病	Leukemia	44	3.74	13.79	10.62	0.58	0.83	23	2.34	6.99	5.68	0.25	0.39	C91-95,D45-47
其他	Other	50	4.26	15.67	9.21	0.59	1.06	52	5.30	15.79	8.87	0.47	0.97	O&U
所有部位合计	All sites	1175	100.00	368.31	203.74	11.67	22.43	981	100.00	297.96	168.86	10.69	17.34	All
所有部位除外皮肤	All sites exc. C44	1173	99.83	367.68	203.38	11.63	22.40	974	99.29	295.83	167.98	10.65	17.27	All sites exc. C44
死亡 Mortality														
口腔	Oral cavity & pharynx	13	1.44	4.07	2.23	0.11	0.29	7	1.27	2.13	0.91	0.04	0.04	C00-10,C12-14
鼻咽	Nasopharynx	14	1.56	4.39	2.97	0.23	0.35	5	0.91	1.52	1.04	0.07	0.11	C11
食管	Esophagus	54	6.00	16.93	9.98	0.75	1.12	14	2.55	4.25	1.43	0.00	0.17	C15
胃	Stomach	46	5.11	14.42	8.23	0.56	0.89	38	6.91	11.54	6.48	0.49	0.69	C16
结直肠	Colon-rectum	106	11.78	33.23	14.99	0.61	1.62	84	15.27	25.51	10.56	0.26	0.93	C18-21
肝脏	Liver	138	15.33	43.26	25.57	1.78	2.99	46	8.36	13.97	6.93	0.42	0.76	C22
胆囊	Gallbladder etc.	9	1.00	2.82	1.50	0.10	0.18	17	3.09	5.16	2.80	0.20	0.33	C23-24
胰腺	Pancreas	40	4.44	12.54	6.88	0.44	0.80	41	7.45	12.45	5.54	0.24	0.60	C25
喉	Larynx	9	1.00	2.82	1.34	0.07	0.14	0	0.00	0.00	0.00	0.00	0.00	C32
肺	Lung	288	32.00	90.27	47.67	2.37	5.76	128	23.27	38.88	17.04	0.74	1.57	C33-34
其他胸腔器官	Other thoracic organs	4	0.44	1.25	0.77	0.07	0.10	2	0.36	0.61	0.34	0.03	0.03	C37-38
骨	Bone	5	0.56	1.57	0.74	0.05	0.05	0	0.00	0.00	0.00	0.00	0.00	C40-41
皮肤黑色素瘤	Melanoma of skin	2	0.22	0.63	0.30	0.00	0.04	4	0.73	1.21	0.36	0.00	0.00	C43
乳腺	Breast	0	0.00	0.00	0.00	0.00	0.00	29	5.27	8.81	5.25	0.39	0.59	C50
子宫颈	Cervix	–	–	–	–	–	–	18	3.27	5.47	3.54	0.26	0.43	C53
子宫体	Uterus	–	–	–	–	–	–	8	1.45	2.43	1.41	0.06	0.19	C54-55
卵巢	Ovary	–	–	–	–	–	–	16	2.91	4.86	3.10	0.25	0.39	C56
前列腺	Prostate	39	4.33	12.22	4.08	0.07	0.21	–	–	–	–	–	–	C61
睾丸	Testis	1	0.11	0.31	0.08	0.00	0.00	–	–	–	–	–	–	C62
肾	Kidney	8	0.89	2.51	1.42	0.09	0.16	12	2.18	3.64	1.25	0.03	0.03	C64-66,68
膀胱	Bladder	25	2.78	7.84	4.46	0.39	0.50	17	3.09	5.16	1.91	0.05	0.12	C67
脑	Brain	15	1.67	4.70	3.93	0.26	0.40	16	2.91	4.86	3.57	0.17	0.28	C70-C72,D32-33,D42-43
甲状腺	Thyroid	1	0.11	0.31	0.08	0.00	0.00	1	0.18	0.30	0.08	0.00	0.00	C73
淋巴瘤	Lymphoma	21	2.33	6.58	3.30	0.09	0.42	13	2.36	3.95	2.17	0.08	0.25	C81-85,88,90,96
白血病	Leukemia	33	3.67	10.34	8.37	0.50	0.65	10	1.82	3.04	1.66	0.13	0.13	C91-95,D45-47
其他	Other	29	3.22	9.09	5.06	0.35	0.57	24	4.36	7.29	3.21	0.15	0.38	O&U
所有部位合计	All sites	900	100.00	282.11	153.95	8.89	17.23	550	100.00	167.05	80.58	4.01	8.01	All
所有部位除外皮肤	All sites exc. C44	899	99.89	281.79	153.87	8.89	17.23	550	100.00	167.05	80.58	4.01	8.01	All sites exc. C44

部位 Sites		男性 Male						女性 Female						ICD10
		病例数 No. cases	构成比 Freq. /%	粗率 Crude rate/ 100 000⁻¹	世标率 ASR world/ 100 000⁻¹	累积率 Cum. Rate/%		病例数 No. cases	构成比 Freq. /%	粗率 Crude rate/ 100 000⁻¹	世标率 ASR world/ 100 000⁻¹	累积率 Cum. Rate/%		
						0~64	0~74					0~64	0~74	
发病 Incidence														
口腔	Oral cavity & pharynx	16	1.42	5.07	3.50	0.22	0.37	5	0.76	1.55	0.86	0.05	0.05	C00-10,C12-14
鼻咽	Nasopharynx	22	1.95	6.97	4.66	0.38	0.57	8	1.21	2.48	1.43	0.11	0.14	C11
食管	Esophagus	122	10.81	38.67	24.34	1.54	2.88	19	2.87	5.90	3.37	0.22	0.33	C15
胃	Stomach	102	9.03	32.33	20.13	1.34	2.31	42	6.34	13.04	7.92	0.49	0.82	C16
结直肠	Colon-rectum	132	11.69	41.84	25.84	1.50	3.06	89	13.44	27.64	16.18	0.82	1.81	C18-21
肝脏	Liver	140	12.40	44.38	27.31	1.86	2.96	35	5.29	10.87	6.73	0.37	0.83	C22
胆囊	Gallbladder etc.	19	1.68	6.02	3.59	0.23	0.45	15	2.27	4.66	2.64	0.10	0.38	C23-24
胰腺	Pancreas	25	2.21	7.92	5.00	0.35	0.62	13	1.96	4.04	2.40	0.11	0.31	C25
喉	Larynx	14	1.24	4.44	2.90	0.19	0.38	2	0.30	0.62	0.44	0.04	0.04	C32
肺	Lung	319	28.26	101.12	61.45	3.33	7.77	132	19.94	41.00	24.37	1.42	2.75	C33-34
其他胸腔器官	Other thoracic organs	1	0.09	0.32	0.33	0.02	0.02	0	0.00	0.00	0.00	0.00	0.00	C37-38
骨	Bone	2	0.18	0.63	0.41	0.03	0.06	2	0.30	0.62	0.75	0.03	0.03	C40-41
皮肤黑色素瘤	Melanoma of skin	1	0.09	0.32	0.14	0.00	0.00	4	0.60	1.24	0.77	0.01	0.16	C43
乳腺	Breast	2	0.18	0.63	0.39	0.04	0.04	92	13.90	28.57	18.59	1.52	2.00	C50
子宫颈	Cervix	–	–	–	–	–	–	33	4.98	10.25	6.83	0.53	0.75	C53
子宫体	Uterus	–	–	–	–	–	–	24	3.63	7.45	5.00	0.39	0.62	C54-55
卵巢	Ovary	–	–	–	–	–	–	31	4.68	9.63	6.57	0.45	0.78	C56
前列腺	Prostate	33	2.92	10.46	5.42	0.03	0.70	–	–	–	–	–	–	C61
睾丸	Testis	3	0.27	0.95	0.88	0.07	0.07	–	–	–	–	–	–	C62
肾	Kidney	7	0.62	2.22	1.19	0.08	0.13	7	1.06	2.17	1.51	0.16	0.16	C64-66,68
膀胱	Bladder	24	2.13	7.61	4.18	0.16	0.48	4	0.60	1.24	0.67	0.00	0.08	C67
脑	Brain	18	1.59	5.71	3.71	0.25	0.36	14	2.11	4.35	2.88	0.23	0.36	C70-C72,D32-33,D42-43
甲状腺	Thyroid	9	0.80	2.85	1.90	0.13	0.13	23	3.47	7.14	5.13	0.43	0.48	C73
淋巴瘤	Lymphoma	31	2.75	9.83	6.41	0.40	0.63	17	2.57	5.28	3.44	0.21	0.45	C81-85,88,90,96
白血病	Leukemia	27	2.39	8.56	6.25	0.33	0.83	13	1.96	4.04	2.83	0.22	0.34	C91-95, D45-47
其他	Other	60	5.31	19.02	13.14	1.00	1.55	38	5.74	11.80	7.32	0.55	0.69	O&U
所有部位合计	All sites	1129	100.00	357.87	223.06	13.47	26.37	662	100.00	205.61	128.62	8.45	14.34	All
所有部位除外皮肤	All sites exc. C44	1119	99.11	354.70	221.23	13.38	26.22	654	98.79	203.12	127.18	8.38	14.22	All sites exc. C44
死亡 Mortality														
口腔	Oral cavity & pharynx	10	1.12	3.17	1.98	0.16	0.21	5	1.30	1.55	0.89	0.06	0.06	C00-10,C12-14
鼻咽	Nasopharynx	14	1.57	4.44	2.96	0.25	0.33	8	2.08	2.48	1.55	0.12	0.12	C11
食管	Esophagus	119	13.33	37.72	22.44	1.32	2.48	12	3.12	3.73	2.17	0.09	0.25	C15
胃	Stomach	82	9.18	25.99	14.75	0.76	1.43	26	6.75	8.08	5.00	0.32	0.48	C16
结直肠	Colon-rectum	76	8.51	24.09	13.49	0.56	1.45	33	8.57	10.25	5.96	0.25	0.73	C18-21
肝脏	Liver	131	14.67	41.52	24.87	1.45	2.79	44	11.43	13.67	7.84	0.32	0.88	C22
胆囊	Gallbladder etc.	11	1.23	3.49	2.20	0.16	0.29	18	4.68	5.59	3.00	0.07	0.32	C23-24
胰腺	Pancreas	21	2.35	6.66	4.07	0.25	0.46	17	4.42	5.28	2.97	0.10	0.33	C25
喉	Larynx	10	1.12	3.17	1.84	0.11	0.23	2	0.52	0.62	0.32	0.00	0.03	C32
肺	Lung	283	31.69	89.71	53.18	2.53	6.91	107	27.79	33.23	19.40	0.93	1.99	C33-34
其他胸腔器官	Other thoracic organs	2	0.22	0.63	0.37	0.01	0.05	1	0.26	0.31	0.25	0.03	0.03	C37-38
骨	Bone	4	0.45	1.27	0.87	0.08	0.08	5	1.30	1.55	0.98	0.07	0.10	C40-41
皮肤黑色素瘤	Melanoma of skin	0	0.00	0.00	0.00	0.00	0.00	1	0.26	0.31	0.20	0.00	0.05	C43
乳腺	Breast	2	0.22	0.63	0.40	0.04	0.04	21	5.45	6.52	4.14	0.32	0.49	C50
子宫颈	Cervix	–	–	–	–	–	–	15	3.90	4.66	2.85	0.18	0.31	C53
子宫体	Uterus	–	–	–	–	–	–	7	1.82	2.17	1.24	0.03	0.16	C54-55
卵巢	Ovary	–	–	–	–	–	–	8	2.08	2.48	1.85	0.12	0.25	C56
前列腺	Prostate	17	1.90	5.39	2.69	0.00	0.27	–	–	–	–	–	–	C61
睾丸	Testis	0	0.00	0.00	0.00	0.00	0.00	–	–	–	–	–	–	C62
肾	Kidney	3	0.34	0.95	0.46	0.03	0.03	4	1.04	1.24	0.97	0.09	0.09	C64-66,68
膀胱	Bladder	14	1.57	4.44	2.14	0.05	0.13	2	0.52	0.62	0.35	0.00	0.05	C67
脑	Brain	18	2.02	5.71	3.44	0.24	0.40	9	2.34	2.80	1.86	0.16	0.24	C70-C72,D32-33, D42-43
甲状腺	Thyroid	1	0.11	0.32	0.14	0.00	0.00	3	0.78	0.93	0.41	0.00	0.00	C73
淋巴瘤	Lymphoma	19	2.13	6.02	3.55	0.16	0.39	4	1.04	1.24	0.66	0.06	0.06	C81-85,88,90,96
白血病	Leukemia	23	2.58	7.29	5.63	0.24	0.76	12	3.12	3.73	3.56	0.22	0.37	C91-95, D45-47
其他	Other	33	3.70	10.46	7.02	0.49	0.83	21	5.45	6.52	3.71	0.22	0.31	O&U
所有部位合计	All sites	893	100.00	283.06	168.47	8.90	19.57	385	100.00	119.58	72.13	3.76	7.68	All
所有部位除外皮肤	All sites exc. C44	886	99.22	280.84	167.16	8.81	19.44	381	98.96	118.33	71.52	3.74	7.67	All sites exc. C44

附表 3-318 彭州市 2015 年癌症发病和死亡主要指标
Appendix Table 3-318　Incidence and mortality of cancer in Pengzhou Shi,2015

部位 Sites		男性 Male						女性 Female						ICD10
		病例数 No. cases	构成比 Freq. /%	粗率 Crude rate/ 100 000⁻¹	世标率 ASR world/ 100 000⁻¹	累积率 Cum. Rate/%		病例数 No. cases	构成比 Freq. /%	粗率 Crude rate/ 100 000⁻¹	世标率 ASR world/ 100 000⁻¹	累积率 Cum. Rate/%		
						0~64	0~74					0~64	0~74	
发病 Incidence														
口腔	Oral cavity & pharynx	41	2.50	10.18	5.57	0.37	0.70	8	0.81	1.97	0.93	0.05	0.11	C00-10,C12-14
鼻咽	Nasopharynx	17	1.04	4.22	2.91	0.23	0.30	13	1.31	3.21	1.67	0.12	0.20	C11
食管	Esophagus	263	16.07	65.28	36.71	2.61	4.66	28	2.82	6.91	3.19	0.12	0.39	C15
胃	Stomach	175	10.69	43.44	23.10	1.55	2.83	59	5.94	14.55	7.07	0.30	0.65	C16
结直肠	Colon-rectum	207	12.65	51.38	27.79	1.86	3.50	109	10.98	26.88	13.77	0.94	1.56	C18-21
肝脏	Liver	195	11.91	48.40	26.73	1.79	3.19	91	9.16	22.44	11.39	0.73	1.33	C22
胆囊	Gallbladder etc.	22	1.34	5.46	2.94	0.19	0.27	26	2.62	6.41	3.14	0.16	0.37	C23-24
胰腺	Pancreas	91	5.56	22.59	11.80	0.70	1.26	60	6.04	14.80	7.35	0.43	0.82	C25
喉	Larynx	12	0.73	2.98	1.85	0.15	0.24	1	0.10	0.25	0.10	0.00	0.00	C32
肺	Lung	347	21.20	86.13	45.11	2.93	5.31	182	18.33	44.89	22.28	1.26	2.38	C33-34
其他胸腔器官	Other thoracic organs	1	0.06	0.25	0.17	0.02	0.02	1	0.10	0.25	0.12	0.00	0.02	C37-38
骨	Bone	13	0.79	3.23	1.77	0.12	0.17	8	0.81	1.97	0.83	0.04	0.06	C40-41
皮肤黑色素瘤	Melanoma of skin	2	0.12	0.50	0.29	0.03	0.05	3	0.30	0.74	0.32	0.01	0.03	C43
乳腺	Breast	5	0.31	1.24	0.67	0.08	0.08	100	10.07	24.66	15.12	1.38	1.63	C50
子宫颈	Cervix	–	–	–	–	–	–	71	7.15	17.51	11.14	0.84	1.11	C53
子宫体	Uterus	–	–	–	–	–	–	45	4.53	11.10	6.59	0.49	0.68	C54-55
卵巢	Ovary	–	–	–	–	–	–	30	3.02	7.40	4.56	0.41	0.49	C56
前列腺	Prostate	39	2.38	9.68	4.32	0.15	0.50	–	–	–	–	–	–	C61
睾丸	Testis	1	0.06	0.25	0.17	0.02	0.02	–	–	–	–	–	–	C62
肾	Kidney	5	0.31	1.24	0.60	0.01	0.10	15	1.51	3.70	2.35	0.12	0.25	C64-66,68
膀胱	Bladder	42	2.57	10.43	4.94	0.20	0.52	9	0.91	2.22	1.21	0.09	0.11	C67
脑	Brain	39	2.38	9.68	6.17	0.50	0.65	37	3.73	9.13	5.37	0.44	0.53	C70-C72,D32-33,D42-43
甲状腺	Thyroid	3	0.18	0.74	0.44	0.03	0.05	10	1.01	2.47	1.54	0.11	0.15	C73
淋巴瘤	Lymphoma	11	0.67	2.73	1.42	0.12	0.12	11	1.11	2.71	1.48	0.12	0.22	C81-85,88,90,96
白血病	Leukemia	23	1.41	5.71	3.89	0.22	0.35	20	2.01	4.93	4.07	0.29	0.31	C91-95, D45-47
其他	Other	83	5.07	20.60	12.39	0.85	1.29	56	5.64	13.81	8.07	0.54	0.83	O&U
所有部位合计	All sites	1637	100.00	406.33	221.74	14.73	26.18	993	100.00	244.91	133.63	9.01	14.24	All
所有部位除外皮肤	All sites exc. C44	1631	99.63	404.84	220.95	14.67	26.10	989	99.60	243.92	133.15	8.99	14.20	All sites exc. C44
死亡 Mortality														
口腔	Oral cavity & pharynx	32	2.40	7.94	4.17	0.27	0.47	5	0.76	1.23	0.49	0.02	0.08	C00-10,C12-14
鼻咽	Nasopharynx	18	1.35	4.47	2.92	0.32	0.34	6	0.91	1.48	0.72	0.05	0.11	C11
食管	Esophagus	248	18.63	61.56	34.39	2.26	4.31	18	2.73	4.44	1.97	0.10	0.21	C15
胃	Stomach	132	9.92	32.76	16.56	0.99	1.86	49	7.44	12.09	5.89	0.30	0.67	C16
结直肠	Colon-rectum	111	8.34	27.55	14.99	0.98	1.77	69	10.47	17.02	7.81	0.37	0.80	C18-21
肝脏	Liver	205	15.40	50.88	27.18	1.74	3.18	93	14.11	22.94	11.73	0.73	1.23	C22
胆囊	Gallbladder etc.	23	1.73	5.71	3.05	0.18	0.29	22	3.34	5.43	2.69	0.17	0.31	C23-24
胰腺	Pancreas	50	3.76	12.41	5.99	0.33	0.63	33	5.01	8.14	3.75	0.19	0.48	C25
喉	Larynx	10	0.75	2.48	1.46	0.09	0.20	2	0.30	0.49	0.22	0.00	0.02	C32
肺	Lung	320	24.04	79.43	39.77	2.18	4.52	163	24.73	40.20	19.10	0.92	1.95	C33-34
其他胸腔器官	Other thoracic organs	1	0.08	0.25	0.17	0.02	0.02	1	0.15	0.25	0.21	0.03	0.03	C37-38
骨	Bone	11	0.83	2.73	1.60	0.15	0.15	8	1.21	1.97	1.43	0.09	0.11	C40-41
皮肤黑色素瘤	Melanoma of skin	2	0.15	0.50	0.38	0.05	0.05	1	0.15	0.25	0.09	0.00	0.00	C43
乳腺	Breast	1	0.08	0.25	0.21	0.03	0.03	37	5.61	9.13	5.11	0.48	0.54	C50
子宫颈	Cervix	–	–	–	–	–	–	15	2.28	3.70	2.27	0.17	0.21	C53
子宫体	Uterus	–	–	–	–	–	–	14	2.12	3.45	1.96	0.14	0.20	C54-55
卵巢	Ovary	–	–	–	–	–	–	19	2.88	4.69	2.96	0.23	0.32	C56
前列腺	Prostate	15	1.13	3.72	1.59	0.05	0.13	–	–	–	–	–	–	C61
睾丸	Testis	0	0.00	0.00	0.00	0.00	0.00	–	–	–	–	–	–	C62
肾	Kidney	2	0.15	0.50	0.27	0.02	0.04	2	0.30	0.49	0.15	0.00	0.02	C64-66,68
膀胱	Bladder	27	2.03	6.70	2.92	0.03	0.21	7	1.06	1.73	0.73	0.02	0.08	C67
脑	Brain	29	2.18	7.20	3.74	0.26	0.41	25	3.79	6.17	3.82	0.31	0.39	C70-C72,D32-33, D42-43
甲状腺	Thyroid	0	0.00	0.00	0.00	0.00	0.00	4	0.61	0.99	0.39	0.00	0.06	C73
淋巴瘤	Lymphoma	7	0.53	1.74	0.98	0.08	0.10	8	1.21	1.97	0.85	0.03	0.16	C81-85,88,90,96
白血病	Leukemia	29	2.18	7.20	4.67	0.25	0.44	19	2.88	4.69	3.08	0.19	0.27	C91-95, D45-47
其他	Other	58	4.36	14.40	8.38	0.62	0.88	39	5.92	9.62	4.92	0.26	0.49	O&U
所有部位合计	All sites	1331	100.00	330.38	175.38	10.87	20.03	659	100.00	162.53	82.34	4.80	8.74	All
所有部位除外皮肤	All sites exc. C44	1328	99.77	329.63	174.98	10.84	20.01	656	99.54	161.79	81.96	4.78	8.71	All sites exc. C44

部位 Sites		男性 Male						女性 Female						ICD10
		病例数 No. cases	构成比 Freq. /%	粗率 Crude rate/ 100 000⁻¹	世标率 ASR world/ 100 000⁻¹	累积率 Cum. Rate/% 0~64	 0~74	病例数 No. cases	构成比 Freq. /%	粗率 Crude rate/ 100 000⁻¹	世标率 ASR world/ 100 000⁻¹	累积率 Cum. Rate/% 0~64	 0~74	
发病 Incidence														
口腔	Oral cavity & pharynx	11	1.60	5.82	3.00	0.16	0.40	6	1.53	3.06	1.29	0.08	0.13	C00-10,C12-14
鼻咽	Nasopharynx	8	1.16	4.23	2.44	0.23	0.29	3	0.77	1.53	0.61	0.03	0.03	C11
食管	Esophagus	68	9.87	35.95	20.05	1.47	2.66	11	2.81	5.61	2.92	0.25	0.34	C15
胃	Stomach	28	4.06	14.80	7.24	0.44	0.88	15	3.84	7.66	3.84	0.25	0.48	C16
结直肠	Colon-rectum	62	9.00	32.78	17.48	1.26	2.18	42	10.74	21.44	9.66	0.51	1.01	C18-21
肝脏	Liver	87	12.63	45.99	26.47	1.89	3.14	21	5.37	10.72	5.62	0.41	0.68	C22
胆囊	Gallbladder etc.	6	0.87	3.17	1.52	0.09	0.19	2	0.51	1.02	0.45	0.04	0.04	C23-24
胰腺	Pancreas	13	1.89	6.87	3.25	0.15	0.39	8	2.05	4.08	1.74	0.04	0.18	C25
喉	Larynx	16	2.32	8.46	4.83	0.37	0.62	0	0.00	0.00	0.00	0.00	0.00	C32
肺	Lung	221	32.08	116.83	63.12	4.15	7.62	65	16.62	33.18	15.46	0.98	1.84	C33-34
其他胸腔器官	Other thoracic organs	3	0.44	1.59	1.87	0.14	0.14	2	0.51	1.02	0.60	0.04	0.04	C37-38
骨	Bone	11	1.60	5.82	3.08	0.21	0.31	2	0.51	1.02	0.43	0.00	0.05	C40-41
皮肤黑色素瘤	Melanoma of skin	0	0.00	0.00	0.00	0.00	0.00	0	0.00	0.00	0.00	0.00	0.00	C43
乳腺	Breast	2	0.29	1.06	0.64	0.07	0.07	51	13.04	26.03	15.40	1.33	1.74	C50
子宫颈	Cervix	–	–	–	–	–	–	49	12.53	25.01	16.54	1.40	1.62	C53
子宫体	Uterus	–	–	–	–	–	–	8	2.05	4.08	2.37	0.23	0.28	C54-55
卵巢	Ovary	–	–	–	–	–	–	11	2.81	5.61	2.99	0.26	0.30	C56
前列腺	Prostate	27	3.92	14.27	5.91	0.12	0.60	–	–	–	–	–	–	C61
睾丸	Testis	0	0.00	0.00	0.00	0.00	0.00	–	–	–	–	–	–	C62
肾	Kidney	18	2.61	9.52	5.28	0.33	0.63	6	1.53	3.06	1.58	0.13	0.22	C64-66,68
膀胱	Bladder	34	4.93	17.97	8.15	0.34	1.06	9	2.30	4.59	2.32	0.19	0.28	C67
脑	Brain	11	1.60	5.82	3.76	0.30	0.45	14	3.58	7.15	3.59	0.23	0.36	C70-C72,D32-33,D42-43
甲状腺	Thyroid	11	1.60	5.82	3.67	0.30	0.40	21	5.37	10.72	6.65	0.60	0.60	C73
淋巴瘤	Lymphoma	10	1.45	5.29	3.15	0.25	0.40	14	3.58	7.15	3.68	0.31	0.35	C81-85,88,90,96
白血病	Leukemia	13	1.89	6.87	5.79	0.37	0.42	15	3.84	7.66	6.43	0.48	0.61	C91-95, D45-47
其他	Other	29	4.21	15.33	9.13	0.46	0.90	16	4.09	8.17	4.12	0.24	0.42	O&U
所有部位合计	All sites	689	100.00	364.24	199.83	13.10	23.75	391	100.00	199.57	108.28	8.05	11.62	All
所有部位除外皮肤	All sites exc. C44	685	99.42	362.13	197.74	12.99	23.65	388	99.23	198.04	107.75	8.02	11.59	All sites exc. C44
死亡 Mortality														
口腔	Oral cavity & pharynx	9	1.94	4.76	1.98	0.09	0.23	1	0.50	0.51	0.18	0.00	0.04	C00-10,C12-14
鼻咽	Nasopharynx	4	0.86	2.11	1.10	0.09	0.14	2	0.99	1.02	0.56	0.00	0.09	C11
食管	Esophagus	47	10.13	24.85	12.77	0.85	1.45	5	2.48	2.55	1.29	0.04	0.18	C15
胃	Stomach	20	4.31	10.57	5.11	0.30	0.45	15	7.43	7.66	3.51	0.26	0.44	C16
结直肠	Colon-rectum	32	6.90	16.92	8.06	0.25	0.88	22	10.89	11.23	4.73	0.25	0.51	C18-21
肝脏	Liver	81	17.46	42.82	24.38	1.90	2.71	14	6.93	7.15	3.19	0.21	0.39	C22
胆囊	Gallbladder etc.	4	0.86	2.11	0.86	0.04	0.04	4	1.98	2.04	0.75	0.00	0.13	C23-24
胰腺	Pancreas	11	2.37	5.82	2.57	0.05	0.35	12	5.94	6.12	2.52	0.09	0.32	C25
喉	Larynx	6	1.29	3.17	1.64	0.06	0.21	1	0.50	0.51	0.15	0.00	0.00	C32
肺	Lung	178	38.36	94.10	48.41	2.81	5.85	46	22.77	23.48	11.37	0.85	1.22	C33-34
其他胸腔器官	Other thoracic organs	1	0.22	0.53	0.31	0.03	0.03	0	0.00	0.00	0.00	0.00	0.00	C37-38
骨	Bone	7	1.51	3.70	1.55	0.04	0.19	1	0.50	0.51	0.15	0.00	0.00	C40-41
皮肤黑色素瘤	Melanoma of skin	0	0.00	0.00	0.00	0.00	0.00	0	0.00	0.00	0.00	0.00	0.00	C43
乳腺	Breast	0	0.00	0.00	0.00	0.00	0.00	11	5.45	5.61	3.21	0.29	0.33	C50
子宫颈	Cervix	–	–	–	–	–	–	15	7.43	7.66	4.98	0.41	0.50	C53
子宫体	Uterus	–	–	–	–	–	–	2	0.99	1.02	0.61	0.04	0.09	C54-55
卵巢	Ovary	–	–	–	–	–	–	7	3.47	3.57	2.15	0.22	0.22	C56
前列腺	Prostate	15	3.23	7.93	3.75	0.11	0.36	–	–	–	–	–	–	C61
睾丸	Testis	0	0.00	0.00	0.00	0.00	0.00	–	–	–	–	–	–	C62
肾	Kidney	6	1.29	3.17	1.24	0.03	0.08	4	1.98	2.04	0.80	0.04	0.09	C64-66,68
膀胱	Bladder	10	2.16	5.29	2.31	0.05	0.24	3	1.49	1.53	0.79	0.06	0.10	C67
脑	Brain	2	0.43	1.06	0.60	0.07	0.07	6	2.97	3.06	1.69	0.09	0.18	C70-C72,D32-33,D42-43
甲状腺	Thyroid	3	0.65	1.59	1.04	0.06	0.11	4	1.98	2.04	1.10	0.10	0.10	C73
淋巴瘤	Lymphoma	4	0.86	2.11	1.11	0.07	0.12	5	2.48	2.55	1.20	0.08	0.12	C81-85,88,90,96
白血病	Leukemia	12	2.59	6.34	4.96	0.24	0.40	11	5.45	5.61	3.88	0.25	0.39	C91-95, D45-47
其他	Other	12	2.59	6.34	4.28	0.27	0.42	11	5.45	5.61	3.70	0.23	0.28	O&U
所有部位合计	All sites	464	100.00	245.29	128.02	7.55	14.31	202	100.00	103.10	52.49	3.51	5.72	All
所有部位除外皮肤	All sites exc. C44	462	99.57	244.24	126.57	7.45	14.21	200	99.01	102.08	50.99	3.44	5.61	All sites exc. C44

附表 3-320　攀枝花市仁和区 2015 年癌症发病和死亡主要指标

Appendix Table 3-320　Incidence and mortality of cancer in Renhe Qu，Panzhihua Shi,2015

部位 Sites		男性 Male						女性 Female						ICD10
		病例数 No. cases	构成比 Freq./%	粗率 Crude rate/ 100 000⁻¹	世标率 ASR world/ 100 000⁻¹	累积率 Cum. Rate/% 0~64	0~74	病例数 No. cases	构成比 Freq./%	粗率 Crude rate/ 100 000⁻¹	世标率 ASR world/ 100 000⁻¹	累积率 Cum. Rate/% 0~64	0~74	
发病 Incidence														
口腔	Oral cavity & pharynx	9	3.11	7.70	6.06	0.39	0.84	1	0.43	0.87	0.55	0.00	0.00	C00-10,C12-14
鼻咽	Nasopharynx	7	2.42	5.99	5.38	0.62	0.62	7	3.03	6.11	5.33	0.32	0.70	C11
食管	Esophagus	23	7.96	19.67	13.45	0.65	1.98	5	2.16	4.37	2.83	0.18	0.48	C15
胃	Stomach	16	5.54	13.68	8.34	0.37	1.07	10	4.33	8.73	4.68	0.20	0.69	C16
结直肠	Colon-rectum	24	8.30	20.53	13.40	0.92	1.59	23	9.96	20.08	13.10	0.78	1.60	C18-21
肝脏	Liver	69	23.88	59.01	45.07	3.77	4.97	14	6.06	12.23	7.47	0.47	0.75	C22
胆囊	Gallbladder etc.	2	0.69	1.71	1.25	0.14	0.14	3	1.30	2.62	1.90	0.22	0.22	C23-24
胰腺	Pancreas	6	2.08	5.13	2.71	0.12	0.32	4	1.73	3.49	1.77	0.00	0.40	C25
喉	Larynx	4	1.38	3.42	1.91	0.10	0.28	0	0.00	0.00	0.00	0.00	0.00	C32
肺	Lung	72	24.91	61.58	39.40	2.63	4.44	39	16.88	34.06	20.86	1.16	2.31	C33-34
其他胸腔器官	Other thoracic organs	1	0.35	0.86	0.36	0.00	0.09	0	0.00	0.00	0.00	0.00	0.00	C37-38
骨	Bone	5	1.73	4.28	4.66	0.27	0.39	4	1.73	3.49	2.20	0.16	0.16	C40-41
皮肤黑色素瘤	Melanoma of skin	0	0.00	0.00	0.00	0.00	0.00	0	0.00	0.00	0.00	0.00	0.00	C43
乳腺	Breast	1	0.35	0.86	0.84	0.11	0.11	40	17.32	34.93	21.07	1.90	1.99	C50
子宫颈	Cervix	–	–	–	–	–	–	28	12.12	24.45	18.38	1.53	2.02	C53
子宫体	Uterus	–	–	–	–	–	–	13	5.63	11.35	7.72	0.57	0.92	C54-55
卵巢	Ovary	–	–	–	–	–	–	6	2.60	5.24	3.36	0.21	0.30	C56
前列腺	Prostate	7	2.42	5.99	2.82	0.00	0.48	–	–	–	–	–	–	C61
睾丸	Testis	0	0.00	0.00	0.00	0.00	0.00	–	–	–	–	–	–	C62
肾	Kidney	5	1.73	4.28	2.27	0.14	0.32	1	0.43	0.87	0.92	0.11	0.11	C64-66,68
膀胱	Bladder	6	2.08	5.13	2.53	0.04	0.22	1	0.43	0.87	0.39	0.00	0.00	C67
脑	Brain	4	1.38	3.42	2.51	0.06	0.36	6	2.60	5.24	5.45	0.16	0.44	C70-C72,D32-33, D42-43
甲状腺	Thyroid	4	1.38	3.42	1.89	0.07	0.18	9	3.90	7.86	6.41	0.64	0.64	C73
淋巴瘤	Lymphoma	3	1.04	2.57	2.93	0.09	0.31	0	0.00	0.00	0.00	0.00	0.00	C81-85,88,90,96
白血病	Leukemia	6	2.08	5.13	4.28	0.43	0.43	0	0.00	0.00	0.00	0.00	0.00	C91-95, D45-47
其他	Other	15	5.19	12.83	8.22	0.33	0.94	17	7.36	14.84	9.26	0.55	0.91	O&U
所有部位合计	All sites	289	100.00	247.16	170.30	11.23	20.08	231	100.00	201.71	133.64	9.17	14.64	All
所有部位除外皮肤	All sites exc. C44	282	97.58	241.18	167.42	11.19	19.74	225	97.40	196.47	130.43	8.91	14.37	All sites exc. C44
死亡 Mortality														
口腔	Oral cavity & pharynx	2	1.06	1.71	1.35	0.00	0.23	0	0.00	0.00	0.00	0.00	0.00	C00-10,C12-14
鼻咽	Nasopharynx	1	0.53	0.86	0.82	0.10	0.10	2	1.92	1.75	1.44	0.17	0.17	C11
食管	Esophagus	16	8.51	13.68	8.93	0.60	1.21	5	4.81	4.37	2.80	0.18	0.38	C15
胃	Stomach	11	5.85	9.41	6.08	0.36	0.76	7	6.73	6.11	3.19	0.15	0.33	C16
结直肠	Colon-rectum	13	6.91	11.12	6.30	0.24	0.63	7	6.73	6.11	3.17	0.09	0.37	C18-21
肝脏	Liver	44	23.40	37.63	28.57	2.11	3.06	14	13.46	12.23	7.43	0.46	0.73	C22
胆囊	Gallbladder etc.	2	1.06	1.71	0.69	0.00	0.00	1	0.96	0.87	0.74	0.09	0.09	C23-24
胰腺	Pancreas	4	2.13	3.42	1.62	0.08	0.17	4	3.85	3.49	1.88	0.09	0.38	C25
喉	Larynx	3	1.60	2.57	2.17	0.10	0.21	0	0.00	0.00	0.00	0.00	0.00	C32
肺	Lung	54	28.72	46.18	30.57	2.07	3.95	24	23.08	20.96	12.81	0.59	1.34	C33-34
其他胸腔器官	Other thoracic organs	0	0.00	0.00	0.00	0.00	0.00	0	0.00	0.00	0.00	0.00	0.00	C37-38
骨	Bone	3	1.60	2.57	2.04	0.18	0.18	1	0.96	0.87	0.48	0.04	0.04	C40-41
皮肤黑色素瘤	Melanoma of skin	0	0.00	0.00	0.00	0.00	0.00	1	0.96	0.87	0.74	0.09	0.09	C43
乳腺	Breast	0	0.00	0.00	0.00	0.00	0.00	7	6.73	6.11	3.84	0.38	0.38	C50
子宫颈	Cervix	–	–	–	–	–	–	7	6.73	6.11	3.86	0.24	0.52	C53
子宫体	Uterus	–	–	–	–	–	–	2	1.92	1.75	1.29	0.11	0.11	C54-55
卵巢	Ovary	–	–	–	–	–	–	2	1.92	1.75	0.91	0.00	0.09	C56
前列腺	Prostate	4	2.13	3.42	1.44	0.04	0.13	–	–	–	–	–	–	C61
睾丸	Testis	0	0.00	0.00	0.00	0.00	0.00	–	–	–	–	–	–	C62
肾	Kidney	5	2.66	4.28	2.63	0.14	0.43	2	1.92	1.75	0.74	0.04	0.04	C64-66,68
膀胱	Bladder	8	4.26	6.84	4.15	0.19	0.48	1	0.96	0.87	0.74	0.09	0.09	C67
脑	Brain	6	3.19	5.13	3.06	0.11	0.41	7	6.73	6.11	6.06	0.17	0.55	C70-C72,D32-33, D42-43
甲状腺	Thyroid	1	0.53	0.86	0.32	0.00	0.00	0	0.00	0.00	0.00	0.00	0.00	C73
淋巴瘤	Lymphoma	1	0.53	0.86	0.37	0.00	0.00	0	0.00	0.00	0.00	0.00	0.00	C81-85,88,90,96
白血病	Leukemia	3	1.60	2.57	1.62	0.14	0.23	0	0.00	0.00	0.00	0.00	0.00	C91-95, D45-47
其他	Other	7	3.72	5.99	5.06	0.23	0.55	10	9.62	8.73	5.50	0.17	0.60	O&U
所有部位合计	All sites	188	100.00	160.79	107.77	6.68	12.72	104	100.00	90.81	57.60	3.06	6.29	All
所有部位除外皮肤	All sites exc. C44	188	100.00	160.79	107.77	6.68	12.72	101	97.12	88.19	55.81	2.97	6.02	All sites exc. C44

部位 Sites		男性 Male						女性 Female						ICD10
		病例数 No. cases	构成比 Freq. /%	粗率 Crude rate/ 100 000⁻¹	世标率 ASR world/ 100 000⁻¹	累积率 Cum. Rate/%		病例数 No. cases	构成比 Freq. /%	粗率 Crude rate/ 100 000⁻¹	世标率 ASR world/ 100 000⁻¹	累积率 Cum. Rate/%		
						0~64	0~74					0~64	0~74	
发病 Incidence														
口腔	Oral cavity & pharynx	20	1.94	6.66	3.59	0.27	0.42	2	0.34	0.65	0.50	0.05	0.05	C00-10,C12-14
鼻咽	Nasopharynx	22	2.14	7.33	4.11	0.33	0.46	5	0.86	1.63	0.90	0.08	0.08	C11
食管	Esophagus	200	19.44	66.60	37.94	2.79	4.26	15	2.58	4.89	2.14	0.09	0.14	C15
胃	Stomach	124	12.05	41.29	23.62	1.73	2.79	40	6.87	13.04	6.40	0.41	0.64	C16
结直肠	Colon-rectum	113	10.98	37.63	19.14	0.96	2.26	77	13.23	25.11	13.36	0.97	1.67	C18-21
肝脏	Liver	150	14.58	49.95	28.95	2.06	3.31	39	6.70	12.72	6.54	0.44	0.76	C22
胆囊	Gallbladder etc.	11	1.07	3.66	2.13	0.13	0.26	13	2.23	4.24	2.02	0.14	0.19	C23-24
胰腺	Pancreas	21	2.04	6.99	3.96	0.34	0.47	14	2.41	4.56	1.96	0.08	0.22	C25
喉	Larynx	14	1.36	4.66	2.71	0.26	0.26	1	0.17	0.33	0.17	0.01	0.01	C32
肺	Lung	208	20.21	69.27	39.63	2.82	4.56	126	21.65	41.08	21.67	1.61	2.39	C33-34
其他胸腔器官	Other thoracic organs	6	0.58	2.00	1.21	0.08	0.11	4	0.69	1.30	0.63	0.04	0.07	C37-38
骨	Bone	5	0.49	1.67	1.89	0.15	0.15	4	0.69	1.30	0.62	0.03	0.06	C40-41
皮肤黑色素瘤	Melanoma of skin	1	0.10	0.33	0.25	0.03	0.03	2	0.34	0.65	0.25	0.00	0.00	C43
乳腺	Breast	3	0.29	1.00	0.68	0.07	0.07	79	13.57	25.76	15.43	1.40	1.75	C50
子宫颈	Cervix	–	–	–	–	–	–	28	4.81	9.13	5.45	0.40	0.58	C53
子宫体	Uterus	–	–	–	–	–	–	26	4.47	8.48	5.02	0.49	0.61	C54-55
卵巢	Ovary	–	–	–	–	–	–	24	4.12	7.83	4.90	0.46	0.61	C56
前列腺	Prostate	18	1.75	5.99	2.61	0.00	0.32	–	–	–	–	–	–	C61
睾丸	Testis	0	0.00	0.00	0.00	0.00	0.00	–	–	–	–	–	–	C62
肾	Kidney	10	0.97	3.33	1.75	0.05	0.24	6	1.03	1.96	1.18	0.08	0.08	C64-66,68
膀胱	Bladder	29	2.82	9.66	5.27	0.32	0.55	4	0.69	1.30	0.63	0.03	0.03	C67
脑	Brain	18	1.75	5.99	5.02	0.35	0.38	13	2.23	4.24	2.99	0.20	0.28	C70-C72,D32-33,D42-43
甲状腺	Thyroid	1	0.10	0.33	0.38	0.02	0.02	14	2.41	4.56	3.71	0.27	0.30	C73
淋巴瘤	Lymphoma	15	1.46	5.00	2.81	0.17	0.30	10	1.72	3.26	2.08	0.09	0.29	C81-85,88,90,96
白血病	Leukemia	8	0.78	2.66	1.66	0.11	0.17	16	2.75	5.22	2.53	0.16	0.31	C91-95, D45-47
其他	Other	32	3.11	10.66	7.13	0.38	0.66	20	3.44	6.52	2.98	0.16	0.40	O&U
所有部位合计	All sites	1029	100.00	342.68	196.44	13.42	22.06	582	100.00	189.77	104.07	7.70	11.59	All
所有部位除外皮肤	All sites exc. C44	1027	99.81	342.02	196.06	13.39	22.03	578	99.31	188.46	103.59	7.70	11.56	All sites exc. C44
死亡 Mortality														
口腔	Oral cavity & pharynx	12	2.04	4.00	1.89	0.08	0.29	1	0.38	0.33	0.10	0.00	0.00	C00-10,C12-14
鼻咽	Nasopharynx	10	1.70	3.33	2.34	0.21	0.28	3	1.15	0.98	0.32	0.01	0.01	C11
食管	Esophagus	117	19.86	38.96	22.15	1.73	2.51	12	4.60	3.91	1.87	0.14	0.14	C15
胃	Stomach	68	11.54	22.65	12.83	0.89	1.45	24	9.20	7.83	3.81	0.23	0.34	C16
结直肠	Colon-rectum	39	6.62	12.99	6.00	0.29	0.59	24	9.20	7.83	3.81	0.27	0.48	C18-21
肝脏	Liver	98	16.64	32.64	17.67	1.15	2.07	28	10.73	9.13	4.90	0.36	0.50	C22
胆囊	Gallbladder etc.	4	0.68	1.33	0.80	0.07	0.10	10	3.83	3.26	1.64	0.10	0.21	C23-24
胰腺	Pancreas	19	3.23	6.33	3.65	0.28	0.41	9	3.45	2.93	1.45	0.10	0.16	C25
喉	Larynx	7	1.19	2.33	1.08	0.03	0.10	0	0.00	0.00	0.00	0.00	0.00	C32
肺	Lung	139	23.60	46.29	26.34	1.91	2.91	74	28.35	24.13	12.80	1.00	1.46	C33-34
其他胸腔器官	Other thoracic organs	1	0.17	0.33	0.22	0.02	0.02	4	1.53	1.30	0.60	0.03	0.03	C37-38
骨	Bone	7	1.19	2.33	1.83	0.08	0.17	2	0.77	0.65	0.32	0.01	0.04	C40-41
皮肤黑色素瘤	Melanoma of skin	1	0.17	0.33	0.25	0.03	0.03	1	0.38	0.33	0.28	0.04	0.04	C43
乳腺	Breast	1	0.17	0.33	0.25	0.03	0.03	18	6.90	5.87	3.48	0.29	0.41	C50
子宫颈	Cervix	–	–	–	–	–	–	7	2.68	2.28	1.35	0.13	0.13	C53
子宫体	Uterus	–	–	–	–	–	–	7	2.68	2.28	1.67	0.16	0.16	C54-55
卵巢	Ovary	–	–	–	–	–	–	8	3.07	2.61	1.61	0.16	0.19	C56
前列腺	Prostate	12	2.04	4.00	1.67	0.04	0.22	–	–	–	–	–	–	C61
睾丸	Testis	0	0.00	0.00	0.00	0.00	0.00	–	–	–	–	–	–	C62
肾	Kidney	1	0.17	0.33	0.12	0.00	0.03	1	0.38	0.33	0.09	0.00	0.00	C64-66,68
膀胱	Bladder	7	1.19	2.33	1.13	0.08	0.08	3	1.15	0.98	0.47	0.03	0.03	C67
脑	Brain	11	1.87	3.66	2.59	0.16	0.19	3	1.15	0.98	0.60	0.06	0.06	C70-C72,D32-33,D42-43
甲状腺	Thyroid	1	0.17	0.33	0.30	0.04	0.04	0	0.00	0.00	0.00	0.00	0.00	C73
淋巴瘤	Lymphoma	6	1.02	2.00	1.13	0.08	0.11	6	2.30	1.96	0.94	0.07	0.10	C81-85,88,90,96
白血病	Leukemia	7	1.19	2.33	2.08	0.13	0.16	4	1.53	1.30	0.68	0.03	0.12	C91-95, D45-47
其他	Other	21	3.57	6.99	3.70	0.19	0.43	12	4.60	3.91	1.94	0.11	0.23	O&U
所有部位合计	All sites	589	100.00	196.15	110.01	7.49	12.21	261	100.00	85.10	44.75	3.33	4.84	All
所有部位除外皮肤	All sites exc. C44	588	99.83	195.82	109.89	7.49	12.19	258	98.85	84.12	44.32	3.31	4.80	All sites exc. C44

部位 Sites		男性 Male						女性 Female						ICD10
		病例数 No. cases	构成比 Freq. /%	粗率 Crude rate/ 100 000⁻¹	世标率 ASR world/ 100 000⁻¹	累积率 Cum. Rate/%		病例数 No. cases	构成比 Freq. /%	粗率 Crude rate/ 100 000⁻¹	世标率 ASR world/ 100 000⁻¹	累积率 Cum. Rate/%		
						0~64	0~74					0~64	0~74	
发病 Incidence														
口腔	Oral cavity & pharynx	20	1.34	6.36	4.67	0.16	0.48	6	0.67	2.06	1.34	0.03	0.22	C00-10, C12-14
鼻咽	Nasopharynx	11	0.74	3.50	2.44	0.16	0.30	6	0.67	2.06	1.63	0.12	0.16	C11
食管	Esophagus	378	25.28	120.24	89.20	3.99	11.38	235	26.40	80.70	54.31	2.47	7.05	C15
胃	Stomach	451	30.17	143.46	107.56	4.26	11.10	223	25.06	76.58	49.72	1.92	5.76	C16
结直肠	Colon-rectum	63	4.21	20.04	14.93	0.74	1.49	42	4.72	14.42	9.71	0.56	1.09	C18-21
肝脏	Liver	222	14.85	70.62	53.11	3.32	6.14	103	11.57	35.37	24.78	1.65	2.83	C22
胆囊	Gallbladder etc.	0	0.00	0.00	0.00	0.00	0.00	0	0.00	0.00	0.00	0.00	0.00	C23-24
胰腺	Pancreas	10	0.67	3.18	2.64	0.13	0.19	8	0.90	2.75	1.76	0.05	0.25	C25
喉	Larynx	5	0.33	1.59	1.15	0.09	0.13	1	0.11	0.34	0.16	0.00	0.00	C32
肺	Lung	215	14.38	68.39	50.56	2.71	6.40	79	8.88	27.13	17.97	0.89	2.37	C33-34
其他胸腔器官	Other thoracic organs	3	0.20	0.95	0.69	0.04	0.08	3	0.34	1.03	0.73	0.06	0.10	C37-38
骨	Bone	14	0.94	4.45	3.58	0.17	0.32	5	0.56	1.72	1.17	0.02	0.23	C40-41
皮肤黑色素瘤	Melanoma of skin	3	0.20	0.95	0.75	0.08	0.08	2	0.22	0.69	0.55	0.05	0.05	C43
乳腺	Breast	2	0.13	0.64	0.45	0.05	0.05	51	5.73	17.51	13.32	1.17	1.23	C50
子宫颈	Cervix	–	–	–	–	–	–	33	3.71	11.33	8.27	0.68	0.91	C53
子宫体	Uterus	–	–	–	–	–	–	25	2.81	8.58	6.04	0.41	0.65	C54-55
卵巢	Ovary	–	–	–	–	–	–	15	1.69	5.15	3.70	0.29	0.42	C56
前列腺	Prostate	5	0.33	1.59	1.06	0.00	0.00	–	–	–	–	–	–	C61
睾丸	Testis	0	0.00	0.00	0.00	0.00	0.00	–	–	–	–	–	–	C62
肾	Kidney	3	0.20	0.95	0.82	0.07	0.07	0	0.00	0.00	0.00	0.00	0.00	C64-66, 68
膀胱	Bladder	8	0.54	2.54	2.07	0.10	0.16	1	0.11	0.34	0.25	0.00	0.00	C67
脑	Brain	22	1.47	7.00	5.16	0.31	0.57	10	1.12	3.43	2.56	0.15	0.28	C70-C72, D32-33, D42-43
甲状腺	Thyroid	2	0.13	0.64	0.46	0.02	0.06	2	0.22	0.69	0.57	0.05	0.05	C73
淋巴瘤	Lymphoma	18	1.20	5.73	4.10	0.12	0.30	13	1.46	4.46	3.17	0.18	0.40	C81-85, 88, 90, 96
白血病	Leukemia	9	0.60	2.86	2.01	0.12	0.28	10	1.12	3.43	2.51	0.17	0.33	C91-95, D45-47
其他	Other	31	2.07	9.86	7.47	0.43	0.83	17	1.91	5.84	4.20	0.27	0.50	O&U
所有部位合计	All sites	1495	100.00	475.56	354.90	17.10	40.42	890	100.00	305.62	208.45	11.20	24.88	All
所有部位除外皮肤	All sites exc. C44	1484	99.26	472.06	352.23	16.93	40.06	882	99.10	302.88	206.31	11.02	24.61	All sites exc. C44
死亡 Mortality														
口腔	Oral cavity & pharynx	12	1.05	3.82	3.25	0.08	0.30	5	0.75	1.72	1.21	0.06	0.12	C00-10, C12-14
鼻咽	Nasopharynx	6	0.53	1.91	1.45	0.17	0.17	5	0.75	1.72	1.25	0.09	0.17	C11
食管	Esophagus	242	21.25	76.98	58.13	1.96	7.08	174	25.97	59.75	39.50	1.47	4.73	C15
胃	Stomach	379	33.27	120.56	89.79	3.68	9.37	181	27.01	62.15	40.77	1.54	4.64	C16
结直肠	Colon-rectum	39	3.42	12.41	9.11	0.40	1.11	26	3.88	8.93	5.97	0.31	0.56	C18-21
肝脏	Liver	201	17.65	63.94	49.02	2.77	4.54	96	14.33	32.97	23.31	1.56	2.79	C22
胆囊	Gallbladder etc.	0	0.00	0.00	0.00	0.00	0.00	0	0.00	0.00	0.00	0.00	0.00	C23-24
胰腺	Pancreas	7	0.61	2.23	1.69	0.07	0.07	4	0.60	1.37	0.80	0.03	0.09	C25
喉	Larynx	0	0.00	0.00	0.00	0.00	0.00	1	0.15	0.34	0.24	0.00	0.04	C32
肺	Lung	156	13.70	49.62	36.93	1.60	3.73	58	8.66	19.92	13.32	0.68	1.60	C33-34
其他胸腔器官	Other thoracic organs	3	0.26	0.95	0.70	0.00	0.10	0	0.00	0.00	0.00	0.00	0.00	C37-38
骨	Bone	13	1.14	4.14	3.48	0.07	0.23	4	0.60	1.37	0.90	0.07	0.07	C40-41
皮肤黑色素瘤	Melanoma of skin	0	0.00	0.00	0.00	0.00	0.00	1	0.15	0.34	0.28	0.02	0.02	C43
乳腺	Breast	0	0.00	0.00	0.00	0.00	0.00	30	4.48	10.30	7.60	0.62	0.81	C50
子宫颈	Cervix	–	–	–	–	–	–	19	2.84	6.52	4.79	0.35	0.49	C53
子宫体	Uterus	–	–	–	–	–	–	20	2.99	6.87	4.68	0.24	0.63	C54-55
卵巢	Ovary	–	–	–	–	–	–	9	1.34	3.09	2.42	0.20	0.20	C56
前列腺	Prostate	3	0.26	0.95	0.85	0.00	0.06	–	–	–	–	–	–	C61
睾丸	Testis	1	0.09	0.32	0.24	0.00	0.06	–	–	–	–	–	–	C62
肾	Kidney	3	0.26	0.95	0.71	0.06	0.12	1	0.15	0.34	0.36	0.02	0.02	C64-66, 68
膀胱	Bladder	5	0.44	1.59	1.37	0.07	0.13	1	0.15	0.34	0.16	0.00	0.00	C67
脑	Brain	21	1.84	6.68	5.06	0.36	0.70	8	1.19	2.75	1.96	0.11	0.25	C70-C72, D32-33, D42-43
甲状腺	Thyroid	1	0.09	0.32	0.22	0.03	0.03	0	0.00	0.00	0.00	0.00	0.00	C73
淋巴瘤	Lymphoma	17	1.49	5.41	4.29	0.23	0.31	7	1.04	2.40	1.75	0.11	0.22	C81-85, 88, 90, 96
白血病	Leukemia	8	0.70	2.54	1.90	0.02	0.28	6	0.90	2.06	1.51	0.07	0.18	C91-95, D45-47
其他	Other	22	1.93	7.00	5.80	0.36	0.55	14	2.09	4.81	3.40	0.26	0.37	O&U
所有部位合计	All sites	1139	100.00	362.31	273.99	11.93	28.94	670	100.00	230.08	156.18	7.83	17.98	All
所有部位除外皮肤	All sites exc. C44	1137	99.82	361.68	273.55	11.90	28.91	670	100.00	230.08	156.18	7.83	17.98	All sites exc. C44

部位 Sites		男性 Male						女性 Female						ICD10
		病例数 No. cases	构成比 Freq. /%	粗率 Crude rate/ 100 000⁻¹	世标率 ASR world/ 100 000⁻¹	累积率 Cum. Rate/% 0~64	0~74	病例数 No. cases	构成比 Freq. /%	粗率 Crude rate/ 100 000⁻¹	世标率 ASR world/ 100 000⁻¹	累积率 Cum. Rate/% 0~64	0~74	
发病 Incidence														
口腔	Oral cavity & pharynx	4	0.42	1.14	0.82	0.01	0.01	2	0.35	0.62	0.26	0.00	0.06	C00-10, C12-14
鼻咽	Nasopharynx	17	1.78	4.85	3.23	0.32	0.39	10	1.77	3.12	2.16	0.19	0.23	C11
食管	Esophagus	177	18.57	50.51	32.66	1.67	3.58	85	15.02	26.56	15.71	0.65	1.70	C15
胃	Stomach	221	23.19	63.07	40.78	2.10	4.60	86	15.19	26.87	15.31	0.76	1.48	C16
结直肠	Colon-rectum	42	4.41	11.99	7.58	0.36	0.87	38	6.71	11.87	7.69	0.48	0.76	C18-21
肝脏	Liver	156	16.37	44.52	29.75	2.12	3.29	58	10.25	18.12	10.68	0.60	1.06	C22
胆囊	Gallbladder etc.	1	0.10	0.29	0.21	0.00	0.04	4	0.71	1.25	0.81	0.03	0.07	C23-24
胰腺	Pancreas	15	1.57	4.28	2.99	0.16	0.36	10	1.77	3.12	2.10	0.16	0.23	C25
喉	Larynx	0	0.00	0.00	0.00	0.00	0.00	0	0.00	0.00	0.00	0.00	0.00	C32
肺	Lung	225	23.61	64.21	42.44	2.33	5.30	93	16.43	29.06	17.10	0.87	1.79	C33-34
其他胸腔器官	Other thoracic organs	2	0.21	0.57	0.40	0.04	0.04	0	0.00	0.00	0.00	0.00	0.00	C37-38
骨	Bone	7	0.73	2.00	1.46	0.09	0.20	2	0.35	0.62	0.42	0.05	0.05	C40-41
皮肤黑色素瘤	Melanoma of skin	0	0.00	0.00	0.00	0.00	0.00	1	0.18	0.31	0.20	0.02	0.02	C43
乳腺	Breast	1	0.10	0.29	0.23	0.03	0.03	19	3.36	5.94	3.79	0.31	0.39	C50
子宫颈	Cervix	–	–	–	–	–	–	59	10.42	18.44	11.91	0.84	1.47	C53
子宫体	Uterus	–	–	–	–	–	–	41	7.24	12.81	7.42	0.47	0.89	C54-55
卵巢	Ovary	–	–	–	–	–	–	5	0.88	1.56	1.15	0.13	0.13	C56
前列腺	Prostate	12	1.26	3.42	2.52	0.03	0.03	–	–	–	–	–	–	C61
睾丸	Testis	3	0.31	0.86	0.88	0.07	0.07	–	–	–	–	–	–	C62
肾	Kidney	4	0.42	1.14	0.65	0.03	0.06	1	0.18	0.31	0.18	0.02	0.02	C64-66, 68
膀胱	Bladder	4	0.42	1.14	0.64	0.03	0.09	4	0.71	1.25	0.51	0.00	0.06	C67
脑	Brain	10	1.05	2.85	3.09	0.20	0.20	15	2.65	4.69	3.78	0.25	0.29	C70-C72,D32-33, D42-43
甲状腺	Thyroid	1	0.10	0.29	0.23	0.03	0.03	2	0.35	0.62	0.43	0.05	0.05	C73
淋巴瘤	Lymphoma	13	1.36	3.71	2.50	0.22	0.35	7	1.24	2.19	1.28	0.08	0.15	C81-85,88,90,96
白血病	Leukemia	24	2.52	6.85	5.75	0.38	0.52	11	1.94	3.44	4.16	0.22	0.30	C91-95, D45-47
其他	Other	14	1.47	4.00	3.05	0.19	0.26	13	2.30	4.06	2.96	0.21	0.28	O&U
所有部位合计	All sites	953	100.00	271.98	181.88	10.42	20.32	566	100.00	176.86	110.02	6.38	11.47	All
所有部位除外皮肤	All sites exc. C44	952	99.90	271.69	181.73	10.42	20.32	565	99.82	176.55	109.76	6.35	11.44	All sites exc. C44
死亡 Mortality														
口腔	Oral cavity & pharynx	4	0.54	1.14	0.82	0.01	0.01	2	0.52	0.62	0.26	0.00	0.06	C00-10, C12-14
鼻咽	Nasopharynx	7	0.95	2.00	1.22	0.09	0.15	4	1.03	1.25	0.86	0.06	0.10	C11
食管	Esophagus	144	19.54	41.10	26.27	1.19	2.73	68	17.57	21.25	11.94	0.39	1.29	C15
胃	Stomach	174	23.61	49.66	31.38	1.39	3.47	73	18.86	22.81	12.15	0.40	1.12	C16
结直肠	Colon-rectum	33	4.48	9.42	5.97	0.26	0.67	30	7.75	9.37	6.25	0.40	0.57	C18-21
肝脏	Liver	122	16.55	34.82	23.64	1.78	2.53	42	10.85	13.12	7.80	0.44	0.68	C22
胆囊	Gallbladder etc.	1	0.14	0.29	0.21	0.00	0.04	0	0.00	0.00	0.00	0.00	0.00	C23-24
胰腺	Pancreas	16	2.17	4.57	3.11	0.16	0.43	7	1.81	2.19	1.28	0.07	0.14	C25
喉	Larynx	0	0.00	0.00	0.00	0.00	0.00	0	0.00	0.00	0.00	0.00	0.00	C32
肺	Lung	164	22.25	46.80	30.36	1.61	3.71	59	15.25	18.44	10.62	0.62	1.02	C33-34
其他胸腔器官	Other thoracic organs	0	0.00	0.00	0.00	0.00	0.00	0	0.00	0.00	0.00	0.00	0.00	C37-38
骨	Bone	6	0.81	1.71	1.32	0.08	0.18	2	0.52	0.62	0.42	0.05	0.05	C40-41
皮肤黑色素瘤	Melanoma of skin	0	0.00	0.00	0.00	0.00	0.00	0	0.00	0.00	0.00	0.00	0.00	C43
乳腺	Breast	1	0.14	0.29	0.24	0.03	0.03	6	1.55	1.87	1.25	0.10	0.17	C50
子宫颈	Cervix	–	–	–	–	–	–	30	7.75	9.37	6.09	0.36	0.77	C53
子宫体	Uterus	–	–	–	–	–	–	28	7.24	8.75	4.79	0.29	0.59	C54-55
卵巢	Ovary	–	–	–	–	–	–	2	0.52	0.62	0.45	0.05	0.05	C56
前列腺	Prostate	12	1.63	3.42	2.62	0.06	0.06	–	–	–	–	–	–	C61
睾丸	Testis	1	0.14	0.29	0.25	0.02	0.02	–	–	–	–	–	–	C62
肾	Kidney	3	0.41	0.86	0.51	0.03	0.06	0	0.00	0.00	0.00	0.00	0.00	C64-66, 68
膀胱	Bladder	4	0.54	1.14	0.64	0.03	0.09	3	0.78	0.94	0.38	0.00	0.06	C67
脑	Brain	8	1.09	2.28	2.12	0.12	0.19	10	2.58	3.12	2.76	0.20	0.24	C70-C72,D32-33, D42-43
甲状腺	Thyroid	1	0.14	0.29	0.23	0.03	0.03	0	0.00	0.00	0.00	0.00	0.00	C73
淋巴瘤	Lymphoma	7	0.95	2.00	1.20	0.09	0.15	1	0.26	0.31	0.13	0.00	0.03	C81-85,88,90,96
白血病	Leukemia	19	2.58	5.42	4.92	0.33	0.43	11	2.84	3.44	3.12	0.15	0.27	C91-95, D45-47
其他	Other	10	1.36	2.85	2.01	0.12	0.19	9	2.33	2.81	2.22	0.17	0.23	O&U
所有部位合计	All sites	737	100.00	210.33	139.06	7.41	15.19	387	100.00	120.93	72.75	3.74	7.45	All
所有部位除外皮肤	All sites exc. C44	736	99.86	210.05	138.91	7.41	15.19	386	99.74	120.62	72.49	3.70	7.41	All sites exc. C44

附表 3-324 遂宁市船山区 2015 年癌症发病和死亡主要指标
Appendix Table 3-324 Incidence and mortality of cancer in Chuanshan Qu，Suining Shi，2015

部位 Sites		男性 Male						女性 Female						ICD10
		病例数 No. cases	构成比 Freq./%	粗率 Crude rate/ 100 000⁻¹	世标率 ASR world/ 100 000⁻¹	累积率 Cum. Rate/% 0~64	0~74	病例数 No. cases	构成比 Freq./%	粗率 Crude rate/ 100 000⁻¹	世标率 ASR world/ 100 000⁻¹	累积率 Cum. Rate/% 0~64	0~74	
发病 Incidence														
口腔	Oral cavity & pharynx	19	1.83	5.27	3.65	0.28	0.47	9	1.19	2.52	1.44	0.08	0.17	C00-10,C12-14
鼻咽	Nasopharynx	28	2.70	7.77	5.21	0.41	0.57	14	1.85	3.92	2.56	0.21	0.27	C11
食管	Esophagus	108	10.40	29.96	20.90	1.53	2.72	38	5.03	10.63	7.15	0.55	0.95	C15
胃	Stomach	140	13.49	38.84	24.37	1.51	3.07	39	5.17	10.91	6.07	0.28	0.74	C16
结直肠	Colon-rectum	87	8.38	24.13	14.94	0.93	1.68	78	10.33	21.83	14.42	1.05	1.71	C18-21
肝脏	Liver	156	15.03	43.28	29.56	2.10	3.45	56	7.42	15.67	10.79	0.82	1.19	C22
胆囊	Gallbladder etc.	10	0.96	2.77	1.70	0.14	0.17	9	1.19	2.52	1.78	0.13	0.25	C23-24
胰腺	Pancreas	18	1.73	4.99	2.95	0.18	0.33	8	1.06	2.24	1.35	0.11	0.14	C25
喉	Larynx	11	1.06	3.05	1.99	0.15	0.24	1	0.13	0.28	0.12	0.00	0.03	C32
肺	Lung	263	25.34	72.96	47.08	3.15	5.77	131	17.35	36.66	21.78	1.39	2.48	C33-34
其他胸腔器官	Other thoracic organs	11	1.06	3.05	2.12	0.20	0.23	3	0.40	0.84	0.59	0.06	0.06	C37-38
骨	Bone	18	1.73	4.99	3.42	0.28	0.37	11	1.46	3.08	1.84	0.04	0.26	C40-41
皮肤黑色素瘤	Melanoma of skin	0	0.00	0.00	0.00	0.00	0.00	0	0.00	0.00	0.00	0.00	0.00	C43
乳腺	Breast	0	0.00	0.00	0.00	0.00	0.00	110	14.57	30.78	21.12	1.83	2.26	C50
子宫颈	Cervix	–	–	–	–	–	–	46	6.09	12.87	8.77	0.69	0.91	C53
子宫体	Uterus	–	–	–	–	–	–	45	5.96	12.59	8.41	0.72	0.88	C54-55
卵巢	Ovary	–	–	–	–	–	–	30	3.97	8.39	5.84	0.51	0.67	C56
前列腺	Prostate	23	2.22	6.38	3.17	0.07	0.35	–	–	–	–	–	–	C61
睾丸	Testis	0	0.00	0.00	0.00	0.00	0.00	–	–	–	–	–	–	C62
肾	Kidney	6	0.58	1.66	0.93	0.06	0.15	6	0.79	1.68	0.94	0.07	0.10	C64-66,68
膀胱	Bladder	12	1.16	3.33	2.05	0.10	0.26	8	1.06	2.24	1.25	0.04	0.11	C67
脑	Brain	31	2.99	8.60	6.42	0.45	0.67	35	4.64	9.79	6.99	0.54	0.70	C70-C72,D32-33,D42-43
甲状腺	Thyroid	2	0.19	0.55	0.74	0.05	0.05	4	0.53	1.12	0.74	0.05	0.08	C73
淋巴瘤	Lymphoma	7	0.67	1.94	1.46	0.10	0.20	8	1.06	2.24	1.35	0.07	0.16	C81-85,88,90,96
白血病	Leukemia	19	1.83	5.27	4.45	0.29	0.41	17	2.25	4.76	4.30	0.26	0.38	C91-95,D45-47
其他	Other	69	6.65	19.14	12.69	0.78	1.30	49	6.49	13.71	9.29	0.74	1.08	O&U
所有部位合计	All sites	1038	100.00	287.95	189.81	12.75	22.47	755	100.00	211.26	138.88	10.24	15.59	All
所有部位除外皮肤	All sites exc. C44	1032	99.42	286.29	188.83	12.68	22.37	753	99.74	210.70	138.65	10.22	15.57	All sites exc. C44
死亡 Mortality														
口腔	Oral cavity & pharynx	6	0.98	1.66	1.00	0.07	0.14	3	1.06	0.84	0.54	0.01	0.08	C00-10,C12-14
鼻咽	Nasopharynx	12	1.96	3.33	2.05	0.13	0.22	5	1.77	1.40	0.89	0.05	0.11	C11
食管	Esophagus	49	7.99	13.59	9.09	0.67	1.11	13	4.61	3.64	2.36	0.17	0.29	C15
胃	Stomach	86	14.03	23.86	14.24	0.82	1.75	20	7.09	5.60	2.62	0.04	0.32	C16
结直肠	Colon-rectum	35	5.71	9.71	5.73	0.35	0.63	19	6.74	5.32	3.11	0.15	0.37	C18-21
肝脏	Liver	132	21.53	36.62	24.36	1.74	2.78	34	12.06	9.51	5.58	0.32	0.60	C22
胆囊	Gallbladder etc.	4	0.65	1.11	0.71	0.06	0.06	2	0.71	0.56	0.33	0.03	0.03	C23-24
胰腺	Pancreas	14	2.28	3.88	2.31	0.15	0.27	4	1.42	1.12	0.63	0.05	0.08	C25
喉	Larynx	3	0.49	0.83	0.53	0.03	0.06	0	0.00	0.00	0.00	0.00	0.00	C32
肺	Lung	175	28.55	48.55	29.38	1.74	3.46	66	23.40	18.47	9.93	0.47	1.21	C33-34
其他胸腔器官	Other thoracic organs	3	0.49	0.83	0.56	0.03	0.06	0	0.00	0.00	0.00	0.00	0.00	C37-38
骨	Bone	10	1.63	2.77	1.59	0.08	0.14	7	2.48	1.96	1.23	0.06	0.16	C40-41
皮肤黑色素瘤	Melanoma of skin	0	0.00	0.00	0.00	0.00	0.00	0	0.00	0.00	0.00	0.00	0.00	C43
乳腺	Breast	0	0.00	0.00	0.00	0.00	0.00	20	7.09	5.60	3.51	0.29	0.39	C50
子宫颈	Cervix	–	–	–	–	–	–	10	3.55	2.80	1.91	0.14	0.23	C53
子宫体	Uterus	–	–	–	–	–	–	13	4.61	3.64	2.15	0.18	0.24	C54-55
卵巢	Ovary	–	–	–	–	–	–	11	3.90	3.08	2.05	0.19	0.25	C56
前列腺	Prostate	12	1.96	3.33	1.41	0.01	0.20	–	–	–	–	–	–	C61
睾丸	Testis	0	0.00	0.00	0.00	0.00	0.00	–	–	–	–	–	–	C62
肾	Kidney	2	0.33	0.55	0.25	0.00	0.06	2	0.71	0.56	0.40	0.05	0.05	C64-66,68
膀胱	Bladder	4	0.65	1.11	0.39	0.00	0.00	0	0.00	0.00	0.00	0.00	0.00	C67
脑	Brain	19	3.10	5.27	4.13	0.23	0.38	24	8.51	6.72	4.39	0.30	0.45	C70-C72,D32-33,D42-43
甲状腺	Thyroid	0	0.00	0.00	0.00	0.00	0.00	3	1.06	0.84	0.47	0.02	0.05	C73
淋巴瘤	Lymphoma	4	0.65	1.11	0.76	0.06	0.09	3	1.06	0.84	0.69	0.04	0.07	C81-85,88,90,96
白血病	Leukemia	7	1.14	1.94	1.59	0.07	0.13	7	2.48	1.96	1.33	0.07	0.10	C91-95,D45-47
其他	Other	36	5.87	9.99	6.63	0.44	0.78	16	5.67	4.48	3.47	0.20	0.45	O&U
所有部位合计	All sites	613	100.00	170.05	106.72	6.67	12.32	282	100.00	78.91	47.59	2.82	5.52	All
所有部位除外皮肤	All sites exc. C44	610	99.51	169.22	106.24	6.64	12.29	281	99.65	78.63	47.51	2.82	5.52	All sites exc. C44

Appendix Table 3-325　Incidence and mortality of cancer in Shizhong Qu, Leshan Shi, 2015

部位 Sites		男性 Male						女性 Female						ICD10
		病例数 No. cases	构成比 Freq./%	粗率 Crude rate/ $100\,000^{-1}$	世标率 ASR world/ $100\,000^{-1}$	累积率 Cum. Rate/% 0~64	0~74	病例数 No. cases	构成比 Freq./%	粗率 Crude rate/ $100\,000^{-1}$	世标率 ASR world/ $100\,000^{-1}$	累积率 Cum. Rate/% 0~64	0~74	
发病 Incidence														
口腔	Oral cavity & pharynx	25	2.45	8.26	4.10	0.24	0.52	6	0.88	1.93	0.92	0.06	0.12	C00-10,C12-14
鼻咽	Nasopharynx	14	1.37	4.63	2.97	0.24	0.30	6	0.88	1.93	1.02	0.07	0.13	C11
食管	Esophagus	147	14.40	48.58	26.02	1.70	3.36	19	2.80	6.12	2.88	0.13	0.34	C15
胃	Stomach	49	4.80	16.19	8.81	0.58	1.13	29	4.28	9.33	5.13	0.37	0.60	C16
结直肠	Colon-rectum	120	11.75	39.66	19.90	1.06	2.27	84	12.39	27.04	13.57	0.85	1.41	C18-21
肝脏	Liver	135	13.22	44.61	26.66	1.88	2.97	38	5.60	12.23	6.35	0.33	0.79	C22
胆囊	Gallbladder etc.	16	1.57	5.29	3.14	0.29	0.29	19	2.80	6.12	2.84	0.19	0.36	C23-24
胰腺	Pancreas	27	2.64	8.92	5.59	0.49	0.67	16	2.36	5.15	2.71	0.16	0.31	C25
喉	Larynx	16	1.57	5.29	3.36	0.33	0.43	0	0.00	0.00	0.00	0.00	0.00	C32
肺	Lung	278	27.23	91.87	47.45	2.95	4.91	134	19.76	43.13	21.63	1.33	2.39	C33-34
其他胸腔器官	Other thoracic organs	3	0.29	0.99	1.07	0.04	0.07	2	0.29	0.64	0.18	0.00	0.00	C37-38
骨	Bone	9	0.88	2.97	1.63	0.10	0.22	6	0.88	1.93	1.11	0.06	0.13	C40-41
皮肤黑色素瘤	Melanoma of skin	1	0.10	0.33	0.13	0.00	0.00	1	0.15	0.32	0.12	0.00	0.00	C43
乳腺	Breast	3	0.29	0.99	0.52	0.03	0.06	94	13.86	30.25	18.93	1.70	2.01	C50
子宫颈	Cervix	–	–	–	–	–	–	51	7.52	16.41	10.40	0.92	1.02	C53
子宫体	Uterus	–	–	–	–	–	–	23	3.39	7.40	4.43	0.39	0.51	C54-55
卵巢	Ovary	–	–	–	–	–	–	24	3.54	7.72	5.75	0.44	0.62	C56
前列腺	Prostate	29	2.84	9.58	3.33	0.02	0.25	–	–	–	–	–	–	C61
睾丸	Testis	1	0.10	0.33	0.12	0.00	0.03	–	–	–	–	–	–	C62
肾	Kidney	10	0.98	3.30	2.24	0.18	0.28	8	1.18	2.57	1.29	0.06	0.15	C64-66,68
膀胱	Bladder	12	1.18	3.97	2.12	0.10	0.26	2	0.29	0.64	0.19	0.00	0.03	C67
脑	Brain	32	3.13	10.57	6.93	0.55	0.64	29	4.28	9.33	6.96	0.52	0.68	C70-C72,D32-33, D42-43
甲状腺	Thyroid	3	0.29	0.99	1.04	0.08	0.08	15	2.21	4.83	4.32	0.29	0.35	C73
淋巴瘤	Lymphoma	29	2.84	9.58	5.34	0.36	0.58	19	2.80	6.12	5.00	0.30	0.39	C81-85,88,90,96
白血病	Leukemia	20	1.96	6.61	7.20	0.43	0.55	19	2.80	6.12	5.77	0.36	0.48	C91-95, D45-47
其他	Other	42	4.11	13.88	8.87	0.62	0.97	34	5.01	10.94	5.99	0.40	0.71	O&U
所有部位合计	All sites	1021	100.00	337.40	188.53	12.26	20.85	678	100.00	218.21	127.49	8.96	13.54	All
所有部位除外皮肤	All sites exc. C44	1006	98.53	332.44	185.99	12.12	20.49	669	98.67	215.31	126.12	8.87	13.40	All sites exc. C44
死亡 Mortality														
口腔	Oral cavity & pharynx	11	1.63	3.64	1.89	0.09	0.24	4	1.13	1.29	0.65	0.04	0.08	C00-10,C12-14
鼻咽	Nasopharynx	5	0.74	1.65	1.01	0.10	0.10	3	0.85	0.97	0.64	0.07	0.07	C11
食管	Esophagus	106	15.75	35.03	17.48	0.92	2.12	17	4.82	5.47	2.61	0.12	0.33	C15
胃	Stomach	36	5.35	11.90	5.56	0.23	0.71	21	5.95	6.76	3.46	0.22	0.37	C16
结直肠	Colon-rectum	56	8.32	18.51	8.63	0.41	0.96	43	12.18	13.84	6.16	0.25	0.62	C18-21
肝脏	Liver	113	16.79	37.34	21.34	1.37	2.40	28	7.93	9.01	4.76	0.29	0.50	C22
胆囊	Gallbladder etc.	10	1.49	3.30	1.86	0.16	0.16	11	3.12	3.54	1.44	0.07	0.19	C23-24
胰腺	Pancreas	20	2.97	6.61	4.31	0.38	0.51	10	2.83	3.22	1.62	0.08	0.20	C25
喉	Larynx	3	0.45	0.99	0.68	0.08	0.08	0	0.00	0.00	0.00	0.00	0.00	C32
肺	Lung	193	28.68	63.78	31.15	1.62	3.14	91	25.78	29.29	13.54	0.70	1.45	C33-34
其他胸腔器官	Other thoracic organs	2	0.30	0.66	0.32	0.00	0.03	1	0.28	0.32	0.08	0.00	0.00	C37-38
骨	Bone	5	0.74	1.65	0.81	0.05	0.11	5	1.42	1.61	0.79	0.03	0.07	C40-41
皮肤黑色素瘤	Melanoma of skin	0	0.00	0.00	0.00	0.00	0.00	1	0.28	0.32	0.22	0.03	0.03	C43
乳腺	Breast	1	0.15	0.33	0.09	0.00	0.00	27	7.65	8.69	5.02	0.40	0.55	C50
子宫颈	Cervix	–	–	–	–	–	–	18	5.10	5.79	3.51	0.32	0.38	C53
子宫体	Uterus	–	–	–	–	–	–	10	2.83	3.22	1.72	0.13	0.25	C54-55
卵巢	Ovary	–	–	–	–	–	–	15	4.25	4.83	3.15	0.26	0.35	C56
前列腺	Prostate	18	2.67	5.95	2.32	0.03	0.22	–	–	–	–	–	–	C61
睾丸	Testis	0	0.00	0.00	0.00	0.00	0.00	–	–	–	–	–	–	C62
肾	Kidney	5	0.74	1.65	0.87	0.08	0.08	1	0.28	0.32	0.08	0.00	0.00	C64-66,68
膀胱	Bladder	7	1.04	2.31	0.84	0.01	0.04	1	0.28	0.32	0.10	0.00	0.00	C67
脑	Brain	27	4.01	8.92	6.24	0.46	0.58	12	3.40	3.86	2.82	0.23	0.30	C70-C72,D32-33, D42-43
甲状腺	Thyroid	0	0.00	0.00	0.00	0.00	0.00	4	1.13	1.29	0.62	0.03	0.06	C73
淋巴瘤	Lymphoma	17	2.53	5.62	2.95	0.20	0.29	6	1.70	1.93	1.61	0.11	0.11	C81-85,88,90,96
白血病	Leukemia	13	1.93	4.30	5.08	0.32	0.38	10	2.83	3.22	3.22	0.20	0.22	C91-95, D45-47
其他	Other	25	3.71	8.26	5.41	0.27	0.53	14	3.97	4.51	2.19	0.10	0.22	O&U
所有部位合计	All sites	673	100.00	222.40	118.83	6.80	12.70	353	100.00	113.61	59.98	3.69	6.34	All
所有部位除外皮肤	All sites exc. C44	667	99.11	220.42	117.80	6.75	12.59	352	99.72	113.29	59.86	3.69	6.34	All sites exc. C44

部位 Sites		男性 Male						女性 Female						ICD10
		病例数 No. cases	构成比 Freq. /%	粗率 Crude rate/ 100 000⁻¹	世标率 ASR world/ 100 000⁻¹	累积率 Cum. Rate/%		病例数 No. cases	构成比 Freq. /%	粗率 Crude rate/ 100 000⁻¹	世标率 ASR world/ 100 000⁻¹	累积率 Cum. Rate/%		
						0~64	0~74					0~64	0~74	
发病 Incidence														
口腔	Oral cavity & pharynx	13	0.86	2.93	1.55	0.07	0.17	11	1.19	2.59	1.31	0.08	0.14	C00-10,C12-14
鼻咽	Nasopharynx	13	0.86	2.93	1.69	0.14	0.20	5	0.54	1.18	0.75	0.08	0.10	C11
食管	Esophagus	522	34.57	117.49	62.79	4.04	8.00	274	29.75	64.58	32.88	2.05	4.21	C15
胃	Stomach	265	17.55	59.64	30.89	1.84	3.60	83	9.01	19.56	9.14	0.39	1.16	C16
结直肠	Colon-rectum	95	6.29	21.38	11.45	0.62	1.27	66	7.17	15.56	8.41	0.52	1.08	C18-21
肝脏	Liver	154	10.20	34.66	19.32	1.44	2.32	54	5.86	12.73	7.04	0.49	0.89	C22
胆囊	Gallbladder etc.	3	0.20	0.68	0.31	0.02	0.04	8	0.87	1.89	0.97	0.08	0.12	C23-24
胰腺	Pancreas	20	1.32	4.50	2.14	0.07	0.22	15	1.63	3.54	1.57	0.07	0.15	C25
喉	Larynx	5	0.33	1.13	0.63	0.04	0.10	1	0.11	0.24	0.07	0.00	0.00	C32
肺	Lung	242	16.03	54.47	28.28	1.63	3.34	103	11.18	24.28	12.62	0.83	1.52	C33-34
其他胸腔器官	Other thoracic organs	3	0.20	0.68	0.64	0.05	0.05	3	0.33	0.71	0.42	0.04	0.04	C37-38
骨	Bone	11	0.73	2.48	1.55	0.11	0.19	8	0.87	1.89	0.97	0.04	0.12	C40-41
皮肤黑色素瘤	Melanoma of skin	2	0.13	0.45	0.23	0.02	0.02	2	0.22	0.47	0.15	0.00	0.02	C43
乳腺	Breast	3	0.20	0.68	0.41	0.03	0.03	92	9.99	21.68	14.43	1.33	1.45	C50
子宫颈	Cervix	–	–	–	–	–	–	61	6.62	14.38	8.55	0.67	1.03	C53
子宫体	Uterus	–	–	–	–	–	–	25	2.71	5.89	3.39	0.27	0.40	C54-55
卵巢	Ovary	–	–	–	–	–	–	13	1.41	3.06	2.47	0.20	0.22	C56
前列腺	Prostate	17	1.13	3.83	1.91	0.04	0.16	–	–	–	–	–	–	C61
睾丸	Testis	1	0.07	0.23	0.11	0.01	0.01	–	–	–	–	–	–	C62
肾	Kidney	10	0.66	2.25	0.96	0.03	0.15	6	0.65	1.41	0.51	0.00	0.08	C64-66,68
膀胱	Bladder	28	1.85	6.30	3.10	0.15	0.35	10	1.09	2.36	1.10	0.03	0.15	C67
脑	Brain	29	1.92	6.53	3.81	0.24	0.40	15	1.63	3.54	2.47	0.19	0.24	C70-C72,D32-33,D42-43
甲状腺	Thyroid	1	0.07	0.23	0.25	0.02	0.02	5	0.54	1.18	0.87	0.08	0.10	C73
淋巴瘤	Lymphoma	26	1.72	5.85	3.15	0.14	0.37	14	1.52	3.30	1.86	0.15	0.21	C81-85,88,90,96
白血病	Leukemia	9	0.60	2.03	1.07	0.09	0.13	19	2.06	4.48	3.32	0.19	0.27	C91-95, D45-47
其他	Other	38	2.52	8.55	4.96	0.37	0.59	28	3.04	6.60	4.49	0.33	0.45	O&U
所有部位合计	All sites	1510	100.00	339.86	181.20	11.23	21.73	921	100.00	217.08	119.76	8.11	14.16	All
所有部位除外皮肤	All sites exc. C44	1503	99.54	338.28	180.34	11.18	21.62	916	99.46	215.90	119.03	8.06	14.07	All sites exc. C44
死亡 Mortality														
口腔	Oral cavity & pharynx	10	0.85	2.25	1.10	0.05	0.09	5	0.82	1.18	0.68	0.06	0.06	C00-10,C12-14
鼻咽	Nasopharynx	9	0.77	2.03	1.09	0.08	0.12	3	0.49	0.71	0.47	0.05	0.05	C11
食管	Esophagus	384	32.82	86.43	43.26	2.25	5.14	169	27.84	39.83	17.90	0.73	2.03	C15
胃	Stomach	196	16.75	44.11	21.81	0.90	2.39	104	17.13	24.51	10.67	0.46	1.18	C16
结直肠	Colon-rectum	47	4.02	10.58	5.49	0.27	0.53	35	5.77	8.25	3.94	0.20	0.48	C18-21
肝脏	Liver	155	13.25	34.89	18.53	1.33	2.22	61	10.05	14.38	7.59	0.47	0.95	C22
胆囊	Gallbladder etc.	5	0.43	1.13	0.65	0.04	0.08	1	0.16	0.24	0.08	0.00	0.02	C23-24
胰腺	Pancreas	18	1.54	4.05	2.17	0.13	0.17	14	2.31	3.30	1.76	0.12	0.22	C25
喉	Larynx	4	0.34	0.90	0.37	0.00	0.04	0	0.00	0.00	0.00	0.00	0.00	C32
肺	Lung	244	20.85	54.92	27.42	1.42	3.28	94	15.49	22.16	10.69	0.57	1.22	C33-34
其他胸腔器官	Other thoracic organs	0	0.00	0.00	0.00	0.00	0.00	0	0.00	0.00	0.00	0.00	0.00	C37-38
骨	Bone	11	0.94	2.48	1.12	0.04	0.14	4	0.66	0.94	0.43	0.02	0.04	C40-41
皮肤黑色素瘤	Melanoma of skin	1	0.09	0.23	0.08	0.00	0.00	0	0.00	0.00	0.00	0.00	0.00	C43
乳腺	Breast	0	0.00	0.00	0.00	0.00	0.00	14	2.31	3.30	1.83	0.17	0.20	C50
子宫颈	Cervix	–	–	–	–	–	–	28	4.61	6.60	3.67	0.27	0.42	C53
子宫体	Uterus	–	–	–	–	–	–	6	0.99	1.41	0.62	0.04	0.04	C54-55
卵巢	Ovary	–	–	–	–	–	–	9	1.48	2.12	1.63	0.15	0.15	C56
前列腺	Prostate	14	1.20	3.15	1.50	0.01	0.07	–	–	–	–	–	–	C61
睾丸	Testis	0	0.00	0.00	0.00	0.00	0.00	–	–	–	–	–	–	C62
肾	Kidney	2	0.17	0.45	0.25	0.02	0.04	1	0.16	0.24	0.13	0.00	0.02	C64-66,68
膀胱	Bladder	8	0.68	1.80	0.83	0.02	0.02	5	0.82	1.18	0.39	0.00	0.02	C67
脑	Brain	19	1.62	4.28	2.91	0.17	0.27	13	2.14	3.06	2.47	0.17	0.25	C70-C72,D32-33, D42-43
甲状腺	Thyroid	1	0.09	0.23	0.08	0.00	0.02	1	0.16	0.24	0.13	0.00	0.02	C73
淋巴瘤	Lymphoma	14	1.20	3.15	1.68	0.10	0.24	10	1.65	2.36	1.32	0.12	0.14	C81-85,88,90,96
白血病	Leukemia	6	0.51	1.35	0.71	0.06	0.09	13	2.14	3.06	1.55	0.06	0.17	C91-95, D45-47
其他	Other	22	1.88	4.95	2.52	0.15	0.31	17	2.80	4.01	2.72	0.14	0.24	O&U
所有部位合计	All sites	1170	100.00	263.33	133.59	7.05	15.26	607	100.00	143.07	70.66	3.79	7.92	All
所有部位除外皮肤	All sites exc. C44	1167	99.74	262.66	133.30	7.05	15.24	606	99.84	142.83	70.58	3.79	7.90	All sites exc. C44

部位 Sites	男性 Male						女性 Female						ICD10
	病例数 No. cases	构成比 Freq. /%	粗率 Crude rate/ 100 000⁻¹	世标率 ASR world/ 100 000⁻¹	累积率 Cum. Rate/% 0~64	0~74	病例数 No. cases	构成比 Freq. /%	粗率 Crude rate/ 100 000⁻¹	世标率 ASR world/ 100 000⁻¹	累积率 Cum. Rate/% 0~64	0~74	
发病 Incidence													
口腔　Oral cavity & pharynx	24	1.54	2.92	1.72	0.09	0.21	6	0.66	0.78	0.42	0.02	0.07	C00-10,C12-14
鼻咽　Nasopharynx	32	2.06	3.89	2.33	0.18	0.30	13	1.43	1.70	1.03	0.09	0.10	C11
食管　Esophagus	151	9.72	18.37	11.05	0.68	1.43	36	3.96	4.70	2.29	0.11	0.25	C15
胃　Stomach	174	11.20	21.16	12.79	0.84	1.55	81	8.91	10.58	5.61	0.33	0.62	C16
结直肠　Colon-rectum	159	10.23	19.34	11.23	0.71	1.27	82	9.02	10.71	6.07	0.41	0.77	C18-21
肝脏　Liver	317	20.40	38.56	26.32	2.16	3.05	116	12.76	15.15	8.96	0.64	1.02	C22
胆囊　Gallbladder etc.	6	0.39	0.73	0.42	0.02	0.05	5	0.55	0.65	0.37	0.02	0.03	C23-24
胰腺　Pancreas	50	3.22	6.08	3.43	0.19	0.43	24	2.64	3.13	1.60	0.10	0.19	C25
喉　Larynx	11	0.71	1.34	0.60	0.02	0.08	1	0.11	0.13	0.10	0.01	0.01	C32
肺　Lung	475	30.57	57.78	34.61	2.31	4.16	239	26.29	31.22	16.18	0.89	1.90	C33-34
其他胸腔器官　Other thoracic organs	3	0.19	0.36	0.19	0.02	0.02	3	0.33	0.39	0.20	0.01	0.01	C37-38
骨　Bone	14	0.90	1.70	1.20	0.06	0.14	4	0.44	0.52	0.39	0.04	0.04	C40-41
皮肤黑色素瘤　Melanoma of skin	0	0.00	0.00	0.00	0.00	0.00	2	0.22	0.26	0.13	0.01	0.01	C43
乳腺　Breast	1	0.06	0.12	0.07	0.01	0.01	106	11.66	13.85	9.41	0.84	0.94	C50
子宫颈　Cervix	–	–	–	–	–	–	52	5.72	6.79	4.50	0.38	0.49	C53
子宫体　Uterus	–	–	–	–	–	–	39	4.29	5.09	3.36	0.26	0.38	C54-55
卵巢　Ovary	–	–	–	–	–	–	17	1.87	2.22	1.88	0.22	0.22	C56
前列腺　Prostate	29	1.87	3.53	1.55	0.04	0.15	–	–	–	–	–	–	C61
睾丸　Testis	1	0.06	0.12	0.07	0.01	0.01	–	–	–	–	–	–	C62
肾　Kidney	3	0.19	0.36	0.18	0.01	0.03	2	0.22	0.26	0.08	0.00	0.00	C64-66,68
膀胱　Bladder	21	1.35	2.55	1.43	0.07	0.16	3	0.33	0.39	0.17	0.01	0.02	C67
脑　Brain	36	2.32	4.38	3.18	0.25	0.35	24	2.64	3.13	3.00	0.19	0.25	C70-C72,D32-33,D42-43
甲状腺　Thyroid	5	0.32	0.61	0.32	0.02	0.04	2	0.22	0.26	0.25	0.03	0.03	C73
淋巴瘤　Lymphoma	17	1.09	2.07	1.31	0.09	0.13	15	1.65	1.96	1.10	0.08	0.13	C81-85,88,90,96
白血病　Leukemia	9	0.58	1.09	0.85	0.06	0.08	15	1.65	1.96	1.52	0.12	0.13	C91-95, D45-47
其他　Other	16	1.03	1.95	1.55	0.14	0.16	22	2.42	2.87	1.74	0.13	0.17	O&U
所有部位合计　All sites	1554	100.00	189.02	116.39	7.97	13.79	909	100.00	118.74	70.36	4.94	7.78	All
所有部位除外皮肤　All sites exc. C44	1553	99.94	188.90	116.30	7.96	13.78	902	99.23	117.82	69.98	4.94	7.76	All sites exc. C44
死亡 Mortality													
口腔　Oral cavity & pharynx	14	1.31	1.70	0.91	0.04	0.11	3	0.58	0.39	0.20	0.00	0.03	C00-10,C12-14
鼻咽　Nasopharynx	12	1.13	1.46	0.76	0.05	0.09	5	0.97	0.65	0.24	0.01	0.02	C11
食管　Esophagus	92	8.63	11.19	6.13	0.28	0.69	27	5.23	3.53	1.51	0.05	0.18	C15
胃　Stomach	142	13.32	17.27	9.73	0.61	1.07	57	11.05	7.45	3.32	0.15	0.36	C16
结直肠　Colon-rectum	69	6.47	8.39	4.63	0.26	0.57	44	8.53	5.75	2.27	0.07	0.22	C18-21
肝脏　Liver	259	24.30	31.50	21.24	1.73	2.43	84	16.28	10.97	6.37	0.43	0.71	C22
胆囊　Gallbladder etc.	2	0.19	0.24	0.09	0.00	0.01	5	0.97	0.65	0.38	0.03	0.05	C23-24
胰腺　Pancreas	32	3.00	3.89	2.39	0.16	0.28	23	4.46	3.00	1.58	0.09	0.19	C25
喉　Larynx	8	0.75	0.97	0.43	0.01	0.06	1	0.19	0.13	0.05	0.00	0.00	C32
肺　Lung	343	32.18	41.72	24.53	1.64	2.76	155	30.04	20.25	9.99	0.55	1.16	C33-34
其他胸腔器官　Other thoracic organs	1	0.09	0.12	0.06	0.00	0.01	2	0.39	0.26	0.13	0.01	0.01	C37-38
骨　Bone	8	0.75	0.97	0.58	0.03	0.09	5	0.97	0.65	0.38	0.03	0.05	C40-41
皮肤黑色素瘤　Melanoma of skin	0	0.00	0.00	0.00	0.00	0.00	0	0.00	0.00	0.00	0.00	0.00	C43
乳腺　Breast	1	0.09	0.12	0.05	0.00	0.01	32	6.20	4.18	2.29	0.18	0.21	C50
子宫颈　Cervix	–	–	–	–	–	–	10	1.94	1.31	0.83	0.08	0.08	C53
子宫体　Uterus	–	–	–	–	–	–	13	2.52	1.70	0.98	0.08	0.10	C54-55
卵巢　Ovary	–	–	–	–	–	–	8	1.55	1.04	0.98	0.11	0.13	C56
前列腺　Prostate	13	1.22	1.58	0.59	0.01	0.06	–	–	–	–	–	–	C61
睾丸　Testis	1	0.09	0.12	0.07	0.01	0.01	–	–	–	–	–	–	C62
肾　Kidney	2	0.19	0.24	0.09	0.00	0.02	1	0.19	0.13	0.07	0.01	0.01	C64-66,68
膀胱　Bladder	15	1.41	1.82	0.81	0.02	0.04	0	0.00	0.00	0.00	0.00	0.00	C67
脑　Brain	16	1.50	1.95	1.58	0.12	0.18	15	2.91	1.96	2.11	0.16	0.17	C70-C72,D32-33,D42-43
甲状腺　Thyroid	0	0.00	0.00	0.00	0.00	0.00	2	0.39	0.26	0.15	0.01	0.01	C73
淋巴瘤　Lymphoma	14	1.31	1.70	1.16	0.09	0.11	4	0.78	0.52	0.24	0.01	0.02	C81-85,88,90,96
白血病　Leukemia	10	0.94	1.22	0.95	0.07	0.09	8	1.55	1.04	0.63	0.03	0.06	C91-95, D45-47
其他　Other	12	1.13	1.46	1.10	0.08	0.10	12	2.33	1.57	0.71	0.03	0.07	O&U
所有部位合计　All sites	1066	100.00	129.66	77.90	5.22	8.80	516	100.00	67.40	35.41	2.12	3.81	All
所有部位除外皮肤　All sites exc. C44	1064	99.81	129.42	77.71	5.20	8.78	511	99.03	66.75	35.22	2.12	3.81	All sites exc. C44

部位 Sites	男性 Male						女性 Female						ICD10
	病例数 No. cases	构成比 Freq. /%	粗率 Crude rate/ 100 000⁻¹	世标率 ASR world/ 100 000⁻¹	累积率 Cum. Rate/%		病例数 No. cases	构成比 Freq. /%	粗率 Crude rate/ 100 000⁻¹	世标率 ASR world/ 100 000⁻¹	累积率 Cum. Rate/%		
					0~64	0~74					0~64	0~74	
发病 Incidence													
口腔 Oral cavity & pharynx	10	1.95	4.07	2.62	0.14	0.24	8	1.87	3.66	2.65	0.18	0.33	C00-10,C12-14
鼻咽 Nasopharynx	15	2.92	6.11	4.01	0.34	0.43	5	1.17	2.28	1.92	0.19	0.23	C11
食管 Esophagus	42	8.19	17.11	11.60	0.70	1.34	8	1.87	3.66	2.07	0.09	0.19	C15
胃 Stomach	28	5.46	11.41	8.28	0.55	1.09	12	2.80	5.48	3.15	0.12	0.22	C16
结直肠 Colon-rectum	75	14.62	30.55	20.94	1.37	2.55	45	10.51	20.56	12.86	0.79	1.59	C18-21
肝脏 Liver	119	23.20	48.47	33.97	2.33	3.81	66	15.42	30.16	20.56	1.58	2.22	C22
胆囊 Gallbladder etc.	2	0.39	0.81	0.53	0.05	0.05	1	0.23	0.46	0.19	0.00	0.05	C23-24
胰腺 Pancreas	8	1.56	3.26	2.34	0.12	0.32	7	1.64	3.20	1.57	0.09	0.14	C25
喉 Larynx	5	0.97	2.04	1.74	0.17	0.22	0	0.00	0.00	0.00	0.00	0.00	C32
肺 Lung	104	20.27	42.36	30.06	2.10	3.48	45	10.51	20.56	12.74	0.73	1.44	C33-34
其他胸腔器官 Other thoracic organs	3	0.58	1.22	0.90	0.08	0.13	1	0.23	0.46	0.28	0.02	0.02	C37-38
骨 Bone	6	1.17	2.44	2.22	0.13	0.28	6	1.40	2.74	1.78	0.11	0.16	C40-41
皮肤黑色素瘤 Melanoma of skin	1	0.19	0.41	0.23	0.02	0.02	0	0.00	0.00	0.00	0.00	0.00	C43
乳腺 Breast	0	0.00	0.00	0.00	0.00	0.00	41	9.58	18.73	14.13	1.22	1.42	C50
子宫颈 Cervix	–	–	–	–	–	–	69	16.12	31.53	20.69	1.75	2.07	C53
子宫体 Uterus	–	–	–	–	–	–	25	5.84	11.42	7.86	0.75	0.75	C54-55
卵巢 Ovary	–	–	–	–	–	–	18	4.21	8.22	6.09	0.55	0.66	C56
前列腺 Prostate	8	1.56	3.26	1.86	0.07	0.16	–	–	–	–	–	–	C61
睾丸 Testis	1	0.19	0.41	0.24	0.02	0.02	–	–	–	–	–	–	C62
肾 Kidney	2	0.39	0.81	0.38	0.00	0.10	3	0.70	1.37	0.84	0.07	0.12	C64-66,68
膀胱 Bladder	8	1.56	3.26	2.17	0.11	0.21	0	0.00	0.00	0.00	0.00	0.00	C67
脑 Brain	14	2.73	5.70	4.22	0.33	0.43	13	3.04	5.94	5.12	0.45	0.45	C70-C72,D32-33,D42-43
甲状腺 Thyroid	5	0.97	2.04	1.69	0.17	0.17	1	0.23	0.46	0.28	0.02	0.02	C73
淋巴瘤 Lymphoma	20	3.90	8.15	6.66	0.49	0.74	14	3.27	6.40	4.90	0.30	0.40	C81-85,88,90,96
白血病 Leukemia	7	1.36	2.85	2.83	0.23	0.23	11	2.57	5.03	5.83	0.28	0.43	C91-95,D45-47
其他 Other	30	5.85	12.22	8.81	0.58	1.02	29	6.78	13.25	9.50	0.70	1.01	O&U
所有部位合计 All sites	513	100.00	208.96	148.31	10.09	17.06	428	100.00	195.56	134.98	9.98	13.93	All
所有部位除外皮肤 All sites exc. C44	502	97.86	204.48	144.67	9.82	16.69	415	96.96	189.62	130.87	9.64	13.49	All sites exc. C44
死亡 Mortality													
口腔 Oral cavity & pharynx	3	0.74	1.22	0.66	0.00	0.00	2	1.01	0.91	0.72	0.06	0.06	C00-10,C12-14
鼻咽 Nasopharynx	4	0.98	1.63	1.16	0.12	0.12	1	0.50	0.46	0.26	0.02	0.02	C11
食管 Esophagus	50	12.29	20.37	14.62	1.05	1.55	8	4.02	3.66	2.14	0.10	0.20	C15
胃 Stomach	37	9.09	15.07	9.91	0.50	1.14	12	6.03	5.48	2.56	0.07	0.07	C16
结直肠 Colon-rectum	38	9.34	15.48	10.47	0.42	1.13	16	8.04	7.31	4.15	0.22	0.47	C18-21
肝脏 Liver	78	19.16	31.77	22.06	1.52	2.26	28	14.07	12.79	7.68	0.56	0.75	C22
胆囊 Gallbladder etc.	4	0.98	1.63	0.93	0.07	0.07	0	0.00	0.00	0.00	0.00	0.00	C23-24
胰腺 Pancreas	7	1.72	2.85	1.71	0.07	0.22	4	2.01	1.83	0.92	0.07	0.12	C25
喉 Larynx	4	0.98	1.63	1.12	0.09	0.19	0	0.00	0.00	0.00	0.00	0.00	C32
肺 Lung	126	30.96	51.32	34.79	2.09	4.03	54	27.14	24.67	15.20	0.95	1.56	C33-34
其他胸腔器官 Other thoracic organs	0	0.00	0.00	0.00	0.00	0.00	1	0.50	0.46	0.26	0.02	0.02	C37-38
骨 Bone	6	1.47	2.44	1.74	0.12	0.22	1	0.50	0.46	0.78	0.04	0.04	C40-41
皮肤黑色素瘤 Melanoma of skin	0	0.00	0.00	0.00	0.00	0.00	0	0.00	0.00	0.00	0.00	0.00	C43
乳腺 Breast	0	0.00	0.00	0.00	0.00	0.00	11	5.53	5.03	3.43	0.36	0.36	C50
子宫颈 Cervix	–	–	–	–	–	–	18	9.05	8.22	5.43	0.48	0.58	C53
子宫体 Uterus	–	–	–	–	–	–	5	2.51	2.28	1.69	0.10	0.20	C54-55
卵巢 Ovary	–	–	–	–	–	–	6	3.02	2.74	2.13	0.13	0.30	C56
前列腺 Prostate	5	1.23	2.04	1.31	0.07	0.07	–	–	–	–	–	–	C61
睾丸 Testis	0	0.00	0.00	0.00	0.00	0.00	–	–	–	–	–	–	C62
肾 Kidney	2	0.49	0.81	0.58	0.00	0.05	0	0.00	0.00	0.00	0.00	0.00	C64-66,68
膀胱 Bladder	6	1.47	2.44	1.54	0.08	0.13	2	1.01	0.91	0.35	0.00	0.00	C67
脑 Brain	8	1.97	3.26	2.45	0.18	0.23	8	4.02	3.66	3.16	0.24	0.29	C70-C72,D32-33,D42-43
甲状腺 Thyroid	1	0.25	0.41	0.37	0.05	0.05	1	0.50	0.46	0.39	0.05	0.05	C73
淋巴瘤 Lymphoma	13	3.19	5.30	4.16	0.19	0.49	8	4.02	3.66	2.58	0.16	0.21	C81-85,88,90,96
白血病 Leukemia	5	1.23	2.04	1.87	0.17	0.23	6	3.02	2.74	1.81	0.13	0.18	C91-95,D45-47
其他 Other	10	2.46	4.07	3.45	0.33	0.43	7	3.52	3.20	1.73	0.12	0.26	O&U
所有部位合计 All sites	407	100.00	165.78	114.90	7.13	12.61	199	100.00	90.93	57.36	3.89	5.75	All
所有部位除外皮肤 All sites exc. C44	407	100.00	165.78	114.90	7.13	12.61	198	99.50	90.47	57.13	3.87	5.72	All sites exc. C44

部位 Sites		男性 Male						女性 Female						ICD10
		病例数 No. cases	构成比 Freq./%	粗率 Crude rate/ 100 000⁻¹	世标率 ASR world/ 100 000⁻¹	累积率 Cum. Rate/% 0~64	0~74	病例数 No. cases	构成比 Freq./%	粗率 Crude rate/ 100 000⁻¹	世标率 ASR world/ 100 000⁻¹	累积率 Cum. Rate/% 0~64	0~74	
发病 Incidence														
口腔	Oral cavity & pharynx	27	2.12	5.80	3.93	0.24	0.46	5	0.79	1.17	0.65	0.02	0.08	C00-10,C12-14
鼻咽	Nasopharynx	23	1.81	4.94	3.37	0.25	0.44	11	1.74	2.56	1.66	0.13	0.13	C11
食管	Esophagus	157	12.32	33.72	22.48	1.19	3.11	60	9.46	13.98	9.33	0.60	1.30	C15
胃	Stomach	145	11.38	31.14	21.31	1.21	2.90	65	10.25	15.15	8.98	0.48	0.99	C16
结直肠	Colon-rectum	90	7.06	19.33	12.81	0.53	1.56	61	9.62	14.21	8.40	0.44	0.87	C18-21
肝脏	Liver	225	17.66	48.32	32.73	2.31	3.79	54	8.52	12.58	7.98	0.47	0.97	C22
胆囊	Gallbladder etc.	3	0.24	0.64	0.40	0.04	0.04	2	0.32	0.47	0.31	0.02	0.05	C23-24
胰腺	Pancreas	24	1.88	5.15	3.44	0.18	0.48	8	1.26	1.86	1.03	0.04	0.15	C25
喉	Larynx	6	0.47	1.29	0.77	0.03	0.06	2	0.32	0.47	0.36	0.02	0.05	C32
肺	Lung	408	32.03	87.62	58.93	3.39	7.45	111	17.51	25.87	16.39	0.86	2.10	C33-34
其他胸腔器官	Other thoracic organs	5	0.39	1.07	0.80	0.07	0.07	2	0.32	0.47	0.36	0.04	0.04	C37-38
骨	Bone	8	0.63	1.72	1.22	0.09	0.16	7	1.10	1.63	1.02	0.06	0.15	C40-41
皮肤黑色素瘤	Melanoma of skin	2	0.16	0.43	0.43	0.03	0.03	1	0.16	0.23	0.14	0.00	0.00	C43
乳腺	Breast	2	0.16	0.43	0.34	0.03	0.03	64	10.09	14.91	10.61	0.94	1.09	C50
子宫颈	Cervix	–	–	–	–	–	–	54	8.52	12.58	8.17	0.62	0.90	C53
子宫体	Uterus	–	–	–	–	–	–	12	1.89	2.80	1.90	0.19	0.19	C54-55
卵巢	Ovary	–	–	–	–	–	–	19	3.00	4.43	2.83	0.25	0.32	C56
前列腺	Prostate	24	1.88	5.15	3.20	0.07	0.33	–	–	–	–	–	–	C61
睾丸	Testis	2	0.16	0.43	0.37	0.02	0.02	–	–	–	–	–	–	C62
肾	Kidney	5	0.39	1.07	0.69	0.05	0.09	1	0.16	0.23	0.12	0.00	0.00	C64-66,68
膀胱	Bladder	11	0.86	2.36	1.77	0.07	0.17	6	0.95	1.40	0.69	0.02	0.06	C67
脑	Brain	27	2.12	5.80	4.13	0.30	0.49	13	2.05	3.03	1.71	0.10	0.13	C70-C72,D32-33,D42-43
甲状腺	Thyroid	3	0.24	0.64	0.45	0.03	0.03	13	2.05	3.03	2.22	0.19	0.19	C73
淋巴瘤	Lymphoma	9	0.71	1.93	1.35	0.08	0.16	13	2.05	3.03	1.98	0.17	0.20	C81-85,88,90,96
白血病	Leukemia	23	1.81	4.94	4.22	0.12	0.39	16	2.52	3.73	3.00	0.18	0.32	C91-95, D45-47
其他	Other	45	3.53	9.66	6.37	0.40	0.69	34	5.36	7.92	4.95	0.31	0.49	O&U
所有部位合计	All sites	1274	100.00	273.59	185.52	10.75	22.95	634	100.00	147.74	94.78	6.15	10.82	All
所有部位除外皮肤	All sites exc. C44	1267	99.45	272.09	184.38	10.71	22.79	630	99.37	146.81	94.19	6.13	10.76	All sites exc. C44
死亡 Mortality														
口腔	Oral cavity & pharynx	10	0.83	2.15	1.36	0.08	0.13	2	0.39	0.47	0.17	0.00	0.00	C00-10,C12-14
鼻咽	Nasopharynx	14	1.17	3.01	2.01	0.11	0.31	8	1.55	1.86	1.16	0.06	0.09	C11
食管	Esophagus	117	9.76	25.13	16.59	0.66	2.13	35	6.78	8.16	5.05	0.25	0.66	C15
胃	Stomach	192	16.01	41.23	28.11	1.37	3.54	85	16.47	19.81	11.40	0.50	1.27	C16
结直肠	Colon-rectum	63	5.25	13.53	8.79	0.28	0.77	35	6.78	8.16	4.27	0.11	0.39	C18-21
肝脏	Liver	262	21.85	56.26	37.91	2.65	4.17	64	12.40	14.91	8.73	0.48	0.98	C22
胆囊	Gallbladder etc.	2	0.17	0.43	0.31	0.00	0.00	2	0.39	0.47	0.28	0.00	0.07	C23-24
胰腺	Pancreas	16	1.33	3.44	2.17	0.12	0.29	5	0.97	1.17	0.58	0.02	0.06	C25
喉	Larynx	5	0.42	1.07	0.61	0.01	0.05	2	0.39	0.47	0.36	0.02	0.05	C32
肺	Lung	386	32.19	82.89	54.65	3.13	6.33	138	26.74	32.16	18.32	0.75	1.97	C33-34
其他胸腔器官	Other thoracic organs	1	0.08	0.21	0.23	0.01	0.01	0	0.00	0.00	0.00	0.00	0.00	C37-38
骨	Bone	7	0.58	1.50	1.00	0.07	0.13	7	1.36	1.63	1.05	0.07	0.17	C40-41
皮肤黑色素瘤	Melanoma of skin	1	0.08	0.21	0.23	0.01	0.01	1	0.19	0.23	0.14	0.00	0.04	C43
乳腺	Breast	2	0.17	0.43	0.34	0.03	0.03	23	4.46	5.36	3.82	0.31	0.43	C50
子宫颈	Cervix	–	–	–	–	–	–	39	7.56	9.09	5.87	0.37	0.68	C53
子宫体	Uterus	–	–	–	–	–	–	4	0.78	0.93	0.69	0.06	0.09	C54-55
卵巢	Ovary	–	–	–	–	–	–	11	2.13	2.56	1.51	0.13	0.13	C56
前列腺	Prostate	15	1.25	3.22	2.00	0.06	0.19	–	–	–	–	–	–	C61
睾丸	Testis	1	0.08	0.21	0.11	0.00	0.00	–	–	–	–	–	–	C62
肾	Kidney	3	0.25	0.64	0.44	0.03	0.06	2	0.39	0.47	0.31	0.02	0.02	C64-66,68
膀胱	Bladder	13	1.08	2.79	1.99	0.07	0.14	4	0.78	0.93	0.36	0.00	0.00	C67
脑	Brain	25	2.09	5.37	3.71	0.26	0.42	12	2.33	2.80	1.59	0.09	0.12	C70-C72,D32-33,D42-43
甲状腺	Thyroid	0	0.00	0.00	0.00	0.00	0.00	1	0.19	0.23	0.17	0.02	0.02	C73
淋巴瘤	Lymphoma	7	0.58	1.50	1.05	0.05	0.12	2	0.39	0.47	0.25	0.02	0.02	C81-85,88,90,96
白血病	Leukemia	16	1.33	3.44	2.88	0.12	0.28	9	1.74	2.10	1.76	0.11	0.17	C91-95, D45-47
其他	Other	41	3.42	8.80	5.77	0.30	0.63	25	4.84	5.83	3.51	0.18	0.26	O&U
所有部位合计	All sites	1199	100.00	257.48	172.27	9.41	19.74	516	100.00	120.24	71.34	3.57	7.68	All
所有部位除外皮肤	All sites exc. C44	1195	99.67	256.62	171.71	9.40	19.66	513	99.42	119.54	70.92	3.54	7.66	All sites exc. C44

部位 Sites		男性 Male						女性 Female						ICD10
		病例数 No. cases	构成比 Freq. /%	粗率 Crude rate/ 100 000⁻¹	世标率 ASR world/ 100 000⁻¹	累积率 Cum. Rate/%		病例数 No. cases	构成比 Freq. /%	粗率 Crude rate/ 100 000⁻¹	世标率 ASR world/ 100 000⁻¹	累积率 Cum. Rate/%		
						0~64	0~74					0~64	0~74	
发病 Incidence														
口腔	Oral cavity & pharynx	29	1.72	4.86	3.96	0.26	0.47	6	0.61	1.15	0.92	0.10	0.10	C00-10,C12-14
鼻咽	Nasopharynx	27	1.60	4.53	3.23	0.27	0.36	22	2.23	4.22	3.18	0.29	0.33	C11
食管	Esophagus	135	8.02	22.64	15.93	0.78	2.16	31	3.14	5.95	3.47	0.19	0.42	C15
胃	Stomach	137	8.14	22.98	16.18	1.02	2.13	69	6.99	13.24	7.60	0.36	0.98	C16
结直肠	Colon-rectum	128	7.61	21.47	14.96	0.89	1.82	90	9.12	17.27	10.68	0.74	1.29	C18-21
肝脏	Liver	350	20.80	58.71	41.55	3.07	4.85	100	10.13	19.19	11.44	0.69	1.23	C22
胆囊	Gallbladder etc.	11	0.65	1.85	1.18	0.09	0.11	14	1.42	2.69	1.44	0.04	0.17	C23-24
胰腺	Pancreas	43	2.55	7.21	4.76	0.24	0.67	30	3.04	5.76	3.66	0.25	0.39	C25
喉	Larynx	8	0.48	1.34	0.81	0.06	0.10	0	0.00	0.00	0.00	0.00	0.00	C32
肺	Lung	542	32.20	90.91	63.84	4.25	7.71	222	22.49	42.60	26.55	1.79	3.14	C33-34
其他胸腔器官	Other thoracic organs	9	0.53	1.51	1.19	0.11	0.15	2	0.20	0.38	0.19	0.02	0.02	C37-38
骨	Bone	6	0.36	1.01	0.73	0.07	0.09	5	0.51	0.96	0.72	0.03	0.07	C40-41
皮肤黑色素瘤	Melanoma of skin	2	0.12	0.34	0.34	0.01	0.04	0	0.00	0.00	0.00	0.00	0.00	C43
乳腺	Breast	5	0.30	0.84	0.56	0.04	0.06	125	12.66	23.98	16.65	1.45	1.71	C50
子宫颈	Cervix	–	–	–	–	–	–	73	7.40	14.01	10.10	0.89	1.03	C53
子宫体	Uterus	–	–	–	–	–	–	31	3.14	5.95	3.88	0.34	0.44	C54-55
卵巢	Ovary	–	–	–	–	–	–	23	2.33	4.41	2.97	0.23	0.34	C56
前列腺	Prostate	37	2.20	6.21	3.69	0.04	0.29	–	–	–	–	–	–	C61
睾丸	Testis	2	0.12	0.34	0.21	0.01	0.03	–	–	–	–	–	–	C62
肾	Kidney	12	0.71	2.01	1.17	0.03	0.12	7	0.71	1.34	0.75	0.05	0.09	C64-66,68
膀胱	Bladder	29	1.72	4.86	3.40	0.27	0.38	10	1.01	1.92	1.24	0.06	0.10	C67
脑	Brain	38	2.26	6.37	5.08	0.40	0.48	30	3.04	5.76	3.97	0.25	0.35	C70-C72,D32-33,D42-43
甲状腺	Thyroid	2	0.12	0.34	0.25	0.01	0.04	19	1.93	3.65	2.69	0.23	0.25	C73
淋巴瘤	Lymphoma	12	0.71	2.01	1.62	0.08	0.16	7	0.71	1.34	0.76	0.04	0.08	C81-85,88,90,96
白血病	Leukemia	38	2.26	6.37	6.49	0.42	0.50	26	2.63	4.99	4.61	0.36	0.44	C91-95,D45-47
其他	Other	81	4.81	13.59	9.94	0.64	1.15	45	4.56	8.63	5.79	0.36	0.57	O&U
所有部位合计	All sites	1683	100.00	282.30	201.06	13.05	23.83	987	100.00	189.38	123.25	8.78	13.55	All
所有部位除外皮肤	All sites exc. C44	1674	99.47	280.79	199.92	12.99	23.76	980	99.29	188.03	122.48	8.73	13.46	All sites exc. C44
死亡 Mortality														
口腔	Oral cavity & pharynx	22	1.85	3.69	2.46	0.15	0.27	3	0.59	0.58	0.32	0.02	0.04	C00-10,C12-14
鼻咽	Nasopharynx	29	2.44	4.86	3.35	0.24	0.37	10	1.98	1.92	1.27	0.12	0.14	C11
食管	Esophagus	169	14.20	28.35	19.19	0.79	2.26	50	9.90	9.59	5.06	0.21	0.47	C15
胃	Stomach	147	12.35	24.66	16.81	0.85	2.01	51	10.10	9.79	5.22	0.23	0.56	C16
结直肠	Colon-rectum	65	5.46	10.90	7.32	0.42	0.86	37	7.33	7.10	4.28	0.25	0.60	C18-21
肝脏	Liver	239	20.08	40.09	28.62	2.20	3.11	57	11.29	10.94	6.31	0.35	0.64	C22
胆囊	Gallbladder etc.	5	0.42	0.84	0.50	0.02	0.04	6	1.19	1.15	0.46	0.00	0.04	C23-24
胰腺	Pancreas	25	2.10	4.19	2.58	0.13	0.35	11	2.18	2.11	1.31	0.07	0.15	C25
喉	Larynx	2	0.17	0.34	0.16	0.00	0.02	0	0.00	0.00	0.00	0.00	0.00	C32
肺	Lung	353	29.66	59.21	41.79	2.75	4.78	139	27.52	26.67	15.94	1.00	1.72	C33-34
其他胸腔器官	Other thoracic organs	2	0.17	0.34	0.24	0.03	0.03	2	0.40	0.38	0.28	0.03	0.03	C37-38
骨	Bone	11	0.92	1.85	1.60	0.15	0.17	3	0.59	0.58	0.34	0.01	0.05	C40-41
皮肤黑色素瘤	Melanoma of skin	2	0.17	0.34	0.17	0.00	0.02	0	0.00	0.00	0.00	0.00	0.00	C43
乳腺	Breast	4	0.34	0.67	0.56	0.04	0.06	36	7.13	6.91	4.62	0.40	0.52	C50
子宫颈	Cervix	–	–	–	–	–	–	26	5.15	4.99	3.60	0.28	0.34	C53
子宫体	Uterus	–	–	–	–	–	–	17	3.37	3.26	2.13	0.20	0.24	C54-55
卵巢	Ovary	–	–	–	–	–	–	9	1.78	1.73	0.91	0.06	0.08	C56
前列腺	Prostate	20	1.68	3.35	2.06	0.06	0.14	–	–	–	–	–	–	C61
睾丸	Testis	2	0.17	0.34	0.28	0.02	0.04	–	–	–	–	–	–	C62
肾	Kidney	2	0.17	0.34	0.26	0.02	0.02	1	0.20	0.19	0.21	0.03	0.03	C64-66,68
膀胱	Bladder	13	1.09	2.18	1.76	0.14	0.14	3	0.59	0.58	0.26	0.00	0.02	C67
脑	Brain	18	1.51	3.02	2.40	0.18	0.24	13	2.57	2.49	1.98	0.15	0.19	C70-C72,D32-33,D42-43
甲状腺	Thyroid	1	0.08	0.17	0.09	0.00	0.02	2	0.40	0.38	0.23	0.01	0.03	C73
淋巴瘤	Lymphoma	3	0.25	0.50	0.33	0.00	0.06	4	0.79	0.77	0.60	0.03	0.05	C81-85,88,90,96
白血病	Leukemia	15	1.26	2.52	2.47	0.16	0.18	6	1.19	1.15	0.95	0.09	0.09	C91-95,D45-47
其他	Other	41	3.45	6.88	5.46	0.36	0.65	19	3.76	3.65	2.78	0.17	0.23	O&U
所有部位合计	All sites	1190	100.00	199.60	140.46	8.72	15.86	505	100.00	96.89	59.07	3.68	6.24	All
所有部位除外皮肤	All sites exc. C44	1186	99.66	198.93	139.92	8.68	15.82	504	99.80	96.70	58.99	3.68	6.22	All sites exc. C44

部位 Sites		男性 Male						女性 Female						ICD10
		病例数 No. cases	构成比 Freq. /%	粗率 Crude rate/ 100 000⁻¹	世标率 ASR world/ 100 000⁻¹	累积率 Cum. Rate/% 0~64	0~74	病例数 No. cases	构成比 Freq. /%	粗率 Crude rate/ 100 000⁻¹	世标率 ASR world/ 100 000⁻¹	累积率 Cum. Rate/% 0~64	0~74	
发病 Incidence														
口腔	Oral cavity & pharynx	16	3.13	9.13	4.62	0.28	0.50	3	0.84	1.77	1.27	0.11	0.16	C00-10,C12-14
鼻咽	Nasopharynx	9	1.76	5.14	3.12	0.23	0.40	3	0.84	1.77	1.19	0.13	0.13	C11
食管	Esophagus	23	4.49	13.13	7.21	0.36	0.93	1	0.28	0.59	0.19	0.00	0.00	C15
胃	Stomach	39	7.62	22.26	12.47	0.86	1.32	15	4.20	8.83	4.49	0.26	0.60	C16
结直肠	Colon-rectum	83	16.21	47.37	23.90	1.40	2.94	63	17.65	37.08	18.96	1.23	2.34	C18-21
肝脏	Liver	63	12.30	35.96	21.05	1.59	2.43	25	7.00	14.71	7.90	0.59	0.98	C22
胆囊	Gallbladder etc.	2	0.39	1.14	0.62	0.05	0.05	9	2.52	5.30	2.29	0.05	0.33	C23-24
胰腺	Pancreas	14	2.73	7.99	4.18	0.19	0.36	11	3.08	6.47	3.20	0.13	0.42	C25
喉	Larynx	4	0.78	2.28	1.32	0.07	0.19	1	0.28	0.59	0.21	0.00	0.05	C32
肺	Lung	106	20.70	60.50	31.38	1.92	3.78	48	13.45	28.25	14.21	0.78	1.68	C33-34
其他胸腔器官	Other thoracic organs	8	1.56	4.57	2.43	0.18	0.29	3	0.84	1.77	1.14	0.14	0.14	C37-38
骨	Bone	1	0.20	0.57	0.28	0.02	0.02	1	0.28	0.59	1.12	0.06	0.06	C40-41
皮肤黑色素瘤	Melanoma of skin	0	0.00	0.00	0.00	0.00	0.00	0	0.00	0.00	0.00	0.00	0.00	C43
乳腺	Breast	3	0.59	1.71	1.37	0.11	0.17	39	10.92	22.96	15.40	1.28	1.84	C50
子宫颈	Cervix	–	–	–	–	–	–	25	7.00	14.71	8.51	0.77	0.87	C53
子宫体	Uterus	–	–	–	–	–	–	11	3.08	6.47	3.61	0.35	0.40	C54-55
卵巢	Ovary	–	–	–	–	–	–	22	6.16	12.95	9.28	0.88	1.04	C56
前列腺	Prostate	25	4.88	14.27	5.39	0.13	0.35	–	–	–	–	–	–	C61
睾丸	Testis	2	0.39	1.14	0.91	0.08	0.08	–	–	–	–	–	–	C62
肾	Kidney	5	0.98	2.85	1.47	0.10	0.15	2	0.56	1.18	0.36	0.00	0.05	C64-66,68
膀胱	Bladder	30	5.86	17.12	9.62	0.51	1.19	7	1.96	4.12	2.79	0.32	0.32	C67
脑	Brain	10	1.95	5.71	3.38	0.29	0.29	18	5.04	10.59	6.30	0.48	0.60	C70-C72,D32-33, D42-43
甲状腺	Thyroid	7	1.37	4.00	1.88	0.13	0.18	16	4.48	9.42	6.82	0.47	0.76	C73
淋巴瘤	Lymphoma	17	3.32	9.70	4.69	0.24	0.57	7	1.96	4.12	1.94	0.02	0.31	C81-85,88,90,96
白血病	Leukemia	17	3.32	9.70	5.72	0.34	0.62	3	0.84	1.77	1.12	0.10	0.10	C91-95, D45-47
其他	Other	28	5.47	15.98	8.93	0.61	1.00	24	6.72	14.13	8.16	0.58	0.92	O&U
所有部位合计	All sites	512	100.00	292.22	155.97	9.70	17.84	357	100.00	210.13	120.46	8.72	14.10	All
所有部位除外皮肤	All sites exc. C44	505	98.63	288.23	154.13	9.62	17.59	352	98.60	207.18	119.01	8.64	13.97	All sites exc. C44
死亡 Mortality														
口腔	Oral cavity & pharynx	4	1.26	2.28	1.14	0.05	0.11	3	1.35	1.77	1.06	0.11	0.16	C00-10,C12-14
鼻咽	Nasopharynx	6	1.89	3.42	2.03	0.13	0.25	2	0.90	1.18	0.48	0.03	0.03	C11
食管	Esophagus	20	6.29	11.41	6.63	0.46	0.75	2	0.90	1.18	0.43	0.00	0.11	C15
胃	Stomach	27	8.49	15.41	6.85	0.20	0.60	14	6.31	8.24	4.60	0.29	0.45	C16
结直肠	Colon-rectum	33	10.38	18.83	10.07	0.66	1.16	29	13.06	17.07	8.63	0.48	1.20	C18-21
肝脏	Liver	47	14.78	26.83	17.01	1.34	2.03	24	10.81	14.13	7.35	0.42	0.99	C22
胆囊	Gallbladder etc.	3	0.94	1.71	0.78	0.05	0.05	4	1.80	2.35	1.14	0.00	0.23	C23-24
胰腺	Pancreas	13	4.09	7.42	4.03	0.19	0.37	9	4.05	5.30	3.21	0.21	0.39	C25
喉	Larynx	2	0.63	1.14	0.51	0.00	0.06	1	0.45	0.59	0.21	0.00	0.05	C32
肺	Lung	97	30.50	55.36	26.58	1.27	3.01	46	20.72	27.08	13.54	0.71	1.56	C33-34
其他胸腔器官	Other thoracic organs	3	0.94	1.71	0.75	0.03	0.13	2	0.90	1.18	1.16	0.10	0.10	C37-38
骨	Bone	3	0.94	1.71	0.98	0.10	0.10	3	1.35	1.77	1.02	0.08	0.13	C40-41
皮肤黑色素瘤	Melanoma of skin	0	0.00	0.00	0.00	0.00	0.00	0	0.00	0.00	0.00	0.00	0.00	C43
乳腺	Breast	0	0.00	0.00	0.00	0.00	0.00	25	11.26	14.71	9.74	0.82	1.10	C50
子宫颈	Cervix	–	–	–	–	–	–	15	6.76	8.83	4.52	0.38	0.43	C53
子宫体	Uterus	–	–	–	–	–	–	7	3.15	4.12	2.76	0.14	0.32	C54-55
卵巢	Ovary	–	–	–	–	–	–	7	3.15	4.12	2.83	0.25	0.30	C56
前列腺	Prostate	7	2.20	4.00	1.36	0.00	0.05	–	–	–	–	–	–	C61
睾丸	Testis	2	0.63	1.14	1.27	0.11	0.11	–	–	–	–	–	–	C62
肾	Kidney	0	0.00	0.00	0.00	0.00	0.00	2	0.90	1.18	0.55	0.03	0.08	C64-66,68
膀胱	Bladder	8	2.52	4.57	1.83	0.02	0.08	4	1.80	2.35	1.36	0.13	0.18	C67
脑	Brain	9	2.83	5.14	3.86	0.32	0.43	5	2.25	2.94	1.76	0.14	0.14	C70-C72,D32-33, D42-43
甲状腺	Thyroid	0	0.00	0.00	0.00	0.00	0.00	1	0.45	0.59	0.18	0.00	0.00	C73
淋巴瘤	Lymphoma	7	2.20	4.00	2.18	0.11	0.33	3	1.35	1.77	0.71	0.00	0.11	C81-85,88,90,96
白血病	Leukemia	9	2.83	5.14	3.82	0.20	0.37	5	2.25	2.94	1.38	0.10	0.10	C91-95, D45-47
其他	Other	18	5.66	10.27	6.59	0.32	0.54	9	4.05	5.30	2.10	0.02	0.25	O&U
所有部位合计	All sites	318	100.00	181.50	98.28	5.55	10.53	222	100.00	130.67	70.72	4.43	8.41	All
所有部位除外皮肤	All sites exc. C44	315	99.06	179.79	97.68	5.55	10.53	221	99.55	130.08	70.53	4.43	8.41	All sites exc. C44

部位 Sites		男性 Male						女性 Female						ICD10
		病例数 No. cases	构成比 Freq. /%	粗率 Crude rate/ 100 000⁻¹	世标率 ASR world/ 100 000⁻¹	累积率 Cum. Rate/%		病例数 No. cases	构成比 Freq. /%	粗率 Crude rate/ 100 000⁻¹	世标率 ASR world/ 100 000⁻¹	累积率 Cum. Rate/%		
						0~64	0~74					0~64	0~74	
发病 Incidence														
口腔	Oral cavity & pharynx	4	1.22	2.79	1.17	0.06	0.13	3	1.13	2.20	1.13	0.03	0.18	C00-10,C12-14
鼻咽	Nasopharynx	5	1.53	3.49	1.78	0.06	0.29	4	1.51	2.93	1.62	0.14	0.21	C11
食管	Esophagus	25	7.65	17.47	11.05	0.75	1.44	1	0.38	0.73	0.84	0.10	0.10	C15
胃	Stomach	19	5.81	13.27	8.60	0.68	1.04	14	5.28	10.25	5.60	0.41	0.70	C16
结直肠	Colon-rectum	58	17.74	40.52	26.63	1.83	3.14	42	15.85	30.74	19.71	1.59	2.28	C18-21
肝脏	Liver	53	16.21	37.03	22.29	1.70	2.48	15	5.66	10.98	4.97	0.14	0.45	C22
胆囊	Gallbladder etc.	0	0.00	0.00	0.00	0.00	0.00	6	2.64	4.39	2.51	0.21	0.35	C23-24
胰腺	Pancreas	4	1.22	2.79	1.38	0.10	0.17	7	2.64	5.12	2.32	0.07	0.22	C25
喉	Larynx	3	0.92	2.10	1.40	0.17	0.17	1	0.38	0.73	0.22	0.00	0.00	C32
肺	Lung	74	22.63	51.70	29.47	1.90	3.65	33	12.45	24.15	12.07	0.32	1.45	C33-34
其他胸腔器官	Other thoracic organs	2	0.61	1.40	1.06	0.07	0.15	1	0.38	0.73	0.36	0.03	0.03	C37-38
骨	Bone	5	1.53	3.49	2.86	0.19	0.36	2	0.75	1.46	0.44	0.00	0.00	C40-41
皮肤黑色素瘤	Melanoma of skin	1	0.31	0.70	0.25	0.00	0.00	6	2.26	4.39	3.17	0.28	0.35	C43
乳腺	Breast	0	0.00	0.00	0.00	0.00	0.00	41	15.47	30.01	22.24	2.15	2.22	C50
子宫颈	Cervix	–	–	–	–	–	–	14	5.28	10.25	6.29	0.49	0.65	C53
子宫体	Uterus	–	–	–	–	–	–	10	3.77	7.32	3.90	0.30	0.45	C54-55
卵巢	Ovary	–	–	–	–	–	–	10	3.77	7.32	4.64	0.38	0.38	C56
前列腺	Prostate	6	1.83	4.19	1.66	0.00	0.07	–	–	–	–	–	–	C61
睾丸	Testis	0	0.00	0.00	0.00	0.00	0.00	–	–	–	–	–	–	C62
肾	Kidney	3	0.92	2.10	1.13	0.09	0.09	7	2.64	5.12	2.62	0.20	0.27	C64-66,68
膀胱	Bladder	13	3.98	9.08	4.90	0.22	0.60	4	1.51	2.93	1.50	0.00	0.16	C67
脑	Brain	10	3.06	6.99	6.85	0.51	0.68	14	5.28	10.25	7.55	0.49	0.64	C70-C72,D32-33,D42-43
甲状腺	Thyroid	4	1.22	2.79	2.60	0.11	0.20	5	1.89	3.66	2.71	0.23	0.23	C73
淋巴瘤	Lymphoma	19	5.81	13.27	9.79	0.82	0.99	7	2.64	5.12	4.53	0.36	0.50	C81-85,88,90,96
白血病	Leukemia	4	1.22	2.79	2.87	0.18	0.26	8	3.02	5.86	5.26	0.35	0.49	C91-95, D45-47
其他	Other	15	4.59	10.48	7.90	0.46	0.98	10	3.77	7.32	4.37	0.35	0.56	O&U
所有部位合计	All sites	327	100.00	228.46	145.63	9.90	16.89	265	100.00	193.96	120.54	8.62	12.88	All
所有部位除外皮肤	All sites exc. C44	325	99.39	227.06	145.03	9.87	16.79	261	98.49	191.04	119.14	8.55	12.61	All sites exc. C44
死亡 Mortality														
口腔	Oral cavity & pharynx	1	0.49	0.70	0.28	0.00	0.07	3	2.26	2.20	1.46	0.00	0.24	C00-10,C12-14
鼻咽	Nasopharynx	6	2.93	4.19	1.95	0.06	0.28	0	0.00	0.00	0.00	0.00	0.00	C11
食管	Esophagus	21	10.24	14.67	9.33	0.62	1.17	2	1.50	1.46	0.91	0.10	0.10	C15
胃	Stomach	13	6.34	9.08	5.67	0.28	0.74	9	6.77	6.59	3.89	0.12	0.43	C16
结直肠	Colon-rectum	20	9.76	13.97	7.51	0.34	0.87	17	12.78	12.44	7.09	0.31	0.86	C18-21
肝脏	Liver	48	23.41	33.54	20.93	1.64	2.48	18	13.53	13.17	6.18	0.28	0.58	C22
胆囊	Gallbladder etc.	0	0.00	0.00	0.00	0.00	0.00	4	3.01	2.93	1.67	0.14	0.28	C23-24
胰腺	Pancreas	6	2.93	4.19	1.90	0.03	0.26	4	3.01	2.93	1.26	0.04	0.04	C25
喉	Larynx	2	0.98	1.40	0.53	0.00	0.07	0	0.00	0.00	0.00	0.00	0.00	C32
肺	Lung	49	23.90	34.23	20.25	1.35	2.71	29	21.80	21.23	11.49	0.62	1.14	C33-34
其他胸腔器官	Other thoracic organs	1	0.49	0.70	0.55	0.07	0.07	0	0.00	0.00	0.00	0.00	0.00	C37-38
骨	Bone	2	0.98	1.40	0.84	0.03	0.11	2	1.50	1.46	0.76	0.00	0.15	C40-41
皮肤黑色素瘤	Melanoma of skin	1	0.49	0.70	0.25	0.00	0.00	0	0.00	0.00	0.00	0.00	0.00	C43
乳腺	Breast	0	0.00	0.00	0.00	0.00	0.00	9	6.77	6.59	3.71	0.28	0.50	C50
子宫颈	Cervix	–	–	–	–	–	–	10	7.52	7.32	3.78	0.27	0.42	C53
子宫体	Uterus	–	–	–	–	–	–	1	0.75	0.73	0.35	0.03	0.03	C54-55
卵巢	Ovary	–	–	–	–	–	–	2	1.50	1.46	1.18	0.14	0.14	C56
前列腺	Prostate	1	0.49	0.70	0.28	0.00	0.07	–	–	–	–	–	–	C61
睾丸	Testis	0	0.00	0.00	0.00	0.00	0.00	–	–	–	–	–	–	C62
肾	Kidney	1	0.49	0.70	0.72	0.09	0.09	1	0.75	0.73	0.28	0.00	0.07	C64-66,68
膀胱	Bladder	4	1.95	2.79	1.29	0.00	0.09	1	0.75	0.73	0.25	0.00	0.00	C67
脑	Brain	7	3.41	4.89	5.69	0.37	0.52	5	3.76	3.66	1.61	0.10	0.17	C70-C72,D32-33,D42-43
甲状腺	Thyroid	0	0.00	0.00	0.00	0.00	0.00	1	0.75	0.73	0.22	0.00	0.00	C73
淋巴瘤	Lymphoma	9	4.39	6.29	4.28	0.28	0.60	6	4.51	4.39	2.85	0.24	0.39	C81-85,88,90,96
白血病	Leukemia	3	1.46	2.10	1.44	0.06	0.14	5	3.76	3.66	2.11	0.17	0.31	C91-95, D45-47
其他	Other	10	4.88	6.99	3.60	0.16	0.47	4	3.01	2.93	1.39	0.07	0.28	O&U
所有部位合计	All sites	205	100.00	143.22	87.28	5.35	10.82	133	100.00	97.35	52.44	2.91	6.14	All
所有部位除外皮肤	All sites exc. C44	204	99.51	142.52	87.00	5.35	10.75	131	98.50	95.88	51.88	2.91	6.00	All sites exc. C44

附表 3-333 荥经县 2015 年癌症发病和死亡主要指标
Appendix Table 3-333 Incidence and mortality of cancer in Yingjing Xian, 2015

部位 Sites	男性 Male						女性 Female						ICD10
	病例数 No. cases	构成比 Freq./%	粗率 Crude rate/ 100 000⁻¹	世标率 ASR world/ 100 000⁻¹	累积率 Cum. Rate/% 0~64	0~74	病例数 No. cases	构成比 Freq./%	粗率 Crude rate/ 100 000⁻¹	世标率 ASR world/ 100 000⁻¹	累积率 Cum. Rate/% 0~64	0~74	
发病 Incidence													
口腔 Oral cavity & pharynx	0	0.00	0.00	0.00	0.00	0.00	2	1.49	2.68	1.20	0.06	0.06	C00-10,C12-14
鼻咽 Nasopharynx	3	1.32	3.91	2.08	0.06	0.21	1	0.75	1.34	1.94	0.24	0.24	C11
食管 Esophagus	12	5.26	15.62	7.64	0.48	0.48	3	2.24	4.02	1.46	0.00	0.13	C15
胃 Stomach	14	6.14	18.22	9.68	0.46	0.74	12	8.96	16.07	7.95	0.24	0.71	C16
结直肠 Colon-rectum	22	9.65	28.64	18.46	1.21	1.95	14	10.45	18.75	11.72	0.48	1.23	C18-21
肝脏 Liver	41	17.98	53.37	33.28	2.49	3.02	14	10.45	18.75	8.13	0.46	0.74	C22
胆囊 Gallbladder etc.	5	2.19	6.51	4.39	0.34	0.49	3	2.24	4.02	2.75	0.24	0.24	C23-24
胰腺 Pancreas	11	4.82	14.32	10.20	0.68	1.08	6	4.48	8.03	4.26	0.25	0.53	C25
喉 Larynx	3	1.32	3.91	2.05	0.17	0.17	0	0.00	0.00	0.00	0.00	0.00	C32
肺 Lung	54	23.68	70.29	41.89	2.92	4.74	25	18.66	33.48	19.55	1.28	2.37	C33-34
其他胸腔器官 Other thoracic organs	2	0.88	2.60	1.10	0.06	0.18	0	0.00	0.00	0.00	0.00	0.00	C37-38
骨 Bone	3	1.32	3.91	5.80	0.25	0.37	0	0.00	0.00	0.00	0.00	0.00	C40-41
皮肤黑色素瘤 Melanoma of skin	0	0.00	0.00	0.00	0.00	0.00	0	0.00	0.00	0.00	0.00	0.00	C43
乳腺 Breast	0	0.00	0.00	0.00	0.00	0.00	13	9.70	17.41	11.71	1.11	1.24	C50
子宫颈 Cervix	–	–	–	–	–	–	6	4.48	8.03	6.62	0.73	0.73	C53
子宫体 Uterus	–	–	–	–	–	–	7	5.22	9.37	4.42	0.25	0.41	C54-55
卵巢 Ovary	–	–	–	–	–	–	4	2.99	5.36	3.22	0.24	0.40	C56
前列腺 Prostate	5	2.19	6.51	2.37	0.00	0.25	–	–	–	–	–	–	C61
睾丸 Testis	1	0.44	1.30	0.61	0.06	0.06	–	–	–	–	–	–	C62
肾 Kidney	5	2.19	6.51	3.08	0.06	0.21	0	0.00	0.00	0.00	0.00	0.00	C64-66,68
膀胱 Bladder	18	7.89	23.43	14.68	0.74	1.82	3	2.24	4.02	1.94	0.00	0.41	C67
脑 Brain	8	3.51	10.41	13.30	0.87	1.15	7	5.22	9.37	6.43	0.44	0.56	C70-C72,D32-33,D42-43
甲状腺 Thyroid	2	0.88	2.60	2.73	0.23	0.38	2	1.49	2.68	1.45	0.12	0.12	C73
淋巴瘤 Lymphoma	5	2.19	6.51	4.42	0.28	0.69	1	0.75	1.34	0.63	0.05	0.05	C81-85,88,90,96
白血病 Leukemia	9	3.95	11.72	11.54	0.63	0.63	5	3.73	6.70	6.31	0.55	0.55	C91-95, D45-47
其他 Other	5	2.19	6.51	4.66	0.47	0.47	6	4.48	8.03	3.48	0.10	0.26	O&U
所有部位合计 All sites	228	100.00	296.79	193.97	12.47	19.10	134	100.00	179.44	105.17	6.86	10.99	All
所有部位除外皮肤 All sites exc. C44	228	100.00	296.79	193.97	12.47	19.10	133	99.25	178.11	104.69	6.86	10.99	All sites exc. C44
死亡 Mortality													
口腔 Oral cavity & pharynx	0	0.00	0.00	0.00	0.00	0.00	0	0.00	0.00	0.00	0.00	0.00	C00-10,C12-14
鼻咽 Nasopharynx	4	2.40	5.21	2.90	0.05	0.36	0	0.00	0.00	0.00	0.00	0.00	C11
食管 Esophagus	7	4.19	9.11	5.02	0.37	0.52	2	2.38	2.68	0.83	0.00	0.13	C15
胃 Stomach	13	7.78	16.92	11.79	0.86	1.17	11	13.10	14.73	6.50	0.13	0.44	C16
结直肠 Colon-rectum	20	11.98	26.03	14.58	0.86	1.29	11	13.10	14.73	8.08	0.38	1.10	C18-21
肝脏 Liver	36	21.56	46.86	28.77	2.16	2.87	10	11.90	13.39	5.80	0.40	0.52	C22
胆囊 Gallbladder etc.	3	1.80	3.91	2.01	0.05	0.33	2	2.38	2.68	2.42	0.24	0.24	C23-24
胰腺 Pancreas	7	4.19	9.11	7.25	0.58	0.73	2	2.38	2.68	1.94	0.13	0.28	C25
喉 Larynx	1	0.60	1.30	1.00	0.12	0.12	0	0.00	0.00	0.00	0.00	0.00	C32
肺 Lung	44	26.35	57.28	35.44	2.63	4.15	19	22.62	25.44	14.49	0.82	1.54	C33-34
其他胸腔器官 Other thoracic organs	0	0.00	0.00	0.00	0.00	0.00	0	0.00	0.00	0.00	0.00	0.00	C37-38
骨 Bone	0	0.00	0.00	0.00	0.00	0.00	0	0.00	0.00	0.00	0.00	0.00	C40-41
皮肤黑色素瘤 Melanoma of skin	0	0.00	0.00	0.00	0.00	0.00	0	0.00	0.00	0.00	0.00	0.00	C43
乳腺 Breast	0	0.00	0.00	0.00	0.00	0.00	2	2.38	2.68	2.01	0.25	0.25	C50
子宫颈 Cervix	–	–	–	–	–	–	4	4.76	5.36	4.86	0.48	0.61	C53
子宫体 Uterus	–	–	–	–	–	–	4	4.76	5.36	2.71	0.13	0.29	C54-55
卵巢 Ovary	–	–	–	–	–	–	4	4.76	5.36	2.25	0.06	0.22	C56
前列腺 Prostate	6	3.59	7.81	3.93	0.12	0.28	–	–	–	–	–	–	C61
睾丸 Testis	0	0.00	0.00	0.00	0.00	0.00	–	–	–	–	–	–	C62
肾 Kidney	4	2.40	5.21	3.80	0.16	0.32	0	0.00	0.00	0.00	0.00	0.00	C64-66,68
膀胱 Bladder	9	5.39	11.72	6.41	0.16	0.81	0	0.00	0.00	0.00	0.00	0.00	C67
脑 Brain	4	2.40	5.21	7.09	0.39	0.66	5	5.95	6.70	3.89	0.21	0.34	C70-C72,D32-33,D42-43
甲状腺 Thyroid	0	0.00	0.00	0.00	0.00	0.00	1	1.19	1.34	0.50	0.00	0.13	C73
淋巴瘤 Lymphoma	3	1.80	3.91	3.00	0.28	0.41	1	1.19	1.34	0.65	0.06	0.06	C81-85,88,90,96
白血病 Leukemia	4	2.40	5.21	2.36	0.17	0.17	6	7.14	8.03	6.37	0.53	0.53	C91-95, D45-47
其他 Other	2	1.20	2.60	1.92	0.12	0.28	0	0.00	0.00	0.00	0.00	0.00	O&U
所有部位合计 All sites	167	100.00	217.39	137.25	9.10	14.46	84	100.00	112.49	63.30	3.83	6.69	All
所有部位除外皮肤 All sites exc. C44	167	100.00	217.39	137.25	9.10	14.46	84	100.00	112.49	63.30	3.83	6.69	All sites exc. C44

附表 3-334　汉源县 2015 年癌症发病和死亡主要指标
Appendix Table 3-334　Incidence and mortality of cancer in Hanyuan Xian, 2015

部位 Sites		男性 Male						女性 Female						ICD10
		病例数 No. cases	构成比 Freq./%	粗率 Crude rate/ 100 000^{-1}	世标率 ASR world/ 100 000^{-1}	累积率 Cum. Rate/%		病例数 No. cases	构成比 Freq./%	粗率 Crude rate/ 100 000^{-1}	世标率 ASR world/ 100 000^{-1}	累积率 Cum. Rate/%		
						0~64	0~74					0~64	0~74	
发病 Incidence														
口腔	Oral cavity & pharynx	14	3.10	8.42	5.15	0.35	0.55	3	1.03	1.88	0.66	0.00	0.06	C00-10,C12-14
鼻咽	Nasopharynx	5	1.11	3.01	2.30	0.24	0.31	5	1.71	3.14	2.28	0.16	0.23	C11
食管	Esophagus	42	9.31	25.26	15.12	0.80	1.77	5	1.71	3.14	1.82	0.13	0.32	C15
胃	Stomach	45	9.98	27.06	17.62	1.37	2.27	19	6.51	11.93	6.49	0.29	0.85	C16
结直肠	Colon-rectum	43	9.53	25.86	16.26	0.93	1.84	29	9.93	18.21	10.68	0.64	1.40	C18-21
肝脏	Liver	84	18.63	50.52	33.87	2.41	3.94	22	7.53	13.82	9.73	0.79	1.28	C22
胆囊	Gallbladder etc.	3	0.67	1.80	1.45	0.11	0.19	5	1.71	3.14	1.70	0.07	0.21	C23-24
胰腺	Pancreas	10	2.22	6.01	3.43	0.15	0.43	9	3.08	5.65	3.62	0.29	0.35	C25
喉	Larynx	5	1.11	3.01	2.23	0.24	0.24	0	0.00	0.00	0.00	0.00	0.00	C32
肺	Lung	72	15.96	43.30	27.84	2.07	3.23	39	13.36	24.50	12.51	0.65	1.40	C33-34
其他胸腔器官	Other thoracic organs	3	0.67	1.80	1.62	0.09	0.09	0	0.00	0.00	0.00	0.00	0.00	C37-38
骨	Bone	4	0.89	2.41	1.91	0.18	0.18	1	0.34	0.63	0.17	0.00	0.00	C40-41
皮肤黑色素瘤	Melanoma of skin	1	0.22	0.60	0.21	0.00	0.00	1	0.34	0.63	0.74	0.09	0.09	C43
乳腺	Breast	0	0.00	0.00	0.00	0.00	0.00	28	9.59	17.59	9.99	0.62	1.13	C50
子宫颈	Cervix	–	–	–	–	–	–	33	11.30	20.73	15.34	1.39	1.67	C53
子宫体	Uterus	–	–	–	–	–	–	15	5.14	9.42	7.61	0.57	0.94	C54-55
卵巢	Ovary	–	–	–	–	–	–	6	2.05	3.77	2.93	0.29	0.29	C56
前列腺	Prostate	19	4.21	11.43	5.69	0.24	0.82	–	–	–	–	–	–	C61
睾丸	Testis	4	0.89	2.41	1.97	0.15	0.15	–	–	–	–	–	–	C62
肾	Kidney	5	1.11	3.01	1.73	0.24	0.25	1	0.34	0.63	0.45	0.00	0.08	C64-66,68
膀胱	Bladder	25	5.54	15.04	8.23	0.19	0.77	5	1.71	3.14	1.55	0.00	0.15	C67
脑	Brain	16	3.55	9.62	6.75	0.39	0.89	18	6.16	11.31	8.14	0.49	0.77	C70-C72,D32-33, D42-43
甲状腺	Thyroid	8	1.77	4.81	3.61	0.31	0.31	15	5.14	9.42	7.58	0.61	0.69	C73
淋巴瘤	Lymphoma	16	3.55	9.62	6.98	0.42	0.99	6	2.05	3.77	2.73	0.18	0.25	C81-85,88,90,96
白血病	Leukemia	8	1.77	4.81	3.41	0.19	0.33	1	0.34	0.63	0.62	0.04	0.04	C91-95, D45-47
其他	Other	19	4.21	11.43	7.35	0.52	0.73	26	8.90	16.33	10.09	0.58	1.06	O&U
所有部位合计	All sites	451	100.00	271.23	174.72	11.38	20.28	292	100.00	183.40	117.43	7.89	13.27	All
所有部位除外皮肤	All sites exc. C44	445	98.67	267.63	172.91	11.31	20.21	281	96.23	176.49	113.63	7.58	12.90	All sites exc. C44
死亡 Mortality														
口腔	Oral cavity & pharynx	6	1.94	3.61	1.52	0.03	0.10	1	0.64	0.63	0.17	0.00	0.00	C00-10,C12-14
鼻咽	Nasopharynx	3	0.97	1.80	0.84	0.03	0.09	0	0.00	0.00	0.00	0.00	0.00	C11
食管	Esophagus	27	8.71	16.24	9.83	0.52	1.16	4	2.56	2.51	1.27	0.07	0.19	C15
胃	Stomach	39	12.58	23.45	14.20	1.01	1.43	15	9.62	9.42	4.56	0.19	0.47	C16
结直肠	Colon-rectum	24	7.74	14.43	9.19	0.55	1.24	14	8.97	8.79	5.09	0.38	0.59	C18-21
肝脏	Liver	79	25.48	47.51	33.31	2.31	4.11	20	12.82	12.56	7.94	0.54	1.11	C22
胆囊	Gallbladder etc.	3	0.97	1.80	1.80	0.17	0.24	4	2.56	2.51	1.18	0.00	0.14	C23-24
胰腺	Pancreas	9	2.90	5.41	3.75	0.23	0.45	8	5.13	5.02	3.05	0.16	0.29	C25
喉	Larynx	0	0.00	0.00	0.00	0.00	0.00	0	0.00	0.00	0.00	0.00	0.00	C32
肺	Lung	57	18.39	34.28	22.55	1.50	2.76	38	24.36	23.87	13.62	0.76	1.84	C33-34
其他胸腔器官	Other thoracic organs	0	0.00	0.00	0.00	0.00	0.00	1	0.64	0.63	0.34	0.03	0.03	C37-38
骨	Bone	1	0.32	0.60	0.67	0.08	0.08	0	0.00	0.00	0.00	0.00	0.00	C40-41
皮肤黑色素瘤	Melanoma of skin	1	0.32	0.60	0.33	0.03	0.03	1	0.64	0.63	0.52	0.07	0.07	C43
乳腺	Breast	0	0.00	0.00	0.00	0.00	0.00	4	2.56	2.51	1.22	0.06	0.19	C50
子宫颈	Cervix	–	–	–	–	–	–	9	5.77	5.65	4.47	0.34	0.56	C53
子宫体	Uterus	–	–	–	–	–	–	2	1.28	1.26	0.91	0.00	0.15	C54-55
卵巢	Ovary	–	–	–	–	–	–	5	3.21	3.14	1.98	0.18	0.18	C56
前列腺	Prostate	9	2.90	5.41	2.63	0.13	0.13	–	–	–	–	–	–	C61
睾丸	Testis	0	0.00	0.00	0.00	0.00	0.00	–	–	–	–	–	–	C62
肾	Kidney	1	0.32	0.60	0.26	0.00	0.06	0	0.00	0.00	0.00	0.00	0.00	C64-66,68
膀胱	Bladder	13	4.19	7.82	4.05	0.03	0.52	3	1.92	1.88	0.66	0.00	0.06	C67
脑	Brain	13	4.19	7.82	5.72	0.35	0.72	9	5.77	5.65	3.63	0.26	0.32	C70-C72,D32-33, D42-43
甲状腺	Thyroid	0	0.00	0.00	0.00	0.00	0.00	0	0.00	0.00	0.00	0.00	0.00	C73
淋巴瘤	Lymphoma	5	1.61	3.01	1.52	0.03	0.17	4	2.56	2.51	1.38	0.12	0.12	C81-85,88,90,96
白血病	Leukemia	8	2.58	4.81	3.97	0.25	0.39	0	0.00	0.00	0.00	0.00	0.00	C91-95, D45-47
其他	Other	12	3.87	7.22	4.09	0.18	0.52	14	8.97	8.79	5.67	0.17	0.59	O&U
所有部位合计	All sites	310	100.00	186.44	120.21	7.44	14.21	156	100.00	97.98	57.68	3.33	6.91	All
所有部位除外皮肤	All sites exc. C44	309	99.68	185.83	120.01	7.44	14.21	151	96.79	94.84	56.33	3.33	6.77	All sites exc. C44

部位 Sites		男性 Male						女性 Female						ICD10
		病例数 No. cases	构成比 Freq. /%	粗率 Crude rate/ 100 000⁻¹	世标率 ASR world/ 100 000⁻¹	累积率 Cum. Rate/%		病例数 No. cases	构成比 Freq. /%	粗率 Crude rate/ 100 000⁻¹	世标率 ASR world/ 100 000⁻¹	累积率 Cum. Rate/%		
						0~64	0~74					0~64	0~74	
发病 Incidence														
口腔	Oral cavity & pharynx	4	2.33	6.38	4.48	0.47	0.47	1	0.74	1.65	1.35	0.00	0.23	C00-10,C12-14
鼻咽	Nasopharynx	4	2.33	6.38	4.09	0.42	0.42	3	2.21	4.96	3.15	0.28	0.28	C11
食管	Esophagus	15	8.72	23.91	14.93	0.80	2.04	0	0.00	0.00	0.00	0.00	0.00	C15
胃	Stomach	18	10.47	28.69	24.09	1.85	2.81	10	7.35	16.53	8.62	0.46	0.99	C16
结直肠	Colon-rectum	15	8.72	23.91	14.93	0.83	1.50	18	13.24	29.75	16.27	0.71	1.73	C18-21
肝脏	Liver	36	20.93	57.38	38.31	2.73	4.46	9	6.62	14.87	9.17	0.35	1.20	C22
胆囊	Gallbladder etc.	1	0.58	1.59	0.71	0.00	0.00	2	1.47	3.31	2.97	0.20	0.43	C23-24
胰腺	Pancreas	5	2.91	7.97	5.05	0.38	0.38	6	4.41	9.92	5.75	0.08	1.06	C25
喉	Larynx	2	1.16	3.19	2.30	0.09	0.33	0	0.00	0.00	0.00	0.00	0.00	C32
肺	Lung	40	23.26	63.75	42.88	3.13	4.99	25	18.38	41.31	22.31	1.45	2.25	C33-34
其他胸腔器官	Other thoracic organs	0	0.00	0.00	0.00	0.00	0.00	1	0.74	1.65	1.46	0.18	0.18	C37-38
骨	Bone	1	0.58	1.59	1.48	0.18	0.18	1	0.74	1.65	1.96	0.12	0.12	C40-41
皮肤黑色素瘤	Melanoma of skin	0	0.00	0.00	0.00	0.00	0.00	0	0.00	0.00	0.00	0.00	0.00	C43
乳腺	Breast	0	0.00	0.00	0.00	0.00	0.00	15	11.03	24.79	18.83	1.58	2.03	C50
子宫颈	Cervix	–	–	–	–	–	–	16	11.76	26.44	18.09	1.26	2.06	C53
子宫体	Uterus	–	–	–	–	–	–	2	1.47	3.31	2.00	0.18	0.18	C54-55
卵巢	Ovary	–	–	–	–	–	–	2	1.47	3.31	2.16	0.18	0.36	C56
前列腺	Prostate	4	2.33	6.38	3.73	0.00	0.24	–	–	–	–	–	–	C61
睾丸	Testis	0	0.00	0.00	0.00	0.00	0.00	–	–	–	–	–	–	C62
肾	Kidney	1	0.58	1.59	0.85	0.09	0.09	1	0.74	1.65	1.35	0.00	0.23	C64-66,68
膀胱	Bladder	5	2.91	7.97	4.34	0.00	0.43	2	1.47	3.31	1.33	0.00	0.18	C67
脑	Brain	6	3.49	9.56	8.75	0.76	1.00	3	2.21	4.96	3.70	0.27	0.50	C70-C72,D32-33,D42-43
甲状腺	Thyroid	2	1.16	3.19	2.10	0.19	0.19	4	2.94	6.61	4.50	0.28	0.50	C73
淋巴瘤	Lymphoma	6	3.49	9.56	6.81	0.47	0.47	6	4.41	9.92	7.99	0.70	0.92	C81-85,88,90,96
白血病	Leukemia	4	2.33	6.38	4.87	0.47	0.66	3	2.21	4.96	6.78	0.29	0.51	C91-95, D45-47
其他	Other	3	1.74	4.78	3.50	0.18	0.43	6	4.41	9.92	8.14	0.57	0.97	O&U
所有部位合计	All sites	172	100.00	274.13	188.19	13.03	21.07	136	100.00	224.75	147.88	9.12	16.90	All
所有部位除外皮肤	All sites exc. C44	170	98.84	270.94	185.26	12.84	20.65	135	99.26	223.10	147.18	9.12	16.73	All sites exc. C44
死亡 Mortality														
口腔	Oral cavity & pharynx	4	3.31	6.38	3.70	0.00	0.43	0	0.00	0.00	0.00	0.00	0.00	C00-10,C12-14
鼻咽	Nasopharynx	3	2.48	4.78	3.03	0.07	0.31	1	1.49	1.65	2.67	0.15	0.15	C11
食管	Esophagus	12	9.92	19.13	10.43	0.54	1.11	0	0.00	0.00	0.00	0.00	0.00	C15
胃	Stomach	11	9.09	17.53	12.71	0.95	1.38	6	8.96	9.92	7.22	0.63	0.98	C16
结直肠	Colon-rectum	5	4.13	7.97	5.82	0.20	0.68	10	14.93	16.53	9.31	0.08	1.16	C18-21
肝脏	Liver	29	23.97	46.22	31.05	2.51	3.18	8	11.94	13.22	8.16	0.43	0.88	C22
胆囊	Gallbladder etc.	0	0.00	0.00	0.00	0.00	0.00	0	0.00	0.00	0.00	0.00	0.00	C23-24
胰腺	Pancreas	5	4.13	7.97	5.23	0.38	0.57	5	7.46	8.26	5.05	0.08	0.88	C25
喉	Larynx	4	3.31	6.38	3.75	0.00	0.62	1	1.49	1.65	0.62	0.00	0.00	C32
肺	Lung	28	23.14	44.63	28.66	2.24	3.05	13	19.40	21.48	12.99	1.01	1.41	C33-34
其他胸腔器官	Other thoracic organs	0	0.00	0.00	0.00	0.00	0.00	0	0.00	0.00	0.00	0.00	0.00	C37-38
骨	Bone	0	0.00	0.00	0.00	0.00	0.00	1	1.49	1.65	1.96	0.12	0.12	C40-41
皮肤黑色素瘤	Melanoma of skin	0	0.00	0.00	0.00	0.00	0.00	0	0.00	0.00	0.00	0.00	0.00	C43
乳腺	Breast	0	0.00	0.00	0.00	0.00	0.00	6	8.96	9.92	8.18	0.94	0.94	C50
子宫颈	Cervix	–	–	–	–	–	–	5	7.46	8.26	4.48	0.36	0.54	C53
子宫体	Uterus	–	–	–	–	–	–	1	1.49	1.65	1.46	0.18	0.18	C54-55
卵巢	Ovary	–	–	–	–	–	–	2	2.99	3.31	2.78	0.23	0.23	C56
前列腺	Prostate	2	1.65	3.19	1.55	0.00	0.19	–	–	–	–	–	–	C61
睾丸	Testis	0	0.00	0.00	0.00	0.00	0.00	–	–	–	–	–	–	C62
肾	Kidney	0	0.00	0.00	0.00	0.00	0.00	0	0.00	0.00	0.00	0.00	0.00	C64-66,68
膀胱	Bladder	6	4.96	9.56	4.40	0.07	0.45	0	0.00	0.00	0.00	0.00	0.00	C67
脑	Brain	2	1.65	3.19	2.92	0.18	0.43	1	1.49	1.65	1.33	0.11	0.11	C70-C72,D32-33,D42-43
甲状腺	Thyroid	0	0.00	0.00	0.00	0.00	0.00	0	0.00	0.00	0.00	0.00	0.00	C73
淋巴瘤	Lymphoma	6	4.96	9.56	6.81	0.47	0.47	3	4.48	4.96	3.92	0.34	0.34	C81-85,88,90,96
白血病	Leukemia	2	1.65	3.19	2.24	0.18	0.38	3	4.48	4.96	6.78	0.29	0.51	C91-95, D45-47
其他	Other	2	1.65	3.19	2.45	0.27	0.27	1	1.49	1.65	0.93	0.08	0.08	O&U
所有部位合计	All sites	121	100.00	192.84	124.76	8.07	13.52	67	100.00	110.72	77.83	5.01	8.50	All
所有部位除外皮肤	All sites exc. C44	121	100.00	192.84	124.76	8.07	13.52	67	100.00	110.72	77.83	5.01	8.50	All sites exc. C44

附表 3-336 天全县 2015 年癌症发病和死亡主要指标
Appendix Table 3-336　Incidence and mortality of cancer in Tianquan Xian, 2015

部位 Sites		男性 Male						女性 Female						ICD10
		病例数 No. cases	构成比 Freq. /%	粗率 Crude rate/ 100 000⁻¹	世标率 ASR world/ 100 000⁻¹	累积率 Cum. Rate/%		病例数 No. cases	构成比 Freq. /%	粗率 Crude rate/ 100 000⁻¹	世标率 ASR world/ 100 000⁻¹	累积率 Cum. Rate/%		
						0~64	0~74					0~64	0~74	
发病 Incidence														
口腔	Oral cavity & pharynx	1	0.57	1.25	0.50	0.00	0.00	0	0.00	0.00	0.00	0.00	0.00	C00-10,C12-14
鼻咽	Nasopharynx	2	1.14	2.51	1.20	0.07	0.19	2	1.25	2.66	1.28	0.00	0.15	C11
食管	Esophagus	17	9.71	21.30	13.38	0.76	1.82	3	1.88	3.99	2.38	0.13	0.28	C15
胃	Stomach	19	10.86	23.81	17.41	1.64	2.15	9	5.63	11.98	7.70	0.43	0.85	C16
结直肠	Colon-rectum	13	7.43	16.29	10.10	0.63	1.29	14	8.75	18.63	11.00	0.75	1.41	C18-21
肝脏	Liver	33	18.86	41.35	28.43	2.16	3.50	17	10.63	22.62	12.04	0.75	1.65	C22
胆囊	Gallbladder etc.	2	1.14	2.51	0.99	0.00	0.12	1	0.63	1.33	0.89	0.00	0.15	C23-24
胰腺	Pancreas	7	4.00	8.77	4.84	0.00	0.81	7	4.38	9.31	4.76	0.12	0.38	C25
喉	Larynx	3	1.71	3.76	2.76	0.26	0.39	0	0.00	0.00	0.00	0.00	0.00	C32
肺	Lung	39	22.29	48.87	33.51	2.42	3.75	23	14.38	30.61	19.51	1.61	2.15	C33-34
其他胸腔器官	Other thoracic organs	1	0.57	1.25	1.00	0.12	0.12	0	0.00	0.00	0.00	0.00	0.00	C37-38
骨	Bone	0	0.00	0.00	0.00	0.00	0.00	1	0.63	1.33	2.08	0.12	0.12	C40-41
皮肤黑色素瘤	Melanoma of skin	0	0.00	0.00	0.00	0.00	0.00	1	0.63	1.33	1.02	0.13	0.13	C43
乳腺	Breast	1	0.57	1.25	1.00	0.12	0.12	26	16.25	34.60	29.32	2.62	3.17	C50
子宫颈	Cervix	–	–	–	–	–	–	7	4.38	9.31	5.31	0.45	0.45	C53
子宫体	Uterus	–	–	–	–	–	–	4	2.50	5.32	3.00	0.26	0.26	C54-55
卵巢	Ovary	–	–	–	–	–	–	8	5.00	10.65	6.10	0.47	0.75	C56
前列腺	Prostate	0	0.00	0.00	0.00	0.00	0.00	–	–	–	–	–	–	C61
睾丸	Testis	0	0.00	0.00	0.00	0.00	0.00	–	–	–	–	–	–	C62
肾	Kidney	2	1.14	2.51	2.56	0.32	0.32	2	1.25	2.66	1.19	0.07	0.07	C64-66,68
膀胱	Bladder	8	4.57	10.02	6.95	0.51	1.03	0	0.00	0.00	0.00	0.00	0.00	C67
脑	Brain	6	3.43	7.52	4.16	0.17	0.43	9	5.63	11.98	7.62	0.57	1.00	C70-C72,D32-33,D42-43
甲状腺	Thyroid	1	0.57	1.25	2.04	0.11	0.11	4	2.50	5.32	4.07	0.19	0.33	C73
淋巴瘤	Lymphoma	5	2.86	6.27	3.53	0.19	0.46	6	3.75	7.98	5.43	0.41	0.56	C81-85,88,90,96
白血病	Leukemia	3	1.71	3.76	4.83	0.35	0.35	5	3.13	6.65	4.85	0.49	0.49	C91-95, D45-47
其他	Other	12	6.86	15.04	13.11	0.75	1.29	11	6.88	14.64	8.17	0.28	0.56	O&U
所有部位合计	All sites	175	100.00	219.28	152.30	10.61	18.28	160	100.00	212.90	137.73	9.85	14.91	All
所有部位除外皮肤	All sites exc. C44	170	97.14	213.02	147.28	10.24	17.77	158	98.75	210.24	135.98	9.74	14.80	All sites exc. C44
死亡 Mortality														
口腔	Oral cavity & pharynx	3	2.52	3.76	3.06	0.25	0.39	0	0.00	0.00	0.00	0.00	0.00	C00-10,C12-14
鼻咽	Nasopharynx	0	0.00	0.00	0.00	0.00	0.00	1	1.10	1.33	2.08	0.12	0.12	C11
食管	Esophagus	16	13.45	20.05	13.36	0.62	1.85	3	3.30	3.99	1.37	0.00	0.13	C15
胃	Stomach	8	6.72	10.02	5.00	0.18	0.69	15	16.48	19.96	12.18	0.62	1.47	C16
结直肠	Colon-rectum	12	10.08	15.04	10.94	0.89	1.39	15	16.48	19.96	10.02	0.45	0.90	C18-21
肝脏	Liver	21	17.65	26.31	19.44	1.62	2.28	7	7.69	9.31	4.83	0.28	0.54	C22
胆囊	Gallbladder etc.	2	1.68	2.51	1.49	0.00	0.25	1	1.10	1.33	0.89	0.00	0.15	C23-24
胰腺	Pancreas	10	8.40	12.53	6.48	0.06	0.72	6	6.59	7.98	5.31	0.25	0.53	C25
喉	Larynx	1	0.84	1.25	1.00	0.12	0.12	0	0.00	0.00	0.00	0.00	0.00	C32
肺	Lung	25	21.01	31.33	22.32	1.67	2.74	16	17.58	21.29	11.71	0.59	1.57	C33-34
其他胸腔器官	Other thoracic organs	0	0.00	0.00	0.00	0.00	0.00	0	0.00	0.00	0.00	0.00	0.00	C37-38
骨	Bone	1	0.84	1.25	0.83	0.00	0.14	0	0.00	0.00	0.00	0.00	0.00	C40-41
皮肤黑色素瘤	Melanoma of skin	0	0.00	0.00	0.00	0.00	0.00	1	1.10	1.33	1.02	0.13	0.13	C43
乳腺	Breast	0	0.00	0.00	0.00	0.00	0.00	10	10.99	13.31	9.08	0.93	0.93	C50
子宫颈	Cervix	–	–	–	–	–	–	1	1.10	1.33	0.89	0.00	0.15	C53
子宫体	Uterus	–	–	–	–	–	–	2	2.20	2.66	1.92	0.13	0.28	C54-55
卵巢	Ovary	–	–	–	–	–	–	2	2.20	2.66	2.24	0.22	0.34	C56
前列腺	Prostate	2	1.68	2.51	1.33	0.00	0.26	–	–	–	–	–	–	C61
睾丸	Testis	0	0.00	0.00	0.00	0.00	0.00	–	–	–	–	–	–	C62
肾	Kidney	2	1.68	2.51	1.33	0.00	0.26	0	0.00	0.00	0.00	0.00	0.00	C64-66,68
膀胱	Bladder	0	0.00	0.00	0.00	0.00	0.00	0	0.00	0.00	0.00	0.00	0.00	C67
脑	Brain	2	1.68	2.51	2.18	0.18	0.18	2	2.20	2.66	1.77	0.19	0.19	C70-C72,D32-33,D42-43
甲状腺	Thyroid	0	0.00	0.00	0.00	0.00	0.00	0	0.00	0.00	0.00	0.00	0.00	C73
淋巴瘤	Lymphoma	4	3.36	5.01	2.53	0.07	0.33	1	1.10	1.33	0.48	0.00	0.00	C81-85,88,90,96
白血病	Leukemia	1	0.84	1.25	0.67	0.06	0.06	3	3.30	3.99	1.81	0.06	0.32	C91-95, D45-47
其他	Other	9	7.56	11.28	7.44	0.26	1.09	5	5.49	6.65	3.24	0.19	0.32	O&U
所有部位合计	All sites	119	100.00	149.11	99.42	6.11	12.77	91	100.00	121.09	70.84	4.15	8.05	All
所有部位除外皮肤	All sites exc. C44	118	99.16	147.86	98.72	6.04	12.70	89	97.80	118.43	69.34	4.02	7.92	All sites exc. C44

附表 3-337　芦山县 2015 年癌症发病和死亡主要指标

Appendix Table 3-337　Incidence and mortality of cancer in Lushan Xian,2015

部位 Sites		男性 Male						女性 Female						ICD10
		病例数 No. cases	构成比 Freq. /%	粗率 Crude rate/ 100 000⁻¹	世标率 ASR world/ 100 000⁻¹	累积率 Cum. Rate/%		病例数 No. cases	构成比 Freq. /%	粗率 Crude rate/ 100 000⁻¹	世标率 ASR world/ 100 000⁻¹	累积率 Cum. Rate/%		
						0~64	0~74					0~64	0~74	
发病 Incidence														
口腔	Oral cavity & pharynx	6	3.33	9.61	6.76	0.22	0.75	0	0.00	0.00	0.00	0.00	0.00	C00-10,C12-14
鼻咽	Nasopharynx	3	1.67	4.80	3.85	0.22	0.38	0	0.00	0.00	0.00	0.00	0.00	C11
食管	Esophagus	25	13.89	40.03	24.99	1.73	3.28	4	3.54	6.76	3.28	0.17	0.35	C15
胃	Stomach	20	11.11	32.02	19.57	1.34	2.20	10	8.85	16.90	9.78	0.68	1.03	C16
结直肠	Colon-rectum	17	9.44	27.22	19.49	1.49	2.72	20	17.70	33.80	22.41	1.24	2.82	C18-21
肝脏	Liver	22	12.22	35.23	24.48	2.08	2.94	7	6.19	11.83	4.49	0.00	0.52	C22
胆囊	Gallbladder etc.	2	1.11	3.20	3.12	0.35	0.35	1	0.88	1.69	0.90	0.09	0.09	C23-24
胰腺	Pancreas	7	3.89	11.21	8.36	0.51	1.23	4	3.54	6.76	4.24	0.25	0.63	C25
喉	Larynx	0	0.00	0.00	0.00	0.00	0.00	0	0.00	0.00	0.00	0.00	0.00	C32
肺	Lung	38	21.11	60.85	39.45	2.41	4.71	19	16.81	32.11	20.43	1.21	2.23	C33-34
其他胸腔器官	Other thoracic organs	1	0.56	1.60	0.65	0.00	0.16	0	0.00	0.00	0.00	0.00	0.00	C37-38
骨	Bone	7	3.89	11.21	9.11	0.75	0.75	0	0.00	0.00	0.00	0.00	0.00	C40-41
皮肤黑色素瘤	Melanoma of skin	0	0.00	0.00	0.00	0.00	0.00	2	1.77	3.38	1.45	0.08	0.08	C43
乳腺	Breast	0	0.00	0.00	0.00	0.00	0.00	13	11.50	21.97	15.19	1.28	1.83	C50
子宫颈	Cervix	-	-	-	-	-	-	5	4.42	8.45	5.16	0.18	0.57	C53
子宫体	Uterus	-	-	-	-	-	-	1	0.88	1.69	2.19	0.18	0.18	C54-55
卵巢	Ovary	-	-	-	-	-	-	7	6.19	11.83	10.82	0.63	1.02	C56
前列腺	Prostate	0	0.00	0.00	0.00	0.00	0.00	-	-	-	-	-	-	C61
睾丸	Testis	0	0.00	0.00	0.00	0.00	0.00	-	-	-	-	-	-	C62
肾	Kidney	4	2.22	6.40	3.17	0.07	0.42	0	0.00	0.00	0.00	0.00	0.00	C64-66,68
膀胱	Bladder	4	2.22	6.40	3.34	0.07	0.26	1	0.88	1.69	2.43	0.30	0.30	C67
脑	Brain	4	2.22	6.40	3.35	0.23	0.39	7	6.19	11.83	9.13	0.87	1.21	C70-C72,D32-33,D42-43
甲状腺	Thyroid	2	1.11	3.20	2.61	0.22	0.22	1	0.88	1.69	2.19	0.18	0.18	C73
淋巴瘤	Lymphoma	11	6.11	17.61	14.47	1.04	1.52	5	4.42	8.45	5.16	0.26	0.78	C81-85,88,90,96
白血病	Leukemia	3	1.67	4.80	3.06	0.31	0.31	4	3.54	6.76	7.90	0.37	0.54	C91-95,D45-47
其他	Other	4	2.22	6.40	3.59	0.19	0.19	2	1.77	3.38	1.21	0.00	0.00	O&U
所有部位合计	All sites	180	100.00	288.22	193.43	13.21	22.78	113	100.00	190.98	128.36	7.98	14.36	All
所有部位除外皮肤	All sites exc. C44	180	100.00	288.22	193.43	13.21	22.78	112	99.12	189.29	127.74	7.98	14.36	All sites exc. C44
死亡 Mortality														
口腔	Oral cavity & pharynx	6	4.69	9.61	5.87	0.16	0.88	0	0.00	0.00	0.00	0.00	0.00	C00-10,C12-14
鼻咽	Nasopharynx	1	0.78	1.60	0.65	0.00	0.16	0	0.00	0.00	0.00	0.00	0.00	C11
食管	Esophagus	16	12.50	25.62	14.61	0.85	2.01	2	3.45	3.38	1.38	0.00	0.35	C15
胃	Stomach	17	13.28	27.22	18.08	1.32	2.18	4	6.90	6.76	2.90	0.07	0.42	C16
结直肠	Colon-rectum	11	8.59	17.61	8.76	0.23	0.77	6	10.34	10.14	5.55	0.42	0.42	C18-21
肝脏	Liver	17	13.28	27.22	20.24	1.70	2.58	11	18.97	18.59	8.15	0.26	1.13	C22
胆囊	Gallbladder etc.	1	0.78	1.60	2.24	0.28	0.28	0	0.00	0.00	0.00	0.00	0.00	C23-24
胰腺	Pancreas	4	3.13	6.40	3.89	0.23	0.58	4	6.90	6.76	3.35	0.07	0.46	C25
喉	Larynx	1	0.78	1.60	0.58	0.00	0.00	0	0.00	0.00	0.00	0.00	0.00	C32
肺	Lung	30	23.44	48.04	29.60	1.44	3.25	16	27.59	27.04	18.02	1.50	2.02	C33-34
其他胸腔器官	Other thoracic organs	0	0.00	0.00	0.00	0.00	0.00	0	0.00	0.00	0.00	0.00	0.00	C37-38
骨	Bone	2	1.56	3.20	3.13	0.37	0.37	0	0.00	0.00	0.00	0.00	0.00	C40-41
皮肤黑色素瘤	Melanoma of skin	0	0.00	0.00	0.00	0.00	0.00	1	1.72	1.69	0.49	0.00	0.00	C43
乳腺	Breast	0	0.00	0.00	0.00	0.00	0.00	0	0.00	0.00	0.00	0.00	0.00	C50
子宫颈	Cervix	-	-	-	-	-	-	2	3.45	3.38	1.58	0.08	0.08	C53
子宫体	Uterus	-	-	-	-	-	-	2	3.45	3.38	1.31	0.00	0.17	C54-55
卵巢	Ovary	-	-	-	-	-	-	4	6.90	6.76	3.37	0.24	0.24	C56
前列腺	Prostate	1	0.78	1.60	0.65	0.00	0.16	-	-	-	-	-	-	C61
睾丸	Testis	0	0.00	0.00	0.00	0.00	0.00	-	-	-	-	-	-	C62
肾	Kidney	3	2.34	4.80	2.60	0.07	0.42	2	3.45	3.38	2.00	0.17	0.17	C64-66,68
膀胱	Bladder	0	0.00	0.00	0.00	0.00	0.00	0	0.00	0.00	0.00	0.00	0.00	C67
脑	Brain	7	5.47	11.21	7.37	0.42	0.79	1	1.72	1.69	0.69	0.00	0.17	C70-C72,D32-33,D42-43
甲状腺	Thyroid	0	0.00	0.00	0.00	0.00	0.00	0	0.00	0.00	0.00	0.00	0.00	C73
淋巴瘤	Lymphoma	3	2.34	4.80	5.17	0.52	0.52	1	1.72	1.69	0.69	0.00	0.17	C81-85,88,90,96
白血病	Leukemia	5	3.91	8.01	5.93	0.51	0.51	2	3.45	3.38	5.58	0.27	0.27	C91-95,D45-47
其他	Other	3	2.34	4.80	3.32	0.26	0.26	0	0.00	0.00	0.00	0.00	0.00	O&U
所有部位合计	All sites	128	100.00	204.96	132.68	8.36	15.72	58	100.00	98.02	55.08	3.10	6.08	All
所有部位除外皮肤	All sites exc. C44	127	99.22	203.36	131.79	8.28	15.65	58	100.00	98.02	55.08	3.10	6.08	All sites exc. C44

附表 3-338　宝兴县 2015 年癌症发病和死亡主要指标
Appendix Table 3-338　Incidence and mortality of cancer in Baoxing Xian, 2015

部位 Sites		男性 Male						女性 Female						ICD10
		病例数 No. cases	构成比 Freq./%	粗率 Crude rate/ 100 000⁻¹	世标率 ASR world/ 100 000⁻¹	累积率 Cum. Rate/% 0~64	0~74	病例数 No. cases	构成比 Freq./%	粗率 Crude rate/ 100 000⁻¹	世标率 ASR world/ 100 000⁻¹	累积率 Cum. Rate/% 0~64	0~74	

发病 Incidence

部位 Sites		No. cases	Freq./%	Crude	ASR	0~64	0~74	No. cases	Freq./%	Crude	ASR	0~64	0~74	ICD10
口腔	Oral cavity & pharynx	0	0.00	0.00	0.00	0.00	0.00	1	2.22	3.53	3.01	0.38	0.38	C00-10,C12-14
鼻咽	Nasopharynx	0	0.00	0.00	0.00	0.00	0.00	1	2.22	3.53	3.01	0.38	0.38	C11
食管	Esophagus	6	8.82	19.71	11.86	0.48	1.32	2	4.44	7.06	7.37	0.74	0.74	C15
胃	Stomach	6	8.82	19.71	8.55	0.00	0.84	5	11.11	17.64	11.65	0.28	1.21	C16
结直肠	Colon-rectum	12	17.65	39.43	19.36	0.49	2.16	4	8.89	14.11	10.60	0.58	1.15	C18-21
肝脏	Liver	8	11.76	26.28	19.21	1.55	2.73	2	4.44	7.06	3.94	0.39	0.39	C22
胆囊	Gallbladder etc.	0	0.00	0.00	0.00	0.00	0.00	0	0.00	0.00	0.00	0.00	0.00	C23-24
胰腺	Pancreas	2	2.94	6.57	2.72	0.00	0.68	2	4.44	7.06	3.97	0.33	0.33	C25
喉	Larynx	1	1.47	3.29	2.98	0.00	0.50	0	0.00	0.00	0.00	0.00	0.00	C32
肺	Lung	18	26.47	59.14	40.78	2.89	5.58	4	8.89	14.11	6.80	0.33	1.04	C33-34
其他胸腔器官	Other thoracic organs	0	0.00	0.00	0.00	0.00	0.00	0	0.00	0.00	0.00	0.00	0.00	C37-38
骨	Bone	2	2.94	6.57	3.29	0.27	0.27	1	2.22	3.53	1.42	0.00	0.35	C40-41
皮肤黑色素瘤	Melanoma of skin	0	0.00	0.00	0.00	0.00	0.00	0	0.00	0.00	0.00	0.00	0.00	C43
乳腺	Breast	0	0.00	0.00	0.00	0.00	0.00	9	20.00	31.75	22.10	1.81	1.81	C50
子宫颈	Cervix	–	–	–	–	–	–	1	2.22	3.53	4.61	0.58	0.58	C53
子宫体	Uterus	–	–	–	–	–	–	2	4.44	7.06	6.89	0.00	1.15	C54-55
卵巢	Ovary	–	–	–	–	–	–	2	4.44	7.06	3.39	0.20	0.55	C56
前列腺	Prostate	1	1.47	3.29	1.36	0.00	0.34	–	–	–	–	–	–	C61
睾丸	Testis	1	1.47	3.29	4.37	0.27	0.27	–	–	–	–	–	–	C62
肾	Kidney	2	2.94	6.57	5.53	0.65	0.65	1	2.22	3.53	1.27	0.00	0.00	C64-66,68
膀胱	Bladder	3	4.41	9.86	5.54	0.00	0.84	0	0.00	0.00	0.00	0.00	0.00	C67
脑	Brain	3	4.41	9.86	5.96	0.66	0.66	1	2.22	3.53	1.80	0.15	0.15	C70-C72,D32-33,D42-43
甲状腺	Thyroid	0	0.00	0.00	0.00	0.00	0.00	0	0.00	0.00	0.00	0.00	0.00	C73
淋巴瘤	Lymphoma	2	2.94	6.57	6.81	0.48	0.98	3	6.67	10.58	8.26	0.53	1.10	C81-85,88,90,96
白血病	Leukemia	1	1.47	3.29	3.33	0.28	0.28	2	4.44	7.06	8.18	0.51	0.51	C91-95, D45-47
其他	Other	0	0.00	0.00	0.00	0.00	0.00	2	4.44	7.06	2.31	0.00	0.00	O&U
所有部位合计	All sites	68	100.00	223.42	141.64	8.02	18.08	45	100.00	158.77	110.58	7.18	11.82	All
所有部位除外皮肤	All sites exc. C44	68	100.00	223.42	141.64	8.02	18.08	45	100.00	158.77	110.58	7.18	11.82	All sites exc. C44

死亡 Mortality

部位 Sites		No. cases	Freq./%	Crude	ASR	0~64	0~74	No. cases	Freq./%	Crude	ASR	0~64	0~74	ICD10
口腔	Oral cavity & pharynx	0	0.00	0.00	0.00	0.00	0.00	0	0.00	0.00	0.00	0.00	0.00	C00-10,C12-14
鼻咽	Nasopharynx	1	2.00	3.29	3.83	0.48	0.48	1	3.57	3.53	1.97	0.20	0.20	C11
食管	Esophagus	9	18.00	29.57	19.47	0.97	2.30	1	3.57	3.53	4.36	0.36	0.36	C15
胃	Stomach	5	10.00	16.43	10.38	0.48	1.32	3	10.71	10.58	5.70	0.38	0.73	C16
结直肠	Colon-rectum	5	10.00	16.43	11.27	0.27	1.45	2	7.14	7.06	2.07	0.00	0.00	C18-21
肝脏	Liver	7	14.00	23.00	15.94	1.41	2.43	1	3.57	3.53	1.80	0.15	0.15	C22
胆囊	Gallbladder etc.	0	0.00	0.00	0.00	0.00	0.00	0	0.00	0.00	0.00	0.00	0.00	C23-24
胰腺	Pancreas	2	4.00	6.57	2.72	0.00	0.68	2	7.14	7.06	3.61	0.30	0.30	C25
喉	Larynx	0	0.00	0.00	0.00	0.00	0.00	0	0.00	0.00	0.00	0.00	0.00	C32
肺	Lung	13	26.00	42.71	26.18	1.77	3.47	4	14.29	14.11	7.30	0.30	0.65	C33-34
其他胸腔器官	Other thoracic organs	0	0.00	0.00	0.00	0.00	0.00	0	0.00	0.00	0.00	0.00	0.00	C37-38
骨	Bone	1	2.00	3.29	1.64	0.14	0.14	1	3.57	3.53	1.42	0.00	0.35	C40-41
皮肤黑色素瘤	Melanoma of skin	0	0.00	0.00	0.00	0.00	0.00	0	0.00	0.00	0.00	0.00	0.00	C43
乳腺	Breast	0	0.00	0.00	0.00	0.00	0.00	1	3.57	3.53	3.44	0.00	0.57	C50
子宫颈	Cervix	–	–	–	–	–	–	2	7.14	7.06	6.78	0.76	0.76	C53
子宫体	Uterus	–	–	–	–	–	–	1	3.57	3.53	3.44	0.00	0.57	C54-55
卵巢	Ovary	–	–	–	–	–	–	1	3.57	3.53	1.42	0.00	0.35	C56
前列腺	Prostate	1	2.00	3.29	2.56	0.32	0.32	–	–	–	–	–	–	C61
睾丸	Testis	0	0.00	0.00	0.00	0.00	0.00	–	–	–	–	–	–	C62
肾	Kidney	0	0.00	0.00	0.00	0.00	0.00	0	0.00	0.00	0.00	0.00	0.00	C64-66,68
膀胱	Bladder	3	6.00	9.86	5.54	0.00	0.84	0	0.00	0.00	0.00	0.00	0.00	C67
脑	Brain	0	0.00	0.00	0.00	0.00	0.00	3	10.71	10.58	10.77	1.09	1.09	C70-C72,D32-33,D42-43
甲状腺	Thyroid	0	0.00	0.00	0.00	0.00	0.00	0	0.00	0.00	0.00	0.00	0.00	C73
淋巴瘤	Lymphoma	0	0.00	0.00	0.00	0.00	0.00	1	3.57	3.53	3.01	0.38	0.38	C81-85,88,90,96
白血病	Leukemia	2	4.00	6.57	8.77	0.58	0.58	2	7.14	7.06	8.18	0.51	0.51	C91-95, D45-47
其他	Other	1	2.00	3.29	1.68	0.00	0.00	2	7.14	7.06	4.86	0.00	0.57	O&U
所有部位合计	All sites	50	100.00	164.28	109.97	6.42	14.00	28	100.00	98.79	70.13	4.42	7.56	All
所有部位除外皮肤	All sites exc. C44	50	100.00	164.28	109.97	6.42	14.00	27	96.43	95.26	68.72	4.42	7.56	All sites exc. C44

附表 3-339　乐至县 2015 年癌症发病和死亡主要指标

Appendix Table 3-339　Incidence and mortality of cancer in Lezhi Xian,2015

部位 Sites		男性 Male 病例数 No. cases	构成比 Freq./%	粗率 Crude rate/ 100 000⁻¹	世标率 ASR world/ 100 000⁻¹	累积率 Cum. Rate/% 0~64	0~74	女性 Female 病例数 No. cases	构成比 Freq./%	粗率 Crude rate/ 100 000⁻¹	世标率 ASR world/ 100 000⁻¹	累积率 Cum. Rate/% 0~64	0~74	ICD10
发病 Incidence														
口腔	Oral cavity & pharynx	8	0.68	1.81	0.99	0.05	0.14	19	1.44	4.71	2.23	0.11	0.28	C00-10,C12-14
鼻咽	Nasopharynx	21	1.80	4.75	2.90	0.22	0.35	21	1.59	5.21	3.00	0.24	0.31	C11
食管	Esophagus	128	10.95	28.93	16.32	1.17	2.16	106	8.05	26.28	13.76	0.85	1.71	C15
胃	Stomach	206	17.62	46.56	26.30	1.81	3.20	263	19.97	65.20	32.69	1.88	3.84	C16
结直肠	Colon-rectum	91	7.78	20.57	11.48	0.78	1.40	94	7.14	23.30	13.42	1.01	1.63	C18-21
肝脏	Liver	274	23.44	61.92	37.24	2.98	4.39	295	22.40	73.13	40.97	2.96	4.99	C22
胆囊	Gallbladder etc.	11	0.94	2.49	2.12	0.11	0.19	11	0.84	2.73	1.34	0.10	0.13	C23-24
胰腺	Pancreas	22	1.88	4.97	3.06	0.19	0.34	18	1.37	4.46	2.09	0.09	0.23	C25
喉	Larynx	9	0.77	2.03	1.28	0.11	0.17	6	0.46	1.49	0.78	0.04	0.09	C32
肺	Lung	272	23.27	61.47	34.80	2.34	4.37	243	18.45	60.24	32.37	1.94	3.90	C33-34
其他胸腔器官	Other thoracic organs	2	0.17	0.45	0.20	0.01	0.01	0	0.00	0.00	0.00	0.00	0.00	C37-38
骨	Bone	10	0.86	2.26	1.28	0.11	0.15	15	1.14	3.72	2.24	0.13	0.23	C40-41
皮肤黑色素瘤	Melanoma of skin	0	0.00	0.00	0.00	0.00	0.00	0	0.00	0.00	0.00	0.00	0.00	C43
乳腺	Breast	2	0.17	0.45	0.24	0.01	0.03	42	3.19	10.41	6.36	0.56	0.72	C50
子宫颈	Cervix	–	–	–	–	–	–	25	1.90	6.20	4.17	0.36	0.43	C53
子宫体	Uterus	–	–	–	–	–	–	10	0.76	2.48	1.41	0.14	0.14	C54-55
卵巢	Ovary	–	–	–	–	–	–	24	1.82	5.95	3.42	0.30	0.32	C56
前列腺	Prostate	8	0.68	1.81	0.94	0.03	0.13	–	–	–	–	–	–	C61
睾丸	Testis	2	0.17	0.45	0.36	0.03	0.03	–	–	–	–	–	–	C62
肾	Kidney	3	0.26	0.68	0.30	0.00	0.04	4	0.30	0.99	1.09	0.05	0.07	C64-66,68
膀胱	Bladder	8	0.68	1.81	0.94	0.05	0.09	9	0.68	2.23	1.14	0.07	0.14	C67
脑	Brain	31	2.65	7.01	4.27	0.33	0.46	38	2.89	9.42	5.12	0.27	0.55	C70-C72,D32-33,D42-43
甲状腺	Thyroid	4	0.34	0.90	0.74	0.05	0.07	4	0.30	0.99	1.00	0.09	0.09	C73
淋巴瘤	Lymphoma	8	0.68	1.81	0.76	0.01	0.05	8	0.61	1.98	0.75	0.01	0.11	C81-85,88,90,96
白血病	Leukemia	31	2.65	7.01	4.08	0.24	0.46	39	2.96	9.67	4.95	0.24	0.65	C91-95, D45-47
其他	Other	18	1.54	4.07	2.09	0.13	0.21	23	1.75	5.70	3.29	0.20	0.37	O&U
所有部位合计	All sites	1169	100.00	264.19	152.70	10.76	18.45	1317	100.00	326.49	177.58	11.65	20.96	All
所有部位除外皮肤	All sites exc. C44	1165	99.66	263.29	152.36	10.75	18.44	1312	99.62	325.25	177.05	11.64	20.93	All sites exc. C44
死亡 Mortality														
口腔	Oral cavity & pharynx	14	0.95	3.16	1.62	0.09	0.24	3	0.49	0.74	0.25	0.00	0.00	C00-10,C12-14
鼻咽	Nasopharynx	18	1.22	4.07	2.54	0.21	0.30	6	0.98	1.49	0.81	0.05	0.10	C11
食管	Esophagus	154	10.41	34.80	18.35	1.01	2.14	42	6.87	10.41	4.72	0.22	0.50	C15
胃	Stomach	321	21.69	72.54	38.65	2.02	4.41	102	16.69	25.29	11.69	0.57	1.19	C16
结直肠	Colon-rectum	87	5.88	19.66	10.15	0.56	1.12	47	7.69	11.65	5.55	0.30	0.51	C18-21
肝脏	Liver	398	26.89	89.95	55.89	4.32	6.24	129	21.11	31.98	17.91	1.34	2.03	C22
胆囊	Gallbladder etc.	6	0.41	1.36	0.60	0.01	0.08	3	0.49	0.74	0.25	0.00	0.02	C23-24
胰腺	Pancreas	18	1.22	4.07	2.59	0.19	0.32	16	2.62	3.97	1.66	0.07	0.19	C25
喉	Larynx	10	0.68	2.26	1.20	0.07	0.13	1	0.16	0.25	0.09	0.00	0.00	C32
肺	Lung	322	21.76	72.77	40.22	2.76	4.76	144	23.57	35.70	18.34	1.10	1.87	C33-34
其他胸腔器官	Other thoracic organs	0	0.00	0.00	0.00	0.00	0.00	0	0.00	0.00	0.00	0.00	0.00	C37-38
骨	Bone	12	0.81	2.71	1.58	0.12	0.23	6	0.98	1.49	1.02	0.04	0.11	C40-41
皮肤黑色素瘤	Melanoma of skin	0	0.00	0.00	0.00	0.00	0.00	0	0.00	0.00	0.00	0.00	0.00	C43
乳腺	Breast	3	0.20	0.68	0.40	0.03	0.03	22	3.60	5.45	3.46	0.32	0.34	C50
子宫颈	Cervix	–	–	–	–	–	–	15	2.45	3.72	2.21	0.18	0.28	C53
子宫体	Uterus	–	–	–	–	–	–	7	1.15	1.74	1.00	0.06	0.13	C54-55
卵巢	Ovary	–	–	–	–	–	–	3	0.49	0.74	0.37	0.03	0.03	C56
前列腺	Prostate	6	0.41	1.36	0.59	0.00	0.06	–	–	–	–	–	–	C61
睾丸	Testis	1	0.07	0.23	0.12	0.01	0.01	–	–	–	–	–	–	C62
肾	Kidney	3	0.20	0.68	0.58	0.06	0.06	1	0.16	0.25	0.19	0.02	0.02	C64-66,68
膀胱	Bladder	17	1.15	3.84	2.20	0.14	0.23	1	0.16	0.25	0.12	0.01	0.01	C67
脑	Brain	32	2.16	7.23	5.03	0.33	0.48	27	4.42	6.69	4.20	0.27	0.46	C70-C72,D32-33,D42-43
甲状腺	Thyroid	1	0.07	0.23	0.17	0.02	0.02	0	0.00	0.00	0.00	0.00	0.00	C73
淋巴瘤	Lymphoma	21	1.42	4.75	2.85	0.20	0.22	8	1.31	1.98	1.05	0.05	0.17	C81-85,88,90,96
白血病	Leukemia	26	1.76	5.88	4.61	0.30	0.38	16	2.62	3.97	2.77	0.23	0.33	C91-95, D45-47
其他	Other	10	0.68	2.26	0.91	0.02	0.07	12	1.96	2.97	2.63	0.15	0.27	O&U
所有部位合计	All sites	1480	100.00	334.48	190.86	12.49	21.54	611	100.00	151.47	80.30	5.00	8.57	All
所有部位除外皮肤	All sites exc. C44	1476	99.73	333.57	190.46	12.48	21.51	608	99.51	150.72	79.91	5.00	8.50	All sites exc. C44

Appendix Table 3-340　Incidence and mortality of cancer in Kaiyang Xian,2015

部位 Sites	男性 Male 病例数 No. cases	构成比 Freq./%	粗率 Crude rate/100 000⁻¹	世标率 ASR world/100 000⁻¹	累积率 Cum. Rate/% 0~64	0~74	女性 Female 病例数 No. cases	构成比 Freq./%	粗率 Crude rate/100 000⁻¹	世标率 ASR world/100 000⁻¹	累积率 Cum. Rate/% 0~64	0~74	ICD10
发病 Incidence													
口腔 Oral cavity & pharynx	5	1.00	2.68	1.84	0.11	0.21	1	0.27	0.56	0.35	0.03	0.03	C00-10,C12-14
鼻咽 Nasopharynx	18	3.61	9.64	7.03	0.59	0.84	6	1.62	3.38	2.40	0.24	0.24	C11
食管 Esophagus	7	1.40	3.75	2.51	0.14	0.32	2	0.54	1.13	0.97	0.00	0.10	C15
胃 Stomach	26	5.21	13.93	10.73	0.42	1.15	22	5.93	12.39	8.59	0.35	1.00	C16
结直肠 Colon-rectum	41	8.22	21.97	15.31	0.78	1.92	31	8.36	17.46	12.39	0.73	1.47	C18-21
肝脏 Liver	77	15.43	41.26	30.33	1.89	3.58	41	11.05	23.09	17.19	0.99	2.05	C22
胆囊 Gallbladder etc.	2	0.40	1.07	0.84	0.05	0.16	3	0.81	1.69	1.31	0.00	0.25	C23-24
胰腺 Pancreas	14	2.81	7.50	6.88	0.25	0.70	9	2.43	5.07	4.13	0.31	0.49	C25
喉 Larynx	4	0.80	2.14	1.54	0.05	0.23	2	0.54	1.13	1.03	0.00	0.08	C32
肺 Lung	199	39.88	106.62	78.80	4.37	9.89	85	22.91	47.87	34.78	2.11	4.23	C33-34
其他胸腔器官 Other thoracic organs	2	0.40	1.07	0.66	0.05	0.05	0	0.00	0.00	0.00	0.00	0.00	C37-38
骨 Bone	8	1.60	4.29	3.61	0.21	0.28	4	1.08	2.25	2.39	0.16	0.16	C40-41
皮肤黑色素瘤 Melanoma of skin	0	0.00	0.00	0.00	0.00	0.00	0	0.00	0.00	0.00	0.00	0.00	C43
乳腺 Breast	2	0.40	1.07	0.75	0.00	0.07	32	8.63	18.02	14.40	1.07	1.29	C50
子宫颈 Cervix	–	–	–	–	–	–	40	10.78	22.53	16.41	1.35	1.60	C53
子宫体 Uterus	–	–	–	–	–	–	20	5.39	11.26	7.82	0.49	0.89	C54-55
卵巢 Ovary	–	–	–	–	–	–	9	2.43	5.07	4.22	0.43	0.43	C56
前列腺 Prostate	6	1.20	3.21	2.39	0.00	0.07	–	–	–	–	–	–	C61
睾丸 Testis	4	0.80	2.14	2.07	0.09	0.17	–	–	–	–	–	–	C62
肾 Kidney	5	1.00	2.68	2.34	0.13	0.20	1	0.27	0.56	0.43	0.05	0.05	C64-66,68
膀胱 Bladder	21	4.21	11.25	8.27	0.27	1.13	7	1.89	3.94	2.53	0.16	0.24	C67
脑 Brain	18	3.61	9.64	8.52	0.49	0.79	15	4.04	8.45	6.44	0.65	0.65	C70-C72,D32-33,D42-43
甲状腺 Thyroid	1	0.20	0.54	0.30	0.00	0.00	10	2.70	5.63	4.94	0.45	0.45	C73
淋巴瘤 Lymphoma	4	0.80	2.14	1.92	0.10	0.10	2	0.54	1.13	0.76	0.05	0.05	C81-85,88,90,96
白血病 Leukemia	14	2.81	7.50	6.07	0.32	0.47	19	5.12	10.70	11.37	0.59	1.07	C91-95, D45-47
其他 Other	21	4.21	11.25	9.19	0.42	0.98	10	2.70	5.63	4.28	0.31	0.38	O&U
所有部位合计 All sites	499	100.00	267.37	201.90	10.74	23.32	371	100.00	208.94	159.14	10.52	17.22	All
所有部位除外皮肤 All sites exc. C44	491	98.40	263.08	198.51	10.62	22.93	368	99.19	207.25	157.90	10.46	17.15	All sites exc. C44
死亡 Mortality													
口腔 Oral cavity & pharynx	3	0.98	1.61	1.01	0.03	0.10	0	0.00	0.00	0.00	0.00	0.00	C00-10,C12-14
鼻咽 Nasopharynx	8	2.61	4.29	3.06	0.26	0.33	3	1.55	1.69	1.18	0.11	0.11	C11
食管 Esophagus	5	1.63	2.68	1.88	0.04	0.32	4	2.06	2.25	1.57	0.05	0.15	C15
胃 Stomach	19	6.19	10.18	7.21	0.36	0.94	11	5.67	6.19	4.11	0.05	0.56	C16
结直肠 Colon-rectum	22	7.17	11.79	8.78	0.53	1.01	10	5.15	5.63	4.02	0.22	0.30	C18-21
肝脏 Liver	72	23.45	38.58	28.18	1.77	3.41	22	11.34	12.39	9.21	0.30	1.08	C22
胆囊 Gallbladder etc.	2	0.65	1.07	0.71	0.00	0.10	0	0.00	0.00	0.00	0.00	0.00	C23-24
胰腺 Pancreas	6	1.95	3.21	3.36	0.12	0.27	3	1.55	1.69	1.27	0.14	0.14	C25
喉 Larynx	3	0.98	1.61	1.47	0.04	0.24	2	1.03	1.13	1.00	0.05	0.05	C32
肺 Lung	116	37.79	62.15	44.41	2.68	5.30	62	31.96	34.92	25.53	1.48	2.99	C33-34
其他胸腔器官 Other thoracic organs	0	0.00	0.00	0.00	0.00	0.00	0	0.00	0.00	0.00	0.00	0.00	C37-38
骨 Bone	3	0.98	1.61	1.70	0.07	0.15	1	0.52	0.56	0.22	0.00	0.00	C40-41
皮肤黑色素瘤 Melanoma of skin	0	0.00	0.00	0.00	0.00	0.00	1	0.52	0.56	0.40	0.00	0.10	C43
乳腺 Breast	1	0.33	0.54	0.41	0.00	0.10	10	5.15	5.63	4.38	0.35	0.43	C50
子宫颈 Cervix	–	–	–	–	–	–	20	10.31	11.26	7.90	0.60	0.85	C53
子宫体 Uterus	–	–	–	–	–	–	8	4.12	4.51	2.80	0.14	0.32	C54-55
卵巢 Ovary	–	–	–	–	–	–	7	3.61	3.94	3.03	0.29	0.37	C56
前列腺 Prostate	1	0.33	0.54	0.26	0.00	0.00	–	–	–	–	–	–	C61
睾丸 Testis	0	0.00	0.00	0.00	0.00	0.00	–	–	–	–	–	–	C62
肾 Kidney	2	0.65	1.07	0.90	0.00	0.15	1	0.52	0.56	0.54	0.05	0.05	C64-66,68
膀胱 Bladder	9	2.93	4.82	3.56	0.11	0.51	0	0.00	0.00	0.00	0.00	0.00	C67
脑 Brain	11	3.58	5.89	5.01	0.35	0.57	3	1.55	1.69	1.36	0.11	0.11	C70-C72,D32-33,D42-43
甲状腺 Thyroid	2	0.65	1.07	0.59	0.03	0.03	1	0.52	0.56	0.61	0.04	0.04	C73
淋巴瘤 Lymphoma	5	1.63	2.68	1.88	0.10	0.28	4	2.06	2.25	1.59	0.14	0.14	C81-85,88,90,96
白血病 Leukemia	9	2.93	4.82	3.33	0.20	0.27	17	8.76	9.57	10.08	0.60	0.95	C91-95, D45-47
其他 Other	8	2.61	4.29	3.53	0.12	0.40	4	2.06	2.25	1.42	0.10	0.10	O&U
所有部位合计 All sites	307	100.00	164.49	121.24	6.80	14.49	194	100.00	109.26	82.22	4.84	8.86	All
所有部位除外皮肤 All sites exc. C44	301	98.05	161.28	118.39	6.71	14.12	191	98.45	107.57	81.02	4.74	8.76	All sites exc. C44

附表 3-341　遵义市汇川区 2015 年癌症发病和死亡主要指标
Appendix Table 3-341　Incidence and mortality of cancer in Huichuan Qu，Zunyi Shi,2015

部位 Sites		男性 Male						女性 Female						ICD10
		病例数 No. cases	构成比 Freq./%	粗率 Crude rate/ 100 000⁻¹	世标率 ASR world/ 100 000⁻¹	累积率 Cum. Rate/%		病例数 No. cases	构成比 Freq./%	粗率 Crude rate/ 100 000⁻¹	世标率 ASR world/ 100 000⁻¹	累积率 Cum. Rate/%		
						0~64	0~74					0~64	0~74	
发病 Incidence														
口腔	Oral cavity & pharynx	8	2.22	4.22	3.70	0.37	0.37	3	0.89	1.61	1.11	0.08	0.18	C00-10,C12-14
鼻咽	Nasopharynx	14	3.89	7.39	5.12	0.29	0.63	2	0.59	1.08	0.81	0.05	0.15	C11
食管	Esophagus	12	3.33	6.33	4.58	0.25	0.59	2	0.59	1.08	0.53	0.00	0.00	C15
胃	Stomach	11	3.06	5.80	4.57	0.16	0.65	15	4.44	8.07	5.85	0.22	0.93	C16
结直肠	Colon-rectum	48	13.33	25.33	20.57	1.38	2.87	46	13.61	24.75	17.81	1.08	2.19	C18-21
肝脏	Liver	50	13.89	26.38	20.72	1.32	2.49	18	5.33	9.68	6.39	0.44	0.44	C22
胆囊	Gallbladder etc.	4	1.11	2.11	1.66	0.10	0.17	3	0.89	1.61	1.22	0.10	0.17	C23-24
胰腺	Pancreas	10	2.78	5.28	4.17	0.13	0.54	4	1.18	2.15	1.74	0.13	0.24	C25
喉	Larynx	3	0.83	1.58	1.33	0.12	0.21	1	0.30	0.54	0.52	0.03	0.03	C32
肺	Lung	113	31.39	59.62	47.83	3.27	6.23	57	16.86	30.66	21.47	1.14	2.72	C33-34
其他胸腔器官	Other thoracic organs	1	0.28	0.53	0.32	0.03	0.03	2	0.59	1.08	1.15	0.04	0.14	C37-38
骨	Bone	4	1.11	2.11	1.68	0.10	0.17	1	0.30	0.54	0.40	0.00	0.10	C40-41
皮肤黑色素瘤	Melanoma of skin	0	0.00	0.00	0.00	0.00	0.00	1	0.30	0.54	0.54	0.00	0.10	C43
乳腺	Breast	0	0.00	0.00	0.00	0.00	0.00	67	19.82	36.04	26.35	2.42	2.79	C50
子宫颈	Cervix	–	–	–	–	–	–	30	8.88	16.14	11.04	1.01	1.08	C53
子宫体	Uterus	–	–	–	–	–	–	19	5.62	10.22	7.10	0.56	0.89	C54-55
卵巢	Ovary	–	–	–	–	–	–	16	4.73	8.61	6.19	0.38	0.68	C56
前列腺	Prostate	8	2.22	4.22	2.53	0.00	0.38	–	–	–	–	–	–	C61
睾丸	Testis	1	0.28	0.53	0.24	0.00	0.00	–	–	–	–	–	–	C62
肾	Kidney	7	1.94	3.69	2.33	0.06	0.32	3	0.89	1.61	1.22	0.10	0.17	C64-66,68
膀胱	Bladder	13	3.61	6.86	5.03	0.21	0.59	2	0.59	1.08	0.81	0.05	0.12	C67
脑	Brain	9	2.50	4.75	4.39	0.37	0.44	3	0.89	1.61	1.35	0.12	0.12	C70-C72,D32-33, D42-43
甲状腺	Thyroid	5	1.39	2.64	1.95	0.12	0.20	15	4.44	8.07	6.56	0.56	0.63	C73
淋巴瘤	Lymphoma	16	4.44	8.44	6.60	0.23	1.00	6	1.78	3.23	2.47	0.27	0.27	C81-85,88,90,96
白血病	Leukemia	12	3.33	6.33	5.28	0.21	0.70	15	4.44	8.07	7.20	0.46	0.56	C91-95, D45-47
其他	Other	11	3.06	5.80	4.60	0.24	0.47	7	2.07	3.77	2.87	0.26	0.33	O&U
所有部位合计	All sites	360	100.00	189.95	149.22	8.94	19.06	338	100.00	181.83	132.58	9.52	15.03	All
所有部位除外皮肤	All sites exc. C44	358	99.44	188.89	148.40	8.94	18.98	337	99.70	181.29	132.26	9.48	15.00	All sites exc. C44
死亡 Mortality														
口腔	Oral cavity & pharynx	5	1.66	2.64	2.15	0.09	0.32	3	1.46	1.61	1.08	0.10	0.10	C00-10,C12-14
鼻咽	Nasopharynx	11	3.64	5.80	3.77	0.21	0.38	3	1.46	1.61	1.03	0.05	0.15	C11
食管	Esophagus	13	4.30	6.86	4.90	0.25	0.59	3	1.46	1.61	0.93	0.00	0.00	C15
胃	Stomach	15	4.97	7.91	5.97	0.30	0.73	9	4.37	4.84	2.83	0.08	0.31	C16
结直肠	Colon-rectum	30	9.93	15.83	11.91	0.61	1.70	20	9.71	10.76	7.11	0.35	0.69	C18-21
肝脏	Liver	46	15.23	24.27	18.20	1.02	2.19	17	8.25	9.15	6.15	0.32	0.59	C22
胆囊	Gallbladder etc.	3	0.99	1.58	1.40	0.10	0.17	4	1.94	2.15	1.54	0.03	0.30	C23-24
胰腺	Pancreas	9	2.98	4.75	3.98	0.19	0.51	7	3.40	3.77	3.09	0.13	0.57	C25
喉	Larynx	0	0.00	0.00	0.00	0.00	0.00	1	0.49	0.54	0.34	0.03	0.03	C32
肺	Lung	114	37.75	60.15	46.98	2.86	5.99	69	33.50	37.12	27.62	1.45	3.63	C33-34
其他胸腔器官	Other thoracic organs	1	0.33	0.53	0.32	0.03	0.03	4	1.94	2.15	1.83	0.09	0.19	C37-38
骨	Bone	3	0.99	1.58	1.56	0.04	0.19	2	0.97	1.08	0.73	0.03	0.13	C40-41
皮肤黑色素瘤	Melanoma of skin	0	0.00	0.00	0.00	0.00	0.00	0	0.00	0.00	0.00	0.00	0.00	C43
乳腺	Breast	0	0.00	0.00	0.00	0.00	0.00	21	10.19	11.30	8.52	0.75	0.75	C50
子宫颈	Cervix	–	–	–	–	–	–	8	3.88	4.30	3.60	0.27	0.54	C53
子宫体	Uterus	–	–	–	–	–	–	4	1.94	2.15	1.33	0.11	0.11	C54-55
卵巢	Ovary	–	–	–	–	–	–	9	4.37	4.84	3.50	0.12	0.52	C56
前列腺	Prostate	6	1.99	3.17	2.03	0.09	0.17	–	–	–	–	–	–	C61
睾丸	Testis	0	0.00	0.00	0.00	0.00	0.00	–	–	–	–	–	–	C62
肾	Kidney	4	1.32	2.11	1.10	0.03	0.03	1	0.49	0.54	0.44	0.04	0.04	C64-66,68
膀胱	Bladder	4	1.32	2.11	1.78	0.12	0.20	1	0.49	0.54	0.41	0.05	0.05	C67
脑	Brain	9	2.98	4.75	4.72	0.36	0.45	2	0.97	1.08	0.88	0.04	0.04	C70-C72,D32-33, D42-43
甲状腺	Thyroid	1	0.33	0.53	0.27	0.00	0.00	1	0.49	0.54	0.41	0.00	0.07	C73
淋巴瘤	Lymphoma	7	2.32	3.69	2.52	0.20	0.28	5	2.43	2.69	2.09	0.21	0.21	C81-85,88,90,96
白血病	Leukemia	4	1.32	2.11	1.81	0.10	0.25	4	1.94	2.15	1.63	0.06	0.23	C91-95, D45-47
其他	Other	17	5.63	8.97	6.95	0.33	0.80	8	3.88	4.30	3.14	0.18	0.39	O&U
所有部位合计	All sites	302	100.00	159.34	122.31	6.92	14.98	206	100.00	110.82	80.21	4.51	9.72	All
所有部位除外皮肤	All sites exc. C44	299	99.01	157.76	121.04	6.92	14.83	205	99.51	110.28	79.89	4.47	9.69	All sites exc. C44

部位 Sites		男性 Male						女性 Female						ICD10
		病例数 No. cases	构成比 Freq. /%	粗率 Crude rate/ 100 000⁻¹	世标率 ASR world/ 100 000⁻¹	累积率 Cum. Rate/%		病例数 No. cases	构成比 Freq. /%	粗率 Crude rate/ 100 000⁻¹	世标率 ASR world/ 100 000⁻¹	累积率 Cum. Rate/%		
						0~64	0~74					0~64	0~74	
发病 Incidence														
口腔	Oral cavity & pharynx	9	1.57	2.80	2.34	0.23	0.23	2	0.38	0.65	0.45	0.04	0.04	C00-10,C12-14
鼻咽	Nasopharynx	19	3.32	5.92	4.63	0.37	0.54	13	2.48	4.24	3.36	0.27	0.32	C11
食管	Esophagus	21	3.66	6.54	6.05	0.34	0.76	4	0.76	1.30	1.03	0.04	0.08	C15
胃	Stomach	56	9.77	17.45	14.51	0.80	1.67	33	6.30	10.76	7.46	0.38	0.97	C16
结直肠	Colon-rectum	70	12.22	21.81	17.83	0.89	2.33	40	7.63	13.05	10.19	0.73	1.36	C18-21
肝脏	Liver	83	14.49	25.86	20.04	1.25	2.30	32	6.11	10.44	7.85	0.48	0.96	C22
胆囊	Gallbladder etc.	4	0.70	1.25	0.92	0.07	0.07	9	1.72	2.94	1.90	0.13	0.24	C23-24
胰腺	Pancreas	11	1.92	3.43	2.85	0.14	0.31	9	1.72	2.94	1.96	0.05	0.32	C25
喉	Larynx	9	1.57	2.80	2.31	0.08	0.35	1	0.19	0.33	0.17	0.00	0.00	C32
肺	Lung	142	24.78	44.25	37.04	1.86	4.74	56	10.69	18.27	14.69	0.87	1.65	C33-34
其他胸腔器官	Other thoracic organs	4	0.70	1.25	0.88	0.05	0.11	3	0.57	0.98	0.78	0.06	0.06	C37-38
骨	Bone	6	1.05	1.87	1.78	0.16	0.16	2	0.38	0.65	0.67	0.02	0.07	C40-41
皮肤黑色素瘤	Melanoma of skin	0	0.00	0.00	0.00	0.00	0.00	0	0.00	0.00	0.00	0.00	0.00	C43
乳腺	Breast	5	0.87	1.56	1.37	0.12	0.12	89	16.98	29.03	23.72	2.02	2.72	C50
子宫颈	Cervix	–	–	–	–	–	–	61	11.64	19.90	15.89	1.36	1.67	C53
子宫体	Uterus	–	–	–	–	–	–	34	6.49	11.09	9.68	0.88	1.03	C54-55
卵巢	Ovary	–	–	–	–	–	–	30	5.73	9.78	8.87	0.67	0.82	C56
前列腺	Prostate	14	2.44	4.36	3.70	0.03	0.30	–	–	–	–	–	–	C61
睾丸	Testis	2	0.35	0.62	0.95	0.04	0.04	–	–	–	–	–	–	C62
肾	Kidney	7	1.22	2.18	1.61	0.09	0.21	6	1.15	1.96	1.42	0.05	0.15	C64-66,68
膀胱	Bladder	30	5.24	9.35	8.25	0.25	0.79	4	0.76	1.30	0.80	0.00	0.17	C67
脑	Brain	17	2.97	5.30	4.22	0.25	0.53	24	4.58	7.83	7.15	0.50	0.70	C70-C72,D32-33,D42-43
甲状腺	Thyroid	3	0.52	0.93	0.97	0.07	0.07	7	1.34	2.28	1.99	0.14	0.20	C73
淋巴瘤	Lymphoma	3	0.52	0.93	0.74	0.05	0.05	2	0.38	0.65	0.51	0.00	0.10	C81-85,88,90,96
白血病	Leukemia	5	0.87	1.56	1.47	0.09	0.09	2	0.38	0.65	0.82	0.04	0.04	C91-95, D45-47
其他	Other	53	9.25	16.52	14.77	1.02	1.66	61	11.64	19.90	17.39	1.18	1.46	O&U
所有部位合计	All sites	573	100.00	178.55	149.23	8.25	17.44	524	100.00	170.91	138.76	9.92	15.13	All
所有部位除外皮肤	All sites exc. C44	571	99.65	177.93	148.70	8.22	17.36	514	98.09	167.65	136.72	9.84	14.95	All sites exc. C44
死亡 Mortality														
口腔	Oral cavity & pharynx	8	2.45	2.49	2.25	0.12	0.34	1	0.43	0.33	0.24	0.00	0.02	C00-10,C12-14
鼻咽	Nasopharynx	9	2.76	2.80	2.13	0.18	0.23	7	3.04	2.28	2.01	0.18	0.23	C11
食管	Esophagus	14	4.29	4.36	4.11	0.10	0.47	2	0.87	0.65	0.42	0.04	0.04	C15
胃	Stomach	33	10.12	10.28	8.05	0.40	1.07	18	7.83	5.87	4.15	0.22	0.43	C16
结直肠	Colon-rectum	37	11.35	11.53	9.35	0.44	1.07	19	8.26	6.20	4.87	0.32	0.63	C18-21
肝脏	Liver	46	14.11	14.33	11.95	0.75	1.28	22	9.57	7.18	5.53	0.41	0.62	C22
胆囊	Gallbladder etc.	4	1.23	1.25	0.93	0.06	0.11	8	3.48	2.61	1.82	0.10	0.26	C23-24
胰腺	Pancreas	11	3.37	3.43	3.12	0.14	0.31	9	3.91	2.94	2.14	0.05	0.42	C25
喉	Larynx	9	2.76	2.80	2.48	0.08	0.37	1	0.43	0.33	0.24	0.03	0.03	C32
肺	Lung	94	28.83	29.29	24.52	1.05	2.96	44	19.13	14.35	10.79	0.62	1.20	C33-34
其他胸腔器官	Other thoracic organs	1	0.31	0.31	0.21	0.02	0.02	1	0.43	0.33	0.32	0.02	0.02	C37-38
骨	Bone	2	0.61	0.62	0.65	0.03	0.08	0	0.00	0.00	0.00	0.00	0.00	C40-41
皮肤黑色素瘤	Melanoma of skin	0	0.00	0.00	0.00	0.00	0.00	0	0.00	0.00	0.00	0.00	0.00	C43
乳腺	Breast	0	0.00	0.00	0.00	0.00	0.00	21	9.13	6.85	5.26	0.43	0.53	C50
子宫颈	Cervix	–	–	–	–	–	–	18	7.83	5.87	4.52	0.39	0.48	C53
子宫体	Uterus	–	–	–	–	–	–	7	3.04	2.28	2.00	0.16	0.26	C54-55
卵巢	Ovary	–	–	–	–	–	–	10	4.35	3.26	3.17	0.22	0.32	C56
前列腺	Prostate	7	2.15	2.18	2.00	0.00	0.12	–	–	–	–	–	–	C61
睾丸	Testis	2	0.61	0.62	0.71	0.05	0.05	–	–	–	–	–	–	C62
肾	Kidney	4	1.23	1.25	0.86	0.03	0.09	3	1.30	0.98	0.55	0.02	0.02	C64-66,68
膀胱	Bladder	13	3.99	4.05	3.41	0.05	0.28	3	1.30	0.98	0.59	0.03	0.08	C67
脑	Brain	2	0.61	0.62	0.40	0.00	0.06	9	3.91	2.94	2.65	0.12	0.22	C70-C72,D32-33,D42-43
甲状腺	Thyroid	0	0.00	0.00	0.00	0.00	0.00	1	0.43	0.33	0.22	0.00	0.06	C73
淋巴瘤	Lymphoma	0	0.00	0.00	0.00	0.00	0.00	0	0.00	0.00	0.00	0.00	0.00	C81-85,88,90,96
白血病	Leukemia	1	0.31	0.31	0.35	0.02	0.02	0	0.00	0.00	0.00	0.00	0.00	C91-95, D45-47
其他	Other	29	8.90	9.04	8.39	0.49	0.93	26	11.30	8.48	7.18	0.49	0.49	O&U
所有部位合计	All sites	326	100.00	101.58	85.87	4.03	9.86	230	100.00	75.02	58.65	3.86	6.35	All
所有部位除外皮肤	All sites exc. C44	323	99.08	100.65	84.78	3.95	9.78	226	98.26	73.71	57.87	3.82	6.31	All sites exc. C44

部位 Sites		男性 Male						女性 Female						ICD10
		病例数 No. cases	构成比 Freq. /%	粗率 Crude rate/ 100 000⁻¹	世标率 ASR world/ 100 000⁻¹	累积率 Cum. Rate/% 0~64	0~74	病例数 No. cases	构成比 Freq. /%	粗率 Crude rate/ 100 000⁻¹	世标率 ASR world/ 100 000⁻¹	累积率 Cum. Rate/% 0~64	0~74	
发病 Incidence														
口腔	Oral cavity & pharynx	6	1.89	3.87	2.70	0.13	0.46	3	1.15	2.00	1.26	0.11	0.11	C00-10,C12-14
鼻咽	Nasopharynx	16	5.05	10.31	7.44	0.39	0.84	11	4.21	7.32	4.19	0.32	0.53	C11
食管	Esophagus	7	2.21	4.51	2.74	0.12	0.36	4	1.53	2.66	1.36	0.09	0.09	C15
胃	Stomach	33	10.41	21.27	14.21	0.94	1.59	11	4.21	7.32	4.52	0.17	0.65	C16
结直肠	Colon-rectum	38	11.99	24.50	16.40	1.11	2.08	35	13.41	23.28	14.52	1.01	1.57	C18-21
肝脏	Liver	41	12.93	26.43	16.16	1.05	1.73	12	4.60	7.98	5.28	0.14	0.73	C22
胆囊	Gallbladder etc.	2	0.63	1.29	0.54	0.00	0.00	1	0.38	0.67	0.43	0.04	0.04	C23-24
胰腺	Pancreas	9	2.84	5.80	3.83	0.15	0.77	4	1.53	2.66	1.96	0.10	0.26	C25
喉	Larynx	8	2.52	5.16	3.57	0.00	0.81	0	0.00	0.00	0.00	0.00	0.00	C32
肺	Lung	100	31.55	64.47	40.14	2.20	5.30	32	12.26	21.29	12.80	0.58	1.59	C33-34
其他胸腔器官	Other thoracic organs	2	0.63	1.29	0.85	0.05	0.16	0	0.00	0.00	0.00	0.00	0.00	C37-38
骨	Bone	5	1.58	3.22	2.37	0.17	0.17	0	0.00	0.00	0.00	0.00	0.00	C40-41
皮肤黑色素瘤	Melanoma of skin	0	0.00	0.00	0.00	0.00	0.00	0	0.00	0.00	0.00	0.00	0.00	C43
乳腺	Breast	2	0.63	1.29	0.83	0.10	0.10	37	14.18	24.61	15.94	1.26	1.64	C50
子宫颈	Cervix	–	–	–	–	–	–	50	19.16	33.26	22.39	1.83	2.31	C53
子宫体	Uterus	–	–	–	–	–	–	10	3.83	6.65	4.06	0.30	0.39	C54-55
卵巢	Ovary	–	–	–	–	–	–	8	3.07	5.32	3.36	0.29	0.29	C56
前列腺	Prostate	3	0.95	1.93	1.29	0.05	0.13	–	–	–	–	–	–	C61
睾丸	Testis	1	0.32	0.64	0.64	0.05	0.05	–	–	–	–	–	–	C62
肾	Kidney	1	0.32	0.64	0.44	0.04	0.04	3	1.15	2.00	1.15	0.10	0.10	C64-66,68
膀胱	Bladder	10	3.15	6.45	4.13	0.29	0.62	3	1.15	2.00	1.09	0.03	0.14	C67
脑	Brain	2	0.63	1.29	0.88	0.04	0.15	3	1.15	2.00	1.28	0.12	0.12	C70-C72,D32-33,D42-43
甲状腺	Thyroid	1	0.32	0.64	0.41	0.05	0.05	5	1.92	3.33	2.91	0.23	0.23	C73
淋巴瘤	Lymphoma	6	1.89	3.87	3.15	0.20	0.28	3	1.15	2.00	1.74	0.15	0.15	C81-85,88,90,96
白血病	Leukemia	14	4.42	9.03	11.68	0.58	0.74	7	2.68	4.66	3.51	0.18	0.48	C91-95, D45-47
其他	Other	10	3.15	6.45	4.65	0.39	0.50	19	7.28	12.64	8.25	0.62	0.88	O&U
所有部位合计	All sites	317	100.00	204.36	139.04	8.11	16.92	261	100.00	173.62	112.02	7.68	12.29	All
所有部位除外皮肤	All sites exc. C44	316	99.68	203.72	138.60	8.11	16.81	261	100.00	173.62	112.02	7.68	12.29	All sites exc. C44
死亡 Mortality														
口腔	Oral cavity & pharynx	7	2.33	4.51	3.09	0.25	0.44	1	0.56	0.67	0.57	0.05	0.05	C00-10,C12-14
鼻咽	Nasopharynx	16	5.32	10.31	7.37	0.44	0.90	10	5.65	6.65	4.16	0.36	0.55	C11
食管	Esophagus	5	1.66	3.22	2.06	0.05	0.32	3	1.69	2.00	0.95	0.05	0.05	C15
胃	Stomach	27	8.97	17.41	11.22	0.88	1.06	8	4.52	5.32	2.83	0.05	0.47	C16
结直肠	Colon-rectum	31	10.30	19.98	12.21	0.74	1.38	30	16.95	19.96	11.65	0.70	1.31	C18-21
肝脏	Liver	49	16.28	31.59	20.94	1.38	2.02	15	8.47	9.98	6.47	0.20	0.92	C22
胆囊	Gallbladder etc.	1	0.33	0.64	0.27	0.00	0.00	0	0.00	0.00	0.00	0.00	0.00	C23-24
胰腺	Pancreas	14	4.65	9.03	5.33	0.32	0.72	1	0.56	0.67	0.48	0.00	0.08	C25
喉	Larynx	2	0.66	1.29	0.88	0.04	0.15	0	0.00	0.00	0.00	0.00	0.00	C32
肺	Lung	113	37.54	72.85	46.22	2.66	5.86	37	20.90	24.61	14.66	0.61	1.87	C33-34
其他胸腔器官	Other thoracic organs	1	0.33	0.64	0.41	0.05	0.05	0	0.00	0.00	0.00	0.00	0.00	C37-38
骨	Bone	2	0.66	1.29	0.88	0.10	0.10	0	0.00	0.00	0.00	0.00	0.00	C40-41
皮肤黑色素瘤	Melanoma of skin	1	0.33	0.64	0.35	0.04	0.04	0	0.00	0.00	0.00	0.00	0.00	C43
乳腺	Breast	1	0.33	0.64	0.41	0.05	0.05	14	7.91	9.31	6.09	0.50	0.58	C50
子宫颈	Cervix	–	–	–	–	–	–	24	13.56	15.96	10.17	1.02	1.12	C53
子宫体	Uterus	–	–	–	–	–	–	4	2.26	2.66	1.45	0.08	0.16	C54-55
卵巢	Ovary	–	–	–	–	–	–	7	3.95	4.66	2.81	0.21	0.31	C56
前列腺	Prostate	5	1.66	3.22	2.04	0.00	0.38	–	–	–	–	–	–	C61
睾丸	Testis	0	0.00	0.00	0.00	0.00	0.00	–	–	–	–	–	–	C62
肾	Kidney	1	0.33	0.64	0.23	0.00	0.00	2	1.13	1.33	0.75	0.00	0.08	C64-66,68
膀胱	Bladder	1	0.33	0.64	0.41	0.05	0.05	1	0.56	0.67	0.48	0.00	0.08	C67
脑	Brain	3	1.00	1.93	1.36	0.15	0.15	0	0.00	0.00	0.00	0.00	0.00	C70-C72,D32-33,D42-43
甲状腺	Thyroid	0	0.00	0.00	0.00	0.00	0.00	1	0.56	0.67	0.43	0.04	0.04	C73
淋巴瘤	Lymphoma	4	1.33	2.58	2.05	0.17	0.17	4	2.26	2.66	2.02	0.15	0.26	C81-85,88,90,96
白血病	Leukemia	10	3.32	6.45	8.48	0.38	0.57	8	4.52	5.32	8.21	0.40	0.61	C91-95, D45-47
其他	Other	7	2.33	4.51	3.11	0.23	0.45	7	3.95	4.66	3.07	0.23	0.33	O&U
所有部位合计	All sites	301	100.00	194.05	129.33	7.96	14.85	177	100.00	117.74	77.26	4.62	8.86	All
所有部位除外皮肤	All sites exc. C44	299	99.34	192.76	128.47	7.91	14.69	174	98.31	115.74	76.03	4.53	8.66	All sites exc. C44

部位 Sites		男性 Male						女性 Female						ICD10
		病例数 No. cases	构成比 Freq. /%	粗率 Crude rate/ 100 000⁻¹	世标率 ASR world/ 100 000⁻¹	累积率 Cum. Rate/%		病例数 No. cases	构成比 Freq. /%	粗率 Crude rate/ 100 000⁻¹	世标率 ASR world/ 100 000⁻¹	累积率 Cum. Rate/%		
						0~64	0~74					0~64	0~74	
发病 Incidence														
口腔	Oral cavity & pharynx	1	0.81	1.12	0.84	0.07	0.07	0	0.00	0.00	0.00	0.00	0.00	C00-10,C12-14
鼻咽	Nasopharynx	4	3.25	4.47	3.74	0.24	0.24	3	1.40	3.39	2.94	0.30	0.30	C11
食管	Esophagus	2	1.63	2.23	1.98	0.10	0.35	4	1.86	4.53	3.46	0.24	0.42	C15
胃	Stomach	13	10.57	14.52	15.91	0.48	1.61	18	8.37	20.37	16.63	0.82	2.26	C16
结直肠	Colon-rectum	7	5.69	7.82	7.55	0.65	0.65	10	4.65	11.32	8.91	0.49	0.64	C18-21
肝脏	Liver	29	23.58	32.39	29.39	2.23	3.32	26	12.09	29.42	23.48	1.74	2.43	C22
胆囊	Gallbladder etc.	2	1.63	2.23	2.27	0.00	0.46	0	0.00	0.00	0.00	0.00	0.00	C23-24
胰腺	Pancreas	2	1.63	2.23	2.08	0.07	0.28	1	0.47	1.13	0.93	0.00	0.16	C25
喉	Larynx	2	1.63	2.23	2.24	0.16	0.16	2	0.93	2.26	1.34	0.00	0.18	C32
肺	Lung	20	16.26	22.34	21.58	0.81	1.99	31	14.42	35.08	26.03	1.57	2.91	C33-34
其他胸腔器官	Other thoracic organs	0	0.00	0.00	0.00	0.00	0.00	0	0.00	0.00	0.00	0.00	0.00	C37-38
骨	Bone	4	3.25	4.47	4.57	0.37	0.37	4	1.86	4.53	3.80	0.36	0.36	C40-41
皮肤黑色素瘤	Melanoma of skin	0	0.00	0.00	0.00	0.00	0.00	0	0.00	0.00	0.00	0.00	0.00	C43
乳腺	Breast	3	2.44	3.35	2.59	0.22	0.22	8	3.72	9.05	9.05	0.63	0.63	C50
子宫颈	Cervix	–	–	–	–	–	–	47	21.86	53.18	43.84	4.04	4.19	C53
子宫体	Uterus	–	–	–	–	–	–	15	6.98	16.97	14.00	1.23	1.23	C54-55
卵巢	Ovary	–	–	–	–	–	–	7	3.26	7.92	6.45	0.61	0.61	C56
前列腺	Prostate	2	1.63	2.23	2.16	0.15	0.15	–	–	–	–	–	–	C61
睾丸	Testis	1	0.81	1.12	0.82	0.07	0.07	–	–	–	–	–	–	C62
肾	Kidney	0	0.00	0.00	0.00	0.00	0.00	0	0.00	0.00	0.00	0.00	0.00	C64-66,68
膀胱	Bladder	0	0.00	0.00	0.00	0.00	0.00	0	0.00	0.00	0.00	0.00	0.00	C67
脑	Brain	5	4.07	5.58	5.42	0.43	0.43	7	3.26	7.92	7.02	0.55	0.71	C70-C72,D32-33, D42-43
甲状腺	Thyroid	5	4.07	5.58	5.25	0.46	0.46	8	3.72	9.05	8.20	0.55	0.71	C73
淋巴瘤	Lymphoma	0	0.00	0.00	0.00	0.00	0.00	0	0.00	0.00	0.00	0.00	0.00	C81-85,88,90,96
白血病	Leukemia	2	1.63	2.23	2.60	0.22	0.22	1	0.47	1.13	0.85	0.07	0.07	C91-95, D45-47
其他	Other	19	15.45	21.22	21.01	1.33	2.00	23	10.70	26.03	23.73	1.46	2.00	O&U
所有部位合计	All sites	123	100.00	137.38	132.00	8.05	13.05	215	100.00	243.29	200.67	14.67	19.83	All
所有部位除外皮肤	All sites exc. C44	121	98.37	135.15	130.10	7.84	12.84	214	99.53	242.16	199.95	14.67	19.65	All sites exc. C44
死亡 Mortality														
口腔	Oral cavity & pharynx	0	0.00	0.00	0.00	0.00	0.00	1	0.75	1.13	0.95	0.09	0.09	C00-10,C12-14
鼻咽	Nasopharynx	1	1.47	1.12	1.03	0.00	0.26	0	0.00	0.00	0.00	0.00	0.00	C11
食管	Esophagus	2	2.94	2.23	1.92	0.19	0.19	1	0.75	1.13	0.95	0.09	0.09	C15
胃	Stomach	8	11.76	8.94	10.38	0.24	0.50	16	11.94	18.11	15.26	0.68	1.48	C16
结直肠	Colon-rectum	5	7.35	5.58	4.78	0.28	0.28	11	8.21	12.45	9.34	0.50	0.97	C18-21
肝脏	Liver	19	27.94	21.22	21.39	1.02	2.36	29	21.64	32.82	25.32	1.63	2.63	C22
胆囊	Gallbladder etc.	2	2.94	2.23	2.48	0.00	0.41	0	0.00	0.00	0.00	0.00	0.00	C23-24
胰腺	Pancreas	0	0.00	0.00	0.00	0.00	0.00	1	0.75	1.13	0.65	0.00	0.00	C25
喉	Larynx	0	0.00	0.00	0.00	0.00	0.00	2	1.49	2.26	1.34	0.00	0.18	C32
肺	Lung	13	19.12	14.52	15.51	0.67	1.44	27	20.15	30.55	23.26	1.42	2.05	C33-34
其他胸腔器官	Other thoracic organs	0	0.00	0.00	0.00	0.00	0.00	0	0.00	0.00	0.00	0.00	0.00	C37-38
骨	Bone	2	2.94	2.23	1.90	0.21	0.21	2	1.49	2.26	2.51	0.19	0.19	C40-41
皮肤黑色素瘤	Melanoma of skin	0	0.00	0.00	0.00	0.00	0.00	0	0.00	0.00	0.00	0.00	0.00	C43
乳腺	Breast	0	0.00	0.00	0.00	0.00	0.00	1	0.75	1.13	0.96	0.08	0.08	C50
子宫颈	Cervix	–	–	–	–	–	–	21	15.67	23.76	19.50	1.82	1.97	C53
子宫体	Uterus	–	–	–	–	–	–	1	0.75	1.13	0.94	0.08	0.08	C54-55
卵巢	Ovary	–	–	–	–	–	–	2	1.49	2.26	1.88	0.09	0.25	C56
前列腺	Prostate	0	0.00	0.00	0.00	0.00	0.00	–	–	–	–	–	–	C61
睾丸	Testis	0	0.00	0.00	0.00	0.00	0.00	–	–	–	–	–	–	C62
肾	Kidney	1	1.47	1.12	1.09	0.06	0.06	0	0.00	0.00	0.00	0.00	0.00	C64-66,68
膀胱	Bladder	2	2.94	2.23	2.19	0.00	0.00	0	0.00	0.00	0.00	0.00	0.00	C67
脑	Brain	2	2.94	2.23	2.23	0.16	0.16	7	5.22	7.92	6.94	0.46	0.77	C70-C72,D32-33, D42-43
甲状腺	Thyroid	0	0.00	0.00	0.00	0.00	0.00	1	0.75	1.13	1.24	0.07	0.07	C73
淋巴瘤	Lymphoma	0	0.00	0.00	0.00	0.00	0.00	0	0.00	0.00	0.00	0.00	0.00	C81-85,88,90,96
白血病	Leukemia	0	0.00	0.00	0.00	0.00	0.00	1	0.75	1.13	0.85	0.07	0.07	C91-95, D45-47
其他	Other	11	16.18	12.29	12.30	0.82	1.02	10	7.46	11.32	9.78	0.59	0.90	O&U
所有部位合计	All sites	68	100.00	75.95	77.20	3.66	6.90	134	100.00	151.63	121.68	7.87	11.88	All
所有部位除外皮肤	All sites exc. C44	68	100.00	75.95	77.20	3.66	6.90	134	100.00	151.63	121.68	7.87	11.88	All sites exc. C44

附表 3-345 福泉市 2015 年癌症发病和死亡主要指标
Appendix Table 3-345 Incidence and mortality of cancer in Fuquan Shi, 2015

部位 Sites		男性 Male						女性 Female						ICD10
		病例数 No. cases	构成比 Freq./%	粗率 Crude rate/ 100 000⁻¹	世标率 ASR world/ 100 000⁻¹	累积率 Cum. Rate/%		病例数 No. cases	构成比 Freq./%	粗率 Crude rate/ 100 000⁻¹	世标率 ASR world/ 100 000⁻¹	累积率 Cum. Rate/%		
						0~64	0~74					0~64	0~74	
发病 Incidence														
口腔	Oral cavity & pharynx	4	1.31	2.65	2.30	0.20	0.20	1	0.39	0.71	0.47	0.04	0.04	C00-10,C12-14
鼻咽	Nasopharynx	9	2.95	5.96	4.55	0.42	0.58	8	3.10	5.68	4.25	0.35	0.45	C11
食管	Esophagus	9	2.95	5.96	5.25	0.13	0.91	1	0.39	0.71	0.36	0.00	0.00	C15
胃	Stomach	14	4.59	9.27	7.11	0.29	0.86	9	3.49	6.38	5.09	0.39	0.50	C16
结直肠	Colon-rectum	45	14.75	29.79	25.04	1.29	3.38	22	8.53	15.61	13.52	1.10	1.81	C18-21
肝脏	Liver	56	18.36	37.08	30.13	2.22	3.21	14	5.43	9.93	8.17	0.56	1.12	C22
胆囊	Gallbladder etc.	1	0.33	0.66	0.61	0.08	0.08	4	1.55	2.84	2.12	0.20	0.20	C23-24
胰腺	Pancreas	5	1.64	3.31	2.90	0.11	0.48	3	1.16	2.13	1.51	0.00	0.26	C25
喉	Larynx	9	2.95	5.96	5.19	0.25	0.46	0	0.00	0.00	0.00	0.00	0.00	C32
肺	Lung	90	29.51	59.59	52.97	3.08	6.41	39	15.12	27.67	22.69	1.46	2.33	C33-34
其他胸腔器官	Other thoracic organs	1	0.33	0.66	0.45	0.06	0.06	3	1.16	2.13	2.06	0.24	0.24	C37-38
骨	Bone	2	0.66	1.32	1.34	0.07	0.18	4	1.55	2.84	2.39	0.10	0.31	C40-41
皮肤黑色素瘤	Melanoma of skin	0	0.00	0.00	0.00	0.00	0.00	0	0.00	0.00	0.00	0.00	0.00	C43
乳腺	Breast	2	0.66	1.32	1.25	0.00	0.26	28	10.85	19.86	16.84	1.55	1.76	C50
子宫颈	Cervix	–	–	–	–	–	–	38	14.73	26.96	21.55	1.71	1.97	C53
子宫体	Uterus	–	–	–	–	–	–	13	5.04	9.22	7.23	0.55	0.85	C54-55
卵巢	Ovary	–	–	–	–	–	–	11	4.26	7.80	6.99	0.57	0.88	C56
前列腺	Prostate	9	2.95	5.96	4.91	0.03	0.50	–	–	–	–	–	–	C61
睾丸	Testis	1	0.33	0.66	0.42	0.04	0.04	–	–	–	–	–	–	C62
肾	Kidney	5	1.64	3.31	2.93	0.20	0.30	2	0.78	1.42	1.25	0.00	0.21	C64-66,68
膀胱	Bladder	9	2.95	5.96	6.55	0.25	0.62	6	2.33	4.26	3.13	0.23	0.38	C67
脑	Brain	7	2.30	4.63	4.06	0.14	0.66	16	6.20	11.35	9.23	0.30	1.26	C70-C72,D32-33,D42-43
甲状腺	Thyroid	1	0.33	0.66	0.42	0.04	0.04	6	2.33	4.26	3.06	0.23	0.38	C73
淋巴瘤	Lymphoma	4	1.31	2.65	2.29	0.07	0.07	2	0.78	1.42	0.85	0.04	0.04	C81-85,88,90,96
白血病	Leukemia	11	3.61	7.28	6.97	0.42	0.73	8	3.10	5.68	5.15	0.46	0.46	C91-95, D45-47
其他	Other	11	3.61	7.28	6.38	0.46	0.72	20	7.75	14.19	11.99	0.83	1.24	O&U
所有部位合计	All sites	305	100.00	201.93	174.02	9.84	20.73	258	100.00	183.03	149.87	10.92	16.68	All
所有部位除外皮肤	All sites exc. C44	301	98.69	199.28	171.85	9.74	20.47	257	99.61	182.32	149.25	10.92	16.58	All sites exc. C44
死亡 Mortality														
口腔	Oral cavity & pharynx	4	1.78	2.65	2.20	0.20	0.20	0	0.00	0.00	0.00	0.00	0.00	C00-10,C12-14
鼻咽	Nasopharynx	7	3.11	4.63	3.44	0.32	0.47	3	2.63	2.13	1.63	0.08	0.19	C11
食管	Esophagus	4	1.78	2.65	2.21	0.00	0.42	1	0.88	0.71	0.36	0.00	0.00	C15
胃	Stomach	9	4.00	5.96	4.62	0.11	0.52	9	7.89	6.38	4.92	0.33	0.48	C16
结直肠	Colon-rectum	19	8.44	12.58	10.28	0.45	1.28	6	5.26	4.26	3.68	0.32	0.42	C18-21
肝脏	Liver	38	16.89	25.16	19.87	1.29	2.07	13	11.40	9.22	7.91	0.43	1.04	C22
胆囊	Gallbladder etc.	1	0.44	0.66	0.61	0.08	0.08	1	0.88	0.71	0.62	0.00	0.10	C23-24
胰腺	Pancreas	5	2.22	3.31	2.75	0.17	0.43	2	1.75	1.42	0.79	0.00	0.06	C25
喉	Larynx	4	1.78	2.65	2.59	0.00	0.10	0	0.00	0.00	0.00	0.00	0.00	C32
肺	Lung	89	39.56	58.92	51.47	3.36	6.07	28	24.56	19.86	16.86	1.14	1.81	C33-34
其他胸腔器官	Other thoracic organs	0	0.00	0.00	0.00	0.00	0.00	0	0.00	0.00	0.00	0.00	0.00	C37-38
骨	Bone	3	1.33	1.99	1.48	0.04	0.19	3	2.63	2.13	1.77	0.10	0.21	C40-41
皮肤黑色素瘤	Melanoma of skin	0	0.00	0.00	0.00	0.00	0.00	0	0.00	0.00	0.00	0.00	0.00	C43
乳腺	Breast	1	0.44	0.66	0.63	0.00	0.10	5	4.39	3.55	2.82	0.17	0.17	C50
子宫颈	Cervix	–	–	–	–	–	–	7	6.14	4.97	4.64	0.41	0.41	C53
子宫体	Uterus	–	–	–	–	–	–	5	4.39	3.55	2.79	0.05	0.51	C54-55
卵巢	Ovary	–	–	–	–	–	–	3	2.63	2.13	1.73	0.12	0.27	C56
前列腺	Prostate	2	0.89	1.32	0.75	0.03	0.03	–	–	–	–	–	–	C61
睾丸	Testis	0	0.00	0.00	0.00	0.00	0.00	–	–	–	–	–	–	C62
肾	Kidney	5	2.22	3.31	3.07	0.29	0.29	1	0.88	0.71	0.62	0.00	0.10	C64-66,68
膀胱	Bladder	4	1.78	2.65	2.87	0.07	0.18	1	0.88	0.71	0.36	0.00	0.00	C67
脑	Brain	5	2.22	3.31	3.00	0.18	0.44	9	7.89	6.38	4.99	0.28	0.73	C70-C72,D32-33,D42-43
甲状腺	Thyroid	1	0.44	0.66	0.43	0.04	0.04	0	0.00	0.00	0.00	0.00	0.00	C73
淋巴瘤	Lymphoma	3	1.33	1.99	2.53	0.11	0.11	0	0.00	0.00	0.00	0.00	0.00	C81-85,88,90,96
白血病	Leukemia	8	3.56	5.30	5.57	0.25	0.56	5	4.39	3.55	3.15	0.33	0.33	C91-95, D45-47
其他	Other	13	5.78	8.61	7.09	0.56	0.82	12	10.53	8.51	7.66	0.51	0.77	O&U
所有部位合计	All sites	225	100.00	148.97	127.46	7.53	14.41	114	100.00	80.87	67.34	4.34	7.59	All
所有部位除外皮肤	All sites exc. C44	221	98.22	146.32	125.32	7.37	14.25	114	100.00	80.87	67.34	4.34	7.59	All sites exc. C44

部位 Sites		男性 Male						女性 Female						ICD10
		病例数 No. cases	构成比 Freq./%	粗率 Crude rate/ $100\,000^{-1}$	世标率 ASR world/ $100\,000^{-1}$	累积率 Cum. Rate/% 0~64	0~74	病例数 No. cases	构成比 Freq./%	粗率 Crude rate/ $100\,000^{-1}$	世标率 ASR world/ $100\,000^{-1}$	累积率 Cum. Rate/% 0~64	0~74	
发病 Incidence														
口腔	Oral cavity & pharynx	11	1.36	4.05	2.04	0.10	0.23	7	1.07	2.60	1.41	0.06	0.16	C00-10,C12-14
鼻咽	Nasopharynx	14	1.73	5.15	3.13	0.21	0.32	6	0.92	2.23	1.29	0.11	0.16	C11
食管	Esophagus	18	2.23	6.63	3.98	0.29	0.50	5	0.76	1.86	0.88	0.03	0.13	C15
胃	Stomach	50	6.20	18.41	9.11	0.47	0.99	33	5.05	12.27	6.28	0.36	0.67	C16
结直肠	Colon-rectum	119	14.75	43.80	22.66	1.12	2.64	93	14.22	34.57	17.76	1.02	2.03	C18-21
肝脏	Liver	112	13.88	41.23	23.14	1.57	2.37	41	6.27	15.24	7.50	0.34	0.76	C22
胆囊	Gallbladder etc.	12	1.49	4.42	2.20	0.12	0.24	13	1.99	4.83	2.36	0.10	0.29	C23-24
胰腺	Pancreas	23	2.85	8.47	5.01	0.28	0.62	21	3.21	7.81	3.64	0.11	0.48	C25
喉	Larynx	10	1.24	3.68	2.00	0.10	0.29	1	0.15	0.37	0.22	0.03	0.03	C32
肺	Lung	203	25.15	74.73	37.04	1.97	4.15	89	13.61	33.08	15.97	0.67	1.63	C33-34
其他胸腔器官	Other thoracic organs	3	0.37	1.10	0.69	0.05	0.10	5	0.76	1.86	1.08	0.07	0.11	C37-38
骨	Bone	2	0.25	0.74	0.44	0.05	0.05	5	0.76	1.86	1.64	0.11	0.11	C40-41
皮肤黑色素瘤	Melanoma of skin	3	0.37	1.10	0.71	0.05	0.09	0	0.00	0.00	0.00	0.00	0.00	C43
乳腺	Breast	1	0.12	0.37	0.13	0.00	0.00	95	14.53	35.31	21.33	1.51	2.49	C50
子宫颈	Cervix	–	–	–	–	–	–	27	4.13	10.04	5.92	0.42	0.69	C53
子宫体	Uterus	–	–	–	–	–	–	18	2.75	6.69	4.26	0.39	0.47	C54-55
卵巢	Ovary	–	–	–	–	–	–	23	3.52	8.55	6.41	0.34	0.75	C56
前列腺	Prostate	49	6.07	18.04	7.24	0.07	0.69	–	–	–	–	–	–	C61
睾丸	Testis	1	0.12	0.37	0.26	0.02	0.02	–	–	–	–	–	–	C62
肾	Kidney	8	0.99	2.94	1.35	0.09	0.14	6	0.92	2.23	1.32	0.10	0.14	C64-66,68
膀胱	Bladder	45	5.58	16.56	6.92	0.13	0.66	7	1.07	2.60	0.95	0.03	0.03	C67
脑	Brain	15	1.86	5.52	3.96	0.32	0.41	17	2.60	6.32	5.33	0.38	0.43	C70-C72,D32-33, D42-43
甲状腺	Thyroid	24	2.97	8.83	6.21	0.45	0.65	68	10.40	25.27	17.10	1.42	1.76	C73
淋巴瘤	Lymphoma	26	3.22	9.57	5.82	0.44	0.73	21	3.21	7.81	4.50	0.24	0.65	C81-85,88,90,96
白血病	Leukemia	34	4.21	12.52	9.24	0.47	0.95	22	3.36	8.18	5.46	0.39	0.52	C91-95, D45-47
其他	Other	24	2.97	8.83	5.16	0.25	0.52	31	4.74	11.52	6.95	0.40	0.81	O&U
所有部位合计	All sites	807	100.00	297.06	158.45	8.63	17.38	654	100.00	243.08	139.57	8.66	15.30	All
所有部位除外皮肤	All sites exc. C44	802	99.38	295.22	157.44	8.62	17.22	649	99.24	241.22	138.56	8.58	15.17	All sites exc. C44
死亡 Mortality														
口腔	Oral cavity & pharynx	11	1.74	4.05	2.01	0.06	0.32	3	0.73	1.12	0.57	0.02	0.06	C00-10,C12-14
鼻咽	Nasopharynx	11	1.74	4.05	2.27	0.14	0.23	3	0.73	1.12	0.69	0.06	0.10	C11
食管	Esophagus	19	3.01	6.99	4.50	0.31	0.51	3	0.73	1.12	0.43	0.00	0.05	C15
胃	Stomach	35	5.54	12.88	6.44	0.29	0.74	25	6.07	9.29	4.23	0.12	0.44	C16
结直肠	Colon-rectum	75	11.87	27.61	13.55	0.43	1.55	58	14.08	21.56	10.29	0.49	1.04	C18-21
肝脏	Liver	100	15.82	36.81	19.41	1.29	1.87	34	8.25	12.64	6.01	0.22	0.60	C22
胆囊	Gallbladder etc.	11	1.74	4.05	2.01	0.10	0.22	13	3.16	4.83	2.36	0.10	0.28	C23-24
胰腺	Pancreas	28	4.43	10.31	5.54	0.22	0.73	22	5.34	8.18	3.56	0.08	0.41	C25
喉	Larynx	7	1.11	2.58	1.35	0.06	0.19	1	0.24	0.37	0.23	0.02	0.02	C32
肺	Lung	199	31.49	73.25	34.49	1.49	3.80	93	22.57	34.57	16.33	0.66	1.60	C33-34
其他胸腔器官	Other thoracic organs	3	0.47	1.10	0.69	0.05	0.10	1	0.24	0.37	0.22	0.03	0.03	C37-38
骨	Bone	6	0.95	2.21	1.21	0.10	0.15	1	0.24	0.37	0.81	0.04	0.04	C40-41
皮肤黑色素瘤	Melanoma of skin	1	0.16	0.37	0.26	0.03	0.03	0	0.00	0.00	0.00	0.00	0.00	C43
乳腺	Breast	1	0.16	0.37	0.22	0.02	0.02	34	8.25	12.64	6.86	0.51	0.69	C50
子宫颈	Cervix	–	–	–	–	–	–	16	3.88	5.95	3.62	0.28	0.41	C53
子宫体	Uterus	–	–	–	–	–	–	12	2.91	4.46	2.60	0.23	0.27	C54-55
卵巢	Ovary	–	–	–	–	–	–	18	4.37	6.69	3.77	0.19	0.51	C56
前列腺	Prostate	30	4.75	11.04	4.52	0.03	0.53	–	–	–	–	–	–	C61
睾丸	Testis	0	0.00	0.00	0.00	0.00	0.00	–	–	–	–	–	–	C62
肾	Kidney	5	0.79	1.84	0.93	0.03	0.12	8	1.94	2.97	1.81	0.19	0.19	C64-66,68
膀胱	Bladder	25	3.96	9.20	3.44	0.03	0.27	6	1.46	2.23	0.86	0.02	0.02	C67
脑	Brain	10	1.58	3.68	1.93	0.13	0.22	4	0.97	1.49	2.32	0.14	0.14	C70-C72,D32-33, D42-43
甲状腺	Thyroid	2	0.32	0.74	0.43	0.00	0.11	9	2.18	3.35	1.84	0.10	0.23	C73
淋巴瘤	Lymphoma	7	1.11	2.58	1.41	0.08	0.17	14	3.40	5.20	2.67	0.17	0.37	C81-85,88,90,96
白血病	Leukemia	27	4.27	9.94	7.60	0.48	0.83	15	3.64	5.58	3.42	0.22	0.37	C91-95, D45-47
其他	Other	19	3.01	6.99	3.34	0.09	0.36	19	4.61	7.06	3.79	0.15	0.37	O&U
所有部位合计	All sites	632	100.00	232.64	117.53	5.45	13.08	412	100.00	153.13	79.31	4.03	8.25	All
所有部位除外皮肤	All sites exc. C44	629	99.53	231.54	117.05	5.45	13.03	408	99.03	151.64	78.81	4.03	8.25	All sites exc. C44

附表 3-347　昆明市官渡区 2015 年癌症发病和死亡主要指标
Appendix Table 3-347　Incidence and mortality of cancer in Guandu Qu，Kunming Shi，2015

部位 Sites		男性 Male						女性 Female						ICD10
		病例数 No. cases	构成比 Freq./%	粗率 Crude rate/ 100 000⁻¹	世标率 ASR world/ 100 000⁻¹	累积率 Cum. Rate/%		病例数 No. cases	构成比 Freq./%	粗率 Crude rate/ 100 000⁻¹	世标率 ASR world/ 100 000⁻¹	累积率 Cum. Rate/%		
						0~64	0~74					0~64	0~74	
发病 Incidence														
口腔	Oral cavity & pharynx	8	1.13	3.03	1.70	0.07	0.27	3	0.51	1.15	0.69	0.06	0.10	C00-10,C12-14
鼻咽	Nasopharynx	10	1.41	3.79	2.43	0.21	0.33	5	0.85	1.91	1.56	0.10	0.15	C11
食管	Esophagus	21	2.96	7.96	4.45	0.30	0.56	2	0.34	0.76	0.23	0.00	0.00	C15
胃	Stomach	37	5.21	14.03	7.11	0.43	0.90	22	3.74	8.41	4.48	0.31	0.62	C16
结直肠	Colon-rectum	93	13.10	35.27	17.97	0.88	2.08	66	11.21	25.24	13.90	0.91	1.67	C18-21
肝脏	Liver	77	10.85	29.20	15.56	1.02	1.82	24	4.07	9.18	4.73	0.22	0.57	C22
胆囊	Gallbladder etc.	12	1.69	4.55	2.22	0.12	0.22	20	3.40	7.65	3.94	0.25	0.44	C23-24
胰腺	Pancreas	27	3.80	10.24	5.18	0.22	0.70	17	2.89	6.50	2.87	0.08	0.29	C25
喉	Larynx	9	1.27	3.41	1.83	0.09	0.26	0	0.00	0.00	0.00	0.00	0.00	C32
肺	Lung	196	27.61	74.33	37.67	2.04	4.72	76	12.90	29.06	15.37	0.82	1.86	C33-34
其他胸腔器官	Other thoracic organs	4	0.56	1.52	0.73	0.03	0.11	3	0.51	1.15	0.59	0.05	0.05	C37-38
骨	Bone	11	1.55	4.17	3.74	0.23	0.23	3	0.51	1.15	0.76	0.03	0.03	C40-41
皮肤黑色素瘤	Melanoma of skin	2	0.28	0.76	0.46	0.03	0.07	2	0.34	0.76	0.43	0.03	0.08	C43
乳腺	Breast	1	0.14	0.38	0.23	0.03	0.03	93	15.79	35.56	21.78	1.80	2.32	C50
子宫颈	Cervix	–	–	–	–	–	–	38	6.45	14.53	9.04	0.81	0.86	C53
子宫体	Uterus	–	–	–	–	–	–	14	2.38	5.35	3.26	0.25	0.40	C54-55
卵巢	Ovary	–	–	–	–	–	–	33	5.60	12.62	8.67	0.76	0.76	C56
前列腺	Prostate	47	6.62	17.82	8.21	0.26	0.79	–	–	–	–	–	–	C61
睾丸	Testis	4	0.56	1.52	1.46	0.07	0.14	–	–	–	–	–	–	C62
肾	Kidney	13	1.83	4.93	2.34	0.12	0.23	11	1.87	4.21	3.29	0.22	0.31	C64-66,68
膀胱	Bladder	21	2.96	7.96	4.26	0.27	0.52	3	0.51	1.15	0.49	0.02	0.02	C67
脑	Brain	20	2.82	7.58	4.47	0.27	0.46	17	2.89	6.50	4.16	0.34	0.43	C70-C72,D32-33,D42-43
甲状腺	Thyroid	24	3.38	9.10	6.46	0.52	0.56	83	14.09	31.74	22.33	1.80	2.12	C73
淋巴瘤	Lymphoma	20	2.82	7.58	4.30	0.32	0.51	12	2.04	4.59	3.20	0.17	0.37	C81-85,88,90,96
白血病	Leukemia	20	2.82	7.58	4.75	0.37	0.47	6	1.02	2.29	1.26	0.12	0.12	C91-95,D45-47
其他	Other	33	4.65	12.51	6.74	0.36	0.78	36	6.11	13.76	7.78	0.51	0.86	O&U
所有部位合计	All sites	710	100.00	269.25	144.27	8.27	16.75	589	100.00	225.21	134.82	9.68	14.44	All
所有部位除外皮肤	All sites exc. C44	702	98.87	266.22	142.82	8.20	16.58	581	98.64	222.15	133.16	9.58	14.25	All sites exc. C44
死亡 Mortality														
口腔	Oral cavity & pharynx	4	0.89	1.52	0.81	0.03	0.10	0	0.00	0.00	0.00	0.00	0.00	C00-10,C12-14
鼻咽	Nasopharynx	5	1.11	1.90	1.04	0.06	0.13	3	1.00	1.15	0.52	0.03	0.08	C11
食管	Esophagus	14	3.12	5.31	2.80	0.19	0.36	1	0.33	0.38	0.21	0.00	0.04	C15
胃	Stomach	21	4.68	7.96	3.96	0.23	0.47	17	5.65	6.50	2.95	0.16	0.28	C16
结直肠	Colon-rectum	53	11.80	20.10	9.42	0.34	1.11	33	10.96	12.62	5.80	0.25	0.65	C18-21
肝脏	Liver	62	13.81	23.51	11.95	0.66	1.34	23	7.64	8.79	4.43	0.21	0.59	C22
胆囊	Gallbladder etc.	14	3.12	5.31	2.65	0.15	0.22	13	4.32	4.97	2.32	0.10	0.26	C23-24
胰腺	Pancreas	20	4.45	7.58	3.79	0.21	0.42	16	5.32	6.12	2.42	0.06	0.20	C25
喉	Larynx	6	1.34	2.28	1.10	0.05	0.12	1	0.33	0.38	0.13	0.00	0.00	C32
肺	Lung	133	29.62	50.44	25.20	1.28	3.04	58	19.27	22.18	10.11	0.42	1.06	C33-34
其他胸腔器官	Other thoracic organs	3	0.67	1.14	1.08	0.07	0.07	0	0.00	0.00	0.00	0.00	0.00	C37-38
骨	Bone	3	0.67	1.14	1.23	0.04	0.04	5	1.66	1.91	1.43	0.06	0.11	C40-41
皮肤黑色素瘤	Melanoma of skin	0	0.00	0.00	0.00	0.00	0.00	2	0.66	0.76	0.32	0.02	0.02	C43
乳腺	Breast	1	0.22	0.38	0.23	0.02	0.02	28	9.30	10.71	5.61	0.37	0.61	C50
子宫颈	Cervix	–	–	–	–	–	–	20	6.64	7.65	4.12	0.35	0.40	C53
子宫体	Uterus	–	–	–	–	–	–	12	3.99	4.59	2.58	0.23	0.27	C54-55
卵巢	Ovary	–	–	–	–	–	–	13	4.32	4.97	3.03	0.23	0.33	C56
前列腺	Prostate	31	6.90	11.76	4.62	0.05	0.42	–	–	–	–	–	–	C61
睾丸	Testis	2	0.45	0.76	0.49	0.02	0.06	–	–	–	–	–	–	C62
肾	Kidney	2	0.45	0.76	0.41	0.00	0.08	1	0.33	0.38	0.09	0.00	0.00	C64-66,68
膀胱	Bladder	13	2.90	4.93	2.24	0.08	0.20	4	1.33	1.53	0.81	0.03	0.14	C67
脑	Brain	16	3.56	6.07	3.53	0.18	0.42	12	3.99	4.59	3.32	0.23	0.28	C70-C72,D32-33,D42-43
甲状腺	Thyroid	2	0.45	0.76	0.36	0.02	0.02	2	0.66	0.76	0.46	0.05	0.05	C73
淋巴瘤	Lymphoma	10	2.23	3.79	2.19	0.13	0.29	8	2.66	3.06	1.54	0.10	0.19	C81-85,88,90,96
白血病	Leukemia	18	4.01	6.83	4.45	0.28	0.34	15	4.98	5.74	4.63	0.26	0.37	C91-95,D45-47
其他	Other	16	3.56	6.07	3.21	0.20	0.35	14	4.65	5.35	2.91	0.22	0.27	O&U
所有部位合计	All sites	449	100.00	170.27	86.75	4.29	9.61	301	100.00	115.09	59.74	3.40	6.21	All
所有部位除外皮肤	All sites exc. C44	447	99.55	169.52	86.43	4.27	9.59	300	99.67	114.71	59.43	3.37	6.18	All sites exc. C44

部位 Sites		男性 Male						女性 Female						ICD10
		病例数 No. cases	构成比 Freq. /%	粗率 Crude rate/ 100 000⁻¹	世标率 ASR world/ 100 000⁻¹	累积率 Cum. Rate/%		病例数 No. cases	构成比 Freq. /%	粗率 Crude rate/ 100 000⁻¹	世标率 ASR world/ 100 000⁻¹	累积率 Cum. Rate/%		
						0~64	0~74					0~64	0~74	
发病 Incidence														
口腔	Oral cavity & pharynx	9	1.16	3.39	1.65	0.05	0.26	6	0.91	2.25	1.77	0.11	0.17	C00-10,C12-14
鼻咽	Nasopharynx	16	2.06	6.03	3.15	0.18	0.35	3	0.46	1.13	0.57	0.05	0.05	C11
食管	Esophagus	23	2.96	8.67	4.49	0.32	0.48	5	0.76	1.88	0.72	0.05	0.05	C15
胃	Stomach	47	6.04	17.72	8.96	0.53	1.14	29	4.41	10.90	5.11	0.25	0.57	C16
结直肠	Colon-rectum	109	14.01	41.08	20.34	0.97	2.75	80	12.18	30.06	16.35	0.81	2.58	C18-21
肝脏	Liver	74	9.51	27.89	14.44	0.73	2.00	41	6.24	15.41	7.68	0.29	0.91	C22
胆囊	Gallbladder etc.	13	1.67	4.90	2.21	0.10	0.28	21	3.20	7.89	3.92	0.30	0.41	C23-24
胰腺	Pancreas	24	3.08	9.05	4.24	0.18	0.49	19	2.89	7.14	3.16	0.07	0.35	C25
喉	Larynx	5	0.64	1.88	0.98	0.05	0.13	0	0.00	0.00	0.00	0.00	0.00	C32
肺	Lung	187	24.04	70.48	33.41	1.55	4.21	74	11.26	27.81	13.98	0.64	1.76	C33-34
其他胸腔器官	Other thoracic organs	3	0.39	1.13	1.96	0.09	0.13	6	0.91	2.25	1.43	0.12	0.17	C37-38
骨	Bone	14	1.80	5.28	2.81	0.14	0.31	11	1.67	4.13	2.67	0.20	0.29	C40-41
皮肤黑色素瘤	Melanoma of skin	2	0.26	0.75	0.42	0.03	0.06	0	0.00	0.00	0.00	0.00	0.00	C43
乳腺	Breast	1	0.13	0.38	0.26	0.02	0.02	99	15.07	37.20	23.04	1.75	2.50	C50
子宫颈	Cervix	–	–	–	–	–	–	29	4.41	10.90	6.48	0.55	0.68	C53
子宫体	Uterus	–	–	–	–	–	–	19	2.89	7.14	3.75	0.20	0.39	C54-55
卵巢	Ovary	–	–	–	–	–	–	16	2.44	6.01	3.53	0.30	0.41	C56
前列腺	Prostate	55	7.07	20.73	8.36	0.05	0.91	–	–	–	–	–	–	C61
睾丸	Testis	0	0.00	0.00	0.00	0.00	0.00	–	–	–	–	–	–	C62
肾	Kidney	9	1.16	3.39	1.79	0.14	0.17	8	1.22	3.01	1.11	0.05	0.05	C64-66,68
膀胱	Bladder	29	3.73	10.93	5.60	0.27	0.79	4	0.61	1.50	0.44	0.00	0.00	C67
脑	Brain	17	2.19	6.41	4.53	0.19	0.52	26	3.96	9.77	7.82	0.46	0.63	C70-C72,D32-33, D42-43
甲状腺	Thyroid	22	2.83	8.29	5.39	0.41	0.54	80	12.18	30.06	21.13	1.57	2.14	C73
淋巴瘤	Lymphoma	35	4.50	13.19	7.37	0.44	0.81	21	3.20	7.89	5.16	0.24	0.61	C81-85,88,90,96
白血病	Leukemia	42	5.40	15.83	8.53	0.44	1.04	24	3.65	9.02	6.14	0.37	0.57	C91-95, D45-47
其他	Other	42	5.40	15.83	12.55	0.79	1.27	36	5.48	13.53	8.30	0.51	0.93	O&U
所有部位合计	All sites	778	100.00	293.24	153.44	7.66	18.65	657	100.00	246.86	144.28	8.88	16.21	All
所有部位除外皮肤	All sites exc. C44	772	99.23	290.98	151.72	7.56	18.50	652	99.24	244.98	143.32	8.81	16.14	All sites. C44
死亡 Mortality														
口腔	Oral cavity & pharynx	6	1.14	2.26	1.04	0.05	0.14	1	0.30	0.38	0.12	0.00	0.00	C00-10,C12-14
鼻咽	Nasopharynx	11	2.09	4.15	2.00	0.10	0.22	1	0.30	0.38	0.13	0.00	0.00	C11
食管	Esophagus	13	2.47	4.90	2.46	0.14	0.26	5	1.49	1.88	0.72	0.05	0.05	C15
胃	Stomach	36	6.84	13.57	6.69	0.37	0.82	28	8.33	10.52	4.82	0.22	0.50	C16
结直肠	Colon-rectum	61	11.60	22.99	10.34	0.40	1.18	33	9.82	12.40	5.81	0.15	0.81	C18-21
肝脏	Liver	70	13.31	26.38	13.65	0.72	1.81	34	10.12	12.78	5.81	0.22	0.61	C22
胆囊	Gallbladder etc.	8	1.52	3.02	1.31	0.05	0.13	14	4.17	5.26	2.52	0.22	0.22	C23-24
胰腺	Pancreas	22	4.18	8.29	3.86	0.18	0.41	15	4.46	5.64	2.41	0.05	0.22	C25
喉	Larynx	2	0.38	0.75	0.48	0.05	0.05	0	0.00	0.00	0.00	0.00	0.00	C32
肺	Lung	170	32.32	64.08	30.04	1.38	3.40	69	20.54	25.93	12.12	0.56	1.25	C33-34
其他胸腔器官	Other thoracic organs	2	0.38	0.75	1.78	0.09	0.09	2	0.60	0.75	0.48	0.05	0.05	C37-38
骨	Bone	4	0.76	1.51	0.52	0.00	0.05	2	0.60	0.75	0.43	0.03	0.08	C40-41
皮肤黑色素瘤	Melanoma of skin	1	0.19	0.38	0.21	0.00	0.04	0	0.00	0.00	0.00	0.00	0.00	C43
乳腺	Breast	0	0.00	0.00	0.00	0.00	0.00	29	8.63	10.90	6.06	0.40	0.72	C50
子宫颈	Cervix	–	–	–	–	–	–	17	5.06	6.39	3.47	0.22	0.33	C53
子宫体	Uterus	–	–	–	–	–	–	6	1.79	2.25	0.91	0.00	0.07	C54-55
卵巢	Ovary	–	–	–	–	–	–	10	2.98	3.76	2.20	0.18	0.24	C56
前列腺	Prostate	29	5.51	10.93	4.00	0.05	0.27	–	–	–	–	–	–	C61
睾丸	Testis	0	0.00	0.00	0.00	0.00	0.00	–	–	–	–	–	–	C62
肾	Kidney	5	0.95	1.88	0.98	0.04	0.11	6	1.79	2.25	0.76	0.03	0.03	C64-66,68
膀胱	Bladder	9	1.71	3.39	1.57	0.03	0.24	3	0.89	1.13	0.35	0.00	0.00	C67
脑	Brain	10	1.90	3.77	3.04	0.11	0.28	18	5.36	6.76	6.02	0.24	0.51	C70-C72,D32-33, D42-43
甲状腺	Thyroid	1	0.19	0.38	0.10	0.00	0.00	2	0.60	0.75	0.44	0.05	0.05	C73
淋巴瘤	Lymphoma	20	3.80	7.54	4.27	0.21	0.49	10	2.98	3.76	2.70	0.18	0.22	C81-85,88,90,96
白血病	Leukemia	29	5.51	10.93	6.38	0.36	0.77	18	5.36	6.76	5.60	0.33	0.39	C91-95, D45-47
其他	Other	17	3.23	6.41	5.96	0.25	0.60	13	3.87	4.88	1.97	0.13	0.13	O&U
所有部位合计	All sites	526	100.00	198.26	100.68	4.60	11.36	336	100.00	126.25	65.84	3.30	6.47	All
所有部位除外皮肤	All sites exc. C44	526	100.00	198.26	100.68	4.60	11.36	334	99.40	125.50	65.61	3.30	6.47	All sites exc. C44

部位 Sites		男性 Male						女性 Female						ICD10
		病例数 No. cases	构成比 Freq. /%	粗率 Crude rate/ 100 000⁻¹	世标率 ASR world/ 100 000⁻¹	累积率 Cum. Rate/% 0~64	0~74	病例数 No. cases	构成比 Freq. /%	粗率 Crude rate/ 100 000⁻¹	世标率 ASR world/ 100 000⁻¹	累积率 Cum. Rate/% 0~64	0~74	
发病 Incidence														
口腔	Oral cavity & pharynx	4	0.77	1.86	1.53	0.10	0.18	2	0.44	0.90	0.63	0.05	0.05	C00-10,C12-14
鼻咽	Nasopharynx	7	1.34	3.25	2.36	0.16	0.31	2	0.44	0.90	0.50	0.03	0.03	C11
食管	Esophagus	17	3.26	7.88	5.68	0.47	0.80	1	0.22	0.45	0.20	0.00	0.00	C15
胃	Stomach	38	7.28	17.62	11.91	0.68	1.69	22	4.79	9.89	6.96	0.52	0.82	C16
结直肠	Colon-rectum	86	16.48	39.88	25.47	1.49	2.88	56	12.20	25.17	16.06	0.78	1.81	C18-21
肝脏	Liver	30	5.75	13.91	8.50	0.44	0.94	31	6.75	13.93	8.95	0.51	1.16	C22
胆囊	Gallbladder etc.	6	1.15	2.78	1.62	0.07	0.12	18	3.92	8.09	4.88	0.20	0.65	C23-24
胰腺	Pancreas	16	3.07	7.42	4.75	0.23	0.58	13	2.83	5.84	3.63	0.17	0.43	C25
喉	Larynx	4	0.77	1.86	1.13	0.07	0.14	0	0.00	0.00	0.00	0.00	0.00	C32
肺	Lung	145	27.78	67.24	42.14	2.11	5.07	53	11.55	23.82	15.47	0.98	1.94	C33-34
其他胸腔器官	Other thoracic organs	3	0.57	1.39	0.92	0.10	0.10	0	0.00	0.00	0.00	0.00	0.00	C37-38
骨	Bone	3	0.57	1.39	0.89	0.09	0.09	1	0.22	0.45	0.28	0.00	0.07	C40-41
皮肤黑色素瘤	Melanoma of skin	1	0.19	0.46	0.17	0.00	0.00	0	0.00	0.00	0.00	0.00	0.00	C43
乳腺	Breast	2	0.38	0.93	0.62	0.05	0.05	56	12.20	25.17	17.16	1.41	1.85	C50
子宫颈	Cervix	−	−	−	−	−	−	43	9.37	19.32	13.85	1.10	1.36	C53
子宫体	Uterus	−	−	−	−	−	−	17	3.70	7.64	5.38	0.55	0.62	C54-55
卵巢	Ovary	−	−	−	−	−	−	20	4.36	8.99	7.55	0.50	0.74	C56
前列腺	Prostate	33	6.32	15.30	8.08	0.21	0.69	−	−	−	−	−	−	C61
睾丸	Testis	4	0.77	1.86	1.66	0.12	0.12	−	−	−	−	−	−	C62
肾	Kidney	7	1.34	3.25	2.25	0.13	0.26	2	0.44	0.90	0.48	0.03	0.03	C64-66,68
膀胱	Bladder	22	4.21	10.20	6.75	0.38	0.55	11	2.40	4.94	2.99	0.14	0.26	C67
脑	Brain	22	4.21	10.20	7.06	0.46	0.65	20	4.36	8.99	6.09	0.51	0.58	C70-C72,D32-33, D42-43
甲状腺	Thyroid	6	1.15	2.78	1.92	0.16	0.16	21	4.58	9.44	7.04	0.56	0.56	C73
淋巴瘤	Lymphoma	16	3.07	7.42	6.72	0.38	0.50	7	1.53	3.15	1.98	0.16	0.23	C81-85,88,90,96
白血病	Leukemia	12	2.30	5.57	4.09	0.15	0.61	16	3.49	7.19	6.53	0.35	0.48	C91-95, D45-47
其他	Other	38	7.28	17.62	12.60	0.53	1.47	47	10.24	21.12	14.48	0.90	1.40	O&U
所有部位合计	All sites	522	100.00	242.08	158.84	8.58	17.95	459	100.00	206.28	141.09	9.45	15.07	All
所有部位除外皮肤	All sites exc. C44	503	96.36	233.27	153.66	8.39	17.34	430	93.68	193.24	132.20	8.93	14.11	All sites exc. C44
死亡 Mortality														
口腔	Oral cavity & pharynx	3	0.81	1.39	1.09	0.10	0.17	1	0.45	0.45	0.28	0.00	0.07	C00-10,C12-14
鼻咽	Nasopharynx	6	1.63	2.78	1.74	0.05	0.16	1	0.45	0.45	0.20	0.00	0.00	C11
食管	Esophagus	6	1.63	2.78	1.89	0.11	0.31	0	0.00	0.00	0.00	0.00	0.00	C15
胃	Stomach	17	4.61	7.88	4.99	0.15	0.77	16	7.17	7.19	4.48	0.30	0.43	C16
结直肠	Colon-rectum	38	10.30	17.62	10.49	0.38	1.15	23	10.31	10.34	6.29	0.12	0.85	C18-21
肝脏	Liver	36	9.76	16.70	10.48	0.67	1.33	26	11.66	11.68	7.54	0.37	0.95	C22
胆囊	Gallbladder etc.	5	1.36	2.32	1.43	0.00	0.20	18	8.07	8.09	4.67	0.16	0.62	C23-24
胰腺	Pancreas	9	2.44	4.17	2.64	0.05	0.33	9	4.04	4.04	2.18	0.06	0.20	C25
喉	Larynx	2	0.54	0.93	0.54	0.04	0.04	1	0.45	0.45	0.28	0.00	0.07	C32
肺	Lung	158	42.82	73.27	45.28	1.79	5.20	41	18.39	18.43	11.14	0.58	1.21	C33-34
其他胸腔器官	Other thoracic organs	1	0.27	0.46	0.34	0.04	0.04	1	0.45	0.45	0.28	0.00	0.07	C37-38
骨	Bone	3	0.81	1.39	0.88	0.04	0.10	1	0.45	0.45	0.20	0.00	0.00	C40-41
皮肤黑色素瘤	Melanoma of skin	0	0.00	0.00	0.00	0.00	0.00	0	0.00	0.00	0.00	0.00	0.00	C43
乳腺	Breast	0	0.00	0.00	0.00	0.00	0.00	16	7.17	7.19	4.61	0.29	0.57	C50
子宫颈	Cervix	−	−	−	−	−	−	12	5.38	5.39	3.92	0.37	0.43	C53
子宫体	Uterus	−	−	−	−	−	−	2	0.90	0.90	0.60	0.06	0.06	C54-55
卵巢	Ovary	−	−	−	−	−	−	6	2.69	2.70	1.82	0.11	0.30	C56
前列腺	Prostate	23	6.23	10.67	5.95	0.03	0.29	−	−	−	−	−	−	C61
睾丸	Testis	3	0.81	1.39	0.90	0.08	0.08	−	−	−	−	−	−	C62
肾	Kidney	3	0.81	1.39	1.07	0.08	0.14	1	0.45	0.45	0.28	0.00	0.07	C64-66,68
膀胱	Bladder	7	1.90	3.25	1.71	0.00	0.06	4	1.79	1.80	0.84	0.00	0.00	C67
脑	Brain	18	4.88	8.35	6.00	0.33	0.77	7	3.14	3.15	2.15	0.18	0.25	C70-C72,D32-33, D42-43
甲状腺	Thyroid	0	0.00	0.00	0.00	0.00	0.00	0	0.00	0.00	0.00	0.00	0.00	C73
淋巴瘤	Lymphoma	9	2.44	4.17	2.67	0.16	0.29	5	2.24	2.25	1.52	0.09	0.16	C81-85,88,90,96
白血病	Leukemia	6	1.63	2.78	2.40	0.13	0.21	17	7.62	7.64	7.68	0.40	0.51	C91-95, D45-47
其他	Other	16	4.34	7.42	3.99	0.15	0.34	15	6.73	6.74	4.21	0.23	0.36	O&U
所有部位合计	All sites	369	100.00	171.12	106.49	4.39	11.98	223	100.00	100.22	65.19	3.31	7.18	All
所有部位除外皮肤	All sites exc. C44	363	98.37	168.34	105.22	4.35	11.94	218	97.76	97.97	63.75	3.24	7.04	All sites exc. C44

部位 Sites		男性 Male						女性 Female						ICD10
		病例数 No. cases	构成比 Freq. /%	粗率 Crude rate/ 100 000⁻¹	世标率 ASR world/ 100 000⁻¹	累积率 Cum. Rate/%		病例数 No. cases	构成比 Freq. /%	粗率 Crude rate/ 100 000⁻¹	世标率 ASR world/ 100 000⁻¹	累积率 Cum. Rate/%		
						0~64	0~74					0~64	0~74	
发病 Incidence														
口腔	Oral cavity & pharynx	2	1.59	2.81	2.19	0.13	0.32	2	1.31	2.78	1.91	0.20	0.20	C00-10,C12-14
鼻咽	Nasopharynx	4	3.17	5.62	3.69	0.25	0.45	3	1.96	4.17	3.12	0.20	0.40	C11
食管	Esophagus	3	2.38	4.22	3.29	0.36	0.36	0	0.00	0.00	0.00	0.00	0.00	C15
胃	Stomach	6	4.76	8.44	5.62	0.28	0.67	4	2.61	5.57	4.10	0.10	0.57	C16
结直肠	Colon-rectum	17	13.49	23.90	17.30	1.08	2.29	14	9.15	19.48	12.96	1.08	1.28	C18-21
肝脏	Liver	23	18.25	32.34	22.92	1.46	2.76	8	5.23	11.13	7.90	0.48	0.89	C22
胆囊	Gallbladder etc.	2	1.59	2.81	1.81	0.13	0.13	4	2.61	5.57	3.83	0.19	0.39	C23-24
胰腺	Pancreas	0	0.00	0.00	0.00	0.00	0.00	0	0.00	0.00	0.00	0.00	0.00	C25
喉	Larynx	1	0.79	1.41	1.03	0.13	0.13	1	0.65	1.39	0.82	0.08	0.08	C32
肺	Lung	28	22.22	39.37	27.50	1.65	3.25	12	7.84	16.70	12.72	1.17	1.57	C33-34
其他胸腔器官	Other thoracic organs	0	0.00	0.00	0.00	0.00	0.00	0	0.00	0.00	0.00	0.00	0.00	C37-38
骨	Bone	0	0.00	0.00	0.00	0.00	0.00	2	1.31	2.78	2.27	0.13	0.33	C40-41
皮肤黑色素瘤	Melanoma of skin	0	0.00	0.00	0.00	0.00	0.00	1	0.65	1.39	1.06	0.13	0.13	C43
乳腺	Breast	0	0.00	0.00	0.00	0.00	0.00	33	21.57	45.91	33.53	2.66	3.14	C50
子宫颈	Cervix	–	–	–	–	–	–	17	11.11	23.65	18.21	1.65	2.13	C53
子宫体	Uterus	–	–	–	–	–	–	3	1.96	4.17	3.33	0.27	0.47	C54-55
卵巢	Ovary	–	–	–	–	–	–	4	2.61	5.57	3.59	0.35	0.35	C56
前列腺	Prostate	3	2.38	4.22	3.11	0.08	0.55	–	–	–	–	–	–	C61
睾丸	Testis	0	0.00	0.00	0.00	0.00	0.00	–	–	–	–	–	–	C62
肾	Kidney	2	1.59	2.81	2.01	0.08	0.28	1	0.65	1.39	1.21	0.00	0.20	C64-66,68
膀胱	Bladder	5	3.97	7.03	4.96	0.38	0.66	2	1.31	2.78	2.19	0.00	0.55	C67
脑	Brain	5	3.97	7.03	6.82	0.41	0.41	7	4.58	9.74	8.36	0.61	0.61	C70-C72,D32-33, D42-43
甲状腺	Thyroid	6	4.76	8.44	6.72	0.40	0.79	11	7.19	15.30	13.36	1.00	1.21	C73
淋巴瘤	Lymphoma	3	2.38	4.22	3.93	0.30	0.58	7	4.58	9.74	6.88	0.32	0.59	C81-85,88,90,96
白血病	Leukemia	10	7.94	14.06	16.09	0.83	1.03	8	5.23	11.13	12.77	0.77	0.97	C91-95, D45-47
其他	Other	6	4.76	8.44	5.54	0.22	0.69	9	5.88	12.52	10.82	0.65	0.85	O&U
所有部位合计	All sites	126	100.00	177.15	134.52	8.18	15.34	153	100.00	212.88	164.94	12.05	16.92	All
所有部位除外皮肤	All sites exc. C44	124	98.41	174.34	132.59	8.11	14.99	151	98.69	210.09	163.45	11.98	16.84	All sites exc. C44
死亡 Mortality														
口腔	Oral cavity & pharynx	3	3.00	4.22	2.00	0.00	0.00	0	0.00	0.00	0.00	0.00	0.00	C00-10,C12-14
鼻咽	Nasopharynx	2	2.00	2.81	1.61	0.07	0.07	0	0.00	0.00	0.00	0.00	0.00	C11
食管	Esophagus	1	1.00	1.41	0.82	0.07	0.07	0	0.00	0.00	0.00	0.00	0.00	C15
胃	Stomach	5	5.00	7.03	4.25	0.00	0.19	3	5.26	4.17	2.80	0.13	0.41	C16
结直肠	Colon-rectum	10	10.00	14.06	9.06	0.37	0.84	6	10.53	8.35	4.73	0.27	0.27	C18-21
肝脏	Liver	11	11.00	15.47	11.55	0.55	1.77	6	10.53	8.35	5.49	0.08	0.76	C22
胆囊	Gallbladder etc.	3	3.00	4.22	2.56	0.00	0.19	1	1.75	1.39	0.64	0.00	0.00	C23-24
胰腺	Pancreas	2	2.00	2.81	2.49	0.25	0.25	2	3.51	2.78	1.29	0.00	0.00	C25
喉	Larynx	0	0.00	0.00	0.00	0.00	0.00	0	0.00	0.00	0.00	0.00	0.00	C32
肺	Lung	43	43.00	60.46	43.70	1.77	5.26	12	21.05	16.70	12.18	0.82	1.69	C33-34
其他胸腔器官	Other thoracic organs	0	0.00	0.00	0.00	0.00	0.00	0	0.00	0.00	0.00	0.00	0.00	C37-38
骨	Bone	1	1.00	1.41	0.84	0.08	0.08	1	1.75	1.39	1.21	0.00	0.20	C40-41
皮肤黑色素瘤	Melanoma of skin	0	0.00	0.00	0.00	0.00	0.00	0	0.00	0.00	0.00	0.00	0.00	C43
乳腺	Breast	0	0.00	0.00	0.00	0.00	0.00	6	10.53	8.35	5.94	0.45	0.65	C50
子宫颈	Cervix	–	–	–	–	–	–	3	5.26	4.17	3.23	0.08	0.48	C53
子宫体	Uterus	–	–	–	–	–	–	2	3.51	2.78	2.27	0.13	0.33	C54-55
卵巢	Ovary	–	–	–	–	–	–	6	10.53	8.35	5.07	0.42	0.42	C56
前列腺	Prostate	0	0.00	0.00	0.00	0.00	0.00	–	–	–	–	–	–	C61
睾丸	Testis	0	0.00	0.00	0.00	0.00	0.00	–	–	–	–	–	–	C62
肾	Kidney	0	0.00	0.00	0.00	0.00	0.00	0	0.00	0.00	0.00	0.00	0.00	C64-66,68
膀胱	Bladder	6	6.00	8.44	5.31	0.00	0.83	1	1.75	1.39	1.10	0.00	0.27	C67
脑	Brain	4	4.00	5.62	3.43	0.00	0.55	3	5.26	4.17	2.56	0.12	0.12	C70-C72,D32-33, D42-43
甲状腺	Thyroid	1	1.00	1.41	1.17	0.00	0.19	0	0.00	0.00	0.00	0.00	0.00	C73
淋巴瘤	Lymphoma	1	1.00	1.41	1.10	0.00	0.28	2	3.51	2.78	1.81	0.08	0.08	C81-85,88,90,96
白血病	Leukemia	5	5.00	7.03	5.70	0.33	0.80	1	1.75	1.39	1.21	0.00	0.20	C91-95, D45-47
其他	Other	2	2.00	2.81	1.89	0.00	0.28	2	3.51	2.78	1.32	0.00	0.00	O&U
所有部位合计	All sites	100	100.00	140.60	97.47	3.49	11.65	57	100.00	79.31	52.85	2.58	5.89	All
所有部位除外皮肤	All sites exc. C44	100	100.00	140.60	97.47	3.49	11.65	55	96.49	76.52	51.53	2.58	5.89	All sites exc. C44

附表 3-351 易门县 2015 年癌症发病和死亡主要指标

Appendix Table 3-351 Incidence and mortality of cancer in Yimen Xian,2015

部位 Sites		男性 Male						女性 Female						ICD10
		病例数 No. cases	构成比 Freq. /%	粗率 Crude rate/ 100 000^{-1}	世标率 ASR world/ 100 000^{-1}	累积率 Cum. Rate/% 0~64	0~74	病例数 No. cases	构成比 Freq. /%	粗率 Crude rate/ 100 000^{-1}	世标率 ASR world/ 100 000^{-1}	累积率 Cum. Rate/% 0~64	0~74	
发病 Incidence														
口腔	Oral cavity & pharynx	2	1.12	2.37	1.40	0.10	0.10	1	0.74	1.23	0.71	0.06	0.06	C00-10,C12-14
鼻咽	Nasopharynx	3	1.68	3.56	2.56	0.10	0.46	0	0.00	0.00	0.00	0.00	0.00	C11
食管	Esophagus	10	5.59	11.87	8.32	0.37	1.48	1	0.74	1.23	0.67	0.06	0.06	C15
胃	Stomach	15	8.38	17.80	12.19	0.77	1.45	18	13.24	22.16	13.41	0.84	1.72	C16
结直肠	Colon-rectum	25	13.97	29.67	19.83	1.45	2.73	13	9.56	16.01	10.50	0.64	1.35	C18-21
肝脏	Liver	29	16.20	34.42	22.15	1.27	2.47	13	9.56	16.01	11.37	0.42	1.47	C22
胆囊	Gallbladder etc.	5	2.79	5.93	4.11	0.34	0.54	1	0.74	1.23	0.91	0.11	0.11	C23-24
胰腺	Pancreas	4	2.23	4.75	3.39	0.15	0.48	4	2.94	4.93	3.44	0.18	0.53	C25
喉	Larynx	3	1.68	3.56	2.37	0.14	0.34	0	0.00	0.00	0.00	0.00	0.00	C32
肺	Lung	46	25.70	54.60	36.72	1.71	5.34	15	11.03	18.47	11.88	1.08	1.43	C33-34
其他胸腔器官	Other thoracic organs	0	0.00	0.00	0.00	0.00	0.00	0	0.00	0.00	0.00	0.00	0.00	C37-38
骨	Bone	2	1.12	2.37	1.74	0.19	0.19	0	0.00	0.00	0.00	0.00	0.00	C40-41
皮肤黑色素瘤	Melanoma of skin	1	0.56	1.19	0.80	0.10	0.10	0	0.00	0.00	0.00	0.00	0.00	C43
乳腺	Breast	0	0.00	0.00	0.00	0.00	0.00	18	13.24	22.16	15.66	1.29	1.47	C50
子宫颈	Cervix	–	–	–	–	–	–	12	8.82	14.78	9.46	0.82	0.82	C53
子宫体	Uterus	–	–	–	–	–	–	4	2.94	4.93	4.43	0.42	0.60	C54-55
卵巢	Ovary	–	–	–	–	–	–	4	2.94	4.93	2.70	0.25	0.25	C56
前列腺	Prostate	5	2.79	5.93	3.14	0.00	0.36	–	–	–	–	–	–	C61
睾丸	Testis	2	1.12	2.37	2.47	0.18	0.18	–	–	–	–	–	–	C62
肾	Kidney	1	0.56	1.19	1.13	0.09	0.09	0	0.00	0.00	0.00	0.00	0.00	C64-66,68
膀胱	Bladder	6	3.35	7.12	4.97	0.18	0.54	0	0.00	0.00	0.00	0.00	0.00	C67
脑	Brain	1	0.56	1.19	1.87	0.10	0.10	9	6.62	11.08	7.64	0.51	1.03	C70-C72,D32-33, D42-43
甲状腺	Thyroid	0	0.00	0.00	0.00	0.00	0.00	6	4.41	7.39	5.93	0.54	0.54	C73
淋巴瘤	Lymphoma	7	3.91	8.31	6.31	0.48	0.67	4	2.94	4.93	3.36	0.17	0.52	C81-85,88,90,96
白血病	Leukemia	4	2.23	4.75	3.22	0.20	0.20	7	5.15	8.62	8.72	0.47	0.82	C91-95, D45-47
其他	Other	8	4.47	9.50	6.63	0.58	0.77	6	4.41	7.39	5.37	0.36	0.36	O&U
所有部位合计	All sites	179	100.00	212.46	145.33	8.51	18.60	136	100.00	167.45	116.16	8.22	13.15	All
所有部位除外皮肤	All sites exc. C44	176	98.32	208.90	143.23	8.39	18.28	135	99.26	166.22	115.26	8.11	13.03	All sites exc. C44
死亡 Mortality														
口腔	Oral cavity & pharynx	1	0.77	1.19	0.80	0.10	0.10	0	0.00	0.00	0.00	0.00	0.00	C00-10,C12-14
鼻咽	Nasopharynx	2	1.54	2.37	1.62	0.05	0.22	1	1.11	1.23	0.71	0.00	0.18	C11
食管	Esophagus	9	6.92	10.68	7.65	0.20	1.28	1	1.11	1.23	0.52	0.00	0.00	C15
胃	Stomach	18	13.85	21.36	16.13	1.25	2.13	14	15.56	17.24	11.03	0.69	1.40	C16
结直肠	Colon-rectum	9	6.92	10.68	6.65	0.32	0.64	4	4.44	4.93	3.00	0.24	0.42	C18-21
肝脏	Liver	28	21.54	33.23	21.35	1.05	2.21	11	12.22	13.54	10.68	0.76	1.28	C22
胆囊	Gallbladder etc.	5	3.85	5.93	4.29	0.44	0.44	1	1.11	1.23	0.71	0.00	0.18	C23-24
胰腺	Pancreas	3	2.31	3.56	2.56	0.05	0.37	2	2.22	2.46	1.21	0.07	0.07	C25
喉	Larynx	0	0.00	0.00	0.00	0.00	0.00	0	0.00	0.00	0.00	0.00	0.00	C32
肺	Lung	35	26.92	41.54	28.06	0.98	3.62	23	25.56	28.32	16.45	0.94	2.00	C33-34
其他胸腔器官	Other thoracic organs	0	0.00	0.00	0.00	0.00	0.00	1	1.11	1.23	0.71	0.06	0.06	C37-38
骨	Bone	2	1.54	2.37	1.24	0.10	0.10	1	1.11	1.23	0.52	0.00	0.00	C40-41
皮肤黑色素瘤	Melanoma of skin	0	0.00	0.00	0.00	0.00	0.00	0	0.00	0.00	0.00	0.00	0.00	C43
乳腺	Breast	0	0.00	0.00	0.00	0.00	0.00	8	8.89	9.85	7.04	0.77	0.77	C50
子宫颈	Cervix	–	–	–	–	–	–	5	5.56	6.16	3.90	0.35	0.35	C53
子宫体	Uterus	–	–	–	–	–	–	3	3.33	3.69	3.33	0.15	0.50	C54-55
卵巢	Ovary	–	–	–	–	–	–	1	1.11	1.23	0.68	0.07	0.07	C56
前列腺	Prostate	2	1.54	2.37	1.43	0.00	0.16	–	–	–	–	–	–	C61
睾丸	Testis	0	0.00	0.00	0.00	0.00	0.00	–	–	–	–	–	–	C62
肾	Kidney	2	1.54	2.37	1.60	0.20	0.20	0	0.00	0.00	0.00	0.00	0.00	C64-66,68
膀胱	Bladder	0	0.00	0.00	0.00	0.00	0.00	2	2.22	2.46	1.43	0.11	0.11	C67
脑	Brain	3	2.31	3.56	2.97	0.08	0.43	3	3.33	3.69	3.57	0.28	0.28	C70-C72,D32-33, D42-43
甲状腺	Thyroid	0	0.00	0.00	0.00	0.00	0.00	0	0.00	0.00	0.00	0.00	0.00	C73
淋巴瘤	Lymphoma	2	1.54	2.37	1.26	0.10	0.10	1	1.11	1.23	0.71	0.00	0.18	C81-85,88,90,96
白血病	Leukemia	2	1.54	2.37	1.94	0.08	0.08	3	3.33	3.69	3.68	0.18	0.35	C91-95, D45-47
其他	Other	7	5.38	8.31	5.85	0.21	0.60	5	5.56	6.16	3.22	0.14	0.31	O&U
所有部位合计	All sites	130	100.00	154.30	105.41	5.23	12.71	90	100.00	110.81	73.10	4.81	8.50	All
所有部位除外皮肤	All sites exc. C44	128	98.46	151.93	103.66	5.23	12.51	89	98.89	109.58	72.39	4.81	8.32	All sites exc. C44

部位 Sites		男性 Male						女性 Female						ICD10
		病例数 No. cases	构成比 Freq./%	粗率 Crude rate/ 100 000⁻¹	世标率 ASR world/ 100 000⁻¹	累积率 Cum. Rate/% 0~64	0~74	病例数 No. cases	构成比 Freq./%	粗率 Crude rate/ 100 000⁻¹	世标率 ASR world/ 100 000⁻¹	累积率 Cum. Rate/% 0~64	0~74	
发病 Incidence														
口腔	Oral cavity & pharynx	16	2.11	3.44	2.70	0.17	0.30	9	1.23	1.96	1.23	0.09	0.13	C00-10,C12-14
鼻咽	Nasopharynx	8	1.06	1.72	1.29	0.12	0.15	8	1.10	1.75	1.44	0.09	0.16	C11
食管	Esophagus	46	6.07	9.88	7.29	0.43	1.10	5	0.68	1.09	0.63	0.05	0.05	C15
胃	Stomach	97	12.80	20.83	15.45	1.01	1.82	77	10.55	16.80	11.71	0.73	1.49	C16
结直肠	Colon-rectum	75	9.89	16.11	11.84	0.73	1.42	79	10.82	17.23	11.77	0.83	1.41	C18-21
肝脏	Liver	136	17.94	29.21	21.55	1.44	2.67	47	6.44	10.25	7.09	0.37	0.85	C22
胆囊	Gallbladder etc.	13	1.72	2.79	2.15	0.19	0.27	21	2.88	4.58	2.65	0.16	0.27	C23-24
胰腺	Pancreas	18	2.37	3.87	2.81	0.21	0.27	16	2.19	3.49	2.50	0.07	0.38	C25
喉	Larynx	10	1.32	2.15	1.53	0.14	0.18	2	0.27	0.44	0.34	0.03	0.03	C32
肺	Lung	136	17.94	29.21	21.95	1.37	2.99	61	8.36	13.31	9.40	0.50	1.21	C33-34
其他胸腔器官	Other thoracic organs	3	0.40	0.64	0.40	0.04	0.04	1	0.14	0.22	0.20	0.02	0.02	C37-38
骨	Bone	7	0.92	1.50	1.40	0.10	0.10	6	0.82	1.31	0.88	0.03	0.13	C40-41
皮肤黑色素瘤	Melanoma of skin	1	0.13	0.21	0.17	0.02	0.02	0	0.00	0.00	0.00	0.00	0.00	C43
乳腺	Breast	3	0.40	0.64	0.48	0.06	0.06	101	13.84	22.03	16.50	1.35	1.78	C50
子宫颈	Cervix	–	–	–	–	–	–	74	10.14	16.14	11.60	1.02	1.16	C53
子宫体	Uterus	–	–	–	–	–	–	32	4.38	6.98	5.10	0.41	0.54	C54-55
卵巢	Ovary	–	–	–	–	–	–	24	3.29	5.24	4.17	0.30	0.45	C56
前列腺	Prostate	18	2.37	3.87	2.73	0.06	0.32	–	–	–	–	–	–	C61
睾丸	Testis	1	0.13	0.21	0.13	0.01	0.01	–	–	–	–	–	–	C62
肾	Kidney	5	0.66	1.07	0.75	0.04	0.13	4	0.55	0.87	0.63	0.05	0.08	C64-66,68
膀胱	Bladder	26	3.43	5.58	4.09	0.18	0.49	7	0.96	1.53	0.92	0.05	0.08	C67
脑	Brain	30	3.96	6.44	5.97	0.34	0.59	25	3.42	5.45	4.17	0.35	0.43	C70-C72,D32-33,D42-43
甲状腺	Thyroid	9	1.19	1.93	1.72	0.13	0.13	32	4.38	6.98	6.19	0.40	0.60	C73
淋巴瘤	Lymphoma	14	1.85	3.01	2.72	0.22	0.30	6	0.82	1.31	0.97	0.07	0.14	C81-85,88,90,96
白血病	Leukemia	19	2.51	4.08	3.48	0.21	0.42	18	2.47	3.93	3.91	0.21	0.29	C91-95, D45-47
其他	Other	67	8.84	14.39	11.52	0.75	1.26	75	10.27	16.36	12.85	0.84	1.45	O&U
所有部位合计	All sites	758	100.00	162.80	124.13	7.97	15.05	730	100.00	159.24	116.82	7.99	13.15	All
所有部位除外皮肤	All sites exc. C44	741	97.76	159.15	121.54	7.80	14.79	700	95.89	152.69	112.05	7.72	12.54	All sites exc. C44
死亡 Mortality														
口腔	Oral cavity & pharynx	7	1.20	1.50	1.12	0.07	0.13	5	1.28	1.09	0.81	0.03	0.11	C00-10,C12-14
鼻咽	Nasopharynx	9	1.54	1.93	1.52	0.13	0.21	3	0.77	0.65	0.43	0.00	0.07	C11
食管	Esophagus	37	6.35	7.95	6.08	0.38	0.87	5	1.28	1.09	0.56	0.01	0.05	C15
胃	Stomach	67	11.49	14.39	10.50	0.60	1.29	50	12.76	10.91	7.14	0.34	0.94	C16
结直肠	Colon-rectum	49	8.40	10.52	7.71	0.48	0.95	41	10.46	8.94	5.85	0.29	0.87	C18-21
肝脏	Liver	123	21.10	26.42	19.20	1.33	2.15	52	13.27	11.34	7.98	0.39	0.92	C22
胆囊	Gallbladder etc.	12	2.06	2.58	1.86	0.10	0.27	21	5.36	4.58	3.03	0.14	0.45	C23-24
胰腺	Pancreas	14	2.40	3.01	2.20	0.16	0.25	7	1.79	1.53	0.94	0.04	0.10	C25
喉	Larynx	8	1.37	1.72	1.18	0.05	0.12	1	0.26	0.22	0.24	0.01	0.01	C32
肺	Lung	124	21.27	26.63	19.18	1.01	2.47	44	11.22	9.60	6.49	0.37	0.85	C33-34
其他胸腔器官	Other thoracic organs	2	0.34	0.43	0.27	0.02	0.02	0	0.00	0.00	0.00	0.00	0.00	C37-38
骨	Bone	8	1.37	1.72	1.45	0.11	0.20	6	1.53	1.31	0.90	0.05	0.11	C40-41
皮肤黑色素瘤	Melanoma of skin	1	0.17	0.21	0.19	0.00	0.03	2	0.51	0.44	0.42	0.01	0.05	C43
乳腺	Breast	0	0.00	0.00	0.00	0.00	0.00	29	7.40	6.33	4.73	0.41	0.53	C50
子宫颈	Cervix	–	–	–	–	–	–	31	7.91	6.76	4.38	0.31	0.46	C53
子宫体	Uterus	–	–	–	–	–	–	5	1.28	1.09	0.72	0.08	0.08	C54-55
卵巢	Ovary	–	–	–	–	–	–	7	1.79	1.53	1.21	0.03	0.20	C56
前列腺	Prostate	12	2.06	2.58	1.54	0.01	0.13	–	–	–	–	–	–	C61
睾丸	Testis	0	0.00	0.00	0.00	0.00	0.00	–	–	–	–	–	–	C62
肾	Kidney	7	1.20	1.50	0.95	0.02	0.10	4	1.02	0.87	0.65	0.03	0.07	C64-66,68
膀胱	Bladder	12	2.06	2.58	1.51	0.05	0.09	4	1.02	0.87	0.41	0.01	0.01	C67
脑	Brain	21	3.60	4.51	3.31	0.22	0.38	20	5.10	4.36	3.46	0.22	0.33	C70-C72,D32-33, D42-43
甲状腺	Thyroid	2	0.34	0.43	0.42	0.01	0.05	7	1.79	1.53	1.16	0.07	0.14	C73
淋巴瘤	Lymphoma	8	1.37	1.72	1.50	0.08	0.19	7	1.79	1.53	1.05	0.09	0.13	C81-85,88,90,96
白血病	Leukemia	21	3.60	4.51	4.10	0.28	0.37	18	4.59	3.93	4.46	0.26	0.33	C91-95, D45-47
其他	Other	39	6.69	8.38	6.43	0.36	0.78	23	5.87	5.02	3.55	0.23	0.38	O&U
所有部位合计	All sites	583	100.00	125.21	92.21	5.48	10.99	392	100.00	85.51	60.56	3.44	7.20	All
所有部位除外皮肤	All sites exc. C44	573	98.28	123.07	90.52	5.39	10.79	387	98.72	84.42	59.63	3.40	7.13	All sites exc. C44

附表 3-353 腾冲市 2015 年癌症发病和死亡主要指标
Appendix Table 3-353　Incidence and mortality of cancer in Tengchong Shi,2015

部位 Sites		男性 Male					女性 Female					ICD10
		病例数 No. cases	构成比 Freq. /%	粗率 Crude rate/ 100 000⁻¹	世标率 ASR world/ 100 000⁻¹	累积率 Cum. Rate/% 0~64	0~74	病例数 No. cases	构成比 Freq. /%	粗率 Crude rate/ 100 000⁻¹	世标率 ASR world/ 100 000⁻¹	累积率 Cum. Rate/% 0~64　0~74	ICD10

发病 Incidence

部位	Sites	No. cases	Freq.%	Crude	ASR	0~64	0~74	No. cases	Freq.%	Crude	ASR	0~64	0~74	ICD10
口腔	Oral cavity & pharynx	7	1.35	2.06	1.69	0.14	0.21	4	0.69	1.26	0.95	0.10	0.10	C00-10,C12-14
鼻咽	Nasopharynx	10	1.93	2.95	2.63	0.19	0.38	1	0.17	0.31	0.23	0.02	0.02	C11
食管	Esophagus	13	2.50	3.83	3.46	0.23	0.51	4	0.69	1.26	0.89	0.03	0.16	C15
胃	Stomach	46	8.86	13.57	11.62	0.61	1.40	18	3.10	5.65	5.03	0.37	0.67	C16
结直肠	Colon-rectum	64	12.33	18.88	16.19	0.90	2.14	73	12.59	22.93	19.10	1.07	2.45	C18-21
肝脏	Liver	59	11.37	17.40	15.04	1.05	1.91	43	7.41	13.51	11.04	0.63	1.37	C22
胆囊	Gallbladder etc.	14	2.70	4.13	3.46	0.19	0.45	17	2.93	5.34	4.33	0.30	0.55	C23-24
胰腺	Pancreas	9	1.73	2.65	2.15	0.14	0.28	13	2.24	4.08	3.12	0.18	0.43	C25
喉	Larynx	5	0.96	1.47	1.29	0.06	0.20	1	0.17	0.31	0.25	0.03	0.03	C32
肺	Lung	130	25.05	38.35	34.28	2.21	4.52	43	7.41	13.51	11.16	0.75	1.48	C33-34
其他胸腔器官	Other thoracic organs	0	0.00	0.00	0.00	0.00	0.00	2	0.34	0.63	0.50	0.02	0.09	C37-38
骨	Bone	9	1.73	2.65	2.29	0.19	0.25	3	0.52	0.94	0.81	0.06	0.06	C40-41
皮肤黑色素瘤	Melanoma of skin	4	0.77	1.18	1.23	0.09	0.09	1	0.17	0.31	0.22	0.03	0.03	C43
乳腺	Breast	1	0.19	0.29	0.22	0.02	0.02	57	9.83	17.90	14.43	1.17	1.38	C50
子宫颈	Cervix	–	–	–	–	–	–	131	22.59	41.15	31.88	2.62	3.60	C53
子宫体	Uterus	–	–	–	–	–	–	27	4.66	8.48	6.88	0.55	0.84	C54-55
卵巢	Ovary	–	–	–	–	–	–	23	3.97	7.22	5.73	0.39	0.70	C56
前列腺	Prostate	14	2.70	4.13	3.61	0.00	0.46	–	–	–	–	–	–	C61
睾丸	Testis	1	0.19	0.29	0.25	0.02	0.02	–	–	–	–	–	–	C62
肾	Kidney	7	1.35	2.06	1.61	0.11	0.18	2	0.34	0.63	0.58	0.04	0.11	C64-66,68
膀胱	Bladder	20	3.85	5.90	5.22	0.07	0.58	13	2.24	4.08	3.17	0.13	0.13	C67
脑	Brain	31	5.97	9.14	8.54	0.64	1.00	19	3.28	5.97	5.51	0.38	0.50	C70-C72,D32-33, D42-43
甲状腺	Thyroid	5	0.96	1.47	1.40	0.09	0.09	22	3.79	6.91	5.70	0.42	0.58	C73
淋巴瘤	Lymphoma	10	1.93	2.95	2.76	0.22	0.34	7	1.21	2.20	1.87	0.15	0.27	C81-85,88,90,96
白血病	Leukemia	20	3.85	5.90	4.80	0.30	0.51	17	2.93	5.34	4.88	0.33	0.43	C91-95, D45-47
其他	Other	40	7.71	11.80	10.31	0.51	1.18	39	6.72	12.25	9.44	0.56	1.00	O&U
所有部位合计	All sites	519	100.00	153.09	134.03	8.00	16.73	580	100.00	182.17	147.71	10.32	17.21	All
所有部位除外皮肤	All sites exc. C44	496	95.57	146.30	128.26	7.72	16.06	568	97.93	178.40	144.97	10.16	16.92	All sites exc. C44

死亡 Mortality

部位	Sites	No. cases	Freq.%	Crude	ASR	0~64	0~74	No. cases	Freq.%	Crude	ASR	0~64	0~74	ICD10
口腔	Oral cavity & pharynx	6	1.57	1.77	1.53	0.08	0.15	2	0.66	0.63	0.47	0.04	0.04	C00-10,C12-14
鼻咽	Nasopharynx	12	3.14	3.54	2.96	0.18	0.42	1	0.33	0.31	0.23	0.02	0.02	C11
食管	Esophagus	6	1.57	1.77	1.53	0.15	0.20	1	0.33	0.31	0.12	0.00	0.00	C15
胃	Stomach	33	8.64	9.73	8.29	0.39	0.87	21	6.98	6.60	5.47	0.31	0.64	C16
结直肠	Colon-rectum	39	10.21	11.50	9.77	0.38	1.10	42	13.95	13.19	10.03	0.49	1.23	C18-21
肝脏	Liver	51	13.35	15.04	12.88	0.89	1.72	33	10.96	10.36	8.24	0.41	0.96	C22
胆囊	Gallbladder etc.	14	3.66	4.13	3.47	0.12	0.52	17	5.65	5.34	4.24	0.28	0.52	C23-24
胰腺	Pancreas	8	2.09	2.36	1.95	0.10	0.29	10	3.32	3.14	2.19	0.13	0.25	C25
喉	Larynx	3	0.79	0.88	0.75	0.00	0.12	0	0.00	0.00	0.00	0.00	0.00	C32
肺	Lung	110	28.80	32.45	29.62	1.65	4.04	43	14.29	13.51	11.15	0.69	1.44	C33-34
其他胸腔器官	Other thoracic organs	0	0.00	0.00	0.00	0.00	0.00	1	0.33	0.31	0.22	0.00	0.00	C37-38
骨	Bone	8	2.09	2.36	2.26	0.14	0.24	3	1.00	0.94	0.87	0.00	0.19	C40-41
皮肤黑色素瘤	Melanoma of skin	0	0.00	0.00	0.00	0.00	0.00	0	0.00	0.00	0.00	0.00	0.00	C43
乳腺	Breast	2	0.52	0.59	0.43	0.05	0.05	16	5.32	5.03	4.33	0.29	0.57	C50
子宫颈	Cervix	–	–	–	–	–	–	32	10.63	10.05	7.98	0.56	1.06	C53
子宫体	Uterus	–	–	–	–	–	–	9	2.99	2.83	2.27	0.12	0.38	C54-55
卵巢	Ovary	–	–	–	–	–	–	11	3.65	3.45	2.71	0.19	0.32	C56
前列腺	Prostate	4	1.05	1.18	0.91	0.00	0.12	–	–	–	–	–	–	C61
睾丸	Testis	0	0.00	0.00	0.00	0.00	0.00	–	–	–	–	–	–	C62
肾	Kidney	2	0.52	0.59	0.56	0.02	0.08	3	1.00	0.94	0.88	0.08	0.14	C64-66,68
膀胱	Bladder	19	4.97	5.60	4.75	0.09	0.49	6	1.99	1.88	1.39	0.08	0.13	C67
脑	Brain	16	4.19	4.72	4.50	0.30	0.47	8	2.66	2.51	2.25	0.19	0.25	C70-C72,D32-33, D42-43
甲状腺	Thyroid	2	0.52	0.59	0.61	0.02	0.02	4	1.33	1.26	0.98	0.04	0.09	C73
淋巴瘤	Lymphoma	8	2.09	2.36	2.04	0.13	0.25	6	1.99	1.88	1.60	0.15	0.20	C81-85,88,90,96
白血病	Leukemia	18	4.71	5.31	4.73	0.27	0.46	13	4.32	4.08	3.67	0.26	0.31	C91-95, D45-47
其他	Other	21	5.50	6.19	5.31	0.16	0.69	19	6.31	5.97	4.49	0.25	0.57	O&U
所有部位合计	All sites	382	100.00	112.68	98.84	5.12	12.28	301	100.00	94.54	75.80	4.58	9.33	All
所有部位除外皮肤	All sites exc. C44	372	97.38	109.73	96.22	5.06	11.95	295	98.01	92.66	74.29	4.51	9.13	All sites exc. C44

附表 3-354 个旧市 2015 年癌症发病和死亡主要指标
Appendix Table 3-354　Incidence and mortality of cancer in Gejiu Shi,2015

部位 Sites		男性 Male						女性 Female						ICD10
		病例数 No. cases	构成比 Freq. /%	粗率 Crude rate/ $100\,000^{-1}$	世标率 ASR world/ $100\,000^{-1}$	累积率 Cum. Rate/%		病例数 No. cases	构成比 Freq. /%	粗率 Crude rate/ $100\,000^{-1}$	世标率 ASR world/ $100\,000^{-1}$	累积率 Cum. Rate/%		
						0~64	0~74					0~64	0~74	
发病 Incidence														
口腔	Oral cavity & pharynx	7	1.44	3.61	2.08	0.19	0.19	0	0.00	0.00	0.00	0.00	0.00	C00-10,C12-14
鼻咽	Nasopharynx	6	1.24	3.10	2.11	0.17	0.28	3	0.74	1.55	1.10	0.11	0.11	C11
食管	Esophagus	18	3.71	9.29	6.00	0.48	0.82	1	0.25	0.52	0.21	0.00	0.00	C15
胃	Stomach	27	5.57	13.94	8.09	0.67	0.74	11	2.73	5.67	3.58	0.08	0.60	C16
结直肠	Colon-rectum	64	13.20	33.03	21.36	0.86	2.59	46	11.41	23.70	14.27	0.75	2.01	C18-21
肝脏	Liver	46	9.48	23.74	14.73	0.91	1.48	13	3.23	6.70	3.84	0.27	0.42	C22
胆囊	Gallbladder etc.	6	1.24	3.10	1.63	0.06	0.13	17	4.22	8.76	4.53	0.24	0.57	C23-24
胰腺	Pancreas	6	1.24	3.10	1.91	0.18	0.18	4	0.99	2.06	1.31	0.12	0.21	C25
喉	Larynx	6	1.24	3.10	2.12	0.20	0.20	0	0.00	0.00	0.00	0.00	0.00	C32
肺	Lung	153	31.55	78.97	47.37	1.79	5.73	58	14.39	29.88	17.51	0.97	2.26	C33-34
其他胸腔器官	Other thoracic organs	4	0.82	2.06	1.43	0.05	0.26	1	0.25	0.52	0.33	0.04	0.04	C37-38
骨	Bone	4	0.82	2.06	1.25	0.07	0.13	1	0.25	0.52	0.33	0.04	0.04	C40-41
皮肤黑色素瘤	Melanoma of skin	2	0.41	1.03	0.62	0.06	0.06	2	0.50	1.03	0.47	0.00	0.09	C43
乳腺	Breast	2	0.41	1.03	0.69	0.04	0.10	64	15.88	32.97	20.94	1.71	2.36	C50
子宫颈	Cervix	–	–	–	–	–	–	28	6.95	14.43	9.26	0.69	0.97	C53
子宫体	Uterus	–	–	–	–	–	–	26	6.45	13.39	8.26	0.75	0.81	C54-55
卵巢	Ovary	–	–	–	–	–	–	19	4.71	9.79	5.92	0.38	0.71	C56
前列腺	Prostate	22	4.54	11.36	6.84	0.16	1.01	–	–	–	–	–	–	C61
睾丸	Testis	0	0.00	0.00	0.00	0.00	0.00	–	–	–	–	–	–	C62
肾	Kidney	10	2.06	5.16	2.93	0.23	0.33	8	1.99	4.12	2.11	0.11	0.28	C64-66,68
膀胱	Bladder	32	6.60	16.52	10.72	0.36	1.55	2	0.50	1.03	0.24	0.00	0.00	C67
脑	Brain	6	1.24	3.10	2.67	0.18	0.29	11	2.73	5.67	3.42	0.29	0.44	C70-C72,D32-33,D42-43
甲状腺	Thyroid	10	2.06	5.16	3.31	0.29	0.40	38	9.43	19.58	14.92	1.20	1.33	C73
淋巴瘤	Lymphoma	16	3.30	8.26	6.36	0.49	0.70	17	4.22	8.76	5.80	0.48	0.63	C81-85,88,90,96
白血病	Leukemia	10	2.06	5.16	3.73	0.25	0.39	10	2.48	5.15	3.48	0.22	0.35	C91-95,D45-47
其他	Other	28	5.77	14.45	9.35	0.48	1.26	23	5.71	11.85	6.27	0.33	0.68	O&U
所有部位合计	All sites	485	100.00	250.34	157.29	8.19	18.82	403	100.00	207.62	128.13	8.77	14.92	All
所有部位除外皮肤	All sites exc. C44	477	98.35	246.21	154.51	8.09	18.45	392	97.27	201.95	125.35	8.64	14.65	All sites exc. C44
死亡 Mortality														
口腔	Oral cavity & pharynx	4	1.05	2.06	1.14	0.07	0.07	1	0.47	0.52	0.30	0.04	0.04	C00-10,C12-14
鼻咽	Nasopharynx	5	1.31	2.58	1.51	0.10	0.17	2	0.94	1.03	0.66	0.07	0.07	C11
食管	Esophagus	11	2.89	5.68	3.51	0.15	0.46	3	1.41	1.55	0.90	0.04	0.10	C15
胃	Stomach	17	4.46	8.77	5.20	0.41	0.65	8	3.76	4.12	2.38	0.07	0.40	C16
结直肠	Colon-rectum	53	13.91	27.36	17.27	0.76	1.80	34	15.96	17.52	9.59	0.30	1.30	C18-21
肝脏	Liver	51	13.39	26.32	16.57	1.06	1.53	10	4.69	5.15	2.62	0.14	0.29	C22
胆囊	Gallbladder etc.	5	1.31	2.58	1.61	0.09	0.16	11	5.16	5.67	2.51	0.10	0.28	C23-24
胰腺	Pancreas	6	1.57	3.10	1.76	0.17	0.17	2	0.94	1.03	0.73	0.04	0.11	C25
喉	Larynx	8	2.10	4.13	2.85	0.13	0.40	0	0.00	0.00	0.00	0.00	0.00	C32
肺	Lung	142	37.27	73.30	42.39	1.79	4.58	54	25.35	27.82	16.47	0.80	2.15	C33-34
其他胸腔器官	Other thoracic organs	1	0.26	0.52	0.41	0.00	0.10	1	0.47	0.52	0.33	0.04	0.04	C37-38
骨	Bone	4	1.05	2.06	1.16	0.07	0.14	1	0.47	0.52	0.39	0.00	0.07	C40-41
皮肤黑色素瘤	Melanoma of skin	2	0.52	1.03	0.68	0.03	0.13	0	0.00	0.00	0.00	0.00	0.00	C43
乳腺	Breast	1	0.26	0.52	0.29	0.04	0.04	16	7.51	8.24	5.51	0.40	0.68	C50
子宫颈	Cervix	–	–	–	–	–	–	9	4.23	4.64	2.75	0.22	0.31	C53
子宫体	Uterus	–	–	–	–	–	–	7	3.29	3.61	1.97	0.15	0.21	C54-55
卵巢	Ovary	–	–	–	–	–	–	12	5.63	6.18	3.39	0.27	0.36	C56
前列腺	Prostate	12	3.15	6.19	3.65	0.08	0.46	–	–	–	–	–	–	C61
睾丸	Testis	0	0.00	0.00	0.00	0.00	0.00	–	–	–	–	–	–	C62
肾	Kidney	6	1.57	3.10	2.02	0.11	0.32	2	0.94	1.03	0.68	0.04	0.13	C64-66,68
膀胱	Bladder	15	3.94	7.74	4.69	0.16	0.50	2	0.94	1.03	0.42	0.04	0.04	C67
脑	Brain	4	1.05	2.06	1.44	0.08	0.25	7	3.29	3.61	2.82	0.11	0.33	C70-C72,D32-33,D42-43
甲状腺	Thyroid	1	0.26	0.52	0.27	0.03	0.03	0	0.00	0.00	0.00	0.00	0.00	C73
淋巴瘤	Lymphoma	9	2.36	4.65	2.93	0.12	0.39	6	2.82	3.09	1.73	0.14	0.23	C81-85,88,90,96
白血病	Leukemia	9	2.36	4.65	3.56	0.26	0.33	8	3.76	4.12	2.53	0.07	0.34	C91-95,D45-47
其他	Other	15	3.94	7.74	4.73	0.17	0.65	17	7.98	8.76	5.15	0.27	0.40	O&U
所有部位合计	All sites	381	100.00	196.66	119.61	5.88	13.30	213	100.00	109.73	63.86	3.35	7.86	All
所有部位除外皮肤	All sites exc. C44	376	98.69	194.08	118.44	5.85	13.28	208	97.65	107.16	62.77	3.32	7.83	All sites exc. C44

部位 Sites		男性 Male						女性 Female						ICD10
		病例数 No. cases	构成比 Freq. /%	粗率 Crude rate/ 100 000⁻¹	世标率 ASR world/ 100 000⁻¹	累积率 Cum. Rate/%		病例数 No. cases	构成比 Freq. /%	粗率 Crude rate/ 100 000⁻¹	世标率 ASR world/ 100 000⁻¹	累积率 Cum. Rate/%		
						0~64	0~74					0~64	0~74	
发病 Incidence														
口腔	Oral cavity & pharynx	3	1.91	3.62	3.29	0.23	0.54	1	1.04	1.34	0.98	0.08	0.08	C00-10,C12-14
鼻咽	Nasopharynx	3	1.91	3.62	2.51	0.22	0.22	0	0.00	0.00	0.00	0.00	0.00	C11
食管	Esophagus	3	1.91	3.62	2.63	0.25	0.25	3	3.13	4.01	2.98	0.28	0.28	C15
胃	Stomach	12	7.64	14.46	10.94	0.82	1.05	12	12.50	16.06	11.57	0.49	1.20	C16
结直肠	Colon-rectum	16	10.19	19.28	17.95	0.65	2.73	7	7.29	9.37	8.00	0.49	1.23	C18-21
肝脏	Liver	42	26.75	50.61	42.92	2.58	4.89	10	10.42	13.38	9.26	0.25	1.25	C22
胆囊	Gallbladder etc.	1	0.64	1.21	0.83	0.00	0.00	2	2.08	2.68	1.87	0.00	0.23	C23-24
胰腺	Pancreas	1	0.64	1.21	1.16	0.14	0.14	0	0.00	0.00	0.00	0.00	0.00	C25
喉	Larynx	1	0.64	1.21	0.83	0.07	0.07	0	0.00	0.00	0.00	0.00	0.00	C32
肺	Lung	57	36.31	68.69	59.76	2.84	6.70	31	32.29	41.48	27.25	1.20	2.47	C33-34
其他胸腔器官	Other thoracic organs	0	0.00	0.00	0.00	0.00	0.00	0	0.00	0.00	0.00	0.00	0.00	C37-38
骨	Bone	1	0.64	1.21	0.92	0.06	0.06	1	1.04	1.34	2.04	0.11	0.11	C40-41
皮肤黑色素瘤	Melanoma of skin	0	0.00	0.00	0.00	0.00	0.00	0	0.00	0.00	0.00	0.00	0.00	C43
乳腺	Breast	0	0.00	0.00	0.00	0.00	0.00	11	11.46	14.72	11.64	0.84	1.33	C50
子宫颈	Cervix	–	–	–	–	–	–	3	3.13	4.01	2.66	0.17	0.17	C53
子宫体	Uterus	–	–	–	–	–	–	3	3.13	4.01	3.34	0.18	0.41	C54-55
卵巢	Ovary	–	–	–	–	–	–	0	0.00	0.00	0.00	0.00	0.00	C56
前列腺	Prostate	1	0.64	1.21	1.16	0.14	0.14	–	–	–	–	–	–	C61
睾丸	Testis	0	0.00	0.00	0.00	0.00	0.00	–	–	–	–	–	–	C62
肾	Kidney	0	0.00	0.00	0.00	0.00	0.00	0	0.00	0.00	0.00	0.00	0.00	C64-66,68
膀胱	Bladder	0	0.00	0.00	0.00	0.00	0.00	0	0.00	0.00	0.00	0.00	0.00	C67
脑	Brain	5	3.18	6.03	4.96	0.22	0.84	4	4.17	5.35	5.58	0.26	0.71	C70-C72,D32-33,D42-43
甲状腺	Thyroid	0	0.00	0.00	0.00	0.00	0.00	2	2.08	2.68	2.27	0.24	0.24	C73
淋巴瘤	Lymphoma	2	1.27	2.41	2.18	0.25	0.25	1	1.04	1.34	1.04	0.00	0.26	C81-85,88,90,96
白血病	Leukemia	7	4.46	8.44	8.19	0.53	0.53	0	0.00	0.00	0.00	0.00	0.00	C91-95, D45-47
其他	Other	2	1.27	2.41	2.32	0.29	0.29	5	5.21	6.69	5.99	0.64	0.64	O&U
所有部位合计	All sites	157	100.00	189.20	162.54	9.31	18.72	96	100.00	128.46	96.49	5.23	10.62	All
所有部位除外皮肤	All sites exc. C44	157	100.00	189.20	162.54	9.31	18.72	95	98.96	127.12	95.19	5.06	10.45	All sites exc. C44
死亡 Mortality														
口腔	Oral cavity & pharynx	1	0.83	1.21	1.23	0.00	0.31	1	1.30	1.34	0.98	0.08	0.08	C00-10,C12-14
鼻咽	Nasopharynx	1	0.83	1.21	0.85	0.07	0.07	0	0.00	0.00	0.00	0.00	0.00	C11
食管	Esophagus	2	1.65	2.41	2.06	0.23	0.23	0	0.00	0.00	0.00	0.00	0.00	C15
胃	Stomach	11	9.09	13.26	10.01	0.66	0.89	11	14.29	14.72	10.60	0.44	1.16	C16
结直肠	Colon-rectum	13	10.74	15.67	12.84	0.38	1.54	6	7.79	8.03	6.60	0.57	0.83	C18-21
肝脏	Liver	39	32.23	47.00	40.33	1.95	4.80	7	9.09	9.37	5.88	0.08	0.57	C22
胆囊	Gallbladder etc.	0	0.00	0.00	0.00	0.00	0.00	5	6.49	6.69	5.75	0.49	0.71	C23-24
胰腺	Pancreas	2	1.65	2.41	2.44	0.30	0.30	0	0.00	0.00	0.00	0.00	0.00	C25
喉	Larynx	1	0.83	1.21	0.83	0.07	0.07	0	0.00	0.00	0.00	0.00	0.00	C32
肺	Lung	45	37.19	54.23	47.74	2.33	6.11	29	37.66	38.80	26.75	1.18	2.64	C33-34
其他胸腔器官	Other thoracic organs	0	0.00	0.00	0.00	0.00	0.00	0	0.00	0.00	0.00	0.00	0.00	C37-38
骨	Bone	0	0.00	0.00	0.00	0.00	0.00	0	0.00	0.00	0.00	0.00	0.00	C40-41
皮肤黑色素瘤	Melanoma of skin	0	0.00	0.00	0.00	0.00	0.00	0	0.00	0.00	0.00	0.00	0.00	C43
乳腺	Breast	0	0.00	0.00	0.00	0.00	0.00	4	5.19	5.35	4.04	0.25	0.51	C50
子宫颈	Cervix	–	–	–	–	–	–	2	2.60	2.68	1.67	0.08	0.08	C53
子宫体	Uterus	–	–	–	–	–	–	1	1.30	1.34	1.35	0.00	0.23	C54-55
卵巢	Ovary	–	–	–	–	–	–	0	0.00	0.00	0.00	0.00	0.00	C56
前列腺	Prostate	0	0.00	0.00	0.00	0.00	0.00	–	–	–	–	–	–	C61
睾丸	Testis	0	0.00	0.00	0.00	0.00	0.00	–	–	–	–	–	–	C62
肾	Kidney	0	0.00	0.00	0.00	0.00	0.00	0	0.00	0.00	0.00	0.00	0.00	C64-66,68
膀胱	Bladder	0	0.00	0.00	0.00	0.00	0.00	0	0.00	0.00	0.00	0.00	0.00	C67
脑	Brain	3	2.48	3.62	2.96	0.16	0.47	4	5.19	5.35	5.58	0.26	0.71	C70-C72,D32-33,D42-43
甲状腺	Thyroid	0	0.00	0.00	0.00	0.00	0.00	0	0.00	0.00	0.00	0.00	0.00	C73
淋巴瘤	Lymphoma	1	0.83	1.21	1.28	0.16	0.16	1	1.30	1.34	1.80	0.10	0.10	C81-85,88,90,96
白血病	Leukemia	0	0.00	0.00	0.00	0.00	0.00	2	2.60	2.68	2.05	0.08	0.34	C91-95, D45-47
其他	Other	2	1.65	2.41	2.13	0.09	0.40	4	5.19	5.35	3.91	0.31	0.31	O&U
所有部位合计	All sites	121	100.00	145.81	124.70	6.41	15.35	77	100.00	103.03	76.97	3.93	8.28	All
所有部位除外皮肤	All sites exc. C44	121	100.00	145.81	124.70	6.41	15.35	76	98.70	101.70	76.46	3.93	8.28	All sites exc. C44

部位 Sites		男性 Male						女性 Female						ICD10
		病例数 No. cases	构成比 Freq. /%	粗率 Crude rate/ 100 000^{-1}	世标率 ASR world/ 100 000^{-1}	累积率 Cum. Rate/% 0~64	0~74	病例数 No. cases	构成比 Freq. /%	粗率 Crude rate/ 100 000^{-1}	世标率 ASR world/ 100 000^{-1}	累积率 Cum. Rate/% 0~64	0~74	
发病 Incidence														
口腔	Oral cavity & pharynx	1	0.92	0.62	1.10	0.14	0.14	0	0.00	0.00	0.00	0.00	0.00	C00-10,C12-14
鼻咽	Nasopharynx	0	0.00	0.00	0.00	0.00	0.00	0	0.00	0.00	0.00	0.00	0.00	C11
食管	Esophagus	9	8.26	5.62	7.89	0.26	0.96	1	1.45	0.66	0.43	0.04	0.04	C15
胃	Stomach	25	22.94	15.61	20.63	0.97	3.40	18	26.09	11.86	12.34	0.68	1.64	C16
结直肠	Colon-rectum	9	8.26	5.62	7.43	0.77	1.03	2	2.90	1.32	1.93	0.00	0.32	C18-21
肝脏	Liver	33	30.28	20.60	25.34	1.60	3.58	10	14.49	6.59	9.75	0.41	1.45	C22
胆囊	Gallbladder etc.	1	0.92	0.62	1.47	0.00	0.00	1	1.45	0.66	1.20	0.15	0.15	C23-24
胰腺	Pancreas	2	1.83	1.25	1.82	0.08	0.08	4	5.80	2.63	3.50	0.07	0.23	C25
喉	Larynx	0	0.00	0.00	0.00	0.00	0.00	0	0.00	0.00	0.00	0.00	0.00	C32
肺	Lung	13	11.93	8.12	10.52	0.63	1.20	5	7.25	3.29	4.26	0.26	0.66	C33-34
其他胸腔器官	Other thoracic organs	0	0.00	0.00	0.00	0.00	0.00	0	0.00	0.00	0.00	0.00	0.00	C37-38
骨	Bone	1	0.92	0.62	0.33	0.03	0.03	0	0.00	0.00	0.00	0.00	0.00	C40-41
皮肤黑色素瘤	Melanoma of skin	0	0.00	0.00	0.00	0.00	0.00	0	0.00	0.00	0.00	0.00	0.00	C43
乳腺	Breast	0	0.00	0.00	0.00	0.00	0.00	15	21.74	9.88	10.32	0.89	1.36	C50
子宫颈	Cervix	–	–	–	–	–	–	5	7.25	3.29	2.31	0.20	0.20	C53
子宫体	Uterus	–	–	–	–	–	–	0	0.00	0.00	0.00	0.00	0.00	C54-55
卵巢	Ovary	–	–	–	–	–	–	3	4.35	1.98	2.28	0.15	0.31	C56
前列腺	Prostate	1	0.92	0.62	1.14	0.00	0.19	–	–	–	–	–	–	C61
睾丸	Testis	1	0.92	0.62	0.55	0.03	0.03	–	–	–	–	–	–	C62
肾	Kidney	3	2.75	1.87	2.73	0.08	0.60	1	1.45	0.66	0.97	0.00	0.16	C64-66,68
膀胱	Bladder	1	0.92	0.62	1.10	0.14	0.14	0	0.00	0.00	0.00	0.00	0.00	C67
脑	Brain	0	0.00	0.00	0.00	0.00	0.00	0	0.00	0.00	0.00	0.00	0.00	C70-C72,D32-33,D42-43
甲状腺	Thyroid	1	0.92	0.62	0.67	0.08	0.08	1	1.45	0.66	0.88	0.11	0.11	C73
淋巴瘤	Lymphoma	0	0.00	0.00	0.00	0.00	0.00	0	0.00	0.00	0.00	0.00	0.00	C81-85,88,90,96
白血病	Leukemia	1	0.92	0.62	1.03	0.00	0.26	0	0.00	0.00	0.00	0.00	0.00	C91-95,D45-47
其他	Other	7	6.42	4.37	5.02	0.31	0.76	3	4.35	1.98	1.97	0.21	0.21	O&U
所有部位合计	All sites	109	100.00	68.05	88.77	5.14	12.49	69	100.00	45.45	52.15	3.16	6.84	All
所有部位除外皮肤	All sites exc. C44	109	100.00	68.05	88.77	5.14	12.49	68	98.55	44.79	50.95	3.01	6.69	All sites exc. C44
死亡 Mortality														
口腔	Oral cavity & pharynx	0	0.00	0.00	0.00	0.00	0.00	0	0.00	0.00	0.00	0.00	0.00	C00-10,C12-14
鼻咽	Nasopharynx	0	0.00	0.00	0.00	0.00	0.00	0	0.00	0.00	0.00	0.00	0.00	C11
食管	Esophagus	0	0.00	0.00	0.00	0.00	0.00	0	0.00	0.00	0.00	0.00	0.00	C15
胃	Stomach	1	25.00	0.62	0.67	0.08	0.08	2	50.00	1.32	1.31	0.15	0.15	C16
结直肠	Colon-rectum	0	0.00	0.00	0.00	0.00	0.00	0	0.00	0.00	0.00	0.00	0.00	C18-21
肝脏	Liver	3	75.00	1.87	2.49	0.17	0.36	0	0.00	0.00	0.00	0.00	0.00	C22
胆囊	Gallbladder etc.	0	0.00	0.00	0.00	0.00	0.00	0	0.00	0.00	0.00	0.00	0.00	C23-24
胰腺	Pancreas	0	0.00	0.00	0.00	0.00	0.00	0	0.00	0.00	0.00	0.00	0.00	C25
喉	Larynx	0	0.00	0.00	0.00	0.00	0.00	0	0.00	0.00	0.00	0.00	0.00	C32
肺	Lung	0	0.00	0.00	0.00	0.00	0.00	1	25.00	0.66	0.95	0.00	0.24	C33-34
其他胸腔器官	Other thoracic organs	0	0.00	0.00	0.00	0.00	0.00	0	0.00	0.00	0.00	0.00	0.00	C37-38
骨	Bone	0	0.00	0.00	0.00	0.00	0.00	0	0.00	0.00	0.00	0.00	0.00	C40-41
皮肤黑色素瘤	Melanoma of skin	0	0.00	0.00	0.00	0.00	0.00	0	0.00	0.00	0.00	0.00	0.00	C43
乳腺	Breast	0	0.00	0.00	0.00	0.00	0.00	0	0.00	0.00	0.00	0.00	0.00	C50
子宫颈	Cervix	–	–	–	–	–	–	1	25.00	0.66	0.39	0.03	0.03	C53
子宫体	Uterus	–	–	–	–	–	–	0	0.00	0.00	0.00	0.00	0.00	C54-55
卵巢	Ovary	–	–	–	–	–	–	0	0.00	0.00	0.00	0.00	0.00	C56
前列腺	Prostate	0	0.00	0.00	0.00	0.00	0.00	–	–	–	–	–	–	C61
睾丸	Testis	0	0.00	0.00	0.00	0.00	0.00	–	–	–	–	–	–	C62
肾	Kidney	0	0.00	0.00	0.00	0.00	0.00	0	0.00	0.00	0.00	0.00	0.00	C64-66,68
膀胱	Bladder	0	0.00	0.00	0.00	0.00	0.00	0	0.00	0.00	0.00	0.00	0.00	C67
脑	Brain	0	0.00	0.00	0.00	0.00	0.00	0	0.00	0.00	0.00	0.00	0.00	C70-C72,D32-33,D42-43
甲状腺	Thyroid	0	0.00	0.00	0.00	0.00	0.00	0	0.00	0.00	0.00	0.00	0.00	C73
淋巴瘤	Lymphoma	0	0.00	0.00	0.00	0.00	0.00	0	0.00	0.00	0.00	0.00	0.00	C81-85,88,90,96
白血病	Leukemia	0	0.00	0.00	0.00	0.00	0.00	0	0.00	0.00	0.00	0.00	0.00	C91-95,D45-47
其他	Other	0	0.00	0.00	0.00	0.00	0.00	0	0.00	0.00	0.00	0.00	0.00	O&U
所有部位合计	All sites	4	100.00	2.50	3.16	0.25	0.44	4	100.00	2.63	2.65	0.18	0.42	All
所有部位除外皮肤	All sites exc. C44	4	100.00	2.50	3.16	0.25	0.44	4	100.00	2.63	2.65	0.18	0.42	All sites exc. C44

部位 Sites		男性 Male						女性 Female						ICD10
		病例数 No. cases	构成比 Freq. /%	粗率 Crude rate/ 100 000⁻¹	世标率 ASR world/ 100 000⁻¹	累积率 Cum. Rate/% 0~64	0~74	病例数 No. cases	构成比 Freq. /%	粗率 Crude rate/ 100 000⁻¹	世标率 ASR world/ 100 000⁻¹	累积率 Cum. Rate/% 0~64	0~74	
发病 Incidence														
口腔	Oral cavity & pharynx	9	0.96	2.54	1.49	0.09	0.19	5	0.75	1.45	0.97	0.07	0.11	C00-10,C12-14
鼻咽	Nasopharynx	2	0.21	0.56	0.48	0.06	0.06	1	0.15	0.29	0.29	0.04	0.04	C11
食管	Esophagus	41	4.37	11.58	7.94	0.43	0.83	23	3.43	6.68	3.54	0.04	0.51	C15
胃	Stomach	101	10.77	28.52	18.26	0.94	2.00	45	6.71	13.06	6.46	0.25	0.60	C16
结直肠	Colon-rectum	115	12.26	32.48	21.97	0.93	2.44	56	8.35	16.26	8.52	0.38	0.76	C18-21
肝脏	Liver	99	10.55	27.96	19.42	1.14	2.15	54	8.05	15.67	9.12	0.45	0.78	C22
胆囊	Gallbladder etc.	19	2.03	5.37	3.13	0.16	0.31	25	3.73	7.26	3.47	0.15	0.30	C23-24
胰腺	Pancreas	26	2.77	7.34	4.68	0.31	0.51	28	4.17	8.13	3.97	0.13	0.37	C25
喉	Larynx	11	1.17	3.11	2.34	0.16	0.31	0	0.00	0.00	0.00	0.00	0.00	C32
肺	Lung	277	29.53	78.23	51.61	2.52	5.94	109	16.24	31.64	17.84	0.98	2.03	C33-34
其他胸腔器官	Other thoracic organs	6	0.64	1.69	0.94	0.01	0.06	1	0.15	0.29	0.26	0.00	0.04	C37-38
骨	Bone	11	1.17	3.11	1.82	0.08	0.18	6	0.89	1.74	1.21	0.07	0.19	C40-41
皮肤黑色素瘤	Melanoma of skin	2	0.21	0.56	0.39	0.00	0.10	3	0.45	0.87	0.63	0.02	0.06	C43
乳腺	Breast	5	0.53	1.41	0.80	0.02	0.02	96	14.31	27.87	17.60	1.19	2.13	C50
子宫颈	Cervix	–	–	–	–	–	–	32	4.77	9.29	6.21	0.55	0.67	C53
子宫体	Uterus	–	–	–	–	–	–	36	5.37	10.45	6.71	0.50	0.78	C54-55
卵巢	Ovary	–	–	–	–	–	–	31	4.62	9.00	7.01	0.56	0.77	C56
前列腺	Prostate	52	5.54	14.69	7.63	0.07	0.52	–	–	–	–	–	–	C61
睾丸	Testis	2	0.21	0.56	0.48	0.04	0.04	–	–	–	–	–	–	C62
肾	Kidney	28	2.99	7.91	5.14	0.25	0.60	14	2.09	4.06	2.87	0.21	0.33	C64-66,68
膀胱	Bladder	35	3.73	9.88	5.61	0.22	0.48	10	1.49	2.90	1.47	0.04	0.08	C67
脑	Brain	19	2.03	5.37	3.21	0.26	0.31	20	2.98	5.81	4.02	0.32	0.39	C70-C72,D32-33, D42-43
甲状腺	Thyroid	6	0.64	1.69	1.31	0.08	0.13	19	2.83	5.52	3.85	0.34	0.38	C73
淋巴瘤	Lymphoma	22	2.35	6.21	4.52	0.30	0.56	10	1.49	2.90	1.65	0.08	0.23	C81-85,88,90,96
白血病	Leukemia	18	1.92	5.08	4.59	0.19	0.49	15	2.24	4.35	2.16	0.05	0.25	C91-95, D45-47
其他	Other	32	3.41	9.04	5.91	0.23	0.33	32	4.77	9.29	4.79	0.19	0.50	O&U
所有部位合计	All sites	938	100.00	264.90	173.69	8.48	18.54	671	100.00	194.78	114.60	6.61	12.29	All
所有部位除外皮肤	All sites exc. C44	936	99.79	264.34	173.51	8.48	18.54	668	99.55	193.91	113.94	6.54	12.21	All sites exc. C44
死亡 Mortality														
口腔	Oral cavity & pharynx	8	1.26	2.26	1.32	0.04	0.14	1	0.27	0.29	0.16	0.00	0.00	C00-10,C12-14
鼻咽	Nasopharynx	1	0.16	0.28	0.09	0.00	0.00	0	0.00	0.00	0.00	0.00	0.00	C11
食管	Esophagus	27	4.25	7.63	4.50	0.25	0.40	15	4.04	4.35	2.41	0.02	0.27	C15
胃	Stomach	68	10.69	19.20	10.94	0.33	1.18	22	5.93	6.39	2.98	0.13	0.21	C16
结直肠	Colon-rectum	53	8.33	14.97	10.16	0.47	1.17	34	9.16	9.87	4.67	0.09	0.27	C18-21
肝脏	Liver	77	12.11	21.75	14.63	0.77	1.63	39	10.51	11.32	6.02	0.30	0.52	C22
胆囊	Gallbladder etc.	17	2.67	4.80	2.57	0.04	0.29	23	6.20	6.68	3.09	0.12	0.22	C23-24
胰腺	Pancreas	30	4.72	8.47	5.43	0.25	0.65	25	6.74	7.26	3.84	0.15	0.42	C25
喉	Larynx	6	0.94	1.69	1.03	0.06	0.11	1	0.27	0.29	0.29	0.04	0.04	C32
肺	Lung	216	33.96	61.00	39.16	1.87	4.28	72	19.41	20.90	12.38	0.67	1.36	C33-34
其他胸腔器官	Other thoracic organs	4	0.63	1.13	0.65	0.02	0.02	1	0.27	0.29	0.08	0.00	0.00	C37-38
骨	Bone	8	1.26	2.26	1.33	0.04	0.14	5	1.35	1.45	0.92	0.04	0.15	C40-41
皮肤黑色素瘤	Melanoma of skin	2	0.31	0.56	0.39	0.00	0.10	0	0.00	0.00	0.00	0.00	0.00	C43
乳腺	Breast	0	0.00	0.00	0.00	0.00	0.00	32	8.63	9.29	5.63	0.28	0.73	C50
子宫颈	Cervix	–	–	–	–	–	–	15	4.04	4.35	2.39	0.18	0.26	C53
子宫体	Uterus	–	–	–	–	–	–	11	2.96	3.19	1.92	0.11	0.24	C54-55
卵巢	Ovary	–	–	–	–	–	–	18	4.85	5.22	3.39	0.27	0.39	C56
前列腺	Prostate	22	3.46	6.21	3.86	0.07	0.22	–	–	–	–	–	–	C61
睾丸	Testis	0	0.00	0.00	0.00	0.00	0.00	–	–	–	–	–	–	C62
肾	Kidney	17	2.67	4.80	2.76	0.12	0.27	4	1.08	1.16	0.49	0.02	0.02	C64-66,68
膀胱	Bladder	14	2.20	3.95	1.78	0.02	0.12	3	0.81	0.87	0.41	0.00	0.00	C67
脑	Brain	19	2.99	5.37	3.30	0.24	0.29	12	3.23	3.48	2.49	0.23	0.26	C70-C72,D32-33, D42-43
甲状腺	Thyroid	2	0.31	0.56	0.50	0.00	0.05	2	0.54	0.58	0.35	0.00	0.04	C73
淋巴瘤	Lymphoma	4	0.63	1.13	0.78	0.02	0.07	1	0.27	0.29	0.14	0.00	0.04	C81-85,88,90,96
白血病	Leukemia	10	1.57	2.82	1.95	0.08	0.18	12	3.23	3.48	3.32	0.14	0.34	C91-95, D45-47
其他	Other	31	4.87	8.75	5.37	0.19	0.49	23	6.20	6.68	3.46	0.15	0.34	O&U
所有部位合计	All sites	636	100.00	179.61	112.51	4.89	11.81	371	100.00	107.69	60.85	2.93	6.13	All
所有部位除外皮肤	All sites exc. C44	634	99.69	179.05	112.32	4.89	11.81	370	99.73	107.40	60.56	2.90	6.10	All sites exc. C44

部位 Sites	男性 Male						女性 Female						ICD10
	病例数 No. cases	构成比 Freq./%	粗率 Crude rate/ $100\,000^{-1}$	世标率 ASR world/ $100\,000^{-1}$	累积率 Cum. Rate/%		病例数 No. cases	构成比 Freq./%	粗率 Crude rate/ $100\,000^{-1}$	世标率 ASR world/ $100\,000^{-1}$	累积率 Cum. Rate/%		
					0~64	0~74					0~64	0~74	
发病 Incidence													
口腔 Oral cavity & pharynx	10	0.97	2.85	2.00	0.09	0.28	4	0.45	1.15	0.67	0.03	0.03	C00-10,C12-14
鼻咽 Nasopharynx	6	0.58	1.71	1.29	0.13	0.13	1	0.11	0.29	0.19	0.02	0.02	C11
食管 Esophagus	55	5.36	15.66	10.41	0.35	0.9425	2.81	7.20	4.52	0.07	0.41		C15
胃 Stomach	112	10.92	31.90	20.89	0.73	2.14	49	5.51	14.11	9.06	0.38	0.95	C16
结直肠 Colon-rectum	94	9.16	26.77	17.00	0.48	1.70	95	10.69	27.35	16.62	0.65	1.57	C18-21
肝脏 Liver	128	12.48	36.45	24.65	1.32	2.46	71	7.99	20.44	12.40	0.36	1.22	C22
胆囊 Gallbladder etc.	14	1.36	3.99	2.55	0.07	0.30	43	4.84	12.38	7.78	0.30	0.58	C23-24
胰腺 Pancreas	30	2.92	8.54	5.59	0.17	0.53	23	2.59	6.62	3.87	0.22	0.29	C25
喉 Larynx	12	1.17	3.42	2.22	0.14	0.23	0	0.00	0.00	0.00	0.00	0.00	C32
肺 Lung	307	29.92	87.43	61.36	2.70	6.65	124	13.95	35.69	20.98	0.77	1.82	C33-34
其他胸腔器官 Other thoracic organs	5	0.49	1.42	0.84	0.05	0.05	0	0.00	0.00	0.00	0.00	0.00	C37-38
骨 Bone	18	1.75	5.13	3.85	0.19	0.33	9	1.01	2.59	1.45	0.07	0.15	C40-41
皮肤黑色素瘤 Melanoma of skin	0	0.00	0.00	0.00	0.00	0.00	3	0.34	0.86	0.53	0.04	0.08	C43
乳腺 Breast	3	0.29	0.85	0.63	0.02	0.11	111	12.49	31.95	21.69	1.74	2.47	C50
子宫颈 Cervix	–	–	–	–	–	–	54	6.07	15.54	10.16	0.79	1.09	C53
子宫体 Uterus	–	–	–	–	–	–	66	7.42	19.00	13.07	1.19	1.35	C54-55
卵巢 Ovary	–	–	–	–	–	–	42	4.72	12.09	8.52	0.70	0.89	C56
前列腺 Prostate	49	4.78	13.96	7.80	0.07	0.57	–	–	–	–	–	–	C61
睾丸 Testis	2	0.19	0.57	0.29	0.02	0.02	–	–	–	–	–	–	C62
肾 Kidney	29	2.83	8.26	6.09	0.32	0.77	25	2.81	7.20	4.34	0.23	0.34	C64-66,68
膀胱 Bladder	32	3.12	9.11	5.81	0.22	0.49	9	1.01	2.59	1.68	0.05	0.20	C67
脑 Brain	31	3.02	8.83	7.14	0.39	0.75	44	4.95	12.67	7.99	0.40	0.78	C70-C72,D32-33,D42-43
甲状腺 Thyroid	4	0.39	1.14	0.74	0.07	0.07	31	3.49	8.92	5.85	0.40	0.62	C73
淋巴瘤 Lymphoma	9	0.88	2.56	1.66	0.09	0.23	10	1.12	2.88	1.53	0.04	0.19	C81-85,88,90,96
白血病 Leukemia	22	2.14	6.27	5.24	0.24	0.42	19	2.14	5.47	5.07	0.23	0.42	C91-95, D45-47
其他 Other	54	5.26	15.38	11.48	0.57	1.21	31	3.49	8.92	6.00	0.35	0.50	O&U
所有部位合计 All sites	1026	100.00	292.20	199.54	8.43	20.37	889	100.00	255.91	163.96	8.98	15.97	All
所有部位除外皮肤 All sites exc. C44	1018	99.22	289.93	197.85	8.38	20.19	883	99.33	254.18	162.92	8.91	15.86	All sites exc. C44
死亡 Mortality													
口腔 Oral cavity & pharynx	7	1.20	1.99	1.20	0.05	0.05	1	0.26	0.29	0.23	0.00	0.00	C00-10,C12-14
鼻咽 Nasopharynx	5	0.86	1.42	1.01	0.10	0.10	0	0.00	0.00	0.00	0.00	0.00	C11
食管 Esophagus	35	5.99	9.97	6.38	0.14	0.50	11	2.81	3.17	1.92	0.00	0.11	C15
胃 Stomach	61	10.45	17.37	11.60	0.44	0.98	33	8.42	9.50	5.78	0.30	0.49	C16
结直肠 Colon-rectum	54	9.25	15.38	9.51	0.24	0.78	40	10.20	11.51	6.43	0.23	0.52	C18-21
肝脏 Liver	92	15.75	26.20	17.57	0.90	1.72	52	13.27	14.97	9.25	0.22	0.86	C22
胆囊 Gallbladder etc.	9	1.54	2.56	1.43	0.00	0.14	19	4.85	5.47	3.52	0.14	0.22	C23-24
胰腺 Pancreas	18	3.08	5.13	2.99	0.09	0.32	23	5.87	6.62	3.99	0.14	0.40	C25
喉 Larynx	10	1.71	2.85	1.83	0.13	0.17	0	0.00	0.00	0.00	0.00	0.00	C32
肺 Lung	193	33.05	54.97	37.05	1.46	3.37	82	20.92	23.60	13.93	0.40	1.08	C33-34
其他胸腔器官 Other thoracic organs	1	0.17	0.28	0.12	0.00	0.00	2	0.51	0.58	0.42	0.02	0.02	C37-38
骨 Bone	11	1.88	3.13	1.91	0.09	0.23	7	1.79	2.02	1.07	0.02	0.10	C40-41
皮肤黑色素瘤 Melanoma of skin	0	0.00	0.00	0.00	0.00	0.00	1	0.26	0.29	0.13	0.00	0.00	C43
乳腺 Breast	0	0.00	0.00	0.00	0.00	0.00	25	6.38	7.20	5.02	0.33	0.59	C50
子宫颈 Cervix	–	–	–	–	–	–	13	3.32	3.74	2.21	0.11	0.18	C53
子宫体 Uterus	–	–	–	–	–	–	5	1.28	1.44	0.96	0.07	0.14	C54-55
卵巢 Ovary	–	–	–	–	–	–	11	2.81	3.17	2.12	0.12	0.19	C56
前列腺 Prostate	15	2.57	4.27	2.96	0.00	0.18	–	–	–	–	–	–	C61
睾丸 Testis	0	0.00	0.00	0.00	0.00	0.00	–	–	–	–	–	–	C62
肾 Kidney	18	3.08	5.13	3.36	0.13	0.31	10	2.55	2.88	1.68	0.03	0.07	C64-66,68
膀胱 Bladder	5	0.86	1.42	0.74	0.00	0.00	3	0.77	0.86	0.36	0.00	0.00	C67
脑 Brain	17	2.91	4.84	4.37	0.16	0.43	23	5.87	6.62	4.45	0.24	0.50	C70-C72,D32-33,D42-43
甲状腺 Thyroid	0	0.00	0.00	0.00	0.00	0.00	2	0.51	0.58	0.28	0.00	0.04	C73
淋巴瘤 Lymphoma	3	0.51	0.85	0.49	0.02	0.07	3	0.77	0.86	0.42	0.00	0.07	C81-85,88,90,96
白血病 Leukemia	8	1.37	2.28	1.98	0.09	0.23	9	2.30	2.59	1.97	0.07	0.26	C91-95, D45-47
其他 Other	22	3.77	6.27	5.03	0.23	0.41	17	4.34	4.89	2.60	0.11	0.14	O&U
所有部位合计 All sites	584	100.00	166.32	111.53	4.26	9.99	392	100.00	112.84	68.74	2.49	6.01	All
所有部位除外皮肤 All sites exc. C44	583	99.83	166.04	111.35	4.25	9.98	391	99.74	112.55	68.63	2.49	6.01	All sites exc. C44

附表 3-359 西安市未央区 2015 年癌症发病和死亡主要指标
Appendix Table 3-359 Incidence and mortality of cancer in Weiyang Qu, Xi'an Shi, 2015

部位 Sites		男性 Male						女性 Female						ICD10
		病例数 No. cases	构成比 Freq. /%	粗率 Crude rate/ 100 000⁻¹	世标率 ASR world/ 100 000⁻¹	累积率 Cum. Rate/% 0~64	0~74	病例数 No. cases	构成比 Freq. /%	粗率 Crude rate/ 100 000⁻¹	世标率 ASR world/ 100 000⁻¹	累积率 Cum. Rate/% 0~64	0~74	
发病 Incidence														
口腔	Oral cavity & pharynx	2	0.38	0.84	0.63	0.00	0.00	5	1.14	2.32	2.05	0.10	0.41	C00-10,C12-14
鼻咽	Nasopharynx	3	0.56	1.27	1.26	0.00	0.10	1	0.23	0.46	0.42	0.00	0.11	C11
食管	Esophagus	57	10.71	24.08	27.87	0.97	3.40	32	7.27	14.83	13.85	0.54	1.94	C15
胃	Stomach	69	12.97	29.15	28.06	1.60	2.78	30	6.82	13.91	13.73	0.51	1.60	C16
结直肠	Colon-rectum	53	9.96	22.39	25.84	0.55	3.29	42	9.55	19.47	16.99	0.61	2.48	C18-21
肝脏	Liver	62	11.65	26.19	22.75	1.46	2.25	36	8.18	16.69	15.06	0.62	1.52	C22
胆囊	Gallbladder etc.	7	1.32	2.96	3.07	0.11	0.44	14	3.18	6.49	6.77	0.12	0.63	C23-24
胰腺	Pancreas	20	3.76	8.45	8.99	0.48	0.93	22	5.00	10.20	9.29	0.24	1.03	C25
喉	Larynx	5	0.94	2.11	2.84	0.04	0.39	1	0.23	0.46	0.42	0.00	0.11	C32
肺	Lung	152	28.57	64.21	66.74	2.33	8.31	70	15.91	32.45	32.49	1.09	3.18	C33-34
其他胸腔器官	Other thoracic organs	1	0.19	0.42	0.50	0.00	0.12	0	0.00	0.00	0.00	0.00	0.00	C37-38
骨	Bone	4	0.75	1.69	2.18	0.00	0.10	4	0.91	1.85	2.79	0.15	0.24	C40-41
皮肤黑色素瘤	Melanoma of skin	0	0.00	0.00	0.00	0.00	0.00	0	0.00	0.00	0.00	0.00	0.00	C43
乳腺	Breast	2	0.38	0.84	1.25	0.00	0.21	49	11.14	22.71	20.20	1.36	2.05	C50
子宫颈	Cervix	–	–	–	–	–	–	29	6.59	13.44	11.18	0.79	1.20	C53
子宫体	Uterus	–	–	–	–	–	–	13	2.95	6.03	4.92	0.42	0.52	C54-55
卵巢	Ovary	–	–	–	–	–	–	16	3.64	7.42	6.55	0.26	0.86	C56
前列腺	Prostate	15	2.82	6.34	7.67	0.16	0.79	–	–	–	–	–	–	C61
睾丸	Testis	0	0.00	0.00	0.00	0.00	0.00	–	–	–	–	–	–	C62
肾	Kidney	10	1.88	4.22	5.13	0.20	0.66	14	3.18	6.49	5.53	0.44	0.64	C64-66,68
膀胱	Bladder	12	2.26	5.07	5.11	0.11	0.34	7	1.59	3.24	2.72	0.14	0.45	C67
脑	Brain	14	2.63	5.91	9.69	0.60	0.83	16	3.64	7.42	7.66	0.39	0.79	C70-C72,D32-33,D42-43
甲状腺	Thyroid	5	0.94	2.11	2.39	0.07	0.17	7	1.59	3.24	2.65	0.17	0.37	C73
淋巴瘤	Lymphoma	0	0.00	0.00	0.00	0.00	0.00	1	0.23	0.46	0.58	0.00	0.10	C81-85,88,90,96
白血病	Leukemia	6	1.13	2.53	3.36	0.11	0.34	7	1.59	3.24	5.02	0.19	0.28	C91-95, D45-47
其他	Other	33	6.20	13.94	18.92	0.96	2.02	24	5.45	11.12	11.50	0.48	1.19	O&U
所有部位合计	All sites	532	100.00	224.73	244.26	9.75	27.48	440	100.00	203.95	192.39	8.60	21.67	All
所有部位除外皮肤	All sites exc. C44	529	99.44	223.46	242.83	9.71	27.22	437	99.32	202.56	191.26	8.57	21.53	All sites exc. C44
死亡 Mortality														
口腔	Oral cavity & pharynx	3	0.86	1.27	0.95	0.00	0.00	2	0.74	0.93	0.84	0.00	0.21	C00-10,C12-14
鼻咽	Nasopharynx	1	0.29	0.42	0.32	0.00	0.00	1	0.37	0.46	0.42	0.00	0.11	C11
食管	Esophagus	27	7.71	11.41	14.05	0.24	1.57	20	7.38	9.27	9.03	0.46	1.35	C15
胃	Stomach	45	12.86	19.01	19.27	0.76	2.02	25	9.23	11.59	12.36	0.44	1.44	C16
结直肠	Colon-rectum	26	7.43	10.98	12.66	0.13	1.28	23	8.49	10.66	8.93	0.27	0.99	C18-21
肝脏	Liver	47	13.43	19.85	17.37	1.00	1.77	31	11.44	14.37	12.77	0.47	1.25	C22
胆囊	Gallbladder etc.	5	1.43	2.11	2.13	0.11	0.34	10	3.69	4.64	4.66	0.06	0.26	C23-24
胰腺	Pancreas	17	4.86	7.18	8.17	0.34	0.90	21	7.75	9.73	8.54	0.31	1.00	C25
喉	Larynx	3	0.86	1.27	1.42	0.04	0.27	0	0.00	0.00	0.00	0.00	0.00	C32
肺	Lung	120	34.29	50.69	52.32	1.73	5.65	52	19.19	24.10	23.42	0.61	2.21	C33-34
其他胸腔器官	Other thoracic organs	2	0.57	0.84	1.42	0.00	0.12	1	0.37	0.46	0.30	0.04	0.04	C37-38
骨	Bone	2	0.57	0.84	1.28	0.04	0.04	2	0.74	0.93	0.59	0.06	0.06	C40-41
皮肤黑色素瘤	Melanoma of skin	0	0.00	0.00	0.00	0.00	0.00	2	0.74	0.93	1.00	0.00	0.20	C43
乳腺	Breast	0	0.00	0.00	0.00	0.00	0.00	19	7.01	8.81	8.86	0.34	0.63	C50
子宫颈	Cervix	–	–	–	–	–	–	8	2.95	3.71	3.19	0.23	0.44	C53
子宫体	Uterus	–	–	–	–	–	–	0	0.00	0.00	0.00	0.00	0.00	C54-55
卵巢	Ovary	–	–	–	–	–	–	10	3.69	4.64	4.26	0.19	0.49	C56
前列腺	Prostate	8	2.29	3.38	3.97	0.14	0.35	–	–	–	–	–	–	C61
睾丸	Testis	0	0.00	0.00	0.00	0.00	0.00	–	–	–	–	–	–	C62
肾	Kidney	6	1.71	2.53	2.98	0.12	0.48	3	1.11	1.39	1.30	0.04	0.24	C64-66,68
膀胱	Bladder	3	0.86	1.27	1.01	0.00	0.00	6	2.21	2.78	2.48	0.10	0.52	C67
脑	Brain	9	2.57	3.80	3.66	0.22	0.45	5	1.85	2.32	2.13	0.06	0.37	C70-C72,D32-33,D42-43
甲状腺	Thyroid	1	0.29	0.42	0.92	0.00	0.00	2	0.74	0.93	0.77	0.03	0.13	C73
淋巴瘤	Lymphoma	0	0.00	0.00	0.00	0.00	0.00	2	0.74	0.93	0.91	0.06	0.17	C81-85,88,90,96
白血病	Leukemia	4	1.14	1.69	1.60	0.06	0.16	8	2.95	3.71	4.52	0.15	0.34	C91-95, D45-47
其他	Other	21	6.00	8.87	9.69	0.45	1.15	18	6.64	8.34	6.77	0.22	0.83	O&U
所有部位合计	All sites	350	100.00	147.85	155.18	5.37	16.54	271	100.00	125.62	118.05	4.13	13.29	All
所有部位除外皮肤	All sites exc. C44	347	99.14	146.58	153.76	5.33	16.27	270	99.63	125.15	117.63	4.13	13.18	All sites exc. C44

附表 3-360　西安市雁塔区 2015 年癌症发病和死亡主要指标

Appendix Table 3-360　Incidence and mortality of cancer in Yanta Qu，Xi'an Shi，2015

部位 Sites		男性 Male						女性 Female						ICD10
		病例数 No. cases	构成比 Freq./%	粗率 Crude rate/ 100 000⁻¹	世标率 ASR world/ 100 000⁻¹	累积率 Cum. Rate/% 0~64	0~74	病例数 No. cases	构成比 Freq./%	粗率 Crude rate/ 100 000⁻¹	世标率 ASR world/ 100 000⁻¹	累积率 Cum. Rate/% 0~64	0~74	
发病 Incidence														
口腔	Oral cavity & pharynx	12	1.14	2.93	2.30	0.12	0.26	6	0.78	1.47	1.06	0.02	0.16	C00-10,C12-14
鼻咽	Nasopharynx	5	0.47	1.22	0.88	0.06	0.11	3	0.39	0.73	0.55	0.04	0.09	C11
食管	Esophagus	66	6.24	16.14	12.49	0.52	1.51	23	3.01	5.62	3.76	0.08	0.52	C15
胃	Stomach	130	12.30	31.79	23.10	0.88	2.29	48	6.27	11.73	7.92	0.39	0.87	C16
结直肠	Colon-rectum	98	9.27	23.97	17.52	0.60	1.90	70	9.15	17.11	11.73	0.54	1.42	C18-21
肝脏	Liver	106	10.03	25.92	19.22	1.16	1.92	49	6.41	11.98	8.39	0.40	0.84	C22
胆囊	Gallbladder etc.	20	1.89	4.89	3.59	0.12	0.35	23	3.01	5.62	3.48	0.12	0.27	C23-24
胰腺	Pancreas	34	3.22	8.31	6.07	0.28	0.63	32	4.18	7.82	5.26	0.13	0.62	C25
喉	Larynx	11	1.04	2.69	1.89	0.11	0.18	2	0.26	0.49	0.31	0.00	0.05	C32
肺	Lung	304	28.76	74.34	54.94	2.67	6.17	110	14.38	26.89	18.25	0.75	2.20	C33-34
其他胸腔器官	Other thoracic organs	5	0.47	1.22	0.84	0.08	0.08	1	0.13	0.24	0.18	0.00	0.05	C37-38
骨	Bone	13	1.23	3.18	2.35	0.10	0.23	4	0.52	0.98	0.63	0.03	0.03	C40-41
皮肤黑色素瘤	Melanoma of skin	0	0.00	0.00	0.00	0.00	0.00	1	0.13	0.24	0.12	0.00	0.00	C43
乳腺	Breast	2	0.19	0.49	0.30	0.02	0.02	148	19.35	36.17	25.75	1.68	3.14	C50
子宫颈	Cervix	–	–	–	–	–	–	39	5.10	9.53	6.67	0.54	0.65	C53
子宫体	Uterus	–	–	–	–	–	–	34	4.44	8.31	5.85	0.41	0.63	C54-55
卵巢	Ovary	–	–	–	–	–	–	25	3.27	6.11	4.38	0.29	0.50	C56
前列腺	Prostate	48	4.54	11.74	8.69	0.07	0.72	–	–	–	–	–	–	C61
睾丸	Testis	2	0.19	0.49	0.39	0.02	0.07	–	–	–	–	–	–	C62
肾	Kidney	38	3.60	9.29	6.94	0.33	0.80	17	2.22	4.16	2.78	0.08	0.41	C64-66,68
膀胱	Bladder	36	3.41	8.80	6.33	0.21	0.57	15	1.96	3.67	2.21	0.06	0.20	C67
脑	Brain	27	2.55	6.60	5.41	0.41	0.48	26	3.40	6.35	4.77	0.20	0.54	C70-C72,D32-33,D42-43
甲状腺	Thyroid	13	1.23	3.18	2.46	0.19	0.22	37	4.84	9.04	6.80	0.49	0.60	C73
淋巴瘤	Lymphoma	23	2.18	5.62	4.06	0.19	0.50	14	1.83	3.42	2.38	0.10	0.30	C81-85,88,90,96
白血病	Leukemia	11	1.04	2.69	1.92	0.12	0.21	12	1.57	2.93	2.43	0.13	0.26	C91-95, D45-47
其他	Other	53	5.01	12.96	10.40	0.36	0.85	26	3.40	6.35	4.50	0.29	0.52	O&U
所有部位合计	All sites	1057	100.00	258.49	192.12	8.61	20.07	765	100.00	186.98	130.17	6.79	14.84	All
所有部位除外皮肤	All sites exc. C44	1052	99.53	257.27	191.07	8.57	19.99	760	99.35	185.76	129.24	6.71	14.68	All sites exc. C44
死亡 Mortality														
口腔	Oral cavity & pharynx	11	1.63	2.69	1.88	0.05	0.21	2	0.52	0.49	0.33	0.04	0.04	C00-10,C12-14
鼻咽	Nasopharynx	5	0.74	1.22	0.97	0.03	0.17	0	0.00	0.00	0.00	0.00	0.00	C11
食管	Esophagus	53	7.85	12.96	9.82	0.51	1.08	21	5.51	5.13	3.44	0.08	0.47	C15
胃	Stomach	94	13.93	22.99	16.54	0.67	1.45	36	9.45	8.80	5.46	0.18	0.43	C16
结直肠	Colon-rectum	71	10.52	17.36	12.50	0.41	0.93	33	8.66	8.07	5.24	0.20	0.51	C18-21
肝脏	Liver	78	11.56	19.07	13.52	0.78	1.30	47	12.34	11.49	8.42	0.48	0.89	C22
胆囊	Gallbladder etc.	18	2.67	4.40	3.07	0.09	0.19	21	5.51	5.13	3.21	0.07	0.30	C23-24
胰腺	Pancreas	30	4.44	7.34	5.38	0.31	0.48	22	5.77	5.38	3.55	0.13	0.42	C25
喉	Larynx	5	0.74	1.22	0.96	0.02	0.09	0	0.00	0.00	0.00	0.00	0.00	C32
肺	Lung	212	31.41	51.84	37.35	1.57	3.69	79	20.73	19.31	12.77	0.62	1.46	C33-34
其他胸腔器官	Other thoracic organs	4	0.59	0.98	0.73	0.03	0.12	1	0.26	0.24	0.16	0.01	0.01	C37-38
骨	Bone	3	0.44	0.73	0.63	0.01	0.10	3	0.79	0.73	0.75	0.04	0.04	C40-41
皮肤黑色素瘤	Melanoma of skin	1	0.15	0.24	0.21	0.00	0.04	0	0.00	0.00	0.00	0.00	0.00	C43
乳腺	Breast	0	0.00	0.00	0.00	0.00	0.00	25	6.56	6.11	4.12	0.21	0.39	C50
子宫颈	Cervix	–	–	–	–	–	–	16	4.20	3.91	2.56	0.16	0.22	C53
子宫体	Uterus	–	–	–	–	–	–	7	1.84	1.71	1.12	0.09	0.13	C54-55
卵巢	Ovary	–	–	–	–	–	–	11	2.89	2.69	1.77	0.09	0.23	C56
前列腺	Prostate	17	2.52	4.16	3.18	0.05	0.21	–	–	–	–	–	–	C61
睾丸	Testis	0	0.00	0.00	0.00	0.00	0.00	–	–	–	–	–	–	C62
肾	Kidney	18	2.67	4.40	3.33	0.17	0.34	8	2.10	1.96	1.16	0.00	0.12	C64-66,68
膀胱	Bladder	6	0.89	1.47	1.09	0.00	0.05	6	1.57	1.47	0.91	0.03	0.07	C67
脑	Brain	11	1.63	2.69	1.90	0.14	0.14	7	1.84	1.71	1.63	0.08	0.17	C70-C72,D32-33, D42-43
甲状腺	Thyroid	0	0.00	0.00	0.00	0.00	0.00	3	0.79	0.73	0.47	0.00	0.03	C73
淋巴瘤	Lymphoma	7	1.04	1.71	1.34	0.05	0.20	9	2.36	2.20	1.56	0.06	0.21	C81-85,88,90,96
白血病	Leukemia	8	1.19	1.96	1.87	0.08	0.17	13	3.41	3.18	2.25	0.09	0.20	C91-95, D45-47
其他	Other	23	3.41	5.62	4.34	0.17	0.29	11	2.89	2.69	1.87	0.10	0.18	O&U
所有部位合计	All sites	675	100.00	165.07	120.62	5.13	11.24	381	100.00	93.12	62.77	2.76	6.53	All
所有部位除外皮肤	All sites exc. C44	674	99.85	164.83	120.40	5.11	11.21	380	99.74	92.88	62.62	2.76	6.53	All sites exc. C44

部位 Sites		男性 Male						女性 Female						ICD10
		病例数 No. cases	构成比 Freq./%	粗率 Crude rate/ 100 000⁻¹	世标率 ASR world/ 100 000⁻¹	累积率 Cum. Rate/%		病例数 No. cases	构成比 Freq./%	粗率 Crude rate/ 100 000⁻¹	世标率 ASR world/ 100 000⁻¹	累积率 Cum. Rate/%		
						0~64	0~74					0~64	0~74	
发病 Incidence														
口腔	Oral cavity & pharynx	5	0.78	1.70	1.32	0.03	0.20	2	0.42	0.73	0.36	0.02	0.02	C00-10,C12-14
鼻咽	Nasopharynx	3	0.47	1.02	0.64	0.05	0.11	1	0.21	0.36	0.23	0.00	0.06	C11
食管	Esophagus	35	5.49	11.92	8.33	0.28	1.14	18	3.78	6.54	4.13	0.08	0.61	C15
胃	Stomach	97	15.23	33.04	23.98	0.95	3.04	32	6.72	11.63	7.58	0.31	0.82	C16
结直肠	Colon-rectum	37	5.81	12.60	8.89	0.41	1.04	38	7.98	13.81	8.38	0.37	0.95	C18-21
肝脏	Liver	122	19.15	41.56	30.13	1.91	3.54	44	9.24	15.99	10.27	0.56	1.14	C22
胆囊	Gallbladder etc.	7	1.10	2.38	1.73	0.02	0.25	21	4.41	7.63	4.91	0.09	0.57	C23-24
胰腺	Pancreas	19	2.98	6.47	5.28	0.27	0.73	10	2.10	3.63	2.16	0.05	0.29	C25
喉	Larynx	4	0.63	1.36	1.04	0.05	0.17	0	0.00	0.00	0.00	0.00	0.00	C32
肺	Lung	197	30.93	67.11	48.82	2.54	5.56	87	18.28	31.62	19.99	0.84	1.89	C33-34
其他胸腔器官	Other thoracic organs	3	0.47	1.02	0.76	0.05	0.12	2	0.42	0.73	0.74	0.07	0.07	C37-38
骨	Bone	3	0.47	1.02	0.75	0.05	0.12	5	1.05	1.82	1.54	0.10	0.10	C40-41
皮肤黑色素瘤	Melanoma of skin	1	0.16	0.34	0.27	0.03	0.03	0	0.00	0.00	0.00	0.00	0.00	C43
乳腺	Breast	2	0.31	0.68	0.50	0.05	0.05	66	13.87	23.99	15.50	1.20	1.84	C50
子宫颈	Cervix	–	–	–	–	–	–	33	6.93	11.99	8.06	0.63	0.92	C53
子宫体	Uterus	–	–	–	–	–	–	25	5.25	9.09	5.87	0.53	0.71	C54-55
卵巢	Ovary	–	–	–	–	–	–	17	3.57	6.18	3.97	0.35	0.39	C56
前列腺	Prostate	13	2.04	4.43	2.79	0.07	0.20	–	–	–	–	–	–	C61
睾丸	Testis	2	0.31	0.68	0.62	0.05	0.05	–	–	–	–	–	–	C62
肾	Kidney	4	0.63	1.36	1.39	0.08	0.13	12	2.52	4.36	2.74	0.15	0.32	C64-66,68
膀胱	Bladder	17	2.67	5.79	3.80	0.15	0.35	2	0.42	0.73	0.37	0.02	0.02	C67
脑	Brain	21	3.30	7.15	7.04	0.41	0.69	21	4.41	7.63	4.63	0.36	0.46	C70-C72,D32-33,D42-43
甲状腺	Thyroid	5	0.78	1.70	1.25	0.11	0.17	7	1.47	2.54	1.63	0.15	0.19	C73
淋巴瘤	Lymphoma	3	0.47	1.02	0.74	0.02	0.15	2	0.42	0.73	0.50	0.05	0.05	C81-85,88,90,96
白血病	Leukemia	6	0.94	2.04	2.12	0.05	0.17	7	1.47	2.54	1.53	0.18	0.18	C91-95,D45-47
其他	Other	31	4.87	10.56	8.62	0.46	0.92	24	5.04	8.72	7.65	0.42	0.67	O&U
所有部位合计	All sites	637	100.00	217.00	160.79	8.11	18.94	476	100.00	173.00	112.74	6.53	12.28	All
所有部位除外皮肤	All sites exc. C44	633	99.37	215.64	159.75	8.02	18.80	475	99.79	172.63	112.48	6.53	12.23	All sites exc. C44
死亡 Mortality														
口腔	Oral cavity & pharynx	5	1.06	1.70	1.21	0.03	0.15	1	0.37	0.36	0.17	0.00	0.00	C00-10,C12-14
鼻咽	Nasopharynx	1	0.21	0.34	0.19	0.02	0.02	1	0.37	0.36	0.23	0.00	0.06	C11
食管	Esophagus	28	5.93	9.54	6.55	0.23	0.80	15	5.56	5.45	3.31	0.05	0.49	C15
胃	Stomach	78	16.53	26.57	19.29	0.78	2.49	32	11.85	11.63	7.52	0.27	0.77	C16
结直肠	Colon-rectum	16	3.39	5.45	3.55	0.23	0.35	24	8.89	8.72	5.24	0.24	0.63	C18-21
肝脏	Liver	104	22.03	35.43	25.42	1.59	2.91	32	11.85	11.63	7.20	0.36	0.74	C22
胆囊	Gallbladder etc.	5	1.06	1.70	1.23	0.00	0.16	16	5.93	5.82	3.64	0.10	0.33	C23-24
胰腺	Pancreas	16	3.39	5.45	4.23	0.21	0.62	10	3.70	3.63	2.11	0.05	0.32	C25
喉	Larynx	1	0.21	0.34	0.29	0.00	0.05	0	0.00	0.00	0.00	0.00	0.00	C32
肺	Lung	152	32.20	51.78	37.55	1.86	4.24	67	24.81	24.35	15.76	0.52	1.54	C33-34
其他胸腔器官	Other thoracic organs	2	0.42	0.68	0.55	0.00	0.11	1	0.37	0.36	0.17	0.00	0.00	C37-38
骨	Bone	2	0.42	0.68	0.64	0.02	0.02	4	1.48	1.45	1.14	0.04	0.04	C40-41
皮肤黑色素瘤	Melanoma of skin	1	0.21	0.34	0.23	0.02	0.02	0	0.00	0.00	0.00	0.00	0.00	C43
乳腺	Breast	0	0.00	0.00	0.00	0.00	0.00	15	5.56	5.45	3.39	0.28	0.38	C50
子宫颈	Cervix	–	–	–	–	–	–	9	3.33	3.27	2.12	0.15	0.27	C53
子宫体	Uterus	–	–	–	–	–	–	6	2.22	2.18	1.30	0.09	0.18	C54-55
卵巢	Ovary	–	–	–	–	–	–	3	1.11	1.09	0.63	0.04	0.04	C56
前列腺	Prostate	6	1.27	2.04	1.14	0.00	0.00	–	–	–	–	–	–	C61
睾丸	Testis	0	0.00	0.00	0.00	0.00	0.00	–	–	–	–	–	–	C62
肾	Kidney	1	0.21	0.34	0.29	0.00	0.05	3	1.11	1.09	0.64	0.02	0.08	C64-66,68
膀胱	Bladder	8	1.69	2.73	1.86	0.02	0.09	1	0.37	0.36	0.19	0.00	0.00	C67
脑	Brain	15	3.18	5.11	4.91	0.33	0.51	10	3.70	3.63	2.14	0.16	0.22	C70-C72,D32-33,D42-43
甲状腺	Thyroid	1	0.21	0.34	0.27	0.03	0.03	1	0.37	0.36	0.19	0.02	0.02	C73
淋巴瘤	Lymphoma	4	0.85	1.36	1.23	0.05	0.11	0	0.00	0.00	0.00	0.00	0.00	C81-85,88,90,96
白血病	Leukemia	4	0.85	1.36	1.42	0.05	0.10	6	2.22	2.18	1.28	0.14	0.14	C91-95,D45-47
其他	Other	22	4.66	7.49	5.83	0.30	0.71	13	4.81	4.72	3.72	0.21	0.35	O&U
所有部位合计	All sites	472	100.00	160.79	117.88	5.79	13.55	270	100.00	98.13	62.09	2.74	6.61	All
所有部位除外皮肤	All sites exc. C44	469	99.36	159.77	117.05	5.72	13.44	270	100.00	98.13	62.09	2.74	6.61	All sites exc. C44

附表 3-362　西安市高陵区 2015 年癌症发病和死亡主要指标

Appendix Table 3-362　Incidence and mortality of cancer in Gaoling Qu, Xi'an Shi, 2015

部位 Sites		男性 Male						女性 Female						ICD10
		病例数 No. cases	构成比 Freq./%	粗率 Crude rate/100 000⁻¹	世标率 ASR world/100 000⁻¹	累积率 Cum. Rate/% 0~64	0~74	病例数 No. cases	构成比 Freq./%	粗率 Crude rate/100 000⁻¹	世标率 ASR world/100 000⁻¹	累积率 Cum. Rate/% 0~64	0~74	
发病 Incidence														
口腔	Oral cavity & pharynx	3	0.65	1.83	1.13	0.00	0.17	2	0.63	1.21	0.80	0.08	0.08	C00-10,C12-14
鼻咽	Nasopharynx	1	0.22	0.61	0.33	0.00	0.05	1	0.31	0.60	0.49	0.04	0.04	C11
食管	Esophagus	57	12.42	34.79	22.38	0.87	2.90	17	5.35	10.25	6.30	0.18	0.83	C15
胃	Stomach	71	15.47	43.34	29.77	1.94	3.68	23	7.23	13.87	8.50	0.49	1.05	C16
结直肠	Colon-rectum	30	6.54	18.31	13.06	0.62	1.57	19	5.97	11.46	6.91	0.31	0.77	C18-21
肝脏	Liver	59	12.85	36.01	24.92	1.44	3.14	21	6.60	12.67	7.13	0.44	0.57	C22
胆囊	Gallbladder etc.	12	2.61	7.32	4.62	0.08	0.64	25	7.86	15.08	9.26	0.32	1.26	C23-24
胰腺	Pancreas	9	1.96	5.49	3.43	0.19	0.35	15	4.72	9.05	5.93	0.31	0.71	C25
喉	Larynx	5	1.09	3.05	1.85	0.11	0.22	0	0.00	0.00	0.00	0.00	0.00	C32
肺	Lung	139	30.28	84.84	57.33	3.04	6.84	51	16.04	30.76	18.01	0.55	2.18	C33-34
其他胸腔器官	Other thoracic organs	1	0.22	0.61	0.51	0.04	0.04	0	0.00	0.00	0.00	0.00	0.00	C37-38
骨	Bone	4	0.87	2.44	1.79	0.19	0.19	0	0.00	0.00	0.00	0.00	0.00	C40-41
皮肤黑色素瘤	Melanoma of skin	1	0.22	0.61	0.33	0.00	0.05	0	0.00	0.00	0.00	0.00	0.00	C43
乳腺	Breast	0	0.00	0.00	0.00	0.00	0.00	42	13.21	25.34	16.62	1.19	1.68	C50
子宫颈	Cervix	–	–	–	–	–	–	17	5.35	10.25	7.02	0.54	0.77	C53
子宫体	Uterus	–	–	–	–	–	–	17	5.35	10.25	6.92	0.60	0.70	C54-55
卵巢	Ovary	–	–	–	–	–	–	13	4.09	7.84	5.27	0.43	0.66	C56
前列腺	Prostate	5	1.09	3.05	1.96	0.00	0.23	–	–	–	–	–	–	C61
睾丸	Testis	1	0.22	0.61	0.33	0.00	0.05	–	–	–	–	–	–	C62
肾	Kidney	3	0.65	1.83	1.18	0.11	0.16	6	1.89	3.62	2.13	0.18	0.28	C64-66,68
膀胱	Bladder	8	1.74	4.88	3.48	0.08	0.30	2	0.63	1.21	0.91	0.08	0.08	C67
脑	Brain	16	3.49	9.77	7.24	0.34	0.45	12	3.77	7.24	4.86	0.40	0.46	C70-C72,D32-33,D42-43
甲状腺	Thyroid	3	0.65	1.83	1.37	0.11	0.11	14	4.40	8.45	6.23	0.54	0.60	C73
淋巴瘤	Lymphoma	3	0.65	1.83	1.22	0.05	0.22	1	0.31	0.60	0.40	0.03	0.03	C81-85,88,90,96
白血病	Leukemia	4	0.87	2.44	1.82	0.14	0.14	3	0.94	1.81	1.27	0.11	0.11	C91-95, D45-47
其他	Other	24	5.23	14.65	11.27	0.51	1.24	17	5.35	10.25	8.72	0.50	0.86	O&U
所有部位合计	All sites	459	100.00	280.17	191.28	9.87	22.76	318	100.00	191.82	123.68	7.35	13.73	All
所有部位除外皮肤	All sites exc. C44	458	99.78	279.56	190.96	9.87	22.71	316	99.37	190.62	122.78	7.30	13.62	All sites exc. C44
死亡 Mortality														
口腔	Oral cavity & pharynx	3	1.04	1.83	1.18	0.11	0.16	0	0.00	0.00	0.00	0.00	0.00	C00-10,C12-14
鼻咽	Nasopharynx	0	0.00	0.00	0.00	0.00	0.00	0	0.00	0.00	0.00	0.00	0.00	C11
食管	Esophagus	48	16.61	29.30	18.83	0.79	1.91	15	9.68	9.05	5.45	0.18	0.63	C15
胃	Stomach	47	16.26	28.69	19.34	1.20	2.44	12	7.74	7.24	4.11	0.12	0.61	C16
结直肠	Colon-rectum	12	4.15	7.32	5.07	0.25	0.42	6	3.87	3.62	1.94	0.09	0.19	C18-21
肝脏	Liver	40	13.84	24.42	17.27	1.22	1.95	22	14.19	13.27	7.07	0.39	0.52	C22
胆囊	Gallbladder etc.	8	2.77	4.88	3.39	0.14	0.48	14	9.03	8.45	5.11	0.19	0.44	C23-24
胰腺	Pancreas	6	2.08	3.66	2.20	0.09	0.25	7	4.52	4.22	2.87	0.08	0.37	C25
喉	Larynx	2	0.69	1.22	0.67	0.00	0.05	0	0.00	0.00	0.00	0.00	0.00	C32
肺	Lung	89	30.80	54.32	36.00	1.60	4.40	31	20.00	18.70	11.54	0.54	1.45	C33-34
其他胸腔器官	Other thoracic organs	0	0.00	0.00	0.00	0.00	0.00	0	0.00	0.00	0.00	0.00	0.00	C37-38
骨	Bone	3	1.04	1.83	1.24	0.10	0.10	2	1.29	1.21	1.18	0.08	0.08	C40-41
皮肤黑色素瘤	Melanoma of skin	1	0.35	0.61	0.44	0.05	0.05	0	0.00	0.00	0.00	0.00	0.00	C43
乳腺	Breast	0	0.00	0.00	0.00	0.00	0.00	13	8.39	7.84	4.85	0.35	0.51	C50
子宫颈	Cervix	–	–	–	–	–	–	4	2.58	2.41	1.65	0.12	0.22	C53
子宫体	Uterus	–	–	–	–	–	–	6	3.87	3.62	2.71	0.17	0.33	C54-55
卵巢	Ovary	–	–	–	–	–	–	5	3.23	3.02	1.97	0.18	0.24	C56
前列腺	Prostate	1	0.35	0.61	0.34	0.00	0.00	–	–	–	–	–	–	C61
睾丸	Testis	0	0.00	0.00	0.00	0.00	0.00	–	–	–	–	–	–	C62
肾	Kidney	1	0.35	0.61	0.46	0.00	0.11	2	1.29	1.21	0.78	0.00	0.16	C64-66,68
膀胱	Bladder	4	1.38	2.44	1.94	0.05	0.22	0	0.00	0.00	0.00	0.00	0.00	C67
脑	Brain	8	2.77	4.88	3.31	0.09	0.15	7	4.52	4.22	2.91	0.26	0.32	C70-C72,D32-33,D42-43
甲状腺	Thyroid	0	0.00	0.00	0.00	0.00	0.00	0	0.00	0.00	0.00	0.00	0.00	C73
淋巴瘤	Lymphoma	0	0.00	0.00	0.00	0.00	0.00	1	0.65	0.60	0.40	0.03	0.03	C81-85,88,90,96
白血病	Leukemia	4	1.38	2.44	1.83	0.15	0.15	3	1.94	1.81	1.24	0.08	0.15	C91-95, D45-47
其他	Other	12	4.15	7.32	4.69	0.21	0.60	5	3.23	3.02	1.81	0.04	0.24	O&U
所有部位合计	All sites	289	100.00	176.40	118.21	6.05	13.46	155	100.00	93.50	57.60	2.90	6.52	All
所有部位除外皮肤	All sites exc. C44	289	100.00	176.40	118.21	6.05	13.46	155	100.00	93.50	57.60	2.90	6.52	All sites exc. C44

附表 3-363 眉县 2015 年癌症发病和死亡主要指标
Appendix Table 3-363 Incidence and mortality of cancer in Mei Xian, 2015

部位 Sites	男性 Male						女性 Female						ICD10
	病例数 No. cases	构成比 Freq./%	粗率 Crude rate/ 100 000⁻¹	世标率 ASR world/ 100 000⁻¹	累积率 Cum. Rate/% 0~64	0~74	病例数 No. cases	构成比 Freq./%	粗率 Crude rate/ 100 000⁻¹	世标率 ASR world/ 100 000⁻¹	累积率 Cum. Rate/% 0~64	0~74	
发病 Incidence													
口腔 Oral cavity & pharynx	2	0.74	1.27	1.02	0.06	0.15	0	0.00	0.00	0.00	0.00	0.00	C00-10,C12-14
鼻咽 Nasopharynx	2	0.74	1.27	0.97	0.00	0.00	2	0.84	1.37	0.98	0.04	0.13	C11
食管 Esophagus	21	7.81	13.29	9.84	0.37	1.48	12	5.06	8.20	6.23	0.15	0.83	C15
胃 Stomach	30	11.15	18.98	14.45	0.62	1.41	11	4.64	7.51	5.19	0.29	0.58	C16
结直肠 Colon-rectum	21	7.81	13.29	10.80	0.62	1.03	20	8.44	13.66	9.91	0.32	1.06	C18-21
肝脏 Liver	40	14.87	25.31	18.75	1.29	2.32	20	8.44	13.66	9.15	0.44	0.97	C22
胆囊 Gallbladder etc.	12	4.46	7.59	6.65	0.20	0.55	14	5.91	9.56	6.70	0.19	0.58	C23-24
胰腺 Pancreas	11	4.09	6.96	5.37	0.18	0.59	7	2.95	4.78	3.10	0.26	0.47	C25
喉 Larynx	2	0.74	1.27	1.06	0.00	0.12	0	0.00	0.00	0.00	0.00	0.00	C32
肺 Lung	71	26.39	44.92	32.91	1.56	4.66	24	10.13	16.39	11.16	0.59	1.47	C33-34
其他胸腔器官 Other thoracic organs	5	1.86	3.16	2.21	0.13	0.25	0	0.00	0.00	0.00	0.00	0.00	C37-38
骨 Bone	4	1.49	2.53	2.12	0.11	0.28	1	0.42	0.68	0.36	0.05	0.05	C40-41
皮肤黑色素瘤 Melanoma of skin	1	0.37	0.63	0.52	0.00	0.09	1	0.42	0.68	0.35	0.00	0.00	C43
乳腺 Breast	0	0.00	0.00	0.00	0.00	0.00	25	10.55	17.07	12.22	1.05	1.26	C50
子宫颈 Cervix	–	–	–	–	–	–	36	15.19	24.59	16.53	1.41	1.82	C53
子宫体 Uterus	–	–	–	–	–	–	7	2.95	4.78	3.17	0.30	0.39	C54-55
卵巢 Ovary	–	–	–	–	–	–	13	5.49	8.88	6.58	0.42	0.60	C56
前列腺 Prostate	3	1.12	1.90	1.29	0.04	0.28	–	–	–	–	–	–	C61
睾丸 Testis	1	0.37	0.63	0.35	0.04	0.04	–	–	–	–	–	–	C62
肾 Kidney	5	1.86	3.16	2.65	0.18	0.41	3	1.27	2.05	1.62	0.04	0.04	C64-66,68
膀胱 Bladder	3	1.12	1.90	1.70	0.04	0.16	2	0.84	1.37	1.04	0.06	0.15	C67
脑 Brain	11	4.09	6.96	6.46	0.43	0.52	11	4.64	7.51	5.17	0.36	0.45	C70-C72,D32-33,D42-43
甲状腺 Thyroid	3	1.12	1.90	1.86	0.09	0.09	4	1.69	2.73	2.02	0.19	0.19	C73
淋巴瘤 Lymphoma	6	2.23	3.80	2.92	0.21	0.32	9	3.80	6.15	4.78	0.31	0.61	C81-85,88,90,96
白血病 Leukemia	10	3.72	6.33	6.51	0.33	0.56	11	4.64	7.51	6.65	0.39	0.59	C91-95,D45-47
其他 Other	5	1.86	3.16	2.40	0.17	0.28	4	1.69	2.73	3.05	0.06	0.15	O&U
所有部位合计 All sites	269	100.00	170.19	132.81	6.68	15.59	237	100.00	161.86	115.96	6.92	12.38	All
所有部位除外皮肤 All sites exc. C44	267	99.26	168.92	131.72	6.61	15.53	236	99.58	161.18	115.26	6.92	12.38	All sites exc. C44
死亡 Mortality													
口腔 Oral cavity & pharynx	0	0.00	0.00	0.00	0.00	0.00	0	0.00	0.00	0.00	0.00	0.00	C00-10,C12-14
鼻咽 Nasopharynx	1	0.42	0.63	0.38	0.00	0.00	1	0.64	0.68	0.53	0.00	0.09	C11
食管 Esophagus	15	6.28	9.49	7.05	0.11	1.19	13	8.28	8.88	6.43	0.14	0.75	C15
胃 Stomach	40	16.74	25.31	18.54	0.80	2.08	11	7.01	7.51	5.02	0.22	0.68	C16
结直肠 Colon-rectum	13	5.44	8.22	6.14	0.30	0.80	9	5.73	6.15	4.70	0.10	0.54	C18-21
肝脏 Liver	43	17.99	27.20	20.04	1.32	2.72	25	15.92	17.07	11.06	0.63	1.28	C22
胆囊 Gallbladder etc.	7	2.93	4.43	3.95	0.10	0.36	10	6.37	6.83	4.55	0.09	0.71	C23-24
胰腺 Pancreas	5	2.09	3.16	2.63	0.11	0.19	6	3.82	4.10	2.74	0.22	0.42	C25
喉 Larynx	2	0.84	1.27	0.97	0.00	0.00	0	0.00	0.00	0.00	0.00	0.00	C32
肺 Lung	74	30.96	46.82	33.85	1.63	4.64	24	15.29	16.39	10.96	0.54	1.33	C33-34
其他胸腔器官 Other thoracic organs	1	0.42	0.63	0.47	0.00	0.12	0	0.00	0.00	0.00	0.00	0.00	C37-38
骨 Bone	2	0.84	1.27	1.02	0.06	0.15	0	0.00	0.00	0.00	0.00	0.00	C40-41
皮肤黑色素瘤 Melanoma of skin	0	0.00	0.00	0.00	0.00	0.00	0	0.00	0.00	0.00	0.00	0.00	C43
乳腺 Breast	0	0.00	0.00	0.00	0.00	0.00	6	3.82	4.10	3.18	0.27	0.38	C50
子宫颈 Cervix	–	–	–	–	–	–	18	11.46	12.29	8.17	0.47	0.79	C53
子宫体 Uterus	–	–	–	–	–	–	2	1.27	1.37	1.20	0.06	0.06	C54-55
卵巢 Ovary	–	–	–	–	–	–	9	5.73	6.15	4.48	0.36	0.45	C56
前列腺 Prostate	2	0.84	1.27	0.94	0.00	0.23	–	–	–	–	–	–	C61
睾丸 Testis	0	0.00	0.00	0.00	0.00	0.00	–	–	–	–	–	–	C62
肾 Kidney	8	3.35	5.06	3.99	0.24	0.59	5	3.18	3.41	2.25	0.14	0.25	C64-66,68
膀胱 Bladder	3	1.26	1.90	1.63	0.08	0.08	1	0.64	0.68	0.53	0.00	0.09	C67
脑 Brain	4	1.67	2.53	2.52	0.05	0.17	7	4.46	4.78	3.47	0.23	0.32	C70-C72,D32-33,D42-43
甲状腺 Thyroid	1	0.42	0.63	0.40	0.04	0.04	0	0.00	0.00	0.00	0.00	0.00	C73
淋巴瘤 Lymphoma	8	3.35	5.06	3.65	0.17	0.61	2	1.27	1.37	1.01	0.00	0.09	C81-85,88,90,96
白血病 Leukemia	7	2.93	4.43	4.50	0.20	0.52	6	3.82	4.10	3.28	0.30	0.30	C91-95,D45-47
其他 Other	3	1.26	1.90	1.29	0.00	0.09	2	1.27	1.37	0.96	0.05	0.05	O&U
所有部位合计 All sites	239	100.00	151.21	113.97	5.20	14.59	157	100.00	107.22	74.53	3.81	8.60	All
所有部位除外皮肤 All sites exc. C44	237	99.16	149.94	113.21	5.20	14.59	156	99.36	106.54	74.06	3.81	8.60	All sites exc. C44

附表 3-364 陇县 2015 年癌症发病和死亡主要指标
Appendix Table 3-364 Incidence and mortality of cancer in Long Xian,2015

部位 Sites		男性 Male						女性 Female						ICD10
		病例数 No. cases	构成比 Freq. /%	粗率 Crude rate/ 100 000⁻¹	世标率 ASR world/ 100 000⁻¹	累积率 Cum. Rate/% 0~64	0~74	病例数 No. cases	构成比 Freq. /%	粗率 Crude rate/ 100 000⁻¹	世标率 ASR world/ 100 000⁻¹	累积率 Cum. Rate/% 0~64	0~74	

部位 Sites		病例数 No. cases	构成比 Freq./%	粗率 Crude rate/$100\ 000^{-1}$	世标率 ASR world/$100\ 000^{-1}$	累积率 Cum. Rate/% 0~64	0~74	病例数 No. cases	构成比 Freq./%	粗率 Crude rate/$100\ 000^{-1}$	世标率 ASR world/$100\ 000^{-1}$	累积率 Cum. Rate/% 0~64	0~74	ICD10
发病 Incidence														
口腔	Oral cavity & pharynx	2	0.83	1.40	1.38	0.05	0.25	1	0.46	0.77	0.53	0.05	0.05	C00-10,C12-14
鼻咽	Nasopharynx	3	1.25	2.09	2.09	0.14	0.14	1	0.46	0.77	0.77	0.00	0.19	C11
食管	Esophagus	25	10.42	17.44	18.49	0.69	1.68	10	4.63	7.74	6.95	0.25	1.02	C15
胃	Stomach	55	22.92	38.37	37.61	1.57	4.95	19	8.80	14.71	12.43	0.96	1.73	C16
结直肠	Colon-rectum	7	2.92	4.88	4.47	0.32	0.52	5	2.31	3.87	2.82	0.15	0.34	C18-21
肝脏	Liver	45	18.75	31.39	27.57	1.78	3.23	25	11.57	19.36	17.45	0.87	2.21	C22
胆囊	Gallbladder etc.	2	0.83	1.40	1.23	0.05	0.26	14	6.48	10.84	9.35	0.50	1.14	C23-24
胰腺	Pancreas	3	1.25	2.09	1.94	0.14	0.35	5	2.31	3.87	3.30	0.11	0.62	C25
喉	Larynx	1	0.42	0.70	0.75	0.00	0.13	0	0.00	0.00	0.00	0.00	0.00	C32
肺	Lung	50	20.83	34.88	35.77	1.22	5.32	15	6.94	11.61	9.65	0.67	1.18	C33-34
其他胸腔器官	Other thoracic organs	0	0.00	0.00	0.00	0.00	0.00	0	0.00	0.00	0.00	0.00	0.00	C37-38
骨	Bone	3	1.25	2.09	2.29	0.09	0.42	2	0.93	1.55	1.39	0.05	0.18	C40-41
皮肤黑色素瘤	Melanoma of skin	0	0.00	0.00	0.00	0.00	0.00	0	0.00	0.00	0.00	0.00	0.00	C43
乳腺	Breast	3	1.25	2.09	1.31	0.15	0.15	34	15.74	26.33	20.00	1.77	2.09	C50
子宫颈	Cervix	–	–	–	–	–	–	37	17.13	28.65	23.45	1.67	2.75	C53
子宫体	Uterus	–	–	–	–	–	–	10	4.63	7.74	6.44	0.46	0.78	C54-55
卵巢	Ovary	–	–	–	–	–	–	11	5.09	8.52	7.23	0.42	1.12	C56
前列腺	Prostate	2	0.83	1.40	1.56	0.00	0.00	–	–	–	–	–	–	C61
睾丸	Testis	0	0.00	0.00	0.00	0.00	0.00	–	–	–	–	–	–	C62
肾	Kidney	9	3.75	6.28	5.39	0.34	0.96	1	0.46	0.77	0.58	0.00	0.00	C64-66,68
膀胱	Bladder	5	2.08	3.49	4.22	0.05	0.38	2	0.93	1.55	1.29	0.15	0.15	C67
脑	Brain	8	3.33	5.58	6.28	0.31	0.43	5	2.31	3.87	3.09	0.25	0.25	C70-C72,D32-33,D42-43
甲状腺	Thyroid	2	0.83	1.40	1.32	0.05	0.17	10	4.63	7.74	6.57	0.42	0.93	C73
淋巴瘤	Lymphoma	7	2.92	4.88	5.12	0.31	0.52	0	0.00	0.00	0.00	0.00	0.00	C81-85,88,90,96
白血病	Leukemia	3	1.25	2.09	2.89	0.17	0.17	5	2.31	3.87	4.38	0.24	0.37	C91-95,D45-47
其他	Other	5	2.08	3.49	3.39	0.17	0.42	4	1.85	3.10	3.53	0.20	0.32	O&U
所有部位合计	All sites	240	100.00	167.43	165.08	7.60	20.46	216	100.00	167.25	141.21	9.19	17.43	All
所有部位除外皮肤	All sites exc. C44	239	99.58	166.73	164.33	7.60	20.34	216	100.00	167.25	141.21	9.19	17.43	All sites exc. C44
死亡 Mortality														
口腔	Oral cavity & pharynx	2	1.04	1.40	1.32	0.05	0.26	0	0.00	0.00	0.00	0.00	0.00	C00-10,C12-14
鼻咽	Nasopharynx	1	0.52	0.70	0.80	0.00	0.00	1	0.76	0.77	0.77	0.00	0.19	C11
食管	Esophagus	21	10.88	14.65	15.98	0.27	2.34	9	6.82	6.97	6.13	0.16	0.93	C15
胃	Stomach	48	24.87	33.49	34.14	1.00	4.39	16	12.12	12.39	9.93	0.83	1.41	C16
结直肠	Colon-rectum	6	3.11	4.19	4.10	0.19	0.19	3	2.27	2.32	2.01	0.15	0.35	C18-21
肝脏	Liver	43	22.28	30.00	28.72	1.48	3.55	29	21.97	22.45	20.23	0.89	2.15	C22
胆囊	Gallbladder etc.	3	1.55	2.09	1.98	0.05	0.38	15	11.36	11.61	10.14	0.50	1.40	C23-24
胰腺	Pancreas	1	0.52	0.70	0.82	0.00	0.21	5	3.79	3.87	3.40	0.11	0.62	C25
喉	Larynx	0	0.00	0.00	0.00	0.00	0.00	0	0.00	0.00	0.00	0.00	0.00	C32
肺	Lung	45	23.32	31.39	31.16	1.44	3.96	13	9.85	10.07	7.96	0.77	0.77	C33-34
其他胸腔器官	Other thoracic organs	0	0.00	0.00	0.00	0.00	0.00	0	0.00	0.00	0.00	0.00	0.00	C37-38
骨	Bone	2	1.04	1.40	1.58	0.00	0.33	2	1.52	1.55	1.39	0.05	0.18	C40-41
皮肤黑色素瘤	Melanoma of skin	0	0.00	0.00	0.00	0.00	0.00	0	0.00	0.00	0.00	0.00	0.00	C43
乳腺	Breast	0	0.00	0.00	0.00	0.00	0.00	6	4.55	4.65	3.69	0.25	0.38	C50
子宫颈	Cervix	–	–	–	–	–	–	11	8.33	8.52	6.76	0.38	1.02	C53
子宫体	Uterus	–	–	–	–	–	–	1	0.76	0.77	0.58	0.00	0.00	C54-55
卵巢	Ovary	–	–	–	–	–	–	3	2.27	2.32	1.47	0.17	0.17	C56
前列腺	Prostate	3	1.55	2.09	1.99	0.05	0.26	–	–	–	–	–	–	C61
睾丸	Testis	0	0.00	0.00	0.00	0.00	0.00	–	–	–	–	–	–	C62
肾	Kidney	1	0.52	0.70	0.71	0.09	0.09	1	0.76	0.77	0.58	0.00	0.00	C64-66,68
膀胱	Bladder	4	2.07	2.79	3.77	0.09	0.30	3	2.27	2.32	2.07	0.15	0.34	C67
脑	Brain	4	2.07	2.79	2.19	0.22	0.22	6	4.55	4.65	3.84	0.25	0.44	C70-C72,D32-33,D42-43
甲状腺	Thyroid	0	0.00	0.00	0.00	0.00	0.00	1	0.76	0.77	0.71	0.00	0.19	C73
淋巴瘤	Lymphoma	2	1.04	1.40	1.51	0.09	0.09	2	1.52	1.55	1.35	0.00	0.19	C81-85,88,90,96
白血病	Leukemia	5	2.59	3.49	3.64	0.21	0.42	5	3.79	3.87	4.27	0.19	0.19	C91-95,D45-47
其他	Other	2	1.04	1.40	1.33	0.08	0.08	0	0.00	0.00	0.00	0.00	0.00	O&U
所有部位合计	All sites	193	100.00	134.64	135.74	5.31	17.06	132	100.00	102.21	87.33	4.87	10.95	All
所有部位除外皮肤	All sites exc. C44	193	100.00	134.64	135.74	5.31	17.06	132	100.00	102.21	87.33	4.87	10.95	All sites exc. C44

附表 3-365 千阳县 2015 年癌症发病和死亡主要指标
Appendix Table 3-365　Incidence and mortality of cancer in Qianyang Xian，2015

部位 Sites		男性 Male						女性 Female						ICD10
		病例数 No. cases	构成比 Freq. /%	粗率 Crude rate/ 100 000⁻¹	世标率 ASR world/ 100 000⁻¹	累积率 Cum. Rate/%		病例数 No. cases	构成比 Freq. /%	粗率 Crude rate/ 100 000⁻¹	世标率 ASR world/ 100 000⁻¹	累积率 Cum. Rate/%		
						0~64	0~74					0~64	0~74	
发病 Incidence														
口腔	Oral cavity & pharynx	1	0.64	1.57	0.95	0.12	0.12	2	1.50	3.10	1.80	0.10	0.23	C00-10,C12-14
鼻咽	Nasopharynx	0	0.00	0.00	0.00	0.00	0.00	0	0.00	0.00	0.00	0.00	0.00	C11
食管	Esophagus	9	5.77	14.10	7.79	0.62	1.20	4	3.01	6.20	3.57	0.22	0.50	C15
胃	Stomach	22	14.10	34.47	18.17	1.20	2.44	17	12.78	26.35	15.92	1.42	1.97	C16
结直肠	Colon-rectum	9	5.77	14.10	8.36	0.56	0.85	9	6.77	13.95	7.70	0.46	1.01	C18-21
肝脏	Liver	24	15.38	37.60	21.39	1.51	2.21	12	9.02	18.60	10.32	0.38	0.97	C22
胆囊	Gallbladder etc.	1	0.64	1.57	0.64	0.00	0.16	3	2.26	4.65	2.06	0.10	0.25	C23-24
胰腺	Pancreas	4	2.56	6.27	4.16	0.52	0.52	3	2.26	4.65	2.42	0.10	0.39	C25
喉	Larynx	0	0.00	0.00	0.00	0.00	0.00	0	0.00	0.00	0.00	0.00	0.00	C32
肺	Lung	43	27.56	67.37	37.05	2.25	4.79	23	17.29	35.65	19.27	1.48	2.31	C33-34
其他胸腔器官	Other thoracic organs	0	0.00	0.00	0.00	0.00	0.00	1	0.75	1.55	0.61	0.00	0.15	C37-38
骨	Bone	0	0.00	0.00	0.00	0.00	0.00	0	0.00	0.00	0.00	0.00	0.00	C40-41
皮肤黑色素瘤	Melanoma of skin	0	0.00	0.00	0.00	0.00	0.00	0	0.00	0.00	0.00	0.00	0.00	C43
乳腺	Breast	1	0.64	1.57	1.07	0.13	0.13	17	12.78	26.35	16.21	1.36	1.67	C50
子宫颈	Cervix	–	–	–	–	–	–	16	12.03	24.80	13.38	0.75	1.74	C53
子宫体	Uterus	–	–	–	–	–	–	5	3.76	7.75	4.31	0.36	0.51	C54-55
卵巢	Ovary	–	–	–	–	–	–	3	2.26	4.65	2.89	0.19	0.32	C56
前列腺	Prostate	0	0.00	0.00	0.00	0.00	0.00	–	–	–	–	–	–	C61
睾丸	Testis	0	0.00	0.00	0.00	0.00	0.00	–	–	–	–	–	–	C62
肾	Kidney	5	3.21	7.83	4.24	0.37	0.69	2	1.50	3.10	1.55	0.12	0.27	C64-66,68
膀胱	Bladder	8	5.13	12.53	5.18	0.24	0.68	0	0.00	0.00	0.00	0.00	0.00	C67
脑	Brain	10	6.41	15.67	11.12	0.61	1.28	9	6.77	13.95	7.88	0.57	0.83	C70-C72,D32-33,D42-43
甲状腺	Thyroid	1	0.64	1.57	1.07	0.13	0.13	0	0.00	0.00	0.00	0.00	0.00	C73
淋巴瘤	Lymphoma	8	5.13	12.53	8.43	0.83	0.99	1	0.75	1.55	0.94	0.12	0.12	C81-85,88,90,96
白血病	Leukemia	5	3.21	7.83	9.80	0.56	0.69	2	1.50	3.10	1.84	0.10	0.26	C91-95, D45-47
其他	Other	5	3.21	7.83	4.88	0.34	0.50	4	3.01	6.20	5.59	0.50	0.50	O&U
所有部位合计	All sites	156	100.00	244.41	144.32	10.01	17.40	133	100.00	206.18	118.25	8.33	14.00	All
所有部位除外皮肤	All sites exc. C44	156	100.00	244.41	144.32	10.01	17.40	133	100.00	206.18	118.25	8.33	14.00	All sites exc. C44
死亡 Mortality														
口腔	Oral cavity & pharynx	1	1.11	1.57	0.95	0.12	0.12	0	0.00	0.00	0.00	0.00	0.00	C00-10,C12-14
鼻咽	Nasopharynx	0	0.00	0.00	0.00	0.00	0.00	0	0.00	0.00	0.00	0.00	0.00	C11
食管	Esophagus	4	4.44	6.27	3.76	0.39	0.39	2	3.85	3.10	2.17	0.22	0.22	C15
胃	Stomach	17	18.89	26.63	13.25	0.65	2.09	7	13.46	10.85	5.82	0.49	0.75	C16
结直肠	Colon-rectum	6	6.67	9.40	4.90	0.22	0.54	4	7.69	6.20	2.73	0.22	0.22	C18-21
肝脏	Liver	17	18.89	26.63	16.46	1.31	1.72	10	19.23	15.50	7.58	0.31	0.85	C22
胆囊	Gallbladder etc.	0	0.00	0.00	0.00	0.00	0.00	5	9.62	7.75	2.79	0.00	0.44	C23-24
胰腺	Pancreas	4	4.44	6.27	3.73	0.39	0.55	0	0.00	0.00	0.00	0.00	0.00	C25
喉	Larynx	0	0.00	0.00	0.00	0.00	0.00	0	0.00	0.00	0.00	0.00	0.00	C32
肺	Lung	25	27.78	39.17	21.60	1.55	2.73	12	23.08	18.60	9.20	0.49	1.15	C33-34
其他胸腔器官	Other thoracic organs	0	0.00	0.00	0.00	0.00	0.00	0	0.00	0.00	0.00	0.00	0.00	C37-38
骨	Bone	0	0.00	0.00	0.00	0.00	0.00	0	0.00	0.00	0.00	0.00	0.00	C40-41
皮肤黑色素瘤	Melanoma of skin	0	0.00	0.00	0.00	0.00	0.00	0	0.00	0.00	0.00	0.00	0.00	C43
乳腺	Breast	1	1.11	1.57	1.03	0.10	0.10	1	1.92	1.55	1.01	0.10	0.10	C50
子宫颈	Cervix	–	–	–	–	–	–	5	9.62	7.75	4.18	0.22	0.48	C53
子宫体	Uterus	–	–	–	–	–	–	1	1.92	1.55	0.61	0.00	0.15	C54-55
卵巢	Ovary	–	–	–	–	–	–	1	1.92	1.55	0.79	0.00	0.13	C56
前列腺	Prostate	0	0.00	0.00	0.00	0.00	0.00	–	–	–	–	–	–	C61
睾丸	Testis	0	0.00	0.00	0.00	0.00	0.00	–	–	–	–	–	–	C62
肾	Kidney	2	2.22	3.13	1.28	0.00	0.32	1	1.92	1.55	0.34	0.00	0.00	C64-66,68
膀胱	Bladder	1	1.11	1.57	0.35	0.00	0.00	0	0.00	0.00	0.00	0.00	0.00	C67
脑	Brain	3	3.33	4.70	2.86	0.24	0.36	2	3.85	3.10	1.70	0.14	0.29	C70-C72,D32-33,D42-43
甲状腺	Thyroid	1	1.11	1.57	1.07	0.13	0.13	0	0.00	0.00	0.00	0.00	0.00	C73
淋巴瘤	Lymphoma	3	3.33	4.70	2.47	0.13	0.42	0	0.00	0.00	0.00	0.00	0.00	C81-85,88,90,96
白血病	Leukemia	4	4.44	6.27	4.13	0.26	0.38	1	1.92	1.55	1.23	0.10	0.10	C91-95, D45-47
其他	Other	1	1.11	1.57	0.67	0.00	0.00	0	0.00	0.00	0.00	0.00	0.00	O&U
所有部位合计	All sites	90	100.00	141.01	78.49	5.49	9.86	52	100.00	80.61	40.14	2.28	4.89	All
所有部位除外皮肤	All sites exc. C44	90	100.00	141.01	78.49	5.49	9.86	52	100.00	80.61	40.14	2.28	4.89	All sites exc. C44

部位 Sites		男性 Male						女性 Female						ICD10
		病例数 No. cases	构成比 Freq. /%	粗率 Crude rate/ $100\,000^{-1}$	世标率 ASR world/ $100\,000^{-1}$	累积率 Cum. Rate/%		病例数 No. cases	构成比 Freq. /%	粗率 Crude rate/ $100\,000^{-1}$	世标率 ASR world/ $100\,000^{-1}$	累积率 Cum. Rate/%		
						0~64	0~74					0~64	0~74	
发病 Incidence														
口腔	Oral cavity & pharynx	6	1.14	2.24	1.47	0.14	0.14	6	1.39	2.29	1.44	0.12	0.17	C00-10,C12-14
鼻咽	Nasopharynx	4	0.76	1.50	0.89	0.08	0.08	6	1.39	2.29	1.59	0.10	0.14	C11
食管	Esophagus	67	12.71	25.05	16.07	0.94	2.24	30	6.96	11.45	6.37	0.24	0.85	C15
胃	Stomach	57	10.82	21.31	13.18	0.76	1.67	19	4.41	7.25	4.57	0.27	0.63	C16
结直肠	Colon-rectum	33	6.26	12.34	7.67	0.41	1.05	21	4.87	8.02	5.03	0.36	0.77	C18-21
肝脏	Liver	55	10.44	20.56	13.43	0.94	1.40	25	5.80	9.55	5.68	0.28	0.78	C22
胆囊	Gallbladder etc.	10	1.90	3.74	2.00	0.08	0.24	21	4.87	8.02	4.55	0.20	0.63	C23-24
胰腺	Pancreas	8	1.52	2.99	1.99	0.12	0.32	3	0.70	1.15	0.72	0.03	0.11	C25
喉	Larynx	5	0.95	1.87	1.42	0.05	0.15	3	0.70	1.15	0.71	0.00	0.14	C32
肺	Lung	153	29.03	57.21	36.29	2.03	4.44	76	17.63	29.02	17.19	0.87	1.94	C33-34
其他胸腔器官	Other thoracic organs	3	0.57	1.12	0.64	0.03	0.07	2	0.46	0.76	0.51	0.03	0.07	C37-38
骨	Bone	6	1.14	2.24	1.83	0.08	0.20	4	0.93	1.53	1.06	0.13	0.13	C40-41
皮肤黑色素瘤	Melanoma of skin	2	0.38	0.75	0.53	0.06	0.06	0	0.00	0.00	0.00	0.00	0.00	C43
乳腺	Breast	7	1.33	2.62	1.87	0.17	0.23	79	18.33	30.16	20.10	1.68	2.13	C50
子宫颈	Cervix	–	–	–	–	–	–	26	6.03	9.93	6.96	0.61	0.70	C53
子宫体	Uterus	–	–	–	–	–	–	18	4.18	6.87	4.27	0.30	0.44	C54-55
卵巢	Ovary	–	–	–	–	–	–	24	5.57	9.16	6.19	0.49	0.58	C56
前列腺	Prostate	11	2.09	4.11	2.54	0.08	0.36	–	–	–	–	–	–	C61
睾丸	Testis	0	0.00	0.00	0.00	0.00	0.00	–	–	–	–	–	–	C62
肾	Kidney	10	1.90	3.74	2.58	0.26	0.30	2	0.46	0.76	1.25	0.06	0.06	C64-66,68
膀胱	Bladder	13	2.47	4.86	3.16	0.18	0.32	2	0.46	0.76	0.49	0.05	0.05	C67
脑	Brain	22	4.17	8.23	6.83	0.42	0.66	17	3.94	6.49	4.35	0.38	0.44	C70-C72,D32-33, D42-43
甲状腺	Thyroid	9	1.71	3.37	2.19	0.13	0.27	10	2.32	3.82	3.05	0.26	0.26	C73
淋巴瘤	Lymphoma	11	2.09	4.11	2.82	0.20	0.40	10	2.32	3.82	3.40	0.23	0.31	C81-85,88,90,96
白血病	Leukemia	22	4.17	8.23	7.61	0.48	0.56	13	3.02	4.96	4.92	0.29	0.33	C91-95, D45-47
其他	Other	13	2.47	4.86	3.51	0.21	0.38	14	3.25	5.35	3.10	0.19	0.40	O&U
所有部位合计	All sites	527	100.00	197.05	130.53	7.87	15.55	431	100.00	164.56	107.48	7.16	12.06	All
所有部位除外皮肤	All sites exc. C44	523	99.24	195.55	129.63	7.81	15.45	431	100.00	164.56	107.48	7.16	12.06	All sites exc. C44
死亡 Mortality														
口腔	Oral cavity & pharynx	3	0.78	1.12	0.54	0.00	0.04	2	0.81	0.76	0.49	0.03	0.08	C00-10,C12-14
鼻咽	Nasopharynx	0	0.00	0.00	0.00	0.00	0.00	2	0.81	0.76	0.38	0.00	0.04	C11
食管	Esophagus	61	15.84	22.81	13.81	0.65	1.87	23	9.27	8.78	4.62	0.12	0.62	C15
胃	Stomach	46	11.95	17.20	10.79	0.59	1.40	18	7.26	6.87	4.26	0.19	0.52	C16
结直肠	Colon-rectum	23	5.97	8.60	5.56	0.27	0.87	18	7.26	6.87	4.29	0.23	0.67	C18-21
肝脏	Liver	56	14.55	20.94	14.16	0.96	1.50	21	8.47	8.02	4.81	0.21	0.67	C22
胆囊	Gallbladder etc.	7	1.82	2.62	1.36	0.03	0.13	18	7.26	6.87	3.83	0.21	0.40	C23-24
胰腺	Pancreas	9	2.34	3.37	2.33	0.11	0.27	2	0.81	0.76	0.47	0.03	0.07	C25
喉	Larynx	1	0.26	0.37	0.39	0.00	0.00	3	1.21	1.15	0.71	0.00	0.14	C32
肺	Lung	114	29.61	42.62	26.58	1.43	3.13	65	26.21	24.82	15.19	0.81	1.51	C33-34
其他胸腔器官	Other thoracic organs	1	0.26	0.37	0.23	0.03	0.03	0	0.00	0.00	0.00	0.00	0.00	C37-38
骨	Bone	7	1.82	2.62	2.30	0.09	0.19	3	1.21	1.15	0.61	0.00	0.10	C40-41
皮肤黑色素瘤	Melanoma of skin	0	0.00	0.00	0.00	0.00	0.00	0	0.00	0.00	0.00	0.00	0.00	C43
乳腺	Breast	0	0.00	0.00	0.00	0.00	0.00	19	7.66	7.25	4.44	0.32	0.49	C50
子宫颈	Cervix	–	–	–	–	–	–	5	2.02	1.91	1.30	0.13	0.13	C53
子宫体	Uterus	–	–	–	–	–	–	10	4.03	3.82	2.26	0.14	0.18	C54-55
卵巢	Ovary	–	–	–	–	–	–	7	2.82	2.67	1.83	0.11	0.11	C56
前列腺	Prostate	6	1.56	2.24	0.91	0.00	0.06	–	–	–	–	–	–	C61
睾丸	Testis	0	0.00	0.00	0.00	0.00	0.00	–	–	–	–	–	–	C62
肾	Kidney	4	1.04	1.50	1.14	0.03	0.13	1	0.40	0.38	0.40	0.03	0.03	C64-66,68
膀胱	Bladder	4	1.04	1.50	1.01	0.00	0.12	0	0.00	0.00	0.00	0.00	0.00	C67
脑	Brain	13	3.38	4.86	3.66	0.20	0.40	8	3.23	3.05	1.80	0.14	0.20	C70-C72,D32-33, D42-43
甲状腺	Thyroid	2	0.52	0.75	0.40	0.03	0.03	2	0.81	0.76	0.36	0.00	0.06	C73
淋巴瘤	Lymphoma	8	2.08	2.99	1.93	0.18	0.22	2	0.81	0.76	0.49	0.06	0.06	C81-85,88,90,96
白血病	Leukemia	12	3.12	4.49	3.06	0.21	0.21	6	2.42	2.29	1.84	0.11	0.15	C91-95, D45-47
其他	Other	8	2.08	2.99	1.85	0.09	0.25	13	5.24	4.96	2.98	0.17	0.22	O&U
所有部位合计	All sites	385	100.00	143.95	92.02	4.89	10.85	248	100.00	94.69	57.37	3.03	6.45	All
所有部位除外皮肤	All sites exc. C44	382	99.22	142.83	91.36	4.86	10.76	247	99.60	94.31	57.22	3.03	6.45	All sites exc. C44

部位 Sites		男性 Male						女性 Female						ICD10
		病例数 No. cases	构成比 Freq./%	粗率 Crude rate/ 100 000⁻¹	世标率 ASR world/ 100 000⁻¹	累积率 Cum. Rate/% 0~64	0~74	病例数 No. cases	构成比 Freq./%	粗率 Crude rate/ 100 000⁻¹	世标率 ASR world/ 100 000⁻¹	累积率 Cum. Rate/% 0~64	0~74	
发病 Incidence														
口腔	Oral cavity & pharynx	0	0.00	0.00	0.00	0.00	0.00	1	0.79	1.26	0.93	0.08	0.08	C00-10,C12-14
鼻咽	Nasopharynx	1	0.71	1.24	0.55	0.00	0.00	1	0.79	1.26	0.87	0.11	0.11	C11
食管	Esophagus	19	13.48	23.64	18.56	1.42	2.72	6	4.72	7.53	4.50	0.22	0.66	C15
胃	Stomach	36	25.53	44.79	37.75	1.64	4.49	15	11.81	18.83	12.25	0.47	1.99	C16
结直肠	Colon-rectum	8	5.67	9.95	8.96	0.64	0.64	4	3.15	5.02	3.30	0.32	0.32	C18-21
肝脏	Liver	12	8.51	14.93	11.08	0.87	1.40	13	10.24	16.32	11.22	0.88	1.57	C22
胆囊	Gallbladder etc.	2	1.42	2.49	1.84	0.10	0.24	2	1.57	2.51	1.18	0.00	0.20	C23-24
胰腺	Pancreas	6	4.26	7.47	5.26	0.15	0.82	2	1.57	2.51	1.47	0.11	0.11	C25
喉	Larynx	1	0.71	1.24	1.17	0.15	0.15	0	0.00	0.00	0.00	0.00	0.00	C32
肺	Lung	29	20.57	36.08	27.34	1.63	2.83	14	11.02	17.57	12.70	0.47	1.30	C33-34
其他胸腔器官	Other thoracic organs	0	0.00	0.00	0.00	0.00	0.00	0	0.00	0.00	0.00	0.00	0.00	C37-38
骨	Bone	0	0.00	0.00	0.00	0.00	0.00	1	0.79	1.26	0.93	0.08	0.08	C40-41
皮肤黑色素瘤	Melanoma of skin	0	0.00	0.00	0.00	0.00	0.00	0	0.00	0.00	0.00	0.00	0.00	C43
乳腺	Breast	0	0.00	0.00	0.00	0.00	0.00	8	6.30	10.04	7.53	0.71	0.95	C50
子宫颈	Cervix	–	–	–	–	–	–	30	23.62	37.65	25.59	2.27	3.10	C53
子宫体	Uterus	–	–	–	–	–	–	8	6.30	10.04	7.00	0.56	0.90	C54-55
卵巢	Ovary	–	–	–	–	–	–	3	2.36	3.77	3.15	0.19	0.44	C56
前列腺	Prostate	6	4.26	7.47	6.84	0.29	0.44	–	–	–	–	–	–	C61
睾丸	Testis	0	0.00	0.00	0.00	0.00	0.00	–	–	–	–	–	–	C62
肾	Kidney	1	0.71	1.24	1.00	0.08	0.08	2	1.57	2.51	2.04	0.00	0.10	C64-66,68
膀胱	Bladder	1	0.71	1.24	0.97	0.00	0.24	2	1.57	2.51	1.65	0.13	0.23	C67
脑	Brain	7	4.96	8.71	6.29	0.39	0.63	3	2.36	3.77	2.86	0.32	0.32	C70-C72,D32-33,D42-43
甲状腺	Thyroid	1	0.71	1.24	0.99	0.10	0.10	2	1.57	2.51	1.46	0.09	0.19	C73
淋巴瘤	Lymphoma	2	1.42	2.49	1.40	0.11	0.11	3	2.36	3.77	2.86	0.30	0.30	C81-85,88,90,96
白血病	Leukemia	2	1.42	2.49	1.77	0.08	0.22	2	1.57	2.51	1.80	0.19	0.19	C91-95,D45-47
其他	Other	7	4.96	8.71	8.23	0.51	0.90	5	3.94	6.28	4.09	0.38	0.38	O&U
所有部位合计	All sites	141	100.00	175.43	140.00	8.16	16.00	127	100.00	159.40	109.38	7.85	13.50	All
所有部位除外皮肤	All sites exc. C44	139	98.58	172.94	137.98	8.01	15.72	125	98.43	156.89	107.65	7.64	13.29	All sites exc. C44
死亡 Mortality														
口腔	Oral cavity & pharynx	0	0.00	0.00	0.00	0.00	0.00	1	1.08	1.26	0.93	0.08	0.08	C00-10,C12-14
鼻咽	Nasopharynx	1	0.83	1.24	0.55	0.00	0.00	0	0.00	0.00	0.00	0.00	0.00	C11
食管	Esophagus	19	15.83	23.64	18.76	1.51	2.66	8	8.60	10.04	6.53	0.35	1.13	C15
胃	Stomach	29	24.17	36.08	29.49	2.02	3.71	15	16.13	18.83	12.00	0.74	1.63	C16
结直肠	Colon-rectum	4	3.33	4.98	3.81	0.37	0.37	4	4.30	5.02	3.58	0.33	0.43	C18-21
肝脏	Liver	14	11.67	17.42	13.54	1.17	1.70	13	13.98	16.32	11.77	1.09	1.58	C22
胆囊	Gallbladder etc.	2	1.67	2.49	1.84	0.10	0.24	2	2.15	2.51	1.65	0.13	0.23	C23-24
胰腺	Pancreas	5	4.17	6.22	4.41	0.15	0.68	1	1.08	1.26	0.60	0.00	0.00	C25
喉	Larynx	1	0.83	1.24	0.55	0.00	0.00	0	0.00	0.00	0.00	0.00	0.00	C32
肺	Lung	29	24.17	36.08	25.54	1.62	3.20	12	12.90	15.06	10.33	0.60	1.04	C33-34
其他胸腔器官	Other thoracic organs	0	0.00	0.00	0.00	0.00	0.00	0	0.00	0.00	0.00	0.00	0.00	C37-38
骨	Bone	0	0.00	0.00	0.00	0.00	0.00	1	1.08	1.26	0.93	0.08	0.08	C40-41
皮肤黑色素瘤	Melanoma of skin	0	0.00	0.00	0.00	0.00	0.00	0	0.00	0.00	0.00	0.00	0.00	C43
乳腺	Breast	0	0.00	0.00	0.00	0.00	0.00	5	5.38	6.28	4.64	0.44	0.68	C50
子宫颈	Cervix	–	–	–	–	–	–	10	10.75	12.55	9.15	0.82	1.17	C53
子宫体	Uterus	–	–	–	–	–	–	7	7.53	8.79	5.97	0.49	0.83	C54-55
卵巢	Ovary	–	–	–	–	–	–	1	1.08	1.26	0.93	0.08	0.08	C56
前列腺	Prostate	5	4.17	6.22	5.30	0.00	0.24	–	–	–	–	–	–	C61
睾丸	Testis	0	0.00	0.00	0.00	0.00	0.00	–	–	–	–	–	–	C62
肾	Kidney	0	0.00	0.00	0.00	0.00	0.00	0	0.00	0.00	0.00	0.00	0.00	C64-66,68
膀胱	Bladder	2	1.67	2.49	1.52	0.00	0.24	0	0.00	0.00	0.00	0.00	0.00	C67
脑	Brain	4	3.33	4.98	3.95	0.24	0.48	2	2.15	2.51	1.93	0.22	0.22	C70-C72,D32-33,D42-43
甲状腺	Thyroid	0	0.00	0.00	0.00	0.00	0.00	1	1.08	1.26	1.06	0.13	0.13	C73
淋巴瘤	Lymphoma	1	0.83	1.24	0.55	0.00	0.00	4	4.30	5.02	3.79	0.40	0.40	C81-85,88,90,96
白血病	Leukemia	2	1.67	2.49	3.43	0.13	0.27	3	3.23	3.77	2.80	0.23	0.23	C91-95,D45-47
其他	Other	2	1.67	2.49	1.83	0.00	0.39	3	3.23	3.77	2.36	0.16	0.16	O&U
所有部位合计	All sites	120	100.00	149.30	115.06	7.30	14.19	93	100.00	116.73	80.97	6.37	10.10	All
所有部位除外皮肤	All sites exc. C44	119	99.17	148.06	114.20	7.30	14.05	92	98.92	115.47	80.11	6.26	10.00	All sites exc. C44

部位 Sites		男性 Male						女性 Female						ICD10
		病例数 No. cases	构成比 Freq. /%	粗率 Crude rate/ 100 000⁻¹	世标率 ASR world/ 100 000⁻¹	累积率 Cum. Rate/% 0~64	0~74	病例数 No. cases	构成比 Freq. /%	粗率 Crude rate/ 100 000⁻¹	世标率 ASR world/ 100 000⁻¹	累积率 Cum. Rate/% 0~64	0~74	
发病 Incidence														
口腔	Oral cavity & pharynx	3	0.53	1.08	0.69	0.06	0.12	2	0.53	0.76	0.44	0.05	0.05	C00-10,C12-14
鼻咽	Nasopharynx	9	1.59	3.25	2.11	0.16	0.26	6	1.59	2.28	1.39	0.11	0.18	C11
食管	Esophagus	57	10.05	20.58	12.40	0.49	1.62	23	6.10	8.75	4.73	0.15	0.57	C15
胃	Stomach	104	18.34	37.55	23.30	1.08	3.12	39	10.34	14.84	9.09	0.49	1.13	C16
结直肠	Colon-rectum	53	9.35	19.14	11.64	0.63	1.43	42	11.14	15.98	9.24	0.62	1.02	C18-21
肝脏	Liver	93	16.40	33.58	21.08	1.43	2.55	33	8.75	12.56	7.56	0.36	1.02	C22
胆囊	Gallbladder etc.	12	2.12	4.33	2.43	0.14	0.30	17	4.51	6.47	3.72	0.16	0.46	C23-24
胰腺	Pancreas	18	3.17	6.50	4.05	0.25	0.62	4	1.06	1.52	0.84	0.05	0.09	C25
喉	Larynx	0	0.00	0.00	0.00	0.00	0.00	0	0.00	0.00	0.00	0.00	0.00	C32
肺	Lung	127	22.40	45.86	28.37	1.74	3.49	51	13.53	19.41	11.58	0.55	1.56	C33-34
其他胸腔器官	Other thoracic organs	1	0.18	0.36	0.14	0.00	0.00	1	0.27	0.38	0.26	0.03	0.03	C37-38
骨	Bone	6	1.06	2.17	1.63	0.16	0.16	3	0.80	1.14	0.74	0.04	0.09	C40-41
皮肤黑色素瘤	Melanoma of skin	2	0.35	0.72	0.43	0.05	0.05	0	0.00	0.00	0.00	0.00	0.00	C43
乳腺	Breast	0	0.00	0.00	0.00	0.00	0.00	51	13.53	19.41	12.56	1.06	1.32	C50
子宫颈	Cervix	–	–	–	–	–	–	27	7.16	10.27	6.30	0.39	0.81	C53
子宫体	Uterus	–	–	–	–	–	–	17	4.51	6.47	3.96	0.31	0.42	C54-55
卵巢	Ovary	–	–	–	–	–	–	6	1.59	2.28	1.50	0.11	0.11	C56
前列腺	Prostate	2	0.35	0.72	0.40	0.00	0.06	–	–	–	–	–	–	C61
睾丸	Testis	1	0.18	0.36	0.17	0.00	0.00	–	–	–	–	–	–	C62
肾	Kidney	4	0.71	1.44	0.92	0.04	0.10	5	1.33	1.90	1.13	0.06	0.19	C64-66,68
膀胱	Bladder	17	3.00	6.14	3.57	0.09	0.46	7	1.86	2.66	1.47	0.05	0.14	C67
脑	Brain	22	3.88	7.94	5.35	0.36	0.56	17	4.51	6.47	5.07	0.40	0.45	C70-C72,D32-33,D42-43
甲状腺	Thyroid	0	0.00	0.00	0.00	0.00	0.00	7	1.86	2.66	2.01	0.10	0.25	C73
淋巴瘤	Lymphoma	4	0.71	1.44	0.90	0.05	0.16	0	0.00	0.00	0.00	0.00	0.00	C81-85,88,90,96
白血病	Leukemia	4	0.71	1.44	1.54	0.10	0.10	4	1.06	1.52	0.96	0.07	0.14	C91-95, D45-47
其他	Other	28	4.94	10.11	6.43	0.47	0.74	15	3.98	5.71	4.29	0.23	0.47	O&U
所有部位合计	All sites	567	100.00	204.73	127.54	7.31	15.89	377	100.00	143.45	88.83	5.40	10.48	All
所有部位除外皮肤	All sites exc. C44	561	98.94	202.56	126.24	7.21	15.79	376	99.73	143.07	88.65	5.40	10.48	All sites exc. C44
死亡 Mortality														
口腔	Oral cavity & pharynx	4	0.92	1.44	0.92	0.05	0.15	0	0.00	0.00	0.00	0.00	0.00	C00-10,C12-14
鼻咽	Nasopharynx	3	0.69	1.08	0.70	0.02	0.08	3	1.41	1.14	0.74	0.04	0.11	C11
食管	Esophagus	44	10.09	15.89	9.59	0.30	1.40	11	5.16	4.19	2.24	0.08	0.15	C15
胃	Stomach	83	19.04	29.97	18.37	0.90	2.49	29	13.62	11.03	6.15	0.29	0.67	C16
结直肠	Colon-rectum	26	5.96	9.39	5.68	0.28	0.67	22	10.33	8.37	4.88	0.31	0.54	C18-21
肝脏	Liver	73	16.74	26.36	16.41	0.97	2.14	21	9.86	7.99	4.70	0.13	0.54	C22
胆囊	Gallbladder etc.	8	1.83	2.89	1.67	0.11	0.21	11	5.16	4.19	2.52	0.08	0.38	C23-24
胰腺	Pancreas	11	2.52	3.97	2.43	0.16	0.32	2	0.94	0.76	0.39	0.00	0.04	C25
喉	Larynx	0	0.00	0.00	0.00	0.00	0.00	0	0.00	0.00	0.00	0.00	0.00	C32
肺	Lung	131	30.05	47.30	28.95	1.65	3.53	40	18.78	15.22	9.09	0.62	1.17	C33-34
其他胸腔器官	Other thoracic organs	1	0.23	0.36	0.14	0.00	0.00	0	0.00	0.00	0.00	0.00	0.00	C37-38
骨	Bone	5	1.15	1.81	1.39	0.13	0.13	2	0.94	0.76	0.45	0.00	0.07	C40-41
皮肤黑色素瘤	Melanoma of skin	0	0.00	0.00	0.00	0.00	0.00	0	0.00	0.00	0.00	0.00	0.00	C43
乳腺	Breast	0	0.00	0.00	0.00	0.00	0.00	22	10.33	8.37	5.52	0.41	0.72	C50
子宫颈	Cervix	–	–	–	–	–	–	20	9.39	7.61	4.68	0.23	0.67	C53
子宫体	Uterus	–	–	–	–	–	–	4	1.88	1.52	0.83	0.03	0.07	C54-55
卵巢	Ovary	–	–	–	–	–	–	3	1.41	1.14	0.68	0.05	0.05	C56
前列腺	Prostate	3	0.69	1.08	0.65	0.00	0.06	–	–	–	–	–	–	C61
睾丸	Testis	0	0.00	0.00	0.00	0.00	0.00	–	–	–	–	–	–	C62
肾	Kidney	4	0.92	1.44	0.94	0.05	0.11	1	0.47	0.38	0.14	0.00	0.00	C64-66,68
膀胱	Bladder	9	2.06	3.25	1.75	0.03	0.20	3	1.41	1.14	0.66	0.00	0.11	C67
脑	Brain	10	2.29	3.61	2.37	0.15	0.28	11	5.16	4.19	2.92	0.18	0.37	C70-C72,D32-33,D42-43
甲状腺	Thyroid	1	0.23	0.36	0.17	0.00	0.00	1	0.47	0.38	0.27	0.00	0.07	C73
淋巴瘤	Lymphoma	1	0.23	0.36	0.24	0.03	0.03	0	0.00	0.00	0.00	0.00	0.00	C81-85,88,90,96
白血病	Leukemia	3	0.69	1.08	0.80	0.05	0.09	2	0.94	0.76	0.43	0.02	0.02	C91-95, D45-47
其他	Other	16	3.67	5.78	3.64	0.20	0.51	5	2.35	1.90	1.36	0.08	0.21	O&U
所有部位合计	All sites	436	100.00	157.43	96.81	5.07	12.38	213	100.00	81.05	48.62	2.53	5.96	All
所有部位除外皮肤	All sites exc. C44	435	99.77	157.07	96.59	5.05	12.37	213	100.00	81.05	48.62	2.53	5.96	All sites exc. C44

附表 3-369 紫阳县 2015 年癌症发病和死亡主要指标
Appendix Table 3-369 Incidence and mortality of cancer in Ziyang Xian, 2015

部位 Sites		男性 Male						女性 Female						ICD10
		病例数 No. cases	构成比 Freq./%	粗率 Crude rate/ 100 000⁻¹	世标率 ASR world/ 100 000⁻¹	累积率 Cum. Rate/%		病例数 No. cases	构成比 Freq./%	粗率 Crude rate/ 100 000⁻¹	世标率 ASR world/ 100 000⁻¹	累积率 Cum. Rate/%		
						0~64	0~74					0~64	0~74	
发病 Incidence														
口腔	Oral cavity & pharynx	2	0.65	1.32	0.65	0.00	0.00	3	1.30	2.23	1.65	0.16	0.16	C00-10,C12-14
鼻咽	Nasopharynx	6	1.95	3.96	2.91	0.24	0.30	4	1.73	2.97	2.01	0.08	0.16	C11
食管	Esophagus	50	16.29	32.99	19.25	0.94	2.37	14	6.06	10.41	6.89	0.35	1.02	C15
胃	Stomach	29	9.45	19.13	11.52	0.74	1.65	18	7.79	13.39	9.08	0.62	1.08	C16
结直肠	Colon-rectum	23	7.49	15.17	9.53	0.49	1.16	16	6.93	11.90	8.39	0.66	1.01	C18-21
肝脏	Liver	62	20.20	40.91	28.58	2.21	2.80	17	7.36	12.64	8.90	0.60	0.95	C22
胆囊	Gallbladder etc.	2	0.65	1.32	0.82	0.04	0.04	5	2.16	3.72	2.63	0.25	0.33	C23-24
胰腺	Pancreas	8	2.61	5.28	2.81	0.11	0.47	7	3.03	5.21	3.77	0.36	0.46	C25
喉	Larynx	0	0.00	0.00	0.00	0.00	0.00	0	0.00	0.00	0.00	0.00	0.00	C32
肺	Lung	73	23.78	48.16	29.68	1.98	3.57	44	19.05	32.72	20.63	1.11	2.58	C33-34
其他胸腔器官	Other thoracic organs	2	0.65	1.32	0.94	0.10	0.10	1	0.43	0.74	0.62	0.06	0.06	C37-38
骨	Bone	1	0.33	0.66	0.31	0.00	0.08	3	1.30	2.23	1.77	0.11	0.11	C40-41
皮肤黑色素瘤	Melanoma of skin	0	0.00	0.00	0.00	0.00	0.00	0	0.00	0.00	0.00	0.00	0.00	C43
乳腺	Breast	1	0.33	0.66	0.31	0.00	0.08	21	9.09	15.62	12.39	1.03	1.11	C50
子宫颈	Cervix	–	–	–	–	–	–	25	10.82	18.59	13.47	1.10	1.42	C53
子宫体	Uterus	–	–	–	–	–	–	11	4.76	8.18	6.34	0.55	0.71	C54-55
卵巢	Ovary	–	–	–	–	–	–	5	2.16	3.72	2.71	0.21	0.38	C56
前列腺	Prostate	5	1.63	3.30	1.47	0.00	0.22	–	–	–	–	–	–	C61
睾丸	Testis	1	0.33	0.66	0.50	0.04	0.04	–	–	–	–	–	–	C62
肾	Kidney	4	1.30	2.64	1.56	0.08	0.16	2	0.87	1.49	0.89	0.00	0.09	C64-66,68
膀胱	Bladder	6	1.95	3.96	2.68	0.20	0.26	3	1.30	2.23	1.58	0.16	0.16	C67
脑	Brain	8	2.61	5.28	4.44	0.30	0.36	9	3.90	6.69	5.28	0.50	0.50	C70-C72,D32-33,D42-43
甲状腺	Thyroid	0	0.00	0.00	0.00	0.00	0.00	3	1.30	2.23	1.70	0.10	0.18	C73
淋巴瘤	Lymphoma	2	0.65	1.32	1.32	0.09	0.09	2	0.87	1.49	1.13	0.11	0.11	C81-85,88,90,96
白血病	Leukemia	4	1.30	2.64	3.44	0.21	0.21	5	2.16	3.72	3.25	0.25	0.25	C91-95, D45-47
其他	Other	18	5.86	11.88	7.20	0.42	1.03	13	5.63	9.67	7.01	0.47	0.89	O&U
所有部位合计	All sites	307	100.00	202.55	129.93	8.21	14.99	231	100.00	171.80	122.10	8.84	13.71	All
所有部位除外皮肤	All sites exc. C44	305	99.35	201.23	129.07	8.16	14.89	230	99.57	171.06	121.59	8.84	13.71	All sites exc. C44
死亡 Mortality														
口腔	Oral cavity & pharynx	1	0.46	0.66	0.56	0.06	0.06	0	0.00	0.00	0.00	0.00	0.00	C00-10,C12-14
鼻咽	Nasopharynx	2	0.92	1.32	1.12	0.04	0.04	1	0.92	0.74	0.56	0.05	0.05	C11
食管	Esophagus	52	23.96	34.31	19.63	0.82	2.47	10	9.17	7.44	4.94	0.34	0.69	C15
胃	Stomach	23	10.60	15.17	8.95	0.55	1.12	13	11.93	9.67	6.30	0.40	0.84	C16
结直肠	Colon-rectum	13	5.99	8.58	5.74	0.19	0.48	6	5.50	4.46	2.73	0.13	0.40	C18-21
肝脏	Liver	56	25.81	36.95	22.84	1.45	2.45	14	12.84	10.41	6.98	0.40	0.85	C22
胆囊	Gallbladder etc.	1	0.46	0.66	0.31	0.00	0.08	2	1.83	1.49	0.93	0.05	0.05	C23-24
胰腺	Pancreas	3	1.38	1.98	0.87	0.00	0.16	5	4.59	3.72	2.31	0.11	0.30	C25
喉	Larynx	0	0.00	0.00	0.00	0.00	0.00	0	0.00	0.00	0.00	0.00	0.00	C32
肺	Lung	45	20.74	29.69	17.82	0.97	2.07	30	27.52	22.31	13.80	0.61	1.80	C33-34
其他胸腔器官	Other thoracic organs	0	0.00	0.00	0.00	0.00	0.00	0	0.00	0.00	0.00	0.00	0.00	C37-38
骨	Bone	1	0.46	0.66	0.31	0.00	0.08	1	0.92	0.74	0.64	0.08	0.08	C40-41
皮肤黑色素瘤	Melanoma of skin	0	0.00	0.00	0.00	0.00	0.00	0	0.00	0.00	0.00	0.00	0.00	C43
乳腺	Breast	1	0.46	0.66	0.31	0.00	0.08	7	6.42	5.21	3.57	0.19	0.37	C50
子宫颈	Cervix	–	–	–	–	–	–	4	3.67	2.97	1.99	0.11	0.27	C53
子宫体	Uterus	–	–	–	–	–	–	1	0.92	0.74	0.62	0.06	0.06	C54-55
卵巢	Ovary	–	–	–	–	–	–	0	0.00	0.00	0.00	0.00	0.00	C56
前列腺	Prostate	1	0.46	0.66	0.35	0.00	0.06	–	–	–	–	–	–	C61
睾丸	Testis	0	0.00	0.00	0.00	0.00	0.00	–	–	–	–	–	–	C62
肾	Kidney	3	1.38	1.98	0.88	0.00	0.08	2	1.83	1.49	0.89	0.00	0.09	C64-66,68
膀胱	Bladder	2	0.92	1.32	0.60	0.00	0.06	1	0.92	0.74	0.64	0.08	0.08	C67
脑	Brain	1	0.46	0.66	0.24	0.00	0.00	5	4.59	3.72	2.53	0.17	0.36	C70-C72,D32-33, D42-43
甲状腺	Thyroid	0	0.00	0.00	0.00	0.00	0.00	0	0.00	0.00	0.00	0.00	0.00	C73
淋巴瘤	Lymphoma	1	0.46	0.66	0.35	0.00	0.06	1	0.92	0.74	0.64	0.08	0.08	C81-85,88,90,96
白血病	Leukemia	1	0.46	0.66	0.63	0.04	0.04	1	0.92	0.74	0.64	0.08	0.08	C91-95, D45-47
其他	Other	10	4.61	6.60	4.54	0.27	0.56	5	4.59	3.72	3.23	0.30	0.30	O&U
所有部位合计	All sites	217	100.00	143.17	86.07	4.38	9.94	109	100.00	81.07	53.94	3.23	6.76	All
所有部位除外皮肤	All sites exc. C44	216	99.54	142.51	85.51	4.32	9.88	109	100.00	81.07	53.94	3.23	6.76	All sites exc. C44

部位 Sites		男性 Male						女性 Female						ICD10
		病例数 No. cases	构成比 Freq. /%	粗率 Crude rate/ 100 000^{-1}	世标率 ASR world/ 100 000^{-1}	累积率 Cum. Rate/% 0~64	0~74	病例数 No. cases	构成比 Freq. /%	粗率 Crude rate/ 100 000^{-1}	世标率 ASR world/ 100 000^{-1}	累积率 Cum. Rate/% 0~64	0~74	
发病 Incidence														
口腔	Oral cavity & pharynx	11	1.23	3.73	5.24	0.48	0.79	4	0.74	1.51	2.11	0.12	0.33	C00-10,C12-14
鼻咽	Nasopharynx	1	0.11	0.34	0.27	0.00	0.00	1	0.18	0.38	0.22	0.02	0.02	C11
食管	Esophagus	188	20.96	63.82	84.44	5.50	11.22	88	16.27	33.21	40.46	2.36	5.68	C15
胃	Stomach	189	21.07	64.16	82.75	5.22	11.10	66	12.20	24.91	31.25	1.68	4.63	C16
结直肠	Colon-rectum	22	2.45	7.47	8.03	0.42	0.78	25	4.62	9.43	11.49	0.54	1.71	C18-21
肝脏	Liver	107	11.93	36.33	43.77	3.27	5.36	27	4.99	10.19	11.92	0.65	1.66	C22
胆囊	Gallbladder etc.	16	1.78	5.43	6.34	0.25	1.05	16	2.96	6.04	6.03	0.20	0.80	C23-24
胰腺	Pancreas	20	2.23	6.79	7.55	0.32	0.96	7	1.29	2.64	3.49	0.21	0.54	C25
喉	Larynx	4	0.45	1.36	1.60	0.11	0.21	1	0.18	0.38	0.48	0.00	0.12	C32
肺	Lung	207	23.08	70.28	91.95	6.02	12.54	65	12.01	24.53	29.43	1.65	4.15	C33-34
其他胸腔器官	Other thoracic organs	3	0.33	1.02	1.24	0.08	0.16	0	0.00	0.00	0.00	0.00	0.00	C37-38
骨	Bone	9	1.00	3.06	3.17	0.13	0.41	4	0.74	1.51	1.91	0.19	0.19	C40-41
皮肤黑色素瘤	Melanoma of skin	0	0.00	0.00	0.00	0.00	0.00	0	0.00	0.00	0.00	0.00	0.00	C43
乳腺	Breast	2	0.22	0.68	0.75	0.03	0.13	64	11.83	24.15	26.96	2.27	2.96	C50
子宫颈	Cervix	–	–	–	–	–	–	44	8.13	16.60	22.38	2.28	2.56	C53
子宫体	Uterus	–	–	–	–	–	–	20	3.70	7.55	9.64	0.92	1.12	C54-55
卵巢	Ovary	–	–	–	–	–	–	14	2.59	5.28	7.45	0.63	1.03	C56
前列腺	Prostate	14	1.56	4.75	5.80	0.15	0.56	–	–	–	–	–	–	C61
睾丸	Testis	0	0.00	0.00	0.00	0.00	0.00	–	–	–	–	–	–	C62
肾	Kidney	5	0.56	1.70	2.44	0.08	0.39	10	1.85	3.77	4.71	0.34	0.63	C64-66,68
膀胱	Bladder	22	2.45	7.47	9.48	0.60	1.06	5	0.92	1.89	1.93	0.07	0.27	C67
脑	Brain	25	2.79	8.49	10.51	0.90	1.10	21	3.88	7.93	9.30	0.72	1.24	C70-C72,D32-33, D42-43
甲状腺	Thyroid	7	0.78	2.38	2.92	0.27	0.37	14	2.59	5.28	6.25	0.59	0.59	C73
淋巴瘤	Lymphoma	7	0.78	2.38	2.70	0.16	0.33	7	1.29	2.64	2.97	0.24	0.36	C81-85,88,90,96
白血病	Leukemia	16	1.78	5.43	5.97	0.29	0.36	13	2.40	4.91	5.44	0.41	0.58	C91-95, D45-47
其他	Other	22	2.45	7.47	9.10	0.76	0.92	25	4.62	9.43	9.22	0.60	0.88	O&U
所有部位合计	All sites	897	100.00	304.53	386.00	25.03	49.81	541	100.00	204.16	245.02	16.71	32.01	All
所有部位除外皮肤	All sites exc. C44	893	99.55	303.17	384.67	25.01	49.71	540	99.82	203.79	244.83	16.71	32.01	All sites exc. C44
死亡 Mortality														
口腔	Oral cavity & pharynx	4	0.54	1.36	1.45	0.00	0.18	3	0.82	1.13	0.85	0.04	0.04	C00-10,C12-14
鼻咽	Nasopharynx	1	0.13	0.34	0.27	0.00	0.00	2	0.54	0.75	0.93	0.11	0.11	C11
食管	Esophagus	184	24.80	62.47	78.49	4.04	10.56	84	22.89	31.70	38.44	2.09	5.49	C15
胃	Stomach	188	25.34	63.82	80.99	4.27	11.10	60	16.35	22.64	26.31	1.33	3.56	C16
结直肠	Colon-rectum	23	3.10	7.81	8.81	0.52	0.98	15	4.09	5.66	6.68	0.25	1.06	C18-21
肝脏	Liver	93	12.53	31.57	38.06	2.81	4.35	28	7.63	10.57	12.89	0.98	1.63	C22
胆囊	Gallbladder etc.	12	1.62	4.07	4.72	0.04	0.58	14	3.81	5.28	4.97	0.07	0.64	C23-24
胰腺	Pancreas	10	1.35	3.39	4.42	0.23	0.67	4	1.09	1.51	1.61	0.04	0.20	C25
喉	Larynx	3	0.40	1.02	1.38	0.06	0.21	1	0.27	0.38	0.58	0.07	0.07	C32
肺	Lung	155	20.89	52.62	68.23	3.92	9.57	65	17.71	24.53	28.98	1.65	3.71	C33-34
其他胸腔器官	Other thoracic organs	0	0.00	0.00	0.00	0.00	0.00	3	0.82	1.13	1.18	0.00	0.24	C37-38
骨	Bone	1	0.13	0.34	0.29	0.00	0.00	3	0.82	1.13	1.58	0.17	0.17	C40-41
皮肤黑色素瘤	Melanoma of skin	1	0.13	0.34	0.27	0.00	0.00	0	0.00	0.00	0.00	0.00	0.00	C43
乳腺	Breast	0	0.00	0.00	0.00	0.00	0.00	14	3.81	5.28	6.42	0.49	0.73	C50
子宫颈	Cervix	–	–	–	–	–	–	19	5.18	7.17	8.73	0.65	1.22	C53
子宫体	Uterus	–	–	–	–	–	–	8	2.18	3.02	4.10	0.39	0.47	C54-55
卵巢	Ovary	–	–	–	–	–	–	6	1.63	2.26	2.73	0.17	0.41	C56
前列腺	Prostate	7	0.94	2.38	2.43	0.00	0.28	–	–	–	–	–	–	C61
睾丸	Testis	0	0.00	0.00	0.00	0.00	0.00	–	–	–	–	–	–	C62
肾	Kidney	8	1.08	2.72	3.35	0.14	0.31	1	0.27	0.38	0.58	0.07	0.07	C64-66,68
膀胱	Bladder	11	1.48	3.73	3.65	0.09	0.24	1	0.27	0.38	0.58	0.07	0.07	C67
脑	Brain	12	1.62	4.07	4.82	0.33	0.59	11	3.00	4.15	4.88	0.39	0.60	C70-C72,D32-33, D42-43
甲状腺	Thyroid	2	0.27	0.68	0.61	0.03	0.03	3	0.82	1.13	0.76	0.04	0.04	C73
淋巴瘤	Lymphoma	4	0.54	1.36	1.71	0.19	0.19	4	1.09	1.51	1.84	0.08	0.28	C81-85,88,90,96
白血病	Leukemia	8	1.08	2.72	3.45	0.13	0.23	8	2.18	3.02	3.64	0.31	0.31	C91-95, D45-47
其他	Other	15	2.02	5.09	6.71	0.41	0.67	10	2.72	3.77	4.86	0.33	0.66	O&U
所有部位合计	All sites	742	100.00	251.90	314.14	17.21	40.73	367	100.00	138.50	164.14	9.80	21.75	All
所有部位除外皮肤	All sites exc. C44	737	99.33	250.21	312.16	17.19	40.53	367	100.00	138.50	164.14	9.80	21.75	All sites exc. C44

部位 Sites		男性 Male						女性 Female						ICD10
		病例数 No. cases	构成比 Freq. /%	粗率 Crude rate/ 100 000⁻¹	世标率 ASR world/ 100 000⁻¹	累积率 Cum. Rate/%		病例数 No. cases	构成比 Freq. /%	粗率 Crude rate/ 100 000⁻¹	世标率 ASR world/ 100 000⁻¹	累积率 Cum. Rate/%		
						0~64	0~74					0~64	0~74	
发病 Incidence														
口腔	Oral cavity & pharynx	3	0.85	2.46	2.05	0.12	0.31	4	1.51	3.42	2.89	0.17	0.36	C00-10,C12-14
鼻咽	Nasopharynx	2	0.56	1.64	1.35	0.05	0.24	0	0.00	0.00	0.00	0.00	0.00	C11
食管	Esophagus	20	5.65	16.39	14.75	0.27	1.87	6	2.26	5.13	4.71	0.10	0.66	C15
胃	Stomach	71	20.06	58.18	53.44	2.87	6.89	21	7.92	17.95	15.08	1.12	1.99	C16
结直肠	Colon-rectum	26	7.34	21.30	18.48	1.12	1.75	15	5.66	12.82	10.62	0.62	1.43	C18-21
肝脏	Liver	72	20.34	59.00	51.69	3.52	6.42	19	7.17	16.24	13.87	0.71	2.08	C22
胆囊	Gallbladder etc.	7	1.98	5.74	5.46	0.31	0.31	5	1.89	4.27	3.54	0.15	0.40	C23-24
胰腺	Pancreas	10	2.82	8.19	7.25	0.65	0.96	4	1.51	3.42	2.69	0.04	0.16	C25
喉	Larynx	1	0.28	0.82	0.64	0.08	0.08	0	0.00	0.00	0.00	0.00	0.00	C32
肺	Lung	58	16.38	47.52	44.55	2.33	5.52	26	9.81	22.22	18.57	0.78	2.21	C33-34
其他胸腔器官	Other thoracic organs	3	0.85	2.46	2.07	0.14	0.27	1	0.38	0.85	0.75	0.00	0.12	C37-38
骨	Bone	6	1.69	4.92	4.35	0.32	0.45	4	1.51	3.42	2.41	0.24	0.24	C40-41
皮肤黑色素瘤	Melanoma of skin	0	0.00	0.00	0.00	0.00	0.00	1	0.38	0.85	0.70	0.07	0.07	C43
乳腺	Breast	0	0.00	0.00	0.00	0.00	0.00	49	18.49	41.88	33.77	2.75	3.68	C50
子宫颈	Cervix	–	–	–	–	–	–	22	8.30	18.80	14.57	0.89	1.83	C53
子宫体	Uterus	–	–	–	–	–	–	13	4.91	11.11	8.75	0.80	1.05	C54-55
卵巢	Ovary	–	–	–	–	–	–	16	6.04	13.67	10.34	0.80	0.98	C56
前列腺	Prostate	10	2.82	8.19	8.46	0.32	0.82	–	–	–	–	–	–	C61
睾丸	Testis	1	0.28	0.82	1.05	0.07	0.07	–	–	–	–	–	–	C62
肾	Kidney	6	1.69	4.92	4.46	0.18	0.36	2	0.75	1.71	1.19	0.04	0.16	C64-66,68
膀胱	Bladder	7	1.98	5.74	5.06	0.19	0.19	2	0.75	1.71	1.53	0.17	0.17	C67
脑	Brain	16	4.52	13.11	10.61	0.71	1.16	15	5.66	12.82	10.69	0.86	1.54	C70-C72,D32-33, D42-43
甲状腺	Thyroid	3	0.85	2.46	2.07	0.15	0.15	11	4.15	9.40	8.67	0.80	0.80	C73
淋巴瘤	Lymphoma	3	0.85	2.46	2.06	0.21	0.21	4	1.51	3.42	3.03	0.12	0.37	C81-85,88,90,96
白血病	Leukemia	5	1.41	4.10	4.10	0.30	0.49	6	2.26	5.13	8.62	0.41	0.53	C91-95, D45-47
其他	Other	24	6.78	19.67	17.77	0.87	1.51	19	7.17	16.24	13.68	0.50	1.81	O&U
所有部位合计	All sites	354	100.00	290.06	261.73	14.78	30.02	265	100.00	226.47	190.66	12.14	22.69	All
所有部位除外皮肤	All sites exc. C44	351	99.15	287.60	259.72	14.70	29.94	262	98.87	223.91	188.61	11.98	22.53	All sites exc. C44
死亡 Mortality														
口腔	Oral cavity & pharynx	3	1.55	2.46	2.37	0.21	0.21	1	0.99	0.85	0.61	0.05	0.05	C00-10,C12-14
鼻咽	Nasopharynx	2	1.03	1.64	1.37	0.00	0.00	0	0.00	0.00	0.00	0.00	0.00	C11
食管	Esophagus	15	7.73	12.29	10.76	0.65	1.53	4	3.96	3.42	2.88	0.28	0.28	C15
胃	Stomach	38	19.59	31.14	29.56	1.13	3.51	12	11.88	10.26	10.48	0.42	1.36	C16
结直肠	Colon-rectum	8	4.12	6.56	6.66	0.25	0.62	6	5.94	5.13	4.16	0.22	0.47	C18-21
肝脏	Liver	40	20.62	32.78	30.69	1.52	3.98	23	22.77	19.66	16.24	0.77	1.64	C22
胆囊	Gallbladder etc.	5	2.58	4.10	3.51	0.15	0.52	0	0.00	0.00	0.00	0.00	0.00	C23-24
胰腺	Pancreas	3	1.55	2.46	2.17	0.19	0.19	4	3.96	3.42	3.14	0.00	0.50	C25
喉	Larynx	0	0.00	0.00	0.00	0.00	0.00	0	0.00	0.00	0.00	0.00	0.00	C32
肺	Lung	41	21.13	33.59	31.77	1.96	3.15	19	18.81	16.24	14.12	0.89	1.45	C33-34
其他胸腔器官	Other thoracic organs	2	1.03	1.64	1.48	0.07	0.20	1	0.99	0.85	0.75	0.00	0.12	C37-38
骨	Bone	3	1.55	2.46	2.15	0.23	0.23	3	2.97	2.56	1.94	0.04	0.35	C40-41
皮肤黑色素瘤	Melanoma of skin	1	0.52	0.82	0.74	0.00	0.19	0	0.00	0.00	0.00	0.00	0.00	C43
乳腺	Breast	6	3.09	4.92	4.48	0.16	0.48	6	5.94	5.13	4.57	0.10	0.85	C50
子宫颈	Cervix	–	–	–	–	–	–	7	6.93	5.98	5.34	0.18	0.49	C53
子宫体	Uterus	–	–	–	–	–	–	1	0.99	0.85	0.89	0.00	0.00	C54-55
卵巢	Ovary	–	–	–	–	–	–	4	3.96	3.42	2.71	0.11	0.24	C56
前列腺	Prostate	4	2.06	3.28	3.34	0.00	0.39	–	–	–	–	–	–	C61
睾丸	Testis	0	0.00	0.00	0.00	0.00	0.00	–	–	–	–	–	–	C62
肾	Kidney	2	1.03	1.64	1.47	0.00	0.13	1	0.99	0.85	2.57	0.11	0.11	C64-66,68
膀胱	Bladder	0	0.00	0.00	0.00	0.00	0.00	1	0.99	0.85	0.60	0.00	0.00	C67
脑	Brain	6	3.09	4.92	4.68	0.08	0.71	6	5.94	5.13	4.41	0.41	0.41	C70-C72,D32-33, D42-43
甲状腺	Thyroid	1	0.52	0.82	0.74	0.00	0.19	0	0.00	0.00	0.00	0.00	0.00	C73
淋巴瘤	Lymphoma	0	0.00	0.00	0.00	0.00	0.00	0	0.00	0.00	0.00	0.00	0.00	C81-85,88,90,96
白血病	Leukemia	5	2.58	4.10	4.23	0.17	0.17	1	0.99	0.85	0.62	0.08	0.08	C91-95, D45-47
其他	Other	9	4.64	7.37	6.23	0.15	0.53	1	0.99	0.85	0.75	0.00	0.12	O&U
所有部位合计	All sites	194	100.00	158.96	148.40	6.91	16.90	101	100.00	86.32	76.79	3.67	8.53	All
所有部位除外皮肤	All sites exc. C44	193	99.48	158.14	147.41	6.91	16.90	101	100.00	86.32	76.79	3.67	8.53	All sites exc. C44

部位 Sites	男性 Male						女性 Female						ICD10
	病例数 No. cases	构成比 Freq. /%	粗率 Crude rate/ 100 000⁻¹	世标率 ASR world/ 100 000⁻¹	累积率 Cum. Rate/% 0~64	0~74	病例数 No. cases	构成比 Freq. /%	粗率 Crude rate/ 100 000⁻¹	世标率 ASR world/ 100 000⁻¹	累积率 Cum. Rate/% 0~64	0~74	
发病 Incidence													
口腔　Oral cavity & pharynx	22	0.97	4.03	3.31	0.20	0.50	12	0.87	2.34	1.87	0.13	0.17	C00-10,C12-14
鼻咽　Nasopharynx	8	0.35	1.47	1.26	0.12	0.12	9	0.65	1.75	1.31	0.07	0.20	C11
食管　Esophagus	355	15.71	65.11	53.30	3.36	7.40	114	8.24	22.18	17.39	0.86	2.36	C15
胃　Stomach	938	41.52	172.03	138.74	8.93	18.65	276	19.96	53.71	39.69	2.27	5.28	C16
结直肠　Colon-rectum	121	5.36	22.19	18.64	1.08	2.34	94	6.80	18.29	13.66	0.73	1.81	C18-21
肝脏　Liver	201	8.90	36.86	29.09	2.04	3.57	90	6.51	17.51	12.51	0.71	1.72	C22
胆囊　Gallbladder etc.	27	1.20	4.95	4.05	0.26	0.41	37	2.68	7.20	4.94	0.25	0.70	C23-24
胰腺　Pancreas	29	1.28	5.32	4.13	0.34	0.50	18	1.30	3.50	2.45	0.14	0.34	C25
喉　Larynx	9	0.40	1.65	1.23	0.07	0.14	1	0.07	0.19	0.11	0.01	0.01	C32
肺　Lung	190	8.41	34.85	28.03	1.41	3.83	101	7.30	19.65	14.07	0.97	1.52	C33-34
其他胸腔器官　Other thoracic organs	11	0.49	2.02	1.84	0.13	0.16	10	0.72	1.95	1.81	0.13	0.20	C37-38
骨　Bone	28	1.24	5.14	4.22	0.25	0.49	15	1.08	2.92	2.78	0.19	0.25	C40-41
皮肤黑色素瘤　Melanoma of skin	0	0.00	0.00	0.00	0.00	0.00	5	0.36	0.97	0.95	0.06	0.06	C43
乳腺　Breast	5	0.22	0.92	0.67	0.06	0.06	171	12.36	33.28	22.60	1.99	2.26	C50
子宫颈　Cervix	–	–	–	–	–	–	83	6.00	16.15	11.54	0.86	1.24	C53
子宫体　Uterus	–	–	–	–	–	–	52	3.76	10.12	6.88	0.60	0.64	C54-55
卵巢　Ovary	–	–	–	–	–	–	49	3.54	9.54	6.60	0.56	0.76	C56
前列腺　Prostate	25	1.11	4.59	3.74	0.10	0.63	–	–	–	–	–	–	C61
睾丸　Testis	0	0.00	0.00	0.00	0.00	0.00	–	–	–	–	–	–	C62
肾　Kidney	30	1.33	5.50	4.82	0.28	0.55	16	1.16	3.11	2.19	0.17	0.26	C64-66,68
膀胱　Bladder	43	1.90	7.89	6.21	0.38	0.71	9	0.65	1.75	1.26	0.10	0.16	C67
脑　Brain	43	1.90	7.89	6.77	0.52	0.76	42	3.04	8.17	6.45	0.54	0.69	C70-C72,D32-33, D42-43
甲状腺　Thyroid	18	0.80	3.30	2.61	0.16	0.35	32	2.31	6.23	4.48	0.33	0.45	C73
淋巴瘤　Lymphoma	41	1.81	7.52	7.20	0.49	0.65	23	1.66	4.48	3.45	0.24	0.40	C81-85,88,90,96
白血病　Leukemia	34	1.51	6.24	7.01	0.41	0.51	39	2.82	7.59	7.05	0.45	0.64	C91-95, D45-47
其他　Other	81	3.59	14.86	13.01	0.85	1.34	85	6.15	16.54	12.72	0.80	1.24	O&U
所有部位合计　All sites	2259	100.00	414.31	339.85	21.46	43.67	1383	100.00	269.13	198.76	13.15	23.37	All
所有部位除外皮肤　All sites exc. C44	2248	99.51	412.29	338.15	21.38	43.46	1374	99.35	267.38	197.64	13.10	23.25	All sites exc. C44
死亡 Mortality													
口腔　Oral cavity & pharynx	14	0.90	2.57	2.04	0.03	0.15	3	0.41	0.58	0.34	0.00	0.00	C00-10,C12-14
鼻咽　Nasopharynx	3	0.19	0.55	0.40	0.02	0.02	2	0.27	0.39	0.27	0.02	0.02	C11
食管　Esophagus	297	19.12	54.47	43.97	0.56	4.05	80	10.96	15.57	11.56	0.11	1.09	C15
胃　Stomach	548	35.29	100.51	80.28	1.95	7.47	188	25.75	36.58	27.41	0.40	2.91	C16
结直肠　Colon-rectum	100	6.44	18.34	14.15	0.16	1.00	59	8.08	11.48	7.80	0.23	0.57	C18-21
肝脏　Liver	171	11.01	31.36	24.53	1.45	2.85	83	11.37	16.15	11.21	0.58	1.22	C22
胆囊　Gallbladder etc.	21	1.35	3.85	2.91	0.06	0.17	18	2.47	3.50	2.34	0.08	0.34	C23-24
胰腺　Pancreas	18	1.16	3.30	2.58	0.09	0.24	10	1.37	1.95	1.30	0.07	0.13	C25
喉　Larynx	10	0.64	1.83	1.43	0.07	0.18	0	0.00	0.00	0.00	0.00	0.00	C32
肺　Lung	214	13.78	39.25	31.09	1.23	3.48	111	15.21	21.60	15.22	0.98	1.83	C33-34
其他胸腔器官　Other thoracic organs	2	0.13	0.37	0.56	0.02	0.06	6	0.82	1.17	0.76	0.01	0.06	C37-38
骨　Bone	12	0.77	2.20	1.91	0.11	0.22	6	0.82	1.17	0.81	0.03	0.14	C40-41
皮肤黑色素瘤　Melanoma of skin	1	0.06	0.18	0.12	0.00	0.00	6	0.82	1.17	1.26	0.04	0.10	C43
乳腺　Breast	0	0.00	0.00	0.00	0.00	0.00	44	6.03	8.56	5.84	0.16	0.58	C50
子宫颈　Cervix	–	–	–	–	–	–	25	3.42	4.87	3.18	0.13	0.35	C53
子宫体　Uterus	–	–	–	–	–	–	5	0.68	0.97	0.65	0.03	0.09	C54-55
卵巢　Ovary	–	–	–	–	–	–	16	2.19	3.11	2.22	0.09	0.19	C56
前列腺　Prostate	17	1.09	3.12	2.87	0.00	0.08	–	–	–	–	–	–	C61
睾丸　Testis	0	0.00	0.00	0.00	0.00	0.00	–	–	–	–	–	–	C62
肾　Kidney	9	0.58	1.65	1.41	0.03	0.07	3	0.41	0.58	0.37	0.01	0.01	C64-66,68
膀胱　Bladder	29	1.87	5.32	4.28	0.02	0.22	3	0.41	0.58	0.33	0.00	0.00	C67
脑　Brain	8	0.52	1.47	1.26	0.07	0.07	17	2.33	3.31	2.91	0.25	0.28	C70-C72,D32-33, D42-43
甲状腺　Thyroid	6	0.39	1.10	0.79	0.03	0.07	4	0.55	0.78	0.48	0.01	0.05	C73
淋巴瘤　Lymphoma	13	0.84	2.38	2.32	0.11	0.17	4	0.55	0.78	0.52	0.04	0.08	C81-85,88,90,96
白血病　Leukemia	14	0.90	2.57	2.61	0.14	0.26	7	0.96	1.36	1.25	0.06	0.12	C91-95, D45-47
其他　Other	46	2.96	8.44	6.95	0.27	0.71	30	4.11	5.84	4.30	0.09	0.29	O&U
所有部位合计　All sites	1553	100.00	284.83	228.43	6.41	21.53	730	100.00	142.06	102.34	3.41	10.45	All
所有部位除外皮肤　All sites exc. C44	1546	99.55	283.54	227.33	6.37	21.49	726	99.45	141.28	101.93	3.40	10.44	All sites exc. C44

附表 3-373　西宁市 2015 年癌症发病和死亡主要指标
Appendix Table 3-373　Incidence and mortality of cancer in Xining Shi, 2015

部位 Sites		男性 Male						女性 Female						ICD10
		病例数 No. cases	构成比 Freq. /%	粗率 Crude rate/ 100 000⁻¹	世标率 ASR world/ 100 000⁻¹	累积率 Cum. Rate/%		病例数 No. cases	构成比 Freq. /%	粗率 Crude rate/ 100 000⁻¹	世标率 ASR world/ 100 000⁻¹	累积率 Cum. Rate/%		
						0~64	0~74					0~64	0~74	
发病 Incidence														
口腔	Oral cavity & pharynx	11	0.74	2.38	2.39	0.11	0.26	14	1.28	2.91	2.40	0.10	0.23	C00-10,C12-14
鼻咽	Nasopharynx	9	0.61	1.95	1.77	0.07	0.23	4	0.36	0.83	0.71	0.07	0.07	C11
食管	Esophagus	95	6.43	20.57	20.00	0.90	2.18	26	2.37	5.41	4.20	0.14	0.53	C15
胃	Stomach	285	19.28	61.70	55.28	2.99	6.58	94	8.58	19.56	15.37	0.78	1.80	C16
结直肠	Colon-rectum	149	10.08	32.26	27.09	1.29	2.70	113	10.31	23.52	18.22	1.03	1.85	C18-21
肝脏	Liver	206	13.94	44.60	39.27	2.13	3.77	92	8.39	19.15	14.51	0.52	1.40	C22
胆囊	Gallbladder etc.	37	2.50	8.01	7.47	0.32	0.80	38	3.47	7.91	6.18	0.14	0.67	C23-24
胰腺	Pancreas	41	2.77	8.88	7.81	0.46	1.03	32	2.92	6.66	5.64	0.23	0.57	C25
喉	Larynx	6	0.41	1.30	1.04	0.03	0.11	0	0.00	0.00	0.00	0.00	0.00	C32
肺	Lung	305	20.64	66.03	55.05	2.64	5.43	148	13.50	30.80	25.58	1.17	2.59	C33-34
其他胸腔器官	Other thoracic organs	6	0.41	1.30	1.29	0.05	0.09	8	0.73	1.66	1.36	0.10	0.21	C37-38
骨	Bone	15	1.01	3.25	2.76	0.19	0.27	15	1.37	3.12	2.82	0.15	0.25	C40-41
皮肤黑色素瘤	Melanoma of skin	5	0.34	1.08	0.68	0.02	0.02	3	0.27	0.62	0.39	0.02	0.02	C43
乳腺	Breast	2	0.14	0.43	0.26	0.02	0.02	157	14.32	32.67	24.52	2.01	2.51	C50
子宫颈	Cervix	–	–	–	–	–	–	84	7.66	17.48	12.82	0.86	1.56	C53
子宫体	Uterus	–	–	–	–	–	–	26	2.37	5.41	4.45	0.39	0.54	C54-55
卵巢	Ovary	–	–	–	–	–	–	48	4.38	9.99	7.75	0.62	0.80	C56
前列腺	Prostate	57	3.86	12.34	10.95	0.10	0.62	–	–	–	–	–	–	C61
睾丸	Testis	2	0.14	0.43	0.26	0.02	0.02	–	–	–	–	–	–	C62
肾	Kidney	35	2.37	7.58	7.17	0.42	0.65	27	2.46	5.62	5.01	0.28	0.47	C64-66,68
膀胱	Bladder	38	2.57	8.23	6.15	0.27	0.57	9	0.82	1.87	1.27	0.04	0.11	C67
脑	Brain	42	2.84	9.09	8.08	0.51	0.82	26	2.37	5.41	4.32	0.34	0.56	C70-C72,D32-33,D42-43
甲状腺	Thyroid	8	0.54	1.73	1.40	0.07	0.11	31	2.83	6.45	4.61	0.29	0.45	C73
淋巴瘤	Lymphoma	30	2.03	6.49	5.34	0.35	0.58	13	1.19	2.71	1.98	0.07	0.24	C81-85,88,90,96
白血病	Leukemia	23	1.56	4.98	4.48	0.25	0.47	18	1.64	3.75	2.86	0.18	0.28	C91-95, D45-47
其他	Other	71	4.80	15.37	12.68	0.81	1.33	70	6.39	14.57	11.89	0.62	1.09	O&U
所有部位合计	All sites	1478	100.00	319.97	278.66	14.03	28.67	1096	100.00	228.08	178.85	10.17	18.70	All
所有部位除外皮肤	All sites exc. C44	1467	99.26	317.59	276.60	13.93	28.53	1085	99.00	225.79	176.29	10.08	18.56	All sites exc. C44
死亡 Mortality														
口腔	Oral cavity & pharynx	8	0.97	1.73	1.79	0.08	0.19	7	1.53	1.46	1.42	0.07	0.13	C00-10,C12-14
鼻咽	Nasopharynx	5	0.61	1.08	0.98	0.04	0.12	0	0.00	0.00	0.00	0.00	0.00	C11
食管	Esophagus	53	6.45	11.47	11.41	0.41	0.88	16	3.50	3.33	2.39	0.06	0.31	C15
胃	Stomach	138	16.79	29.88	27.20	1.18	2.74	57	12.47	11.86	9.66	0.46	1.16	C16
结直肠	Colon-rectum	57	6.93	12.34	9.83	0.23	0.83	38	8.32	7.91	6.52	0.29	0.57	C18-21
肝脏	Liver	141	17.15	30.53	26.97	1.51	2.38	60	13.13	12.49	9.49	0.39	0.93	C22
胆囊	Gallbladder etc.	21	2.55	4.55	4.71	0.21	0.45	22	4.81	4.58	3.53	0.07	0.38	C23-24
胰腺	Pancreas	38	4.62	8.23	7.12	0.43	0.91	20	4.38	4.16	3.28	0.10	0.29	C25
喉	Larynx	7	0.85	1.52	1.47	0.04	0.20	0	0.00	0.00	0.00	0.00	0.00	C32
肺	Lung	215	26.16	46.55	40.44	1.82	3.47	92	20.13	19.15	15.99	0.78	1.48	C33-34
其他胸腔器官	Other thoracic organs	1	0.12	0.22	0.44	0.00	0.00	5	1.09	1.04	0.89	0.06	0.06	C37-38
骨	Bone	16	1.95	3.46	3.31	0.17	0.24	3	0.66	0.62	0.40	0.00	0.07	C40-41
皮肤黑色素瘤	Melanoma of skin	1	0.12	0.22	0.12	0.00	0.00	0	0.00	0.00	0.00	0.00	0.00	C43
乳腺	Breast	1	0.12	0.22	0.12	0.00	0.00	22	4.81	4.58	3.69	0.20	0.33	C50
子宫颈	Cervix	–	–	–	–	–	–	13	2.84	2.71	1.76	0.05	0.17	C53
子宫体	Uterus	–	–	–	–	–	–	6	1.31	1.25	0.87	0.04	0.07	C54-55
卵巢	Ovary	–	–	–	–	–	–	19	4.16	3.95	2.73	0.18	0.27	C56
前列腺	Prostate	31	3.77	6.71	5.81	0.05	0.24	–	–	–	–	–	–	C61
睾丸	Testis	1	0.12	0.22	0.14	0.01	0.01	–	–	–	–	–	–	C62
肾	Kidney	15	1.82	3.25	3.25	0.12	0.27	10	2.19	2.08	1.47	0.04	0.17	C64-66,68
膀胱	Bladder	9	1.09	1.95	1.62	0.06	0.18	9	1.97	1.87	1.34	0.07	0.16	C67
脑	Brain	15	1.82	3.25	2.84	0.19	0.38	10	2.19	2.08	1.69	0.09	0.18	C70-C72,D32-33,D42-43
甲状腺	Thyroid	2	0.24	0.43	0.40	0.00	0.04	5	1.09	1.04	0.83	0.05	0.08	C73
淋巴瘤	Lymphoma	9	1.09	1.95	2.19	0.19	0.19	7	1.53	1.46	1.05	0.02	0.15	C81-85,88,90,96
白血病	Leukemia	9	1.09	1.95	1.63	0.06	0.21	9	1.97	1.87	1.34	0.07	0.13	C91-95, D45-47
其他	Other	29	3.53	6.28	5.29	0.22	0.45	27	5.91	5.62	4.05	0.12	0.31	O&U
所有部位合计	All sites	822	100.00	177.95	159.09	7.03	14.40	457	100.00	95.10	74.38	3.22	7.40	All
所有部位除外皮肤	All sites exc. C44	818	99.51	177.09	158.11	6.98	14.35	457	100.00	95.10	74.38	3.22	7.40	All sites exc. C44

部位 Sites		男性 Male						女性 Female						ICD10
		病例数 No. cases	构成比 Freq. /%	粗率 Crude rate/ 100 000⁻¹	世标率 ASR world/ 100 000⁻¹	累积率 Cum. Rate/%		病例数 No. cases	构成比 Freq. /%	粗率 Crude rate/ 100 000⁻¹	世标率 ASR world/ 100 000⁻¹	累积率 Cum. Rate/%		
						0~64	0~74					0~64	0~74	
发病 Incidence														
口腔	Oral cavity & pharynx	11	3.43	7.46	6.84	0.42	0.95	2	0.78	1.43	1.18	0.04	0.04	C00-10,C12-14
鼻咽	Nasopharynx	4	1.25	2.71	2.38	0.18	0.29	2	0.78	1.43	1.08	0.06	0.21	C11
食管	Esophagus	33	10.28	22.37	19.66	0.84	2.63	15	5.88	10.74	9.01	0.43	1.13	C15
胃	Stomach	116	36.14	78.64	68.39	4.38	8.72	48	18.82	34.36	26.96	1.38	2.86	C16
结直肠	Colon-rectum	15	4.67	10.17	7.97	0.29	1.03	15	5.88	10.74	9.32	0.47	1.54	C18-21
肝脏	Liver	45	14.02	30.51	28.46	1.69	2.84	32	12.55	22.91	18.46	0.42	2.03	C22
胆囊	Gallbladder etc.	1	0.31	0.68	0.52	0.04	0.04	4	1.57	2.86	2.48	0.26	0.26	C23-24
胰腺	Pancreas	8	2.49	5.42	4.23	0.19	0.56	7	2.75	5.01	4.10	0.34	0.34	C25
喉	Larynx	0	0.00	0.00	0.00	0.00	0.00	0	0.00	0.00	0.00	0.00	0.00	C32
肺	Lung	46	14.33	31.18	26.54	1.34	2.55	37	14.51	26.48	24.30	0.82	2.44	C33-34
其他胸腔器官	Other thoracic organs	1	0.31	0.68	0.64	0.00	0.16	0	0.00	0.00	0.00	0.00	0.00	C37-38
骨	Bone	3	0.93	2.03	1.98	0.15	0.15	2	0.78	1.43	0.99	0.04	0.04	C40-41
皮肤黑色素瘤	Melanoma of skin	0	0.00	0.00	0.00	0.00	0.00	0	0.00	0.00	0.00	0.00	0.00	C43
乳腺	Breast	0	0.00	0.00	0.00	0.00	0.00	22	8.63	15.75	12.19	1.05	1.16	C50
子宫颈	Cervix	–	–	–	–	–	–	14	5.49	10.02	7.53	0.64	0.78	C53
子宫体	Uterus	–	–	–	–	–	–	4	1.57	2.86	2.17	0.09	0.09	C54-55
卵巢	Ovary	–	–	–	–	–	–	8	3.14	5.73	4.77	0.29	0.70	C56
前列腺	Prostate	3	0.93	2.03	3.12	0.00	0.00	–	–	–	–	–	–	C61
睾丸	Testis	0	0.00	0.00	0.00	0.00	0.00	–	–	–	–	–	–	C62
肾	Kidney	2	0.62	1.36	1.14	0.00	0.16	4	1.57	2.86	2.55	0.11	0.37	C64-66,68
膀胱	Bladder	5	1.56	3.39	2.85	0.14	0.14	2	0.78	1.43	1.30	0.08	0.19	C67
脑	Brain	15	4.67	10.17	8.48	0.41	0.94	20	7.84	14.32	12.15	0.95	1.28	C70-C72,D32-33,D42-43
甲状腺	Thyroid	1	0.31	0.68	0.60	0.06	0.06	3	1.18	2.15	1.77	0.19	0.19	C73
淋巴瘤	Lymphoma	2	0.62	1.36	1.51	0.05	0.21	4	1.57	2.86	2.79	0.30	0.30	C81-85,88,90,96
白血病	Leukemia	3	0.93	2.03	1.41	0.12	0.12	4	1.57	2.86	2.32	0.20	0.20	C91-95, D45-47
其他	Other	7	2.18	4.75	3.51	0.27	0.43	6	2.35	4.29	3.23	0.21	0.36	O&U
所有部位合计	All sites	321	100.00	217.61	190.23	10.59	21.97	255	100.00	182.53	150.65	8.38	16.49	All
所有部位除外皮肤	All sites exc. C44	321	100.00	217.61	190.23	10.59	21.97	254	99.61	181.81	149.99	8.30	16.41	All sites exc. C44
死亡 Mortality														
口腔	Oral cavity & pharynx	3	1.19	2.03	1.86	0.06	0.32	2	1.37	1.43	1.07	0.03	0.03	C00-10,C12-14
鼻咽	Nasopharynx	2	0.79	1.36	1.29	0.16	0.16	0	0.00	0.00	0.00	0.00	0.00	C11
食管	Esophagus	29	11.46	19.66	17.22	0.55	1.92	9	6.16	6.44	5.42	0.15	0.40	C15
胃	Stomach	80	31.62	54.23	47.41	2.17	6.31	28	19.18	20.04	16.85	0.78	1.48	C16
结直肠	Colon-rectum	13	5.14	8.81	7.42	0.64	0.96	6	4.11	4.29	3.31	0.10	0.51	C18-21
肝脏	Liver	50	19.76	33.90	33.51	1.67	3.98	27	18.49	19.33	16.47	0.71	1.44	C22
胆囊	Gallbladder etc.	1	0.40	0.68	0.64	0.08	0.08	2	1.37	1.43	1.12	0.08	0.08	C23-24
胰腺	Pancreas	5	1.98	3.39	2.67	0.18	0.39	5	3.42	3.58	4.04	0.22	0.33	C25
喉	Larynx	0	0.00	0.00	0.00	0.00	0.00	0	0.00	0.00	0.00	0.00	0.00	C32
肺	Lung	42	16.60	28.47	24.49	0.94	2.73	32	21.92	22.91	21.66	0.44	1.58	C33-34
其他胸腔器官	Other thoracic organs	1	0.40	0.68	0.52	0.04	0.04	0	0.00	0.00	0.00	0.00	0.00	C37-38
骨	Bone	2	0.79	1.36	1.22	0.06	0.16	0	0.00	0.00	0.00	0.00	0.00	C40-41
皮肤黑色素瘤	Melanoma of skin	0	0.00	0.00	0.00	0.00	0.00	1	0.68	0.72	0.65	0.00	0.11	C43
乳腺	Breast	0	0.00	0.00	0.00	0.00	0.00	7	4.79	5.01	3.57	0.19	0.41	C50
子宫颈	Cervix	–	–	–	–	–	–	4	2.74	2.86	2.48	0.19	0.30	C53
子宫体	Uterus	–	–	–	–	–	–	2	1.37	1.43	1.18	0.13	0.13	C54-55
卵巢	Ovary	–	–	–	–	–	–	5	3.42	3.58	2.91	0.19	0.44	C56
前列腺	Prostate	3	1.19	2.03	3.33	0.00	0.00	–	–	–	–	–	–	C61
睾丸	Testis	0	0.00	0.00	0.00	0.00	0.00	–	–	–	–	–	–	C62
肾	Kidney	2	0.79	1.36	2.41	0.00	0.00	3	2.05	2.15	1.95	0.11	0.22	C64-66,68
膀胱	Bladder	4	1.58	2.71	2.26	0.00	0.26	0	0.00	0.00	0.00	0.00	0.00	C67
脑	Brain	5	1.98	3.39	3.07	0.18	0.18	3	2.05	2.15	1.81	0.11	0.26	C70-C72,D32-33,D42-43
甲状腺	Thyroid	1	0.40	0.68	0.60	0.06	0.06	0	0.00	0.00	0.00	0.00	0.00	C73
淋巴瘤	Lymphoma	3	1.19	2.03	2.02	0.10	0.26	3	2.05	2.15	2.21	0.22	0.22	C81-85,88,90,96
白血病	Leukemia	2	0.79	1.36	1.20	0.08	0.08	2	1.37	1.43	1.18	0.13	0.13	C91-95, D45-47
其他	Other	5	1.98	3.39	2.42	0.23	0.23	5	3.42	3.58	2.72	0.07	0.33	O&U
所有部位合计	All sites	253	100.00	171.51	155.56	7.20	18.12	146	100.00	104.51	90.60	3.85	8.40	All
所有部位除外皮肤	All sites exc. C44	253	100.00	171.51	155.56	7.20	18.12	145	99.32	103.79	89.96	3.85	8.29	All sites exc. C44

附表 3-375 互助土族自治县 2015 年癌症发病和死亡主要指标
Appendix Table 3-375 Incidence and mortality of cancer in Huzhu Tuzu Zizhixian,2015

部位 Sites		男性 Male						女性 Female						ICD10
		病例数 No. cases	构成比 Freq./%	粗率 Crude rate/ 100 000⁻¹	世标率 ASR world/ 100 000⁻¹	累积率 Cum. Rate/%		病例数 No. cases	构成比 Freq./%	粗率 Crude rate/ 100 000⁻¹	世标率 ASR world/ 100 000⁻¹	累积率 Cum. Rate/%		
						0~64	0~74					0~64	0~74	
发病 Incidence														
口腔	Oral cavity & pharynx	1	0.27	0.48	0.46	0.05	0.05	3	1.13	1.58	1.24	0.06	0.15	C00-10,C12-14
鼻咽	Nasopharynx	2	0.53	0.96	0.96	0.12	0.12	0	0.00	0.00	0.00	0.00	0.00	C11
食管	Esophagus	43	11.47	20.61	25.34	1.20	3.28	9	3.38	4.74	5.25	0.36	0.61	C15
胃	Stomach	111	29.60	53.19	55.82	3.38	7.56	50	18.80	26.34	30.49	1.15	3.47	C16
结直肠	Colon-rectum	20	5.33	9.58	10.82	0.38	1.74	25	9.40	13.17	13.47	0.78	1.77	C18-21
肝脏	Liver	65	17.33	31.15	32.38	2.04	3.91	19	7.14	10.01	9.88	0.42	1.31	C22
胆囊	Gallbladder etc.	5	1.33	2.40	2.22	0.19	0.19	6	2.26	3.16	4.70	0.00	0.34	C23-24
胰腺	Pancreas	11	2.93	5.27	6.06	0.19	1.19	3	1.13	1.58	1.60	0.05	0.30	C25
喉	Larynx	2	0.53	0.96	1.02	0.05	0.14	1	0.38	0.53	0.42	0.05	0.05	C32
肺	Lung	59	15.73	28.27	30.37	1.43	3.62	38	14.29	20.02	21.32	0.77	2.90	C33-34
其他胸腔器官	Other thoracic organs	1	0.27	0.48	0.34	0.03	0.03	1	0.38	0.53	0.37	0.03	0.03	C37-38
骨	Bone	6	1.60	2.88	2.57	0.13	0.38	8	3.01	4.21	3.75	0.38	0.38	C40-41
皮肤黑色素瘤	Melanoma of skin	0	0.00	0.00	0.00	0.00	0.00	1	0.38	0.53	0.62	0.00	0.15	C43
乳腺	Breast	1	0.27	0.48	0.65	0.00	0.16	22	8.27	11.59	9.54	0.75	1.15	C50
子宫颈	Cervix	–	–	–	–	–	–	19	7.14	10.01	9.60	0.53	1.00	C53
子宫体	Uterus	–	–	–	–	–	–	14	5.26	7.38	5.96	0.43	0.53	C54-55
卵巢	Ovary	–	–	–	–	–	–	8	3.01	4.21	3.53	0.31	0.46	C56
前列腺	Prostate	6	1.60	2.88	3.62	0.14	0.72	–	–	–	–	–	–	C61
睾丸	Testis	0	0.00	0.00	0.00	0.00	0.00	–	–	–	–	–	–	C62
肾	Kidney	4	1.07	1.92	2.08	0.14	0.14	4	1.50	2.11	2.12	0.15	0.15	C64-66,68
膀胱	Bladder	9	2.40	4.31	4.49	0.26	0.44	1	0.38	0.53	0.62	0.00	0.15	C67
脑	Brain	6	1.60	2.88	2.81	0.27	0.27	12	4.51	6.32	5.66	0.44	0.62	C70-C72,D32-33,D42-43
甲状腺	Thyroid	0	0.00	0.00	0.00	0.00	0.00	6	2.26	3.16	2.71	0.28	0.28	C73
淋巴瘤	Lymphoma	1	0.27	0.48	0.57	0.07	0.07	0	0.00	0.00	0.00	0.00	0.00	C81-85,88,90,96
白血病	Leukemia	3	0.80	1.44	1.63	0.14	0.14	2	0.75	1.05	1.12	0.03	0.18	C91-95, D45-47
其他	Other	19	5.07	9.11	9.90	0.36	1.53	14	5.26	7.38	6.70	0.49	0.59	O&U
所有部位合计	All sites	375	100.00	179.71	194.11	10.57	25.68	266	100.00	140.15	140.66	7.47	16.59	All
所有部位除外皮肤	All sites exc. C44	372	99.20	178.27	192.70	10.47	25.50	263	98.87	138.57	139.32	7.44	16.46	All sites exc. C44
死亡 Mortality														
口腔	Oral cavity & pharynx	1	0.28	0.48	0.65	0.00	0.16	0	0.00	0.00	0.00	0.00	0.00	C00-10,C12-14
鼻咽	Nasopharynx	4	1.11	1.92	2.07	0.17	0.33	1	0.51	0.53	0.33	0.03	0.03	C11
食管	Esophagus	44	12.26	21.09	23.93	1.32	3.08	7	3.59	3.69	3.78	0.25	0.44	C15
胃	Stomach	112	31.20	53.67	57.95	2.97	7.47	42	21.54	22.13	24.54	0.71	2.51	C16
结直肠	Colon-rectum	22	6.13	10.54	11.75	0.76	1.43	16	8.21	8.43	8.59	0.48	1.10	C18-21
肝脏	Liver	66	18.38	31.63	30.44	2.10	3.96	16	8.21	8.43	8.33	0.32	1.03	C22
胆囊	Gallbladder etc.	5	1.39	2.40	2.41	0.14	0.31	7	3.59	3.69	5.43	0.07	0.57	C23-24
胰腺	Pancreas	8	2.23	3.83	4.13	0.20	0.61	3	1.54	1.58	1.41	0.08	0.24	C25
喉	Larynx	2	0.56	0.96	0.86	0.03	0.03	0	0.00	0.00	0.00	0.00	0.00	C32
肺	Lung	48	13.37	23.00	25.75	1.03	2.64	34	17.44	17.91	18.01	0.95	2.52	C33-34
其他胸腔器官	Other thoracic organs	0	0.00	0.00	0.00	0.00	0.00	1	0.51	0.53	0.37	0.03	0.03	C37-38
骨	Bone	5	1.39	2.40	2.49	0.07	0.40	4	2.05	2.11	2.06	0.23	0.23	C40-41
皮肤黑色素瘤	Melanoma of skin	0	0.00	0.00	0.00	0.00	0.00	1	0.51	0.53	0.46	0.00	0.00	C43
乳腺	Breast	0	0.00	0.00	0.00	0.00	0.00	15	7.69	7.90	6.53	0.65	0.65	C50
子宫颈	Cervix	–	–	–	–	–	–	8	4.10	4.21	4.22	0.24	0.70	C53
子宫体	Uterus	–	–	–	–	–	–	10	5.13	5.27	4.38	0.34	0.34	C54-55
卵巢	Ovary	–	–	–	–	–	–	3	1.54	1.58	1.52	0.16	0.16	C56
前列腺	Prostate	1	0.28	0.48	0.55	0.00	0.09	–	–	–	–	–	–	C61
睾丸	Testis	0	0.00	0.00	0.00	0.00	0.00	–	–	–	–	–	–	C62
肾	Kidney	3	0.84	1.44	1.86	0.00	0.18	1	0.51	0.53	0.38	0.03	0.03	C64-66,68
膀胱	Bladder	7	1.95	3.35	3.64	0.22	0.31	0	0.00	0.00	0.00	0.00	0.00	C67
脑	Brain	6	1.67	2.88	2.46	0.25	0.25	8	4.10	4.21	3.96	0.31	0.47	C70-C72,D32-33,D42-43
甲状腺	Thyroid	2	0.56	0.96	1.20	0.00	0.25	3	1.54	1.58	1.28	0.13	0.13	C73
淋巴瘤	Lymphoma	0	0.00	0.00	0.00	0.00	0.00	0	0.00	0.00	0.00	0.00	0.00	C81-85,88,90,96
白血病	Leukemia	3	0.84	1.44	1.18	0.12	0.12	1	0.51	0.53	0.42	0.05	0.05	C91-95, D45-47
其他	Other	20	5.57	9.58	10.69	0.58	1.58	14	7.18	7.38	6.84	0.28	0.81	O&U
所有部位合计	All sites	359	100.00	172.04	184.02	9.95	23.20	195	100.00	102.74	102.85	5.36	12.03	All
所有部位除外皮肤	All sites exc. C44	356	99.16	170.60	182.52	9.86	22.94	193	98.97	101.69	102.07	5.34	12.01	All sites exc. C44

部位 Sites		男性 Male						女性 Female						ICD10
		病例数 No. cases	构成比 Freq. /%	粗率 Crude rate/ 100 000^{-1}	世标率 ASR world/ 100 000^{-1}	累积率 Cum. Rate/% 0~64	0~74	病例数 No. cases	构成比 Freq. /%	粗率 Crude rate/ 100 000^{-1}	世标率 ASR world/ 100 000^{-1}	累积率 Cum. Rate/% 0~64	0~74	
发病 Incidence														
口腔	Oral cavity & pharynx	2	1.57	2.54	2.50	0.17	0.17	0	0.00	0.00	0.00	0.00	0.00	C00-10,C12-14
鼻咽	Nasopharynx	1	0.79	1.27	1.09	0.09	0.09	0	0.00	0.00	0.00	0.00	0.00	C11
食管	Esophagus	13	10.24	16.51	17.53	0.95	1.57	4	4.17	5.17	6.06	0.54	0.88	C15
胃	Stomach	52	40.94	66.03	75.15	4.34	9.21	22	22.92	28.41	32.06	1.53	4.24	C16
结直肠	Colon-rectum	5	3.94	6.35	7.39	0.57	0.57	2	2.08	2.58	2.16	0.09	0.09	C18-21
肝脏	Liver	17	13.39	21.59	25.19	1.73	3.24	11	11.46	14.21	15.04	0.74	2.09	C22
胆囊	Gallbladder etc.	2	1.57	2.54	3.21	0.30	0.30	3	3.13	3.87	3.95	0.09	0.68	C23-24
胰腺	Pancreas	3	2.36	3.81	4.37	0.17	0.79	1	1.04	1.29	1.54	0.19	0.19	C25
喉	Larynx	1	0.79	1.27	1.17	0.00	0.00	0	0.00	0.00	0.00	0.00	0.00	C32
肺	Lung	11	8.66	13.97	16.19	1.11	1.82	10	10.42	12.92	13.86	1.10	1.69	C33-34
其他胸腔器官	Other thoracic organs	1	0.79	1.27	1.09	0.09	0.09	0	0.00	0.00	0.00	0.00	0.00	C37-38
骨	Bone	1	0.79	1.27	1.14	0.07	0.07	0	0.00	0.00	0.00	0.00	0.00	C40-41
皮肤黑色素瘤	Melanoma of skin	0	0.00	0.00	0.00	0.00	0.00	0	0.00	0.00	0.00	0.00	0.00	C43
乳腺	Breast	0	0.00	0.00	0.00	0.00	0.00	4	4.17	5.17	3.90	0.32	0.32	C50
子宫颈	Cervix	–	–	–	–	–	–	22	22.92	28.41	29.90	2.26	3.36	C53
子宫体	Uterus	–	–	–	–	–	–	3	3.13	3.87	4.25	0.38	0.38	C54-55
卵巢	Ovary	–	–	–	–	–	–	1	1.04	1.29	1.54	0.19	0.19	C56
前列腺	Prostate	2	1.57	2.54	2.38	0.15	0.15	–	–	–	–	–	–	C61
睾丸	Testis	2	1.57	2.54	2.53	0.28	0.28	–	–	–	–	–	–	C62
肾	Kidney	3	2.36	3.81	4.13	0.19	0.45	2	2.08	2.58	3.00	0.12	0.38	C64-66,68
膀胱	Bladder	0	0.00	0.00	0.00	0.00	0.00	0	0.00	0.00	0.00	0.00	0.00	C67
脑	Brain	2	1.57	2.54	2.66	0.09	0.35	4	4.17	5.17	5.02	0.41	0.41	C70-C72,D32-33,D42-43
甲状腺	Thyroid	0	0.00	0.00	0.00	0.00	0.00	1	1.04	1.29	1.08	0.09	0.09	C73
淋巴瘤	Lymphoma	2	1.57	2.54	2.51	0.21	0.21	2	2.08	2.58	2.74	0.07	0.32	C81-85,88,90,96
白血病	Leukemia	3	2.36	3.81	3.91	0.33	0.33	1	1.04	1.29	1.54	0.08	0.08	C91-95, D45-47
其他	Other	4	3.15	5.08	5.58	0.14	0.40	3	3.13	3.87	3.69	0.07	0.32	O&U
所有部位合计	All sites	127	100.00	161.27	179.71	10.98	20.10	96	100.00	123.99	131.32	8.29	15.71	All
所有部位除外皮肤	All sites exc. C44	127	100.00	161.27	179.71	10.98	20.10	95	98.96	122.70	130.23	8.22	15.64	All sites exc. C44
死亡 Mortality														
口腔	Oral cavity & pharynx	0	0.00	0.00	0.00	0.00	0.00	0	0.00	0.00	0.00	0.00	0.00	C00-10,C12-14
鼻咽	Nasopharynx	0	0.00	0.00	0.00	0.00	0.00	0	0.00	0.00	0.00	0.00	0.00	C11
食管	Esophagus	8	11.76	10.16	11.09	0.35	1.33	7	14.00	9.04	8.46	0.18	0.85	C15
胃	Stomach	28	41.18	35.56	40.93	1.58	5.56	15	30.00	19.37	21.88	1.33	3.18	C16
结直肠	Colon-rectum	4	5.88	5.08	5.24	0.37	0.64	2	4.00	2.58	3.06	0.19	0.45	C18-21
肝脏	Liver	10	14.71	12.70	14.77	1.34	2.06	6	12.00	7.75	7.47	0.37	1.04	C22
胆囊	Gallbladder etc.	0	0.00	0.00	0.00	0.00	0.00	0	0.00	0.00	0.00	0.00	0.00	C23-24
胰腺	Pancreas	1	1.47	1.27	1.44	0.00	0.36	0	0.00	0.00	0.00	0.00	0.00	C25
喉	Larynx	0	0.00	0.00	0.00	0.00	0.00	0	0.00	0.00	0.00	0.00	0.00	C32
肺	Lung	11	16.18	13.97	17.26	1.24	1.86	7	14.00	9.04	9.98	0.56	1.07	C33-34
其他胸腔器官	Other thoracic organs	1	1.47	1.27	1.44	0.00	0.36	0	0.00	0.00	0.00	0.00	0.00	C37-38
骨	Bone	0	0.00	0.00	0.00	0.00	0.00	0	0.00	0.00	0.00	0.00	0.00	C40-41
皮肤黑色素瘤	Melanoma of skin	0	0.00	0.00	0.00	0.00	0.00	0	0.00	0.00	0.00	0.00	0.00	C43
乳腺	Breast	0	0.00	0.00	0.00	0.00	0.00	1	2.00	1.29	1.08	0.09	0.09	C50
子宫颈	Cervix	–	–	–	–	–	–	8	16.00	10.33	11.35	0.51	1.61	C53
子宫体	Uterus	–	–	–	–	–	–	0	0.00	0.00	0.00	0.00	0.00	C54-55
卵巢	Ovary	–	–	–	–	–	–	0	0.00	0.00	0.00	0.00	0.00	C56
前列腺	Prostate	0	0.00	0.00	0.00	0.00	0.00	–	–	–	–	–	–	C61
睾丸	Testis	0	0.00	0.00	0.00	0.00	0.00	–	–	–	–	–	–	C62
肾	Kidney	1	1.47	1.27	1.57	0.00	0.26	1	2.00	1.29	1.34	0.00	0.34	C64-66,68
膀胱	Bladder	1	1.47	1.27	1.30	0.00	0.00	0	0.00	0.00	0.00	0.00	0.00	C67
脑	Brain	0	0.00	0.00	0.00	0.00	0.00	0	0.00	0.00	0.00	0.00	0.00	C70-C72,D32-33,D42-43
甲状腺	Thyroid	0	0.00	0.00	0.00	0.00	0.00	0	0.00	0.00	0.00	0.00	0.00	C73
淋巴瘤	Lymphoma	0	0.00	0.00	0.00	0.00	0.00	1	2.00	1.29	1.52	0.00	0.25	C81-85,88,90,96
白血病	Leukemia	0	0.00	0.00	0.00	0.00	0.00	0	0.00	0.00	0.00	0.00	0.00	C91-95, D45-47
其他	Other	3	4.41	3.81	4.19	0.32	0.32	2	4.00	2.58	2.60	0.00	0.25	O&U
所有部位合计	All sites	68	100.00	86.35	99.23	5.20	12.74	50	100.00	64.58	68.76	3.23	9.13	All
所有部位除外皮肤	All sites exc. C44	68	100.00	86.35	99.23	5.20	12.74	50	100.00	64.58	68.76	3.23	9.13	All sites exc. C44

附表 3-377 海南藏族自治州 2015 年癌症发病和死亡主要指标

Appendix Table 3-377 Incidence and mortality of cancer in Hainan Zangzu Zizhizhou, 2015

部位 Sites		男性 Male						女性 Female						ICD10
		病例数 No. cases	构成比 Freq. /%	粗率 Crude rate/ 100 000⁻¹	世标率 ASR world/ 100 000⁻¹	累积率 Cum. Rate/%		病例数 No. cases	构成比 Freq. /%	粗率 Crude rate/ 100 000⁻¹	世标率 ASR world/ 100 000⁻¹	累积率 Cum. Rate/%		
						0~64	0~74					0~64	0~74	
发病 Incidence														
口腔	Oral cavity & pharynx	4	0.89	1.70	2.34	0.15	0.15	4	1.36	1.72	2.05	0.11	0.22	C00-10,C12-14
鼻咽	Nasopharynx	3	0.67	1.28	1.62	0.02	0.25	1	0.34	0.43	0.27	0.02	0.02	C11
食管	Esophagus	33	7.37	14.05	20.67	0.93	2.60	10	3.39	4.31	4.93	0.24	0.72	C15
胃	Stomach	125	27.90	53.21	70.93	3.81	8.22	46	15.59	19.83	24.19	1.26	3.07	C16
结直肠	Colon-rectum	35	7.81	14.90	19.56	1.52	2.22	12	4.07	5.17	6.32	0.25	0.78	C18-21
肝脏	Liver	94	20.98	40.02	47.26	3.51	5.78	51	17.29	21.98	26.39	1.60	3.20	C22
胆囊	Gallbladder etc.	3	0.67	1.28	1.86	0.00	0.41	4	1.36	1.72	1.84	0.11	0.11	C23-24
胰腺	Pancreas	5	1.12	2.13	2.95	0.08	0.23	5	1.69	2.16	2.64	0.21	0.31	C25
喉	Larynx	1	0.22	0.43	0.51	0.00	0.00	0	0.00	0.00	0.00	0.00	0.00	C32
肺	Lung	70	15.63	29.80	43.39	1.80	4.92	16	5.42	6.90	8.11	0.36	0.81	C33-34
其他胸腔器官	Other thoracic organs	0	0.00	0.00	0.00	0.00	0.00	0	0.00	0.00	0.00	0.00	0.00	C37-38
骨	Bone	6	1.34	2.55	2.48	0.15	0.26	2	0.68	0.86	0.93	0.09	0.09	C40-41
皮肤黑色素瘤	Melanoma of skin	1	0.22	0.43	0.59	0.06	0.06	1	0.34	0.43	0.63	0.08	0.08	C43
乳腺	Breast	0	0.00	0.00	0.00	0.00	0.00	19	6.44	8.19	7.86	0.67	0.79	C50
子宫颈	Cervix	–	–	–	–	–	–	55	18.64	23.71	23.60	2.04	2.47	C53
子宫体	Uterus	–	–	–	–	–	–	16	5.42	6.90	7.15	0.58	0.80	C54-55
卵巢	Ovary	–	–	–	–	–	–	7	2.37	3.02	2.97	0.26	0.26	C56
前列腺	Prostate	10	2.23	4.26	5.75	0.12	0.68	–	–	–	–	–	–	C61
睾丸	Testis	2	0.45	0.85	0.79	0.06	0.06	–	–	–	–	–	–	C62
肾	Kidney	4	0.89	1.70	2.50	0.15	0.26	4	1.36	1.72	2.18	0.13	0.25	C64-66,68
膀胱	Bladder	6	1.34	2.55	3.38	0.12	0.38	0	0.00	0.00	0.00	0.00	0.00	C67
脑	Brain	9	2.01	3.83	3.36	0.16	0.46	11	3.73	4.74	5.29	0.57	0.57	C70-C72,D32-33, D42-43
甲状腺	Thyroid	3	0.67	1.28	1.56	0.18	0.18	8	2.71	3.45	4.07	0.40	0.40	C73
淋巴瘤	Lymphoma	7	1.56	2.98	3.31	0.22	0.34	3	1.02	1.29	1.87	0.16	0.26	C81-85,88,90,96
白血病	Leukemia	11	2.46	4.68	5.95	0.42	0.53	10	3.39	4.31	4.69	0.34	0.34	C91-95, D45-47
其他	Other	16	3.57	6.81	7.48	0.72	0.83	10	3.39	4.31	4.93	0.24	0.54	O&U
所有部位合计	All sites	448	100.00	190.72	248.23	14.18	28.81	295	100.00	127.15	142.92	9.72	16.10	All
所有部位除外皮肤	All sites exc. C44	445	99.33	189.44	246.90	14.05	28.67	292	98.98	125.85	141.62	9.69	15.97	All sites exc. C44
死亡 Mortality														
口腔	Oral cavity & pharynx	4	1.20	1.70	2.27	0.12	0.23	1	0.49	0.43	0.60	0.00	0.10	C00-10,C12-14
鼻咽	Nasopharynx	0	0.00	0.00	0.00	0.00	0.00	0	0.00	0.00	0.00	0.00	0.00	C11
食管	Esophagus	31	9.31	13.20	19.80	0.46	2.46	6	2.96	2.59	3.14	0.06	0.54	C15
胃	Stomach	83	24.92	35.33	47.62	2.03	5.52	57	28.08	24.57	27.38	1.07	2.98	C16
结直肠	Colon-rectum	10	3.00	4.26	5.31	0.23	0.64	7	3.45	3.02	2.91	0.12	0.34	C18-21
肝脏	Liver	108	32.43	45.98	58.91	3.45	8.05	38	18.72	16.38	18.94	0.83	2.21	C22
胆囊	Gallbladder etc.	0	0.00	0.00	0.00	0.00	0.00	1	0.49	0.43	0.63	0.08	0.08	C23-24
胰腺	Pancreas	8	2.40	3.41	4.33	0.22	0.51	6	2.96	2.59	2.78	0.13	0.23	C25
喉	Larynx	0	0.00	0.00	0.00	0.00	0.00	0	0.00	0.00	0.00	0.00	0.00	C32
肺	Lung	45	13.51	19.16	29.60	1.12	3.35	18	8.87	7.76	9.48	0.46	1.34	C33-34
其他胸腔器官	Other thoracic organs	0	0.00	0.00	0.00	0.00	0.00	0	0.00	0.00	0.00	0.00	0.00	C37-38
骨	Bone	5	1.50	2.13	2.79	0.22	0.33	4	1.97	1.72	1.69	0.14	0.14	C40-41
皮肤黑色素瘤	Melanoma of skin	0	0.00	0.00	0.00	0.00	0.00	0	0.00	0.00	0.00	0.00	0.00	C43
乳腺	Breast	0	0.00	0.00	0.00	0.00	0.00	8	3.94	3.45	3.93	0.32	0.44	C50
子宫颈	Cervix	–	–	–	–	–	–	25	12.32	10.78	10.93	0.69	1.37	C53
子宫体	Uterus	–	–	–	–	–	–	9	4.43	3.88	4.60	0.28	0.61	C54-55
卵巢	Ovary	–	–	–	–	–	–	6	2.96	2.59	2.62	0.15	0.25	C56
前列腺	Prostate	5	1.50	2.13	3.86	0.00	0.45	–	–	–	–	–	–	C61
睾丸	Testis	2	0.60	0.85	0.65	0.05	0.05	–	–	–	–	–	–	C62
肾	Kidney	9	2.70	3.83	5.42	0.35	0.87	0	0.00	0.00	0.00	0.00	0.00	C64-66,68
膀胱	Bladder	3	0.90	1.28	1.53	0.00	0.00	1	0.49	0.43	0.50	0.00	0.13	C67
脑	Brain	5	1.50	2.13	1.95	0.10	0.25	1	0.49	0.43	0.44	0.02	0.02	C70-C72,D32-33, D42-43
甲状腺	Thyroid	2	0.60	0.85	1.11	0.00	0.00	2	0.99	0.86	1.03	0.10	0.10	C73
淋巴瘤	Lymphoma	0	0.00	0.00	0.00	0.00	0.00	4	1.97	1.72	1.91	0.10	0.35	C81-85,88,90,96
白血病	Leukemia	8	2.40	3.41	3.62	0.16	0.56	3	1.48	1.29	1.36	0.13	0.13	C91-95, D45-47
其他	Other	5	1.50	2.13	3.69	0.16	0.28	6	2.96	2.59	2.31	0.09	0.21	O&U
所有部位合计	All sites	333	100.00	141.76	192.48	8.68	23.56	203	100.00	87.49	97.19	4.77	11.57	All
所有部位除外皮肤	All sites exc. C44	332	99.70	141.33	191.82	8.59	23.48	202	99.51	87.06	96.89	4.74	11.55	All sites exc. C44

部位 Sites		男性 Male						女性 Female						ICD10
		病例数 No. cases	构成比 Freq. /%	粗率 Crude rate/ 100 000⁻¹	世标率 ASR world/ 100 000⁻¹	累积率 Cum. Rate/%		病例数 No. cases	构成比 Freq. /%	粗率 Crude rate/ 100 000⁻¹	世标率 ASR world/ 100 000⁻¹	累积率 Cum. Rate/%		
						0~64	0~74					0~64	0~74	
发病 Incidence														
口腔	Oral cavity & pharynx	1	0.37	0.84	0.54	0.05	0.05	0	0.00	0.00	0.00	0.00	0.00	C00-10,C12-14
鼻咽	Nasopharynx	1	0.37	0.84	0.71	0.09	0.09	0	0.00	0.00	0.00	0.00	0.00	C11
食管	Esophagus	17	6.23	14.33	11.20	0.33	1.43	9	4.02	7.66	5.50	0.08	0.86	C15
胃	Stomach	64	23.44	53.94	41.24	2.18	5.09	16	7.14	13.62	9.69	0.47	0.47	C16
结直肠	Colon-rectum	22	8.06	18.54	14.55	1.03	1.83	13	5.80	11.07	7.40	0.34	0.73	C18-21
肝脏	Liver	41	15.02	34.56	26.28	1.36	3.48	10	4.46	8.51	5.95	0.34	0.72	C22
胆囊	Gallbladder etc.	4	1.47	3.37	2.34	0.18	0.30	8	3.57	6.81	5.39	0.15	0.83	C23-24
胰腺	Pancreas	5	1.83	4.21	3.38	0.33	0.52	8	3.57	6.81	4.73	0.00	0.56	C25
喉	Larynx	2	0.73	1.69	1.27	0.05	0.24	0	0.00	0.00	0.00	0.00	0.00	C32
肺	Lung	44	16.12	37.09	28.59	1.33	3.61	21	9.38	17.88	12.33	0.63	1.34	C33-34
其他胸腔器官	Other thoracic organs	0	0.00	0.00	0.00	0.00	0.00	0	0.00	0.00	0.00	0.00	0.00	C37-38
骨	Bone	1	0.37	0.84	0.54	0.05	0.05	4	1.79	3.41	2.44	0.28	0.28	C40-41
皮肤黑色素瘤	Melanoma of skin	0	0.00	0.00	0.00	0.00	0.00	0	0.00	0.00	0.00	0.00	0.00	C43
乳腺	Breast	1	0.37	0.84	0.71	0.09	0.09	50	22.32	42.56	31.15	2.66	3.15	C50
子宫颈	Cervix	–	–	–	–	–	–	16	7.14	13.62	9.84	0.89	1.17	C53
子宫体	Uterus	–	–	–	–	–	–	9	4.02	7.66	5.37	0.31	0.69	C54-55
卵巢	Ovary	–	–	–	–	–	–	9	4.02	7.66	5.62	0.38	0.76	C56
前列腺	Prostate	11	4.03	9.27	7.62	0.30	0.98	–	–	–	–	–	–	C61
睾丸	Testis	0	0.00	0.00	0.00	0.00	0.00	–	–	–	–	–	–	C62
肾	Kidney	5	1.83	4.21	3.07	0.34	0.34	3	1.34	2.55	1.95	0.24	0.24	C64-66,68
膀胱	Bladder	7	2.56	5.90	4.49	0.35	0.54	5	2.23	4.26	3.19	0.24	0.34	C67
脑	Brain	11	4.03	9.27	7.20	0.46	1.03	13	5.80	11.07	8.33	0.68	1.01	C70-C72,D32-33,D42-43
甲状腺	Thyroid	3	1.10	2.53	1.98	0.14	0.33	12	5.36	10.22	7.03	0.66	0.66	C73
淋巴瘤	Lymphoma	8	2.93	6.74	5.13	0.49	0.61	4	1.79	3.41	2.57	0.10	0.38	C81-85,88,90,96
白血病	Leukemia	13	4.76	10.96	11.96	0.73	0.92	6	2.68	5.11	5.82	0.26	0.54	C91-95, D45-47
其他	Other	12	4.40	10.11	7.76	0.69	0.99	8	3.57	6.81	4.89	0.43	0.43	O&U
所有部位合计	All sites	273	100.00	230.10	180.58	10.57	22.51	224	100.00	190.69	139.18	9.13	15.17	All
所有部位除外皮肤	All sites exc. C44	272	99.63	229.26	179.96	10.52	22.46	222	99.11	188.99	138.03	9.04	15.08	All sites exc. C44
死亡 Mortality														
口腔	Oral cavity & pharynx	0	0.00	0.00	0.00	0.00	0.00	2	1.87	1.70	1.35	0.00	0.34	C00-10,C12-14
鼻咽	Nasopharynx	0	0.00	0.00	0.00	0.00	0.00	1	0.93	0.85	0.56	0.05	0.05	C11
食管	Esophagus	22	11.34	18.54	14.29	0.57	1.70	7	6.54	5.96	4.24	0.00	0.68	C15
胃	Stomach	47	24.23	39.61	30.95	1.24	4.34	13	12.15	11.07	7.90	0.05	0.66	C16
结直肠	Colon-rectum	11	5.67	9.27	7.61	0.43	0.84	7	6.54	5.96	4.24	0.21	0.55	C18-21
肝脏	Liver	31	15.98	26.13	19.99	1.31	2.29	9	8.41	7.66	5.02	0.34	0.45	C22
胆囊	Gallbladder etc.	2	1.03	1.69	1.58	0.00	0.00	5	4.67	4.26	3.54	0.08	0.52	C23-24
胰腺	Pancreas	8	4.12	6.74	5.23	0.49	0.68	5	4.67	4.26	3.19	0.05	0.61	C25
喉	Larynx	1	0.52	0.84	0.76	0.00	0.19	0	0.00	0.00	0.00	0.00	0.00	C32
肺	Lung	42	21.65	35.40	27.95	1.15	3.92	15	14.02	12.77	9.06	0.27	1.09	C33-34
其他胸腔器官	Other thoracic organs	0	0.00	0.00	0.00	0.00	0.00	0	0.00	0.00	0.00	0.00	0.00	C37-38
骨	Bone	1	0.52	0.84	0.59	0.00	0.00	4	3.74	3.41	2.73	0.23	0.34	C40-41
皮肤黑色素瘤	Melanoma of skin	0	0.00	0.00	0.00	0.00	0.00	0	0.00	0.00	0.00	0.00	0.00	C43
乳腺	Breast	0	0.00	0.00	0.00	0.00	0.00	11	10.28	9.36	6.55	0.43	0.70	C50
子宫颈	Cervix	–	–	–	–	–	–	6	5.61	5.11	3.36	0.26	0.43	C53
子宫体	Uterus	–	–	–	–	–	–	0	0.00	0.00	0.00	0.00	0.00	C54-55
卵巢	Ovary	–	–	–	–	–	–	4	3.74	3.41	2.37	0.17	0.28	C56
前列腺	Prostate	8	4.12	6.74	5.50	0.26	0.83	–	–	–	–	–	–	C61
睾丸	Testis	0	0.00	0.00	0.00	0.00	0.00	–	–	–	–	–	–	C62
肾	Kidney	1	0.52	0.84	0.68	0.00	0.11	4	3.74	3.41	2.74	0.09	0.54	C64-66,68
膀胱	Bladder	1	0.52	0.84	0.59	0.00	0.00	1	0.93	0.85	0.54	0.00	0.00	C67
脑	Brain	11	5.67	9.27	7.75	0.44	1.01	5	4.67	4.26	4.74	0.32	0.32	C70-C72,D32-33,D42-43
甲状腺	Thyroid	1	0.52	0.84	0.51	0.05	0.05	1	0.93	0.85	0.61	0.08	0.08	C73
淋巴瘤	Lymphoma	2	1.03	1.69	1.38	0.05	0.24	1	0.93	0.85	0.65	0.00	0.11	C81-85,88,90,96
白血病	Leukemia	2	1.03	1.69	1.14	0.10	0.10	4	3.74	3.41	2.83	0.14	0.48	C91-95, D45-47
其他	Other	3	1.55	2.53	1.81	0.05	0.16	2	1.87	1.70	1.08	0.00	0.00	O&U
所有部位合计	All sites	194	100.00	163.52	128.30	6.13	16.47	107	100.00	91.09	67.31	2.77	8.21	All
所有部位除外皮肤	All sites exc. C44	194	100.00	163.52	128.30	6.13	16.47	107	100.00	91.09	67.31	2.77	8.21	All sites exc. C44

附表 3-379　石嘴山市大武口区 2015 年癌症发病和死亡主要指标
Appendix Table 3-379　Incidence and mortality of cancer in Dawukou Qu，Shizuishan Shi,2015

部位 Sites		男性 Male						女性 Female						ICD10
		病例数 No. cases	构成比 Freq./%	粗率 Crude rate/ $100\,000^{-1}$	世标率 ASR world/ $100\,000^{-1}$	累积率 Cum. Rate/% 0~64	0~74	病例数 No. cases	构成比 Freq./%	粗率 Crude rate/ $100\,000^{-1}$	世标率 ASR world/ $100\,000^{-1}$	累积率 Cum. Rate/% 0~64	0~74	
发病 Incidence														
口腔	Oral cavity & pharynx	1	0.29	0.75	0.46	0.00	0.11	0	0.00	0.00	0.00	0.00	0.00	C00-10,C12-14
鼻咽	Nasopharynx	2	0.59	1.50	1.40	0.05	0.16	1	0.37	0.75	0.40	0.00	0.10	C11
食管	Esophagus	17	5.01	12.74	6.32	0.11	0.57	13	4.87	9.80	5.96	0.08	0.67	C15
胃	Stomach	51	15.04	38.23	24.86	1.59	3.07	17	6.37	12.82	7.78	0.44	1.04	C16
结直肠	Colon-rectum	39	11.50	29.23	17.88	0.49	2.42	23	8.61	17.34	10.92	0.68	0.97	C18-21
肝脏	Liver	43	12.68	32.23	22.05	1.74	2.19	21	7.87	15.83	9.78	0.50	1.39	C22
胆囊	Gallbladder etc.	5	1.47	3.75	2.13	0.05	0.39	3	1.12	2.26	2.19	0.07	0.07	C23-24
胰腺	Pancreas	9	2.65	6.75	4.22	0.28	0.63	5	1.87	3.77	1.71	0.00	0.20	C25
喉	Larynx	2	0.59	1.50	1.08	0.08	0.19	0	0.00	0.00	0.00	0.00	0.00	C32
肺	Lung	81	23.89	60.71	34.42	1.04	4.12	42	15.73	31.67	19.78	0.67	2.53	C33-34
其他胸腔器官	Other thoracic organs	1	0.29	0.75	0.56	0.05	0.05	0	0.00	0.00	0.00	0.00	0.00	C37-38
骨	Bone	2	0.59	1.50	0.95	0.10	0.10	2	0.75	1.51	1.91	0.12	0.12	C40-41
皮肤黑色素瘤	Melanoma of skin	0	0.00	0.00	0.00	0.00	0.00	1	0.37	0.75	0.74	0.05	0.05	C43
乳腺	Breast	2	0.59	1.50	0.72	0.04	0.04	48	17.98	36.19	23.66	1.82	2.70	C50
子宫颈	Cervix	–	–	–	–	–	–	12	4.49	9.05	6.30	0.59	0.69	C53
子宫体	Uterus	–	–	–	–	–	–	8	3.00	6.03	3.99	0.34	0.44	C54-55
卵巢	Ovary	–	–	–	–	–	–	7	2.62	5.28	3.74	0.41	0.41	C56
前列腺	Prostate	9	2.65	6.75	3.77	0.00	0.23	–	–	–	–	–	–	C61
睾丸	Testis	0	0.00	0.00	0.00	0.00	0.00	–	–	–	–	–	–	C62
肾	Kidney	10	2.95	7.50	5.14	0.19	0.76	11	4.12	8.29	5.20	0.29	0.69	C64-66,68
膀胱	Bladder	13	3.83	9.74	7.17	0.36	0.82	3	1.12	2.26	1.62	0.15	0.25	C67
脑	Brain	9	2.65	6.75	4.28	0.19	0.30	12	4.49	9.05	6.02	0.31	0.90	C70-C72,D32-33, D42-43
甲状腺	Thyroid	9	2.65	6.75	4.26	0.35	0.46	23	8.61	17.34	11.15	0.97	1.16	C73
淋巴瘤	Lymphoma	10	2.95	7.50	5.15	0.29	0.64	1	0.37	0.75	0.35	0.00	0.00	C81-85,88,90,96
白血病	Leukemia	5	1.47	3.75	2.57	0.20	0.20	2	0.75	1.51	0.70	0.00	0.10	C91-95, D45-47
其他	Other	19	5.60	14.24	9.04	0.21	0.89	12	4.49	9.05	5.89	0.30	0.60	O&U
所有部位合计	All sites	339	100.00	254.09	158.44	7.40	18.33	267	100.00	201.30	129.79	7.80	15.07	All
所有部位除外皮肤	All sites exc. C44	337	99.41	252.59	157.24	7.33	18.27	265	99.25	199.80	128.44	7.75	15.03	All sites exc. C44
死亡 Mortality														
口腔	Oral cavity & pharynx	1	0.41	0.75	0.72	0.05	0.05	0	0.00	0.00	0.00	0.00	0.00	C00-10,C12-14
鼻咽	Nasopharynx	3	1.23	2.25	1.54	0.07	0.18	0	0.00	0.00	0.00	0.00	0.00	C11
食管	Esophagus	16	6.56	11.99	7.54	0.14	0.82	10	7.25	7.54	4.13	0.07	0.56	C15
胃	Stomach	35	14.34	26.23	15.90	0.50	2.10	12	8.70	9.05	5.23	0.27	0.77	C16
结直肠	Colon-rectum	18	7.38	13.49	7.56	0.30	0.87	13	9.42	9.80	6.53	0.36	0.76	C18-21
肝脏	Liver	39	15.98	29.23	18.97	1.59	2.05	24	17.39	18.09	11.12	0.50	1.48	C22
胆囊	Gallbladder etc.	1	0.41	0.75	0.46	0.05	0.05	2	1.45	1.51	0.87	0.07	0.07	C23-24
胰腺	Pancreas	13	5.33	9.74	6.07	0.49	0.72	8	5.80	6.03	3.35	0.00	0.49	C25
喉	Larynx	2	0.82	1.50	0.93	0.08	0.08	0	0.00	0.00	0.00	0.00	0.00	C32
肺	Lung	70	28.69	52.47	29.78	0.73	3.23	28	20.29	21.11	13.43	0.53	1.50	C33-34
其他胸腔器官	Other thoracic organs	1	0.41	0.75	0.52	0.06	0.06	0	0.00	0.00	0.00	0.00	0.00	C37-38
骨	Bone	1	0.41	0.75	0.67	0.00	0.11	0	0.00	0.00	0.00	0.00	0.00	C40-41
皮肤黑色素瘤	Melanoma of skin	0	0.00	0.00	0.00	0.00	0.00	0	0.00	0.00	0.00	0.00	0.00	C43
乳腺	Breast	0	0.00	0.00	0.00	0.00	0.00	11	7.97	8.29	5.12	0.41	0.51	C50
子宫颈	Cervix	–	–	–	–	–	–	8	5.80	6.03	4.18	0.24	0.43	C53
子宫体	Uterus	–	–	–	–	–	–	1	0.72	0.75	0.40	0.00	0.10	C54-55
卵巢	Ovary	–	–	–	–	–	–	3	2.17	2.26	1.37	0.11	0.11	C56
前列腺	Prostate	6	2.46	4.50	2.96	0.00	0.00	–	–	–	–	–	–	C61
睾丸	Testis	0	0.00	0.00	0.00	0.00	0.00	–	–	–	–	–	–	C62
肾	Kidney	6	2.46	4.50	3.15	0.16	0.50	0	0.00	0.00	0.00	0.00	0.00	C64-66,68
膀胱	Bladder	3	1.23	2.25	1.44	0.00	0.11	0	0.00	0.00	0.00	0.00	0.00	C67
脑	Brain	5	2.05	3.75	2.22	0.20	0.20	4	2.90	3.02	2.07	0.08	0.27	C70-C72,D32-33, D42-43
甲状腺	Thyroid	0	0.00	0.00	0.00	0.00	0.00	2	1.45	1.51	1.12	0.14	0.14	C73
淋巴瘤	Lymphoma	2	0.82	1.50	1.15	0.05	0.05	1	0.72	0.75	0.30	0.00	0.00	C81-85,88,90,96
白血病	Leukemia	4	1.64	3.00	2.05	0.16	0.16	4	2.90	3.02	3.48	0.16	0.26	C91-95, D45-47
其他	Other	18	7.38	13.49	8.32	0.11	1.02	7	5.07	5.28	2.73	0.00	0.40	O&U
所有部位合计	All sites	244	100.00	182.88	111.94	4.75	12.38	138	100.00	104.04	65.44	2.95	7.87	All
所有部位除外皮肤	All sites exc. C44	243	99.59	182.13	111.48	4.75	12.27	137	99.28	103.29	65.04	2.95	7.77	All sites exc. C44

部位 Sites		男性 Male						女性 Female						ICD10
		病例数 No. cases	构成比 Freq. /%	粗率 Crude rate/ 100 000⁻¹	世标率 ASR world/ 100 000⁻¹	累积率 Cum. Rate/%		病例数 No. cases	构成比 Freq. /%	粗率 Crude rate/ 100 000⁻¹	世标率 ASR world/ 100 000⁻¹	累积率 Cum. Rate/%		
						0~64	0~74					0~64	0~74	
发病 Incidence														
口腔	Oral cavity & pharynx	3	1.10	3.32	1.88	0.05	0.23	1	0.50	1.13	0.63	0.05	0.05	C00-10,C12-14
鼻咽	Nasopharynx	1	0.37	1.11	0.91	0.11	0.11	0	0.00	0.00	0.00	0.00	0.00	C11
食管	Esophagus	23	8.46	25.44	15.00	0.42	2.37	11	5.53	12.39	6.23	0.27	0.67	C15
胃	Stomach	39	14.34	43.14	24.26	0.80	2.77	20	10.05	22.53	12.23	0.66	1.49	C16
结直肠	Colon-rectum	23	8.46	25.44	14.06	0.65	1.54	24	12.06	27.04	14.68	0.78	1.35	C18-21
肝脏	Liver	30	11.03	33.19	20.91	1.31	2.56	12	6.03	13.52	7.62	0.30	1.00	C22
胆囊	Gallbladder etc.	3	1.10	3.32	1.65	0.09	0.09	4	2.01	4.51	2.07	0.10	0.23	C23-24
胰腺	Pancreas	5	1.84	5.53	3.76	0.33	0.33	7	3.52	7.89	4.41	0.17	0.59	C25
喉	Larynx	1	0.37	1.11	0.72	0.09	0.09	0	0.00	0.00	0.00	0.00	0.00	C32
肺	Lung	70	25.74	77.44	45.26	2.66	5.16	28	14.07	31.55	14.45	0.42	1.25	C33-34
其他胸腔器官	Other thoracic organs	3	1.10	3.32	2.70	0.11	0.47	1	0.50	1.13	0.33	0.00	0.00	C37-38
骨	Bone	4	1.47	4.42	2.44	0.15	0.33	1	0.50	1.13	0.63	0.00	0.00	C40-41
皮肤黑色素瘤	Melanoma of skin	0	0.00	0.00	0.00	0.00	0.00	0	0.00	0.00	0.00	0.00	0.00	C43
乳腺	Breast	0	0.00	0.00	0.00	0.00	0.00	28	14.07	31.55	18.39	1.46	1.89	C50
子宫颈	Cervix	–	–	–	–	–	–	13	6.53	14.65	7.58	0.39	0.81	C53
子宫体	Uterus	–	–	–	–	–	–	6	3.02	6.76	3.68	0.22	0.36	C54-55
卵巢	Ovary	–	–	–	–	–	–	5	2.51	5.63	3.71	0.27	0.42	C56
前列腺	Prostate	8	2.94	8.85	4.81	0.00	0.54	–	–	–	–	–	–	C61
睾丸	Testis	0	0.00	0.00	0.00	0.00	0.00	–	–	–	–	–	–	C62
肾	Kidney	10	3.68	11.06	6.71	0.44	0.80	2	1.01	2.25	1.51	0.05	0.20	C64-66,68
膀胱	Bladder	17	6.25	18.81	11.54	0.73	1.62	5	2.51	5.63	3.03	0.17	0.32	C67
脑	Brain	7	2.57	7.74	5.65	0.50	0.68	11	5.53	12.39	7.10	0.53	0.81	C70-C72,D32-33,D42-43
甲状腺	Thyroid	6	2.21	6.64	3.92	0.21	0.56	7	3.52	7.89	5.65	0.53	0.53	C73
淋巴瘤	Lymphoma	4	1.47	4.42	3.15	0.24	0.42	3	1.51	3.38	1.24	0.00	0.00	C81-85,88,90,96
白血病	Leukemia	6	2.21	6.64	4.30	0.22	0.58	4	2.01	4.51	5.03	0.30	0.44	C91-95, D45-47
其他	Other	9	3.31	9.96	4.63	0.26	0.26	6	3.02	6.76	4.08	0.20	0.50	O&U
所有部位合计	All sites	272	100.00	300.89	178.26	9.38	21.53	199	100.00	224.21	124.27	6.86	13.02	All
所有部位除外皮肤	All sites exc. C44	268	98.53	296.47	176.31	9.31	21.46	199	100.00	224.21	124.27	6.86	13.02	All sites exc. C44
死亡 Mortality														
口腔	Oral cavity & pharynx	4	2.40	4.42	1.85	0.09	0.09	0	0.00	0.00	0.00	0.00	0.00	C00-10,C12-14
鼻咽	Nasopharynx	1	0.60	1.11	0.63	0.06	0.06	0	0.00	0.00	0.00	0.00	0.00	C11
食管	Esophagus	13	7.78	14.38	7.70	0.15	0.69	9	7.44	10.14	5.66	0.21	0.89	C15
胃	Stomach	32	19.16	35.40	18.56	0.67	1.92	15	12.40	16.90	9.80	0.59	1.14	C16
结直肠	Colon-rectum	10	5.99	11.06	5.96	0.23	0.40	10	8.26	11.27	4.95	0.00	0.40	C18-21
肝脏	Liver	24	14.37	26.55	16.12	1.16	1.88	8	6.61	9.01	4.94	0.15	0.71	C22
胆囊	Gallbladder etc.	4	2.40	4.42	2.07	0.00	0.18	5	4.13	5.63	2.33	0.10	0.10	C23-24
胰腺	Pancreas	2	1.20	2.21	1.40	0.09	0.09	4	3.31	4.51	2.79	0.10	0.52	C25
喉	Larynx	0	0.00	0.00	0.00	0.00	0.00	0	0.00	0.00	0.00	0.00	0.00	C32
肺	Lung	49	29.34	54.21	31.68	1.39	3.89	29	23.97	32.67	15.26	0.36	1.32	C33-34
其他胸腔器官	Other thoracic organs	0	0.00	0.00	0.00	0.00	0.00	2	1.65	2.25	1.20	0.00	0.15	C37-38
骨	Bone	2	1.20	2.21	1.42	0.09	0.27	2	1.65	2.25	1.17	0.00	0.13	C40-41
皮肤黑色素瘤	Melanoma of skin	0	0.00	0.00	0.00	0.00	0.00	0	0.00	0.00	0.00	0.00	0.00	C43
乳腺	Breast	0	0.00	0.00	0.00	0.00	0.00	5	4.13	5.63	2.99	0.22	0.35	C50
子宫颈	Cervix	–	–	–	–	–	–	8	6.61	9.01	3.69	0.05	0.46	C53
子宫体	Uterus	–	–	–	–	–	–	2	1.65	2.25	0.86	0.00	0.13	C54-55
卵巢	Ovary	–	–	–	–	–	–	2	1.65	2.25	1.76	0.00	0.29	C56
前列腺	Prostate	0	0.00	0.00	0.00	0.00	0.00	–	–	–	–	–	–	C61
睾丸	Testis	0	0.00	0.00	0.00	0.00	0.00	–	–	–	–	–	–	C62
肾	Kidney	4	2.40	4.42	1.95	0.11	0.11	0	0.00	0.00	0.00	0.00	0.00	C64-66,68
膀胱	Bladder	4	2.40	4.42	2.60	0.18	0.35	3	2.48	3.38	1.24	0.00	0.13	C67
脑	Brain	5	2.99	5.53	4.71	0.25	0.61	5	4.13	5.63	2.87	0.05	0.46	C70-C72,D32-33,D42-43
甲状腺	Thyroid	1	0.60	1.11	0.35	0.00	0.00	0	0.00	0.00	0.00	0.00	0.00	C73
淋巴瘤	Lymphoma	2	1.20	2.21	0.98	0.06	0.06	5	4.13	5.63	2.40	0.05	0.32	C81-85,88,90,96
白血病	Leukemia	7	4.19	7.74	3.96	0.22	0.40	3	2.48	3.38	4.50	0.30	0.30	C91-95, D45-47
其他	Other	3	1.80	3.32	2.22	0.16	0.34	4	3.31	4.51	2.11	0.00	0.28	O&U
所有部位合计	All sites	167	100.00	184.74	104.19	4.92	11.35	121	100.00	136.33	70.52	2.19	8.11	All
所有部位除外皮肤	All sites exc. C44	166	99.40	183.63	103.28	4.81	11.24	121	100.00	136.33	70.52	2.19	8.11	All sites exc. C44

附表 3-381 平罗县 2015 年癌症发病和死亡主要指标
Appendix Table 3-381　Incidence and mortality of cancer in Pingluo Xian, 2015

部位 Sites	男性 Male						女性 Female						ICD10
	病例数 No. cases	构成比 Freq./%	粗率 Crude rate/ 100 000⁻¹	世标率 ASR world/ 100 000⁻¹	累积率 Cum. Rate/%		病例数 No. cases	构成比 Freq./%	粗率 Crude rate/ 100 000⁻¹	世标率 ASR world/ 100 000⁻¹	累积率 Cum. Rate/%		
					0~64	0~74					0~64	0~74	
发病 Incidence													
口腔 Oral cavity & pharynx	2	0.67	1.28	0.99	0.00	0.10	1	0.45	0.65	0.61	0.04	0.04	C00-10,C12-14
鼻咽 Nasopharynx	1	0.33	0.64	0.31	0.00	0.00	0	0.00	0.00	0.00	0.00	0.00	C11
食管 Esophagus	35	11.67	22.36	16.26	0.43	1.83	5	2.27	3.26	2.60	0.06	0.39	C15
胃 Stomach	54	18.00	34.49	25.84	1.11	3.27	22	10.00	14.32	10.04	0.39	1.19	C16
结直肠 Colon-rectum	40	13.33	25.55	18.41	0.82	2.45	24	10.91	15.62	11.22	0.55	1.31	C18-21
肝脏 Liver	45	15.00	28.74	21.14	1.42	2.42	16	7.27	10.42	8.12	0.18	1.33	C22
胆囊 Gallbladder etc.	3	1.00	1.92	1.42	0.06	0.19	3	1.36	1.95	1.59	0.05	0.28	C23-24
胰腺 Pancreas	6	2.00	3.83	2.92	0.11	0.47	5	2.27	3.26	2.12	0.04	0.30	C25
喉 Larynx	1	0.33	0.64	0.44	0.04	0.04	0	0.00	0.00	0.00	0.00	0.00	C32
肺 Lung	52	17.33	33.22	24.06	1.02	2.62	29	13.18	18.88	13.26	0.37	1.76	C33-34
其他胸腔器官 Other thoracic organs	3	1.00	1.92	1.28	0.06	0.06	3	1.36	1.95	1.75	0.04	0.31	C37-38
骨 Bone	3	1.00	1.92	1.81	0.10	0.10	4	1.82	2.60	1.95	0.13	0.23	C40-41
皮肤黑色素瘤 Melanoma of skin	1	0.33	0.64	0.44	0.04	0.04	0	0.00	0.00	0.00	0.00	0.00	C43
乳腺 Breast	0	0.00	0.00	0.00	0.00	0.00	34	15.45	22.13	16.05	1.38	1.61	C50
子宫颈 Cervix	–	–	–	–	–	–	11	5.00	7.16	5.28	0.40	0.53	C53
子宫体 Uterus	–	–	–	–	–	–	8	3.64	5.21	3.88	0.28	0.52	C54-55
卵巢 Ovary	–	–	–	–	–	–	4	1.82	2.60	1.87	0.22	0.22	C56
前列腺 Prostate	4	1.33	2.56	1.97	0.00	0.37	–	–	–	–	–	–	C61
睾丸 Testis	0	0.00	0.00	0.00	0.00	0.00	–	–	–	–	–	–	C62
肾 Kidney	4	1.33	2.56	2.53	0.05	0.45	7	3.18	4.56	3.29	0.19	0.42	C64-66,68
膀胱 Bladder	16	5.33	10.22	7.44	0.51	0.84	4	1.82	2.60	1.59	0.10	0.10	C67
脑 Brain	10	3.33	6.39	5.24	0.29	0.52	14	6.36	9.11	7.16	0.54	0.81	C70-C72,D32-33,D42-43
甲状腺 Thyroid	1	0.33	0.64	0.44	0.04	0.04	15	6.82	9.77	6.78	0.54	0.64	C73
淋巴瘤 Lymphoma	2	0.67	1.28	0.97	0.12	0.12	1	0.45	0.65	0.48	0.06	0.06	C81-85,88,90,96
白血病 Leukemia	3	1.00	1.92	1.82	0.15	0.15	2	0.91	1.30	1.61	0.09	0.09	C91-95, D45-47
其他 Other	14	4.67	8.94	7.63	0.47	0.67	8	3.64	5.21	3.67	0.34	0.34	O&U
所有部位合计 All sites	300	100.00	191.63	143.38	6.83	16.75	220	100.00	143.22	104.93	5.90	12.48	All
所有部位除外皮肤 All sites exc. C44	297	99.00	189.71	141.81	6.71	16.53	219	99.55	142.57	104.60	5.90	12.48	All sites exc. C44
死亡 Mortality													
口腔 Oral cavity & pharynx	0	0.00	0.00	0.00	0.00	0.00	0	0.00	0.00	0.00	0.00	0.00	C00-10,C12-14
鼻咽 Nasopharynx	1	0.47	0.64	0.60	0.00	0.10	1	0.91	0.65	0.44	0.04	0.04	C11
食管 Esophagus	33	15.49	21.08	15.39	0.29	1.89	6	5.45	3.91	2.89	0.00	0.50	C15
胃 Stomach	44	20.66	28.11	21.05	0.88	2.81	12	10.91	7.81	5.20	0.12	0.55	C16
结直肠 Colon-rectum	12	5.63	7.67	5.27	0.31	0.41	11	10.00	7.16	4.81	0.18	0.51	C18-21
肝脏 Liver	36	16.90	23.00	17.41	1.17	2.13	17	15.45	11.07	8.39	0.44	1.31	C22
胆囊 Gallbladder etc.	4	1.88	2.56	1.86	0.10	0.23	4	3.64	2.60	2.30	0.00	0.43	C23-24
胰腺 Pancreas	6	2.82	3.83	2.86	0.06	0.43	2	1.82	1.30	0.82	0.00	0.13	C25
喉 Larynx	0	0.00	0.00	0.00	0.00	0.00	0	0.00	0.00	0.00	0.00	0.00	C32
肺 Lung	50	23.47	31.94	22.82	0.78	2.48	27	24.55	17.58	12.26	0.42	1.44	C33-34
其他胸腔器官 Other thoracic organs	1	0.47	0.64	0.45	0.04	0.04	0	0.00	0.00	0.00	0.00	0.00	C37-38
骨 Bone	4	1.88	2.56	1.92	0.11	0.20	1	0.91	0.65	0.48	0.06	0.06	C40-41
皮肤黑色素瘤 Melanoma of skin	1	0.47	0.64	0.60	0.00	0.10	0	0.00	0.00	0.00	0.00	0.00	C43
乳腺 Breast	0	0.00	0.00	0.00	0.00	0.00	6	5.45	3.91	2.50	0.20	0.20	C50
子宫颈 Cervix	–	–	–	–	–	–	6	5.45	3.91	2.91	0.18	0.28	C53
子宫体 Uterus	–	–	–	–	–	–	2	1.82	1.30	0.95	0.12	0.12	C54-55
卵巢 Ovary	–	–	–	–	–	–	1	0.91	0.65	0.47	0.06	0.06	C56
前列腺 Prostate	3	1.41	1.92	1.53	0.00	0.23	–	–	–	–	–	–	C61
睾丸 Testis	0	0.00	0.00	0.00	0.00	0.00	–	–	–	–	–	–	C62
肾 Kidney	0	0.00	0.00	0.00	0.00	0.00	3	2.73	1.95	1.45	0.00	0.23	C64-66,68
膀胱 Bladder	3	1.41	1.92	1.15	0.00	0.00	0	0.00	0.00	0.00	0.00	0.00	C67
脑 Brain	5	2.35	3.19	2.46	0.16	0.26	5	4.55	3.26	2.38	0.22	0.22	C70-C72,D32-33,D42-43
甲状腺 Thyroid	1	0.47	0.64	0.39	0.00	0.00	0	0.00	0.00	0.00	0.00	0.00	C73
淋巴瘤 Lymphoma	1	0.47	0.64	0.45	0.04	0.04	1	0.91	0.65	0.48	0.06	0.06	C81-85,88,90,96
白血病 Leukemia	2	0.94	1.28	2.27	0.11	0.11	3	2.73	1.95	1.57	0.14	0.14	C91-95, D45-47
其他 Other	6	2.82	3.83	3.14	0.15	0.38	2	1.82	1.30	0.94	0.09	0.09	O&U
所有部位合计 All sites	213	100.00	136.06	101.63	4.19	11.85	110	100.00	71.61	51.27	2.33	6.36	All
所有部位除外皮肤 All sites exc. C44	213	100.00	136.06	101.63	4.19	11.85	110	100.00	71.61	51.27	2.33	6.36	All sites exc. C44

附表 3-382 青铜峡市 2015 年癌症发病和死亡主要指标
Appendix Table 3-382　Incidence and mortality of cancer in Qingtongxia Shi,2015

部位 Sites		男性 Male						女性 Female						ICD10
		病例数 No. cases	构成比 Freq. /%	粗率 Crude rate/ 100 000⁻¹	世标率 ASR world/ 100 000⁻¹	累积率/% Cum. Rate/% 0~64	0~74	病例数 No. cases	构成比 Freq. /%	粗率 Crude rate/ 100 000⁻¹	世标率 ASR world/ 100 000⁻¹	累积率/% Cum. Rate/% 0~64	0~74	
发病 Incidence														
口腔	Oral cavity & pharynx	3	1.00	2.12	1.80	0.14	0.31	6	1.91	4.70	3.61	0.31	0.48	C00-10,C12-14
鼻咽	Nasopharynx	2	0.66	1.41	1.19	0.00	0.17	2	0.64	1.57	1.60	0.12	0.12	C11
食管	Esophagus	21	6.98	14.82	14.17	0.77	1.35	12	3.82	9.40	7.95	0.42	1.23	C15
胃	Stomach	68	22.59	47.98	43.96	1.74	5.25	39	12.42	30.55	26.50	0.91	2.86	C16
结直肠	Colon-rectum	22	7.31	15.52	12.94	0.59	1.74	17	5.41	13.32	10.14	0.45	1.26	C18-21
肝脏	Liver	49	16.28	34.58	29.51	2.17	2.95	22	7.01	17.23	13.51	0.84	1.71	C22
胆囊	Gallbladder etc.	2	0.66	1.41	1.22	0.08	0.08	4	1.27	3.13	2.45	0.19	0.36	C23-24
胰腺	Pancreas	10	3.32	7.06	5.87	0.39	0.67	4	1.27	3.13	2.26	0.21	0.21	C25
喉	Larynx	1	0.33	0.71	0.56	0.00	0.00	1	0.32	0.78	0.43	0.04	0.04	C32
肺	Lung	48	15.95	33.87	31.47	0.89	3.20	37	11.78	28.98	22.80	0.90	2.79	C33-34
其他胸腔器官	Other thoracic organs	1	0.33	0.71	0.67	0.07	0.07	0	0.00	0.00	0.00	0.00	0.00	C37-38
骨	Bone	5	1.66	3.53	3.63	0.11	0.42	0	0.00	0.00	0.00	0.00	0.00	C40-41
皮肤黑色素瘤	Melanoma of skin	0	0.00	0.00	0.00	0.00	0.00	0	0.00	0.00	0.00	0.00	0.00	C43
乳腺	Breast	0	0.00	0.00	0.00	0.00	0.00	40	12.74	31.33	22.25	1.63	2.31	C50
子宫颈	Cervix	–	–	–	–	–	–	31	9.87	24.28	17.74	1.49	1.93	C53
子宫体	Uterus	–	–	–	–	–	–	8	2.55	6.27	3.92	0.44	0.44	C54-55
卵巢	Ovary	–	–	–	–	–	–	11	3.50	8.62	6.79	0.50	0.81	C56
前列腺	Prostate	11	3.65	7.76	7.06	0.14	1.09	–	–	–	–	–	–	C61
睾丸	Testis	0	0.00	0.00	0.00	0.00	0.00	–	–	–	–	–	–	C62
肾	Kidney	9	2.99	6.35	5.18	0.43	0.60	3	0.96	2.35	1.92	0.10	0.24	C64-66,68
膀胱	Bladder	9	2.99	6.35	5.12	0.34	0.68	2	0.64	1.57	0.93	0.04	0.04	C67
脑	Brain	11	3.65	7.76	6.39	0.39	0.52	27	8.60	21.15	15.51	1.14	1.82	C70-C72,D32-33,D42-43
甲状腺	Thyroid	1	0.33	0.71	0.46	0.06	0.06	17	5.41	13.32	9.63	0.62	1.26	C73
淋巴瘤	Lymphoma	4	1.33	2.82	2.47	0.03	0.34	11	3.50	8.62	6.16	0.43	0.60	C81-85,88,90,96
白血病	Leukemia	6	1.99	4.23	4.66	0.27	0.27	3	0.96	2.35	2.26	0.07	0.33	C91-95, D45-47
其他	Other	18	5.98	12.70	10.48	0.82	0.96	17	5.41	13.32	10.91	0.47	1.00	O&U
所有部位合计	All sites	301	100.00	212.39	188.79	9.43	20.72	314	100.00	245.96	189.27	11.32	21.82	All
所有部位除外皮肤	All sites exc. C44	294	97.67	207.45	184.89	9.13	20.29	308	98.09	241.26	184.96	11.20	21.43	All sites exc. C44
死亡 Mortality														
口腔	Oral cavity & pharynx	1	0.53	0.71	0.46	0.06	0.06	1	0.92	0.78	0.68	0.00	0.17	C00-10,C12-14
鼻咽	Nasopharynx	0	0.00	0.00	0.00	0.00	0.00	0	0.00	0.00	0.00	0.00	0.00	C11
食管	Esophagus	16	8.47	11.29	9.93	0.37	0.71	6	5.50	4.70	3.76	0.17	0.51	C15
胃	Stomach	36	19.05	25.40	24.01	0.97	3.38	16	14.68	12.53	12.13	0.23	0.83	C16
结直肠	Colon-rectum	13	6.88	9.17	8.53	0.22	1.03	9	8.26	7.05	5.36	0.23	0.53	C18-21
肝脏	Liver	35	18.52	24.70	22.27	1.41	2.60	14	12.84	10.97	8.90	0.26	1.09	C22
胆囊	Gallbladder etc.	3	1.59	2.12	2.40	0.07	0.08	2	1.83	1.57	0.86	0.09	0.09	C23-24
胰腺	Pancreas	8	4.23	5.64	5.90	0.21	0.65	3	2.75	2.35	1.59	0.09	0.26	C25
喉	Larynx	1	0.53	0.71	0.56	0.00	0.00	0	0.00	0.00	0.00	0.00	0.00	C32
肺	Lung	40	21.16	28.22	26.27	0.83	3.38	23	21.10	18.02	14.89	0.51	1.66	C33-34
其他胸腔器官	Other thoracic organs	0	0.00	0.00	0.00	0.00	0.00	0	0.00	0.00	0.00	0.00	0.00	C37-38
骨	Bone	4	2.12	2.82	2.30	0.11	0.25	0	0.00	0.00	0.00	0.00	0.00	C40-41
皮肤黑色素瘤	Melanoma of skin	1	0.53	0.71	0.41	0.03	0.03	0	0.00	0.00	0.00	0.00	0.00	C43
乳腺	Breast	0	0.00	0.00	0.00	0.00	0.00	9	8.26	7.05	5.18	0.45	0.62	C50
子宫颈	Cervix	–	–	–	–	–	–	4	3.67	3.13	2.16	0.13	0.26	C53
子宫体	Uterus	–	–	–	–	–	–	1	0.92	0.78	0.80	0.00	0.13	C54-55
卵巢	Ovary	–	–	–	–	–	–	3	2.75	2.35	2.14	0.07	0.37	C56
前列腺	Prostate	7	3.70	4.94	4.63	0.15	0.63	–	–	–	–	–	–	C61
睾丸	Testis	0	0.00	0.00	0.00	0.00	0.00	–	–	–	–	–	–	C62
肾	Kidney	3	1.59	2.12	1.85	0.15	0.15	2	1.83	1.57	0.91	0.04	0.04	C64-66,68
膀胱	Bladder	4	2.12	2.82	2.35	0.00	0.17	0	0.00	0.00	0.00	0.00	0.00	C67
脑	Brain	8	4.23	5.64	5.38	0.19	0.33	7	6.42	5.48	3.55	0.33	0.33	C70-C72,D32-33,D42-43
甲状腺	Thyroid	0	0.00	0.00	0.00	0.00	0.00	0	0.00	0.00	0.00	0.00	0.00	C73
淋巴瘤	Lymphoma	2	1.06	1.41	1.01	0.06	0.06	1	0.92	0.78	0.48	0.04	0.04	C81-85,88,90,96
白血病	Leukemia	3	1.59	2.12	2.19	0.10	0.10	3	2.75	2.35	1.78	0.19	0.19	C91-95, D45-47
其他	Other	4	2.12	2.82	2.20	0.17	0.34	5	4.59	3.92	3.63	0.20	0.46	O&U
所有部位合计	All sites	189	100.00	133.36	122.65	5.12	13.95	109	100.00	85.38	68.79	3.02	7.59	All
所有部位除外皮肤	All sites exc. C44	188	99.47	132.66	122.24	5.09	13.92	109	100.00	85.38	68.79	3.02	7.59	All sites exc. C44

部位 Sites		男性 Male						女性 Female						ICD10
		病例数 No. cases	构成比 Freq. /%	粗率 Crude rate/ 100 000⁻¹	世标率 ASR world/ 100 000⁻¹	累积率 Cum. Rate/% 0~64	0~74	病例数 No. cases	构成比 Freq. /%	粗率 Crude rate/ 100 000⁻¹	世标率 ASR world/ 100 000⁻¹	累积率 Cum. Rate/% 0~64	0~74	
发病 Incidence														
口腔	Oral cavity & pharynx	9	1.70	4.41	4.29	0.29	0.58	4	0.90	2.07	1.73	0.07	0.18	C00-10,C12-14
鼻咽	Nasopharynx	1	0.19	0.49	0.32	0.03	0.03	3	0.68	1.55	1.26	0.12	0.12	C11
食管	Esophagus	33	6.25	16.18	14.78	0.49	1.89	17	3.83	8.78	7.82	0.38	1.03	C15
胃	Stomach	98	18.56	48.06	45.56	2.27	5.97	46	10.36	23.76	20.14	1.03	2.23	C16
结直肠	Colon-rectum	35	6.63	17.16	15.97	0.90	1.97	28	6.31	14.46	12.24	0.74	1.69	C18-21
肝脏	Liver	89	16.86	43.64	39.63	2.74	4.23	35	7.88	18.07	15.52	0.76	1.82	C22
胆囊	Gallbladder etc.	8	1.52	3.92	4.04	0.07	0.62	7	1.58	3.61	3.01	0.15	0.24	C23-24
胰腺	Pancreas	14	2.65	6.87	6.27	0.22	0.63	7	1.58	3.61	3.09	0.21	0.41	C25
喉	Larynx	0	0.00	0.00	0.00	0.00	0.00	0	0.00	0.00	0.00	0.00	0.00	C32
肺	Lung	102	19.32	50.02	46.37	1.89	5.83	74	16.67	38.21	32.90	1.59	3.99	C33-34
其他胸腔器官	Other thoracic organs	0	0.00	0.00	0.00	0.00	0.00	0	0.00	0.00	0.00	0.00	0.00	C37-38
骨	Bone	10	1.89	4.90	4.65	0.20	0.55	9	2.03	4.65	4.12	0.20	0.53	C40-41
皮肤黑色素瘤	Melanoma of skin	1	0.19	0.49	0.53	0.00	0.09	1	0.23	0.52	0.44	0.00	0.11	C43
乳腺	Breast	6	1.14	2.94	2.55	0.16	0.38	62	13.96	32.02	25.80	1.86	2.68	C50
子宫颈	Cervix	–	–	–	–	–	–	31	6.98	16.01	13.89	1.14	1.73	C53
子宫体	Uterus	–	–	–	–	–	–	28	6.31	14.46	13.04	1.18	1.57	C54-55
卵巢	Ovary	–	–	–	–	–	–	17	3.83	8.78	7.12	0.63	0.83	C56
前列腺	Prostate	7	1.33	3.43	3.31	0.14	0.45	–	–	–	–	–	–	C61
睾丸	Testis	1	0.19	0.49	0.38	0.00	0.00	–	–	–	–	–	–	C62
肾	Kidney	9	1.70	4.41	4.09	0.11	0.61	10	2.25	5.16	4.58	0.19	0.67	C64-66,68
膀胱	Bladder	18	3.41	8.83	8.40	0.36	1.15	3	0.68	1.55	1.60	0.14	0.22	C67
脑	Brain	26	4.92	12.75	11.94	0.81	1.42	22	4.95	11.36	9.81	0.54	1.21	C70-C72,D32-33, D42-43
甲状腺	Thyroid	3	0.57	1.47	1.20	0.11	0.11	9	2.03	4.65	4.28	0.35	0.54	C73
淋巴瘤	Lymphoma	5	0.95	2.45	2.36	0.20	0.29	4	0.90	2.07	1.98	0.10	0.32	C81-85,88,90,96
白血病	Leukemia	13	2.46	6.37	6.63	0.38	0.60	7	1.58	3.61	3.29	0.34	0.34	C91-95, D45-47
其他	Other	40	7.58	19.62	17.43	0.82	1.75	20	4.50	10.33	8.90	0.59	1.01	O&U
所有部位合计	All sites	528	100.00	258.92	240.71	12.20	29.15	444	100.00	229.29	196.56	12.30	23.46	All
所有部位除外皮肤	All sites exc. C44	522	98.86	255.98	238.08	12.12	29.07	440	99.10	227.22	194.87	12.26	23.31	All sites exc. C44
死亡 Mortality														
口腔	Oral cavity & pharynx	2	0.57	0.98	0.82	0.03	0.03	3	1.30	1.55	0.97	0.00	0.00	C00-10,C12-14
鼻咽	Nasopharynx	2	0.57	0.98	0.76	0.03	0.14	0	0.00	0.00	0.00	0.00	0.00	C11
食管	Esophagus	30	8.50	14.71	13.91	0.58	1.68	9	3.90	4.65	3.86	0.05	0.69	C15
胃	Stomach	85	24.08	41.68	38.56	1.67	4.31	34	14.72	17.56	15.80	0.49	1.69	C16
结直肠	Colon-rectum	18	5.10	8.83	8.57	0.27	1.06	9	3.90	4.65	3.71	0.15	0.43	C18-21
肝脏	Liver	59	16.71	28.93	26.88	1.84	2.70	33	14.29	17.04	15.15	0.74	1.61	C22
胆囊	Gallbladder etc.	8	2.27	3.92	3.89	0.14	0.64	9	3.90	4.65	3.63	0.25	0.36	C23-24
胰腺	Pancreas	15	4.25	7.36	6.50	0.26	0.76	9	3.90	4.65	3.85	0.12	0.53	C25
喉	Larynx	0	0.00	0.00	0.00	0.00	0.00	0	0.00	0.00	0.00	0.00	0.00	C32
肺	Lung	59	16.71	28.93	25.46	0.85	2.86	49	21.21	25.30	22.47	1.00	2.21	C33-34
其他胸腔器官	Other thoracic organs	1	0.28	0.49	0.46	0.05	0.05	0	0.00	0.00	0.00	0.00	0.00	C37-38
骨	Bone	3	0.85	1.47	1.64	0.03	0.21	7	3.03	3.61	2.91	0.17	0.28	C40-41
皮肤黑色素瘤	Melanoma of skin	0	0.00	0.00	0.00	0.00	0.00	0	0.00	0.00	0.00	0.00	0.00	C43
乳腺	Breast	1	0.28	0.49	0.42	0.03	0.03	10	4.33	5.16	4.32	0.26	0.57	C50
子宫颈	Cervix	–	–	–	–	–	–	10	4.33	5.16	4.45	0.37	0.57	C53
子宫体	Uterus	–	–	–	–	–	–	5	2.16	2.58	2.29	0.24	0.24	C54-55
卵巢	Ovary	–	–	–	–	–	–	4	1.73	2.07	1.43	0.13	0.13	C56
前列腺	Prostate	9	2.55	4.41	4.46	0.12	0.34	–	–	–	–	–	–	C61
睾丸	Testis	1	0.28	0.49	0.38	0.00	0.00	–	–	–	–	–	–	C62
肾	Kidney	5	1.42	2.45	2.32	0.08	0.17	5	2.16	2.58	2.05	0.12	0.23	C64-66,68
膀胱	Bladder	12	3.40	5.88	5.54	0.12	0.49	5	2.16	2.58	2.18	0.07	0.29	C67
脑	Brain	14	3.97	6.87	6.37	0.41	0.89	15	6.49	7.75	6.38	0.37	0.57	C70-C72,D32-33, D42-43
甲状腺	Thyroid	1	0.28	0.49	0.42	0.03	0.03	2	0.87	1.03	0.93	0.12	0.12	C73
淋巴瘤	Lymphoma	3	0.85	1.47	1.24	0.06	0.15	2	0.87	1.03	1.09	0.14	0.14	C81-85,88,90,96
白血病	Leukemia	12	3.40	5.88	5.99	0.43	0.52	4	1.73	2.07	1.80	0.19	0.19	C91-95, D45-47
其他	Other	13	3.68	6.37	6.14	0.42	0.72	7	3.03	3.61	3.13	0.21	0.38	O&U
所有部位合计	All sites	353	100.00	173.10	160.72	7.46	17.78	231	100.00	119.29	102.40	5.17	11.21	All
所有部位除外皮肤	All sites exc. C44	353	100.00	173.10	160.72	7.46	17.78	229	99.13	118.26	101.56	5.17	11.12	All sites exc. C44

部位 Sites		男性 Male						女性 Female						ICD10
		病例数 No. cases	构成比 Freq. /%	粗率 Crude rate/ 100 000⁻¹	世标率 ASR world/ 100 000⁻¹	累积率 Cum. Rate/% 0~64	0~74	病例数 No. cases	构成比 Freq. /%	粗率 Crude rate/ 100 000⁻¹	世标率 ASR world/ 100 000⁻¹	累积率 Cum. Rate/% 0~64	0~74	
发病 Incidence														
口腔	Oral cavity & pharynx	12	1.69	5.00	3.35	0.19	0.49	6	0.72	2.39	1.63	0.09	0.20	C00-10,C12-14
鼻咽	Nasopharynx	5	0.71	2.08	1.31	0.14	0.14	0	0.00	0.00	0.00	0.00	0.00	C11
食管	Esophagus	24	3.39	9.99	5.86	0.24	0.69	5	0.60	2.00	1.16	0.00	0.22	C15
胃	Stomach	71	10.01	29.56	17.65	0.70	2.50	40	4.78	15.97	10.13	0.55	1.17	C16
结直肠	Colon-rectum	82	11.57	34.14	19.79	1.11	2.15	62	7.42	24.75	14.17	0.68	1.90	C18-21
肝脏	Liver	78	11.00	32.48	18.69	1.08	2.12	35	4.19	13.97	8.95	0.54	1.15	C22
胆囊	Gallbladder etc.	13	1.83	5.41	3.42	0.16	0.54	13	1.56	5.19	2.97	0.08	0.36	C23-24
胰腺	Pancreas	18	2.54	7.50	4.54	0.19	0.57	18	2.15	7.18	4.79	0.28	0.61	C25
喉	Larynx	11	1.55	4.58	2.68	0.14	0.29	1	0.12	0.40	0.27	0.03	0.03	C32
肺	Lung	125	17.63	52.05	33.12	1.17	4.53	77	9.21	30.73	18.03	1.07	2.29	C33-34
其他胸腔器官	Other thoracic organs	3	0.42	1.25	1.09	0.14	0.14	1	0.12	0.40	0.27	0.03	0.03	C37-38
骨	Bone	3	0.42	1.25	0.65	0.02	0.10	2	0.24	0.80	0.68	0.00	0.11	C40-41
皮肤黑色素瘤	Melanoma of skin	1	0.14	0.42	0.38	0.03	0.03	0	0.00	0.00	0.00	0.00	0.00	C43
乳腺	Breast	1	0.14	0.42	0.44	0.00	0.07	154	18.42	61.47	38.32	3.11	4.16	C50
子宫颈	Cervix	–	–	–	–	–	–	52	6.22	20.76	12.62	1.06	1.33	C53
子宫体	Uterus	–	–	–	–	–	–	40	4.78	15.97	10.71	0.70	1.26	C54-55
卵巢	Ovary	–	–	–	–	–	–	31	3.71	12.37	7.31	0.49	0.93	C56
前列腺	Prostate	44	6.21	18.32	8.86	0.29	0.97	–	–	–	–	–	–	C61
睾丸	Testis	1	0.14	0.42	0.26	0.03	0.03	–	–	–	–	–	–	C62
肾	Kidney	34	4.80	14.16	9.75	0.69	1.20	23	2.75	9.18	5.01	0.25	0.58	C64-66,68
膀胱	Bladder	28	3.95	11.66	7.36	0.38	1.06	9	1.08	3.59	1.84	0.02	0.19	C67
脑	Brain	22	3.10	9.16	6.07	0.40	0.62	52	6.22	20.76	14.39	0.96	1.63	C70-C72,D32-33,D42-43
甲状腺	Thyroid	43	6.06	17.91	12.79	1.15	1.23	142	16.99	56.68	38.22	3.25	3.64	C73
淋巴瘤	Lymphoma	21	2.96	8.74	6.02	0.45	0.60	7	0.84	2.79	2.04	0.19	0.25	C81-85,88,90,96
白血病	Leukemia	13	1.83	5.41	4.74	0.19	0.42	15	1.79	5.99	6.56	0.36	0.46	C91-95, D45-47
其他	Other	56	7.90	23.32	14.33	0.89	1.50	51	6.10	20.36	13.14	0.90	1.61	O&U
所有部位合计	All sites	709	100.00	295.22	183.17	9.79	21.99	836	100.00	333.69	213.19	14.66	24.12	All
所有部位除外皮肤	All sites exc. C44	695	98.03	289.40	180.50	9.65	21.78	819	97.97	326.91	208.72	14.39	23.41	All sites exc. C44
死亡 Mortality														
口腔	Oral cavity & pharynx	3	0.80	1.25	0.67	0.02	0.10	1	0.33	0.40	0.34	0.00	0.06	C00-10,C12-14
鼻咽	Nasopharynx	3	0.80	1.25	0.95	0.06	0.06	0	0.00	0.00	0.00	0.00	0.00	C11
食管	Esophagus	18	4.83	7.50	4.67	0.18	0.63	7	2.30	2.79	1.39	0.00	0.22	C15
胃	Stomach	38	10.19	15.82	8.29	0.23	0.98	27	8.85	10.78	5.65	0.24	0.62	C16
结直肠	Colon-rectum	38	10.19	15.82	8.61	0.32	0.92	29	9.51	11.58	6.17	0.34	0.61	C18-21
肝脏	Liver	47	12.60	19.57	10.99	0.48	1.46	27	8.85	10.78	6.55	0.30	0.92	C22
胆囊	Gallbladder etc.	11	2.95	4.58	3.32	0.10	0.55	12	3.93	4.79	2.38	0.05	0.27	C23-24
胰腺	Pancreas	11	2.95	4.58	2.38	0.09	0.32	11	3.61	4.39	2.34	0.09	0.31	C25
喉	Larynx	6	1.61	2.50	1.66	0.02	0.25	1	0.33	0.40	0.27	0.03	0.03	C32
肺	Lung	100	26.81	41.64	22.94	0.75	2.85	51	16.72	20.36	11.44	0.51	1.35	C33-34
其他胸腔器官	Other thoracic organs	1	0.27	0.42	0.24	0.02	0.02	1	0.33	0.40	0.27	0.03	0.03	C37-38
骨	Bone	1	0.27	0.42	0.12	0.00	0.00	2	0.66	0.80	0.71	0.05	0.10	C40-41
皮肤黑色素瘤	Melanoma of skin	0	0.00	0.00	0.00	0.00	0.00	0	0.00	0.00	0.00	0.00	0.00	C43
乳腺	Breast	0	0.00	0.00	0.00	0.00	0.00	23	7.54	9.18	5.59	0.39	0.61	C50
子宫颈	Cervix	–	–	–	–	–	–	22	7.21	8.78	4.94	0.41	0.47	C53
子宫体	Uterus	–	–	–	–	–	–	4	1.31	1.60	0.81	0.04	0.10	C54-55
卵巢	Ovary	–	–	–	–	–	–	21	6.89	8.38	4.99	0.22	0.77	C56
前列腺	Prostate	19	5.09	7.91	2.92	0.05	0.12	–	–	–	–	–	–	C61
睾丸	Testis	1	0.27	0.42	0.26	0.03	0.03	–	–	–	–	–	–	C62
肾	Kidney	7	1.88	2.91	1.32	0.06	0.13	6	1.97	2.39	0.83	0.00	0.00	C64-66,68
膀胱	Bladder	6	1.61	2.50	1.03	0.03	0.11	4	1.31	1.60	0.64	0.03	0.03	C67
脑	Brain	7	1.88	2.91	1.48	0.10	0.10	19	6.23	7.58	5.38	0.24	0.63	C70-C72,D32-33,D42-43
甲状腺	Thyroid	2	0.54	0.83	0.82	0.03	0.11	1	0.33	0.40	0.34	0.03	0.03	C73
淋巴瘤	Lymphoma	12	3.22	5.00	3.87	0.21	0.44	5	1.64	2.00	1.48	0.10	0.10	C81-85,88,90,96
白血病	Leukemia	8	2.14	3.33	2.42	0.07	0.30	6	1.97	2.39	1.94	0.13	0.18	C91-95, D45-47
其他	Other	34	9.12	14.16	8.70	0.48	0.93	25	8.20	9.98	5.29	0.27	0.50	O&U
所有部位合计	All sites	373	100.00	155.32	87.67	3.34	10.40	305	100.00	121.74	69.74	3.50	7.94	All
所有部位除外皮肤	All sites exc. C44	370	99.20	154.07	87.04	3.29	10.36	302	99.02	120.54	69.24	3.50	7.88	All sites exc. C44

部位 Sites		男性 Male						女性 Female						ICD10
		病例数 No. cases	构成比 Freq. /%	粗率 Crude rate/ 100 000⁻¹	世标率 ASR world/ 100 000⁻¹	累积率 Cum. Rate/%		病例数 No. cases	构成比 Freq. /%	粗率 Crude rate/ 100 000⁻¹	世标率 ASR world/ 100 000⁻¹	累积率 Cum. Rate/%		
						0~64	0~74					0~64	0~74	
发病 Incidence														
口腔	Oral cavity & pharynx	5	1.35	3.31	2.34	0.16	0.35	2	0.61	1.34	0.47	0.00	0.00	C00-10,C12-14
鼻咽	Nasopharynx	1	0.27	0.66	0.60	0.05	0.05	1	0.30	0.67	0.34	0.03	0.03	C11
食管	Esophagus	16	4.32	10.58	8.22	0.37	1.32	3	0.91	2.02	1.05	0.00	0.10	C15
胃	Stomach	31	8.38	20.50	11.96	0.79	1.36	7	2.12	4.70	2.67	0.20	0.29	C16
结直肠	Colon-rectum	44	11.89	29.09	16.62	0.98	1.72	20	6.06	13.44	8.87	0.46	1.21	C18-21
肝脏	Liver	33	8.92	21.82	14.03	0.64	1.57	15	4.55	10.08	6.00	0.25	0.72	C22
胆囊	Gallbladder etc.	5	1.35	3.31	1.95	0.18	0.18	10	3.03	6.72	3.80	0.18	0.55	C23-24
胰腺	Pancreas	10	2.70	6.61	3.27	0.12	0.31	7	2.12	4.70	2.57	0.00	0.37	C25
喉	Larynx	2	0.54	1.32	0.60	0.04	0.04	0	0.00	0.00	0.00	0.00	0.00	C32
肺	Lung	69	18.65	45.62	31.47	0.76	4.33	28	8.48	18.81	11.22	0.37	1.22	C33-34
其他胸腔器官	Other thoracic organs	0	0.00	0.00	0.00	0.00	0.00	1	0.30	0.67	0.37	0.00	0.00	C37-38
骨	Bone	2	0.54	1.32	1.43	0.00	0.19	0	0.00	0.00	0.00	0.00	0.00	C40-41
皮肤黑色素瘤	Melanoma of skin	2	0.54	1.32	1.25	0.06	0.25	0	0.00	0.00	0.00	0.00	0.00	C43
乳腺	Breast	2	0.54	1.32	1.47	0.00	0.31	47	14.24	31.58	18.29	1.50	1.69	C50
子宫颈	Cervix	–	–	–	–	–	–	15	4.55	10.08	6.24	0.43	0.79	C53
子宫体	Uterus	–	–	–	–	–	–	7	2.12	4.70	3.14	0.19	0.39	C54-55
卵巢	Ovary	–	–	–	–	–	–	15	4.55	10.08	5.15	0.25	0.61	C56
前列腺	Prostate	16	4.32	10.58	5.35	0.09	0.40	–	–	–	–	–	–	C61
睾丸	Testis	2	0.54	1.32	1.09	0.11	0.11	–	–	–	–	–	–	C62
肾	Kidney	14	3.78	9.26	6.09	0.35	0.78	11	3.33	7.39	4.40	0.24	0.53	C64-66,68
膀胱	Bladder	10	2.70	6.61	4.14	0.10	0.48	1	0.30	0.67	0.90	0.00	0.00	C67
脑	Brain	6	1.62	3.97	2.21	0.22	0.22	10	3.03	6.72	7.05	0.41	0.51	C70-C72,D32-33, D42-43
甲状腺	Thyroid	60	16.22	39.67	26.62	2.35	2.47	102	30.91	68.53	41.84	3.65	3.84	C73
淋巴瘤	Lymphoma	3	0.81	1.98	0.82	0.04	0.04	2	0.61	1.34	0.85	0.10	0.10	C81-85,88,90,96
白血病	Leukemia	12	3.24	7.93	4.85	0.26	0.57	9	2.73	6.05	4.15	0.24	0.43	C91-95, D45-47
其他	Other	25	6.76	16.53	9.22	0.39	0.70	17	5.15	11.42	7.39	0.49	0.68	O&U
所有部位合计	All sites	370	100.00	244.65	155.63	8.06	17.74	330	100.00	221.72	136.77	9.00	14.06	All
所有部位除外皮肤	All sites exc. C44	360	97.30	238.03	152.60	7.96	17.65	321	97.27	215.68	132.76	8.76	13.73	All sites exc. C44
死亡 Mortality														
口腔	Oral cavity & pharynx	1	0.65	0.66	0.22	0.00	0.00	2	2.22	1.34	0.58	0.03	0.03	C00-10,C12-14
鼻咽	Nasopharynx	3	1.96	1.98	1.49	0.07	0.26	0	0.00	0.00	0.00	0.00	0.00	C11
食管	Esophagus	6	3.92	3.97	2.61	0.18	0.37	3	3.33	2.02	1.40	0.00	0.19	C15
胃	Stomach	21	13.73	13.89	8.63	0.20	0.89	7	7.78	4.70	4.35	0.06	0.15	C16
结直肠	Colon-rectum	6	3.92	3.97	1.32	0.00	0.00	6	6.67	4.03	2.81	0.20	0.39	C18-21
肝脏	Liver	25	16.34	16.53	10.76	0.45	1.38	10	11.11	6.72	3.84	0.17	0.46	C22
胆囊	Gallbladder etc.	3	1.96	1.98	1.25	0.03	0.14	5	5.56	3.36	1.30	0.00	0.09	C23-24
胰腺	Pancreas	5	3.27	3.31	2.17	0.12	0.31	8	8.89	5.38	3.18	0.03	0.21	C25
喉	Larynx	0	0.00	0.00	0.00	0.00	0.00	0	0.00	0.00	0.00	0.00	0.00	C32
肺	Lung	49	32.03	32.40	22.07	0.81	3.00	17	18.89	11.42	7.89	0.22	0.59	C33-34
其他胸腔器官	Other thoracic organs	0	0.00	0.00	0.00	0.00	0.00	2	2.22	1.34	1.10	0.09	0.09	C37-38
骨	Bone	2	1.31	1.32	1.96	0.07	0.26	1	1.11	0.67	0.37	0.00	0.00	C40-41
皮肤黑色素瘤	Melanoma of skin	0	0.00	0.00	0.00	0.00	0.00	0	0.00	0.00	0.00	0.00	0.00	C43
乳腺	Breast	0	0.00	0.00	0.00	0.00	0.00	6	6.67	4.03	2.51	0.25	0.34	C50
子宫颈	Cervix	–	–	–	–	–	–	2	2.22	1.34	0.79	0.08	0.08	C53
子宫体	Uterus	–	–	–	–	–	–	3	3.33	2.02	1.37	0.08	0.18	C54-55
卵巢	Ovary	–	–	–	–	–	–	6	6.67	4.03	2.40	0.10	0.38	C56
前列腺	Prostate	2	1.31	1.32	0.44	0.00	0.00	–	–	–	–	–	–	C61
睾丸	Testis	0	0.00	0.00	0.00	0.00	0.00	–	–	–	–	–	–	C62
肾	Kidney	2	1.31	1.32	0.87	0.10	0.10	0	0.00	0.00	0.00	0.00	0.00	C64-66,68
膀胱	Bladder	4	2.61	2.64	2.72	0.08	0.08	1	1.11	0.67	0.90	0.00	0.00	C67
脑	Brain	5	3.27	3.31	1.60	0.13	0.13	1	1.11	0.67	1.60	0.09	0.09	C70-C72,D32-33, D42-43
甲状腺	Thyroid	1	0.65	0.66	0.22	0.00	0.00	0	0.00	0.00	0.00	0.00	0.00	C73
淋巴瘤	Lymphoma	5	3.27	3.31	2.23	0.10	0.10	3	3.33	2.02	1.27	0.06	0.15	C81-85,88,90,96
白血病	Leukemia	3	1.96	1.98	1.85	0.03	0.41	4	4.44	2.69	1.76	0.04	0.22	C91-95, D45-47
其他	Other	10	6.54	6.61	4.59	0.17	0.48	3	3.33	2.02	0.92	0.06	0.06	O&U
所有部位合计	All sites	153	100.00	101.16	66.99	2.54	7.92	90	100.00	60.47	40.34	1.55	3.71	All
所有部位除外皮肤	All sites exc. C44	152	99.35	100.50	66.77	2.54	7.92	90	100.00	60.47	40.34	1.55	3.71	All sites exc. C44

附表 3-386　第七师 2015 年癌症发病和死亡主要指标
Appendix Table 3-386　Incidence and mortality of cancer in Diqishi, 2015

部位 Sites		男性 Male						女性 Female						ICD10
		病例数 No. cases	构成比 Freq./%	粗率 Crude rate/100 000⁻¹	世标率 ASR world/100 000⁻¹	累积率 Cum. Rate/% 0~64	0~74	病例数 No. cases	构成比 Freq./%	粗率 Crude rate/100 000⁻¹	世标率 ASR world/100 000⁻¹	累积率 Cum. Rate/% 0~64	0~74	
发病 Incidence														
口腔	Oral cavity & pharynx	0	0.00	0.00	0.00	0.00	0.00	0	0.00	0.00	0.00	0.00	0.00	C00-10,C12-14
鼻咽	Nasopharynx	0	0.00	0.00	0.00	0.00	0.00	0	0.00	0.00	0.00	0.00	0.00	C11
食管	Esophagus	14	8.09	21.09	15.27	0.83	2.27	7	4.00	10.22	5.34	0.31	0.67	C15
胃	Stomach	21	12.14	31.64	18.13	0.99	2.44	7	4.00	10.22	5.58	0.11	0.79	C16
结直肠	Colon-rectum	13	7.51	19.59	11.76	1.13	1.13	22	12.57	32.11	19.21	1.48	2.02	C18-21
肝脏	Liver	30	17.34	45.20	29.94	2.58	3.53	9	5.14	13.14	5.64	0.10	0.62	C22
胆囊	Gallbladder etc.	4	2.31	6.03	2.94	0.13	0.38	0	0.00	0.00	0.00	0.00	0.00	C23-24
胰腺	Pancreas	5	2.89	7.53	3.60	0.13	0.13	4	2.29	5.84	3.36	0.27	0.27	C25
喉	Larynx	1	0.58	1.51	1.06	0.13	0.13	0	0.00	0.00	0.00	0.00	0.00	C32
肺	Lung	33	19.08	49.72	26.82	1.26	3.18	21	12.00	30.65	16.97	0.81	2.38	C33-34
其他胸腔器官	Other thoracic organs	1	0.58	1.51	1.45	0.18	0.18	0	0.00	0.00	0.00	0.00	0.00	C37-38
骨	Bone	2	1.16	3.01	1.40	0.05	0.05	4	2.29	5.84	2.99	0.11	0.45	C40-41
皮肤黑色素瘤	Melanoma of skin	0	0.00	0.00	0.00	0.00	0.00	0	0.00	0.00	0.00	0.00	0.00	C43
乳腺	Breast	3	1.73	4.52	2.91	0.31	0.31	49	28.00	71.52	40.82	3.37	4.06	C50
子宫颈	Cervix	–	–	–	–	–	–	8	4.57	11.68	7.21	0.47	0.83	C53
子宫体	Uterus	–	–	–	–	–	–	6	3.43	8.76	4.66	0.19	0.71	C54-55
卵巢	Ovary	–	–	–	–	–	–	6	3.43	8.76	4.11	0.35	0.35	C56
前列腺	Prostate	2	1.16	3.01	0.92	0.00	0.00	–	–	–	–	–	–	C61
睾丸	Testis	0	0.00	0.00	0.00	0.00	0.00	–	–	–	–	–	–	C62
肾	Kidney	7	4.05	10.55	5.35	0.13	0.61	6	3.43	8.76	4.94	0.30	0.65	C64-66,68
膀胱	Bladder	11	6.36	16.57	10.17	0.77	1.25	5	2.86	7.30	3.85	0.28	0.46	C67
脑	Brain	5	2.89	7.53	2.69	0.00	0.00	1	0.57	1.46	0.69	0.06	0.06	C70-C72,D32-33,D42-43
甲状腺	Thyroid	5	2.89	7.53	3.61	0.32	0.32	7	4.00	10.22	5.73	0.41	0.75	C73
淋巴瘤	Lymphoma	6	3.47	9.04	5.14	0.19	0.67	3	1.71	4.38	1.69	0.10	0.10	C81-85,88,90,96
白血病	Leukemia	0	0.00	0.00	0.00	0.00	0.00	1	0.57	1.46	0.51	0.00	0.00	C91-95, D45-47
其他	Other	10	5.78	15.07	11.51	0.94	1.42	9	5.14	13.14	7.38	0.45	0.80	O&U
所有部位合计	All sites	173	100.00	260.65	154.67	10.08	18.02	175	100.00	255.43	140.68	9.17	15.97	All
所有部位除外皮肤	All sites exc. C44	169	97.69	254.63	149.26	9.55	17.48	170	97.14	248.13	135.56	8.71	15.35	All sites exc. C44
死亡 Mortality														
口腔	Oral cavity & pharynx	1	0.72	1.51	1.43	0.12	0.12	0	0.00	0.00	0.00	0.00	0.00	C00-10,C12-14
鼻咽	Nasopharynx	1	0.72	1.51	0.72	0.07	0.07	0	0.00	0.00	0.00	0.00	0.00	C11
食管	Esophagus	9	6.52	13.56	6.35	0.27	0.50	4	4.71	5.84	4.47	0.34	0.69	C15
胃	Stomach	16	11.59	24.11	12.23	0.50	1.46	8	9.41	11.68	6.29	0.17	0.52	C16
结直肠	Colon-rectum	9	6.52	13.56	7.47	0.41	0.66	5	5.88	7.30	4.92	0.14	0.30	C18-21
肝脏	Liver	18	13.04	27.12	15.60	1.18	1.90	5	5.88	7.30	2.89	0.16	0.16	C22
胆囊	Gallbladder etc.	2	1.45	3.01	1.26	0.00	0.00	3	3.53	4.38	2.62	0.14	0.30	C23-24
胰腺	Pancreas	4	2.90	6.03	3.71	0.18	0.42	1	1.18	1.46	0.49	0.00	0.00	C25
喉	Larynx	1	0.72	1.51	0.97	0.00	0.24	0	0.00	0.00	0.00	0.00	0.00	C32
肺	Lung	37	26.81	55.75	28.45	0.84	3.25	18	21.18	26.27	14.82	0.90	1.96	C33-34
其他胸腔器官	Other thoracic organs	0	0.00	0.00	0.00	0.00	0.00	0	0.00	0.00	0.00	0.00	0.00	C37-38
骨	Bone	0	0.00	0.00	0.00	0.00	0.00	2	2.35	2.92	1.03	0.00	0.00	C40-41
皮肤黑色素瘤	Melanoma of skin	0	0.00	0.00	0.00	0.00	0.00	0	0.00	0.00	0.00	0.00	0.00	C43
乳腺	Breast	0	0.00	0.00	0.00	0.00	0.00	8	9.41	11.68	7.37	0.69	0.86	C50
子宫颈	Cervix	–	–	–	–	–	–	3	3.53	4.38	2.70	0.00	0.51	C53
子宫体	Uterus	–	–	–	–	–	–	3	3.53	4.38	1.92	0.06	0.24	C54-55
卵巢	Ovary	–	–	–	–	–	–	1	1.18	1.46	0.51	0.00	0.00	C56
前列腺	Prostate	1	0.72	1.51	0.80	0.00	0.00	–	–	–	–	–	–	C61
睾丸	Testis	0	0.00	0.00	0.00	0.00	0.00	–	–	–	–	–	–	C62
肾	Kidney	2	1.45	3.01	0.98	0.00	0.00	2	2.35	2.92	1.71	0.00	0.34	C64-66,68
膀胱	Bladder	6	4.35	9.04	3.78	0.13	0.13	0	0.00	0.00	0.00	0.00	0.00	C67
脑	Brain	2	1.45	3.01	2.74	0.24	0.24	0	0.00	0.00	0.00	0.00	0.00	C70-C72,D32-33, D42-43
甲状腺	Thyroid	0	0.00	0.00	0.00	0.00	0.00	0	0.00	0.00	0.00	0.00	0.00	C73
淋巴瘤	Lymphoma	0	0.00	0.00	0.00	0.00	0.00	2	2.35	2.92	1.72	0.19	0.19	C81-85,88,90,96
白血病	Leukemia	1	0.72	1.51	5.05	0.25	0.25	1	1.18	1.46	1.25	0.10	0.10	C91-95, D45-47
其他	Other	28	20.29	42.19	21.18	0.85	2.29	19	22.35	27.73	15.92	0.65	1.88	O&U
所有部位合计	All sites	138	100.00	207.92	112.73	5.04	11.55	85	100.00	124.07	70.61	3.54	8.07	All
所有部位除外皮肤	All sites exc. C44	138	100.00	207.92	112.73	5.04	11.55	85	100.00	124.07	70.61	3.54	8.07	All sites exc. C44

部位 Sites		男性 Male						女性 Female						ICD10
		病例数 No. cases	构成比 Freq. /%	粗率 Crude rate/ $100\,000^{-1}$	世标率 ASR world/ $100\,000^{-1}$	累积率 Cum. Rate/% 0~64	0~74	病例数 No. cases	构成比 Freq. /%	粗率 Crude rate/ $100\,000^{-1}$	世标率 ASR world/ $100\,000^{-1}$	累积率 Cum. Rate/% 0~64	0~74	
发病 Incidence														
口腔	Oral cavity & pharynx	5	1.54	3.29	3.26	0.27	0.41	4	1.52	2.75	2.77	0.31	0.31	C00-10,C12-14
鼻咽	Nasopharynx	2	0.62	1.32	1.13	0.04	0.21	1	0.38	0.69	0.46	0.04	0.04	C11
食管	Esophagus	53	16.31	34.91	38.65	2.03	4.92	25	9.47	17.19	19.58	1.64	2.71	C15
胃	Stomach	80	24.62	52.70	56.91	4.09	6.95	34	12.88	23.38	26.09	1.69	3.01	C16
结直肠	Colon-rectum	26	8.00	17.13	17.80	0.65	2.27	21	7.95	14.44	14.84	0.84	1.54	C18-21
肝脏	Liver	34	10.46	22.40	24.07	1.91	2.72	24	9.09	16.50	18.22	0.66	1.70	C22
胆囊	Gallbladder etc.	0	0.00	0.00	0.00	0.00	0.00	1	0.38	0.69	0.61	0.00	0.00	C23-24
胰腺	Pancreas	7	2.15	4.61	5.36	0.57	0.57	5	1.89	3.44	4.12	0.12	0.77	C25
喉	Larynx	0	0.00	0.00	0.00	0.00	0.00	0	0.00	0.00	0.00	0.00	0.00	C32
肺	Lung	35	10.77	23.06	24.21	0.97	2.91	20	7.58	13.75	15.41	0.66	1.69	C33-34
其他胸腔器官	Other thoracic organs	0	0.00	0.00	0.00	0.00	0.00	0	0.00	0.00	0.00	0.00	0.00	C37-38
骨	Bone	3	0.92	1.98	2.05	0.07	0.21	3	1.14	2.06	2.39	0.12	0.26	C40-41
皮肤黑色素瘤	Melanoma of skin	0	0.00	0.00	0.00	0.00	0.00	0	0.00	0.00	0.00	0.00	0.00	C43
乳腺	Breast	0	0.00	0.00	0.00	0.00	0.00	26	9.85	17.88	15.90	1.38	1.38	C50
子宫颈	Cervix	–	–	–	–	–	–	26	9.85	17.88	19.06	1.53	2.51	C53
子宫体	Uterus	–	–	–	–	–	–	8	3.03	5.50	5.04	0.50	0.50	C54-55
卵巢	Ovary	–	–	–	–	–	–	11	4.17	7.56	7.46	0.80	0.80	C56
前列腺	Prostate	13	4.00	8.56	9.39	0.08	1.42	–	–	–	–	–	–	C61
睾丸	Testis	1	0.31	0.66	0.56	0.05	0.05	–	–	–	–	–	–	C62
肾	Kidney	7	2.15	4.61	5.24	0.44	0.80	5	1.89	3.44	3.85	0.04	0.69	C64-66,68
膀胱	Bladder	7	2.15	4.61	4.76	0.25	0.43	5	1.89	3.44	3.33	0.17	0.36	C67
脑	Brain	9	2.77	5.93	6.79	0.30	0.58	11	4.17	7.56	7.13	0.61	0.98	C70-C72,D32-33,D42-43
甲状腺	Thyroid	5	1.54	3.29	2.93	0.15	0.51	6	2.27	4.13	4.13	0.21	0.49	C73
淋巴瘤	Lymphoma	6	1.85	3.95	4.74	0.43	0.43	3	1.14	2.06	1.68	0.09	0.09	C81-85,88,90,96
白血病	Leukemia	7	2.15	4.61	4.68	0.38	0.38	9	3.41	6.19	6.14	0.39	0.53	C91-95, D45-47
其他	Other	25	7.69	16.47	17.35	1.20	2.01	16	6.06	11.00	11.23	0.74	0.88	O&U
所有部位合计	All sites	325	100.00	214.09	229.88	13.88	27.76	264	100.00	181.52	189.44	12.52	21.23	All
所有部位除外皮肤	All sites exc. C44	319	98.15	210.14	225.50	13.72	27.46	260	98.48	178.77	186.40	12.28	20.85	All sites exc. C44
死亡 Mortality														
口腔	Oral cavity & pharynx	4	1.95	2.64	3.42	0.11	0.53	2	1.82	1.38	1.62	0.20	0.20	C00-10,C12-14
鼻咽	Nasopharynx	3	1.46	1.98	1.98	0.04	0.18	0	0.00	0.00	0.00	0.00	0.00	C11
食管	Esophagus	28	13.66	18.45	20.08	0.87	2.49	9	8.18	6.19	6.96	0.54	0.83	C15
胃	Stomach	44	21.46	28.99	33.64	2.52	4.17	10	9.09	6.88	7.74	0.45	1.07	C16
结直肠	Colon-rectum	5	2.44	3.29	3.55	0.11	0.46	6	5.45	4.13	5.25	0.15	0.30	C18-21
肝脏	Liver	37	18.05	24.37	25.44	2.49	2.98	12	10.91	8.25	9.62	0.52	0.85	C22
胆囊	Gallbladder etc.	0	0.00	0.00	0.00	0.00	0.00	1	0.91	0.69	0.68	0.09	0.09	C23-24
胰腺	Pancreas	6	2.93	3.95	4.57	0.31	0.62	2	1.82	1.38	1.59	0.00	0.33	C25
喉	Larynx	0	0.00	0.00	0.00	0.00	0.00	0	0.00	0.00	0.00	0.00	0.00	C32
肺	Lung	33	16.10	21.74	23.37	1.08	2.71	21	19.09	14.44	16.74	0.83	2.10	C33-34
其他胸腔器官	Other thoracic organs	0	0.00	0.00	0.00	0.00	0.00	0	0.00	0.00	0.00	0.00	0.00	C37-38
骨	Bone	1	0.49	0.66	0.58	0.00	0.00	1	0.91	0.69	0.61	0.00	0.00	C40-41
皮肤黑色素瘤	Melanoma of skin	0	0.00	0.00	0.00	0.00	0.00	0	0.00	0.00	0.00	0.00	0.00	C43
乳腺	Breast	0	0.00	0.00	0.00	0.00	0.00	10	9.09	6.88	6.45	0.55	0.55	C50
子宫颈	Cervix	–	–	–	–	–	–	6	5.45	4.13	3.84	0.13	0.64	C53
子宫体	Uterus	–	–	–	–	–	–	2	1.82	1.38	1.79	0.12	0.26	C54-55
卵巢	Ovary	–	–	–	–	–	–	5	4.55	3.44	4.37	0.42	0.56	C56
前列腺	Prostate	5	2.44	3.29	4.04	0.11	0.11	–	–	–	–	–	–	C61
睾丸	Testis	0	0.00	0.00	0.00	0.00	0.00	–	–	–	–	–	–	C62
肾	Kidney	4	1.95	2.64	2.08	0.11	0.11	2	1.82	1.38	1.31	0.04	0.18	C64-66,68
膀胱	Bladder	6	2.93	3.95	4.40	0.28	0.59	0	0.00	0.00	0.00	0.00	0.00	C67
脑	Brain	4	1.95	2.64	3.57	0.17	0.31	4	3.64	2.75	2.62	0.18	0.18	C70-C72,D32-33, D42-43
甲状腺	Thyroid	3	1.46	1.98	2.04	0.00	0.35	1	0.91	0.69	0.60	0.05	0.05	C73
淋巴瘤	Lymphoma	5	2.44	3.29	3.55	0.19	0.34	3	2.73	2.06	2.14	0.09	0.23	C81-85,88,90,96
白血病	Leukemia	10	4.88	6.59	6.75	0.40	0.40	9	8.18	6.19	5.92	0.32	0.46	C91-95, D45-47
其他	Other	7	3.41	4.61	4.30	0.37	0.37	4	3.64	2.75	2.74	0.12	0.26	O&U
所有部位合计	All sites	205	100.00	135.04	147.36	9.15	16.72	110	100.00	75.64	82.61	4.80	9.12	All
所有部位除外皮肤	All sites exc. C44	204	99.51	134.39	146.67	9.08	16.65	108	98.18	74.26	81.16	4.77	8.94	All sites exc. C44

部位 Sites		男性 Male						女性 Female						ICD10
		病例数 No. cases	构成比 Freq. /%	粗率 Crude rate/ 100 000⁻¹	世标率 ASR world/ 100 000⁻¹	累积率 Cum. Rate/% 0~64	0~74	病例数 No. cases	构成比 Freq. /%	粗率 Crude rate/ 100 000⁻¹	世标率 ASR world/ 100 000⁻¹	累积率 Cum. Rate/% 0~64	0~74	
发病 Incidence														
口腔	Oral cavity & pharynx	1	0.12	0.35	0.09	0.00	0.00	0	0.00	0.00	0.00	0.00	0.00	C00-10, C12-14
鼻咽	Nasopharynx	7	0.82	2.45	1.29	0.12	0.12	4	0.46	1.40	0.47	0.03	0.03	C11
食管	Esophagus	36	4.23	12.58	6.08	0.41	0.64	17	1.96	5.97	3.58	0.28	0.39	C15
胃	Stomach	140	16.43	48.94	24.82	1.22	3.11	61	7.04	21.41	8.98	0.48	1.01	C16
结直肠	Colon-rectum	86	10.09	30.06	17.49	0.98	2.35	53	6.11	18.60	8.59	0.48	1.13	C18-21
肝脏	Liver	111	13.03	38.80	23.45	2.06	2.99	40	4.61	14.04	9.17	0.92	1.13	C22
胆囊	Gallbladder etc.	13	1.53	4.54	2.48	0.22	0.30	12	1.38	4.21	2.04	0.17	0.23	C23-24
胰腺	Pancreas	19	2.23	6.64	3.53	0.25	0.47	20	2.31	7.02	2.80	0.17	0.26	C25
喉	Larynx	10	1.17	3.50	1.57	0.11	0.19	0	0.00	0.00	0.00	0.00	0.00	C32
肺	Lung	159	18.66	55.58	28.77	1.50	3.64	91	10.50	31.94	15.80	0.95	1.91	C33-34
其他胸腔器官	Other thoracic organs	3	0.35	1.05	0.56	0.03	0.03	2	0.23	0.70	0.59	0.07	0.07	C37-38
骨	Bone	2	0.23	0.70	0.33	0.03	0.03	2	0.23	0.70	0.27	0.01	0.04	C40-41
皮肤黑色素瘤	Melanoma of skin	0	0.00	0.00	0.00	0.00	0.00	0	0.00	0.00	0.00	0.00	0.00	C43
乳腺	Breast	5	0.59	1.75	1.07	0.01	0.17	253	29.18	88.81	52.92	4.31	6.04	C50
子宫颈	Cervix	–	–	–	–	–	–	61	7.04	21.41	13.07	1.27	1.43	C53
子宫体	Uterus	–	–	–	–	–	–	45	5.19	15.80	8.06	0.65	1.04	C54-55
卵巢	Ovary	–	–	–	–	–	–	45	5.19	15.80	9.18	0.65	0.93	C56
前列腺	Prostate	77	9.04	26.91	16.44	1.46	1.60	–	–	–	–	–	–	C61
睾丸	Testis	2	0.23	0.70	0.56	0.05	0.05	–	–	–	–	–	–	C62
肾	Kidney	17	2.00	5.94	3.85	0.33	0.48	15	1.73	5.27	3.15	0.31	0.37	C64-66, 68
膀胱	Bladder	47	5.52	16.43	8.89	0.84	0.96	19	2.19	6.67	3.38	0.29	0.37	C67
脑	Brain	14	1.64	4.89	2.62	0.21	0.31	10	1.15	3.51	1.95	0.14	0.24	C70-C72, D32-33, D42-43
甲状腺	Thyroid	12	1.41	4.19	2.27	0.12	0.31	39	4.50	13.69	7.22	0.64	0.76	C73
淋巴瘤	Lymphoma	21	2.46	7.34	4.95	0.33	0.65	15	1.73	5.27	2.76	0.19	0.34	C81-85, 88, 90, 96
白血病	Leukemia	14	1.64	4.89	2.61	0.19	0.33	16	1.85	5.62	3.58	0.31	0.40	C91-95, D45-47
其他	Other	56	6.57	19.57	11.10	0.51	1.46	47	5.42	16.50	9.11	0.66	1.09	O&U
所有部位合计	All sites	852	100.00	297.81	164.83	10.98	20.20	867	100.00	304.34	166.69	12.99	19.20	All
所有部位除外皮肤	All sites exc. C44	848	99.53	296.41	164.18	10.98	20.11	862	99.42	302.58	165.57	12.95	19.04	All sites exc. C44
死亡 Mortality														
口腔	Oral cavity & pharynx	7	1.05	2.45	1.80	0.14	0.19	6	0.96	2.11	1.00	0.08	0.11	C00-10, C12-14
鼻咽	Nasopharynx	5	0.75	1.75	0.60	0.02	0.07	2	0.32	0.70	0.31	0.03	0.03	C11
食管	Esophagus	33	4.93	11.53	6.11	0.30	0.82	18	2.89	6.32	3.16	0.18	0.40	C15
胃	Stomach	101	15.10	35.30	20.20	1.11	2.61	42	6.75	14.74	7.03	0.46	0.85	C16
结直肠	Colon-rectum	96	14.35	33.56	18.37	1.16	2.26	59	9.49	20.71	9.78	0.59	1.18	C18-21
肝脏	Liver	77	11.51	26.91	14.71	1.08	1.83	25	4.02	8.78	5.39	0.21	0.68	C22
胆囊	Gallbladder etc.	10	1.49	3.50	2.07	0.19	0.31	10	1.61	3.51	1.41	0.08	0.17	C23-24
胰腺	Pancreas	15	2.24	5.24	2.66	0.16	0.41	12	1.93	4.21	1.70	0.06	0.18	C25
喉	Larynx	5	0.75	1.75	0.41	0.00	0.00	0	0.00	0.00	0.00	0.00	0.00	C32
肺	Lung	158	23.62	55.23	26.93	1.46	3.23	81	13.02	28.43	13.45	0.88	1.69	C33-34
其他胸腔器官	Other thoracic organs	1	0.15	0.35	0.34	0.00	0.06	1	0.16	0.35	0.15	0.01	0.01	C37-38
骨	Bone	1	0.15	0.35	0.15	0.01	0.01	0	0.00	0.00	0.00	0.00	0.00	C40-41
皮肤黑色素瘤	Melanoma of skin	0	0.00	0.00	0.00	0.00	0.00	0	0.00	0.00	0.00	0.00	0.00	C43
乳腺	Breast	1	0.15	0.35	0.17	0.00	0.04	167	26.85	58.62	32.95	2.72	3.48	C50
子宫颈	Cervix	–	–	–	–	–	–	37	5.95	12.99	6.79	0.58	0.74	C53
子宫体	Uterus	–	–	–	–	–	–	29	4.66	10.18	5.59	0.51	0.66	C54-55
卵巢	Ovary	–	–	–	–	–	–	22	3.54	7.72	4.35	0.32	0.45	C56
前列腺	Prostate	30	4.48	10.49	4.74	0.19	0.48	–	–	–	–	–	–	C61
睾丸	Testis	0	0.00	0.00	0.00	0.00	0.00	–	–	–	–	–	–	C62
肾	Kidney	15	2.24	5.24	2.29	0.10	0.28	11	1.77	3.86	2.36	0.18	0.31	C64-66, 68
膀胱	Bladder	13	1.94	4.54	2.13	0.10	0.28	9	1.45	3.16	1.31	0.09	0.12	C67
脑	Brain	16	2.39	5.59	2.97	0.20	0.34	11	1.77	3.86	2.29	0.20	0.27	C70-C72, D32-33, D42-43
甲状腺	Thyroid	11	1.64	3.84	2.47	0.16	0.26	16	2.57	5.62	3.56	0.29	0.38	C73
淋巴瘤	Lymphoma	7	1.05	2.45	1.05	0.02	0.11	13	2.09	4.56	2.78	0.17	0.26	C81-85, 88, 90, 96
白血病	Leukemia	15	2.24	5.24	3.08	0.16	0.39	8	1.29	2.81	1.91	0.12	0.24	C91-95, D45-47
其他	Other	52	7.77	18.18	9.49	0.53	1.10	43	6.91	15.09	7.24	0.46	0.77	O&U
所有部位合计	All sites	669	100.00	233.84	122.74	7.17	15.07	622	100.00	218.34	114.50	8.21	12.97	All
所有部位除外皮肤	All sites exc. C44	667	99.70	233.14	122.26	7.13	14.99	620	99.68	217.63	114.21	8.21	12.93	All sites exc. C44